T0236986

CAMBRIDGE LIBRARY COLLECTION

Books of enduring scholarly value

Classics

From the Renaissance to the nineteenth century, Latin and Greek were
compulsory subjects in almost all European universities, and most early
modern scholars published their research and conducted international
correspondence in Latin. Latin had continued in use in Western Europe long
after the fall of the Roman empire as the lingua franca of the educated classes
and of law, diplomacy, religion and university teaching. The flight of Greek
scholars to the West after the fall of Constantinople in 1453 gave impetus
to the study of ancient Greek literature and the Greek New Testament.
Eventually, just as nineteenth-century reforms of university curricula were
beginning to erode this ascendancy, developments in textual criticism and
linguistic analysis, and new ways of studying ancient societies, especially
archaeology, led to renewed enthusiasm for the Classics. This collection
offers works of criticism, interpretation and synthesis by the outstanding
scholars of the nineteenth century.

Claudii Galeni Opera Omnia

Galen (Claudius Galenus, 129–c. 199 CE) is the most famous physician of the
Greco-Roman world whose writings have survived. A Greek from a wealthy
family, raised and educated in the Greek city of Pergamon, he acquired his
medical education by travelling widely in the Roman world, visiting the
famous medical centres and studying with leading doctors. His career took
him to Rome, where he was appointed by the emperor Marcus Aurelius as his
personal physician; he also served succeeding emperors in this role. A huge
corpus of writings on medicine which bear Galen's name has survived. The
task of editing and publishing such a corpus, and of identifying the authentic
Galenic texts within it, is a hugely challenging one, and the 22-volume
edition reissued here, edited by Karl Gottlob Kühn (1754–1840) and
published in Leipzig between 1821 and 1833, has never yet been equalled.

Cambridge University Press has long been a pioneer in the reissuing of out-of-print titles from its own backlist, producing digital reprints of books that are still sought after by scholars and students but could not be reprinted economically using traditional technology. The Cambridge Library Collection extends this activity to a wider range of books which are still of importance to researchers and professionals, either for the source material they contain, or as landmarks in the history of their academic discipline.

Drawing from the world-renowned collections in the Cambridge University Library, and guided by the advice of experts in each subject area, Cambridge University Press is using state-of-the-art scanning machines in its own Printing House to capture the content of each book selected for inclusion. The files are processed to give a consistently clear, crisp image, and the books finished to the high quality standard for which the Press is recognised around the world. The latest print-on-demand technology ensures that the books will remain available indefinitely, and that orders for single or multiple copies can quickly be supplied.

The Cambridge Library Collection will bring back to life books of enduring scholarly value (including out-of-copyright works originally issued by other publishers) across a wide range of disciplines in the humanities and social sciences and in science and technology.

Claudii Galeni Opera Omnia

VOLUME 7

EDITED BY KARL GOTTLOB KÜHN

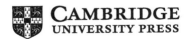

CAMBRIDGE UNIVERSITY PRESS

Cambridge, New York, Melbourne, Madrid, Cape Town,
Singapore, São Paolo, Delhi, Tokyo, Mexico City

Published in the United States of America by Cambridge University Press, New York

www.cambridge.org
Information on this title: www.cambridge.org/9781108028332

© in this compilation Cambridge University Press 2011

This edition first published 1821-3
This digitally printed version 2011

ISBN 978-1-108-02833-2 Paperback

This book reproduces the text of the original edition. The content and language reflect
the beliefs, practices and terminology of their time, and have not been updated.

Cambridge University Press wishes to make clear that the book, unless originally published
by Cambridge, is not being republished by, in association or collaboration with, or
with the endorsement or approval of, the original publisher or its successors in title.

MEDICORVM GRAECORVM

OPERA

QVAE E·XSTANT.

EDITIONEM CVRAVIT

D. CAROLVS GOTTLOB KÜHN

PROFESSOR PHYSIOLOGIAE ET PATHOLOGIAE IN
LITERARVM VNIVERSITATE LIPSIENSI PVBLICVS
ORDINARIVS ETC.

VOLVMEN VII.

CONTINENS

CLAVDII GALENI T. VII.

LIPSIAE

PROSTAT IN OFFICINA LIBRARIA CAR. CNOBLOCHII

1824.

ΚΛΑΥΔΙΟΥ ΓΑΛΗΝΟΥ

ΑΠΑΝΤΑ.

CLAVDII GALENI

OPERA OMNIA.

EDITIONEM CVRAVIT

D. CAROLVS GOTTLOB KÜHN

PROFESSOR PHYSIOLOGIAE ET PATHOLOGIAE IN
LITERARVM VNIVERSITATE LIPSIENSI PVBLICVS
ORDINARIVS ETC.

TOMVS VII.

LIPSIAE

PROSTAT IN OFFICINA LIBRARIA CAR. CNOBLOCHII

1824.

CONTENTA TOMI VII.

ΓΑΛΗΝΟΥ ΠΕΡΙ ΤΩΝ ΕΝ ΤΟΙΣ ΝΟΣΗΜΑΣΙΝ ΑΙΤΙΩΝ ΒΙΒΛΙΟΝ.

Ed. Chart. to. VII. [p. 16.]   Ed. Baf. to. III. (p. 205.)

Κεφ. α'. Πόσα μέν ἐστι καὶ τίνα τὰ σύμπαντα
νοσήματα κατ᾽ εἴδη τε καὶ γένη διαιρουμένοις, ἁπλᾶ τε
καὶ σύνθετα, δι᾽ ἑτέρου δεδήλωται γράμματος. ἑξῆς δ᾽ ἂν
εἴη τὰς αἰτίας αὐτῶν ἑκάστου διελθεῖν, ἀπὸ τῶν ἁπλῶν τε
καὶ ὁμοιομερῶν ὀνομαζομένων τοῦ ζώου μορίων ἀρξαμένους,
εἶτ᾽ αὖθις ἐπὶ τὰ σύνθετά τε καὶ ὀργανικὰ μεταβάντας.
ἐπεὶ τοίνυν ἐδείχθη, κατὰ μὲν τοὺς ἡνῶσθαί τε καὶ ἠλλοιῶ-
σθαι τὴν ὑποβεβλημένην οὐσίαν γενέσει καὶ φθορᾷ δοξάζοντας,

GALENI DE MORBORVM CAVSIS LIBER.

Cap. I. Quot et qui fint omnes morbi, in genera et
fpecies divifi, tum fimplices, tum compofiti, altero libro decla-
ratum eft. Licuerit vero deinceps eorum fingulorum caufas
percurrere, a fimplicibus et fimilaribus, quas appellant, anima-
lis partibus ducto exordio, ad compofitas et organicas emigra-
bimus. Pofteaquam igitur demonftratum eft, ex eorum fen-
tentia, qui fubftantiam ortui et interitui obnoxiam in unum

ἅπασα νόσος ὁμοιομεροῦς τε καὶ ἁπλοῦ πρὸς αἴσθησιν σώμα-
τος ἤτοι δυσκρασία τις ὑπάρχουσα, ἢ τῆς συνεχείας αὐτοῦ
τῶν μερῶν διαίρεσις, κατὰ δὲ τοὺς μήθ᾽ ἡνῶσθαι καὶ κενόν
τι παραπεπλέχθαι πάσῃ σώματος συγκρίσει νομίζοντας, ἀμε-
τρία τε πόρων οὖσα καὶ λύσις τῆς αἰσθητῆς ἑνώσεως,
ἀρξώμεθα καὶ νῦν ἐπισκοπεῖσθαι τὰς αἰτίας ἑκάστου τῶν
νοσημάτων τῆς πρώτης ὑποθέσεως, ἣν δὴ καὶ ἀληθῆ πεπεί-
σμεθα ὑπάρχειν. ἦν δ᾽, οἶμαι, τέτταρα μὲν ἁπλᾶ, τέτ-
ταρα δὲ σύνθετα, ποτὲ μὲν τοῦ θερμοῦ μόνον τὴν αὔξησιν
ἄμετρον ἢ τοῦ ψυχροῦ λαβόντος, ἤ τινος τῶν τῆς ἑτέρας
ἀντιθέσεως τῆς κατὰ τὸ ξηρὸν καὶ ὑγρόν, ἔστιν ὅτε δὲ καὶ
κατὰ συζυγίαν τινὰ αὐξηθέντων αὐτῶν, ὡς εἶναι θερμὸν ἅμα
καὶ ξηρόν, ἢ ψυχρὸν καὶ ξηρόν, ἢ θερμὸν καὶ ὑγρόν,
ἢ ψυχρὸν καὶ ὑγρὸν τὸ νόσημα.

Κεφ. β᾽. Τίνες οὖν ἑκάστου τῶν εἰρημένων νοσημά-
των αἰτίαι τῆς γενέσεως, ἤδη σκοπώμεθα, ἀρχὴν ἀπὸ τοῦ
κατὰ θερμασίαν ἄμετρον δυσκράτου νοσήματος ποιησάμενοι.

coire alterarique arbitrantur, omnem fimilaris fimplicisque
ad fenfum corporis morbum vel intemperiem quandam effe,
vel continuitatis ipfius partium divifionem; ex eorum vero
placitis, qui partes non in unum coalefcere, fed vacuum
quoddam in omni corporis concretione intextum putant,
incommoderationem et fenfilis unitatis folutionem: nunc
meatuum incommoderationem et fenfilis unitatis folutio-
nem: nunc exordiamur perpendere caufas fingulorum mor-
borum prioris fententiae, quam fane veram exiftere credi-
dimus.   Erant autem, arbitror, quatuor morbi fimplices
et quatuor compofiti; interdum calido folo vel frigido in-
crementi ametriam confequuto; aut aliorum alterius oppofi-
tionis aliquo et humido et ficco; accidit quoque nonnunquam
ex quadam ipforum *immoderatius* auctorum conjugatione
calidum fimul et ficcum, aut frigidum et ficcum, aut calidum
et humidum, aut frigidum et humidum morbum effe.

Cap. II.   Itaque quaenam fint procreationis cujus-
que praedictorum morborum caufae, jam fpeculemur, ex-
ordio ducto ab intemperie caloris incommoderati morbo.

ΝΟΣΗΜ. ΑΙΤΙΩΝ ΒΙΒΛΙΟΝ. 3

Ed. Chart. VII. [16. 17.]　　　　　　Ed. Baf. III. (206. 207.)

φαίνεται δὴ (207) κἀπὶ τῶν ἄλλων ἁπάντων σωμάτων, ὁπόσα
θερμότερα γίγνεται σφῶν αὐτῶν, ἢ ἐκ κινήσεώς τινος αὐξα-
νομένου τοῦ θερμοῦ, ἢ ἐκ σηπεδόνος, ἢ ἐξ ὁμιλίας ἑτέρου
θερμοτέρου σώματος, ἢ ἐκ στεγνώσεως, ἢ ἐξ ἐπιτηδείου τρο-
φῆς. ἐκ μὲν κινήσεως ἐπί τε τῶν γυμναζομένων ὁπωσοῦν
καὶ τῶν παρατριβομένων ἀλλήλοις λίθων, ἢ ξύλων, καὶ τῆς
ῥιπιζομένης φλογός. ἐκ σήψεως δὲ τῶν τε ἄλλων ἁπάντων
καὶ μάλιστα σπερμάτων, ἢ κόπρου· ἐγὼ γοῦν οἶδα καὶ
ἀναφθέντα ποτὲ περιστερῶν ἀποπατήματα διασαπέντα. καὶ
μὲν δὴ καὶ ὡς ἐκ τῆς τῶν θερμοτέρων ὁμιλίας θερμαίνεται
τὰ πλησιάζοντα, [17] πρόδηλον παντὶ βαλανείων ἀναμνη-
σθέντι καὶ ἡλίου θερινοῦ καὶ φλογὸς ἁπάσης. οὕτω δὲ
καὶ εἰ πῦρ ἀνάψαις χειμῶνος ἐν οἴκῳ μεγάλῳ, στεγνώσας
μὲν αὐτοῦ τὰς διαπνοὰς, ἀθροίσαις ἂν ἔνδον τὸ θερμὸν,
ἐάσας δὲ ἀνεῷχθαι πανταχόθεν, οὐδὲν ἕξεις πλέον. ἀτὰρ
οὖν καὶ τὰ βαλανεῖα καὶ αἱ κάμινοι τὸν αὐτὸν τοῦτον τρό-
πον ἀθροίζουσι τὸ θερμὸν ἑαυτῶν ἔνδον. ᾧ δῆλον ὡς καὶ
στέγνωσις ποτὲ θερμασίας πλείονος αἰτία. δῆλον δὲ καὶ τὸ

Apparet autem et in aliis omnibus corporibus quae fe ipfis
calidiora fiunt, aut ex motu quodam aucto calore, aut ex
putredine, aut ex alterius calidioris corporis vicinia, aut
ex conftipatione, aut ex idoneo alimento. Ex motu quidem
tum in iis, quae quomodocunque exercitantur, tum in lapi-
dibus aut lignis quum mutuo attritu colliduntur, et flamma
quum ventilatur. Ex putredine vero et aliorum corporum
praefertimque feminum vel ftercorum, ego fiquidem non-
nunquam vidi columbarum fimum putrentem accenfum.
Caeterum quod quoque ex calidiorum corporum vicinia
proxima concalefcant, cuique patet, qui et balneas et fo-
lem aeftivum et quancunque flammam in memoriam revo-
caverit. Ita quoque fi hyeme in ampla domo ignem accen-
deris, atque ipfius fpiramenta obturaveris, calorem intus
accumulaveris; fi vero aperta undecunque patere deferu-
eris, nihil amplius habueris. Quamobrem et balneae et
fornaces hac ipfa ratione fuum intus calorem accumulant;

ἀπὸ τῆς ὕλης, ὡς κάλαμοι μὲν οἱ ξηροὶ ῥᾳδίως ἐξαίρουσιν
ἐπὶ μέγιστον τὴν φλόγα, ξύλα δέ γε χλωρὰ, καὶ μάλιστα ἦν
πλείω σωρεύσῃς ἐπ᾽ αὐτὴν, ἄχρι μὲν πολλοῦ βαρύνει τε καὶ
οἷον καταπνίγει τὴν φλόγα, τελευτῶντα δὲ αὐξάνει. πῶς
οὖν ἐν τῷ τοῦ ζῴου σώματι τούτων ἕκαστον ἀποτελεῖται;
γυμνασθεὶς μέν τις ἀμετρότερον ἐκοπώθη. τοῦτο δ᾽ ἐστὶ
θερμασίαν ἔχειν ἄμετρον ἐν τοῖς ἄρθροις τε καὶ τοῖς μυσὶ
πλείονα τοῦ κατὰ φύσιν. ταῦτα γὰρ ἦν καὶ τὰ πρώτως κι-
νούμενα. καὶ εἰ μὲν ἐνταῦθα καταμείνειεν ἡ θέρμη καὶ φθά-
σειεν λυθῆναι, πρὶν ἐπινείμασθαι σύμπαν τοῦ ζῴου τὸ σῶμα,
κόπος ἂν οὕτω γε μόνον εἴη τὸ γεγονός· εἰ δὲ εἰς ἅπαν ἐκ-
ταθείη τὸ σῶμα, πυρετὸς ὀνομάζεται τὸ νόσημα, τοῦ παν-
τὸς ζῴου θερμότης τις ἄμετρος οὖσα. οὕτω δὲ καὶ ὁ θυμὸς,
ζέσις τις ὢν τοῦ περὶ τὴν καρδίαν θερμοῦ, διὰ κίνησιν ἄμε-
τρον ὅλον ἐπινειμάμενος ἐνίοτε τὸ σῶμα πυρετὸν ἀνῆψε.
καὶ μὲν δὴ καὶ ὅσα σήπεται κατὰ τοῦ ζῴου σῶμα, τινὰ μὲν
ἐν αὐτοῖς τοῖς μέρεσιν, ἐν οἷς σήπεται, θερμασίαν ἄμετρον

unde conftat quomodo et conftipatio nonnunquam caloris
uberioris caufa fit. Id quoque patet e materia, quod ftipu-
lae quidem aridae facile in altum flammam tollant, ligna
autem viridia, et praefertim fi plura fuper ipfam congefferis,
diu quidem flammam gravant peneque fuffocant, fed de-
mum adaugent. Quo pacto igitur in animalis corpore ea
fingula perficiuntur? Quum quis immoderatius exercitatus
in laffitudinem inciderit. Id autem eft immoderatum calo-
rem fubire tum in articulis tum mufculis naturali *temperie*
vehementiorem. Hae namque funt partes quae primo mo-
vent. Quod fi hic immoretur calor, isque folvatur, prius-
quam univerfum animantis corpus invaferit, affectus ita
procreatus laffitudo duntaxat fuerit. Si vero in univerfum
extenfus fit corpus, febris morbus nominatur; quae univerfi
animalis calor quidam immoderatus eft. Sic et ira quae
fervor quidam eft caloris cor obfidentis ob motum immode-
ratum, qui per totum corpus nonnunquam diffufus febrem
accendit. Jam et quae putrefcunt in animantis corpore, alia
calorem quendam immoderatum his in partibus, in quibus

Ed. Chart. VII. [17.]   Ed. Baf. III. (206.)

ἐργάζεται, καθάπερ ἐρυσιπέλατά τε καὶ ἕρπητες καὶ ἄν-
θρακες καὶ φλεγμοναὶ καὶ φύγεθλα, τὰ δ᾽ ὅλον τὸ σῶμα
συνεκθερμήναντα πυρετὸν ἤγειρε. καὶ γὰρ οὖν καὶ τὸ τρί-
τον αἴτιον ἀμέτρου θερμότητος ἔκ τε τούτων ἤδη πρόδηλον,
ὅπως ἐπιγίγνεται τοῖς ζώοις, κἀκ τῶν καλουμένων ἐγκαύ-
σεων. ἐπί τε γὰρ τοῖς βουβῶσι καὶ ταῖς φλεγμοναῖς καὶ
τοῖς ἐρυσιπέλασι καὶ πᾶσι τοῖς οὕτω θερμοῖς νοσήμασιν ἀεὶ
τὸ ψαῦόν τε καὶ συνεχὲς μόριον αὐτὸ μὲν πρῶτον ἀπολαύει
τῆς θερμασίας, ἔπειτα δὲ καὶ τῷ πλησιάζοντι μεταδίδωσι,
κἀκεῖνο αὖθις τῷ μεθ᾽ ἑαυτὸ, καὶ οὕτως ἐπὶ τὴν ἀρχὴν τῆς
ἐμφύτου θερμασίας ἀφικομένης τῆς δυσκρασίας ὅλον ἐν τά-
χει τὸ σῶμα μεταλαμβάνει τοῦ τῆς ἀρχῆς παθήματος. αἱ δ᾽.
ἐν τοῖς ἡλιουμένοις χωρίοις διατριβαὶ πολυχρόνιοι τῶν μὲν
γυμνῶν ὅλον ἐκθερμαίνουσιν ἀμέτρως ἐνίοτε τὸ δέρμα, τῶν
δ᾽ ἠμφιεσμένων μόνην τὴν κεφαλήν. καὶ τοῦτ᾽ ἔστιν ἡ ἔγκαυ-
σις. εἰ δ᾽ ἅπαν ἐπινεμηθείη τὸ σῶμα, πυρετὸς ἂν οὕτω γέ-
νοιτο. τὸ δὲ τέταρτον γίνος τῆς αἰτίας τῆς ἀναπτούσης ἀμέ-
τρως τὴν ἔμφυτον θερμασίαν ἐπί τε ταῖς ψύξεσι καὶ στύψεσιν

putrent, efficiunt, quemadmodum eryfipelata, herpetes,
carbunculi, inflammationes et phygethla, alia autem ubi
fimul univerfum corpus calefecerint, febrem excitant.
Quamobrem tertia caloris immoderati caufa jam ex his in-
notefcit, quonam modo animalibus oboriatur, et ex iis
quae exuftiones appellantur. Nam in bubonibus et in-
flammationibus et eryfipelatis atque omnibus adeo calidis
morbis femper contingens pars atque continua ipfa qui-
dem primum calorem excipit, deinceps vero et vicinae parti
impertitur, et haec rurfus fibi proximae, atque ita ad infiti
caloris principium ubi pervenerit intemperies, totum cele-
riter corpus principii percipit affectum. Diuturnae quo-
que morae in apricis locis nudorum quidem totam ali-
quando cutem immoderate calefaciunt; indutorum vero ve-
ftibus folum caput, atque haec exuftio appellatur; fed fi
per totum corpus diffundatur, ita febris accendetur. Quar-
tum vero caufae genus infitum calorem immoderate fuc-
cendentis in aftrictionibus et frigoribus fieri confpicitur.

ὁρᾶται γιγνόμενον. ῥιγώσας γάρ τις ἀμέτρως καὶ νηξάμενος
ἐν ὕδατι στυπτηριώδει, ἤ τινος τοιαύτης ἑτέρας μετέχοντι δυ-
νάμεως, ἐστέγνωσέ τε καὶ ἐπύκνωσε τὸ δέρμα καὶ τὰς δια-
πνοὰς ἔνδον καθεῖρξεν. αἱ δ᾽ εἰ τύχοιεν οὖσαι καπνώδεις
ἀθροισθεῖσαι, πυρετὸν ἐγέννησαν. τὸ δὲ δὴ πέμπτον εἶδος
τῆς ἀναπτομένης ἀμέτρως θερμότητος ἐδεσμάτων εἰσὶ ποιό-
τητες δριμεῖαι καὶ θερμαί, σκορόδων τε καὶ πράσων καὶ κρομ-
μύων καὶ ὅσα ἄλλα τοιαῦτα. καὶ γὰρ οὖν καὶ ἡ τούτων
χρῆσις ἀμετροτέρα γιγνομένη πυρετὸν ἤγειρεν ἐνίοτε. καὶ μὲν
δὴ καὶ πομάτων θερμῶν, οἷον οἴνου τε παλαιοῦ καὶ δριμέος
προσενεχθέντος πλείονος ἀσθενεῖ σώματι καὶ φαρμάκων
δριμέων ἀλεξητηρίων τε καὶ δηλητηρίων, ἐπύρεξαν [18] ἄν-
θρωποι. τί οὖν δή, φασιν, οὐ διὰ παντὸς ἐφ᾽ ἑκάστῳ τῶν
εἰρημένων αἰτίων ἀνάπτεται πυρετός; ὅτι καὶ τὸ ποσὸν τῆς
δρώσης αἰτίας ἄνισόν ἐστι, καὶ ἡ συστᾶσα διάθεσις ἀπ᾽ αὐ-
τῆς ἐν τῷ σώματι παμπόλλην ἐν τῷ μᾶλλόν τε καὶ ἧττον ἔχει
τὴν διαφοράν, αὐτό τε τὸ σύμπαν τοῦ ζώου σῶμα πάμπολυ
διενήνοχεν ἕτερον ἑτέρου πρὸς τὸ ῥᾳδίως ἢ μόγις ἐξίστασθαι

Nam fi quis immoderatius riguerit, aut in aqua aluminofa,
aut cujusdam hujusmodi alterius facultatis participe nata-
verit, huic conftipabitur denfabiturque cutis, et fpiramenta
intus coercebuntur, haec autem, fi fors tulerit, fuliginofa
acervata, febrem procreabunt. Quinta vero fpecies ac-
cenfi fupra modum caloris funt efculentorum acres et cali-
dae qualitates, alliorum, porrorum, caeparum et id genus
caeterorum omnium. Etenim et horum ufus immoderatior
febrem aliquando concitavit. Enimvero homines calidis
potionibus veluti vini veteris et acris imbecillo corpori li-
beralius propinati, et medicamentis acribus, amuletis et
venenis in febres inciderunt. Cur igitur, inquiunt, non
femper ob quancunque dictarum caufarum febris fuccendi-
tur? Tum quod caufae efficientis impar fit quantitas; tum
quod affectus, quem ipfa intulit corpori, magnam in majo-
ris minorisque ratione fufcipiat differentiam; praeterea ani-
mantium corpora plurimum alterum ab altero differunt, ut
facile, aut aegre ab eo, qui fecundum naturam eft, affectu

τοῦ κατὰ φύσιν· ὡς οὖν οὐκ ἀπορεῖς διὰ τί πᾶσα κίνησις
οὐκ ἐργάζεται κόπον, ἀλλ᾽ ἐναργές ἐστί σοι τό γε τοσοῦτον,
ὡς εἰ μὴ πλείων εἴη καὶ ἰσχυροτέρα τῆς τῶν ἄρθρων τε καὶ
μυῶν φύσεως, οὐκ ἄν ποτε κοπώσειεν αὐτὰ, κατὰ τὸν αὐτὸν
ἐχρῆν σε τρόπον ἐννοεῖν, ὡς οὐδ᾽ ἡ κοπώδης αὕτη διάθεσις,
εἰ μὴ μέγεθός τε καὶ χρόνον ἀξιόλογον σχοίη, οὐκ ἄν τὸ πᾶν
ἑαυτῇ σῶμα συγκακῶσαι δυνήσεται. ἢ κίνησις μὲν ὀλίγη κό-
πον οὐχ οἷά τέ ἐστιν ἐργάζεσθαι, μικρὸς δὲ κόπος ἀνάψει
πάντως πυρετόν; ἢ κίνησις μὲν ἐν τῷ πρός τι τὸ δρᾶν ἕξει,
κόπος δ᾽ οὐχ ἕξει; καὶ μὲν ὅτι γε τὰ μὲν τῶν ἀθλητῶν σώ-
ματα πολυχρονίων τε ἅμα καὶ σφοδροτάτων ἀνέχεται κινή-
σεων ἄνευ τοῦ κοπωθῆναι, τὰ δ᾽ ἡμῶν τῶν ἰδιωτῶν, εἰ πλείω
βραχὺ παρὰ τὰ καθεστῶτα πονήσαιμεν, εὐθὺς ἀγανακτεῖ,
πάντες ἤδη τοῦτό γε καὶ οἱ σκαιότατοι γινώσκουσιν. οὔκουν
θαυμαστὸν οὐδὲν, εἰ κοπωθείς τις οὐδ᾽ ὅλως ἐπύρεξεν.
ἢ γὰρ μικρὸς ὁ κόπος, ἢ ὀλιγοχρόνιος, ἢ τῆς τοῦ σώματος
ἰσχύος ἥττων ἐγένετο, ἢ τὸ μὲν γυμνάσιον, εἰ βραχυχρόνιον

decedant. Quemadmodum igitur minime ambigis, cur non
omnis motus laſſitudinem efficiat, ſed plane tibi dilucidum
eſt, niſi iis tum articulorum tum muſculorum natura ma-
jor ac potentior ſuerit, nunquam ipſos in laſſitudinem pro-
cidere, eadem ratione tibi animadvertendum eſt, affectum,
qui inducit laſſitudinem, niſi effatu dignam tum magnitudi-
nem tum moram habuerit, univerſum corpus vitiare non
poſſe. An exiguus motus laſſitudinem moliri non poteſt,
exigua vero laſſitudo omnino febrem accendet? aut motus
efficiendi facultatem in relatione ad aliquid habebit, laſſi-
tudo non habebit? Quod quidem athletarum corpora diu-
turnos ſimulque vehementiſſimos motus citra laſſitudinem
ferant, nos vero privatos, ſi paulo vehementius praeter
conſuetudinem laboraverimus, quamprimum conqueri, om-
nes id etiam maxime imperiti ac rudes agnoſcunt. Pro-
inde nihil mirum, ſi quis laſſitudine correptus haudquaquam
febricitaverit. Aut enim levis fuit labor, aut anguſtioris
temporis, aut corporis viribus inferior; aut ſi exercitatio

εἴη καὶ μὴ σφοδρὸν καὶ τῆς τοῦ γυμναζομένου φύσεως
ἀσθενέστερον, οὐκ ἄν ποτε κόπον ἐργάσεται, κόπος δ'
ἀνάψει πυρετὸν, κἂν βραχὺς, κἂν ὀλιγοχρόνιος ᾖ, κἂν τῆς
τοῦ πάσχοντος σώματος ἰσχύος ἀσθενέστερος. ἀλλὰ τοῦτό
γε κἀπὶ τοῦ πάντων δραστικωτάτου πυρὸς ἰδεῖν ἔστιν, ὡς
οὔτε τοὺς κατεψυγμένους ἐκθερμαίνει χωρὶς χρόνου καὶ ῥώ-
μης· ἥκοντες γὰρ ἐκ κρύους ἐνίοτε διὰ μεγίστης φλογὸς τὰς
χεῖρας διαφέρομεν ἀλύπως· οὔτε μὴν πᾶσαν ὕλην ἑτοίμως
ἐξάπτει. κάλαμοι μὲν γὰρ οἱ ξηροὶ κατὰ τὴν πρώτην εὐθὺς
ὁμιλίαν ἀνάπτονται, ξύλα δ' ὑγρὰ καὶ χλωρὰ χρόνου τε
δεῖται μακροῦ καὶ φλογὸς ἰσχυρᾶς, ἵν' ἐξαφθῇ. πῶς οὖν
ἐπὶ τοῦ πυρὸς οὐδὲν τούτων θαυμάζων ἐπὶ τοῦ κόπου θαυ-
μάζεις, εἰ καὶ μεγέθους δεῖται· καὶ χρόνου καὶ τοῦ σώματος
ἐπιτηδείως ἔχοντος ἐξάπτεσθαι; ἄμεινον δ' ἦν σε μὴ τοῦτο
θαυμάζειν, ἀλλ' ἐπισκέψασθαι ποῖον ζώου σῶμα ῥᾳδίως ἐκ-
θερμαίνεσθαι πέφυκε καὶ ποῖον δυσχερῶς. ἀλλὰ τοῦτο μὲν
ἐφεξῆς ἀκούσῃ. ἐν δέ γε τῷ παρόντι μηδὲν εἶναί σοι φαι-
νέσθω θαυμαστὸν, εἰ καὶ χρόνου δεῖται καὶ μεγέθους τὸ

brevis fuerit et remiffa atque imbecillior quam pro exer-
citati natura, non utique laffitudinem efficiet. *Laffitudo
vera febrem accendet, etiamfi brevis et exigui temporis
et affecti corporis robore levior fit.* Id vero etiam in igne
omnium efficaciffimo videre eft, quod refrigeratos citra tem-
pus et robur non calefaciat: redeuntes enim e frigore non-
nunquam per maximam flammam manus citra moleftiam
ducimus: neque quancunque materiam illico accendit. Nam
aridae ftipulae primo ftatim occurfu accenduntur, ligna au-
tem humida viridiaque ut accendantur, longo tempore
vehementique flamma indigent. Quomodo igitur nihil ho-
rum in igne admiratus, in laffitudine admiraris, etfi magni-
tudine indiget et tempore et corpore quod facile queat ac-
cendi? Verum fatius fuerit te non id mirari, fed intueri
quod animalis corpus natura facile quodque difficile cale-
fieri poffit. Sed id poftea audieris; in praefentia autem
nihil mirabile tibi videatur, fi quod effecturum eft quodli-

μέλλον ποιήσειν ὁπωσοῦν, καὶ προσέτι τοῦ πλησιάζοντος
ἐπιτηδείου παθεῖν. οὐδὲ γὰρ τὸ πῦρ οἷόν τ᾽ ἐστὶ χωρὶς
τούτων καίειν, οὐδὲ τὸ ξίφος τέμνειν, οὐδ᾽ ἄλλο τι τῶν
δραστικωτάτων οὐδὲν οὔτ᾽ εἰς ἰσχυρότερον ἑαυτοῦ δρᾶν πέ-
φυκεν οὔτ᾽ ἄνευ χρόνου τινὸς ἀξιολόγου. τῆς μὲν οὖν λυ-
χνιαίας φλογὸς οὐκ ἂν ἀθρόως οὐδὲ τοὔλαιον κατα(207)χέαις,
μή τοί γε δὴ τὸ ὕδωρ, καὶ τῷ ξίφει τέμνειν οὐκ ἂν οὐδὲ
τοὺς λίθους ἐπιχειρίσειας, μὴ ὅτι γε ἀδάμαντα, κόπον δὲ καὶ
θάλψιν καὶ ψύξιν καὶ τὰ ἄλλα τὰ τοιαῦτα πυρετὸν ἀξιώ-
σεις ἀνάπτειν ἀεὶ, κἂν μικρὸν, κἂν ὀλιγοχρόνιον, κἂν ἀνε-
πιτήδειον ἔχῃ τὸ σύμπαν σῶμα πρὸς τὸ θερμαίνεσθαι, ἢ οὔ;
τὸ μὲν γὰρ ἤδη θερμὸν ἑτοιμότερον ὑπερθερμανθῆναι, κα-
θάπερ οὖν τὸ ψυχρὸν [19] ὑπερψυχθῆναι, τὸ δ᾽ ἐναντίως
ἔχον ἀνεπιτήδειον. οὕτω μὲν οὖν ἀναίσθητός τε καὶ ἀμα-
θὴς ἡ τῶν τοιαῦτα ζητούντων ἀπορία· τοὺς δὲ μηδὲν ἀπο-
φαινομένους ἑτοίμως τε καὶ προπετῶς ὑπὸ μηδενὸς τῶν
εἰρημένων μηδέποτε γίγνεσθαι πυρετὸν, ἢ τῆς ἀναισθησίας

bet, id et tempus et magnitudinem poftulet, praetereaque
ut fit ei proximum, quod ad patiendum eft. Neque enim
ignis, fi haec defint, accendere, neque gladius fecare, neque
aliud quicquam efficaciffimum aliquid agere poteft in id
quod ipfo validius fit, nifi fuppetat tempus notatu dignum.
Neque enim lucernae flammam confertim perfundes oleo,
nedum aqua, et gladio lapides incidere nequaquam tentave-
ris, nedum adamantem, laborem autem, calorem, frigus
et id genus caetera femper febrem accendere putabis, quam-
vis exigua fuerint, quamvis pauco immorentur tempore,
quamvis etiam univerfum corpus ad calorem fufcipiendum
fit, aut minime fit idoneum? Quod enim jam calidum eft,
id ut immoderatius incalefcat, paratius eft, quemadmodum
et quod frigidum, quo plus fatis refrigeretur. Quod vero
e contrario fe habet, ineptum eft. Itaque ita ftupida et
rudis eft talia fcrutantium controverfia. Qui vero nihil
dubitant, fed prompte proterveque enunciant nihil prae-
diotorum febrem excitare, eorum aut ftupiditatis miferari

ἐλεεῖσθαι προσῆκεν, ἢ τῆς φιλονεικίας μισεῖσθαι. λέλυται
γοῦν καὶ τὰ τούτων σοφίσματα δι᾽ ἑτέρου γράμματος ὑπὲρ
τῶν προκαταρκτικῶν αἰτίων ἰδίᾳ γεγραμμένου. καὶ νῦν οὐκ
ἀντιλέγειν τοῖς ἡμαρτημένοις καιρός, ἀλλὰ τἀληθῆ διδάσκειν
πρόκειται. πάλιν οὖν ἐπανελθόντες ἐχώμεθα τῶν προκειμέ-
νων. ἦν δὲ, οἶμαι, προκείμενον ἑκάστου τῶν ἁπλῶν νοση-
μάτων εἰπεῖν τὰς προηγουμένας αἰτίας ἄχρι καὶ τῶν προ-
καταρκτικῶν. οὐδὲν γὰρ χεῖρον τοῖς οὕτω διαστειλαμένοις
τὰς προσηγορίας τοῦ σαφοῦς ἕνεκα ἀκολουθῆσαι. τὰς μὲν
δὴ κατ᾽ αὐτὸ τὸ ζῶον εἴτ᾽ οὖν διαθέσεις, εἴτε καὶ κινήσεις
παρὰ φύσιν, αἰτίας ὀνομάζουσι προηγουμένας νοσημάτων,
τὰ δ᾽ ἔξωθεν προσπίπτοντα καὶ ἀλλοιοῦντα καὶ μεταβάλ-
λοντα μεγάλως τὸ σῶμα προκατάρχοντά τε καὶ προκαταρ-
κτικὰ καλοῦσιν αἴτια.

Κεφ. γ. Τοῦ μὲν δὴ θερμοῦ νοσήματος ἐν τῷ κα-
θόλου τὰς αἰτίας εἴπομεν, ἐπὶ δὲ τὸ ψυχρὸν ἤδη μεταβῶμεν.
εἰσὶ δὲ καὶ αἱ τοῦδε πλείους τὸν ἀριθμὸν αἰτίαι, οἷον ὁμι-
λίαι τῶν ψυχόντων, καὶ τῶν ἐσθιομένων καὶ πινομένων τό

oportet, aut contentionem odiffe.   Ergo folutae funt eo-
rum captiones altero volumine, quod de evidentibus caufis
feorfum fcriptum eft.   Neque nunc errores refellere tem-
pus eft, fed vera docere propofitum.   Rurfus igitur ad pro-
pofitum redeamus.   Erat autem, arbitror, propofitum fin-
gulorum fimplicium morborum antecedentes caufas adus-
que evidentes explicare.   Non enim abfurdum eft eos, qui
dilucidioris doctrinae gratia haec vocabula diftinxerint, imi-
tari.   Eas igitur quae in animali ipfo confiftunt, five affe-
ctus fint, five motiones praeter naturam, caufas nominant
morborum antecedentes; quae vero extrinfecus accidunt, fi
vehementer alterent immutentque corpus, eas evidentes et
externas appellitant.   Cap. III.   Caufas equidem calidi morbi in univerfum
diximus; jam ad frigidum tranfeamus.   Sunt autem et
hujus plures numero caufae, veluti refrigerantium vicinia;
efculentorum et poculentorum tum quantitas tum qualitas;

ΝΟΣΗΜ. ΑΙΤΙΩΝ ΒΙΒΛΙΟΝ. 11

Ed. Chart. VII. [19.]   Ed. Baf. III. (207.)

τε ποσὸν καὶ τὸ ποιὸν, καὶ στέγνωσίς τε καὶ μάνωσις, κἀ-
πὶ τούτοις ἀργία τε καὶ κίνησις ἄμετρος. αὗται γὰρ οὖν
δὴ καὶ αὐτὸ τὸ πῦρ σβεννύουσιν αἱ προφάσεις. ἄνθρακι
μὲν γὰρ σμικρῷ χιόνα πολλὴν, ἢ κρύσταλλον ἐπιθεὶς, ἢ ὕδωρ
ψυχρὸν ἐπιχέας, σβέσεις παραχρῆμα. κἂν εἰ τὸ περιέχον
εἴη ἄκρως ψυχρὸν, οἷον μάλιστα περὶ τὸν Ἴστρον χειμῶνος,
οὐ μόνον λύχνον ὑπαίθριον ὄψει σβεννύμενον εὐθὺς, ἀλλὰ
καὶ πᾶν ἄλλο ὀλίγον πῦρ. οὕτω μὲν ὑπὸ τῆς τῶν ἄγαν ψυ-
χρῶν ὁμιλίας νικᾶται τὸ πῦρ· ὑπὸ δὲ τῆς τῶν τρέφειν αὐτὸ
φύσιν ἐχόντων ὑπερβολῆς, ἢ ἐνδείας, ἢ μὴ προσηκούσης ποιό-
τητος ὡδί πως βλάπτεται. ξύλα μὲν ἀθρόα καὶ πολλὰ σω-
ρεύσας ἐπὶ σμικρᾶς φλογὸς ἀποπνίξεις αὐτὴν ὑπερβολῇ ποσό-
τητος ἀμέτρου, μὴ παρέχων δὲ ὅλως ἢ παντάπασιν ὀλίγα,
μαραινομένην ὄψει δι' ἔνδειαν, ἢ ὀλιγότητα τροφῆς. οὕτω
δέ που καὶ τὴν λυχνιαίαν φλόγα θεώμεθα μειουμένην τε καὶ
κινδυνεύουσαν σβεσθῆναι ταῖς ἀμετρίαις τῆς οἰκείας τροφῆς.
εἴτε γὰρ μὴ παρέχῃς αὐτῇ τοὔλαιον δαψιλὲς, εἴτε ἀθρόως
καταχέοις, πάμπολυ λυπήσεις ἑκατέρως· εἰ δὲ καὶ παρέχεις

conftipatio et raritas; praeterea et otium et motus immo-
dicus. Enimvero hae caufae ipfum quoque ignem extin-
guunt. Nam fi exiguae prunae copiofam nivem, aut glaciem
admoveris, aut frigidam aquam infuderis, illico extingues.
Ita fi ambiens aër fumme frigidus fuerit, qualis potiffimum
apud Iftrum hyeme, non folum lucernam fub dio pofitam,
fed omnem alium exiguum ignem videbis extingui. Sic
ignis a rerum praefrigidarum vicinia fuperatur. Quibus
autem ipfum alendi facultas data eft, eorum exuperantia,
aut penuria, aut aliena qualitate utique jacturam fubit. Si
namque ligna confertim et multa fupra exiguam flammam
congefferis, ipfam immoderatae quantitatis exuperantia fuf-
focabis; at fi nulla prorfus aut pauca admodum fuppedita-
veris, ob alimenti penuriam, aut paucitatem marcefcere con-
fpicies. Sic lucernae flammam et comminui et in extin-
ctionis periculo verfari cernimus proprii nutrimenti incom-
moderatione. Sive enim oleum minime copiofum adhibeas,
five affatim plurimum infundas, utroque modo laedes. At

μὲν ἄφθονον αὐτῇ τὴν ὕλην, ἀλλ᾽ ἤτοι μηδ᾽ ὅλως καίεσθαι
πεφυκυῖαν, ἢ σὺν πολλῷ καμάτῳ, καὶ ταύτην εὐθέως ἐλάτ-
τονα ποιήσεις τὴν φλόγα, καθάπερ εἰ καὶ τοὔλαιον ἀναμίξας
ὕδατι καταχέεις τοῦ πυρός. καὶ μὲν δὴ καὶ στεγνώσας τὸ
περιέχον τὴν φλόγα καὶ μανώσας ἀμέτρως, ὄψει καὶ οὕτως
ἐλάττονά τε γιγνομένην ἐν τάχει καὶ κινδυνεύουσαν σβεσθῆναι.
στεγνοῦται μὲν ὅ᾽ ν εἰ σικύαν ἰατρικὴν, ἢ πνιγέαν περιθείης,
ἤ τι τοιοῦτον ἕτερον· οὕτω δὲ καὶ τῶν καμίνων εἰ τὰς ὀπὰς
ἐμφράξαις. εἰ δὲ ἐν ἡλίῳ πολλῷ καὶ θερινῷ καὶ προσηλίῳ
χωρίῳ καταθείης, ἢ μείζονα παραθείης ἑτέραν φλόγα, θεάσῃ
καὶ τότε τὴν ἐλάττω [20] μαραινομένην ἐκ τοῦ μανοῦσθαί
τε καὶ διαφορεῖσθαι σφοδρῶς ὑπὸ τῆς ἔξωθεν φλογὸς
ἰσχυροτέρας ὑπαρχούσης. ὅτι δὲ καὶ ῥιπίζων αὐτὴν, ὅπερ
ἐστὶ κινῶν, αὐξήσεις μὲν, εἰ μεμετρημένως αὐτὸ ποιήσεις, ἀμέ-
τρως δὲ ῥιπίσας διαλύσεις τε καὶ σκεδάσεις, οὐδὲ τοῦτο ἄδη-
λον. οὕτω γοῦν καὶ οἱ ἄνεμοι κατὰ τὸ μέγεθος ἀεὶ τῆς
φλογὸς ἐθέλουσιν ὑπάρχειν, εἴ τι μέλλοιεν ὀνήσειν αὐτήν· οἱ

fi uberem ipfi materiam adhibueris, fed vel quae fua natura
accendi prorfus non poffit, vel magno cum labore, ipfam
etiam flammam minorem actutum efficies; quemadmodum
fi oleum aquae commixtum in ignem effundas.   Quin etiam
fi aërem, qui flammam ambit, coercueris, ac immoderate
rarefeceris, flammam eadem ratione quamprimum minorem
fieri ac extinctionem periclitari confpicies.   Coercetur qui-
dem, fi medicam cucurbitulam, aut vaporarium, aut quid
ejusmodi aliud obduxeris; ita quoque fi fornacum foramina
obturaveris.   Quod fi in aprico loco, fole fub ardenti et
aeftivo flammam pofueris, aut alteri majori appofueris, tunc
quoque imbecilliorem flammam tabefcere intueberis, quod
haec ab exteriore flamma potentiore extenuetur vehemen-
terque difcutiatur.   Neque vero id abditum, quum flammam
ventilaveris, hoc eft commoveris, te ipfam aucturum qui-
dem, fi commoderate id effeceris; fi vero incommoderate
ventilaveris, diffoluturum ac diffipaturum.   Itaque hac
ratione ventos magnitudini flammae femper refpondere
oportet, fi quod emolumentum ipfi allaturi fint; majores

δὲ μείζους ἢ κατ᾽ ἐκείνην σκεδαννύουσιν, οὐ ῥιπίζουσιν. κἀν τῷδε δῆλον ὡς δεῖται μὲν τῆς ἐπικτήτου κινήσεως ἡ φλὸξ πρὸς αὔξησιν, οὐ μὴν ἀμέτρου γε ταύτης. ἀῤῥωστεῖ μὲν γὰρ οὐδ᾽ ὅλως ῥιπιζομένη, σκεδάννυται δὲ καὶ διαφορεῖται πρὸς τῆς ἔξωθεν κινήσεως ἐπιπιπτούσης. κατὰ μὲν δὴ τὸ πρῶτον εἶδος τῆς αἰτίας ὑπὸ παντὸς τοῦ προσπίπτοντος ἔξωθεν ψυχροῦ, τοῦ μὲν κατὰ τὴν θίξιν μόνον, τοῦ δὲ κατὰ τὴν δύναμιν ἔσται τι νόσημα ψυχρόν. οὕτως ἐν ὕδατι ψυχρῷ νηξάμενός τις ἐβλάβη, καὶ κακῶς λουσάμενος, καὶ διὰ κρύους ὁδοιπορήσας. ἐνίους δὲ καὶ ἀποθανόντας οἶδα πρὶν οἴκαδε παραγενέσθαι. κατὰ δὲ τὸ δεύτερον ἢ ἀπόπληκτος, ἢ ἐπίληπτος, ἢ κίνησιν ἢ αἴσθησιν βεβλαμμένος, ἤ πως ἄλλως κατεψυγμένος ἐξ οἰνοφλυγίας τις ἐγένετο. καί τοί γε αὔξει τὴν ἔμφυτον θερμασίαν ὁ σύμμετρος οἶνος, ὡς ἂν οἰκειοτάτη τροφή. καὶ μὲν δὴ καὶ ἡ τῶν χρηστοτάτων τε καὶ τροφιμωτάτων τῷ ζώῳ σιτίων ἄμετρος προσφορὰ νοσημάτων ψυχρῶν αἰτία γίγνεται. ὅσα δὲ ψυχρότερα φύσει τῶν ἐσθιομέ-

autem quam illa poſtulet, diſpergunt, non ventilant. Hinc patet flammam ad ſui incrementum motu egere adventitio, non tamen immoderato. Nam quae prorſus non ventilatur, langueſcit; quae vero ab externo motu immoderatius irruente *agitatur,* diſſipatur ac diſcutitur. Secundum igitur primam cauſae ſpeciem a quocunque frigido extrinſecus irruente, partim contactu tantum, partim potentia frigidus morbus oborietur. Ita quidam in frigida natantes aqua, tum male loti, tum per gelida loca obambulantes laeſionem ſubierunt. Nonnullos etiam vidi, priusquam domum redirent, peremptos fuiſſe. Ob ſecundam vero cauſam nonnulli apoplecti, aut epileptici facti, aut in motu ſenſuve laeſi, aut alio quodam pacto refrigerati ſunt ob ebrietatem; quanquam vinum moderatum, ut quod maxime familiare ſit alimentum, nativum calorem adaugeat. Eodem quoque modo et optimorum et eorum, qui copioſum animanti nutrimentum praebent, ciborum immoderatus uſus morborum frigidorum cauſa eſt. Praeterea quaecunque eduntur ac bi-

νων ἢ πινομένων, καὶ ταῦτα ψυχρῶν νοσημάτων αἴτια. τῶν
τοιούτων δέ ἐστι καὶ μήκων καὶ μανδραγόρα καὶ ὑοσκύαμος
καὶ κώνειον, ἃ δὴ καὶ κτείνει τῷ σφοδρῷ τῆς ψύξεως. ἡ δέ
γε στέγνωσις ἡ ἐσχάτη, τρίτον γὰρ δὴ τοῦτο νοσημάτων ψυ-
χρῶν αἴτιον ἐτιθέμεθα, κάρους τε καὶ κώματα καὶ ἀποπλη-
ξίας ἐργάζεται· καὶ τοῦτο ἔστι τὸ πρὸς Ἱπποκράτους λεγό-
μενον, ὡς τῷ ἐξαίφνης ἄφωνον γενέσθαι, φλεβῶν ἀπολήψιες
τὸ σῶμα λυπέουσιν. ὀνομάζει μὲν γὰρ ὁμοίως τοῖς ἄλλοις
παλαιοῖς τὰ δύο γένη τῶν ἐναίμων ἀγγείων φλέβας, οὐχ
ὥσπερ οἱ νεώτεροι τὸ ἕτερον μόνον τὸ μὴ σφύζον. ἐπειδὰν
δὲ ἀποληφθῶσιν αἱ κατὰ τὸ ζῶον ἀρτηρίαι, τοῦτ' ἔστιν οὕτω
πληρωθῶσιν αἵματος, ὡς μηδεμίαν ἔτι κενὴν ἀπολείπεσθαι
χώραν ἐν αὐταῖς, εἰς ἣν ἐν τῷ διαστέλλεσθαι τὸν ἔξωθεν
ἀέρα ἐπισπᾶν δυνήσονται, καταπνίγεται μὲν ἐν τῷδε καὶ ἔμ-
φυτον θερμὸν, ἀκίνητοι δὲ καὶ ἀναίσθητοι διὰ ταχέων οἱ
οὕτω παθόντες ὅλῳ τῷ σώματι γίγνονται. δέδεικται γὰρ
οὖν καὶ τοῦθ' ἡμῖν ἐν μὲν τῷ περὶ χρείας σφυγμῶν, ὡς ὑπὲρ
τοῦ φυλάττεσθαι σύμμετρον ἐν ἅπασι τοῖς μέρεσι τοῦ ζώου

buntur natura frigidiora, ea quoque morborum frigidorum
caufae funt. Cujusmodi funt papaver, mandragora, hyof-
cyamus, cicuta, quae fane vehementi frigore etiam ene-
cant. Extrema denique conftipatio (hanc enim tertiam
morborum frigidorum caufam ftatuimus) et fopores, et ve-
ternos, et apoplexias efficit. Atque id eft quod ab Hippo-
crate enunciatur; quod quis de repente obmutuerit, *vena-
rum interceptiones corpori vim inferunt.* Nam *is* cum cae-
teris antiquis duo, quibus continetur fanguis, vaforum ge-
nera venas nominat, non quemadmodum juniores, alterum
duntaxat quod non pulfat. Quum autem interceptae fue-
rint animalis arteriae, hoc eft ita oppletae fanguine, ut
nullus amplius in ˙pfis vacuus relinquatur locus, in quem
dum per diaftolen attolluntur, aërem externum attrahere
poffint, tunc fuffocatur atque extinguitur calor innatus; et
qui ita affecti funt, cito fenfum motumque totius corporis
amittunt. Demonftratum etenim a nobis eft in libro de

ΝΟΣΗΜ. ΑΙΤΙΩΝ ΒΙΒΛΙΟΝ. 15

Ed. Chart. VII. [20. 21.]   Ed. Baf. III. (207. 208.)

τὸ κατὰ φύσιν θερμὸν αἱ ἀρτηρίαι σφύζουσιν· ἐν δὲ τῷ
περὶ χρείας ἀναπνοῆς, ὅτι καὶ ἥδε τὴν ἐν τῇ καρδίᾳ θερμό-
τητα φυλάττει σύμμετρον. ὥσπερ οὖν εἰ τὰς ἐκτὸς ταύτας
φλόγας ἀποστερήσαις τῆς πρὸς τὸ περιέχον κοινωνίας, ἢ πνι-
γέαν περιθεὶς αὐταῖς, ἢ σικύαν, ἤ τι τοιοῦτο ἄλλο, διαφθε-
ρεῖς παραχρῆμα, κατὰ τὸν αὐτὸν τρόπον, εἰ καὶ τὴν ἐν τοῖς
ζώοις θερμότητα καθείρξαις τε καὶ κατακλείσαις, ὡς μηδαμῆ
κοινωνεῖν τῷ πέριξ ἀέρι, διαφθερεῖς ἐν τάχει. ἡ μὲν οὖν ἐν
τῇ καρδίᾳ θερμασία διὰ τοῦ τῆς φάρυγγος πόρου κοινωνεῖ τῷ
περιέχοντι, καὶ εἰ τοῦτον στεγνώσαις, καταπνίξεις τε αὐτὴν
αὐτίκα καὶ διαφθερεῖς τὸ ζῶον. ἡ δ᾽ ἐν ταῖς καθ᾽ ὅλον
τὸν ὄγκον τοῦ σώματος ἀρτηρίαις θερ(208)μασία διά τε τῆς
καρδίας [21] αὐτῆς, καθ᾽ ὃ κοινωνεῖ τῇ φάρυγγι, καὶ διὰ
παντὸς τοῦ δέρματος ἐς τὸ περιέχον ἀναπνεῖ, ῥιπιζο-
μένη μὲν ἐν ταῖς διαστολαῖς, ἀποχέουσα δὲ τὸ αἰθαλῶδες
ἐν ταῖς συστολαῖς, ὑφ᾽ ὧν ἀμφοτέρων ἡ κατὰ φύσιν αὐ-
τῆς συμμετρία διασώζεται. καὶ δὴ καὶ στεγνωθεισῶν τῶν

pulſuum uſu, ob eum finem arterias pulſare, ut calor ſe-
cundum naturam in omnibus animalis partibus commodera-
tus ſervetur. In libro autem de reſpirationis uſu ipſum
quoque commoderatum cordis calorem tueri. Quemadmo-
dum igitur, ſi externas flammas ab ambientis aëris conſortio
defraudes obductione furnuli, vel cucurbitulae, vel cujus-
dam alterius rei ſimilis, ſtatim extinxeris, eodem modo ſi
etiam animalibus calorem cohibueris, atque ita intercluſe-
ris, ut nullam cum aëre circumfuſo habeat communicatio-
nem, ſtatim ipſum perimes. Calor igitur cordis per fau-
cium meatum aëri ambienti communicat; quod ſi hunc in-
terceperis, quamprimum praefocabis ipſum atque animal
enecabis. At calor, qui per totam corporis molem in arte-
riis continetur, tum per cor ipſum, quatenus faucibus com-
municat, tum per univerſam cutem, in ambientem *nos*
aërem reſpirat; ventilatur quidem in diaſtolis, in ſyſtolis
vero quod fuliginoſum eſt refundit; quibus utrisque natu-
ralis ſui ipſius ſymmetria conſervatur. Enimvero conſtipa-

ἀρτηριῶν ἤτοι, καθάπερ ὀλίγον ἔμπροσθεν ἔφαμεν, ὑπὸ πλή-
θους αἵματος, ἤ τινῶν ἐμφραγμάτων ἐν τοῖς στόμασιν αὐ-
τῶν γενομένων, ὡς μηδαμῇ διαπνεῖσθαι, σβεσθῆναι μὲν
ἀνάγκη τὸ θερμόν, νεκρωθῆναι δὲ τὸ διατεθὲν οὕτω σῶμα.
μετρίας μέντοι τῆς στεγνώσεως γενομένης, οὐκ ἔτι ἐξ ἀνάγ-
κης συστήσεται πάθημα τοιοῦτον περὶ τὴν ἔμφυτον θερμα-
σίαν. ἀλλ' εἰ μὲν οἷον αἰθαλῶδές τι καὶ καπνῶδες εἴη, τη-
νικαῦτα τὸ κατὰ τὸ τοῦ ζώου σῶμα περίττωμα γενόμενον
ἕτερον ἔσται πάθημα τῆς ἐμφύτου θερμασίας· εἰ δ' ἀτμίζον
ἢ μόνον ἡδὺ καὶ χρηστὸν, ἕτερον. ἑκάτερον δ' αὐτῶν διτ-
τὸν, ὡδί πως διαφέρον. ὅταν γὰρ αἷμα χρηστὸν ἀκριβῶς ᾖ
κατὰ τὸ σῶμα, μηδενὶ περιττώματι μοχθηρῷ τεθολωμένον,
ἀτμὸς ἐξ αὐτοῦ θερμαινομένου χρηστὸς ἐγείρεται, μηδὲν ἐπι-
φερόμενος ἅμ' ἑαυτῷ πυρῶδες ἢ δριμύ. τὸ μὲν δὴ τοιοῦτον
σῶμα μετρίως στεγνωθὲν ἢ πληθωρικὸν ἐν τάχει γένοιτ' ἄν,
ἢ θερμότερον τοῦ κατὰ φύσιν· ἀταλαιπώρως μὲν διαιτωμέ-
νοις πληθωρικὸν, ἔνδον μενόντων ὧν ἐχρῆν πονουμένων
ἐκκενοῦσθαι· διαπονοῦσι δὲ θερμότερον, ὡς ἂν ἐκ μὲν τῆς

tis arteriis, aut, ut paulo ante diximus, fanguinis plenitu-
dine, aut a quibusdam obftructionibus in earum ofculis
obortis, ut nequaquam tranfpirent, calorem extingui ne-
ceffe eft, atque ita corpus affectum emori. Quod fi modica
fuerit conftipatio, non etiamnum neceffario ejusmodi affe-
ctus calorem innatum obfidebit. At fi in animalis corpore
veluti fuliginofa quaedam ac fumida excrementa tunc con-
ftiterint, alius erit nativi caloris affectus; alius vero, fi fo-
lum vapor quidam fuavis atque optimus exhalarit. Atque
horum utrumque bifariam hoc modo difcrepat. Quum
enim fanguis plane optimus in corpore fuerit, nullo pravo
excremento turbatus, vapor ex eo incalefcente optimus
exurgit, qui nihil aut igneum, aut acre fecum invehat.
Tale quidem corpus quum modice conftipatum eft, brevi
aut plethoricum, aut praeter naturam calidius reddetur:
plethoricum quidem in iis, qui laute citra laborem vivunt,
quum intus ea permaneant, quae per exercitationem ex-

κινήσεως αὐξανομένης τῆς ἐμφύτου θερμασίας, μὴ διαπνεο-
μένης δὲ τῷ πεπυκνῶσθαι τὸ σῶμα. κατὰ δὲ τὸ καπνῶδες
ὑποτρέφον περίττωμα σῶμα στεγνωθὲν ἤτοι πυρετὸς ἐξα-
φθήσεται, κατακλεισθείσης ἔνδον τῆς λιγνυώδους ἀναθυμιά-
σεως, ἢ καταπνιγήσεται καὶ σβεσθήσεται τὸ ἔμφυτον θερ-
μόν. ἑκάτερον δ᾽ αὐτῶν ἀκολουθήσει τῷ τε πλήθει τοῦ
περιττώματος καὶ τῷ ποσῷ τῆς στεγνώσεως. εἰ μὲν γὰρ
τὸ καπνῶδες περίττωμα τὸ δεόμενον τῆς κενώσεως εἴη πάμ-
πολυ καὶ ἡ στέγνωσις σφοδρὰ, κίνδυνος ἀποσβεσθῆναι κα-
ταπνιγεῖσαν ὑπὸ τοῦ περιττώματος τὴν ἔμφυτον θερμασίαν·
εἰ δ᾽ ὀλίγον τε εἴη τὸ περίττωμα καὶ ἡ στέγνωσις βραχεῖα,
πυρετὸς ἀναφθήσεται. δῆλον οὖν ὡς καὶ τὰς φυσικὰς ἐπί-
στασθαι χρὴ καὶ τὰς ἐπικτήτους διαθέσεις τοῦ σώματος, ἐν
αἷς ἤτοι λιγνυῶδες, ἢ καπνῶδες, ἢ ἀτμῶδές ἐστι τὸ διαπνεό-
μενον. ἀλλὰ τοῦτο μὲν ἐν τῇ τῆς θεραπευτικῆς μεθόδου
λεχθήσεται πραγματείᾳ· νυνὶ δὲ ἐπὶ τὸ προκείμενον ἐπανίω-
μεν. ὥσπερ γὰρ ἡ στέγνωσις ψύξεως αἰτία πολλάκις γίγνε-
ται καθ᾽ ὃν εἴρηται τρόπον, οὕτω καὶ ἡ μάνωσις, ὅταν

cerni oportebat; calidius vero in iis, qui laboribus exerci-
tantur, utpote aucto ad motum nativo calore, qui ob cor-
poris conftipationem non tranfpirat. In conftipato vero
corpore quod fumofum alit excrementum, aut febris accen-
detur, ob interclufum interius fuliginofum vaporem; aut
praefocabitur extingueturque nativus calor. Horum utrun-
que tum excrementorum multitudinem, tum conftipationis
magnitudinem confequetur. Nam fi fumofum excremen-
tum, quod evacuationem poftulabat, plurimum extiterit
atque conftipatio vehemens, praefocatum ab excremento
calorem infitum extingui periculum eft; fi vero paucum
fuerit excrementum et conftipatio parva, febris accendetur.
Patet itaque quod et naturales et adventitias corporis affe-
ctiones cognofcere oportet, in quibus aut fuliginofum, aut
fumofum, aut vapidum eft id quod tranfpirat. Sed haec in
opere de medendi methodo explicabuntur. Nunc ad pro-
pofitum redeamus. Quemadmodum enim conftipatio refri-
gerationis plerumque caufa eft eo quo dictum eft modo, fic

18   ΓΑΛΗΝΟΥ ΠΕΡΙ ΤΩΝ ΕΝ ΤΟΙΣ

Ed. Chart. VII. [21.]   Ed. Baf. III. (208.)

ἐπιπλέον ἢ προσῆκε διαφορήσῃ τε καὶ σκεδάσῃ τὸ ἔμφυτον
θερμὸν, ψυχρότερον ἀπεργάζεται τὸ σῶμα. γίγνεται δὲ
ταῦτα καὶ καθ᾽ ὅλον μὲν τὸ ζῶον, οὐ μὴν ἀλλὰ καὶ καθ᾽
ἕκαστον μόριον ὡσαύτως, ἤτοι στεγνούμενον, ἢ μανούμε-
νον. εἰ γὰρ ἤν περ ὅλον ἔσχε τὸ σῶμα διάθεσιν ἐπὶ
ταῖς ἐμφράξεσί τε καὶ πληρώσεσι τῶν ἀρτηριῶν, ταύτην
σχοίη τὸ μόριον ὑπὸ τῶν ἐν αὐτῷ μόνων πεπονθυιῶν ἀρ-
τηριῶν, ἀνάγκη δήπου καὶ νοσῆσαι παραπλησίως αὐτῷ.
καὶ μὲν δὴ καὶ τὰ προσπίπτοντα ἔξωθεν αὐτῷ φάρμακά
τε καὶ ὕδατα φαρμακώδη καὶ ψυχρὰ καὶ αὐτὸ τὸ περιέχον
ἤτοι στέγνωσιν, ἢ μάνωσιν ἄμετρον ἐναπεργάζεσθαι δυνή-
σεται τῷ μορίῳ. καί τινες βίαιοι δεσμοὶ ποτὲ μὲν αὐτῷ
τῷ μέρει, ποτὲ δὲ τοῖς ὑπερκειμένοις περιτιθέμενοι νεκρώ-
σουσί τε καὶ καταψύξουσιν αὐτό, τῆς πρὸς τὴν ἀρχὴν τοῦ
ζῴου κοινωνίας στερήσαντες, ἐξ ἧς αὐτῷ καὶ ἡ σύμφυτος
ἐπέῤῥει θερμασία καὶ ἡ κινοῦσα τὰς ἀρτηρίας δύναμις
ἐχορηγεῖτο.

et laxatio quum plusquam deceat diſcutit diſſipatque nati-
vum calorem, frigidius efficit corpus.   Haec autem non
tantum in univerſo animali, verum etiam in ſingulis parti-
bus ſimiliter eveniunt, quum vel conſtipantur vel laxantur.
Si enim quam univerſum corpus habuit affectionem tum ab
obſtructionibus tum plenitudinibus arteriarum, hanc ipſam
habeat pars ab iis ſolis quae in ipſa ſunt affectis arteriis,
neceſſe eſt eam partem peracque ac ipſum *totum corpus*
aegrotare.   Equidem quae extrinſecus occurrunt medica-
menta, aut aquae medicabiles et frigidae, et ipſe circumfuſus
aër, vel conſtipationem, vel laxationem immodicam in par-
te efficere poterunt.   Praeterea violenta vincula quaedam
interdum ipſi parti, interdum ſuperjacentibus circumpoſita
ipſam interiment atque refrigerabunt, quod eam privent
communicatione partis in animali principis, a qua ipſi et
nativus affluebat calor et motrix arteriarum facultas ſup-
peditabatur.

Ed. Chart. VII. [22.]   Ed. Baf. III. (208.)

Κεφ. δ΄. [22] Περὶ μὲν δὴ τῶν θερμῶν τε καὶ ψυ-
χρῶν νοσημάτων αὐτάρκως εἴρηται·. περὶ δὲ τῶν ξηρῶν
ἐφεξῆς λεγέσθω. εἰ δέ τις διαπονοίη μὲν πλείω καὶ διαπνοίη,
τρέφοιτο δὲ ἐλάττω, καὶ ταῦτα ξηρότερα τὴν δύναμιν, ξη-
ρότερος ὢν τὴν κρᾶσιν, εἰς ξηρὸν ῥᾳδίως ὑπαχθήσεται νό-
σημα, καὶ μάλιστα εἰ φροντίσειεν, ἢ ἀγρυπνήσειε πλείω.
καὶ μὴν καὶ αἱ τοῦ περιέχοντος ἡμᾶς ἀέρος καταστάσεις αἱ
ξηραὶ ξηραίνουσι δηλονότι καὶ αὐτὰ τὰ τῶν ζώων σώματα,
καὶ νῆξις ἐν ὕδατι νιτρώδει τε καὶ θειώδει καὶ στυπτηριώδει
καὶ ἀσφαλτώδει καί τινος ἑτέρου τοιαύτης ποιότητος μετέ-
χοντι. καὶ μέν γε καὶ ὅσα τῶν φαρμάκων ξηρὰ τὴν δύναμίν
ἐστιν, εἴτ᾽ ἔσωθεν, εἴτ᾽ ἔξωθεν προσφέροιτο, ξηραίνει καὶ
ταῦτα. εἴρηται δὲ ὑπὲρ αὐτῶν ἐπιπλέον ἐν τοῖς περὶ φαρ-
μάκων.

Κεφ. έ. Αὗται μὲν καὶ αἱ τῶν ξηρῶν νοσημάτων
αἰτίαι. τῶν δ᾽ ὑγρῶν αἱ ἐναντίαι σύμπασαι, ἐδεσμάτων μὲν
ὑγροτέρων τὴν δύναμιν ἀφθονία, καὶ πλείω τὰ πώματα, καὶ
σύμπασα ἡ ἁβροτέρα δίαιτα, καὶ ἡ θυμηδία, καὶ λουτρὰ

Cap. IV. De morbis itaque tum calidis tum frigidis
fatis dictum eft; de ficcis deinceps differatur. Si quis libe-
ralius fefe exerceat ac transpiret, et parcius nutriatur ali-
mentis facultate exiccantibus, et ficcioris fit temperamenti,
in ficcum morbum facile perducetur; ac praefertim fi curis
implicitus fuerit, aut immoderatius vigilaverit. Siccae quo-
que ambientis nos aëris conftitutiones ipfa animalium cor-
pora exiccant; natationes praeterea in aqua nitrofa, ful-
phurea, aluminofa, bituminea, aut cujusdam alterius ejus-
modi qualitatis participe; denique quaecunque medicamenta
facultate ficca funt, ea quoque five intro affumantur, five
foris admoveantur, exiccant. De his autem fufius in libris
de medicamentis *fimplicibus* dictum eft.

Cap. V. Hae quidem ficcorum morborum caufae
funt. Humidorum autem his contrariae *caufae funt* om-
nes; eduliorum facultate humidiorum copia; uberiores po-
tus; mollis omnis victus; animi delectatio; crebra dulcium

γλυκέων ὑδάτων πολλὰ, καὶ μᾶλλον μετὰ τροφήν. οὕτω
δὲ καὶ ἀργὸς ὁ σύμπας βίος, καὶ ἄπονος, ὄμβροι τε πολλοὶ,
καὶ ἡ πᾶσα κατάστασις ὑγρὰ, καὶ φάρμακα ταὐτὸ τοῦτο
δρᾷν δυναμενα.

Κεφ. στ′. Πρόδηλον δ' ὅτι καὶ τὰ τῶν συνθέτων νο-
σημάτων αἴτια σύνθετα πάντως ἐστίν. εἰ γὰρ ἅμα θερμὴ καὶ
ξηρὰ συνέλθοι ποτὲ αἰτία, θερμὸν καὶ ξηρὸν ἀνάγκη γενέσθαι
τὸ νόσημα, καὶ εἰ θερμὴ καὶ ὑγρὰ, θερμὸν καὶ ὑγρόν· οὕτω
δὲ κἀπὶ τῶν λοιπῶν δυοῖν συζυγιῶν, ὑγρᾶς καὶ ψυχρᾶς καὶ ξηρᾶς
καὶ ψυχρᾶς. ὅπερ δ' ἀναγκαῖόν ἐστιν ἐν τῷ λόγῳ προσθεῖναί
τε καὶ διορίσασθαι, τοῦτο ἤδη λεγέσθω, τὸ πολλάκις μὲν ὑπὸ
πάντων τῶν αἰτίων ὁμοειδῶν ἀλλήλοις ὄντων ἀλλοιοῦσθαι τὸ
σῶμα, πολλάκις δὲ ἐναντίων ταῖς δυνάμεσιν ὑπαρχόντων,
ποτὲ μὲν τὰ πλείω κρατεῖν ἐξ αὐτῶν, ἢ τὰ πολυχρονιώτερα,
ποτὲ δὲ τὰ ἰσχυρότερα, ποτὲ δὲ τὴν ἀπ᾽ ἀμφοτέρων βλάβην
ὁμοίως ἀναδέχεσθαι τὸ σῶμα. καί τι δόξειεν ἂν εἶναι τοῦτό
γε ἀδύνατον ἅμα θερμότερόν τε καὶ ψυχρότερον ἀποτελεῖσθαι

aquarum balnea, praefertimque poft cibum: fic et tota vita
otiofa et laboris expers, imbres plurimi, omnis conftitutio
temporum humida, et quae medicamenta hanc ipfam hume-
ctandi facultatem habent.

Cap. VI.   Conftat autem morborum compofitorum
compofitas quoque omnino effe caufas. Si namque caufa
calida fimul et ficca in unum aliquando calidum coierint,
calidum atque ficcum morbum procreari neceffe eft; fi ca-
lida et humida, calidum et humidum: ita quoque in reli-
quis duabus conjugationibus, humida et frigida ac ficca et
frigida.   Quod autem hoc in fermone tum addere tum di-
ftinguere neceffarium eft, id jam explicetur; faepe quidem
ab omnibus caufis fpecie inter fe fimilibus corpus alterari;
faepe vero his facultate contrariis exiftentibus; interdum ex
ipfis eas evincere quae numero plures; interdum quae tem-
pore diuturniores, interdum quae robore potentiores, inter-
dum denique ab utrisque corpus peraeque laefionem acci-
pere.   Etiamfi fieri non poffe videatur, ut unum idemque
corpus et calidius fimul et frigidius naturali temperamento,

τοῦ κατὰ φύσιν ἐν καὶ ταυτὸν σῶμα, καὶ ὑγρότερον αὖ
καὶ ξηρότερον, ἀλλὰ καὶ γίνεται τοῦτο. καὶ δεόντως ἀνώ-
μαλος ὀνομάζεται δυσκρασία, καὶ ἡμῖν ἰδίᾳ περὶ αὐτῆς ἐν
ἑτέρῳ γράμματι λέλεκται τὰ εἰκότα, καὶ οὐ χρὴ νῦν ἔτι μη-
κύνειν ὑπὲρ αὐτῶν, ἀλλ' ἐπὶ τὰ λοιπὰ γένη τῶν νοσημάτων
ἰτέον ἤδη τὰς αἰτίας αὐτῶν σκεψομένους. ἀναμνησθῆναι δὲ
πάλιν κἀνταῦθα προσήκει τῶν εἰρημένων ἐν τῷ περὶ τῆς τῶν
νοσημάτων διαφορᾶς, ὡς ἐνίοτε μὲν αὐταῖς μόναις ταῖς τέτ-
ταρσι [23] ποιότησιν ἐξίσταται τοῦ κατὰ φύσιν ἔχειν τὰ σώ-
ματα, μηδεμιᾶς ἔξωθεν αὐτοῖς ἐπιρρυείσης ἑτέρας οὐσίας,
ἐνίοτε δὲ ἐμπίπλαται ῥεύματος ὑγροῦ μὲν πάντως τὴν ἰδέαν,
οὐχ ὑγροῦ δὲ τὴν δύναμιν. εἴρηται μὲν οὖν καὶ τοῖς παλαιοῖς
ἰατροῖς τε καὶ φιλοσόφοις ὑπὲρ τῆς τῶν τοιούτων ὑγρῶν δυ-
νάμεως· ἀποδέδεικται δὲ καὶ ἡμῖν ἐν ἄλλοις τέ τισι καὶ ἐν
τοῖς περὶ φαρμάκων ὑπομνήμασιν. ὅσον δ' ἐξ αὐτῶν εἰς τὰ
παρόντα χρήσιμον, εἰρήσεται καὶ νῦν, ὡς ἡ μὲν ξανθὴ χολὴ
θερμὴ καὶ ξηρὰ τὴν δύναμίν ἐστιν, ἡ δὲ μέλαινα ξηρὰ καὶ
ψυχρά· ὑγρὸν δὲ καὶ θερμὸν τὸ αἷμα· καὶ ψυχρὸν καὶ ὑγρὸν

et rurfus humidius ac ficcius efficiatur, attamen id oboritur;
meritoque inaequalis nominatur intemperies, de qua etiam
feorfum quae deceant altero in libro prodita funt. Neque
nunc rurfus in his diutius immorandum, fed ad reliqua
morborum genera jam nobis accedendum eft, qui ipforum
caufas fpeculamur. Verum haec etiamnum in mentem re-
vocanda funt, quae in libro de morborum differentiis edicta
funt, quod nonnunquam folis quatuor qualitatibus ab eo,
qui fecundum naturam eft, affectu corpora decedunt, nulla
exterius ipfis affluente alia fubftantia; nonnunquam vero
fluxionibus implentur idea quidem omnino humidis, facul-
tate autem non humidis. Sed de horum humorum facul-
tate dictum eft ab antiquis et medicis et philofophis et a no-
bis etiam cum in aliis quibusdam commentariis, tum in iis
quos de medicamentis confcripfimus. Quae vero ex his ad
rem praefentem conferunt, etiam nunc dicentur, *nimirum*
quod flava bilis facultate calida eft et ficca; atra bilis fri-
gida ac ficca; fanguis calidus et humidus; pituita frigida

22 ΓΑΛΗΝΟΥ ΠΕΡΙ ΤΩΝ ΕΝ ΤΟΙ_

Ed. Chart. VII. [23.]   Ed. Baf. III. (208. 209.)

τὸ φλέγμα· καὶ ὡς ἐνίοτε μὲν εἰλικρινὴς ἐπιῤῥεῖ τούτων ἕκα-
στος τῶν χυμῶν, ἐνίοτε δ᾽ ἀλλήλοις ἐπιμίγνυνται· καὶ ὡς
αἱ τῶν οἰδούντων τε καὶ (209) σκιῤῥουμένων καὶ φλεγμαινόν-
των μορίων διαθέσεις ἐντεῦθεν ἐπὶ πλεῖστον ποικίλλονται.
καὶ γὰρ οὖν καὶ ἄνθρακες καὶ καρκῖνοι καὶ ἕρπητες ἐρυσι-
πέλατά τε καὶ γάγγραιναι καὶ φύγεθλα καὶ φαγέδαιναι καὶ
σατυριάσεις ἐκ τούτου τοῦ γένους εἰσί. καὶ μὴν καὶ ἄλφοι
καὶ ἀθερώματα καὶ ἰχῶρες καὶ μελικηρίδες καὶ γαγγλία καὶ
στεατώματα ῥευμάτων εἰσὶν ἔγγονα νοσήματα. διαφέρει δ᾽
ἀλλήλων ταῦτα καὶ ἄλλα σύμπαντα τὰ προειρημένα τῷ τὰ
μὲν ἐκ φλέγματος γίγνεσθαι μόνου, τὰ δὲ ἐξ αἵματος, τὰ δὲ
ἐκ τῆς ξανθῆς χολῆς, τὰ δὲ ἐκ τῆς μελαίνης, τὰ δὲ ἐξ ἄλλου
τινὸς χυμοῦ οὐ τελέως παρὰ φύσιν. ἀλλὰ καὶ οὗτος ὅστις
ἂν ᾖ, πάντως ἔκ τινος τῶν προειρημένων ἐστὶ γενῶν· οὐ γὰρ
ἐνδέχεται μὴ οὐχὶ θερμὸν εἶναι καὶ ξηρὸν αὐτὸν, ἢ θερμὸν
καὶ ὑγρὸν, ἢ ψυχρὸν καὶ ξηρὸν, ἢ ψυχρὸν καὶ ὑγρὸν, ἀλλ᾽
ὅσον ἐπὶ πλεῖστον·ἥκει πάχους καὶ ψύξεως, ἐκπίπτει μὲν τοῦ
κατὰ φύσιν φλέγματος τῆς ἰδέας, ἕτερος δὲ εἶναι δοκεῖ χυμὸς

et humida; et quod humores finguli influunt aliquando fin-
ceri, aliquando aliis commixti; et partium oedemate, vel
fcirrho, vel phlegmone laborantium affectus illic pluri-
mum variantur. Nam et carbunculi et cancri et herpetes
et eryfipelata et phygethla et gangrenae et phagedaenae et
fatyriafes ex hoc genere funt; praeterea vitiligines et athe-
romata et achores et favi et ganglia et fteatomata morbi
funt fluxionum feturae. Differunt autem inter fe tum hi
tum alii omnes praedicti, quod alii ex pituita fola ortum
ducant, alii ex fanguine, alii ex flava bile, alii ex atra,
alii ex alio quodam, qui nondum omnino fit praeter natu-
ram. Verum hic *humor* quisquis fuerit, omnino erit ex
quodam praedictorum generum. Non enim contingit ipfum
haudquaquam effe calidum et ficcum, aut calidum et hu-
midum, aut frigidum et ficcum, aut frigidum et humidum;
fed quatenus ad craffitiei et frigoris plurimum pervenit, a
naturalis pituitae forma excidit, atque alius humor effe vi-

Ed. Chart. VII. [23.]   Ed. Baf. III. (209.)

ὅλῳ τῷ γένει παρὰ φύσιν. οὐ μὴν οὕτως γε ἔχει τἀληθές.
ὅστις ἂν γὰρ ὑγρὸς ᾖ καὶ ψυχρὸς τὴν δύναμιν, ἐν τῷ τοῦ
φλέγματος γένει περιέχεται. κατὰ δὲ τὰ αὐτὰ καὶ ὅστις ἂν
ᾖ ξηρὸς καὶ θερμὸς, ὁμογενής ἐστι τῇ ξανθῇ χολῇ. λέλεκται
δὲ καὶ περὶ τούτων ἐπὶ πλέον ἑτέρωθι. καὶ νῦν οὐ χρὴ μη-
κύνειν ὑπὲρ αὐτῶν, εἰρήσεται γὰρ οὖν καὶ αὖθις ἐπὶ πλέον
ὑπὲρ ἁπάντων τούτων ἐν τοῖς τῆς θεραπευτικῆς μεθόδου
γράμμασιν· ὃ δ᾽ ἐστὶν οἰκεῖον τῆς ἐνεστώσης διεξόδου, πάλιν
ἐπανίωμεν. ἅπαντα γὰρ τὰ τοιαῦτα νοσήματα τῆς φύσεως
ἀποτιθεμένης ἑκάστοτε τὸ περιττὸν εἰς ἀκυρώτερα μόρια γίγνε-
ται. τοῦτο μὲν δὴ καὶ ἄλλοις ἔμπροσθεν εἴρηται πολλοῖς·
ὅστις δὲ ὁ τρόπος ἐστὶ τῆς ἀποθέσεως, οὐκ ἔτ᾽ εἴρηται· λο-
γισμὸν γάρ τινα καὶ νοῦν τῇ φύσει δώσομεν, ἐὰν ἁπλῶς
αὐτὴν ἀποτίθεσθαι φῶμεν ἐκ κυρίων μορίων εἰς ἄκυρα πᾶν
ὁτιοῦν ὑπάρχον μὴ χρηστόν. ἀλλ᾽ ὅτι μὲν ἐν τοῖς νοσήμασιν
αἱ ἀγαθαὶ κρίσεις ὑπό τινος τοιαύτης γίγνονται δυνάμεως
ἐναργῶς φαίνεται· τίς δὲ ὁ τρόπος ἐστὶν αὐταῖς τῆς γενέ-
σεως οὐκ ἀκριβῶς οἱ πρὸ ἡμῶν ἐξηγήσαντο, διότι μηδὲ τὰς

detur toto genere praeter naturam. Non tamen ita fe res
habet. Nam quoad frigidus atque humidus fit facultate,
fub pituitae genere continebitur. Eadem quoque ratione
quicunque calidus et ficcus fuerit, flavae bili congener elt.
De his vero plenius alibi dictum elt; quare nunc in his
haud immorandum; nam et de his omnibus copiofius in li-
bris methodi medendi differetur. Quod autem praefentis
elt operis, id rurfum explicetur. Omnes fiquidem hujus-
modi morbi fiunt natura ad partes imbecilliores crebro ma-
teriam exuberantem deponente; id profecto a multis aliis
antea dictum elt. Quis tamen fit depofitionis modus, non-
dum dictum elt; rationem enim quandam atque mentem na-
turae tribuemus, fi ita fimpliciter ipfam, quicquid inutile
elt, deponere affirmemus ex nobilibus partibus ad ignobiles.
Sed quod quidem in morbis optimae crifes ab aliqua ejus-
modi facultate fiant, manifefte apparet. Quis autem his
fit generationis modus, nondum majores noftri accurate do-

24 ΓΑΛΗΝΟΥ ΠΕΡΙ ΤΩΝ ΕΝ ΤΟΙΣ

Ed. Chart. VII. [23. 24.]   Ed. Baf. III. (209.

φυσικὰς δυνάμεις, ὑπὲρ ὧν ἡμεῖς ἐν ἑτέροις ὑπομνήμασι διήλ
θομεν, ἀκριβῶς ἠδυνήθησαν ἀποδεῖξαι πόσαι τέ εἰσι καὶ
τίνες ὁποῖόν τέ τί ἐστι τὸ ἑκάστου αὐτῶν ἔργον. ἀλλὰ νῦν
γε χαλεπὸν οὐδέν ἐστι περὶ τούτων ἁπάντων διελθεῖν, ὑπο-
θέσεσιν εἰς αὐτὰ χρησάμενον τοῖς δι' ἐκείνων ἀποδεδειγμένοις.
οὐσῶν δὲ τεττάρων δυνάμεων, ὧν ἅπαν μετέχει μόριον καὶ
ζῴου καὶ φυτοῦ, καὶ τῆς μὲν ἑλκούσης τὸ οἰκεῖον, τῆς δὲ
ἀλλοιούσης, τῆς δὲ ἀποκρινούσης τὸ περιττὸν, ὄντος δὲ
τοῦ περιττοῦ διττοῦ κατὰ γένος· ἢ γὰρ τῷ ποσῷ περιττόν
ἐστιν ἢ τῷ ποιῷ· καὶ τοίνυν καὶ τῶν τοῦ σώματος μορίων
οὐκ ἴσην ἁπάντων ἐχόντων τὴν ῥώμην, [24] ἀλλὰ τῶν κυ-
ριωτέρων εὐθὺς ἐξ ἀρχῆς ὑπὸ τῆς φύσεως ῥωμαλεωτέρων ἀπο-
τελεσθέντων, εὔλογον ἐν τοῖς ἀκαθάρτοις τε καὶ περιττωμα-
τικοῖς σώμασιν ἐπιῤῥεῖν τι τοῖς ἀκυρωτέροις μορίοις. ἅτε
γὰρ ἐξ ἁπάντων τῶν ἰσχυροτέρων μορίων ἐλαυνόμενον τὸ
περίττωμα, καὶ μηδαμόθι στῆναι δυνάμενον, εἰς τὸ πάντων
ἀσθενέστατον ἀφικνεῖται μόριον. ἄλλο δὲ δι' ἄλλο τοιοῦτόν

cuerunt, quoniam neque facultates naturales, de quibus nos
in aliis commentariis egimus, quot numero et quaenam exi-
ftant et quod fingularum fit opus, fatis explanare potue-
runt. Verum nunc ei haudquaquam arduum eft de his om-
nibus differere, qui fuppofitionibus his in commentariis de-
monftratis ufus fuerit. Quum quatuor fint facultates qua-
rum pars omnis tum animalis, tum plantae eft particeps;
quumque altera fibi familiare *alimentum* attrahat, alia reti-
neat, alia alteret, alia fupervacaneum excernat; quum
etiam fupervacaneum duplex fit genere, aut enim quantitate
fupervacaneum eft aut qualitate; quum denique omnibus
corporis partibus non aequale fit robur, fed principes ftatim
ab initio a natura robuftiores procreatae fint, rationi con-
fentaneum eft in corporibus impuris et quae excrementis
fcatent, ad ignobiliores partes aliquid defluere. Quum
enim excrementum ab omnibus robuftioribus partibus aman-
detur ac nullibi confiftere queat, in partem omnium im-
becillimam devehitur. Sed alia propter aliam ejusmodi eft.

ἐστιν, ἢ εὐθὺς ἐν τῇ πρώτῃ συμπήξει τοῦ ζώου πλημμεληθὲν,
ἢ ἐξ ὑστέρου βλαβὲν, ἢ καὶ φύσει δεόμενον εἶναι τοιοῦτον,
ὥσπερ καὶ τὸ δέρμα. τοῦτο γὰρ ἅτε μηδεμιᾶς ἐνεργείας ἕνε-
κεν, ἀλλὰ χρείας μόνης γεγενημένον, ἀσθενέστερον εἶναι
προσήκει τῶν ἐνεργούντων. ἔστι γὰ ρ οἷον σκέπασμά τι καὶ
περίβλημα τοῦ ζώου σύμφυτον, οὔτ᾽ οὖν πέψιν, οὔτε ἀνά-
δοσιν τροφῆς, οὔτ᾽ ἐξαιμάτωσιν, οὔτε σφυγμὸν, οὔτε ἀνα-
πνοὴν, οὔτε κίνησιν καθ᾽ ὁρμὴν, οὔθ᾽ ὅλως ἐνέργειάν τινα
τῷ ζώῳ παρεχόμενον. ἅμα δὲ καὶ πάντων ἔξωθεν κείμε-
νον εὐλόγως ἐκδέχεται τὰ τοῦ σώματος ὅλου περιττώματα.
πολλὰ μὲν γὰρ εὐθὺς ἐξ ἀρχῆς ἡ φύσις ἐτεχνήσατο τῶν περιτ-
τωμάτων καθάρσεως ἕνεκεν ὄργανα, καὶ πρός γε τὴν ὑγείαν
ἀρκεῖ μόνα ταῦτα, ἐπειδὰν μήτε τις ἐκ τοῦ περιέχοντος ἐγγί-
νηται βλάβη τῷ ζώῳ, μήτ᾽ ἐκ πλημμελοῦς διαίτης περιττω-
ματικὸν ἀμέτρως ὅλον ἀπεργασθῇ τὸ σῶμα. τοιούτου δέ
τινος συμβάντος ἁμαρτήματος, οὐκ ἔτ᾽ αὐτάρκη μόνα τὰ φυ-
σικὰ τῶν ὀργάνων ἀποκαθαίρειν τὸ πλῆθος τοῦ περιττώ-

Aut enim *pars* ftatim in prima animalis formatione laefa
eft; aut poftea laefa fuit; aut etiam talis effe natura debuit,
ut cutis. Hanc enim, quum nullius actionis, fed folius ufus
gratia creata fit, iis quae actiones edunt partibus imbecil-
liorem effe congruebat. Eft enim *cutis* veluti operculum
quoddam ac nativum animalis involucrum, quum neque
coctionem, neque alimenti diftributionem, neque fanguinis
generationem, neque pulfum, neque refpirationem, neque
voluntarium motum, neque demum aliquam animali actio-
nem fuggerat; praeterea quum omnium partium extrema
fit collocata, non citra rationem totius corporis excipit ex-
crementa. Multa namque organa ad excrementorum pur-
gationem natura fabricata eft; haecque fola ad fanitatem
tuendam fufficiunt, quum neque ex ambiente nos aëre ani-
malis laefio oboritur, neque ex victus errore totum corpus
excrementis immoderate fcatens redditum eft. Accidente
autem hujusmodi aliquo errore, tum fola naturalia organa
ad excrementi multitudinem expurgandam non amplius

26 ΓΑΛΗΝΟΥ ΠΕΡΙ ΤΩΝ ΕΝ ΤΟΙΣ

Ed. Chart. VII. [24.]   Ed. Baſ. III. (209.)

ματος, κἂν τούτῳ κατασκήπτει ῥεύματα τοῖς ἀσθενεστέροις
μορίοις ἐκ τῶν ἰσχυροτέρων ἐλαυνόμενα· συμβαίνει δέ ποτε
καὶ στεγνωθέντων τῶν ἐκκαθαιρόντων αὐτὰ πόρων ἑτέροις
ἐπιῤῥυῆναι χωρίοις. αὗται μὲν αἱ ἀρχαὶ τῆς γενέσεως ἁπάν-
των εἰσὶ τῶν προειρημένων νοσημάτων. αὐξάνεται δ᾽ ἐν αὐ-
τοῖς ἤδη τοῖς μέλεσι τὸ κακὸν, ὡς ἂν σφηνουμένων τε καὶ
διασηπομένων τῶν περιττωμάτων, καὶ οὕτως αὐτῶν τε χει-
ρόνων γενομένων, καὶ τὸν ἐπιῤῥέοντα χυμὸν ἐξ ὑστέρου, κἂν
χρηστὸς ᾖ, συνδιαφθειρόντων.

Κεφ. ζ´. Ἀλλὰ γὰρ ἐπειδὴ καὶ τὰ τῶν ὁμοιομερῶν
σωμάτων ἴδια νοσήματα διήλθομεν, ἑξῆς ἂν εἴη λέγειν τὰ
τῶν ὀργανικῶν, ἀπὸ τοῦ πρώτου κατ᾽ αὐτὰ τοῦ παρὰ τὴν
διάπλασιν ὑπαρξαμένους γένους. γίγνεται δὲ τοῦτο ποτὲ μὲν
τοῦ κατὰ φύσιν σχήματος ὑπαλλαττομένου, ποτὲ δὲ λειότη-
τός τινος, ἢ τραχύτητος, ἢ πόρου διαφθειρομένου. τῆς μὲν
δὴ τοῦ κατὰ φύσιν σχήματος ἐξαλλαγῆς αἰτίαι, πρώτη μὲν
ἡ κατὰ γαστρὸς ἔτι κυουμένων αὐτῶν διάπλασις μοχθηρὰ,
πλήθους ὕλης ἢ ποιότητος οὐκ ἐπιτηδείου ταῖς φυσικαῖς τοῦ

fufficiunt; proindeque fluxiones a robuſtioribus partibus
depulſae in imbecilliores irruunt.   Accidit autem interdum,
conſtipatis meatibus eas expurgantibus ad alias regiones con-
fluere.   Atque haec generationis praedictorum morborum
omnium exordia ſunt.   Augetur vero jam in ipſis mem-
bris vitium, quum his impacta ſunt excrementa et putre-
ſcunt, ac ita deteriora fiunt, quae affluentem poſtea humo-
rem, quanquam utilem, ſimul corrumpunt.

Cap. VII. Verum quoniam ſimilarium partium pro-
prios explicavimus morbos, licuerit deinceps organicarum
morbos dicere, ac exordiri ab eo, qui primus inter eos in
conformationis eſt genere.   Fit autem hic morbus interdum
quum figura naturalis immutatur; interdum quum laevitas
quaedam aut aſperitas vitiatur.   Cauſae vero immutationis
figurae naturalis *hae ſunt.*   Prima quidem partium ipſa-
rum, quum in utero adhuc concipiuntur, prava conforma-
tio, *quae oboritur,* quum materiae copia, aut minime ido-

σπέρματος κινήσεσιν ἐμποδὼν γιγνομένης· δευτέρα δὲ ἢ τε
κατὰ τὴν ἀποκύησιν αὐτὴν κἂν τῷ σπαργανοῦσθαι πλημ-
μέλεια. μαλακὰ γὰρ ἔτι καὶ ὀλίγου δεῖν ῥυτὰ τὰ τῶν νεο-
γνῶν παιδίων ὑπάρχοντα σώματα ῥᾳδίως ἐκστρέφεται, δε-
χομένων τε τῶν μαιῶν αὐτὰ κατὰ τὴν ἀποκύησιν οὐκ ὀρθῶς,
ἐνειλιττουσῶν τε τοῖς σπαργάνοις ἔστιν ὅτε μὴ δεόντως, εἶτ᾽
αὖθις τῶν τροφῶν ἀναιρουμένων τε καὶ ἀποτιθεμένων οὐ
κατὰ τρόπον ἔν τε τῷ γάλα παρέχειν καὶ ἐν τῷ λούειν καὶ
σπαργανοῦν. ἐν ἅπασι γὰρ τοῖς τοιούτοις εἰ μή τις ἐπιτη-
δείως μεταχειρίζοιτο, ῥᾳδίως ἐκστρέφεται καὶ διαφθείρεται τὸ
κατὰ φύσιν ἑκάστου τῶν μελῶν σχῆμα. [25] καὶ μὲν δὴ κἂν
τῇ μετὰ ταῦτα ἀνατροφῇ συμπάσῃ τὰ μὲν ὑπὸ πλησμο-
νῆς ἀμέτρου, τὰ δ᾽ ὑπὸ κινήσεως πλημμελοῦς ἢ πρωϊαί-
τερον τοῦ δέοντος ἵστασθαί τε καὶ βαδίζειν ἐπιτραπέντος
αὐτοῖς ἢ σφοδρότερον κινεῖσθαι, πολλὰ τᾶν μελῶν δια-
στρέφεσθαι συμβαίνει, τῶν μὲν πλησμονῶν τὰς φυσικὰς
ἐνεργείας ἐμποδιζουσῶν, τῶν δ᾽ ἀκαίρων ἢ σφοδρῶν κινή-
σεων κλονουσῶν τε καὶ περιαγουσῶν ἐφ᾽ ἃ μὴ χρὴ τὰ κῶλα.

nea qualitate naturales feminis motus prohibentur. Se-
cunda vero, error in partu ipfo, aut in infante fafciando
commiffus. Mollia fi quidem adhuc ac prope dixerim fluxa
quum fint infantium nuper genitorum corpora, facile inver-
tuntur, et quum in partu edendo eos non recte obftetrices
excipiunt, neque decenter fafciis involvunt; aut ubi eos
poftea nutrices fine modo aut attollunt, aut reponunt, dum
lac praebent, dum lavant, dum fafciis involvunt. In his
fi quidem omnibus, nifi quis *infantes* apte tractaverit, fa-
cile fingulorum membrorum figura naturalis invertitur ac
depravatur. Praeterea vero in univerfa quae fequitur edu-
catione partim ab immoderata fatietate, partim a motu in-
compofito, dum maturius quam deceat et ftare et incedere
ipfis conceditur, aut vehementius moveri, multa diftorqueri
membra contingit. Satietas liquidem actiones naturales
interturbat, intempeftivi autem et vehementiores motus
aliorfum quam deceat artus fubducunt ae circumagunt.

τὰ μὲν γὰρ σκέλη κἀξ αὐτοῦ τοῦ βάρους τᾶν ὑπερκειμένων
σωμάτων ἢ πρὸς τοὐκτὸς ἢ πρὸς τὸ ἐντὸς διαστρέφεται
κατὰ τὴν ἀρχαίαν τῆς κνήμης ῥοπήν. οἷς μὲν γὰρ ὀρθότερα
τοῦ δέοντός ἐστι φύσει, βλαισοῦται μᾶλλον· οἷς δὲ κοιλό-
τερα, ῥαιβοῦται. καλῶ δὲ βλαισὸν μὲν τὸ ἐπὶ τὰ ἐκτὸς ῥέ-
πον, ῥαιβὸν δὲ τὸ ἐπὶ τἀναντία. καὶ κατὰ τὸν θώρακα δὲ
μέλη διαστρέφεται πολλάκις ὑπὸ τῶν σφιγγου(210)σῶν τρο-
φῶν αὐτὰ κακῶς ἔξωθεν ἐν τῇ πρώτῃ ἀνατροφῇ. καὶ μά-
λιστα παρ' ἡμῖν ἔστι τὸ τοιοῦτον ἰδεῖν συνεχῶς γιγνόμενον
ἐπὶ τῶν παρθένων. αὐξάνεσθαι γὰρ αὐτῶν αἱ τροφοὶ βουλό-
μεναι τὰ κατ' ἰσχία τε καὶ λαγόνας, ὡς πολλῷ μείζω γίγνοιτο
τῶν κατὰ θώρακα, ταινίαις τισὶν ὅλον ἐν κύκλῳ περιλαμβά-
νουσιν ἰσχυρῶς σφίγγουσαι τὰ κατ' ὠμοπλάτας τε καὶ θώρακα
μόρια σύμπαντα, κἂν τούτῳ πολλάκις ἀνίσου γιγνομένης τῆς
τάσεως, ἢ προπετὲς εἰς τὸ ἔμπροσθεν ἀπέφηναν τὸ στῆθος,
ἢ τὰ ἀντικείμενα τὰ κατὰ ῥάχιν κυρτά. συμβαίνει δὲ ἐνίοτε
καὶ ὥσπερ διακεκλασμένον καὶ παρηγμένον εἰς τὰ πλάγια
γίγνεσθαι τὸ μετάφρενον, ὡς τὴν μὲν ἑτέραν ὠμοπλάτην

Crura etenim incumbentium eis corporum gravitate aut ad
exteriora aut interiora diftorquentur pro nativa tibiae pro-
penfione.   Quibus enim rectiora funt crura, quam naturae
conveniat, varii magis incedunt; quibus autem caviora, vari
efficiuntur.   Voco autem varium, cui crus ad exteriora
flectitur; varum, cui in contrariam partem.   Thoracis
quoque partes plerumque a nutricibus invertuntur, dum
ipfas in prima educatione extrinfecus prave conftringunt.
Maxime vero hoc continenter apud nos intueri licet in vir-
ginibus,   quibus dum ftudent nutrices eas augere partes,
quae circa coxas funt ac ilia, quo hae thoracis partibus
majores fiant, fafciis quibusdam totum circumprehendunt,
atque omnes fcapularum ac thoracis partes vehementer con-
ftringunt; hinc, quum faepe inaequalis fit tenfio, aut pro-
num in anteriora prominet pectus, aut huic oppofitae *pofte-
riores* fpinae partes gibbae redduntur.   Accidit autem non-
nunquam veluti praefractum in obliquum feduci dorfum, ita

ἀναυξῆ τε καὶ μικρὰν καὶ προσεσταλμένην ἱκανῶς φαίνεσθαι, τὴν δ' ἑτέραν ἐξέχουσάν τε καὶ προπετῆ καὶ πάντη μείζονα. αὗται σύμπασαι κακίαι σχημάτων ἐν θώρακι συνίστανται πλημμελείᾳ καὶ ἀμαθίᾳ τῶν τροφῶν ἀγνοουσῶν ἰσορρόπως ἐπιδεῖν. οὕτω δὲ καὶ οἱ ἰατροὶ πολλάκις οὐκ ὀρθῶς ἐπιδοῦντές τε καὶ διαπλάττοντες τὰ κατεαγότα κῶλα διέστρεψαν, ὥσπερ αὖ πάλιν οὐδὲν ἐξαμαρτάνοντος τοῦ θεραπευόντος, αὐτὸς ὁ κάμνων πρὶν ἀκριβῶς κρατυνθῆναι τὸν πῶρον ἐπιχειρήσας χρῆσθαι τῷ κώλῳ, τῆς διαστροφῆς ἑαυτῷ γίνεται δημιουργός. ἀλλὰ καὶ θλασθέντα μόρια καθάπερ ῥὶς, ἢ καὶ περιθραυσθέντα καθάπερ οἱ ἄμβωνες τῶν κοτυλῶν, ἔστιν ὅτε δὲ καὶ τῶν ὀστῶν ἐκκοπέντων ἢ σαρκὸς πλείονος, εἶτ' οὐ κατ' ἴσον αὐξηθείσης, ἀπόλλυσι τὸ κατὰ φύσιν σχῆμα. ἕτερος δὲ τρόπος βλάβης σχημάτων ὁ διὰ πλησμονὴν ἄμετρόν ἢ ἔνδειαν, ὥσπερ τοῖς ὑπερπαχυνθεῖσιν ἢ συντακεῖσιν ἄγαν, ἤτοι καθ' ἕν τι μόριον ἢ καὶ σύμπαντι τῷ σώματι. καὶ γὰρ οὖν καὶ ὁ ἐλέφας ὀνομαζόμενος καὶ ἡ φθόη φανερῶς ἐξαλλάττουσι τὴν μορφήν. σιμοῦται μὲν γὰρ ἡ ῥὶς, καὶ τὰ χείλη παχέα καὶ

ut altera fcapula et non aucta, et parva, et valde compreſſa; altera vero prominens, tumida, ac omnino major appareat. Haec omnia figurarum vitia in thorace confiſtunt ob nutricum errorem imperitiamque, aequilibrem deligationem ignorantium. Sic et medici plerumque non probe deligantes conformantesque artus effractos invertunt; quemadmodum rurſus et citra medici curantis peccatum ipſe aegrotus, ſi priusquam callus prorſus firmus conſtiterit membrum ad uſum accommodet, ſibi inverſionis eſt auctor. Sed et collifae partes ut naſus et confractae ut ſupercilia acetabulorum et exciſa quandoque oſſa, aut uberior caro, quae poſtea non aequaliter ſuccreſcit, naturalem figuram demoliuntur. Alius autem modus laeſionis figurarum ob immoderatam repletionem, aut *alimenti* penuriam, quemadmodum aut ultra modum obeſis, aut admodum colliquatis, ſive in una *corporis* parte, ſive in toto corpore oboritur. Nam et qui morbus elephas appellatur, et qui tabes, plane figuram immutant. Etenim naſus ſimus fit, labra craſſa, atque aures

ἀπεξυσμένα τὰ ὦτα φαίνεται, καὶ τὸ σύμπαν ὅμοιοι τοῖς σα-
τύροις οἳ ἐλεφαντιῶντες γίγνονται. ῥὶς δ᾽ ὀξεῖα, καὶ κρό-
ταφοι συμπεπτωκότες, καὶ ὀφθαλμοὶ κοῖλοι, καὶ τὰ κατ᾽
ὠμοπλάτας τε καὶ βραχίονας οἱονεὶ πτέρυγες ἔξωθεν αἰω-
ρούμεναι τοῖς φθίνουσι φαίνονται. καὶ διαφθείρεται μὲν ἐν
τούτοις ἅπασιν κατὰ πρῶτον λόγον τὸ κατὰ φύσιν σχῆμα·
κατὰ δ᾽ αὖ συμβεβηκὸς ἐν μὲν τοῖς παραλελυμένοις ἢ σπω-
μένοις ἢ φλεγμαίνουσιν ἢ σκιῤῥουμένοις, ἢ νεῦρα διῃρημένοις
ἢ τένοντας, ἢ ὑπὸ σκληρῶν οὐλῶν δεδεγμένοις. ἐν ἅπασι
γὰρ τοῖς τοιούτοις ἑτερόῤῥοπον γίγνεται τὸ μόριον ἄλλοτε
κατ᾽ ἄλλην αἰτίαν. ἐν μὲν τοῖς κατὰ θάτερα παραλελυμένοις,
ὑπὸ τῶν ἐνεργούντων μυῶν ἑλκόμενον. οὕτω δὲ κἀν τοῖς
ἑτεροῤῥόποις σπασμοῖς ὑπὸ τῶν σπωμένων. καὶ φλεγμοναὶ
δὲ καὶ σκίῤῥοι καὶ οὐλαὶ σκληραὶ καὶ πάνθ᾽ ὅσα τοιαῦτα
[26] παθήματα τείνοντα πρὸς ἑαυτὰ τὸ συνεχὲς, οὕτω δια-
στρέφει τὸ μόριον. ἐν δ᾽ αὖ τοῖς διατετμημένοις νεύροις καὶ
τένουσιν, ὥσπερ ἐν τοῖς παραλελυμένοις ἡ τῶν ἀντιτεταγμένων
τε καὶ κατὰ φύσιν ἐχόντων ἐνέργεια πρὸς ἑαυτὴν ἐπισπᾶται τὸ

extenuatae videntur, ac omnino fatyris fimiles fiunt, qui la-
borant elephantiafi. At nares acutae, collapfa tempora,
oculi concavi, et in fcapulis et brachiis tanquam alae exte-
rius eminentes tabidis apparent. Atque his in omnibus
prima ratione figura naturalis depravatur; per accidens au-
tem *vitiatur* in his quos paralyfis obfidet, aut convulfio, aut
inflammatio, aut fcirrhus, aut quibus nervi aut tendones
fecti funt, aut duris cicatricibus obducti; in his fiquidem
omnibus alias ob aliam caufam in alienam figuram aliorfum
pars provolvitur; haec ut in iis, qui altera parte refolvun-
tur a mufculis actionem obeuntibus attrahitur: fic in con-
vulfionibus, quae ad alteram contrahunt partem, a mufculis
convulfis. Inflammationes etiam, fcirrhi, durae cicatrices
et quicunque tales affectus partem ad fe proximam tendunt,
fic partem pervertunt. In nervis autem et tendonibus dif-
fectis, quemadmodum in refolutis, et oppofitorum et fecun-
dum naturam fe habentium actio partem ad fe attrahit.

μέρος, ὥστε τὰς πολλὰς ταύτας αἰτίας ἑνὶ τρόπῳ συμπά-
σας ὑπάγεσθαι τῇ διαστρεφούσῃ τὸ μέρος ἑτερορρόπῳ τάσει.
καὶ περὶ μὲν τῆς τῶν παρὰ φύσιν σχημάτων διαφορᾶς ἱκανὰ
καὶ ταῦτα. τὰς δ᾽ ἐντὸς τῶν μορίων κοιλότητας ἢ τοὺς πό-
ρους αὐτῶν ἤτοι διαφθείρεσθαι τελέως ἢ βλάπτεσθαι συμ-
βαίνει κατὰ τάσδε τὰς αἰτίας, σύμφυσιν, στενοχωρίαν, ἔμ-
φραξιν, θλίψιν, συνίζησιν, ἀναστόμωσιν. ἐνίοτε μὲν γὰρ
ἑλκωθείσης τῆς ἔνδον ἐπιφανείας ἐν αὐτῇ τῇ κοιλότητι, κἄ-
πειτα συμφύντων ἀλλήλοις τῶν ἡλκωμένων, ἡ διαφθορ᾽ γί-
γνεται τῆς κατὰ φύσιν διαπλάσεως· ἐνίοτε δὲ ἤτοι σαρκὸς
ἐπιτραφείσης ἢ ἄλλου τινὸς παρὰ φύσιν βλαστήματος, ἢ καὶ
σκίῤῥου συστάντος, ἢ φλεγμονῆς, ἢ ἀποστήματος ἐν αὐτοῖς
τῶν ὀργάνων τοῖς σώμασι, κἄπειτα τοῦ παρὰ φύσιν ὄγκου
τὴν ἐντὸς κοιλότητα καταλαβόντος, ἡ στενοχωρία γίγνεται·
καὶ μὲν δὴ καὶ ἡ τῶν γλίσχρων τε καὶ παχέων ὑγρῶν καί
τινων πόρων ἢ θρόμβων ἔμφραξις εἰς τὴν αὐτὴν ἄγει τὰς κοι-
λότητας διάθεσιν. οὕτω δὲ κἂν εἴ τι τῶν ἔξωθεν ἐμπιπτόν-
των θλίβοι σφοδρῶς, ἀναγκαῖον εἰς τὴν ἐντὸς κοιλότητα

Quare hae plures caufae ad unam omnes reducuntur, inae-
qualem *nimirum* tenfionem, quae partem aliorfum urgendo
pervertit. Atque de figurarum praeter naturam differen-
tiis haec dixiffe fufficiat. Immerfas autem partibus cavita-
tes, earumque meatus vel omnino interire, vel oblaedi con-
tingit eas ob caufas, coalitum, coarctationem, obftructio-
nem, conftrictionem, fubfidentiam, et apertionem. Inter-
dum enim ulcerata cavitatis interiore fuperficie, ac deinceps
coalefcentibus ulceratis partibus, conformationis naturalis
everfio oboritur. Interdum vero quum aut caro excrevit,
aut aliud quoddam praeter naturam tuberculum, aut fcirr-
hus conftitit, aut phlegmone, aut abfceffus in ipfis organo-
rum corporibus, ac deinde tumor praeter naturam internam
cavitatem occupat, loci coarctatio oritur. Quin etiam *in-
terdum* obftructio ob lentos ac craffos humores, vel ob cal-
los aliquos, vel grumos orta, ad eundem affectum cavitates
ducit. Ita vero fi quid extrinfecus incidens vehementer
comprimat, corpora cavitatem continentia ad ipfam interio-

συνωθεῖσθαι τὰ περιέχοντα αὐτὴν σώματα. κἂν εἰ συνιζά-
νοι δὲ εἰς ἑαυτὰ τὰ σώματα, καθάπερ ὑπὸ τῶν στυφόντων
πάσχει συναγόμενα, καὶ ὑπὸ τῶν ψυχόντων πιλούμενα, καὶ
πρὸς τῶν ξηραινόντων ἀναινόμενα, στεγνώσει δηλονότι κἂν
τούτῳ μάλιστα μὲν τοὺς πόρους, ἤδη δὲ καὶ αὐτὰς τὰς κοι-
λίας. τὰ μέν γε στόματα τῶν πόρων οὐ στεγνοῦται μόνον,
ἀλλὰ καὶ παντελῶς τυφλοῦται πολλάκις ἐν ταῖς τοιαύταις
διαθέσεσιν. ἀτὰρ οὖν καὶ ἡ τῆς καθεκτικῆς ὀνομαζομένης
δυνάμεως ἄμετρος κίνησις ἐσχάτως συνάγουσα καὶ σφίγ-
γουσα τὰ στόματα τῶν πόρων, αἰτία καὶ αὕτη ποτὲ
γίγνεται στεγνώσεως, ὥσπερ γε καὶ τῆς μανώσεως ἐνίοτε
μὲν ἡ τῆς ἀποκριτικῆς δυνάμεως ἄμετρος κίνησις αἰτία γίγνε-
ται, πολλάκις δὲ καὶ ἡ τῆς καθεκτικῆς ἀῤῥωστία, καί τι
φάρμακον, ἢ ὕδωρ ἀναστομωτικὸν, ἢ πλάδος τις ἄμετρος
αὐτοῖς τοῖς ὀργάνοις ἐγγενόμενος, ἢ ἡ τοῦ περιέχοντος ἡμᾶς
κρᾶσις εἰς ὑγρότητά τε καὶ ἄμετρον θερμότητα μεθισταμένη.
αὗται μὲν δὴ καὶ αἱ τῶν κατά τε τὰς κοιλίας καὶ τοὺς πόρους
διαθέσεων αἰτίαι. καὶ δῆλον, ὡς ἐκ τῶν εἰρημένων ἤδη
πρόδηλον, ὁποίας τινὰς εἶναι βούλονται τὰς αἰτίας τῶν ἐν

rem fimul impelli necefſe eſt. Quod fi fubfideant in fe ipfa
corpora, ut quum ab aftringentibus coguntur, aut a refrige-
rantibus denfantur, aut ab exiccantibus exarefcunt, ipfos
quidem meatus imprimis, deinde et ipfos ventres omnino
conftipabunt. Equidem meatuum ofcula non folum confti-
pantur fub hujusmodi affectibus, verum etiam multoties
occaecantur. Sed et retentricis, quam appellant, faculta-
tis motus immoderatus, quum meatuum ofcula ad extremum
cogit conftringitque, conftipationis caufa redditur; quem-
admodum et laxationis interdum, immoderatus excretricis
facultatis motus, caufa fit. Saepe quoque retentricis im-
becillitas, et medicamentum aut aqua aperiens ofcula, aut
quae mollities ipfis accidit organis, aut quae ambientis nos
aëris temperies ad humiditatem et caliditatem immodicam
permutatur. Hae quidem ipfae funt affectuum tum meatus
tum ventres obfidentium caufae. Atque manifeftum eſt, ut
ex jam commemoratis patet, quas et quales velint effe cau-

Ed. Chart. VII. [26. 27.]   Ed. Baf. III. (210.)

τοῖς ὁμοιομερέσι σώμασι νοσημάτων, ὅσοι συγκεῖσθαι νομί-
ζουσιν ἐξ ὄγκων καὶ πόρων αὐτά. ἐμοὶ δὲ περιττὸν ἐδόκει
μνημονεύειν καὶ τούτων ἰδίᾳ, ψευδοῦς ὅλης τῆς ὑποθέσεως
αὐτῶν οὔσης. ἀλλ᾽ ἐπὶ τὸ προκείμενον ἐπανέλθωμεν, εἴπω-
μέν τε τῶν ὑπολοίπων νοσημάτων τὰς αἰτίας, ἀπὸ τοῦ κατὰ
τὴν διάπλασιν αὖθις ὑπαρξάμενοι γένους. ὑπελείπετο δὲ ἐν
αὐτῷ διττὴ νοσημάτων γένεσις, ἤτοι τραχυνομένων παρὰ φύ-
σιν, ἢ λειαινομένων τῶν ὀργάνων. τραχύνεται δὴ τὰ πρό-
τερον λεῖα, καὶ λεῖα γίγνεται τὰ πρότερον τραχέα, τὰ μὲν
ὑπὸ δριμύτητος χυμῶν ἢ φαρμάκων ῥυπτόμενα, τὰ δ᾽ ὑπὸ
λιπαρᾶς ὑγρότητος ἢ γλίσχρου χυμοῦ τεγγόμενα. καὶ μά-
λιστα ἐν ὀστοῖς ἐναργῶς φαίνεται ταῦτα γινόμενα, ποτὲ μὲν
ὑπ᾽ αὐτῶν τῶν ἰατρῶν οὐ δεόντως ἰωμένων, ἔστιν ὅτε δὲ
κᾀξ αὐτῆς τῶν ἐν τοῖς ζώοις ὑγρῶν ὁρμᾶται τῆς φύσεως.
ὀφθαλμοῖς δὲ καὶ φάρυγγι τραχύτητες οὐκ ἐκ τούτων μόνον,
ἀλλὰ καὶ ἐξ ἀτμῶν δριμέων, ἢ κονιορτοῦ καὶ καπνοῦ προσγί-
νονται, [27] καθάπερ, οἶμαι, καὶ στομάχῳ καὶ γαστρὶ
καὶ ἐντέροις ἔκ τε τῶν ἐν αὐτῷ τῷ σώματι γεννωμένων

fas morborum fimilaribus corporibus infidentium, qui ipfa
ex acervis ac meatibus conftrui arbitrantur. Mihi vero
fupervacaneum videtur de his privatim mentionem facere,
quum tota eorum fuppofitio falfa fit. Sed ad propofitum
revertamur reliquorumque morborum caufas explicemus,
a conformationis genere rurfus exordientes. Supereft du-
plex morborum fpecies, afperitas praeter naturam organo-
rum et laevitas. Afperantur autem *organa*, quae prius
erant laevia, et laevigantur, quae prius erant afpera. Illa
quidem ab acrimonia humorum aut medicamentorum deter-
fa, haec vero a pingui humiditate aut lento humore irrigata.
Atque potiffimum in offibus haec manifefte oboriri confpi-
ciuntur, quum interdum non decenter ab ipfis medicis cu-
rantur; interdum etiam ex humorum animalium corpora
irrorantium natura ortum ducunt. Oculis autem et fauci-
bus afperitates non ab his tantum, fed etiam ab acribus va-
poribus, aut pulvere, et fumo contingunt quemadmodum,
arbitror, et ftomacho et ventriculo et inteftinis a procreatis

περιττωμάτων κἀκ τῆς τῶν ἐσθιομένων τε καὶ πινομένων
ποιότητος, ἐν οἷς ἐστι καὶ τὰ δηλητήρια. πρόδηλον δ᾽ ὡς
ἕκαστον τῶν τραχυνόντων αἰτίων σφοδρότερον γενόμενον
ἕλκωσιν μέν τινα ἢ διάβρωσιν ἐν τοῖς σαρκώδεσι μορίοις, ἐν
τοῖς ὀστοῖς δὲ τερηδόνας ἀπεργάζεται. αὗται μὲν οὖν αἱ τοῦ
πρώτου γένους τῶν νοσημάτων τοῦ παρὰ τὴν διάπλασιν
αἰτίαι.

Κεφ. η′. Τοῦ δευτέρου δ᾽ αὖ τοῦ παρὰ τὸν ἀριθμὸν,
εἰ μὲν ἀπόλοιτό τι τῶν κατὰ φύσιν, ἤτοι τομή τις, ἢ καῦ-
σις, ἢ σῆψις, ἢ ψύξις ἰσχυ(211)ρὰ προηγεῖται. τὰ μὲν οὖν
τῆς ψύξεως αἴτια προείρηται. σήπεται δὲ τὰ μὲν ὑπὸ τῶν
σήπειν πεφυκότων φαρμάκων, ἢ τῶν ἐν αὐτοῖς τοῖς ζώοις
γεννωμένων περιττωμάτων, τὰ δ᾽ ὑπὸ τοῦ μὴ διαπνεῖσθαι·
προείρηται δὲ καὶ τὰ τοῦ μὴ διαπνεῖσθαι προηγούμενα. εἰ
δὲ τῶν οὐκ ὄντων τι κατὰ φύσιν ἐπιγίγνοιτο, νόσος μὲν καὶ
τοῦτ᾽ ἐστὶ παρὰ τὸν ἀριθμὸν τῶν μορίων. ἀλλ᾽ εἰ μὲν τῆς
κατὰ φύσιν ἰδέας ἔχοιτο τὸ ἐπιγιγνόμενον, ὕλης χρηστῆς πλη-

in ipfo corpore excrementis atque ab eorum quae eduntur
et bibuntur qualitate; inter quae etiam venena funt. Li-
quet autem exafperantium caufarum fingulas, quum valen-
tiores fuerint, in partibus quidem carnofis ulcerationem ali-
quam aut erofionem, in offibus vero cariem inducere. Hae
itaque primi morborum generis conformationis caufae *ex-
plicatae* funt.

Cap. VIII. In fecundo autem genere, quod ad nu-
merum pertinet, fi perierit pars aliqua quae fecundum
naturam *adeffe debuit,* aut fectio quaedam, aut putrefactio,
aut vehemens perfrigeratio praeceffit. At caufae quidem
perfrigerationis prius explicatae funt. Putrent autem non-
nulla a medicamentis putrefaciendi facultate praeditis, aut
ab iis, quae in ipfis animalibus generantur, excrementis;
quaedam ab iis, quae tranfpirationem prohibent. Atque
prohibitae tranfpirationis antecedentes caufae prius enarra-
tae funt. Quod fi quid eorum, quae fecundum naturam non
adfunt, adnafcatur, equidem morbus eft, qui ad numerum

θος αἴτιον· εἰ δὲ τῆς παρὰ φύσιν, εἴη ἂν καὶ ἡ τῆς ὕλης ποιότης παρὰ φύσιν. ἔῤῥωται δ᾽ ἐν ἀμφοῖν ἡ δύναμις, ἢ οὐκ ἂν οὔτε διέπλαττε τὸ χρηστὸν οὔτ᾽ ἀπέτριβε τὸ μοχθηρόν. διαπλάττει μὲν οὖν ἐν ταῖς κυήσεσιν, ἐπειδὰν ἑξαδάκτυλον ἤ τι τοιοῦτον ἕτερον ἀπεργάσηται· κἄν τοῖς ἤδη τελείοις, ἐπειδὰν ἐπιτρέφῃ σάρκας ἰσχυρὰς τοῖς ἡλκωμένοις μορίοις, ὡς πτερύγιον τοῖς ὀφθαλμοῖς. ἀποτίθεται δὲ τὸ περιττὸν ἐν γαγγλίοις τε καὶ μελικηρίσι καὶ στεατώμασι καὶ ἀθερώμασι καὶ τοῖς τοιούτοις ἅπασι.

Κεφ. θ'. Καὶ μὲν δὴ καὶ τὸ μέγεθος τῶν μορίων αὐξάνεται μὲν ὑπό τε πλήθους ὕλης χρηστῆς καὶ δυνάμεως ἐῤῥωμένης, μειοῦται δὲ ὑπὸ τῶν ἐναντίων, κἀπειδὰν ἤτοι τομή τις, ἢ καῦσις, ἢ σῆψις, ἢ νέκρωσις ἐκ καταψύξεως ἀμέτρου διαφθείρῃ τινὸς ὀργάνου μόριον, ὡς εἶναι τὸ λειπόμενον αὐτοῦ κολοβόν.

Κεφ. ι'. Τὰ δ᾽ ἐν τῷ τῆς θέσεως γένει νοσήματα τινὰ μὲν ἐξαιφνιδίους τε καὶ σφοδρὰς ἔχει προηγουμένας κινήσεις,

partium fpectat; fed fi quod fupercrevit, formam naturalem obtineat, utilis materiae copia caufa eft; at fi praeter naturam, erit quoque materiae qualitas praeter naturam. Facultas vero in utrisque robufta fit oportet, alias neque quod utile eft conformaffet, neque quod vitiatum erat, extrufiffet. Conformat autem in conceptibus, quum aut fextum digitum, aut quid aliud ejusmodi conftruit; in jam adultis autem, quum exulceratis partibus validas carnes excrefcere molitur, ut in oculis pterygium. Deponit vero fupervacaneum in gangliis, meliceridibus, fteatomatis, atheromatis ac in ejusmodi omnibus.

Cap. IX. Praeterea vero magnitudo partium augetur ab utilis materiae copia et facultatis robore; minuitur autem a contrariis caufis, quum aut fectio aliqua, aut uftio, aut putredo, aut ab immoderata perfrigeratione interitus aliquam organi partem adeo corrumpit, ut ipfius refiduum mutilum maneat.

Cap X. In fitus vero genere morbi nonnulli caufas habent, repentinos ac vehementes, qui praecefferint, mo-

τινὰ δὲ δι᾽ ἀμετρίαν της εφ τοῖς ἄρθροις ὑγρότητος γίγνεται,
τεγγούσης μὲι τοὺς συνδέσμους καὶ χαλώσης, ὀλισθηρὰν δὲ τῇ
γλισχρότητι τὴν ὅλην διάρθρωσιν ἐργαζομένης. ἐνίοις δὲ τῶν
ἀμφὶ τὰς κοτύλας ὀφρύων περιθραυσθεισῶν ἑτοίμη ταῖς
κεφαλαῖς τῶν κώλων ἡ παράλλαξις γίγνεται. τισὶ δ᾽ εὐθὺς
ἐξ [28] ἀρχῆς ὕπτιαί τε καὶ προπετεῖς εἰσι καὶ παντάπασιν
ἐπιπολῆς αἱ κοτύλαι. ταυτὶ μὲν οὖν ἅπαντα τῶν ἐξαρθρη-
μάτων αἴτια. κατὰ δὲ τὰς ἐντεροκήλας τε καὶ τὰς ἐπιπλο-
κήλας ὀνομαζομένας ἀνευρύνεσθαι μὲν τοὐπίπαν, ἔστιν ὅτε
δὲ καὶ ῥήγνυσθαι συμβαίνει τὸν ἀπὸ τοῦ περιτοναίου καθή-
κοντα πόρον ἐπὶ τοὺς ὄρχεις, εἶθ᾽ οὕτως εἰς αὐτὸν τὸν πό-
ρον, ἢ εἰς τὸν ἐρυθροειδῆ χιτῶνα κατολισθαίνειν ἤτοι τὸ
ἐπίπλοͅον, ἢ καί τι τῶν ἐντέρων. ἐξίσταται δὲ τῆς οἰκείας
θέσεως ἔντερα, κᾀπειδὰν τοῦ περιτοναίου διαιρεθέντος προ-
πέσῃ. καὶ πνεύμονος δὲ λοβὸς ἐπὶ ταῖς τοῦ θώρακος τρώ-
σεσιͅ ἐκπίπτει πολλάκις. καὶ ὁ ῥαγοειδὴς χιτὼν ἐπὶ πλεῖ-
στον χαλᾶται, διαβρωθέντος τοῦ κερατοειδοῦς. εἰ δὲ καὶ
τῶν σπλάγχνων ὑποπτύσσεταί τις ἐνίοτε λοβὸς ἐπὶ σφοδραῖς

tus; nonnulli ob humiditatis incommoderationem in articu-
lis oboriuntur, quae ligamenta et madefacit et laxat, to-
tamque dearticulationem prae lentitia lubricam labilemque
reddit; quibusdam autem quod acetabulorum fupercilia
confracta fuerint, prompta fit *elapfis* capitibus crurum al-
ternatio; nonnullis vero quod quamprimum ab initio fu-
pina et procumbentia et penitus in fuperficie fint acetabula.
Haec igitur omnia luxationum caufae funt. In enterocelis
quas appellant et epiplocelis laxari omnino, nonnunquam
et rumpi eum meatum contingit, qui a peritonaeo ad tefti-
culos procedit; fic quoque dein ad ipfum meatum, aut ad
tunicam erythroidem, aut omentum, aut aliquod inteftinum
prolabitur. Decedunt etiam de proprio fitu inteftina, quum
diffecto peritonaeo deciderint. Pulmonis quoque lobus
multoties in thoracis vulneribus excidit. Et ob erofam
corneam, uvea tunica plurimum laxatur. Praeterea fi vi-
fcerum lobus interdum aliquis ob vehementes lapfus, aut

καταπτώσεσιν, ἢ θλίψεσιν, εἴη ἄν καὶ τοῦτο τὸ νόσημα τῆς
τε θέσεως ἅμα καὶ τοῦ σχήματος ὑπάλλαξις ἐπὶ ταῖς εἰρημέ-
ναις γιγνόμενον. ἡ δὲ πρὸς τὰ παρακείμενα μόρια κοινωνία
διαφθείρεται, συμφύντων τινῶν ἀλλήλοις οὐ δεόντως, ἤ τι-
νος ἀρτήματος, ἢ δεσμοῦ χαλασθέντος, ἢ συνταθέντος, ἢ
ἀποῤῥαγέντος. ἐν τίνων δ' ἕκαστον τούτων γίγνεται προ-
φάσεων, εὔδηλον.

Κεφ. ιά. Ἑνὸς δ' ἔτι γένους νοσήματος κοινοῦ πάν-
των τῶν μορίων, εἴτ' οὖν ὁμοιομερῆ τε καὶ ἁπλᾶ τελέως, εἴτε
καὶ σύνθετα εἴη, τὰς αἰτίας τῆς γενέσεως εἰπεῖν χρή. καλεῖν
μὲν οὖν εἴωθα τὸ γένος τοῦτο σύμπαν ἑνώσεως λύσιν, ἢ
διαφθορὰν ἑνώσεως, ἢ συνεχείας λύσιν, ἢ ὅπως ἂν ἄλλως
ἐλπίσω τὸν λόγον σαφῆ ἔσεσθαι τοῖς ἀκούουσιν. οὐδὲν γὰρ
ὄνομα κατ' αὐτοῦ κείμενον ὑπὸ τῶν ἔμπροσθεν παρελάβο-
μεν, ὥσπερ ἐπί τινων εἰδῶν αὐτοῦ κάταγμα μὲν καὶ τερη-
δόνα τῆς ἐν ὀστῷ συνεχείας διαιρουμένης, ἕλκος δὲ καὶ τραῦ-

compreffiones complicetur, erit quoque is morbus et fitus
fimul et figurae immutatio, a commemoratis caufis factus.
In vicinis autem partibus focietas depravatur, quum quae-
dam inter fe inepte coalefcunt, aut quum aliquod appendi-
culum, vel vinculum laxatur, vel intenditur, vel abrumpi-
tur. Ex quibus autem caufis hi finguli morbi oriantur, de-
claratum eft.

Cap. XI. At unius adhuc generis morbi omnibus
partibus, five fimilares ac omnino fimplices, five compofi-
tae exiftant, communis caufae effectrices funt explicandae.
Equidem hoc univerfum genus unitatis folutionem vocare
confuevi, aut unitatis corruptionem, aut continui folutio-
nem, vel quomodocunque aliter, prout fperaverim fermo-
nem auditoribus fore perfpicuum. Nullum enim nomen
aliquod a majoribus huic impofitum accepimus, quemad-
modum nonnullis ejus fpeciebus fracturam quidem et ca-
riem *vocitant* folutam in offe continuitatem; in carne ve-

μα τῆς ἐν σαρκί. κατὰ μέν γε τὰ τῆς κεφαλῆς ὀστᾶ καὶ
πλείω τὰ ὀνόματα. τὸ μὲν γὰρ, οἷόν περ ἐν τοῖς ἄλλοις
ὀστοῖς κάταγμα, ῥωγμή τε καὶ ῥῆξις προσαγορεύεται, τὸ δ᾽
ὑπό τινος ὀξέος ἐμπεσόντος αὐτοῖς καὶ διακόψαντος ἐγκοπή
τε καὶ διακοπὴ καὶ ἕδρα. τὸ δὲ τῆς τερηδόνος ὄνομα
πλεονάζειν δοκεῖ τῳ ε στοιχείῳ· παρὰ γὰρ τὸ τρῆμα συγ-
κεῖσθαι πεπίστευται, καθάπερ τερηδών τις οὖσα. καὶ γίνε-
ται μὲν ὑπὸ δριμέων χυμῶν διαβιβρωσκόντων, ὑποπίπτει δὲ
κατ᾽ ἀρχὰς μὲν ἑτέρῳ γένει νοσήματος. ὀστοῦ γοῦν τραχύ-
της μᾶλλον ἢ τερηδὼν ὀνομάζεται. μείζονος δὲ τοῦ τρήμα-
τος γενομένου καὶ οἷον ὀπῆς τινος ἤδη φαινομένης, τερηδὼν
ὀνομάζεται. καὶ μὴν καὶ τὸ θλάσμα τούτου τοῦ γένους ἐστὶν,
ἐν μὲν τοῖς σαρκώδεσιν ὡς τὰ πολλὰ μέρεσι γιγνόμενον, ἔστιν
ὅτε δὲ κἂν τοῖς τῆς κεφαλῆς ὀστοῖς, ἐπὶ παίδων μάλιστα.
δεῖ μὲν γὰρ εἴκειν εἰς ἑαυτὸ πάντως τὸ θλασθησόμενον, δεῖ
δὲ αὐτὸ τοῦτο μαλακὸν εἶναι καὶ μὴ τελέως σκληρόν. ὥσ-
τε τῶν σαρκωδῶν ἔσται μορίων καὶ τῶν ἁπαλῶν ὀστῶν ὑπό

ro ulcus ac vulnus. In offibus autem capitis plura etiam
funt nomina. Nam ut in caeteris offibus, *fic in his* fra-
ctura et fiffura et ruptura vocatur. Quae vero ab acuto
quodam ipfis occurfante *ferro* atque incidente fit, excifio
et incifio et fedes. Nomen autem τερηδόνος, *id eft cariei,*
ε litera abundare videtur; nam παρὰ τὸ τρῆμα, *hoc eft a*
foramine, derivari creditur, ac fi teredon, i. e. *perforatio,*
quaedam exiftat, quae ab acribus humoribus erodentibus
fit, ac in principio quidem cadit fub aliud morbi genus, et
offis afperitas potius quam caries nominatur; majori autem
perforatione facta, et tanquam foramine quodam apparente,
caries appellatur. Et quidem hujus generis eft collifio, quae
in carnofis plerumque fit partibus, nonnunquam vero et in
offibus capitis, in pueris maxime; nam in fe ipfum prorfus
cedat oportet quicquid colliditur; idque ipfum molle effe
oportet, non autem abfolute durum; quare carnofarum erit
partium tenerorumque offium, ab aliquo extrinfecus incidente

τινὸς ἐμπεσόντος ἔξωθεν αὐτοῖς ἰσχυροῦ τε καὶ σκληροῦ σώ-
ματος. ὅταν οὖν τῆς ἔξωθεν ἐπιφανείας τοῦ παθόντος οὕτω
μορίου συνεχοῦς ἔτι φυλαττομένης, ἐν τῷ βάθει γεννηθῶσι
πολλαὶ καὶ σμικραὶ διαιρέσεις, θλάσμα τε καὶ θλάσις ὀνο-
μάζεται τὸ νόσημα· κοιλότητος δέ τινος ἐμφαινομένης, ἣν
τὸ πλῆξαν ἐναπειργάσατο τῷ θλασθέντι, καλεῖται τὸ πάθος
ἔνθλασις. [29] ἀνάγκη μὲν οὖν ἅπασα κατ᾽ αὐτὴν τὴν πλη-
γὴν εἰς ἑαυτὸ συνωθεῖσθαι καὶ κοῖλον γίγνεσθαι τὸ θλώμε-
νον, ἢ οὐκ ἂν ἐνθλασθείη. διασώζεσθαι δὲ τὴν κοιλότητα
τοῦ δρῶντος ἀπελθόντος οὐκ ἔτ᾽ ἀναγκαῖον. ἐπανέρχεται
μὲν ὡς τὸ πολὺ τὰ μαλακὰ σύμπαντα, χωρισθέντος τοῦ πλή-
ξαντος, εἰς τὴν ἀρχαίαν κατάστασιν. εἰ δὲ μὴ μόνον εἴσω
χωρήσειε τὸ τῆς κεφαλῆς ὀστοῦν, ἀλλὰ καὶ ῥῆξίς τις αὐτῷ
προσγένοιτο κατὰ τὴν ἐκτὸς ἐπιφάνειαν, σύνθετον ἤδη τὸ
τοιοῦτον, καὶ οὐδὲν ὄνομα κατ᾽ αὐτοῦ κείμενον ἔχομεν εἰπεῖν
παλαιόν. ἀλλὰ χρὴ λόγῳ δηλοῦν αὐτὸ μᾶλλον ἤπερ ὀνό-
μασιν ἐσχάτως χρῆσθαι βαρβάροις, οἷα πολλὰ τοῖς νεωτέροις
ἰατροῖς ἐξεύρηται. συνεχείας δ᾽ ἐστὶ λύσις καὶ τὸ ῥῆγμα

violenter et valido et duro corpore *collidi*. Quum igitur
externa partis ita affectae fuperficies continuitatem etiam-
num fervat, et in profundo multae et exiles fiunt divifiones,
collifio et contufio hic morbus nominatur. At apparente
aliqua cavitate, quam parti collifae percutiens *corpus* im-
prefferit, hic affectus illifio vocatur. Igitur necefarium
omnino eft collifam partem fub ipfo ictu in fefe compelli
et concavam fieri, alias non collideretur: fervari vero cavi-
tatem abeunte caufa efficiente, necefarium non eft. Mollia
fiquidem omnia, fublata caufa feriente, ad priftinum ftatum
plerumque redeunt. Si vero non folum intro cefferit os
capitis, verum etiam ruptura quaedam in exteriori fuperfi-
cie accefferit, jam compofitus erit ejusmodi morbus, neque
ullum ei nomen prifcum ipfi impofitum habemus. Quam-
obrem oratione potius explicandus eft, quam nominibus uti
fumme barbaris, qualia multa a junioribus medicis ufurpata
funt. Caeterum continuitatis folutio etiam eft tum ruptu-

Ed. Chart. VII. [29.]   Ed. Baf. III. (211.)
καὶ τὸ σπάσμα, τὸ μὲν ἐν σαρκώδει μορίῳ, τὸ δ᾽ ἐν νευ-
ρώδει συνιστάμενον. αἰτία δὲ καὶ τούτων τῆς γενέσεως
ἐξαιφνίδιός τις, ἢ ἀνώμαλος, καὶ ἡ σφοδρὰ κίνησις, καὶ μά-
λισθ᾽ ὅταν ἄτριπτά τε καὶ ἀνώμαλα καὶ ἀθέρμαντα καὶ
ἀμάλακτα πρὸς τὰς κινήσεις ἄγηται τὰ σώματα. διασπᾶ-
ται γὰρ ἐν ταῖς τοιαύταις διαθέσεσι πολλὰ τῶν ἐν αὐτοῖς
μορίων. συνελόντι δὲ φάναι, πάντα τὰ τοιούτου γένους
τῶν νοσημάτων αἴτια τὰ μὲν ἔξωθεν ὁρμᾶται, τὰ δὲ ἐξ
αὐτοῦ τοῦ σώματος· ἔξωθεν μὲν ὅσα τιτρώσκειν ἢ θλᾶν
πέφυκεν, ἐξ αὐτοῦ δὲ τοῦ σώματος ἄμετροί τε καὶ ἄτακ-
τοι κινήσεις τοῦ ζώου, καί τινες ὑγρῶν μοχθηρίαι διαβιβρώ-
σκειν πεφυκυῖαι. τοιαῦται γάρ τινες αἰτίαι καὶ αἱ τοῦ
κοινοῦ· νοσήματος ἁπάντων τῶν μορίων, τῶν θ᾽ ἁπλῶν
καὶ πρώτων, ἃ δὴ καὶ ὁμοιομερῆ καλεῖται, καὶ τᾶν
ἐξ ἐκείνων συντιθεμένων, ἃ δὴ ὄργανά τε καὶ ὀργανικὰ
προσαγορεύεται. τὰς δὲ τῶν συνθέτων νοσημάτων αἰτίας
οὐδὲν ἔτι χαλεπὸν ἐξευρίσκειν ἐκ τῶν εἰρημένων συντιθε-
μένας. ὥστ᾽ ἐπειδὴ τοῦτο βουληθεὶς ἕκαστος ἑαυτῷ

ra tum convulfio; haec in nervofa, illa in carnofa parte
confiftens. Horum vero generationis eft caufa repentinus
quidam vel inaequalis vehemensque motus, ac tum praeci-
pue quum neque perfricta, neque aequabilia *reddita,* neque
calefacta, neque emollita, ad motus aguntur corpora. Di-
velluntur enim in ejusmodi affectibus plurimae eorum par-
tes; atque ut fummatim dicam, omnes hujus generis mor-
borum caufae aut extrinfecus irruunt, aut ex ipfo corpore
oriuntur. Extrinfecus quidem *adveniunt,* quae vulnerare ac
collidere queunt; ex ipfo corpore, immoderati ac incompofiti
animalis motus, et quaedam humorum pravitates erodendi
facultate praeditae. Hae namque funt caufae morbi omni-
bus partibus communes, tum fimplicibus ac primis, quae
fimilares appellantur, tum ex iis compofitis, quae et orga-
nicae et organa dicuntur. Compofitorum vero morborum
caufas non arduum eft invenire, quum ex jam commemo-
ratis componantur. Quare quum quis hoc defideraverit,

δυνατός ἐστιν ἐκπορίζεσθαι, καιρὸς ἂν εἴη μοι καὶ τοῦ-
τον τὸν λόγον ἐνταυθοῖ καταπαύσαντι περὶ τῆς τῶν
συμπτωμάτων διαφορᾶς ἐφεξῆς διελθεῖν.

poteſt ſibi hanc cauſarum copiam parare. Sed tempus me
compellit huic libro finem imponentem de ſymptomatum
differentiis deinceps diſſerere.

ΓΑΛΗΝΟΥ ΠΕΡΙ ΤΩΝ ΣΥΜΠΤΩΜΑ-
ΤΩΝ ΔΙΑΦΟΡΑΣ ΒΙΒΛΙΟΝ.

Ed. Chart. VII. [29. 5o.]   Ed. Baf. ΠΙ. (212.)

Κεφ. α'. Τίνα μέν ἐστι καὶ πόσα τὰ σύμπαντα νο-
σήματα κατ᾽ εἴδη τε καὶ γένη διαιρουμένοις, ἁπλᾶ τε καὶ
σύνθετα, ὁπόσαι τε καθ᾽ ἕκαστον αὐτῶν αἰτίαι τῆς γενέσεως,
ἐν ἑτέροις ὑπο[3ο]μνήμασι γέγραπται. λοιπὸν δ᾽ ἂν εἴη περὶ
τῶν συμπτωμάτων διελθεῖν, ἵν᾽ ᾖ τέλειος ὁ περὶ πασῶν τῶν
παρὰ φύσιν διαθέσεων λόγος. ἅπασα γὰρ οὖν διάθεσις
σώματος ἐξισταμένη τοῦ κατὰ φύσιν ἤτοι νόσημά ἐστιν,
ἢ αἰτία νοσήματος, ἢ σύμπτωμα νοσήματος. ὅπερ ἔνιοι

GALENI DE SYMPTOMATVM DIF-
FERENTIIS LIBER.

Cap. I. Quinam et quot univerſi morbi ſint, tum
ſimplices, tum compoſiti, in genera ac ſpecies *a nobis* di-
videntibus, quot etiam ſingulorum generationis ſint cauſae,
aliis in commentariis conſcriptum eſt. Reliquum eſt de
ſymptomatis differere, quo de affectibus omnibus, qui prae-
ter naturam ſunt, integrum reddatur opus. Omnis igitur
corporis affectus a naturali ſtatu decedens aut morbus eſt,
aut morbi cauſa, aut morbi ſymptoma, quod epigennema, i c.

Ed. Chart. VII. [3o.]   Ed. Baf. III. (212.)

τῶν ἰατρῶν ἐπιγέννημα καλοῦσιν. ἀλλὰ τοῦτο μὲν οὐ πάνυ τι σύνηθές ἐστι τοῖς Ἕλλησι τοὔνομα, σύμπτωμα δὲ καὶ πά- θημα καὶ πάθος ὀνομάζουσι συνήθως ἅπαντα τὰ τοιαῦτα. σημαίνεταί μὴν οὐ πάντῃ ταυτὸν ἐκ τῶν ὀνομάτων, ἀλλ᾽ ὡς ἐγὼ νῦν διαιρήσω περὶ πάντων ἑξῆς τῶν παρακειμένων ἀλλή- λοις κατὰ τόνδε τὸν τρόπον ἐπεξιών. ἡ μὲν δὴ νόσος εἴρηται, κατασκευή τις οὖσα παρὰ φύσιν, ὑφ᾽ ἧς ἐνέργεια βλάπτεται πρώτως. δῆλον δὲ ὡς εἰ καὶ διάθεσίν τινα εἴποιμεν παρὰ φύσιν, ὑφ᾽ ἧς ἐνέργεια βλάπτεται, ταυτὸν ἐροῦμεν. ἕκαστον γὰρ τῶν ὄντων διάκειται πως, εἴθ᾽ ὑγιεινὸν, ἄν τε νοσῶδες, ἄν τε μηδέτερον ὑπάρχῃ. παρὰ δὲ τὸ διακεῖσθαί πως τὸ τῆς διαθέσεως ὄνομα γέγονεν, εἰς ταύτην ἠγμένον τὴν χρῆσιν οὐχ ὑπὸ τῶν φιλοσόφων μόνων τῶν παλαιῶν, ἀλλὰ καὶ τῶν ἄλ- λων Ἑλλήνων. ἡ μὲν οὖν διάθεσις κοινὸν ἁπάντων, ὑγιαι- νόντων καὶ νοσούντων καὶ οὐδετέρως ἐχόντων. καὶ γὰρ καὶ μέλους καὶ ἁρμονίας καὶ λόγου καὶ λέξεως διάθεσις εἴρηται παρὰ τοῖς Ἕλλησιν. ἡ νόσος δὲ τὸ ἐναντίον τῇ ὑγείᾳ.

confectarium quidam medici vocitant. Verum non admo-
dum id nomen Graecis confuetum eft, fed fymptoma et
pathema et pathos haec omnia pro confuetudine nomi-
nant. Non idem tamen omnino his vocabulis fignificatur,
fed nunc ego de omnibus ordine inter fe difpofitis diftinctu-
rus, ad hunc modum diff[ero. Equidem morbus definitur
conftitutio quaedam praeter naturam, a qua primum actio
laeditur. Conftat autem et fi eum effe affectum quendam
praeter naturam dixerimus, a quo actio laeditur, nos idem
dicturos. Nam quicquid eft, five fanum, five aegrum, five
neutrum fit, aliquo modo afficitur. A διακεῖσθαι vero, i. e.
affici, διάθεσις, i. e. *affectus*, nomen quodammodo derivatum
eft in hunc ufum non ab antiquis folum philofophis, fed
etiam aliis Graecis ductum. Enimvero affectus generatim
omnibus tum fanis, tum aegris, tum neutro modo fe haben-
tibus eft commune. Etenim et cantus et harmoniae et
orationis et dictionis affectio a Graecis dicitur. Morbus
autem fanitati contrarium: differt autem ab utroque quod

Ed. Chart. VII. [3o.]   Ed. Baf. III. (212.)

διαφέρει δ' ἀμφοῖν τὸ πάθος τε καὶ πάθημα προσαγορευό-
μενον, ὥσπερ δὴ καὶ Πλάτων αὐτὸς διοριζόμενος ἔλεγε·
πᾶν γὰρ ὅ τι περ ἂν πάσχῃ τις πάθος προσρητέον. ὅθεν, οἴ-
μαι, καὶ τὰς τῶν αἰσθήσεων ἀλλοιώσεις παθήματα προσαγο-
ρεύει, κατὰ μὲν τὴν ὄψιν τὰς ἀπὸ λευκοῦ καὶ μέλανος
καὶ ξανθοῦ καὶ τῶν ἄλλων χρωμάτων, κατὰ δὲ τὴν ἁφὴν
τὰς ἀπὸ θερμοῦ καὶ ψυχροῦ καὶ ξηροῦ καὶ ὑγροῦ καὶ
σκληροῦ καὶ μαλακοῦ καὶ τῶν τοιούτων ἁπάντων. οὕτω
δὲ καὶ καθ' ἑκάστην τῶν ἄλλων αἰσθήσεων. ὀνομάζει δὲ καὶ
τὴν ἡδονὴν πάθημα, καὶ ὅλως ἅπασαν κίνησιν ἡντιναοῦν
τὴν ὑφ' ἑτέρου γινομένην ἐν ἑτέρῳ. ἡ μὲν γὰρ τοῦ ποιοῦν-
τος κίνησις ἐνέργεια, πάθημα δὲ καὶ πάθος ἡ τοῦ διατιθε-
μένου πως ὑπ' αὐτοῦ. καὶ γὰρ καθόλου τὸ διατίθεσθαί
πως ταυτὸν τῷ πάσχειν ἐστί. καὶ διήνεγκε τῆς διαθέσεως τὸ
πάθημα κινήσει· παυσαμένου γὰρ τοῦ ἀλλοιοῦντος, ἡ περὶ
τὸ παθὸν ἀλλοίωσις ὑπομένουσα, διάθεσίς ἐστι τοῦ παθόν-
τος. ὥστε ἐν αὐτῷ μὲν τῷ τρέπεσθαι καὶ μεταβάλλεσθαι
καὶ ἀλλοιοῦσθαι καὶ κινεῖσθαι τὸ πάθος ἔχει τὴν γένεσιν,
ἐν δὲ τῷ μένοντι καὶ σωζομένῳ περὶ τὸ ὑποκείμενον σῶμα

pathos, et pathema nominatur (ut etiam Plato ipfe definiens
proferebat), *quicquid aliquis perpeffus fuerit, pathos,* i. e.
paffio, appellandum eft. Unde, arbitror, fenfuum quoque
alterationes pathemata nominavit. In vifu quidem eas,
quae ab albo, nigro, flavo et caeteris coloribus fiunt; in
tactu, quae a calido, frigido, ficco, humido, duro, molli
caeterisque ejusmodi omnibus; fic et in fingulis reliquis
fenfibus. Nominat autem is et voluptatem pathema, i. e.
paffionem, omnemque prorfus motum, quicunque ab altero
procedit in alterum. Quippe agentis motus actio eft; rei
vero ab eo quodammodo affectae, pathema et pathos, i. e.
paffio. Etenim univerfe ipfum affici idem quodammodo
quod pati eft, differtque paffio ab affectu motu; oeffante
enim alterante, alteratio, quae in paffo remanet, affectus rei
perpeffae eft; ita ut in ipfo, quod convertitur et mutatur
et alteratur et movetur, paffio generationem habeat, in eo
vero, quod permanet et in fubjecto corpore fervatur, affe-

τὴν διάθεσιν. ἤδη δὲ μένουσαν διάθεσιν οἱ Ἕλληνες ὀνομά-
ζουσι πάθος, ὥσπερ καὶ τὸ πεποιηκὸς, οὐκ ἔτι δὲ τὸ
ποιοῦν, αἴτιον. καί τοί γε οὐδὲ τοῦτο ἁπλῶς αἴτιον οὖθ᾽
ἡ μένουσα διάθεσις ἁπλῶς ἐστι πάθος, ἀλλὰ καὶ αὐτὴ κατά
γε τὸν ἀκριβῆ λόγον γεγονός μὲν πάθος ἐστὶν, ὂν δὲ οὐκέτι.
ὅτι δ᾽ οὕτως σύνηθες ὀνομάζειν τοῖς Ἕλλησιν ἐν τῇ τῶν
ἰατρικῶν ὀνομάτων πραγματείᾳ δέδεικται. καὶ χρὴ μεμνη-
μένους ὅπερ ἀεὶ λέγεται πρὸς ἡμῶν ὑπὲρ μὲν τῶν ὀνομάτων
ὅτι τάχιστα συντίθεσθαι πρὸς ἀλλήλους, ἐπὶ δὲ τὰ πράγματα
σπεύδειν αὐτὰ, καὶ διατρίβειν τε καὶ χρονίζειν ἐν ἐκείνοις.
ἀλλ᾽ οἱ πλεῖστοι τῶν πεπαιδεῦσθαι φασκόντων ἔμπαλιν δρῶ-
σιν, ἅπαντα κατατρίβοντες τὸν ἑαυτῶν βίον εἰς τὴν περὶ
τῶν ὀνομάτων ἔριν, ὡς μηδέποτε δυνηθῆναι τοῦ τέλους τῆς
τέχνης ἐφικέσθαι. τί δὴ οὖν χρὴ ποιεῖν τὸν ἀληθείας ἐραστήν;
ἐπιδεικνύναι τὰ παραπλήσια ταῖς ἀλλήλων φύσεσι πράγματα,
καὶ διὰ τοῦτο παρορώμενα, κἄπειτα τίθεσθαι κατὰ τούτων
τὰ ὀνόματα, μάλιστα μὲν, εἰ οἷός τε εἴη, τὰ συνηθέστα-
τα τοῖς Ἕλλησιν· εἰ δ᾽ ἀγνοοίη [31] ταῦτα, ποιεῖν ἴδια,

ctus *conſtet.* Jam ipſum quoque permanentem affectum
Graeci paſſionem nominant, ut etiam quod jam effecit, nec
etiamnum efficit, cauſam. Quanquam neque hoc ſimplici-
ter cauſa eſt, neque permanens affectus ſimpliciter paſſio;
ſed accurate loquenti affectus paſſio eſt jam facta, non au-
tem quae adhuc fit. Quod autem Graecis ſic nominari con-
ſuetum eſt, in libro de medicis nominibus a nobis eſt de-
monſtratum. Atque rei memores, quae a nobis ſemper
profertur, de nominibus quamprimum inter nos convenire,
et ad res ipſas properare, et in iis verſari morarique opor-
tet. Verum eorum qui ſeſe eruditos profitentur, plurimi
contra efficiunt, in contentione de nominibus totam ſuam
vitam ita conterentes, ut ad artis finem pervenire nunquam
poſſint. Quidnam igitur veritatis ſtudioſum agere oportet?
Res naturis inter ſe ſimiles, ob idque neglectas demonſtra-
re; deinde nomina iis imponere, potiſſimumque, ſi poſſit,
Graecis uſitata; ſed ſi haec ignoraverit, propria fingere;

πρὸ πάντων δὲ καθ᾽ ἕκαστον πράγματος ἓν ὄνομα, ἵνα μήτε
παρὰ τὴν ὁμωνυμίαν ἀσάφειά τις γένηται καὶ σοφίσματα
συνίστηται κατὰ τὸν λόγον, μήτε παραλείπηταί τι πρᾶγμα·
τὸ δ᾽ εἴτ᾽ ὀρθῶς, εἴτε οὐκ ὀρθῶς, εἴτε κυρίως, εἴτ᾽ ἀκύ-
ρως κεῖται τοὔνομα, κατὰ πολλὴν ἐπισκέπτεσθαι σχολὴν, ὅταν
ἤδη τὰ πράγματα μεμαθηκότες ὑπάρχωμεν. ἐν γὰρ τῇ τού-
των γνώσει τὸ κατορθοῦν ἐστιν, οὐκ ἐν τοῖς ὀνόμασιν.
ἡμεῖς μὲν οὖν, ὡς ἔφην, τὰ συνήθη τε τοῖς Ἕλλησιν ὀνό-
ματα τιθέμεθα καὶ τὰ παρακείμενα ἀλλήλοις πράγματα διο-
ριζόμεθα, τοῖς δ᾽ ἄλλοις ὀνομάζειν μὲν ὡς ἂν ἐθέλωσι
συγχωροῦμεν, ἀδιόριστον δέ τι πρᾶγμα παραλιπεῖν οὐ συγ-
χωροῦμεν. ἐν αὐτοῖς γοῦν τούτοις τοῖς νῦν προκειμένοις
ἡμῖν, ἐπειδὴ τὸ μὲν ἐν τῷ τρέπεσθαι καὶ μεταβάλλεσθαι τὸ
σῶμα καὶ ὁπωσοῦν ἀλλοιοῦσθαι γινόμενον ἕτερόν ἐστι τοῦ
γεγονότος ἤδη καὶ μένοντος, αὐτοῦ δὲ τοῦ γεγονότος τὸ μὲν
ἐνεργείας τῆς κατὰ φύσιν ἐστὶ ποιητικὸν, τὸ δὲ βλαπτικὸν,
τὸ μὲν ἐν τῷ γίνεσθαι τὸ εἶναι κεκτημένον ἐνέργειαν ἢ πά-
θος ὠνομάσαμεν, τὸ δ᾽ ἐν τῷ διαμένειν ἐπί τινα χρόνον

ante omnia vero fingulis rebus fingula nomina, quo nulla
obfcuritas ex homonymia nafcatur, neque captiones fint in
fermone, neque res ulla omittatur. Illud vero five recte,
five non recte, five proprie, five improprie nomen fit im-
pofitum, id multo otio confiderandum eft, quum res ipfas
jam didicerimus; quippe in harum cognitione rectum infti-
tutum confiftit, non in nominibus. Nos igitur, ut dixi-
mus. tum confueta Graecis nomina imponimus, tum res
inter fe vicinas diftinguimus et caeteris, prout voluerint,
nominare permittimus, fed res aliquas indefinitas praeter-
mittere non concedimus. Proinde his in ipfis quae nunc
nobis propofita funt, quoniam id quod ipfa corporis con-
verfione et mutatione et qualicunque alteratione confiftit,
diverfum eft ab eo quod jam factum eft manetque, ejus
autem, quod factum eft, aliud naturalem actionem efficit,
aliud eam laedit; quod in fieri effentiam habet, actionem
paffionemve nominavimus; quod in permanfione ad aliquod

ὑγείαν ἢ νόσον. ἐνεργείας δὲ διώρισται πάθος, ὡς ποιουν
ποιουμένου καὶ νόσος ὑγείας, ὡς τὸ μὲν παρὰ φύσιν ὄν,
τὸ δὲ κατὰ φύσιν. αὖθις οὖν αὐτῶν εἰπόντες ὅλους τοὺς
λόγους, ἐχώμεθα τῶν ἐφεξῆς. ὑγεία μὲν οὖν ἐστι διάθεσις
κατὰ φύσιν ἐνεργείας ποιητική. διαφέρει δ' οὐδὲν, ὡς ἔφα-
μεν, εἴτε κατασκευὴν, ἢ διάθεσιν εἴποιμεν, εἴτε ποιητικὴν
ἐνεργείας, εἴτ' αἰτίαν ἐνεργείας. ὡσαύτως δὲ καὶ εἰ τὸ κατὰ
φύσιν ἀφέλοιμεν, οὐδὲν διοίσει. συσσημαίνεται γὰρ ἐν τῷ
λοιπῷ λόγῳ. οὕτω δὲ καὶ νόσος, ἡ παρὰ φύσιν κατασκευὴ
τοῦ σώματος, καὶ αἰτία τοῦ βεβλάφθαι τὴν ἐνέργειαν. ἡ
συντομώτερον οὕτως, νόσος ἐστὶ διάθεσις παρὰ φύσιν,
ἐνεργείας ἐμποδιστική. πάθος δ' ἐστὶν ἡ περὶ τὴν ὕλην
ἀπὸ τοῦ δρῶντος κίνησις. αὕτη δὲ ἡ τοῦ δρῶντος κίνησις
ἐνέργεια. τὸ δ' ἐκ τῆς ἑαυτοῦ φύσεως εἰσφερόμενόν τινα
τῷ γινομένῳ μοῖραν τῆς γενέσεως αἴτιον αὐτοῦ λέγε-
ται. πλείω δ' ἐστὶ ταῦτα κατὰ γένος· ἥ τε γὰρ ὕλη καὶ
ἡ χρεία καὶ ὁ σκοπὸς καὶ τὸ ὄργανον καὶ τὸ ὅθεν ἡ
ἀρχὴ τῆς κινήσεως. ἕκαστον γὰρ τούτων εἰσφέρεταί τινα

tempus, fanitatem, morbumve. Paffionem vero ab actione
difcrevimus, tanquam quod efficitur ab eo quod efficit et
morbum a fanitate, ut illud praeter naturam eft, hoc fe-
cundum naturam. Rurfus igitur integris horum orationi-
bus pofitis, reliquis haereamus. Sanitas igitur affectus eft
fecundum naturam actionem efficiens. Nihil refert, ut di-
ximus, utrum conftitutionem, aut affectum dixerimus, aut
actionis effectricem, aut actionis caufam; fimili modo nec fi
illud, fecundum naturam, abftulerimus, quicquam referet;
adfignificatur enim in reliqua oratione. Sic vero et morbus
conftitutio corporis eft praeter naturam et caufa laefae
actionis; aut fic anguftius: morbus eft affectus actionem
interturbans. Paffio motus eft in materia, ab agente: ipfe
vero agentis motus, actio; quod autem ex fua natura ei
quod efficitur aliquam generationis portionem confert, caufa
ipfius dicitur. Caufae vero genere funt plures; nam et
materia, et ufus, et fcopus, et inftrumentum, et unde mo-
tus initium, *caufae funt.* Hae namque fingulae ei quod

48 ΓΑΛΗΝΟΥ ΠΕΡΙ ΤΩΝ ΣΥΜΠΤΩΜ.

Ed. Chart. VII. [31.]   Ed. Baf. III. (212. 213.)
τῷ γενομένῳ συντέλειαν· τὰ δ᾽ οὐδὲν μὲν εἰσφερόμενα, μὴ
χωριζόμενα δὲ τῶν εἰσφερομένων, τὸν ὧν οὐκ ἄνευ λόγον
ἐπέχει. τούτων οὕτως ἐχόντων, ἐνδέχεταί τινα στίχον αἰτιῶν
γενέσθαι πολλάκις ἀλλήλας διαδεχομένων, ὡς εἰ καὶ ψηφί-
δων ἐφεξῆς ἀλλήλαις κει(213)μένων πλειόνων κινήσειέ τις τὴν
πρώτην, αὕτη δὲ τὴν δευτέραν, κἀκείνη τὴν τρίτην, καὶ
οὕτω κατὰ τὸ ἑξῆς ἑκάστη τὴν μεθ᾽ ἑαυτήν. ἐν γὰρ τοῖς
τοιούτοις ἅπασιν, εἰ μή τις διορίζοιτο τοῦ κατὰ συμβεβηκὸς
ποιεῖν λεγομένου τὸ καθ᾽ ἑαυτό, πάμπολλά τε καὶ ἀτοπώ-
τατα συμπεσεῖται τοῖς λόγοις ἁμαρτήματα. σημαίνει δὲ ταυ-
τὸν τὸ μὲν καθ᾽ ἑαυτὸ τῷ πρώτως, κἂν εἴ τινες τῶν ἀττικι-
ζόντων φυλάττοιντο τοὔνομα, τὸ δὲ κατὰ συμβεβηκὸς τῷ
δευτέρως. ὁ μὲν οὖν τὸν δάκτυλον προσενεγκὼν τῇ πρώτῃ
ψηφῖδι πρώτως μὲν ταύτην ἐκίνησε, κατὰ συμβεβηκὸς δὲ καὶ
δευτέρως τὴν ἐφεξῆς αὐτῇ, καὶ οὕτως ἤδη καὶ τὰς ἄλλας
ἁπάσας. οὕτως δὲ καὶ ἡ πρώτη καθ᾽ ἑαυτὴν μὲν τὴν δευτέ-
ραν, κατὰ συμβεβηκὸς δὲ τὴν τρίτην καὶ τὰς ἄλλας τὰς
ἐφεξῆς. καὶ ἡ δευτέρα δὲ κατὰ τὸν αὐτὸν λόγον πρώτως

efficitur perfectionis aliquid conferunt; quae vero nihil
conferunt, fed tamen a caufis conferentibus non fejungun-
tur, haec caufarum fine quibus non rationem obtinent.
His ita fe habentibus, poteft caufarum multoties fefe invi-
cem excipientium feries quaedam inftitui, ut fi quis calculis
pluribus inter fe ordine pofitis, primum moveat, ac primus
fecundum, et hic tertium, et fic deinceps unusquisque fuc-
cedentem. In hujusmodi enim omnibus nifi quis id quod
per fe efficere dicitur ab eo quod per accidens diftinguat,
plurimi abfurdiffimique errores in difputationibus contin-
gent. Significat autem per fe idem quod primo, tametfi
Attice eloquentium quidam hoc vocabulum averfantur; per
accidens vero, idem quod fecundo. Igitur qui primo cal-
culo digitum admovit, primo quidem hunc movit, per acci-
dens vero ac fecundo huic proximum, atque fic jam quoque
reliquos omnes. Sic primus quoque fecundum *movet* per
fe, per accidens vero tertium reliquosque ordine fubfe-
quentes. Jam fecundus eadem ratione primo *movet* ter-

μὲν τὴν τρίτην, δευτέρως δὲ τὴν τετάρτην καὶ τὴν πέμπτην
καὶ τὰς ἐφεξῆς. εἰ δὲ ἀκριβέστερον ἔτι διαιρεῖσθαι βού-
[32]λοιο, πρὸς γὰρ τὴν τῶν πραγμάτων ἀκρίβειαν οὕτω χρη-
σιμώτερον, ἑκάστη τῶν ψηφίδων πρώτως μὲν κινεῖ τὴν ἐφεξῆς,
δευτέρως δὲ τὴν μετ᾽ ἐκείνην, καὶ τρίτως τὴν ἔτι μετ᾽ ἐκείνην,
καὶ τετάρτως τὴν ἐφεξῆς αὐτῇ. τούτων οὕτως ἐχόντων καὶ
διωρισμένων, ἐπειδὴ τὸ νόσημα διάθεσίς τις ἦν παρὰ φύσιν
τὴν ἐνέργειαν βλάπτουσα, τῆς νόσου δ᾽ αὐτῆς ἐνδέχεταί τινα
προηγεῖσθαι διάθεσιν ἑτέραν, παρὰ φύσιν μὲν καὶ ταύτην,
οὐ μὴν κατά γε τὸν ἑαυτῆς λόγον βλάπτουσαν τὴν ἐνέργειαν,
ἀλλὰ διὰ μέσου τοῦ νοσήματος, τὴν τοιαύτην διάθεσιν οὐ
νόσημα καλέσομεν, ἀλλ᾽ αἰτίαν προηγουμένην νοσήματος,
ἀκριβῶς τε τὸν νοῦν ἐνταῦθα προσέξομεν τοῖς κἀκείνην τὴν
διάθεσιν αἰτίαν εἶναι φάσκουσι τοῦ βλάπτεσθαι τὴν ἐνέρ-
γειαν. οὐδὲ γὰρ καθ᾽ ἑαυτὴν, οὐδὲ πρώτως, ἀλλὰ κατὰ
συμβεβηκός τε καὶ δευτέρως ἐμποδίζεσθαί τε καὶ βλάπτεσθαι
δι᾽ αὐτὴν ἐροῦμεν τὴν ἐνέργειαν, ὑπὸ δὲ τοῦ νοσήματος
αὐτοῦ πρώτως τε καὶ κατὰ τὸν ἑαυτοῦ λόγον. ὅθεν κἂν
τῷ λέγειν διάθεσιν σώματος ἐμποδιστικὴν ἐνεργείας εἶναι

tium, fecundo vero quartum et quintum et ordine fubfe-
quentes. Quod fi accuratius adhuc diftinguere volueris (id
enim ad exquifitiorem rerum notitiam fic utilius videtur)
quisque calculus fibi contiguum primo movet, fecundo pro-
ximo vicinum, tertio praeterea vicino finitimum, quarto
denique finitimo fuccedentes. His ita fe habentibus ac de-
finitis, quum morbus affectus quidam fit praeter naturam
actionem laedens; morbum autem ipfum praecedere poffit
affectus alter, qui etiam praeter naturam fit, non tamen qui
fui ipfius ratione laedat, fed morbo interveniente, talem
affectum non morbum, fed caufam quae morbum praecedit,
vocabimus. Atque hic accurate mens adhibenda eft, illum
quoque affectum caufam effe proferentibus, quod actionem
laedat. Neque enim per fe, neque primo, fed per accidens,
et fecundo interturbari, laedique per eum actionem dice-
mus; a morbo vero et primo et fui ipfius ratione. Unde
quum dicimus morbum effe corporis affectum, qui actionem

Ed. Chart. VII. [52.]   Ed. Baf. III. (215.)

τὸ νόσημα τοῖς μὲν εὐθὺς ὑπακούουσιν, ὅτι πρώτως τε καὶ
καθ᾽ ἑαυτὴν, αὐτάρκης ὁ λόγος· ὅσοι δ᾽ ἂν ἤτοι σκαιότε-
ρον, ἢ ἐριστικώτερον ἀκούωσι, προσθετέον αὐτοῖς καὶ τὸ
πρώτως, ἵν᾽ ᾖ τοιοῦτος ὁ λόγος· νόσημά ἐστι διάθεσις σώ-
ματος ἐνεργείας τινὸς ἐμποδιστικὴ πρώτως. ὅσαι τοίνυν
αὐτῆς προηγοῦνται διαθέσεις, οὔπω νοσήματα. κἂν εἰ συμ-
πίπτοιεν δέ τινες αὐταῖς ἕτεραι διαθέσεις οἷον σκιαί τινες
παρακολουθοῦσαι, καὶ ταύτας οὐ νοσήματα καλέσομεν, ἀλλὰ
συμπτώματα. καὶ ἡμῖν οὕτως οὐ πᾶν ὅ τι περ ἂν ᾖ παρὰ
φύσιν ἐν τῷ σώματι, νόσημα εὐθὺς ἔσται κλητέον, ἀλλὰ τὸ
πρώτως μὲν βλάπτον τὴν ἐνέργειαν, νόσημα, τὸ δὲ τούτου
προηγούμενον, αἴτιον μὲν νοσήματος, οὔπω δὲ νόσημα. εἰ
δ᾽ ἕποιτό τις ἄλλη τῷ νοσήματι περὶ τὸ σῶμα διάθεσις, αὕτη
σύμπτωμα ὀνομασθήσεται. καὶ μὴν καὶ ἡ τῆς ἐνεργείας αὐ-
τῆς βλάβη σύμπτωμά ἐστι τοῦ ζώου. πᾶν γὰρ ὅ τι περ ἂν
παρὰ φύσιν συμβαίνῃ τῷ ζώῳ, σύμπτωμά ἐστι. παρὰ μὲν
δὴ τοῖς Ἕλλησιν ἡ τῶν ὀνομάτων χρῆσις οὕτως ἔχει. μετατι-
θέναι δ᾽ ἔξεστι τῷ βουλομένῳ, μενόντων, ὥσπερ εἴρηται, τῶν

interturbat, ftatim fubaudientibus, *ipfum* et primo et per
fe *interturbare*, fatisfacit oratio; verum vel rudius, vel
contentiofius inaudientibus adjiciendum in oratione eft, pri-
mo, quo talis fit definitio: morbus eft affectus corporis
actionem aliquam interturbans primo. Quicunque igitur
affectus hunc praecedunt, nequaquam morbi funt. Quod
fi alii quidam affectus cum his inciderint velut ipforum um-
brae comites, nec hos quidem morbos vocabimus, fed fym-
ptomata. Ita etiam non ftatim quicquid fuerit in corpore
praeter naturam, id morbus a nobis vocabitur, fed quod
primo actionem laedit, morbus; quod hunc praecedit, mor-
bi caufa, nondum autem morbus. Quod fi quis alius affe-
ctus in corpore morbum fequatur, is fymptoma duntaxat
nominabitur; quamvis etiam actionis ipfius laefio fymptoma
fit animantis. Quicquid enim animali praeter naturam ac-
cidit, fymptoma eft. Ac nominum quidem ufus apud Grae-
cos ita fe habet, quae tamen mutare, dummodo res ipfae
(ut praedictum eft) permaneant. cuique volenti licebit;

ΔΙΑΦΟΡΑΣ ΒΙΒΛΙΟΝ. 51

Ed. Chart. VII. [32.]   Ed. Baf. III. (213.)

πραγμάτων, οἷον εὐθὺς εἰ μὴ βούλοιτο σύμπτωμα καλεῖν,
ἀλλ᾽ ἐπιγέννημα. σύμπτωμα μὲν γὰρ εἶναι πᾶν ὅπερ ἂν συμ-
βεβήκῃ τῷ ζώῳ παρὰ φύσιν, ἐπιγέννημα δὲ οὐ πᾶν, ἀλλὰ
τὸ μόνοις τοῖς νοσήμασιν ἐξ ἀνάγκης ἑπόμενον. ἀλλ᾽ ἡμεῖς
γ᾽, ὡς ἔφην, ἅπασαν μὲν ἀλλοίωσιν ἔτι γινομένην πάθος
εἶναι, ἅπαντα δὲ τὰ παρὰ φύσιν ὑπάρχοντα τοῖς σώμασιν
ὀνομάσομεν συμπτώματα. καὶ συμβήσεται ταυτὸν ἐνίοτε
πρᾶγμα καὶ πάθος ὀνομάζεσθαι καὶ σύμπτωμα, τῶν ση-
μαινομένων ἑκατέρων ὑπαρχόντων αὐτῷ κατ᾽ ἄλλον καὶ ἄλ-
λον λόγον. οἷον αὐτίκα τὸ τρέμειν πάσχειν ἐστὶν, ὅτι καὶ
ἀλλοιοῦσθαι καὶ κινεῖσθαι μὴ κατὰ τὴν οἰκείαν ἐνέργειαν
συμβαίνει, καὶ πάθημά τε καὶ πάθος ὁ τρόμος, ὅτι καὶ
ἀλλοίωσις ἢ τοιαύτη κίνησις· ἀλλὰ καὶ σύμπτωμα· παρὰ
φύσιν γὰρ ἡ κίνησις. εἰ δέ γε ἀλλοίωσις ᾗ μόνον, ὥσπερ ἐν
τῷ βλέπειν τε καὶ ἀκούειν καὶ ὀσφραίνεσθαι καὶ γεύεσθαι
καὶ ἅπτεσθαι γίνοιτο, πάθος ἂν ὀνομαζέσθω μόνον, οὐκέτι δὲ
σύμπτωμα. τὸ γάρ τοι τοῦ συμπτώματος ἴδιον αὐτὸ τοῦτ᾽
ἔστι, τὸ παρὰ φύσιν. ὅθεν κἂν ταῖς διαφοραῖς ἁπάσαις τοῦ

verbi gratia, fi quis noluerit fymptoma vocare, fed epigenne-
ma, i. e. *fuccedens vel obortum;* fymptoma vero efle dicitur,
quicquid praeter naturam animali accidit; epigennema vero
non omne, fed quod folos morbos necefſario fequitur. Nos
vero (ut dictum eſt) omnem alterationem, quae adhuc fit,
paſſionem efle diximus; omnia vero quae in corporibus
praeter naturam funt, fymptomata nominabimus. Accidet-
que aliquoties eandem rem et paſſionem et fymptoma no-
minari, quum utriusque fignificatum alia atque alia ratione
illi infit. Verbi gratia tremere pati eſt, quod tum alterari,
tum moveri non propria functione contingit; tremor et
paſſio et pathema eſt, quod talis motus alteratio fit; imo
etiam *tremor* fymptoma eſt; nam motus eſt praeter natu-
ram. Quod fi alteratio folum eſſet, qualis in videndo, au-
diendo, odorando, guſtando, tangendoque fit, paſſio tan-
tum nominaretur, nequaquam vero fymptoma; fymptoma-
tis enim id ipfum proprium eſt, *ut fit* praeter naturam.
Unde et in differentiis omnibus, quae ab eo qui fecundum

Ed. Chart. VII. [32. 33.]   Ed. Baf. III. (215.)

κατὰ φύσιν ἐξαλλαττομέναις συνίσταται. καὶ γὰρ σχημάτων
τῶν κατὰ φύσιν, καὶ χρωμάτων, καὶ μεγεθῶν, ἐνεργημάτων
τε καὶ παθημάτων διαφθειρομένων γίνεται. καὶ οὗτός ἐστιν
ἰδιαίτατος αὐτοῦ λόγος, ἐξάλλαξις τοῦ κατὰ φύσιν. τί δέ;
οὐχὶ καὶ ἡ νόσος ἐξάλλαξις τοῦ κατὰ φύσιν; [33] ἢ οὐχ
ἁπλῶς ἐξάλλαξις, ἀλλ᾽ ἐξάλλαξίς τις, ἁπλῶς δὲ ἐξάλλαξις
τὸ σύμπτωμα; τοῦ γὰρ ἐν ταῖς διαθέσεσι κατὰ φύσιν ἐξαλ-
λαττομένου καὶ βλάπτοντος τὴν ἐνέργειαν ἡ νόσος γίνεται,
καὶ δυοῖν τούτοιν ἐξ ἀνάγκης ἐδεῖτο πρὸς τὸ νόσος ὑπάρ-
χειν, ἐν γένει μὲν εἶναι τῆς διαθέσεως, βλάπτειν δὲ τὴν ἐνέρ-
γειαν, ὧν οὐδέτερον ἀνάγκη παρεῖναι τῷ συμπτώματι. καὶ
γὰρ εἰ μὴ διάθεσις εἴη, καὶ εἰ μὴ βλάπτοι γέ τινα ἐνέργειαν,
ἀλλὰ αὐτῷ γε μόνῳ τῷ παρὰ φύσιν ἱκανῶς ὁρισθήσεται.
νοσήματος μὲν δὴ ταύτῃ διήνεγκε, παθήματος δὲ τῷ τὸ
μὲν ἐν κινήσει πάντως εἶναι τὸ πάθημα καὶ κατὰ φύσιν ἐνίοτε,
τὸ σύμπτωμα δὲ οὐκ ἐν κινήσει μόνον, ἀλλὰ καὶ καθ᾽ ἕξιν
τινὰ, καὶ πάντως παρὰ φύσιν. ἔσται δὴ πάθος μὲν ἡ περὶ
τὴν ὕλην ἀλλοίωσις ἢ κίνησις ἔτι γινομένη, ἡ δ᾽ ὑπομένουσα,

naturam eſt ſtatu immutantur, conſiſtit: nam et in figuris
naturalibus, et coloribus, et magnitudinibus, et actionibus,
et paſſionibus, ubi corrumpuntur, exiſtit. Eſtque haec
ejus maxime propria ratio, mutatio a naturali *ſtatu.* Quid
igitur? num et morbus mutatio naturalis eſt ſtatus? an
non abſolute mutatio, ſed mutatio quaedam; ſymptoma ve-
ro abſolute mutatio eſt? Nam quum in affectibus naturalis
ſtatus mutatur, actionemque laedit, morbus gignitur; duo-
que haec, ut morbus ſit, omnino deſiderantur, in genere
affectus eſſe, et functionem laedere, quorum neutrum ſym-
ptomati adeſſe neceſſarium eſt; etenim licet neque affectus
ſit, nec actionem aliquam laedat, tamen eo ſolo, quod prae-
ter naturam ſit, abunde definietur. Atque a morbo qui-
dem hac ratione differt; a paſſione vero, quod haec paſſio
omnino ſit in motu, interdum et ſecundum naturam. Sym-
ptoma non ſolum in motu, ſed etiam in habitu quodam, et
omnino praeter naturam. Erit igitur paſſio, alteratio vel
circa materiam motus, qui adhuc ſit, affectus vero qui

Ed. Chart. VII. [33.]   Ed. Baf. III. (213.)

διάθεσις, σύμπτωμα δὲ, πᾶν ὅ τι περ ἂν συμπίπτῃ τῷ ζώῳ
παρὰ φύσιν. ὥστε καὶ ἡ νόσος ὑπὸ τὴν τοῦ γενικοῦ συμ-
πτώματος ἀναχθήσεται προσηγορίαν. ἔστι γάρ πως καὶ αὕτη
σύμπτωμα. καὶ μὲν δὴ καὶ τὰ προηγούμενα τῶν νόσων
αἴτια τὰ κατ' αὐτὸ τὸ σῶμα τοῦ ζώου συνιστάμενα τῇ τοῦ
γενικοῦ συμπτώματος ὑποπέπτωκεν ἐννοίᾳ.
    Κεφ. β'. Περὶ μὲν οὖν τούτων ἤδη λέλεκται, περὶ
δὲ τῶν εἰδικῶν συμπτωμάτων ἐν τῷδε γράμματι πρόκειται
διελθεῖν. ἔστι δὲ καὶ τούτων τριττὴ διαφορά· τὰ μὲν γὰρ
διαθέσεις εἰσὶν αὐτοῦ τοῦ σώματος ἡμῶν· τὰ δὲ ἐνεργειῶν
βλάβαι· τὰ δὲ ἀμφοτέραις ἑπόμενα, κατά τε τὴν ἀμετρίαν
τῶν ἐκκρινομένων καὶ ἐπεχομένων καὶ τοὺς ἐν αὐτῷ τῷ ζώῳ
συνισταμένους ψόφους, καὶ προσέτι τὰς ἄλλας ἁπάσας αἰ-
σθητὰς διαφοράς. βλάβη δ' ἀκουέσθω νῦν καὶ ἡ στέρησις.
οὐ γὰρ ἡ δυσκινησία μόνον, οὐδὲ ἡ δυσαισθησία, βλάβαι
τινὲς τῶν ἐνεργειῶν εἰσιν, ἀλλὰ καὶ ἡ ἀκινησία τε καὶ ἡ
ἀναισθησία· κατὰ δὲ τὸν αὐτὸν τρόπον οὐδ' ἡ δυσπεψία
μόνον, ἀλλὰ καὶ ἡ ἀπεψία. ταυτὶ μὲν οὖν τὰ γένη τῶν

poft manet, fymptoma autem, quicquid animali praeter
naturam acciderit.   Quare morbus quoque fub generalem
fymptomatis appellationem reducetur; eft enim is quoque
quodam modo fymptoma.   Quin etiam quae et anteceden-
tes in corpore animalis caufae conftituuntur, generali fym-
ptomatis notioni fubjiciuntur.

    Cap. II.   Atque de iis quidem jam dictum eft, de
fpecialibus vero fymptomatis hoc in libro differere propo-
fitum eft.   Eft autem horum triplex differentia.   Alia nam-
que ipfius corporis noftri funt affectus; alia functionum lae-
fiones; alia haec ambo comitantia; tum in excretorum et
retentorum ametria; tum in iis qui in ipfo animali excitan-
tur ftrepitibus; tum etiam in reliquis fenfibilibus differen-
tiis omnibus.   Laefio vero nunc et privatio dicta audiatur
Non enim folum movendi, neque fentiendi difficultas laefio-
nes quaedam actionum funt, fed etiam immobilitas et in-
fenfibilitas.   Ad eundem modum non dyfpepfia folum, fed
etiam apepfia feu cruditas.   Atque haec quidem genera

Ed. Chart. VII. [33]   Ed. Baſ. III. (213, 214.)

συμπτωμάτων, ἐν οἷς χρὴ σκοπεῖσθαι τὰς κατὰ μέρος διαφο-
ρᾶς· ἑξῆς δ᾽ ἂν εἴη προσῆκον ἕκαστον διελθεῖν τῷ λόγῳ,
πρότερόν γε ἀναμνήσαντας, ὃ κἂν τῷ περὶ τῆς τῶν νοσημά-
των διαφορᾶς εἴπομεν, ὡς ὅσοι τὴν ὑγείαν οὐ διάθεσιν σώ-
ματος, ἀφ᾽ ἧς ἐνεργοῦμεν, ἀλλ᾽ αὐτὰς ἐνόμισαν εἶναι τὰς
ἐνεργείας, ἣν ἡμεῖς νῦν ὑπὲρ τῆς τῶν ἐνεργειῶν βλάβης διδα-
σκαλίαν ἐν τοῖς συμπτώμασι διέξιμεν, αὐτοὶ τῶν νοσημάτων
ποιήσονται, καὶ διενεχθήσονται δηλονό(214)τι περὶ τῶν ὀνο-
μάτων ἡμῖν μόνον, εἰ μηδὲν ἐν αὐτοῖς σφάλλοιντο τοῖς πράγ-
μασιν. ἔστι δὲ, ὡς πολλάκις εἴρηται, τῶν τοιούτων ἁπα-
σῶν διδασκαλιῶν τὰ σφάλματα παραλειπομένης τινὸς δια-
φορᾶς. ἐὰν οὖν ἁπάσας αὐτὰς διεξιόντες μὴ συμπτωμάτων,
ἀλλὰ νοσημάτων εἶναι φάσκωσιν, ἐν ὀνόματι μόνῳ καὶ οὐκ
ἐν πράγματι διαφωνήσουσιν ἡμῖν. λεκτέον οὖν ἤδη τὰς δια-
φορὰς ἐπ᾽ ἀρχὴν ἀναγαγόντας τὸν λόγον, ἐπειδὴ τὸ σύμ-
πτωμα προσαγορεύεται γενικῶς μὲν ἅπαν ὅ τι περ ἂν συμ-
βεβήκῃ τῷ ζώῳ παρὰ φύσιν, ὡς καὶ τὰ νοσήματα, καὶ τὰς
αἰτίας αὐτῶν τὰς ἐν τῷ σώματι συνισταμένας· οὐ γὰρ δὴ

ſymptomatum ſunt, quorum differentiae particulares conſi-
derandae ſunt. At ſingula perſequi ſermone deinceps con-
veniet; illo prius admonito, quod in libro de morborum
differentiis diximus, *nempe* qui ſanitatem non eſſe affectum
corporis, qua actionem edimus, ſed ipſas actiones ſanitatem
eſſe putarunt, quam nos nunc doctrinam ſymptomatum de
actionum laeſione tradimus, hanc ipſi morborum doctrinam
facturi ſunt, et a nobis nimirum, ſi nihil in ipſis rebus er-
raverint, de ſolis nominibus diſſenſuri. Oriuntur autem
(ut ſaepe dictum eſt) hujuscemodi doctrinarum errores ex
aliqua, quae omittitur, differentia. Itaque ſi differentias
omnes percenſeant, et eas non ſymptomatum, ſed morbo-
rum eſſe dicant, in nomine ſolo, non in re, a nobis diſſen-
tient. Ergo dicendae differentiae nobis jam ſunt, oratione
ad principium revocata, quoniam ſymptoma generatim qui-
dem appellatur quicquid animali praeter naturam contigit;
ita ut tum morbi ipſi, tum morborum cauſae, quae intra

Ed. Chart. VII. [33.34.]   Ed. Baf. III. (214.)

τὰς γε προκαταρκτικὰς εἶναι συμπτώματα. καθ᾽ ἑτέραν δέ
τινα καὶ οἷον ἰδικωτέραν ἔννοιαν, ἀφαιρεθέντων τῶν τε νο-
σημάτων καὶ τῶν αἰτίων, τὰ λοιπὰ πάντα τὰ παρὰ φύσιν
ὀνομάζεται συμπτώματα. καὶ νῦν ἡμῖν ὑπὲρ τούτων πρό-
κειται λέγειν.

Κεφ. γ΄. [34] Ἀναμνησθέντας οὖν πρῶτον χρὴ τὸ
τριττὸν τῆς φύσεως αὐτῶν οὕτω τέμνειν ἐφεξῆς ἅπαντα, τὴν
ἀρχὴν ἀπὸ τῆς βλάβης τῶν ἐνεργειῶν ποιησαμένους. τμη-
τέον δὴ ταύτην εἰς δύο τὰ πρῶτα γένη, διότι καὶ τῶν ἐνερ-
γειῶν αὐτῶν δύο εἰσὶν αἱ πρῶται διαφοραί. αἱ μὲν γὰρ
ψυχῆς, αἱ δὲ φύσεώς εἰσι. καὶ καλοῦνται διὰ τοῦτο ψυχι-
καὶ μὲν αἱ πρότεραι, φυσικαὶ δὲ αἱ δεύτεραι. αὖθις οὖν τὰς
ψυχικὰς προτέρας τέμνοντες εἴς τε τὰς αἰσθητικὰς καὶ τὰς κι-
νητικὰς καὶ τρίτας τὰς ἡγεμονικὰς, (οὐδὲν γὰρ χεῖρον οὕτως
αὐτὰς ὀνομάσαι διδασκαλίας σαφοῦς ἕνεκα) καὶ πάλιν ἑκάστην
τῶν εἰρημένων διαιροῦμεν εἰς τὰς ἐν αὐτῇ διαφοράς. ἡ μὲν
οὖν αἰσθητικὴ τῆς ψυχῆς ἐνέργεια πέντε τὰς πάσας ἔχει διαφο-

corpus confiſtunt, (non enim evidentes) ſymptomata ſint.
Altera vero ſignificatione ac veluti magis propria, detractis
tum morbis, tum eorum cauſis, reliqua omnia, quae praeter
naturam ſunt, ſymptomata nominantur. Atque nunc de his
loqui nobis eſt propoſitum.

Cap. III. Primum ergo memores eſſe oportet tripli-
cis eorum *ſymptomatum* naturae, ac ſic deinceps omnia di-
videre, ab actionum laeſione ducto exordio. Haec autem
ſecanda eſt in duo prima genera, quod et actionum ipſarum
duae ſint primae differentiae; aliae enim animae, aliae na-
turae ſunt; proindeque priores quidem animales, poſterio-
res vero naturales vocantur. Rurſus igitur animales prio-
res dividimus in ſenſitrices, motrices, et tertias principes
(nihil enim deterius fuerit ita dilucidae doctrinae gratia eas
nominaſſe) et iterum earum, quae dictae ſunt, quamque in
ſuas differentias diſtinguimus. Senſitricis igitur animae
functio quinque omnino habet *functionum* differentias, vi-

56 ΓΑΛΗΝΟΥ ΠΕΡΙ ΤΩΝ ΣΥΜΠΤΩΜ.

Ed. Chart. VII. [34.]   Ed. Baf. III. (214.)
ρὰς, ὁρατὰς, καὶ ὀσφρητὰς, καὶ γευστὰς, καὶ ἀκουστὰς, καὶ
ἁπτάς· ἡ δὲ κινητικὴ τὸ μὲν προσεχὲς ὄργανον ἓν ἔχει καὶ
τὸν τρόπον αὐτοῦ τῆς κινήσεως ἕνα, (δέδεικται γὰρ οὕτως
ἐν τοῖς περὶ μυῶν κινήσεως) ποικίλλεται δὲ ἐν τοῖς κατὰ
μέρος ὀργάνοις, ὡς φαίνεσθαι πολυειδής. ἡ λοιπὴ δὲ ἐνέρ-
γεια τῆς ψυχῆς ἡ κατ᾽ αὐτὸ τὸ ἡγεμονικὸν εἴς τε τὸ φαν-
ταστικὸν καὶ διανοητικὸν καὶ μνημονευτικὸν διαιρεῖται. καὶ
τοίνυν αἱ βλάβαι τῶν αἰσθητικῶν ἐνεργειῶν κοιναὶ μὲν ἅπα-
σῶν ἀναισθησίαι τινές εἰσιν, ἢ δυσαισθησίαι, (καλῶ δὲ
δυσαισθησίας μὲν ἁπάσας τὰς μοχθηρὰς αἰσθήσεις) κατὰ
μέρος δὲ ἑκάστης ἐν ὀφθαλμοῖς μὲν τυφλότητές τε καὶ ἀμ-
βλυωπίαι καὶ παροράσεις τινές· ἐν ὠσὶ δὲ κωφότητές τε καὶ
βαρυηκοΐαι καὶ παρακούσεις τινές. οὕτω δὲ καὶ κατὰ τὴν
γλῶτταν καὶ τὰς ῥῖνας καὶ τὴν ἁφὴν, εἰ καὶ μηδὲν ἴδιον ὄνομα
κέκτηνται, ταῖς εἰρημέναις ἀνάλογον ἔχουσιν. ἢ γὰρ οὐδ᾽
ὅλως αἰσθήσονται τῶν οἰκείων αἰσθητῶν, ἢ κακῶς. καὶ τὸ
κακῶς τοῦτο διττὸν ἔσται, θάτερον μὲν ἀμυδρῶς, θάτερον
δὲ παρατυπωτικῶς. ἴδιον δὲ ἐξαίρετον ἡ κατὰ τὴν ἁφὴν

dendi, odorandi, guftandi, audiendi, et tangendi. Motrix
vero proximum inftrumentum unum habet, modumque
ipfius motionis unum: (demonftratum enim ita eft in libris
de mufculorum motu) variatur autem in particularibus in-
ftrumentis, ita ut varias habere fpecies videatur. Reliqua
vero animae functio, quae a principe facultate procedit, in
imaginatricem, ratiocinatricem et recordatricem dividitur.
Ergo etiam laefiones functionum fentiendi communes qui-
dem omnibus funt; infenfibilitas quaedam vel fentiendi dif-
ficultas, (voco autem fentiendi difficultatem fenfum vitiofum
omnem) particulares vero in unoquoque *funt fenfu,* in ocu-
lis quidem caecitas et vifus obfcuritas et depravata vifio
quaedam. In auribus, furditas et auditus gravitas et ob-
auditio quaedam. Sic in lingua, nafo et tactu, etfi propria
nomina fortita non funt, tamen refpondentia praedictis ad
proportionem habentur; aut enim propria fenfibilia prorfus
non fentiunt, aut male; eritque illud male duplex, alte-
rum diminute, alterum depravate. Tactus autem proprium

ἐνέργεια παρὰ τὰς ἄλλας αἰσθήσεις κέκτηται σύμπτωμα τὴν
ὀδύνην, ἐγγινομένην μὲν καὶ ταῖς ἄλλαις αἰσθήσεσιν ἀπὶ
τῶν ἔξωθεν οἰκείων αἰσθητῶν· ἐπὶ δέ γε ταύτης οὐκ ἀπ·ι
τῶν ἔξωθεν μόνον, ἀλλὰ καὶ πολὺ δὴ μᾶλλον ἀπὸ τῶν ἐν
αὐτῷ τῷ σώματι διαθέσεων, καὶ πολλάκις γε οὕτως ἰσχυ-
ρῶς, ὥστ᾽ ἀποκτεῖναί τινας σφᾶς αὐτοὺς ὑπὸ τοῦ πόνου
βιασθέντας. ἐγγίνεται μὲν οὖν καὶ τοῖς ὀφθαλμοῖς ὀδυνη-
ρόν τι πάθος ὑπὸ φωτὸς λαμπροῦ, καὶ τοῖς ὠσὶν ὑπὸ μεγά-
λου τινὸς ἢ τραχέος ψόφου. καὶ δὴ καὶ κατὰ τὰς γεύσεις
καὶ τὰς ὀσμὰς ἕτερα τοιαῦτα παθήματα συνίσταται λυπηρὰ,
πρὸς τῶν ἰδίων αἰσθητῶν ἑκάστης τῶν αἰσθήσεων ὀδυνηρῶς
διατιθεμένης. μέγισται δὲ ὀδύναι συμπίπτουσι τῇ τῆς ἁφῆς
αἰσθήσει. καὶ γὰρ ὅσα διὰ φλεγμονὴν ὤτων, ἤ τινα ἄλλην
ἐν αὐτοῖς διάθεσιν ἀλγοῦμεν ἰσχυρῶς, οὐ τῆς ἀκουστικῆς
ἐστιν, ἀλλὰ τῆς ἁπτικῆς αἰσθήσεως ἴδια. κοινὴ γὰρ αὕτη
πάντων αἰσθανομένων ὀργάνων, αἱ δ᾽ ἄλλαι τέτταρες ἑκά-
στου κατὰ μόνας. οὕτω δὲ κἂν τοῖς ὀφθαλμοῖς πολλάκις
ὀδύναι γίγνονται σφοδραὶ, τῆς ἐν αὐτοῖς ἁπτικῆς αἰσθήσεως
ἀνιωμένης. ὥσπερ δὲ καὶ κατὰ τοὺς ὀδόντας ἐστὶ καὶ τὸ

et infigne praeter caeteros fenfus in actione fua fymptoma
obtinet, dolorem; qui quidem etiam caeteris fenfibus ab
externis propriis fenfibilibus incidit; huic vero non folum
ab externis, fed etiam multo magis ab affectibus, qui intra
corpus confiftunt, isque plerumque tam vehemens, ut non-
nulli cruciatu victi fibi ipfis mortem confcifcant. Invadit
quidem et oculos ob lucis fplendorem moleftus quidam *do-
loris* affectus; aures quoque ob magnum aliquem et afperum
ftrepitum; in guftu quoque et odoratu alii ejusmodi mole-
fti affectus oboriuntur a proprio fenfili unoquoque fenfu
dolenter affecto. Maximi vero dolores tactus fenfui acci-
dunt. Etenim qui dolores ob aurium phlegmonem, aliumve
quempiam affectum vehementer nos angunt, ii proprii audi-
tus *dolores* non fu:.t, fed tactus; communis enim is eft om-
nium fenfuum organis, reliqui quatuor cujusque feorfum.
Ita ita oculis faepe vehementes dolores excitantur fenfû.

κῶλον ἀλγήματα. καὶ μὲν δὴ καὶ τὸ κνηστιᾶν ἐκ τούτου
τοῦ γένους ἐστὶ τῶν συμπτωμάτων. μὴ τοίνυν ἔτι ζήτει καθ᾽
ἕκαστον μόριον ἴδιον ὄνομα τοιοῦτον, οἷον κεφαλαλγίας τε
καὶ καρδιαλγίας καὶ ὠταλγίας· οὐ γὰρ εὑρήσεις κείμενον·
ἀλλ᾽ ἀρκεῖ λόγῳ πάνθ᾽ ἑρμηνεύειν τὰ τοιαῦτα, κύστεως ἀλγί-
ματα λέγοντα, ἀτὰρ καὶ νεφρῶν καὶ σπληνὸς καὶ γονά-
των καὶ ποδὸς [35] καὶ τᾶν ἄλλων ὡσαύτως. τοιαῦτα
μὲν δὴ καὶ τοσαῦτα τῶν αἰσθητικῶν ἐνεργειῶν τὰ συμπτώ-
ματα. καὶ πρὸς τούτοις ἔτι δύο ἐξαίρετα, τὸ μὲν ἀγρυπνία,
τὸ δὲ κῶμα, κατ᾽ αὐτὸ τὸ πρῶτον αἰσθητικὸν, ὃ δὴ καὶ κοι-
νὸν ἁπασῶν ἐστι τῶν αἰσθήσεων, συνιστάμενα. τῶν δ᾽ αὖ
κινητικῶν ἐνεργειῶν ἀκινησία μὲν καὶ δυσκινησία τὰ πρῶτα
συμπτώματα. δυσκινησίας δὲ τὸ μὲν ἀμυδρὰ καὶ ἄῤῥωστος
κίνησις, τὸ δὲ μοχθηρά· καὶ τῆς μοχθηρᾶς ἡ μὲν τρομώδης,
ἡ δὲ σπασμώδης, ἡ δὲ παλμώδης, ἡ δὲ κλονώδης. ἔνια δὲ
τῶν εἰρημένων συμπτωμάτων, ἐπειδὰν ἐν ὅλῳ τῷ σώματι
γένηται, διαφόρου τυγχάνει προσηγορίας, ὡς ἐμπροσθότονός
τε καὶ ὀπισθότονος καὶ τέτανος. εἰ δὲ μὴ μόνον σπασμὸς

tactus in his laborante; fic etiam et dentium et coli dolores;
quin pruritus quoque ex hoc genere fymptomatum eft. Ne
igitur etiamnum in unaquaque parte proprium nomen quae-
ras, quale eft cephalalgia, et cordolium, et aurium dolor;
non enim invenies impofitum; fed oratione ejusmodi omnia
interpretari fatis fuerit, dicendo veficae et renum et lienis,
item genuum et pedis caeterarumque fimiliter partium
dolores.   Atque talia quidem et tot numero functionum
fentiendi funt fymptomata.   Ad haec etiam duo eximia
pervigilium et fopor in primo omnium fenfu, qui omnibus
fenfibus eft communis, confiftunt.   At functionum motum
edentium prima fymptomata funt immobilitas et movendi
difficultas.   Sed difficultatis movendi alius diminutus in-
firmusque motus eft, alius depravatus; depravati autem
alius tremulus, alius convulfivus, alius palpitans, alius con-
cuffivus.   Dictorum fymptomatum quaedam quum in toto
corpore fiunt, diverfas appellationes fortiuntur, ut empro-
fthotonos, opifthotonos et tetanos.   Quod fi totius corporis

εἴη τοῦ παντὸς σώματος, ἀλλὰ καὶ τῶν ἡγεμονικῶν ἐνεργειῶν
ἐπίσχεσις, ἐπιληψία τὸ τοιοῦτον προσαγορεύεται, καθάπερ
γε καὶ ἀποπληξία ἡ παντὸς τοῦ σώματος παράλυσις ἅμα
ταῖς ἡγεμονικαῖς ἐνεργείαις. αὗται μὲν αἱ τῶν κινητικῶν
ἐνεργειῶν βλάβαι· εἰ δέ τις ἴδιον ἐξαίρετον ὄνομα οὐ κέκτη-
ται, οὐ χρὴ τούτου χάριν ἐξαπατηθέντας οἰηθῆναι παραλε-
λεῖφθαί τι σύμπτωμα, καθάπερ οὐδὲ τὴν ἄπνοιάν τε καὶ
δύσπνοιαν, ἢ τὴν ἰσχουρίαν τε καὶ δυσουρίαν, ἢ τὴν ἀφω-
νίαν τε καὶ κακοφωνίαν καὶ δυσφωνίαν, ἀλλὰ χρὴ τὰ τοι-
αῦτα πάντα αὐτὸν τὸν ἰατρὸν ἐξευρίσκειν καθ᾽ ἑκάστην ἐνέρ-
γειαν ψυχικήν, ὥσπέρ γε καὶ τὰς καθ᾽ ἕκαστον αὐτῶν διαφο-
ρὰς, οἷον εἰ τύχοι τῆς δυσπνοίας ἑνὸς οὔσης συμπτώματος
ἔργου ψυχικοῦ, τῆς ἀναπνοῆς, αἱ πᾶσαι πόσαι γίνονται δια-
φοραὶ, καθάπερ ἐν τῷ περὶ δυσπνοίας ἐδείξαμεν· ἢ τῆς κα-
κοφωνίας αἱ κατὰ μέρος πόσαι διαφοραὶ, καθάπερ ἐν τοῖς
περὶ φωνῆς διήρηται. πολλαχόθι δὲ καὶ ἀπορήσειεν ἄν τις
ἐκ ποίου γένους ἐστὶ τὸ σύμπτωμα, καθάπερ ἐπὶ τοῦ
σκορδινᾶσθαι καὶ χασμᾶσθαι καὶ πτάρνυσθαι καὶ βήττειν.

non folum convulfio fit, fed etiam principum functionum
cohibitio, tale *fymptoma* epilepfia dicitur; quemadmodum
et apoplexia quae totius eft corporis refolutio una cum prin-
cipibus functionibus *laefis*. Atque hae quidem actionum
motum edentium funt laefiones; *quarum* fi qua proprium et
infigne nomen inditum non habeat, non decet propterea
ullos deceptos aeftimare aliquod fymptoma a nobis praeter-
miffum effe, ut neque apnoean et dyfpnoean, vel ifchurian
et dyfurian, vel aphonian et cacophoniam et dyfphonian.
Sed ipfi medico ejusmodi omnia in fingulis animalibus fun-
ctionibus funt exploranda, ut et in cujusque eorum diffe-
rentiis; veluti fi fors ita tulerit, quum dyfpnoea unum
fit animalis functionis *nempe* refpirationis fymptoma, quot
fint in univerfum ejus differentiae, (quemadmodum in libris
de dyfpnoea demonftravimus) aut cacophoniae quot parti-
culares habeantur differentiae, ut in libello de voce dif-
feruimus. At paffim dubitaverit quispiam, cujus generis
fymptoma fit, ut pandiculatio, ofcitatio, fternutatio, tuffis.

ἀλλὰ περὶ μὲν τῶν τοιούτων ἁπάντων ἐπὶ πλέον ἐν τῷ μετὰ
ταῦτα λόγῳ τῷ περὶ τῶν ἐν τοῖς συμπτώμασιν αἰτιῶν εἰρή-
σεται. ἐφεξῆς δ᾽ ἂν εἴη τὰς τῶν ἡγεμονικῶν ἐνεργειῶν βλά-
βας διελθεῖν, καὶ πρώτης γε τῆς φανταστικῆς. ἔστι δὲ καὶ
ταύτης τὸ μὲν οἷον παράλυσίς τις, ὃ δὴ κάρος καὶ κατάληψις
ὀνομάζεται, τὸ δὲ οἷον μοχθηρά τις ῥ᾽ πλημμελὴς κίνησις,
ὅπερ δὴ παραφροσύνη καλεῖται, τὸ δὲ οἷον ἐλλιπὴς καὶ ἄτο-
νος, ὡς ἐν κώμασί τε καὶ ληθάργοις. καὶ μέν γε καὶ αὐτῆς
τῆς διανοητικῆς ἐνεργείας ἡ μὲν οἷον παράλυσις, ἄνοια, ἡ δ᾽
οἷον ἐλλιπὴς κίνησις, μωρία τε καὶ μώρωσις, ἡ δ᾽ οἷον
πλημμελὴς, παραφροσύνη καλεῖται. τὰ πολλὰ μὲν γὰρ ἐπ᾽
ἀμφοῖν ἅμα συνίσταται τὸ παραφρονεῖν, ἔν τε τῷ μὴ καλῶς
φαντασιοῦσθαι κἂν τῷ μὴ δεόντως λογίζεσθαι, (215) ἔστι
δ᾽ ὅτε καὶ κατὰ τὸ ἕτερον αὐτῶν μόνον, ὥσπερ γε καὶ Θεο-
φίλῳ τῷ ἰατρῷ νοσοῦντι τὰ μὲν ἄλλα σωφρόνως ὑπῆρχε
διαλέγεσθαί τε καὶ γνωρίζειν ἀκριβῶς τοὺς παρόντας, αὐλη-
τὰς δέ τινας κατειληφέναι τὴν γωνίαν τοῦ οἰκήματος ἐν ᾧ
κατέκειτο, καὶ διαπαντὸς αὐλεῖν τε ἅμα καὶ κτυπεῖν ἐνόμιζε

Verum de ejusmodi omnibus proximo libro de ſymptomatum
cauſis fuſius differetur. Deinceps autem licuerit principum
functionum laeſiones proſequi, ac primum imaginatricis.
Eſt autem hujus laeſio quoque alia veluti paralyſis quaedam,
quae caros et catalepſis nominatur; alia veluti pravus qui-
dam erransque motus, qui delirium vocatur; alia veluti de-
ficiens et imbecillus *motus,* ut in comate et lethargo. Quin
etiam ratiocinatricis functionis, quae veluti paralyſis eſt,
amentia; quae veluti deficiens motio eſt, et ſtultitia et fa-
tuitas; quae vero veluti aberrans eſt, delirium appellatur.
Nam plerumque in utrisque ſimul delirium conſiſtit, tum
in prava imaginatione, tum in inepta ratiocinatione; eſt
autem interdum in earum altera duntaxat: quemadmodum
et Theophilo medico aegrotanti contigit in caeteris quidem
prudenter et differere et praeſentes exacte noſcere, ſed ti-
bicines quosdam angulum domus, ubi decumbebat, occu-
paſſe aſſidueque tibia modulari ac ſonos edere putabat; at-

καὶ τούτους βλέπειν ᾤετο, τοὺς μὲν ἑστῶτας αὐτόθι, τοὺς
δὲ καθημένους, οὕτω διηνεκῶς αὐλοῦντας, ὡς μήτε νύκτωρ
ἀνιέναι τι, μήτε δι' ὅλης ἡμέρας ἡσυχάζειν μὴ τὸ σμικρότα-
τον· ἐκεκράγει δὲ διὰ παντός, ἐκβληθῆναι κελεύων αὐτοὺς
τῆς οἰκίας. καὶ τοῦτ' ἦν αὐτῷ τὸ τῆς παραφροσύνης εἶδος.
καὶ ὡς ἐῤῥώσθη γε τελέως καὶ ἀπέφυγε τὸ νόσημα, τα τε
ἄλλα πάντα τὰ ὑπὸ τῶν εἰσιόντων ἑκάστου ῥηθέντα καὶ
πραχθέντα διηγεῖτο καὶ τοῦ περὶ τοὺς αὐλητὰς ἐμέμνητο
φαντάσματος. ἐνίοις δὲ φάντασμα μὲν οὐδὲν φαίνεται.
λογίζονται δ' οὐκ ὀρθῶς, [36] τοῦ διανοητικοῦ τῆς ψυχῆς
αὐτοῖς πεπονθότος· ὥσπερ καὶ τῷ φρενιτικῷ τῷ κλείσαντι
μὲν τὰς θύρας ἔνδοθεν, ἕκαστον δὲ τῶν σκευῶν προτείνοντι
διὰ τῶν θυρίδων; εἶτα ἐρωτῶντι τοὺς παριόντας, εἰ κελεύοιεν
ῥίπτειν. οὗτος γὰρ ἑκάστου μὲν τῶν σκευῶν ἀκριβῶς ἔλεγε
τοὔνομα, κἂν τῷδε δῆλος ἦν οὔτ' ἐν τῇ φαντασίᾳ τῇ περὶ
αὐτὰ βεβλαμμένος οὔτ' ἐν τῇ τῶν ὀνομάτων μνήμῃ. τί
δὴ βούλεται αὐτῷ τὸ πάντα ῥίπτειν ἀφ' ὑψηλοῦ καὶ
καταγνύναι; τοῦτ' οὐκέθ' οἷός τ' ἦν συμβαλεῖν, ἀλλ' ἐν
αὐτῷ δὴ τῷ ἔργῳ τῷδε κατάδηλος ἐγίνετο παραπαίων.

que hos fe intueri arbitrabatur, alios quidem illic ftantes,
alios autem fedentes ita continue tibia canentes, ut neque
noctu quicquam remitterent, neque omnino interdiu vel
minimum tempus quiefcerent; proinde exclamabat, perpe-
tuo jubens eos domo ejici. Atque haec illi erat delirii fpe-
cies. Is poftquam plane convaluit a morboque evafit, tum
reliqua omnia quae ingredientium quisque dixiffet feciffetve,
narrabat, tum vifa de tibicinibus memorabat. Quibusdam
vero nullum vifum apparet, fed hi non recte ratiocinantur,
ratiocinatrice animae facultate iis affecta; ut phrenitico con-
tigit, qui occlufis intus januis fingula vafa per feneftras pro-
tulit, poftea praetereuntes rogabat, num projicere juberent.
Hic enim fingulorum vaforum nomina plane proferebat;
qua in re fe manifefte declarabat, neque in imaginatione
circa ea laefum effe, nec in nominum memoria. Quid igi-
tur fibi vult ab alto omnia dejicere ac perfringere? hoc
intelligere non poterat, fed opere ipfo delirare fe declara-

ὅτι δὲ καὶ περὶ τὸ μνημονευτικὸν τῆς ψυχῆς γίνεται συμπτώ-
ματα καὶ νοσοῦσιν ἔτι καὶ ἤδη πεπαυμένοις τῶν νοσημά-
των, τοῦτο μὲν καὶ παρὰ Θουκυδίδου μαθεῖν ἔνεστιν ἐνίους
τῶν διασωθέντων ἐκ τοῦ λοιμοῦ μέχρι τοσούτου τῶν ἔμπρο-
σθεν ἁπάντων ἐπιλαθέσθαι λέγοντος, ὡς μὴ μόνον τοὺς
ἰδίους, ἀλλὰ καὶ σφᾶς αὐτοὺς ἀγνοῆσαι.

Κεφ. δ'. Ἀλλὰ γὰρ ἐπειδὴ καὶ τὰ περὶ τοῦ τῆς ψυ-
χῆς ἡγεμονικοῦ εἴρηται συμπτώματα, μεταβαίνειν καιρὸς ἤδη
ἐπὶ θάτερον γένος τῶν ἐνεργειῶν, ἃς ὀνομάζουσι φυσικάς.
ἔσται δὴ κἀνταῦθα καθ' ἑκάστην αὐτῶν ἢ μὴ γινομένην ἢ κα-
κῶς γινομένην συμπτώματα· τούτου μὲν γένους εἰσὶ τῶν
συμπτωμάτων κατὰ μὲν δὴ τὴν ὄρεξιν ἀνορεξίαι τε καὶ δυσο-
ρεξίαι καὶ ἄμετροι σιτίων ἐπιθυμίαι· κατὰ δ' αὖ τὴν πέψιν
ἀπεψίαι τε καὶ βραδυπεψίαι καὶ δυσπεψίαι. καὶ μὲν δὴ καὶ
περὶ τὴν ἀνάδοσιν ὡσαύτως, καὶ περὶ τὴν τοῦ αἵματος γένε-
σιν, ἢ μὴ γιγνομένην ἢ κακῶς γιγνομένην, συμπτώματα
ἔσται. τούτου τοῦ γένους εἰσὶ τῶν συμπτωμάτων καὶ οἱ
ὕδεροι. καὶ μέν γε κατὰ τὴν τῆς θρέψεως ἐνέργειαν

bat. Quod autem et circa memoratricem animae facultatem
fymptomata eveniant non aegrotantibus modo, fed iis etiam,
qui aegrotare defierunt, id didiciffe e Thucydide licet, qui
nonnullos e peftilentia fervatos eatenus omnium quae prae-
ceffiffent oblitos prodit, ut non folum fuos familiares, fed
etiam fe ipfos ignorarent.

Cap. IV. Sed enim quoniam principis animae facul-
tatis fymptomata explicata funt, jam tempeftivum eft ad
alterum functionum genus, quas naturales appellant, trans-
ire. Atque harum fingulis, quum vel non eduntur, vel
male eduntur, erunt fymptomata. Hujus quidem generis
fymptomatum funt in appetitu appetentia tum difficilis in
appetentia, tum immoderata ciborum appetentia. Con-
coctionis funt apepfia, bradypepfia, dyfpepfia. Pari modo
in diftributione et fanguinis generatione, quae vel non pera-
gitur, vel prave peragitur, exiftent fymptomata. Hujus ge-
neris fymptomatum funt hyderi. Jam in nutritionis actio-

ἀτροφίαι μέν τινες καὶ φθίσεις εἰσὶν αἱ ἀποτυχίαι λευκᾶς δὲ
καὶ ὀφιάσεις καὶ ἀλωπεκίας καὶ πᾶν ὅσον τι τοιοῦτον εἶδος
συμπτώματος αἱ μοχθηραὶ θρέψεις ἀποτελοῦσιν. ἀσφυξίαι
δὲ καὶ κακοσφυξίαι περὶ τὴν τῶν σφυγμῶν ἐνέργειαν συμπτώ-
ματά εἰσι. καὶ μὲν δὴ καὶ κατὰ τὴν διάκρισιν τῶν περιττω-
μάτων ἢ μηδ' ὅλως ἢ μὴ καλῶς ἐπιτελουμένην συμπτώματα
συνίσταται, τὰ μὲν ἀποροῦντα προσηγορίας οἰκείας, καθά-
περ τὰ περὶ τὴν μέλαιναν χολήν, τὰ δὲ ὠνομασμένα συνή-
θως, ὥσπερ ὁ ἴκτερος. μέθοδος δὲ κἀνταῦθα τῆς ἁπάντων
εὑρέσεως ἡ γνῶσις τῶν φυσικῶν δυνάμεων, ἃς ἐν τῷ περὶ
αὐτῶν λόγῳ τέτταρας ἐν ἑκάστῳ τῶν τοῦ σώματος μορίων
ἐδείξαμεν ὑπάρχειν, ἑλκτικήν τε καὶ καθεκτικὴν καὶ ἀλλοιωτι-
κὴν καὶ ἀποκριτικήν. ἔσται δὴ καθ' ἑκάστην αὐτῶν διττὸν
σύμπτωμα, θάτερον μὲν κακῶς γινομένης τῆς ἐνεργείας,
θάτερον δὲ οὐδ' ὅλως γινομένης. ὥστε καθ' ἕκαστον ὄργα-
νον φυσικὸν ὀκτὼ τὰ πάντα ἔσται συμπτώματα. εἴπερ
οὖν ἐκ τῆς ἀνατομῆς ἔγνωσται τὸ πλῆθος τῶν τοῦ
ζώου μορίων, εὑρεθήσεται ταχέως ἐξ αὐτοῦ τὸ πλῆθος

ne atrophiae quaedam et tabes fruftrationes *ejus* funt. Leu-
cas vero et ophiafes et alopecias et quicquid ejusmodi
fymptomatum fpecies *habetur*, vitiofae nutritiones efficiunt.
At afphyxiae et cacofphyxiae functionis *laefae* pulfuum
funt fymptomata. In excrementorum quoque fecretione
quae vel non omnino, vel non rite peragitur, fymptomata
confiftunt, alia nomine proprio vacantia, veluti quae circa
atram bilem eveniunt; alia ex confuetudine nominata, ut
regius morbus. Methodus vero hic quoque omnium inven-
tionis eft naturalium facultatum cognitio, quas in libris de
ipfis confcriptis quatuor efle in unaquaque corporis parte
indicavimus, attractricem, retentricem, alteratricem et ex-
cretricem. Erit igitur in harum unaquaque duplex fym-
ptoma; alterum quum male fit actio, alterum quum pror-
fus non fit. Quare in quocunque naturali inftrumento
octo erunt in univerfum fymptomata. Ergo fi cui ex ana-
tome innotuerit partium animalis numerus, facile ex fefe

τῶν ἀπάντων συμπτωμ.'των. ὅσα μὲν γὰρ τῆς φύσεως μόνης
ἐστὶν ὄργανα, τοῖς ὀκτὼ συμπτώμασιν ἁλώσεται μόνοις·
ὅσα δὲ τῆς ψυχῆς, καὶ τούτοις μὲν, ἐξ ἐπιμέτρου δὲ ἑτέροις
δυσί. δέδεικται γὰρ ὀλίγον ἔμπροσθεν, ὡς καθ' ἑκάστην
τῶν ψυχικῶν ἐνεργειῶν διττὸν εἶδος ἔσται συμπτώματος, ἤτοι
μηδ' ὅλως αὐτῶν ἢ κακῶς γινομένων. εἴρηται δὲ καὶ ὡς τὸ
κακῶς τοῦτο διττόν ἐστι, τὸ μὲν οἷον ἀμυδρῶς, τὸ δὲ
ὡς ἄν τις εἴποι πλημμελῶς. ὥστε πάλιν εἰ καὶ μὴ δύο τὰ
συμπτώματα [37] καθ' ἑκάστην ἐνέργειάν τε καὶ δύναμιν εἶναι
λέγεις, ἀλλὰ τρία πάντα, θάτερον τῶν πρώτων δυοῖν
τέμνων δίχα, δώδεκα μὲν ἔσται τὰ πάντα καθ' ἕκαστον ὄργα-
νον φυσικὸν, πεντεκαίδεκα δὲ ἐν τοῖς ψυχικοῖς. ἡ δ' εἰς τὰς
πρώτας δύο διαφορὰς τομὴ ὀκτὼ μὲν τὰ τῶν φυσικῶν, δέκα
δὲ ἀπεργάζεται τὰ τῶν ψυχικῶν. εἰ δὲ καὶ κατὰ διττὸν εἴη
λόγον ὄργανόν τι ψυχικὸν αἰσθητικόν τε ἅμα καὶ κινητικὸν,
ὀκτωκαίδεκα μὲν ἔσται τὰ συμπτώματα κατὰ τὴν δευτέραν
τομὴν, δώδεκα δὲ κατὰ τὴν προτέραν. ἐφ' ἑνὸς οὖν ἢ

omnium ſymptomatum multitudinem inveniet. Quae enim
naturae ſolius ſunt inſtrumenta, octo ſolum ſymptomatis
laborabunt; quae vero ſunt animae, tum *iſtis*, tum his
amplius aliis duobus. Monſtratum enim paulo ſupra eſt,
cujusque animalium actionum duplicem eſſe ſymptomatum
ſpeciem, vel quae prorſus non efficiuntur, vel quae male
eduntur. Dictum praeterea eſt hoc male duplex eſſe,
aliud veluti obſcure debiliterque, aliud ac ſiquis dicat de-
pravate. Ita rurſus ſi non duo in quaque tum actione tum
facultate ſymptomata eſſe dicas, ſed omnino tria, alterum
ſcilicet priorum duorum in duo ſecans, duodecim quidem
in quoque naturali inſtrumento erunt ſymptomata, quinde-
cim vero in animalibus *organis*. Porro prior diviſio, quae
in duas *facta eſt* differentias, octo quidem naturalium, de-
cem vero animalium actionum efficit. Si quod vero in-
ſtrumentum duplici ratione animale ſit, ut ſentiat ſimul et
moveat, huic ex ſecunda diviſione decem et octo ſympto-
mata incident, ex priore duodecim. Monſtrato igitur,

δευτέρου μορίου δείξαντες τὸ λεγόμενον, ὅπερ ἐπὶ τούτων
ἡμεῖς, τοῦτ᾽ ἐπὶ πάντων ἀξιώσομεν ποιῆσαι τὸν βουλόμενον
ἐξαριθμήσασθαι τὰ συμπτώματα, μὴ τοῖς ὀνόμασι προσέ-
χοντα τὸν νοῦν, (οὐ γὰρ εὑρήσει πανταχόθι συνήθεις προση-
γορίας) ἀλλ᾽ εἰς αὐτὴν ἀποβλέποντα τῶν πραγμάτων τὴν
φύσιν. ἔστω δ᾽ ἡ γαστὴρ ὄργανον τῆς πέψεως ἕλκον μὲν,
ὡς ἐδείκνυμεν, εἰς ἑαυτὸ τὴν οἰκείαν τροφὴν, ἀποκρῖνον δὲ
πᾶν ὅσον ἀλλότριον· ἀλλὰ καὶ κατέχον τουτὶ τὸ ἐλχθὲν καὶ
ἀλλοιοῦν τὸ κατασχεθέν. ὅταν οὖν ἤτοι μηδ᾽ ὅλως ἕλκειν,
ἢ κακῶς ἕλκειν αὐτῇ συμβῇ, δύο μὲν ταυτὶ δή μοι νόει περὶ
τὴν ἑλκτικὴν δύναμιν τὰ συμπτώματα. τέμνεται δὲ αὖθις
διχῇ θάτερον αὐτῶν τὸ μοχθηρῶς, εἰ καὶ μὴ τοῖς ὀνόμασιν
ἔχεις ἐνδείξασθαι σαφῶς· οὐ γὰρ κεῖταί τι κατ᾽ αὐτῶν οὐδὲν
ὄνομα· λόγῳ γοῦν ὡς οἷόν τε πειρώμενος ἑρμηνεύειν, ὅτι
καὶ κατ᾽ αὐτὸ τοῦτο τὸ μοχθηρῶς, τὸ μὲν οἷον ἀρρώστως
ἔσται, τὸ δὲ οἷον πλημμελῶς. ἀρρώστως μὲν τὸ μόγις καὶ
δυσχερῶς καὶ σὺν χρόνῳ πολλῷ· πλημμελῶς δὲ, τὸ οἷον
παλμωδῶς, ἢ τρομωδῶς, ἢ σπασμωδῶς, ἢ κλονωδῶς. ἐπὶ

quod dicimus in una alterave parte, quod nos in iis, hoc
ipfum in omnibus facere cenfemus eum, qui numerare fym-
ptomata ftudebit, minime quidem nominibus attentum (ne-
que enim ubique ufitata nomina inveniet) fed ipfam rerum
naturam fpectantem. Sed efto ventriculus concoctionis in-
ftrumentum, quod trahit ad fe (uti oftendimus) familiare
alimentum et excernit quicquid eft alienum; praeterea quod
attraxit, id retinet, et quod retinet, alterat. Quum igitur
vel omnino non attrahere, vel vitiofe attrahere illi contigit,
duo haec attractricis facultatis fymptomata mecum per-
pende. Alterum eorum rurfum bifariam dividitur, nempe
quod vitiofe, oratione faltem quatenus utique licet (tametfi
nominibus dilucide demonftrare non potes, quod fcilicet
his nullum impofitum nomen fit) interpretari conatus, quod
etiam per id ipfum vitiofe alia erit ut attractio imbecilla,
alia ut depravata; imbecilla quidem quae vix et aegre et
longo tempore fit; depravata, quae veluti cum palpitatione,
vel tremore, vel convulfione, vel concuffione agitur. In

δέ γε τῆς ἀλλοιωτικῆς δυνάμεως ἐν τῇ γαστρὶ τὸ μὲν μηδ᾽
ὅλως ἐστὶν, ὅταν οἷάπερ ἐλήφθη τὰ σιτία τοιαῦτα διαμένῃ
κατὰ πᾶσαν ποιότητα· τὸ δ᾽ ἀῤῥώστως, ἴδιον ὄνομα κέκτη-
ται τὴν βραδυπεψίαν· ὥσπερ καὶ τὸ πλημμελῶς, εἰς ἀλλό·
κοτον ποιότητα τῶν σιτίων μεταβολήν· ὥστε γενέσθαι τὰ
σύμπαντα συμπτώματα τρία περὶ τὴν μίαν ἐνέργειαν ἀποτυγ-
χανομένην. καλεῖται δὲ ἡ μὲν ἐνέργεια, πέψις, ἀλλοίωσις
οὖσα τῶν σιτίων εἰς τὴν οἰκείαν τῷ ζώῳ ποιότητα· βραδυ-
πεψία δὲ ἡ ἐν χρόνῳ πλείονι καὶ μόγις εἰς τὴν αὐτὴν ποιό-
τητα μεταβολή· τὸ δ᾽ ἀλλοιοῦσθαι μὲν εἰς ἑτέραν ποιότητα,
μὴ μέντοι κατὰ φύσιν, ἀπεψίαν ὀνομάζουσιν· ὁμωνύμως δὲ
αὐτῇ προσαγορεύεται καὶ ἡ στέρησις τῆς ἐνεργείας. καί τοι
σαφέστερον ἦν ταύτην μὲν μόνην ἀπεψίαν ὀνομάζεσθαι,
δυσπεψίαν δὲ τὴν πλημμελῆ μεταβολήν, βραδυπεψίαν δὲ τὴν
ἄῤῥωστον ἀλλοίωσιν· ἀλλὰ γὰρ, ὅπερ ὁ Πλάτων ἔλεγεν,
ἀγνοοῦντες οἱ παλαιοὶ τὰ πλεῖστα τῶν πραγμάτων τὰ μὲν
οὐδ᾽ ὅλως, τὰ δὲ οὐκ ὀρθῶς ὠνόμασαν. οὔκουν ἐξαπατᾶσθαι
χρὴ τοῖς ὀνόμασιν, ἀλλ᾽ εἰς αὐτὴν ἀποβλέπειν τῶν πραγμάτων

aiteratrice vero ventriculi facultate aliud *fymptoma* eſt, nbi
omnino alteratio non fit, quum quales aſſumpti cibi funt,
tales in omni qualitate manent; aliud *ubi* imbecilliter, *quod*
proprium nomen bradypepfiam habet; quemadmodum et de-
pravate, quum in alienam qualitatem cibi permutantur, ita
ut tria in totum fymptomata circa unam actionem fruſtra-
tam habeantur.   Vocatur autem ipſa functio concoctio,
quae ciborum eſt in familiarem animali qualitatem alteratio.
Bradypepfia vero mutatio in eam qualitatem eſt, fed vix
et fpatio longiore; alterationem autem in alteram qualita
tem, non tamen in eam, quae fecundum naturam eſt, ape-
pfiam nominant.   Huic aequinoce privatio quoque actionis
nominatur; quanquam clarius fuerat hanc folam apepfiam
nominare; illam vero depravatam mutationem, dyfpepfiam;
ficut imbecillam alterationem, bradypepfiam.   Atque ut
Plato dicebat, veteres quum res plurimas ignorarent, alias
omnino non nominarunt, alias non recte.   Non igitur de-
cipi nos oportet nominibus, fed in ipfam rerum fubftantiam

τὴν οὐσίαν. εἴπερ οὖν τοῦτο ποιοῖμεν, εὑρήσο(216)μεν
ὡσαύτως καὶ τῆς καθεκτικῆς δυνάμεως ἐνέργειαν μὲν τὴν
κατὰ φύσιν, ὅταν ἐξισῶται ὁ χρόνος τῆς περιστολῆς τῷ χρόνῳ
τῆς πέψεως, καὶ σφίγγηται πανταχόθεν ἀκριβῶς τὰ σιτία·
στέρησιν δὲ παντελῆ τῆς ἐνεργείας, ὅταν μηδ᾽ ὅλως περιλαμ-
βάνῃ· γίνεται δὲ τοῦτο ἐν ταῖς λειεντερίαις· ἀῤῥωστίαν δὲ,
ὁπόταν ἢ μὴ περιστέλληται καλῶς, ἢ μὴ μέχρι τῆς παντελοῦς
πέψεως, ἢ ἅμα ἄμφω συμπίπτῃ. ἐπειδὴ γὰρ ἐν δυοῖν τού-
τοιν ὑπῆρχε τὸ καλῶς ἐνεργεῖν τὴν περισταλτικὴν δύναμιν,
τῷ τε μηδεμίαν ἀπολιπεῖν χώραν κενὴν μεταξὺ τῆς τε γαστρὸς
καὶ τῶν σιτίων, τῷ τ᾽ ἐξισοῦσθαι τὸν χρόνον τῆς περιστολῆς
τῷ χρόνῳ τῆς πέψεως, ἤτοι κατὰ θάτερον [38] αὐτῶν μόνον
ἐνεργήσει κακῶς, ἢ κατ᾽ ἄμφω, καὶ συμπτώματα ἀκολουθήσει,
κλύδωνες μὲν καὶ πνευματώσεις ἀῤῥώστοις περιστολαῖς, ἐκ-
κρίσεις δὲ ταχεῖαι καὶ διαφθορὰ τῶν σιτίων ἐν τῇ κάτω
γαστρὶ, ταῖς ὀλιγοχρονίοις. ἔνθα σε καὶ τούτῳ κελεύω
προσέχειν τὸν νοῦν, ὡς ἕπεται πολλάκις ἕτερον ἑτέρῳ
συμπτώματι. τῇ μὲν γὰρ ἀῤῥώστῳ περιστολῇ ποτὲ μὲν

inspicere. Id fi fecerimus, inveniemus fimiliter retentricis
facultatis actionem fecundum naturam fe habere, quum tem-
pus comprehenfionis ciborum concoctionis tempori exae-
quatur, ac cibos undique prorfus complectitur; privatio-
nem vero univerfalem actionis, quum prorfus non comple-
ctitur; accidit autem id in lienteriis; imbecillitatem vero
vocamus, quum vel non probe comprehendit, vel non ad
usque perfectam concoctionem, vel quum ambo haec fimul
incidunt. Quum enim his in duobus confiftat proba com-
prehenfivae facultatis functio, tum ut nullum fpatium re-
linquatur inter ventrem et cibos vacuum, tum ut compre-
henfionis tempus concoctionis tempori exaequetur; vel in
altero tantum male functionem obibit; vel in utroque, fym-
ptomataque confequentur, imbecillam quidem comprehen-
fionem fluctuationes et flatus; brevioris vero temporis com-
prehenfionem excretio celeris et ciborum in inferiori ven-
tre corruptela. Atque hic te huic rei mentem adhibere

Ed. Chart. VII. [38.]   Ed. Baf. III. (216.)

οἱ κλύδωνες ἕπονται, ποτὲ δὲ αἱ πνευματώσεις· τῇ δ᾽ ὀλιγο-
χρονίῳ πάντως μὲν αἱ ἐλλιπεῖς πέψεις, ἐφεξῆς δὲ ἤτοι τα-
χεῖα διέξοδος τῶν σιτίων, ἢ διαφθορὰ κατὰ τὴν κάτω γα-
ϭτέρα. ταχείας μὲν οὖν διεξόδου συμπτώματα ἀχώριστα
διαχωρήσεως ὑγρότης καὶ ἀνάδοσις ἐλλιπής· διαφθορᾶς δὲ
δυσωδία μὲν ἐν τοῖς διαχωρουμένοις ἐξ ἀνάγκης, οὐκ ἐξ ἀνάγ-
κης δὲ δήξεις ἢ πνευματώσεις, ἀλλ᾽ ἔστιν ὅτε μὲν οὐδέτερον
αὐτῶν, ἔστιν ὅτε δὲ θάτερον, ὁτὲ δ᾽ ἀμφότερα. διὰ τί δὲ
κἂν τούτοις κἂν τοῖς ἔμπροσθεν εἰρημένοις τινὰ μὲν ἐξ
ἀνάγκης ἕπεται, τινὰ δ᾽ οὐκ ἐξ ἀνάγκης, ἐν τῷ μετὰ τοῦτον
διέξιμεν λόγῳ τῷ περὶ τῶν ἐν τοῖς συμπτώμασιν αἰτιῶν. ἐν
δὲ τῷ παρόντι μετιέναι καιρὸς ἐπὶ τὴν λοιπὴν διαφορὰν τῶν
συμπτωμάτων τῆς καθεκτικῆς δυνάμεως. ὅταν οὖν περιστέλ-
ληται ἡ γαστὴρ τοῖς σιτίοις, ἀλλὰ μετὰ παλμοῦ τινος, ἢ
οἷον σπασμοῦ τε καὶ τρόμου καὶ κλόνου, πλημμελὲς ἂν εἴη
τὸ τοιοῦτον τῆς περιστολῆς ἔργον. τοῦ μὲν οὖν παλμοῦ τῆς
γαστρὸς σαφῶς αἰσθανόμεθα, καὶ μέν γε καὶ τοῦ σπασμοῦ,

velim quod alteri fymptomati alterum nonnunquam fucce-
dit; imbecillam namque comprehenfionem modo perturba-
tiones ventris fequuntur, modo flatus; brevioris vero tem-
poris *comprehenfionem* omnino imperfecta concoctio; cui
fuccedit vel celer ciborum exitus, vel eorum in ventre cor-
ruptela. Ac ita celeris quidem exitus infeparabilia fym-
ptomata funt dejectionis humiditas et diftributio deficiens;
corruptelae autem in alvi quidem dejectionibus graveolen-
tia necefIario, non necefIario autem mordicationes aut in-
flationes. Sed interdum neutrum eorum, interdum alte-
rum, interdum utrumque fequitur. Cur autem tum in iftis,
tum in iis, quae prius funt dicta, quaedam necefIario fe-
quantur, quaedam non necefIario, in libro hunc fequenti
agemus. In praefentia vero ad reliquam retentricis facul-
tatis fymptomatum differentiam eft tranfeundum. Quum
igitur cibos venter comprehendit, fed cum palpitatione qua-
dam vel tanquam convulfione et tremore et concuffione,
ejusmodi comprehenfionis opus depravatum fuerit. Ac pal-
pitationem quidem ventris clare fentimus, itemque convul-

λυγμὸς γὰρ ὀνομάζεται τὸ σύμπτωμα· τοῦ δὲ οἷον τρόμον,
παθήματος αὐτῆς, οὐκέτ᾽ ἐναργῶς, ἀλλ᾽ εἰ προσέχοις τῷ
λόγῳ τὸν νοῦν, οὐκ ἂν οὐδὲ τοῦτο φωράσαις χαλεπῶς.
ὅταν οὖν ἐδηδοκότι σοι μήτε κλύδων τις ἐνοχλῇ, μήτε πνευ-
μάτωσις, ἀλλὰ μήτε παλμός τις εἴη, μήτε λὺγξ, ἀήθους δ᾽
ἀπορίας αἴσθησις ὑπάρχῃ κατὰ τὴν γαστέρα, καὶ οἷον βα-
ρύνηταί τε καὶ κάμνῃ καὶ ποθῇ θᾶττον ὑπελθεῖν κάτω τὸ
βάρος ἢ ἄνω ἅμα τῷ τινα ἐρυγὴν προσγενέσθαι, καί που
καὶ δυσχέρεια περὶ τὴν ἀναπνοὴν δύσφορος δή τις καὶ δύσφρα-
στος ἔπηται, τόθ᾽ ἡγοῦ τὴν γαστέρα περιεστάλθαι μὲν τοῖς
σιτίοις, ἀλλ᾽ οἷον τρομωδῶς. ἡ δὲ οἷον κλονώδης κίνησις ἐν
τοῖς ῥίγεσι μάλιστα καταφανής ἐστιν, ἅπαντα τοῦ ζώου κα-
ταλαμβάνουσα τὰ μόρια. περὶ μὲν δὴ τούτων ἐπιπλέον ἐν
τοῖς μετὰ τοῦτο λεχθήσεται γράμμασι· νυνὶ δὲ ἐπὶ τὴν τε-
τάρτην ἤδη τῆς γαστρὸς μετέλθωμεν δύναμιν, τὴν ἀποκριτι-
κήν τε καὶ προωστικὴν ὀνομαζομένην, ἧς ἡ μὲν οἷον στέρησις
ἔν τισιν ἰδέαις εἰλεῶν γίνεται· ἡ δὲ ἀῤῥωστία συνεχῶς ἐγγί-
γνεται ἐν βραδείαις τισὶ περιττωμάτων διεξόδοις· ἡ δ᾽ οἷον

fionem; (fingultum enim hoc fymptoma nominant) at pathe-
ma ejus, quod veluti tremor fit, non clare *percipitur:* fed
fi noftrae orationi animum adbibueris, id quoque non magno
negotio deprehendes. Ergo ubi ab affumpto cibo neque
aliqua fluctuatio te infeftat, neque inflatio, imo neque palpi-
tatio ulla eft, neque fingultus, fed infuetae jactationis in
ventre fenfus eft, et veluti gravatur is ac laborat, ac defide-
rat celerius onus per inferiora aut fuperiora fecedere, fimul-
que accedit ructus quidam ac molefta quaedam difficultas
intoleranda ac vix explicabilis refpirationis fequitur; tum
exiftima ventriculum cibos comprehendere quidem, fed tre-
mule. At motus veluti concuffivus in rigoribus maxime eft
confpicuus, univerfas animalis partes occupans. Sed de
his fufius in libris hunc fequentibus differetur. Jam nunc
ad quartam ventris facultatem excretricem propultricemque
nominatam accedamus; cujus veluti privatio in quibusdam
ilei fpeciebus cernitur; imbecillitas vero plerumque in tar-
dis quibusdam excrementorum dejectionibus incidit. Motus

πλημμελὴς κίνησις, ὅταν ἤτοι πρὶν τελειωθῆναι τὴν πέψιν
ἐξορμήσῃ πρὸς τὴν ἐνέργειαν, ἢ βραδύνῃ καὶ μέλλῃ τελειω-
θείσης, ἢ μετά τινος ἤδη τῶν εἰρημένων γίνεται συμπτωμά-
των, ἢ ἄλλως πως ἀνωμάλως, ἢ οἷον ἀκρατῶς αὐτοῖς ἐμ-
πίπτει τοῖς σιτίοις ἡ γαστὴρ, ἀταμίευτον ἔχουσα τὴν κίνησιν
ὁμοίως τοῖς εἰς τὸ κάταντες θέουσιν, εἶτα στῆναι μὴ δυνα-
μέναις. ἐπὶ μὲν δὴ τῆς γαστρὸς, ὡς ὀργάνου πέψεως, εἴ-
ρηται τὰ συμπτώματα· καθότι δὲ καὶ τρέφεσθαι δεῖται, καὶ
τὸ θρέψον ἕλκειν εἰς ἑαυτὴν, καὶ κατέχειν γε, μέχρι περ ἂν
ἀλλοιώσῃ καὶ ἀποκρίνῃ τὸ περιττὸν, ἕτερον ἴσον ἀριθμὸν
κτήσεται συμπτωμάτων, ὡς ὁμοιομερὲς σῶμα. τάχα οὖν ἂν
εἴη κάλλιον ἅπαντα [39] τὰ περὶ τὴν θρεπτικὴν ἐνέργειαν
διελθεῖν συμπτώματα, τῷ τε γαστρὸς σώματι καὶ τοῖς ἄλ-
λοις ἅπασι μορίοις ὑπάρχοντα κοινά· σαφέστερος γὰρ ὁ λόγος
οὕτως ἂν γένοιτο τοῖς ἐντυγχάνουσιν, ἐναργέστερόν τ᾽ ἄν τις
διδάξειε τὸ μικρῷ πρόσθεν εἰρημένον, ὡς ἔστι καὶ σύμπτωμα
συμπτώματος αἴτιον. ἑνὸς γοῦν συμπτώματος τῆς ἀτροφίας,
εἴτε καθ᾽ ὅλον αὕτη γίνοιτο τὸ ζῶον, εἴτε καθ᾽ ἕν τι μόριον

autem quaſi vitioſus eſt, quum vel priusquam peracta con-
coctio ſit, ad aotionem proruit; vel abſoluta *concoctione*
ceſſat ao tardat, vel una cum aliquo jam dictorum ſympto-
matum ſit, aliterve quovis modo inaequaliter, vel tanquam
intemperanter venter in cibos irruit, minime moderatum
hahens motum exemplo eorum, qui per declive currentes,
gradum poſtea ſiſtere nequeunt. Igitur ventris, quatenus
organum eſt conooctionis, dicta ſymptomata ſunt; at quate-
nus ipſum nutriri oportet et ad ſe alimentum attrahere et
retinere, quousque alteraverit et ſupervacaneum excreve-
rit, alium parem ſymptomatum numerum ut ſimilare cor-
pus ſortietur. Fortaſſis igitur praeſtiterit omnia, quae fa-
oultatis nutricis functioni accidunt, ſymptomata percur-
rere, tum quae ventris corpori, tum quae caeteris par-
tibus omnibus inſunt communia, quippe clarior ita le-
gentibus oratio fiet, illuſtriusque docebit quod paulo ſupra
eſt dictum, ſymptoma ſymptomatis cauſam eſſe. Atrophiam
enim, quum unum ſymptoma ſit, ſive ea in toto fiat animali,

αὐτοῦ, πλείω προηγεῖται συμπτώματα. δεομένου γὰρ τοῦ
μέλλοντος θρέψεσθαι καλῶς ἕλκειν τε πρὸς ἑαυτὰ τὴν οἰ-
κείαν τροφὴν καὶ κατέχειν αὐτὴν ἄχρις ἂν ἀλλοιῶσαν ἐξο-
μοιώσῃ, καὶ μέντοι καὶ ἀποκρίνειν τὸ περιττόν· ὄντος δὲ
καὶ αὐτοῦ τοῦ περιττοῦ διττοῦ κατὰ γένος, ἢ γὰρ τῷ ποσῷ
περιττόν ἐστιν, ἢ τῷ ποιῷ, ἀνάγκη πᾶσα τὸ ἀτροφοῦν μό-
ριον ἢ δι᾽ ἕν τι τῶν εἰρημένων τοῦτο πάσχειν, ἢ διὰ πλείω.
εἴτε γὰρ ἐλλιπῶς ἕλκει τὸ θρέψον, ἢ μηδ᾽ ὅλως, ἢ μοχθη-
ρῶς ἀτροφήσει τὸ μόριον· εἴτε τοῦτο μὲν ὅσον τε ἐχρῆν
εἶναι καὶ οἷον ἐπάρδοιτο, σύμπτωμα δέ τι περὶ τὴν καθεκτι-
κὴν δύναμιν εἴη τοῖς ἐπὶ τῆς γαστρὸς εἰρημένοις ἀνάλογον,
ἀτροφήσει καὶ οὕτως. εἰ δὲ καὶ τούτων τῶν δυνάμεων ἀμέμ-
πτως ἐνεργουσῶν ἡ ἀποκριτικὴ σφάλλοιτο πλέον ἢ προσῆκε
κενοῦσα, καὶ οὕτως ἂν ἰσχνὸν καὶ ἄτροφον ἀποδειχθείη τὸ
μόριον. ἀλλὰ μὴν καὶ τῆς ἀλλοιωτικῆς δυνάμεως τὰ συμπτώ-
ματα, τὸ μὲν οἷον στέρησις, ἅπερ ἀπεψίαν ἔφαμεν ὀνομά-
ζεσθαι, ἄντικρυς δῆλον, ὡς ἰσχνὸν ἐργάζεται τὸ μόριον·

five in una ejus parte, multa praecedunt fymptomata.
Quum enim quod probe nutriri debet, id et trahere ad fe fa-
miliare ac proprium alimentum oporteat; et quoad altera-
tum fibi affimilaverit, retinere; praeterea quod redundat
exorementum excernere; quumque id exorementum duplex
genere fit, aut enim quantitate redundat, aut qualitate; ne-
ceffe omnino eft partem atrophia laborantem vel uno prae-
dictorum aliquo id pati, vel plurimis. Nam five diminute
nutriturum *alimentum*, five non omnino, five depravate
trahat, atrophia pars laborabit: five id quidem quantum
et quale effe oportet fuppeditetur, caeterum fymptoma
aliquod in retentrice facultate confiftat fimile dictis ventri-
culi fymptomatis, atrophia fio quoque laborabit. Quod fi
hae facultates illaefis fungantur actionibus, excretrix autem
erraverit, plusquam oportet evacuans; fic quoque pars ma-
cilenta atrophiaque tabefcens reddetur. Jam alteratricis
facultatis fymptomatum illud quidem, quod veluti privatio
eft (quam apepfiam vocari diximus) liquido patet partem

72 ΓΑΛΗΝΟΥ ΠΕΡΙ ΤΩΝ ΣΥΜΠΤΩΜ.

Ed. Chart. VII. [39.] Ed, Baf. III. (216.

τὸ δ᾽ οἶον ἀῤῥωστία τις, ὅπερ καλοῦμεν βραδυπεψίαν, ἐν
χρόνῳ μὲν πλείονι, σαφῆ δ᾽ οὖν καὶ αὐτὴ ποιήσει ποτὲ τὴν
ἰσχνότητα· τῷ δὲ τρίτῳ συμπτώματι, τῆς δυσπεψίας ἀνάλο-
γον, οὐκ ἰσχνὸν καὶ ἄτροφον, ἀλλ᾽ ἐξηλλαγμένον τὴν ἰδέαν
ἀποδείξει τὸ μόριον, ὥσπερ ἔν τε ταῖς λεύκαις καὶ ταῖς ἐλε-
φαντιάσεσι φαίνεται. προσέχειν δὲ ἐνταῦθα χρὴ τὸν νοῦν καὶ
διορίζειν, πότερον χυμοῦ τινος ἐπιῤῥυέντος, ἢ τῶν στερεῶν
αὐτῶν οὕτω διακειμένων ἐξήλλακται τὰ τῆς χροιᾶς. εἰ μὲν γὰρ
διὰ χυμὸν, ἐξ ἑτέρου γένους τὸ σύμπτωμά ἐστι, καὶ οὐ τῆς
ἀλλοιωτικῆς δυνάμεως τὸ σφάλμα· εἰ δ᾽ ὅλον δι᾽ ὅλου τὸ μό-
ριόν ἐστιν οἶον οὐκ ἐχρῆν εἶναι, τῆς ἀλλοιωτικῆς δυνάμεως.
γίνεται μὲν γὰρ κἂν τοῖς ἰκτερικοῖς ἐξάλλαξις τοῦ κατὰ φύσιν
χρώματος, ἀλλὰ τοῦτο μὲν σύμπτωμά ἐστι τῆς διακριτικῆς
ἐνεργείας, πλὴν εἰ μὴ τῶν φλεβῶν αὐτῶν πάθος ποθ᾽ ὑπάρ-
χει, τηνικαῦτα γὰρ τῆς ἀλλοιωτικῆς ἐστιν· ἡ δὲ καθ᾽ ἕκαστον
μόριον ἴδιος ἄχροια, εἰ μὴ διά τινα χυμὸν ἔξωθεν ἐπίῤῥυτον
γίνεται, οἶον δυσπεψία τίς ἐστι τῆς ἐν αὐτῷ δυνάμεως ἀλ-
λοιωτικῆς τε καὶ πεπτικῆς. ἐξέλωμεν δὴ ταύτην ἐν τῷ

macilentam efficere. Alternum quafi imbecillitas quaedam
eft (quam bradypepfiam vocamus) haec fpatio quidem lon-
giore, fed manifeftam tandem aliquando maciem inducet.
Tertium vero fymptoma, dyfpepfiae fimile, non macilentam
et atrophia laborantem partem reddet, fed partis ideam per-
mutabit quemadmodum in leuce et elephantiafi cernitur.
Sed hic advertere ac diftinguere oportet, utrumne humore
aliquo affluente, an folidis ipfis ita affectis, mutatus color
fit. Nam fi ob humorem mutatus fit, alterius generis fym-
ptoma eft, non alteratricis facultatis error; fi autem tota
pars per totam, qualem effe oporteat, talis non fit, altera-
tricis facultatis *id vitium eft*. Fit enim et in arquatis natu-
ralis coloris mutatio; fed id fecretionis eft fymptoma, nifi
venarum ipfarum affectio fit; tunc enim alteratricis eft
facultatis. Vitiofus autem in fingulis privatim partibus co-
lor, nifi ex humoro aliquo extrinfecus affluente proveniat,
veluti quaedam dyfpepfia eft tum alteratricis, tum conco-
ctricis in ipfa parte facultatis. Ergo hanc atrophiam, quae

παρόντι λόγῳ τὴν ἀτροφίαν κακοτροφίαν τινὰ οὖσαν· ἐπὶ
δὲ τὴν στερητικὴν τῆς θρέψεως ὀνομαζομένην ἀτροφίαν ἐπα-
νελθόντες ἀναμνήσωμεν, ὡς αὕτη τε σύμπτωμά ἐστι καὶ
ἕπεται συμπτώμασιν ἄλλοτ᾽ ἄλλοις, ἤτοι περὶ τὴν ἑλκτικὴν,
ἢ περὶ τὴν καθεκτικὴν, ἢ τὴν ἀποκριτικὴν δύναμιν, ἢ καὶ
περὶ τὴν ἀλλοιωτικὴν αὐτὴν γιγνομένοις. ἁπάντων δὲ τού-
των τῶν συμπτωμάτων αἴτια τὰ νοσήματα. φέρε γὰρ ἐλλι-
πῶς ἐπί τι μόριον ἕλκεσθαι τὴν τροφὴν, καὶ διὰ τοῦτ᾽ ἀτρο-
φεῖν αὐτὸ, νόση(217)μα ἐξανάγκης προηγεῖταί τι ταύτης τῆς
ἐλλιποῦς ἕλξεως· εἴρηται γὰρ ὅταν αὐτὸ τὸ μόριον ἀῤῥωστό-
τερον ἐφ᾽ ἑαυτὸ τὴν τροφὴν ἐπισπᾶται, πάντως δή που
δύσκρατον ὑπάρχειν· νόσος δὲ ἡ δυσκρασία· εἰ δ᾽ εὔκρατον
μὲν εἴη τὸ μόριον, ἔμφραξις δέ τις ἐν τοῖς τῆς ἀναδόσεως
ὀργάνοις ὑπάρχουσα παρεμποδίζει τὴν ἀνάδοσιν, ἡ μὲν ἔμ-
φραξις νόσημα, [40] σύμπτωμα δ᾽ αὐτῆς ἡ βλάβη τῆς ἀνα-
δόσεως. οὐ μόνον δὲ ἐπερχόμενος ἕκαστον τῶν συμπτωμά-
των, ὅσα διά τινα βλάβην ἐνεργείας γίνεται, μάθοις ἂν ὡς
προηγεῖταί τι νόσημα πάντως αὐτῶν, ἀλλὰ κἀξ αὐτῆς τῆς

cacotrophia quaedam dicenda *potius* fit, a praefenti difpu-
tatione eximamus; ad atrophiam vero vocatam, qua nutri-
tionis fit privatio, reverfi illud admoneamus, tum ipfam
fymptoma effe, tum fymptomatis alias aliis, quae vel attra-
ctrici, vel retentrici, vel excretrici, vel alteratrici facultati
accidunt, fupervenire. Omnium vero horum fymptoma-
tum caufae morbi funt. Finge enim diminute ad aliquam
partem trahi alimentum, ideoque eam non nutriri, omnino
morbus aliquis diminutum hunc tractum praecedit. Di-
ctum enim eft, quum pars ipfa imbecillior ad fe ipfam ali-
mentum trahit, eam omnino fane intemperatam effe; mor-
bus autem *eft* intemperies: fi vero temperata quidem pars
fuerit, fed obftructio aliqua in diftributionis organis exiftens
diftributionem impediat, obftructio ipfa morbus eft; diftri-
butionis impedimentum, *ejus* fymptoma. Non folum au-
tem fingula fymptomata percurrens, quae aliqua functionis
laefione proveniunt, difces, quod omnino morbus ipfa prae-

Ed. Chart. VII. [40.]   Ed. Baf. III. (217.)

οὐσίας τῶν πραγμάτων ἔνεστί σοι χωρὶς ἐπαγωγῆς συλλογί-
ζεσθαι. τὴν μὲν γὰρ ὑγείαν αἰτίαν ἐνεργείας ἐθέμεθα, τὴν
δὲ νόσον αἰτίαν ἐνεργείας βλάβης· ἀλλὰ καὶ τὰ συμπτώματα,
περὶ ὧν δὴ νῦν τὸν λόγον ποιούμεθα, βλάβας ἐνεργειῶν
ὑπάρχειν ἔφαμεν. ἐκ δὲ τούτων ὑποκειμένων συμβαίνει,
τοῦ τοιούτου γένους τῶν συμπτωμάτων αἰτίας εἶναι τὰς
νόσους.

Κεφ. ε'. Ὅτι δὲ καὶ τὰ τῶν λοιπῶν δύο γενῶν αἱ νό-
σοι προηγοῦνται, λόγον αἰτίας ἔχουσαι πρὸς αὐτά, καὶ τοῦτο
δείξομεν ὀλίγον ὕστερον, ἐπειδὰν πρότερον ἅπαντα τὸν περὶ
αὐτῶν ἐπέλθωμεν λόγον, ἀρξάμενοι πάλιν ἀπὸ τῶν ἐν ταῖς
διαθέσεσι τοῦ σώματος συνισταμένων συμπτωμάτων. εἰσὶ
δ᾽ αὐτῶν αἱ πρῶται διαφοραὶ τέτταρες. τὰ μὲν γὰρ ὁρα-
τά, τὰ δ᾽ ἀκουστά, τὰ δ᾽ ὀσφραντά, τὰ δὲ γευστά, τὰ δ᾽
ἁπτὰ τετύχηκεν ὄντα. τὰ μὲν οὖν ὁρατὰ τὴν γένεσιν ἐν
ταῖς παρὰ φύσιν ἴσχει χροιαῖς, ἤτοι παντὸς ἅμα τοῦ σώμα-
τος, ἤ τινων μορίων ἤ τινος· ἅπαντος μὲν οὖν, ὡς ἐπὶ τῶν
ἰκτεριώντων ἔχει, καὶ τῆς ἡπατίτιδός τε καὶ σπληνίτιδος ὀνο-

cedit, fed etiam ex ipfa rerum effentia, licet citra inductio-
nem colligere. Etenim fanitatem actionis caufam pofuimus,
morbum autem laefae actionis caufam; at vero fymptomata,
de quibus nunc verba facimus, actionum effe laefiones dixi-
mus. Quare ex his propofitis colligitur hujus generis fym-
ptomatum morbos effe caufas.

Cap. V. Quod vero reliqua duo genera morbi prae-
cedant, et caufae rationem ad ipfa obtineant, id quoque pau-
lo poft docebimus, ubi prius integrum de ipfis abfolverimus
fermonem, aufpicati rurfus a fymptomatis quae in corporis
confiftunt affectibus. Sunt autem eorum primae differen-
tiae quatuor; alia namque fub vifum cadunt, alia fub au-
ditum, alia fub odoratum, alia fub guftum, alia fub tactum.
Ac vifilia quidem in coloribus praeter naturam ortum ha-
bent vel univerfi fimul corporis, vel quarundam partium,
vel partis alicujus. Univerfi quidem *corporis*, ut in ar-
quatis fe habet, in hepatitide et fplenitide vocatis morbis,

μαζομένης νόσου, καί τισιν ὑδέρων εἴδεσιν· ἔν τινι δὲ, καθά-
περ ἔν τε τῇ γλώττῃ μόνῃ πολλάκις ὁρᾶταί τις ἐξαίρετος
ἄχροια, καὶ τοῖς ἐξ ἀποστημάτων μορίοις μελανθεῖσιν ἢ πε-
λιδνοῖς γενομένοις, οὕτω δὲ κἂν τοῖς ἄνθραξι, κἂν τοῖς ἐρυ-
σιπέλασιν ἕρπησί τε καὶ γαγγραίναις ὑπαλλάττεται τὰ κατὰ
φύσιν χρώματα. τούτου τοῦ γένους ἐστὶ καὶ ἀλφὸς, καὶ
λεύκη, καὶ ἐλέφας, καὶ τἄλλα ὅσα τοιαῦτα. καὶ γὰρ καὶ
ταῦτα τὰς κατὰ φύσιν ὑπαλλάττει χροιάς. καὶ μὲν δὴ καὶ
πολλοῖς ἅμα μορίοις ἐστὶν εὑρεῖν ποτε συμβαίνουσαν ἄχροιαν
ἐν πολλοῖς τῶν νοσημάτων, ἤτοι περὶ τὰ σκέλη μᾶλλον, ἢ
περὶ τὸ πρόσωπον, ἢ σύμπαν γε τὸ ἄνω τοῦ σώματος, ἢ
σύμπαν τὸ κάτω. τὰς μὲν οὖν ὁρατὰς διαφορὰς ἐν τούτοις
ἐπισκεπτέον, τὰς δ᾽ ὀσφρητὰς ἐπί τε τῆς ἀναπνοῆς καὶ τῆς
διαπνοῆς πρῶτον. ὀνομάζω δὲ τὴν μὲν διὰ λάφυγγος ὁλκήν
τε καὶ αὖθις ἔκπεμψιν τοῦ πέριξ ἀέρος, ἀναπνοήν· τὴν δὲ
καθ᾽ ὅλον τὸ σῶμα, διαπνοήν. αἱ τοίνυν κατὰ ταύτας γινό-
μεναι δυσωδίαι παρὰ φύσιν ἐν τῷ τῶν συμπτωμάτων τε-
τάξονται γένει, μετὰ δὲ ταύτας αἱ κατὰ τὰ ὦτα καὶ ῥῖνας

et in hydropum fpeciebus quibusdam. Unius vero *partis*,
quemadmodum tum in lingua fola alienus color multoties
afpicitur, tum in partibus, quae abfceſſibus vel nigricant
vel livent. Sic et in carbunculis, et eryſipelate, et herpe-
tibus, et gangraenis, naturales colores immutantur. Hujus
generis funt vitiligo, leuce, elephantiaſis, aliaque id genus;
quippe haec quoque naturalem colorem mutant. Jam in
multis fimul partibus obortam decolorationem in multis
morbis comperire licet, vel circa crura magis, vel circa
faciem, vel circa totam fuperiorem corporis regionem, vel
circa totam inferiorem. Ac viſiles quidem differentiae in
his funt contemplandae. Odorabiles vero primum quidem
in refpiratione ac tranfpiratione; voco autem quod ambien-
tis nos aëris per fauces attrahitur et rurfus emittitur, re-
fpirationem; quod autem per totum corpus, tranfpiratio-
nem. Ergo quae his accidunt praeter naturam graveolen-
tiae, in hoc fymptomatum conftituentur genere; poft has
vero aurium, narium, axillarum foetores, et partium quae-

καὶ μασχάλας καὶ ὅσα μόρια κατὰ πάθος σήπεται. καὶ μὲν
δὴ κᾂν ταῖς ἐρυγαῖς ἔστιν εὑρεῖν ταὐτὸ τοῦτο γένος τῶν
συμπτωμάτων, ἤτοι καπνώδους, ἢ ὀξώδους, ἢ βρομώδους,
ἢ ἰχθυώδους, ἢ τινος ἑτέρας τοιαύτης ποιότητος ἐξοζούσης
τῆς ἐρυγῆς. κατὰ δὲ τὰς γευστὰς διαφορὰς αὐτῷ τῷ
κάμνοντι τεκμαίρεται τὰ συμπτώματα. καὶ γὰρ ἱδρῶτος
ἐγεύσαντό ποτε παραῤῥυέντος εἰς τὸ στόμα, καὶ τοῦ κατ᾽
αὐτὴν τὴν γλῶτταν σιάλου τῆς ποιότητος ἐξηλλαγμένης.
ὥσπερ οὖν καὶ τοῦ αἵματος, οἷς καὶ τοῦτο διὰ στόματος ἐκ-
κενοῦται καθ᾽ ὁντιναοῦν τρόπον, οἱ μὲν ἐπισήμως γλυκέος ἢ
ἁλμυροῦ γέ τινος ἢ πικροῦ τὴν αἴσθησιν ἴσχουσιν· οὕτω δὲ
καὶ τῶν ἐκ πνεύμονος ἀναγομένων καὶ τῶν ἐκ γαστρὸς ἐμου-
μένων οἱ μὲν ὀξέων, οἱ δ᾽ ἁλικῶν, οἱ δὲ πικρῶν, οἱ δὲ
γλυκέων, οἱ δ᾽ αὐστηρῶν αἰσθάνονται. πολλοὶ δὲ τῶν
ἰατρῶν καὶ ἱδρῶτος γεύεσθαι [41] δικαιοῦσιν αὐτοὶ καὶ
προσέτι τοῦ κατὰ τὰ ὦτα ῥύπου· τεκμαίρεσθαι γάρ τι κᾀκ
τούτου. καὶ μὴν καὶ τὰς ἁπτὰς διαφορὰς ἐν τούτοις τοῖς
συμπτώμασιν ἀριθμητέον, ἐπειδὰν ἐξιστῶνται τοῦ κατὰ φύ-
σιν, οἷον δέρμα σκληρὸν καὶ περιτεταμένον καὶ καρφαλέον.

cunque ob affectum putrefcunt. His amplius in ructu idem
fymptomatum genus licet invenire, ipfo ructu vel fumo-
fam, vel acidam, vel virofam, vel pifcium graveolentiam,
vel aliam quampiam ejusmodi referente qualitatem. In iis
vero quae fub guftum cadunt differentiis laborantes ipfi
fymptomata conjiciunt; nam fudorem defluentem in os ali-
quando guftant; ac ejus quae circa linguam eft falivae mu-
tatam qualitatem; quemadmodum fanguinem, quibus is quo-
cunque modo per os vacuatur, alii quidem notabiliter dul-
cem, alii falfum, alii amarum fentiunt. lta etiam et quae
ex pulmone rejiciuntur, et quae ex ventriculo evomuntur,
aliis haec acida, aliis falfa, aliis amara, aliis dulcia, aliis au-
ftera fentiuntur. At medicorum non pauci etiam fudores
atque aurium praeterea fordem guftu explorandam cenfent;
quippe ex hoc quoque aliquid conjectari *autumant*. Jam
tactiles differentiae, ubi naturae modum excefferunt, in
ejusmodi fymptomatis numerandae funt, veluti cutis dura

οὕτω δὲ καὶ πλαδαρὸν ἢ ῥυσσὸν ἤ τινα τοιαύτην ἑτέραν ἔχον
διαφοράν. ἐξ οὖν τῶν εἰρημένων δῆλον, ὡς καὶ τοῦτο τὸ
γένος ἅπαν ὑπὸ νοσημάτων γίνεται. τὰς μὲν γὰρ κατά τε
τὴν χροιὰν καὶ ἀτμὸν καὶ χυμὸν ἁπάσας διαφορὰς αὐτῶν τῶν
στερεῶν σωμάτων ἐν τοῖς φυσικοῖς λόγοις ἐμάθομεν ἑπομέ-
νας ταῖς κράσεσιν· οὕτω δὲ καὶ τὰς ἁπτὰς, καὶ πολύ γ' ἔτι
μᾶλλον ἁπασῶν τῶν εἰρημένων, ὅτι ταῖς δραστικαῖς ποιότη-
σιν ὁμογενεῖς αὐτὰς εἶπον, ὡς ὑπὸ τῆς αὐτῆς αἰσθήσεως κρι-
νομένας· καὶ γὰρ μαλακότης καὶ σκληρότης ὑπὸ τῆς ἁφῆς
δοκιμάζονται, καθάπερ αἱ δραστικαὶ ποιότητες ὁμογενεῖς
ὑπάρχουσαι. ὥσθ' ὅσον ἐν αὐταῖς παρὰ φύσιν, ἔκγονον
ἅπαν τοῦτο δυσκρασίας ἐστὶν, ὥσπέρ γε καὶ τὸ κατὰ φύσιν
εὐκρασίας. ἀλλ' ἔστιν ἅπασα δυσκρασία νόσος. ὥστε καὶ
τὰ τοιαῦτα συμπτώματα νοσημάτων ἔκγονα. τὰ δ' ἐξ ἐπιρ-
ρύτου τινὸς ὑγρότητος ἐγγινόμενα τοῖς μορίοις, ὁμογενῆ τοῖς
εἰρημένοις ὑπάρχοντα συμπτώμασι, τὰ μὲν γὰρ ἐμφράξεσιν,
ἢ θλίψεσιν ἑπόμενα, τὰ δὲ τοῖς τῶν ἑλκτικῶν τε καὶ ἀποκρι-

et diftenta et praearida; fimili modo praehumida vel rugofa
vel aliam quampiam ejusmodi habens differentiam. Ergo
ex dictis manifeftum eft hoc quoque fymptomatum genus
univerfum a morbis ortum habere. Quippe colorum, hali-
tuum, et faporum differentias omnes folidorum ipforum
corporum temperamenta fequi, in naturalibus libris didici-
mus; ita vero et eas quae fub tactum cadunt *differentias,* et
multo fane magis praedictis omnibus, quia activis qualitati-
bus congeneres eas effe dixi, ut quae ad ejusdem fenfus ju-
dicium referantur: etenim mollities duritiesque tactu judi-
cantur, haud aliter quam effectrices qualitates ipfis cogna-
tae. Quare quicquid in eis praeter naturam *eft,* id totum
intemperiei foboles eft, ut quod fecundum naturam eft, tem-
periei. At eft omnis intemperies morbus: quafe ejusmodi
fymptomata morborum funt foetus. Quae vero ex af-
fluente quodam humore partibus accidunt, ejusdem generis
cum praedictis fymptomatis, alia namque obftructiones, vel
anguftias fequentia, alia attractrieis et excretricis faculta-

τικῶν δυνάμεων ἔργοις κακῶς γινομένοις, ἀνάγκη καὶ ταῦτα
τὴν οἷον πηγὴν τῆς γενέσεως ἔχειν τὰ νοσήματα. ἢ μὲν οὖν
κατὰ τὸ ἧπαρ ἔμφραξις νόσημα οὖσα συνθέτου τε καὶ ὀργα-
νικοῦ σώματος, αἰτία τῆς κατὰ τὸν ἴκτερον ἀχροίας ἐστίν.
ἢ δὲ καθ᾽ ἕκαστον τῶν μορίων δυσκρασία, νόσημα οὖσα καὶ
αὐτὴ τῶν τοιούτων σωμάτων, ἄλλοτ᾽ ἄλλην αὐτῶν ἐμποδίζει
δύναμιν, ἤτοι τὴν ἕλκουσαν, ἢ τὴν ἀποκρίνουσαν, ἤ τινα
ἑτέραν, ἐφ᾽ αἷς ἀνωμάλως τε καὶ ἀτάκτως τῶν ἐν τῷ σώματι
διαῤῥεόντων ὑγρῶν ἄλλοτ᾽ ἄλλο μόριον ἀλλοιοῦται κατὰ
χροιὰν καὶ ἀτμὸν καὶ χυμὸν καὶ τὰς ἁπτὰς ἁπάσας διαφοράς.
ἀλλὰ μὴν καὶ ὅσον ὑπόλοιπόν ἐστι συμπτωμάτων γένος, ἤτοι
περὶ φωνὰς καὶ ψόφους τοὺς κατὰ τὸ ζῶον, ἤτοι κἂν τοῖς
ἐκκρινομένοις τοῦ σώματος ἢ ἐπεχομένοις, ἔκγονον ἅπαν καὶ
τοῦτο νοσημάτων ἐστίν, ἢ αὐτῶν ἄντικρυς, ἢ διὰ μέσων τι
νῶν συμπτωμάτων. ἐν μὲν γὰρ ταῖς φωναῖς αἵ τε κατὰ τὸ
στόμα καὶ τὴν φάρυγγα καὶ τὴν τραχεῖαν ἀρτηρίαν καὶ τὸ⸱
πνεύμονα καὶ τὸν θώρακα νόσοι τὰ συμπτώματ᾽ αὐτῶν ἐργά-
ζονται, κλονώδεις τέ τινας καὶ τρομώδεις καὶ βραγχώδεις

tum functiones male obitas; necesse est haec quoque veluti
fontem *suae* generationis morbos habere.   At jecinoris qui-
dem obstructio, quae compositi et organici corporis est mor-
bus, decolorationis in ictero causa est.   Cujusque vero simi-
laris partis intemperies, quae ipsa quoque ejusmodi corpo-
rum morbus est, alias aliam ejus facultatem impedit vel at-
tractricem vel excretricem vel aliam quampiam; ob quas
quum inaequaliter et sine ordine humores in corpore fluant,
partes alias aliae in colore, halitu, sapore, omnibusque ta-
ctilibus differentiis alterantur.   Quin etiam quodcunque
reliquum est symptomatum genus, sive id in vocibus sit et
sonis, qui in animalibus eduntur, sive in iis, quae a corpore
excernuntur, in eove detinentur; id totum etiam morbo-
rum est soboles, vel ipsorum proxime vel mediis quibusdam
symptomatis.   In vocibus enim morbi, qui in ore, faucibus,
arteria aspera, pulmone, et thorace sunt, symptomata faciunt,
et turbidas quasdam, tremulas, raucas, clangentesque vo-

καὶ κλαγγώδεις ἀποτελοῦσαι φωνάς· ἐν ἄλλοις δέ τισι τοῦ
ζώου μορίοις ἦχοί τε καὶ βορβορυγμοὶ καὶ τρυσμοὶ καὶ ὅσα
τοιαῦτα, τὰ μὲν ὑπὸ στενοχωρίας ὀργάνων ἢ κινήσεως
πλημμελοῦς, τὰ δὲ ὑπὸ πλεονεξίας φυσώδους πνεύματος,
ἢ καί τινων ἢ καὶ πάντων ἅμα τούτων συνιόντων ἀποτελεῖ-
ται περὶ ὧν ἐπιπλέον ἐν ταῖς τῶν συμπτωμάτων αἰτίαις
εἰρήσεται.

Κεφ. στ΄. Τὰ δ᾽ ἐκκρινόμενα τοῦ σώματος, ἢ κα-
τεχόμενα παρὰ φύσιν, εἰς τρεῖς μὲν τέμνεται καὶ αὐτὰ τὰς
πρώτας διαφοράς, ἢ ταῖς οὐσίαις ὅλαις, ἢ ταῖς ποιότησιν,
ἢ ταῖς ποσότησιν ἐξιστάμενα τοῦ κατὰ φύσιν. ἕπεται δὲ
πάντως νοσήμασιν ἢ αὐτοῖς ἄντικρυς ἢ διὰ μέσων ἑτέρων
συμπτωμάτων. αἱμοῤῥαγία μὲν γὰρ ὅλῳ [42] τῷ γένει τῆς
ἐκκρινομένης οὐσίας παρὰ φύσιν ἐστίν. ἀλλ᾽ ἤτοι τρωθέντος
ἢ ῥαγέντος ἢ ἀναστομωθέντος ἢ διαβρωθέντος ἀγγείου γί-
νεται. τούτων δὲ ἡ μὲν τρῶσις καὶ ἡ ῥῆξις καὶ ἡ διάβρω-
σις νόσημά ἐστιν ὁμοιομεροῦς ἴδιον· ἡ δ᾽ ἀναστόμωσις
ἴδιον ὀργανικοῦ, ποτὲ μὲν τῆς περισταλτικῆς δυνάμεως

ces efficiunt. In aliis vero quibusdam animalis partibus
fonitus, murmurilla, ſtridores aliaque ejusmodi, partim
quidem ob inſtrumentorum anguſtiam, vel errabundum mo-
tum, partim ob flatulenti ſpiritus abundantiam, vel etiam
quibusdam, vel etiam omnibus cum his concurrentibus cien-
tur, de quibus plenius inter ſymptomatum cauſas agetur.
Cap. VI. Quae vero praeter naturam vel a corpore
excernuntur, vel retinentur, ea quoque in primas tres ſe-
cantur differentias, quum vel tota ſubſtantia, vel qualitate,
vel quantitate ab eo, qui ſecundum naturam eſt *ſtatu*, dece-
dunt. Sequuntur autem omnino morbos vel ipſos nullo in-
terpoſito affectu, vel aliis ſymptomatis intercedentibus. Nam
ſanguinis profuſio toto excretae ſubſtantiae genere praeter
naturam eſt; ea vero vel vulnerato, vel rupto, vel aperto vaſis
oſculo vel eroſo vaſe incidit. Porro horum vulneratio, ruptio
et eroſio, proprii ſimilarium partium morbi ſunt; apertio oſ-
culorum, organicarum; quae interdum comprehenſiva ſeu

Ed. Chart. VII. [42.]   Ed. Baf. III. (217. 218.)

ἀρρωστούσης, ποτὲ δὲ τῆς ἀποκριτικῆς ἀμέτρως (218) κινου-
μένης, ποτὲ δὲ ἀμφοτέρων ἅμα βεβλαμμένων ἀποτελουμένη.
οὕτω δὲ καὶ ῥοῦς γυναικεῖος ἤτοι διὰ τὰ τῶν εἰρημένων
ἐνεργειῶν συμπτώματα γένοιτ᾽ ἄν, ἢ λεπτοῦ καὶ ὀρρώδους
τοῦ παντὸς αἵματος ἀποτελεσθέντος. ἔστι δὲ καὶ τοῦτο
σύμπτωμα, γένεσις δ᾽ αὐτοῦ πολυειδής. ἤτοι γὰρ τῆς ἔξαι-
ματούσης δυνάμεως, ἢ τῆς διακρινούσης τό τε λεπτὸν καὶ
ὀρρῶδες, ἢ τῆς ἐκκρινούσης, τὸ σφάλμα. γένοιτο δ᾽ ἄν
ποτε καὶ τῆς καθεκτικῆς ἀμέτρως ἐνεργούσης καὶ τοῦ δέρμα-
τος πυκνωθέντος καὶ τῶν νεφρῶν στεγνωθέντων. οὕτω δὲ
καὶ ἱδρῶτας ἀμέτρως ἐκκρίνεσθαι, ἢ ἴσχεσθαι μὴ δεόντως,
ἤτοι διὰ τὴν τοῦ δέρματος διάθεσιν, ἢ διά τινα τῶν εἰρημέ-
νων δυνάμεων, ἢ δι᾽ αὐτὴν τὴν τῶν ὑγρῶν φύσιν ἀναγκαῖον
γίνεσθαι. καὶ δῆλον ὡς ἐν ἅπασι τοῖς τοιούτοις λόγοις
παραδιαζευκτικοῖς συνδέσμοις χρώμεθα. πάντως μὲν γὰρ ἐφ᾽
ἑκάστῳ τῶν εἰρημένων συμπτωμάτων εἷς τις ὑπάρχει τρόπος
τῆς αἰτίας, οὐ μὴν κεκώλυταί γε δύο καὶ τρεῖς καὶ πάντας
ἅμα συνιέναι. δῆλον δὲ ὡς ἐκ τούτου τοῦ γένους ἐστὶ τῶν

retentrice facultate imbecilla; interdum excretrice immo-
derate concitata, interdum ambabus fimul laefis ortum ha-
bet. Simili modo fluxus muliebris vel propter jam dicta-
rum actionum fymptomata fiet, vel quod totus fanguis te-
nuis ferofusque fit redditus. Eft vero et id fymptoma, cu-
jus etiam multiplex habetur ortus. Nam vel facultatis
fanguinem procreantis, vel tenue et ferofum fecernentis,
vel excernentis error *eft*: incidere autem aliquando poteft,
et retentrice immoderate opus fuum urgente, et cute den-
fata, et renibus conftipatis. Sic et fudores immodice ex-
cerni, vel indebite retineri, aut propter cutis affectum, aut
propter dictarum facultatum aliquam, aut ipfam humorum
naturam neceffario continget. Conftat quoque in omnibus
hujusmodi fermonibus nos disjunctivis uti conjunctionibus;
omnino enim cuique dietorum fymptomatum unus quidam eft
caufae modus, nihil tamen prohibet duos, tres, et fimul
omnes concurrere. Patet autem et dyfuriam, et ifchuriam,

συμπτωμάτων, δυσουρία τε καὶ ἰσχουρία καὶ στραγγουρία
καὶ ὁ καλούμενος ὕδρωψ εἰς ἀμίδα, τινὲς δὲ διαβήτην αὐτὸν
ὀνομάζουσι, ἄλλοι δὲ διάῤῥοιαν εἰς οὖρα. καὶ μὲν δὴ καὶ
τὰ χρώματα τῶν ἐκκρινομένων παρὰ φύσιν, ἢ τὰς ὀσμὰς,
οὐδὲν ἔτι δεόμεθα δεικνύειν ἐξ ἀνάγκης ἑπόμενα ταῖς νόσοις,
εἴ γε μηδὲν τῶν τοιούτων ἄνευ δυσκρασίας γίνεται. δῆλον
δὲ καὶ ὡς τὸ προκείμενον ἀποδέδεικται σαφῶς. ἁπάσης γὰρ
τῶν συμπτωμάτων τῆς φύσεως ἡγεῖσθαι χρὴ νοσήματα, ὡς
γίνεσθαι πολλάκις οἷον στίχον τινὰ συμπτωμάτων ἐφεξῆς ἀλ-
λήλοις· ὑπὸ μὲν τοῦ νοσήματος αὐτοῦ τὸ πρῶτον, ὑπὸ δὲ
τούτου τὸ δεύτερον, εἶτ᾽ αὖθις ὑπ᾽ ἐκείνου τὸ τρίτον, εἶθ᾽
ἑξῆς ἐπὶ τούτῳ τὸ τέταρτον. ἀλλ᾽ ἐνταῦθα μὲν προσέχειν
ἀκριβῶς χρὴ τὸν νοῦν καὶ διορίζειν ἐπιμελῶς τῶν ἔργων
τοῦ ζώου τὰ συμπτώματα. πολλαχῇ γὰρ ἀλλήλοις οὕτως
ἔοικεν, ὡς καὶ τὸ σύμπτωμα ἔργον νομίζεσθαι καὶ τοὖρ-
γον σύμπτωμα. καὶ εἰ μή τις ἔχει τι κἂν τούτῳ κριτήριον
ὑγιὲς, ἐξ ὧν ἂν αὐτὸς σφάλληται συκοφαντήσει τὸν λόγον.
εἰ γὰρ δὴ τῶν κατὰ φύσιν ἐκκρίσεων, οὕτω δὲ καλοῦσι τὰς

et ſtranguriam, et hydropem ad matulam vocatum, quem
alii diabeten, aliqui urinae fluorem nominant, ex hoc ge-
nere ſymptomatum eſſe. Jam quod eorum, quae praeter
naturam excernuntur, et colores et odores morbos neceſſa-
rio ſequantur, nihil opus eſt demonſtremus, ſi modo nihil
ejusmodi citra intemperiem oboriatur. Patet autem et
quod propoſitum a nobis eſt, clare eſſe demonſtratum; om-
nem enim ſymptomatum naturam ut morbi praecedant opor-
tet, ut fiat nonnunquam ſymptomatum ordine ſibi invicem
ſuccedentium veluti ſeries quaedam: a morbo quidem ipſo
primum, ab hoc vero ſecundum, dein rurſus poſt hoc
tertium, ac ab iſto deinde quartum. Verum hic accurate
mentem oportet adhibere ac diligenter diſtinguere a fun-
ctionibus animalis ſymptomata; ſaepe enim ita ſimilia inter
ſe ſunt, ut et ſymptoma functio putetur et functio ſym-
ptoma. Ac niſi quis in hoc ſano ſit praeditus judicio, ex
iis, in quibus ipſe fallitur, noſtram orationem calumniabi-
tur. Si namque naturalium excretionum (ſic autem vocant

ἐπὶ τῶν ὑγιαινόντων γιγνομένας, ἤτοι τὸ ποσὸν, ἢ καὶ τὸ
ποιὸν, ἢ καὶ τὸ γένος αὐτὸ τῆς οὐσίας ὑποθέμενός τις σκο-
πὸν, ἔπειτα πρὸς τοῦτ᾽ ἀποβλέπων κρίνοι τὰ συμπτώματα,
σφαλήσεται πολλαχόθι. πολλαπλάσιος γὰρ ἱδρὼς ἐνίοτε
τοῦ κατὰ φύσιν, ἢ γαστρὸς διαχώρησις, ἢ οὖρα τοῖς ἀρ-
ρωστοῦσι γίνεται, μὴ ὅτι βεβλαμμένης ἐνεργείας τινὸς, ἀλλὰ
καὶ μετὰ ῥώμης καὶ προνοίας τοῦ ζῴου γιγνομένης. ἔνια
μέν γε καὶ ὅλῳ τῷ γένει παρὰ φύσιν ὑπάρχοντα, καθά-
περ αἱμορραγίαι διὰ τᾶν ῥινῶν, ἢ ἔμετος, ἢ αἵματος ὑπο-
χώρησις, ἢ αἱμορροῖς, ἤ τι τοιοῦτον ἕτερον, ὅμως οὐδέπω
παρὰ φύσιν ἐστὶν, ἂν ἐν καιρῷ γίνηται. τὸ δ᾽ ἐν καιρῷ
δῆλον ὅτι τοῦτ᾽ ἔστιν, ἂν τὸ λυποῦν ἐκκαθαίρηται.
μενούσης οὖν τῆς ὁμολογίας, ἢν ἐξ ἀρχῆς ὡμολογήσαμεν,
ὡς αἱ τῶν ἐνεργειῶν βλάβαι συμπτώμαθ᾽ ὑπάρχουσιν, οὐ-
δὲν τῶν ἐπ᾽ ὠφελείᾳ γινομένων ἐκ τούτου τοῦ γένους ἐστὶ
τῶν συμπτωμάτων. ἔργον γὰρ φύσεως ἕκαστον αὐτῶν
μᾶλλον ἢ βλάβη τις ὑπάρχει. ἀλλ᾽ ἴσως τις [43] ὑπάξει
θατέρῳ γένει τῶν συμπτωμάτων, τῷ τῆς παρὰ φύσιν

eas quae fanis accidunt) vel quantitatem, vel qualitatem, vel
genus ipfum fubftantiae pro fcopo fibi proponat, deinde huc
intuens, fymptomata judicet, paffim aberrabit. Quippe fu-
dor aliquando multo amplior quam pro naturae modo, vel
alvi dejectio, vel urina aegrotantibus accidit, non folum
nulla actione laefa, fed etiam cum virium robore et provi-
dentia animalis. Quamvis enim quaedam toto genere prae-
ter naturam fint, ut fanguinis per nares profufio, vel vomi-
tus, vel fanguinis dejectio, vel haemorrhois, vel aliud ejus-
modi, tamen praeter naturam adhuc non funt, fi in tem-
pore fiant. Patet autem in tempore dici, fi id, quod mole-
ftum eft, expurgetur. Manente igitur fententia, quam ab
initio ceffimus, quod fymptomata actionum laefiones fint,
nihil eorum, quae ad *animalis* commodum fiunt, ex hoc
genere fymptomatum eft; opus namque naturae unumquod-
que eorum potius eft, quam laefio aliqua. Ad alterum for-
taffis fymptomatum genus, ad affectum nimirum praeter na-

διαθέσεως, ἅπαντα τὰ τοιαῦτα. τὸ γὰρ ὅλως διῃρῆσθαί
τινα φλέβα καθ᾽ ὁτιοῦν μόριον τοῦ σώματος, ἢ ἀνεστο-
μῶσθαι μέχρι τοῦ προχεῖν ἃ πρότερον ἔστεγεν, οὐ κατὰ
φύσιν εἶναι διάθεσιν. καί τοι κἀνταῦθα τὴν διάῤῥοιαν
τῆς γαστρὸς, ἢ τὸ τῶν οὔρων πλῆθος οὐκ ἂν ἔχοι δει-
κνύναι πάντως ἑπόμενα ταῖς παρὰ φύσιν διαθέσεσιν. αἱ-
μοῤῥαγίας μὲν γὰρ καὶ ἐμέτους ὅλῳ τῷ γένει φησί τις,
παρὰ φύσιν ὑπάρχειν, οὔτε δὲ ἡ διὰ γαστρὸς, οὔτε ἡ
διὰ κύστεως, οὔτε ἡ διὰ μήτρας ἔκκρισις ὅλῳ τῷ γένει
παρὰ φύσιν. ἴσως δ᾽ ἀμφισβητήσει τις καὶ περὶ τῶν
ἱδρώτων, ὡς οὐδ᾽ αὐτῶν ὄντων κατὰ φύσιν. καὶ γὰρ
οὖν καὶ ὁ Διοκλῆς ἱκανῶς ἐπεχείρησεν εἰς τοῦτο. πάνυ
δ᾽ εἶναι τραχὺ δοκεῖ τόδε τὸ δόγμα καὶ παρὰ τὴν ἐνάρ-
γειαν, εἰ καὶ ὅτι μάλιστα πιθανῶς κατασκευάζηται. περὶ
μὲν δὴ τῶν τοιούτων ἴσως ἄν ποτε καὶ αὖθις εἰπεῖν
ἂν γένοιτο ἡμῖν· παντάπασι γὰρ ὀλίγα διαμφισβητεῖται·
περὶ δὲ τοῦ παντὸς πλήθους τῶν ἄλλων συμπτωμάτων
ἱκανῶς ἐπιδέδεικται, καὶ χρὴ καταπαύειν ἤδη καὶ τόδε

turam, aliquis omnia talia reducet; omnino enim divifam
effe in quacunque animalis parte venam aliquam, aut ejus
ofculum apertum, quoad fanguinem, quem prius retinuerat,
profundat, hunc affectum fecundum naturam non effe.
Quanquam hic quoque alvi fluorem, aut urinae copiam do-
cere non poffit affectibus praeter naturam omnino fuccedere;
fanguinis namque profufiones et vomitiones toto genere prae-
ter naturam effe dicet quis: at non ea, quae per ventrem
aut veficam aut uterum fit, excretio toto genere praeter na-
turam eft. Fortaffe vero dubitaverit quispiam et de fudori-
bus, ceu nec ipfi fecundum naturam fint; quippe quod Dio-
cles etiam docere tentavit. Videtur autem dura effe opi-
nio et praeter rerum evidentiam, tametfi eam maxime pro-
babiliter confirmat. Ac de talibus quidem pofthac aliquan-
do fortaffe agetur; perpauca enim funt de quibus ambigi-
tur. De reliquorum vero fymptomatum tota multitudine

F 2

τὸ γράμμα. καὶ γὰρ δὴ καὶ γεγυμνασμένος τις ἐν τοῖς
ὁμολογουμένοις ῥᾷον ἂν ἀκολουθήσειε τῇ τῶν ἀμφισβη-
τουμένων κρίσει.

abunde eft difputatum, finiendusque jam hic liber eft. Si
quis enim exercitatus in conceſſis fuerit, facilius de iis, quae
in dubio funt, judicium confequetur.

ΓΑΛΗΝΟΥ ΠΕΡΙ ΑΙΤΙΩΝ ΣΥΜΠΤΩ-
ΜΑΤΩΝ ΒΙΒΛΙΟΝ ΠΡΩΤΟΝ.

Ed. Chart. VII. [43.]   Ed. Baf. III. (218.)

Κεφ. α'. Τὰς αἰτίας τῶν συμπτωμάτων ἐν τοῖσδε
τοῖς γράμμασι σκεψώμεθα, τὴν αὐτὴν τῷ λόγῳ τάξιν φυ-
λάττοντες, ἣν κἂν τῷ περὶ διαφορᾶς αὐτῶν ἐποιησάμεθα.
ἔστι μὲν οὖν τὰ σύμπαντα γένη τρία τῶν συμπτωμάτων.
ἀλλὰ περὶ μὲν τούτου τοῦ πρώτου ὁ λόγος ἡμῖν ἐγένετο,
καθὸ καὶ βεβλάφθαι τὴν ἐνέργειαν ἔφαμεν, οὕτως ἀκούειν
ἀξιώσαντες, ὡς εἰ καὶ τελέως τις ἀπόλοιτο. διττῶν δ'
οὐσᾶν κατὰ γένος ἐνεργειῶν, τῶν μὲν φυσικῶν, τῶν δὲ
ψυχικῶν, ἀπὸ τῶν ψυχικῶν ἠρξάμεθα, καὶ ταύτας τριχῇ

GALENI DE SYMPTOMATVM CAVSIS
LIBER PRIMVS.

Cap. I. Cauſas ſymptomatum his in libris contem-
plabimur, eundem orationis ordinem ſervantes, quem in
libro de ipſorum differentiis jam poſuimus. Quum igitur
ſymptomatum genera in univerſum tria ſint, de eo primum
nobis oratio fuit, in quo laeſam eſſe actionem diximus, et
ita eam intelligere volumus, ſi qua etiam omnino perierit.
Quum autem duplices genere ſint actiones, aliae naturales,
aliae animales; ab animalibus auſpicati eas quoque tripar-

διελόμενοι, τὰς μὲν αἰσθητικὰς, τὰς δὲ κινητικὰς, τὰς δὲ
ἡγεμονικὰς ἐκαλέσαμεν. ἐν τοίνυν ταῖς αἰσθη[44]τικαῖς ἐνερ-
γείαις τριττὴ τῶν συμπτωμάτων ἐστὶν ἡ διαφορά· μία μὲν
αὐτοῦ τοῦ πρώτου τῆς αἰσθήσεως ὀργάνου πεπονθότος·
ἑτέρα δὲ τῆς αἰσθητικῆς δυνάμεως· ἡ τρίτη δὲ τῶν εἰς
ὑπηρεσίαν τινὰ τοῦ πρώτου τῆς αἰσθήσεως ὀργάνου γεγο-
νότων.

Κεφ. β΄. Οἶον ἐν ὀφθαλμῷ τὸ μὲν πρῶτον ὄργα-
νον αἰσθητικόν ἐστιν τὸ κρυσταλλοειδὲς, ἐδείχθη γὰρ τοῦτο
μόνον ὑπὸ χρωμάτων ἀλλοιούμενον· ἡ δὲ αἰσθητικὴ δύναμις,
ἡ ἐξ ἐγκεφάλου παραγινομένη διὰ τοῦ καθήκοντος εἰς αὐτὸν
νεύρου· τὰ δ᾽ εἰς ὑπηρεσίαν αὐτοῦ γεγονότα σύμπαντά ἐστι
τὰ ἄλλα τὰ κατὰ τὸν ὀφθαλμὸν μόρια. καὶ τοίνυν ἤτοι κα-
κῶς, ἢ οὐδ᾽ ὅλως ὄψεται τὸ ζῶον, ἑνός γέ τινος ἐκ τῶν
εἰρημένων βεβλαμμένου. τὰ μὲν οὖν τοῦ κρυσταλλοειδοῦς
νοσήματα κατὰ τὰς ὀκτὼ δυσκρασίας ἐστὶ, τὰ δὲ τῆς δυνά-
μεως ἢ τῷ τὸ νεῦρον ἢ τῷ τὸν ἐγκέφαλον πεπονθέναι. ὀκτὼ
δὲ καὶ τούτων ἑκατέρου τὰ γένη, τά γε ὡς ὁμοιομερέσιν

titas, alias fentientes, alias motrices, alias principes appel-
lavimus.   Ergo in fentiendi actionibus triplex fymptoma-
tum eft differentia; una quum ipfum primum fenfus orga-
num male affectum eft; altera, quum fentiendi facultas;
tertia, quum *partium* ad ufum aliquem primi fenfus organi
procreatarum *quaepiam male habet.*

Cap. II.   Exempli gratia in oculo primum fentiendi
inftrumentum cryftallinus eft humor, eum namque folum a
coloribus alterari demonftratum eft.   Sentiens vero facul-
tas, quae a cerebro per nervum in ipfum defcendentem pro-
cedit.   Ad illius vero ufum caeterae omnes oculi partes
funt conditae.   Itaque una quadam parte ex praedictis laefa
vel male videbit animal, vel prorfus non videbit.   Jam
cryftallini quidem humoris morbi per octo intemperies di-
ftinguuntur, *morbi* autem facultatis, vel quod nervus, vel
quod cerebrum male fit affectum, *ortum habent.*   Atque
utriusque horum octo funt morbi, ipfis ut fimilaribus par-

αὐτοῖς γινόμενα νοσήματα, τὰ δὲ ὡς ὀργανι(219)κοῖς, ἐμ-
φράξεις τε καὶ θλίψεις, ὅσα τε δι᾽ ἐπιῤῥοὴν ὑγρῶν ὄγκον
ἐργάζεται παρὰ φύσιν. ἡ δὲ τῆς συνεχείας λύσις ἐπὶ πᾶσι
τοῖς εἰρημένοις κοινὸν ὁμοιομερῶν τε καὶ ὀργανικῶν μορίων
ἐστὶν, οὐκ ἐγκεφάλῳ μόνον, ἢ νεύρῳ συμβῆναι δυνάμενον,
ἀλλὰ καὶ τῷ κρυσταλλοειδεῖ. τούτῳ μέν γε καὶ τῷ μετακινη-
θῆναί τε καὶ μεταστῆναι τῆς οἰκείας ἕδρας ὀργανικὸν συμπίπτει
νόσημα, τῆς μεταστάσεως, εἰ μὲν ἤτοι πρὸς τὸν μέγαν ἢ τὸν
μικρὸν γίγνοιτο κανθὸν, οὐδὲν ἀξιόλογον βλαπτούσης, εἰ δ᾽
ἄνω καὶ κάτω, διπλᾶ ποιούσης ἅπαντα φαίνεσθαι τὰ ὁρώ-
μενα. ταυτὶ μὲν οὖν ἐστι τά τε τοῦ πρώτου τῆς ὄψεως ὀρ-
γάνου νοσήματα καὶ τῶν τὴν δύναμιν αὐτῷ χορηγούντων.
τὰ δὲ τῶν χρείαν τινὰ παρεχομένων, εἰ κατὰ τὸ τρῆμα τοῦ
ῥαγοειδοῦς, ἢ καὶ τὸ μεταξὺ τούτου τε καὶ τοῦ κρυσταλλοει-
δοῦς, ὑγρόν τε καὶ πνεῦμα συσταίη τηλικοῦτον, ὡς ἐμποδί-
σαι τὸ πρῶτον τῆς ὄψεως ὄργανον πρὸς τὴν τῶν αἰσθητῶν
διάγνωσιν. κατὰ δὲ τὸν αὐτὸν τρόπον καὶ ἡ πρὸ τῆς κόρης

tibus accidentes; atque alii, ut organicis, tum obſtructio-
nes, tum compreſſiones, tum quaecunque ex humorum af-
fluxu molem praeter naturam moliuntur. Continui vero
folutio praeter omnia praedicta, tum fimilaribus, tum or-
ganicis partibus communis eſt *affectus*, qui non cerebro
modo, aut nervo, fed etiam cryſtallino humori accidere po-
teſt, huic autem, quod a propria fede dimoveatur ac dece-
dat, organicus morbus accidit. Haec fedis mutatio, fi ver-
fus aut angulum majorem aut minorem fiat, nihil effatu
dignum oblaedit. Si vero furfum deorfumve *translatio*
fiat, duplicia, quae cernuntur, omnia apparere facit. At-
que hi quidem funt tum primi vifus organi, tum eorum,
quae illi facultatem fubminiſtrant, morbi. Earum vero
partium, quae ufum aliquem ei conferunt, hi *funt morbi*,
fi in uveae tunicae foramine, vel etiam inter hanc et cry-
ſtallinum humor fpiritusve tantus conſtiterit, ut primum
vifus organum ad fenfibilium dignotionem impediat. Ad
eundem modum corneae quoque pars ea, quae pupillae

88 ΓΑΛΗΝΟΥ ΠΕΡΙ ΑΙΤΙΩΝ ΣΤΜΠΤΩΜ.

Ed. Chart. VII. [44.]   Ed. Baf. III. (219.

μοῖρα τοῦ κερατοειδοῦς ἐμποδίζει τὴν ὄψιν, ἄν τε κατὰ τὸν
ἑαυτῆς λόγον, ἄν τε κατ᾽ ἄλλόν τινα τρόπον ἐξίστηται τοῦ
κατὰ φύσιν. τὸ μὲν οὖν τρῆμα κατὰ τέσσαρας τρόπους
ὑπαλλάττεται τῆς αὐτοῦ φύσεως, ἢ αὐξανόμενον, ἢ μειού-
μενον, ἢ παρασπώμενον, ἢ ῥηγνύμενον. ἀλλ᾽ ἡ μὲν αὔξη-
σις ἀεὶ βλάπτει τὴν ὄψιν, ἄν τ᾽ ἐκ γενετῆς ᾖ, ἄν τε ὕστερον
συμβαίνῃ. ἡ δὲ μείωσις, ἐκ γενετῆς μὲν, ὁράσεως ὀξυτάτης
ἐστίν· αὖθις δὲ εἰ γίγνοιτο, μοχθηρᾶς. τῶν δὲ ἄλλων οὐ-
δέτερον οὔτ᾽ ἐκ γενετῆς οὔθ᾽ ὕστερον οὐδὲν ὅ τι καὶ ἄξιον
λόγου παραβλάπτει τὴν ὄψιν. ἑωράκαμεν γὰρ ἤδη πολλάκις
ἐπὶ προπτώσεσι βραχείαις τοῦ ῥαγοειδοῦς συνουλωθείσαις
παρασπωμένην τὴν κόρην, οὐδὲν δὲ εἰς τὸ βλέπειν τὸν ἄν-
θρωπον ἐμποδιζόμενον, ὅταν γε δὴ τὴν πρὸ αὐτῆς μοῖραν
τοῦ κερατοειδοῦς διαυγουμένην ἀμέμπτως ἔχῃ. ταυτὶ μὲν
οὖν ἡ πεῖρά γε δείκνυσιν· ἡ δ᾽ αἰτία, δι᾽ ἣν μὲν εὐρύτης
τοῦ τρήματος ἀεὶ βλαβερὸν εἰς εὐαισθησίαν ὄψεως, ἡ δὲ στε-
νότης οὐκ ἀεὶ, σκέψεως ἀξία. δοκεῖ δέ μοι τὸ ἀπ᾽ ἐγκεφά-
λου καταφερόμενον ἐπὶ τὸν ὀφθαλμὸν νεῦρον, ὃ δὴ καὶ

praepofita eft, vifum impedit, five ea per fe, five alia qua-
piam ratione ab eo, qui fecundum naturam eft, ftatu deceffe-
rit. Igitur foramen uveae quatuor modis a propria natura
deflectit, vel auctum, vel imminutum, vel in aliquam partem
divulfum, vel ruptum. Atqui incrementum five ab ortu
fit, five poft acciderit, femper vifum laedit; imminutio ve-
ro in utero contracta acutiffimi vifus eft; quae vero poft
accidit, pravi. Reliquorum *vitiorum* neutrum, five ab ori-
gine, five poft acciderit, laefionem effatu dignam vifui ad-
fert. Jam enim faepenumero vidimus in parva uveae pro-
cidentia cicatrice inducta detortam pupillam, hominem ta-
men quo minus cerneret haud quaquam fuiffe impeditum,
quum ante fe corneae partem fplendidam inculpate haberet.
Atque haec quidem experientia docuit. Verum caufa pro-
pter quam laxitas foraminis ad perfpicaciam vifus femper
fit noxia, anguftia non femper, difcuffione digna eft. Vi-
detur autem mihi nervus is, qui a cerebro ad oculum de-

πόρον ὀνομάζουσιν οἱ περὶ τὸν Ἡρόφιλον, ὅτι τοῦτο μόνον
φανερόν ἐστι τὸ τρῆμα, πνεύματος ὑπάρχειν ὁδὸς αἰσθητικοῦ.
καὶ διὰ τοῦτο ἐπειδὰν [45] ἐπιμύσαιμεν τὸν ἕτερον τῶν
ὀφθαλμῶν, εὐρύνεσθαι συμβαίνει θατέρου τὴν κόρην, ὡς
ἂν εἰς τὸν ἕνα μόνον ἰόντος τοῦ πνεύματος, ὃ πρότερον εἰς
ἀμφοτέρους ἐμερίζετο. ταῦτά τοι καὶ ἡ τῶν ὑποκεχυμένων
διάγνωσις, εἴτ᾽ ὄψονται παρακεντηθέντος καὶ κατενεχθέντος
τοῦ ὑποχύματος, εἴτε μὴ, διὰ τούτου μάλιστα γίγνεται τοῦ
σημείου. οἷς μὲν γὰρ εὐρύνεσθαι συμβαίνει τὴν κόρην, μύ-
σαντος θατέρου τῶν ὀφθαλμῶν, τούτους μὲν ἐλπὶς ὄψεσθαι
παρακεντηθέντας οἷς δὲ οὐκ εὐρύνεσθαι, τούτων οὐδεὶς οὐδὲ
πώποτε εἶδεν, οὐδ᾽ ἂν ἀνωδυνώτατά τε καὶ κάλλιστα χει-
ρουργηθῶσιν. ἐξ ὧν ἁπάντων εὔδηλον, ὡς ἐπιῤῥεῖ τι πνεῦμα
τοῖς ὀφθαλμοῖς ἐξ ἐγκεφάλου ψυχικὸν, εἴς τε τὸ κρυσταλλοει-
δὲς ὑγρὸν αὐτὸ καὶ τὴν προκειμένην ἅπασαν χώραν, ἣν διο-
ρίζει τὸ τρῆμα τοῦ ῥαγοειδοῦς. ὅταν οὖν ἡ κόρη γίγνεται
μείζων, εἴτε κατὰ τὴν πρώτην διάπλασιν, εἴθ᾽ ὕστερον, οὐκ ἐκ-
πληροῦται καλῶς ὑπὸ τοῦ πνεύματος ἅπασα· χεῖσθαι τοίνυν

fertur, quem meatum appellant Herophili fectatores, quod
hic folus foramen manifeftum habeat, fenfibilis fpiritus via.
Proinde quum altero oculo connivemus, alterius pupillam
dilatari contingit, tanquam in unum folum commeante fpi-
ritu, qui prius in duos erat difpertitus. Itaque etiam hoc
maxime figno dignofcitur, an fuffufi conpuncta et detracta
fuffufione vifum recepturi fint, an non. Quippe quibus al-
tero oculo conniventibus, alterius pupillam dilatari contin-
git, iis fi conpunctio adminiftretur, recipiendi vifus fiducia
eft; quibus non dilatatur, horum nemo unquam vidit, ne-
que fi minimo cum dolore ac commodiffime iis eft admini-
ftrata *compunctio*. Ex his omnibus liquet confluere ad
oculos a cerebro fpiritum animalem tum in cryftallinum
ipfum humorem, tum in totum illi objectum fpatium, quod
uveae foramen determinat. Quum igitur amplior fuerit
pupilla, five in prima ftatim conformatione, five poftea, non
probe univerfa animali expletur fpiritu; fundi igitur, dif-

ἀναγκάζεται καὶ διαλύεσθαι καὶ σκεδάννυσθαι· κατὰ δὲ
τοὐναντίον ἐν τῇ μικροτέρᾳ κόρῃ συνάγεται καὶ σφίγγεται καὶ
πυκνοῦται τὸ πνεῦμα. δέδεικται δ᾽ ἐν τοῖς περὶ χρείας μο-
ρίων, ὡς τὸ μὲν συνάγεσθαί τε καὶ σφίγγεσθαι πρὸς εὐαισθη-
σίαν αὐτῷ συντελεῖ· τὸ δὲ διαλύεσθαί τε καὶ σκεδάννυσθαι
πρὸς δυσαισθησίαν ἀπάγει. τί δή ποτ᾽ οὖν ἡ σμικρυνθεῖσα
κόρη λόγῳ νοσήματος, οὐ φύσει, πολὺ χείρων ἀποτελεῖται
τῆς συμμέτρου; ἢ διότι μοχθηραῖς διαθέσεσιν ἕπεται, δι᾽ ἃς
ἐξ ἀνάγκης χεῖρον ὁρᾷ ὁ παθὼν οὕτως ὀφθαλμὸς, οὐ διὰ τὴν
σμικρότητα τῆς κόρης; τίνες οὖν αἱ διαθέσεις; ἔτι γὰρ τοῦτο
λείπει τῷ λόγῳ. μία μὲν αὐτοῦ τοῦ ῥαγοειδοῦς χιτῶνος μό-
νου· δευτέρα δὲ ἡ ἐκ τῆς ὑγρότητος ἐκχεομένης τῆς λεπτῆς,
ἡ μεταξὺ τέτακται τοῦ τε κρυσταλλοειδοῦς ὑγροῦ καὶ αὐτοῦ
τοῦ ῥαγοειδοῦς. ἡ μὲν οὖν τοῦ χιτῶνος αὐτοῦ μόνου διά-
θεσις ἔκτασίς τίς ἐστι καὶ χάλασις, οἵα κἀπὶ τῶν ἐκτὸς
ὁρᾶται πολλάκις ἐν ἄρθροις, ὑγρότητι περιττῇ διαβραχέντων
τῶν συνδέσμων· ἡ δὲ τῶν ὑγρῶν διάθεσις ἔλλειψίς τίς ἐστι,
δι᾽ ἣν κενουμένης τῆς ἔνδον χώρας ὁ ῥαγοειδὴς ἐπ᾽ αὐτὴν

folvi ac diffipari cogitur, ficut contra in minore pupilla
colligitur, conftringitur ac denfatur fpiritus. Atqui in
libris de ufu partium demonftratum eft, ejus collectionem
ac conftrictionem ad fenfus facilitatem illi conducere; con-
tra diffolutionem ac difperfionem ad fenfus difficultatem
deducere. Cur igitur imminuta pupilla morbi ratione, non
natura, multo deterior efficitur quam mediocris? An quia
pravos affectus fequitur, ob quos neceffario deterius cernit
oculus fic affectus, non propter pupillae exiguitatem? Qui-
nam igitur hi *funt* affectus? nam hoc etiam difputatio re-
quirit. Unus quidem ipfius uveae tunicae tantum eft; alter
humoris tenuis effufi, qui medius inter ipfam uveam et cry-
ftallinum humorem locatur. Ac tunicae quidem folius af-
fectus, extenfio quaedam eft et relaxatio, qualis in externis
articulis faepe cernitur, quum ligamenta redundante humo-
re funt perfufa. Humorum vero affectus defectus quidam
eft, ob quem vacuato interno fpatio, uvea in fe concidens

καταπίπτων συστέλλεταί τε καὶ ῥυσσοῦται, καὶ διὰ τοῦτο
καὶ τὴν κόρην σμικρύνει. χεῖρον οὖν ὁρᾷν ἢ καὶ μηδόλως
ὁρᾷν ἐπὶ ταῖς τοιαύταις διαθέσεσιν, οὐ διὰ τὴν σμικρότητα
τῆς κόρης, ἀλλὰ διὰ τὴν τῆς ὑγρότητος ἔνδειαν συμβαίνει.
δέδεικται γὰρ ἐν τοῖς ὀπτικοῖς λόγοις, οὓς ἔν τε τῇ περὶ
χρείας μορίων καὶ προσέτι ἐν τῇ περὶ τῶν Ἱπποκρά-
τους καὶ Πλάτωνος δογμάτων ἐποιησάμεθα πραγματείᾳ,
τὸ κρυσταλλοειδὲς ὑγρὸν ἀεὶ προβλήματός τινος δεόμενον,
ἵνα ἀλύπως ὑπομένῃ τὴν ἔξωθεν αὐγήν. ἐν δὲ δή τι τῶν
προβλημάτων αὐτοῦ καὶ τόδε τὸ ὑγρόν ἐστι, μετὰ τοῦ καὶ
συνωφελεῖν τι τὴν οὐσίαν τοῦ κρυσταλλοειδοῦς. ὅταν οὖν
ἐνδεέστερον γένηται τὸ ὑγρὸν τοῦτο, ξηρότερον μὲν δήπου
καὶ αὐτὸ γίγνεται τὸ κρυσταλλοειδὲς, ὡς μηκέτι τεγγόμενον
ὑγρότητι δαψιλεῖ· καταπίπτων δὲ καὶ ὁ ῥαγοειδὴς χιτὼν ἐπ᾽
αὐτὸ τὴν μεταξὺ χώραν ἑαυτοῦ τε κἀκείνου βραχυτέραν
ἐργάζεται, καὶ οὕτως ἀναγκαζόμενον τὸ κρυσταλλοειδὲς ὁμι-
λεῖν δι᾽ ὀλίγου τῇ κατὰ τὸν ἔξωθεν ἀέρα λαμπρότητι παρα-
πλήσιόν τι πάσχει τὸ πάθος, οἷον καὶ τοῖς τὸν ἥλιον ἀσκαρ-
δαμυκτὶ θεωμένοις συμβαίνει. ἐκείνων δ᾽ οὖν ἔνιοι μὲν

contrahitur ac rugatur, atque idcirco pupillam imminuit.
Deterius ergo aut nihil omnino ex talibus affectibus cernere
contingit non propter pupillae parvitatem, fed propter hu-
moris penuriam. Demonftratum enim eft in iis, quae de
vifu tum in opere de ufu partium tum de placitis Hippo-
cratis et Platonis differuimus, cryftallinum humorem fem-
per propugnaculo quodam indigere, quo externum fplendo-
rem fine offenfa fuftineat. Unum igitur propugnaculorum
ejus et is humor eft, cum eo etiam quod fubftantiae cryftal-
lini humoris nonnihil conducit. Ubi igitur parcior reddi-
tus hic humor eft, et cryftallinus ipfe ficcior efficitur, quod
non amplius liberali humore irroretur, et uvea tunica in fe
concidens fpatium, quod inter ipfam et cryftallinum inter-
eft, anguftius efficit. Atque ita coactus cryftallinus humor
parvo interftitio cum externo aëris fplendore commercium
habere, perfimilem patitur affectum, qualis folem citra nicta-
tionem contuentibus accidit: horum enim aliqui occaecati

ἐτυφλώθησαν, ἐβλάβησαν δὲ ἅπαντες, ὡς μόγις ἀνακτήσα-
σθαι τὴν ὄψιν. ἐδείχθη γὰρ ἡμῖν, ὡς οὐχ οἷόν τέ ἐστι λαμ-
προῦ φωτὸς ἀλύπως ἀνέχεσθαι τὸ τῆς ὄψεως ὄργανον, καὶ
ὡς διὰ τοῦτο καὶ ὁ ῥαγοειδὴς αὐτοῦ χιτὼν προβέβληται μέλας
τε ἅμα καὶ κυανοῦς ὑπάρχων, ἐπειδὴ ταῦτα μάλιστα τὰ χρώ-
ματα παραμυθεῖται τὴν ὄψιν ὑπὸ λαμπροῦ κάμνουσαν φω-
τός. αὕτη μὲν οὖν ἡ αἰτία, δι' ἣν ἔλαττον γενόμενον τὸ
κατὰ τὴν κόρην γινό[46]μενον ὑγρὸν αἴτιόν τε ἅμα τοῦ χεῖ-
ρον θεᾶσθαι γίγνεται καὶ σμικρότερον ἀποφαίνει τὸ τοῦ ῥα-
γοειδοῦς τρῆμα, καὶ διὰ τοῦτο δυσιατότατόν ἐστι τὸ τοιοῦτον
νόσημα τῶν ὀφθαλμῶν· ἡ δ' ἑτέρα διάθεσις, ἡ δι' ὑγρότητα
τοῦ ῥαγοειδοῦς μικροτέραν ἐργαζομένη τὴν κόρην, ἧττον ταύ-
της ἐστὶ μοχθηρά. χαλεπώτερον γάρ ἐστι τῶν ὁμοιομερῶν τι
τοῦ σώματος μορίων ἐξηρασμένον ὑγραίνειν, ἤπερ ὑγρασμένον
ξηραίνειν. ταυτὶ μὲν οὖν ἤδη πως ἅπτεται θεραπευτικῶν λο-
γισμῶν, λέγωμεν δὲ ὅπερ ἐξ ἀρχῆς προὔκειτο. χαλεπὴ μὲν ἡ
παρὰ φύσιν τῆς κόρης σμικρότης, ἀγαθὴ δὲ ἡ σύμφυτος.
ἡ δὲ εὐρύτης οὐκ ἀγαθὴ μὲν ἡ σύμφυτος· ἡ δὲ παρὰ φύσιν

funt, omnes vero ita laefi, ut vix vifum recuperarint. Nam
demonftratum nobis eft, fieri non poffe, ut fplendidam lu-
cem citra laefionem toleret vifus organum; ob idque uveam
tunicam, quae nigra fimul et caerulea eft, illi propugnacu-
lum effe, quod hi colores vifum a fplendida luce laboran-
tem maxime confolentur. Atque haec quidem caufa eft
cur imminutus, qui in pupilla eft humor, tum deteriorem
efficiat vifionem, tum minus uveae tunicae foramen reddat;
eoque potiffimum curatu difficillimus eft ejusmodi oculorum
morbus. Alter affectus, qui propter humorem rhagoidis
minorem reddit pupillam, minus illo eft noxius; difficilius
namque eft fimilarem corporis partem exiccatam humecta-
re, quam humidam exficcare. Atque haec quidem medendi
rationem quodammodo jam attingunt. Dicamus autem
quod ab initio proponebatur. Molefta eft pupillae parvitas
praeter naturam, bona quae congenita eft. Laxitas autem
nativa quidem bona non eft; quae vero praeter naturam,

οὐδ' αὐτὴ μὲν ἀγαθὴ, μικρότερον δ' ἐστὶ τῆς στενότητος
κακόν. ἡ μὲν γὰρ, ὡς ἄν εἴποι τις, αἰτία συνεκ(220)τικὴ τῆς
γενέσεως αὐτῆς τάσις ἐστὶ τοῦ ῥαγοειδοῦς χιτῶνος, ὥσπερ
αὖ τῆς σμικρότητος ἡ χάλασις. ἐπεὶ δὲ καὶ κατὰ διττὸν τρό-
πον τείνεται, ὅτε κατὰ τὸν ἑαυτοῦ λόγον πάσχει, ἢ ξηραινό-
μενος ὡς ὁμοιομερὲς, ἢ ὑγραινόμενος ὡς ὀργανικόν· ἡ μὲν
ξηρότης αὐτοῦ δυσίατος, ἡ δὲ ὑγρότης οὐ δυσίατός ἐστι.
φλεγμοναὶ γὰρ καὶ σκίῤῥοι καὶ ἀποστήματα, καὶ ὅσα τοιαῦτα
νοσήματα, τῶν ὀργανικῶν ἐστι μορίων ἐπὶ περιτταῖς ὑγρό-
τησιν, ὧν ἁπάντων ἀγαθὸς ἰατρὸς ἐν τῷ ῥαγοειδεῖ συνιστα-
μένων οὐ χαλεπῶς ἄν περιγίγνοιτο. προσγίνεται δέ ποτε
τάσις τῷ ῥαγοειδεῖ καὶ κατά τι συμβεβηκὸς ἐκ τοῦ πλήθους
τῶν ὑποκειμένων ὑγρῶν ὁρμηθεῖσα. πληρωθεὶς γὰρ ὥσπερ
ἀσκὸς ἢ κύστις ἐκτείνεται καὶ περιτείνεται πανταχόθεν τοῖς
ἀθροισθεῖσιν αὐτοῦ τε μεταξὺ καὶ τοῦ κρυσταλλοειδοῦς]ὑγροῦ.
ἐπεὶ δὲ οὐ μόνον ὅσα τοῦ τρήματός ἐστι τοῦ κατὰ τὸν ῥα-
γοειδῆ νοσήματα διῆλθεν ὁ λόγος, ἀλλὰ καί τινων αὐτοῦ
τοῦ ῥαγοειδοῦς ἐμνημόνευσε, καὶ προσέτι τῶν τῆς λεπτῆς

ne ipfa quidem bona, malum tamen eft anguftia minus.
Quippe laxitatis generandae caufa (ut quispiam dixerit) con-
tinens, tenfio uveae tunicae eft; ut parvitatis, *ejusdem* re-
laxatio. Quoniam autem duplici ratione tenditur, quum
propria ipfius ratione afficitur; aut ficcata ut pars fimilaris;
aut humectata, ut organica; ficcitas quidem ejus difficilis
curationis eft, humiditas non difficilis. Etenim phlegmonae,
fcirrhi, abfceffus, et alii ejusmodi morbi organicarum funt
partium, ex fupervacaneis humoribus *oriundi,* quos omnes,
fi in uvea confiftant, peritus medicus non magno negotio
fuperabit. Verum accedit uveae nonnunquam etiam ex ac-
cidenti tenfio, a multitudine fubjectorum humorum conci-
tata. Impleta enim veluti uter veficave iis quae inter
ipfam et cryftallinum humorem acervantur, in omnem par-
tem diftenditur et circumducitur. Quoniam autem non fo-
lum foraminis, quod in rhagoide eft, morbos difputatio per-
cenfuit, fed etiam aliquos ipfius rhagoidis commemoravit,

ὑγρότητος, ἑξῆς ἂν εἴη τὰ λείποντα τῶν ἐν αὐτοῖς εἰπεῖν,
ὑφ᾽ ὧν ἤτοι παραποδίζεται τὸ βλέπειν, ἢ καὶ παντάπασιν
ἀπόλοιτο. τῶν μὲν δὴ κατὰ τὸν ῥαγοειδῆ χιτῶνα συνιστα-
μένων, ὅσα γε δὴ λυμαίνεται ταῖς ὄψεσιν, ἓν ἔτι παραλέ-
λειπται νόσημα τὸ κοινὸν ὁμοιομερῶν τε καὶ ὀργανικῶν, ἡ
τῆς ἑνώσεως λύσις, ὅπερ ἐν τούτῳ τῷ μέρει τραῦμά τε καὶ
ἕλκος ἐστίν. ὅταν οὖν γένηται μέγα τὸ τοιοῦτον, ὡς διαρ-
ῥαγῆναι μὲν ἱκανῶς τὸν ῥαγοειδῆ, προχυθῆναι δὲ τὴν λεπτὴν
ὑγρότητα πρὸς τὸ ἐκτὸς τοῦ χιτῶνος, ὡς ψαύειν ἤδη κερα-
τοειδοῦς, ἀνάγκη συμπίπτειν ἄτοπα ἐν τῷδε δύο, κατα-
πίπτειν μὲν ἐπὶ τὸ κρυσταλλοειδὲς ὑγρὸν τὸν ῥαγοειδῆ χιτῶνα,
τὸ δ᾽ ἀπ᾽ ἐγκεφάλου πνεῦμα μηκέτι ὅλον ἐπὶ τὴν κόρην
ἀφικνεῖσθαι δυνάμενον διὰ τοῦ τραύματος ἐκρεῖν. ὅτι δὲ
οὐ μόνον ἄμφω ταῦτα συνελθόντα βλάβῃ τῆς ὄψεώς ἐστιν,
ἀλλὰ καὶ τὸ ἕτερον αὐτᾶν, εὔδηλον ὑπάρχειν ἡγοῦμαι τοῖς
γε μὴ παρέργως ἀκηκοόσι τῶν προειρημένων. ἐμοὶ δ᾽ ἂν
εἴη καιρὸς μεταβαίνειν ἤδη ἐπὶ τὴν λεπτὴν ὑγρότητα, περὶ ἧς
εἴρηται μέν που καὶ πρόσθεν τό γε τοσοῦτον, ὡς εἴτε πλείων.

praetereaque tenuis humoris nonnullos, fequens fuerit reli-
quos ipforum *morbos* perfequi, quibus vel impeditur vifus
vel omnino aboletur.   Ergo ex iis, qui in uvea tunica con-
fiftunt ac vifum laedunt, unus adhuc morbus reftat, tam
fimilarium quam organicarum partium communis, unitatis
folutio; quae in hac parte tum vulnus tum ulcus eft.
Quum igitur tale vitium magnum eft, ita ut et admodum
difrumpatur uvea, ac tenuis humor ad exteriora *prolapfus*
e tunica effundatur, ut corneam contingat; duo abfurda in-
de accidere necefle eft, tum ut concidat fuper cryftallinum
humorem uvea tunica, tum ut fpiritus, qui a cerebro in pu-
pillam totus non pervenire poteft, per vulnus effluat.   Quod
autem non folum ambo haec coeuntia vifionem laedant, fed
etiam eorum alterum, iis qui praedicta non negligenter au-
dierunt, manifeftum arbitror.   Mihi vero tempeftivum jam
fuerit ad tenuem humorem tranfire, de quo fupra dictum
hactenus faltem eft, quod is five adaugeatur, five imminua-

εἴτε ἐλάττων γένοιτο, βλάπτει τὴν ὄψιν· ὅτι δὲ καὶ εἰ παχυτέρα ποτὲ κατὰ τὴν σύστασιν, ἢ ἀλλοιοτέρα κατὰ τὴν χροιὰν ἀποτελεσθείη, καὶ οὕτως ἐργάσεταί τι σύμπτωμα περὶ τὴν τοῦ βλέπειν ἐνέργειαν, ὅπερ οὐκ εἴρηται μὲν ἔμπροσθεν, ἤδη δὲ αὐτὸ λέγεσθαι καιρός. εἰ μὲν δὴ παχύτερον ἑαυτοῦ γίγνοιτο τὸ ὑγρὸν τοῦτο, τήν τε ἀκρίβειαν τῆς ὄψεως ἀφαιρήσεται καὶ τὸ μῆκος κωλύσει, ὡς μήτε τὰ πόῤῥω βλέπειν, μήτε ἀκριβῶς τὰ πλησίον. εἰ δὲ ἱκανῶς ἀποτελεσθείη παχύ, καθάπερ ἐν τοῖς ὑποχύμασι γίγνεται, διακωλύσει τὸ βλέπειν. εἰ δὲ μὴ πᾶν ἐπισκοτισθείη τὸ τρῆμα πρὸς τοῦ συστάντος αὐτόθι παχυμεροῦς σώματος, ἀλλά τι μέ[47]ρος ἀπολείποιτο καθαρὸν, ὁρῶσι δι᾽ ἐκείνου τὰ ἐκτὸς, ἕκαστον μὲν αὐτὸ μόνον οὐδὲν χεῖρον ἢ πρόσθεν, οὐ μὴν οὐδ᾽ ὑφ᾽ ἕνα χρόνον ὁμοίως τὰ πολλὰ διὰ τὸ στενώτερον ἑαυτοῦ γεγονέναι τὸν τῆς ὄψεως κῶνον. κατὰ δὲ τὸ κέντρον τῆς κόρης εἰ γένοιτο σύστασις ὑποχύματος μικροῦ, τῶν ἐν κύκλῳ μενόντων καθαρῶν ἅπαντα φαίνεται τοῖς οὕτω πάσχουσιν οἷον θυρίδας ἔχοντα. τὸ γὰρ ἐν μέσῳ τὸ μὴ βλεπόμενον, ἐγκεκολάφθαι

tur, vifum laedit. Quod autem etiamfi aut craffior aliquando fit confiftentia, aut colore magis alienus, fic quoque fymptoma aliquod circa videndi actionem excitabit, quod dictum prius non eft, fed jam id dicendi tempus eft. Ergo hic humor fi feipfo craffior fit redditus, tum integram vifus aciem adimet, tum longitudinem prohibebit; ita ut neque longe pofita cernantur, neque prope admota exacte perfpiciantur. Quod fi admodum craffus fit factus, quemadmodum in fuffufionibus evenit, vifum prohibebit. Quod fi totum foramen a craffo illic confiftente corpore obtenebratum non fit, fed aliqua pars ejus pura fuperfit; per illam res externas fingulas per fe folas nihilo deterius quam ante vident; non tamen fimiliter uno tempore multas, ob vifionis conum, qui feipfo factus eft anguftior. At fi in pupillae centro exigua fuffufio conftiterit, partibus quae in circuitu funt manentibus puris, omnia fic affectis veluti feneftras habere videntur; quippe quod in medio non cernitur, ex-

δοκεῖ. εἰ δὲ διεσπασμένα τε καὶ μὴ συνεστῶτα πρὸς ἄλληλα
τὰ παχυμερῆ σώματα κατὰ τὸ προειρημένον ὑγρὸν ἐμφέραιτο,
φαντασίαν ἐργάσεται τοῖς οὕτως ἔχουσιν, ὡς ἐκτὸς ὁρώμενά
τινα περιφερόμενα κωνώπια. πολλάκις δὲ καὶ οἷον εἴδωλόν
τι προφαίνεσθαι φαντάζονται διὰ τὰς τῶν παχυμερῶν ὑγρῶν
συστάσεις. ἡ τοιαύτη δὲ τῶν εἰδώλων γένεσις μετὰ ἐξανά-
στασιν ὕπνου φαίνεται τὰ πολλὰ, μάλιστα δὲ παισὶ καὶ τοῖς
πεπωκόσι πλέον, ἤ πως ἄλλως πεπληρωμένοις τὴν κεφαλήν.
εἰ δὲ κατὰ τὴν χροιὰν ἐξαλλαχθείη τὸ μεταξὺ τοῦ τε κρυσταλ-
λοειδοῦς καὶ τοῦ ῥαγοειδοῦς ὑγρὸν, ἐπὶ μὲν τὸ φαιότερον
ἀποκλῖναν, ὡς δι' ὁμίχλης ἢ καπνοῦ ποιήσει τὸν ἄνθρωπον
ὁρᾷν· ἐπ' ἄλλην δέ τινα χροιὰν ἐκτρεπόμενον, ἐκείνης τὸ
φάντασμα προστρίψεται τοῖς ὁρατοῖς· εἰ δὲ ἀνωμάλως ἤτοι
τῆς συστάσεως, ἢ τῆς χροιᾶς ἐξίσταιτο τῆς κατὰ φύσιν, ὅ τι
περ ἂν αὐτοῦ μέρος οὕτω διακείμενον ἐπὶ τὸ τῆς κόρης ἀφί-
κηται χωρίον· ὅμοιον ἑαυτῷ καὶ τὸ φάντασμα παρέξει τοῖς
ὁρατοῖς· καὶ μὲν γὰρ τὴν χροιὰν ἐκείνου καὶ τὴν σύστασιν
καὶ τὸ σχῆμα δόξουσιν ὁρᾷν ἐκτός, ἐκ τούτου τοῦ γένους

cifum effe videtur. Jam fi divulfa, nec inter fe conjuncta
craffa corpora in jam dicto humore fluitent, facient ut fic
affecti circumcurfantes culices foris videre fibi videantur.
Saepenumero vero ex craffiore humoris confiftentia, tan-
quam fimulacra quaedam fibi apparere imaginantur. Porro
ejusmodi fimulacrorum ortus, poftquam a fomno furgitur,
plerumque prodit, potiffimum pueris et iis qui plusculum
vini biberunt, aut alias caput impleverunt. Quod fi colore
immutatus fit humor inter cryftalloidem et rhagoidem me-
dius, fi quidem ad fufcum inclinet, veluti per nebulam fu-
mumve hominem videre faciet; fi ad alterum ullum colo-
rem vergat, ejus phantafiam vifibilibus impartietur. At fi
inaequaliter vel a naturali confiftentia, vel colore deceffit,
quaecunque ejus pars fic affecta ad pupillae locum pervene-
rit, fimilem etiam fibi imaginem in vifibilibus repraefentabit;
quippe illius tum colorem tum confiftentiam tum figuram foris
fe videre homo putabit. Ex hoc fymptomatum genere funt

ἐστὶ τῶν συμπτωμάτων τά τε τῶν ὑποχεομένων φαντάσματα
καὶ τῶν ἐκ ῥινὸς αἱμοῤῥαγεῖν ἢ ἐμεῖν μελλόντων, ὑφ᾿ Ἱππο-
κράτους γεγραμμένα. καὶ μὴν καὶ ὅσοις ἀκριβὴς μὲν ἡ ὄψις
ἐστὶν, ὡς μηδὲ τὸ σμικρότατον αὐτὴν λανθάνειν τῶν αἰσθη-
τῶν, ἀναθυμιάσεις δέ τινες ἀπὸ τῆς γαστρὸς ἀναφέρονται,
καὶ μάλιστα ὅταν μηδὲ πέψωσι καλῶς, ὅμοια τοῖς ὑποχεομέ-
νοις γίγνεται τὰ συμπτώματα. καθαρώτατον μὲν γὰρ τού-
τοις ἐστὶ φύσει τό τε κρυσταλλοειδὲς ὑγρὸν καὶ τουτὶ δ᾿
αὐτὸ τὸ ὑδατοειδὲς, ὑπὲρ οὗ νῦν διεξερχόμεθα· τὸ δὲ μέγε-
θος τῶν συμπτωμάτων ἐν αὐτοῖς ἀεὶ κατὰ τὸ μέγεθος τοῦ
πάθους ἐστὶν οὐ μόνον ἐφ᾿ ὧν ἄρτι πέπαυμαι λέγων, ἀλλὰ
καὶ ἐπὶ πάντων τῶν προειρημένων. οἷον αὐτίκα τῶν ὁμοιο-
μερῶν αἱ δυσκρασίαι βραχεῖαι μὲν οὖσαι σμικρὰν τὴν βλά-
βην τῆς ἐνεργείας ἐργάζονται· μείζονες δὲ γενόμεναι καὶ τὴν
βλάβην ἑαυταῖς ἀνάλογον ἐπαυξάνουσιν· ἐπὶ πλεῖστον δ᾿ ἐξι-
στάμεναι τοῦ κατὰ φύσιν ἄρδην ἀπολλύουσι τὴν ἐνέργειαν.
οὕτω δὲ καὶ ὅσα περὶ ποσότητος εἴρηται καὶ συστάσεως καὶ
χροιᾶς τῆς ὑδατώδους ὑγρότητος, ἐπ᾿ ὀλίγον μὲν ἐξιστάμενα

tum ea quae fuffufi imaginantur, tum quae de iis, quibus
vel fanguis ex naribus profluxurus eft, vel qui vomituri
funt, ab Hippocrate funt fcripta. Jam vero quibus adeo
exquifitus vifus eft, ut eum ne vel minimum fenfibile fugiat;
exhalationes vero quaedam a ventriculo afcendunt, potiffi-
mum ubi non probe concoxerint, fimilia fymptomata fuffu-
fionibus accidunt; nam puriffimus natura tum cryftallinus
humor iis eft, tum hic ipfe aquofus, de quo nunc agimus.
Magnitudo autem fymptomatum in his pro morbi magnitu-
dine femper eft, non folum iis, de quibus nuper fermo-
nem abfolvimus, fed etiam in omnibus, quae praedicta funt:
verbi gratia, fimilarium partium intemperies fi parvae fint,
parvam actionis laefionem afferunt, fin majores habeantur,
actionis laefionem ipfis analogam adaugent; ficut quae plu-
rimum a naturali ftatu deceflerunt, funditus actionem tol-
lunt. Aeque vero et quae de quantitate et confiftentia
et colore aquofi humoris funt dicta, fi paululum a naturali

τοῦ κατὰ φύσιν ὀλίγον τι καὶ τὴν ἐνέργειαν ἀδικεῖ· ἐπὶ
πλέον δὲ ἀποχωροῦντα πρὸς λόγον τῆς σφετέρας βλάβης καὶ
τὴν τῆς ἐνεργείας βλάβην αὐξάνει· ἐπὶ πλεῖστον δὲ ἐκτρεπό-
μενα τελέως ἀναιρεῖ τὴν ἐνέργειαν. ὡσαύτως δὲ καὶ ὅσα
περὶ τὰς ῥήξεις εἴρηται τοῦ ῥαγοειδοῦς καὶ τὸ τῆς κόρης πο-
σὸν, ἤτοι βραχύ τι παραβλάπτει τὴν ἐνέργειαν, ἢ πλέον, ἢ
καὶ παντάπασιν ἀπόλλυσιν. οὕτω δὲ καὶ τὸ πνεῦμα τὸ ψυ-
χικὸν ἢ ἀκριβῶς ἐστι καθαρὸν, οἷός περ ὁ αἰθὴρ, ἢ ὑγρὸν
καὶ θολερὸν ὁμίχλης δίκην· καὶ κατὰ τὸ ποσὸν τῆς οὐσίας
ἤτοι πλέον, ἢ ἔλαττον. ἐὰν μὲν οὖν ἅμα πολύ τε καὶ αἰ-
θερῶδες ὑπάρξῃ, καὶ τὰ πλεῖστον ἀπέχοντα θεᾶται καὶ
ἀκριβῆ τὴν διάγνωσιν αὐτῶν ποιεῖται· ἐὰν δὲ ὀλίγον μὲν ᾖ,
καθαρὸν δὲ, τὰ μὲν ἐγγὺς ἀκριβῶς διαγινώσκει, τὰ πόῤῥωθεν
δὲ οὐχ ὁρᾷ· ἐὰν δὲ ὑγρότερόν τε ἅμα καὶ πολὺ τύχῃ, μέχρι
μὲν πλείστου, οὐκ ἀκριβῶς δ᾽ ὁρᾷ· ὥσπερ γε καὶ εἰ ὑγρόν
τε ἅμα καὶ ὀλίγον εἴη, οὔτ᾽ ἀκριβῶς [48] οὔτ᾽ ἄχρι πλεί-
στου ὁρᾷ. καὶ περὶ μὲν τούτου ἱκανὰ καὶ ταῦτα πρός γε τὰ
παρόντα. τοῦ δὲ κερατοειδοῦς ἡ πρὸ τῆς κόρης μοῖρα παχυ-

ftatu decefferint, parvam etiam actioni laefionem afferunt;
fin longius decefferint, pro ratione fuae laefionis etiam
actionis laefionem adaugent; fed quum plurimum a naturali
decedunt, omnino actionem adimunt. Ad eundem modum
et quae de uveae ruptura et pupillae magnitudine funt dicta,
vel paululum actionem oblaedunt, vel amplius, vel omnino
evertunt. Sic et animalis fpiritus vel ad unguem purus
eft, qualis aether, vel nebulae ritu humidus ac turbidus.
Praeterea in quantitate fubftantiae vel plus ejus *habetur*,
vel minus. Si igitur fimul et multus fit et aethereus, etiam
quae longiffime abfunt videt ac perfecte difcernit; fin pau-
cus fit et purus, quae prope funt exacte dignofcit, quae
procul abfunt non videt; quod fi humidus fimul multusque
fit, longiffime quidem videt, fed non exacte; ficuti etiam
fi humidus fimul exiguusque fit, nec exacte nec longiffime
videt. Et de hoc quidem ut ad rem propofitam haec ab-
unde. Corneae vero tunicae pars, quae pupillae anteftat,

τέρα καὶ πυκνοτέρα καὶ ὑγροτέρα γεννηθεῖσα βλάπτει τὴν
ὄψιν· οὕτω δὲ καὶ εἰ κατὰ τὴν χροιὰν ὑπαλλαχθείη, καὶ εἰ
ἕλκος ἀξιόλογον σχοίη, καὶ εἴ τι τῶν ἔξωθεν αὐτοῦ προκει-
μένων αὐξηθὲν ἐπισκοτήσειεν. ὁ μὲν οὖν παχύτερος καὶ
πυκνότερος κερατοειδὴς ἀμβλυωπίας ἐργάζε(221)ται, ὁ δὲ
ὑγρότερος καὶ πυκνότερος, εἴτε ὁμοιομερῶς, εἴτε ὀργανικῶς,
οὐ μόνον ταύτας, ἀλλὰ καὶ δι᾿ ἀχλύος ἢ ὁμίχλης ἢ ἀτμοῦ
τινος ἢ καπνοῦ θεᾶσθαι δοκεῖ. εἰ δὲ μὴ πολλὰ μὲν εἴη τὰ
ὑγρὰ, τῇ χρόᾳ δ᾿ ἐξηλλαγμένα, κατὰ τὴν ἐκείνων φύσιν πα-
ρόρασις γίγνεται. διὰ τοῦτο γοῦν οἱ μὲν ἰκτεριῶντες ὠχρὰ
πάντα θεᾶσθαι δοκοῦσιν, οἱ δὲ ὑπόσφαγμα πεπονθότες ἐρυ-
θρά. ἕλκος δὲ ἀξιόλογον οὐ μόνον τῷ περιττὴν ἀθροίζειν
ὑγρότητα βλάπτει τὴν ὄψιν, ἀλλὰ καὶ τῷ δι᾿ ὀλίγου τὸ
κρυσταλλοειδὲς ἀναγκάζειν ὁμιλεῖν τῷ περιέχοντι φωτί. δια-
σχὸν δὲ εἴσω τὸ κατὰ τὴν κόρην ἕλκος ἀποχεῖ τι καὶ τῆς ὑδα-
τώδους ὑγρότητος ἐκτός, ὥστε καὶ κατὰ τοῦτο κίνδυνος εἰς
ἐσχάτην ἀφικέσθαι τυφλότητα τὸν οὕτως παθόντα. διὰ

et quum craffior et denfior et humidior facta eſt, viſionem
laedit. Sic etiam ſi colorem ſuum mutaverit, et ſi ulcus
majusculum in ſe habeat, et ſi quid eorum, quae extrinfe-
cus illi praejacent, inauctum obfcuritatem afferat. Ac craf-
fior quidem et denfior cornea hebetudinem viſus creat; hu-
midior autem ac denfior ſive ut ſimilaris pars, ſive ut orga-
nica, non ſolum viſus hebetudinem affert, ſed etiam ut
quaſi per caliginem, vel nebulam, vel halitum quempiam,
vel fumum cernatur, efficit. Si vero humores non multi,
ſed colore mutato ſint, pro eorum natura hallucinatio ſubo-
rietur. Proinde qui regio morbo laborant, pallida omnia
videre ſe putant; qui vero hypoſphagma patiuntur, rubra.
Ulcus vero notatu dignum, non ſolum quod ſupervacaneum
coacervat humorem, viſionem laedit, ſed etiam quod exiguo
interſtitio cryſtallinum cum circumfuſo lumine converſari
cogat. At penetrans introrſum verſus pupillam ulcus,
etiam aliquid aquoſi humoris foras effundit; proinde ſic
affectus in ſummum caecitatis diſcrimen adducitur: ob id

100　ΓΑΛΗΝΟΥ ΠΕΡΙ ΑΙΤΙΩΝ ΣΥΜΠΤΩΜ.

Ed. Chart. VII. [48.]　　　　　　　　Ed. Baf. III. (221.)

τοῦτο δὲ καὶ οἱ τρωθέντες εἰς τὸ πρὸ τῆς κόρης μέρος τοῦ
κερατοειδοῦς, ὅταν εἴσω διασχῇ τὸ τραῦμα, τυφλοῦνται τὰ
πολλά. παράδοξον μέν τοί τι καὶ οὐκ εἰθισμένως γιγνόμενον
ἐπὶ παιδὸς ἐθεασάμεθα νυγέντος γραφείῳ κατὰ τὴν κόρην.
ἐκρυέντος γὰρ εὐθέως τοῦ ὑδατώδους ὑγροῦ, καὶ ἡ κόρη μὲν
ἐγένετο μικροτέρα, καὶ ὅλος δὲ ὁ κερατοειδὴς ἐφάνη ῥυσσότε-
ρος, ἀλλ᾽ ὕστερον θεραπευόμενος ὀρθῶς ἔβλεψεν, ἀθροισθεί-
σης δηλονότι κατὰ βραχὺ τῆς πρότερον ἐκρυείσης ὑγρότητος.
ἀλλὰ ταῦτα μὲν σπάνια, τυφλότητες δὲ ὡς τὰ πολλὰ ταῖς
τοιαύταις ἕπονται τρώσεσιν, ὥσπερ καὶ τοῖς προειρημένοις
αἰτίοις ἅπασιν ἐπὶ πλεῖστον αὐξηθεῖσιν. εἴτε γὰρ ἱκανῶς
πυκνὸς, εἴτε παχὺς ἐσχάτως, εἴτε ὑγρὸς ἀμέτρως ὁ κερατοει-
δὴς ἀπεργασθείη, παντάπασιν ἐπισκοτεῖ ταῖς ὄψεσιν, ὡς μηδ᾽
ὅλως ὁρᾷν τὸν οὕτω διακείμενον. καὶ τί θαυμαστὸν, εἰ τῶν
εἰρημένων ἕκαστον αὐξανόμενον ἀφαιρεῖται τοῦ ζώου τὴν ὄψιν,
ὅπου γε καὶ αὐτὸς ὁ κερατοειδὴς ἐνίοτε μόνος ῥυσσούμενος
ὁμοίως ἐνοχλεῖ; γίγνεται δὲ τὸ πάθημα τοῦτο τοῖς εἰς ἔσχατον
γῆρας ἀφικομένοις. ἐπισκεπτέον δὲ ἀκριβῶς ἐν τῷδε τὸ μέγε-

qui in parte corneae quae pupillae praetenditur, vulnus ac-
ceperunt, quum id vulnus introrſum penetrat, ii magna ex
parte occaecantur. Caeterum incredibile quiddam nec fieri
vulgo ſolitum ın puero vidimus, qui ſtylo ın pupillam fue-
rat compunctus. Nam quum ſtatim effluxiſſet aquoſus hu-
mor, tum pupilla ipſa minor eſt reddita, tum tota cornea
apparuit rugoſior: caeterum ſanatus poſtea recte vidit, col-
lecto ſcilicet paulatim eo qui effluxerat humore. Verum
haec rara ſunt: caecitates autem ejusmodi vulneribus ple-
rumque ſuccedunt; ut etiam omnibus jam dicti̇s cauſis, ubi
plurimum ſunt auctae. Nam ſive vehementer denſa, ſive
ad ſummum craſſa, ſive immodice humida cornea eſt effecta,
ommino tenebras oculis offundit, ita ut qui ſic eſt affectus,
prorſus non videat. Et quid mirum ſi ſingula praedicta,
quum inaucta ſunt, animali viſum adimunt, ubi ipſa ſola
cornea rugata aliquando ſimilem noxam adfert? Accidit hic
affectus iis, qui ad ultimum pervenere ſenium. Sane con-
ſideranda hoc tempore diligenter eſt pupillae magnitudo.

ΒΙΒΛΙΟΝ ΠΡΩΤΟΝ. 101

Ed. Chart. VII. [48.]   Ed. Baf. III. (221.)
θυς τῆς κόρης. εἰ μὲν γὰρ ἔλαττον γένοιτο, καὶ τὸ ὑδα-
τῶδες ὑγρὸν ἐπὶ μὲν τοιούτων ἐμειώθη· μένοντος δὲ ἴσου,
μόνου τοῦ κερατοειδοῦς τὸ πάθημά ἐστιν, ἀλλὰ τῶν μὲν
τούτων διορισμῶν οὐδὲν ἢ νῦν ἐνεστῶσα δεῖται πραγμα-
τεία. τὰ δὲ τοῦ κερατοειδοῦς χιτῶνος γινόμενα νοσήματα
μεγάλα παντελῶς ἐμποδίζει τὰς ὄψεις, καὶ μάλιστα ὅταν
ἤτοι φλεγμαίνων, ἢ ἐκπυϊσκόμενος, ἢ σκιρρούμενος, ἤ τι
τοιοῦτον ἕτερον πάσχων, ὡς ὀργανικὸν μόριον, ὑγρὰ νο-
σήματα πάσχῃ. τοιαῦτα μὲν δή τινα καὶ τοσαῦτα τὰ
τοῦ κερατοειδοῦς ἐστι νοσήματα βλάπτοντα τὴν ὄψιν.
ὁ δὲ ἐπιπεφυκὸς ὑμὴν φλεγμαίνων μὲν κατὰ συμβεβη-
κὸς ἐμποδίζει τὴν ὀπτικὴν ἐνέργειαν· ἐν δὲ ταῖς καλου-
μέναις χημώσεσι καὶ προσέτι τοῖς πτερυγίοις οὐ κατὰ
συμβεβηκὸς, ἀλλ' ἤδη καὶ πρώτως ἐπισκοτεῖ τῇ κόρῃ.
κατὰ δὲ τὸν αὐτὸν τρόπον αἱ τῶν βλεφάρων μεγάλαι
φλεγμοναὶ, καὶ εἴ τινες ἐπ' αὐτῶν ἔφυσαν ὄγκοι παρὰ
φύσιν εἰς τοσοῦτον μεγέθους ἥκοντες, ὡς ἐπισκοτεῖν τῇ
κόρῃ. ταυτὶ μὲν οὖν ἅπαντα τοῦ μὴ βλέπειν ἢ τοῦ
φαύλως βλέπειν ἐστὶν αἰτία.

Quippe quae fi minor fit facta, etiam aquofus humor in iis
eft imminutus; fin aequalis fibi permaneat, corneae folius
affectus eft. Verum ejusmodi difcrimina praefens opus non
requirit. Corneae vero tunicae morbi, fi magni fint, pror-
fus vifum impediunt; et maxime quum vel phlegmone, vel
fuppuratione, vel fcirrho, aut alio ejusmodi morbo labo-
rans ut pars organica humidis morbis afficitur. Ac corneae
quidem tunicae morbi, qui vifum laedant, tales et tot inci-
dunt. Membrana vero adnata ubi phlegmone laborat, ex
accidenti vifus actionem impedit. At in iis, quae vocantur
chemofes, praeterea in pterygiis, non ex accidenti, fed jam
et primo pupillam obtenebrat. Ad eundem modum magnae
palpebrarum phlegmonae tumoresque, fi qui in his praeter
naturam orti eo magnitudinis venerunt, ut pupillae umbram
offundant. Atque haec omnia aut non videndi, aut male
videndi funt caufae.

Κεφ. γ΄. [49] Καὶ περὶ μὲν ὀφθαλμῶν ἱκανὰ καὶ ταῦ-
τα. παραδείγματος γὰρ ἕνεκα μᾶλλον, ἢ ὥστε τὰ κατὰ μέρος
ἐπελθεῖν ἅπαντα, τὸν ὑπὲρ αὐτῶν ἐποιησάμεθα λόγον, ἐπεὶ
τό γε σπούδασμά ἐστί μοι νῦν διὰ τῶν γενικωτέρων λόγων
ἐπιδεικνύναι τὴν μέθοδον, ᾗ χρώμενος ἄν τις ἐξευρίσκοι τὰς
τῶν συμπτωμάτων αἰτίας. ἐπεὶ δὲ οὐ μόνον ἐπίστασθαι
χρὴ τὰς μεθόδους, ἀλλὰ καὶ γυμνάζεσθαι πολυειδῶς ἐν τοῖς
κατὰ μέρος, ὅπερ οὐ πράττειν πάντες εἰσὶν ἕτοιμοι, διὰ τοῦ-
το νῦν ἐπὶ ὀφθαλμῶν ὑπέδειξα τὸν τρόπον τῆς ἀσκήσεως,
ὁποίαν τινὰ προσήκει ποιεῖσθαι. κατὰ γὰρ δὴ τὸν αὐτὸν
τρόπον ἡκέτω τις ἐπὶ τὰς ἄλλας αἰσθητικὰς δυνάμεις, ἐπι-
σκοπούμενος ἐν ἑκάστῃ τό τε πρῶτον αὐτῆς ὄργανον καὶ
τὰ ἄλλα τὰ χρείαν τινὰ τούτῳ παρέχοντα, καὶ διαιρείσθω,
καθάπερ ἀρτίως εἴρηται, τίνα μέν ἐστι νοσήματα τῆς δυνά-
μεως αὐτῆς πεπονθυίας, τίνα δὲ τῶν ὀργάνων ἑκάστου, δι᾽
ἃ βλάπτεσθαι τὴν ἐνέργειαν συμβήσεται. βαρυηκοΐαι γοῦν
καὶ κωφότητες ἤτοι διά τι τῶν κατὰ τὰ ὦτα μορίων, ἢ διὰ
τὸ καθῆκον ἐξ ἐγκεφάλου νεῦρον, ἢ διὰ τὸν ἐγκέφαλον ἐν

Cap. III. Atque de oculis quidem haec ſufficiunt.
Nam exempli magis cauſa, quam ut ſingula particulatim
perſequeremur, de his ſermonem inſtituimus, quum ſit mihi
nunc inſtitutum per generaliores ſermones methodum indi-
care, qua uſus quiſpiam ſymptomatum cauſas inveniat.
Quoniam autem non ſolum noviſſe methodos ipſas oportet,
ſed etiam multifariam in particularibus exercitari, quod fa-
cere omnibus in promptu non eſt; idcirco qualem fieri mo-
dum exercitationis oporteat, in oculis nunc oſtendi. Eo-
dem enim ſcilicet modo caeteras ſenſitrices facultates, qui
volet, adeat, conſideretque in unaquaque tum primum ejus
inſtrumentum, tum caetera, quae illi uſum aliquem prae-
ſtant, diſtinguatque, ut paulo ante dictum eſt, quinam ipſius
facuitatis laborantis ſint morbi, quinam inſtrumentorum ſin-
gulorum, quibus actionem laedi continget. Siquidem au-
diendi gravitas, et ſurditas, aut propter aurium ipſarum
partem aliquam, aut propter nervum in has a cerebro de-

ἐκείνῳ τῷ μέρει βεβλαμμένον, ὅθεν αὐτοῦ τὸ νεῦρον ἀπο-
φύεται, συμπεσοῦνται τῷ ζώῳ. τὰ μὲν γοῦν κατὰ τὸ νεῦ-
ρόν τε καὶ τὸν ἐγκέφαλον ὡσαύτως τοῖς κατὰ τοὺς ὀφθαλ-
μούς· τὰ δ᾽ ἐν τοῖς ἄλλοις μορίοις ἀνάλογον μὲν, οὐ μὴν
πάντη γε ὡσαύτως βεβλάψεται. ὃν γὰρ ἐν ὀφθαλμῷ λόγον
ἔχει τὸ κρυσταλλοειδὲς ὑγρὸν, τοῦτον ἐν ὠσὶ τὸ κατὰ τὸν
ἀκουστικὸν πόρον τὸ ἔνδον πέρας, ἔνθα συνάπτει τῷ νεύρῳ
πλατυνομένῳ· τὰ δ᾽ ἐκτὸς τοῦδε πάντα τὰ κατὰ τὴν ἕλικα
τοῦ πόρου τοῖς προκειμένοις ἐν ὀφθαλμῷ τοῦ κρυσταλλοει-
δοῦς ἀνάλογον ἔχει. καὶ τοίνυν καὶ τὰ νοσήματα αὐτῶν ἐξ
ἐκείνων ἐνταῦθα μεταφέρειν, ὅσα μὲν τῶν ὁμοιομερῶν ἐστι,
κατὰ τὰς δυσκρασίας τε καὶ τὴν τῆς ἑνώσεως λύσιν· ὅσα δὲ
τοῦ πόρου, κατὰ τὰς ἐμφράξεις, εἴτε δι᾽ ὄγκον τινὰ παρὰ
φύσιν αὐτῶν τῶν μορίων, ἐμφράττοντα τὸν πόρον, ἀπό-
στημα λέγω καὶ φλεγμονὴν καὶ σκίῤῥον καὶ οἴδημα
εἴτε δι᾽ ἐπίκτητόν τινα καὶ ὅλως ἅπαντα ὄγκον παρὰ φύ-
σιν, οἷος ἐν τῷ αὐτῷ πόρῳ γίνεται πολλάκις, ἢ πωράδους
τινὸς, ἢ σαρκώδους βλαστήματος ἐπιτραφέντος ἐκ τῶν

fcendentem, aut propter cerebrum ipfum in ea parte lae-
fum, unde nervus exoritur, animali accident. Igitur in
nervo quidem ex cerebro *morbi funt* fimiliter iis, qui in
oculis; qui vero in reliquis partibus *funt,* ad proportionem
quidem, non tamen omnino fimiliter laedent. Quam enim
habet in oculo rationem humor cryftallinus, hanc habet in
auribus internus auditorii meatus finis, ubi nervum dilata-
tum contingit; quae vero extra hunc in anfractu meatus
funt omnia, iis quae cryftallino *humori* in oculo praeten-
duntur, proportione refpondent. Itaque etiam morbos illa-
rum partium huc transferri ex illis conveniet, fimilarium
quidem partium, qui in intemperie et continui folutione
confiftunt; meatus vero in obftructionibus five ob aliquem
ipfarum partium tumorem praeter naturam, meatum ob-
ftruentem, ut abfceffum, phlegmonem, fcirrhum, oedema;
five ob adventitium aliquem aut omnino quemvis tumorem
praeter naturam, qualis in eodem meatu faepe fit, quum
callofum quid aut carnofum fenfim concrefcit ex iis, quae

παρὰ φύσιν ἐμφραττόντων τὸν πόρον, ὧν ἐστι καὶ ὁ ῥύπος
ὁ συνήθως ἐν ὠσὶ γιγνόμενος.

Κεφ. δʹ. Ὥσπερ οὖν ἐν τούτοις ἡ κατασκευὴ τῶν
μορίων ἐνεδείξατο τὰς τῶν συμπτωμάτων αἰτίας, οὕτω καὶ
κατὰ τὴν γλῶττάν τε καὶ τὴν ῥῖνα ἐνδείξεται, γιγνωσκόντων
γε ἡμᾶν κἀκεῖ τό τε πρῶτον αἰσθητικὸν μόριον καὶ τἄλλα
τὰ συμπληροῦντα τὸ σύμπαν ὄργανον. ἐδείχθη γὰρ ἡ μὲν
γλῶττα διὰ τὸ δυοῖν ὑπηρετεῖν δυνάμεσιν αἰσθητικῇ τε καὶ
προαιρετικῇ, δύο καὶ τὰς ἐνεργείας ἔχουσα, καὶ νῦν αὐτὴν
ἇς αἰσθητικὴν ἐπισκοπούμεθα· τὸ δὲ τᾶν ὀσμῶν αἰσθητή-
ριον αὐτὰς ἐπεδείκνυμεν εἶναι τὰς κοιλίας τοῦ ἐγκεφάλου.
τὰ μὲν οὖν τῆς γευστικῆς αἰσθήσεως συμπτώματα, τό τε
μηδὲ ὅλως αἰσθάνεσθαι χυμᾶν ἐστι καὶ τὸ κακῶς αἰσθά-
νεσθαι. διττοῦ δὲ τοῦ κακῶς ὑπάρχοντος, ὡς ἐδείκνυτο,
τοῦ μὲν ἀμυδρῶς, τοῦ δὲ ὡς ἄν τις εἴποι παρατυπωτικῶς,
τὸ μὲν ἀμυδρῶς ἀνάλογόν [50] ἐστι τῇ κατὰ μὲν τὴν ὄψιν
ἀμβλυωπίᾳ, κατὰ δὲ τὴν ἀκοὴν βαρυηκοΐᾳ· τὸ δὲ παρατυ-
πωτικῶς, ὅταν ὑπηλλαγμένα ταῖς χρόαις ἢ τοῖς σχήμασιν ἢ

meatum praeter naturam obſtruunt, inter quae ſunt et ſor-
des, quae in auribus colligi ſolent.

Cap. IV. Quemadmodum igitur in his partium con-
ſtitutio ſymptomatum indicavit cauſas, ita et in lingua et
naſo indicabit, modo in iis quoque tum primum ſentientem
partem, tum reliquas, quae totum inſtrumentum complent,
noverimus. Monſtratum enim eſt linguam, quia duabus
facultatibus, ſenſitrici et motrici, ſubſervit, duas quoque
habere actiones: ac nunc eam ut ſentientem conſidera-
mus. Odoratus vero ſenſorium ipſos eſſe cerebri ventri-
culos demonſtrabamus. Ac guſtandi quidem ſymptomata
ſunt tum omnino ſapores non ſentire, tum prave ſentire.
Quum autem male ſentire, ut monſtratum eſt, dupliciter
intelligatur, alias quum diminute ſentitur, alias cum de-
pravate, diminute quidem guſtare reſpondet viſus hebetu-
dini, auditus gravitati; depravate autem guſtare eſt, veluti
cum rerum aut color, aut figura, aut magnitudo, aut ſitus

Ed. Chart. VII. [5α.]   Ed. Baf. III. (221. 222.)

τοῖς μεγέθεσιν ἢ ταῖς σχέσεσιν ὁρῶντες τύχωσιν, ὅπερ ἐν
ἀκοῇ παράκουσις ὠνόμασται. τὰ δὲ τῶν εἰρημένων συμ-
πτωμάτων αἴτια νοσήματα κατὰ τὴν γευστικὴν ἐνέργειάν τε
καὶ δύναμιν ἔν τε τῷ τῆς γλώττης ἐστὶν ὁμοιομερεῖ σώματι
καὶ τῷ περὶ αὐτὴν χιτῶνι, καὶ τοῖς νεύροις τοῖς μαλακοῖς,
καὶ τῇ χώρᾳ μάλιστα ἐκείνῃ τοῦ ἐγκεφάλου, καθ᾽ ἣν ἀπο-
φύεται ταῦτα. τὰ μὲν οὖν ἄλλα νοσήματα τῶν εἰρημένων
ἁπάντων εὔδηλα· τὸ δὲ οἷον παρατυπωτικῶς αἰσθάνεσθαι
τῶν χυμῶν, ὅταν (222) ἀλλοκότου τινὸς ὑγρότητος ἡ γλῶττα
πληρωθῇ, συμβαίνειν εἴωθεν, ἤτοι πάντων ὧν ἂν γεύσηταί
τις ἁλμυρῶν φαινομένων, ἢ πάντων πικρῶν, ἤ τινα ἄλλην
ἀτοπίαν ἔχειν δοκούντων ἄῤῥητον ἢ ῥητήν. ὡς γὰρ ἐπὶ τῶν
ὑποχεομένων ἡ ὀπτικὴ δύναμις ἐκτὸς ἐδόκει θεᾶσθαι τὰ κατὰ
τὸν ὀφθαλμὸν ἐμφαινόμενα, τὸν αὐτὸν τρόπον ἡ γευστικὴ
τὰ κατὰ τὴν γλῶτταν τοῖς αἰσθητοῖς ἀναφέρει τὰ τῶν ὀργά-
νων συμπτώματα, ἐπὶ μὲν τῶν ἰκτεριώντων τὴν πικρότητα
τῆς χολῆς οὐ τῆς γλώττης πάθος, ἀλλ᾽ ὧν γεύεται, ὑπολαμ-
βάνουσα, καὶ κατὰ τὰς ἄλλας δέ τινας διαθέσεις ἁλυκότητας
ἢ ὀξύτητας ἐν τοῖς ἐδέσμασι περιέχεσθαι φανταζομένη, τοῦ

mutatus videtur, quod in auditu obauditio nominatur. Ho-
rum fymptomatum auctores morbi in guftandi tum facul-
tate tum actione, partim fubftantiae linguae fimilari infident,
partim tunicae, qua involvitur, partim mollibus nervis,
partim ei praecipue cerebri parti, unde hi originem fumunt.
Ac reliqui quidem praedictorum omnium morbi manifefti
funt: depravatus vero faporum fenfus, referta extraneo
quopiam humore lingua, accidere folet, ita ut omnia, quae
guftantur, aut falfa, aut amara, aut alio quopiam alieno
fapore praedita videantur, five is oratione exprimi queat,
five non. Quemadmodum enim videndi facultas ea foris vi-
dere videbatur, quae in oculo apparebant, eodem modo gu-
ftandi facultas in lingua, fenfibilibus imputat organorum
fymptomata, in arquatis quidem bilis amarorem non lin
guae, fed eorum, quae guftat, affectum effe exiftimans, in
aliis autem quibusdam affectibus falfuginem aut acorem edu-
liis contineri fibi fingens, dum admotum fenfibile quietum

106 ΓΑΛΗΝΟΥ ΠΕΡΙ ΑΙΤΙΩΝ ΣΥΜΠΤΩΜ.

Ed. Chart. VII. [5o.] Ed. Baf. III. (222.)

μὲν προσελθόντος ἔξωθεν αἰσθητοῦ τὴν τέως ἡσυχάζουσαν
ἐν τῇ γλώττῃ κακοχυμίαν ἀνακινοῦντος, αἰσθανομένης δὲ τῆς
γευστικῆς δυνάμεως οὐ τοῦ προσελθόντος, ἀλλὰ τοῦ πλεο-
νάζοντος ἐν αὐτῇ. σπανιάκις δέ ποτε καὶ πρὸ τοῦ γεύσα-
σθαί τινος αἴσθησις γίνεται τῶν ἐν τῇ γλώττῃ χυμῶν, ἀκρι-
βείᾳ τῆς γευστικῆς αἰσθήσεως. ὅμοιόν τι τούτῳ σύμπτωμα
τὸ κατ᾽ ὀφθαλμοὺς ἐπὶ στομαχικαῖς διαθέσεσιν ἢ φαντασίαν
ὑποχύσεως συμπίπτειν, ἢ ἐν ὠσὶν ἤχους, οὐδενὸς ἔξωθεν
ψοφοῦντος, ἀλλ᾽ αὐτῆς τῆς κατὰ τὰς μήνιγγας κινήσεως τὸ
φάντασμα πεμπούσης· ἢ κατὰ τὰς ῥῖνας ὀσμῆς τινος ἀπὸ τῶν
αὐτόθι περιεχομένων χυμῶν. ἀλλὰ γὰρ ἐπειδὴ καὶ τῆς ῥινὸς
ἐμνημονεύσαμεν διτταῖς ὑπηρετούσης δυνάμεσιν, ὥσπερ καὶ
ἡ γλῶττα (καὶ γὰρ καὶ τῶν ὀσφρητικῶν ὀργάνων οἱονεὶ πέρας
τι καὶ τῶν ἀναπνευστικῶν ἐστιν) ἄμεινον ἂν εἴη καὶ περὶ
ταύτης ὡσαύτως τοῖς εἰρημένοις διελθεῖν. εἰ γάρ τι συμβαίη
κατ᾽ αὐτὴν νόσημα τῷ πόρῳ λυμαινόμενον, ἤτοι χεῖρον ἢ
οὐδ᾽ ὅλως αἰσθήσεται τῶν ὀσμῶν ἡ ὀσφρητικὴ δύναμις. ἰσχυ-
ρῶς τε οὖν συντριβεῖσα καὶ πολύπουν ἢ τινα ὄγκον παρὰ
φύσιν ἔχουσα, τὴν ὁδὸν τοῦ πνεύματος ἐμφράξει. τούτου τοῦ

hactenus in lingua pravum humorem commovet, guſtandi
autem facultas non id, quod admovetur, percipit, ſed quod
in ipſa abundat. Interdum autem etiam, licet rarius, prius-
quam guſtetur, percipiuntur ii humores, quibus lingua per-
fuſa eſt, ob exquiſitum guſtandi ſenſum. Huic ſimile ſymp-
toma eſt, ubi aut in oculis a ſtomachicis affeotibus ſuffu-
ſionis imaginatio oboritur; aut in auribus ſoni, nullo extra
ſonante, ſed ipſo meningum motu eam ſpeciem creante;
aut in naribus, odoris, ab humoribus illic contentis. Sed
enim quoniam naſi meminimus duabus facultatibus, itidem
ut lingua, inſervientis (nam et odorandi et reſpirandi in-
ſtrumentorum veluti quidam finis eſt) ſatius eſt etiam de
hoc, perinde ao de praedictis, diſſerere. Si quid enim huic
accidat morbi, quod meatui incommodet, aut deterius, aut
nullo modo percipiet odores odoratrix facultas. Vehemen-
ter itaque contuſus aut polypo vel alio praeter naturam tu-
more laboians, ſpiritus viam obſtruet. Hujus generis eſt

γένους ἐστὶ καὶ ἡ περὶ τὸν ἔνδοθεν αὐτῆς ὑμένα γιγνομένη
φλεγμονὴ, καὶ μὲν δὴ καὶ ὅσα κατά τινα τῶν ἠθμοειδῶν
ὀστῶν ἤτοι τὰς ταύτῃ μήνιγγας, ἢ αὐτὰς τῶν ὀστῶν τὰς
διατρήσεις ἐμφράττει, καὶ ταυτὶ βλάπτει τὴν ὀσφρητικὴν
αἴσθησιν· ἔτι δὲ ἂν μᾶλλον, εἰ κατὰ τὰς ἀποφύσεις γέ-
νοιτο τοῦ ἐγκεφάλου τὰς εἰς ταῦτα τὰ μόρια καθηκού-
σας. ἐν μέν τοι κατάῤῥοις τε καὶ κορύζαις καὶ ὅλως
ἐν ὅσοις ὑπ᾽ ἐκκαύσεως ἢ ψύξεως ἢ ὑγρότητος ἐπληρώθη-
σαν αἱ ἐμπρόσθιαι κοιλίαι τοῦ ἐγκεφάλου, οὐ μόνον ἔμ-
φραξις γίγνεται τῶν ἐνταῦθα χωρίων, ἀλλὰ καὶ τοῦ πνεύ-
ματος αὐτοῦ τοῦ κατὰ τὰς κοιλίας, ἔτι τε τοῦ περιέχον-
τος ἐγκεφάλου δυσκρασία τις ἕπεται. καὶ μὲν δὴ καὶ
θλίψεις καὶ διαιρέσεις ἀξιόλογοι τῶν εἰρημένων μορίων
αὐτοῦ δυσαισθησίας τε καὶ ἀναισθησίας ἐργάζονται τῶν
ὀσμῶν. ἡ δὲ οἷον παρατυπωτική τε καὶ πλημμελὴς αἴ-
σθησις ἐνταῦθα γίγνεται διὰ κακοχυμίαν τινὰ ἐγχώριον,
ἥτις ἀτμίζουσα δυσῶδες ἐπιθολοῖ τοὺς ἀναφερομένους ἐπὶ
τὴν ὀσφρητικὴν δύναμιν ἀτμοὺς ἀπὸ τῶν πλησιαζόντων
σωμάτων, ὅμοιόν τε σύμπτωμα τοῦτο κατὰ τήνδε συμ-

et fi qua in interna ejus membrana fiat phlegmone, quin
etiam quaecunque in aliqua parte offium colatoriorum, aut
etiam in cerebri involucris, aut ipfis offium foraminibus ob-
ftruunt, haec quoque odorandi fenfum laedunt; atque hoc
magis fi in proceffibus cerebri, qui ad has perveniunt par-
ticulas, fiant. At in catarrhis, et coryzis, et denique iis
quibus ab aeftu, frigore, vel humore oppleti priores cerebri
ventriculi funt, non locorum modo qui iftic habentur ob-
ftructio fit, fed etiam tum fpiritui ipfi, qui in ventriculis
eft, tum cerebro, quod hos continet, intemperies quaedam
accidit. Jam compreffiones et fectiones notabiles cujusvis
dictarum partium odorum fenfum tum difficilem tum de-
perditum efficiunt. Depravatus vero fenfus hic fit propter
vitiofum aliquem qui illic continetur humorem, qui mali
odoris aliquid exhalans, afcendentes ab admotis corporibus
ad odoratricem facultatem halitus obturbat: taleque eft in

πίπτει τὴν δύναμιν, οἷόν τι καὶ κατὰ τὴν γευστικὴν ἐν
ἰκτέροις ἐῤῥέϑη συμβαίνειν.

Κεφ. ε´. [51] Ἐπεὶ δὲ περὶ τῶν ἐν τοῖς ἰδίοις μέ-
ρεσι τοῦ ζώου γιγνομένων αἰσϑήσεων αὐτάρκως εἴρηται, περὶ
τῆς ἐν ἅπασι τοῖς ὁπωσοῦν αἰσϑανομένοις κοινῆς ἤδη λέγω-
μεν, ἣν ὀνομάζουσιν ἁφήν. ἔστι δὲ δήπου καὶ ταύτης ἀνά-
λογον μὲν ταῖς ἄλλαις τὰ συμπτώματα· κέχρηται δὲ οὐκ
ἰδίαις, ἀλλὰ κοιναῖς ταῖς προσηγορίαις, ὥσπερ καὶ τῶν εἰ-
ρημένων ἔνιαί τινες· οὔτε γὰρ ἐπὶ τῆς γευστικῆς, οὔτ᾽ ἐπὶ
τῆς ὀσφρητικῆς δυνάμεως ἔχομεν ὄνομα τοιοῦτον, οἷον ἐπὶ
μὲν τῆς ὀπτικῆς ἀμβλυωπίας τε καὶ τυφλότητας καὶ παρορά-
σεις τινάς· ἐπὶ δὲ τῆς ἀκουστικῆς, βαρυηκοΐας τε καὶ κωφό-
τητας, ἔτι τε παρακούσεις, ἢ παρακοὰς, ἢ παρακούσματα,
διαφέρει γὰρ οὐδὲν εἴς γε τὰ παρόντα χρῆσϑαι τοῖς ὀνόμασιν
ὅπως ἂν ϑέλη τις. τὸ μέν τοι τῆς αἱμωδίας ὄνομά τε καὶ
σύμπτωμα τῆς ἁπτικῆς δυνάμεως ἐξαίρετον ὑπάρχει. ἀλλὰ
τοῦτο μὲν ἐν τῷ στόματί τε καὶ κατὰ τοὺς ὀδόντας μάλιστα
συμπίπτειν εἴωϑεν ἐπ᾽ ὀξέσι τε καὶ στρυφνοῖς ἐδέσμασιν·
ἡ νάρκη δὲ καὶ καϑ᾽ ὅλον τὸ σῶμα καὶ μάλιστα κατὰ

hac facultate hoc ſymptoma, quale arquatis in guſtatrice
accidere eſt dictum.

Cap. V.　Quandoquidem de ſenſibus, qui in propriis
ſibi animalis partibus obeuntur, abunde dictum eſt, de ſenſu
omnibus quomodocunque ſentientibus communi (quem tactum
vocitant) jam agamus. Sunt utique hujus quoque ad aliorum
proportionem ſymptomata. Utitur autem is non propriis
appellationibus, ſed communibus, ſicut etiam praedictorum
nonnulli. Neque enim in guſtatrice, neque in odoratrice
ejusmodi nomina habemus, qualia ſunt in viſitrice hebetatio,
caecitas eſ hallucinatio; in auditrice vero gravitas auditus
et ſurditas et obauditio ſive obauditus, nihil enim in praes-
entia intereſt, quibusnam quivis pro arbitrio utatur nomi-
nibus. At dentium ſtuporis tum nomen, tum ſymptoma
unius tactricis eſt inſigne facultatis; verum hoc tam in ore,
quam in dentibus poſt acidos et acerbos cibos accidere ma-
xime conſuevit. Torpor vero, qui ex tam motus quam

τὰ κῶλα, σύνθετος ἐκ δυσαισθησίας τε καὶ δυσκινησίας ὑπάρ-
χουσα, φαίνεται προφανῶς μὲν ἐπὶ ψύξεσι καὶ θλίψεσι νευ-
ρωδῶν σωμάτων γιγνομένη, καὶ πρὸς τούτοις ἔτι τῆς νάρκης
τοῦ θαλαττίου ζώου ψαυσάντων· αὐτομάτως δ᾽ εἰ συμβαίη
μηδενὸς αἰτίου τοιούτου προσγινομένου, βίος ἀργὸς καὶ πλῆ-
θος ἐδεσμάτων ἤτοι παχέων ἢ γλίσχρων, ἤ τις ἐποχὴ συνήθων
ἐκκρίσεων προηγεῖται ἐξ ἀνάγκης. τὸ μὲν οὖν συνέχον αἴτιον
ἢ συνεκτικὸν ἢ προσεχὲς ἢ ὅπως ἄν τις ὀνομάζειν ἐθέλῃ,
τοιαύτη τίς ἐστιν ἐν τῷ νεύρῳ ἡ διάθεσις, ὡς ἐμποδίζεσθαι
τὴν ἀπὸ τῆς ἀρχῆς ἐπιπεμπομένην αὐτῷ δύναμιν. ἐμποδί-
ζεται δὲ, εἰ μὲν ἔχοι τινὰ πόρον τὸ νεῦρον, ὥσπερ ἐναρ-
γῶς ὁρᾶται τὰ ἐπὶ τοὺς ὀφθαλμοὺς ἔχοντα δι᾽ ἔμφραξιν ἢ
θλίψιν· εἰ δ᾽ οὐκ ἔχει, διὰ πίλησιν ἢ ψύξιν ἢ θλίψιν. ὅτι
μὲν οὖν, εἴπερ ἔχει τινὰ πόρον οἷον ὁδὸν ἀπὸ τῆς ἀρχῆς διὰ
τοῦ νεύρου τεταμένην ἡ ψυχικὴ δύναμις, ἐμφραχθείσης ταύ-
της ἐμποδισθήσεται, πρόδηλον παντί· καὶ μὲν δὴ καὶ ὡς
θλιβέντος ἔξωθεν τοῦ νεύρου στενοχωρία τις ἔπεται κατὰ

fenfus difficultate eft compofitus, in toto corpore et maxime
in artubus manifefte videtur a frigore et compreffione nervo-
forum corporum incidere; ad haec etiam a torpedinis marinae
contactu. Si autem fua fponte nulla tali caufa antecedente
accidat, omnino vita defes, et ciborum vel craffornm vel
lentorum abundantia, vel confuetae alicujus vacuationis
fuppreffio neceffario praeceffit. Igitur continens quidem
caufa five conjuncta five proxima, five quomodocunque
quispiam voluerit appellare, talis eft quidam nervi affectus,
ut a principe ad ipfum facultas tranfmitti prohibeatur.
Porro prohibetur, fi meatum aliquem nervus habeat (qua-
lem qui ad oculos defcendunt manifefte habere cernuntur)
vel ob obftructionem, vel compreffionem; fi autem non ha-
beat, ob conftipationem, vel frigus, vel compreffionem.
Atque quod animalis quidem facultas, fi meatum aliquem
tanquam viam a cerebro per nervum porrectam habeat,
hoc obftructo impedietur, cuivis patet. Quin etiam quod
compreffo extrinfecus nervo anguftia quaedam meatus fe-

τὸν πόρον, οὐδὲ τοῦτο ἄδηλον· ὅτι δὲ καὶ εἰ μηδεὶς εἴη πό-
ρος, ἀλλ᾽ ὥσπερ δι᾽ ὕδατος ἢ ἀέρος αἱ ἀκτῖνες τοῦ ἡλίου
διεξέρχονται, τὸν αὐτὸν τρόπον ἡ ἀπὸ τῆς ἀρχῆς δύναμις
αὐτὸ τὸ σῶμα τῶν νεύρων εἰ διέρχοιτο, παρεμποδισθήσεται
κατὰ τὴν δίοδον ἐπὶ τὸ παχυμερέστερον ἀλλοιωθέντων αὐτῶν,
οὐδὲ τοῦτο δοκεῖ μοι δεῖσθαι μακρῶν πίστεων ἀναμνησθέντι
ταῦν περί τε τὸ ὕδωρ καὶ τὸν ἀέρα συμβαινόντων. ὀμίχλη
μὲν γὰρ καὶ καπνὸς καὶ νέφος ἐν ἀέρι συνιστάμενα, βόρβορος
δὲ καὶ ἰλὺς ἐν ὕδατι, παραποδίζουσί τε καὶ κωλύουσιν εἰλι-
κρινῆ φέρεσθαι πρόσω τὴν ἡλιακὴν αὐγήν· οὕτως οὖν καὶ τὸ
νεῦρον εἰ παχυμερέστερόν τε καὶ σκληρότερον ἑαυτοῦ γίγνοιτο,
παραβλάψει τι τὴν φορὰν αὐτῆς τῆς δυνάμεως. ἔσται δὲ δή
που παχυμερὲς, ἤτοι γλίσχροις τε καὶ παχέσι τρεφόμενον χυ-
μοῖς, ἢ ψύξει βιαίᾳ πιληθέν. εἰ δὲ δὴ καὶ θλίβοιτο πρός τινος
ἔξωθεν ὁμιλοῦντος αὐτῷ σκληροῦ σώματος, οὐδ᾽ οὕτως
ἀκώλυτον παρέξει τὴν φορὰν τῇ δυνάμει. ταῦτ᾽ ἄρα καὶ
ὅσα βρόχοις ἢ χερσὶ διαλαμβάνεται νεῦρα, καὶ ὅσα πρός
τινος ἔξωθεν ἤτοι φλεγμαίνοντος ἢ σκιῤῥουμένου θλίβεται,

quatur, neque id abditum. Quod fi nullus fuerit meatus,
fed| ut per aquam vel aërem folis radii tranfeunt, eodem
modo a principio fi facultas per ipfum corpus nervorum
permeaverit, quum hi ad crafliorem confiftentiam funt mu-
tati, tranfitus impedietur, nec id mihi longioribus probatio-
nibus egere videtur, recordanti praefertim ea, quae in aqua
et aëre eveniunt. Quippe nebula et fumus et nubes in aëre
conftituta; in aqua lutum et limus folis fplendorem ulterius
fincerum procedere impediunt ac prohibent. Sic igitur et
nervus, fi craffior et durior quam pro fua natura fit reddi
tus, facultatis ipfius delationem oblaedet. Sane craffior
erit, fi vel glutinofis, vel craffis alatur fuccis, vel violento
frigore fit ftipatus. Si autem a duro aliquo corpore illi ex-
trinfecus occurfante comprimatur, ne fic quidem liberum
facultati tranfitum praebebit. Proinde qui nervi laqueis vel
manibus conftringuntur, et qui extrinfecus ab alicujus par-
tis vicinac phlegmone vel fcirrho comprimuntur, et qui aut

[52] καὶ ὅσα διακινηθέντων ὀστῶν ἐν ἐξαρθρήμασιν ἢ κατάγμασι στενοχωρεῖται, ναρκώδη μὲν τὸ πρῶτον, ὕστερον δὲ παντάπασιν ἀναίσθητά τε καὶ ἀκίνητα γίγνεται. καὶ καλεῖται μὲν ἡ τοιαύτη κάκωσις αὐτῶν παράλυσις· ἐν ταὐτῷ δὲ γένει οὖσα τῇ νάρκῃ, τῷ μεγέθει διαλλάττει. καὶ εἰ κατὰ πάντα συμβαίη τὰ νεῦρα, παραχρῆμα μὲν ἀναίσθητόν τε καὶ ἀκίνητον ἐργάζεται τὸ σύμπαν σῶμα, θάνατον δὲ ὀξὺν ἐπιφέρει στερήσει τῆς ἀναπνοῆς. εἰ μὲν οὖν ἡ ἀρχὴ τοῦ νωτιαίου βλαβείη, τοῖς κατὰ τὴν κεφαλὴν μορίοις αἰσθά(223)νονταί τε καὶ κινοῦνται μόνοις, ἄχρι περ ἂν ζῶσιν· εἰ δὲ καὶ κατὰ τὸν ἐγκέφαλον ἡ βλάβη συμπέσοι, πάντων παραχρῆμα τῶν μορίων ἀκρατεῖς καὶ ἀναίσθητοι γίγνονται· ζῶσι δὲ ἑκάτεροι τοσοῦτον χρόνον, ὅσον ἂν ἔζησαν οἱ ἀγχόνῃ συσχεθέντες. ὅσοις δὲ κατωτέρω τῆς ἐκφύσεως τῶν διαστελλόντων τὸν θώρακα νεύρων ἔπαθεν ὁ νωτιαῖος, ἤτοι σπονδύλου τινὸς ἐκστάντος ἢ καὶ ἄλλως, ἐπὶ μὲν ταῖς μεγάλαις διαθέσεσιν ἀναίσθητοί τε καὶ ἀκίνητοι τὰ κάτω πάντα παραχρῆμα γίγνονται, ναρκώδεις δὲ ἐπὶ ταῖς σμικροτέραις· οὐ μὴν ἀποθνήσκουσιν οὗτοι, διὰ τὸ φυλάττεσθαι τὴν ἀναπνοὴν

luxatis aut fractis oſſibus anguſtiores fiunt, omnes primo quidem torpent, poſtea vero omnino ſenſum motumque perdunt: vocaturque ejusmodi nervorum vitium paralyſis, *nervorum reſolutio:* quae quum in eodem genere cum torpore ſit, magnitudine ab eo differt. Ac ſi in omnes incidat nervos, ilico totum corpus ſenſu motuque privat, ac mortem celerem reſpirationis privatione infert. Si igitur ſpinalis medullae principium ſit laeſum, partibus ſolis capitis, quoad vivunt homines, tum ſentiunt tum moventur. Sin et cerebro laeſio accidat, ſtatim omnibus partibus impotentes inſenſibilesque efficiuntur. Vivunt autem utrique tanto tempore, quanto viverent qui praefocatione premerentur. Quibuscunque vero ſpinalis medulla infra nervorum thoracem dilatantium exortum eſt laeſa, ſive vertebra aliqua luxata, ſive etiam aliter, in magnis affectibus quidem inſenſibiles immobilesque omnibus inferioribus partibus ſtatim fiunt, in minoribus torpent ii, non tamen moriuntur, pro-

αὐτοῖς. ἡ μέντοι τῶν χειρῶν αἴσθησις, οἷς μὲν ὁ νωτιαῖος
ἔπαθε κατὰ τὸν πέμπτον σπόνδυλον, ἀπόλλυται πᾶσα μετὰ
τῆς κινήσεως· οἷς δὲ κατὰ τὸν ἕκτον, οὐ πᾶσα· τὰ γὰρ
πρῶτα μέρη τοῦ βραχίονος ἀπαθῆ διαφυλάττεται· πολὺ δὲ
δὴ μᾶλλον, εἰ κατὰ τὸν ἕβδομον σπόνδυλον ὁ νωτιαῖος πά-
θοι· εἰ δὲ κατὰ ὄγδοον, ὀλίγιστον· εἰ δὲ ὁ μετ᾽ αὐτὸν, οὐδὲ
ὅλως ἔτι πάσχουσιν αἱ χεῖρες οὐδέν. ἀπόλλυται μέν τοι ἡ
φωνὴ πᾶσιν, οἷς ἂν ὁ ἐν τραχήλῳ πάθοι νωτιαῖος· οὐ μὴν
ἐπί γε τοῖς τοῦ νώτου σπονδύλοις ἅπασιν, ἀλλ᾽ ὁπόσον τι
καθ᾽ ἕκαστον ἐν τοῖς περὶ φωνῆς διώρισται. νυνὶ γάρ μοι
δοκῶ καὶ πλείω τοῦ δέοντος εἰρηκέναι. οὐ γὰρ ἐπελθεῖν
ἅπαντα τὰ κατὰ μέρος ἐν τῷδε τῷ γράμματι συμπτώματα
προὐθέμην, ἀλλ᾽ εἰς τὰς γενικωτέρας αἰτίας ἀναγαγεῖν.
κοινῇ τοίνυν εἰρήσθω μοι κατὰ πάσης βλάβης αἰσθήσεως, ὡς
ὑφ᾽ ὧν ἕκαστα χορηγεῖται νεύρων ἐῤῥωμένων, ὑπὸ τούτων
βλάπτονται παθόντων. εἰ δέ τις ἑκάστου νεύρου τὴν δύνα-
μιν ἐπίστασθαι ποθεῖ, τῶν μὲν εἰς ἀναπνοὴν συντελούντων

pterea quod refpiratio iis illaeſa manet. At manuum ſen-
ſus iis, quibus ſpinalis medulla circa quintam vertebram eſt
affecta, totus ſimul cum motu amittitur; quibus autem circa
ſextam, non totus, quippe primae brachii partes illaeſae
ſervantur; jam multo etiam magis, ſi circa ſeptimam verte-
bram ſpinalis medulla male ſit affecta. Quod ſi circa octa-
vam ſit affecta, pauciſſimam; ſi vero quae poſt hanc habe-
tur, prorſus nullam laeſionem patiuntur manus. Caeterum
quibus ſpinalis medulla in cervice affecta eſt, iis omnibus
vox adimitur, non tamen omnibus dorſi vertebris id acci-
dit. Verum quantum laeſionis ſingulae afferant, in com-
mentariis de voce definitum eſt; nunc enim mihi videor
plura quam pro inſtituto dixiſſe; neque enim omnia ſym-
ptomata particulatim perſequi hoc in opere eſt propoſitum,
ſed ea in generaliores cauſas reducere. Ergo generatim
mihi de omni ſenſus laeſione ſit dictum, quod a quibus ner-
vis bene valentibus ſuppeditatam ſibi facultatem habent, ab
iisdem male affectis laeduntur. Quod ſi quis cujusque ner-
vi noſſe facultatem ſtudet, eos qui ad refpirationem condu-

Ed. Chart. VII. [5a.]   Ed. Baf. III. (223.)
ἐν τοῖς περὶ τῶν τῆς ἀναπνοῆς αἰτίων διώρισται· τῶν δὲ εἰς
τὰς φωνὰς, ἐν τῇ περὶ φωνῆς πραγματείᾳ λέλεκται. ταῦτα
μὲν οὖν ἠκρίβωται πρὸς ἡμῶν ἑτέρωθι. τὰ δὲ τοῖς κατὰ
τράχηλόν τε καὶ κεφαλὴν ἐπιγάστριόν τε καὶ χεῖρας καὶ
σκέλη χορηγοῦντα νεῦρα καὶ ἄλλοι τινὲς ἔμπροσθεν οὐ φαύ-
λως ἔγραψαν ἡμεῖς τε ἐγράψαμεν ἐν ταῖς ἀνατομικαῖς ἐγχει-
ρήσεσιν. ὁ μὲν οὖν ἐνεστηκὼς λόγος περὶ τῶν κατὰ τὰς
αἰσθήσεις συμπτωμάτων ἦν. ἐπεὶ δὲ ὅσα μόρια καθ᾽ ὁρμὴν
κινεῖται διὰ νεύρου τινὸς, εὐθὺς ταῦτα καὶ τὴν αἴσθησιν ἔχει
δι᾽ αὐτοῦ, διττὴν ἀναγκαῖον αὐτοῖς γενέσθαι βλάβην ἐπὶ τῷ
τοῦ νεύρου νοσήματι, τὴν μὲν ἑτέραν τῆς αἰσθήσεως, τὴν δὲ
ἑτέραν τῆς κινήσεως. πῶς οὖν ἔνια μὲν μόρια παραλελύσθαι
δοκεῖ τῆς κινήσεως τῶν καθ᾽ ὁρμὴν ἐνεργειῶν, αἰσθάνεσθαι
δέ; καὶ πῶς πάλιν ἕτερα κινεῖσθαι μὲν, οὐκ αἰσθάνεσθαι δέ;
κατὰ μὲν δὴ τὴν γλῶτταν καὶ τοὺς ὀφθαλμοὺς οὐδὲν ἄπορον,
ἐπειδὴ διττὰ νεύρων γένη τούτοις ἐστί· ἐν οἷς δὲ μέλεσι τὰ
σκληρὰ μόνον ἐστί, διοριστέον ὡδὶ τὸν λόγον. εἰ μὲν ἀφῃ-

cunt, in libris de refpirationis caufis definivimus; eos vero
qui ad vocem, in opere de voce explicavimus. Atque hi a
nobis alibi accuratius explorati funt. Qui autem colli, ca-
pitis, abdominis, manuum et crurum partibus nervi *fa-*
cultatem fuppeditant, eos tum alii ante nos non male fcri-
ptis prodiderunt tum nos de iis in libris de adminiftrationi-
bus anatomicis fcripfimus. Ac propofitus quidem nobis
fermo erat de fenfuum fymptomatis. Quoniam autem quae
partes per nervum aliquem voluntarie moventur, eaedem
protinus fenfum quoque per eundem obtinent, duplicem iis
laefionem ex nervi morbo neceffe eft accedere, alteram fen-
fus, alteram motus. Quomodo igitur nonnullae videntur
partes ad voluntarias quidem motus functiones refolvi, fen-
tire tamen? Et quomodo rurfus aliae moveri quidem, mi-
nime autem fentire? Sane in lingua et oculis nulla fit dubi-
tatio, propterea quod haec duplici nervorum genere funt
praedita; at in quibus membris duri tantum nervi funt, in
iis diftinguendus fermo ad hunc modum eft. Si cute ab-

114 ΓΑΛΗΝΟΥ ΠΕΡΙ ΑΙΤΙΩΝ ΣΥΜΠΤΩΜ.

Ed. Chart. VII. [52. 53.]　　　　Ed. Baf. III. (225.)

ρημένου τοῦ δέρματος ὁ ὑποκείμενος μῦς γυμνὸς ὢν ἀκί-
νητος μὲν φαίνεται, ψαυόντων [53] δὲ αἰσθάνοιτο, μικρὰν
ἡγητέον αὐτῷ συμπεπτωκέναι τὴν βλάβην, ὡς μέρος τοσοῦ-
τον δυνάμεως δέχεσθαι ψυχικῆς, ὅσον αἰσθάνεσθαι μὲν ἱκα-
νόν ἐστιν, κινῆσαι δὲ τὸν μῦν οὐχ ἱκανόν. ἐν γὰρ τῷ πά-
σχειν μᾶλλον ἤπερ ἐν τῷ ποιεῖν ἐστιν ἡ τῆς ἁφῆς αἴσθησις,
ὥστ᾽ ἐγχωρεῖ καὶ δι᾽ ὀλίγης αὐτὴν ἐπιτελεῖσθαι δυνάμεως·
ἡ δὲ τῶν μυῶν κίνησις ἐν τῷ ποιεῖν, οὐκ ἐν τῷ πάσχειν,
ἔχουσα τὴν ἐνέργειαν (ὅλον γὰρ ὑπὸ ταύτης μεταφέρεται τὸ
σῶμα) πολλῆς δεῖται δυνάμεως ψυχικῆς. ἔμπαλιν δὲ οὐκ ἂν
εὕροις ποτὲ γεγενημένον ὡς κινεῖσθαι μὲν, ἀναίσθητον δὲ
εἶναι τὸν γυμνὸν μῦν. εἰ δὲ τὸ μὲν περικείμενον αὐτῷ δέρμα
τὴν αἴσθησιν ἀπολέσειεν, ὁ δὲ μῦς κινοῖτο, θαυμαστὸν οὐ-
δέν· ὥσπερ οὐδὲ εἰ δυοῖν μυοῖν ὁ μὲν εἴη κινούμενος, ὁ δὲ
ἀκίνητος· ἢ ὁ μὲν αἰσθανόμενος, ὁ δὲ ἀναίσθητος. ὥσπερ
γὰρ ἐπ᾽ ἐκείνων ἐγχωρεῖ τοῦ μὲν ἑτέρου βεβλάφθαι τὸ νεῦ-
ρον, ἀβλαβὲς δὲ εἶναι θατέρου, κατὰ τὸν αὐτὸν τρόπον ἐν-
δέχεται τὸ μὲν εἰς τὸ δέρμα διασπειρόμενον βεβλάφθαι, τὸ
δὲ εἰς τὸν μῦν μὴ βεβλάφθαι· οὕτω δὲ καὶ τοὐναντίον

lata fubjectus ei nudus mufculus immobilis appareat, tan-
gentem tamen fentiat, parvam illi noxam accidiffe eft pu-
tandum; nempe quod tantam animalis facultatis partem fuf-
cipiat, quanta ad fenfus excitationem fufficiat, ad mufcu-
lum vero movendum non fufficiat. Confiftit enim in pa-
tiendo magis quam agendo tangendi fenfus, itaque etiam
parva facultate perfici poteft. Mufculorum motus, quum
agendo, non autem patiendo functionem obeat (totum nam-
que corpus ab hoc transfertur) multa eget animali facultate.
Contra vero nunquam deprehendas mufculum nudum mo-
veri, ut idem non fentiat. At fi fuperjacens mufculo cutis
fenfum amifit, ipfe autem moveatur, nihil eft quod mirere;
quemadmodum fi duorum mufculorum alter moveatur, alter
moveri non poffit; aut altero fentiente, alter fit infenfilis.
Ut enim in iis alterius laefum nervum, alterius illaefum effe
licet, eodem pacto fieri poteft ut is nervus qui in cutem di-
fpergitur, laefus fit, qui autem in mufculum, minime; fic

ἀβλαβὲς μὲν εἶναι τὸ τοῦ δέρματος νεῦρον, οὐκ ἀβλαβὲς δὲ
τὸ τοῦ μυός. περὶ μὲν οὖν τῶν προτεθέντων συμπτωμάτων
ἱκανὰ καὶ ταῦτα.

Κεφ. στ'. ʽHδεσθαι δὲ καὶ ἀλγεῖν ἁπάσαις μὲν ἐγ-
γίγνεται ταῖς αἰσθήσεσιν, οὐχ ὁμοίως δὲ ἐναργῶς, ἀλλ' ἐν
μὲν τῇ τῆς ὄψεως ἥκιστα, μάλιστα δὲ ἐν τῇ τῆς ἁφῆς τε καὶ
γεύσεως· ἐφεξῆς δὲ τούτων ἐν ὀσφρήσει· καὶ μετὰ ταύτας
ἐν ἀκοῇ. τίς οὖν ἥ τε κοινὴ πάντων αἰτία καὶ τίς ἡ καθ'
ἕκαστον ἰδία; κοινὴ μὲν, ἥνπερ καὶ Πλάτων ἐν Τιμαίῳ
φησὶ γράφων οὕτως· τὸ μὲν παρὰ φύσιν καὶ βιαίως γιγνό-
μενον ἀθρόως ἐν ἡμῖν πάθος, ἀλγεινόν· τὸ δὲ εἰς φύσιν
ἀπιὸν αὖ πάλιν ἀθρόον, ἡδύ· τὸ δὲ ἠρέμα καὶ κατὰ μικρὸν,
ἀναίσθητον. οὕτω μὲν ὁ Πλάτων· ὁ δὲ Ἱπποκράτης ἔτι
παλαιότερος ὤν, τοῖς τὴν φύσιν, ἔφη, διαλλαττομένοισι
καὶ διαφθειρομένοισιν αἱ ὀδύναι γίγνονται. τὸ μὲν γὰρ
διαφθειρομένοισι τάχος τε ἅμα καὶ μέγεθος ἐνδείκνυται
τῆς μεταβολῆς. εἰσὶ δὲ καὶ κατὰ τὴν ἁφὴν αἱ μεγάλαι μεταλ-
λαγαὶ τῆς φύσεως ὑπὸ ψυχροῦ καὶ θερμοῦ βιαίας προσβολῆς,

e contrario fit ut illaefo cutis nervo, non illaefus maneat
mufculi nervus. Ac de propofitis fymptomatis haec fatis.
Cap. VI. Delectatio autem et dolor omnibus fenfi-
bus infident, non tamen fimili evidentia, fed in vifu mi-
nima, in tactu autem et guftu maxima; ab iis deinceps in
odoratu, et poft hunc in auditu. Quaenam igitur eft tum
omnium communis, tum cujusque caufa propria? Sane
communis *ea eft,* quam Plato in Timaeo profert fic fcribens.
*Quum affectio praeter naturam, violenter et confertim in
nobis fit, dolorem excitat; quae vero rurfus ad fuam na-
turam confertim redit, delectationem; quod autem fenfim
et paulatim fit, fenfum non ferit.* Atque ita quidem Plato.
Hippocrates vero eo antiquior, *Iis,* inquit, *quibus natura
alteratur et corrumpitur, dolores fiunt.* Quippe illud
corrumpitur celeritatem fimul ac magnitudinem mutationis
indicat. Sane tactui accidunt magnae mutationes naturae a
frigidi calidique violento impetu: et ab iis, quae vel fecare

116 ΓΑΛΗΝΟΥ ΠΕΡΙ ΔΙΤΙΩΝ ΣΥΜΠΤΩΜ.

Ed. Chart. VII. [53.]   Ed. Baf. III. (223.)
ὅσα τε θλᾶν, ἢ τέμνειν, ἢ διατείνειν, ἢ διαβιβρώσκειν πέφυκε.
τὸ γὰρ ὑγρὸν ἢ ξηρὸν ἄνευ τοῦ θερμαίνειν ἢ ψύχειν ἀβίαστον
ἔχει τὴν ὁμιλίαν, ὡς ἔνεστί σοι μαθεῖν ἀναλεξαμένῳ τὴν περὶ
τῶν ἁπλῶν φαρμάκων πραγματείαν, ἔνθα καὶ τὸ ψυχρὸν
ἐδείχθη καθ' ἕτερον μὲν τρόπον ἡδον ἢ τὸ θερμὸν, ἀλλὰ
καὶ αὐτὸ τῷ διασπᾶν τὴν οὐσίαν ὀδυνηρὸν γίγνεσθαι. φαί-
νεται δὲ καὶ τὰ θλῶντα καὶ τὰ τείνοντα κίνδυνον τοῦ ῥαγῆναι
φέροντα τοῖς σώμασιν ἀλγημάτων αἴτια γίγνεσθαι, καθάπερ
γε καὶ τὰ νύττοντα καὶ τὰ τέμνοντα. οὐ γὰρ δὴ μετὰ τὸ
τμηθῆναί τε καὶ ῥαγῆναι τὴν ὀδύνην ἐπιφέρει, ἀλλ' ἐν τῷ
γίγνεσθαι τὰ τοιαῦτα πάντα πόνων αἴτια καθίσταται, πλὴν
εἰ μὴ κατά τι συμβεβηκὸς ἀκολουθήσειε τοῖς οὕτω παθοῦσιν
ὀδύνη, ποτὲ μὲν ὑγρῶν δριμέων δακνόντων τὸ ἡλκωμένον
σῶμα, ποτὲ δὲ φλεγμονῆς ἐπιγενομένης, ἥ τις καὶ αὐτὴ
διαπαντὸς μὲν τῷ διατείνειν ὀδυνᾷ, πολλάκις δὲ καὶ διὰ τὴν
θερμασίαν ἢ διὰ τὴν τῶν ὑγρῶν δριμύτητα. διασπᾶται δὲ
καὶ τὸ τῆς γεύσεως ὄργανον, ᾗ μὲν τῆς ἁφῆς μετέσχηκεν,
ὑπὸ τῶν εἰρημένων, ᾗ δὲ καὶ τῆς γεύσεώς ἐστιν ἴδιον,

vel diftendere vel erodere poffunt. Nam humor et ficcitas
citra calorem vel frigus minime violentum contactum ha-
bent, ut qui opus de fimplicibus medicamentis perlegerit,
facile difcet. Ubi demonftratum eft frigidum alia ratione
oblectationem inducere, quam calidum, quin etiam ipfum
quod fubftantiam divellat, dolorem concitare. Videntur
autem et quae contundunt et quae tendunt, dum rupturae
corporibus periculum afferunt, dolorum caufae effe; quem-
admodum et quae pungunt et quae fecant. Non enim certe
et fectio et ruptura poftquam facta eft dolorem infert; fed
dum fiunt hujusmodi omnia, dolorum caufae conftituuntur,
nifi tamen ex accidente aliquo fic affectos dolor fequatur,
alias quidem acri humore exulceratum corpus mordente,
alias phlegmone fuperveniente, quae ipfa quoque nunquam
non diftendendo dolorem efficit, multoties vero etiam ca-
loris injuria vel humorum acrimonia. Divellitur autem et
guftus organum, quatenus utique tactus eft particeps, a jam
dictis caufis; quatenus vero guftus eft proprium, ab acidis,

[54] ὑπό τε τῶν ὀξέων καὶ πικρῶν καὶ στρυφνῶν καὶ δριμέων, ὅτι καὶ τούτων ἕκαστον, ὡς ἀποδέδεικται, διαιρεῖ τὸ συνεχές. ἀνιαροὶ δέ εἰσι καὶ κατὰ τὴν ὄσφρησιν οἱ τῶν εἰρημένων χυμῶν ἀποῤῥέοντες ἀτμοί, διότι καὶ οὗτοι διασπῶσι τὸ συνεχές. ἐν ἀκοῇ δὲ ἥ τε τραχεῖα καὶ ἡ μεγίστη καὶ ἡ ταχίστη φωνὴ, ὧν καὶ συνελθουσῶν εἰς ταὐτὸν ἐν ταῖς φοβερωτάταις βρονταῖς, ἀνάπηροι παντάπασιν ἔνιοι τὴν ἀκουστικὴν αἴσθησιν ἐγένοντο τῷ διασπασθῆναι τῇ βίᾳ τοῦ ψόφου τὸ ὄργανον αὐτῆς. καὶ μέντοι γε καὶ τὴν ὄψιν αἱ λαμπρόταται τῶν αὐγῶν ἀνιῶσί τε ἅμα καὶ διαφθείρουσι τῷ διακρίνειν ἐπὶ πλεῖστον. ἔστι δὲ δήπου καὶ τὸ διακρίνειν ἐκ τοῦ τῶν διαιρούντων γένους, καὶ φαίνεται κοινὸν ἐν ἁπάσαις ταῖς αἰσθήσεσι τὸ ἀνιαρὸν πάθος, ἐκ διακρίσεώς τε καὶ διαιρέσεως τοῦ συνεχοῦς καὶ ἡνωμένου σώματος ἀποτελούμενον, ἐπειδὰν (224) ἀθρόως συμπίπτῃ. καλῶ δὲ ἀθρόως τὸ κατὰ τὰ μεγάλα ἅμα καὶ ταχέως. τοῦτο δὲ δήπου καὶ ὁ Πλάτων ἐβούλετο, σύνθετον ἐκ βιαίου τε ἅμα καὶ ἀθρόου παθήματος ἐγγινομένου τοῖς αἰσθητικοῖς σώμασι τὴν ἀνιαρὰν αἴσθησιν ἀποτελεῖσθαι φάσκων. οὐδὲν γὰρ διοίσει λέγειν ἀνιαρὰν ἢ

amaris, acerbis et acribus. quod haec fingula, ficut demon-
ftratum eft, continuum dividant. Infeftant vero et olfactum
qui a jam dictis *humoribus* exhalant halitus, quod hi quo-
que continuum divellant. Auditum vero vox afpera et
maxima et celerrima; quibus etiam in magnis tonitruis in
idem coeuntibus, aliqui auditus fenfu omnino funt privati,
ipfius inftrumento foni violentia divulfo. Jam vero ipfum
vifum maximi fplendores nimia fecretione non infeftant
modo, fed etiam corrumpunt. Eft autem ipfa quoque fe-
cretio ex dividentium genere; videturque omnibus fenfibus
commune infeftam affectionem ex fecretione ac divifione
continui unitique corporis excitari, quum affatim accidit,
affatim autem voco quod vehementer fimul ac celeriter.
Hoc quoque Plato volebat, quum diceret moleftum fenfum
fieri violento fimul et conferto pathemate, quum fenfu prae-
ditis corporibus incideret. Neque enim refert vel moleftum

118 ΓΑΛΗΝΟΥ ΠΕΡΙ ΑΙΤΙΩΝ ΣΥΜΠΤΩΜ.

Ed. Chart. VII. [54.]   Ed. Baf. III. (224.)

λυπηρὰν ἢ ἀλγεινὴν ἢ ὀδυνηρὰν ἢ ἐπίπονον αἴσθησιν· ὥσπερ
οὐδὲ αὐτὸ τὸ πάθος, ἀνίαν ἢ λύπην ἢ ὀδύνην ἢ πόνον
ἢ ἀλγηδόνα. δηλοῖ δὲ καὶ αὐτὸς ὁ Πλάτων ὁμοτίμως χρώ-
μενος ἐπὶ ταὐτοῦ πράγματος ἅπασι τοῖς εἰρημένοις ὀνόμασιν
ἔν τε Τιμαίῳ καὶ Φιλήβῳ καὶ καθ᾽ ὅ τι ἂν ἕτερον αὐτῷ
σύγγραμμα περὶ τῶν αὐτῶν ὁ λόγος ἦν. ὅτι δὲ καὶ ἡ Ἱππο-
κράτους δόξα τῆς αὐτῆς ἔχεται διανοίας ἔν τε τοῖς ὀνόμασι
καὶ τοῖς πράγμασιν, εὔδηλον ἔκ τε τῶν ἔμπροσθεν ὀλίγον
εἰρημένων καὶ τῶν ἐν ἅπασι τοῖς βιβλίοις αὐτοῦ γεγραμμέν-
νων. οὕτω μὲν δὴ πᾶν πάθος λυπηρὸν ἐν ἁπάσαις γίγνεται
ταῖς αἰσθήσεσι· τὸ δ᾽ ἐναντίον αὐτῷ τὸ ἡδὺ διὰ τὴν ἐναν-
τίαν αἰτίαν. τοῦ γὰρ κινδυνεύοντος διασπασθῆναι ἢ εἰς τὸ
κατὰ φύσιν ἐπάνοδος ἀθρόα τὴν ἡδονὴν ἀπεργάζεται. διὰ
τοῦτο τοῖς ὀφθαλμοῖς ἥδιστον θέαμα τὸ κυανοῦν, ὥσπερ
ὀδυνηρότατον τό τε λαμπρὸν ἅμα καὶ λευκὸν, οἷον ὁ ἥλιος.
ἐφεξῆς δὲ τούτων ἐν μὲν τοῖς λυποῦσι τὸ λευκὸν, ἐν δὲ τοῖς
ἥδουσι τὸ φαιόν. τὸ μὲν γὰρ τῷ διακρίνειν τε ἅμα καὶ

vel triftem vel dolentem vel dolorificum vel laboriofum fen-
fum appellare, ut neque pathema ipfum, moleftiam vel tri-
ftitiam vel dolorem vel dolentiam vel laborem. Atque per-
fpicuum eft, Platonem ipfum pro eadem re dictis nominibus
omnibus promifcue ufum et in Timaeo et in Philebo, prae-
terea et in aliis libris ficubi de ipfis fermo inciderit. Quod
autem et Hippocratis opinio ejusdem fit tum in nominibus
ipfis tum rebus fententiae, et ex paulo ante dictis et ex iis
quae in omnibus fuis libris confcripta reliquit, manifeftum
eft. Sic profecto in omnibus fenfibus moleftum pathema
evenit; jucundum vero illi contrarium contrariis ex caufis:
confertus enim corporis divelli periclitantis ad eum, qui
fecundum naturam eft, ftatum reditus voluptatem efficit.
Idcirco jucundiflimum oculis fpectaculum caeruleum eft,
ficut moleftiflimum, quod fplendidum fimulque album eft,
quemadmodum fol. Proxima his inter ea quae molefta funt,
album, inter ea quae delectant, fufcum: illud quidem quod
fubftantiam ejus fegreget fimul ac diffolvat, hoc quod citra
violentiam congreget. Neque enim profecto fola congrega-

διαλύειν τὴν οὐσίαν αὐτῆς, τὸ δὲ τῷ ἀβιάστως συνάγειν.
οὐ γὰρ δή που τὸ συνάγειν γε μόνον ἱκανὸν καὶ αὐταρκες·
οὕτω γὰρ ἂν ἦν που καὶ τὸ μέλαν ἡδύ, νῦν δ᾽ οὐκ ἔστιν·
ἐναντίον γὰρ ὑπάρχον τῇ τῆς ὄψεως οὐσίᾳ συνάγει βιαιότε-
ρον αὐτὴν, ἢ ὡς εἰς τὴν φύσιν ἐπανάγειν. ἧττον δέ ἐστι τὸ
μελάντατον τοῦ λαμπροτάτου ἀνιαρὸν, οὐχ ὅτι τὸ ἐναντίον
ἧττον λυπεῖ τῆς κατὰ τὸ συγγενὲς ἀμετρίας, (κατὰ τοῦτο μὲν
γὰρ μᾶλλον ἀνιαρὸν ἦν τοῦ λαμπροτάτου τὸ μέλαν) ἀλλ᾽ ὅτι
τὸ μὲν τῆς ὄψεως ὄργανον αὐγοειδὲς, αὐγὴ δὲ πᾶσα λεπτο-
μερῆς οὐσία· τὸ δὲ μέλαν ἀεὶ παχυμερές· ἀεὶ δ᾽ ἐν τῇ
φύσει δραστικώτερόν ἐστι τὸ λεπτομερὲς τοῦ παχυμεροῦς.
ὅταν μὲν οὖν εἰς ταὐτὸν ἀλλήλοις ἥκῃ τὸ λεπτομερὲς καὶ πα-
χυμερὲς, ἧττον εἰς τὸ λεπτομερὲς ἐνεργεῖ τὸ παχυμερὲς, εἴπερ
μᾶλλον πάσχειν ὑπ᾽ ἐκείνου πέφυκεν. οὕτως οὖν καὶ ὁ ἥλιος
ἀνιᾷ τὴν ὄψιν, ὅτι λεπτομερέστερος ὢν ἑτοίμως αὐτὴν δια-
κρίνει. τῇ μὲν οὖν οἰκειότητι τῆς οὐσίας ἧττόν ἐστι τῶν
ἐναντίων ἀνιαρὸς, τῷ δὲ ἰσχυρῷ τῆς ἐνεργείας βιαιότερος
ὑπάρχων, τούτῳ καὶ τὸ τάχος ἴσχει τῆς εἰς τὴν ὄψιν βλάβης.

gatio fufficit ac fatis eft; nam fic nigrum quoque jucundum
effet, nunc autem non eft; quum enim vifionis fubftantiae
fit contrarium, violentius eam cogit, quam ut eam ad natu-
ram reducat.   At nigerrimum fplendidiffimo minus infeftat,
non quod contrarium minus fit moleftum, quam exceffus,
qui eft in genere cognato, (hac enim ratione moleftius effet
nigrum fplendidiffimo) fed quod vifus organum fit radiofum,
radius autem omnis tenuium partium, nigrum vero femper
craffarum.   Natura autem perpetuo res tenuium partium
in agendo efficacior eft, quam quae craffarum eft.   Quum
itaque in idem viciffim pervenerint quod tenuium eft par-
tium et quod craffarum, minus agit craffum in tenue, fiqui-
dem id a tenui potius pati natum eft.   Ita igitur et fol
vifum laedit, quod quum tenuioris fit fubftantiae, facile eum
fegreget; ac familiaritate quidem fubftantiae minus moleftus
eft, quam quae funt contraria; fed quod actionis vehemen-
tia fit violentior, hoc ipfo celeritatem quoque laefionis in

Ed. Chart. VII. [54. 55.]   Ed. Baf. III. (224.)

ὃ γὰρ ἐν ἐλαχίστῳ χρόνῳ πρὸς τῆς ἡλιακῆς αὐγῆς ἡ ὄψις ἡμῶ ν
πάσχει, τοῦτο ἐν παμπόλλῳ, μηδ᾽ ὅλως αὐγὴν θεασαμένη
μηδεμίαν, [55] ἀλλ᾽ ἐν βαθεῖ σκότῳ διαιτηθεῖσα· καὶ γὰρ
καὶ αὕτη πρὸς τὸ φῶς ἀναχθεῖσα βλέπειν οὐ δύναται, τῷ
κατεσβέσθαι τρόπον τινὰ καὶ πεπαχύνθαι καὶ σκοτώδης γεγο-
νέναι. ἥδιστόν γε οὖν εἰκότως ἐστὶ καὶ ὠφελιμώτατον ὄψει
τὸ κυανοῦν χρῶμα, πλὴν τῆς ὑφ᾽ ἡλίου διαπεφορημένης.
ἐκείνῃ μὲν γὰρ, ὡς ἂν ἤδη νοσούσῃ, τὸ ἐναντίον ἴαμα· τῇ δὲ
ὑγιαινούσῃ μὲν, κεκμηκυίᾳ δὲ, τὸ κυανοῦν ἢ τὸ φαιὸν ὑγιει-
νότατον θέαμα, μήτε διακρῖνον αὐτὸν ὡς τὸ λευκόν τε καὶ
λαμπρὸν, ἀλλὰ μήτε συνάγον καὶ σβεννύον, ὡς τὸ μέλαν.
τὸ μὲν οὖν φαιὸν ἐκ λευκοῦ τε ἅμα καὶ μέλανος κραθέντων
γίγνεται· τὸ κυανοῦν δὲ, λευκοῦ καὶ λαμπροῦ συνελθόντων,
καὶ εἰς μέλαν κατακορὲς ἐμπεσόντων. οὕτω γὰρ ἡμᾶς καὶ ὁ
Πλάτων ὑπὲρ ἀμφοῖν ἐδίδαξεν. ὥστ᾽ ἐκ τῶν ἐναντίων τε
καὶ ἄκρων κραθέντων ἔμμεσά τε καὶ σύμμετρα γίγνεται ταυτὶ
τὰ χρώματα, τήν θ᾽ ὑπερβολὴν ἑκατέραν ἐκφυγόντα, καθ᾽ ἣν
ἡ ὄψις ἐβλάπτετο, καὶ τοὺς μετρίους αὐτῆς ἐπανορθούμενα

vifum obtinet. Quod enim in minimo tempore vifus nofter
a folis fplendore patitur, id in plurimo ubi omnino nullum
fplendorem vidit, fed in profundis tenebris eft verfatus;
quippe is quoque ad lucem reductus videre non poteft, quod
extinctus ad quendam modum craffusque fit redditus ac
tenebrofus. Jucundiffimus igitur merito gratiffimusque cae-
ruleus color vifui eft, fi tamen is a fole non eft difcuffus.
Huic enim quod jam aegrotet, contrarium remedium eft: at
ei, qui fanus quidem eft, fed fatigatus, caeruleum aut fuf-
cum faluberrimum eft fpectaculum, quod nec eum fegregat,
ut tum album tum fplendidum, fed nec cogit et extinguit,
ut nigrum. At fufcum quidem ex albo et nigro fimul mix-
tis efficitur; caeruleum vero ex albo ac fplendido tum coe-
untibus tum in faturum nigrum incidentibus; fic enim Plato
nos de ambobus docuit. Ergo hi colores ex contrariis ex-
tremisque mixtis medii ac moderati nafcuntur, qui et ex-
ceffum utrumque, quo vifus laeditur, declinant, et mode-
ratas ipfius fatigationes emendant; quemadmodum morbos

καμάτους, ὥσπερ τὰς ἐπὶ τῇ διακρίσει νόσους τὸ μέλαν,
τὸ δ᾽ ἐναργὲς τῆς ἡδονῆς τῆς ἀπ᾽ αὐτῶν οὐχ ὅμοιόν ἐστι τῇ
κατὰ τὰς ἄλλας αἰσθήσεις, ὅτι μηδὲ τὸ τῆς ὀδύνης ἴσον
ὑπῆρχεν. ἡ γὰρ λεπτομέρεια τῆς ὄψεως οὔτ᾽ ἐν τῷ διακρί-
νεσθαι βίαιόν τι πάσχει, διὰ τὴν οἰκειότητα τῆς οὐσίας (ἐφ᾽
ὃ γὰρ ἄγεται, φθάνουσα σπεύδει καὶ καθ᾽ ἑαυτὴν) οὔτ᾽ ἐν τῷ
ᵛυγκρίνεσθαι, διὰ τὴν ἀσθένειαν τῆς μεταβολῆς. ἐδείχθη
ᵧὰρ ἀσθενῶς συναγόμενον ὑπὸ τοῦ παχυμεροῦς τὸ λεπτομε-
ϛές. οὕτω μὲν ἔχει τὰ κατὰ τὴν ὄψιν ἡδονῆς τε καὶ λύπης.
ἐνὶ δὲ τῆς ἀκοῆς ἡδίστη μὲν ἡ λειοτάτη καὶ ἡ βραδυτάτη
φωνή, διότι καὶ ἡ τραχυτάτη καὶ ταχίστη λυπηροτάτη.
ἀλλὰ ταῦτα μὲν ὑγιαινούσης ἀκριβῶς τῆς αἰσθήσεως ἡδέα τε
καὶ λυπηρά· κεκμηκυίας δὲ, πρὸς τῇ λείᾳ τε καὶ βραδείᾳ,
καὶ ἡ σμικρὰ προσφιλής· νοσούσης δὲ, ἡ λειοτάτη τε ἅμα
καὶ βραδυτάτη καὶ σμικροτάτη, καὶ ταύτης ἔτι μᾶλλον ἡ
εὔρυθμος. ἡ γὰρ παντελὴς ἡσυχία ἀνάλογον ἔχει τι τοῦτο
τῷ σκότει τῷ κατὰ τὴν ὄψιν, ὅθεν καὶ ζήτησιν ἔσχεν, εἴτ᾽
ἐναντίον τῷ φωτὶ τὸ σκότος ἐστὶν, εἴτε στέρησις· ὥσπερ

ex fegregatione provenientes nigrum. Verum voluptas ab
iis orta non peraeque manifefta eft, ac ea quae in aliis fen-
fibus, quod neque dolor par exuterit. Nam partium tenui-
tas vifus, neque dum fegregatur, propter fubftantiaei fami-
liaritatem violentum aliquid patitur (illuc enim, quo duci-
tur, ipfa per fe properat) neque dum congregatur, propter
mutationis imbecillitatem. Demonftratum enim eft tenue a
craffo debiliter cogi. Atque ita quidem in vifu fe habent
voluptas et dolor. In auditu vero jucundiffima vox eft,
quae leniffima tardiffimaque eft; ideo moleftiffima eft tum
afperrima tum celerrima. Verum hae integre fano fenfui ju-
cundae moleftaeque funt; fatigato vero amica, praeter le-
nem et tardam, etiam exigua; aegrotanti, fimul et leniffima
et tardiffima et maxime exilis; atque hac etiam magis, quae
numerofa eft; abfolutum enim filentium fimile quid in au-
ditu eft atque in vifu tenebrae, unde etiam in quaeftionem
venit, num contrariae lumini fint tenebrae, an ejus privatio,
tio, quemadmodum vocis, filentium; et motus, quies Vo-

Ed. Chart. VII. [55.]   Ed. Baſ. III. (224.)

φωνῆς μὲν ἡσυχία, κινήσεως δὲ ἠρεμία. τὸ δὲ τῆς ἡδονῆς
ἐναργέστερον ἐνταῦθα, διότι καὶ τὸ τῆς οὐσίας παχυμερέστε-
ρον. ἔτι δὲ ἐναργέστερον ἐν τῇ τῆς ὀσφρήσεως αἰσθήσει τὸ
τερπνὸν, ὅτι καὶ ἡ οὐσία παχυμερεστέρα. εἰς ὅσον γὰρ ἀὴρ
αὐγῆς παχύτερος, εἰς τοσοῦτον ἀέρος ἀτμός. ἔστι δὲ αὐγῆς
μὲν, ἡ τῆς ὄψεως αἴσθησις· ἀέρος δὲ, ἡ τῆς ἀκοῆς· ἀτμοῦ
δὲ, ἡ τῆς ὀσφρήσεως· ὥσπέρ γε καὶ ἡ μὲν τῆς γεύσεως, ὑγρᾶς
φύσεως· ἡ δὲ ἀφῆς, στερεοῦ σώματος. ἐπεὶ δὲ ὁμογενής
ἐστιν ἡ τῆς ὀσφρήσεως αἴσθησις τῇ τῆς γεύσεως, ἑνὶ μόνῳ
διαφέρουσα τῷ λεπτομερεστέρῳ τῆς οὐσίας, (ὁ γὰρ ἀτμὸς
ὑγρόν ἐστι λελεπτυσμένον) ὑπὲρ ἀμφοῖν ἅμα ῥηθήσεται, τὴν
ἀρχὴν ἀπὸ τῆς γεύσεως ποιησαμένοις, ἕνεκα σαφηνείας.
ἥδιστοι τοίνυν εἰσὶ ταύτῃ χυμοὶ, κατὰ φύσιν μὲν ἐχούσῃ
πάντες οἱ γλυκεῖς καὶ λιπαροὶ, οὗτοι γὰρ πάντες ἐδείχθησαν οἰ-
κειότατοι τῇ τοῦ σώματος οὐσίᾳ· κεκακωμένη δ' ἔναγχος ὑπό
τινος τῶν ἀνιώντων αὐτὴν, οἱ λιπαροί· μάλιστα γὰρ οὗτοι
τὸ τετραχυσμένον ἐκλεαίνουσι· νοσούσῃ δὲ, οἱ ἐναντίοι τοῖς
νοσάζουσι, τοῖς μὲν παχέσιν οἱ λεπτύνοντες, τοῖς δὲ λεπτοῖς οἱ
παχύνοντες, τοῖς δὲ γλίσχροις οἱ τέμνοντες, τοῖς δὲ τραχύνου-

luptas autem evidentior in hoc fenfu eft, propterea quod
fubftantia eft crafliore: at in odoratu adhuc manifeftior de-
lectatio, quod ejus fubftantia fit magis craffa: quantum enim
aör fplendore eft craffior, tantum aëre craffior eft halitus.
Eft vero fplendoris quidem fenfus vifus, aëris vero auditus,
halitus odoratus, quemadmodum humidae naturae guftus.
et folidi corporis tactus. Quum antem odoratus et guftus
fenfus fint congeneres, fola fubftantiae tenuitate diffidentes,
(eft enim halitus humor attenuatus) de ambobus fimul diffe-
remus, a guftu perfpicuitatis gratia ducto exordio. Jucun-
diffimi igitur huic fecundum naturam fe habenti funt fapo-
res omnes dulces et pingues; hi namque omnes demonftrati
funt corporis fubftantiae maxime effe familiares: vitiato au-
tem recenter ab aliqua caufa infeftante, pingues; hi namque
partem exafperatam maxime leniunt: aegrotanti vero, fucci
contrarii caufis morborum efficientibus; craffis quidem, at-
tenuantes, tenuibus, incraffantes; glutinofis, incidentes;

σιν οἱ ἐκλεαίνοντες, οὕτω δὲ καὶ τοῖς μὲν θερμοῖς οἱ ψυχροὶ,
τοῖς δὲ ψυχροῖς οἱ θερμοὶ, καὶ τοῖς μὲν ξηροῖς οἱ ὑγροὶ, τοῖς
δὲ ὑγροῖς οἱ ξηροί. εἴρηται δὲ περὶ τῆς φύσεως αὐτῶν ἐν τῷ
τετάρτῳ περὶ τῆς τῶν ἁπλῶν [56] φαρμάκων δυνάμεως, καὶ
χρὴ μὲν μὴ παρέργως ἀναλέγεσθαι τὸν λόγον ἐκεῖθεν εἴς τε
διάγνωσιν καὶ εἰς θεραπείαν ὄντα ὠφέλιμον. ἡ μὲν γὰρ κοι-
λία τοῖς τε σπλάγχνοις ὑπηρετεῖ καὶ ταῖς φλεψὶν, ὥστε οἵων
ἂν ἐκεῖνα δέηται χυμῶν, τοιούτων ὀρέγεσθαι· ταύτης δ᾽ αὖ
γνώμων ἡ γλῶττα προβέβληται, τούτοις μάλιστα χαίρουσα
τῶν χυμῶν, ὧν ἂν ἡ κοιλία δέηται. τῆς κοινωνίας δὲ ὁ
περιαλείφων αὐτὴν χιτὼν μάλιστα αἴτιος. ἥδεται μὲν οὖν
ἡ γλῶττα κατὰ διαφέροντας καιροὺς, ἄλλοις ἄλλοτε τῶν ἔξω-
θεν αὐτῇ προσπιπτόντων χυμᾶν· ἥδεται οὖν ἐνίοτε καὶ τῶν
ἐν αὐτῇ γλυκέων αἰσθανομένη, (φλέγματος δέ ἐστιν εἶδος ὁ
γλυκὺς οὗτος χυμὸς) ὥσθ᾽ ὁσάκις γε ἀπὸ τῶν φλεβῶν ἐγχυ-
θέντος αἵματος αἴσθησιν ὡς γλυκέος ἔλαβεν ἡ γλῶττα, τοῖς
ἔξωθεν αὐτῇ προσπίπτουσιν ἀνάλογον ἔπαθεν. ἐπὶ μέντοι
τῆς ὀσφρητικῆς δυνάμεως, ἡ μὲν τῶν ἔξωθεν ἡδέων τε καὶ

exafperatibus, lenientes; ad eundem modum calidis fri-
gidi, frigidis calidi, ut et ficcis numidi, et humidis fioci.
Dictum autem de horum natura in quarto de fimplicium me-
dicamentorum facultatibus, legendusque non negligenter is
liber eft, ut qui tum ad dignotionem tum ad curationem fit
utilis. Ventriculus enim vifceribus venisque fubfervit; ita-
que et quales hae fuccos requirunt, tales appetit. Porro
huic index lingua proftat iis fuccis maxime gaudens, quos
ventriculus defiderat; hujus autem focietatis potiffima caufa
eft tunica ipfam veftiens. Ac delectatur quidem lingua di-
verfis temporibus fuccis fibi extrinfecus occurrentibus aliis
atque aliis. Delectatur autem nonnunquam etiam dulcibus,
quos in fe ipfa fentit; porro dulces hi fucci pituitae fpecies
funt. Quare quoties effufi venis fanguinis, ut dulcis, fen-
fum lingua percipit, iis fimile quid patitur, quae ipfi extrin-
fecus occurfant. At in odorandi facultate externorum qui-
dem tum jucundorum tum moleftorum fenfus perinde fe ha-

ἀνιαρῶν αἴσθησις ἀνάλογον ἔχει τῇ γευστικῇ· τῶν δὲ κατ᾽
αὐτὴν ἀτμῶν ἀηδῶν μὲν ὄντων, ὡς εἴρηται πρόσθεν, αἰσθά-
νεταί ποτε· γλυκέων δὲ ἢ ὅλως ἡδέων οὐκ αἰσθάνεται, κα-
θάπερ οὐδὲ ἡ ὄψις, οὐδὲ ἡ ἀκοή. τῷ γὰρ εἶναι λεπτομε-
(225)ροῦς οὐσίας αἰσθήσεις οὐ πάσχουσι πάθος οὐδὲν ἰσχυ-
ρὸν ἐν αὐταῖς. ἡ δὲ ἁφὴ καὶ ἡ γεῦσις, σφοδρὸν μὲν οὐδὲν
οὐδὲ αὗται· πάσχουσι δ᾽ ἐνίοτε καὶ τοιοῦτόν τι πάθος ἀμυ-
δρὸν, ἡ μέντοι γλῶττα πρὸς γλυκέος, ὡς εἴρηται, φλέγμα-
τος, ἅπερ ὁ Πραξαγόρας τε καὶ Φιλότιμος ἰδιώτερον ὀνομά-
ζουσι γλυκὺν χυμόν· ἡ δὲ ἁφὴ τῆς ἐν αὐτῇ κινήσεως αἰσθά-
νεται πολλάκις, ἐπειδὰν εἰς τὸ κατὰ φύσιν ἐπανέρχηται, τῶν
τραχυνόντων γε αὐτὴν ἔνδον ἤτοι πεττομένων ἢ διαπνεομένων
ἢ αἰσθητῶς ἐκκρινομένων. καὶ μὴν καὶ οἱ κοπωθέντες, ἐπει-
δὰν τρίψεσί τε μαλακαῖς ἢ λουτροῖς ἀπαλυνθέντες τὸ σῶμα
μετὰ ταῦθ᾽ ἡσυχάζωσιν, ἐναργῶς αἰσθάνονται τῆς ἡδονῆς.
ἔτι δὲ δὴ μᾶλλον ἐν αὐταῖς ταῖς εἰρημέναις κινήσεσιν ἥδονται
τοῖς κεκμηκόσι μορίοις εἰς τὸ κατὰ φύσιν ἐπανερχομένοις. οὐ
μόνον δὲ ἐν τῷ λούεσθαι καὶ ἀνατρίβεσθαι μαλακῶς ἐλαίῳ

bet ac in guſtatrice.   Halitus autem, quos in ſe habet, in-
ſuaves quidem, ut prius dictum eſt, aliquando ſentit, ſua-
ves autem aut in ſumma jucundos non ſentit, veluti nec vi-
ſus nec auditus; hi namque ſenſus, quum tenuis ſubſtantiae
ſint, nullam in ſe ipſis vehementem affectionem patiuntur:
tactus vero et guſtus ne ipſi quidem, vehementem nonnun-
quam vero patiuntur quandam ejusmodi affectionem exi-
lem; lingua quidem a dulci, ut dictum eſt, pituita, quam
Praxagoras et Philotimus magis proprio nomine dulcem ſuc-
cum appellant: tactus vero motum in ſe non raro ſentit,
quum eorum, quae intus ipſum exaſperant, vel concoctione
vel tranſpiratione vel ſenſibili excretione ad naturam ſuam
revertitur.   Quin etiam laſſitudine laborantes, ubi mollibus
frictionibus vel balneis emollito corpore ab iis quieſcunt,
evidentem ſentiunt voluptatem.   Jam magis etiam in dictis
motibus oblectantur, fatigatis partibus ad ſtatum naturalem
redeuntibus.   Sane non ſolum lotione et molli ex largo

δαψιλεῖ συμβαίνουσιν ἡδοναὶ τοῖς κεκοπωμένοις μέρεσιν, ἀλλὰ κἀν ταῖς μείζοσιν ὀδύναις ἐπαφὴ μαλακὴ καὶ πραεῖα καὶ λεία φέρει τινὰ παραμυθίαν οὐ σμικράν. ἔξωθεν δὲ ἤδη τὰ τοιαῦτα, καὶ λεκτέον ἑξῆς ὑπὲρ ἁπάντων αὐτῶν. οὐδὲν γὰρ ἔτι δεόμεθα περὶ τῶν ὀσφρητῶν διεξέρχεσθαι, τοῖς γευστικοῖς ἀνάλογον ἐχόντων. ἡδόμεθα τοίνυν ἐν τούτῳ τῷ γένει τῆς αἰσθήσεως, ἁπλῶς μὲν εἰπεῖν, εἰς τὸ κατὰ φύσιν ἐπανερχόμενοι· καὶ γίγνεται τοῦθ' ἡμῖν ἀεὶ διὰ τῶν ἐναντίων, ἐάν γέ τις, ὡς προσήκει, λαμβάνῃ τὸ ἐναντίον. προσήκει δὲ δήπου τὸ πρώτως τε καὶ καθ' ἑαυτό, καὶ μὴ δι' ἑτέρου μέσου, τοῦ τέλους αἴτιον, οὐ τὸ προκατάρχον τε καὶ προκαταρκτικὸν ὀνομαζόμενον, ἐν τοῖς τοιούτοις ἅπασι σκοπεῖν, ὅπερ Ἱπποκράτης ἡμᾶς ἐν ἄλλοις τε πολλάκις ἀναμιμνήσκειν ἔοικε κἀν τῷ φάναι, ἔστι δὲ ὅκου ἐπὶ τετάνου ἄνευ ἕλκεος, νέῳ εὐσάρκῳ, θέρεος μέσου, ψυχροῦ πολλοῦ κατάχυσις ἐπανάκλησιν θέρμης ποιέεται· θέρμη δὲ ῥύεται ταῦτα. δόξειε μὲν γὰρ ὅ γέ τις ὑπὲρ τῶν τοιούτων ἀσκεπτότερον ἀποφαινόμενος ὑπὸ τῶν ὁμοίων ἐνίοτε θεραπεύεσθαί τι τῶν

oleo frictione voluptas laſſatis partibus accidit, ſed etiam in majoribus doloribus attrectatio mollis, blanda et lenis ſolatium quoddam non exiguum affert. Sed haec jam externa ſunt, dicendumque de his deinceps. Neque enim de iis quae ad odoratum ſpectant etiamnum diſſerere nobis opus eſt, quum analogiam habeant cum iis quae ad guſtum referuntur. Delectamur igitur in hoc ſenſus genere (ut verbo dicam) dum ad naturalem ſtatum reducimur; contingit autem id nobis ſemper per contraria, ſi quis, prout conſentaneum eſt, contrarium accipiat. Eſt autem conſentaneum, eam quae primo et per ſe nec per alterum medium finis cauſa eſt, non quae evidens et externa vocatur, in omnibus ejusmodi conſiderare, quod Hippocrates tum in aliis multoties nos admonere videtur, tum quum ait, *Eſt autem ubi in tetano fine ulcere in juvene corpulento aeſtate media copioſae frigidae perfuſo caloris revocationem efficit, calore autem haec liberantur.* Quippe ſiquis de his inconſideratius judicet, putabit aliquos affectus praeter naturam ali-

Ed. Chart. VII. [56. 57.]   Ed. Baſ. III. (225.)

παρὰ φύσιν, ὥσπερ καὶ τὸν τέτανον ὑπὸ τῆς ψυχρολουσίας.
ἔχει δὲ οὐχ οὕτως τἀληθές· ἀλλ᾽ ἀεὶ πάντα πρὸς τὸ κατὰ
φύσιν ἐπανέρχεται διὰ τῶν ἐναντίων, ὥσπερ καὶ ὁ τέτανος
διὰ τῆς κατὰ τὴν θερμασίαν ἐπανακλήσεως. εἰ μὲν οὖν
ἀθρόως τοῦτο γίγνοιτο, μεθ᾽ ἡδονῆς ἡ θεραπεία συντελεῖται·
κατὰ μικρὸν δὲ συμβάντος, ἀναίσθητος ἡ εἰς τὸ κατὰ φύσιν
ἐπάνοδος ἔσται. [57] οὕτω δὲ καὶ ἡ ἐκ τοῦ κατὰ φύσιν εἰς
τὸ παρὰ φύσιν ὁδὸς, ἡ μὲν ἀθρόως γιγνομένη βίαιός τε καὶ
ὀδυνηρὰ πάντως ἐστίν· ἡ δὲ κατὰ μικρὸν, ἀναίσθητος. καὶ
διὰ τοῦτο τῆς κατ᾽ ὀλίγον ἀθροιζομένης ἐν τῷ σώματι διαθέ-
σεως οὐ κατὰ φύσιν, ἀναισθήτου παντάπασιν οὔσης, ἡ εἰς
τὰ κατὰ φύσιν ἐπάνοδος, ἐπειδὰν ἀθρόως ἐπιτελῆται, μετ᾽
αἰσθήσεώς τε ἅμα καὶ ἡδεῖα γίγνεται. καὶ μάλιστα ἐπὶ τῶν
οἰκειοτάτων ἡμῖν, οἷά περ ἐστὶν ἐν μὲν τῇ γεύσει τὰ γλυ-
κέα· κατὰ δὲ τὴν ὄσφρησιν, ὅσα τούτοις μὲν ἀνάλογον ἔχει,
καλεῖται δὲ εὐώδη. ἴδιον δέ τι πέπονθεν ἐξαίρετον ἡ τῶν
γεννητικῶν μορίων αἴσθησις, ὅτι καὶ δύναμιν ἰσχυροτάτην
ἔχει, κατὰ μὲν τὸ ἄῤῥεν γένος ἀποκριτικὴν τοῦ σπέρματος,

quando a fimilibus curari, ut et tetanum a frigida lavatione:
non tamen ita ſe habet veritas; ſed perpetuo omnes *affectus*
ad naturalem ſtatum per contraria redeunt, quemadmodum
etiam tetanus per caloris revocationem. Quod ſi confertim
id fiat, curatio cum delectatione perficitur; ſi vero paula-
tim contigerit, infenſilis erit ad naturalem ſtatum reditus.
Sic autem deceſſus a naturali ſtatu ad eum qui praeter na-
turam eſt, qui confertim fit, et violentus et cum dolore om-
nino eſt: qui paulatim, infenſibilis. Proinde quum qui
omnino non ſecundum naturam in corpore paulatim accu-
mulatur affectus, nullum ſui ſenſum excitet, ejus ad natu-
ralem ſtatum reditus, quum celeriter perficitur, ſimul cum
ſenſu jucundus fit; atque potiſſimum per ea quae maxime
nobis ſunt familiaria, cujusmodi ſunt in guſtu quidem dul-
cia; in odoratu vero quae his proportione reſpondent, vo-
cantur autem odorata. At vero genitales partes proprio
quodam et eximio ſenſu afficiuntur, quod et facultatem ha-
beant valentiſſimam, in maſculo quidem ſeminis expultri-

) κατὰ δὲ τὸ θῆλυ καὶ ταύτην μὲν ἔν τε τοῖς ὄρχεσι καὶ τοῖς
σπερματικοῖς ἀγγείοις, ἀλλὰ καὶ τὴν ἑλκτικὴν ἐν ὅλῃ τῇ μή-
τρᾳ· συνῆψε γὰρ ἡ φύσις ὑπερέχουσαν ἐπιθυμίαν τε ἅμα καὶ
ἡδονὴν τῇ τε προέσει καὶ τῇ συλλήψει τοῦ σπέρματος. ἀλλ'
ἡ μὲν ἀνία, τοῦ περιττοῦ σπέρματος μένοντος ἔσω, ἀθροί-
ζεται κατ' ὀλίγον ἐν χρόνῳ πλείονι, καὶ διὰ τοῦτο, καί τοι
μεγάλα λυποῦσα (περὶ ὧν ἑτέρωθι λέξομεν) ἀπολείπεται τῷ
μεγέθει τῆς ἡδονῆς, ἣν ἐν τοῖς ἀφροδισίοις ἴσχοι. ἡ δ' ἀπό-
κρισις ἡ τοῦ λυποῦντος ἀθρόως γιγνομένη τῷ τάχει τῆς εἰς
τὸ κατὰ φύσιν ἐπανόδου καὶ τὸ τῆς ἡδονῆς μέγεθος ἀνάλογον
ἔχει.

Κεφ. ζ'. Ὑπόλοιπον δ' ἂν εἴη περὶ τῶν κατὰ τὸ
στόμα τῆς κοιλίας, ὃ δὴ καὶ καρδίαν ὀνομάζουσι, συμπτω-
μάτων διελθεῖν. ἔστι μὲν γὰρ ἐκ τοῦ γένους καὶ αὐτὰ τῶν
ἁπτικῶν, ἀλλ' οὐδὲν οὕτω μέρος οὔτ' ἀκριβῆ τὴν αἴσθησιν
ἔχει, οὔτε τὰς ἀρχὰς ἑκατέρας ἑαυτῷ συνδιατίθησιν, ὡς τὸ
στόμα τῆς γαστρός. ὀνομάζεται δὲ συνήθως οὐ τοῖς πολλοῖς
μόνον, ἀλλὰ καὶ τοῖς ἰατροῖς στόμαχος. αἱ γοῦν καλούμεναι

cem, in foemina vero tum hanc ipfam in teftibus et femina-
libus vafis, tum attractricem in toto utero: conjunxit enim
natura feminis effufioni et *ejus* conceptui ingentem cupidita-
tem fimul ac voluptatem. Verum laefio redundantis et in-
tus manentis feminis paulatim multo tempore colligitur, ac
idcirco quanquam magnopere infeftat (de quibus alibi dice-
mus) impar *tamen* eft magnitudini voluptatis, quae in ve-
nere fentitur. Laedentis enim excretio confertim facta
etiam delectationis magnitudinem celeritati reditus ad natu-
ram proportione refpondentem habet. Cap. VII. Reliquum autem fuerit de fymptomatis
orificium ventriculi (quod etiam cor appellant) obfidentibus
differere; funt enim haec quoque ex eorum, quae ad tactum
referuntur, genere. Caeterum nulla pars aut ita exactum
habet fenfum, aut *ita* utrumque principium una fecum affi-
cit, ut os ventriculi: nominatur autem pro confuetudine
non vulgo folum, fed etiam a medicis ftomachus. Quae igi-

στομαχικαὶ συγκοπαὶ τούτου τοῦ μέρους εἰσὶ συμπτώματα,
καθάπερ καὶ αἱ καρδιαλγίαι κατὰ τὴν ἑτέραν αὐτοῦ προσηγο-
ρίαν ὠνομασμέναι· καὶ δὴ καὶ δυσπνοίας τε καὶ ἀπνοίας, καὶ
πνίξεις καὶ ἐπιληψίας καὶ παρακοπὰς καὶ μελαγχολίας ἐπι-
φέρει. ταῦτα μὲν οὖν ἅπαντα κατὰ συμπάθειαν· ἀνορεξίας
δὲ καὶ δυσορεξίας καὶ μοχθηρὰς ὀρέξεις αὐτὸ καθ᾽ ἑαυτό.
καλῶ δὲ ἀνορεξίας μὲν ὅταν μηδὲ ὅλως ὀρέγωνται· δυσορεξίας
δὲ, ἐπειδὰν ἀμυδρῶς· αἱ μοχθηραὶ δὲ ὀρέξεις, αἱ μὲν εἰς
ἄμετρον ἐκτρέπονται σιτίων ἢ ποτῶν προσφορὰν, αἱ δὲ εἰς
ἀλλοκότων ποιοτήτων ἐπιθυμίαν. ῥητέον οὖν ὑπὲρ ἁπάν-
των ἑξῆς ἀπὸ τῶν οἰκείων αὐτοῦ συμπτωμάτων ἀρξαμένους.
ἔπεται δὲ ταῦτα ταῖς κατὰ φύσιν ἐνεργείαις τοῦ μορίου, δι᾽
ἃς καὶ τῶν ἀπ᾽ ἐγκεφάλου νεύρων ἐδεήθη μεγίστων, ἐφ᾽ οἷς
δὴ καὶ τὸ περιττὸν τοῦτο εἶδος τῆς αἰσθήσεως ὑπὲρ ἅπαντα
κέκτηται. διαφορουμένου γὰρ εἰς τὸ περιέχον ἑκάστου ζώου
κατὰ τὸ δέρμα, πρώτως κενοῦσθαι συμβαίνει τοῖς ὑπ᾽ αὐτῷ
μέλεσιν, ὧν ἡ σύμφυτος δύναμις, ὡς ἐν τοῖς τῶν φυσικῶν

tur ftomachicae vocantur fyncopae, hujus partis fympto-
mata funt, quemadmodum et cordolia, quae ab altera ejus
appellatione nomen fortita funt. Inducit praeterea et dyf-
pnoeas et apnoeas et fuffocationes et epilepfias et deliria et
melancholias; at haec quidem per confenfum; inappeten-
tias vero et diminutas depravatasque appetentias ipfe per fe
ipfum. Voco autem inappetentiam, quum quis nihil om-
nino appetit; diminutam vero appetentiam, quum imbecil-
liter; at depravatarum aliae ad immoderatam cibi et potus
fumptionem deflectunt, aliae ad alienarum qualitatum defi-
derium. Dicendum ergo ordine de omnibus, initio a pro-
priis ejus fymptomatis fumpto. Sequuntur haec ipfas na-
turales partis functiones, quarum gratia maximos a cerebro
requirebat nervos, propter quos etiam excellentiam hanc
fenfus fupra *partes* poffidet. Quum enim per cutem unum-
quodque animal in ambientem aërem diffipatur, accidit par-
es ipfi fubditas primo vacuari, quarum ingenita facultas
(quemadmodum in commentariis de facultatibus naturalibus

δυνάμεων ὑπομνήμασιν ἐδείκνυμεν, ἐκ τῶν ὁμιλούντων ἑαυτοῖς
ἐπισπᾶται τροφὴν ἀναπληροῦσαν τὸ κενούμενον, εἶτ᾽ αὖθις ἐκ
τῶν ἑαυτοῖς ὁμιλούντων ἐκεῖνα, κἄπειτα ἐκ τῶν ἑαυτοῖς τὰ τρί-
τα, καὶ οὕτως ἀεὶ κατὰ τὸ συνεχὲς ὡς ἐν χορῷ τινι ταχείας τῆς
μεταλήψεως γιγνομένης, ἐπὶ τὰς καθηκούσας εἰς τὴν [58] γα-
στέρα φλέβας ἡ κένωσις ἀφικνεῖται. αὗται δέ γε εἰθίκεσάν
τε ἅμα καὶ πεφύκεσαν ἐκ τῆς γαστρὸς ἐπισπᾶσθαι τὴν τροφὴν,
ἀνάλογον ταῖς ἐπὶ τῶν φυτῶν εἰς τὴν γῆν καθηκούσαις ῥίζαις.
ἅπαν γὰρ τοῦτο τὸ ἔργον οὐ ψυχικὸν, ἀλλὰ φυσικὸν ὑπάρ-
χον, ὁμοίως ἐπιτελεῖται κατά τε τὰ φυτὰ καὶ τὰ ζῶα. τοῖς
μὲν οὖν φυτοῖς ἡ γῆ τῆς γαστρὸς δίκην ὑπηρετεῖ διὰ παντὸς
ἑτοίμην τε καὶ ἄφθονον ἐπάρδουσα τὴν τροφὴν, ἄχρι περ ἂν
αἱ ἐκ Διὸς ὧραι κατὰ φύσιν ἔχωσιν, ὡς εἴγέ ποτε δι᾽ ὑπερ-
βολὴν αὐχμῶν ἀναξηρανθείη τὸ ὑγρὸν ἐξ αὐτῆς, ἐνδείᾳ τρο-
φῆς ἀναίνεται τὰ φυτά. τοῖς δὲ ζώοις ἅτε μὴ προσπεφυκόσι
τῇ γῇ, πλὴν ὀλίγων δή τινων, ἡ φύσις ἐδημιούργησε μὲν καὶ
τὴν γαστέρα ταμεῖον τροφῆς, οἷόν περ τὴν γῆν τοῖς φυτοῖς·

demonftravimus) e vicinis partibus fibi alimentum trahit, ut
vacuatum impleat; deinde rurfus illae e fibi proximis; hae-
que poftea tertio loco e fibi propinquis, atque ita femper
per continuum veluti in choro quodam translatione celerri-
me facta, ad venas ad ventriculum porrectas vacuatio per-
venit. His vero confuetum fimul eft et a natura compara-
tum e ventriculo alimentum trahere, peraeque ac ftirpium
radices, quae in terram funt demiffae. Quum enim hoc
opus univerfum non animale fit, fed naturale, fimiliter in
ftirpibus et animalibus perficitur. Quare ftirpibus terra
ventriculi inftar perpetuo paratum copiofumque alimentum
irrigando fuppeditat, quamdiu temporum ftatus fecundum
naturam fe habet, quemadmodum fi e terra fqualoris ex-
ceffu exaruerit humor, ftirpes nutrimenti penuria mar-
cefcunt. Animalibus autem, utpote terrae non affixis
praeter pauca quaedam, natura ventriculum alimenti
promptuarium fabricavit, quemadmodum ftirpibus terram.

130   ΓΑΛΗΝΟΤ ΠΕΡΙ ΑΙΤΙΩΝ ΣΤΜΠΤΩΜ.

Ed. Chart. VII. [58.]   Ed. Baf. III. (225. 226.)
ἔδωκε δὲ καὶ τῆς ἐνδείας αἴσθησιν, ἵν᾽ ἐξορμῶντα τὰ ζῶα
πρός τε τὴν ἐδωδήν τε καὶ πόσιν ἑνὶ χρόνῳ πληρῶνται.   καὶ
καλεῖται μὲν ἡ τῆς τοιαύτης πληρώσεως ἔφεσις ὄρεξις, γίνεται
δ᾽ ἐπ᾽ αἰσθήσει τῆς ἐνδείας, ὅταν αἱ μὲν φλέβες ἐξ αὐτῆς τι
τῆς γαστρὸς ἕλκωσιν οἷον βδάλλουσαί τε καὶ μυζῶσαι, μὴ
φέρουσα δὲ τὴν μύζησιν ἡ γαστὴρ, ἀλλ᾽ οἷον διασπωμένη,
τῆς ἀνίας ταύτης ἴαμα τὴν ἐδωδὴν πορίζηται.   τρέπονται γὰρ
αἱ φλέβες οὕτως ἐπὶ τὰ παρακείμενα σιτία, κᾆξ αὐτῶν ἕλ-
κουσι τὴν τροφὴν, οὐκ ἐκ τῆς γαστρὸς, καὶ συμβαίνει μετὰ
τὴν προσφορὰν ἅμα τε τὰς φλέβας ἐπὶ τὰ σιτία τρέπεσθαι
καὶ τὴν κοιλίαν εἰς ἑαυτὴν ἕλκειν ἐξ αὐτῶν ὅσον κεκένωται
πρότερον ὑπὸ τῶν φλεβῶν.   ἡ μὲν οὖν τῆς μυζήσεως αἴσθη-
σίς ἐστιν ἡ πεῖνα·   δύο δὲ ἄλλα, τὸ μὲν τυῦ βδάλλειν τὰς
φλέβας (226) ἡγεῖται, καὶ καλεῖται καὶ τοῦτο ὄρεξις ὁμωνύ-
μως θατέρῳ, φυσικὸν ἔργον ὑπάρχον, οὐ ψυχικόν·   αὐτῆς
δὲ τῆς τοιαύτης ὀρέξεως ἡ κένωσις προηγεῖται καὶ γίγνεται
πέντε συμπτώματα τὰ σύμπαντα κατὰ στίχον ἐφεξῆς ἀλλή-
λων τεταγμένα·   κένωσις μὲν πρώτη, δευτέρα δὲ ὄρεξις ἢ

Dedit autem animalibus et penuriae fenfum, quoad cibum
potumque proritata eodem tempore impleantur, vocaturque
ejusmodi implendi defiderium appetentia: fit autem ex penu-
riae fenfu, quum venae ex ipfo ventriculo veluti mulgentes
fugentesque aliquid trahunt, non ferens autem eum fuctum
ventriculus, fed tanquam divulfus, moleftiae ejus medelam
cibum quaerit.   Ita namque venae ad objectos cibos con-
vertuntur, atque ex iis alimentum trahunt, nequaquam ex
ventriculo.   Fitque poft cibi fumptionem, ut et venae fimul
ad cibos fe convertant, et ventriculus ex iis in fe ipfum
trahat quantum prius per venas eft exhauftum.   Ac fuctus
quidem ipfius fenfus fames eft.   Reliquorum vero duorum
alterum venarum fuctum praecedit, vocaturque appetentia
homonymos cum altero, quum fit naturale opus, non ani-
male; talem vero appetentiam vacuatio praecedit, exiftunt-
que in totum quinque fymptomata ordine quodam fefe dein-
ceps fequentia.   Primum vacuatio eft; fecundum vacuata-

φυσικὴ τῶν κενωθέντων μορίων, εἶτα ἡ μύζησις τῆς κοι-
λίας, εἶτα ἡ ταύτης αἴσθησις, εἶτα ἡ ὄρεξις αὐτῆς ἡ ψυ-
χικὴ ἁπασῶν ὑστάτη. καὶ τοίνυν καὶ ἡ ἀπώλεια τῆς
ἐνεργείας ταύτης ἢ τῷ τὴν αἴσθησιν ἀπολωλέναι τῆς βδάλ-
σεως, ἢ τῷ μὴ γίνεσθαι τὴν βδάλσιν, ἢ τῷ μὴ κενοῦ-
σθαι τὸ σῶμα συμβαίνει. κατὰ δὲ τὸν αὐτὸν τρόπον αἱ
ἀμυδραὶ τῶν ὀρέξεων οὐκ ἐξ ἀπολωλότων ὧν εἴπομεν,
ἀλλ᾽ ἐγγὺς ἀπωλείας ἡκόντων ἔπονται. μοχθηραὶ δὲ ὀρέξεις
γίγνονται κατὰ μὲν τὸ ποσὸν ὑπερβάλλουσαι, καὶ καλοῦνται
πρός τινων αἱ τοιαῦται κυνώδεις, ὅταν ἤτοι κακοχυμία τις
ὀξώδης δάκνῃ τὴν κοιλίαν, ἢ καὶ τὸ σύμπαν σῶμα διαφο-
ρούμενον ἀμέτρως ἐν χρείᾳ συνεχεῖ καθίσταται τῆς θρέψεως.
ἡ μὲν γὰρ ψυχρὰ κακοχυμία τὴν δῆξιν μὲν ἂν ᾽λογον τῇ μυ-
ζήσει παρέχει, τὴν ὄρεξιν δ᾽ ἐπεγείρει τῇ τοῦ φυσικοῦ παθή-
ματος ὁμοιότητι, τροφῆς δὲ, οὐ ποτοῦ, τὴν ἐπιθυμίαν ἐργά-
ζεται διὰ τὴν ψύξιν· ἀλυκῆς δ᾽ ἔτι καὶ χολώδους κακοχυμίας
δακνούσης τὴν γαστέρα, ποτοῦ μᾶλλον ἢ σιτίων ὀρέγονται.
πρὸς γὰρ τῷ θερμαίνεσθαί τε καὶ ξηραίνεσθαι τὴν κοιλίαν,
ἅπερ αἴτια δίψους ἐστὶν, ἔτι καὶ τὸ χεῖσθαι τοὺς χυμοὺς ἐν

rum partium appetentia naturalis; tertium ventriculi fuctus;
quartum ejus fenfus; quintum appetentia ejus animalis om-
nium ultima. Itaque etiam hujus actionis abolitio aut
eo accidit, quod fenfus fuctionis fit abolitus, aut quod fu-
ctio non fiat, aut quod corpus non vacuetur. Ad eundem
modum exiles appetentiae erunt, non perditis iis quae dixi-
mus, fed prope ut pereant perductis. Depravatae vero ap-
petentiae, quae quantitatis modum excedunt, vocanturque a
quibusdam caninae, tum exiftunt quum vel acidus quifpiam
vitiofus humor ventriculum mordet, vel totum corpus immo-
dice diffipatum affidua nutritione indiget. Vitiofus namque
fuccus frigidus fimilem fuctui morfum infert, appetentiam
vero proritat naturalis affectus fimilitudine; alimenti autem,
non potus, defiderium excitat propter frigus; at vitiofo fuc-
co falfo et biliofo ventrem mordente, potus magis quam ci-
bus appetitur. Praeterquam enim quod calefit ficcaturque
ventriculus, quae fitis eaufa funt, etiam liquari tum in eo

αὐτῇ τε καὶ ταῖς φλεψὶ συμβαίνει. τὸ δὲ τῆς χύσεως τῶν χυ-
μῶν σύμπτωμα πληροῖ τὰ περιέχοντα, καθάπερ, οἶμαι, τὰ
τῆς ψύξεως ἐκκενοῖ. καὶ τοίνυν εἰς μὲν τὸ πεινῆν οὐ σμι-
κρὸν ἡ ψύξις τῶν κατὰ τὴν γαστέρα συντελεῖ. κενά τε γὰρ
ἐργάζεται τὰ σώματα καὶ τοὺς χιτῶνας αὐτῶν συνάγουσά τε
καὶ σφίγγουσα πρὸς τὴν ὄρεξιν ἐπεγείρει. τοῦ δὲ μὴ πεινῆν ἐν
τοῖς μάλιστα συνεκτικὸν αἴτιον ἡ θερμότης ἐστὶ, τὰ μὲν στε-
ρεὰ σώματα τῷ χαλᾷν ἐκλύουσα καὶ πρὸς τὴν ὁλκὴν ἀτονώ-
τερα κατασκευάζουσα, τὰ δὲ ὑγρὰ [59] τῷ χεῖν ἐπιπλέον ἐκ-
τείνουσα. μία μὲν οὖν αἰτία τῆς κυνώδους ὀρέξεώς ἐστιν ἡ
ὀξώδης κακοχυμία· δευτέρα δὲ, ὡς ἐλέγετο, κένωσις πλείων
δι᾽ ὅλου τοῦ σώματος, ἤτοι διὰ ῥώμην θερμότητος ἢ δι᾽ ἀρ-
ρωστίαν τῆς καθεκτικῆς δυνάμεως ἐπιτελουμένη. καὶ δὴ καὶ
συμβαίνει κατὰ μὲν τὴν προτέραν διάθεσιν ὑποχωρήσεις τῶν
ληφθέντων γίγνεσθαι πολλάς· κατὰ δὲ τὴν δευτέραν, ὡς ἂν
ἐπὶ κενώσει τῆς ἕξεως ἐπιτελουμένην, ἀναδίδοσθαι τὴν τρο-
φήν. ἄμετροι μὲν οὖν ὀρέξεις τε ἅμα καὶ πεῖναι διὰ ταῦτα
γίγνονται. μοχθηρῶν δὲ ποιοτήτων ἐπιθυμοῦσιν οἷς ἂν
εἰς τοὺς τῆς κοιλίας χιτῶνας ἐναποθῇ τι περίττωμα μοχθηρόν.

tum in venis humores contingit. Fufionis autem humorum
fymptoma partes continentes implet, quemadmodum, arbi-
tror, frigiditas evacuat. Itaque etiam non parum ad efu-
riem frigus partium ventriculi confert: nam et vacua efficit
corpora et eorum tunicas cogendo conftringendoque ad ap-
petentiam irritat. Non efuriendi continens in primis caufa
eft calor, ut qui folida corpora laxando diffolvat, atque ad
tractum imbecelliora reddat, liquida liquando amplius ex-
tendat. Atque una quidem caninae appetentiae caufa eft aci-
dus humor vitiofus; altera, ut dictum eft, uberior per totum
corpus vacuatio, quae vel caloris robore vel retentricis fa-
cultatis imbecillitate fit illata. Proinde in priore affectu ac-
cidit plurimas fumptorum fieri dejectiones; in pofteriore
vero, ut quae ex habitus *corporis* vacuatio ne fiat, alimentum
in corpus diftribui. Atque immodica quidem et appetentia
et fames ob has caufas fiunt. Pravas autem qualitates con-
cupifcunt ii, quibus ventriculi tunicae vitiofo aliquo excre-

εἴωθε δὲ τοῦτο γίγνεσθαι μάλιστα ταῖς κακοχύμοις γυναιξίν,
ἐπειδὰν κυήσωσι, καὶ καλεῖται κίττα τὸ πάθος. ὀρέγονται
δὲ ἐν αὐτῷ μάλιστα μὲν ὀξέων τε καὶ στρυφνῶν, ἔστι δὲ ὅτε
καὶ δριμέων, ἐνίοτε δὲ ἤτοι κιμωλίας γῆς ἢ ὀστράκων ἢ ἐσβε-
σμένων ἀνθράκων ἤ τινων οὕτως ἀτόπων βρωμάτων. καὶ
τοῦτο πάσχουσιν αἱ πλείους αὐτῶν ἄχρι τοῦ δευτέρου καὶ
τρίτου μηνός· ἐν δὲ τῷ τετάρτῳ παύονται, τὸ μέν τι τοῖς
ἐμέτοις ἐκκενωθείσης τῆς κακοχυμίας, τὸ δέ τι καὶ πεφθείσης
ἐν τῷ χρόνῳ, βραχέα σιτουμένης τῆς ἀνθρώπου διὰ τὴν ἀπο-
σιτίαν, τὸ δέ τι καὶ πλήθους ἐκκενουμένου. κατὰ μὲν γὰρ
τοὺς πρώτους δύο μῆνας ὀλίγον ἐπισπᾶται τοῦ αἵματος εἰς
ἑαυτὸ τὸ ἔμβρυον, ὡς ἂν ἔτι μικρότατον ὑπάρχον, ὅταν
μηδ᾽ ἔμβρυον ἤδη πω καλεῖται κατ᾽ ἐκεῖνον τὸν καιρὸν, ἀλλ᾽
ἔτι κύημα· μεῖζον δὲ γιγνόμενον αὐτό τε πλείονι χρῆται
τροφῇ καὶ οὐ μόνον ὅ τι περ ἂν ἦ χρηστότατον ἐν ταῖς φλεψὶ,
τοῦτ᾽ ἐπισπᾶται, καθάπερ ἔμπροσθεν, ἀλλὰ τῷ δεῖσθαι
πλείονος συνεπισύρεταί τι καὶ τοῦ μοχθηροῦ. καὶ οὕτω
σύμπαν σῶμα τότε πληθωρικὸν ἔτ᾽ εἶναι παύεται καὶ ἧττον

mento imbutae funt. Atque confuevit is *affectus* mulieri-
bus maxime vitiofo humore fcatentibus iisque gravidis acci-
dere, vocaturque affectus pica. Appetunt autem in hoc
affectu acida maxime acerbaque, aliquando vero acria, non-
nunquam vero vel terram cimoliam vel teftas vel extinctos
carbones vel valde aliena quaedam edulia. Porro fic affici-
untur earum pleraeque usque ad fecundum et tertium men-
fem; in quarto vero definunt partim vomitione vacuato vi-
tiofo humore, partim tempore concocto, muliere prae cibi
averfione pauca comedente, partim etiam abundantia *humo-
rum* vacuata. Nam primis duobus menfibus parum fangui-
nis ad fe foetus attrahit, quia adhuc minimus eft, quum
quod in utero eft hoc tempore nondum foetus vocetur, fed
conceptus. Hic autem auctior redditus et ipfe ampliore nu
trimento utitur, et non folum quicquid optimum in venis
eft id attrahit, ut prius dixi, fed etiam quod pluris indigeat,
vitiofi etiam aliquid una trahit. Atque ita totum corpus
tum plenitudine laborare definit, tum minus vitiofi fit hu-

γίνεται κακόχυμον. αὐτὸ δὲ δὴ τὸ ἔμβρυον ἧς ἐπισπᾶται
τροφῆς τὰ περιττώματα διττοῖς ὑμέσιν ἐναποτίθεται, καὶ
γίγνεται μὲν ὡς τὰ πολλὰ καὶ αὐτὸ κακοχυμότερόν τε καὶ
δυσκρατότερον, ὡς ἂν ὑπὸ μοχθηροῦ τρεφόμενον αἵματος,
ἢν μὴ πάνυ χρησταῖς ἡ κύουσα χρῆται τροφαῖς ἐν τῷ λοιπῷ
χρόνῳ τῆς κυήσεως. ἀλλ᾽ οὐδὲν τοῦτό γε πρὸς τὰ παρόντα.
τὸ δὲ μοχθηρῶν ὀρέγεσθαι ποιοτήτων, ὑπὲρ οὗ διηγούμενος
ἐμνημόνευσα τῆς κίττης, γίγνεταί ποτε καὶ ἀνδράσιν, ὅταν
γε καὶ τούτοις εἰς τὸ τῆς γαστρὸς στόμα κατασκήψῃ ὁμοία τις
κακοχυμία. ταυτὶ μὲν οὖν τὰ συμπτώματα περὶ τὴν τῆς
τροφῆς ὄρεξιν γίγνεται. περὶ δὲ τὴν τοῦ ποτοῦ παραπλήσια
τούτοις ἕτερα τοσαῦτα, ἡ μὲν οἷον στέρησις, ἐπειδὰν ἤτοι
μηδ᾽ ὅλως δέηται τὸ σῶμα δι᾽ ὑπερβάλλουσάν τε ὑγρότητα
καὶ ψίξιν, ἢ ἀναίσθητος ᾖ τοῦ καθ᾽ ἑαυτὴν πάθους ἡ γα-
στήρ· ἡ δὲ ἐνδεὴς ὄρεξις, ἐπειδὰν ἐνδεῶς γίγνηται τὰ αὐτά.
ἡ μοχθηρὰ δὲ τῶν ποτῶν ὄρεξις ἀνάλογος γίγνεται τῇ περὶ
τὴν τροφὴν ὀρέξει μοχθηρᾷ, ποτὲ μὲν ἀμέτρου πόματος,
ὅταν ἐν αὐτοῖς χιτῶσι τῆς γαστρὸς ἁλμώδης τις ἢ χολώδης

moris. Ipfe autem foetus alimenti quod attrahit excremen-
ta in duplicibus membranis reponit. Ac fit quidem magna
ex parte ipfe quoque et vitiofioris humoris et intemperatior,
utpote ex vitiofo fanguine nutritus, nifi gravida refiduo
geftationis tempore valde probis utatur alimentis. Verum
hoc nihil ad rem propofitam. Vitiofae autem qualitatis ap-
petentia, de qua difputans picae memini, aliquando viris
quoque accidit, quum iis quoque in ventriculi orificium fimi-
lis quidam vitiatus humor procubuit. Atque haec quidem
circa cibi appetentiam fymptomata fiunt. In potionis au-
tem appetentia alia totidem iis fimilia. Eft quidem quafi
privatio *appetentiae potus*, quum vel corpus propter ex-
ceffum humoris et frigoris omnino potione non eget, vel
ventriculus propriam affectionem non fentit. Deficiens vero
appetentia, quum eadem ipfa inminuta funt. Depravata
vero potionum appetentia depravatae eiborum appetentiae
proportione refpondet; interdum immoderati eft potus, quum
in ipfis ventriculi tunicis pravus aliquis humor falfus aut bi-

κακοχυμία περιέχηται, ποτὲ δὲ οἷον ζέσαντος τοῦ καθ᾽ ἑαυτὴν ὑγροῦ συμφύτου. μοχθηρῶν δ᾽ ἐπιθυμοῦσι πομάτων ὥσπερ καὶ σιτίων, ἀνάλογον τῇ κρατούσῃ κακοχυμίᾳ. ταυτὶ μὲν οὖν ἐν χρόνῳ πλείονι κακῶς διαιτηθεῖσιν ἐπιγίγνεται· ἀπαύστοις δὲ δίψεσι καταληφθεῖσιν, ἐξ ὧν περ καὶ ἀποθανόντας οἶδα τόν τε καταφαγόντα τὴν ἔχιδναν (ἦν δὲ ἄρα διψὰς) καὶ τοὺς ἐκ τοῦ οἴνου πιόντας ἐκ περιστάσεως θεριστὰς, ἐν ᾧ τοιοῦτόν τι θηρίον ἐναποτεθνήκει, καὶ τὸν ἐξ οἴνου παλαιοῦ μεθυσθέντα, καὶ τὸν ἀποκαρτερεῖν θελήσαντα, καὶ τοὺς ἐν τῷ πλοίῳ ἐπιλιπόντος τοῦ ὕδατος, [60] ὧν ὅσοι τῆς θαλάσσης ἐτόλμησάν τι πιεῖν, ἀμετρότερόν τε διψήσαντες τῶν ἄλλων, καί τινες μὲν αὐτῶν ὑπαχθέντες τὴν γαστέρα καὶ δηχθέντες σφοδρῶς ὀξύτερον ἢ κατὰ τοὺς λοιποὺς ἀπέθανον. οἶδα δέ τινα καὶ τῶν πυρεττόντων καυσωδῶς, ἐπιδιδόντος ἔτι τοῦ νοσήματος, ἀνέδην τε πίνοντα ψυχρὸν, καὶ μηδαμῶς ἐμπιπλάμενον, ὄχρι περ ἂν ἀπέθανεν. αὗται μὲν δὴ τοιαῦται καὶ τοσαῦται περὶ τὰς ὀρέξεις τῆς γαστρὸς αἱ πλημμέλειαι. καὶ πρὸς αὐταῖς ἡ καρδιαλγία, σύμπτωμά τι τοῦ

liofus continetur, interdum cum veluti fervet nativa ipfius humiditas. Pravas autem potiones quemadmodum et pravos cibos quidam appetunt pro dominantis vitiofi humoris ratione. Atque haec diuturniori tempore vitiofa victus ratione ufis fuperveniunt, et inexplebili fiti cruciatis, ex qua etiam perire novimus tum eum qui viperam devoraverat (erat fcilicet dipfas) tum meffores, qui vinum cafu biberant, in quo ejusmodi fera quaedam extincta fuerat, tum eum qui veteri vino fuerat inebriatus, nec non eum qui *fitim* tolerare decreverat, et alios in navigio, quum deficaret aqua *dulcis*, quorum qui aufi funt marinam bibere, quum immoderatius fupra caeteros fitirent, quidam etiam eorum foluta alvo cum vehementi morfu celerius quam caeteri interierunt. Novi quendam febre ardente laborantem, quum etiamnum morbus invalefceret, frigidam liberalius bibentem nequaquam, quoad occubuerit, expletum fuiffe. Ac talia quidem et tot circa ventris appetentias funt errata. Eft praeterea cordolium oris ventriculi quoddam fymptoma,

στόματος τῆς γαστρὸς αἰσθητικὸν, ἀνιαρὸν ἐπὶ χυμοῖς δα-
κνώδεσιν. ἔξωθεν δὲ τούτων ἐστὶν ὁ καλούμενος βούλιμος
ἐνδείας τε ἅμα καὶ ἀτονίας καὶ καταψύξεως τῆς ἐνταῦθα σύμ-
πτωμα. θαυμαστὸν δὲ οὐδὲν, εἰ ταῖς ὀδύναις αὐτοῦ λει-
ποψυχίαι τε καὶ καταπτώσεις ἕπονται τῆς δυνάμεως. ὅπου
γὰρ ὁρῶνταί τινες ἐπὶ προσπταίσματι δακτύλου λειποθυμή-
σαντες, οὐδὲν δήπου θαυμαστὸν ἐπὶ στομάχῳ παθεῖν αὐτὸ,
καὶ τῇ τῆς αἰσθήσεως ἀκριβείᾳ καὶ τῇ τῆς θέσεως ἐγγύτητι
τὰς δύο ἀρχὰς ἑτοιμότερον εἰς συμπάθειαν ἄγειν αὐτοῦ δυνα-
μένου. καὶ τὰ μέγιστα συμπτώματα τοὺς εὐαισθητοτάτους
στομάχους ἔστιν εὑρεῖν ἐπιφέροντας, ὡς ἂν καὶ μᾶλλον τῶν
ἄλλων ἀνιωμένους ἐπὶ πᾶσι τοῖς λυποῦσι, καὶ ταῖς ἀρχαῖς
ἀμφοτέραις ἀναπέμποντας ἔστιν ἰδεῖν τὴν βλάβην αὐτούς.
ὅταν δὲ δὴ καὶ ὅλον τὸ νευρῶδες γένος ἐπί τινος εὐαισθητό-
τερον ἢ εὐπαθέστερον ὑπάρχῃ, τότε δὴ καὶ μάλιστα καὶ αὐ-
τάς γε τὰς ἀρχὰς εἰς (227) συμπάθειαν ἑτοιμότερον ἄγεσθαι
συμβέβηκεν, ὅταν ἤτοι κατά τι πάθος, ἢ καὶ φύσει πως
ὑπάρχουσιν ἀσθενεῖς. καὶ ὅταν γε συνέλθῃ τὰ τέτταρα,

quod ad fentiendi functionem laefam ab humoribus mordaci-
bus refertur. Praeter haec eft quod bulimos vocatur, fym-
ptoma ex penuria fimul et imbecillitate et refrigeratione hu-
jus loci *ortum*. Nec mirandum, fi ejus dolores tum animi
deliquia tum virium lapfus comitentur. Quum enim digiti
offenfione videantur aliqui animi deliquio laborare, mirum
profecto non eft affecto ftomacho id accidere, quum et ob
eximium fenfum et ob fitus vicinitatem duo principia prom-
ptius in confenfum afcifcere poffit. Maximaque fymptoma-
ta maxime fenfibiles ftomachos invehere deprehendas, ut
qui magis quam caeterae partes ab omnibus caufis infeftanti-
bus laedantur, et ad utrasque partes principes fuam laefio-
nem transmittere videantur. Quum autem univerfum ner-
vofum genus in aliquo magis fenfile, aut magis patibile eft,
tum vel maxime ipfas quoque principes in confenfum prom-
ptius adduci contingit, quum vel affectu aliquo vel etiam na-
tura imbecillae fuerint. Quum vero quatuor concurrunt,

Ed. Chart. VII. [60.]   Ed. Baf. III. (227.)
μέγιστον ἀνάγκη γενέσθαι τὸ πάθημα. τέσσαρα δὲ λέγω,
τήν τε λυποῦσαν τὸν στόμαχον διάθεσιν ἰσχυρὰν γενομένην,
καὶ τὴν αἴσθησιν αὐτῆς μάλιστα ἀκριβουμένην, καὶ τὸ τῶν
νεύρων γένος, ἢ τὸ τῶν ἀρτηριῶν ἀσθενὲς ὑπάρχον, ἔτι δὲ
πρὸς τούτοις ἤτοι τὸν ἐγκέφαλον, ἢ τὴν καρδίαν. οὕτω
γοῦν ἐπιληψίαι τε διὰ τὸν ἄτονον στόμαχον ἐνίοις ἐπιγίνον-
ται, καὶ κάροι, καὶ κώματα, καὶ καταλήψεις, παραφροσύναι
τε καὶ μελαγχολίαι, τῆς κατὰ τὸν ἐγκέφαλόν τε καὶ τὰ νεῦρα
συμπαθούσης ἀρχῆς. αἱ δὲ ὀνομαζόμεναι καρδιακαὶ συγκο-
παὶ τῆς κατὰ τὴν καρδίαν τε καὶ τὰς ἀρτηρίας ἀρχῆς συμ-
παθούσης ἐπιγίγνονται. οὕτω δὲ καὶ ἀσφυξίαι τε καὶ μικρο-
σφυξίαι, καὶ κακοσφυξίαι· αἱ δ' ἄπνοιαι τῶν ἀρχῶν ἀμφο-
τέρων εἰς μεγάλην ἀγομένων συμπάθειαν· αἱ δύσπνοιαι δὲ
κατὰ διττὸν τρόπον, αἱ μὲν τῇ στενοχωρίᾳ τῶν φρενῶν, αἱ
δὲ τῶν ἀρχῶν ἀμφοτέρων συμπασχουσῶν. αἱ δ' εἰς τὰ τοι-
αῦτα παθήματα προφάσεις ἄγουσαι τὸ ζῶον οὐκ ὀλίγαι.
ψύξις τε γὰρ ἰσχυρὰ ποτὲ μὲν αὐτὴ καθ' αὑτὴν, ἔστι δ' ὅτε
ἐπὶ φλέγματι πάνυ ψυχρῷ, (τοιοῦτον δέ ἐστι παραπλήσιον

maximum neceſſe eſt fieri pathema.   Quatuor autem dico
tum affectum, qui ſtomachum laedit, vehementem, tum ſen-
ſum ejus exquiſitiſſimum, tum nervorum arteriarumve genus
imbecillum; ad haec etiam vel cerebrum vel cor *infirmum.*
Sic igitur et comitialis morbus et carus et coma et catalepſis
et deliria et melancholiae quibusdam ob ſtomachi imbecilli-
tatem oboriuntur conſentiente principio quod in cerebro et
nervis eſt.   At quae cardiacae vocantur ſyncopae conſen-
tiente tum cordis tum arteriarum principio oboriuntur: ita
et pulſus abolitio et pulſus parvus et pulſus depravatus;
apnoea quoque quum utrumque principium in magnum con-
ſenſum adducitur: dyſpnoeae etiam duplici ratione *proveni-*
unt; aliae transverſi ſepti anguſtia; aliae utriusque principii
ſympathia.   Sunt autem occaſiones, quae animal ad ejus-
modi ſymptomata ducunt, non paucae.   Nam et valida
refrigeratio interdum quidem ipſa per ſe, interdum vero ex
pituita admodum frigida (eſt autem talis, quae fuſo vitro co-

138 ΓΑΛΗΝΟΤ ΠΕΡΙ ΑΙΤΙΩΝ ΣΤΜΠΤΩΜ.

Ed. Chart. VII. [60. 61.]   Ed. Baf. III. (227.)

ὑάλῳ κεχυμένη κατά τε τὴν χρόαν καὶ τὴν σύστασιν, ἄν περ
δὴ καὶ ὑαλώδη χυμὸν οἱ περὶ τὸν Πραξαγόραν τε καὶ Φιλότι-
μον ὀνομάζουσιν) οὐχ ἥκιστα δὲ καὶ φυσῶδες πνεῦμα ψυχρὸν,
ἢ ποτὸν, ἢ ἐδεστὸν, ἢ τι φάρμακον ἱκανῶς ψυχρὸν, αὐτό τε
τῆς κοιλίας τὸ στόμα καταψύχεται, καὶ σὺν αὐτῷ διὰ μὲν
τῶν νεύρων τὸν ἐγκέφαλον, διὰ δὲ τῆς μεγάλης ἀρτηρίας τὴν
καρδίαν συγκαταψύχει· τῇ μὲν τῶν νεύρων τοῦ γένους κοι-
νωνίᾳ τὸν ἐγκέφαλον, τῇ δὲ τῆς θέσεως ἐγγύτητι τὴν καρ-
δίαν. ἐπειδὰν μὲν γὰρ ἡ ἐκφυεῖσα τῆς καρδίας ἐπιβῇ τῆς
ῥάχεως ἡ μεγίστη τῶν ἀρτηριῶν, πρῶτον μὲν ζεύγνυταί τε
καὶ συνάπτεται δι' ὑμένων τῷ στομάχῳ, μετ' αὐτὸν δὲ τῷ
στόματι καὶ αὐτῇ τῇ γαστρὶ κατὰ μῆκος ὑποτείνεται κάτω
προϊοῦσα. διὰ ταύτης μὲν οὖν τῆς ἀρτηρίας μεγίστης [61] τε
οὔσης καὶ ἐξ αὐτῆς τῆς καρδίας ἐκφυομένης, ἡ ἑτέρα τῶν ἀρ-
χῶν συμπαθεῖ τῷ στόματι τῆς κοιλίας· διὰ δὲ τῶν νεύρων
ὁ ἐγκέφαλος· ὥστ' οὐδὲν θαυμαστὸν ἐπὶ ταῖς νόσοις αὐτοῦ
μέγιστά τε καὶ ἰσχυρότατα συμπτώματα καταλαμβάνειν τὸ
ζῶον. ὅστις μὲν οὖν ὁ τρόπος ἐστὶν ἑκάστου τῆς γενέσεως,

lore ac confiftentia fit fimilis, quem vitreum humorem Pra-
xagoras et Philotimus nominant) non minime vero ex fpiritu
flatulento frigido aut ex potu aut cibo aut medicamento ali-
quo valde frigido, quod non folum ipfum os ventriculi per-
frigerat, fed etiam una cum ipfo per nervos quidem cere-
brum, per magnam vero arteriam cor ipfum frigidum red-
dit, nervofi quidem focietate cerebrum, fitus autem vicini-
tate cor. Poftquam enim maxima arteria a corde exorta
fuper fpinam inceffit, primum quidem ftomacho tum jungi-
tur tum per membranas annectitur, poft hanc vero et fub
os *ventriculi* et ipfum ventriculum per longitudinem porri-
gitur infraque procedit. Ac per hanc quidem arteriam quae
maxima eft et ex ipfo corde nafcitur, alterum principiorum
cum orificio ventriculi fympathiam habet: per nervos autem
cerebrum. Nihil igitur mirum ob ejus morbos maximis et
vehementiffimis fymptomatis animal torqueri. At quis cu-
jusque *fymptomatis* generandi fit modus, in fequentibus di-

Ed. Chart. VII. [61.]　　　　　　　Ed. Baf. III. (227.)

ἐν τοῖς μετὰ ταῦτα λεχθήσεται· νυνὶ δὲ τὰς προφάσεις αὐ-
τὰς ἀρκεῖ μοι διελθεῖν. εἰσὶ δὲ μύκητές τινες καὶ βουπρή-
στεις καὶ ψιμμύθιον καὶ γύψος καὶ γάλα πεπηγὸς, αἵ τε
ἀπὸ τῶν ὑστερῶν πνίξεις ἐπὶ τῶν χηρευουσῶν τε καὶ μὴ κα-
θαιρομένων, ὅσα τε ἀνάλογον αὐταῖς ἐπὶ τῶν ἀῤῥένων γί-
νεται. λεχθήσεται δὲ χωρὶς ὑπὲρ ἀπνοίας ἑτέρωθι.

Κεφ. ή. Καὶ περὶ μὲν τῶν αἰσθητικῶν ὀργάνων
ἁπάντων, ἔτι τε τῶν κατὰ ταῦτα δυνάμεων, ἤδη μοι δοκῶ
πέρας ἔχειν τὸν λόγον. ἐπ᾽ αὐτὰ δὲ τὸ κατάρχον αὐτῶν ἐπι-
πέμπον τε τοῖς κατὰ μέρος οἷον ἐκ πηγῆς τινος ἑαυτοῦ τὰς
δυνάμεις ἐπιέναι τῷ λόγῳ καιρός. ἔστι δὲ δήπου τὸ πρῶ-
τον αἰσθητικόν. ἐν αὐτοῖς μὲν γὰρ τοῖς κατὰ μέρος ὀργά-
νοις ἑκάστῃ τῶν αἰσθήσεων ἡ ἀπὸ τῶν αἰσθητῶν ἀλλοίωσις
ἐπιτελεῖται. ταύτης δὲ αἰσθητικὸν γίγνεται τὸ ἀλλοιούμενον
μόριον, ἐκ τοῦ δέχεσθαι τὴν ἀπ᾽ ἐγκεφάλου κατιοῦσαν εἰς
αὐτὸ διὰ τοῦ νεύρου δύναμιν. αὐτὸς γὰρ ὁ ἐγκέφαλος οὐκ
αἰσθητικὸν ὄργανον ὑπὸ τῆς φύσεως, ἀλλ᾽ αἰσθητικῶν αἰσθη-
τικὸς ἐγένετο. ὅτι μὲν ἀεὶ διὰ τῶν νεύρων ἐπιπέμπει τὴν

cetur: nunc vero cauſas ipſas dicere mihi ſatis fuerit. Hae
ſunt fungi quidam et bupreſtes et ceruſſa et gypſum et lac
concretum et ab utero ſtrangulationes in viduis et iis quae
non purgantur, praeterea quae in viris ad horum propor-
tionem fiunt. Dicetur vero alibi de reſpirationis priva-
tione ſeorſum. Cap. VIII. Itaque de ſenſuum organis omnibus,
etiam de ipſorum facultatibus, jam finem habere ſermonem
arbitror. Ad ipſum eorum principium, quod ex ſe tanquam
ex fonte quodam ſingulis *partibus* facultates mittit, oratione
reverti tempeſtivum eſt. Id vero primum ſenſorium eſt.
Nam cujusque ſenſus alteratio, quae a ſenſibilibus infertur,
in ſingulis organis perficitur; ejus autem ſenſorium eſt pars,
quae alteratur, ex eo quod a cerebro delatam ad ſe per ner-
vum facultatem recipit. Ipſum namque cerebrum ſenſori-
um organum a natura conditum non eſt, ſed ſenſoriorum
ſenſorium. Quod autem per nervos ſemper ſentiendi fa-

αἰσθητικὴν δύναμιν ἅπασι τοῖς τοῦ ζώου μορίοις, ἐναργέστα-
τόν ἐστιν ἐκ τοῦ μετὰ τὸ τμηθῆναι νεῦρον ὁτιοῦν εὐθέως
ἀναίσθητον ἀποτελεῖσθαι τὸ μέρος, εἰς ὃ τὸ νεῦρον κατασχί-
ζεται. ἐναργὲς δὲ οὐδὲν ἧττόν ἐστι καὶ ὡς κατὰ τοὺς ὕπνους
ἤτοι παντάπασιν ἀργοῦσιν αἱ αἰσθήσεις, ἢ ἀμυδρῶς ἐνεργοῦ-
σιν. εὔλογον οὖν ὀλίγην τινα ἐπιῤῥεῖν τηνικαῦτα δύναμιν
ἀπὸ τῆς ἀρχῆς τοῖς κατὰ μέρος. καὶ τό γε βαθέως τε καὶ
μὴ βαθέως κοιμᾶσθαι, τοῦτο δὴ τὸ συνήθως ἑκάστοτε λεγό-
μενον, ἐν τῷ ποσῷ τῆς ἐπιῤῥοῆς ἐστι. τοσούτῳ γὰρ μεῖον
ἐπιῤῥεῖν εἰκός ἐστιν, ὅσωπερ ἂν ὁ ὕπνος ᾖ βαθύτερος. ἔοι-
κεν οὖν ἐν ἐκείνῳ τῷ χρόνῳ παντὶ τῷ κατὰ τὸν ὕπνον ἀνα-
παύεσθαι μὲν ἡ ψυχικὴ δύναμις, ἐνεργεῖν δὲ ἰσχυρότερον ἡ
φυσική. τεκμήραιτο δ᾽ ἄν τις τῷ κεκμηκυῖαν αὐτὴν ὑπνω-
σάντων ἀναῤῥώννυσθαι, καὶ μάλισθ᾽ ὅταν ἐπὶ τροφῇ συμμέ-
τρῳ κοιμηθῶμεν· ἔτι τε τῷ πέττεσθαι τὴν τροφὴν ὑπνούν-
των κάλλιστα καθ᾽ ὅλον τοῦ ζώου τὸν ὄγκον, οὐκ ἐν τῇ
γαστρὶ μόνον. ἔστι δὲ καὶ ἄλλως εὔλογον ἀναπαύεσθαί ποτε
κἀκεῖνο τοῦ ζώου τὸ μέρος, ἐν ᾧ τῆς λογικῆς ψυχῆς ἐστιν

cultatem omnibus animalis partibus transmittat, inde ma-
xime liquet, quod praecifo nervo quocumque illico pars,
in quam difpergitur, fentiendi facultatem amittit. Conſtat
non minus et in fomno aut fenfus omnino feriari aut obfcure
agere. Rationi ergo confentaneum eſt aliquantulum facul-
tatis a principio in fingulos influere. Et profunde quidem
ac non profunde dormire (fic vulgo loquimur) ex quantitate
influentis facultatis contingit. Tanto enim minus influere
eſt credibile, quanto fomnus eſt profundior. Igitur in toto
illo fomni tempore videtur animalis quidem facultas quief-
cere, naturalis vero validius agere. Inde autem conjectet
quivis, quod ipfa laboribus defeſſa poſt fomnum robuſtior
evadat, ac potiſſimum quum ab *aſſumpto* cibo moderato
fomnum inivimus, tum quod per fomnum cibus non in ven-
triculo tantum, verum etiam in univerfa animalis mole op-
time concoquatur. Eſt autem alias confentaneum illam quo-
que animalis partem aliquando quiefcere, in qua rationalis

ἡ ἀρχή. ἡ μὲν γὰρ καρδία φαίνεται κατὰ σμικρὰ τοῦτο
ποιοῦσα, ὡς μὴ δεῖσθαι χρόνου πολλοῦ πρὸς ἀνάπαυσιν· ὁ
δὲ ἐγκέφαλος οὐχ οὕτως, ἀλλ᾽ ἐν μὲν ταῖς ἐγρηγόρσεσιν ἐνερ-
γεῖ διὰ παντὸς, ὑπνούντων δὲ ἡσυχάζει, καὶ διὰ τοῦτο βα-
θύτερος ὕπνος συμπίπτει τοῖς πλείονα γυμνασαμένοις, ὡς ἂν
ἀπερῤῥυηκυίας αὐτοῖς πολλῆς δυνάμεως ἀπὸ τῆς ἀρχῆς, ὁπότε
ἐνήργουν. διά τε οὖν τὴν κένωσιν ἧς ἔπεμψε δυνάμεως ὁ
ἐγκέφαλος, ἔτι δὲ διὰ τὸν κάματον, ὃν ἔκαμε διὰ τὰς πολλὰς
ἐνεργείας, ἀναπαύσεώς τε ἅμα καὶ ἀναῤῥώσεως χρήζει. ὥσ-
περ δὲ ἐπὶ τοῖς γυμνασίοις ἑτοιμότερόν τε καὶ βαθύτερον
ὑπνοῦσιν, οὕτω καὶ τροφὴν προσενεγκάμενοι, καὶ ὅσῳ περ
ἂν ὑγροτέρα τὴν φύσιν ὑπάρχῃ, τοσούτῳ μᾶλλον ὑπνοῦσιν·
οὕτω δὲ [62] καὶ οἶνον πλείονα προσαράμενοι, καὶ λουσάμε-
νοι λουτροῖς δαψιλέσι θερμοῖς κατὰ τῆς κεφαλῆς. ἅπαντα
γὰρ τὰ τοιαῦτα φαίνεται πληροῦντα τὸν ἐγκέφαλον ὑγρότη-
τος, ἧς ἄρα δεῖται κεκμηκώς τε καὶ κατεξηρασμένος ὡσαύτως
ἐν ταῖς πολλαῖς ἐνεργείαις. ἀλλὰ γὰρ ὅτι ἡ μὲν κεφαλὴ πλη-
ρουμένη τὸν ὕπνον ἐπιφέρει, δέδεικται πρὸς Ἀριστοτέλους

animae principatus eſt. Nam cor paulatim videtur hoc fa-
cere, ita ut multo tempore ad quietem non indigeat; cere-
brum autem non ita, ſed in vigiliis ſemper agit, in ſomnis
quieſcit. Quamobrem liberalius exercitatis altior ſomnus
obrepit, ut quibus multae vires laborantibus a principio de-
fluxerint. Igitur cerebrum tum propter facultatis, quam
miſit, inanitionem, tum propter fatigationem, qua prae mul-
tis functionibus laborat, et quiete ſimul et virium inſtaura-
tione indiget. Quemadmodum homines autem ab exercita-
tionibus et promptius et profundius dormiunt, ſic et ab aſ-
ſumpto cibo; quantoque is cibus humidior natura fuerit,
tanto magis ſomnum ineunt. Sic etiam, qui liberalius vinum
biberunt, quique caput copioſis balneis calidis lavarunt.
Haec enim omnia videntur cerebrum humiditate implere,
qua utique indiget, ubi in multis functionibus eodem modo
et fatigatum et ſiccatum eſt. Sed enim quod caput repletum
ſomnum afferat, demonſtratum ab Ariſtotele abunde eſt; nec

αὐτάρκως, καὶ οὐδὲν δεῖ νῦν ἡμᾶς ἐπεξιέναι τῷ λόγῳ. τὸ
γάρ τοι περὶ ὕπνου καὶ ἐγρηγόρσεως ἀναγνούς τις αὐτοῦ βι-
βλίον, αὐτό τε τοῦτο σαφῶς ἐκμαθήσεται, τὸ πληρουμένης
τῆς κεφαλῆς ἐπιγίγνεσθαι τοῖς ζώοις τοὺς ὕπνους, ἔτι τε πρὸς
τούτοις κατανοήσει τὸ χωλεῦον παρ᾽ αὐτῷ τοῦ λόγου. καί
τοι γὰρ ἱκανώτατος ὢν ἐπιχειρῆσαι καὶ πιθανώτατος εἰς ὅπερ
ἂν ἐθελήσῃ τὸν λόγον ἀγαγεῖν, ὅμως οὐδὲν ἔσχε πιθανώτε-
ρον ἐξευρεῖν, διότι τῆς κεφαλῆς πληρουμένης ἀναπαύεται τὸ
πρῶτον αἰσθητικὸν ἐν τῇ καρδίᾳ καθιδρυμένον, ὡς αὐτὸς
ὑπολαμβάνει· πολὺ γὰρ δήπου πιθανώτερον ἦν ἐπὶ ταῖς τοῦ
πνεύμονος ὑγρότησι γίγνεσθαι τοὺς ὕπνους, ὃν ἡ φύσις οὐδὲν
ἄλλο ἢ ὑπηρετήσοντα τῇ καρδίᾳ περιέβαλε κύκλῳ. τίς δ᾽
οὐχὶ καὶ τῶν τἀναντία δοξαζόντων ἰατρῶν, ἢ ἀπὸ ψιλῆς ἀνα-
γομένων τῆς ἐμπειρίας, ἐν κάροις καὶ ληθάργοις καὶ κώ-
μασι καὶ πᾶσι τοῖς παρὰ φύσιν ὑπνώδεσι νοσήμασιν ἐπὶ τὴν
κεφαλὴν ἀφικνεῖται καταντλῶν καὶ καταπλάττων αὐτὴν, καὶ
ξυρῶν, καὶ σικύας προσφέρων, καὶ πᾶν ὁτιοῦν ἄλλο μηχα-
νώμενος, ὡς ἐνταῦθα τῆς ῥίζης τοῦ νοσήματος ὑπαρχούσης;

eſt ea de re nobis nunc quicquam agendum. Qui enim li-
brum ejus de ſomno et vigilia legerit, tum hoc ipſum diluci-
de diſcet, capite repleto ſomnum animalibus obrepere ; tum
praeterea quod in ejus ſermone claudicat, intelliget. Quan-
quam enim et ad ratiocinandum ſit vehementiſſimus, et ad
diſceptationem quocunque velit probabiliter perducendam
maxime potens, tamen nihil potuit probabile invenire,
cur capite repleto primum ſenſorium, ſi id, ſicuti ipſe exi-
ſtimat, in corde ſedem habet, quieſcat; multo enim proba-
bilius fuit ex pulmonis humiditatibus ſomnos fieri, quem na-
tura non alia de cauſa cordi circumdedit, quam ut illi mi-
niſtraret. Quis vero aut medicorum, qui contrariae ſunt
ſententiae, aut qui a nuda experientia procedunt, in caris et
lethargis et comatis, denique in omnibus praeter naturam
ſomnolentis morbis, ad caput non accedit, illudque fomentis
perfundit, cataplasmatis induit, raditque, et cucurbitas af-
figit, omniaque molitur, tanquam hic morbi radix conſiſtat?

οὕτω δὲ καὶ τὰς παραφροσύνας καὶ φρενίτιδας, ἁπάσας τε
τὰς παρὰ φύσιν ἀγρυπνίας ἰώμενοι, τῇ κεφαλῇ τὰ βοηθή-
ματα προσφέρουσιν. ἀλλὰ περὶ μὲν τούτων ἑτέρωθι διὰ
πλειόνων ἀ(228)ποδέδεικται. τὸ δὲ εἰς τὰ παρόντα τοῦ λό-
γου χρήσιμον, ὡς ὁ ἐγκέφαλος ἡνίκα μὲν ἐπιπλέον αὐτὸς ἐνερ-
γήσας ἀναπαύεσθαι βουληθῇ, τὸν κατὰ φύσιν ὕπνον ἐπάγει
τῷ ζώῳ, καὶ μάλιστα ἐπειδὰν ὑγρότητος δαψιλοῦς ἀπολαύειν
ἡ ἐν αὐτῷ θρεπτικὴ δύναμις ἔχῃ· ἡνίκα δ᾽ ἂν ὑπὸ πολλῆς
ψυχρᾶς ὑγρότητος βαρύνηται, τὸν ἐν κώμασί τε καὶ ληθάρ-
γοις ὕπνον ἐπιφέρει, ὅσα τε ἄλλα νοσήματα παραπλήσια·
κεφάλαιον δ᾽ αὐτῶν ἐστιν ἡ ὑγρότης τε καὶ ψύξις, ἤτοι κατὰ
μόνας ἑκατέρα συνισταμένη, ἢ καὶ κατ᾽ αὐτὸν ἀμφότεραι
συνελθοῦσαι. τοιαῦτα γοῦν ἐστι καὶ τὰ φάρμακα πάντα τά
τ᾽ ὄντως ὑπνωτικὰ καὶ ὅσα καλεῖται μὲν οὕτως, ἐργάζεται
δ᾽ οὐχ ὕπνον, ἀλλὰ κῶμά τε καὶ κάρον καὶ νάρκην παντὸς
τοῦ σώματος. ὅσα μὲν οὖν ὑγραίνει μόνον, ὑπνωτικὰ δεόν-
τως ὀνομάζεται· τὰ ψύχοντα δὲ οὐκ ὀρθῶς οὐθ᾽ ὕπνον οὔτ᾽
ἀνωδυνίαν ἐπιφέρειν ἂν λέγοιντο, ἀλλ᾽ ἀντὶ μὲν ὕπνου κῶμα

Sic etiam quum deliria et phrenitides, omnes denique prae-
ter naturam vigilias curant, praefidia capiti admovent. Ve-
rum de Iiis alibi pluribus eft disceptatum. Sed ad praefen-
tem feriem orationis illud confert, quod cerebrum ubi a
multa actione quiescere voluerit, naturalem fomnum ani-
mali inducit; praefertim, quum nutrix in eo facultas lar-
gum, quo fruatur, humorem habet. At quum a multo vel
frigido humore gravatur, comatis et lethargi fomnum affert,
aliosque fimiles iis morbos: horum praecipua caufa humidi-
tas ac frigiditas funt, vel alterutra per fe folam in eo con-
fiftens, vel ambae fimul junctae. Talia igitur funt cum
medicamenta omnia, quae vere fomnifera funt; tum quae fic
quidem vocantur, inferunt autem non fomnum, fed coma
et carum et totius corporis torporem. Igitur quae dunta-
xat humectant, omnia merito fomnifera nominantur; quae
vero perfrigerant, nec fomnum nec indolentiam afferre re-
cte dicentur, fed pro fomno coma et carum; pro indolentia

καὶ κάρον, ἀντὶ δὲ τῆς ἀνωδυνίας ἀναισθησίαν ἢ δυσαισθη-
σίαν διὰ τὴν ὑπερβολὴν τῆς ψύξεως. εἴρηται δὲ δήπου καὶ
πρόσθεν, ὡς ἡ νάρκη τὸ πάθημα δυσαισθησία τε ἅμα καὶ
δυσκινησία τῶν νευρωδῶν μορίων ἐστί· καὶ γίγνεται μὲν, ὡς
ἐλέχθη, καὶ κατ᾽ ἄλλας αἰτίας, γίγνεται δὲ καὶ κατὰ δυσκρα-
σίαν, ὡς ἐπὶ τοῖς ψύχουσι φαρμάκοις. οὕτω μὲν οὖν ὕπνοι
τε καὶ κώματα καὶ κάροι καὶ νάρκαι γίγνονται. ξηρότης δ᾽
αὖ πάλιν ἀμετροτέρα καὶ θερμότης, καθάπερ ἐν φρενίτισιν,
ἢ διὰ χυμόν τινα δακνώδη τε καὶ θερμὸν, ἢ ἐρεθισμοὺς, ἢ
ἀγρυπνίας ἐπιφέρουσιν, ὅσαι γε μὴ διὰ λύπην ἤ τινα φρον-
τίδα συνίστανται. ὥσπερ δὲ τὰ τοιαῦτα συμπτώματα κοινὰ
ςοῦ σώματος ὅλου γίγνεται διὰ τὸ πεπονθέναι τὴν ἀρχὴν,
οὕτω καὶ ἄλλα περὶ τὰς καθ᾽ ὁρμὴν ἐνεργείας ἁπάσας συμ-
πίπτει, τῆς ἀρχῆς παθούσης. αἵ τε γὰρ ἀποπληξίαι καὶ
ἐπιληψίαι διὰ τὸν ἐγκέφαλον γίγνονται· τοιοῦτον μέν τοι
πάθος ἡ ἀποπληξία περὶ τὰς κατὰ προαίρεσιν ἐνεργείας, οἷον
ὁ βαθὺς ὕπνος ἐν ταῖς αἰσθητικαῖς ἐνεργείαις. [63] ἕτερον
δὲ τοιοῦτον, οἷον ἐν ταῖς αἰσθητικαῖς ἡ ἀγρυπνία, ὁ ἐν
ταῖς ἐπιληψίαις σπασμός. ἄμφω μὲν γὰρ ταῦτα πλημμελεῖς

vel abolitum fenfum vel diminutum ob perfrigerationis ex-
ceffum. Porro dictum prius eft torporem affectum, fenfum
motumque diminutum nervofarum effe partium; fitque (ut
dictum eft) tum ex aliis caufis tum ex intemperie, quae
medicamentis perfrigerantibus fuccedit. Atque ita quidem
fomni et comata et cari et torpores fiunt. At ficcitas im-
modica et calor, quales in phrenitide propter humorem ali-
quem mordacem et calidum *fpectantur*, irritationes inferunt
et vigilias, quae quidem neque ex moeftitia, neque ex folli-
citudine oriuntur. Ut autem talia fymptomata toti corpori
communia fiunt ob affectum principium: fic alia quoque
omnibus voluntariis functionibus principio affecto accidunt.
Nam et apoplexiae et epilepfiae propter cerebrum *affectum*
fiunt. Eft tamen apoplexia ejusmodi affectio in voluntariis
actionibus, qualis in fentiendi actionibus altus fomnus.
Aliud vero tale eft in epilepfiis convulfio, quale in fen-
tiendi functionibus vigilia. Ambo enim haec depravati mo-

κινήσεις εἰσὶ τοῦ ἐγκεφάλου, καὶ διὰ τοῦτο καὶ τῶν κατὰ
μέρος ἁπάντων μελῶν· ἄμφω δ᾽ αὖ πάλιν θάτεραι καταλή-
ψεις τε καὶ ἡσυχίαι τῶν ἐνεργειῶν αὐτοῦ. κατὰ μέντοι τοὺς
ὅλου τοῦ σώματος σπασμοὺς ἄνευ παραφροσύνης ἢ κάρου τὸ
νόσημά ἐστι τοῦ κατὰ τὸν τράχηλον νωτιαίου, καθάπερ γε
κἀπειδὰν ἤτοι χεὶρ ἢ σκέλος ἤτοι εἷς μῦς τείνηταί τε καὶ
σπᾶται βιαίως, ἑνὸς ἑκάστοτε νεύρου τοῖ κινοῦντος τὸ μέρος
ἡ βλάβη. ἥτις δ᾽ ἀκριβῶς ἐστιν ἡ αἰτία τοῦ νοσήματος ἐφ᾽
ᾧ σπᾶται τὰ μόρια, χαλεπὸν εἰπεῖν, ὥσπερ γε καὶ τρόμου
καὶ παλμοῦ καὶ ῥίγους. ὀνομάζω δὲ νῦν ῥῖγος οὐ τὴν τῆς
σφοδρᾶς ψυχρότητος αἴσθησιν, ἀλλὰ τὸν ἀνώμαλον ἅπαντος
τοῦ σώματος σεισμόν τε καὶ κλόνον. ἅπαντα γὰρ δὴ ταῦτα
φαίνεται καταλαμβάνοντα τὸ μυῶδες γένος ἢ μόνον ἢ μά-
λιστα τῶν ἄλλων μορίων. ἀκριβέστερον δὲ εἰσόμεθα, δια-
στειλάμενοι πρότερον αὐτῶν τὰς ἐννοίας. ἐν μὲν γὰρ τῷ
παρόντι τέτταρας ἐφθεγξάμεθα προσηγορίας, σπασμὸν καὶ
τρόμον καὶ παλμὸν καὶ ῥῖγος. ὁποῖον δὲ ἕκαστόν ἐστι
τῶν συμπτωμάτων, ἃ δηλοῦσι, παρ᾽ οὐδενὶ τῶν ἐμοῦ πρεσβυ-

tus cerebri funt, ideoque etiam partium figillatim omnium;
reliqua rurfum duo actionum ejus tum cohibitiones tum
ceffationes. At in convulfionibus totius corporis fine de-
lirio vel caro morbus fpinalis medullae in collo eft; quem-
admodum ubi vel manus vel crus vel mufculus unus tendi-
tur ac violenter convellitur, unius femper nervi partem
moventis laefio eft. Quae vero plane morbi caufa fit, qua
partes convellantur, difficile dictu eft, aeque ac tremoris et
palpitationis et rigoris. Rigorem nunc nomino non qui-
dem vehementis frigoris fenfum, fed inaequalem univerfi
corporis concuffionem ac turbationem. Haec enim omnia
mufculofum genus vel folum, vel magis quam caeteras partes
tentare videntur. Exactius autem id fciemus, fi prius eo-
rum notiones diftinxerimus. Ad praefens enim quatuor
memoravimus appellationes, convulfionem, tremorem, pal-
pitationem et rigorem. Qualia vero fingula fymptomata
fint, quae per has figuificantur, a nullo me priorum accu

146 *ΓΑΛΗΝΟΥ ΠΕΡΙ ΑΙΤΙΩΝ ΣΥΜΠΤ. ΒΙΒΛ. ΠΡΩΤΟΝ.*

Ed. Chart. VII. [63.]   Ed. Baf. III. (228.)

τέρων εὗρον ἀκριβῶς διωρισμένον, ἀλλ᾽ οἱ μὲν εὐθέως ἐπὶ
τὰς οὐσίας ἔρχονται τῶν νοσημάτων, οἷς ἕπεται τὰ συμπτώ-
ματα· τινὲς δὲ ἐπιχείρησαν μὲν αὐτὰ διαστείλασθαι, σφάλ-
λονται δὲ ἐν οἷς ἑρμηνεύουσιν, ὡς ἐξέσται μαθεῖν τῷ βουλη-
θέντι μετὰ τὴν ἡμετέραν διδασκαλίαν ἀναλέξασθαι τὰς βίβλους
αὐτῶν. οὐδὲ γὰρ οὐδὲν χαλεπόν ἐστι φωρᾶσαι τὰ κακῶς εἰ-
ρημένα, προεγνωσμένων ἤδη τῶν ἀληθῶν. ὑπὲρ ἁπάντων
οὖν τούτων εἰρήσεται κατὰ τὸν ἑξῆς λόγον.

rate definitum invenio; fed alii ad morborum fubftantias,
quas fequuntur fymptomata, ftatim fe conferunt, alii ea
diftinguere aggreffi, in interpretationibus fuis falluntur;
quod facile intelliget, qui lectis quae a nobis traduntur prae-
ceptis evolvere libros eorum voluerit: neque enim difficile
eft ubi veritatem noveris, quae prave funt dicta, deprehen-
dere. Ergo de his omnibus proximo agetur libro.

ΓΑΛΗΝΟΥ ΠΕΡΙ ΑΙΤΙΩΝ ΣΥΜΠΤΩ-
ΜΑΤΩΝ ΒΙΒΛΙΟΝ ΔΕΥΤΕΡΟΝ.

Ed. Chart. VII. [63. 64.]   Ed. Baf. III. (228.)

Κεφ. α'. Σπασμὸς δὲ καὶ τρόμος, καὶ παλμὸς, καὶ
ῥῖγος, καὶ φρίκη, καὶ λυγμὸς, καὶ βῆχες, ἐρυγαί τε καὶ
πταρμοὶ, καὶ σκορδινισμοὶ, καὶ χάσμαι, καὶ τρισμοὶ, κοινὸν
μὲν ἅπαντα γένος ἔχει κίνησιν πλημμελῆ· διενήνοχε δ᾽ ἀλλή-
λων ἑνὶ μὲν καὶ [64] πρώτῳ μάλιστα τῷ τὰ μὲν αὐτῶν
ἔργα φύσεως εἶναι βιαίως ἀναγκαζομένης κινεῖσθαι πρός τινος
αἰτίου νοσεροῦ, τὰ δὲ νοσώδεσιν ἕπεσθαι διαθέσεσιν, οὐδὲν εἰς
τὴν γένεσιν αὐτῶν συμπραττούσης φύσεως· ἔνια δὲ ὑπ᾽ ἀμφοῖν

GALENI DE SYMPTOMATVM CAVSIS
LIBER SECVNDVS.

Cap. I. Enimvero convulfio, tremor, palpitatio, ri-
gor, horror, fingultus, tuffis, ructus, fternutamentum, pan-
diculatio, ofcitatio, dentium ftridor, commune genus omnia
motum depravatum fortiuntur. Diffident autem inter fefe
uno primoque potiffimum, quod eorum alia naturae fint
opera, ab aliqua morbofa caufa violenter ad motum coactae:
alia morbofos comitantur affectus, nihil ad ipforum genera-
tionem conferente natura: alia fiunt, ubi ambo ad opus

ἐνεργούντων γίγνεσθαι; τοῦ τε νοσήματος ἅμα καὶ φύσεως.
ἀκούειν δὲ ἀξιῶ σε τοῦ τῆς φύσεως ὀνόματος ἐν τῷ λόγῳ τῷδε
κατὰ πάσης δυνάμεως τῆς διοικούσης τὸ ζῷον, εἴτε κατὰ τὴν
ἡμετέραν προαίρεσιν, εἴτε καὶ χωρὶς ταύτης. ἀντιδιαιροῦμεν
γὰρ νῦν ἁπάσῃ τῇ παρὰ φύσιν αἰτίᾳ, δι᾽ ἣν βλάπτεται καὶ
διαφθείρεται τὸ ζῷον, ὅλον ἐκεῖνο τὸ γένος τῶν δυνάμεων,
ὑφ᾽ οὗ διασώζεται. τοιαύτης μὲν οὖν δυνάμεως ἔργα, πταρ-
μοὶ, καὶ βῆχες, καὶ χάσμαι, καὶ σκορδινισμοὶ, καὶ λύγγες·
μόνου δὲ τοῦ νοσήματος ἐνεργοῦντος παλμὸς καὶ σπασμός·
ἀμφοῖν δὲ συνιόντων, τοῦ τε νοσήματος καὶ τῆς δυνάμεως, αἵ
τε ναρκώδεις ἅπασαι κινήσεις ὅσαι τ᾽ ἄλλαι παραλυομένων
μὲν, οὐδέπω δὲ παραλελυμένων γίγνονται, καὶ πρὸς ταύταις
ὁ τρόμος. αὗται μὲν αἱ πρῶται διαφοραὶ τοῦ νῦν ἡμῖν προ-
κειμένου γένους τῶν συμπτωμάτων. ἐφεξῆς δὲ καθ᾽ ἑκάστην
ἴδιαί τινες, ὑπὲρ ὧν ἤδη λέγωμεν, ἀπὸ τῶν ὑπό τινος ἐμ-
φύτου δυνάμεως γιγνομένων κινήσεων ἀρξάμενοι. κοινωνία
δὲ καὶ ταύταις ἐστὶ πρὸς τὰς ἀκριβῶς κατὰ φύσιν, ἣν
ἀναγκαῖον εἰπεῖν πρότερον ὑπὲρ τοῦ διδάξαι σαφῶς, ὁποία

efficiendum fimul coeunt, et morbus et natura. Naturae
nomen in hac difceptatione pro omni facultate animal five
noftra voluntate five citra hanc regente, intelligas velim.
Nunc enim omni caufae praeter naturam, qua laeditur et
corrumpitur animal, totum illud facultatum genus, cujus be-
neficio fervatur, dividendo opponimus. Ejusmodi ergo fa-
cultatis opera *funt* fternutatio, tuffis, ofcitatio, pandiculatio
et fingultus. Solius autem morbi opera funt palpitatio et
convulfio. Amborum morbi facultatisque coeuntium, tum
torpidi omnes motus, tum caeteri quos *edunt*, qui paraly-
tici fiunt, nondum autem paralytici facti funt, ac praeterea
tremor. Hae funt nunc nobis propofiti fymptomatum ge-
neris primae differentiae. Atqui deinceps fingulorum pro-
priae quaedam funt, de quibus nunc differamus, a motibus,
quos innata aliqua facultas ciet, aufpicati. Sed et focietas
iftis eft cum iis, qui omnino fecundum naturam funt, quam,
ut quae fit eorum generatio doceam, neceffe eft prius expo-

τις αὐτῶν ἐστιν γένεσις. οὐσῶν δὴ τεσσάρων δυνάμεων ὑφ'
ὧν διοικεῖται τὰ τρεφόμενα σώματα πάντα, πρώτης μὲν τῆς
ἑλκούσης πρὸς ἑαυτὴν τὸ χρηστὸν, ἑτέρας δὲ τῆς κατεχούσης
τοῦτο, καὶ τρίτης τῆς ἀλλοιούσης, καὶ τετάρτης τῆς ἀποκρι-
νούσης τὸ περιττὸν, ἐπειδὰν μὲν νόμῳ φύσεως διοικῆται τὸ
ζῶον, οὐδεμία κίνησις οὐδεμιᾶς αὐτῶν ἐστι σύμπτωμα· συ-
στάντος δέ τινος παρὰ φύσιν ἐν τῷ σώματι, ὅταν ἀποτρί-
βεσθαι τοῦτο τῶν ἀποκριτικῶν τις ἐξορμήσῃ δυνάμεων, ἐνίοτε
μὲν ἀναίσθητοι τὸ πάμπαν αἱ κινήσεις αὐτῶν, ἐνίοτε δὲ αἰ-
σθητοὶ γίγνονται. περὶ μὲν δὴ τῶν ἀναισθήτων αὖθις εἰ-
ρήσεται.

Κεφ. β'. Περὶ δὲ τῶν αἰσθητῶν ἐπειδὴ κοινωνοῦσι
ταῖς προαιρετικαῖς ὀνομαζομέναις, ἡ διδασκαλία γιγνέσθω
κοινή. προαιρετικῆς μὲν οὖν ἐνεργείας βλάβη, παράλυσίς τε
καὶ σπασμὸς καὶ τρόμος καὶ νάρκη· ποικίλλεται δὲ (229) ἐν
τοῖς κατὰ μέρος ὀργάνοις ἕκαστον τῶν εἰρημένων, οὐ τῇ τῶν
συμπτωμάτων ἰδέᾳ μόνον, ἀλλὰ καὶ ταῖς προσηγορίαις. ἡ
μὲν γὰρ τῶν τὴν ἀναπνοὴν ἐργαζομένων ὀργάνωυ παράλυσις

nere. Igitur quum quatuor facultates fint, omnia quae nu-
triuntur corpora gubernantes; prima quae quod utile eſt
ad ſe trahat; altera, quae id retineat; tertia, quae alteret;
quarta, quae quod excrementum eſt, expellat, quum natu-
rae legibus animal gubernatur, nullus ipſarum motus ſym-
ptoma eſt; quum vero confiſtit in corpore aliquid praeter
naturam, ubi id excretricum facultatum aliqua dejicere niti-
tur, aliquando infenſiles omnino earum motus ſunt, aliquan-
do ſenſiles evadunt. Ac de infenſilibus quidem rurſum
differetur. Cap. II. De fenſilibus vero, quoniam cum volunta
riis conſortium habent, communis a me doctrina tradatur.
Ergo voluntariae functionis laeſiones ſunt, paralyſis, con-
vulſio, tremor et torpor. Variantur autem ſymptomatum
horum ſingula in particularibus organis, non ſpecie ſym-
ptomatum modo, ſed etiam nominibus. Nam organorum
reſpirationem efficientium paralyſis apnoea vocatur, quem-

ἄπνοια, καθάπερ δὴ καὶ ἡ τῶν τὴν φωνὴν ἀφωνία προσα-
γορεύεται. ἡ δὲ τῆς γλώττης παράλυσις οὐδὲν ὄνομα ἴδιον
κέκτηται, τελέως ἀναιροῦσα καὶ αὕτη τὴν διάλεκτον, ἔργον
οὐ σμικρὸν προαιρέσεως. ἔμπαλιν δὲ οὐδὲν ἧττον ἡ ἰσχου-
ρία παραπλήσιόν τι δόξει δηλοῦν ἀπνοίᾳ τε καὶ ἀφωνίᾳ, καί-
τοι γε οὐ προαιρετικῆς ἐνεργείας, ἀλλὰ φυσικῆς ἐστιν ἀπώλεια·
τὸ γὰρ ἐκρεῖν ἀκουσίως τὰ οὖρα προαιρετικῆς ἐνεργείας βλάβη.
παραπλησίως δὲ τοῖς οὔροις ἐπὶ τῶν διαχωρημάτων ἡ μὲν
ἐπίσχεσις φυσικῆς, ἡ δὲ ἀκούσιος ἔκκρισις προαιρετικῆς ἐνερ-
γείας βλάβη. δέδεικται δ᾽ ἐπιπλέον ὑπὲρ τῶν τοιούτων
ἁπάντων ἐν τοῖς περὶ μυῶν κινήσεως. οὕτω μὲν αἱ παρα-
λύσεις ποικίλαι ταῖς ἰδέαις ὑπάρχουσιν. [65] οἱ σπασμοὶ δὲ
κατὰ τάδε. τὸ μὲν τρίζειν ἀκουσίως τῶν μασσητήρων
μυῶν σπασμός ἐστιν· ἡ δὲ ἴλλωσις αἵ τε καλούμενοι στρα-
βισμοὶ τῶν κατὰ τοὺς ὀφθαλμούς· ὥσπέρ γε καὶ τῆς γο-
νοῤῥοίας ἡ ἑτέρα διαφορά. εἰ μὲν γὰρ μετὰ ἐντάσεως τοῦ
αἰδοίου γένοιτο, οἷον σπασμός ἐστιν, εἰ δὲ χωρὶς ταύτης,

admodum et vocem efformantium, aphonia; at linguae pa-
ralyfis proprium nullum nomen habet, et ipfa loquelam,
quae voluntatis non leve eft opus, prorfus adimit. Rurfus
vero urinae fuppreffio apnoeae atque aphoniae fimile quid
indicare videtur: caeterum voluntariae actionis amiffio non
eft, fed naturalis; quippe quod lotium praeter voluntatem
fluat, voluntariae actionis laefio eft. Simile quid ac in uri-
na in dejectionibus quoque *accidit;* fuppreffio enim ea-
rum naturalis actionis *eft* laefio, involuntaria dejectio,
actionis voluntariae. Porro demonftratum uberius de his
omnibus eft in libris De mufculorum motu. Atque ita
quidem paralyfes fpeciebus variae funt. Convulfiones vero
hoc modo *differunt.* Dentium invitus ftridor maffeterum
mufculorum eft convulfio; inverfio vero et qui vocantur
ftrabismi, eorum qui in oculis habentur; quemadmodum
etiam gonorrhoeae alia eft differentia; fi enim cum penis
tenfione *feminis effluxus* fiat, veluti quaedam convulfio eft;
fi citra ipfam tenfionem, retentricis facultatis imbecillitas.

ἀῤῥωστία τῆς καθεκτικῆς δυνάμεως. δοκοῦσι δὲ ἐνίοις καὶ αἱ
λύγγες. καὶ ἡ διπλῆ δὲ τῶν εἰσπνεόντων ἐπανάκλησις ἔστιν
ὅτε διὰ σπασμὸν γίγνεται τῶν τὴν εἰσπνοὴν ἐργαζομένων
μυῶν, ἔστι δέ τι καὶ τῆς ἐκπνοῆς εἶδος οἷον σπασμῶδες,
ἐπιγιγνόμενον αὖ καὶ τοῦτο τοῖς σπασμοῖς τῶν τὴν ἐκπνοὴν
ἐργαζομένων μυῶν, ὅπερ ὀνομάζεται παρ' Ἱπποκράτους
πνεῦμα προσπταῖον ἐν τῇ ἔξω φορῇ. ὅτι δὲ καὶ ὅλου τοῦ
σώματος ἡ μὲν ἀποπληξία παράλυσις, ἡ δὲ ἐπιληψία σπα-
σμός ἐστιν, ἔμπροσθεν εἴρηται. καὶ μέντοι καὶ περὶ τῆς
νάρκης εἴρηται πρόσθεν, ὡς ἀμυδρά τίς ἐστι παράλυσις. οὐ
σμικρὰ δὲ ἐν τῷ μᾶλλόν τε καὶ ἧττον ἡ διαφορὰ τῶν ναρκω-
δῶν ἐστι μορίων, ἐπειδὴ μικτόν πώς ἐστι τὸ σύμπτωμα νοσή-
ματός τε καὶ δυνάμεως. εἰ μὲν γὰρ τὸ νόσημα τελέως ἐπι-
κρατήσει τῆς δυνάμεως, οὐδ' ὅλως δύναται μεταφέρειν τὸ
μέλος· εἰ δ' ἡ δύναμις, οὐδ' ὅλως ἐμποδίζεται· εἰ δ' οἷον
μάχη τις αὐτῶν εἴη, κινοῦσι μὲν, ἀλλὰ μόγις, καὶ εἰ κελεύ-
σειας ἀνατείναντας τὸ βεβλαμμένον κῶλον ἐκτεταμένον φυ-
λάττειν, οὐ δύνανται· καταπίπτει γὰρ ὑπὸ τοῦ συμφύτου

Sic quoque nonnullis fingultus convulfio effe videtur. Atque duplex infpirantium revocatio nonnunquam ob musculorum infpirationem facientium convulfionem fit. Eft et
quaedam expirationis fpecies convulfiva, quae musculorum
expirationem efficientium convulfioni fuccedit; appellatur
haec ab Hippocrate *fpiritus illidens in externa eruptione.*
Quod autem apoplexia totius corporis *fit* paralyfis, et epilepfia totius corporis convulfio, fupra dictum eft; et quidem fuperius etiam diximus torporem levem quandam effe
paralyfin. Sane torpore laborantium partium non parva
in excellu defectuque differentia eft, quoniam id fymptoma
ex morbo et facultate mixtum eft. Si namque morbus facultatem prorfus fuperet, omnino partem fuftinere non valet;
fin facultas *vicerit*, haudquaquam impeditur; at fi veluti
pugna quaedam eorum fuerit, movetur quidem pars, fed
aegre; ao fi jubeas, quum laefam partem extendunt, ut eam
extenfam fervent, nequeunt; decidit enim quod a nativo

152 ΓΑΛΗΝΟΥ ΠΕΡΙ ΑΙΤΙΩΝ ΣΥΜΠΤΩΜ.

Ed. Chart. VII. [65.]   Ed. Baf. III. (229.)
βάρους φερόμενον κάτω ἀῤῥωστίᾳ τῆς ὀχούσης αὐτὸ δυνά-
μεως. τὸ μὲν γὰρ ἐξαῖρόν τε καὶ βαστάζον ἡ δύναμίς ἐστι·
τὸ δὲ κάτω φερόμενον αὐτὸ τὸ σῶμα τῆς χειρὸς ἢ τοῦ σκέ-
λους. ἡ δ᾽ αἰτία πρόσθεν εἴρηται κατὰ τὸν περὶ τῶν αἰσθη-
τικῶν ἐνεργειῶν λόγον, ἐπιδεικνύντων ἡμῶν ἤτοι πιλούμενον
ὑπὸ τῆς ψύξεως τὸ νεῦρον, ἢ ἐμφραττόμενον ὑπὸ παχέων τε
καὶ γλίσχρων χυμῶν, ἢ βαρυνόμενόν τε καὶ θλιβόμενον ὑπό
τινος ἔξωθεν αἰτίου εἰς νάρκην τε καὶ παράλυσιν ἔρχεσθαι.
ὁ δέ γε σπασμὸς εἰς τὴν αὐτὴν ἄγει τά τε νεῦρα καὶ τοὺς μῦς
διάθεσιν, εἰς ἣν καὶ κατὰ φύσιν ἐχόντων ὑπὸ τῆς ψυχικῆς δυ-
νάμεως ἤγετο. εἴτε οὖν τεινομένων ἐπὶ τὴν ἀρχήν, εἴτε καὶ
διὰ πνεύματος ἔμπτωσιν πληρουμένων τῶν μυῶν, αἱ προαι-
ρετικαὶ κινήσεις ἐγίνοντο, καὶ κατὰ τοὺς σπασμοὺς ταῦτα
συμβήσεται πνεύματός τε φυσώδους ἐν αὐτοῖς γεννᾶσθαι
δυναμένου, καὶ πολλῶν διαθέσεων τάσιν ἐργαζομένων, ὥσπερ
καὶ ἡ φλεγμονή. κεφάλαιον δ᾽ αὐτῶν ἐστι διττὸν, ὡς Ἱπ-
ποκράτης ἐδήλωσε, πλήρωσίς τε καὶ κένωσις. ἐν μὲν οὖν
τοῖς φλεγμονώδεσι πάθεσιν ἡ πλήρωσις· ἐν δὲ τοῖς καυσω-

pondere deorſum fertur ob facultatis ipſam partem vehentis
imbecillitatem; quod enim attollit ac ſuſtinet, facultas eſt;
quod deorſum fertur, ipſum manus crurisve eſt corpus.
Cauſa vero *hujus rei* reddita prius eſt, quum de ſentiendi
actionibus ſermonem *fecimus*, oſtendimusque nos nervum
quum vel frigore denſatur, vel craſſis et lentis humoribus
obſtruitur, vel ab aliqua externa cauſa gravatur et compri-
mitur, in torporem et paralyſim adduci. At convulſio in
eundem affectum nervos musculosque ducit, in quem, quum
ſecundum naturam ſe haberent, ab animali facultate duce-
bantur. Sive igitur ad principium tenſis, ſive flatus pro-
lapſu impletis musculis voluntarii motus perficiantur, haec
in convulſione accident, tum ſpiritu flatulento qui in muscu-
lis gigni poſſit, tum multis qui tenſionem creent (quemadmo-
dum et phlegmone eſt) affectibus. Caput autem ipſorum, ut
Hippocrates dixit, duplex eſt, *repletio vacuatioque*: in
phlegmonoſis affectibus repletio, in ardentiſſimis ſicciſſimis-

δεστάτοις τε καὶ ξηροτάτοις πυρετοῖς ἡ κένωσις. ὅτι δὲ πλη-
ρουμένοις τε καὶ κενουμένοις ἐπὶ πλέον ἅπασι τοῖς νευρώδεσι
σώμασι τείνεσθαι συμβαίνει, δηλοῦσιν οὐχ ἥκιστα καὶ αἱ ἐν
τοῖς ὀργάνοις ἐντεταμέναι χορδαί. ῥήγνυνται γοῦν ἄν τ᾽ εἰς
ὑγρὸν καὶ νοτιῶδες, ἄν τ᾽ εἰς ξηρὸν καὶ αὐχμῶδες οἴκημα τε-
ταμέναι κατατεθῶσι. καὶ διὰ τοῦτ᾽ ἐπανίασιν αὐτὰς οἱ τε-
χνῖται, πρὶν κατατίθεσθαι. διὰ τοῦτο γοῦν ἐῤῥέθη καὶ
πρόσθεν ὡς ἡ σπασμώδης κίνησις ὑπὸ μόνου γίγνεται τοῦ νο-
σήματος, ὁμοίως τῇ κατὰ τὰς παραλύσεις ἀκινησίᾳ. καὶ γὰρ
αὕτη τῷ λόγῳ τοῦ νοσήματος ἀποτελεῖται. ἡ δέ γε κατὰ
φύσιν ἐν τοῖς ζώοις ἀκινησία τε καὶ κίνησις, ὅταν ἀνατείναν-
τες τὴν χεῖρα δυνάμεθα φυλάττειν ἀκίνητον ἀνατεταμένην,
ὑπὸ τῆς ψυχικῆς ἀμφότερα γίγνεται δυνάμεως· εἰ δὲ κατα-
τιθέντες ἐπί τινος στερεοῦ τὴν ὑγιαίνουσαν χεῖρα, πάσας ἐκ-
λύσαιμεν τῶν μυῶν τὰς ἐνεργείας, οὔθ᾽ ὑπὸ τοῦ νοσήματος
οὔθ᾽ ὑπὸ τῆς δυνάμεως ἡσυχάζει κατ᾽ ἐκεῖνον [66] τὸν καιρὸν,
ἀλλ᾽ ὑπὸ τοῦ συμφύτου βάρους τοῖς ζώοις ἡ χείρ. ὥστε τῶν
τριῶν ἡσυχιῶν τὴν μὲν ἐν ταῖς παραλύσεσιν ὑπὸ τοῦ νοσή-

que febribus vacuatio. Quod autem repletis vacuatisque
plus jufto nervofis corporibus tendi eis omnibus contingat,
docent non in poftremis, quae in inftrumentis *muficis* inten-
duntur chordae. Hae namque five in humidam et hume-
ctam, five in ficcam et fqualentem domum intentae fint repo-
fitae, rumpuntur; ideoque eas artifices, priusquam repo-
nantur, laxant. Quamobrem dictum eft antea per aeque ac
convulfivum motum a folo fieri morbo, immobilitatem, quae
in paralyfi accidit. Etenim ipfa quoque morbi occafione
efficitur. At fecundum naturam in animalibus motio et im-
mobilitas, ubi poffumus porrigere manum et immobilem
fervare porrectam, utraque ab animali fit facultate. Si au-
tem fanam manum fuper folidum aliquid deponentes, omnes
musculorum laxaverimus actiones, neque propter morbum
neque propter facultatem eo cafu quiescit manus, fed ob in-
natum animalibus pondus. Quare trium quietum ea qui-
lem quae in paralyfi *cernitur*, a morbo folo fit, obligata,

ματος γίνεσθαι, δεδεμένης, ὡς ἄν εἴποι τις, ἐν τούτῳ τῷ
χρόνῳ τῆς δυνάμεως· τὴν δ᾽ ὅταν ἀνατεταμένον ἔχωμεν τὸ
κῶλον, ὑπὸ τῆς δυνάμεως· ἦν δ᾽ ἀρτίως ἐλέγομεν, ὑπ᾽ οὐδε-
τέρου, κινωσκόντων ἡμῶν ἅπερ ἐν τοῖς περὶ μυῶν κινήσεως
ἐλέχθη περὶ τῆς ἀνατεταμένης χειρὸς, ὡς ἐκ τοῦ τῶν ἐνερ-
γειῶν τε καὶ κινήσεών ἐστι γένους κατά γε τὴν ἀλήθειαν αὐ-
τήν. ἐλέχθη δὲ καὶ ὅτι τονικὴν ὀνομάζομεν ἡμεῖς τὴν κίνησιν
ταύτην. ἡ μὲν δὴ τοιαύτη κατάστασις ἑτέρῳ μὲν τρόπῳ κί-
νησις, ἑτέρῳ δ᾽ ἀκινησία λέγοιτ᾽ ἄν· αἱ λοιπαὶ δὲ δύο κατ᾽
οὐδένα τρόπον ἐφάπτονται κινήσεως· ὥσπέρ γε καὶ αἱ λοιπαὶ
δύο κινήσεις, ἡ σπασμώδης τε καὶ ἡ προαιρετικὴ, κατ᾽ οὐ-
δένα τρόπον ἐφάπτονται ἀκινησίας. καὶ μὲν δὴ καὶ ὡς ἡ
ἀνατεταμένη χεὶρ ἐκ δυοῖν ἰσοσθενῶν ἐλέγετο συγκεῖσθαι κι-
νήσεων, ἄνω μὲν ἀναφερούσης αὐτὴν τῆς δυνάμεως, κάτω
δ᾽ ἀνθέλκοντος τοῦ συμφύτου βάρους, οὕτω καὶ ὁ τρόμος ἐκ
δυοῖν ἀποτελεῖται κινήσεων καὶ αὐτὸς, τῆς τε διὰ βάρος ἀπα-
γούσης κάτω τὸ κῶλον, ἤν θ᾽ ἡ δύναμις εἰς τοὐναντίον ἀνα-
φέρουσα ποιεῖται. ἐπὶ μὲν οὖν τῆς ἐῤῥωμένης χειρὸς οὐδ᾽ι
ἐπὶ βραχὺ νικᾶται πρὸς τοῦ βάρους ἡ δύναμις, ἀλλ᾽ ἰσχυρο-

ut fic dicam, eo tempore facultate; quae vero in membro,
quum extenfum eft, habetur a facultate; quam vero paulo
ante dicebamus, a neutro, non ignorantibus nobis, quae in
libris de musculorum motu de porrecta manu funt dicta, *ta-
lem habitum* ipfa re vera ex actionum motuumque effe ge-
nere, motum praeterea hunc tenfivum a nobis nominari di-
ctum eft. Atque talis ftatus alio modo motus, alio immo-
bilitas dici poteft; reliqui duo nullo modo participes funt
motus; aeque ut reliqui duo motus, et convulfivus et volun-
tarius nullo modo ad immobilitatem attinent. Praeterea
dictum eft porrectam manum ex duobus aeque valentibus
conftitui motibus facultate ipfam furfum attollente et nativo
pondere contra deorfum trahente. Sic tremor quoque ex
duobus perficitur motibus, tum eo qui pondere partem de-
orfum deducit, tum eo quem facultas attollens in contrarium
molitur. Enimvero quum robufta fuerit manus, ne vel
minimum quidem vincitur facultas a pondere, fed potentior

Ed. Chart. VII. [66.]   Ed. Baf. III. (229.23o.)

τέρα καθεστηκυῖα τῆς κάτω τοῦ κώλου ῥοπῆς, ὀχοῦσα το-
σοῦτον ἀναφέρει πρὸς τὸ μετέωρον, ὅσον ὑπεσύρετο κάτω·
κατὰ δὲ τοὺς τρόμους ἀκούσης αὐτῆς ὑποῤῥεῖ τὸ κῶλον κάτω·
φανερῶς γε ἔστι θεάσασθαι τὴν μάχην αὐτῶν οὔτε τῆς δυνά-
μεως ἐπιτρεπούσης κατενεχθῆναι τὸ κῶλον ὡς ἐν ταῖς παρα-
λύσεσιν, οὔτε τοῦ βάρους συγχωροῦντος τῇ δυνάμει φυλάτ-
τειν αὐτὸ μετέωρον, ὡς ὅτε ἔῤῥωται. ἐναλλὰξ οὖν τῆς δυ-
νάμεως νικώσης τε καὶ νικωμένης, καὶ διαδεχομένων ἀλλήλας
ἀεὶ τῶν ἐναντίων κινήσεων, ὁ τρόμος γίνεται, σύνθετός τις
ὑπάρχουσα κίνησις, ὥσπερ καὶ τῶν ἀρτηριῶν σφυγμός.
ἀλλ᾽ ἐν ἐκείναις μὲν αἰσθηταὶ διαιροῦσιν ἡσυχίαι κινήσεων τὴν
διαστολὴν ἀπὸ τῆς συστολῆς, εἰ μήπω ἄρα οὕτω γένοιτο
πυκνότατος ὁ σφυγμός, ὡς ἐν τοῖς μυρμηκίζουσιν. ἐνταυ-
θοῖ γὰρ οὐδεμίαν εὑρεῖν ἔστι μεταξὺ τῶν ἐναντίων κινήσεων
αἰσθητὴν ἡσυχίαν. οὐ γὰρ ἀμοιβὴ κινήσεώς ἐστιν ὑπὸ μιᾶς
ἐπιτελουμένη φύσεως, ἀλλὰ μάχη δυνάμεώς τε καὶ βάρους
σώματος. ὡς δ᾽ ἄν τις εἰκάσειε μάλιστα τὴν κίνησιν ἑτέρῳ
τινὶ τῶν κατὰ τὸ σῶμα, τῇ (23o) τῶν μυρμηκιζόντων σφυγμῶν
ἐστι παραπλήσιος. ὡς γὰρ ἐν ἐκείνοις ἡ κίνησις τῆς ἀρτηρίας

conftituta membri deorfum nutu, fuftinet id tantumque in
fublime attollit, quantum illud deorfum trahit. In tremore
vero invita facultate, membrum ruit deorfum; licetque li-
quido cerni eorum pugnam, neque facultate membrum de-
orfum ferri finente, veluti in paralyfi; neque pondere per-
mittente facultatem id fublatum fervare, ut quum valens
erat. Viciffim igitur vincente victaque facultate, mutu-
oque femper contrariis fuccedentibus motibus tremor effici-
tur, qui eft compofitus motus, qualis eft arteriarum pulfus.
Verum in iis fenfibilis motuum quies diaftolen a fyftole di-
rimit; nifi fortaffe denfiffimus fuerit pulfus, ut in formican-
tibus   Hic autem nullam inter contrarios motus fenfibilem
quietem invenias, neque enim viciffitudo motuum eft, quae
ab una perficiatur natura, fed pugna facultatis et ponderis
corporis.   Quod fiquis maxime hunc motum alteri cuipiam
corporis affimilet, formicanti pulfui ipfum effe fimilem de-
prehendet.   Ut enim in hoc arteriae motus in minima fpatii

156 ΓΑΛΗΝΟΤ ΠΕΡΙ ΑΙΤΙΩΝ ΣΥΜΠΤΩΜ.

Ed. Chart. VII. [66.]   Ed. Baf. III. (23o.)

κατὰ βραχυτάτης φέρεται διαστάσεως, οὕτως ἐν τοῖς τρόμοις
τὸ τοῦ ζώου μόριον, ὅ τι περ ἂν ὑπὸ τῆς ἀσθενοῦς κινῆται
δυνάμεως. εὔδηλος οὖν ἤδη καὶ ἡ γένεσίς ἐστι τοῦδε τοῦ συμ-
πτάματος, ὅτι τε σὺν ὁρμῇ τοῦ κινεῖσθαι πάντως, ὅτι τε
σὺν ἀσθενείᾳ δυνάμεως ἀποτελεῖται. ἔνιοι δ' οὐκ οἴονται
τὴν ὁρμὴν ἀχώριστον εἶναι τοῦ τρόμου, θεωροῦντες ἐνίοτε
τὴν κεφαλὴν ὅλην τρομωδῶς σειομένην ἄνευ τοῦ προελέσθαι
κινεῖν. ἀγνοοῦσι γὰρ ὡς κἂν τῷ φυλάττειν τι μέρος ὀρθὸν
ἥ τε προαίρεσις ἐνεργεῖ καὶ τείνονται παραπλήσιον ὑπ' αὐτῆς
τρόπον οἱ μύες, οἷόν περ ἐτείνοντο κἂν ταῖς ἄλλαις ἐνερ-
γείαις. ἡμῖν δὲ τοῦτο μὲν ἐν τοῖς περὶ μυῶν κινήσεως ἀπο-
δέδεικται, καὶ νῦν δ' ἂν οὐ μικρὰ παράσχοιμεν τεκμήρια τοῦ
τε τὴν προαίρεσιν ἐνεργεῖν ἐν τοῖς τρόμοις καὶ τοῦ διὰ τὴν
ἀσθένειαν ἀδυνατεῖν ἄκλονον αὐτὸ φυλάττειν τὸ μέρος. ἐκεῖ-
νον γοῦν τὸν τρομώδη τὴν κεφαλὴν εἰ κατακλίναις ὕπτιον ἐπὶ
μαλακοῦ τινος, οὐκέτι τρομώδης ἔσται. κατὰ δὲ τὸν αὐτὸν
τρόπον οὐδ' ὅστις ἤτοι γράφων, ἢ τέμνων, ἢ ὁτιοῦν ἄλλο
διαπραττόμενος ἐν τρόμῳ καθέστηκεν, οὐδ' οὗτος ἡσυχάσας

intercapedine agitur, fic in tremore animalis pars, quaecun-
que ab imbecilla facultate movetur. Patet ergo jam hujus
quoque fymptomatis generatio; tum quod omnino cum im-
petu movendi, tum quod cum facultatis imbecillitate perfi-
eiatur. Nonnulli putant animalem impetum a tremore non
eſſe infeparabilem, quum videant totum interdum caput
tremule concuti, fine voluntate movendi. Ignorant enim
quod etiam ad aliquam partem rectam fervandam tum vo-
luntas agit, tum tenduntur ab ea musculi, non aliter quam
in aliis actionibus tenderentur. Sane hoc in libris de mus-
culorum motu a nobis demonſtratum eſt. Sed et nunc non
exigua ponemus indicia, et quod voluntas in tremoribus agat,
et quod ob imbecillitatem inconcuſſam cuſtodire partem non
valeat. Illum enim, cui caput tremit, fi fuper molle ali-
quid fupinum reclines, non amplius tremet. Ad eundem
modum fi quis fcribens fecansve aut aliud quippiam factitans
tremit, fi manus ab opere abſtineat, tremere jam defiſtet.

ταῖν χεροῖν, ἔτι φανεῖται τρέμων· ὥσπερ οὐδ᾽ ὁ [67] τοῖν
σκελοῖν ἡνίκα βαδίζῃ τρομώδης γιγνόμενος, οὐδὲ γὰρ οὐδ᾽
ἐκεῖνος ἂν ἔτι τρέμοι παυσάμενος τῆς βαδίσεως. ἔνεστιν οὖν
σοι πολλάκις θεάσασθαι εὐρωστοτάτους νεανίσκους ἀναθεμέ-
νους τι τοῖς ὤμοις μέγιστον βάρος, εἶτ᾽ ἐν τῷ προϊέναι τρέ-
μοντας τοῖς σκέλεσιν· εἰ δὲ παύσαιντο βαδίζοντες, ἢ τὸ φορ-
τίον ἀποῤῥίψαντες, εὐθὺς ἀτρόμους γιγνομένους. ἐπειδὴ
γὰρ ἐν τῷ πρός τι τὸ βαρὺ καὶ κοῦφόν ἐστιν, εἴη ἂν καὶ
τὸ φορτίον οὕτω μέγιστον, ὡς καὶ τοῖς ἰσχυροτάτοις εἶναι
βαρύ. τὴν μὲν οὖν εὔρωστον δύναμιν τὸ μέγιστον φορτίον
νικᾷ, τὴν δὲ μὴ τοιαύτην οὐ τοῦτο μόνον, ἀλλὰ καὶ τὸ σμι-
κρόν· εἰ δ᾽ ἐπὶ πλέον ἀῤῥωστήσειεν, αὐτὸ τὸ σύμφυτον αὐ-
τῆς σῶμα βαρύνει δίκην φορτίου, καὶ διὰ τοῦθ᾽ οἱ γέροντες
ἅπαντες ὅταν ἐπιχειρήσωσιν ἐνεργείαις σφοδροτέραις, αὐτίκα
τρομώδεις γίγνονται τοῖς ἐνεργοῦσι μέρεσιν. οὕτω δὲ καὶ
παρὰ κρημνόν τις παριὼν τρέμει τὰ σκέλη, καταβάλλει γὰρ
τὴν δύναμιν τὸ δέος. οὕτω καὶ θηρίον ὑποφαινόμενόν τις
ὑποφεύγων, τρομώδης καθίσταται. καὶ δὴ καὶ προσιών τις
δυνάστῃ φοβερῷ, τρέμει παντὶ τῷ σώματι, καὶ εἰ φθέγξασθαι

Pari modo fi quis cruribus quum ingreditur, fit tremens., fi
ingredi definet, non tremet: videas enim non raro robuſtiſ-
fimos juvenes, ubi maximum aliquod onus humeris impofue-
runt, quum progrediuntur, cruribus tremere, ubi progre-
di defierunt, aut onus abjecerunt, ſtatim a tremendo liberos;
nam quum grave leveque ad aliquid referantur, fuerit ni-
mirum et onus adeo magnum, ut etiam fortiſſimo fit grave.
Ac robuſtam quidem facultatem maximum onus vincit; quae
vero valida non eſt, hanc non maximum modo, fed etiam
parvum *fuperat*; quod fi adhuc fit infirmior, ipfum ejus in-
fitum corpus oneris inftar grave erit.   Eoque fit, ut fenes
omnes fi quando majorum virium opus moliuntur, ſtatim
partibus iis, quibus agunt, tremant.   Sic etiam qui ad ali-
quem praeruptum accedit locum, cruribus tremit; dejicit
enim facultatem timor.   Non fecus etiam ferpentem quis
confpectum fugiens, tremens redditur.   Quin et qui formi-
dabilem magiſtratum adit, toto corpore tremit, qui fi loqui

κελεύσειεν αὐτὸν, οὐδὲ τὴν φωνὴν ἄτρομός ἐστιν. ὡς οὖν
τὸ ψυχικὸν πάθος ἀῤῥωστίαν ἐργασάμενον τῇ κινούσῃ δυνά-
μει τρομώδεις ἀποτελεῖ τὰς ἐνεργείας, οὕτω καὶ τὰ τοῦ σώ-
ματος νοσήματα βλάπτοντα τὴν δύναμιν ἐπιφέρει τὰ τρο-
μώδη συμπτώματα. πρῶτα μὲν οὖν καὶ μάλιστα βλάπτει τὴν
δύναμιν ὅσα κατὰ δυσκρασίαν συνίστανται· καὶ γὰρ καὶ τὸ
γῆρας, ὅτι δυσκρασία τίς ἐστιν ἐπὶ τὸ ψυχρότερόν τε καὶ ξη-
ρότερον, διὰ τοῦτο ἑτοίμως ἁλίσκεται τρομώδεσι πάθεσιν·
ἁλίσκονται δὲ τῶν νεωτέρων οἵ τε ψυχθέντες ἰσχυρῶς καὶ
ὅσοι πολὺν ἐνεφορήθησαν ἔτι τὸν ἄκρατον οἶνον, ἢ πολλὰς
ἀπεψίας ἠπέπτησαν, ἢ χρόνῳ πολλῷ σιτίων ἐμπιπλάμενοι
διετέλεσαν ἀγύμναστοί τε καὶ ἀργοὶ παντελῶς· εἰσὶ δὲ οἳ καὶ
ψυχρὸν ὕδωρ οὐκ ἐν καιρῷ προσενεγκάμενοι τρομώδεις ἐγέ-
νοντο. τὰ γὰρ τοιαῦτα πάντα ψυχρὰν δυσκρασίαν ἐργάζε-
ται, πολλάκις μὲν ἐν ὅλῳ τῷ σώματι καὶ κατ' αὐτὴν τῶν
νεύρων τὴν ἀρχὴν, ἐνίοτε δ' ἔν τισι μέρεσιν, ἅπερ ἀσθενέ-
στερά τε τῇ φύσει καὶ βλαβῆναι τῶν ἄλλων ἐπιτηδειότερα
τύχῃ. καὶ μὲν δὴ καὶ οἱ παχεῖς καὶ γλίσχροι χυμοὶ τὰς ὁδοὺς

eum jufferit, ne vocem quidem non tremulam edet. Ut igi-
tur animi affectus, ubi debilitatem motrici facultati intulit,
functiones tremulas efficit, fic et corporis morbi quum vi-
res labefactant, tremoris fymptomata inducunt. Ac pri-
mum quidem maximeque facultatem laedunt *morbi*, qui in
intemperie confiftunt. Etenim fenectus quoque quod in-
temperies quaedam fit, ad frigidius ficciusque converfa pro-
pterea tremulis affectibus facile corripitur. Corripiuntur et
ex juvenibus qui vehementer funt refrigerati, et qui vino
meraco fe multo impleverunt, vel multis cruditatibus labo-
rarunt, vel longo tempore cibis repleti, inexercitati otiofi-
que omnino exegerunt; funt et qui ex frigida intempeftive
haufta tremebundi funt redditi. Haec enim omnia frigidam
intemperiem creant, faepe quidem in toto corpore et ipfo
nervorum principio; interdum vero in quibusdam partibus,
quae imbecilliores natura funt, et ad noxam *fubeundam*
caeteris magis opportunae. Jam craffi glutinofique humores

τῆς δυνάμεως ἐμφράττοντες, ὡς ἐπιῤῥεῖν ἐλάττονα, τρόμων
αἴτια καθίστανται, καὶ μάλιστα ὅταν ἀκριβῶς ἐμφράξωσι καὶ
παραλύσωσι μόρια ἄττα νεύρων τινῶν. αἱ γὰρ ὑπόλοιποι
τῶν ἰνῶν ἀδυνατοῦσιν ἰσχυρῶς ἐντείνειν τὸν μῦν. ἐπειδὰν
μέν τοι τὰ φράττοντα τὰς διὰ τῶν νεύρων ὁδοὺς τῆς δυνά-
μεως ὑγρὰ μηδέπω τελέως ἐμπεπλασμένα τύχῃ, διασείεσθαι
δέ τι καὶ διακινεῖσθαι δύνηται κατὰ τὰς βιαιοτέρας ἐμπτώσεις
τῆς δυνάμεως, αἱ τοιαῦται γίγνονται κινήσεις, οἷας ἔμπρο-
σθεν ἔφαμεν ἐν παραλύσεσιν ἀρχομέναις ἐνίοτε συμβαίνειν,
ἐπαιρομένου μὲν ἐνίοτε τοῦ κώλου, καταπίπτοντος δ' αὐτίκα.
κατὰ μὲν γὰρ τὴν ἔμπτωσιν τῆς δυνάμεως ὅταν ἐπεγείρασά τε
καὶ συναθροίσασα σφοδρότερον ἑαυτὴν ἀπώσηται τὰ τῶν νεύ-
ρων ἐμφράγματα, κινεῖται τὸ κῶλον· αὖθις δὲ τῶν διωσθέν-
των εἰς τὸν ἐξ ἀρχῆς τόπον συῤῥεόντων, καταπίπτει τε καὶ
ἀκίνητον κεῖται, μέχρι περ ἂν πάλιν ἐκ δευτέρου ἡ δύναμις
ἀθροώτερον ἐμπεσοῦσα διασκεδάσῃ τοὺς χυμοὺς, οἳ κατει-
λήφεισαν αὐτῆς τὰς ὁδούς. ἀλλὰ περὶ μὲν τούτων ἱκανὰ καὶ
ταῦτα. ὁ δὲ παλμός ἐστι διαστολὴ παρὰ φύσιν, ἐν ἅπασι

vias facultatis fic obftruentes, ut parcior influat *facultas*,
tremoris caufae conftituuntur, potiffimum quum prorfus ob-
ftruxerint, ac nervorum aliquorum partes quasdam refolu-
tas laxasque reddiderint. Nam reliquae fibrae valenter
musculum intendere nequeunt. Ubi tamen humores, qui
facultatis vias per nervos obftruunt, non penitus funt im-
pacti, fed concuti et dimoveri per violentiores facultatis
incurfiones poffunt, ejusmodi motus fiunt, quales in para-
lyfi incipiente nonnunquam accidere prius diximus, membro
fe aliquando attollente ftatimque decidente. Siquidem quum
excitata collectaque facultas vehementius irruens nervorum
obftructiones amolita fuerit, membrum movetur; rurfus au-
tem humoribus in priorem locum confluentibus, decidit im-
motumque manet, quoad rurfus fecundo facultas univerfa
irruens, humores, qui ejus vias occuparant, diffipet. Ve-
rum de his hactenus abunde. Palpitatio vero dilatatio prae-
ter naturam eft; fit autem in omnibus corporis partibus

δὲ γίγνεται τοῖς μορίοις, ὅσα γε διαστέλλεσθαι πέφυκεν. οὐ
γὰρ δὴ τά γε ὀστᾶ καὶ οἱ χόνδροι πάλλονταί ποτε, διότι μὴ
διαστέλλεσθαι δύνανται. ταῦτ᾽ ἄρα καὶ κατὰ τὸ δέρμα συμ-
πίπτει πολλάκις, ἔστι δ᾽ ὅτε καὶ κατὰ τοὺς ὑποκειμένους
αὐτῷ μύας, [68] ἀτὰρ οὐχ ἥκιστα καὶ κατὰ γαστέρα καὶ κύ-
στιν καὶ τὴν μήτραν ἔντερά τε καὶ ἧπαρ καὶ σπλῆνα καὶ διά-
φραγμα καὶ, συλλήβδην εἰπεῖν, ἅπανθ᾽ ὅσα διαστέλλεσθαι
πέφυκεν, ὥστε καὶ ταῖς ἀρτηρίαις καὶ αὐτῇ τῇ καρδίᾳ φαί-
νεται συμπίπτων, ἑτέρας ταύτης κινήσεως ἐν ταύταις γιγνο-
μένης παρὰ τὸν σφυγμόν. οὔτ᾽ οὖν τῆς προαιρετικῆς δυνά-
μεως οὔτε τῶν προαιρετικῶν ὀργάνων ἴδιόν ἐστι τὸ πάθος,
ὥσπερ ὁ τρόμος τε καὶ ὁ σπασμὸς, ἀλλ᾽, ὡς ἀρτίως εἴρηται,
πᾶσι τοῖς διαστέλλεσθαι δυναμένοις ἐγγίγνεται σώμασιν. ἔστι
δὲ δήπου ταῦτα πάντα μαλακὰ τὴν φύσιν, ὡς διάστασίν τε
καὶ συνίζησιν ὑπομένειν δύνασθαι. τὴν δ᾽ αἰτίαν τοῦ συμ-
πτώματος ἀπὸ τῶν ἐναργέστατα φαινομένων θηρεύειν προσ-
ῆκε, τούτων δὴ τῶν κατὰ τὰ βλέφαρά τε καὶ ὀφρῦς καὶ μέ-
τωπον καὶ μῆλα συμπιπτόντων παλμῶν· ὁρᾶται γὰρ ἐν αὐ-
τοῖς ἐξαιρόμενόν τε καὶ διαφυσώμενον τὸ δέρμα, καθ᾽ ὃν αἱ

quae dilatari natura fua poffunt; non enim offa et cartila-
gines unquam palpitant, propterea quod dilatari non poffunt.
Ergo haec cuti faepe accidit, nonnunquam etiam fubjectis illi
musculis; maxime vero ventriculo, veficae, utero, inteftinis,
jecori, lieni, fepto transverfo et, ut fummatim dicam, omni-
bus, quae dilatari poffunt, ita ut tum arteriis tum cordi ipfi vi-
deatur accidere, quum hic alius in his praeter pulfum motus
fuboriatur. Itaque hic affectus neque voluntariae facultatis ne-
que voluntariorum organorum proprius eft, ut et tremor et con-
vulfio, fed, ut nuper dictum eft, omnibus corporibus, quae dila-
tari poffunt, incidit. Sunt autem haec omnia natura mollia,
ita ut tum dilatationem fui tolerare tum fubfidere poffint.
Sane caufam hujus fymptomatis ab manifeftiffime apparentibus
indagari convenit, nempe iis palpitationibus, quae palpebris,
quae fuperciliis, quae fronti, quae denique genis oboriuntur.
Cernitur enim in iis cutis et attolli et inflari ad eum modum,

ἀρτηρίαι διαστέλλονται τρόπον. ὅπερ οὖν ἐπ᾽ ἐκείνων ἐζή-
τηται, πότερον ἐξ αὐτῶν διαστελλόμεναι συνεπισπῶνται τῇ
διαστολῇ τὸ πληρῶσον, ὥσπερ αἱ φύσαι τῶν χαλκέων, ἢ
πληρούμεναι δίκην ἀσκῶν διαστέλλονται, τοῦτό σε χρὴ κἀπὶ
τῶν παλλομένων μορίων διορίσασθαι πρῶτον. ἔοικε δὲ τῷ
μὲν γένει τῆς ζητήσεως ὁμοιοῦσθαι τῷ κατὰ τὰς ἀρτηρίας,
τῷ δ᾽ ἑτοίμῳ τῆς εὑρέσεως ἀποκεχωρίσθαι. οὐ γὰρ δὴ ὥσπερ
ταῖς ἀρτηρίαις ἀεί τε καὶ κατὰ φύσιν σφυζούσαις εἰκὸς εἶναί
τινα δύναμιν ἔμφυτον, οὕτω καὶ τοῖς παλλομένοις μέρεσι.
διὰ παντὸς γὰρ ἂν ὑπῆρχεν αὐτοῖς, καὶ ὑγιαίνουσι μᾶλλον.
ὁπότε οὖν οὔτε διὰ παντὸς οὔτε ὑγιαίνουσι, δῆλον ὡς οὐδ᾽
ἐξ ἑαυτῶν διαστέλλονται. καὶ μὴν εἴπερ οὐκ ἐξ ἑαυτῶν,
πάντως δήπου πρός τινος οὐσίας ἔνδοθεν ἐπιῤῥεούσης αὐτοῖς.
διττὴν δ᾽ εἶναι ταύτην εἰκὸς, ἤτοι χυμὸν ἢ ἀερώδη τινὰ φύ-
σιν. χυμὸν μὲν οὖν οὐχ ὁμολογεῖ τὸ τάχος (23ι) οὔτε τῆς
γενέσεως οὔτε τῆς λύσεως τοῦ παλμοῦ· καὶ γὰρ ἐξαίφνης
γίγνεται καὶ παύεται παραχρῆμα. χυμὸς δ᾽ οὐδεὶς οὕτως οὔτε

quo arteriae dilatantur. Ergo quod in iis quaefitum eſt,
ntrumne quum a feipfis dilatantur, una cum dilatatione tra-
hant id quod eas implebit, veluti fabrorum folles; an utri-
um ritu, quum implentur, ditatantur, hoc idem te primum
definiffe in palpitantibus quoque partibus oportet. Viden-
tur autem *hae partes* quaeſtionis quidem genere in re aliqua
arteriis effe fimiles; facilitate autem inventionis diffimiles.
Non enim ut arteriis et femper et fecundum naturam pul-
fautibus probabile eſt facultatem *pulfus effectricem* aliquam
innatam effe, ita etiam partibus, quae palpitant. Nam et
femper iis ineffet, ac bene valentibus magis. Quum itaque
talis facultas neque femper, neque bene habentibus infit,
liquet eas a feipfis non dilatari. At vero fi non a feipfis,
omnino certe ab aliqua interius in ipfas influente fubſtantia.
Hanc autem duplicem effe caufam credibile eſt, vel humorem
quempiam, vel aeream aliquam naturam. Atqui humorem
effe repugnat celeritas tum generationis tum folutionis pal-
pitationis. Nam et illico fit et ſtatim definit. Humor au-
tem nullus aut ita celeriter influit aut refluit, potiſſimum in

162 ΓΑΛΗΝΟΥ ΠΕΡΙ ΑΙΤΙΩΝ ΣΥΜΠΤΩΜ.

Ed. Chart. VII. [68.]　　　　　Ed. Baf. III. (231.)

ἐπιῤῥεῖ ταχέως οὔτ᾽ ἀποῤῥεῖ, καὶ μάλιστ᾽ ἐν οἷς ἄρτι λέλεκται
μέρεσι τοῖς κατὰ τὸ πρόσωπον, ἐπὶ ψιλοῖς σχεδόν τι τοῖς
ὀστοῖς ἐπιτεταμένου τοῦ δέρματος· ὥστε ἀνάγκη τὴν ἐργαζο-
μένην τοὺς παλμοὺς αἰτίαν ἀερώδη τινὰ οὐσίαν ὑπάρχειν.
ἀλλ᾽ εἴπερ ὀλίγη τε εἴη αὕτη καὶ λεπτομερής, ἑτοίμως ἂν
διέῤῥει τοῦ σώματος. ἔοικε δ᾽ ἄρα παχυμερής τις εἶναι καὶ
ἀτμώδης καὶ τὸ πλῆθος ἀξιόλογον, ὡς πρὸς τὸ χωρίον, ἐν
ᾧπερ ἂν ἑκάστοτε συνίσταται. διαστέλλεται οὖν, ὡς εἰκὸς,
καὶ ἐξαίρει καὶ διαφυσᾷ τὸ μέρος, ἄχρι περ ἂν ὠθουμένη τε
καὶ βιαζομένη πρὸς τὸ συγγενὲς ἀναπνεύσῃ, ὁμοίου συμβαί-
νοντος τοῦ κατὰ τὰς ἐν τοῖς ἑψομένοις χυλοῖς πομφόλυγας,
πλήν γε ὅτι ῥήγνυνται μὲν αἱ πομφόλυγες, τὸ παλλόμενον δ᾽
οὐ ῥήγνυται σῶμα διὰ τὴν ἰσχὺν, ἀλλ᾽ ἐξαίρεται μὲν, ἄχρι
περ ἂν ὠθῆταί τε καὶ διεξέρχηται δι᾽ αὐτοῦ τὸ πνεῦμα, κατα-
πίπτει δ᾽ αὖθις εἰς τὴν ἐξ ἀρχῆς ἕδραν, ἐπειδὰν ἐκκενωθῇ τε
καὶ διεξέλθῃ τὸ πᾶν. εὐλόγως δὲ καὶ τοῖς ψυχθεῖσιν ὁτιοῦν
μόριον οἱ παλμοὶ συμβαίνουσιν. ὃ γὰρ ἐν τῷ κατὰ φύσιν
ἔχειν ἀπέῤῥει λεπτυνόμενόν τε καὶ κατεργαζόμενον ἀκριβῶς
ὑπὸ τοῦ συμφύτου τοῖς ζώοις θερμοῦ, τοῦτο νῦν ἀῤῥωστή-

iis, quas modo memoravi, circa faciem partibus, ut in qui-
bus fuper nuda propemodum offa cutis extenditur. Itaque
necelfe eft caufam palpitationis effectricem aëream effe fub-
ftantiam. At vero fi haec tum pauca tum tenuis fuerit, fa-
cile per corpus defluet. Proinde videtur effe fubftantia
quaedam craffa et halituofa, et pro fui multitudine, ad loci
quo undique continetur fpatium notabilis. Ergo dilatat
(ut verifimile eft) attollitque ac inflat partem, quoad trufa
et vi compulfa ad congenerem perfpiret aërem, quum fimile
accidat ei, quod dum coquuntur fucci, vifitur in bullis; nifi
quod bullae hic rumpuntur, palpitans corpus ob firmitudi-
nem non rumpitur, fed attollitur, quoad flatus per id extruda-
tur ac tranfeat; decidit rurfus in priftinam fedem, ubi totus
vacuatus eft et exivit. Confentaneum autem eft et iis quibus
perfrigerata eft aliqua pars, palpitationes accidere. Quod enim
ab ea quum fecundum naturam fe habet, attenuatur, planeque a
nativo animalium calore conficitur, effluit id nunc, ubi ca pars

σαντος αὐτοῦ διὰ τὴν ψύξιν ἀτμωδέστερον καὶ παχυμερέστε-
ρον γίγνεται· ὥστ᾽ οὐχ ἑτοίμως διαπνεῖται, καθάπερ ἔμπρο-
σθεν, ἀλλ᾽ ἴσχεταί τε κατὰ τὸ δέρμα καὶ στενοχωρούμενον
ἐν τῇ διεξόδῳ βραδύνει κατὰ τὴν ὁδόν. εἰ δὲ καὶ αὐτὸ τὸ
δέρμα πυκνωθείη, διπλασιασθήσεται τὸ σύμπτωμα, τοῦ
[69] πάχους τῆς διαρρεούσης οὐσίας προσλαβόντος τὴν στενό-
τητα τῶν ὁδῶν. οὕτω μὲν οὖν ἐν τοῖς παλμοῖς ἐξαίρεταί τε
καὶ διαστέλλεται τὸ δέρμα. οὕτω δὲ καὶ οἱ μύες, ὅταν ἐν
αὐτοῖς ἀθροίζηται τὸ τοιοῦτον περίττωμα, συνεξαίρουσιν
ἐνίοτε διαστελλόμενοι τὸ κῶλον ἅπαν. ἀλλ᾽ ἡ τοιαύτη κίνη-
σις ἐναργέστατα διαφέρει τῆς σπασμώδους τῷ μήτ᾽ ἐκτείνειν
ἀκριβῶς μήτε κάμπτειν τὸ κῶλον. ἐπὶ γάρτοι τῶν παλμῶν
ἐκτείνεται μὲν ἢ κάμπτεται τὸ κῶλον οὐδὲν ὅ τι καὶ ἄξιον λό-
γου, διασείεται δέ πως ἐφ᾽ ἑκάτερα, μέχρις ἂν ὁ μῦς παύση-
ται παλλόμενος, ἐν μὲν ταὐτῷ τρόπῳ τῆς κινήσεως ἐπιτελου-
μένης, ἐν ᾧπερ καὶ ὁ τρόμος, διαλλαττούσης δ᾽ ἐν τῷ κατὰ
μεγάλα γίγνεσθαι διαστήματα, κατὰ σμικρὰ τοῦ τρόμου
συμπίπτοντος. ὁ γάρτοι παλλόμενος μῦς ὅταν ἀξιόλογος
ᾖ τὸ μέγεθος, ἐν μὲν τῷ διαστέλλεσθαι συνεξαίρει τὸ

propter frigus eſt imbecilla, et halituoſius et craſſius efficitur.
Ita nec facile ſicut prius, perſpirat, ſed cohibetur a cute et
tranſitus anguſtia impeditum in via tardatur. Quod ſi ipſa
quoque cutis ſit denſata, duplicabitur ſymptoma ad craſſitu-
dinem transfluentis ſubſtantiae, anguſtia quoque viarum ac-
cedente. Sic igitur in palpitationibus attollitur et diſtendi-
tur cutis. Sic et musculi, quum in his ejusmodi excre-
mentum colligitur, dilatati aliquando totum membrum at
tollunt. Diſtat tamen manifeſtiſſime is motus a motu con-
vulſionis, quod membrum neque prorſus extendat neque
inflectat. In palpitationibus enim membrum, nec quod no-
tabile ſit extenditur, nec inflectitur; concutitur autem
quodammodo huc atque illuc, quoad musculus palpitare ceſ-
ſet, ad eum ſane modum motu obito, quo etiam in tremore;
eo autem differente, quod per magna fiat intervalla, cum
tremor incidat per exigua. Siquidem palpitans musculus
cum ſatis notabili magnitudine eſt, dum dilatatur, totum ſae

164 ΓΑΛΗΝΟΥ ΠΕΡΙ ΑΙΤΙΩΝ ΣΥΜΠΤΩΜ.

Ed. Chart. VII. [69.]   Ed. Baſ. III. (231.)
κῶλον ὅλον ἑαυτῷ πολλάκις, ἐν δὲ τῷ συστέλλεσθαι συγ-
χωρεῖ φέρεσθαι κάτω, καθάπερ ἄψυχον, ὥστ᾽ εἶναι τὴν κί-
νησιν ἅπασαν παρὰ φύσιν, οὐχ ὥσπερ ἐπὶ τοῦ τρόμου μικτήν
γέ πως καὶ σύνθετον. ὁποία δὲ ἡ τῶν παλλομένων κώλων
γίγνεται κίνησις, ὀλίγη τε ἅμα καὶ βραδεῖα καὶ ἀραιά, τοιαύτη
τοῖς ῥιγοῦσι συμπίπτει, πολλή τε ἅμα καὶ πυκνὴ καὶ τα-
χεῖα. λέγω δὴ πολλὴν μὲν αὐτῷ τῷ τῶν κινήσεων ἀριθμῷ·
ταχεῖαν δὲ τῷ ῥοίζῳ τῆς φορᾶς· πυκνὴν δὲ τῷ βραχυ-
χρονίῳ τῶν ἡσυχιῶν. ἔστι δ᾽ οὐχ ὡσαύτως ἡ κίνησις ἥδε
παλμῷ καὶ σπασμῷ ὅλη παρὰ φύσιν, ἀλλ᾽ ἕτερον μὲν τρό-
πον ἤπερ ὁ τρόμος. ἐπίμικτος δ᾽ οὖν καὶ αὕτη πώς
ἐστιν ἔκ τε τῆς παρὰ φύσιν αἰτίας καὶ τῆς τοῦ ζῴου δυ-
νάμεως, καὶ πλέον γ᾽ ἐπὶ ταύτης ἐστὶν ἤπερ ἐν τοῖς
τρόμοις τὸ τῆς δυνάμεως, μᾶλλόν τ᾽, εἰ χρὴ τἀληθὲς
εἰπεῖν, ἡ μὲν κίνησις ἅπασα συμφύτου δυνάμεώς ἐστιν, ἣν
ὀνομάζειν ἔθος ἡμῖν ἐκκριτικήν τε καὶ ἀποκριτικήν· ἡ δὲ
τὴν δύναμιν ἀναγκάζουσά τε καὶ βιαζομένη κινεῖσθαι βιαίως
αἰτία παρὰ φύσιν ἐστίν.

penumero membrum ſecum attollit; dum contrahitur, tan-
quam rem inanimem deorſum ferri concedit, ita ut totus
motus praeter naturam ſit, non autem ſicut in tremore,
mixtus quodammodo et compoſitus. At qualis eſt palpi-
tantium membrorum motus, paucus ſimul tardusque et ra-
rus, talis rigoribus multus, denſus, celer accidit. Multum
dico, ipſo motuum numero; celerem autem, ipſo motus
impetu; denſum, ipſo brevi tempore quietum. Eſt autem
motus hic non ut palpitationi et convulſioni totus praeter
naturam, ſed alio modo, quam tremor. Eſt igitur ipſe quo-
que mixtus quodammodo ex cauſa praeter naturam et ani-
malis facultate, habeturque in hoc facultatis plus quam in
tremore. Imo vero (ſi fateri verum oportet) motus omnis
inſitae eſt facultatis, quam nos excretricem et expultricem
nominare ſolemus. At cauſa facultatem cogens proritans-
que ut violenter moveat, praeter naturam eſt.

Κεφ. γ'. Ὅστις μὲν οὖν ἱκανῶς κατενόησε τὰς ἐνεργείας τῆς δυνάμεως ταύτης, ὑγιαίνοντος ἀμέμπτως τοῦ ζώου, καὶ ἄλλως ἐστὶ συνετὸς, οὐδὲν δεῖ τούτῳ μακροτέρου λόγου. ὅστις δ' οὔτ' ἐκείνας ἔγνω καὶ τὴν διάνοιαν ἀμβλύτερος ἔφυ, τούτῳ συμβουλεύσαιμ' ἄν, εἰ μὲν μηδ' ὅλως ἀληθείας ἐρᾷ, χωρίζεσθαι τοῦδε τοῦ γράμματος· εἰ δ' ἐσπούδακέ τε καὶ τιμᾷ τὸ ἀληθὲς, ἐπὶ τὰ τῶν φυσικῶν δυνάμεων ὑπομνήματα πρότερον ἀπελθόντι καὶ γυμνασαμένῳ ἱκανῶς ἐν αὐτοῖς, οὕτως ἐπὶ τόνδε τὸν λόγον ἐπανελθεῖν. εἰ μὴ γὰρ τοῦτο ποιήσειεν, οὔτε τῶν ὑφ' ἡμῶν λεχθησομένων παρακολουθήσει ταῖς ἀποδείξεσιν οὔτε τῶν ἔμπροσθεν εἰρημένων κατανοήσει τὸ ἀναπόδεικτον. ἐγὼ μὲν οὖν προὐθέμην ἐν τῇδε τῇ πραγματείᾳ μηδεμίαν ἐξελέγξαι δόξαν. ἔνεστι δὲ τῷ βουλομένῳ τὴν εἰκοστὴν καὶ τετάρτην Ἀθηναίου βίβλον ἀναγνόντι τὰς ὑπὸ τῶν ἐκείνου πρεσβυτέρων ἰατρῶν τε καὶ φιλοσάφων εἰρημένας αἰτίας περὶ ῥίγους, εἰς ὅσον ἥκουσιν ἀτοπίας καταμαθεῖν· ἐξελέγχει γὰρ ἁπάσας αὐτὰς ὁ Ἀθήναιος. ἔνεστι δὲ καὶ αὐτὴν Ἀθηναίου δόξαν βασανίσαι, πιθανώτερον μέν τι τῶν ἔμπροσθεν

Cap. III. Quisquis igitur hujus facultatis functiones, dum fanum citra laefionem animal eft, novit, eftque alioqui prudens, huic longiore fermone opus non eft; qui vero eas ignoraverit et mentis natura fuerit hebetioris, huic fuaferim, nifi omnino veritatem amet, ab hoc libro fecedere; fi vera veritatem ftudio perquirat colatque, ubi de naturalibus facultatibus commentarios prius adierit et fe affatim in iis exercuerit, ad hunc librum redire. Nifi enim id fecerit, neque demonftrationes eorum quae a nobis dicentur affequetur, neque eorum quae prius dicta funt quicquam citra demonftrationem pofitum intelliget. Nos itaque ftatuimus nullam hoc in opere opinionem refellere. Licet autem volenti vigefimo quarto Athenaei libro perlecto, caufas quas eo priores cum medici tum philofophi de rigore protulerunt, in quantas ineptias devenerint intelligere; refellit enim eas omnes Athenaeus. Licet fane et ipfam Athenaei opinionem examinare, quae quidem probabilius quidpiam fuperioribus

166 ΓΑΛΗΝΟΥ ΠΕΡΙ ΑΙΤΙΩΝ ΣΥΜΠΤΩΜ.

Ed. Chart. VII. [69. 70.]　　　　　　Ed. Baf. III. (231.)
ἔχουσαν, οὐ μὴν οὐδ᾽ αὐτὴν ἀληθεύουσαν. ἀλλὰ ταῦτα
μὲν ὅτῳ φροντὶς ἀληθείας οἶδ᾽ ὅτι καθ᾽ ὃν ὑφήγηται τρό-
[70]πον, οὕτω πειράσεται ποιεῖν. ἐγὼ δ᾽ ὡς ἀνεγνωκόσι
τὰ περὶ φυσικῶν δυνάμεων ὑφ᾽ ἡμῶν γεγραμμένα διαλέξομαι
βραχέα πρότερον ἀναμνήσας ὧν ἐν αὐτοῖς ἀπέδειξα περί τε μή-
τρας καὶ γαστρὸς, ἐντέρων τε καὶ κύστεως. αἵ τε γὰρ μῆτραι
κατ᾽ οὐδένα τρόπον ἕτερον ἐδείχθησαν εἰς ἀποκύησιν ὁρμῶσαι
τᾶν ἐμβρύων ἢ διὰ τὴν τῆς ἀποκριτικῆς δυνάμεως ἐνέργειαν. αἱ
γοῦν ἐννέα μησὶν ἀνεχόμεναι τοῦ τε βάρους τοῦ κατὰ τὸ ἔμ-
βρυον καὶ τῆς σφῶν αὐτῶν διατάσεως, καὶ οὕτως ἀκριβῶς ἐν
ἅπαντι τούτῳ χρόνῳ μεμυκυῖαι τὸ στόμιον, ὡς μηδὲ πυρῆνα
μήλης παραδέχεσθαι, τελειουμένων ἐν αὐταῖς τῶν κυουμένων,
ἐπὶ τὴν ἀπόκρισιν αὐτῶν παραγίνονται τὴν ἐναντίαν ἑαυταῖς
περιτιθεῖσαι κατάστασιν. ὁ μὲν γὰρ στόμαχος αὐτῶν ὁ πρό-
τερον μεμυκὼς ἀνοίγνυται τηλικοῦτον, ὡς γίγνεσθαι δίοδον
εὐπετῆ τοῖς τικτομένοις. οἱ δὲ χιτῶνες οἱ πρότερον ἐπὶ πλεῖ-
στον ἐκτεταμένοι συστέλλονται πανταχόθεν ἀπωθοῦσί τε γε
τὸ ἔμβρυον, ὡς διεκπεσεῖν ὅτι τάχιστα τοῦ τῶν ὑστερῶν
αὐχένος. ἡ δ᾽ οὕτω κηδεμονικὴ τῶν ἐμβρύων δύναμις,

habet, non tamen ipfa vera eft. Verum cui veritas eft cu-
rae, is haec, opinor, quemadmodum expofui, fic facere ten-
tabit. Ego vero, veluti cum iis qui ea quae de naturalibus
facultatibus fcripfimus legerunt, paucis agam, fi prius ad
memoriam revocavero, quae de utero, ventriculo, inteftinis
ac vefica in iis demonftravi. Siquidem demonftratum eft,
uteros nullos alio modo ad foetuum editionem fe comparare,
quam expultricis facultatis actione. Hi fi quidem tum foe-
tus gravitatem tum fui diftentionem novem menfibus perfe-
runt, atque ita ad unguem toto hoc tempore eorum ofcu-
lum clauditur, ut ne ftyli quidem mucronem recipiat, abfo-
luto in ipfis foetu, ad ejus expulfionem accedunt, diverfam
fibi ipfis conftitutionem tribuentes. Etenim eorum fauces
prius elaufae tantopere aperiuntur, ut foetui facilis detur
exitus; tunicae vero antea plurimum extenfae undique
contrahuntur ac foetûm extrudunt, ut quam celerrime per
uteri cervicem excidat. At moderatrix foetus facultas ita

ὡς ἀνέχεσθαι μὲν ἐννέα μηνῶν χρόνῳ βαρυνομένη, τελειωθέν-
των δ' ὅπως ἀσφαλῶς ἐκκριθῇ προνοουμένη, περὶ τὸν τρίτον
ἢ τέταρτον ἢ ὁντιναοῦν ἄλλον μῆνα διαφθαρὲν εὐθέως ἐκ-
βάλλει τὸ ἔμβρυον, ἀνοίγουσα καὶ νῦν ὁμοίως τὸν στόμαχον,
ὡς ὁπότ' ἤνοιγεν ἐπιστάντος τοῦ τόκου. προθεσμία γὰρ αὐτῇ
τοῦ κλείειν τε καὶ ἀνοίγειν οὐχ ὡρισμένη χρόνου περίοδός
ἐστιν, ἀλλ' ὁ τῆς χρείας καιρός. κατὰ δὲ τὸν αὐτὸν τρόπον
ἐδείκνυτο καὶ ἡ κοιλία κλείουσα τὸ κάτω στόμιον ἑαυτῆς ἐπὶ
ταῖς ἐδωδαῖς, καὶ μηδὲν μεθιεῖσα διεξέρχεσθαι, πρὶν πεφθῆ-
ναι τελείως, ὅταν γε μηδὲν ἕτερόν τι αὐτὴν ἀναγκάζῃ δια-
κόψαι τὴν ἐνέργειαν, ὥσπερ τὰς μήτρας ἡ τῶν ἐμβρύων
διαφθορά. ἀνάλογον γὰρ δή τι καὶ τῇ γαστρὶ πάθος ἐγγί-
γνεται διαφθαρέντων ἐν αὐτῇ τῶν σιτίων, ἢ καὶ νὴ Δία πολ-
λάκις ἅμα τῷ ληφθῆναι, μοχθηρῶν οὕτως ὑπαρχόντων ἢ καὶ
πολλῶν, ὡς μὴ δύνασθαι φέρειν αὐτά. καὶ διὰ τοῦτο τὰ
(232) μὲν ἐπιπολάζοντα δι' ἐμέτων ἐκβάλλει, τὰ δὲ ἤδη ῥέ-
ποντα κάτω πρὸς ἐκείνην ἀπωθεῖται τὴν διέξοδον. ἀλλὰ
μὴν καὶ χωρὶς σιτίων εἰς ἔμετον πολλάκις ἡ τῆς γαστρὸς

folicita, ut, licet gravetur, novem menfium fpatio fubflineat
et quo perfectus tuto excernatur, provideat; fi circa ter-
tium quartumve aut alium menfem foetus fit corruptus, fla-
tim eum ejicit, tum quoque fimiliter fauces aperiens, ut
quum pariendi tempus inftabat, aperuit. Nam praefinitum
illi claudendi fe aperiendique tempus non circumfcriptus
temporis circuitus eft, fed ufus occafio. Ad eundem mo-
dum demonftratum eft ventriculum quoque inferius orificium
fuum poft cibos claudere, nihilque finere abire, priusquam
plane fit concoctum; quum eum nihil aliud intercidere
actionem cogit, quemadmodum uterum foetus corruptela;
quippe fimilis affectus ventriculo incidit, cibis in eo corru-
ptis aut medius fidius multoties fimul atque funt devorati,
ita depravatis aut copiofis exiftentibus, ut eos ferre non
poffit. Quamobrem innatantes in ipfo cibos vomitionibus
ejicit; deorfum vero jam prolabentes ad exitum per infe-
riora detrudit. Sed et citra cibos ventriculi facultas faepe

δύναμις ἐξορμᾷ, ἤτοι διὰ χολὴν, ἢ φλέγμα μοχθηρὸν, ἤ τινα
τοιοῦτον ἕτερον χυμὸν, ἢ ἰχῶρα. σύμφυτος γὰρ ἑκάστῳ τῶν
τοῦ ζώου μορίων δύναμίς ἐστιν, ἐκκρίνουσα τὸ παρὰ φύσιν
ἐν αὐτῷ συνιστάμενον, ὡς ἐν τοῖς ἰδίοις ὑπὲρ αὐτῆς ἀποδέ-
δεικται λόγοις· ἀρκεῖ γὰρ εἴς τε τὰ παρόντα σαφηνείας ἕνεκα
τῶν ἔργων ἐπιμνησθῆναι τῆς τοιαύτης δυνάμεως, ὅσα τ᾽ ἄλλα
λέλεκται περί τε μητρῶν καὶ γαστρός. οἷα γὰρ τίς ἐστι κατὰ
τοὺς ἐμέτους ἐνέργεια τῆς ἐκκριτικῆς ἐν τῇ γαστρὶ δυνάμεως,
τοιαύτη κατὰ τὰς βῆχας ἐν θώρακι καὶ πνεύμονι· διδάσκεται
δ᾽ οὐδὲν ζῶον οὔτε ναυτιᾶν οὔτ᾽ ἐμεῖν οὔτε βήττειν, ἀλλὰ καὶ
παμπόλλῳ χρόνῳ πολλάκις ἀπὸ γενετῆς ἀμέμπτως ὑγιαί-
νοντα καὶ ἄλλα πολλὰ ζῶα καὶ ἄνθρωποι οὔτ᾽ ἐμέτων ἐπει-
ράθησαν οὔτε βηχός. ἀλλ᾽ ἐὰν καταλάβῃ τὸ λυποῦν αἴτιον
ἤτοι τὸ στόμα τῆς κοιλίας ἢ τὰς ὁδοὺς τῆς ἀναπνοῆς, εὐθὺς
ἐμεῖ τε καὶ βήττει τὸ ζῶον, ἐν μὲν τοῖς ἐμέτοις ὁμοίως κινου-
μένης τῆς γαστρός, ὡς ἐν τοῖς τόκοις αἱ μῆτραι, κατὰ δὲ
τὰς βῆχας ἑτέρως. οὐ γὰρ ἐγχωρεῖ τῷ πνεύμονι τοιαύτην
κινηθέντι κίνησιν ἀπώσασθαι τὸ λυποῦν, ἐξευρούσης τῆς

ad vomitum infurgit, aut ob bilem, aut pravam pituitam,
aut alium quempiam ejufmodi humorem, fanienve. Infita
namque eft fingulis animalis partibus facultas, quae quod
praeter naturam in ipfis eft collectum, excernit, ut in pro-
priis de ea *facultate* libris demonftratum eft. Satius nam-
que eft ad praefentis difputationis claritatem ea ex hujusce
facultatis operibus retuliffe, quae de utero et ventriculo dicta
funt. Etenim qualis eft per vomitiones excretricis in ven-
triculo facultatis actio, talis eft per tuffes in pectore et pul-
mone. At nullum animal aut naufeare aut vomere aut tuf-
fire docetur; fed enim longo faepe a natali tempore integra
fanitate fruentia tum alia multa animalia tum homines ne-
que vomitus neque tuffis experientiam habuerunt; fi tamen
molefta caufa vel os ventriculi vel refpirationis vias occupa-
verit, illico et tuffit et vomit animal, quum in vomitu per-
inde movetur ventriculus, ac in partu uterus. In tuffi vero
aliter *fit motus*; neque enim poteft pulmo tali motu con-
citatus quod molefum eft expellere, quum invenerit natura

φύσεως ἐπικουρίαν τινὰ περιττῶς σοφήν· ἅτε γὰρ εἰς τὰς
τραχείας ἀρτηρίας εἰσπνεομένου τοῦ ἔξωθεν ἀέρος, αἳ δὴ χον-
δρώδεις τέ εἰσι καὶ [71] σκληραὶ καὶ συστέλλεσθαι περὶ τὸ
ἐνυπάρχον αὐταῖς ἀδύνατοι, σφοδράν τινα τοιαύτην ἐπε-
τεχνήσατο τοῦ πνεύματος ἔξω φορὰν, ἣν ὀνομάζουσι βῆχα.
τούτου τοῦ γένους ἐστὶ καὶ ὁ πταρμὸς, ὑπὲρ τοῦ διώσασθαι
τὰ κατὰ τὰς ῥῖνας, αἳ δὴ καὶ αὐταὶ τῆς ἀναπνοῆς εἰσιν ὁδοὶ
ὑπὸ τῆς φύσεως εὑρημέναι. ἐκκαθαίρει γὰρ αὐτὸ τὸ πνεῦμα
τὰς ὁδοὺς ἑαυτῷ, βιαίως τε καὶ σφοδρῶς φερόμενον, ὥσπερ
τοὺς αὐλούς τε καὶ τὰς σύριγγας οἱ δημιουργοί. ὅστις μὲν
οὖν ἐστιν ὁ τρόπος τῆς κινήσεως, ἵνα γένηται τοῦτο, προϊὼν
ὁ λόγος ἐπιδείξει· τὸ δ᾽ εἰς τὰ προκείμενα χρήσιμον ἤδη λαμ-
βάνωμεν, ὡς αἱ τοιαῦται κινήσεις ἔργα μὲν φύσεως ὑπάρχου-
σιν, ἐν δὲ τοῖς παρὰ φύσιν ἀριθμοῦνται συμπτώμασι, διὰ τὰς
ἀναγκαζούσας οὕτω κινεῖσθαι τὴν φύσιν αἰτίας. ἐπὶ μὲν οὖν
ἐντέρων τε καὶ μητρῶν καὶ κύστεων αἱ κινήσεις ὅμοιαι τῆς ἐκ-
κριτικῆς δυνάμεώς εἰσιν, ἄν τε τῶν κατὰ φύσιν ἄν τε τῶν
παρὰ φύσιν ἐκκρίνηταί τι. καὶ διὰ τοῦτο σαφῶς οὐκ ἀφώ-

auxilium quoddam ab exuberanti fapientia profectum; in-
fpirato enim in afperas arterias externo aëre, quae et cartila-
gineae et durae fint, neque contrahi queant circa id, quod
in ipfis continetur, vehementem hanc fpiritus foras eru-
ptionem machinata eft, quam tuffim nominant. Hujus ge-
neris quoque fternutatio eft, qua protruduntur quae nares
irritant; hae videlicet refpirationis funt viae a natura in-
ventae; expurgat enim fpiritus ipfe violenter et impetu ru-
ens ipfarum vias, quemadmodum quum tibias et fiftulas ex-
purgant opifices. Quis tamen movendi modus fit, quo hoc
fiat, progreffus orationis docebit; quod vero ad res propofi-
tas eft utile, jam accipiamus, ejusmodi motus naturae effe
opera, fed tamen annumerari fymptomatis praeter naturam,
ob caufas naturam moveri fic cogentes. At in inteftinis
quidem et utero et vefica excretricis facultatis fimiles motus
funt, five quid eorum quae fecundum naturam, five quae
praeter naturam funt, excernatur. quamobrem fymptomata

170 ΓΑΛΗΝΟΥ ΠΕΡΙ ΑΙΤΙΩΝ ΣΥΜΠΤΩΜ.

Ed. Chart. VII. [71.]   Ed. Baf. III. (232.)

ρισται τὰ συμπτώματα, καί τοι τά γε κατὰ τοὺς τεινεσμούς
τε καὶ δυσεντερίας καὶ λειεντερίας ἐκκρινόμενα συμπτώματά
ἐστιν, ὥσπερ, οἶμαι, καὶ τὰ κατὰ τὰς στραγγουρίας τε καὶ
τὴν εἰς οὖρα διάῤῥοιαν. ἂν δ᾽ ἀκριβολογῆταί τις καὶ ἡ ψο-
φώδης φύσα, καθάπερ γε καὶ ὁ τρυσμὸς καὶ ἡ ἐρυγὴ καὶ ὁ
βορβορυγμὸς, ὅσα τε ἄλλα τοιαῦτα. καὶ λεχθήσεταί γε περὶ
τούτων ἐν τοῖς ἐφεξῆς.

Κεφ. δ'. Ἐπὶ δέ γε τῆς γαστρὸς ἐναργέστερον ἤδη τὸ
κατὰ τοὺς ἐμέτους ἐστὶ, καὶ πολλοὶ καὶ τούτους οὐκ ἔργον
φύσεως, ἀλλὰ συμπτώματα εἶναί φασιν· ἐν δὲ ταῖς βηξὶ καὶ
τοῖς πταρμοῖς, ἐναργέστερον μὲν κἀνταῦθα τὸ κατὰ τὰς βῆ-
χας, οὐχ ὁμοίως δ᾽ οἱ πταρμοὶ δοκοῦσιν εἶναι παρὰ φύσιν.
ἀλλ᾽ εἰσί γε καὶ οὗτοι καὶ αἱ βῆχες καὶ οἱ ἔμετοι καὶ διάῤ-
ῥοιαι καὶ πάνθ᾽ ὅσα τοιαῦτα τοῦ γένους ἐκείνου τῶν συμ-
πτωμάτων, ἐν οἷς αἴτιόν τι παρὰ φύσιν ἐπὶ τὰς τοιαύτας
ἐνεργείας ἐξορμᾷ τὴν φύσιν. ὁ δὲ τρόπος τῆς κινήσεως οὔτ᾽
ἐν ἅπασιν ὁ αὐτὸς οὔθ᾽ ὑπὸ τῆς αὐτῆς γίγνεται δυνάμεως·
ἀλλ᾽ ὅσα μὲν ὑπὸ τῶν μητρῶν, ἢ τῶν ἐντέρων, ἢ τῆς γαστρὸς,
ἢ τῆς κύστεως ἐκκρίνεται, τούτοις μὲν αὐτὰ περιστέλλεται

non clare diftincta funt. At quae in tenesmis et dyfenteriis
et lienteriis excernuntur, fymptomata funt; quemadmodum,
arbitror, quae tum in urinae ftillicidio tum fluore; quod
fi quis accurate perpendat, etiam fonorus flatus et ftridor et
ructus et murmurillum et quae funt hujusmodi caetera. At-
que de his in fequentibus dicetur.

Cap. IV. Jam vero ventriculi affectus manifeftior in
vomitibus eft, multique hos non naturae opus, fed fympto-
mata effe dicunt. In tuffi vero et fternutatione evidentior
quidem eft, qui in tuffi notatur: fternutatio vero non fimi-
liter videtur praeter naturam effe. Caeterum funt non haec
modo, fed etiam tuffis et vomitus et diarrhoeac taliaque
omnia ex illo fymptomatum genere, in quibus caufa aliqua
praeter naturam ad tales actiones naturam excitat. Sed
motionis modus neque in omnibus idem, neque ab eadem fa-
cultate fit, verum quae ab utero vel inteftinis vel ventriculo
vel vefica excernuntur, circa ea ipfac partes contrahunt fe-

τὰ μόρια κατὰ τὸν αὐτὸν τρόπον ὠθοῦντα τὸ περιεχόμενον
ἐν αὐτοῖς, ὃν αἱ χεῖρες ἐκθλίβουσιν. ἡ δ᾽ ἐργαζομένη τὴν
κίνησιν αὐτῶν δύναμις ἐκ τῶν τεττάρων ἐστὶ μία τῶν φυσι-
κῶν. ἐπειδάν τι κατὰ τὰς τραχείας ἀρτηρίας περιέχηται
σῶμα, χονδρώδεις καὶ σκληρὰς οὔσας, καὶ διὰ τοῦτ᾽ ἀδυνα-
τούσας περιστέλλεσθαι τῷ περιεχομένῳ, σφοδρὰν τὴν τοῦ
πνεύματος ἔξω φορὰν ἡ φύσις ἐργάζεται βῆχα κινοῦσα.
γίγνεται δ᾽ αὐτὴ διὰ τῶν αὐτῶν ὀργάνων, δι᾽ ὧν ἐπιτελεῖ
τὰς μεγάλας τε ἅμα καὶ σφοδρὰς ἐκπνοὰς, ἃς ἐκφυσήσεις
ὀνομάζομεν, ὡς εἶναι τὴν βῆχα μηδὲν ἄλλο ἢ σφοδροτάτην τινὰ
ἐκφύσησιν, ἵνα πλεῖστόν τε ἅμα καὶ τάχιστα φερόμενον ἔξω
τὸ πνεῦμα παρασύρῃ τε καὶ προωθῇ τῇ ῥύμῃ τὰ ἐμφράτ-
τοντα τὰς ὁδοὺς αὐτοῦ. καὶ ὅταν γε κατὰ τὴν ἐκβολὴν τὴν
πρώτην ἀδυνατήσῃ διώσασθαι τὰ λυποῦντα, καὶ δὶς καὶ τρὶς
ἐμπίπτειν αὐτοῖς οὐκ ὀκνεῖ, καὶ τυγχάνει γε τοῦ τέλους ὡς
τὰ πολλὰ, ὅταν αὐτό τε τὸ πνεῦμα φέρηται σφοδρῶς, ἐπι-
τήδειά τε εὑρίσκῃ προωθεῖσθαι τὰ ἐμφράττοντα· τοιαῦτα δ᾽
ἐστὶν ὅσα μήθ᾽ ὑδατώδη μήτε γλίσχρα τὴν οὐσίαν ἐστί. τὰ

fe, ad eum modum quod in fe continent extrudentes, quo
manus noftrae aliquid exprimunt. Facultas autem ipfarum
motum efficiens una e quatuor naturalibus eft. Quum vero
in afperis arteriis corpus quoddam continetur, quae ipfae
cartilagineae duraeque exiftunt, ob idque circa contentum
contrahi non poffunt, vehementem fpiritus eruptionem fo-
ras natura molitur, quae tuffim movet. Haec vero fit iis-
dem organis, quibus magnae et vehementes expirationes,
quas efflationes nominamus, perficiuntur; ut tuffis nihil fit
aliud quam vehementiffima quaedam efflatio, qua et pluri-
mus fimul et celerrime foras erumpens fpiritus extrahat
propellatque excrementa vias fuas obftruentia fuo impetu;
quumque primo conatu expellere quae molefta funt non
valeat, bis terque in ea irruere non gravatur, et fnem ple-
rumque affequitur, quum et fpiritus ipfe vehementer fertur
et quae obftruuni ad expulfionem idonea funt; talia funt
quae nec aquofae nec lentae fubftantiae funt   Aquofa nam-

μὲν γὰρ ὑδατώδη διὰ τὴν λεπτότητα [72] περισχίζεται τῷ
πνεύματι μᾶλλον ἢ πρόσω φέρεται· τὰ δὲ γλίσχρα τῆς ἀρ-
τηρίας ἀντέχεται δυσαπολύτως. ὅταν οὖν ποτε τοιούτοις
ὑγροῖς τὸ πνεῦμα διαγωνίζηται, πάνυ πολλάκις ἐμπίπτει
βιαίως, καὶ αἱ σφοδρόταταί τε καὶ μετὰ συντονίας πλείστης
γιγνόμεναι βῆχες ἐπὶ τοιούτοις αἰτίοις συνίστανται. μᾶλλον
δ᾽ ἐκφράττουσι τὰ δυσαπόλυτά τε καὶ δυσανάγωγα τῶν κατὰ
τὰς ἀρτηρίας ὑγρῶν οἱ πταρμοὶ, σφοδροτέραν μὲν ἔτι καὶ
τῶν βηχῶν ἔχοντες τὴν ὁρμὴν τοῦ πνεύματος, αἰτίαν δὲ τῆς
γενέσεως ἑτέραν· τῶν γὰρ ἐν τῇ ῥινὶ λυπηρῶν ἕνεκεν, οὐ τῶν
κατὰ τὴν τραχεῖαν ἀρτηρίαν ἐκπέμπεται βιαίως τὸ πνεῦμα·
συνεκπέμπεται δ᾽ αὐτῷ τι κἀκ τῶν ἐμπροσθίων κοιλιῶν τοῦ
ἐγκεφάλου· καὶ διὰ τοῦτο βῆχες μὲν οὐδὲν ὀνίνασι τὴν κε-
φαλὴν, οἱ πταρμοὶ δὲ ὅταν μὴ διὰ κατάρρουν τινὰ γίγνωνται,
μέγιστον ἅμα κεφαλῆς ἀτμῶν πεπληρωμένης εἰσίν. οὐδὲν δὰ
δήπου θαυμαστὸν τὸ ὑπὸ μιᾶς ὁρμῆς ἔκ τε τοῦ πνεύμονος
ἐκπέμπεσθαι τὸ πνεῦμα καὶ ἐκ τῆς κεφαλῆς. ἐδείχθη γὰρ ἐν
ταῖς περὶ μυῶν λογισμοῖς ὁ μὲν ἐγκέφαλος τῷ θώρακι τὴν

que propter tenuitatem potius a fpiritu inciduntur, quum
ultra ferantur; lenta fic arteriae adhaerent, ut vix ab ea
folvi queant. Quoties igitur fpiritus cum ejusmodi humo-
ribus contendit, admodum faepe violenter irruit in ipfos,
fiuntque vehementiffimae tuffes atque cum plurima conten-
tione ab hujusmodi caufis. Verum eos humores, qui in ar-
teriis contumaciter haerent et qui difficulter rejiciuntur,
magis evellunt fternutationes, quae vehementiorem quam
tuffis habent fpiritus impetum; caufam vero generationis
alteram; quippe ob ea quae naribus, non ob ea quae afpe-
rae arteriae molefta funt, fpiritus violenter emittitur. Emit-
titur autem cum eo etiam ex prioribus cerebri ventriculis
aliquid, atque idcirco tuffes caput nihil juvant; fternutatio-
nes, quum ex catarrho quodam non fiunt, maximum reme-
dium capitis halitu repleti funt. Nec mirum unico impetu
tum ex pulmone tum ex capite fpiritum emitti: demonftra-
tum enim eft, ubi de musculis differuimus, cerebrum qui-

ἀρχὴν τῆς κινήσεως ἐνδιδοὺς, ὁ δὲ θώραξ τὸν πνεύμονα δια-
στέλλων τε καὶ συστέλλων. ὅταν οὖν ὁρμήσῃ διώσασθαι τὰ
λυποῦντα κατὰ τὰς ῥῖνας, ἀμφοτέραις ἅμα χρῆται ταῖς ὁδοῖς
τῆς ἐκπνοῆς, τὴν μὲν ἑτέραν αὐτὸς δι᾿ ἑαυτοῦ ποιούμενος,
τὴν δὲ ἑτέραν οἱονεὶ διὰ χειρῶν τινων μακρῶν τῶν καθηκόν-
των εἰς τὸν θώρακα νεύρων. διὰ τούτων μὲν γὰρ ἐκεῖνον
συστέλλει, διὰ δὲ τῶν ἠθμοειδῶν ὀστῶν αὐτὸς ἐκπέμπει τὸ
ἀτμῶδες πνεῦμα. ταυτὶ μὲν οὖν τὰ συμπτώματα προαιρετι-
κῆς ἐστι δυνάμεως· ὁ δὲ ἔμετος ἀνάλογόν τι τούτοις ὑπάρ-
χων, φυσικῆς. ὥσπερ δὲ τῶν ἐμέτων αἱ ναυτίαι προηγοῦν-
ται, τὸν αὐτὸν τρόπον τοῦ βήττειν τὸ κέρχνειν. καὶ μέν γε
καὶ ὥσπερ ἐναυτίασαν μέν τινες, οὐκ ἤμεσαν δὲ, κατὰ τὸν
αὐτὸν τρόπον ὁ μὲν κέρχνος αὐτοῖς ἐγένετο, βὴξ δὲ οὐκ
ἠκολούθησε διὰ σμικρότητα τῆς αἰτίας. ἐνίοτε μὲν γὰρ ἐπὶ
βραχείᾳ τραχύτητι φάρυγγος, ἐνίοτε δὲ διὰ λεπτήν τινα καὶ
παντάπασιν ὀλίγην ὑγρότητα συμβαίνει τὸ κέρχνειν. ἀεὶ γὰρ
ᾧπερ ἂν προσκόπτῃ τὸ πνεῦμα, τοῦτ᾿ ἐκβάλλειν ἐπιχειρεῖ διὰ
βηχός. ἤτοι δὲ ὑγρόν ἐστι τοῦτο καταφερόμενον ἀπὸ τῆς

dem thoraci motus principium tradere, a thorace vero pul-
mones et dilatari et contrahi. Quum igitur ad ea, quae na-
ribus inclufa laedunt, expellenda impetu fertur, utriusque
fimul expirationis viis utitur, altera quidem, quam ipfum
per fe facit: altera, quam per nervos, veluti per quasdam
longas manus, in thoracem defcendentes. Nam per hos il-
lum contrahit, halituofum autem fpiritum per colatoria offa
ipfum per fe exturbat. Atque haec quidem fymptomata
voluntariae funt facultatis. Vomitus autem, quum his pro-
portione quadam refpondeat, naturalis facultatis eft fym-
ptoma. Ut autem vomitiones naufeae praecedunt, eodem
modo tuffim cerchnos, *ftridulus impetus*. Praeterea ut
nonnulli naufearunt, nec tamen vomuerunt, ita nonnullis
cerchnos accidit, nec tamen tuffis propter caufae parvitatem
eft fequuta. Nam interdum ex parva faucium afpredine, in-
terdum vero ex tenui aliquo exiguoque prorfus humore
cerchnos contingit. Perpetuo enim quicquid offendit, fpi-
ritus ejicere id per tuffim conatur; eft autem id vel humor

174 ΓΑΛΗΝΟΥ ΠΕΡΙ ΑΙΤΙΩΝ ΣΥΜΠΤΩΜ.

Ed. Chart. VII. [72.]   Ed. Baf. III. (232. 233.)

κεφαλῆς, ὡς ἐν καταῤῥοις· ἤτοι κατὰ τὰς τραχείας ἀρτηρίας ἀθροιζόμενον, ὡς (233) ἐν περιπνευμονίαις τε καὶ πλευρίτισι καὶ ταῖς τῶν κυρτῶν τοῦ ἥπατος φλεγμοναῖς, ἢ ταῖς τῆς φάρυγγος τραχύτησιν. ἔξωθεν δὲ τούτων ἐστὶν ἀνάλογον τοῖς ἀπὸ κεφαλῆς καταῤῥοῖς, ὅσα πινόντων τε καὶ ἐσθιόντων παρεμπίπτει. γένος δέ ἐστι καὶ ἄλλό τι βηχὸς ἐπὶ δυσκρασία τῶν ὀργάνων τῆς ἀναπνοῆς, ὃ κατενόησαν μὲν οὐχ ἥκιστα καὶ τῶν ἀπὸ τῆς πνευματικῆς αἱρέσεως ἀνδρῶν οἱ δοκιμώτατοι, ὧν ἐστι καὶ Ἀθήναιος· τὴν μέν τοι ἀνάγκην, δι' ἣν ἐπιγίνεται βὴξ διὰ δυσκρασίαν, τινὲς μὲν αὐτῶν οὐδ' ἐπεχείρησαν ὅλως εἰπεῖν, ἔνιοι δὲ προσπταίειν ἑαυτῷ φασι τὸ πνεῦμα, τινὲς δ' ἀσαφέστερον ἔτι τούτου ῥῆμα φθεγξάμενοι νομίζουσιν εἰρηκέναι τι. χρὴ δ' οὐχ ὅτι τὴν αἰτίαν ἀγνοοῦσι μέμφεσθαι τοῖς ἀνδράσιν, ἀλλ' ὅτι καλὸν ἐξεῦρον θεώρημα καὶ ἄξιον τῆς ἑαυτῶν φιλοπονίας, ἐπαινεῖν. γίγνεται μὲν οὖν ἡ βὴξ αὕτη ψυχθέντων τῶν ἀναπνευστικῶν μορίων, καὶ οὐδὲν ἀναπτύουσι μὲν οὗτοι κατ' αὐτήν, οὐδὲ ὅλως γίγνεται βίαιος, ἀλλ' οὕτω σμικρά τε καὶ ἀβίαστος, ὥστε καὶ κατασχεῖν οἷόν τε καὶ κωλῦσαι τὴν γένεσιν αὐτῆς ἢ ἐπι-

aliquis a capite defluens, ut in catarrhis, vel in afperis arteriis collectus, ut in peripneumonia et pleuritide et convexarum jecoris partium phlegmone, vel 'faucium afperitatibus. Praeterea catarrhis a capite defluentibus proportione refpondent ea, quae et bibentibus et edentibus *nobis in arteriam* delabuntur. Eft et aliud tuffis genus ab organorum refpirationis intemperie, quod agnoverunt quidem etiam pneumaticae fectae probatiffimi, quorum eft et Athenaeus: qua tamen neceffitate ob intemperiem tuffis oriatur, eorum quidam ne conati quidem funt enunciare; nonnulli vero fibi ipfi illidi fpiritum ajunt: alii etiam obfcuriore quam hoc verbo ufi putant fe aliquid dixiffe. Sunt autem non quod caufam ignorarint accufandi, fed quod pulchrum theorema et fuo ftudio dignum invenerint, laudandi. Fit igitur ea tuffis fpirandi organis perfrigeratis, nihilque in ea tuffientes expuunt, neque omnino violenta *tuffis*, fed adeo exigua ac minime coacta eft, ut eam cohiberi et generationem ejus vel

πλεῖστον ἢ παντάπασιν· αἱ δέ γε βίαιοι [73]βῆχες οὐ νικῶν-
ται καταλήψει πνεύματος. ὁποῖον δέ τι πρᾶγμά ἐστιν ἡ κα-
τάληψις τοῦ πνεύματος, ἤδη μοι πολλάκις ἐν ἄλλοις εἴρηται.
καὶ οὐ μόνον γε παραυτίκα γενέσθαι κωλύονται τῇ καταλήψει
τοῦ πνεύματος αἱ κατὰ δυσκρασίαν βῆχες, ἀλλὰ καὶ θερα-
πεύονται πρὸς αὐτῆς, ἐὰν μὴ πάνυ μεγάλαι τινὲς ὑπάρχουσιν.
αὐξάνεται γὰρ ἡ ἐν τοῖς ἀναπνευστικοῖς ὀργάνοις θερμασία
διὰ τὴν ἐπίσχεσιν τῆς ἀναπνοῆς, διεξέρχεταί τε τοὺς στενοὺς
πόρους ἅπαντας τὸ πνεῦμα θλιβόμενον ὑπὸ τοῦ θώρακος
βιαίως, ἀμφοτέρων δὲ τούτων γενομένων, ὁμαλύνεται πάντα
καὶ εἰς ὁμοιότητα κράσεως ἀφικνεῖται.

Κεφ. ε'. Διὰ τί δ' ἐπὶ ταῖς ἀνωμάλοις δυσκρασίαις
τῶν ἀναπνευστικῶν βήττουσι, (τοῦτο γὰρ ἔφην μὴ πάνυ τι κα-
λῶς ἐξειργάσθαι τοὺς πνευματικοὺς ἰατροὺς) ἐγὼ πειράσομαι
διελθεῖν ἀπὸ τῆς οὐσίας τοῦ πράγματος ἀρξάμενος, ὥσπερ
καὶ προσήκει τοὺς μέλλοντάς τι μετ᾽ ἀποδείξεως ἐρεῖν. ἡ τοί-
νυν δυσκρασία ποτὲ μὲν κατὰ ψιλὰς γίνεται τὰς ποιότητας,
ἤτοι θερμοτέρων ἢ ψυχροτέρων ἢ ξηροτέρων ἢ ὑγροτέρων

plurimum vel omnino prohiberi liceat. At violentae tuſſes
ſpiritus detentione non vincuntur. Quae vero res ſit ſpiri-
tus detentio, ſaepe a me in aliis jam dictum eſt. Neque ſo-
lum tuſſes ab intemperie ſpiritus detentione in praeſentia
fieri prohibentur, verum etiam ab ea curantur, niſi quaedam
magnae admodum fuerint. Augetur namque in reſpiratio-
nis organis calor ob cohibitam reſpirationem; permeatque
ſpiritus violenter a pectore preſſus omnes auguſtos meatus:
quibus utrisque peractis, aequantur omnia atque in ſimilitu-
dinem temperamenti veniunt.

Cap. V. Cur autem ab inaequali ſpirabilium orga-
norum intemperie laborantes tuſſim (id enim dicebam non
admodum commode a pneumaticis medicis explicatum eſſe)
ipſe enarrare tentabo, orſus a rei ſubſtantia, ut congruum
eſt iis, qui aliquid cum demonſtratione dicturi ſunt. Intem-
peries igitur interdum e nudis provenit qualitatibus, quum
ipſa corpora aut calidiora, aut frigidiora, aut ſicciora, aut

176 ΓΑΛΗΝΟΥ ΠΕΡΙ ΑΙΤΙΩΝ ΣΥΜΠΤΩΜ.

Ed. Chart. VII. [73.]　　　　　Ed. Baf. III. (233.)

ἀποτελουμένων αὐτῶν τῶν σωμάτων, ἢ καὶ κατά τινα συζυ-
γίαν τοῦτο πασχόντων· ἐνίοτε δὲ μετὰ τοῦ παρεσπάρθαι
δροσοειδῶς ἐν αὐτοῖς τὸ δύσκρατον. ἡ μὲν οὖν ὁμαλὴ δυσ-
κρασία παντάπασιν ἀνώδυνος, ὡς οἵ τε πυρετοὶ δηλοῦσιν οἱ
ἑκτικοὶ καὶ πολλαὶ τῶν κατὰ ψύξιν διαθέσεων, ὁμαλῶς κα-
ταλαβοῦσαι τὰ μόρια· γίγνεται γὰρ οἷον φύσις τις ἐπίκτητος
ἡ τοιαύτη κρᾶσις ἑκάστῳ τῶν οὕτω διατεθέντων. οὐδὲν δὲ
τῶν σωμάτων ὑπὸ τῆς ἑαυτοῦ φύσεως ἀνιᾶται, ὥσπερ ἔλεγεν
Ἱπποκράτης· τοῖσι τὴν φύσιν διαλλαττομένοισι καὶ δια-
φθειρομένοισιν αἱ ὀδύναι γίγνονται, οὐ διεφθαρμένοισιν ἢ
διηλλαγμένοισι. ἐν γὰρ τῷ μεταβάλλειν τε καὶ τῆς ἑαυτῶν
φύσεως ἐξίστασθαι λυπεῖται τὰ σώματα, καθάπερ ἐδείκνυτο
καὶ κατὰ τὸν ἔμπροσθεν λόγον. ὅταν οὖν ἐγγένηταί τινι τῶν
αἰσθητικῶν σωμάτων ἀνώμαλος δυσκρασία, τηλικοῦτον τῆς
λύπης ἐστὶ τὸ μέγεθος, ἡλίκον καὶ τὸ τῆς δυσκρασίας. ἐν
μὲν οὖν τοῖς ὀξυτάτοις τε καὶ ἰσχυροτάτοις τῶν πυρετῶν
ἀνιᾶται τὰ στερεὰ τοῦ ζώου μόρια μεταβαλλόμενά τε καὶ ἀλ-
λοιούμενα πρὸς τῆς παρὰ φύσιν θερμότητος. ἔτι δ᾽ ἀρχομένων

humidiora redduntur, aut etiam ex quadam *ipfarum* con-
jugatione afficiuntur; interdum vero una quum in iis difper-
gitur, veluti ros, id quod intemperatum eft. Atque aequa-
lis quidem intemperies omnino fine dolore eft, ut indicant
et hecticae febres et multi frigidi affectus, qui aequaliter par-
tes occuparunt; fit enim talis intemperies, fingulis ita affe-
ctis, velut acquifititia quaedam natura. Nullum enim
corpus laeditur a propria natura, quemadmodum Hippocra-
tes dixit: *quibus alteratur corrumpiturque natura, his do-
lores fiunt, non quibus corrupta jam et alterata eft.* Quum
enim et mutantur et a fua natura decedunt corpora, dolent,
quemadmodum in priori libro demonftratum eft. Quum
igitur in aliquo fenfibilium corporum intemperies inaequalis
gignitur, tanta eft doloris magnitudo, quanta eft intemperiei.
Atque in acutiffimis et vehementiffimis febribus dolore affi-
ciuntur folidae animantis partes, dum a calido praeter na-
turam mutantur atque alterantur. Praeterea incipientibus

τῶν νοσημάτων, πρὶν πυρέττειν αἰσθάνονται μὲν ἐνίοτε καθ᾽
ὅλον ἑαυτῶν τὸν ὄγκον ἀνωμαλίας τινὸς οἱ πολλοὶ τῶν ἀν-
θρώπων, ἐξειπεῖν δ᾽ αὐτὴν ὁποία τίς ἐστιν οὐ δύνανται.
ἀλλὰ θαυμάζοιμ᾽ ἄν, εἴ τις τῶν ὁμιλησάντων τοῖσδε τοῖς
γράμμασιν οὕτως εὐτυχής ἐστιν, ὡς μὴ καὶ αὐτὸς ἑαλωκέναι
ποτὲ τῷ συμπτώματι. βύθιος γάρ τις αἴσθησις γίγνεται καθ᾽
ὅλον τὸν ὄγκον, ὡς διεσπαρμένου τινὸς ἐν αὐτῷ τῆς φύσεως
ἡμῶν ἀλλοτρίου· καὶ τοῦτο τὸ διεσπαρμένον ἐνίοτε μὲν οἷον
ὑπόθερμόν τι δόξειεν ἄν τις ὑπάρχειν, ἐνίοτε δὲ δακνῶδες
ἄνευ τοῦ θερμαίνειν, ἔστι δ᾽ ὅτε ἄμφω πεπονθὸς ἢ χωρὶς
τούτων ἀτρέμα διατεῖνον ἁπάσας τὰς σάρκας. ἐπὶ μὲν δὴ
τοῖς τοιούτοις ἅπασι συμπτώμασιν ἀνωμαλίας τέ τινος αἰ-
σθάνεσθαί φασι καὶ σκορδινῶνται καὶ πάντα διατείνονται
τὰ μόρια κατά τινα φυσικὴν ὁρμὴν, ὁποίαν ἐλέγομεν ἀρτίως
ἅπασι δεδόσθαι τοῖς τοῦ ζῴου [74] μέρεσιν ὑπὸ τῆς φύσεως
ἐπὶ σωτηρίᾳ τε καὶ διαμονῇ. μάλιστα δὲ διατείνονται μετὰ
τοὺς ὕπνους, ἀτμώδους περιττώματος ἐν ταῖς σαρξὶν αἰσθα-
νόμενοι, διά τε τὴν κατεργασίαν τῆς τροφῆς ἠθροισμένου καὶ

morbis, plerique homines priusquam febricitent, fentiunt
interdum in tota corporis mole inaequalitatem quandam,
quam tamen, qualis fit, explicare verbis nequeunt. Ac mi-
ramur quidem fi quis eorum, qui hos libros revolverunt, ita
fuit fortunatus, ut ipfe fymptoma hoc nunquam fenferit.
Nam profundus quidam fit fenfus in tota corporis mole, ut
difperfae per eam rei cujusdam a natura noftra alienae; id
autem quod difperfum eft, aliquando quidem veluti fubca-
lidum effe videtur, aliquando mordax citra calorem, ali-
quando utroque modo afficiens, aut fine his leviter omnes
carnes diftendens. Atque in omnibus hujusmodi fympto-
matis tum inaequalitatem quandam fentire fe ajunt, tum
pandiculantur, tum omnes corporis partes diftendunt natu-
rae quodam inftinctu, qualem jam dudum diximus omni-
bus animalis partibus et ad falutem et permanfionem a na-
tura datum. Maxime autem diftenduntur poft fomnum,
quum in carnibus halituofum excrementum fentiunt, quod
tum ex confectione nutrimenti tum ceffatione ab ejusmodi

178 ΓΑΛΗΝΟΤ ΠΕΡΙ ΑΙΤΙΩΝ ΣΤΜΠΤΩΜ.

Ed. Chart. VII. [74.]   Ed. Baſ. III. (233.)

διὰ τὴν ἡσυχίαν τῶν τοιούτων κινήσεων· καὶ τοῦτ᾽ ἀδίδακτον
ἔχει καὶ τὰ σμικρότατα τῶν παιδίων. ἀλλ᾽ εἰς τὴν τοιαύτην
κίνησιν ἡ φύσις ἐξορμᾷ τὰ ζῶα διαπνοὴν τοῖς ἀτμώδεσι περιτ-
τώμασι μηχανωμένη. ταύτης δ᾽ ἕτερον εἶδος αἰσθήσεώς ἐστιν
ἀνιαρᾶς, τὸ κατὰ τὰς κοπώδεις διαθέσεις, εἴτ᾽ οὖν ἐπὶ πό-
νοις πλείοσιν, εἴτε καὶ αὐτόματοι συνίστανται. τριττὴ μὲν
οὖν ἐστιν ἡ ἐν τοῖς κόποις αἴσθησις, ἤτοι τεθλάσθαι τε καὶ
συγκεκόφθαι δοκούντων, ἢ τείνεσθαι πάντῃ τὸν ὄγκον τοῦ
σώματος, ἢ οἷον ἕλκη πολλὰ διεσκεδασμένα δοκούντων ἔχειν,
ἐπειδὰν κινῶνται. τὸ μὲν οὖν τείνεσθαι τὸν ὄγκον, ὅταν γε
γυμνασίων χωρὶς οὕτω πάσχωσιν, ὄνομα μὲν ἔχει κόπον αὐ-
τόματον τονώδη· γίγνεται δ᾽ ἐπὶ πλήθει μάλιστα διατείνοντί
τε τὰ περιέχοντα καὶ μὴ στεγομένῳ πρὸς αὐτῶν· ὅταν δὲ
ἑλκώδης αὐτοῖς αἴσθησις διατρέχῃ, γίνεται μὲν καὶ τοῦτο κι-
νουμένοις μᾶλλον ἤπερ ἡσυχάζουσι, πλὴν εἰ μὴ πάνυ μέγας
ὁ κόπος ὑπάρχει. νύττεσθαι δὲ ὥσπερ ὑπὸ ἀκανθῶν πολλῶν
ἐμπεπηγυιῶν αὐτοῖς δοκοῦσι, δακνώδους γὰρ ὑγρότητος ἐργα-
ζομένης τὸ σύμπτωμα. ὁ δὲ τρίτος κόπος, ἐν ᾧ φασιν

motibus eſt collectum; atque id vel minimi pueruli ſine do-
ctore faciunt. Verum ad talem motum animalia impellit
ipſa natura, quae perſpiratum halituoſis excrementis moli-
tur. At hujus moleſti ſenſus altera ſpecies eſt quae in laſ-
ſitudinum affectibus ſentitur, ſive hac poſt multos labores
ſive ſua ſponte conſiſtant. Triplex autem eſt in laſſitudini-
bus ſenſus, quod putant *iis laborantes*, vel fractam et con-
tuſam eſſe, vel tendi undequaque corporis molem; vel tan-
quam multis ulceribus, quoties moventur, conſpergi. Quum
igitur tenditur corporis moles, ac citra exercitationem is af-
fectus accidit, laſſitudo tenſiva ſpontanea nominatur. Fit
autem maxime ex plenitudine quae partes continentes dis-
tendit et ab iis non continetur. Quum vero ulceroſus ip-
ſas partes ſenſus percurrit, ſit quidem et is motis magis
quam quiescentibus, niſi admodum magna fuerit laſſitudo.
Pungi vero, quaſi multas ſpinas haberent infixas, ſe putant,
quum a mordaci humore ſymptoma oriatur. Tertia laſſitu-

ὀστοκόπῳ συνέχεσθαι, κινήσεως μὲν οὖν οὐδὲ βραχυτάτης
ἀνέχεται· θερμότητος δ᾽ ἐπιφανοῦς ἐστιν αἴσθησις αὐτοῖς
ἅμα καὶ τάσεως καὶ δήξεως, ἀναπεμπομένης εἰς ὅλον τοῦ
ζώου τὸν ὄγκον κακοχυμίας δαψιλοῦς. οὐδεὶς δ᾽ ἐπιχειρεῖ
τῶν οὕτως ἐχόντων σκορδινᾶσθαι, δεδιὼς ἅπασαν κίνησιν.
ἐν δὲ τοῖς ἑτέροις δυσὶ κόποις, ὧν τὸν μὲν ἑλκώδη καλεῖν
εἰώθασι, τὸν δὲ τονώδη, γίνεταί ποτε καὶ ἡ τοιαύτη κίνησις,
ὅταν ἤτοι σμικροὶ πάμπαν ὑπάρχωσιν, ἢ φυσώδεσί τε καὶ
ἀτμώδεσιν ἐπιγίγνωνται περιττώμασιν· ὁ γοῦν ἑλκώδης κόπος
ὅταν μείζων συστῇ, φέρουσι μὲν οὐδ᾽ οὗτοι κίνησιν οὐδεμίαν,
ἀλλ᾽ ὀδυνῶνται, καθάπερ ἕλκος, τὸ σῶμα καὶ φρίττουσιν.
ἐγγὺς δ᾽ ἥκουσιν, ἢν αὐξάνηται τὸ σύμπτωμα, τῆς φρικώ-
δους διαθέσεως· ἐν ἐκείνῃ γὰρ φρίττουσι καὶ πρὶν κινεῖσθαι.
ὥσπερ δ᾽ ὅταν ἑλκώδης αἴσθησις γίγνηται, κινούμενοι φρίτ-
τουσι, καὶ μᾶλλον, εἰ σφοδρότερον· οὕτως ἡ φρικώδης διά-
θεσις, ὅταν εἰς κίνησιν ἄγηται, ῥῖγος ἐργάζεται. γίνεται
μὲν γὰρ ταῦτα πάντα διὰ δακνώδη περιττώματα· διαφέρει δ᾽

do, fub qua fe offifrago dolore laborare dicunt, ne minimum
quidem motum fuftinet; manifeftus autem in ipfis eft caloris
fenfus, fimulque tenfionis et morfus, vitiofo humore in to-
tam animalis molem ampliter transfufo. Eorum vero qui
hac laborant nemo pandiculari tendat, ut qui omnem mo-
tum formident. In aliis duabus laffitudinibus (quarum alte-
ram ulcerofam, alteram tenfivam nominare confueverunt)
fit etiam talis aliquando motus, quum videlicet vel exiguae
omnino funt, vel ex flatuofis et halituofis excrementis pro-
veniunt; quum itaque ulcerofa laffitudo major fuerit, ne hi
quidem ea laborantes motum ullum ferunt, fed dolorem ve-
luti ulceris per corpus fentiunt horrentque. Quod fi auge-
atur fymptoma, ad horroris affectum prope perveniunt;
nam fub hoc horrent priusquam etiam moveantur. Ut au
tem, quum ulcerofus fit fenfus, quoties moventur, horrent,
magisque, fi vehementius; fic horroris affectus, quum in
motum agitur, concutientem rigorem efficit. Haec namque
omnia a mordacibus oriuntur excrementis. Differunt autem
inter fe tum excrementorum ipforum multitudine tum motu, et

180 ΓΑΛΗΝΟΥ ΠΕΡΙ ΑΙΤΙΩΝ ΣΥΜΠΤΩΜ.

Ed. Chart. VII. [74. 75.] Ed. Baf. III. (233. 234.)

ἀλλήλων τῷ τε πλήθει τῶν περιττωμάτων αὐτῶν καὶ τῇ
κινήσει καὶ τῷ τὰ μὲν μᾶλλον εἶναι δακνώδη, τὰ δὲ ἧττον,
καὶ τῷ τὸ σῶμα τὸ κάμνον ἢ δυσπαθὲς ἢ εὐπαθὲς ἢ ἀσθενὲς
ἢ εὐαίσθητον ἢ δυσαίσθητον εἶναι φύσει. τὸ μὲν γὰρ εὐαί-
σθητόν τε καὶ ἀσθενὲς ὑπάρχον ὑπὸ βραχυτάτης αἰτίας ἀνιᾶ-
ται· τὸ δ᾽ ἰσχυρὸν καὶ δυσαίσθητον μεγάλης δεῖται τῆς αἰτίας
εἰς γένεσιν τοῦ τοιούτου συμπτώματος. ἆρ᾽ οὖν ἐν τούτοις
(234) μόνοις, ἢ κἂν τῷ κινεῖσθαι τὸ αἴτιον ἢ μὴ κινεῖσθαι,
καὶ κινούμενον ἤτοι θᾶττον ἢ βραδύτερον κινεῖσθαι, παμ-
πόλλη τίς ἐστιν ἐν τοῖς συμπτώμασι διαφορά; ἐμοὶ μὲν οὕτως
δοκεῖ, τῷ γε τὸν αὐτὸν ἄνθρωπον ἡσυχάζοντα μὲν ἀνωμα-
λίας ἐνίοτε μόνης ἀντιλαμβάνεσθαι, κινηθέντα δὲ φρίττειν,
γυμνασάμενον δὲ ῥιγοῦν. ταῦτά τοι καὶ συμβουλεύουσιν οἱ
ἰατροὶ τοῖς ὧδε κάμνουσιν, ὑπὸ τῆς πείρας δεδιδαγμένοι,
πάσης ἀπέχεσθαι κινήσεως. [75] ἀλλὰ καὶ τῶν ἀπεπτησάν-
των ἐνίους ἴσμεν, ἂν μὲν ἡσυχάζωσι, μηδὲν πάσχοντας· ἂν
δ᾽ εἰς βαλανεῖον εἰσέλθωσιν ἢ ἐν ἡλίῳ στῶσι, φρίττοντας,
ἔτι δὲ δὴ μᾶλλον ἐὰν γυμνάσωνται· καὶ γὰρ ὁ ἥλιος καὶ

---

quod excrementorum alia magis fint mordentia, alia minus;
et quod corpus laborantis vel non facile afficiatur, vel facile
patiatur, vel robuftum imbecillumve fit, vel acuti natura
hebetisve fenfus. Nam quod acuti fenfus eft et imbecillum,
etiam ex leviffima caufa dolet; contra quod valentiffimum,
nec facilis fenfus eft, magnam caufam ad talis fymptomatis
generationem requirit. Utrumne igitur in his folis, an
etiam in movendo caufam, aut non movendo; praeterea
quod movetur, in eo quod vel celerius vel tardius movea-
tur, plurima eft in fymptomatis differentia? Ac mihi qui-
dem ita videtur, eundemque hominem in quiete quidem fo-
lam inaequalitatem fentire, in motu vero horrere, et in ex-
ercitatione rigere. Ideoque et medici ita laborantibus ex-
perientia docti confulunt, ut ab omni motu abftineant. Jam
aliquos cruditate laborantes fcimus, dum quiefcerent, nihil
perpeti; quum balneum fuiffent ingreffi aut in fole ftetif-
fent, horruiffe; atque hoc magis, fi fe exercitaffent. Nam

βαλανεῖον καὶ γυμνάσιον εἰς κίνησιν ἐξορμᾷ τὰ τέως ἡσυχά-
ζοντα περιττώματα, καθάπερ γε καὶ τῶν ψυχικῶν παθῶν
ὁ θυμός. ἐξ ἑαυτῶν δὲ εἰς κίνησιν ἐξορμᾷ τὰ τέως ἡσυχά-
ζοντα περιττώματα τῷ θερμαίνεσθαι καὶ λεπτύνεσθαι καὶ
πνευματοῦσθαι· καὶ οὐδὲν θαυμαστὸν ἡσυχαζόντων μὲν αὐ-
τῶν ἧττον ἀνιᾶσθαι τὰ σώματα, κινηθέντων δὲ λυπεῖσθαί
τε μεγάλως καὶ κλονεῖσθαι φρίττοντα καὶ ῥιγοῦντα καὶ πυ-
ρέττοντα. καὶ γὰρ ὅσα τοῖς ὀφθαλμοῖς ἔξωθεν ἐμπίπτει
σκληρὰ σώματα, μυσάντων μὲν τὰ βλέφαρα καὶ καθησυχα-
σάντων τὸ μόριον ἢ σμικρὸν πάμπαν ἢ οὐδὲν ἀνιᾷ· κινη-
σάντων δὲ δυσάνεκτον ἐπιφέρει τὴν ὀδύνην. ἀλλὰ καὶ χωρὶς
παραδείγματος ἐξ αὐτοῦ τοῦ πράγματος τῆς φύσεως ἔνεστιν
ἐξευρεῖν, ὡς τὸ κινούμενον αἴτιον ἀνιαρότερον τοῦ μένοντος,
ὅταν γε διὰ τῶν αἰσθητικῶν σωμάτων ἡ φορὰ γίγνηται, κα-
θάπερ ἐν ὀφθαλμοῖς ὑπόκειται νῦν. οὐ γὰρ περὶ τῶν ἐν
ταῖς φλεψὶ καὶ ταῖς ἀρτηρίαις διαῤῥεόντων χυμῶν ὁ λόγος ἦν,
ἀλλὰ περὶ τῶν κατὰ τὰς σάρκας τε καὶ ὅλην τοῦ ζῴου τὴν
ἕξιν. ὅταν οὖν υιεξέρχηταί τι διὰ τούτων βιαίως ἐπὶ τὸ δέρμα

et sol et balneum et exercitatio excrementa, quae prius qui-
everant, ad motum excitant, quemadmodum ex animi af-
fectibus ira; a feipfis autem ad motum excitantur quae pri-
us quieverant excrementa, dum calefiunt, attenuantur, et
in flatulentum fpiritum vertuntur. Nec mirum corpus,
quum ipfa excrementa quiescunt, minus laedi; quum mo-
ventur, magnopere laedi et concuti horrore, rigore et febre.
Etenim quae dura corpora extrinfecus oculis incidunt, con-
niventibus palpebris, et parte quiescente, vel parum omnino
vel nihil contriftant; moventibus, vix tolerabilem afferunt
dolorem. Sed et citra exemplum ex ipfa rerum natura in-
venire licet, motam caufam quiescente moleftiorem *effe*,
quum per corpora fenfibilia defertur, ut nunc in oculis pro-
pofitum eft. Non enim de humoribus per venas et arterias
fluentibus eft disputatio, fed de iis qui et in carnibus et to-
to corporis habitu continentur. Quum igitur per haec ali-
quid agitur et violenter ad cutim fertur, necefſe eft, in ipfo

φερόμενον, ἐν τῇ διόδῳ τῇ διὰ τῆς σαρκός τε καὶ τοῦ δέρματος ἀναγκαῖον αὐτὸ κεντεῖν τε καὶ νύττειν καὶ διαιρεῖν καὶ τιτρώσκειν οἷς ἂν ἐντυγχάνῃ πᾶσιν. ὅτι δὲ τὸ δακνῶδες καὶ κινούμενον αἴτιον ἅπαν εἰς φρίκας τε καὶ ῥίγη ἄγει τὸ ζῶον, ἄν τε θερμὸν ἄν τε ψυχρὸν ᾖ, πρῶτον μὲν ἐκ τῶν τοιούτων κατανοῆσαι δυνατόν· εἰ προσράναις ἐξαίφνης ὑγιαίνοντι σώματι ζέον ὕδωρ, ἢ σπινθῆρας ἐνσείσαις πυρός, εὐθέως φρικῶδες γενήσεται. ἀλλὰ καὶ κατὰ τῶν ἡλκωμένων μορίων ἐνίοτε φαρμάκων ἐπιτεθέντων καυστικῶν, φρίττουσι μὲν πρῶτον, ἐφεξῆς δὲ καὶ ῥιγοῦσιν, εἶτα καὶ πυρέττουσιν ἔνιοι. ἀλλὰ καὶ οἱ τριταῖοι πυρετοὶ ἁπάντων δὴ μάλιστα πυρετῶν χολώδεις ὄντες καὶ θερμοὶ, πάντων δὴ μάλιστα φρικώδεις εἰσὶ, καὶ ὅσῳ δ᾽ ἂν ἀκριβέστεροι τύχωσιν ὄντες, τοσούτῳ καὶ τὸ ῥῖγος αὐτοῖς γίνεται σφοδρότερον. ἀλλὰ καὶ ὑπὸ καύσου ἐχομένῳ ῥίγεος ἐπιγενομένου λύσις, Ἱπποκράτης φησὶ, τῷ τὴν τέως ἐν ταῖς φλεψὶν ἁλωμένην χολὴν ὑπὸ τῆς φύσεως ἀπωθεῖσθαι κριτικῶς ἐπὶ τὸ δέρμα διὰ τῶν σαρκῶν. τῆς οὖν κινήσεως καὶ φορᾶς αὐτῆς, ἣν διὰ τῶν αἰσθητικῶν ποιεῖται σωμάτων, ἅμα τε σύμπτωμα καὶ σημεῖόν ἐστι τὸ ῥῖγος. καὶ

per carnem cutimque tranfitu omnes in quas incidit partes pungere, ftimulare, dividere, ac vulnerare. Quod autem omnis mordax et mota caufa, five ea calida, five frigida fit, animal in horrorem ac rigorem ducit, primum quidem ex talibus intellexiffe licet. Si fano corpori ferventem aquam fubito affundas, aut ignis fcintillas incutias, ftatim horrore vexabitur. Jam quum ulceratis partibus caufticum medicamentum imponitur, primum quidem horrent, deinde rigent, mox etiam febricitant nonnulli. Sed et tertianae febres, quae omnium certe febrium maxime biliofae et calidae funt, omnium maxime horrorem advehunt; quantoque finceriores tertianae funt, tanto etiam rigor in iis incidit vehementior: *quin etiam ardente febre laboranti rigor fuperveniens morbum folvit*, inquit Hippocrates, quod bilis, quae *prius* in venis errabat. a natura critice per carnes ad cutim trudatur Ergo motus ejus delationisque. quae per fenfibilia corpora agitur, fimul et fymptoma et fignum rigor eft. Atque jam

δὴ καὶ ἱδροῦσι τοὐντεῦθεν οἱ οὕτω ῥιγώσαντες καὶ ἀπαλλάτ-
τονται τοῦ πυρετοῦ, κενωθείσης αὐτοῖς τῆς χολῆς. ἐνίοτε
δ᾽ οὐκ εἰς τὸ δέρμα τὴν ὁρμὴν, ἀλλ᾽ εἰς τοὺς ἔσω τόπους
ποιησαμένη, δι᾽ ἐμέτων τε ἅμα καὶ διὰ τῆς κάτω γαστρὸς ἐκ-
κενοῦται. πολλάκις δὲ εἴσω τε καὶ ἔξω κατὰ τὴν αὐτὴν ἡμέ-
ραν ἠνέχθη, ὡς ἱδρῶσαί τε ἅμα καὶ ἐμέσαι καὶ ὑπελθεῖν κάτω
τὴν χολήν. ὅσοι δ᾽ αἴτιον ὑγιεινὸν οἴονται τὸ ῥῖγος γίγνε-
σθαι τοῦ καύσου διὰ τὴν ψύξιν, τὰ γὰρ ἐναντία τῶν ἐναν-
τίων ὑπάρχειν ἰάματα, τοῦ παντὸς ἁμαρτάνουσι. πρῶτον
μὲν γὰρ εἰ τοῦτ᾽ ἀληθὲς ὑπῆρχεν, ἐνῆν αὐτοῖς δήπου ῥῖγος
ἐργάσασθαι, τοῦτο μὲν ὕδωρ ψυχρὸν προσραίνοντας ἢ κατα-
χέοντας, τοῦτο δ᾽ εἰς ψυχρὸν ἀέρα τὸν κάμνοντα γυμνὸν
ἀπάγοντας, ἢ εἰς ὕδατος ψυχροῦ δεξαμενὴν ἐμβάλλοντας·
ἔπειτα δ᾽ εἴπερ ἄρα διὰ τῆς πρὸς τοὐναντίον μεταπτώσεως
τοῖς καυσουμένοις ἡ λύσις ἐγίγνετο ῥιγώσασιν, ἐχρῆν αὐτοὺς
ἐπὶ τῷ ῥίγει πεπαῦσθαι πυρέσσοντας· ἔχει δ᾽ οὐχ οὕτω τά-
ληθές· οὐ γὰρ ἅμα τῷ ῥιγῶσαι παύονται πυρέσσοντες, οἵ γε
πολὺ μείζονι πυρετῷ μετὰ τὸ ῥῖγος [76] ἢ πρόσθεν ἁλίσκον-

inde fudant, qui ita obriguerant, vacuataque in iis bile a fe-
bre liberantur. Interdum vero non ad cutim, fed ad inter-
nas partes *bilis* impetum faciens, per vomitiones fimul et
alvum vacuatur. Saepenumero et intro et foras eodem die
defertur, ita ut fimul et fudore et vomitione et alvi deje-
ctione bilis vacuetur. Quicunque vero rigorem profligan-
dae ardentis febris falubrem effe caufam propter frigus pu-
tant (nam contraria contrariorum funt remedia) omnino fal-
luntur. Primum enim fi id verum effet, liceret ipfis rigo-
rem excitare, partim quidem frigida aqua infperfa aut affu-
fa, partim aegro ipfo nudo in frigidum aërem delato, aut
in frigidae aquae labrum demiffo. Deinde fi per mutatio-
nem ad contrarium *affectum* iis, qui in ardenti febre obri-
guerant, folutio accidat morbi, oportebat poft rigorem *ipfo-
rum* febrem fedari. Non tamen ita fe habet veritas: non enim
quod rigeant, febricitare definunt, qui etiam multo graviore
febre poft rigorem, quam ante, corripiuntur; fed poftquam

ται, ἀλλ᾽ ἐπειδὰν ἱδρώσωσι δαψιλᾶς, ἢ ἐμέσωσι τὴν ὠχρὰν
χολὴν, ἢ κατ᾽ ἔντερον αὐτοῖς ὑπέλθῃ. ἐπὶ γὰρ τῇ σφοδρο-
τέρᾳ κινήσει τῆς χολῆς σφοδρότερον εἰκὸς ἀνάπτεσθαι τὸν πυ-
ρετόν. ὅτι μὲν οὖν οὐ μόνον ἐπὶ τοῖς ψυχροῖς αἰτίοις ῥιγῶ-
σιν, ἀλλὰ κἀπὶ τοῖς θερμοῖς, ἤδη πέφανται. διὰ τίνα δὲ
τὴν αἰτίαν ἐναντιωτάταις προφάσεσι ταὐτὸν ἕπεται σύμπτω-
μα, λεκτέον ἐφεξῆς, ἀναμνησθέντας αὖθις ὧν ἀπεδείξαμεν
ὑπὲρ τῆς ἐκκρινούσης τὰ λυποῦντα δυνάμεως. οὐ γὰρ δήπου
τὰ μὲν ἐν ταῖς εὐρυχωρίαις τῶν ὀργάνων ἐκκρίνει, καθάπερ
ἐδείκνυτο τὰ κατὰ γαστέρα τε καὶ μήτραν καὶ τὰς κύστεις ἀμ-
φοτέρας ἔντερά τε καὶ πνεύμονα καὶ ῥῖνας, ἀμελεῖ δὲ τῶν ἐν
αὐτοῖς τοῖς σώμασιν ὑποτρεφομένων περιττωμάτων· ἀλλὰ
κἀκ τούτων ὁσημέραι πᾶν ἀποκρίνει τὸ περιττὸν ἀλύπως τε
καὶ κατὰ τὴν ἄδηλον αἰσθήσει διαπνοὴν, ὅταν γε νόμῳ φύ-
σεως διοικῆται τὸ ζῷον. ἐπειδὰν δέ τι δακνῶδες ἐν αὐτῷ
συστῇ, καὶ μάλισθ᾽ ὅταν ἔχῃ κίνησιν ἰσχυρὰν, ἀνιᾶταί γε
καὶ ἀποκρίνειν αὐτὸ σπεύδει, καθ᾽ ὃν ἂν ἐγχωρῇ μάλιστα
τρόπον ἐκ τοῦ σώματος αὐτοῦ τῶν μελῶν ἐκκριθῆναί τι,

multum fudarunt, aut flavam bilem vomuerunt, aut per inteſti-
num dejecerunt, *tum febris ceſſat.* Nam ex vehementiore
bilis motu vehementiorem accendi febrem conſentaneum eſt.
Quod igitur homines non ſolum ex frigidis cauſis rigore ten-
tentur, ſed etiam calidis, jam demonſtratum eſt. Verum quam
ob cauſam cauſis maxime contrariis idem ſymptoma ſuccedat,
deinceps docebimus; ſed admonitis prius, quae de excretrice
moleſtorum excrementorum facultate monſtravimus. Non
enim ea, quae in amplis organorum capacitatibus ſunt, ex-
cernit, ut quae in ventriculo ſunt et utero et utraque veſica
et inteſtinis et pulmone et naribus; quae vero in ipſis cor-
poribus excrementa colliguntur, negligit; ſed ab iis quoque
quotidie excernit quicquid ſupervacaneum eſt, citra ullam
animalis laeſionem inſenſibili tranſpiratione, ubi lege natu-
rae animal gubernatur. Quum autem mordax aliquid in iis
conſtiterit, ac potiſſimum quum vehementi agitur motu, et
angitur et id expellere feſtinat eo modo, quo maxime licet ex
ipſo membrorum corpore aliquid excerni, partibus ſcilicet

BIBΛION ΔEYTEPON. 185

Ed. Chart. VII. [76.]   Ed. Baf. III. (234.)

συναγομένων δηλονότι καὶ σφιγγομένων εἰς ἑαυτὰ τῶν μο-
ρίων, εἶθ᾽ ἑκάστου τὸ κατ᾽ αὐτὸ μέρος τοῦ περιττώματος
ὠθοῦντος. ἀλλ᾽ εἰ πάντα νοήσαις ἅμα τὴν κίνησιν ταύτην
κινούμενα, σεισμός τις ὅλον τὸ σῶμα καταλήψεται καὶ κλό-
νος, ὁποῖος ἐν τοῖς ῥίγεσι φαίνεται καταλαμβάνων. ἀνάγκη
γὰρ, οἶμαι, τῶν μυῶν πάντων κλονουμένων, συγκλονεῖσθαι
τὰς διαρθρώσεις αὐτοῖς, ὧν κλονουμένων ἐκτάσεις τέ τινας
καὶ κάμψεις ἀκουσίους συμπίπτειν, ἑτέρας οὔσης τῆς τοιαύ-
της κινήσεως παρὰ τὴν ἐν τοῖς σπασμοῖς τε καὶ παλμοῖς.
ἐν μὲν γὰρ τοῖς σπασμοῖς ὡσαύτως μὲν, οὐ μὴν ὑπό γε τῆς αὐ-
τῆς δυνάμεως αἱ κινήσεις ἐπιτελοῦνται· κατὰ δὲ τοὺς παλ-
μοὺς οὐχ ὡσαύτως, ἀλλ᾽ ὡς εἴρηται πρόσθεν, ὅτι συνεξαί-
ρεται τῷ μυῒ τὸ κῶλον ὑπὸ τοῦ φυσώδους διαστελλομένῳ
πνεύματος· ῥιγούντων δὲ, ὡς ἀρτίως εἴρηται, πᾶν μόριον
κινεῖται τοῦ μυὸς ἐκκαθαίροντος ἑαυτόν· κατὰ δὲ τὴν ἐκείνων
κίνησιν ὅλος ὁ μῦς σειόμενός τε καὶ κλονούμενος ἅμα ἑαυτῷ
τὴν διάρθρωσιν, εἰς ἣν καταφύεται, συγκλονεῖ. τοιαύτη :.αὶ

ipfis fefe contrahentibus atque conftringentibus, mox una-
quaque earum portionem excrementi, quod in fe continet,
protrudente. Verum fi univerfas partes hoc motu fimul
moveri intelligas, concuffio aliqua totum corpus obfidebit
et conturbatio, qualis in rigoribus obfidere cernitur. Quum
enim mufculi omnes concutiuntur, neceffe eft, opinor, arti-
culos quoque cum ipfis fimul concuti; et eorum, ubi concu-
tiuntur, tum extenfiones quasdam tum inflexiones praeter
voluntatem incidere, quum tamen hic motus diverfus ab eo
fit, qui in convulfione palpitationeque percipitur. In con-
vulfione namque fimiliter quidem, non tamen ab eadem fal-
tem facultate motus cientur. In palpitatione non fimiliter,
fed ut prius dictum eft, quod membrum attollatur una cum
mufculo, qui a flatulento fpiritu diftenditur. At cum con-
cuffione rigentibus, ut dudum eft dictum, movetur omnis
pars, mufculo fe ipfum expurgante; in illarum vero motu
totus mufculus concuffus vibratusque articulum, in quem
infertur, una fecum concutit. Talis etiam motus et tho-

τοῖς κατὰ θώρακα μυσὶν ἡ κίνησις ἐν ταῖς ἀνωμάλοις γίγνεται
δυσκρασίαις, καὶ διὰ τοῦτο βραχυτέρα τε καὶ κερχνωδεστέρα
βὴξ αὐτοῖς ἕπεται. διασείονται γὰρ οἱ μύες ἐκκρίνειν ἐφιέμε-
νοι τὰ λυποῦντα τῆς ἑαυτῶν σαρκὸς διὰ τῶν τοῦ πνεύμονος
ἀρτηριῶν· ἐν δὲ ταῖς ἄλλαις βηξὶν ἐδείκνυντο σφοδρῶς ἐμπί-
πτοντες τῷ πνεύμονι, χάριν τοῦ πολλὴν καὶ ἀθρόαν ἐκφύση-
σιν ἐργάσασθαι. ἔτι τε βιαιότερον ἐμπίπτουσιν ἐν τοῖς πταρ-
μοῖς, ἐξωθοῦντες ἀθρόον τὸ πνεῦμα, τὸ κατὰ τὰς ῥῖνας ἐκ-
καθᾶραι βουλόμενοι. καὶ τοῦτο κατανοήσαντές τινες ἀσθε-
νεῖς μὲν τὴν δύναμιν, ἀναπτύειν δὲ τὰ κατὰ θώρακά τε καὶ
πνεύμονα δεόμενοι, πταρμὸν ἑαυτοῖς κινοῦσιν ἐρεθίζοντες τοὺς
μυκτῆρας, ἵνα τῷ βιαίῳ τῆς κινήσεως ἀναπτύ(235)σωσιν, ὃ
κατὰ βῆχας ἐκβαλεῖν οὐκ ἠδυνήθησαν. ἀλλὰ περὶ μὲν τῶν
τοιούτων βηχῶν εἴρηται καὶ πρόσθεν αὐτάρκως. αἱ δὲ κατὰ
δυσκρασίαν τῶν ἀναπνευστικῶν, ἐκ ταὐτοῦ μέν εἰσι τοῖς ῥί-
γεσί τε καὶ ταῖς φρίκαις γένους, [77] διαφέρουσι δὲ τῷ θάτ-
τονα γίγνεσθαι τὴν αἴσθησιν αὐτῶν, οὐδέποτε ἡσυχαζόντων
τῶν ἀναπνευστικῶν ὀργάνων. ἐδείκνυτο γὰρ ἔμπροσθεν,

racis musculis in inaequali intemperie accidit; ob idque bre-
vior et levior tussis eos sequitur; concutiuntur enim mus-
culi, dum student sibi molesta a carne sua per pulmonum ar-
terias expellere. In caeteris autem tussibus vehementer
eos pulmonibus incumbere demonstratum est, quod multum
simul et celerem efflatum excitent. Jam etiam vehementius
per sternutationes incutiuntur, affatim spiritum excutientes,
quum quidpiam naribus inclusum expurgare nituntur. At-
que id nonnulli quum intelligerent, viribus quidem imbe-
cilles, sed indigentes sputi per thoracem ac pulmones reje-
ctione, sternutamenta sibi cient, irritatis naribus, quo quae
per tusses ejicere non valuerunt, hujus motus violentia ex-
puerent. Verum de ejusmodi tussibus satis prius dictum est.
Quae vero ob spirabilium organorum intemperiem accidunt,
ex eodem sunt cum concutientibus rigoribus horroribusque
genere; differunt autem eo quod celerior earum sit sensus
quod nunquam quiescant spirabilia organa. Demonstratum

ὡς καὶ τὰς καθ᾽ ὅλον τὸ σῶμα τοιαύτας διαθέσεις ἡ κίνησις
ἐξελέγχει μάλιστα. ἐπειδὰν μὲν οὖν ὑγρὰ τὰ λυποῦντα τὴν
φύσιν ὑπάρχῃ, τῷ βιαίῳ τούτῳ σεισμῷ καὶ κλόνῳ τῷ κατὰ
τὴν βῆχα καὶ τὸ ῥῖγος, ὑπὸ τῆς ἐκκριτικῆς δυνάμεως ὠθού-
μενα φέρεται πάντῃ πρὸς τοὺς εἴκοντας τόπους, τὰ μὲν εἰς
τὴν ἄνω, τὰ δὲ εἰς τὴν κάτω γαστέρα, τὰ δὲ ἐπὶ τὸ δέρμα
πρὸς τοὐκτός, ὡς αἰσθητὴν αὐτῶν γενέσθαι τὴν κένωσιν.
ἐπειδὰν δὲ πνευματώδης τις οὐσία μόνη χωρὶς ὑγρότητος ἤτοι
θερμοτέρα τοῦ δέοντος ἢ ψυχροτέρα διεξέρχηται τὸ σῶμα,
φρίττουσι μὲν δήπου τότε καὶ ῥιγοῦσιν· ἐνίοτε δὲ διὰ τὴν αὐ-
τὴν αἰτίαν οὔτε δ᾽ ἐμοῦσιν οὔθ᾽ ἱδροῦσιν, οὔθ᾽ ὑποχωρεῖ
τι κάτω τοῖς τοιούτοις οὐδὲν αἰσθητόν, ὡς ἂν αὐτῶν ἐρεθι-
ζόντων τὴν ἐκκριτικὴν δύναμιν ἀερωδῶν ὑπαρχόντων. οὕτως
ἐν βαλανείοις περικαέσι, καὶ μάλιστα ἢν ἐξαίφνης τε καὶ
ἀθρόως ἄνευ τοῦ προδιαθερμανθῆναι πλησιάσωμεν αὐτοῖς,
αὐτίκα φρικώδεις γιγνόμεθα. οὕτως ὅταν εἰς τὸν ψυχρὸν
ἀέρα μετέλθωμεν ἀθρόως, ἢ εἰ καὶ μὴ ἀθρόως, ἀλλὰ πολυ-
χρονίως γε ὁμιλεῖν ἀναγκασθῶμεν, ὡς ἐν ὁδοιπορίαις ἐνίοτε

namque prius eſt, quod motus etiam in toto corpore ejus-
modi affectiones maxime prodat. Quum igitur humida qui-
dem natura ſint quae laedunt, violenta hac concuſſione ac
agitatione, quae per tuſſim et concutientem rigorem conci-
tantur, ab excretrice facultate expulſa, undique ad loca ce-
dentia feruntur, quaedam in ſuperiorem, quaedam in inferio-
rem ventrem, quaedam foras ad cutim; ita ut ſenſibilis eo-
rum vacuatio ſit. Quum vero ſlatuoſa quaedam tantum ci-
tra humorem ſubſtantia vel calidior juſto vel frigidior cor-
pus permeat, utique horrent tunc quoque; aliquando vero
rigent ob eandem cauſam, neque tamen vomunt, neque ſu-
dant, neque quicquam his ſenſibile per alvum dejicitur,
quum aërea ſint, quae excretricem facultatem irritant. Sic
in balneis praecalidis maximeque ſi ſubito et repente mini-
me praecalſacti ad ea acceſſerimus, ſtatim horroribus corri-
pimur. Sic quum in frigidum aërem repente transferimur,
aut ſi non ſubito, ſaltem ſi diuturnam in eo moram facere
cogamur, quemadmodum in itinere agendo accidere aliquan-

συμπίπτειν εἴωθε. τοῦ τοιούτου ῥίγους ἅμα θέρμανσίς
ἐστιν, οὐχ ἱδρὼς ἢ ἔμετος ἢ διαχώρημα γαστρός, ἐπεὶ δ᾽, ὡς
εἴρηται, καὶ ψυχρὸν αἴτιον καὶ θερμὸν ἐργάζεται ῥῖγος, ἐπὶ
μὲν τῷ θερμῷ τῷ ἀερώδει ψύξις ἱκανὴ πρὸς τὴν ἴασιν· τῷ
δὲ ὑγρῷ πυρετὸς μὲν ἐξ ἀνάγκης ἐπιγίγνεται, κένωσις δὲ ἡ
ἴασίς ἐστιν. ἐπὶ δὲ τῷ ψυχρῷ τῷ μὲν ἀερώδει θέρμανσις
ἴαμα· τῷ δὲ ὑγρῷ ποτὲ μὲν ἡ πέψις ἀρκεῖ μόνη, ποτὲ δὲ ἡ
κένωσις, ἔστι δ᾽ ὅτ᾽ ἄμφω συμπίπτει. παλαιὸς μὲν οὖν ὁ
λόγος οὗτός ἐστιν ὡς διὰ παντὸς ἔπεται ῥίγει πυρετός, οὐ
μήν γε ἀληθὴς ὑπάρχει τὸ πάμπαν, οὐδ᾽ ἂν διορίσηταί τις
αὐτὸν προσηκόντως, ὥσπερ οὖν καὶ χρὴ διορίζεσθαι φιλικῶς
μᾶλλον ἐξηγουμένους τὰ τῶν παλαιῶν, οὐ δυσμενῶς ἐξελέγχον-
τας, ἀλλ᾽ ὅμως οὐδ᾽ οὕτως ἀληθής ἐστιν ὁ λόγος, οὐδ᾽ ἂν
διορισάμενοι φῶμεν ὅσα χωρὶς τῆς ἔξωθεν προφάσεως ἐκ τοῦ
σάματος ἡμῶν ὁρμᾶται ῥίγη, πυρετὸν ἐξ ἀνάγκης αὐτοῖς ἀκο-
λουθήσειν. ὦπται γὰρ οὐχ ἡμῖν μόνοις, ἀλλὰ καὶ πολλοῖς
τῶν πρὸ ἡμῶν ἰατροῖς ἤδη ῥίγη συστάντα χωρὶς πυρετῶν, οὐ
μὴν ἰσχυρά γε οὕτως ἐστὶν, ὡς τὰ τῶν ἀκριβῶν προηγούμενα

do conſuevit.   Ejusmodi rigoris remedium calſactio eſt, non
ſudor, vel vomitus, aut alvi dejectio.   Quoniam autem, ut
dictum eſt, et frigida cauſa et calida rigorem creat; calidae
quidem, quae aërea ſit, refrigeratio idoneum remedium eſt;
humidae vero febris neceſſario ſuccedit; ſanatio vero ejus
vacuatio eſt.   At frigidae, quae aërea ſit, calefactio reme-
dium eſt, humidae vero aliquando ſola concoctio ſufficit,
aliquando vacuatio; nonnunquam vero ambae competunt.
Ac vetus quidem hic ſermo eſt, Rigori febrem ſemper ſuc-
cedere, non tamen eſt in totum verus, ne etiamſi quis eum
ut decet definiat.   Quod etiam par eſt, amice definire potius
veterum dicta interpretantibus, quam malevole redarguen-
tibus.   Veruntamen ne ſic verus ſermo eſt, nec ſi defini-
entes dixerimus; Qui citra externam cauſam e corpore
noſtro rigores concitantur, hos febrem neceſſario ſequi;
quippe non nobis ſolis, ſed etiam multis medicis qui nos
praeceſſerunt, jam viſi ſunt ſine febre rigores; non tamen
ita vehementes ſunt, ac qui legitimas tertianas quartanasve

τριταίων ἢ τεταρταίων, ἢ τὰ κρίνοντα πυρετοὺς καυσώδεις
τε καὶ θερμούς. εἴωθε δὲ τὰ τοιαῦτα ῥίγη διαίταις ἕπεσθαι
μοχθηραῖς, ἐμπιπλαμένων ἀργῶς ἀνθρώπων καὶ λουομένων
ἐπὶ τροφαῖς πολλάκις. ὅταν δὲ καὶ αὐτῶν τῶν ἐδεσμάτων αἱ
ποιότητες πολλάκις ἐκ τῆς ψυχροτέρας τε καὶ φλεγματικωτέ-
ρας ὦσι κράσεως, ἑτοιμότατον ἁλῶναι ῥίγεσιν ἀνεκθερμάν-
τοις τοὺς οὕτω διακειμένους. οὐδὲν οὖν θαυμαστὸν οὐδὲ τὸ
μηδέποτε θεάσασθαι ῥίγη τοιαῦτα τοὺς παλαιοὺς ἰατροὺς,
ὡς ἂν μήτε πλημμελούντων εἰς τὴν ὑγιεινὴν δίαιταν ἴσα τοῖς
νῦν τῶν τότε, μήτε τῆς τῶν βαλανείων χρήσεως εἰς τοσοῦτον
ἐπιπολαζούσης. ἀλλ᾽, ὡς εἴρηται ἀρτίως, τὰ τοιαῦτα ῥίγη
φρικώδη μᾶλλόν ἐστιν ἢ κλονώδη. πρώτη μὲν γὰρ αἴσθη-
σις ἡμῖν ἐπὶ τοῖς μοχθηροῖς περιττώμασιν ἀνωμαλίας γίγνεται,
καὶ ὅταν γε δριμέα τὰ τοιαῦτα ὑπάρχῃ, δακνώδης ἐστὶν ἡ
αἴσθησις· δευτέρα δὲ φρίκης μικρᾶς, εἶτα μείζονος, εἶθ᾽
οὕτω μεγάλης, ὡς ἤδη καὶ ῥίγους τι μετέχειν· εἶτα τοῦ ῥί-
γους αὐτοῦ μόνου κλονοῦντός τε καὶ διασείοντος τὰ μόρια.
τοῦτο τὸ ῥίγος ἐπὶ τοῖς ψυ[78]χροῖς χυμοῖς οὐκ ἄν ποτε
γένοιτο· τὴν ἀρχὴν γὰρ οὐδὲ σφοδρῶς κινοῦνται οἱ τοιοῦτοι

praecedunt, aut qui ardentes febres finiunt. Solent fane
ejusmodi rigores pravam fequi victus rationem, quum homi-
nes per otium fe repleverunt ac faepe a cibo fe lavarunt.
Quum vero ipfae ciborum qualitates frigidioris faepe ac pi-
tuitofioris temperamenti fint, promptiffime fic affecti rigori-
bus, qui aegre calefiant, capiuntur. Non igitur mirandum
eft antiquos medicos nullum ejusmodi rigorem vidiffe, ho-
minibus, qui tunc vivebant, nihil perinde, ac qui nunc vivunt,
in falubri victu peccantibus, fed nec in balneorum ufu tam
frequenti. Verum, ficuti dictum mox eft, ejusmodi rigores
horroris magis funt, quam concuffionis. Primus enim fen-
fus nobis ex vitiofis excrementis inaequalitatis accidit, quae
quum et acria fuerint, mordacitatis fenfus eft; fecundus
horroris exigui; deinde majoris; poftea magni ita, ut jam
rigoris aliquatenus fit particeps; tertius rigoris ipfius folius
partes agitantis et concucientis. Hic rigor a frigidis humo-

διὰ τὸ πάχος· εἰ δὲ λεπτυνθείέν ποτε καὶ οὗτοι, ῥῖγος μὲν
οἴσουσιν, οὐ μὴν ἰσχυρότερον. οὐ γὰρ ἐγχωρεῖ τὴν αὐτὴν
ἐπιδέξασθαι λεπτότητα φλέγμα λεπτυνθὲν, ἣν ἡ λεπτυνθεῖσα
δέχεται ξανθὴ χολή. τὸ μὲν δὴ τοιοῦτον ῥῖγος οὐ πάνυ τι
γιγνώσκουσιν οἱ παλαιοὶ ἰατροί· τὸ δ᾽ ἐν νοσήμασι θανατώ-
δεσι γιγνώσκουσιν. λέγει οὖν ὁ Ἱπποκράτης ἐν ἀφορισμοῖς,
ἢν ῥῖγος ἐμπίπτῃ πυρετῷ μὴ διαλείποντι, ἤδη ἀσθενεῖ ἐόντι,
θανάσιμον. ἐν γὰρ τοῖς τοιούτοις ῥίγεσιν ὥρμησε μὲν ἡ φύ-
σις ἐπὶ τὸ διώσασθαι τὰ λυποῦντα, νικηθεῖσα δὲ καταπίπτει
καὶ κατασβέννυται, καὶ διὰ τοῦτό ἐστιν ὀλέθριον τὸ σύμ-
πτωμα. κατὰ δὲ τοὺς τεταρταίους ἐπίμικτον τὸ ῥῖγός ἐστιν
ἐκ ψυχροῦ τε καὶ θερμοῦ. φύσει μὲν γάρ ἐστι ψυχρὸς χυμὸς
ἡ μέλαινα χολὴ, σηπεδόνα δέ τινα προσλαβοῦσα, δι᾽ ἣν καὶ
πυρετοὺς ἐξάπτει, τοσοῦτον ἐπικτᾶται θερμότητος, ὅσον καὶ
σηπεδόνος. ὅτι μὲν οὖν ἕπεται ῥίγη κἂν τοῖς θερμοῖς αἰτίοις
ἀπεδείξαμεν· ὅτι δὲ κἂν τοῖς τοιούτοις ἅπασι καταψύχονταί

ribus nunquam creatur. Principio enim ob craffitudinem
vehementer hi humores non moventur; quod fi aliquando
attenuentur, rigorem quidem excitant, non tamen vehe-
mentiorem: neque enim poteft eandem recipere tenuitatem
attenuata pituita, quam attenuata recipit flava bilis. Ac ta-
lem quidem rigorem non admodum norunt antiqui medici;
qui autem in lethalibus incidit febribus, hunc norunt. Ait
igitur Hippocrates in aphorismis. *Si rigor febre non inter-
mittente laborantem, fractis jam viribus, invadat, le-
thale.* In talibus enim rigoribus infurgit quidem natura in
res noxias expellendas: fed victa concidit atque extingui-
tur; ob idque lethale fymptoma eft. In quartanis autem
mixtus rigor ex calido frigidoque eft; nigra namque bilis
frigidus natura humor eft; fed quum putredinem quandam
fibi adjunxit, cujus caufa febrem accendit, tantum poffidet
caloris, quantum etiam putredinis. Ac quod rigores qui-
dem calidis etiam caufis fuccedant, indicavimus. Quod
autem in talibus quoque omnibus et perfrigerentur et exfan-

τε καὶ λειφαιμοῦσι, μάλιστα μὲν ὅσα τοῦ σώματος ἄκρα μόρια,
σὺν αὐτοῖς δὲ καὶ τὸ δέρμα σύμπαν, ὅσα τ᾽ ἐπιπολῆς ἐστιν
ὑπ᾽ αὐτῷ, καὶ διὰ τίνα τὴν αἰτίαν γίγνεται, τοῦτο σκεπτέον
ἐφεξῆς. ἔστι δή τις ἐκ τῶν πρώτων καὶ, ὡς ἄν εἴποι τις,
ἡγεμονικωτάτων κινήσεων ἢ ἔσω τε καὶ ἔξω φορὰ τῆς ἐμ-
φύτου θερμασίας, ἐπὶ πολλοῖς πάθεσι γιγνομένη ψυχικοῖς,
ἅμα δ᾽ αὐτῇ δηλονότι καὶ τὸ πνεῦμα καὶ τὸ αἷμα, ποτὲ μὲν
ἔσω τε καὶ πρὸς τὴν ἀρχὴν φέρεται καὶ συστέλλεται, ποτὲ δ᾽
ἐκτὸς ἀποτείνεται καὶ χεῖται. αὐτῆς μὲν γὰρ τῆς ψυχῆς τὴν
οὐσίαν ἴσως μὲν καὶ κατ᾽ ἄλλην τινὰ πραγματείαν ἀποφή-
νασθαι τολμηρὸν, ἐν δὲ τῇ νῦν ἐνεστώσῃ πρὸς τῷ τολ-
μηρῷ καὶ περιττόν. ἔοικε δ᾽ οὖν ἢ τις ποτ᾽ ἂν ᾖ, δυοῖν
θάτερον, ἤτοι πρώτοις ὀργάνοις εἰς ἁπάσας τὰς ἐνεργείας
χρῆσθαι πνεύματί τε καὶ αἵματι καὶ τῇ θερμασίᾳ τῇ κατὰ
θάτερόν τε καὶ συναμφότερον, ἢ ἐν αὐτοῖς τούτοις ὑπάρ-
χειν. ἔνεστι δὲ ἐναργῶς θεάσασθαι τὰς κινήσεις αὐτῆς ἐν
ἄλλοις τε πολλοῖς καὶ μάλιστα τοῖς ψυχικοῖς πάθεσιν.
αὐτίκα φόβος τε καὶ θυμὸς, ὁ μὲν εἴσω τε καὶ πρὸς τὴν

gues appareant maxime quidem extremae corporis partes,
cum his vero tum cutis univerfa, tum quae proxime fub ea
funt; et quam ob caufam id accidat; id deinceps confide-
randum. Eft igitur ex primis ac, ut ita quis loquatur, ma-
xime principibus motibus ipfa naturalis caloris intro foras-
que delatio, quae multas animi perturbationes fequitur: fi-
mul autem cum ipfo fpiritus quoque ac fanguis alias intro et
ad principium feruntur ac contrahuntur, alias foras tendunt
et funduntur. Ipfius namque animae fubftantiam vel alio
quovis opere definiffe fortaffe fit audacia; in eo vero quod
nunc proponitur, praeter audaciam, etiam fupervacaneum.
Videtur tamen quaecunque ea fuerit, duorum alterum; vel
primis ad omnes actiones inftrumentis et fpiritu et fanguine
et calore tum alterius tum utriusque uti; vel in his ipfis
effe. Licet autem motus ejus evidenter contemplari cum
in aliis multis, tum maxime in ipfius perturbationibus. In
praefentia fint timor et ira, ille quidem intro et ad princi-

ἀρχὴν ὑπάγει καὶ συστέλλει τό τε πνεῦμα καὶ τὸ αἷμα σὺν
τῷ καταψύχειν τὰ ἐπιπολῆς, ὁ δὲ ἀποτείνει τε καὶ χεῖ καὶ
θερμαίνει. τὸ δ᾽ ἀγωνιᾷν ὀνομαζόμενον ἐξ ἀμφοῖν ὑπάρ-
χον σύνθετον, ἀνώμαλόν ἐστι ταῖς κινήσεσι. καὶ τοίνυν
καὶ οἱ σφυγμοὶ τῶν ἀρτηριῶν τε καὶ τῆς καρδίας μικρό-
τατοι μὲν καὶ ἀτονώτατοι τοῖς φοβηθεῖσι, μέγιστοι δὲ καὶ
σφοδρότατοι τοῖς θυμωθεῖσιν, ἀνώμαλοι δ᾽ εἰσὶ τοῖς ἀγω-
νιῶσιν. ἐπὶ δὲ τῆς αἰδοῦς εἴσω μὲν πρῶτον ἡ κίνησις
γίγνεται τῆς ψυχικῆς δυνάμεως, ἐπάνοδος δ᾽ αὖθις ἀθρόα
πρὸς τοὐκτὸς λαμβάνει· ὡς εἴγε μὴ ἐπανέρχοιτο, φόβος
ἐστὶν, οὐκ αἰδώς. ἡ μὲν γὰρ αἰδὼς ἐξαίφνης γίγνεται,
μηδὲν τῆς ψυχικῆς δυνάμεως προσδοκώσης κακὸν, ἀλλ᾽ ὡς
ἂν εἴποι τις, ὑπὸ μαλακίας τε καὶ δειλίας συμφύτου, μὴ
φερούσης ἀνθρώπου πολὺ κρείττονος ὁμιλίαν, ἀλλ᾽ ἀπο-
δρᾶναί τε καὶ εἰ οἷόν τ᾽ ἦν ἐκ ποδῶν γενέσθαι σπευδού-
σης. καὶ διὰ τοῦτο μόνον ἀποχωρεῖ πρὸς τὸ βάθος, οἷον
ἀποδιδράσκουσα χωρὶς τοῦ καταψύχεσθαι. τοῦ λογισμοῦ
δ᾽ ἐπεγείροντος καὶ παρορμῶντος τὸ παθητικὸν τῆς ψυχῆς,

pium tum fpiritum tum fanguinem una cum refrigeratione
eorum, quae in fummo corpore funt, adducit ac contrahit;
haec vero et foras agit et fundit et calefacit; quae vero com-
pofita ex ambobus eft, nominata agonia, inaequales habet
motus. Itaque etiam pulfus tum arteriarum tum cordis ti-
mentibus minimi ac imbecillimi funt; iratis vero maximi
et vehementiffimi; agonia laborantibus inaequales. At in
verecundia primum quidem intro agitur animalis facultatis
motus; deinde rurfum confertim ad exteriora redit; quod
fi non redeat, timor eft, non verecundia. Siquidem vere-
cundia derepente fit, omnino nihil mali expectante animali
facultate, fed, ut quis dixerit, prae mollitia et nativa timidi-
tate, hominis longe praeftantioris focietatem non ferente,
fed fugam capere etiam, fi fieri poffit, pedibus ftudente; ideo-
que ipfa veluti refugiens tantum citra ullam perfrigeratio-
nem in profundum recedit; ratione vero patibilem partem
animi excitante atque impellente, quae terretur et verecun-

[79] ὅπερ ἐστὶ τὸ φο(236)βούμενόν τε καὶ αἰδούμενον, ἐπα-
νέρχεταί τε καὶ κινεῖται πρὸς τὰ ἐκτὸς ἐν ὁμοίῳ μάλιστα
τρόπῳ κινήσεως, ἐν οἵῳ περ ἂν ὅταν ἐπὶ ψυχρολουσίᾳ θερ-
μασίας ἐπανάκλησις γίγνηται. ἐν δέ γε τοῖς φόβοις, ἅτε μηδ᾽
ὅλως ἐπεγείροντός τε καὶ παρορμῶντος τοῦ λογισμοῦ τὸ πα-
θητικὸν τῆς ψυχῆς, ἀεὶ καὶ μᾶλλον κατασβέννυται τὸ θερμὸν,
ὥστε καὶ ῥιγοῦν ἐνίους αὐτῶν. ὅπερ δ᾽ ἐν φόβοις ἀθρόως,
τοῦτ᾽ ἐν λύπαις κατὰ βραχὺ πάσχουσι, μεγέθει καὶ σφοδρό-
τητι τῶν παθῶν, οὐχ ὅλῳ τῷ γένει διαφερόντων. καὶ τοί-
νυν καὶ ἀπέθανον ἤδη τινὲς ἐπὶ φόβοις ἐξαιφνιδίοις, ὅταν
ἀσθενὲς φύσει ψυχάριον ἰσχυρῷ πάθει κατασχεθὲν ἀθρόως
κατασβεσθῇ τε καὶ καταπνιγῇ. τὸ μὲν γὰρ σβέννυσθαι δι᾽
αὐτὴν τοῦ πάθους γίγνεται φύσιν ἐν τῷ καταψύχεσθαι τὴν
γένεσιν ἔχοντος· τὸ δὲ καταπνίγεσθαι διὰ τὸ συννεύειν τε καὶ
φέρεσθαι πᾶν ἐπὶ τὴν ἀρχὴν τὸ αἷμα. θυμωθεὶς δ᾽ οὐδεὶς
ἀπέθανεν, ὡς ἂν μήτε τῆς θερμότητος καταψυχομένης μήτε
τοῦ τόνου λυομένου· χαρέντες μέντοι μεγάλως ἔνιοι τῶν μι-
κροψύχων ἀνθρώπων ἀπέθανον, ὥσπερ καὶ φοβηθέντες·
οὐ γὰρ ἅμα τόνῳ καὶ ζέσει κινεῖται πρὸς τὰ ἐκτὸς ἡ ψυχικὴ

datur, et redit et foras movetur fimillimo motus modo, quo
ex frigida lavatione caloris fit revocatio. In timore vero,
quum ratio patibilem animi partem nec excitet nec inhorte-
tur, perpetuo magisque extinguitur calor, ita ut etiam ri-
geant eorum nonnulli. Quod autem in timore confertim,
id in triftitia paulatim patiuntur diffidentibus inter fe non
toto genere, fed magnitudine et pathematis vehementia.
Itaque etiam ex fubitaneo timore nonnulli jam interierunt,
quum animula natura imbecilla vehementi pathemate detenta
confertim et extincta et fuffocata eft. Nam extingui accidit
propter ipfam affectus naturam in refrigerando generationem
habentis; fuffocari autem, quod totus fanguis una commeet
atque ad principium deferatur. At iratus nemo interiit,
quod neque calor perfrigeretur, neque robur folvatur. Prae
gaudio tamen ingenti nonnulli homines pufillanimes interie-
runt, quemadmodum et timore confecti; non enim una cum
robore et fervore movetur ad exteriora animalis facultas;

194 ΓΑΛΗΝΟΥ ΠΕΡΙ ΑΙΤΙΩΝ ΣΥΜΠΤΩΜ.

Ed. Chart. VII. [79.] Ed. Baf. III. (236.)

δύναμις, ἀλλ' αὐτὸ τοὐναντίον, εἴ τι καὶ πρότερον εἶχε τό-
νου, τοῦτο νῦν ἐκλύει τε καὶ χαλᾷ· διαφορεῖται τοιγαροῦν,
ὅταν ἐπιπλεῖστον χαλασθεῖσα φέρηται πρὸς τὸ ἐκτός. ὁ δὲ
πόνος ἐναντίως κινεῖσθαι τὴν ψυχὴν ἀναγκάζων ὅμοια τῷ
μεγίστῳ φόβῳ φέρει τὰ συμπτώματα. καὶ γὰρ ἀχροοῦσι καὶ
καταψύχονται καὶ ῥιγοῦσι καὶ τρέμουσι καὶ μικροσφυκτοῦσι
καὶ ἀσφυκτοῦσι καὶ τέλος ἀποθνήσκουσιν ὡσαύτως τοῖς ἐκ-
πλαγεῖσιν. ὑποφεύγει γὰρ κᾂν τούτοις ἐπὶ τὴν ἀρχὴν ἡ ἔμ-
φυτος θερμασία λυομένη θ' ἅμα καὶ κατασβεννυμένη. ὅπου
δὲ θάνατον ἐπιφέρει τὰ τοιαῦτα τῶν παθῶν, οὐδὲν δήπου
θαυμαστὸν εἰ καὶ λειποψυχίαν. οὔκουν οὐδ' ὅτι τὰ λειποψυ-
χίας ἀκόλουθα συμπτώματα, τά τε ἄλλα καὶ ἡ ἀκούσιος ἔκκρι-
σις τῶν περιττωμάτων ἔπεται οὐδὲν ἔτι χρὴ θαυμάζειν. ἀλλὰ
γὰρ οὐ τοῦ παρόντος καιροῦ μηκύνειν ἔτι ὑπὲρ τῶν τοιούτων,
ἀλλ' ἐπὶ τὸ προκείμενον ἰτέον. ὅταν οὖν ἐπὶ θερμοῖς τε ἅμα
καὶ δακνώδεσι χυμοῖς γίνηται ῥῖγος, οὐδὲν θαυμαστόν ἐστι
καταψύχεσθαι τὰ ἐκτὸς ἅπαντα, τῆς ψυχικῆς δυνάμεως εἰς τὸ
βάθος συννευούσης ἅμα τῷ αἵματι. γίγνεται γὰρ αἴσθησις

fed contra fi quid prius habuit roboris, id nunc et exoluit et
laxat; ergo quum plurimum laxata ad exteriora fertur, dif-
cutitur. Dolor autem contra quum animam cogat moveri,
peraeque ac maximus timor, affert fymptoma; etenim *labo-
rantes* decolores apparent, rigent, tremunt ac pulfu funt
parvo, atque eodem privantur, demum moriuntur fimiliter
iis qui perterrentur, refugit enim in his quoque ad princi-
pium innatus calor, ubi refolvitur fimul et extinguitur.
Quum autem mortem afferant ejusmodi affectiones, nihil pro-
fecto miri eft, fi animi *excitent* deliquia. Ne igitur id qui-
dem mirum eft, fi reliqua, quae animi deliquia fequuntur,
fymptomata invehant, cum caetera tum excrementorum
praeter voluntatem exitum. C eterum pluribus in his mo-
rari praefentis occafionis non . ft, fed ad propofitum rede-
undum. Quum itaque rigor a calidis et mordacibus humo-
ribus excitetur, mirum non eft, fi refrigerentur omnes ex-
ternae partes, animali facultate una cum fanguine in pro-
fundum commeante. Tunc enim fit fenfus externarum par-

τηνικαῦτα τῆς τῶν ἐκτὸς ψύξεως, οὐ τῆς τῶν ἐν τῷ βάθει.
καὶ γὰρ διψῶσιν ἰσχυρῶς ἔνιοι κατ᾽ ἐκεῖνον τὸν καιρὸν, ὡς
ἂν τῆς ἔνδον θερμασίας διαφυλαττομένης αὐτοῖς. ὅτι δὲ εὐ-
λόγως τὰ τοιαῦτα τοῖς ῥιγοῦσι συμβαίνειν εἴωθεν, ἔνεστι κἀν-
τεῦθεν συλλογίσασθαι. εἰ γὰρ καθ᾽ ἕν τι μέρος ἐρείδουσαι
σφοδρότερον ὀδύναι λειποψυχίας τε ἅμα καὶ καταψύξεις ἐπι-
φέρουσιν, οὐδὲν ἂν εἴη θαυμαστὸν τὰς καθ᾽ ὅλον ἅμα τὸ
σῶμα συνισταμένας, εἰ καὶ μὴ τὰς λειποψυχίας τε καὶ τοὺς
θανάτους, ἀλλὰ τάς γε καταψύξεις ἐργάζεσθαι. εἰσὶ γὰρ
ὁμογενεῖς καὶ ταῖς ἄλλαις ἁπάσαις ὀδύναις αἱ κατὰ τὸ ῥῖγος,
ἀπολείπονται δὲ τῶν ἀναιρουσῶν μεγέθει καὶ χρόνῳ. καὶ
γὰρ ἐλάττους εἰσὶ πολλῷ καὶ βραχυχρόνιοι. κωλικὴ μέντοιγε
πολλάκις ὀδύνη δυοῖν ἐφεξῆς ἡμερῶν κατέσχε· ῥῖγος δ᾽ ὅσῳ-
περ ἂν ᾖ σφοδρότερον, τοσοῦτον ὀλιγοχρονιώτερον γίγνεται.
προσέοικε γὰρ ἡ κατ᾽ αὐτὸ κίνησις τῆς ψυχῆς οὐ τῇ κατὰ τοὺς
φόβους, ἀλλὰ μᾶλλόν πως τῇ κατὰ τὴν αἰδῶ τε καὶ ψυχρο-
λουσίαν. ἀναμάχεται γοῦν ἡ δύναμις καὶ διαγωνίζεται πρὸς
τὰ λυποῦντα, μέχρι περ ἂν ἐκμοχλεύσῃ τε καὶ διώσηται
πάντα. διά τε οὖν τὰς σφοδρὰς ἐμπτώσεις, καὶ ὅτι

tium frigoris, non earum quae funt in profundo; quippe
quum vehementer fitiant eo tempore nonnulli, tamquam fer-
vato calore in interioribus. Quod autem talia cum ratione
rigentibus accidant, licet inde colligi. Si enim in una qua-
piam parte dolor vehemens infixus tum animi deliquia tum
perfrigerationem inferat, mirum non eft eum, qui in toto
fit corpore, etfi non animi deliquia mortemque, certe per-
frigerationem efficere. Sunt enim dolores in rigore ejus-
dem cum caeteris omnibus doloribus generis; deficiunt au-
tem ab iis qui interimunt, magnitudine et tempore, quippe
quum et minores multo fint et brevioris temporis. Colicus
namque dolor faepe duobus continuis diebus detinuit; rigor
quanto eft vehementior, tanto brevioris eft temporis. Eft
enim in eo fimilis animae motus non ei qui in timore, fed
ei potius qui in verecundia ac frigida lavatione fit; pugnat
itaque facultas ac certat contra ea, quae laedunt, quoad ex-
culferit profligaveritque omnia. Ergo tum ob vehementes

κατὰ τὸ βάθος ἀθροισθεῖσα μετὰ πολλῆς ἐπανέρχεται θερμα-
σίας, τὸν ἐπὶ τοῖς ῥίγεσι πυρετὸν ἐξάπτει, [80] τὴν ὕλην
ἔχουσα σύμμαχον εἰς τὸ μέγεθος αὐτοῦ. εἰ δέ ποτε διαγωνι-
ζομένη φθάσειε καμεῖν αὕτη, πρὶν διώσασθαι τὰ λυποῦντα,
γίγνεται μὲν γὰρ καὶ τοῦτο δι᾽ ἀῤῥωστίαν δυνάμεως, ἢ μέγε-
θος αἰτίου, θάνατος ἐξ ἀνάγκης ἀκολουθεῖ, καθάπερ ἔμ-
προσθεν εἴρηται.

Κεφ. στ'. Ὁπότε οὖν ἐνταῦθα τοῦ λόγου γεγόναμεν,
ἐπιθῶμεν ἤδη τὴν κεφαλὴν αὐτῷ, βραχέσι κεφαλαίοις ἅπαντά
τε τὰ προειρημένα περιλαβόντες, ὅσα τε λείπεται προσθέντες.
αἱ μὲν βῆχες καὶ οἱ πταρμοὶ καὶ αἱ λύγγες καὶ τὰ ῥίγη τῆς
ἐκκριτικῆς δυνάμεως ἰσχυραὶ καὶ βίαιοι κινήσεις εἰσίν· οἱ δὲ
σκορδινισμοὶ καὶ αἱ χάσμαι τῆς αὐτῆς μὲν, ἀλλὰ μέτριαι· με-
τριώτεραι δὲ κἂν ταῖς φρίκαις αἱ κινήσεις εἰσί· καὶ πολὺ δὴ
τούτων μετριώτεραι αἱ κατὰ τὰς ἀνωμαλίας κινήσεις, ὥστε
σχεδὸν οὐδὲ κινήσεις εἴποι τις τὰς τοιαύτας, ἀλλ᾽ αἰσθήσεις
μόνον ὑπάρχειν, οἷαί περ καὶ αἱ κατὰ τοὺς ἑλκώδεις κόπους
αἰσθήσεις εἰσί. καὶ τούτων μᾶλλον ἔτι ἐν τῷ κνηστιᾶν.

impetus, tum quod in profundo collecta cum multo calore
revertatur, febrem poft rigores accendit, materiam habens
in magnitudinem ejus adjutricem. Si quando autem cer-
tans prius fatigatur, quam quae infeſtant profligaverit (fit
enim et hoc vel ob facultatis imbecillitatem, vel caufae ma-
gnitudinem) neceſſario mors fequitur, ut prius eſt dictum.
C a p. VI. Quum itaque huc orationem perduxeri-
mus, jam imponamus illi fummam, praedicta omnia brevi-
bus capitibus complexi, iis etiam quae deficiunt adjectis.
Tuſſis quidem et ſternutatio et ſingultus et rigores, excretri-
cis facultatis validi violentique funt motus; pandiculatio et
oſcitatio ejusdem quidem facultatis motus funt, fed moderati;
in horrore vero etiam moderatiores motus funt; ac multo
fane his moderatiores funt, quos inaequalitas ciet; ita ut
ejusmodi motus dixerit quis propemodum motus non eſſe,
fed tantum ſenfus; cujusmodi ſenfus in ulceroſa laſſi-
tudine advertuntur; atque hoc etiam magis in pruritu.

) αἴσθησις γὰρ ἐν τούτῳ τῷ συμπτώματι μόνον ἐστὶ περιττω-
μάτων κνησμωδῶν· οὐδὲ γὰρ ὀνομάσαι δυνατὸν ἄλλως αὐτὰ,
πλὴν εἰ νιτρώδη καὶ ἁλμυρά τις ἢ πικρὰ προσαγορεύειν ἐθέ-
λοι, τοιαύτη γὰρ ἡ φύσις αὐτῶν. ἔνεστι δὲ μαθεῖν περὶ
αὐτῶν ἀπό τε τῶν ἔξωθεν, οἷον ἀκαλήφης τε καὶ σκίλλης καὶ
ἅλμης καὶ θαλάττης, ὅσα τ᾽ ἄλλα τοιαῦτα καὶ τούτων οὐ-
δὲν ἧττον ἀπ᾽ αὐτῶν τῶν κατὰ τὸ σῶμα. τοῖς γὰρ ἀλου-
τοῦσι καὶ ῥυπῶσι καὶ ἀπεπτοῦσι καὶ τροφὰς κακοχύμους
ἐσθίουσι κνηστιᾷν συμβαίνει, καὶ πολὺ δὴ μᾶλλον ἐν ψώραις
τε καὶ λέπραις, ὅτι πλείων τε καὶ παχύτερος ὁ χυμὸς ἐν ταῖς
τοιαύταις διαθέσεσι. καὶ διὰ τοῦτο κνῶνται μὲν ἐπὶ πλεῖόν
τε καὶ μᾶλλον ἁπάντων ἄνευ τῆς τοιαύτης διαθέσεως κνη-
στιώντων· ὀνίνανται δ᾽ οὐδὲν οὐδ᾽ ἂν ἐκδείρωσιν ἑαυτοὺς
κνώμενοι σφοδρότατα, διὰ τὸ μένειν ἐν αὐτοῖς ἐμπεπλασμέ-
νον τε καὶ, ὡς ἄν εἴποι τις, ἐσφηνωμένον ἐν τῷ δέρματι τὸν
λυποῦντα χυμόν. οὔτε γὰρ ὀλίγος οὗτος οὔτε λεπτός ἐστιν,
ὡς ἐπὶ τῶν ἀλουτησάντων μόνον ἢ ῥυπώντων, ἀλλὰ καὶ
πλεῖστος καὶ παχὺς, ἐνίοτε δὲ καὶ γλίσχρος. ἅπαντα γοῦν τὰ
τοιαῦτα συμπτώματα κακοχυμίας ἐστὶν ἔγγονα, διαφέροντα

In hoc enim fymptomate pruritum excitantium excremento-
rum eſt tantum ſenſus; neque enim aliter ea nominare licet,
niſi quis nitroſa ea et ſalſa vel amara nominare velit, talis
namque natura eorum eſt. Licet autem diſcere tum ab exter-
nis, veluti urtica et ſcilla et muria et mari et ejus generis
reliquis, tum nihilo minus ab iis, quae in ipſo ſunt corpore.
Nam illotos, ſordidos, cruditate laborantes et pravi ſucci
cibos comedentes pruritus exercet; multoque magis in ſca-
bie et lepra, quod in his affectibus et copioſior et craſ-
ſior *fit vitioſus* humor; ideoque et diutius et magis ſcabiunt,
quam ulli alii, qui citra talem affectum pruriunt; nec tamen
juvantur, nec ſi ſeipſos immodice ſcabendo excorient, quod
ejusmodi noxius humor his infixus maneat, ac, ut quis dixe-
rit, cuti impactus haereat; non enim hic exiguus et tenuis
eſt, ut in illotis aut ſorde affectis, ſed et plurimus et craſſus.
interdum vero et glutinoſus. Omnia igitur ejusmodi ſym-
ptomata vitioſorum humorum ſunt ſoboles dillident vero

δὲ ποιότητι καὶ ποσότητι τῆς αἰτίας, ἔτι τε πρὸς τούτοις
ἡσυχίᾳ τε καὶ κινήσει. ὀλίγη μὲν γὰρ καὶ λεπτὴ καὶ ἀλ-
μυρὰ καὶ ἀκίνητος ἐν τοῖς κνηστιῶσιν· ὀλίγη δὲ καὶ
λεπτὴ καὶ δακνώδης καὶ ἀκίνητος ἐπὶ τοῖς ἑλκώδεσι κό-
ποις· πολλὴ δὲ καὶ παχεῖα καὶ ἁλμυρὰ καὶ ἀκίνητος ἐν
λέπραις τε καὶ ψώραις· ὀλίγη δὲ καὶ λεπτὴ καὶ δακνώδης
καὶ βραχεῖαν ἔχουσα τὴν κίνησιν ἐν ταῖς φρίκαις. εἰ δ᾽
ἤτοι κινηθείη σφοδρῶς ἢ πλείων ἢ δακνωδεστέρα γένοιτο,
ῥῖγος, οὐ φρίκην ἐπιφέρει, μέγιστον μὲν ἡ πλείστη τε
καὶ σφοδροτάτη καὶ δακνωδεστάτη καὶ σφοδρότατα κινου-
μένη, ἐλάχιστον δὲ, εἰ καθ᾽ ἕν τι τούτων μετρίως αὐξηθὲν
ἐκ φρίκης εἰς ῥῖγος μεταπέσοι. πάμπολλαι δὲ ἄλλαι με-
ταξὺ τοῦ τ᾽ ἐλαχίστου ῥίγους ἐστὶ καὶ τοῦ μεγίστου, τῷ
μᾶλλόν τε καὶ ἧττον ἀλλήλων διαφέρουσαι παρά τε τὸ
μᾶλλον καὶ ἧττον κινεῖσθαι τὴν αἰτίαν καὶ παρὰ τὸ
μᾶλλόν τε καὶ ἧττον εἶναι δακνώδη, καὶ προσέτι τὴν
ἐν τῇ ποσότητι διαφοράν, ἔτι τε πρὸς τούτοις ἤτοι
παρὰ τὸ πάσαις ταῖς εἰρημέναις διαφοραῖς, ἢ παρὰ
τό τισιν ἢ τινι τὴν ποιοῦσαν τὸ ῥῖγος αἰτίαν ηὐξῆσθαι.

inter fe caufae tum qualitate tum magnitudine, itemque qui-
ete et motu. Paucus enim tenuis, falfus, immotusque hu-
mor in iis eft, qui pruriunt. Paucus, tenuis, mordens et
immotus in ulcerofis laffitudinibus. Multus, craffus, falfus
et immotus in lepra et fcabie. Paucus, tenuis, mordax et
cum exiguo motu in horroribus. Quod fi vel vehementer
moveatur vel copiofior mordaciorve fit, rigorem infert, non
horrorem, maximum quidem, qui plurimus eft et vehemen-
tiffimus et mordaciffimus et vehementiffime movetur; mi-
nimum vero, qui propter quid unum horum mediocriter
auctum ex horrore in rigorem degenerat. Sane complures
alii inter maximum minimumque rigorem funt *motus* excef-
fu et defectu inter fe diffidentes, prout caufa magis minusve
movetur, vel prout magis minusve mordax eft; ad haec pro-
ut in quantitate eft diverfitas; praeterea prout caufa rigorem
excitans in dictis differentiis vel quibusdam, vel aliqua fue-

ταυτὶ μὲν οὖν [81] ἅπαντα τὰ συμπτώματα περὶ τὸ δέρμα
καὶ τὰς ὑπ᾽ αὐτὸ σάρκας ἀθροιζομένης τῆς αἰτίας εἴωθε
συνίστασθαι. βῆχες δὲ καὶ πταρμοὶ καὶ λύγγες, αἱ μὲν βῆ-
χες ἐν τοῖς κατὰ πνεύμο(237)νά τε καὶ φάρυγγα καὶ θώρακα
τῶν αἰτίων συνισταμένων· οἱ πταρμοὶ δὲ ἐν τοῖς κατὰ τὰς
ῥῖνας· λύγγες δὲ ἐν τοῖς κατὰ γαστέρα καὶ στόμαχον. ἐν
ἅπασι δὲ τοῖς εἰρημένοις κοινὸν ἡ τῶν λυπούντων ἐκκριτικὴ
δύναμις, ἑαυτὴν ἐπεγείρουσα πρὸς τὰς σφοδροτάτας κινήσεις
ὑπὲρ τοῦ διώσασθαι τὰ λυποῦντα, καθάπερ ἔμπροσθεν εἴ-
ρηται τά τ᾽ ἄλλα περὶ τῆς γενέσεως αὐτῶν καὶ ὅτι κατὰ συμ-
βεβηκός ποτε καὶ ὁ πταρμὸς τῶν κατὰ πνεύμονα συνεστώτων
ὑγρῶν ἴαμα καθίσταται, μὴ γινόμενος ἐκείνων ἕνεκεν. οὕτω
δὲ καὶ κατὰ τὴν γαστέρα καὶ τὸν στόμαχον, ἐφ᾽ οἷς αἱ λύγγες
συνίστανται, κατὰ συμβεβηκὸς ἐκκαθαίρουσιν οἱ πταρμοὶ, καὶ
ταύτῃ γίγνονται λυγγῶν ἰάματα. συνεπωθοῦσι γὰρ τὴν κοι-
λίαν οἱ κατεπιγάστριοι μύες ἐκτεινόμενοί τε καὶ προστέλλον-
τες, ὡς βιαιοτέραν γίνεσθαι τὴν ἔμπτωσιν αὐτοῖς τοῖς λυποῦ-
σιν αἰτίοις, ἃ διώσασθαι σπεύδει. εἴρηταί μοι σχεδὸν ἅπαντα

rit adaucta. Atque haec quidem omnia fymptomata circa
cutim et in omnibus fubjectis illi carnibus acervata caufa
conliftere confueverunt. Tuſſes autem et fternutationes et
fingultus, tuſſes quidem in pulmone et faucibus confiftente
caufa, fternutationes vero in naribus, fingultus in ventri-
culo et ftomacho. In omnibus autem dictis commune eft,
quod expultricem facultatem feipfam ad vehementiſſimos mo-
tus concitare, ut quae oblaedunt, ea propellat, ficut praedi-
ximus et reliqua quae ad ortum eorum *fpectunt*, tum quod
fternutatio per accidens aliquando humorum in pulmone
confiftentium remedium fit, quamquam eorum caufa non
fiat. Sic etiam ventriculum et ftomachum, in quibus fin-
gultus confiftunt, fternutationes ex accidenti purgant, et hac
ratione fiunt fingultuum remedia; nam abdominis musculi
dum extenduntur et contrahuntur, ventriculum fimul im-
pellunt, ut violentiorem impetum faciat in ipfas infeftantes
caufas, quas feftinat expellere. Ao dixi ferme omnia tum

) τὰ τῶν ψυχικῶν ἐνεργειῶν τε καὶ δυνάμεων συμπτώματα
σὺν ταῖς ἀπογεννώσαις αἰτίαις αὐτὰ· κατὰ μέντοι τὸ
πρῶτον ὑπόμνημα τῶν ἐν ταῖς φυσικαῖς ἐνεργείαις τε καὶ
δυνάμεσι γιγνομένων συμπτωμάτων οὐδενὸς ἐπεμνήσθην, ἐν
δὲ τῷ δευτέρῳ τῷδε κατὰ τὴν κοινωνίαν τοῦ λόγου λέ-
λεκταί τι καὶ περὶ ἐκείνων ἐπ᾽ ὀλίγον, ἀλλά γε τὸν τέ-
λεόν τε καὶ ἴδιον αὐτοῖς λόγον ἀποδώσομεν ἐν τῷ τρίτῳ
τῷ μετὰ τοῦτον.

Κεφ. ζ. Νυνὶ δὲ πρὸς τὸ πάνθ᾽ ἡμῖν ἐν τοῖς δύο
συμπεπληρῶσθαι τὰ ταῖς ψυχικαῖς δυνάμεσι γενόμενα συμ-
πτώματα, καὶ περὶ τῶν κατὰ τὰς ἡγεμονικὰς ἐνεργείας
ἐροῦμεν. ἔστι μὲν οὖν κἂν ταύταις τρία τὰ πρῶτα γένη
τῶν συμπτωμάτων· ἓν μὲν ἀπώλεια τῆς ἐνεργείας· ἕτε-
ρον δὲ βλάβη· τὸ δὲ τρίτον εἰς ἑτέραν ἰδέας ἐκτροπήν.
ἀπώλεια μὲν ἐν ταῖς καλουμέναις μωρώσεσί τε καὶ λή-
θαις. ὧπται γὰρ οὐκ ὀλιγάκις ὡς εἰς ἀπόστασίν τινα
κατασκήψαντα νοσήματα μώρωσιν ἢ λήθην ἐπήγαγεν.
ἐνίους γοῦν καὶ γράμματα καὶ τέχνας τελέως ἐπιλαθο-

actionum, tum facultatum animalium, una cum caufis ipfa
gignentibus, fymptomata. Verum in primo libro nullius,
quod naturalibus actionibus facultatibusque fuperveniat,
fymptomatis mentionem feci; in hoc fecundo ex fermonis
confortio de illis quoque pauca loquuti fumus, verum abfo-
lutam ac propriam ipfis difceptationem in tertio qui hunc
fequetur libro faciemus.

Cap. VII.   Nunc quo omnia, quae animalibus facultati-
bus oboriuntur fymptomata, duobus his libris fint abfoluta, de
fymptomatis quoque ad principes actiones fpectantibus diffe-
remus.   Sunt igitur in his tria prima fymptomatum genera;
unum actionis abolitio, alterum *actionis* laefio, tertium *ejus*
in alteram fpeciem mutatio.   Abolitio quidem in ftultitia et
oblivione; vifum namque non raro eft, morbos in abfcef-
fum aliquem abeuntes ftultitiam aut vocatam oblivionem
induxiffe.   Vidimus enim quosdam, qui et literas et artes

μένους ἐθεασάμεθα καὶ μηδὲ τῶν σφετέρων ὀνομάτων με-
μνημένους, ὁποῖόν τι καὶ ὁ Θουκυδίδης φησὶν ἐν τῷ
λοιμῷ συμβῆναι· τινὰς γὰρ τῶν διασωθέντων ἀγνοῆσαι
σφᾶς τε αὐτοὺς καὶ τοὺς ἐπιτηδείους. ᾤφθησαν δὲ καὶ
διὰ γῆρας ἔσχατον ἔνιοι παραπλησίοις ἁλόντες συμπτώμα-
σιν· ᾧ καὶ δῆλον, ὡς ἐπὶ καταψύξει γίνεται καὶ μώρωσις
καὶ λήθη. καὶ γὰρ οὖν καὶ τὰ φάρμακα τὰ τῶν τοιού-
των συμπτωμάτων ποιητικὰ ψυχρὰ ταῖς δυνάμεσίν ἐστι,
τὰ μὲν δὴ τοιαῦτα συμπτώματα τὸ σῶμα αὐτὸ κατεψύχ-
θαι δηλοῖ τοῦ ἐγκεφάλου, ὥσπερ καὶ τὰ ἀποπληκτικὰ καὶ
τὰ ἐπιληπτικὰ διὰ φλεγματώδους χυμοῦ πλῆθος ἐν ταῖς
κοιλίαις αὐτοῦ τοῦ ἐγκεφάλου συναθροισθέντος ἔοικε γί-
γνεσθαι. καὶ διὰ τοῦτο ἐξαιφνίδιος ἥ τε γένεσις αὐτῶν
ἐστι καὶ ἡ λύσις, οὐδαμῶς τούτου συμβῆναι δυναμένου
κατὰ τὰς τῶν σωμάτων δυσκρασίας. αἱ δὲ μέτριαι βλά-
βαι καὶ οἷον νάρκαι τοῦ λογισμοῦ τε καὶ τῆς μνήμης ἐπὶ
βραχυτέρᾳ καταψύ[82]ξει συμβαίνουσιν, ἤτοι διά τι τῶν
εἴσω τοῦ σώματος ληφθέντων φαρμάκων ψυχρῶν, ἢ κατὰ

omnino fuerant obliti, imo nec propria nomina meminerant.
Cujusmodi aliquid Athenis in pefte accidiſſe memorat Thu-
cydides; quosdam enim ex iis qui evaferant et fe ipfos et
fuos neceſſarios ignoraviſſe. Jam vifi funt et propter ex-
tremum fenium nonnulli fimilibus fymptomatis tentari.
Quo patet et fatuitatem et oblivionem ex refrigeratione cre-
ari. Quin etiam medicamenta, quae ejusmodi fymptomata
inducunt, funt frigida facultatibus. Ac talia quidem fym-
ptomata ipfum cerebri corpus perfrigeratum eſſe docent,
quemadmodum apoplexiae et epilepfiae ex pituitofi humo-
ris multitudine in ipfius cerebri ventriculis collecti gigni vi-
dentur. Proinde fubitanea eſt earum tum generatio tum fo-
lutio, quod accidere per corporum intemperiem nullo modo
poteſt. At mediocres tum rationis tum memoriae noxae et
quafi torpores ex minore refrigeratione accidunt, veluti aut
ex medicamento aliquo refrigeranti in corpus aſſumpto, aut

τῆς κεφαλῆς ἐπιτεθέντων, ἢ καὶ χυμοῦ ψυχροῦ κατὰ τὸν
ἐγκέφαλον ἠθροισμένου· καὶ παραφροσύναι δὲ πᾶσαι,
πλημμελεῖς ὑπάρχουσαι κινήσεις τῆς ἡγεμονικῆς δυνάμεως,
ἐπὶ μοχθηροῖς συνίστανται χυμοῖς ἢ δυσκρασίᾳ τῶν κατὰ
τὸν ἐγκέφαλον. ὀνομάζονται δὲ φρενίτιδες μὲν αἱ μετὰ
πυρετῶν, μανίαι δὲ αἱ χωρὶς τούτων, ποτὲ μὲν τοῖς
δακνώδεσι καὶ θερμοῖς ἑπόμεναι χυμοῖς, ὁποῖος ὁ τῆς ξαν-
θῆς χολῆς ἐστι μάλιστα, πολλάκις δὲ κατὰ τὴν δυσκρα-
σίαν τὴν ἐπὶ τὸ θερμότερον αὐτοῦ τοῦ ἐγκεφάλου συνι-
στάμεναι μόναι δ᾿ αἱ μελαγχολικαὶ παράνοιαι ψυχρότερον
ἔχουσι τὸν αἴτιον χυμόν. ἡ μὲν γὰρ φρενῖτις οὐδὲ ἁπλῶς
ἐπὶ θερμοῖς συνίσταται χυμοῖς, ἀλλὰ μετὰ τοῦ φλεγμονὴν
ἐργάζεσθαι κατά τε τὸν ἐγκέφαλον καὶ τὰς μήνιγγας. ἐν
δὲ τοῖς ἄλλοις πυρετοῖς αἱ παραφροσύναι πληθύνοντος ἐν
ἐγκεφάλῳ γίγνονται τοῦ τοιούτου χυμοῦ· καὶ ὅσαι γε
κατὰ τὰς ἀκμὰς συνίστανται τῶν ὀξυτάτων πυρετῶν, ἀτ-
μὸν δακνώδη καὶ θερμὸν ἀναθυμιώμενον ἴσχουσιν ἐπὶ τὸν
ἐγκέφαλον. αἱ δὲ μελαγχολικαὶ παράνοιαι πολυειδεῖς

capiti impofito, aut etiam frigido humore in cerebro collecto.
Jam deliria omnia, quae depravati motus principis facultatis
funt, in vitiofis humoribus confiftunt vel in eorum intem-
perie, quae funt in cerebro. Nominantur autem, quae cum
febre funt, phrenitides, quae fine febre, maniae, quae in
terdum mordacas et calidos fequuntur humores, qualis ma-
xime flava eft bilis; faepe etiam e calidiore cerebri intem-
perie ortum ducunt. Sola vero illa, quae melancholica vo-
cantur, deliria frigidiorem humorem pro caufa habent.
Nam phrenitis non fimpliciter a calidis humoribus ortum ha-
bet, fed etiam a phlegmone, quum in cerebro, vel ejus invo-
lucris generatur. In reliquis vero febribus deliria fiunt,
ejusmodi humore in cerebro exuberante. Quae vero acu-
tiffimarum febrium fummo incremento oriuntur, hae vapo-
rem aliquem mordentem ac calidum ad cerebrum afcenden-
tem caufam habent. Melancholica vero deliria multarum

μέν εἰσι ταῖς κατὰ μέρος ὑπούλοις φαντασίαις, ἐν δ᾽
αὐταῖς ἔοικεν ἀπάσαις ὑπάρχειν κοινὸν, ὃ πρὸς Ἱπποκρά-
τους εἴρηται· ἦν φόβος καὶ δυσθυμίη πολὺν χρόνον ἔχου-
σα διατελέῃ, μελαγχολικὸν τὸ τοιοῦτον. δυσθυμοῦσι γὰρ
ἅπαντες ἀλόγως, οὐδ᾽, ἦν ἐρωτήσῃς, ἔχοντες εἰπεῖν ἐφ᾽
ὅτῳ λυποῦνται, δεδίασί τε ἐξ αὐτῶν οὐκ ὀλίγοι θάνατόν
τε καὶ ἕτερά τινα μηδενὸς ἄξια δείματος· εἰσὶ δὲ οἳ καὶ
σφοδρῶς ἐπιθυμοῦσι θανάτου. τό γε μὴν ἐπὶ τῇ μελαίνῃ
χολῇ καταλαμβανούσῃ τὴν ἀρχὴν τῆς λογικῆς ψυχῆς φό-
βους τε γίγνεσθαι καὶ δυσθυμίας καὶ θανάτου προσδοκίας,
οὐδὲν θαυμαστόν. ὁρῶμεν γὰρ καὶ τῶν ἔξωθεν τοῦ σώ-
ματος οὐδὲν οὕτως ἡμῖν φοβερὸν, ὡς τὸ σκότος. ὅταν
οὖν οἷον σκότος τι περιχυθῇ τῷ λογιστικῷ μορίῳ τῆς ψυ-
χῆς, ἀναγκαῖον ἀεὶ φοβεῖσθαι τὸν ἄνθρωπον, ὡς ἂν ἀεὶ
τὴν αἰτίαν τοῦ φόβου συμπεριφέροντα τῷ σώματι· ὅπερ
γὰρ ἡμῖν ἔξωθεν γίνεται κατὰ χρόνον τινὰ, βαθυτάτου
σκότους καταλαβόντος τὸν πέριξ ἀέρα, τοῦτο τοῖς με-
λαγχολῶσιν ἔνδοθέν τε κἀξ αὐτοῦ τοῦ σώματος ὁρμᾶται,

funt fpecierum e corruptis particulatim imaginationibus,
unum tamen, quod ab Hippocrate perhibetur, omnibus
commune effe videtur; *Si timor et moeftitia multo tempore
perdurent, melancholicum ejusmodi fymptoma eft.* Sunt
enim omnes praeter rationem moefti, nec fi roges quamobrem
moereant, reddere caufam poffunt. Timent autem eorum
nonnulli tum mortem, tum alia, quae minime funt timenda.
Sunt et qui mortem vehementer expetant. Caeterum quod
ab atra bile rationalis animae arcem occupante timor moe-
rorque ac mortis expectatio accidant, nihil mirum: videmus
enim etiam eorum, quae extra corpus funt, nihil nos perae-
que terrere ac tenebras. Ergo quum veluti quaedam tene-
brae rationalis animae parti fint circumfufae, neceffe eft ho-
minem femper timere; ut qui femper una cum corpore fuo
timoris caufam circumferat. Quod enim nobis extrinfecus
fit, altiffimis tenebris ambientem nos aërem ad tempus ali-
quod occupantibus, id melancholiae vitio laborantibus, ab

204 ΓΑΛΗΝΟΥ ΠΕΡΙ ΑΙΤ. ΣΥΜΠΤ. ΒΙΒΛ. ΔΕΥΤΕΡΟΝ.

Ed. Chart. VII. [82.]   Ed. Baf. III. (237.)

καταλαβούσης τὸν ἐγκέφαλον ἤτοι τῆς μελαίνης χολῆς αὐτῆς, ἤ τινος ἀναθυμιάσεως ἀτμοῦ μελαγχολικοῦ, καθάπερ ἐν τῷ νοσήματι τῷ φυσώδει τε καὶ ὑποχονδριακῷ προσαγορευομένῳ.

interno et ipfo corpore contingit; vel ipfa nigra bile cerebrum occupante, vel aliqua melancholici halitus exhalatione, veluti in morbo, quem flatulentem et hypochondriacum vocant.

ΓΑΛΗΝΟΥ ΠΕΡΙ ΑΙΤΙΩΝ ΣΥΜΠΤΩ-
ΜΑΤΩΝ ΒΙΒΛΙΟΝ ΤΡΙΤΟΝ.

Ed. Chart. VII. [83.]   Ed. Baf. III. (237.)

Κεφ. α'. Ὅτι δὲ ὅσα κατὰ τὰς φυσικὰς ἐνεργείας
τε καὶ δυνάμεις ἀποτελεῖται συμπτώματα τὴν αὐτὴν μὲν
ἔχει μέθοδον τῆς εὑρέσεως, ἥνπερ καὶ τὰ ταῖς ψυχικαῖς
ἐνεργείαις ἐπιγινόμενα, κάλλιον μὲν ἴσως ἐστὶ κἂν τοῖς τού-
των εἴδεσι γυμνάσασθαι κατὰ μέρος, ὥσπερ κἂν τοῖς τῶν
ψυχικῶν ἐγυμνασάμεθα. τὸ μὲν δὴ κεφάλαιόν ἐστι τῆς
εὑρέσεως ἁπάντων τῶν αἰτίων ὅσα λυμαίνεται ταῖς δυνά-
μεσιν ἡ γνῶσις τοῦ τρόπου καθ' ὃν ἐνήργουν ὑγιαίνουσαι.

GALENI DE SYMPTOMATVM CAVSIS
LIBER TERTIVS.

Cap I, Quod autem quae in naturalibus tum fun-
ctionibus tum facultatibus fymptomata fiunt, eandem inven-
tionis methodum habent, quam quae in animalibus actioni-
bus oboriuntur, praeftiterit fortaffis et in horum fpeciebus
particulatim exercitatos effe, quemadmodum etiam in iis
quae animalium funt actionum, fumus exercitati. Id pro-
fecto caput eft inventionis omnium caufarum facultates lae-
dentium, coguitio modi quo hae fanae fuas functiones obi-

εἰ μὲν γὰρ τῷ τρίβειν ἡ γαστὴρ ἔπεττε τὰ σιτία, περὶ τὸ τρί-
βειν ἐμποδισθεῖσα τὰ τῆς πέψεως ἀποτελέσει συμπτώματα·
μηδ᾽ ὅλως μὲν τρίψασα, τὸ μηδ᾽ ὅλως πέψαι· μοχθηρῶς δὲ
τρίψασα, τὸ μοχθηρῶς πέψαι. κατὰ δὲ τὸν αὐτὸν τρόπον,
εἰ τῷ σήπειν ἔπεττεν, οὐ πέψει τῷ μὴ σῆψαι. εἰ δ᾽, ὡς
ἡμεῖς ἀπεδείξαμεν, αὐτὴ μὲν ἡ πέψις ἀλλοίωσίς ἐστι κατὰ
[238] ποιότητα, γίγνεται δὲ ὑπὸ τῆς γαστρὸς ὁμοιούσης
ἑαυτῇ τὰ σιτία, παντί που δῆλον, ὡς ἡ περὶ τὴν ἀλλοίωσιν
ἀποτυχία σύμπτωμα γενήσεται πέψεως. εἰ μὲν δὴ μηδ᾽ ὅλως
ἀλλοιωθείη, καλεῖται μὲν ἀπεψία τὸ σύμπτωμα, καθάπερ
ἀκινησία τε καὶ ἀναισθησία περὶ τὰ τῆς ψυχῆς ἔργα, σημαι-
νουσῶν ἀπώλειάν τε καὶ στέρησιν τῆς ἐνεργείας τοῦ πρώτου
μορίου τῆς ψυχῆς. εἰ δ᾽ ἀλλοιωθείη, οὐχ ὡς προσῆκε δὲ,
ἀπεψία μὲν καὶ τοῦτο καλεῖται· σημαίνει δ᾽ οὐ στέρησιν ὡς
πρότερον, ἀλλὰ κάκωσιν μόνην. οὔσης δὲ καὶ αὐτῆς τῆς
κακώσεως διττῆς, ἢ τῷ βραδύνειν τε καὶ μηδέπω δέχεσθαι
τὴν οἰκείαν μεταβολὴν, ἢ τῷ διεφθάρθαι παντάπασιν, ὡς
μηδ᾽ ὅλως δύνασθαι τὸν ἐκ τῆς φύσεως κόσμον δέξασθαι,

bant. Si enim conterendo concoqueret cibos ventriculus,
is in conterendo impeditus, concoctionis fymptomata efficiet,
fi prorfus non conterat, etiam non prorfus concoquet; fi
prave conterat, prave etiam concoquet. Eadem ratione fi
putrefaciendo concoqueret, quod non putrefaceret, non con-
coqueret. At fi, ut nos demonftravimus, ipfa concoctio al-
teratio in qualitate eft, fit autem a ventriculo cibum fibi af-
fimilante, cuique patet, fruftrationem in alteratione conco-
ctionis fymptoma fore. Quod fi nulla penitus alteratio fue-
rit, id fymptoma cruditas vocatur, adeum modum, quo in ani-
mae functionibus immobilitas et infenfibilitas, fignificantibus
his vocibus actionum primariae animae partis et abolitionem et
privationem. Si vero fiat alteratio, fed non ut oportet, cru-
ditas id quoque appellatur: fignificat tamen non ut prius *fym-
ptoma* privationem, sed depravationem folam. Quum autem
fit depravatio duplex, vel quod tardet et nunquam conveni-
entem mutationem cibus fufcipiat; vel quod corrumpatur om-
nino, ita ut naturalem perfectionem prorfus recipere nequeat;

Ed. Chart. VII. [83. 84.]   Ed. Baf. III. (238.)

βραδυπεψίαν μὲν ὀνομάζουσι τὴν προτέραν· ἡ δευτέρα δὲ
οὐδὲν ἴδιον ὄνομα κέκτηται. τοσαῦται μὲν οὖν αἱ βλάβαι
τῆς [84] πέψεως. αἰτίαι δὲ αὐτῶν, κοινὴ μὲν ἡ τῆς ἀλλοι-
ούσης δυνάμεως ἀποτυχία τοῦ σκοποῦ. διῄρηται δ᾽ αὕτη
κατ᾽ εἴδη τε καὶ γένη. τὰ μὲν δὴ πρῶτα δύο γένη τῆς ἀπο-
τυχίας εἰσὶ τὸ μὲν ἕτερον ἡ δύναμις αὐτὴ πεπονθυῖα, τὸ δὲ
ἕτερον ἔξωθέν τις πλημμέλεια. διαιρεῖται δὲ ἑκάτερον, ἡ
μὲν τῆς δυνάμεως βλάβη κατὰ τρόπον διττὸν, ἤτοι διὰ τὴν
ἑαυτῆς οὐσίαν ἢ διά τι νόσημα τῶν ὀργανικῶν· ἡ δ᾽ ἔξω-
θεν πλημμέλεια τριττὴ μὲν καὶ αὐτή· ἡ μὲν ἐν τοῖς κατὰ
τὴν γαστέρα περιττώμασιν· ἡ δὲ ἐν τοῖς σιτίοις· ἡ δὲ ἐν τῷ
χρόνῳ τῶν ὕπνων. ἀλλ᾽ αἱ μὲν κατὰ τὴν οἰκείαν οὐσίαν τῆς
δυνάμεως βλάβαι δυσκρασίαι τινές εἰσι τῶν δραστικῶν ποιο-
τήτων· αἱ δ᾽ ἀπὸ τῶν ὀργανικῶν νοσημάτων ἐρυσιπέλασι
καὶ οἰδήμασι καὶ φλεγμοναῖς καὶ σκίῤῥοις καὶ ἀποστήμασι καὶ
ἄνθραξι, ὅσα τ᾽ ἄλλα τοιαῦτα, τὰ μὲν ἁπλᾶ, τὰ δὲ
σύνθετα νοσήματα περὶ τὴν γαστέρα συνίσταται. διὰ ταῦτα
μὲν δὴ πάντα κακῶς ἡ γαστὴρ πέττει, τῆς δυνάμεως αὐτῆς ἢ

priorem quidem tardam concoctionem nominant; fecunda
nullum proprium nomen adepta eſt. Tot itaque concoctio-
nis funt noxae. Caufa vero earum communis quidem eſt,
alteratricis facultatis a fcopo *aberrantis* fruſtratio. Ea di-
viditur tum in fpecies tum in genera. Ac prima quidem
duo genera fruſtrationis funt, alterum facultas ipfa affecta;
alterum externus quidam error. Dividitur vero horum
utrumque; facultatis quidem laefio *fit* bifariam, aut per fuam
ipfius fubſtantiam, aut per aliquem morbum organicum.
Externus error triplex et ipfe eſt; alius in excrementis ven-
triculi; aliusin cibis; alius intempore fomni. Verum quae
in propriam facultatis fubſtantiam *cadunt* noxae, intempe-
ries quaedam funt activarum qualitatum; quae vero ab or-
ganicis oriuntur morbis, eae in eryfipelatis et oedematis et
phlegmonis et fcirrhis et abfceſſibus et carbunculis et caete-
ris ejusmodi circa ventriculum partim fimplicibus, partim
compofitis morbis, confiſtunt. Propter haec quidem omnia
ventriculus male concoquit, ipfa qua concoquit facultate laefa,

πέττει βλαπτομένης, ἐν μὲν ταῖς δυσκρασίαις κατὰ τὴν οἰ-
κείαν ἑαυτῆς οὐσίαν, ἐν δὲ τοῖς ἄλλοις νοσήμασιν, ὅσα μὲν
ἁπλῶς ἐστιν ὀργανικὰ, παραποδιζομένης μόνον, ὅσα δὲ ἐκ
δυσκρασιῶν τε καὶ ὀργανικῶν σύνθετα, κατ᾽ ἀμφοτέρους τοὺς
τρόπους. ἐπὶ ταύταις ταῖς προφάσεσιν ἢ γαστὴρ κακῶς πέτ-
τει, κἂν μηδὲν τῶν ἄλλων πλημμελῆται τῶν ἔξωθεν. τὸ ἔμ-
παλιν δὲ τῆς γαστρὸς αὐτῆς μηδὲν πεπονθυίας, οὐ πέττει τὸ
ζῶον ἤτοι διὰ πλῆθος ἄμετρον ἐδεσμάτων τε καὶ πομάτων ἢ
διὰ ποιότητα μοχθηρὰν ἢ δι᾽ ἀκαιρίαν ἢ δι᾽ ἀταξίαν ἢ περίτ-
τωμα φαῦλον ἢ ὕπνον ὀλίγον. ἀλλ᾽ ἐπὶ μὲν ταῖς μοχθηραῖς
τῶν σιτίων ποιότησι καὶ τοῖς περιττώμασιν, ὅσα κατὰ τὴν
γαστέρα συνίσταται, μετὰ διαφθορᾶς ἀπεπτοῦσιν, ἔστι δ᾽
ὅτε καὶ δι᾽ ἀταξίαν τε καὶ ἀκαιρίαν. λέγω δὲ ἀταξίαν μὲν,
εἰ μῆλα καὶ ῥοιὰς, εἰ οὕτως ἔτυχε, πρῶτα, τελευταῖα δὲ
προσφέροιντο λάχανα δι᾽ ἐλαίου καὶ γάρου· ἀκαιρίαν δ᾽, εἰ
ἔωθεν, πρὶν ὑπελθεῖν καλῶς τὴν προτέραν τροφὴν, ἢ πρὸ
ὀλίγου τῶν γυμνασίων ἀριστήσειεν. αἱ διαφθοραὶ δὲ κνι-
σώδεις μὲν ἐπὶ τοῖς θερμοτέροις τε καὶ χολωδεστέροις ἐδέσμασι

ab intemperie quidem in propria fui ipfius fubftantia; a cae-
teris vero morbis, qui fimpliciter funt organici, duntaxat
impedita; ab iis vero qui ex intemperie et organicis morbis
compofiti *funt,* utroque modo *laeditur.* Atque his de caulis
venter male concoquit, etiamfi in caeteris externis nullus
error fit. Rurfus ventre ipfo minime affecto, non conco-
quit animal, vel propter eduliorum ac potuum immoderatam
copiam, vel propter pravam qualitatem, vel propter tempus
inopportunum, vel ob incongruum ordinem, vel vitiofum
excrementum, vel fomnum exiguum. Verum a vitiofis ci-
borum qualitatibus et excrementis quae in ventriculo con-
fiftunt cum corruptione fit apepfia; interdum etiam ob prae-
pofterum ordinem et tempus non opportunum. Dico au-
tem praepofterum ordinem, fi mala *cydonia,* fi ita contingat,
et punica primis menfis fumantur, olera cum oleo et garo
ultimis. Intempeflivitatem vero, ut fi quis mane antequam
prior cibus defcenderit, vel paulo ante exercitationem pran-
fus fuerit. Porro corruptelae nidorofae a calidioribus ma-

συμπίπτουσιν· ὀξώδεις δὲ ἐπὶ τοῖς ψυχροτέροις φύσει καὶ
φλεγματωδεστέροις. οὕτω δὲ κἀπὶ τοῖς περιττώμασιν ὀξώ-
δεις μὲν ὅσα φλεγματικὰ καὶ ψυχρά· κνισώδεις δὲ ὅσα θερμά
τε καὶ πικρόχολα. καὶ αὐτὴ δὲ ἡ γαστὴρ ἐπὶ μὲν τοῖς ψυ-
χροτέροις νοσήμασι τὰς ὀξώδεις, ἐπὶ δὲ τοῖς θερμοτέροις τὰς
κνισώδεις ἐργάζεται μεταβολάς. βραδυπεψίας δὲ ἐργάζεται
τὰ δυσδιάφθαρτα μὲν, ὑπὲρ τὴν δύναμιν δὲ ἢ ὑπὲρ τὸν
ὕπνον. ὅταν δὲ χωρὶς τοῦ διαφθαρῆναι στέρησις παντελὴς
γένηται πέψεως, ἰστέον ἐν τῷδε νενικῆσθαι τὴν γαστέρα τε-
λέως ἤτοι διὰ πλῆθος ἄμετρον, ὡς πρὸς τὴν ἀσθένειαν τῆς
δυνάμεως, ἢ διὰ ψῦξιν ἰσχυράν· ἀπεπτεῖ γὰρ ἐν ταῖς τοιαύ-
ταις καταστάσεσιν ἡ γαστὴρ, ὡς μηδ᾽ ἐπιχειρεῖν ὅλως πέψαι.
ταῦτ᾽ οὖν ἔστω σοι παραδείγματα καὶ τῆς ἐν τοῖς ἀγγείοις
ἀπεψίας. εἰς γὰρ τοὺς αὐτοὺς αὖ τρόπους ἀνάξεις κἀκείνας,
καὶ πρὸς ἐκείναις γε τὰς κατὰ τὴν τρίτην πέψιν, αἷς ἡ θρέψις
ἔπεται τοῦ σύμπαντος ὄγκου, τὴν αὐτὴν ἀναλογίαν ἐχούσης
πρὸς μὲν τὰς φλέβας τῆς ἐκ κοιλίας εἰς αὐτὰς ἀναδιδομένης
τροφῆς, πρὸς δὲ τὰς σάρκας τῆς ἐκ τῶν φλεβῶν εἰς ἐκείνας,

gisque biliofis accidunt cibis; acidae vero, a frigidioribus
natura magisque pituitofis. Ita vero et in excrementis; aci-
das quidem *creant*, quae pituitofa funt et frigida; nidorofas,
quae calida et biliofa. Etiam ipfe venter in frigidioribus
nidorofas mutationes facit. Tardas concoctiones efficiunt
ea quae aegre quidem corrumpuntur, fed fuperant faculta-
tem aut fomnum. Quum autem citra corruptelam conco-
ctionis omnino eft privatio, fcire licet eo cafu prorfus fupe-
ratum effe ventriculum vel ab immodica multitudine pro fa-
cultatis imbecillitate, vel a vehementi frigore; ita enim in
tali ftatu ventriculus non concoquit, ut etiam concoquere
prorfus non tentet. Ergo haec tibi quoque cruditatis in va-
fis *fanguinis* oborientis exempla funto. Hanc enim rurfus
ad eosdem modos reduces, ficuti ad hanc etiam eam quae in
tertia eft concoctione, quam totius molis corporis nutritio
fequitur, eandem rationem ad venas habente alimento, quod
e ventre in eas defertur; et ad carnes, quod e venis in has

ἥνπερ εἶχε τὰ ἐσθιόμενά τε καὶ πινόμενα πρὸς τὴν γαστέρα.
ταῦτ᾽ οὖν ἅπαντα ἡμῖν ἐνεδείξατο προγιγνωσκόμενος ὁ τῆς
πέψεως [85] τρόπος. ὅτι γὰρ ἡ ἐκ τῶν τεσσάρων στοιχείων
τοιάδε τις κρᾶσις, ἡ καὶ τὴν ἰδιότητα τοῦ τῆς γαστρὸς ἐργα-
σαμένη σώματος, αἰτία τῆς ἀλλοιώσεώς ἐστι τῶν σιτίων,
ἐπιστάμενοι, καὶ ὅτι πλείστην εἰς τοῦτο δύναμιν εἰσφέρεται
τὸ θερμὸν στοιχεῖον, ἐποδηγήθημεν εἰς τὴν εὕρεσιν τῶν ἐν
ταῖς ἀπεψίαις αἰτίων. ἔστι δὲ οὐ μόνον ἐν ταῖς ἀπεψίαις,
ἀλλὰ καὶ κατὰ τὰ σύμπαντα τῶν συμπτωμάτων γένη, τὸ μὲν
οἷον ἀπώλεια τῆς ἐνεργείας ἢ στέρησις ἢ ὡς ἄν τις ἑτέρως
ὀνομάζειν ἐθέλοι· τὸ δὲ οἷον ἀτελὴς καὶ ἐλλιπὴς ἐνέργεια·
τὸ δὲ μοχθηρά τε καὶ πλημμελής. ἐν μὲν οὖν τῇ γαστρὶ,
καθάπερ ἀρτίως εἴρηται, στέρησις μὲν τῆς ἐνεργείας ἐστὶν,
ὅταν μηδ᾽ ἐπὶ βραχύτατον ἀλλοιωθῇ τὰ σιτία· πέψις δὲ ἐλλι-
πὴς ἐν ταῖς βραδυπεψίαις, ὥσπερ γε καὶ ἡ μοχθηρὰ καὶ ἡ
πλημμελὴς ἐν ταῖς διαφθοραῖς. κατὰ δὲ τὰς φλέβας ἡ μὲν
τῆς ἐνεργείας στέρησις ἐν τοῖς παντάπασιν ὠμοῖς χυμοῖς·
ἡ δὲ ἐλλιπὴς ἐνέργεια κατὰ τοὺς ἡμιπέπτους· ἡ δ᾽ αὖ

diſtribuitur, quam habent ad ventriculum, quae comeduntur
et bibuntur Haec igitur omnia nobis indicavit concoctionis
modus praecognitus. Scientes enim, quod quatuor elemen-
torum certa. quaedam temperies, quae proprietatem corporis
ventriculi effecit, alterationis ciborum ſit cauſa, tum quod
plurimam in id vim calidum elementum conſerat, veluti ma-
nu ad cauſarum cruditatis inventionem ducti ſumus. Eſt
porro non in cruditatibus modo, ſed etiam in omni ſympto-
matum genere, aliud actionis veluti jactura, ſeu privatio,
quomodocunque aliter id nominare libet, aliud imperfecta
deficiensque actio, aliud depravata et errans. Atque in ven-
triculo quidem (ut mox eſt dictum) privatio actionis eſt, quum
cibi ne vel minimam quidem mutationem accipiunt; imper-
fecta autem coctio in bradypepſiis conſiſtit, quemadmodum
depravata et errans in corruptelis. In venis autem privatio
actionis eſt, quum humores omnino ſunt crudi; deficiens
actio, quum ſemicocti; d᾽ ravata, quum vitioſi. Sic et in

BIBΛION TPITON. 211

Ed. Chart. VII. [85.]   Ed. Baf. III. (238.)

πλημμελὴς ἐν ταῖς κακοχυμίαις. οὕτω δὲ καὶ καθ᾽ ὅλην τοῦ
ζώου τὴν ἕξιν ἡ μὲν οἷον στέρησις ἐν τοῖς ὠμοῖς κατ᾽ ἐκεῖνα
χυμοῖς· ἡ δ᾽ οἷον ἔλλιπὴς ἐν τοῖς ἡμιπέπτοις· ἡ δὲ μοχθη-
ρὰ κατὰ τὰς ἐν αὐτοῖς κακοχυμίας. ἐκ τούτων τῶν κακο-
χυμιῶν ἐρυσιπέλατά τε καὶ καρκῖνοι καὶ γάγγραιναι γίγνονται,
φαγέδαιναί τε καὶ ἄνθρακες, καὶ ἕρπητες, ὅσα τ᾽ ἄλλα τοι-
αῦτα. κατὰ δὲ τὴν τῆς θρέψεως ἐνέργειαν ἀτροφία μὲν ἡ
στέρησις τῆς ἐνεργείας· ἔλλιπὴς δὲ θρέψις ἡ ἰσχνότης· μοχ-
θηρὰ δὲ ἡ ἐν ταῖς λεύκαις τε καὶ κατὰ τὸν ἐλέφαντα προσα-
γορευόμενον. αἱ δὲ αἰτίαι τῶν λελεγμένων ἁπάντων συμ-
πτωμάτων αἱ αὐταὶ κατὰ τὸ γένος εἰσὶ ταῖς ἔμπροσθεν ἐπὶ
τῆς γαστὸς εἰρημέναις, ἔνιαι μὲν αὐτῶν εἰς ἀῤῥωστίαν δυνά-
μεως, ἔνιαι δὲ εἰς τὴν τῆς τροφῆς πλημμέλειαν, αἱ τρίται δ᾽
εἰς ἐπιτηδεύματά τε καὶ τὰ προσπίπτοντα τοῖς ζώοις ἔξωθεν
ἀναγόμεναι. καὶ κατά γε τὸν αὐτὸν ἐκείναις τρόπον αἱ ἀῤ-
ῥωστίαι τῆς δυνάμεως, αἱ μὲν οἰκεῖαι ταῖς τῶν ὁμοιομερῶν
δυσκρασίαις, αἱ δ᾽ οὐκ οἰκεῖαι τοῖς ὀργανικοῖς ἕπονται νοσή-
μασιν. αἱ δὲ πλημμέλειαι τῆς τροφῆς εἰς πλῆθός τε καὶ

toto quoque animalis habitu, quae velut privatio eſt, in cru-
dis iſthic *conſiſtit* humoribus; quae tanquam deficiens eſt
functio, in ſemicoctis; ſicut depravata, in vitioſis humori-
bus. Porro ex iis vitioſis humoribus eryſipelata, cancri,
gangraenaeque naſcuntur; praeterea phagedaenae, carbunculi,
ulcera ſerpentia aliaque ejusmodi. In nutriendi autem
actione, privatio quidem actionis atrophia eſt, deficiens ve-
ro nutritio gracilitas; vitioſa in leucis et elephantiaſi appel-
lata cernitur. Cauſae omnium praedictorum ſymptomatum
eaedem genere ſunt cum iis, quae ſupra de ventriculo ſunt
dictae; quaedam ipſarum ad facultatis imbecillitatem; quae-
dam ad alimenti depravationem; tertiae ad vitae rationem,
et ea, quae extrinſecus animali incidunt, reductae. Ad eun-
dem quoque modum faeultatis imbecillitates, quae quidem
propriae ſunt ſimilarium, intemperiem, quae non propriae,
organieos ſequuntur morbos. Depravationes vero nutri-
menti in quantitatem et qualitatem humorum dividuntur;

212 ΓΑΛΗΝΟΥ ΠΕΡΙ ΑΙΤΙΩΝ ΣΥΜΠΤΩΜ.

Ed. Chart. VII. [85.]　　　　　　Ed. Baf. III. (238. 239.)

ποιότητα χυμῶν διαιροῦνται, καθάπερ, οἶμαι, καὶ αἱ τῶν
ἐπιτηδευμάτων τε καὶ τῶν ἔξωθεν ὁμιλούντων εἰς ἀταξίαν τε
καὶ ἀκαιρίαν τινά. ἐπιτηδεύματα δὲ καλῶ νῦν ἱππασίας,
ἁλιείας, ἀφροδίσια, λουτρὰ, περιπάτους, πλοῦς, κυνηγέσια,
καὶ ἅπανθ᾽ ἁπλῶς ἐν οἷς ἐνεργοῦμέν τι τῷ σώματι. χρὴ δ᾽
οὐκ αὐτῶν δήπου μόνον τῶν συμπτωμάτων διαγνωστικόν τε
ἅμα καὶ τῆς γενέσεως εὑρετικὸν εἶναι τὸν ἰατρὸν, ἀλλὰ καὶ
τοῦ τρόπου τῆς γενέσεως αὐτῶν ὡς ἐν τῇ (239) διαφορᾷ τέ-
τακται τῶν ποιητικῶν αἰτίων. οὐ γὰρ εἰ μηδ᾽ ὅλως ἔπεψε
μόνον ἡ γαστὴρ ἐπίστασθαι προσῆκεν, ἀλλὰ καὶ διότι, πότε-
ρον δι᾽ ὑπερβάλλουσαν ἀσθένειαν τῆς πεπτικῆς δυνάμεως, ἢ
διά τι πλῆθος ἄμετρον, ἢ μοχθηροτάτην τινὰ σιτίων ποιό-
τητα. τὸ μὲν γὰρ ἐπὶ τοῖς σιτίοις σύμπτωμα ῥᾳδίως ἐπα-
νορθοῦται· τὸ δ᾽ ἐπὶ ταῖς ἐσχάταις καταπτώσεσι τῆς δυ-
νάμεως εἰς λειεντερίαν ἢ τὸν καλούμενον τυμπανίαν ὕδερον
ἀφικνεῖται· καὶ κατὰ φλέβας δὲ ὡσαύτως οὐ μόνον ἀποτυ-
χίαν αἱματώσεως ἐπισκοπεῖν χρὴ, ἀλλὰ καὶ διότι γίγνεται·

quemadmodum, arbitror, et vitae rationum, et eorum quae
extrinfecus appropinquant, errores, in ordinem vitiatum,
et intempeftivitatem quandam dividuntur. Voco rationem
vitae, equitationem, pifcationem, venerem, balneas, ambu-
lationes, navigationes, venationes, omnia denique, in qui-
bus aliquid corpore agimus. Oportet autem medicum non
folum fymptomatum dignofcendorum facultatem habere, ac
generationis eorum inveniendae peritum effe, fed etiam mo-
di quo generentur, qui inter effectricum caufarum differen-
tias numeratur. Non enim illud tantum noffe convenit,
num ventriculus nihil omnino concoxerit, fed etiam quam-
obrem; utrumne propter exuperantem concoctricis faculta-
tis imbecillitatem, an ob copiam aliquam immodicam, an
peffimam aliquam ciborum qualitatem. Nam fymptoma ci-
bis fuccedens facile corrigitur; quod vero ob extremum fa-
cultatis incidit collapfum, in lienteriam, aut tympanitem
vocatum hydropa finitur. In venis quoque fimili ratione
non folum fanguinis fruftrationem aeftimari conveniet, fed

BIBΛION TPITON. 213

Ed. Chart. VII. [85. 86.]   Ed. Baf. III. (239.)

πότερον δι' ἀρρωστίαν τῆς αἱματοποιοῦ δυνάμεως, οὐδὲν γὰρ
χεῖρον οὕτως αὐτὴν ὀνομάζειν, ἢ διὰ πλῆθός τι χυμῶν ἀπέ-
πτων τε καὶ ψυχρῶν [86] ἐκ τῆς γαστρὸς ἀναδιδομένων·
εὐίατον μὲν γὰρ τοῦτο, θάτερον δ' εἰς ὕδρωπα τελευτᾷ.
κατὰ δὲ τὸν αὐτὸν τρόπον ἐν τῇ σαρκί. διὰ μὲν γὰρ τοὺς
ὠμοὺς χυμοὺς οἱ ἐκ νοσημάτων ἀνέδην ἐμφορούμενοι φυσώ-
δεις τε καὶ ὑδαλέοι τὴν ὅλην ἕξιν ἀποτελοῦνται· διὰ δὲ τὴν
ἀρρωστίαν τῆς δυνάμεως οἱ ἀνὰ σάρκα προσαγορευόμενοι
τῶν ὑδέρων. ἅπασαι μὲν οὖν αἱ μεγάλαι δυσκρασίαι κατα-
βάλλουσι τὴν δύναμιν· ἀλλ' αἱ μὲν ἐπὶ τῷ ψυχρῷ κρατοῦντι
τὰ ψυχρὰ τῶν παθῶν ἐργάζεσθαι πεφύκασιν· αἱ δὲ ἐπὶ τῷ
θερμῷ τἀναντία. κατὰ ταὐτὰ δὲ καὶ περὶ τῆς ὑπολοίπου
γιγνώσκειν ἀντιθέσεως καὶ συζυγίας. ἐν ἁπάσαις δ', ὡς εἴ-
ρηται, κοινὸν ἡ μεγίστη τοῦ κατὰ φύσιν ἐκτροπή. τὸ γὰρ
μηδ' ὅλως ἐνεργῆσαι περὶ τὰ σύμμετρά τε καὶ συνήθη σιτία
μεγίστην ἐνδείκνυται τῆς γαστρὸς τὴν δυσκρασίαν· ἀλλ' εἰ μὲν
δι' ὑπερβάλλουσαν θερμότητα συμβαίνει τὸ τοιοῦτον, εὐθὺς
καὶ διαφθείρεται τὰ σιτία, κοινὴν μέν τινα διαφθορὰν ἐπὶ τὸ

etiam qua ex caufa ea contingat; utrumne ob fanguificae fa-
cultatis imbecillitatem (non enim ita ipfam nominare abs re
fuerit) an ob multitudinem humorum crudorum frigidorum-
que qui a ventriculo diftribuuntur; quippe hoc facilis fana-
tionis eft, illud in hydropem terminatur. Ad eundem mo-
dum in carne. Ob crudos namque humores, qui a morbis
immodice fe fatiant, flatuofi ac toto corporis habitu aquis
turgidi redduntur. Ob imbecillitatem vero virium, qui in-
tercutes vocantur hyderi exiftunt. Atque omnes quidem
magnae intemperies facultatem dejiciunt. Verum quae ex
frigido fuperante conftant, frigidos affectus excitare funt ido-
neae; quae vero ex calido, contrarios: eodem autem modo
et in reliqua oppofitione conjugationeque intellige. In om-
nibus vero, ut dictum eft, communis eft a naturali ftatu ma-
xima everfio. Circa mediocres enim et confuetos cibos ni-
hil omnino effeciffe, maximam ventris intemperiem prodit.
Verum fi propter exuperantem calorem tale *quid* accidat,
protinus etiam corrumpuntur cibi; generatim quidem cor-

214 ΓΑΛΗΝΟΤ ΠΕΡΙ ΑΙΤΙΩΝ ΣΤΜΠΤΩΜ.

Ed. Chart. VII. [86.]   Ed. Baf. III. (239.)

κνισῶδες· ἰδίαν δὲ ἕκαστον, ὡς ἂν φύσεως ἔχῃ.
τὰ μὲν γὰρ οἷον βρώμου τινὸς ἢ βορβόρου διαφθειρόμενα· τὰ δὲ
ἰχθύων τινῶν ὠμῶν ἢ ἀῤῥήτου τε καὶ ἀλλοκότου σηπεδόνος
ἐξόζει. διαμεῖναι γὰρ ἀσήπτῳ θερμαινομένῳ σφοδρᾶς οὐδενὶ
τῶν ἐδεσμάτων δυνατόν· εὐθὺς δὲ δήπου καὶ διψῶσιν ἀμέ-
τρως οἱ οὕτω διακείμενοι καὶ πυρέττουσιν ἐνίοτε λεπτοὺς καὶ
μικροὺς ἑκτικοὺς πυρετούς· εἰ δὲ διὰ ψύξιν ἄμετρον ἀπόλοιτο
παντάπασιν ἡ πέψις τῶν σιτίων, ἄδιψοί τέ εἰσι καὶ ἀπύρετοι,
καὶ αὐτῶν τῶν σιτίων ἀκριβεῖς ἀποσώζουσι τὰς ποιότητας,
εἴτ᾽ ἐρυγγάνειν ἐθελήσειαν, εἴτε καὶ ἐμεῖν. εἰ δὲ καὶ βραχεῖά
τις ἐνέργεια παρὰ τὴν πέψιν αὐτῶν γένοιτο, καὶ ἡ τῶν σι-
τίων φύσις ἤτοι τῆς μέσης εἴη κράσεως ἢ τῆς ψυχροτέρας,
ὀξυρεγμιώδεις ἀποτελοῦνται. θερμοτέρων δὲ κατὰ κρᾶσιν
ὄντων ἢ καὶ φύσει φυσαδεστέρων, ἐμπίπλαται πνεύματος ἀτ-
μώδους ἡ γαστήρ. εἰς μὲν δὴ τὰς τοιαύτας δυσκρασίας ἐγχω-
ρεῖ διὰ ταχέων αὐτὴν ἀφικέσθαι· καθ᾽ ὑγρότητα δὲ καὶ ξηρό-
τητα δύσκρατος εἰς τοσοῦτον, ὡς ἀπολέσαι τὴν ἐνέργειαν,
οὐκ ἄν ποτε γένοιτο γαστήρ, ἄνευ χρόνου παμπόλλου· καὶ

ruptela quadam, quae ad nidorofum inclinet; fpeciatim vero
pro fua quisque natura. Nam alia quam corrumpuntur,
tanquam virus; alia tanquam lutum; alia crudos pifces, aut
indicibilem alienamque putredinem olent; nullum enim edu-
liorum vehementer calefactum durare imputre poteft: pro-
tinus autem fitiunt quoque immodice qui ita funt affecti, fe-
bricitantque interdum tenui parvaque hectica febre. Sin ex
frigore immodico periit plane ciborum concoctio, nec fiti nec
febri affliguntur, et ciborum ipforum qualitates, five ructare
velint five vomere, plane fervant. Quod fi exigua quaepi-
am circa concoctionem eorum fit actio, et ciborum natura
fit vel medii temperamenti vel frigidioris, acidi ructus fiunt;
fin calidiore temperie cibi fint, aut etiam natura flatulentiores,
ventriculus halituofo impletur fpiritu. In ejusmodi quidem
intemperiem brevi incidere poteft ventriculus; in humidi-
late vero et ficcitate adeo intemperatus venter effe, ut actio-
nem amittat, non poteft fine prolixo tempore fpatio; debet-

χρὴ προηγήσασθαι τῆς μὲν ὑγρότητος ὕδερον· τῆς δὲ ξηρό-
τητος ἤτοι γῆρας ἢ μαρασμόν, ἀλλὰ τὰς μὲν τοιαύτας
διελέσθαι διαφορὰς πραγματείας ἑτέρας ἐστίν. Κεφ. β'. Ἐπὶ δὲ τὴν καθεκτικὴν δύναμιν ἰτέον ἤδη.
γίγνεται γὰρ κατὰ ταύτην ἡ μὲν πρώτη διαφορὰ τῶν συμπτω-
μάτων τριττή, ἤτοι μηδ' ὅλως περιστελλομένη, ἢ ἐλλιπῶς,
ἢ πλημμελῶς. τῷ μὲν οὖν μηδ' ὅλως ἢ ἀῤῥώστως περιστέλ-
λεσθαι πνευματώσεις τε καὶ κλύδωνες ἀκολουθοῦσι· πνευμα-
τώσεις μὲν, ἐπειδὰν τὰ σιτία φυσώδη καὶ ἡ γαστὴρ ὑπάρχῃ
μὴ πάνυ τι ψυχρά· κλύδωνες δὲ, ὅταν ἤτοι μηδὲν ἐν αὐτῇ
περιέχηται πνευματοῦσθαι δυνάμενον, ἢ καταψυχθῇ σφο-
δρῶς, οὐδένα γὰρ ἀτμὸν ἡ τοιαύτη γεννᾷ διάθεσις, πρόδη-
λον δὲ, ὡς οὐκ ἄνευ πόματος ὁ κλύδων γίγνεται τῇ γαστρί.
τοῦ δ' ἄτονον εἶναι ἐσχάτως αὐτὴν αἰτία νόσος ἐστίν, ἡ μὲν
ὡς ὁμοιομεροῦς μορίου τῆς γαστρός, ἡ δὲ ὡς ὀργανικοῦ.
περὶ δὲ τῶν πλημμελῶν κατ' αὐτὴν κινήσεων [87] ὅτι μὲν
ἤτοι τρομώδεις τινές εἰσιν ἢ παλμώδεις ἢ οἷον κλονώδεις
ἢ σπασμώδεις, εἴρηται πρότερον ἐν τῷ περὶ τῆς τῶν

que praeceffiffo humiditatem quidem hydrops, ficcitatem
vero vel fenium vel marasmus. Verum tales diftinxiffe
differentias alterius eft operis. Cap. II. Jam ad retentricem facultatem veniendum
eft. In hac enim occurrit prima fymptomatum differentia
triplex; quum ea vel omnino cibos non complectitur, vel
diminute, vel depravate. Quod itaque vel prorfus non com-
plectatur, vel debiliter, et inflationes et fluctuationes cum
fonitu fuccedunt; inflationes quidem, quum et cibi flatulenti
funt et ventriculus non admodum frigidus: fluctuationes cum
fonitu, quum vel nihil in eo continetur, quod verti in fla-
tus poffit; vel quum vehementer perfrigeratus eft, talis
enim affectus nullum creat halitum. Conftat autem citra
potionem non poffe fieri in ventre fonoras fluctuationes.
Extremae vero imbecillitatis ejus caufa morbus eft; alius,
ut fimilaris eft pars ventriculus, alius ut organica. De mo-
tibus autem in eo depravatis, quod vel tremuli quidam fint
vel palpitantes, vel tanquam concuffivi vel convulfivi, di-

216 ΓΑΛΗΝΟΥ ΠΕΡΙ ΑΙΤΙΩΝ ΣΥΜΠΤΩΜ.

Ed. Chart. VII. [87.]   Ed. Baf. III. (239.)
) συμπτωμάτων διαφοράς· ὁποία δέ τις ἑκάστη τῶν εἰρημένων
ἐστὶ κινήσεων, ἥ τις τε ἡ καθ' ἑκάστην αὐτῶν αἰτία, διὰ τοῦ
προτέρου δεδήλωται λόγου. νυνὶ δὲ τοσοῦτον ἔτι προσθε-
τέον, ὡς ἐπιμίγνυται τά τε νοσήματα καὶ τὰ συμπτώματα τῆς
καθεκτικῆς καὶ ἐκκριτικῆς δυνάμεως. αὐτίκα ἡ οἷον σπασμώ-
δης κίνησις τῆς γαστρὸς, ἥπερ ἐν τῷ λύζειν συμπίπτει, σπα-
σμὸς μὲν ἀκριβῶς οὐκ ἔστιν, ὅς γε μόνοις γίγνεται τοῖς μυσὶν,
(ἡ δέ γε γαστὴρ οὔτ' αὐτὴ μῦς ἐστιν οὔτε ὁ στόμαχος αὐτῆς)
οἷον σπασμὸς δέ τις, ἀμφοτέρων κοινόν τι σύμπτωμα τῶν
δυνάμεων· τῆς μὲν καθεκτικῆς, ὅτι μοχθηρῶς τε καὶ οὐ κατὰ
φύσιν ἡ γαστὴρ λύζουσα περιστέλλεται τοῖς σιτίοις· τῆς δὲ ἐκ-
κριτικῆς, διότι πρώτως ἐκείνης αὐτῆς ἐστιν ἡ κίνησις ἡ πλημ-
μελὴς, ἀποτρίψασθαί τι τῶν λυπούντων ἐφιεμένης. ἔστι δὲ
οὐχ ἡ αὐτὴ κίνησις, ὅτι μηδὲ ἡ αὐτὴ διάθεσις, ἐμοῦσί τε καὶ
λύζουσιν. ἐν μὲν γὰρ τοῖς ἐμέτοις τὰ κατὰ τὴν εὐρυχωρίαν
ἐκκρίνουσιν· ἐν δὲ τῷ λύζειν τὰ κατ' αὐτὸ τῆς γαστρὸς
τὸ σῶμα, παραπλησίας τῆς τε διαθέσεως καὶ τῆς κινήσεως

ctum fupra eft in libro de fymptomatum differentiis; qualis
vero dictorum quisque fit motuum, tum quae cujusque eo-
rum caufa, fuperiore libro declaratum eft. Nunc tantulum
etiamnum adjiciendum eft, quod tam retentricis quam ex-
cretricis facultatis tum morbi tum fymptomata mifcentur.
Verbi gratia veluti convulfivus ventriculi motus, qui in fin-
gultiendo accidit, convulfio quidem abfoluta non eft, quae
folis accidit mufculis (ventriculus autem neque ipfe mufcu-
lus eft, neque ejus orificium) fed veluti convulfio quaedam,
ambarum facultatum commune fymptoma; retentricis qui-
dem, quod ventriculus quum fingultit, et prave et non fe-
cundum naturam cibos complectitur; excretricis, quod pri-
mum ejus fit ipfe motus depravatus, dum ea, quae molefta
funt, expellere conatur. Sane non idem eft vomentibus
atque fingultientibus motus, quod non idem fit affectus.
Nam vomitionibus, quae in capacitate funt *ventriculi*, eji-
ciuntur; fingultu quae in ipfo ventriculi funt corpore, fimili
tum affectu tum motu qualem in iis, qui ob intemperiem

BIBΛION TPITON. 217

Ed. Chart. VII. [87.]   Ed. Baf. III. (239.)

γιγνομένης, οἵαν καὶ τοῖς βήττουσι κατὰ δυσκρασίαν ἐδείκνυ-
μεν γίγνεσθαι, πάντων τῶν μορίων τῆς κοιλίας ἐκθλιβόντων
τὸ λυποῦν αὐτά. διὰ τοῦτο τοῖς τε ῥιγώσασι τὴν γαστέρα
τὸ τοιοῦτον σύμπτωμα γίγνεται καὶ τοῖς πεπέρεως ἀθροά-
τερον λαβοῦσιν ἤ τι θερμὸν οὕτω φάρμακον, εἶτ᾽ ἐπιπίνουσι
θερμὸν ποτὸν, καὶ μᾶλλόν γε γίγνεται λύζειν αὐτοῖς, ὅταν
ἀκριβῶς ᾖ λεπτὸν τὸ πέπερι, μᾶλλον γὰρ ἐγκαταδύεται τὸ
τοιοῦτον αὐτῷ τῷ σώματι τῆς κοιλίας. οὕτω δὲ καὶ τοῖς
ἄλλοις ἅπασιν, ὅσα ψύχοντά τε καὶ θερμαίνοντα τῷ σώματι
τῆς γαστρὸς ἐγκαταβαίνει, τὸ λύζειν ἕπεται, πρώτως μὲν τῆς
ἐκκριτικῆς δυνάμεως κίνησίς τις οὖσα πλημμελὴς, δευτέρως
δὲ καὶ τῆς καθεκτικῆς τε καὶ περισταλτικῆς ὀνομαζομένης.
οὕτως δὲ καὶ αἱ ναυτίαι καὶ οἱ ἔμετοι τῆς ἐκκριτικῆς δυνάμεως
κινήσεις εἰσὶ πλημμελεῖς, ἐπὶ τῷ τὰ λυποῦντα τὸ σῶμα τῆς
γαστρὸς ὅτι τάχιστα κενῶσαι διὰ τοῦ στομάχου. παραπλή-
σιον δὲ τούτῳ σύμπτωμά ἐστι καὶ τὸ κατὰ τὰς λειεντερίας,
ὅταν ὑπό τινος ἡ γαστὴρ ἤτοι δάκνοντος ἢ βαρύνοντος λυπῆ-
ται, τοῦτ᾽ ἀποκρίνειν εὐθέως ἐφιεμένη. ὄντων δὲ αὐτῇ δυοῖν

tuffiunt, demonftravimus; omnibus nimirum ventriculi par-
tibus, quae fibi molefta funt, premendo expellentibus. Pro-
inde ejusmodi fymptoma tum iis, quibus ventriculus obri-
guit, tum iis qui piper aut calidum perinde medicamentum
liberalius fumpferunt, deinde calidam potionem fuperbibe-
runt, accidit; his magis etiam fingultire contingit, quum
piper tenuiffime tritum fuerit; nam ejusmodi piper altius in
ipfum ventriculi corpus inferitur. Sic et caeteris omnibus
refrigerantibus calefacientibusque, quae in corpus ipfum ven-
triculi defcendunt, fupervenit; eftque is fingultus primo
excretricis facultatis motus depravatus; fecundo retentricis
ac complectentis nominatae. Ita vero et naufeae et vomi-
tus excretricis facultatis depravati motus funt, ad ea, quae
ventriculo molefta funt, quam citiffime per ftomachum va-
cuanda. Simile huic fymptoma eft et quod in lienteriis *ap-
paret,* quum ventriculus ab aliqua re vel mordaci vel gra-
vante vexatus, ejicere eam ftatim cupit. Quum autem ipfi

στομάτων, ἄνω μὲν τοῦ κατὰ τὸν στόμαχον, ἐν δὲ τοῖς
κάτω τοῦ κατὰ τὸν πυλωρὸν, ἐφ᾽ ὁπότερον ἂν αὐτῶν ῥέπῃ
τὸ λυποῦν, ἐκείνῳ συγχρῆται· πρὸς τὴν ἔκκρισιν. εἰ δ᾽ ὅλῃ
ποτὲ αὐτῇ συμβαίη τοιαύτη διάθεσις, ἀμφοτέροις ἅμα χρῆται
τοῖς στόμασιν, ὡς ἐν ταῖς χολέραις. ἡ δὲ λοιπή τε καὶ τε-
τάρτη δύναμις αὐτῆς ἡ ἑλκτικὴ συμπτώμασιν ἁλίσκεται τριτ-
τοῖς μὲν καὶ αὐτὴ κατὰ γένος· ἤτοι μηδ᾽ ὅλως ἕλκειν δυνα-
μένη τὰ σιτία, καὶ καλεῖται τὸ τοιοῦτον σύμπτωμα στομά-
χου παράλυσις· ἢ μόγις ἕλκουσα, καθ᾽ ὃν χρόνον ἄρχεται μὲν
παραλύεσθαι, παρεῖται δ᾽ οὐδέπω· καὶ τρίτον ἐπὶ τούτοις,
ἐπειδάν τι πλημμελῶς. αἱ πλημμελεῖς δὲ κινήσεις εἴρηνται
πολλάκις, ὥσπερ οὖν καὶ αἱ διαθέσεις ἐφ᾽ αἷς γίγνονται.
συμβαίη δ᾽ ἐνίοτε καὶ βλάστημά τι σαρκῶδες κατὰ τὸν στόμα-
χον, οἷα κἀκτὸς ὁρᾶται πολλάκις γενόμενα, ὡς ἤτοι παντά-
πασιν ἀποφράξαι τὴν ὁδὸν τῶν σιτίων, ἢ παραβλάψαι κατά
τι. καλεῖται δ᾽ ὀργανικὰ τὰ τοιαῦτα νοσήματα, καὶ διήρη-
ται περὶ αὐτῶν ἐν τῇ (240) περὶ τῆς τῶν νοσημάτων δια-
φορᾶς. ἐν μὲν δὴ τῷ κατὰ φύσιν ἔχειν ἡ γαστὴρ ἕλκει μὲν

duo fint orificia, unum fuperius ad gulam, alterum inferius
ad pylorum, ad utruncunque horum vergit quod laedit, illo
utitur ad expulfionem; quod fi toti illi talis affectus aliquan-
do contingat, utroque orificio fimul utitur, veluti in chole-
ris. Reliqua vero quartaque ejus facultas attractrix triplici
genere fymptomatum et ipfa corripitur. Vel enim cibos
attrahere omnino non poteft, vocaturque id fymptoma fto-
machi paralyfis; vel aegre attrahit, quo tempore refolvi qui-
dem incipit, refolutus tamen adhuc non eft; tertium praeter
haec eft, quum aliquid depravate *trahit*. Depravati autem
motus faepe jam dicti funt, quemadmodum et affectus, qui-
bus fuccedunt. Sane accidit aliquando et carnofum aliquod
tuberculum, qualia faepe foris videmus, in ftomacho nafci,
quod vel omnino ciborum viam obftruit, vel aliquatenus im-
pedit. Vocantur autem ejusmodi morbi organici, et prodi-
tum de iis eft in libro de morborum differentiis. Quum
cuim fecundum naturam fe habet ventriculus, e fupernis

ἄνωθεν εἰς ἑαυτὴν διὰ τοῦ στομάχου, κάτω δὲ ἐκκρίνει·
παρὰ φύσιν [88] δὲ διατεθεῖσα κἂκ τῶν κάτωθέν τι μετα-
λαμβάνει. καὶ γὰρ καὶ κλυστὴρ ἐπανῆλθέ τισιν ὡς ἐμεθῆναι,
καὶ κόπρος ἐν τοῖς ὀλεθρίοις εἰλεοῖς. ἄμεινον γὰρ οὐχ ἕλκειν
αὐτὴν ἐν ταῖς τοιαύταις διαθέσεσιν ὑπολαμβάνειν, ἀλλὰ δέ-
χεσθαι μόνον ὅσον ἂν ὑπὸ τῶν ἐντέρων ἀναθλιβόντων βιαίως
ἄνω φέρηται. κατὰ φύσιν μὲν γὰρ ἐστιν ἐν τοῖς ἐντέροις,
ἤδη γὰρ καὶ περὶ τούτων λέγειν καιρός, ἡ περιστολὴ, καθά-
περ ἐν ἑτέροις ἐπιδέδεικται, καὶ ταύτῃ χρώμενα προωθεῖ τὴν
τροφὴν ἄχρι τοῦ κάτω πέρατος. ἐν διαθέσεσι δέ τισιν, ὅταν
ἡ περισταλτικὴ κίνησις ἄρξηται κάτωθεν, ἡ φορὰ τῶν περιε-
χομένων ἐν αὐτοῖς ἄνω γίγνεται. οὕτω καὶ χυμός τις δριμὺς
ἐνίοτε κατενεχθεὶς ἐπὶ τὴν ἕδραν, ἤτοι κατ᾽ ἀγορὰν διατρι-
βόντων ἢ κατ᾽ ἄλλό τι χωρίον ἢ πρᾶξιν, ἧς οὐχ οἷόν τε ἦν
ἀπαλλαγῆναι, βιαίως ἐπισχεθεὶς, ἀνηνέχθη πάλιν ἄνω, καὶ
τήν τε γαστέρα δάκνει καὶ τὴν κεφαλὴν ἀναθυμιώμενος πλη-
ροῖ, τὴν μὲν ἀρχὴν τῆς κινήσεως ἀπὸ τοῦ σφιγκτῆρος λα-
βὼν ὀργάνου ψυχικοῦ, τοὐντεῦθεν δ᾽ ἑκάστου τῶν ἐντέρων

partibus per ſtomachum ad ſe trahit, atque per inferiores
excernit; quum praeter naturam affectus eſt, etiam ab infe-
rioribus aliquid aſſumit; nam et clyſteres ita nonnullis aſcen-
derunt, ut vomuerint, et ſtercus per lethales volvulos. Sa-
tius enim eſt exiſtimemus eum in ejusmodi affectibus non
trahere, ſed quod ab inteſtinis violenter comprimentibus
furfum fertur, duntaxat recipere. Nam in inteſtinis (jam
enim de iis agere tempeſtivum eſt) fecundum naturam eſt
comprehenſio, ut aliis in libris demonſtratum eſt, et hac
quum utuntur, nutrimentum ad inferiorem ſuum exitum pro-
pellunt In quibusdam tamen affectibus quum periſtalticus
motus inferne incipit, quae in ipſis continentur, furfum fe-
runtur. Ita quoque humor acer quispiam ad ſedem ali-
quando delatus, ab iis qui in foro vel alio quopiam loco ver-
ſantur aut negocio aliquo, quod deſerere non licuit, diſtrin-
guntur, violenter retentus, rurſus furſum ductus eſt, ven-
triculumque mordet ac caput vaporibus implet, principio
quidem motus ab animali organo ſphinctere accepto, abhinc

ὠθοῦντός τε αὐτὸ πάλιν ἀφ᾽ ἑαυτοῦ πρὸς τὸ ὑπερκείμενον,
ἐν οἵῳ τρόπῳ πρότερον εἰς τὸ κάταντες ὠθοῖτο. κατὰ δὲ
τὸν αὐτὸν ἐνίοτε τρόπον καὶ ἡ φῦσα κατασχεθεῖσα παλιν-
δρομεῖ. θαυμαστὸν οὖν οὐδὲν, εἰ καὶ κλύσματός τι καὶ κό-
πρου ταῖς οὕτω βιαίοις περιστολαῖς τῶν ἐντέρων ἐπαναφέρε-
ταί ποτε εἰς γαστέρα παρὰ φύσιν, εἶθ᾽ οὕτως ὁρμᾶται πρὸς
ἔκκρισιν. αἱ δὲ ἕτεραι κινήσεις αὐτῶν ἐκ μὲν τοῦ γένους εἰσὶ
τῶν κατὰ φύσιν, ἤτοι δ᾽ ἐλλιπεῖς εἰσιν ἢ πλημμελεῖς, καὶ διὰ
τοῦτο καὶ συμπτώματα. ληπτέον δὲ αὐτὰς ἀνάλογον ταῖς
ἐπὶ τῆς γαστρὸς εἰρημέναις. οὕτω δὲ καὶ ἡ τῆς κινήσεως αὐ-
τῶν στέρησις, οὐ σμικρότατον οὖσα σύμπτωμα· καὶ γένοιτ᾽
ἄν ποτε καὶ διὰ τοιαύτην αἰτίαν εἰλεὸς, ὥσπερ γε καὶ οἱ
παρὰ φύσιν ὄγκοι ποτὲ μὲν οὐδ᾽ ὅλως ἐπιτρέψουσι φέρεσθαι
κάτω τοῖς περιττώμασιν, ἔστι δ᾽ ὅτε ἐλλιπῶς· ἀλλὰ καὶ
σκληρὰ κόπρος ἔν τινι τῶν ἐντέρων ἕλικι σφηνωθεῖσα κωλύ-
σειεν ἄν ποτε διεξέρχεσθαι κάτω τὴν ὑπερκειμένην κόπρον.
καὶ φυλάττεται κἀνταῦθα τοῖς ἐπὶ τῆς γαστρὸς εἰρημένοις ἡ

vero unoquoque inteftino ipfum a fe ad fupra pofitum pro-
pellente, fimili modo quo prius deorfum protrudebat. Ad
eundem vero modum flatus retentus recurrit. Ergo mirum
non eft, clysmatis quoque aliquid et ftercoris ex tam vio-
lenta inteftinorum comprehenfione ad ventrem aliquando
praeter naturam furfum ferri, deinde fic ad exitum prope-
rare. Caeteri vero eorum motus ex genere quidem motuum
fecundum naturam funt, verum vel diminuti, vel depra-
vati, atque idcirco etiam fymptomata. Accipiendi vero
funt ad eorum, qui de ventre funt dicti, proportionem.
Pari modo et motus eorum privatio, quae non leviffimum
fymptoma eft: ob eamque caufam gignitur etiam interdum
volvulus, quemadmodum et tumores praeter naturam, qui
interdum nullo modo deorfum ferri excrementa finunt, in-
terdum vero parciora. Quin et durum ftercus in quibus-
dam inteftinorum anfractibus impactum, fuperiora deorfum
ferri excrementa nonnunquam prohibebit. Ac fervatur hie
quoque ad ea quae de ventre funt dicta, proportio, omni-

Ed. Chart. VII. [88. 89.]   Ed. Baſ. III. (240.)

ἀναλογία πάντων τῶν συμπτωμάτων τῶν τοῖς ἐντέροις ἤτοι
διὰ δυσκρασίαν τινὰ συμβαινόντων, ἢ δι᾽ ὄγκους οὐ κατὰ
φύσιν, ἢ δι᾽ αὐτὰ τὰ περιεχόμενα περιττώματα. οὔκουν
οὐδὲ χρονίζειν ἔτι κατὰ τὸν ὑπὲρ αὐτῶν λόγον ἄμεινον, ἀλλ᾽
ἐφ᾽ ἕτερόν τι αὐτῶν γένος ἰέναι συμπτωμάτων καιρός.

Κεφ. γ΄. Ἔστιν οὖν τι φυσικὸν ἔργον ἀνάδοσις τρο-
φῆς, ἐκ κοιλίας μὲν εἰς ἧπαρ, ἐξ ἥπατος δὲ εἰς ὅλον τὸ σῶμα.
καὶ δέδεικται καὶ περὶ ταύτης, ὡς ἕλκοντος ἑκάστου μορίου
τὴν οἰκείαν ἑαυτῷ τροφὴν ἐπιτελεῖται. συμπτώματα δὴ
τριττὰ καὶ περὶ τὴν τοιαύτην ἐνέργειαν ἔσται, ποτὲ μὲν ἐλλι-
πῶς, ἢ μοχθηρῶς, ποτὲ δὲ οὐδ᾽ ὅλως ἐπιτελουμένην. αἱ
δὲ αἰτίαι τριτταὶ, καθάπερ ἐπὶ τῶν ἔμπροσθεν, ἤτοι δυσκρα-
σίαι τῶν ἑλκόντων, ἢ νοσήματα ὀργανικὰ τῶν αὐτῶν τού-
των, ἢ τῆς ἀναδιδομένης τροφῆς μοχθηρία. αἱ μὲν οὖν
δυσκρασίαι τὴν δύναμιν ἄρρωστον ἀποτελοῦσιν, [89] τὰ δὲ
ὀργανικὰ νοσήματα τὰς ὁδοὺς στενοχωρεῖ· τῆς τροφῆς δ᾽ ἡ
μοχθηρία πάχος τέ ἐστι καὶ γλισχρότης· περὶ δὲ τῆς διαγνώ-
σεως αὐτῶν οὐ νῦν λέγειν καιρός, ἀλλ᾽ ἐπὶ τὰς διακρίσεις τῶν

bus ſymptomatis vel ob intemperiem aliqûam vel ob tumo-
res praeter naturam vel ob ipſa quae continentur excremen-
ta, *factis.* Itaque ſatius eſt in his non oratione amplius
morari, imo ad aliud ipſorum ſymptomatum genus accedere
tempeſtivum eſt.

    Cap. III.   Eſt igitur naturale quoddam opus, alimenti
ex ventriculo in jecur, ex jecore vero in totum corpus dis-
tributio.   Hanc perfici demonſtratum eſt, quum ſingulae
partes familiare ſibi alimentum alliciunt.   Quare ſympto-
mata circa hujusmodi quoque actionem triplicia incident,
alias diminute, alias depravate, alias omnino non peractam.
Cauſae vero triplices ſunt, quemadmodum in antedictis, vel
intemperies *partium* trahentium; vel organici earundem
morbi; vel alimenti, quod diſtribuitur, pravitas.   Ac in-
temperies quidem facultatem reddit imbecillem; organici
morbi vias coarctant; alimenti pravitas eſt craſſitudo et
lentitia, de quorum dignotione dicendi tempus nunc
non eſt.   Sed ad ſecretionem excrementorum veniendum.

περιττωμάτων ἰτέον. εἰσὶ δὲ κἂν ταύταις αἰτίαι τρισταί·
μία μὲν ἡ τῶν ἐκκαθαιρόντων αὐτὰ μορίων ἀτονία· δευτέρα
δὲ ἡ στενοχωρία τῶν ὁδῶν· ἡ δ᾽ ὑπόλοιπος τοῦ περιττώ-
ματός ἐστιν αὐτοῦ μοχθηρία. τῆς μὲν οὖν ἀτονίας αἰτία δυσ-
κρασία τετύχηκεν οὖσα· τῆς δὲ στενοχωρίας ἔμφραξις ἢ
ὄγκος τις τῶν ὀργάνων. ἀλλὰ τῶν μὲν ὄγκων αἴτιον ὑπάρ-
χει ῥεῦμα χυμῶν εἰς αὐτὸ κατασκῆπτον τὸ σῶμα τῶν ὀργάνων·
τῆς δὲ ἐμφράξεως ἤτοι πάχος ἢ γλισχρότης τῶν χυμῶν ἢ
βλαστήματα· τῶν περιττωμάτων δ᾽ αὐτῶν ἡ μοχθηρία πλῆ-
θός ἐστι καὶ πάχος καὶ γλισχρότης. ὄντων δὲ τριῶν περιτ-
τωμάτων τῆς ἐν ταῖς φλεψὶ πέψεως, ἑνὸς μὲν τοῦ πικροχό-
λου, δευτέρου δὲ τοῦ μελαγχολικοῦ, καὶ τρίτου τοῦ ὀρρώ-
δους, τὸ μὲν πικρόχολον ἡ ἐπὶ τῷ ἥπατι κύστις ἐκκαθαίρει·
τὸ δὲ μελαγχολικὸν ὁ σπλήν· τὸ δὲ ὀρρῶδες οἱ νεφροί.
καὶ τοίνυν καὶ καθαρθήσεται φαύλως ἕκαστον ἢ διά τι τῶν
οἰκείων ὀργάνων ἀρρωστῆσαν, ἢ τῶν ὁδῶν στεγνωθεισῶν
ὁπωσοῦν, ἅτε δὴ διττῶν ὑπαρχουσῶν τῶν ὁδῶν, ἑτέρων
μὲν δι᾽ ὧν ἕλκεται τὸ περιττὸν, ἑτέρων δὲ δι᾽ ὧν ἐκκρίνεται,

Eſt vero in hac quoque cauſa triplex, una quidem partium
excrementa ipſa expurgantium imbecillitas; ſecunda viarum
anguſtia; quae vero ſupereſt excrementi ipſius pravitas. Ac
imbecillitatis quidem cauſa intemperies eſt; viarum angu-
ſtiae, obſtructio vel aliquis organorum tumor. Verum tu-
moris ejusmodi cauſa fluxio humorum eſt, quae in ipſum or-
ganorum corpus decumbit; obſtructionis vero, vel craſſitudo
humorum vel lentor vel tubercula. Exerementorum ipſo-
rum pravitas eſt multitudo, eraſſitudo et lentor. Quum
autem triplex ſit in venarum concoctione excrementum,
unum amara bilis, alterum melancholicum, tertium fero-
ſum: biliofum quidem veſica jecinori adjacens expurgat;
melancholicum, lien; feroſum, renes. Itaque etiam vitioſe
purgabuntur horum ſingula, vel ob imbecillitatem aliquam
propriorum organorum, vel viis quomodocunque obſtructis:
quum autem via duplex ſit, alia per quam trahitur excre-
mentum, alia per quam excernitur, *in* utraque ſecrctionem

κατ᾽ ἀμφοτέρας ἡ στενοχωρία βλάψει τὴν διάκρισιν· ἔστι δ᾽
ὅτε τούτων μὲν οὐδὲν ἐβλάβη· τὸ δὲ πλῆθος τοῦ περιττώμα-
τος, ὅταν ἄμετρον ᾖ, πᾶν ἐκκαθαρθῆναι μὴ δυνάμενον, ἅμα
τῷ αἵματι φέρεται πανταχόσε τοῦ σώματος. τῆς δὲ ἀμετρίας
αὐτοῦ διττὸν αἴτιον, ἥ τ᾽ ἀλλοιωτικὴ δύναμις οὐ καλῶς δια-
κειμένη καὶ τῶν ἐδεσμάτων ἡ μοχθηρία· τοῦ μὲν δὴ βεβλά-
φθαι τὴν δύναμιν ἡ δυσκρασία τῶν μορίων αἰτία, καθάπερ
εἴρηται πολλάκις· ἡ δὲ τῶν ἐδεσμάτων μοχθηρία καθ᾽ ἕκαστον
τῶν περιττωμάτων ἐστὶν ἰδία· τὰ μὲν γὰρ μελαγχολικώτερα
φύσει, τὰ δὲ ὑδατωδέστερα, τὰ δὲ πικρόχολα ταῖς οὐσίαις
ἐστὶν, ὡς ἐν τοῖς ὑπὲρ αὐτῶν λόγοις διῄρηται. καὶ μέν γε
καὶ τῆς ἀλλοιωτικῆς δυνάμεως ἡ δυσκρασία πρὸς μὲν τὸ θερ-
μότερον ἐκτρεπομένη ποτὲ μὲν τὸ πικρόχολον, ἔστιν ὅτε δὲ
τὸ μελαγχολικὸν ἀποτελεῖ περίττωμα· δέδεικται δ᾽ ἐν ἑτέροις
ὁποῖόν ἐστιν ἑκάτερον· ἐπὶ δὲ τὸ ψυχρότερον, ἤτοι φλεγματι-
κώτερον ἢ ὑδατωδέστερον. ἀκολουθήσει δ᾽ ἑκάστῳ τῶν πε-
ριττωμάτων οἰκεία τοῦ συμπτώματος ἰδέα, τῇ μὲν ὠχρᾷ
πλεοναζούσῃ καθ᾽ ὅλον μὲν τὸν ὄγκον ἴκτεροι, καθ᾽ ἓν δέ τι

laedet anguſtia; aliquando horum nullum laeſionis eſt cauſa,
fed excrementi mutitudo, quum immoderata eſt, nec tota ſi-
mul expurgari poteſt, una cum ſanguine per totum corpus
defertur. Immoderationis hujus *excrementi* duplex cauſa,
et alteratrix facultas male affecta et alimentorum pravitas.
Ac laeſae quidem facultatis intemperies partium cauſa eſt,
ut ſaepenumero dictum eſt: alimentorum pravitas cuique
excremento reſpondet: alia namque magis melancholicae
naturae ſunt, alia magis aquoſae, alia magis bilioſae, ut in
libris de his editis dictum eſt. Sed alteratricis facultatis in-
temperies, quae ad calidius ſit verſa, alias bilioſum, alias
melancholicum efficit excrementum, (cujusmodi autem utrum-
que ſit, in aliis eſt traditum) ad frigidius vero *mutata*, vel
pituitoſius vel aquoſius *facit excrementum*. Porro ſingula
excrementa propria ſymptomatis ſpecies comitabitur; pal-
lidam quidem *bilem* quum in toto corpore redundat, regius
morbus; quum unam quampiam partem obſidet. eryſipelata

μέρος ἐρυσιπέλατά τε καὶ ἔρπητες· τῇ μελαίνῃ δὲ καθ᾽
ὅλον μὲν τὸν ὄγκον ἐλέφας, καθ᾽ ἓν δέ τι μέρος ὁ καρκῖνος·
τῷ φλέγματώδει δὲ καθ᾽ ὅλον μὲν τὸν ὄγκον ὁ λευκοφλεγμα-
τίας ὀνομαζόμενος ὕδερος, ἐν ἑνὶ δέ τῳ μορίῳ τὸ καλούμε-
νον οἴδημα, λέγουσι δὲ οὕτω τὸν ἀνώδυνόν τε καὶ χαῦνον
ὄγκον, ὀῤῥώδεσι δὲ περιττώμασι πλεονάζουσιν, ὅ τ᾽ ἀσκί-
της ὀνομαζόμενος ὕδερος ἕπεται, ἔτι τε φλυκταινῶν γενέ-
σεις ἐν ἐκείνοις τοῖς τοῦ ζώου μέρεσιν, εἰς ἅπερ ἀνηνέχθη τὰ
περιττά. οὕτω μὲν ἐπειδὰν εἰλικρινὲς ἕκαστον αὐτῶν πλεο-
νάζῃ, μιγνυμένων δ᾽ ἀλλήλοις τε καὶ τῷ αἵματι πάμπολλαι
συμπτωμάτων τε καὶ νοσημάτων ἰδέαι συνίστανται, περὶ ὧν
οὐκ ἀναγκαῖον ἐν τῷδε μηκύνειν, ἀλλ᾽ ἐπὶ τὸ προκείμενον
ἐπανέρχεσθαι.

Κεφ. δ΄. [90] Τῶν φυσικῶν ἐνεργειῶν ἡ πρώτη τε καὶ
ἀναγκαιοτάτη σχεδὸν ἁπασῶν ἡ θρέψις ἐστὶν, εἶδός τι τῆς
ἀλλοιωτικῆς ἐνεργείας ὑπάρχουσα. ἔστι μὲν γὰρ καὶ ἡ κατὰ
τὴν γαστέρα πέψις ἀλλοίωσις· ἔστι δὲ καὶ ἡ ἐν ταῖς φλεψίν·
ἔστι δὲ καὶ ἡ καθ᾽ ἕκαστον μόριον, ἐφ᾽ ᾗ τετάρτη τις ἀλλοίωσις,

et herpetes: atram vero in toto quidem corpore elephas;
in una quadam parte cancer; pituitoſo excremento per uni-
verſam corporis molem *ſuccedit* hydrops leucophlegmatias
dictus; in una parte, vocatum oedema (ſic autem vocant do-
loris expertem ac laxum tumorem) ſeroſa excrementa quum
redundant, tum aſcites vocatus hydrops comitatur, tum papu-
larum in iis animalis partibus, in quas perducta excremen-
ta ſunt, proventus. Ita quidem fit, ubi ſingula excrementa
ſincera redundant; ubi autem inter ſe et cum ſanguine mi-
ſcentur, complures tam ſymptomatum, quam morborum ſpe-
cies exiſtunt, de quibus hic pluribus disputare non eſt ne-
ceſſe; ſed ad propoſitum redeundum.

Cap. IV. Naturalium actionum prima ac propemo-
dum omnium maxime neceſſaria nutritio eſt, quae alteratri-
cis actionis quaedam eſt ſpecies. Eſt enim et in ventre con-
coctio; eſt quoque et in venis; eſt et in ſingulis partibus, in
quibus et quarta quaedam eſt alteratio, quam aſſimilationem

ἢν ἐξομοίωσιν ὀνομάζουσιν, οὐ ταὐτὸν μὲν ὄνομα τῇ θρέψει,
τὸ δὲ ἔργον οὐχ ἕτερον. ἀποτυγχάνεται δὲ καὶ ἡ θρέψις,
ἤτοι μηδ᾽ ὅλως, ἢ ἐλλιπῶς, ἢ πλημμελῶς γιγνομένη, διά τε
τὴν θρεπτικὴν δύναμιν, ἧς τὸ γένος ἐστὶν ἡ ἀλλοιωτικὴ, ἢ
διὰ τὴν τῆς ὕλης ἔνδειαν, ἢ μοχθηρίαν· ἔνδειαν μὲν ἐν ταῖς
ἀτροφίαις, ὅσαι τε ἐλλιπῶς καὶ ὅσαι στερητικῶς ὀνομάζονται·
μοχθηρίαν δὲ, ὡς ἐν ἐλέφασί τε καὶ λεύκαις, (241) ὅσα τ᾽ ἄλλα
τοιαῦτα. συμβαίνει γὰρ ἐν τῷ προσφύεσθαι τὴν τροφὴν ταῖς
σαρξὶν, ἐπειδὰν φλεγματικώτερον ὑπάρχῃ τὸ αἷμα, καὶ τὴν
σάρκα γίνεσθαι φλεγματικωτέραν. οὐ γὰρ ταὐτόν ἐστιν αὐτῇ
σαρκί τε εἶναι καὶ φλεγματικῇ σαρκί· ὥσπερ οὐδὲ ταὐτόν
ἐστι σαρκί τε εἶναι καὶ μελαγχολικῇ σαρκί· καὶ νὴ Δία γε πι-
κροχόλῳ τε καὶ εὐκράτῳ τε καὶ δυσκράτω, καὶ κατὰ τὰς
πρώτας ὀνομαζομένας ποιότητας, ὑγροτέρᾳ τε καὶ ξηροτέρᾳ
καὶ θερμοτέρᾳ καὶ ψυχροτέρᾳ. πιστεύσεις δὲ τῷ λόγῳ βε-
βαιότερον, ἐννοήσας τῶν ζώων τὰς σάρκας ἐναίμων τε καὶ
ἀναίμων, καὶ πρὸς τούτοις τῶν ἑρπετῶν, ὅσα κατὰ τὸ ἔαρ
ὁρᾶται γεννώμενα, καὶ μάλιστ᾽ αὐτῶν ὅσα βοτάναις χλωραῖς

appellant, a nutritione nomine quidem diverſam, ſed opere
eandem. Fruſtratur autem et nutritio, quum vel prorſus
non fit, vel diminute vel depravate fit; idque vel ob nutri-
cem facultatem, cujus genus eſt alteratrix, vel ob materiae
defectum, vel pravitatem; ob defectum quidem in atrophiis,
tum quae ex defectu, tum quae ex privatione dicuntur; ob
pravitatem vero, ut in elephantiaſi et vitiliginibus caete-
risque id genus. Accidit enim dum agglutinatur carnibus
nutrimentum, ubi pituitoſior ſanguis eſt, carnem quoque
effici pituitoſiorem; non enim idem eſt ipſi carni eſſe et
pituitoſae carni eſſe; ut neque idem eſt et carni eſſe et me-
lancholicae carni *eſſe;* neque bilioſae et temperatae et intem-
peratae, et in primis, quas vocant, qualitatibus, humidiori
et ſicciori et calidiori et frigidiori. Certiorem fidem ſer-
moni noſtro adhibebis, ſi animalium carnes tum ſanguine
praeditorum, tum exanguium aeſtimaveris; ad haec etiam
reptilium, quae veris tempore gigni cernuntur, maximeque

226 ΓΑΛΗΝΟΥ ΠΕΡΙ ΑΙΤΙΩΝ ΣΥΜΠΤΩΜ.

Ed. Chart. VII. [90.]   Ed. Baf. III. (241.)
ἔοικεν. ἀλλὰ τούτων μὲν ἡ σὰρξ ὁμοιοτάτη ταῖς πόαις
ἐστίν· ἑτέρων δὲ λευκὴ καὶ ἄναιμος, ὥσπερ τῶν καράβων τε
καὶ πολυπόδων, ἄλλων τε ἄλλη τις· οὐδὲ γὰρ ὀνομάσαι τὰς
διαφορὰς αὐτῶν ἔνεστιν, οὕτως ἄπειροι τὸ πλῆθος ὑπάρχου-
σιν. ὅταν οὖν, ὡς ἐλέγομεν, ὑπὸ φλεγματικοῦ τε ἅμα καὶ γλί-
σχρου τοῦ αἵματος ἡ σὰρξ τρέφηται χρόνῳ πολλῷ, σὰρξ μὲν
ἔτι μένει, μεταλλάττεται δ᾽ αὐτῆς ἡ διαφορὰ καὶ πρὸς ἑτέραν
ἰδέαν ἐκτρέπεται, καὶ γίνεται μεταξὺ τῶν ἐναίμων σαρκῶν
καὶ ἀναίμων. ἐπειδὰν δὲ τοιαύτη καταστῇ, συμβαίνει λοι-
πὸν αὐτῇ μηδ᾽ ἐπιχειρεῖν ἔτι τὴν ἐπιφερομένην ἑαυτῇ τροφὴν
εἰς ἐρυθρὰν σαρκὸς ἰδέαν μεταβάλλειν, οὐ μᾶλλον ἢ πολύ-
ποσί τε καὶ καράβοις· ἐν τούτῳ δὴ καὶ τάχιστα λευκή τε γί-
γνεται πᾶσα καὶ φλεγματώδης, ὅταν α᾽τή τε μηκέτι δύνηται
τὴν τροφὴν εἰς ἐρυθρότητα μεταβάλλειν, ἐπιῤῥέει τε τὸ φλεγ-
ματῶδες ἐκεῖνο. οἵαν οὖν ἐξ ἀρχῆς ὁ κάραβος ἔχει τὴν σάρκα
καὶ σχεδὸν ἅπαντα τὰ ὄστρεα, τοιαύτην ἐκ μεταπτώσεως
ἴσχουσιν οἱ ταῖς λεύκαις ἁλισκόμενοι· καὶ γὰρ ὀνομάζουσιν
οὕτω τὸ πάθημα τῆς σαρκὸς ἀπὸ τῆς χροιᾶς τὴν ὀνομασίαν

ex iis, quaecunque viridibus herbis colore funt fimilia.
Caeterum horum caro fimillima ipfis herbis eft; aliorum al-
ba et exanguis, veluti carabi et polypi atque aliorum alia
quaedam; neque enim nominare facile eft eorum differen-
tias, adeo infinitae multitudinis funt. Ergo quum, ut di-
ximus, caro longo tempore pituitofo fimul ac glutinofo fan-
guine nutritur, caro quidem adhuc manet, mutatur tamen
ejus differentia et in alteram fpeciem vertitur, fitque media
quaedam inter fanguineam exanguemque carnem. Ubi au-
tem talis eft reddita, accidit ei, ut de caetero allatum fibi
nutrimentum non magis tentet in rubram carnis fpeciem
mutare, quam polypodes et carabi: ita fit, ut tum alba
tum pituitofa tota quam citiffime evadat, quum nec ipfa pof-
fit nutrimentum in ruborem transmutare, et pituitofum il-
lud affluat. Ergo qualem ab initio carabus carnem habet
fereque omnes oftreae, talem ex transmutatione habent, qui
leucis foedantur (ita enim carnis vitium nominant, a colore

Θέμενοι· τῆς δέ γε μελαίνης σαρκὸς ἅμα καὶ ὀχθώδους ἀπὸ τοῦ ζώου τοῦ ἐλέφαντος ἐποίησαν τοὔνομα. γίγνεται δὲ κᾀκείνη κατὰ τὸν αὐτὸν τρόπον τῇ λεύκῃ, χρόνῳ παμπόλλῳ μελαγχολικῆς ἐπιῤῥεούσης τροφῆς τῇ σαρκί. τῶν δὲ ἀλφῶν ἡ γένεσις ὁμοειδής μέν ἐστι τοῖς εἰρημένοις πάθεσιν, οὐ μὴν αὐτῆς γε δι᾽ ὅλου πεπονθυίας τῆς σαρκὸς, ἀλλ᾽ ἐπιπολῆς τοῦ δέρματος οἷον λεπίδες τινὲς ἐπιπεπήγασιν οἱ ἀλφοὶ, λευκοὶ μὲν ἐκ φλεγματικοῦ, μέλανες δὲ ἐκ μελαγχολικοῦ γινόμενοι χυμοῦ. πηλίκα δὲ δύναται τροφὴ, καὶ ὡς μέγιστα πρὸς ἀλλοίωσιν σαρκὸς, εἴρηται καὶ Ἀριστοτέλει μεμνημένῳ χωρίων, ἐν οἷς ἀλλοιοῦται τὰ βοσκήματα μεθιστάμενα χρόαν τε καὶ ἄλ[91]λας αἰσθητὰς διαφοράς. ὅσοι δ᾽ οὐ συγχωροῦσιν ὑπὸ τροφῆς ἀλλοιοῦσθαι τὰ τρεφόμενα, κρατουμένου γὰρ οὐ κρατοῦντος ὄνομα ὑπάρχειν τὴν τροφὴν, οὔτε περὶ τῆς κατὰ τὰ ζῶα μεταβολῆς οὔτε πολὺ μᾶλλον ἔτι περὶ τῆς κατὰ τὰ φυτὰ δύνανται λέγειν ὑγιὲς μηδὲν, ἀλλ᾽ ἀποροῦνται παντάπασιν ὑπὸ τῶν πραγμάτων ἐναργῶς ἅπασι φαινομένων. τὰ μὲν γὰρ τοῦ Περσικοῦ φυτοῦ τοῦ μετακομισθέντος ἐκ Περσῶν εἰς Αἴγυπτον

albo nomen imponentes) nigrae vero ſimul et calloſae carni ab elephante animali nomen fecerunt; fit itaque eodem quo leuce modo, melancholico nutrimento ad carnem longo tempore confluente. Vitiliginum autem generatio praedictis affectibus ſimilis eſt; non tamen tota ipſa caro vitiatur, ſed in ſuperficie cutis, veluti ſquamae quaepiam, vitiligines infiguntur; quae albae quidem ex pituitoſo, nigrae ex melancholico exoriuntur. Quanta vero ſit alimenti facultas praecipueque ad carnis mutationem, etiam ab Ariſtotele eſt traditum, ubi meminit regionum, in quibus pecora, quae tam colore quam caeteris differentiis ſenſibilibus mutantur, alterantur. Qui vero ab alimento alterari alita non concedunt, quod victi, non vincentis alimentum ſit nomen, hi neque de animantium, neque etiamnum magis de plantarum transmutatione quicquam ſanum dicere poſſunt, ſed omnino in rebus unicuique luculentrr apparentibus haerent. Quae de perſica planta ex Perſide in Aegyptum translata *produn-*

οὐδεὶς ἀγνοεῖ· θανάσιμον μὲν ἦν κατὰ τὴν Περσίδα, μετα-
κομισθὲν δὲ εἰς Αἴγυπτον μετέβαλε τὸ κινδυνῶδες, καθάπερ,
οἶμαι, καὶ τὸ τῶν παρ᾽ ἡμῖν ἀμπέλων, ὡς ὑπαλλάττουσαι τὰ
χωρία διάφορον ἐκφέρουσι τὸν οἶνον· τὰ δὲ τῶν ἄλλων φυ-
τῶν οἱ τὰ γεωργικὰ ἀναγράψαντες ἐδήλωσαν, ὥσπέρ γε καὶ
τὰ τῶν βοτανῶν οἱ τὰ βοτανικά· μετακομιζόμεναι γὰρ ἐξ
ἑτέρων χωρίων εἰς ἕτερα πολλάκις οὐδὲ δυοῖν σταδίοιν διά-
στημα κατὰ πολλὰς ἀλλοιοῦνται διαφοράς. ἐχρῆν οὖν ὅσοι
φάσκουσι κρατουμένου καὶ ἀλλοιουμένου καὶ μεταβαλλομένου
τὴν τροφὴν ὑπάρχειν ὄνομα, μὴ τοῦτο μόνον ἐπίστασθαί τε
καὶ λέγειν, ἀλλὰ καὶ περὶ λεύκης γενέσεως ἐπιχειρῆσαι διελ-
θεῖν. ἤτοι γὰρ τρεφομένη σὰρξ αἰτία τοῦ παθήματος, ἢ τὸ
τῆς τροφῆς μοχθηρόν. ἀλλ᾽ εἴπερ οὐχ ἡ τροφή, βούλονται
γὰρ οὕτως, ἀνάγκη φάναι τὴν σάρκα. τί ποτ᾽ οὖν αὐτὴ
παθοῦσα τὴν τροφὴν οὐκ ἔτι ἑαυτῇ κατὰ πᾶν ὁμοιοῖ; γενή-
σεται γὰρ οὕτω γε τοῦ πάθους ἡ φύσις αἰτία, πολὺ δ᾽ ἦν
ἄμεινον, οἶμαι, τὴν τροφὴν αἰτιᾶσθαι. οὐ μὴν οὐδ᾽ ὅτι τὸ
μὲν ὁμοιοῦν ἑαυτῷ τὴν τροφὴν ἔργον ἐστὶ τοῦ τρεφομένου,

tur, nemo ignorat; lethalis fiquidem in Perfide erat, in
Aegyptum autem translata quod inerat periculofum muta-
vit; quemadmodum, arbitror, et id vites apud nos, quae
quum loca mutant, diverfum afferunt vinum. De aliis vero
ftirpibus tradiderunt qui de agricultura fcripferunt, ut etiam
de herbis, qui de herbaria; transportatae enim ex aliis in
alia loca, faepe minori quam duorum ftadiorum intervallo
multis differentiis alterantur. Oportebat igitur, qui ajunt
alimenti nomen effe rei, quae vincitur, alteratur ac mutatur,
eos non id modo fcire ac dicere, fed etiam de leuces gene-
ratione differtationem aggredi. Nam aut quae alitur caro,
ejus morbi caufa eft, aut alimenti pravitas; fed fi alimen-
tum *caufa non eft* (ita enim volunt), neceffe eft carnem dice-
re. Quo ergo pacto ipfa alimentum fibi in totum non affi-
milat? ita enim natura hujus affectionis ducetur caufa; at
multo, arbitror, fatius erat alimento caufam imputare. At
quod aliti quidem actio fit fibi alimentum affimilare, affimi-

τὸ δ᾽ ὁμοιοῦσθαί τε καὶ μεταβάλλεσθαι πάθος τῆς τροφῆς,
διὰ τοῦτο οὐκ ἀδύνατόν ἐστι τῷ πάσχοντι περὶ τὸ ποιοῦν ἀν-
τιδρᾶσαί τι, κἂν ᾖ σμικρότατον. αὐτὸ γὰρ δήπου ἐναντιώ-
τατον ἐν τοῖς περὶ τούτων λογισμοῖς ἐπεδείξαμεν οὐχ ἡμεῖς
μόνον, ἀλλὰ καὶ τῶν φιλοσόφων ὅσοι δεινότατοι τῶν ὅλων
τῆς φύσεως ἐνεργειῶν τε καὶ παθῶν ἐξηγηταὶ γεγόνασι. φαί-
νεται γοῦν ἅπαντα κἂν ἰσχυρότερα πολὺ τῶν ὁμιλούντων
τυγχάνῃ, πάσχοντά τι πρὸς αὐτῶν αἰσθητὸν καὶ σαφὲς, εἰ
καὶ μὴ κατὰ τὴν πρώτην τούτων ὁμιλίαν, ἀλλ᾽ ἐν τῷ χρόνῳ
γε προϊόντι. καί που καὶ σίδηρος ὁ τμητικώτατος ἠμβλύνθη
τέμνων σάρκα μαλακωτάτην, ὅ τε σκληρότατος λίθος ἔσχε τι
κοῖλον ἐν ἑαυτῷ χρόνῳ πολλῷ πληττόμενος ὑπὸ τοῦ στα-
λαγμοῦ. τί δεῖ λέγειν ἔτι περὶ τῶν κεραννυμένων, ἅπαντες
γιγνώσκουσιν. κἄν τε γὰρ εἰς ἀμφορέα ζέοντος ὕδατος ἐμ-
βάλῃς κοτύλην ψυχροῦ, τὸ μικτὸν ἐξ ἀμφοῖν οὐ μόνον ἐνδεί-
κνυται τὴν ἧτταν τῆς κοτύλης, ἀλλὰ καὶ τοῦ νικήσαντος τὸ
πάθος· ἐάν τις ἔμπαλιν εἰς ἀμφορέα ψυχροῦ κοτύλην θερμοῦ
ἐμβάλῃ, νικηθήσεται μὲν ἡ κοτύλη, πείσεται δέ τι βραχὺ

lari vero et transmutari alimenti paſſio, non tamen pro-
pterea impoſſibile eſt, quod in agendo patitur, agenti aliquid
etiamſi minimum fuerit, rependere. Ipſum enim maxime
contrarium in diſſertatione de his demonſtravimus, neque
nos duntaxat, verum etiam philoſophorum graviſſimi, qui
omnium naturae tum actionum tum paſſionum interpretes
fuerunt. Apparet igitur, omnia, etiamſi multo iis, quibus-
cum congrediuntur, ſint valentiora, aliquid tamen ab ipſis
ſenſibile manifeſtumque pati; et ſi non primo ſtatim eorum
occurſu, at certe temporis proceſſu. Nam et ferrum acu-
tiſſimum in molliſſima carne ſecanda eſt hebetatum, et du-
riſſimus lapis a guttula longo tempore ictus cavitatem con-
traxit. Jam quid de iis, quae inter ſeſe miſcentur, dicen-
dum ſit, omnes norunt. Si enim in amphoram aquae fer-
ventis frigidae heminam injicias, quod mixtum ex ambabus
eſt, non ſolum expugnationem heminae declarat, ſed etiam
vincentis paſſionem: ſi quis rurſus heminam calidae immittat
in amphoram frigidae, vincetur quidem hemina, patietur

230 ΓΑΛΗΝΟΥ ΠΕΡΙ ΑΙΤΙΩΝ ΣΥΜΠΤΩΜ.

Ed. Chart. VII. [91. 92.]   Ed. Baf. III. (241.)
καὶ ὁ ἀμφορεύς. ἀλλὰ γὰρ ὅπερ εἴρηταί μοι καὶ πρόσθεν,
οὐκ ἀντιλέγειν ἐν τῇδε τῇ πραγματείᾳ προὐθέμην οὔτε μηκύ-
νειν, ἀλλ᾽ ὅσον οἷόν τε ταχίστην ποιήσασθαι τὴν διδασκα-
λίαν. ἡ μὲν οὖν λεύκη μέγιστόν τι σφάλμα τῆς ἀλλοιωτικῆς
ἐστι δυνάμεως· ἕτερα δὲ πάμπολλα σμικρὰ, καθ᾽ ὑγρότητα
καὶ ξηρότητα καὶ ψυχρότητα καὶ θερμότητα τῆς σαρκὸς ὑπαλ-
λαττομένης. ἀτροφήσει δὲ τὸ μέρος οὐ μόνον δι᾽ ἀῤῥωστίαν
τῆς ἀλλοιωτικῆς δυνάμεως, ἀλλὰ καὶ διὰ τὴν ἑλκτικὴν ἀτονή-
σασαν, ἢ διὰ τὴν ἐκκριτικὴν ἀμετρότερον κινηθεῖσαν. εἰς
ἀμετρίαν δὲ κινήσεως ἡ ἀποκριτικὴ δύναμις ἔρχεται, καθάπερ
εἴρηται καὶ πρόσθεν, ὅταν ἤτοι διὰ πλῆθος ἢ δριμύτητα πε-
ριττωμάτων, ἢ οἰκείαν ἀσθένειαν ἡ καθεκτικὴ βαρύνηται
δύναμις. ἐν τούτῳ γὰρ ἀνάγκη συνεκκρίνεσθαι τῷ περιττῷ
[92] τὸ χρηστὸν, ὡς ἐν λειεντερίαις τε καὶ δυσεντερίαις καὶ
χολέραις· ἀτονίᾳ δὲ τῆς ἀποκριτικῆς δυνάμεως ὑγροτέραν τε
καὶ περιττωματικωτέραν ἀνάγκη γίγνεσθαι τὴν σάρκα. τῶν
περιττωμάτων δ᾽ αὐτῶν ἡ πλείων γένεσις ἀῤῥωστίᾳ τῆς ἀλ-
λοιωτικῆς ἀποτελεῖται. ὅταν οὖν ἅμα συνέλθῃ τὴν μὲν

vero puſillum quid et amphora. Sed enim quod a nobis
prius dictum eſt, neque hoc in opere verbis contendere, ne-
que orationem protrahere mei eſt inſlituti, ſed quoad fieri
poteſt breviſſimam doctrinam tradere. Ergo leuce maximus
quidem alteratricis facultatis error eſt, parvi autem alii com-
plures ſunt, quum per humorem, ſiccitatem, frigus et calo-
rem caro immutatur. *Privabitur alimento* pars, non ſo-
lum ob alteratricis facultatis imbecillitatem, verum etiam ob
attractricis infirmitatem, aut immoderatiorem excretricis
motum. Porro ad immoderatiorem motum excretrix facul-
tas venit, ut prius dictum eſt, quum retentrix facultas vel
ob multitudinem vel acrimoniam excrementorum vel pro-
priam imbecillitatem gravatur. Tunc enim neceſſe eſt ex-
cerni cum ſupervacaneo utile, ut in lienteriis, dyſenteriis
et choleris, expultricis vero imbecillitate neceſſe eſt carnem
et humidiorem fieri et pluribus excrementis impleri. At
excrementorum ipſorum uberiorum generatio alteratricis
imbecillitate perficitur. Ubi igitur ſimul evenit, ut attra-

BIBΛION TPITON. 231

Ed. Chart. VII. [92.] Ed. Baf. III. (241. 242.)
ἑλκτικὴν πολὺν ἐπισπᾶσθαι χυμὸν, ἀδυνατεῖν δὲ τὴν ἀλλοιω-
τικὴν δύναμιν ἅπαντα τὸν ἑλχθέντα κατεργάζεσθαι, καὶ διὰ
τοῦτο πολλὰ γίγνεσθαι τὰ περιττώματα, τὴν ἀποκριτικὴν δὲ
ἐν τούτῳ τῷ καιρῷ χεῖρόν τε καὶ ἀτονώτερον ἑαυτῆς κινεῖ-
σθαι, πλῆθος οὕτως ἀνάγκη περιττωμάτων ἐν ταῖς σαρξὶ
συνίστασθαι, κἂν τούτῳ κατά τε τὴν ἰδέαν καὶ τὸ ποσὸν τοῦ
περιττώματος ἄλλοτε (242) ἀλλοίαν γίνεσθαι τὴν σάρκα,
ποτὲ μὲν οἰδηματώδη, ποτὲ δὲ φυσώδη, ποτὲ δὲ ὑδερώδη.
καὶ γὰρ δὴ καὶ ὁ ἀνὰ σάρκα καλούμενος ὕδερος, ἐκ τούτου
τοῦ γένους ἐστίν. ἀλλ᾽ οὐδὲν οἶμαι δεῖν ἔτι μηκύνειν ὑπὲρ
τῶν τοιούτων· οὐ γὰρ ἅπαντα διελθεῖν ἐν τῷδε τῷ λόγῳ τὰ
κατὰ μέρος συμπτώματα προὐθέμην, ἀλλ᾽ ἐν τοῖς πλείστοις
γυμνάσαι τοὺς φιλομαθεῖς.

Κεφ. ε΄. Ὥστε μοι καιρὸς ἤδη μεταβαίνειν ἐφ᾽ ἕτερόν
τι γένος συμπτωμάτων ἐγγὺς τῷ κατὰ τὰς βεβλαμμένας ἐνερ-
γείας. αὐτὸ μὲν οὖν γένος ἐν τῷ ποσῷ καὶ ποιῷ τῶν ἐκκρι-
νομένων ἐστίν· ἤτοι δὲ διὰ βλάβην τινὰ γίγνεται δυνά-
μεως, ἢ ἐρεθισμὸν ἄκαιρον, ἢ πλημμελῆ κίνησιν ἐπεγείροντα

ctrix quidem facultas multum humorem attrahat, fed eum
attractum totum alteratrix facultas conficere non valeat, at-
que hanc ob rem multa excrementa gignantur, expultrix
autem facultas eo tempore et deterius et imbecillius quam
prius moveatur; neceſſe eſt ita excrementorum copiam in
carnibus confiſtere, atque interdum pro excrementi tum
ſpecie tum multitudine alias aliam fieri carnem; quae inter-
dum oedematis, interdum inflationis, interdum hyderi ſpe-
ciem refert. Eſt enim etiam hyderus, quem anaſarca vo-
cant, ex hoc genere. Verum de talibus producendum am-
plius ſermonem non arbitror; non enim omnia in hoc libro
particulatim recenſere ſymptomata ſtatui, ſed in plurimis
ſtudioſos exercitare. Cap. V. Quare jam mihi ad alterum ſymptomatum
genus, quod ad laeſas actiones ſpectat, huic vicinum tranſ-
ire tempeſtivum eſt. Ipſum igitur genus in quantitate et
qualitate excretorum conſiſtit. Accidit autem aut laeſione
aliqua facultatis, aut intempeſtiva irritatione, aut depravato

τὴν δύναμιν, ἢ δι' ἀναστόμωσιν ἢ ῥῆξιν ἢ διάβρωσιν ὀργάνου τινὸς, ὥσπερ ἀμέλει καὶ ἡ τοῦ αἵματος ἔκκρισις· οὐδὲν γὰρ χεῖρον ἀπὸ ταύτης ἄρξασθαι, διότι τῷ γένει δοκεῖ παρὰ φύσιν ὑπάρχειν ὡς πολλά· πλὴν γὰρ ὅσα διὰ μήτρας αἱμοῤῥαγοῦσι γυναῖκες, αἱ μὲν ἄλλαι πᾶσαι κενώσεις τοῦ αἵματος ὅλῳ τῷ γένει παρὰ φύσιν εἰσίν· ἐκεῖναι δὲ τῷ ποσῷ μόνον. αἱ μὲν δὴ ῥήξεις αἱ τῶν ἀγγείων ἤτοι διά τινα τῶν ἔξωθεν γίγνονται πληγῶν, ἢ λακτίσαντός τινος ἢ πατάξαντος ἢ ὁπωσοῦν ἄλλως ἰσχυρῶς πληγέντος τοῦ ἀνθρώπου· γίγνονται μὲν καὶ πηδήσασι μέγα, καὶ κατενεχθεῖσιν ἐπὶ τὴν γῆν ἀφ' ὑψηλοῦ, καὶ διὰ κραυγὴν ὀξεῖάν τε καὶ μεγάλην, ἐπειδὴ καὶ κατὰ ταύτην ἐπὶ πλεῖστον τείνεται τὰ φωνητικὰ τῶν ὀργάνων μόρια. τῷ λόγῳ δὲ τῆς τάσεως ἀναῤῥήγνυνται καὶ ὅσα πηδώντων ἐβλάβη· τὰ δὲ ἐξ ὑψηλοῦ κατενεχθέντων ἐν τῷ τῶν πληγῶν ἔστι γένει. διαφέρει γὰρ οὐδὲν ἢ ὑπὸ λίθου τινὸς ἐμπεσόντος ἔξωθεν θλασθῆναί τι μέρος, ἢ αὐτοῦ τοῦ κατενεχθέντος ἰσχυρῶς ἐμπεσόντος τῷ δαπέδῳ. ταῦτα μὲν οὖν ἀγγείου ῥήξεως

motu facultatem excitante, aut alicujus organi osculatione, vel ruptione, vel erofione, quemadmodum fane in fanguinis excretione confpicitur; nihil enim deterius ab hac coepiffe, quod genere ipfo praeter naturam effe ut plurimum videatur; praeter enim eas, quae mulieribus per uterum erumpunt, caeterae omnes fanguinis vacuationes toto genere praeter naturam funt, illae vero fola multitudine. Ac ruptiones quidem organorum, vel ob plagas aliquas extrinfecus illatas fiunt, aut calcitrante aut percutiente aut alias quomodocunque vehementer feriente aliquo homine. Accidunt autem et magnopere faltantibus et ab alto in terram defilientibus et acute et alte *vvoiferantibus*, quoniam in eo vocalium organorum partes quam maxime tenduntur. Quae autem in faltantibus laefa funt, ratione tenfionis rumpuntur; in defilientibus vero ex alto *vafa rupta* plagarum generis funt Nihil enim intereft, an a lapide aliquo foris illapfo, an ejus, qui ab alto deciderit, vehementi in terram lapfu pars aliqua contufa fit. Atque hae quidem ruptionis vafis manifeftae caufae funt, nec

BIBΛION TPITON. 233

Ed. Chatt. VII. [9a. 93.]   Ed. Baf. III. (242.)

αἴτια πρόδηλα καὶ οὐδεὶς ἀγνοεῖ· τὰ δ᾽ ἐκ τῶν τοῦ σώματος ὁρμώμενα διαθέσεων, ἐπειδὰν ἀπὸ ταὐτομάτου τις αἱμοῤῥαγήσῃ διὰ ῥινῶν, ἢ ἐμέσας, ἢ ἀναβήξας, ἢ χρεμψάμενος, ἢ κάτω διαχωρήσας, ἢ οὐρήσας αἷμα τύχῃ· ταυτὶ μὲν οὖν ὅλῳ τῷ γένει παρὰ φύσιν ἐστί. ταῖς γυναιξὶ δὲ, ὡς εἴρηται, διὰ τῆς μήτρας αἱμοῤῥαγούσαις οὐχ ὅλῳ τῷ γένει παρὰ φύσιν ἡ κένωσις, ἀλλ᾽ ἐν τῷ ποσῷ μόνον. ἅπαντα δὲ τὰ τοιαῦτα ἐμπίπτει διὰ τρεῖς [93] αἰτίας, ἤτοι τῆς δυνάμεως ἀναστομωσάσης ἀγγεῖον, ὡς ἐν ταῖς ἐκ ῥινῶν αἱμοῤῥαγίαις, ἢ δι᾽ αὐτὸ τὸ αἷμα μοχθηρῶς διακείμενον, ἢ τῶν ἀγγείων τι. τὸ μὲν οὖν αἷμα μοχθηρῶς διακεῖσθαι λέγω τό τε κακόχυμον εἰς τοσοῦτον γιγνόμενον, ὡς διαβιβρώσκειν τὰ περιέχοντα, τό θ᾽ οὕτω πλέον, ὡς μὴ στέγεσθαι· καὶ γὰρ καὶ τοῦτο ῥήσσειν ἢ ἀναστομοῦν ἀγγεῖον ἱκανόν ἐστιν. αὐτῶν δὲ τῶν ἀγγείων ἡ κάκωσις ἐν ἀμέτροις ἐστὶ μαλακότησι καὶ σκληρότησι καὶ λεπτότησι. γίγνεται δὲ ταῦτα καὶ φύσει μέν τισιν εὐθέως ἐν τῇ μήτρᾳ διαπλασθεῖσι μοχθηρῶς· οὐδὲν δὲ ἧττον αἱ μὲν μαλακότητες ἐπὶ περιτταῖς ὑγρότησιν· αἱ δὲ σκληρότητες ἐπὶ

ullus ignorat. Aliae vero ex corporis affectibus excitantur, quum aliquis naribus fanguinem fponte emittit, aut vomit, aut extuffit, aut excreat, aut deorfum dejicit, aut mingit; atque haec quidem toto genere praeter naturam funt. Quibus autem mulieribus, ut dictum eft, per uterum fanguis profluit, toto genere praeter naturam vacuatio non eft, fed quantitate duntaxat. Sane haec omnia triplicem ob caufam incidunt; aut ob facultatem vas fanguinis recludentem, ut in profufionibus fanguinis per nares, aut ob fanguinem ipfum prave affectum, aut vasculum aliquod. Ac fanguinem quidem prave affici dico, quum adeo vitiofus eft, ut erodat vafa quibus continetur, et quum ita exuberat, ut *a vafis* contineri nequeat; etenim is quoque vas rumpere vel referare poteft. Ipforum vero vaforum vitium in immodica mollitie et duritie et tenuitate confiftit. Fiunt autem haec nonnullis quidem etiam in utero ftatim vitiofe formatis: mollities vero non minus ex immodica *proveniet* humiditate, durities ex

234 ΓΑΛΗΝΟΥ ΠΕΡΙ ΑΙΤΙΩΝ ΣΥΜΠΤΩΜ.

Ed. Chart. VII. [93.]   Ed. Baf. III. (242.)

ξηρότησιν· αἱ δὲ λεπτότητες ἐπὶ ἀτροφίαις, τὸ μὲν οὖν μαλακὸν
ἀμέτρως ἑτοιμότερον ῥαγῆναι δι' ἀσθένειαν· τὸ δὲ σκληρὸν πάνυ
τῷ μὴ ῥᾳδίως ἐπὶ πλέον ἐκτείνεσθαι· τὸ δὲ ἰσχνὸν δι' ἀμφοτέ-
ρας τὰς τοιαύτας τῶν φλεβῶν διαθέσεις οὐ μόνον ὑπὸ τῶν ἔνδον
αἰτίων, ἀλλὰ καὶ ὑπὸ τῶν ἐκτὸς ἑτοίμως ῥήσσεσθαι συμβέβηκε.
διαβιβρώσκεται δὲ οὐχ ὁμοίως ἅπαντα· τὸ μὲν γὰρ σκληρὸν καὶ
παχὺ δυσπαθὲς ὑπὸ διαβρώσεως. οὕτω δὲ καὶ ἀναστομοῦ-
σθαι τῷ μὲν ἀτόνῳ τε καὶ μαλακῷ καὶ ἰσχνῷ πρόχειρον· οὐ
πρόχειρον δὲ τῷ εὐτόνῳ τε καὶ παχεῖ καὶ σκληρῷ. γίγνεται
δὲ ἡ ἀναστόμωσις ὑπό τε τῶν ἐρεθιζόντων τὰ στόματα τῶν
ἀγγείων καὶ διὰ πλῆθος βιασάμενον, ἐνίοτε δὲ καὶ δι' αὐτὴν
τὴν φύσιν ἐκκρίνουσαν τὰ λυποῦντα. καλοῦσι δέ τινα καὶ
διαπήδησιν αἵματος, ὡς τέταρτον γένος ἐπὶ τοῖς εἰρημένοις.
ἔστι δὲ τέταρτον μὲν οὐδαμῶς, ἤτοι δὲ ἀναστόμωσις ἀγγείων
μικρῶν, ἢ οὐχ αἵματος ἐκκρίσεως, ἀλλ' ὀῤῥοῦ εἶδος, καθ'
οἷον μάλιστα τρόπον ἐπ' ἀτονίας ἥπατος καὶ νεφρῶν οὐρεῖται
καὶ κάτω δὲ διαχωρεῖται πολλάκις αἱματώδης ὀῤῥός. εἰρήσεται
δὲ ὑπὲρ αὐτῶν ὀλίγον ὕστερον, ἐπειδὰν ἐπέλθωμεν πρότερον

ficcitate, tenuitas ex atrophiis. Quod immodice molle eſt,
id ob imbecillitatem promptius frangitur; at durum admo-
dum, quod non facile amplius extendatur; tenue vero ob
utrasque venarum ejusmodi affectiones non folum a cauſis
internis facile rumpi poteſt, fed etiam ab externis. Erodun-
tur autem non omnia *vaſa* pari modo; quod enim durum eſt
et craſſum, non facile eroſionibus afficitur. Ita quoque re-
cludi vaſi et imbecillo et molli et tenui facile eſt; robuſto
vero, craſſo et duro non promptum. Fit autem anaſtomoſis
vaſorum recluſio tum ab irritantibus ora vaſorum tum a
plenitudine gravante; interdum vero et natura ipſa res no-
xias excernente. Sunt qui ſanguinis diapedeſin quandam
ut quartum genus praeter ea quae dicta ſunt vocitant. Eſt
autem minime quartum, vel vel exiguorum vaſorum apertio,
vel non excretionis ſanguinis, fed feri ſpecies, qua maxime
ratione ex jecoris renunque debilitate mejitur ac ſaepe deor-
ſum dejicitur cruentum ſerum. De his autem paulo poſt di-
cetur, quum prius de iis, quae vomitione rejiciuntur, ege-

ὑπὲρ τῶν ἐμουμένων. ἐκκρίνεται γὰρ οὖν καὶ ταῦτα, ποτὲ
μὲν ὡς πλείω τε καὶ βαρύνοντα τὴν κοιλίαν, ὥσπερ ἐνίοτε τὸ
πλῆθος τῆς τροφῆς, ἔστιν ὅτε δὲ ὡς ἀνιῶντά τε καὶ δάκνοντα,
καθάπερ ὅταν ὀξώδης ἢ κνισώδης ἢ πικρὰ καὶ δριμεῖα κατὰ
τὴν ἀπεψίαν ἡ προσενεχθεῖσα γένηται τροφή. τούτου τοῦ
γένους ἐστὶ καὶ τὰ χολώδη τε καὶ φλεγματώδη καὶ ὀῤῥώδη πε-
ριττώματα, τά τ' αὐτόθι γεννώμενα καὶ ὅσα συῤῥεῖν πέφυ-
κεν εἰς αὐτὴν ἐξ ὅλου τοῦ ζώου τῆς ἕξεως. ἔστι δὲ καὶ τρίτον
τι γένος ἐπὶ τούτοις αἰτίων εἰς ἔμετον ἐξορμώντων τὴν γα-
στέρα, κἂν μήτε βαρύνῃ μήτε δάκνῃ, μόνον δὲ αὐτοῖς ὑπάρξῃ
τὸ παρὰ φύσιν. ὅρος δ' ἐστὶ κοινὸς ἁπάντων τῶν παρὰ φύ-
σιν, εἰ μὴ δύναιτο τρέφειν πεφθέντα. κατὰ τοῦτον, οἶμαι,
τὸν λόγον οὐ μόνον ὀξὺ φλέγμα καὶ ἁλυκὸν, ἀλλὰ καὶ
γλυκὺ πολλάκις ἐν τῇ γαστρὶ συστὰν εἰς ἔμετον αὐτὴν ἐξορ-
μᾷν εἴωθε· καὶ αὐτό γε τὸ αἷμα τὸ εἰς τὴν κοιλίαν ἐκχυ-
θὲν οὕτως ἐμεῖν αὐτὴν ἀναγκάζει. καὶ μὴν καὶ κάτω δια-
πέμπει ποτὲ μὲν πρωϊαίτερον, ἔστιν ὅτε δὲ βραδύτερον,
ἢ ἔλαττον, ἢ πλέον, ἢ ὀλιγάκις, ἢ πλεονάκις, ἤτοι χρηστὴν

rimus. Excernuntur itaque et haec, nonnunquam ut exu-
berantiora ac ventriculum gravantia, ut interdum alimenti
eopia; alias vero ut infeſtantia et mordentia, ut quum vel
acidum vel nidorulentum vel amarum et acre ex concoctio-
nis defectu aſſumptum nutrimentum evaſerit. Sane hujus
generis ſunt et bilioſa et pituitoſa et ſeroſa excrementa, tum
quae in ipſo ſunt genita, tum quae in eum ex toto corporis
habitu confluere ſunt apta. Eſt autem ad haec et tertium
genus cauſarum, quae ventriculum ad vomitionem excitant,
licet nec degravent nec mordeant, ſed praeter naturam dun-
taxat ſint. Porro omnium, quae praeter naturam ſint, com-
munis definitio eſt, ſi etiam concocta nutrire non valeant.
Hac, arbitror, ratione non ſolum acida pituita et ſalſa, ſed
etiam dulcis in ventriculo collecta, non raro eum ad vomi-
tum provocare conſuevit: ſed et ſanguis ipſe in ventriculum
effuſus ſic ipſum vomere cogit. Jam deorſum quoque
transmittit *ventriculus* aliquando maturius, aliquando tardi-
us, aut parcius, aut liberalius, aut raro, aut ſaepe, vel utile

236 ΓΑΛΗΝΟΥ ΠΕΡΙ ΑΙΤΙΩΝ ΣΥΜΠΤΩΜ.

Ed. Chart. VII. [93. 94.]　　　　　Ed. Baf. III. (242.)
τροφὴν, ἢ διεφθαρμένην, ἢ τὸ συῤῥέον εἰς αὐτὴν ἄνωθεν,
ἢ τὸ κατ᾽ αὐτὴν ἀπογεννώμενον. ἀλλ᾽ ἡ μὲν φθάνουσα τὸν
συνήθη καιρὸν ἔκκρισις ἤτοι καὶ βαρυνομένης τῆς κοιλίας,
ὡς ὑπὸ πολλοῦ τοῦ ληφθέντος, ἢ ὀδαξουμένης τε καὶ κεντου-
μένης, ὡς ὑπὸ δάκνοντος, ἢ ὡς ἀλλότριον καὶ οὐκ οἰκεῖον
ἀπωθουμένης γίγνεται, μεμνημένων ἡμῶν, ἐπειδὰν πολύ τι
λέγωμεν, ὡς τριττὴν ἔχει τοῦτο τὴν γένεσιν, ἤτοι τῷ τὴν
δύναμιν ἀτονωτέραν ὑπάρχειν ἑαυτῆς, ἢ τῷ τὸ ληφθὲν ὑπερ-
βάλλειν τὸ σύμμε[94]τρον, ἢ διὰ τὸ συναμφότερον. ἔξωθεν
δὲ τῶν εἰρημένων ἢ τῶν ὑγροτέρων τε καὶ γλισχροτέρων
ἐδεσμάτων προσφορὰ ταχεῖαν ἐργάζεται διαχώρησιν, ὀλισθαι-
νόντων αὐτῶν ἑτοιμότερον, εἰ καὶ περιπατήσαντες μάλιστα
τύχοιεν ἐπ᾽ αὐτοῖς ἀτρέμα, ὥστε κατασεῖσαι μὲν αὐτὰ, μὴ
μέντοι γε ἀνάδοσιν ἐργάσασθαι πρὸ τοῦ καιροῦ· συμβαίνει
γάρ τι τοιοῦτον ἐν ταῖς κατασείσεσιν, ἐπειδὴ πάμπολλαι τῶν
ἐντέρων ἕλικές εἰσιν. ἀνάγκη δήπου καθ᾽ ἑκάστην αὐτῶν
ἐκ τῶν ὑψηλοτέρων εἰς τὰ ταπεινότερα φέρεσθαι τὰ σιτία,
τοὐντεῦθεν δὲ τῷ βάρει μὲν οὐκ ἔθ᾽ οἷόν τε μένειν,

alimentum, vel corruptum, vel quod in eum superne affluit,
vel quod in eo generatur. Verum excretio, quae confue-
tum praevenit tempus, vel quod gravetur ventriculus vel-
uti a multo cibario affumpto, vel pungatur velliceturque
veluti a mordacibus, vel tanquam alienum ac minime fami-
liare detrudat, accidit. Caeterum meminiffe debemus nos
quum quoddam *cibarium* multum *affumptum* dicimus, tri-
plicem id habere generationem, vel quod facultas imbecillior
fit quam prius; vel quod fymmetriam excedat quod affum-
ptum eft, vel ob utramque caufam. Praeter jam dictas cau-
fas celerem efficit dejectionem humidiorum quoque ac magis
glutinoforum eduliorum fumptio, quae promptius delabuntur,
maxime fi qui ab affumptis lente ambulaverint, ita ut concu-
tiantur quidem, nequaquam autem ante tempus diftribuantur;
accidit namque tale quid in concuffionibus. Quum enim
complures inteftinorum fint fpirae, neceffe profecto eft in
fingulis eorum a fuperioribus in inferiora cibos deferri. De

) τῇ δὲ τῶν ἐντέρων αὐτῶν ἐνεργείᾳ προωθεῖται τὰ σφηνούμενα
κατὰ τὰς ἕλικας αὐτῶν ἐχόντων δύναμιν ἔμφυτον ἀποκριτι-
κὴν τῶν ἀνιόντων αὐτά. τὰ δ᾽ ὑγρὰ καὶ γλίσχρα σιτία
διεξέρχεται ῥᾷον, εἴτε τῷ βάρει καὶ τῷ σεισμῷ τοῦ, σώματος,
εἴτε τῇ τῶν ἐντέρων ἐνεργείᾳ προωθοῖτο. ταχείας μὲν οὖν
διεξόδου λέλεκται τὰ αἴτια. ὀψιαίτερον δὲ τοῦ συνήθους
ἀποκρίνει ἡ κάτω γαστὴρ, ἤτοι δι᾽ ἀτονίαν, ἢ διὰ δυσαισθη-
σίαν τῶν ἐντέρων, ἢ δι᾽ ὀλιγότητα τῶν ἐδεσμάτων, ἢ διὰ
ποιό(243)τητα. τά τε γὰρ ἄτονα προωθεῖν οὐ σθένει· τὰ
δὲ δυσαίσθητα τῶν λυπούντων ἀμυδρῶς αἰσθάνεται, τῆς λύ-
πης δ᾽ ἦν αὐτοῖς ἴασις ἡ ἔκκρισις. καὶ μὲν δὴ καὶ αὐτῶν τῶν
σιτίων τὰ μὲν ἐλάττω τοῦ δέοντος ὀλίγον ἴσχει τὸ περιττὸν,
ὥστ᾽ οὐχ ὁμοίως βαρύνει· τὰ δὲ παχέα καὶ στρυφνὰ βραδύ-
πορα πάντ᾽ ἐστὶν ἐναντίως τοῖς γλίσχροις τε καὶ ὑγροῖς. οὐ
μόνον δὲ ἀτονίᾳ τῶν ἐντέρων, ἀλλὰ καὶ τῶν κατ᾽ ἐπιγά-
στριον μυῶν ἡ διαχώρησις βραδύνει, καὶ μάλιστ᾽ ἐπειδὰν
σκληρότερα τύχῃ γενόμενα τὰ περιττώματα. τηνικαῦτα γὰρ

caetero vero *prae* gravitate quidem non amplius manere
poſſunt; ſed qui in ſpiris ſunt impacti inteſtinorum, ipſorum
actione propelluntur, ipſis rerum oblaedentium expultricem
facultatem inſitam habentibus. Humidi vero et glutinoſi
cibi ſive gravitate ipſa et corporis concuſſione, ſive inteſti-
norum actione propellantur, facilius permeant. Ac celeris
quidem tranſitus dictae cauſae ſunt. Tardius autem, quam
pro conſuetudine, excernit imus venter, aut ob inteſtinorum
imbecillitatem, vel hebetem *eorum* ſenſum; aut ob ciborum
tum paucitatem tum qualitatem. Quippe quae imbecilla ſunt,
propellere non valent; quae hebetis ſunt ſenſus, res ſibi
moleſtas obſcure ſentiunt: at expulſio moleſtiae ipſis erat
ſanatio. Jam ipſorum quoque ciborum ii, qui quam deceat
ſunt pauciores, parum habent excrementi, proinde non ſimili-
ter gravant; craſſi vero et acerbi omnes tardi ſunt tranſitus,
contra quam glutinoſi et humidi. Non ſolum autem pro-
pter inteſtinorum imbecillitatem, ſed etiam muſculorum abdo-
minis, dejectio retardatur; potiſſimum quum excrementa du

Ed. Chart. VII. [94.]   Ed. Baf. III. (243.)
οὐ μόνον τῶν κατ᾽ ἐπιγάστριον, ἀλλὰ καὶ τῶν κατὰ τὸν
θώρακα μυῶν ἰσχυρῶς ἐνεργούντων δεῖται. ἔλαττον δὲ γί-
γνεται περίττωμα τῆς πρὸς τὸ πλῆθος ἀναλογίας τῶν ἐδη-
δεσμένων, ἐπειδὰν εἰς ἀνάδοσιν ἐξ αὐτῶν πλέον ἀφίκηται·
ἔμπαλιν δὲ πλέον τῆς ἀναλογίας τῶν ληφθέντων διαχωρεῖται,
ποτὲ μὲν ἐνδείᾳ τῆς ἀναδόσεως, ἔστιν ὅτε δὲ συῤῥεόντων τι-
νῶν ἄνωθεν εἰς τὰ κατὰ τὴν γαστέρα χωρία. συνεχεῖς δὲ ἐκ-
κρίσεις γίγνονται δι᾽ ἀτονίαν ἢ δῆξιν. ἡ μὲν οὖν ἀτονία τῶν
κατὰ τὴν κοιλίαν ὀργάνων, ὡς ἤδη πολλάκις εἴρηται, διὰ
δυσκρασίαν· ἡ δὲ δῆξις ὑπὸ τῶν περιεχομένων ἐν αὐτοῖς γί-
γνεται. τέτταρες δὲ αἰτίαι τῆς γενέσεώς εἰσι τῶν οὕτω δα-
κνόντων, ἤτοι φαρμακώδης τις δύναμις ἅμα τοῖς σιτίοις, ἢ
καθ᾽ ἑαυτὴν ληφθεῖσα, ἢ καὶ τῶν ἐδεσμάτων αὐτῶν αἱ δια-
φθοραί· καὶ πρὸς τούτοις ὅσα ἐκ τοῦ σώματος εἰς τὰ κατὰ
γαστέρα συῤῥεῖ δακνώδη περιττώματα· καὶ ὅσα κατ᾽ αὐτὴν
γεννᾶται τοιαῦτα, καθάπερ ἐν δυσεντερίαις ταῖς ἐφ᾽ ἑλκώσει
κακοήθει. δύναιτο δ᾽ ἄν τις ἅμα ταῖσδε καὶ πέμπτην αἰτίαν
προστιθέναι τῶν τοιούτων συμπτωμάτων, αἴσθησιν περιττὴν

riora evaferunt, tum enim non folum musculorum abdomi-
nis, fed etiam thoracis valenti actione eft opus. At pauciora
quam pro multitudinis comeftorum ratione excrementa red-
duntur, ubi plus ex ipfis in diftributionem venerit. E con-
trario vero plus dejicitur, quam pro fumptorum ratione,
alias ob diftributionis defectum, alias confluentibus fuperne
aliquibus in ea, quae circa ventrem funt loca. Affiduae au-
tem excretiones fiunt ob imbecillitatem vel demorfum.
Atque imbecillitas quidem inftrumentorum ventriculi, ut
faepe jam dictum eft, ab intemperie *provenit;* demorfus au-
tem ab iis fit, quae in ipfis continentur. Porro quatuor
caufae generationis funt eorum, quae fic mordent: vel me-
dicamentofa quaedam facultas una cum cibis vel per feip-
fam affumpta, vel etiam ciborum corruptelae; praeterea tum
quae ex corpore in ventris partes mordacia excrementa con-
fluunt, tum quae in ipfo ejusmodi gignuntur, ut in dyfen-
teriis ab ulcere maligno fubortis. Poteft autem aliquis et
quintam ejusmodi fymptomatum caufam addere, vehemen-

τῶν σωμάτων, εἴτ᾽ ἐκ φύσεως ὑπάρχουσαν, εἴτε δι᾽ ἕλκωσιν.

ἕτερος δὲ τρόπος ἐκκρίσεως συνεχοῦς ἐστι τῷ γένει τῆς αἰτίας
ἀποκεχωρισμένος ἁπάντων τῶν προειρημένων αἰτίων, ὁ ἐπὶ
τῇ παραλύσει τῶν ἐπικειμένων μυῶν τῷ πέρατι τῆς ἐκροῆς
τῶν περιττωμάτων· ἀπροαίρετος γὰρ ἐπὶ τούτων ἡ ἔκκρισις,
καὶ διὰ τοῦτο ἄκαιρός τε καὶ ἄτακτος καὶ συνεχής. ἀλλὰ περὶ
μὲν διαχωρημάτων ἱκανὰ καὶ ταῦτα.

Κεφ. σΤ´. [95] Περὶ δὲ τῶν ἀτμωδῶν πνευμάτων,
ἃ δὴ καὶ φύσας ὀνομάζουσιν, ἐφεξῆς ῥητέον. ἔστι δὲ καὶ
τούτων ἡ μὲν γένεσις ἐν αὐτοῖς τοῖς κατὰ τὴν γαστέρα χω-
ρίοις, χυμῶν τινων αὐτόθι φλεγματωδῶν ἢ σιτίων εἰς ἀτ-
μοὺς λυομένων ὑπὸ θερμότητος ἐνδεοῦς. ἡ μὲν γὰρ τελεία
ψύξις οὐδ᾽ ὅλως ἀτμὸν ἐργάζεται, διότι μηδὲ ὅλως λεπτύνει,
μηδὲ κατεργάζεται, μηδὲ διαλύει τὴν τροφήν· ἡ δ᾽ ἰσχυρὰ
θερμασία, πολλῷ τῷ περιέχοντι κρατοῦσα, πλέον ἤδη ἢ
κατὰ γένεσιν ἀτμοῦ λεπτύνει τὴν τροφήν, ἢν μὴ φυσώδης
ὑπάρχῃ φύσει· τηνικαῦτα δὲ γεννᾶται μέν τι πνεῦμα θολερόν
τε καὶ, ὡς ἂν εἴποι τις, ὁμιχλῶδες, ὀλίγον δὲ τοῦτο καὶ κατὰ

tem corporum fenfum, five is a natura, five ab ulcere pro-
cedat.   Alter affiduae excretionis motus eft, ab omnibus jam
dictis genere caufae diftinctus, qui paralyfi fuccedit muscu-
lorum incumbentium extremo meatui excrementorum; quip-
pe involuntaria in iis eft excretio, proptereaque tum intem-
peftiva, tum inordinata, tum affidua.   Verum de dejectio-
nibus funto haec fatis.   Cap. VI.   De halituofis fpiritibus, quos etiam flatus
nominant, deinceps dicendum.   Eft autem et horum gene-
ratio in ipfa ventris regione, humoribus quibusdam inibi pi-
tuitofis, vel cibis a deficiente calore in halitum folutis.   Et-
enim abfolutum frigus prorfus halitum non facit, quod id
omnino neque attenuet, neque conficiat, neque diffolvat ali-
mentum; vehemens autem calor, quum longo intervallo
alimentum fuperet, amplius quam pro halitu generando, id
attenuat, nifi tamen flatuofum fit natura; tunc enim gignitur
quidem fpiritus quispiam turbidus, ac, ut fi quis dicat, nebu-

χρόνον ἐλάχιστον, ὡς ἀπὸ μιᾶς ἢ δευτέρας ἐρυγῆς ἐκκενοῦ-
σθαι. ἡ δὲ ἐνεργοῦσα μὲν ἀμφὶ τὰ σιτία θερμότης ἐνδεέστε-
ρον μέν πως διαλύει αὐτά, κατεργάζεται δὲ οὐκ ἀκριβῶς,
κἀντεῦθεν ἡ τοῦ φυσώδους πνεύματος γένεσις. ἑνὶ δὲ λόγῳ,
καθάπερ ἐκτὸς αἵ τε ψυχρόταται καταστάσεις αἱ αἴθριοι, μά-
λιστα δ᾽ ἐν τοῖς βορείοις γίγνεσθαι πεφύκασιν· αἵ τε θερμό-
ταται θέρους ὥρᾳ συνιστάμεναι καθαρὸν ἀπεργάζονται τὸ
περιέχον· αἱ μεταξὺ δ᾽ αὐτῶν εἰσιν αἱ τὴν ὁμίχλην γεννῶσαι·
κατὰ τὸν αὐτὸν τρόπον ἐν τοῖς ζώοις οὔτε ταῖς ἐσχάταις
ἀτονίαις τῆς θερμασίας, οὔθ᾽ ὅταν ἰσχυρῶς εὐρωστῇ, κατὰ
δὲ τὰς μεταξὺ τούτων ἀπογεννᾶται τὸ φυσῶδες περίττωμα.
καὶ τοῦτο διὰ μὲν τοῦ στόματος ἐκκρινόμενον ἐρυγὴν ἐργά-
ζεται, διὰ δὲ τοῦ κάτω πέρατος ἤτοι ψοφοῦσαν ἢ ἄψοφον
φύσαν· ἐπειδὰν δὲ μηδ᾽ ἑτέροις ἐκφέρηται, τὴν ἐμπνευμάτω-
σιν ὀνομαζομένην ἀποτελεῖ, σύμπτωμα γαστρὸς ἀτονούσης
ἐκκρίνειν τὸ περιττωματικόν τε καὶ ὁμιχλῶδες πνεῦμα. κατὰ
τὰ μόρια δὲ ἄλλοτε ἄλλα τῶν ἐντέρων, ἐπειδὰν συνίσταταί
τε καὶ κινεῖται τὸ τοιοῦτον πνεῦμα, πολυειδεῖς ἀποτελεῖ τοὺς

lofus, isque paucus et brevis temporis, ut uno vel altero
ructu vacuetur. At calor, qui in cibos agit quidem, ali-
quanto debilius eos diffolvit, fed non prorfus conficit; atque
hinc flatulenti fpiritus generatio. Unoque verbo, ut ex-
trinfecus tum frigidiffimi temporum ftatus funt fereni, fo-
lentque maxime flante borea fieri, tum calidiffimi, qui ae-
ftatis tempore accidunt, ambientem aëra purum reddunt,
qui vero inter hos funt, nebulam gignunt: ita in animalibus
neque in caloris fumma imbecillitate, neque quum viribus
eft vehemens, fed in iis qui inter hos funt ftatibus, flatulen-
tum excrementum gignitur. Atque id quum per os excer-
nitur, ructum creat; quum per inferiorem partem, fonorum
filentemve flatum; quum vero per neutram partium emit-
titur, fymptoma creat, quod flatum feu inflationem vocant,
quum ventriculus non poteft excrementofum nebulofumque
excernere fpiritum. Jam inteftinorum alias aliae partes,
ubi talis fpiritus in iis conftitit ac movetur, multiformes

ψόφους, ὀνόματα μὲν οὐκ ἔχοντας ἅπαντας, ἐνδείξασθαι δὲ τῷ συνετῷ δυναμένους, ὁποῖόν τε καὶ ὁπόσον ἐστὶ τὸ περίττωμα, καὶ καθ᾽ ὅν τινα μάλιστα τόπον ἑλισσόμενον. εἰ μὲν γὰρ ὀξὺ καὶ λεπτὸν ἠχοίη, τὸ μὲν τοιοῦτον πνεῦμα διὰ κενοῦ τε φέρεται τοῦ ἐντέρου καὶ πάντως στενοῦ, καθαρώτερόν τε καὶ ἀερωδέστερον ὑπάρχον αὐτό· φυσωδέστερον δὲ γενόμενον, ὁμοίως μὲν ἐργάζεται τὸν ψόφον μικρὸν, ἐν τοῖς λεπτοῖς ἐντέροις ἐνελιττόμενον, ἀλλ᾽ οὔτ᾽ ἀκριβῶς ὀξὺν, οὔτε λεπτόν. οἱ μὲν δὴ τοιοῦτοι ψόφοι πάντες ἐν τοῖς κατὰ τὴν νῆστιν μάλιστα συνίστανται χωρίοις· εἰς ὅσον δ᾽ ἂν ὑποκαταβαίνουσιν ἄχρι τῶν ἄλλων ἐντέρων τῶν λεπτῶν, ἧττον ἠχώδεις ἀποτελοῦνται. βομβώδεις δ᾽ εἰσὶν ἕτεροι, τοῖς ἐξ εὐρυτάτων αὐλῶν ἐοικότες, ὁποίους ἔχουσιν οἱ τυμβαῦλαι καλούμενοι, διὰ μὲν τὴν ὕλην ἐξ ἧς γεγόνασιν οὐ δυναμένους ἠχεῖν καθαρὸν, διὰ δὲ τὴν εὐρύτητα τῆς τοῦ πνεύματος ὁδοῦ βαρύτατα φθεγγομένους. οἱ τοιοῦτοι πάντες ἐν τοῖς παχέσιν ἐντέροις συνίστανται κενοῖς γενομένοις περιττωμάτων· εἰ δ᾽ ὑγρότης τις ἐν αὐτοῖς περιέχοιτο, προσέρχεταί τις ἰδέα τῷ βόμβῳ καὶ

edunt ſonitus, qui non omnes nomina ſunt ſortiti; caeterum prudenti viro, quale quantumque excrementum ſit, ac quo maxime loco volvatur, indicare poſſunt. Quippe ſi ejusmodi ſpiritus acutum et tenue ſonet, per vacuum et prorſus anguſtum inteſtinum defertur, eſtque tum purior tum magis aëreus; flatuoſior autem redditus, ſimiliter quidem ſonum edit exiguum, quum in tenuibus inteſtinis volvitur, caeterum nec prorſus acutum nec tenuem. Atque ejusmodi ſoni omnes in iis quae circa jejunum ſunt locis maxime conſiſtunt: in quantum autem hinc ad alia tenuia inteſtina deſcendunt, in tantum minus ſunt ſonori. Alii vero bomboſi ſunt, iis, qui ex latiſſimis tibiis eduntur, ſimiles; quo genere utuntur, qui ſiticines vocantur, quae ob materiam, ex qua fiunt, pure ſonare nequeunt; propter autem ſpiritus viae latitudinem graviter ſonant. Tales autem omnes *flatus* in craſſis fiunt inteſtinis, quum excrementorum ſunt vacua. Quod ſi humor quispiam in his contineatur, accedit hinc quoque

παρὰ τῆσδε, καὶ καλοῦσι τὸν τοιοῦτον ψόφον οἱ ἄνθρωποι
βορβορυγμὸν, ἔκκρισιν ἐπαγγελλόμενον ὑγροῦ περιττώματος.
ἡ γὰρ ἰδέα ψόφου ταῦτ᾽ ἄμφω προμηνύει, διότι μὲν ἐπὶ κι-
νουμένῃ γίγνεται τῇ φύσει, τὴν ἔκκρισιν ἐπαγγελλομένη· ὅτι
δὲ καὶ μετὰ βορβορυγμοῦ, τὴν ὑγράν· καὶ αὐτῶν δὲ τῶν ἔξω
φερομένων φυσῶν ὁ ψόφος, ὁ μὲν οἷον [96] βορβορυγμῷ τινι
προσέοικεν, ἔκκρισιν ὅσον οὔπω γενήσεσθαι προδηλῶν· ὁ δὲ
καθαρός τε καὶ, ὡς ἄν εἴποι τις, εὔηχός ἐστι καὶ ἀερώδης,
ἤτοι κενὸν ἐνδεικνύμενος εἶναι τὸ ἔντερον, ἢ καὶ πάνυ τι
σκληρὸν ἔχειν ἀνωτέρω που περίττωμα· καὶ μὲν δὴ καὶ μέσος
τις τούτων ἐστὶν ἄλλος οἷον βομβώδης, ἐπὶ μέσῃ τινὶ καὶ
μεταξὺ τῶν εἰρημένων διαθέσει γενόμενος. ὁ δ᾽ οἷον τρυσμὸς
ἢ τρισμὸς, ἑκατέρως γὰρ αὐτὸν ὀνομάζουσιν, οἱ μὲν ἀπὸ
τοῦ υ τὴν ἀρχὴν, οἱ δ᾽ ἀπὸ τοῦ ι ποιούμενοι τῆς πρώτης
συλλαβῆς, ἐπὶ στενοχωρίᾳ τε ἅμα τῶν ὀργάνων καὶ φυσώδει
πνεύματι μετ᾽ ὀλίγης ὑγρότητος γίγνεται.

Κεφ. ζ΄. Ἐπεὶ δὲ καὶ περὶ τούτων αὐτάρκως εἴρηται
πρός γε τὰ παρόντα, περὶ τῶν ἄνωθεν εἰς τὴν γαστέρα

bombi fpecies quaedam; vocantque homines ejusmodi fo-
num murmurillum, qui humidi excrementi excretionem de-
nuntiat.   Quippe fpecies ipfa foni haec ambo praefignat,
quod a natura fiat mota, excretionem nuntians; quod autem
cum ejusmodi murmurillo, humidam.   At eorum flatuum,
qui extra feruntur, fonitus alius quidem murmuriilo cui-
piam fimilis eft, excretionem jam futuram indicans; alius
purus atque, ut fi quis dixerit, fonorus eft et aëreus, qui vel
vacuum efle inteftinum docet, vel etiam praedurum quid-
piam fuperius alicubi habere excrementum; jam alius qui-
dam horum eft medius, velutique bombofus, ex medio quo-
dam praedictorum affectu proveniens.   *Tenuis autem foni-
tus*, qui veluti trysmos five trismos eft (quippe utroque
modo appellant, alii per *v*, alii per *ι* fcribentes) ex inftru-
mentorum anguftia fimul et flatulento fpiritu cum exiguo
humore efficitur.

Cap. VII.   Quoniam autem et de his, ut ad rem pro-
pofitam, fatis eft dictum, ad ea quae e fupernis in ventrem

BIBΛION TPITON. 243

Ed. Chart. VII. [96.]   Ed. Baf. III. (243. 244.)

συρρεόντων ἐπανέλθωμεν· ἐρρήθη γὰρ δὴ καὶ ταῦτα διαχω-
ρημάτων ὑγρότητός τε καὶ πλήθους αἴτια καθίστασθαι.
φέρεται τοίνυν ἄνωθεν εἰς τὴν γαστέρα πολλάκις μὲν εὐρω-
στίᾳ τῆς φύσεως ἐκκρινούσης τὸ περιττὸν, ἔστι δ᾽ ὅτε ὑπ᾽
ἀρρωστίας οὐδὲ τὸ χρηστὸν βαστάζειν δυναμένης. ἐκκρίνεται
μὲν οὖν τὸ περιττὸν ἔν τε ταῖς κρίσεσι καὶ κατὰ τὸν τῆς ὑγείας
ἐνίοτε χρόνον, ὥσπερ ἀμέλει καὶ ταῖς γυναιξὶν ἐφ᾽ ἑκάστῳ
μηνί. τοιαύτας δὲ καὶ τὰς αἱματηρὰς δυσεντερίας ὁ Ἱππο-
κράτης ἔφασκε συμπίπτειν, ἐφ᾽ ὧν ἀπεκόπη τι κῶλον. εἴδο-
μεν δὲ καὶ ἡμεῖς οὐ τούτοις μόνοις, ἀλλὰ καὶ ἄλλοις τισὶ συμ-
πιπτούσας ἐκ περιόδου τινὸς ὡρισμένης. ἅπαντες δ᾽, οὓς
ἐθεασάμεθα κενουμένους οὕτως, ἐκ γυμνα(244)στικοῦ τοῦ
πρόσθεν βίου μεθεστήκεσαν εἰς ἀργίαν παντελῆ. τὸ μὲν δὴ
τοιοῦτον περίττωμα τῷ ποσῷ μόνον ἀλλότριόν ἐστιν· ἕτε-
ρον δὲ τῷ ποιῷ, τὰ πολλὰ μὲν ἐν τοῖς ὀξέσι νοσήμασι κριτι-
κῶς ἐκκρινόμενον, ἔστιν ὅτε δὲ λόγῳ συντήξεως. ἐν τῷ με-
ταξὺ δὲ τούτου τε τοῦ παντάπασιν ἀχρήστου καὶ μοχθηροῦ
περιττώματος κἀκείνου τε τοῦ προειρημένου χρηστοῦ, τρίτον

---

confluunt, redeamus; quippe dictum eft haec quoque tum
humiditatis dejectionum, tum multitudinis effe caufas. De-
fertur igitur fuperne in ventrem faepenumero excrementum,
naturae expellentis robore; aliquando vero propter imbe-
cillitatem neque quod utile eft portare valentis. Ac excer-
nitur quidem quod fupervacuum eft, tum in crifibus, tum
vero fanitatis nonnunquam tempore, veluti mulieribus fin-
gulis menfibus. Tales vero etiam cruentas dyfenterias Hip-
pocrates in iis accidere dixit, quibus artuum aliquis effet ab-
fciffus. Nos autem videmus id non in iis modo, fed etiam
aliis quibusdam per definitos circuitus evenire; quos autem
ita vacuari vidimus, omnes ab exercitata priori vita penitus
ad otium fe tranftulerant; atque hoc quidem excrementum,
quantitate fola eft alienum; alterum vero qualitate, quod in
acutis morbis critice plerumque excernitur; aliquando vero
ratione colliquationis. Inter hoc autem omnino inutile pra-
vumque excrementum et illud jam dictum utile, aliud ter-

ἄλλο γένος ἐστὶ περιττώματος, οἷόν περ ἐν γαστρὶ τὸ ἡμί-
πεπτον σιτίον. ἐκκρίνεται δὲ τοῦτο κατὰ τὰς ἡπατικὰς μά-
λιστα διαθέσεις. ὀνομάζουσι δὲ οὕτως ἐφ᾽ ὧν ἀτονία τοῦ
ἥπατος ἡ νόσος ὑπάρχει, κἂν μηδεμία συνῇ φλεγμονή. τηνι-
καῦτα γὰρ ὅμοιόν τι τὸ πάθημα συμβαίνει τῷ σπλάγχνῳ
τοῖς κατὰ τὴν ἄτονον γαστέρα συμπίπτουσιν, ἐπειδὰν ὀρέγη-
ται μὲν ἡ γαστὴρ, ἃ δ᾽ ἂν προσάρηται σιτία μὴ πέψασα,
βαρύνηταί τε καὶ ἡμίπεπτα τοῖς ἐντέροις ἐκπέμπῃ· αὕτη μὲν
γὰρ καὶ εἰς ἔμετον ὁρμᾷ· τὸ δ᾽ ἧπαρ ἀνάλογόν τι τῷ ἐμέτῳ
πάσχον, ἣν ἐπεσπάσατο τροφὴν, ὡς διὰ στομάχων τῶν κατὰ
τὸ μεσάραιον ἀγγείων, αὖθις ἀποπέμπει δι᾽ αὐτῶν ἡμίπεπτον.
ἔστι δὲ τῆς τοιαύτης ἐκκρίσεως ἡ ἰδέα, καθάπερ οὖν καὶ εἰ-
κάζουσιν αὐτὴν οἱ πρὸ ἡμῶν, ἐοικυῖα μάλιστα πλύματι κρεῶν·
ἄμεινον δ᾽ ἴσως οὐχ ἁπλῶς οὕτω λέγειν, ἀλλ᾽ εἰς ἀκρίβειαν
τῆς εἰκόνος, ἐναίμων τε καὶ νεοσφαγῶν τῷ λόγῳ προστιθέ-
ναι. καὶ μὲν δὴ καὶ εἴ τις ὑδατῶδες αἷμα τὸ οὕτως ἐκκρινό-
μενον εἴποι, καὶ οὗτος ἐμοὶ δοκεῖ σαφῶς ἑρμηνεύειν αὐτό.

tium excrementi genus medium eſt, quale eſt in ventriculo
cibus femicoctus.   Excernitur id maxime in hepaticis affe-
ctibus.   Eos autem ita nominant, in quibus morbus jecoris
eſt imbecillitas, licet nulla affuerit phlegmone.   Tum enim
ſimilis affectus huic viſceri accidit, iis qui imbecillo ventri-
culo accidunt, quum ventriculus appetit quidem cibos, ſed
quos ſibi admovet quum non concoquat, iisdem gravatur et
femicoctos ad inteſtina demittit; atque is quidem ad vomitum
quoque concitatur; jecur autem quum affectum patiatur ali-
quem vomitioni proportione reſpondentem, quod alimentum
per vaſa, quae in meſaraeo ſunt, ut per ſtomachos quosdam
attraxit, rurſus per eadem femicoctum ablegat.   Eſt autem
ejusmodi excretionis ſpecies (veluti etiam eam aſſimilarunt
qui ante nos fuere) maxime ſimilis carnium loturae; praeſti
terit autem fortaſſis non ita ſimpliciter pronunciare, ſed ad
exquiſitam imaginis expreſſionem, cruentarum atque recen-
ter jugulatarum ſermoni addere.   Quin etiam ſi quis, quod
ita excretum eſt, aquoſum ſanguinem nominet, hic quoque

τουτὶ μὲν δὴ τὸ σύμπτωμα τοῖς τῶν ἡμιπέπτων σιτίων ἐμέτοις ἀνάλογον ἔχει. [97] τὸ δὲ ἕτερον, ὃ μέλλω λέγειν, ἔοικεν ὑγροῖς διαχωρήμασι γαστρὸς εἰς ἀκριβεστάτην μὲν ἀφιγμένοις πέψιν, ἀτυχήσασι δὲ τῆς ἀναδόσεως. ὡς γὰρ καὶ ταῦτα πάντως δήπου βαρυνομένη πρὸς αὐτῶν ἡ γαστὴρ ἐκκρίνειν ἐφίεται, κατὰ τὸν αὐτὸν τρόπον καὶ τὸ ἧπαρ, ἐπειδὰν ἱκανῶς ἀπολαύσῃ τῆς ἀναδοθείσης τροφῆς εἰς ἑαυτὸ, οὐκ ἔτι ἀνέχεται παρακειμένης ἐπιπλέον. ὅταν οὖν αὕτη μὴ δύνηται φέρεσθαι πρόσω δι᾽ ἡντιναοῦν αἰτίαν, ἀναγκαῖον αὐτῇ παλινδρομεῖν εἰς τὴν γαστέρα, καὶ φαίνεται τηνικαῦτα τὸ ἐκκρινόμενον αἷμα μελάντερόν τε τοῦ κατὰ φύσιν καὶ στίλβον, ὡς ἐξ αἵματός τε καὶ μελαίνης χολῆς κεκραμένον. αἷμα μὲν γὰρ αὐτὸ καθ᾽ ἑαυτὸ μελαινόμενον ἐν τῷ ψύχεσθαι, πρὸς τῷ μηδεμίαν ἐπικτᾶσθαι στιλπνότητα, καὶ ἢν ἐξ ἀρχῆς εἶχεν ἀπόλλυσιν· ἡ μέλαινα δὲ χολὴ στιλπνοτέρα καὶ αὐτοῦ τοῦ αἵματός ἐστιν, ὥσπερ καὶ ἡ ἐκ τῆς νεκρᾶς θαλάττης ἄσφαλτος, ἣν Ἰουδαϊκὴν ὀνομάζουσιν. οὐ γὰρ ἀποψυχόμενον τὸ αἷμα γεννᾷ τὴν μέλαιναν χολὴν, ὥσπερ ἐπὶ τοῦ θρόμβου, ἀλλ᾽

mihi illud clare interpretari videtur. Atque hoc quidem fymptoma femicoctorum ciborum vomitioni proportione refpondet: alterum quod dicturus fum, humidis ventris dejectionibus ad exquifitiffimam concoctionem perductis, non tamen diftributionem confecutis affimilatur. Nam ut has quoque venter omnino ab ipfis gravatus excernere cupit; fic jecur, ubi affatim diftributi in ipfum alimenti fructum cepit, non patitur id amplius apud fe morari. Quum ergo id ulterius progredi quavis ex caufa nequeat, retrorfum ad ventrem recurrat neceffe eft; apparetque qui excernitur fanguis, et nigrior quam pro natura, et fplendens, utpote ex fanguine et nigra bile commixtus. Sanguis enim ipfe per fe quum ob refrigerationem nigrescat, nedum ullum fplendorem acquirit, etiam quem ab initio habebat, amittit. Sed atra bilis etiam fanguine ipfo fplendidior eft, quemadmodum etiam bitumen, quod ex mari mortuo *affertur*, Iudaicum id appellant. Non enim grumi exemplo, quum perfrigeratur fanguis, atram bilem creat, fed quum fupra modum af-

ὑπεροπτώμενον, διὸ καὶ τὴν στιλπνότητα διασωζομένην ἔχει.
οὐ γὰρ ὡς ὁ θρόμβος, ἀποψυχθέντος τοῦ αἵματος, οὕτω καὶ
ἡ μέλαινα χολὴ τὴν γένεσιν ἔχει· τοὐναντίον γὰρ ἅπαν ἐξ
ὑπεροπτήσεώς τε καὶ ζέσεως, οἷον τέφρα τις ἡ μέλαινα χολὴ
συνίσταται, ψυχρὰ μὲν, ὅτι γεώδης, θερμότητος δὲ μετέ-
χουσα, καθάπερ ἡ τέφρα τε καὶ τὸ ὄξος. ἔρχεται δὲ εἰς τὴν
εἰρημένην διάθεσιν ὁ ἐκ τῆς κοιλίας ἀναδοθεὶς χυμὸς ἐπὶ
πλέον ἐν ἥπατι μένων, τῷ μὴ τυγχάνειν τῆς ἐντεῦθεν ἀναδό-
σεως. ὀνομάζεται δὲ ἡ τοιαύτη τῶν ἐκκρίσεων ἰδέα πρὸς
ἐνίων δυσεντερία· καὶ γὰρ οὖν καὶ δάκνονται πολλάκις ὁμοίως
τοῖς δυσεντερικοῖς, ἅτε γὰρ, οἶμαι, τῆς ξανθῆς χολῆς δρι-
μείας αὐτοῖς γινομένης ἐν τῷ κατοπτᾶσθαι τὸ αἷμα· καλείτω
μὲν οὖν ἕκαστος ὡς ἂν ἐθέλῃ. διαφοραὶ δὲ τῶν ἐκκρινομέ-
νων αἱματωδῶν αἱ πᾶσαι τέσσαρες ὑπάρχουσιν ἐπὶ τέτταρσι
διαθέσεσι μία μὲν αὐτοῦ τοῦ αἵματος, ἐπὶ τῶν ἀποκοπέν-
των κώλων, ἢ γυμνάσια καταλυσάντων ἐκ περιόδου τινὸς
ἀποτελουμένη· δευτέρα δὲ, δι᾽ ἀτονίαν ἥπατος ὑδατώδους αἵ-
ματος ὑπιόντος, ὃ κρεῶν εἰκάζουσι πλύματι· τρίτη δὲ ἡ νῦν

fatus eſt, ideoque etiam ſplendorem ſuum tuetur. Non
enim ut grumus ſanguine perfrigerato, ſic etiam atra bilis
generatur; imo contra omnino ex immodica aſſatione et
ebullitione, veluti cinis quidam, atra bilis efficitur; frigida
quidem, quod terreſtris; caloris autem particeps, ſicuti cinis
et acetum. Devenit autem ad dictum affectum qui ex ven-
triculo in jecur diſtributus eſt ſuccus, quum is, quod ulte-
rius in corpus non diſtribuatur, in hepate diutius moratur.
Nominatur autem talis excretionis ſpecies a nonnullis dyſen-
teria; etenim ita affecti ſaepenumero vellicantur peraeque
ac dyſenterici, vel, arbitror, ob flavae bilis acrimoniam,
quam ſanguis, dum aſſaretur, acquiſivit; at vocet quidem
quisque prout volet. Jam cruentorum excrementorum qua-
tuor omnino ſunt differentiae quatuor affectibus ſuccedentes.
Una eſt, ubi ipſe ſanguis per circuitus quosdam emanat, vel
ob mutilatos artus, vel exercitationem derelictam. Altera,
quum ob imbecillitatem jecoris aquoſus ſanguis dejicitur,
quem loturae carnium aſſimilant. Tertia, quae nunc dicta

εἰρημένη τοῦ μελαγχολικοῦ καὶ στίλβοντος, αὗται μὲν οὖν αἱ
τρεῖς ἀθρόαν τε ἅμα καὶ πολλὴν ἐργάζονται τὴν ἔκκρισιν· ἡ
τετάρτη δὲ κατὰ βραχύ τε καὶ δι᾽ ὀλίγου τοῦ χρόνου τὴν ἀπό-
κρισιν ἔχει γινομένην, ἐνίοτε μὲν ἀκριβοῦς αἵματος, ἔστι δ᾽ ὅτε
θρομβώδους. ἐν ταύτῃ καὶ πύου τι συνεκκρίνεται πολλάκις
ὀλίγον, καὶ τῶν καλουμένων ἐφελκίδων, ὑμενώδη τέ τινα σώ-
ματα, μόρια τῶν ἐντέρων αὐτῶν· ἀλλὰ καὶ συνεστηκυῖα πολ-
λάκις ἐπὶ τούτων ἡ κόπρος ἐκκρίνεται σταγόνας αἵματος ἐφ᾽
ἑαυτῇ ἔχουσα. αἱ διαθέσεις δὲ τῶν μὲν πρώτων τριῶν ὀλί-
γον ἔμπροσθεν εἴρηνται· τῆς τετάρτης δὲ τῆς νῦν εἰρημένης
ἕλκωσις ἐντέρων ἐστὶν ἡ διάθεσις. ταύτην καὶ μόνην ἀξιοῦσί
τινες ὀνομάζεσθαι δυσεντερίαν. ἀλλ᾽, ἅπερ εἴρηταί μοι πολ-
λάκις, ὑπὲρ τοῦ μηδὲν παραλειφθῆναι πρᾶγμα μεγάλην δεῖ
πεποιῆσθαι τὴν φροντίδα, τῶν δὲ ὀνομάτων καταφρονητέον.
ἔστι δὲ ἐκ ταύτοῦ τοῦ γένους· τῇ προειρημένῃ δυσεντερίᾳ καὶ ὁ
καλούμενος τεινεσμὸς, ἕλκος ἐν ἀπευθυσμένῳ γινόμενον, τὰ
μὲν ἄλλα συμπτώματα παραπλήσια φέρων, ἐντάσεις δὲ πολὺ
σφοδροτέρας τῶν δυσεντερικῶν.

eft, melancholici fplendentisque fanguinis. At hae quidem
tres et confertam et fimul multam excretionem efficiunt.
Quarta vero eam, quae et paulatim et exiguo tempore fit,
expulfionem continet, alias quidem finceri fanguinis, alias
grumofi. In hac et faepe puris nonnihil pauculum fimul
excernitur; etiam ramenta, quae ephelcides dicuntur; et
membranofa quaedam corpora, inteftinorum ipforum parti-
culae; fed et ftercus fuper his collectum faepenumero excer-
nitur, fanguinis in fe guttas habens. Affectus vero trium
primarum differentiarum paulo ante dicti funt. Quartae
vero nunc explicatae inteftinorum exulceratio eft affectus;
atque hanc folam nonnulli dyfenteriam nominari cenfent.
Sed (quod a me faepe dictum eft) quo nulla res omittatur,
magna folicitudo eft habenda, de nominibus vero minime cu-
randum. Eft autem ex eodem, quo jam dicta dyfenteria,
genere et qui tenefmus vocatur, quum ulcus in recto intefti-
no factum eft; is caetera quidem fymptomata infert dyfente-
ricis fimilia, tenfiones tamen multo vehementiores.

248 ΓΑΛΗΝΟΥ ΠΕΡΙ ΑΙΤΙΩΝ ΣΥΜΠΤΩΜ.

Ed. Chart. VII. [98.] Ed. Baf. III. (244.)

Κεφ. η´. [98] Αἱ δὲ τῶν οὔρων ἐπισχέσεις τε καὶ
μοχθηραὶ κενώσεις ἀνάλογον ἔχουσι ταῖς κατὰ τὴν γαστέρα
τῶν περιττωμάτων ἐπισχέσεσί τε καὶ παρὰ φύσιν ἐκκρίσεσιν.
ἴσχονται μὲν γὰρ ἢ ἀδυνατούσης ἐκκρίνειν τῆς κύστεως, ἢ στε-
γνωθέντος αὐτῆς τοῦ στομάχου. ταυτὶ μὲν οὖν ἄμφω τὰ
νοσήματα τῆς κύστεως ἓν κοινὸν ἔχει σύμπτωμα, τὴν ἰσχου-
ρίαν ἴσχεται γὰρ ἐν αὐτῇ τὰ οὖρα. καλοῦσι δὲ οὐδὲν ἧττον
οἱ πολλοὶ τῶν ἰατρῶν ἰσχουρίαν κἀκεῖνο τὸ σύμπτωμα, καί-
τοιγε οὐκ ἦν ἰσχουρία, ἐπειδὴ μηδόλως εἰς τὴν κύστιν ἀφι-
κνεῖται τὸ οὖρον, ἀπολλυμένης τῶν νεφρῶν τῆς ἐνεργείας.
καὶ συγχωρητέον γε αὐτοῖς ὀνομάζειν οὕτως ἀποροῦσι προση-
γορίας οἰκείας· οὐ μὴν ἀγνοεῖσθαι προσήκει γε τὴν διαφορὰν
τῶν διαθέσεων. ἑτέρα μὲν γάρ ἐστι διάθεσις, ὅταν μηδὲν ἐκ-
κρίνηται, πεπληρωμένης τῆς κύστεως· ἑτέρα δὲ, ὅταν ὑπάρχῃ
κενή, μηδὲν ὅλως ἐν αὐτῇ περιέχουσα. κατὰ γοῦν τὴν τοι-
αύτην διάθεσιν ἐν ᾗ πλήρης ἡ κύστις ἐστὶν, ἤτοι γε ἐστέγνω-
ται τὸ στόμα αὐτῆς, ἢ τούτου κατὰ φύσιν ἔχοντος ἀῤῥωστεῖ
περιστέλλεσθαί τε καὶ ἔξωθεῖν ἔξω τὸ οὖρον. αἱ μὲν οὖν

Cap. VIII. Urinarum autem tum fuppreffiones, tum
depravatae vacuationes, ventris excrementorum retentioni-
bus et contra naturam excretionibus proportione refpondent;
Supprimuntur enim vel ob veficae imbecillitatem excernere
non valentis, vel ob ejus orificium occlufum. Atque hi
quidem duo veficae morbi unum commune fymptoma ifchu-
riam habent; detinentur enim in ea urinae. Vocat autem
vulgus medicorum non fecus ifchuriam, quanquam ifchuria
non fit, illud quoque fymptoma, quum urina in veficam
omnino non venit, deperdita renum actione. Et ipfis con-
cedendum eft ita nominare, quum propriam appellationem
non habeant; non tamen ignoranda eft amborum affectuum
differentia. Nam alter eorum affectus eft, quum vefica qui-
dem eft plena, fed nihil excernitur; alter, quum vacua eft,
nihil omnino in fe continens. Sub tali enim affectu, in quo
plena eft vefica, aut occlufum eft ejus orificium, aut hoc fe-
cundum naturam fe habente, ipfa ad fefe contrahendam ac
lotium foras extrudendum, eft imbecilla. Itaque ejus ori-

στεγνώσεις τοῦ στομάχου δι᾽ ἔμφραξίν τε καὶ μύσιν ἀποτε-
λοῦνται. καὶ γίνεται ἡ μὲν ἔμφραξις ὑπὸ θρόμβου τε καὶ
πύου παχέος καὶ λίθου καὶ πώρου καὶ διὰ βλάστημά τι κατ᾽
αὐτὸν ἐπιτραφὲν τὸν πόρον, ὁποῖα κἂν τοῖς ἄλλοις ἅπασιν
ἐκτὸς ὁρᾶται γινόμενα κατά τε τὰ ὦτα καὶ ῥῖνας αἰδοῖά τε
καὶ ἕδραν. ἡ δὲ μύσις ἤτοι δι᾽ ὄγκον τινὰ παρὰ φύσιν ἢ διὰ
ξηρότητα γίνεται πολλήν. ὁ μὲν οὖν ὄγκος ἐπὶ φλεγμοναῖς
ἀποτελεῖται καὶ σκίῤῥοις καὶ τοῖς ἄλλοις οἰδήμασιν, ὅσα τε
τὸν τράχηλον ἐξαίροντα τῆς κύστεως εἰς τὸν ἐντὸς πόρον ἀπο-
χεῖ τὸν ὄγκον· ἡ δὲ ξηρότης ἐν τοῖς καυσωδεστάτοις τε καὶ
αὐχμωδεστάτοις πυρετοῖς, ἐν οἷς πολλάκις ὁρῶμεν οὐδὲ φθέγ-
ξασθαι δυναμένους τοὺς κάμνοντας, ἄνευ τοῦ διαβρέξαι τὸ
στόμα. τῆς δὲ κατὰ τὴν κύστιν ἀτονίας οὐδὲν ἔτι δέομαι λέγειν
τὰς αἰτίας· εἴρηνται γὰρ ἤδη μοι πολλά(245)κις ἐπὶ πολλῶν
μορίων, εἴθ᾽ ὡς ὁμοιομερέσιν αὐτοῖς, εἴθ᾽ ὡς ὀργανικοῖς συμ-
πίπτουσιν. περιττότερον δέ τι κατὰ τὴν κύστιν ἔοικε συμ-
πίπτειν ὑπερπληρωθεῖσαν, ὅπερ οὐχ ἡμεῖς μόνοι τεθεάμεθα
γινόμενον, ἀλλὰ καὶ παρ᾽ ἄλλων ἐπυθόμεθα. πληρωθείσης

ficii occluſio vel propter obſtructionem vel conniventiam
oboritur. Fit autem obſtructio tum a grumo, tum craſſo
pure, tum calculo, tum callo, et tuberculo aliquo in ejus
meatu nato, qualia et in reliquis omnibus externis partibus,
aure, naribus, pudendo et ſede fieri videntur. Conniventia
vero, aut ob tumorem aliquem praeter naturam, aut ob
multam ſiccitatem accidit. Ac tumor quidem a phlegmone,
ſcirrhis, atque aliis perficitur tumoribus, qui veſicae cervi-
cem attollentes, in internum meatum molem porrigunt. Sic-
citas autem in ardentiſſimis ac ſicciſſimis febribus, in quibus
laborantem ſaepenumero neque loqui poſſe videmus, niſi os
madefecerit. Imbecillitatis veſicae cauſas nihil opus eſt re-
cenſeam: expoſitae enim jam mihi in multis partibus ſunt,
ſive iis ut ſimilaribus, ſive ut organicis accidant. Sed pe-
culiare quiddam magis accidere in veſica videtur, quum ſu-
pra modum impleta eſt; quod fieri non nos modo vidimus,
ſed etiam ab aliis audivimus. Ipſa namque impleta quum

γὰρ αὐτῆς αἰδεσθέντων τινῶν ἐξαναστῆναι τοῦ δείπνου καὶ
οὐρῆσαι, τὴν ἐνέργειαν ἀπολέσθαι συνέβη, καὶ οὐκ ἔτ᾽ ἠδυνή-
θησαν ἐκκρῖναι τὸ οὖρον, κᾂν ἱκανῶς βιαζόμενοι τύχοιεν.
ἔοικε δέ τι καὶ κατὰ τὴν γαστέρα συμπίπτειν τοιοῦτον καὶ τὰ
ἔντερα, ἀλλὰ τοὺς πολλοὺς λανθάνειν, ἐπὶ μὲν τῶν κατ᾽ αὐ-
τὴν τὴν κοιλίαν τοῦτο παθόντων, ἀποπνίγεσθαι φθανόντων·
ἐπὶ δὲ τῶν ἐν τοῖς ἐντέροις ἅπασιν ἠθροικότων τὸ περίττωμα,
διὰ τὰ παρεπόμενα συμπτώματα περιελκομένων ἐπ᾽ ἄλλα τῶν
ἰατρῶν· ἐν μόναις γὰρ καθάρσεσι συνδοθείσαις μὲν εἰς ἔν-
τερα, μεινάσαις δὲ εἰς αὐτά, εἴωθε τὸ τοιοῦτον συμπίπτειν.
αὗται μὲν οὖν αἱ διαθέσεις τὴν οἷον στέρησιν τῆς ἀποκρί-
σεως τῶν οὔρων ἐπιφέρουσιν· αἱ δ᾽ ὁμογενεῖς μὲν αὐταῖς,
ἀπολειπόμεναι δὲ μεγέθει, τὰς οἷον ἀμυδράς τε καὶ ναρκώδεις
ἐνεργείας ἀποτελοῦσιν. ἐπ᾽ ἄλλαις δὲ διαθέσεσι τὸ τρίτον γέ-
νος τῶν συμπτωμάτων ἐπιγίγνεσθαι πέφυκεν, ἐν ταῖς πλημ-
μελέσι κενώσεσι [99] συνιστάμενον. ἰδέαι δὲ πλείους αὐτῶν·
πρώτη μὲν ἡ στραγγουρία καλουμένη, δι᾽ ἀτονίαν τῆς κύ-
στεως ἢ δριμύτητα τῶν οὔρων ἀποτελουμένη· δευτέρα δὲ

furgere e convivio ac mejere quosdam puderet, actionem
ejus deftrui contigit, nec urinam qui ita funt affecti, quam-
vis magnopere connixi, excernere praeterea potuerunt.
Sane videtur et ventri et inteftinis tale quid accidere, fed
vulgus latere; in his quidem, qui in ipfo ventriculo id pa-
tiuntur, quod celeriter fuffocentur: in illis vero, qui excre-
mentum in omnibus inteftinis collegerunt, quod medici pro-
pter fequentia fymptomata ad alia convertantur: in folis
enim purgationibus ad inteftina demiffis, atque inibi manen-
tibus, tale quid accidere folet. Atque hi quidem affectus
veluti privationem inferunt excretionis urinarum. Qui ve-
ro ejusdem funt cum illis generis, magnitudine tamen defi-
ciunt, veluti obtufas torpidasque actiones edunt. Aliis au-
tem affectibus tertium fymptomatum genus, quod in depra-
vatis vacuationibus confiftit, fupervenire folet. Sunt autem
multae ejus fpecies. Prima quae ftranguria dicitur, ob im-
becillitatem veficae, vel urinae acrimoniam accidit. Secunda

τοῖς κατὰ τὴν γαστέρα ῥεύμασιν ἔοικυῖα, περὶ ἧς ἄμεινον ἐπὶ
πλέον εἰσάπαξ εἰπεῖν ἐν τῷδε. γίγνεται δή τις οἷον ἀναστοι-
χείωσις, ἢ σύντηξις, ἢ ἀνάλυσις, ἢ ὡς ἄν τις ὀνομάζειν ἐθέ-
λοι, ποτὲ μὲν ἅπαντος τοῦ σώματος, ἔστιν ὅτε δὲ τῶν ἐν
ταῖς φλεψὶ μόνων χυμῶν· καὶ ταύτης τὸ σύντηγμα ποτὲ μὲν
εἰς τὴν γαστέρα συῤῥεῖ, ποτὲ δὲ εἰς τὰ οὖρα, ποτὲ δὲ εἰς
ἱδρῶτας ἀποτρίβεται. τῶν μὲν οὖν ἐν ταῖς φλεψὶ χυμῶν εἰς
ἰχῶρας ὀῤῥώδεις ἀναλυομένων, οἱ νεφροὶ τὸ τοιοῦτον πεφυ-
κότες ἕλκειν περίττωμα, καὶ μάλισθ᾽ ὅταν ὑγιαίνοντες τύχω-
σιν, ἐκκαθαίρουσι μὲν τῶν φλεβῶν τὸν ὀῤῥὸν, ἐπιφέρουσι δὲ
τῇ κύστει τὸ ῥεῦμα συνεχῶς. ὅταν δὲ καὶ οἱ νεφροὶ τύχωσιν
ἕλκειν ἀδύνατοι, ἢ εἰς τὴν γαστέρα καταπέμπουσιν αἱ φλέβες
τὸν τοιοῦτον ὀῤῥὸν, ἢ παντὶ τῷ σώματι μεταδιδοῦσαι, τὰς
ἐξαιφνιδίους ὑδερώδεις καταστάσεις ἐπιφέρουσιν. ἐὰν δὲ τὸ
σύντηγμα παχύτερον ᾖ, καὶ οἷον οὐ πεφύκασιν ἕλκειν οἱ νε-
φροὶ, συῤῥεῖ πᾶν ἐξ ἀνάγκης εἰς τὴν γαστέρα. τοῦ δὲ σαρ-
κώδους γένους οὕτως συντηκομένου, καὶ ἡ γαστὴρ μὲν ἐνδέ-
χεται τὸ ῥεῦμα, ἐπειδὰν παχύτερον ᾖ, καὶ ἱδρῶτες ἐπιγίνονται

ventriculi fluxionibus eſt ſimilis; de qua melius eſt copio-
ſius ſemel hoc loco diſſerere. Fit igitur quaedam veluti
refuſio vel colliquatio vel reſolutio ſive diſſolutio aut quo-
modocunque quis aliter nominare voluerit, aliquando totius
corporis, aliquando humorum qui in venis ſunt duntaxat.
Atque hujus colliquamentum alias ad ventrem confluit, alias
ad urinas, alias ad ſudores pellitur. Ac humoribus, quos
venae continent, in ſeroſam ſaniem reſolutis, renes ad ex-
crementum id trahendum nati, potiſſimum quum ſani ſunt,
ſerum quidem a venis expurgant, fluxionem autem ad veſi-
cam aſſidue mittunt. Ubi autem renes trahere non valent,
aut venae ejusmodi ſerum in ventrem mittunt, aut toti id
corpori partientes, ſubitaneos hydropum flatus inducunt.
Si autem quod liquatum eſt, craſſum fit, qualeque renes tra-
here non poſſunt, totum in ventrem neceſſario confluit.
Carnoſo vero genere ita colliquato, tum venter fluxionem
ejus recipit, ubi ea eſt craſſior; tum ſudores multi ſuperve-

πολλοί· ἀναλυϑέντος δὲ εἰς ἀτμοὺς, ἱδρῶτες. ταῦτα μὲν
περὶ τῆς κατὰ τὰς σάρκας τε καὶ τὸ αἷμα συντήξεως εἴς γε τὸ
παρὸν ἱκανά. τὰ δ᾽ ἄλλα τῶν οὔρων συμπτώματα τὰ μὲν
ἤτοι κύστεως ἢ νεφρῶν ἐνδείκνυταί τινα διάθεσιν, ὑπὲρ ὧν
ἐν ἀφορισμοῖς ἔγραψεν Ἱπποκράτης· τὰ δὲ, εἰς ὅσον ἀπεψίας
ἢ πέψεως ἥκει τὸ αἷμα, διδάσκει. γέγραπται δὲ περὶ αὐτῶν
ἐν τῷ προγνωστικῷ.

Κεφ. θ'. Μεταβαίνειν οὖν ἤδη καιρὸς ἐπὶ τοὺς ἱδρῶ-
τας, ὑπὲρ ὧν εἴρηται μέν που τό γε τοσοῦτον ὡς ἀναλυομέ-
νης ἐνίοτε γίγνονται τῆς ἕξεως, καὶ καλεῖται τὸ πάθημα συγ-
κοπή· τούτῳ δὲ ἐναντία κατάστασίς ἐστιν ἡ ἐν τοῖς κρισί-
μοις ἱδρῶσιν, ἐῤῥωμένην ἐνδεικνυμένοις, οὐ διαλυομένην τὴν
φύσιν. οἱ μὲν δὴ τοιοῦτοι τῶν ἱδρώτων ἐκκαθαίρουσι τὸ
σῶμα· παραπλήσιοι δ᾽ αὐτοῖς εἰσιν οἳ κατὰ τὰ μέτρια γυ-
μνάσια καὶ τὰ βαλανεῖα καὶ τὸ θάλπος τὸ θερινόν. ἐν δὲ
τοῖς ἀμέτροις γυμνασίοις ἤδη τι καὶ τοῦ χρηστοῦ συναπέρχε-
ται. τὴν δ᾽ ὀσμὴν ἴσχουσι καὶ τὴν χρόαν τῷ κενουμένῳ
ὁμοίαν περιττώματι· τὸ δὲ πλῆθος ἤτοι διὰ τὴν ἀραιότητα

niunt, ubi in halitus eſt reſoluta. Atque haec quidem de
colliquatione tum carnis tum ſanguinis ad praeſens ſatis.
Reliquorum urinae ſymptomatum quaedam vel veſicae vel
renum affectum quendam indicant, de quibus Hippocrates
in aphorismis prodidit; quaedam quousque concoctionis cru-
ditatisve ſanguis pervenerit, docent; ſcriptum autem de his
eſt in prognoſticis.

Cap. IX. Itaque jam ad ſudores tranſeundi eſt tem-
pus, de quibus hactenus ſaltem dictum eſt, quod interdum
reſoluto corporis habitu eveniant, vocaturque hic affectus
ſyncope; cui contrarius ſtatus eſt, qui per decretorios acci-
dit ſudores, qui robuſtam naturam indicant, non autem re-
ſolutam; atque ejusmodi quidem ſudores corpus expurgant.
Similes iis ſunt, quos mediocres exercitationes et balneae et
calor aeſtivus excitant. In immoderatis vero exercitiis etiam
boni aliquid effluit. Porro odorem coloremque excremento,
quod vacuatur, ſimilem habent. Copia vero eorum aut ob

BIBΛION TPITON. 253

Ed. Chart. VII. [99. 100.]   Ed. Baf. III. (245.)
τοῦ σώματος, ἢ διὰ τὸ πλῆθος τοῦ περιττώματος, ἢ διὰ τὴν
λεπτότητα τοῦ κενουμένου. διὰ δὲ τἀναντία τούτων ἴσχεσθαι
πεφύκασιν, ὅταν ὀλίγον ἢ γλίσχρον ἢ παχὺ τύχῃ τὸ περιττὸν, ἢ
οἱ πόροι στεγνωθῶσι. πάσχουσι δὲ τοῦτο δι᾽ ἔμφραξιν ἢ μύσιν.
ἐμφράττονται μὲν οὖν ὑπὸ παχέων τε καὶ γλίσχρων ὑγρῶν·
μύουσι δὲ δι᾽ ἀτροφίαν, ἢ ψύξιν, ἢ μαλακότητα. γίγνεται
δὲ καὶ δι᾽ ἀτονίαν τῆς κατὰ τὰς σάρκας δυνάμεως ἐπίσχεσίς
τε καὶ ἔκκρισις ἱδρώτων, ὥσπερ καὶ τῶν ἄλλων περιττωμά-
των. καὶ γὰρ καὶ κύστις καὶ γαστὴρ ἐνίοτε μὲν ἀνέχονται
μᾶλλον ἐν ἑαυτοῖς περιεχομένων τῶν περιττωμάτων, ἀπο-
κρίνειν ὀκνοῦντα· πολλάκις δ᾽ ἔμπαλιν, οὐδὲ γὰρ βραχύ-
τατον φέρουσιν, ἀλλὰ βαρύνονταί τε καὶ ἀποῤῥίπτουσι πα-
ραχρῆμα.

Κεφ. ί. [100] Κοινὸν δὲ τοῦτον ὑπάρχοντα λόγον
ἁπάντων τῶν μορίων ἐφύλαξα τελευταῖον ἐπὶ πᾶσι διελθεῖν
ἅμα. καὶ γὰρ ἄπορον δοκεῖ εἶναι, βλαβέντος τινὸς σώματος,
οὐκ ἐξ ἴσου συμβλάπτεσθαι τὰς δυνάμεις αὐτοῦ πάσας, ἀλλὰ

corporis raritatem, aut propter excrementi abundantiam,
aut ob ejus quod vacuatur tenuitatem *provenit*. At propter
horum contraria retineri quoque folent, quum paucum vel
glutinofum vel craffum fuerit excrementum, vel meatus
conftipati. Id autem accidit ipfis vel propter obftructionem
vel conniventiam. Obftruuntur a craffis et glutinofis hu-
moribus; connivent ob atrophiam, vel perfrigerationem,
vel mollitiem. Fit autem et ob imbecillitatem facultatis in
carnibus, fudorum tum retentio tum excretio, quemadmo-
dum etiam reliquorum excrementorum. Etenim et vefica
et ventriculus contenta in fe ipfis excrementa nonnunquam
magis tolerant, eaque expellere cunctantur; faepe contra
ne vel minimum quidem fuftinent, fed et gravantur et ftatim
abjiciunt.

Cap. X. At hunc fermonem omnibus partibus com-
munem omnium poftremum fimul tractandum refervavi.
Etenim vix credibile videtur effe, laefo aliquo corpore, non
ex aequo omnes ejus facultates fimul laedi, fed alias magis,

τὰς μὲν μᾶλλον, τὰς δὲ ἧττον, ἐνίας δ' οὐδ' ὅλως. ὅτι μὲν
οὖν ἄνευ τοῦ βλαβῆναί τι τὴν οὐσίαν ἑκάστου τῶν ὄντων, οὐχ
οἷόν τε τὴν ἐνέργειαν αὐτοῦ παραποδισθῆναι, πρόδηλον
παντί· πολλάκις δὲ ἐνεργοῦντος ἑκάστου τῶν μορίων, ἄλλοτε
ἄλλη βλάπτεται τῶν ἐνεργειῶν, οὐ γὰρ ὁμοίας δεῖται κατα-
σκευῆς εἰς τὰς ἀλλοιωτικάς τε καὶ πρακτικὰς ἐνεργείας. ἡ μὲν
γὰρ ἀλλοίωσις γίγνεται τῶν πλησιαζόντων ἁπάντων ἀλλήλοις
οὐδὲν δεομένων οὔτε τόπον ἐκ τόπου μεταχωρεῖν, οὔτ' ἀντι-
λαμβάνεσθαί τινος, οὔτε κατέχειν, οὔτε ἀντιστηρίζεσθαι·
τὰν δ' ἤτοι τι μελλόντων ἕλξειν ἢ καθέξειν ἢ ἀπώσασθαι,
σὺν τῇ κατὰ τόπον κινήσει τὴν ἐνέργειαν ἀνάγκη γίγνεσθαι.
κἂν τούτῳ τὸ μὲν οὕτω μαλακὸν, ὡς ὑγρόν τε εἶναι καὶ
ῥυτὸν καὶ ἀστήρικτον, οὔτε ἕλκειν ὁμοίως οὔτε κατέχειν οὔτε
ἀποκρίνειν ἐστὶ δυνατόν· ἐν ἅπασι γὰρ τοῖς τοιούτοις ἔργοις
ἀποστήριξιν καὶ τάσιν ὑπάρχειν χρὴ τοῖς ἐνεργοῦσιν· ἀλλοιοῦν
δὲ, κἂν ὑγρότατον ᾖ, τὰ πλησιάζοντα δύναται, καὶ μάλισθ'
ὅταν ἅμα καὶ θερμότατον ὑπάρχῃ· φαίνεται γὰρ οὐδεμία τῶν
δραστικῶν ποιοτήτων οὕτω ταχέως ἀλλοιοῦσα τὸ πλησιάζον,

alias minus, alias haudquaquam. Enimvero nifi oblaefa
aliquatenus cujusque partis fubftantia, non poſſe functionem
ejus interturbari, cuique manifeftum eſt. At faepenumero
quacunque parte functionem obeunte, alias alia ejus laeditur
actio; non enim fimili apparatu opus eſt tum ad alterantes
tum practicas functiones. Alteratio namque fit omnium,
mutuo fibi appropinquantium, quae minime defiderant aut
locum e loco mutare, aut aliquid apprehendere, aut tenere,
aut alicui inniti; at quae vel tractura aliquid funt vel reten-
tura vel repulfura, eorum actionem cum loci mutatione ne-
ceſſe eſt fieri. Qua ratione quod ita eſt molle, ut tum hu-
midum fit tum fluxile tum nulli innitens, id nec trahendi fi-
militer, nec retinendi, nec repellendi vim habet: in omni
namque ejusmodi opere nifum tenfionemque eſſe in operanti
oportet. At vero alterare propinquantia poteſt vel quod
humidiſſimum eſt, ac maxime quum fimul calidiſſimum eſt;
nulla enim activarum qualitatum adeo brevi, quod appro-

ὡς ἡ θερμότης· ἐξ ὧν δῆλον, ὡς τὸ μὲν θερμότατον καὶ
ὑγρότατον σῶμα τάχιστα ἀλλοιώσει, τοῦτ᾽ ἔστι πέψει τε ἅμα
τὴν οἰκείαν τροφὴν ἑαυτῷ κᾀξομοιώσει· τὸ δὲ σκληρὸν εἰς το-
σοῦτον, εἰς ὅσον μὴ δυσκαμπὲς μὲν ὑπάρχειν, στηρίζεσθαι δ᾽
ἀσφαλῶς, ἕλκειν τε δυνήσεται σφοδρῶς, ὅ τι ἂν ἐθελήσῃ, καὶ
ὠθεῖν βιαίως καὶ κατέχειν εὐρώστως. οὔτε γὰρ ὀκλάζει κατὰ
τὴν τάσιν, ὡς τὰ λίαν μαλακὰ, καὶ κίνδυνος οὐδεὶς αὐτῷ
ῥαγῆναι σφοδρότερον ἐνταθέντι, καὶ ὧν ἂν ἅπαξ ἀντιλάβη-
ται, κατέχει ταῦτα περιπτυσσόμενον, οὔτε τῶν διὰ σκληρό-
τητα δυσκάμπτων οὕτως ἐνεργεῖν δυναμένων, οὔτε τῶν δι᾽
ὑγρότητα μαλακῶν· τὰ μὲν γὰρ οὐκ ἀσφαλῶς περιστέλλεται,
τὰ δὲ ἀῤῥώστως χρώμενα ταῖς λαβαῖς ἀποῤῥεῖ ῥᾳδίως ὧν ἀν-
τιλαμβάνεται. κάλλιστα μὲν οὖν τρέφεται τὰ ὑγρὰ καὶ θερμὰ
σώματα· καὶ γὰρ ἀλλοιοῖ τάχιστα καὶ παραδέχεται τὴν τρο-
φὴν εἰς ἑαυτὰ καὶ προσφύει καὶ ἐξομοιοῖ· κάκιστα δὲ τὰ ψυ-
χρὰ καὶ ξηρὰ, μήτε ἀλλοιοῦν δυνάμενα, μήτε εἰς ἑαυτὰ κατα-
δέχεσθαι, μήτε προσφύειν, μήθ᾽ ὁμοιοῦν. ὅτι μὲν οὖν ἀλ-

pinquat, alterare videtur, ac calor; unde palam eſt corpus,
quod humidiſſimum calidiſſimumque ſit, celerrime alteratu-
rum, i. e. tum concocturum proprium alimentum tum ſibi ipſi
aſſimilaturum eſſe. Quod vero durum hactenus eſt, ut nec
difficile ad flectendum ſit et firmiter innitatur, id et trahere
valenter quicquid voluerit poterit, et violenter trudere et
fortiter tenere. Neque enim ſicuti quae valde ſunt mollia,
remittitur, cum id tendis; nec ſi vehementer tenditur, fran-
gi periclitatur; et quae ſemel apprehenderit, ea complectenc
tenet; nullo nec quod propter duritiem difficulter flectitur,
nec quod propter humorem eſt molle, ſic agere valente;
illa enim non firmiter complectuntur; haec imbecillo com-
plexu uſa, quae apprehenderunt, facile elabi ſinunt. Atque
optime quidem nutriuntur calida humidaque corpora, quippe
quae alimentum alterant celerrime et in ſe recipiunt et ag-
glutinant et aſſimilant: peſſime vero frigida et ſicca, ut
quae neque alterare neque in ſe ipſa recipere neque aggluti-
nare neque aſſimilare queant. Ac quod celerrime alteret,

λοιοῖ τάχιστα τὸ θερμότατον, εἴρηται καὶ πρόσθεν· ἐν τούτῳ
γὰρ ἦν τὸ πέττειν· ὅτι δὲ τὸ ὑγρότατόν τε καὶ μαλακώτατον
ἑτοί(246)μως εἰς ἑαυτὸ παραδέχεται τὸ ἀλλοιωθὲν, ἀναμνή-
σεως δεῖ μᾶλλον ἢ πίστεως· ὥσπέρ γε τὸ ξηρόν τε καὶ σκλη-
ρὸν οὐδὲν εἰς ἑαυτὸ παρίησιν εἰσιέναι, πρὶν διαστῆναί τε
κατά τι καὶ οἷον ἑλκωθῆναι. καὶ γὰρ δὴ ὅτι προσφύεταί τε
καὶ συμφύεται τὰ μὲν ὑγρότερα ῥᾷόν τε καὶ θᾶττον, ὅσα δὲ
σκληρότερα, τὰ μὲν οὐδὲ ὅλως, τὰ δὲ μόγις, οὐδεὶς ἀγνοεῖ.
ἵνα γοῦν παρῇ τις χαλκὸν καὶ σίδηρον καὶ χρυσὸν καὶ λίθον,
ἐπὶ μόλιβδόν τε τὸν λόγον ἀγάγῃ, φαίνεται μηδ᾽ ὅλως ἑτέρῳ
μολίβδῳ συμφυόμενος ἄνευ τοῦ θερμανθεὶς [101] χυθῆναι.
τοῖς μὲν οὖν παιδίοις, ὅσα τε ἄλλα σώματα θερμότερά τε καὶ
ὑγρότερα ταῖς κράσεσιν ὑπάρχει, τά τε τῶν πέψεων ἄριστά
ἐστι καὶ τὰ τῶν προσθέσεων, καὶ προσφύσεων, καὶ θρέψεων.
ἡ μὲν γὰρ πέψις τε καὶ θρέψις ἀλλοιώσεις εἰσίν· ἡ δὲ πρόσθε-
σις εἰς ἑαυτὸ καταδεχομένου τὴν τροφὴν δροσοειδῶς τοῦ
τρεφομένου γίγνεται· ἡ πρόσφυσις δὲ κόλλησίς τίς ἐστι καὶ
ἕνωσις· ἐφ᾽ οἷς ἅπασιν οὐ σμικρὸν ἀγαθὸν εἰς ἐξομοίωσιν ἡ

quod calidiſſimum eſt, prius eſt dictum; hoc vero erat con-
coctio. Quod vero humidiſſimum molliſſimumque prom-
pte alteratum in ſe recipiat, admonitione potius quam pro-
batione indiget. Sicuti contra quod ſiccum durumque eſt,
nihil in ſe ingredi ſinit priusquam ipſum ex aliqua parte
diviſum ſit ac velut exulceratum. Etenim et quod facilius
ac celerius tum agglutinentur tum coalescant humidiora
corpora, duriora vero partim nunquam, partim vix, nul-
lus ignorat. Ut igitur quispiam aes, ferrum, aurum et la-
pidem omittat, et ad plumbum orationem agat, id cum alte-
ro plumbo omnino non coalescere videtur, niſi calefactum
liquetur. Itaque pueris et aliis quibus calidius et humi-
dius eſt corporis temperamentum, optima tum concoctio eſt,
tum appoſitio, tum agglutinatio, tum nutritio. Nam con-
coctio et nutritio alterationes ſunt. Appoſitio vero fit,
quum alitum in roris ſpeciem alimentum in ſe recipit. Ad-
haeſio vero alimenti, agglutinatio quaedam ejus unitioque eſt.
A quibus omnibus non leve commodum ad aſſimilationem

ὑγρότης τοῦ τρεφομένου σώματος, ὁμοία τῷ τρέφοντι τὴν
σύστασιν ὑπάρχουσα. τὰ δὲ τῆς ἀναδόσεως ὄργανα τοῖς
παισὶν εἰ καὶ μὴ σφόδρα ἰσχυρὰ ταῖς ἐνεργείαις ἐστὶν, ἀλλʼ
ἱκανά γε καὶ οὐδαμῶς ἐνδεῆ. σύμμετρον γὰρ ἤδη σκληρότητα
καὶ τόνον αἱ φλέβες ἔχουσιν. αἱ καθεκτικαὶ δὲ δυνάμεις
ἀσθενέστεραι τούτοις εἰσὶ, καὶ διὰ τοῦτο ταχέως ἀποκρίνου-
σιν, ἤν τε βαρύνωνταί ποτε πρός τινος, ἤν τε ἄλλως ἀνιῶν-
ται. ταύταις δʼ ὁμοίως αἱ ἀποκριτικαὶ μέτριαι κατὰ τὴν
ἀρρωστίαν εἰσί. καίτοι φαίνονται οὐ παισὶ μόνοις, ἀλλὰ καὶ
τοῖς ἄλλοις ἅπασιν αἱ καθεκτικαὶ δυνάμεις τῶν ἀποκριτικῶν
ἀσθενέστεραι, κἄν ὁμοίως ἔχωσι, διὰ τὸ πολυχρόνιον τῆς
ἐνεργείας. ἐπὶ πλεῖστον μὲν γὰρ αἱ καθεκτικαὶ δυνάμεις ἐνερ-
γοῦσιν, ὡς ἄν κατέχειν ἔργον πεποιημέναι· βραχυχρόνιον δὲ
ἔχουσι τὴν ἐνέργειαν αἱ ἐκκριτικαὶ, διώσασθαί τε καὶ ἀποῤ-
ῥῖψαι τὸ λυποῦν ἐν πτώσει μιᾷ δυνάμεναι. ὡς οὖν ἐπὶ
τῶν ἐκτὸς ὁ αὐτὸς ἄνθρωπος ἀποῤῥῖψαι τὸ φορτίον ἱκα-
νώτατος ὑπάρχων ἀδυνατεῖ βαστάζειν αὐτὸ διʼ ὅλης
ἡμέρας, οὕτω κἄν τοῖς ἔνδον ὀργάνοις ἀπώσασθαι τὸ λυ-

eſt alendi corporis humiditas, nutriendi conſiſtentia ſimilis.
Diſtributionis vero organa pueris, licet ad functiones obeun-
das non admodum ſint valida, ſatis tamen idonea ſunt, et
viribus nullatenus indigent. Etenim commoderatam jam
duritiem ac robur eorum venae obtinent. Retentrix autem
facultas iis imbecillior eſt, atque idcirco ſive ab aliquo pon-
dere premantur, ſive alias infeſtentur, celeriter excernunt.
Similiter huic pueri etiam excretricem in imbecillitate com-
moderatam habent. Quanquam retentrix facultas non ſo-
lum pueris, ſed etiam caeteris omnibus expultrice videtur
imbecillior, etiamſi actionis diuturnitate ſint aequales; ma-
xime enim diuturna eſt retentricis facultatis actio, ut cujus
retinere opus ſit proprium; expultrix vero brevem habet
actionem, ut quae unico impetu quod laedit propellere et
abjicere poteſt. Quemadmodum igitur in externis rebus
idem homo, qui ad dejiciendum onus maxime ſufficit, portare
id tota die non valet, ſic internis quoque inſtrumentis pro-

Ed. Chart. VII. [101.]   Ed. Baf. III. (246.)

παῦν ἑτοιμότερόν ἐστι τοῦ κατέχειᾳ ἔπιπλέον. οἱ γοῦν
παῖδες, ὑπὲρ ὧν ὁ λόγος, ἀλλοιωτικὴν μὲν ἔχουσι δύναμιν
ἰσχυροτέραν τῶν ἀκμαζόντων, ἑλκτικὴν δὲ τῆς μὲν τῶν
ἀκμαζόντων ἀσθενεστέραν, οὐ μὴν ἐλλιπῆ γε πρὸς τὴν ἑαυ-
τῆς χρείαν, τὰς λοιπὰς δὲ δύο τῶν ἀκμαζόντων ἀσθενεστέ-
ρας. ἀλλ᾽ οὐκ ἐξελέγχεται τῆς ἀποκριτικῆς ἡ ἀσθένεια διὰ
τὸ βραχυχρόνιον τῆς ὑπηρεσίας. ἐμοῦσι γὰρ καὶ διαχωροῦσι
συνεχέστερον τῶν ἀκμαζόντων, οὐ ῥώμῃ τῆς ἀποκριτικῆς,
ἀλλ᾽ ἀῤῥωστίᾳ τῆς καθεκτικῆς. ἐν δὲ ταῖς κατὰ τὴν γαστέρα
πέψεσιν, ὅσα μὲν ὑγρὰ καὶ μαλακὰ, παραπλησίως τοῖς
ἀκμάζουσιν· ὅσα δὲ σκληρὰ, χεῖρον πέπτουσι. παισὶ μὲν
γὰρ ἀτμοειδέστερον τὸ θερμὸν, ἀκμάζουσι δὲ ξηρότερον.
καὶ μὲν δὴ καὶ ὅσοις μὲν ὑγρότερόν ἐστι τὸ σῶμα, τῶν
θρεψόντων ὑγροτέρων δέονται· οἷς δὲ ξηρότερον, ξηροτέ-
ρων. εἴπερ οὖν ἡ πέψις ἀλλοίωσίς ἐστιν εἰς τὴν οἰκείαν
τοῖς τρεφομένοις ποιότητα, τοῖς μὲν παισὶν οἰκειότερα τὰ
μαλακώτερα καὶ ὑγρότερα τῶν ἐδεσμάτων ἐστί· τοῖς δ᾽

pellere quod moleftum eft quam diu retinere eft promptius.
Itaque pueri, de quibus fermo eft, alteratricem quidem fa-
cultatem valentiorem habent quam qui aetatis vigore pro-
vecti funt; attractricem vero iisdem juvenibus imbecillio-
rem, non tamen ad fuum ufum deficientem; reliquas vero
duas *facultates* imbecilliores poffident quam aetate floren-
tes. Caeterum non deprehenditur expultricis imbecillitas,
ob actionis fuae brevitatem; quippe tum vomunt tum de-
jiciunt frequentius quam aetate florentes, non expultricis
robore, fed retentricis debilitate. At in ventris concoctione,
quae humida et mollia funt, fimiliter ac aetate florentes
concoquunt, quae vero dura, deterius. Pueris enim hali-
tuofior eft calor, florentibus aetate ficcior. Jam vero qui-
bus humidius eft corpus, ii nutritura alimenta humidiora
poftulant, quibus ficcius, ficciora. Ergo fi concoctio alte-
ratio fit in propriam alitorum qualitatem, pueris quidem
molliora humidioraque edulia magis congruunt; florentibus

ἀκμάζουσιν οἰκειότερα τὰ σκληρότερα· γέρουσι δὲ πρὸς
ἁπάσας σχεδόν τι τὰς ἐνεργείας κακῶς διάκειται τὸ σῶμα·
ξηρότερόν τε γάρ ἐστι πολὺ πλέον ἢ τοῖς ἀκμάζουσι καὶ
μόνοις ψυχρόν. οὔτ᾽ οὖν πέττουσι καλῶς ἐνδείᾳ θερμότη-
τος οὔτε τρέφονται διὰ ξηρότητά τε ἅμα καὶ τῆς ἀλλοιωτι-
κῆς δυνάμεως ἀῤῥωστίαν· ἥ τ᾽ ἀνάδοσις αὐτοῖς οἷον ὑπὸ
ναρκώντων ἤδη διὰ ψυχρότητα τῶν ὀργάνων ἀποτελεῖται
βραδεῖά τε ἅμα καὶ ἀσθενής· αἵ τ᾽ ἀποκρίσεις, ὅσαι μὲν
ὀλιγοχρόνιοι, τὴν ἀῤῥωστίαν οὐκ ἐξελέγχουσι τῆς δυνά-
μεως· ὅσαι δὲ πολυχρονιώτεραι, κακῶς ἐπιτελοῦνται.
πρὸς δὲ τὰς πρακτικὰς ἐνεργείας τὸ μὲν ξηρὸν καὶ θερ-
μὸν ὄργανον ἐπιτηδειότερόν ἐστι· τὸ δὲ ὑγρὸν καὶ ψυ-
χρὸν ἀσθενέστερον· ἐν τῷ μέσῳ δ᾽ ἀμφοῖν αἱ λοιπαὶ
δύο συζυγίαι καθεστήκασι. κατὰ μὲν οὖν τὰς ἡλικίας
οὐκ ἂν εὕροις ὑγρὸν καὶ ψυχρὸν σῶμα· τὸ γὰρ [102] τῶν
γερόντων ἐδείχθη ψυχρὸν καὶ ξηρόν. ἐν δὲ ταῖς μοχθηραῖς
κράσεσιν, ὅσαι τε κατὰ φύσιν ἑκάστῳ τὴν ἰδέαν εἰσὶ καὶ ὅσαι
κατ᾽ ἐπικτήτους γίγνονται διαθέσεις· οἷον αὐτίκα φρενῖτις

aetate, duriora magis idonea funt; fenibus autem ad omnes
fere actiones corpus prave affectum eſt; quippe multo ficci-
us quam aetate florentibus, illisque folis frigidum eſt. Ne-
que igitur probe concoquunt caloris penuria: neque nutri-
untur, propter tum ficcitatem tum alteratricis facultatis im-
becillitatem. Diſtributio ipfis, veluti a jam torpentibus prae
frigore organis, et tarda et imbecilla fit. Et dejectiones
praeterea, quae breviores funt, facultatis imbecillitatem non
arguunt; quae diuturniores, male obeuntur. Porro ad acti-
vas actiones ficcum calidumque inſtrumentum magis eſt ido-
neum; humidum et frigidum, magis imbecillum; horum in
medio duae reliquae conjugationes funt. Atque in aetati-
bus quidem humidum et frigidum corpus non invenias; fe-
num enim corpus frigidum effe et ficcum, demonſtratum eſt.
In pravis autem temperamentis, tum quae fecundum natu-
ram cuique propriam funt, tum quae in acquifitis affectibus
fiunt, *invenias*: ut verbi gratia phrenitis quidem calidus et

260 ΓΑΛΗΝΟΥ ΠΕΡΙ ΑΙΤΙΩΝ ΣΥΜΠΤΩΜ.

Ε.ͅ. Chart. VII. [102.]   Ed. Baſ. III. (246.)

μὲν ξηρὸν καὶ θερμόν ἐστι νόσημα, καὶ διὰ τοῦτο ταῖς
πρακτικαῖς ἐνεργείαις εὐρωστότατον· ὁ δὲ λήθαργος ἄῤ-
ῥωστον, ὑγρότητι δαψιλεῖ τε καὶ ψυχρᾷ διαβρέχων τὰ μό-
ρια. τοιοῦτον δέ τι καὶ τὸ τῶν ὑδέρων ἐστὶ γένος, καὶ
μάλιστα τῶν λευκοφλεγματιῶν τε καὶ ἀνὰ σάρκα. καὶ
πανταχοῦ δὲ τὸ ψυχρὸν ἀσθενέστερόν τε καὶ ναρκῶδές ἐστιν,
ἄν τε μετὰ ξηρότητος, ἄν τε μεθ᾽ ὑγρότητος ᾖ. κατὰ δὲ τὸν
αὐτὸν τρόπον αἱ καθεκτικαὶ τῶν φυσικῶν δυνάμεων εὐ-
ρωστότεραι μὲν ἐπὶ ξηροτέροις τε καὶ θερμοτέροις ὀργά-
νοις, ἀῤῥωστότεραι δὲ ἐφ᾽ ὑγροτέροις καὶ ψυχροτέροις,
εἴτ᾽ ἐκ γενετῆς εἰσιν, εἴτ᾽ ἄλλως ἐπιγένοιντο. προσέχειν
δὲ τὸν νοῦν χρὴ ἐφ᾽ ἑκάστου μορίου τῷ ποσῷ τῆς ἀμε-
τρίας, οἷον αὐτίκα νεῦρα μὲν καὶ τένοντας καὶ μῦς
καὶ συνδέσμους εἰς ὅσον ξηροτέρους, εἰς τοσοῦτον καὶ
ῥωμαλεωτέρους ὑπάρχειν ἀναγκαῖον, ἄχρι τῆς ἀμετρίας ἐκεί-
νης, ἐν ᾗ δυσκαμπεῖς τε γίγνονται διὰ σκληρότητα καὶ
οἷον κραῦροι διὰ ξηρότητα. σπάσμασι γὰρ οὕτως ἁλί-
σκονται. τὰ δ᾽ αὖ φυσικὰ τῶν ὀργάνων εἰς ὅσον μὲν

ficcus eſt morbus, ideoque in actionibus activis maximum
habet robur; lethargus autem imbecillis, ut qui partes
humore copioſo frigidoque perfundat. Tale quippiam eſt et
hydropum genus, maximeque ex iis leucophlegmatiae et
anaſarca. Ubique autem frigidum, ſive cum ſiccitate con-
junctum ſit ſive cum humiditate, tum imbecillius eſt tum
torpidum. Ad eundem modum retentrices facultates, quae
naturales ſunt, in ſiccioribus et calidioribus organis validio-
res ſunt; in humidioribus et frigidioribus, ſive a nativitate
alicui ſive alias contigerint, imbecilliores. Mens autem
adhibenda eſt in ſingulis partibus ametriae magnitudini; ut
verbi gratia nervi et tendones et muſculi et ligamenta quan-
to ſunt ſicciora, tanto ſint robuſtiora neceſſe eſt, ad illam
usque ametriam, qua vix flectantur ob duritiem, et veluti
rigidentur ob ſiccitatem; ita namque convulſionibus corripi-
untur   Rurſus naturalia organa, quo ſunt humidiora, eo

ὑγρότερα, τρέφεσθαι βελτίω, κᾷν ἐσχάτως ὑγρὰ ταῖς κρά-
σεσιν ὑπάρχῃ· πρὸς δὲ τὰς πέψεις οὔτε βελτίω σφῶν
αὐτῶν οὔτε τᾶ.ν ξηροτέρων, εἰ καὶ ὁμοίως εἴη θερμὰ,
πλὴν εἴ γε τροφὴν ξηρὰν δοίης ὀργάνῳ ξηρῷ καὶ αὐχμώ-
δει, μὴ μίξας ὑγρότητος αὐτῇ δαψιλοῦς. εἰς δὲ τὰς ἀνα-
δόσεις τε καὶ τὰς ἀποκρίσεις τὰ λίαν σκληρὰ σώματα
μοχθηρά· καὶ γὰρ καὶ διαστέλλεται καὶ συστέλλεται χα-
λεπώτερον, ὦν τὸ μὲν ὁλκὴν ἐργάζεται, τὸ δὲ ἔκκρισιν.
ἵνα δὲ καὶ εἰς ὀλίγους ἀποβλέπῃ τις σκοποὺς, ἐν κε-
φαλαίοις διαιρήσω τὸ πᾶν. αἱ μὲν τῆς θερμασίας αὐξή-
σεις ἀλλοιοῦσιν ἱκανώτερον ἄχρι περ ἂν εἰς τοσοῦτον ἥκω-
σιν ἰσχύος, ὡς μηδέπω συντήκειν· τότε γὰρ πρῶτον εἰς
ἅπαν ἄχρηστοι· αἱ δὲ ψυχρότητες εἰς οὐδεμίαν ἐνέργειαν
χρησταί· ξηρότητες δὲ εἰς ῥώμην καὶ τόνον, ἄχρι τοῦ
μηδέπω δυσκίνητα μηδὲ εὔρηκτα ποιεῖν· ὑγρότητες δὲ εἰς
μὲν τὰς θρέψεις ἐπιτηδειόταται, πρὸς δὲ τὰς ἄλλας ἐνερ-
γείας ἐναντιώταται, πλὴν αὐξήσεως, εἰς ταύτην δὲ πλέον
ἢ κατὰ τὴν θρέψιν ὑπάρχουσι χρησταὶ, διατείνεσθαί τε

ſuut ad nutriendum magis idonea, etiamſi ultimo tempera-
menti gradu humida ſint Ad concoctiones vero neque ſe
ipſis neque aridioribus aptiora ſunt, etiamſi ſimiliter ſint ca-
lida, niſi ſicco et ſquallenti organo ſiccum alimentum humo-
re largo non admixto dederis. Ad diſtributiones vero et
expulſiones valde dura corpora ſunt inepta; etenim diffici-
lius tum dilatantur tum contrahuntur, quorum alterum
attractionem, alterum excretionem promovet. Quo vero
ad paucos dirigat quis ſcopos, in ſummis rem totam diſtin-
guam. Caloradauctus valentius alterat, quousque eo viri-
um perveniat, ut nondum colliquet, tum namque ad omnia
eſt inutilis. Frigus vero nulli functioni eſt utile. Siccitas
ad robur et firmitatem conducit, quamdiu nec motu difficilia,
nec facile frangibilia facit. Humiditas ad nutritionem ma-
xime idonea eſt, ſed ad alias functiones maxime contraria,
auctione excepta, ad quam magis quam ad nutritionem eſt

καὶ διαφυσᾶσθαι πάντῃ δεομένων ἑτοιμότατα τῶν μελλόν-
των αὐξηθήσεσθαι καλῶς.

Κεφ. ια΄. Ἧκει μὲν ἴσως ἐνταῦθά που καταπαύειν
ἤδη τὴν πραγματείαν· ὡς γὰρ κἂν τοῖς ἔμπροσθεν εἶπον,
οὐχ ὑπὲρ τοῦ πάντα τὰ κατὰ μέρος ἐπελθεῖν, ἀλλ᾽ ἕνεκα
τοῦ γυμνάσαι τοὺς φιλομαθεῖς ἐπὶ πλειόνων παραδειγμά-
των, εἰς πολλὰ συμπτωμάτων εἴδη τε καὶ γένη τὸν λόγον
ἤγαγον· χωροῦντος δ᾽ ἔτι τοῦ κατὰ τὸ γράμμα μεγέ-
θους, εἰρήσεταί τι καὶ περὶ τῶν παραλελειμμένων. εἴτε
γὰρ ἐκ ῥινῶν, εἴτ᾽ ἐξ ὤτων, εἴτ᾽ ἐξ ὑπερώας, εἴτ᾽ ἐξ
ὀφθαλμῶν, εἴτ᾽ ἐκ φάρυγγος, εἴτ᾽ ἐκ μήτρας, εἴτ᾽ (247) ἐξ
ὅτου δὴ τῶν ἄλλων ἁπάντων ἐκκρίνοιτό τι, τό τε ποσὸν
ἐν αὐτοῖς σκοπεῖσθαι προσήκει καὶ τὸ ποιόν, ἔτι τε τὸν
τρόπον τῆς ἐκκρίσεως εἰς τὰς εἰρημένας αἰτίας ἀναγα-
γόντα. πάντα γὰρ εὑρεθήσεται τὰ συμπτώματα διά τε
τὰς δυσκρασίας γιγνόμενα τῶν ὁμοιομερῶν καὶ τὰ νοσή-
ματα τῶν ὀργανικῶν, ἔτι τε τῆς [103] ὕλης αὐτῆς τὸ
ποιόν τε καὶ ποσόν. οἷον αὐτίκα καὶ κατάῤῥου καὶ κο-

utilis, quum quae probe funt augenda, facillime tum tendi
tum perflari undique debeant.

Cap. XI.   Equidem par erat fortaffis huic operi jam
finem imponere; non enim, ut antea diximus, ut omnia par-
ticulatim perfequeremur, fed ut ftudiofos exerceremus plu-
ribus exemplis, ad multas fymptomatum tum fpecies tum
genera fermonem duximus.   At concedente etiamnum libri
magnitudine, aliquid et de iis quae praetermiffa funt diffe-
retur.   Sive enim e naribus, five auribus, five palato, five
oculis, five faucibus, five utero, five ex reliquarum partium
quacunque aliquid excernatur, ejus tum quantitatem, tum
qualitatem confiderare, atque excretionis modum ad jam di-
ctas caufas reducere oportet.   Omnia namque invenientur
fymptomata ab intemperie fimilarium et organicis morbis
ortum habere, praeterea a materiae ipfius tum qualitate tum
quantitate.   Verbi gratia catarrhi et coryzae caufa eft ce-

ρύζης αἴτιος ὁ ἐγκέφαλος, ἐν μὲν ταῖς ψύξεσιν ὡς ὁμοιο-
μερὴς εἰς δυσκρασίαν ἀγόμενος, ὁμοίως δὲ κἂν ταῖς ἐκ-
καύσεσιν ὡς ὀργανικὸς δὲ, πληρούμενος. ὁποῖον οὖν ἡ
διάῤῥοια πάθος ἐν τῇ γαστρὶ κατὰ δυσπεψίαν γίγνεται,
τοιοῦτον ἑκάτερον τῶν εἰρημένων ἐν ἐγκεφάλῳ· κατάῤῥουν
μὲν ὀνομαζόντων ἡμῶν, ἐπειδὰν εἰς τὸ στόμα καταῤῥέῃ
τὸ περίττωμα· κόρυζαν δὲ, ἐπειδὰν εἰς τὰς ῥῖνας· ὁ δὲ
βράγχος ἐπὶ κατάῤῥοις γίγνεται, διαβραχείσης τῆς φάρυγ-
γος. εἰ δὲ εἰς τὸν γαργαρεῶνα κατασκήψειε τὸ ῥεῦμα,
ἤτοι τὴν καλουμένην ἐν αὐτῷ σταφυλὴν ἐγέννησεν, ἢ ἄλ-
λως εἰς ὄγκον ἔγειρεν αὐτόν· εἰ δὲ εἰς τοὺς ἑκατέρωθεν
ἀντικειμένους ἀλλήλοις ἀδένας ἐν τῷ πέρατι τοῦ στόματος,
ἀντιάδας· εἰ δὲ εἰς τὰ τούτων ἐχόμενα, παρίσθμια.
καταφέρεται δὲ καὶ εἰς τὴν γαστέρα τὸ ἀπὸ τῆς κεφαλῆς
ῥεῦμα καὶ εἰς τὴν τραχεῖαν ἀρτηρίαν, ἑκατέροις μεγάλως
λυμαινόμενον. ἀλλὰ τὰς μὲν ἐκ τῶν τοιούτων ῥευμάτων
βλάβας ἄλλοι τε πρὸ ἡμῶν ἐπιμελέστερον ἐξήγηνται καὶ
ἡμεῖς ἐροῦμεν ἐπὶ πλέον ὑπὲρ αὐτῶν ἐν τοῖς θεραπευτι-
κοῖς· ὑπὲρ δὲ τῶν πνεύμονός τε καὶ θώρακος ἀναπνυο-

rebrum, ut pars quidem fimilaris vel a frigore, vel peraequa
a folis ardore ad intemperiem reductum; ut organica vero,
quatenus impletur. Ergo qualis in ventre diarrhoea affe-
ctus ex dyfpepfia fit, talis in cerebro praedictorum uterque;
catarrhum nominantibus nobis, quum excrementum in os
defluit; coryzam, quum in nares: raucitas autem catarrhis
fupervenit, faucibus humore imbutis. Quod fi in gurgulio-
nem fluxio procumbat, aut vocatam in ipfo uvulam creat,
aut alias eum in tumorem attollit; at fi in glandulas fibi in-
vicem in fine oris utrinque oppofitas, antiadas facit; fi au-
tem in partes iis proximas, parifthmia. Defertur a capite
fluxio et in ventriculum et in afperam arteriam, utrumque
magnopere laedens. Verum *factas* ab ejusmodi fluxionibus
laefiones tum alii ante nos diligentius expofuerunt tum
nos prolixius in medendi methodo de iisdem amplius diffe-
remu De iis vero, quae ex pulmone et pectore rejiciun-

μένων ἤδη φθάνομεν ἐν τοῖς περὶ κρίσεων εἰρηκότες· οὐ
μὴν οὐδὲ τὰ περὶ τὴν τῶν καταμηνίων ἐπίσχεσιν, ἢ μο-
χθηρὰν ἀπόκρισιν ἁπάντων τῶν ἐκ τῆς μήτρας, ἔτι χα-
λεπὸν ἐξευρεῖν, εἰς τοὺς ὁμοίους ἀναφέροντα σκοπούς.
καί τοι γὰρ αὐτῆς τῆς μήτρας τὸ σῶμα πυκνὸν καὶ σκλη-
ρὸν ὑπάρχον, αἴτιον ἐπισχέσεως ἔσται, φύσει μὲν τοιοῦ-
τον γεγονός, ὡς μηδ᾿ ὅλως μηδέποτε καθαρθῆναι, πλὴν
εἰ φαρμάκοις τε καὶ χρόνῳ πολλῷ τις αὐτὸ μετακοσμή-
σειεν ἐπὶ τὸ βέλτιον· ἐν χρόνῳ δέ τινι, κατ᾿ ἐκείνην
τὴν διάθεσιν, ἥ τις ἂν ἑκάστοτε τύχῃ τὰς ὑστέρας κα-
ταλαβοῦσα. καὶ ἡ τῶν φλεβῶν δὲ στενότης εὐθέως ἐξ
ἀρχῆς συγγεννᾶται, μοχθηρῶς διαπλασθέντος ταύτῃ τοῦ
θήλεος· ἀνάλογον δ᾿ αὐτῇ καὶ ἡ ἐκ τῶν περικειμένων
ἐν τοῖς ἀγγείοις θλίψις ἐστὶν, ὅταν ἀμέτρως παχυνθῇ
τὸ σῶμα. ἡ δὲ δυσκρασία τῆς ὑστέρας καὶ φύσει καὶ
κατὰ διαθέσεις τινὰς γίγνεται, καθάπερ ἡ πυκνότης.
ἔσται δέ ποτε καὶ διὰ τὴν ὕλην αὐτὴν ἐπίσχεσις τῶν κα-
ταμηνίων, ὅταν ἤτοι παχὺ τὸ κενούμενον, ἢ γλίσχρον

tur, in libris de crifibus jam egimus. Sed nec eorum, quae,
ad menfium fuppreffionem, aut moleftam omnium, quae ab
utero manant, expulfionem pertinent, etiam arduum eft cau-
fas invenire, fi quis ad fimiles dirigat fcopos. Etenim quum
ipfius uteri corpus denfum durumque fuerit, fuppreffionis
caufa erit; tale fcilicet aut a natura conditum, ut omnino
nunquam purgetur, nifi quis ipfum medicamentis longoque
tempore ad meliorem flatum transferat; aut certo tempore,
fub illo affectu, quicunque fubinde uteros occupaverit.
Etiam venarum anguftia flatim a principio congignitur, ubi
hac parte femina male formata eft. Huic *affectui* refpon-
det et quae ex circunjacentibus *partibus* vaforum fit com-
preffio, quum praeter modum corpus craffum evaferit. Ute-
ri vero intemperies tum natura tum affectibus quibusdam
fuboritur, ut denfitas. Aderit autem aliquando et ob ipfam
materiam menftruorum retentio, quoties quod vacuatur, vel

γένηται. καὶ μέν γε καὶ εἰ αὐτὸ μὲν εἴη χρηστὸν, ἔμ-
φραξις δέ τις ἐν τοῖς καθήκουσιν εἰς τὰς μήτρας ἀγγείοις
ἐκ τῶν τοιούτων χυμῶν φθάνει γεγενημένη, καὶ οὕτως
ἐπισχεθήσεται τὸ καταμήνιον. ἀλλὰ διὰ τὸ σύμπαν σῶμα
ποτὲ μὲν οὐδ᾽ ὅλως καθαρθήσεται τὸ θῆλυ, ποτὲ δ᾽
ἔλαττον, ἢ πλέον, ἢ μοχθηρόν· οὐδ᾽ ὅλως μὲν, ἐπί τε
γυμνασίοις πλείοσι καὶ διαίτῃ λεπτῇ, καὶ τῇ πρὸς ἄλλα
μόρια ῥοπῇ τῶν χυμῶν· διὰ τὰ αὐτὰ δὲ ταῦτα μετριώ-
τερα γενόμενα τοῦ κατὰ φύσιν, ἔλαττον· ἐπιπλέον δὲ,
διά τε μακρὰν ἡσυχίαν καὶ δίαιταν ἀδράν. ἀλλὰ καὶ
τὰ μοχθηρὰ διὰ τῶν ὑστερῶν ῥεύματα, καλεῖται δὲ τὸ
σύμπτωμα ῥοῦς γυναικεῖος, ἐκκαθαιρομένου κατὰ τοῦτο
τὸ μόριον ἅπαντος τοῦ σώματος γίγνεται. τοιοῦτον δ᾽
ἐστὶ τὴν ἰδέαν ἑκάστοτε τὸ κενούμενον, οἷον καὶ τὸ
πλεονάζον ἐν τῷ ζώῳ· τὸ μὲν ἐρυθρὸν, ἰχὼρ αἵματος·
ἕτερον δὲ λευκὸν, ἀπὸ φλέγματος· ὠχρὸν δὲ ἄλλο, τὶ
πικρόχολον, ἄλλο δὲ ὑδατῶδες, καὶ ὀῤῥῶδες ἄλλο. ἔξω-
θεν δὲ τούτων ἐστὶ κένωσις τῶν ἐκ μήτρας μοχθηρὰ,

craſſum vel glutinoſum eſt. Quin etiamſi id menſtruum
optimum fuerit, obſtructio tamen aliqua vaſorum ad uterum
deſcendentium ab hujusmodi humoribus prius facta eſt; ſic
quoque ſupprimetur menſtruum. Praeterea ob univerſum
corpus interdum prorſus non purgabitur mulier, interdum
parcius, aut liberalius, aut depravate. Prorſus quidem non
purgabitur tum propter plura exercitia, tum tenuem vi-
ctum, tum humorum in alias partes irruptionem. Ob has
autem ipſas cauſas, ſed quam pro naturae lege moderatiores,
minus purgatur; plus autem, tum od diuturnum otium tum
copioſum victum. Sed et depravatae per uterum fluxiones
(vocatur autem id ſymptoma fluxus muliebris) expurgato per
hanc partem univerſo corpore ſiunt. Eſt autem perpetuo
quod evacuatur, tale ſpecie, quale et quod in animali re-
dundat; aliud rubrum, ſanguinis ſanies; aliud album, a pi-
tuita; aliud pallidum, quod eſt bilioſum; aliud aquoſum et
feroſum. Eſt autem et praeter haec eorum, quae ab utero

διά τι πάθος ἐν αὐτῇ γεγονός· ἔξωθεν δὲ καὶ ἡ τοιαύτη
τῶν καταμηνίων ἐπίσχεσις, ὅταν μήτε δι᾽ ἔνδειαν αἵματος,
ὡς ἐπί τε γυμνασίοις πλείοσιν εἴρηται καὶ λε[104]πτῇ
διαίτῃ, μήτε διὰ πάθος ἐν τῇ μήτρᾳ γεγονός, ἀλλ᾽ ἐνίο-
τε διὰ τὴν ῥώμην, εἰς ἕτερα μόρια κατασκήψαντος τοῦ
αἵματος, αἱ κατὰ τὰς μήτρας ἴσχωνται καθάρσεις. ἀλλ᾽
ἃς ἀρτίως εἶπον, οὐδὲν οἶμαι χαλεπὸν, ἐπὶ πολλῶν ἤδη
γεγυμνασμένον ἕκαστον τῶν ὁμιλούντων τοῖσδε τοῖς ὑπο-
μνήμασι καὶ αὐτὸν ἐξευρίσκειν τὰ τοιαῦτα. καὶ γὰρ ὅτι
διὰ τὰ τῆς μήτρας ἴδια νοσήματα, τά τε κατὰ τὰ κέ-
ρατα συνιστάμενα καὶ τὰ κατὰ τὸν τράχηλον, ἔτι τε
καὶ καθ᾽ ὅλον τὸ κύτος, ἐνίοτε μὲν ἤτοι πλείονα τῶν
πρόσθεν, ἢ ἐλάττονα φέρεται τὰ καταμήνια, ποτὲ δὲ
οὐδ᾽ ὅλως, ἢ μοχθηρὰ, παντί που δῆλον, κατὰ τοῦτό
που γένος ἐν τῇ τοῦ λόγου διαιρέσει καὶ τῶν ἀρήτων
εὑρισκομένων. οὕτω δὲ καὶ ὁ καλούμενος πριαπισμὸς
οἴδησίς τε καὶ διαφύσησις ἀκούσιός ἐστι τοῦ τῶν ἀρρέ-
νων αἰδοίου, φυσώδους πνεύματος ἔκγονον σύμπτωμα.

profluunt, vacuatio prava, ob affectum aliquem in ipfo ex-
ortum. Eft praeterea quoque talis menfium fuppreffio,
quum neque ob fanguinis penuriam, ut poft plures exerci-
tationes et tenuem victum accidere dictum eft, neque pro-
pter affectum in utero confiftentem, fed interdum ob virium
robur, fanguine in alias partes irruente, purgationes uteri
fiftuntur. Verum, ut nuper dicebam, haud arbitror difficile
quemque his incommentariis verfatum et jam in multis ex-
ercitatum per fe ipfum quoque talia invenire. Etenim
quod et propter uteri proprios morbos, tum qui in ejus cor-
nibus, tum qui in cervice confiftunt, tum qui in toto *ejus*
conceptaculo, aliquando quidem aut plura quam prius, aut
pauciora ferantur menftrua; aliquando autem prorfus non
fluant, aut prava effluant, neminem latet; etiam imperviae
feminae in fermonis noftri divifione fub hoc genere inveni-
nntur. Sic autem et qui priapismus vocatur, tumefcentia
et inflatio involuntaria eft marium pudendi, fymptoma ab

καὶ μὴν καὶ αἱ γονόῤῥοιαι, χωρὶς μὲν τοῦ συνεντείνεσθαι
τὸ αἰδοῖον, ἀῤῥωστίᾳ τῆς καθεκτικῆς δυνάμεως τῆς ἐν
τοῖς σπερματικοῖς ἀγγείοις· ἐντεινομένου δέ πως, οἷον
σπασμῷ τινι παραπλήσιον πασχόντων ἐπιτελοῦνται.
Κεφ. ιβ. Οὐκ οὖν ἔτι χρὴ περὶ τῶν τοιούτων
διέρχεσθαι, μεταβάντας δ᾽ ἐπὶ τὸ λοιπὸν γένος τῶν συμ-
πτωμάτων, οὐ πολλοῦ δεόμενον οὐδ᾽ αὐτὸ λόγου διὰ τὰ
προειρημένα περὶ τῶν ἐπομένων ἀλλήλοις συμπτωμάτων,
καταπαύειν ἤδη τὴν πραγματείαν ἐνταῦθα. χρώματα μὲν
οὖν ὑπαλλαχθήσεται, συνελόντι μὲν εἰπεῖν, διὰ τοὺς χυμοὺς
ἐξισταμένους τῆς κατὰ φύσιν ἰδέας, ἢ ὑπονοστοῦντας εἰς τὸ
βάθος, ἢ οἷον ἐπικλύζοντας τὸ δέρμα κατὰ μέρος δὲ, διὰ
τὰς τοὺς χυμοὺς ἀναγκαζούσας αἰτίας εἰς τὰς τοιαύτας ἀφι-
κνεῖσθαι κινήσεις τε καὶ διαθέσεις. ἔστι δὲ δήπου τὰ πάθη
τὰ ψυχικὰ καὶ τοῦ περιέχοντος ἡμᾶς ἀέρος αἱ εἰς θερμότητά
τε καὶ ψυχρότητα μεταβολαί. καὶ αὐτοῦ τοῦ σώματος γὰρ
αἱ διαθέσεις, ἢ θερμότερον ἴσχοντος, ἢ ψυχρότερον, ἢ ἔλατ-
τον, ἢ πλέον, ἢ ὠθούμενον ἐκτὸς, ἢ ἀντισπωμενον ἔσω τὸ

inflante fpiritu natum. Quinetiam gonorrhoeae, quae citra
tenſionem pudendi funt, imbecillitate retentricis feminalium
vaſorum facultatis fiunt, quae vero tenſo quodammodo *pu-
dendo*, ceu convulfioni cuidam fimiles erunt affectus. Non
eſt igitur de his pluribus differendum.

Cap. XII. Transeuntes autem ad reliquum fympto-
matum genus, quod multis verbis non indiget ob ea, quae de
conſequentibus fe invicem fymptomatis praedicta funt, jam
huic operi finem imponamus. Ergo colores mutabuntur, ut
ſummatim dicam, ob humores, qui a naturali ſpecie deceſſe-
runt, aut qui in altum *corpus* revertuntur, aut cutem veluti
perfundunt. Particulatim vero propter cauſas, quae hu-
mores ad ejusmodi tum motus, tum affectus pervenire com-
pellunt. Hae vero funt tum animi perturbationes, tum am-
bientis nos aëris in calorem et frigus mutationes; tum ipſius
corporis affectus, ſanguinem vel calidiorem, vel frigidiorem,
vel parciorem, vel uberiorem, vel foras protruſum, vel in-

αἷμα. τούτου δ᾽ ἐστὶ τοῦ γένους καὶ ἡ κακοχυμία πᾶσα,
κατὰ τὴν ἑαυτῆς ἰδέαν ἀλλοιοῦσα καὶ τὴν ἅπαντος τοῦ σώμα-
τος χροιάν, ἐν ἰκτέροις τε καὶ ὑδέροις καὶ ἐλέφασι καὶ σπλη-
νὸς καὶ ἥπατος ἀτονίαις. ἀνάλογον δὲ καὶ αἱ καθ᾽ ὁτιοῦν
μόριον ἄχροιαι συστήσονται. τὰ δὲ κατὰ φύσιν ὑπαλλαχθή-
σεται σχήματα, πληρουμένων ἀμετρότερον, ἢ κενουμένων τῶν
μορίων, ἢ τῆς οἰκείας χώρας μεθισταμένων, ἢ παρασπωμέ-
νων. αἰτίαι δὲ δήπου καθ᾽ ἕκαστον αὐτῶν πλείους εἰσὶν, ἃς
οὐδὲν ἔτι χαλεπὸν ἐξευρίσκειν, ὅτῳ μὴ παρέργως ἀνεγνώσθη
τὰ πρόσθεν. οὕτω δὲ καὶ τὰς τῶν δυσωδιῶν αἰτίας, ἢ μα-
λακοτήτων, ἢ σκληροτήτων, ἢ τῶν ἄλλων ὅσα τούτοις ἀνά-
λογόν ἐστιν, οὐ χαλεπὸν ἐξευρίσκειν, ἀπὸ τῶν προειρημένων
ὁρμώμενον. οὐ μὴν ἀλλὰ καὶ κατὰ τὸ τελευταῖον ἤδη μοι
μέρος εἴρηται τοῦ συγγράμματος, ὃ περὶ τῆς τῶν συμπτω-
μάτων διαφορᾶς ἐπιγέγραπται. οὔκουν ἔτι χρὴ μηκύνειν
ὑπὲρ τῶν αὐτῶν, ἀλλ᾽ ἐν τῷδε τῶν ἐν τοῖς συμπτώμασιν
αἰτίων ἡ πραγματεία τέλος ἐχέτω, τοῦτο ἔτι μόνον προσθέν-
των ἡμῶν, ὅπερ ἀνεβαλλόμην ἐν τῷ περὶ τῆς τῶν συμπτωμά-

tro revulfum continentis. Hujus autem generis eft omnis
vitiofus humor, qui fua fpecie etiam totius corporis colorem
alterat, ut in aurigine et hydero et elephante et fplenis et
jecoris imbecillitate. His autem proportione refpondent
cujusque partis decolorationes. Figurae vero naturales par-
tium immutabuntur, quum hae vel immoderatius replentur,
vel vacuantur, vel a propriis fedibus transferuntur, vel avel-
luntur. Caufae vero cujusque horum affectuum plures funt,
quas etiam invenire huic arduum non eft, qui fuperiora non
oscitanter perlegerit. Sic nec graveolentiae aut molliciei
aut duritiei, aliorumve his fimilium caufas invenire opero-
fum eft ei, qui a praedictis progrediatur; quinimo jam di-
ctae a me funt in fine libri, qui De fymptomatum differentiis
infcribitur; ac proinde in his haud immorandum. Sed hoc
loco opus de fymptomatum caufis finem habeat, hoc tantum
a nobis adjecto, quod in libro De fymptomatum differentiis
huc demonftrandum diftulimus, quaedam fymptomata fe in-

των διαφορᾶς ἐπιδείξειν ἐνταῦθα, τὸ τινὰ μὲν ἐξ ἀνάγκης
ἀλλήλοις ἕπεσθαι συμπτώματα, τινὰ δὲ οὐκ ἐξ ἀ(248)νάγκης,
[105] ὅπερ οὐδ' αὐτό μοι δοκεῖ δεήσεσθαι λόγου μακροῦ·
ἀρκέσει δ' ὡς ὑφ' ἑνὸς παραδείγματος ἐπιδείξαντα τὴν μέθο-
δον αὐτοῦ, παραιτήσασθαι τὸ πλῆθος τῶν κατὰ μέρος.
κελεύω δή σε σκοπεῖσθαι, πότερον ὑπὸ μιᾶς αἰτίας ἐπιτελεῖται
τὸ γιγνόμενον, ἢ πλειόνων. εἰ μὲν γὰρ ὑπὸ μιᾶς, ἐξ
ἀνάγκης ἀκολουθήσει τῷ ποιοῦντι, πλειόνων δ' εἰς γένεσιν
δεόμενον, οὐκ ἐξ ἀνάγκης. αὕτη μὲν οὖν ἐπὶ πάντων
πραγμάτων ἡ μέθοδος κοινή. κατὰ δὲ τὸν αὐτὸν τρόπον
χρή σε κἀπὶ τῶν συμπτωμάτων σκοπεῖσθαι. εἰ μὲν ἓν ἐφ'
ἑνὶ γίγνοιτο, τὴν ἀκολουθίαν ἀναγκαίαν ἕξει· προσιόντων
δὲ καὶ ἄλλων τινῶν αἰτίων εἰς τὴν γένεσιν τοῦ δευτέρου συμ-
πτώματος, οὐκ ἔτι ἐξ ἀνάγκης ἀκολουθήσει τῷ προτέρῳ.
οὐ γὰρ εἰ ἠπέπτησεν, ἐμπνευμάτωσιν ἀναγκαῖον ἀκολουθεῖν·
ὥσπερ οὐδὲ δῆξιν, οὐδὲ ὑγρὰν διαχώρησιν ἢ πολλήν, οὐδὲ
ναυτίαν, ἢ ὄρεξιν ἐπιτεταμένην, ἢ ὄκνον εἰς τὰς πράξεις, ἢ
νωθρότητα διανοίας, ἢ καρηβαρίαν, ἢ ἀγρυπνίαν, ἢ καρ-

vicem neceſſario ſequi, quaedam non neceſſario; quod ipſum
quoque non longo mihi ſermone videtur indigere; ſed ſatis
erit me ſub unico exemplo rei methodum demonſtrantem
particularium multitudinem abjicere. Hortor igitur, ut ani-
madvertas, utrum ab unica cauſa perficiatur effectus, an
pluribus. Si enim ab unica, cauſam efficientem ſequi ne-
ceſſe eſt; pluribus autem ad ſui generationem ſi indiget, non
neceſſario. Atque haec quidem in rebus omnibus commu-
nis eſt methodus. Ad hunc igitur modum tibi ſymptomata
exploranda ſunt. Quippe ſi unum *ſymptoma* ab uno fiat,
neceſſario illi ſuccedit: ſin ad ſecundi ſymptomatis genera-
tionem aliae quaedam cauſae concurrant, minime neceſſario
priori ſuccedet. Non enim apepſiam neceſſario inflatio ſe-
quitur; ut neque mordicatio, neque humida aut multa de-
jectio, neque nauſea, aut inappetentia, aut intenſa appeten-
tia, aut ad actiones ignavia, aut mentis torpor, aut capitis
gravitas, aut vigilia, aut cardialgia, neque praeterea magis

διαλγίαν, ἔτι δὲ μᾶλλον οὐδ᾽ ἐπιληψίαν, ἢ παράνοιαν, ἢ
ἔκστασιν, ἢ κῶμα, καθάπερ οὐδὲ δυσθυμίαν, οὔτ᾽ ἄλλην
ἀνίαν, οὔτε πολὺ μᾶλλον τὴν μελαγχολικὴν, οὐδὲ δὴ κώλου
πάντως, ἢ νεφρῶν, ἢ σπληνὸς, ἢ ἥπατος, ἢ θώρακος, ἢ
ἄρθρων ἄλγημα καθάπερ οὐδὲ ἀνωμαλίαν, ἢ φρίκην, ἢ
ῥῖγος, ἢ πυρετόν. καί τοι καὶ τούτων ἕκαστον καὶ τῶν
ἄλλων σχεδὸν ἁπάντων συμπτωμάτων οὐκ ἔστιν εὑρεῖν ὃ
μὴ κατά τινα καιρὸν ἐπιφαίνεται τοῖς ἀπεπτήσασιν, ἄλλα τε
παρά τε τὸ μέγεθος τῆς ἀπεψίας καὶ τὴν διαφορὰν, καὶ τὴν
τῆς τοῦ ἀνθρώπου φύσεως εὐαισθησίαν τε καὶ δυσαισθησίαν,
ἑκάστου τε τῶν κατὰ τὸ σῶμα μορίων ἰσχὺν ἢ ἀσθένειαν,
ἄλλοτε ἄλλο γενήσεται σύμπτωμα. μεγάλη μὲν γὰρ ἀπεψία
μείζονά τε καὶ πλείονα φέρει τὰ συμπτώματα· μικρὰ δὲ
ἔμπαλιν ἐλάττονά τε καὶ μικρότερα. καὶ τοίνυν καὶ αὐτῶν
τῶν ἀπεπτηθέντων αἱ διαφοραὶ πρὸς μὲν τὸ ψυχρόν τε καὶ
φλεγματῶδες ἐκτρεπόμεναι συμπτωμάτων ἑτέρων εἰσὶ γεννη-
τικαί πρὸς δὲ τὸ κνισῶδές τε καὶ θερμὸν, ἑτέρων οὕτω
δὲ καὶ δάκνουσαί τε καὶ μὴ δάνουσαι, καὶ εἰς ἀτμῶδες
πνεῦμα λυόμεναί τε καὶ μὴ λυόμεναι. καὶ ἡ φύσις δὲ, ὡς

epilepfia, aut amentia, aut extafis, aut coma, ut neque moe-
ftitia ulla, neque alia quaevis moleftia, neque multo magis
melancholica, praeterea neque omnino coli, vel renum, vel
lienis, vel jecinoris, vel thoracis, vel articulorum dolor;
ut nec inaequalitas, aut horror, aut rigor, aut febris. Quan-
quam tum horum tum reliquorum prope omnium fympto-
matum nullum invenitur, quod non aliquo tempore in iis,
qui male concoxerunt, appareat: imo pro cruditatis magni-
tudine ac differentia, et naturae hominis facili fenfu atque
difficili, fingularumque corporis partium robore aut imbe-
cillitate, alias aliud fymptoma gignetur. Quippe magna
cruditas et majora et plura fymptomata creat; parva con-
tra pauciora minoraque. Jam vero et cruditatum ipfarum
differentiae, quae ad frigidum et pituitofum deflectunt, ali-
orum fymptomatum funt caufae; quae ad nidorem et calo-
rem, aliorum; fic et quae non mordent, et quae in halituo-
fum fpiritum folutae funt, aut nou folutae. Sed et homi-

εἴρηται, τοῦ ἀνθρώπου συντελεῖ τε καὶ ἀντιπράττει τῇ γενέ-
σει τῶν συμπτωμάτων. οἷον αὐτίκα οἷς δυσαίσθητος ἡ
γαστήρ, οὔτε δάκνονται σφοδρῶς, οὔτ᾽ ἀλγοῦσιν, οὔτ᾽ ἐκ-
κρίνουσι πολλά· κατὰ δὲ τὸν αὐτὸν τρόπον οὔτε καρδιαλ-
γοῦσιν οὔτε κεφαλὴν ἀδικοῦνται ῥαδίως· ὅσοις δὲ εὐαίσθη-
τος, ἑτοίμως ἅπαντα τούτοις ἕπεται, τῆς ἄνωθεν ἀρχῆς τὰ
συμπτώματα ἐπιπεμπούσης. τί δεῖ λέγειν ὡς ἑκάστῳ τῶν
ἀπεπτησάντων ἐκεῖνο μάλιστα τὸ μέρος αἰσθάνεται τῆς βλά-
βης, ὅπερ ἂν ἀσθενέστατον ᾖ; καὶ διὰ τοῦτο οὐκ ἔνεστιν
εἰπεῖν ἐξ ἀνάγκης ἑπόμενον ἀπεψίᾳ σύμπτωμα οὐδέν. ἡ μέν
τοι τῆς ἀναδιδομένης εἰς τὸ σῶμα τροφῆς εἴτ᾽ οἶν στέρησις
εἴτ᾽ ἀῤῥωστία τῆς ἐνεργείας ἀτροφίαν ἐξ ἀνάγκης ἐπιφέρει,
ὥσπερ γε καὶ ἡ τῆς καθ᾽ ἕκαστον μέρος ἀλλοιωτικῆς δυνάμεως
βλάβη, καὶ ἡ περὶ τὴν διάκρισιν δὲ τῶν περιττωμάτων τοῦ
αἵματος ἀποτυχία, σύμπτωμα οὖσα καὶ αὐτὴ διακριτικῆς
ἐνεργείας, ἐξ ἀνάγκης ἐπιφέρει τὰ τῆς ἀχροίας συμπτώματα·
καὶ καλεῖται τὸ μὲν ἕτερον αὐτῶν ἴκτερος· ἀνώνυμον δέ
ἐστι τὸ ἐπὶ τῷ μελαγχολικῷ περιττώματι. κατὰ δὲ τὸν αὐτὸν

nis natura, ut dictum eft, fymptomatum generationi tum
confert tum repugnat. Verbi gratia, quibus hebetis fen-
fus ventriculus eft, ii neque vehementer mordentur, neque
dolent, neque multa excernunt; eodemque modo nec cardi-
algia laborant, nec facile capite infeftantur: quibus boni eft
fenfus, iis omnia haec ex facili fuperveniunt, principe parte
e fupernis fymptomata emittente. Quid dicendum, fingulis
cruditate laborantibus eam partem maxime laefionem fentire,
quae imbecillima eft? Proinde dicere non par eft, fympto-
ma ullum neceffario cruditatem fequi. Atqui actionis dis-
tribuendi in corpus alimenti five privatio five imbecillitas
atrophiam neceffario inducit; quemadmodum etiam altera-
tricis in fingulis partibus facultatis laefio et fecretionis ex-
crementorum a fanguine fruftratio, quae fecretricis actionis
eft fymptoma, neceffario decolorationis adfert fymptomata.
Vocatur alterum eorum morbus regius; alterum, quod me-
lancholico excremento fuccedit, fine nomine eft. Simili

272 ΓΑΛΗΝΟΥ ΠΕΡΙ ΔΙΤ. ΣΥΜΠΤ. ΒΙΒΛ. ΤΡΙΤΟΝ.

Ed. Chart. VII. [105.]   Ed. Baf. III. (248.)
τρόπον ἐπὶ παντὸς γένους συμπτώματος ἐξευρήσεις ὅσα τε
διὰ παντὸς ἀλλήλοις ἕπεται καὶ ὅσα μὴ διὰ παντός. ἐγὼ
δὲ μήκους φειδόμενος ἐνταυθοῖ καταπαύσω τὸν λόγον.

modo in omni fymptomatis genere, et quae femper fibi fuc-
cedant invenies, et quae non femper. Ego vero longitudini
parcens, huic libro finem imponam.

ΓΑΛΗΝΟΥ ΠΕΡΙ ΔΙΑΦΟΡΑΣ ΠΥΡΕΤΩΝ ΒΙΒΛΙΟΝ ΠΡΩΤΟΝ.

Ed. Chart. VII. [106.]　　　　　　Ed. Baf. III. (320.)

Κεφ. α'. Αἱ διαφοραὶ τῶν πυρετῶν αἱ μὲν οἰκειό-
ταται καὶ κυριώταται κατὰ τὴν οὐσίαν αὐτῶν εἰσιν· αἱ δ'
ἄλλαι κατά τι τῶν συμβεβηκότων. ἐπεὶ δὲ καὶ αὐτῶν τῶν
συμβεβηκότων οὐ μία φύσις, ἀλλὰ τὰ μὲν ἐγγυτέρω τε καὶ
οἰκειότερα τῆς διαιρουμένης οὐσίας ἐστὶ, τὰ δὲ ποῤῥωτέρω
τε καὶ ἀλλοτριώτερα, διὰ τοῦτο καὶ τῶν ἐνθένδε λαμβα-
νομένων διαφορῶν οὐχ ἓν τὸ γένος ἐστί. μάλιστα μὲν
οὖν ἁμαρτάνουσιν οἱ τῶν οἰκείων τε καὶ κυριωτάτων ἀπο-

GALENI DE DIFFERENTIIS FEBRIVM LIBER PRIMVS.

Cap. I. Differentiae febrium maxime quidem pro-
priae ac principes fecundum earum fubftantiam funt; aliae
vero fecundum aliquod accidens. Quoniam vero et ipforum
accidentium non una eft natura, fed alia quidem propinqui-
ora magisque propria dividendae fubftantiae funt, alia vero
remotiora ac magis aliena; idcirco et earum, quae hinc fu-
muntur, differentiarum non unum genus eft. Itaque maxi-
me quidem peccant, quicunque differentias proprias ac ma-

274 ΓΑΛΗΝΟΥ ΠΕΡΙ ΔΙΑΦΟΡ. ΠΥΡΕΤΩΝ

Ed. Chart. VII. [106. 107.]   Ed. Baf. III. (320.)

χωροῦντες· ἐφεξῆς δὲ ὅσοι τούτων ἐπιμνησθέντες ἀνέμιξαν
αὐταῖς ὁμοτίμως ἁπάσας τὰς κατὰ τὸ συμβεβηκὸς, οὐ διακρί-
ναντες ἀπὸ τῶν χρησίμων τὰς ἀχρήστους. οὐ μόνον δὲ ἐν
τοῖς γένεσι τῶν διαφορῶν ἥμαρτον οἱ πλεῖστοι τῶν ἰατρῶν,
ἤτοι πλεονάσαντες, ὡς καὶ τῶν ἀχρήστων μνημονεύειν, ἢ ἐλ-
λιπόντες, ὡς καὶ τῶν χρησίμων ἐνίας παρελθεῖν· ἀλλὰ κατὰ
τὴν ἐν αὐτοῖς τοῖς γένεσι τομὴν εἰς τὰς οἰκείας διαφορὰς
ὡσαύτως ἐσφάλησαν. αὐτίκα γέ τοι τοῦ πρώτου τε καὶ
κυριωτάτου γένους τῶν διαφορῶν ἀπὸ τῆς τοῦ τεμνομένου
πράγματος οὐσίας λαμβανομένου, τινὰς μὲν τῶν ἰατρῶν ἔστιν
ἰδεῖν ὅλον πα[107]ρελθόντας τὸ γένος τοῦτο· τινὰς δὲ ἤτοι
πλεονάσαντας, ἢ ἐλλιπόντας ἐν τῇ διαιρέσει, καίτοιγε Ἱππο-
κράτους ἄριστα πεποιημένου τὴν διαίρεσιν ἐν τῷ ἕκτῳ τῶν
ἐπιδημιῶν. ἔχει δὲ ἡ ῥῆσις ὧδε   πυρετοὶ, οἱ μὲν δακνώδεες
τῇ χειρί   οἱ δὲ πρηέες· οἱ δὲ οὐ δακνώδεες, ἐπαναδιδόντες
δέ· οἱ δὲ ὀξέες μὲν, ἡσσώμενοι δὲ τῆς χειρός· οἱ δὲ περικαέες
εὐθέως· οἱ δὲ διὰ παντὸς βληχροὶ, ξηροί· οἱ δὲ ἁλμυρώδεες·

xime principes omittunt: deinde vero, quicunque mentione
harum facta permiscent cum eis differentias accidentales
aequaliter omnes, minime discernentes utiles ab inutilibus.
Non folum autem peccarunt plurimi medici in differentiarum
generibus, aut plures quam oporteret tradendo, ut inutili-
um quoque meminerint; aut pauciores, ut nonnullas etiam
utiles omiferint; fed etiam dividendo genera ipfa in proprias
differentias fimiliter errarunt.   Ne longius abeas, quum
primum ac maxime proprium differentiarum genus ab ipfa
dividendae rei fubftantia fumatur, videas tamen nonnullos
medicos praetermififfe univerfum hoc genus; alios vero di-
videndo plura quam opus effet, aut ftatuiffe pauciora, ta-
metfi Hippocrates optime fecerit divifionem libro fexto Epi-
demion.   Textus autem fic habet: *Febres, hae quidem ma-
nui funt mordaces; illae vero mites; quaedam autem non
mordaces, fed increfcentes; nonnullae acutae, fed ab ipfa
manu devictae; quaedam ftatim ardentes, quaedam vero
femper debiles, ficcae; aliae falfae; aliae flatulentae,*

οἱ δὲ πεμφιγώδεες, ἰδεῖν δεινοί· οἱ δὲ πρὸς τὴν χεῖρα νοτιώ-
δεες· οἱ δὲ ἔξέρυθροι οἱ δὲ ἔξωχροι· οἱ δὲ πελιοὶ, καὶ
(321) τὰ ἄλλα τὰ τοιαῦτα. ἐναργέστατα γὰρ ἐν τούτοις ἀπό
τε τῆς οὐσίας τοῦ πράγματος ἅμα καὶ ἀπὸ τῆς διαγνώσεως
εἰς τὰς οἰκείας διαφορὰς ἐποιήσατο τὴν διαίρεσιν. ἡ μὲν γὰρ
οὐσία τῶν πυρετῶν ἐν τῷ γένει τῆς παρὰ φύσιν θερμότητος
αἱ διαφοραὶ δὲ τῆς θερμασίας, αἵ τε παρὰ τὸ μᾶλλον καὶ τὸ
ἧττόν εἰσι, καὶ παρὰ τὴν ὕλην, ἐν ᾗ τὸ παρὰ φύσιν τοῦτο
θερμὸν, καὶ αἱ παρὰ τὸν τρόπον αὐτοῦ τῆς κινήσεως, ἃς
ἁπάσας συμπλέξας τῷ τρόπῳ τῆς διαγνώσεως ἔγραψεν, ὡς
ἐπὶ προήκοντι τῷ λόγῳ δείξομεν. αἱ μέντοι δὴ κατὰ τὸ
μᾶλλόν τε καὶ ἧττον εὔδηλοί τε καὶ σύνηθες ἤδη τοῖς ἰατροῖς
ὀνομάζειν ἐν τούτῳ τῷ γένει τῆς διαφορᾶς τὸν μέγαν τε καὶ
μικρὸν πυρετὸν, οὐ κυρίως μὲν ἐπὶ ποιοῦ πράγματος ὄνομα
ποσότητος ἐπιφέρουσιν, ὅμως δὲ οὖν εἰθισμένοι οὕτω ποιεῖν
οὐκ ἐπὶ τοῦ πυρετοῦ μόνον, ἀλλὰ καὶ ἐπὶ ἄλλων μυρίων ἐν
ποιότητι μὲν ἐχόντων τὴν ὕπαρξιν, ὀνομαζομένων δὲ μεγά-
λων τε καὶ μικρῶν. αἱ δὲ παρὰ τὴν ὕλην, ἐν ᾗ τὸ παρὰ

aspectui graves; aliae ad manum humidae; aliae rubi-
cundae valde; aliae lividae; aliae praepallidae; et alia
istiusmodi. Apertiffime enim his *sententiis* ab ipfa rei fub-
ftantia, fimulque ab ipfa dignotione in proprias differentias
fecit divifionem. Nam effentia quidem febrium eft in genere
caloris praeter naturam. Differentiae vero caloris et ab
ejus multitudine et paucitate fumuntur; et ab ipfa materia,
in qua calor ille praeter naturam *accenditur;* et ab ipfo mo-
tionis modo; quas omnes complicans cum earum dignofcen-
darum ratione fcripfit, quemadmodum procedente fermone
docebimus. Porro autem quae a majori minorique *calore*
ducuntur, funt manifeftae; et in hoc genere differentiae me-
dicis jam mos eft magnam ac parvam febrem nominare; ve-
rum improprie quidem de rei qualitate quantitatis vocabu-
lum enuntiant, fed ita facere confuevernnt non in febre
folum, fed et in aliis fexcentis, quae in qualitate quidem
ipfa effentiam habent, magna tamen parvaque nominantur.
Quae vero *differentiae* a materia *fumuntur,* in qua calor

φύσιν τοῦτο θερμὸν, οἰκειόταται διαφοραὶ τῆς παρὰ
φύσιν θερμασίας εἰσὶν, ἤτοι τὸ σῶμα τῆς καρδίας αὐτὸ κα-
τειληφυίας αὐτῆς, ἢ τοὺς περιεχομένους ἐν ταῖς κοιλίαις αὐ-
τῆς χυμούς. λοιπὴ δὲ καὶ τρίτη τις ἐπ᾽ αὐταῖς διαφορὰ, τῆς
ἀερώδους οὐσίας μόνης ἐκτεθερμασμένης ἱκανῶς, τῶν δὲ
ὑγρῶν καὶ στερεῶν σωμάτων θερμαινομένων μὲν ἔτι, ἐκτε-
θερμασμένων δὲ οὐδέπω. διαφέρει γὰρ οὐ σμικρῷ τὸ θερ-
μαίνεσθαί τι τοῦ τεθερμάνθαι. μάθοις δ᾽ ἂν ἐναργέστατα
τὸ λεγόμενον ἐπὶ παραδειγμάτων τοιῶνδε. νόησόν μοι θερ-
μὸν ὕδωρ ἐμβεβλημένον λέβητι ψυχρῷ, κἄπειτα θερμαινόμε-
νον ὑπ᾽ αὐτοῦ τῇ γειτνιάσει τὸ τοῦ λέβητος σῶμα, θερμὸν δὲ
ἀκριβῶς ὅλον μηδέπω γεγενημένον· αὖθις οὖν μοι νόησον εἰς
θερμὸν καὶ διάπυρον λέβητα ψυχρὸν ὕδωρ ἐγκεχυμένον, εἶτα
θερμαινόμενον ἔτι, θερμὸν μηδέπω μηδὲ αὐτὸ γεγενημένον.
ἐπὶ ταύταις ταῖς εἰκόσι κατὰ μὲν τὴν δευτέραν ἡ πρώτη δια-
φορὰ τῶν πυρετῶν ἐστιν, οὓς ἔφαμεν αὐτὸ τῆς καρδίας τὸ
σῶμα κατειληφέναι· κατὰ δὲ τὴν προτέραν ἡ τῶν ἐν τοῖς χυ-
μοῖς τοῖς κατ᾽ αὐτό· ἡ δὲ λοιπὴ καὶ τρίτη πάντη μὲν οὐκ ἔχει

ille praeter naturam *confiftit*, maxime propriae caloris prae-
ter naturam differentiae funt; five ille corpus ipfum cordis
invadat, five humores, qui in ipfius ventriculis continentur.
Reliqua autem ac tertia differentia *eft*, ubi aërea fubftantia
fola admodum incaluit, humida vero ac folida corpora ad-
huc quidem incalescunt, fed nondum incaluerunt. Non
enim parum differt quum incalescit aliquid, ab eo quod in-
caluit. Sed discas evidentiffime id, quod dicitur, ex his
exemplis. Finge mihi aquam calidam injectam lebeti frigi-
do, deinde ab ea ipfa aqua calefieri contactu ipfius lebetis
corpus, nondum autem totum exquifite incaluiffe; et rur-
fus finge in calidum atque ignitum lebetem frigidam aquam
infufam, deinde calefieri quidem adhuc, nondum autem in-
caluiffe. Ex his exemplis cum fecundo quidem prima fe-
brium differentia fimilitudinem habet, quas corpus ipfum
corripuiffe docuimus; cum primo autem fecunda, quam
conditos in ventriculis humores *occupaffe diximus*. Reli-
qua autem ac tertia differentia exemplum omnino fimile non

ὅμοιον παράδειγμα, σαφηνείας δ᾽ ἕνεκα φύσαν ἐννόησόν μοι
χαλκευτικὴν ἕλκουσαν εἰς ἑαυτὴν ἀέρα πάνυ θερμὸν, εἶτα
θερμαινομένην ἔτι πρὸς αὐτοῦ, ἐκτεθερμασμένην δὲ οὐδέπω.
μᾶλλον δ᾽ ἂν ἔτι τὸ παράδειγμα τὴν τοῦ δηλουμένου πράγμα·
τος ἐνδείξεται φύσιν, εἰ περιεχόμενον ὑγρὸν ἐν τῇ φύσῃ νοή-
σῃς, καὶ μᾶλλον ἔτι, εἰ τὰς ὀπὰς τῆς φύσης, δι᾽ ὧν ἕλκει
τε καὶ ἐκπέμπει τὸν ἀέρα, στεγνὰς οὕτως ἐργασάμενος, ὡς
ὑγρῷ μὲν ἀβάτους ὑπάρχειν, ἀέρι δὲ βασίμους· ἐν ᾧ δὴ καὶ
μάλιστα διαφέρει τὰ τῆς φύσεως ἔργα τῶν ὑπ᾽ ἀνθρώπου γι-
νομένων. ἀναμέμικται γὰρ ἔν τε ταῖς ἀρτηρίαις ἁπάσαις διὰ
πολλῶν ὀπῶν ἅμα πνεούσαις ἡ ἀερώδης οὐσία τῷ αἵματι, καὶ
κατὰ τὴν καρδίαν οὐδὲν ἧττον, ὡς ἂν σύῤῥους ὑπάρχουσα πά-
σαις αὐταῖς.

Κεφ. β'. [108] Ἄρχεται μὲν οὖν ἡ παρὰ φύσιν αὕτη
θερμότης, ἥν περ καὶ πυρετὸν ὀνομάζομεν, ἄλλοτε ἐξ ἄλλου
τῶν εἰρημένων, ἐπινέμεται δὲ καὶ συνδιατίθησι τῷ πεπονθότι
τὰ λοιπὰ δύο γένη. ῥᾴστη μὲν οὖν ἡ ἐκ τῶν ὑγρῶν εἰς τὸ
πνεῦμα μετάληψις τῆς θερμότητος, ἧττον δ᾽ ἑτοίμως τῷ

habet. Sed perſpicuitatis gratia mihi ſingo ſabrilem follem
trahere ad ſe aërem admodum calidum; deinde calefieri ad-
huc ab eo, nondum autem incaluiſſe. Sed exemplum magis
indicabit rei declarandae naturam, ſi finxeris in folle conti-
neri humorem; atque adhuc magis, ſi foramina follis, per
quae trahit atque emittit aërem, ita anguſta effeceris, ut hu-
mori quidem invia, aëri vero pervia ſint: qua ſane in re
potiſſimum diffident naturae opera ab his quae homines ipſi
efficiunt. Etenim ſubſtantia aërea permixta cum ſanguine
eſt in omnibus arteriis, per multa foramina pariter ſpiran-
tibus; ac nihilo minus in ipſo corde, ut quae per eas om-
nes confluat. Cap. II. Hic ergo calor praeter naturam, quem et
febrem appellamus, alias ex alio praedictorum incipit. Oc-
cupat autem ac ſimul afficit cum affecto reliqua duo genera.
Facillima ergo caloris ab humoribus ad ſpiritum translatio;
humores autem tardius ignem concipiunt a ſuccenſo ſpiritu:

πνεύματι συνεκπυροῦται τὰ ὑγρά· καὶ μέν γε καὶ τὸ στερεὸν
σῶμα τοῖς ὑγροῖς τε καὶ ἀερώδεσιν ἑτοιμότερον μεταδίδωσι
τῆς θερμασίας ἢ αὐτὸ παρ᾽ ἐκείνων λαμβάνει· πᾶσα μὲν
γὰρ ἡ λεπτομερὴς οὐσία ῥᾷον ἀλλοιοῦται τῆς παχυμεροῦς·
ἔστι δὲ λεπτομερεστάτη μὲν ἡ τοῦ ἀέρος, παχυμερεστάτη δὲ
ἡ τῶν στερεῶν σωμάτων, ἐν τῷ μεταξὺ δὲ ἀμφοῖν ἡ τῶν
ὑγρῶν. οὐδὲν δὲ διαφέρει ἕν γε τῇ παρούσῃ διδασκαλίᾳ
πνεῦμα λέγειν ἢ ἀέρα· διώρισται γὰρ ὑπὲρ αὐτῶν ἀκριβε-
στέρως ἑτέρωθι. νῦν δὲ ἀρκεῖ τό γε τοσοῦτον γινώσκειν,
ὅπερ, οἶμαι, καὶ ὁ Ἱπποκράτης ἐνδεικνύμενος ἔλεγε, τὰ ἴσχον-
τα καὶ τὰ ἐνισχόμενα καὶ τὰ ἐνορμῶντα· ἴσχοντα μὲν
αὐτὰ τὰ στερεὰ μόρια τοῦ σώματος, ἐνισχόμενα δὲ τὰ ὑγρά,
ἐνορμῶντα δὲ τὰ πνεύματα προσαγορεύων. ἄρχεται μὲν
γὰρ ἄλλοτε ἐξ ἄλλου τῶν εἰρημένων ἡ πυρετώδης διάθεσις,
οὐ καταμένει δὲ ἐν τῷ πρώτῳ γένει τοῦ βλαβέντος, ἀλλ᾽
ἐπινέμεται τὰ λοιπὰ δύο, καὶ εἰ μὴ φθάσειε λυθῆναι,
συνδιατίθησιν ὡσαύτως κἀκεῖνα τῷ χρόνῳ. τὰ μὲν κε-
φάλαια τοῦ λόγου ταῦτα· χρὴ δὲ ἀποδεῖξαί τε ἅμα τὰ
εἰρημένα καὶ τὰς διαγνώσεις ἑκάστου γένους τῶν πυρετῶν

atque etiam folidum corpus promptius tribuit calorem hu-
moribus aëriaeque fubftantiae, quam ipfum ab illis accipiat;
omnis enim fubftantia tenuis facilius quam craffa alteratur.
Tenuiffima quidem aëris eft, craffiffima vero corporum foli-
dorum; amborum media humorum eft fubftantia. Nec
quicquam refert in praefenti documento fpiritum vel aërem
appellare; nam de his alibi accuratius definitum jam eft.
Nunc vero fufficiet illud tantummodo fcire, quod, puto,
Hippocrates indicans dixit, *continentia, contenta et impe-
tum facientia;* continentia quidem appellans, ipfas corpo-
ris partes folidas; contenta autem, humores; impetum vero
facientia, fpiritus. Febrilis enim affectus alias ex alio
praedictorum incipit: verum in eo genere, quod primo lae-
fum eft, minime permanet, fed invadit reliqua duo; ac nifi
prius folvatur, proceffu temporis illa fimiliter afficit, atque
haec fermonis funt capita. Sed oportet ea quae dicta funt,
demonftrare, notasque uniuscujusque generis febrium per-

BIBΛION ΠΡΩTON. 279

Ed. Chart. VII. [108.]   Ed. Baf. III. (321.)

ἐπελθεῖν. εὐθὺς δὲ ἀναγκαῖον εἰπεῖν τι καὶ περὶ τῆς γεννή-
σεως αὐτῶν.

Κεφ. γ΄. ῞Οτι μὲν οὖν ἐπὶ κόποις, καὶ θυμοῖς, καὶ
λύπαις, ἐγκαύσεσί τε καὶ ἐμψύξεσι, ·καὶ ἀγρυπνίαις, καὶ
ἀπεψίαις, καὶ μέθαις, καὶ πλησμοναῖς ὁρῶνται πυρέττοντες
ἔνιοι, πᾶσιν ἀνθρώποις ἐστὶν ἤδη τοῦτό γε πρόδηλον, ὑπ᾽
αὐτῆς τοῦ πράγματος τῆς ἐναργείας δεδιδαγμένοις. καὶ μὲν
δὴ καὶ ὅτι λοιμώδους ἀέρος κατάστασις ἤνεγκε πυρετὸν, οὐδὲ
τοῦτο ἀγνοοῦσιν, οἷς μέτεστι συνέσεως, ὥσπερ γε καὶ ὅτι
συνδιατρίβειν τοῖς λοιμώττουσιν ἐπισφαλές ἀπολαῦσαι γὰρ
κίνδυνος ὥσπερ ψώρας τινὸς ἢ ὀφθαλμίας. ἐπισφαλὲς δὲ
καὶ τοῖς ὑπὸ φθόης συνεχομένοις συνδιημερεύειν, καὶ ὅλως
ὅσοι σηπεδονῶδες ἐκπνέουσιν, ὡς καὶ τοὺς οἴκους, ἐν οἷς
κατάκεινται, δυσώδεις ὑπάρχειν. ἔγνωσται δὲ πρὸς τῆς μα-
κρᾶς πείρας, καὶ ὡς οἱ καταλύσαντες ἔθος γυμνασίων ἄλλοις
τέ τισιν ἁλίσκονται νοσήμασι καὶ οὐχ ἥκιστα τοῖς πυρετώ-
δεσι. καὶ μέν γε καὶ ὡς ἡ καλουμένη πληθώρα φέρει πυρε-
τοὺς, ἐδέσματά τέ τινα μοχθηρὰ, καὶ φάρμακα, καὶ τὰ περὶ

currere. Statim itaque de generatione earum dicere ali-
quid opus eſt.

Cap. III. Ex laſſitudine ergo, ira, moerore, uſtione,
frigore, inſomnio, cruditate, temulentia ac ſatietate, quos-
dam febricitare cunctis hominibus perſpicuum eſt, ab ipſa
rei evidentia edoctis. Quinetiam peſtilentem aëris ſtatum
afferre febrim, minime ignorant quicunque intellectu parti-
cipant; quemadmodum et verſari cum his, qui peſte labo-
rant, periculoſum eſſe: etenim ne a contagio laedamur pe-
riculum eſt, quemadmodum a ſcabie quadam aut ophthalmia.
Periculoſum praeterea eſt, conſueſcere his qui tabe tenentur,
atque in totum cum omnibus qui putridum adeo expirant,
ut domicilia in quibus decumbunt, graviter oleant. Conſtat
praeterea ex longo rerum uſu, eos qui conſuetudinem exer-
citationum omiſerunt, tum aliis multis morbis tum maxime
febrilibus corripi. Atque etiam quod quae vocatur plethora
generet febres, et pravi quidam cibi, ac medicamenta, et

) κυνὸς ἐπιτολὴν καύματα, καὶ ἄλλα τινὰ τοιαῦτα, γινώσκεται
μὲν ἅπασιν ἀνθρώποις, ὡς ἔπος εἰπεῖν· ἥτις δὲ ἀπ᾽ αὐτῶν
ἐν τοῖς σώμασιν ἡμῶν γίγνεται διάθεσις, ἀφ᾽ ἧς πυρέττομεν,
οὐκ ἔτι γε τοῦτό γε ἴσασιν οὔθ᾽ οἱ πολλοὶ τῶν ἀνθρώπων
οὔτ᾽ ἔνιοι τῶν ἰατρῶν. διττὸν δὲ τὸ γένος τῶν ἀγνοούντων
τὰ τοιαῦτα, τὸ μὲν ἕτερον ἀπὸ τῆς ἐμπειρίας μόνης ὁρμά-
μενον, ὡς οὐδενὸς [109] τῶν ὄντων τῆς φύσεως εὑρεθῆναι
λόγῳ δυναμένης, τὸ δ᾽ ἕτερον χορὸς ἀνθρώπων ἐστὶ δοξο-
σόφων, ἀγνοούντων μὲν ὁμοίως τοῖς προτέροις, οἴησιν δ᾽
ἐπιστήμης ἐχόντων. ἀγνοῆσαι μὲν αὐτοὺς συνέβη διὰ τὸ μὴ
γεγυμνάσθαι πρότερον ἐν ταῖς λογικαῖς μεθόδοις, ἐξ ὧν γνω-
ρίζεταί τε καὶ διακρίνεται τῶν ἀποδεικτικῶν λημμάτων τὰ
πιθανὰ μὲν, οὐδὲν δὲ ἀληθὲς οὔθ᾽ εὑρεῖν οὔτ᾽ ἀποδεῖξαι
δυνάμενα. τῇ δὲ ἀγνοίᾳ ταύτῃ προσγενομένης ἀλαζονείας,
ἔνιοί τέ τινες ἐξ αὐτῶν εἰς τοσοῦτον ἀναισθησίας ἢ τόλμης
ἧκον, ὡς μηδὲ ἃ πάντες ἄνθρωποι γινώσκουσι τῇ πείρᾳ δεδι-
δαγμένοι, μηδὲ ταῦθ᾽ ὁμολογεῖν |αἴτια πυρετῶν· ὑπὲρ ὧν

aeſtus circa canis *ſideris* ortum, et alia quaedam hujusmodi,
cunctis hominibus, ut ita dixerim, perſpicuum eſt. Quis
vero ab ipſis in corporibus noſtris fiat affectus, ex quo fe-
bricitamus, minime ſciunt neque plerique hominum, neque
quidam medicorum. Duplex autem genus haec ignorantium
eſt; alterum quidem, quod ipſa experientia tantummodo ni-
titur, tanquam nulla rei cujusquam natura ratione poſſit
inveſtigari. Alterum autem *genus* eſt hominum, qui ſapi-
entes quidem videntur, ſed quum ignorent peraeque ac pri-
ores, ſcientiae tamen habent exiſtimationem. Ignorare au-
tem eos contingit, quia uullam prius habent in methodis lo-
gicis exercitationem, ex quibus cognoſcuntur ac discernun-
tur a demonſtrativis ſumptionibus veriſimilia quidem, ſed
quae nihil veri aut invenire aut demonſtrare poſſunt. Huic
autem inſcitiae ubi inſolentia acceſſit, eorum nonnulli in
tantam ſtupiditatem vel audaciam devenerunt, ut nec ea
quae omnes homines cognoscunt experientia ipſa edocti,
febrium cauſas eſſe concedant. De quibus quum libro de

ἐν τῷ περὶ τῶν προκαταρκτικῶν ὀνομαζομένων αἰτίων αὐτάρ-
κως διειλεγμένος οὐδὲν δέομαι τό γε νῦν μεμνῆσθαι τῆς μα-
ταίας φλυαρίας αὐτῶν. οὔτε γὰρ ἀντιλογητικὸν οὔτε σο-
φισμάτων ἐπιλυτικὸν ἐνεστησάμην τόνδε τὸν λόγον, ἀλλ᾽
ἐπιστημονικὸν καὶ διδασκαλικὸν, ὑποθέσεις μὲν ἔχοντα τὰς
δι᾽ ἑτέρων ἀποδεδειγμένας, διδάσκοντα δὲ τὰς διαφορὰς τῶν
πυρετῶν. αἱ μὲν οὖν ὑποθέσεις αὗται· τὸ θερμὸν καὶ τὸ
ψυχρὸν καὶ τὸ ξηρὸν καὶ τὸ ὑγρὸν εἶναι τὰ στοιχεῖα τῶν σω-
μάτων, καὶ γί(322)νεσθαι τὰς πρώτας νόσους ἐπὶ τῇ δυσκρα-
σίᾳ τούτων, ὧν μίαν εἶναι καὶ πυρετὸν, ἐπειδὰν ἐν τῇ καρ-
δίᾳ θερμότης τις γίνηται παρὰ φύσιν. αἱ διαφοραὶ δὲ κατὰ
γένος τῆς θερμότητος, ὑπὲρ ὧν ὁ προκείμενος περαίνεται λό-
γος, ἀπὸ τῆς τῶν ὑλῶν διαφορᾶς ἐλαμβάνοντο τῶν δεχομένων
τὴν πυρετώδη θερμασίαν, τριῶν οὐσῶν κατὰ γένος. ἤτοι
γὰρ ἐν αὐτῷ τῷ σώματι τῆς καρδίας ἀνάπτεσθαι πρώτην
αὐτὴν ἐλέγομεν, ἢ ἐν τοῖς χυμοῖς, ἢ ἐν τῷ πνεύματι· προ-
κατάρχειν δὲ τῆς συστάσεως ἁπάντων τῶν πυρετῶν αἰτίας
ἐναργῶς ἅπασι γινωσκομένας, ἃς ὀλίγον ἔμπροσθεν εἴπομεν,
ἐφ᾽ αἷς ὁ μὲν ἐμπειρικὸς ἰατρὸς ἐκ τῆς τηρήσεώς τι καὶ πρὸς

caufis procatarcticis abunde docucrim, nihil opus eft hoc
loco mentionem facere temerariae loquacitatis eorum. Ne-
que enim contradicere, neque folvere fophismata hoc libro
inftitui; fed inftituere ac docere, fupponendo ea quae alibi
a nobis funt demonftrata ac docendo differentias febrium.
Suppofitiones igitur hae *funt*, calidum, frigidum, ficcum,
atque humidum effe elementa corporum, ac fieri primos mor-
bos ex horum intemperie, e quibus una febris exiftit, quum
calor quidam praeter naturam in corde generatur. Diffe-
rentiae autem fecundum genus caloris, de quibus praefens
fermo tractat, a materiae differentia ducuntur, fufcipientis
febrilem caliditatem, *quae materia* genere triplex eft. Aut
enim in ipfo corpore cordis, aut in humoribus primam ipfam
accendi dicebamus, aut in fpiritu; praevenire autem omni-
um febrium conftitutionem caufas onmibus manifeftas, de
quibus paulo anto docuimus, ex quarum obfervatione em-
piricus quidem medicus ad curationem nonnihil juvatur; ra-

282 ΓΑΛΗΝΟΥ ΠΕΡΙ ΔΙΑΦΟΡ. ΠΥΡΕΤΩΝ

Ed. Chart. VII. [109.]　　　　　　Ed. Baf. III. (322.)

την θεραπείαν εὐπορεῖ· ὁ δὲ λογικὸς ἐπὶ τὴν φύσιν αὐτὴν
τοῦ πράγματος ἐρχόμενος ἐνδεικτικῶς ἀπ᾽ ἐκείνης εἴς τε τὴν
τῶν ἐσομένων πρόγνωσιν καὶ εἰς τὴν τῆς θεραπείας εὕρεσιν
ὀνίναται, χρώμενος μὲν ἅπασι καὶ τοῖς διὰ πείρας εὑρισκομέ-
νοις, προστιθεὶς δὲ αὐτοῖς ἐκ τῆς λογικῆς μεθόδου πολλά.
τίνα μὲν οὖν ἐστι τὰ καθ᾽ ἑκάτερον μέρος εὑρισκόμενα (τήν τε
ἐμπειρίαν λέγω καὶ τὸν λόγον) ἑτέρωθι δηλοῦμεν ἥτις δὲ
ἀπὸ τῶν προκαταρκτικῶν αἰτίων ἑκάστου διάθεσις ἐν τῷ σώ-
ματι συνίσταται πυρετὸν ἀνάπτουσα, νῦν πρόκειται λέγειν.
Κεφ. δ΄. Ἐπεὶ τοίνυν ὁρῶμεν οὐχ ἕνα τρόπον οὔτε γενέ-
σεως οὔτε αὐξήσεως τῆς θερμασίας, ὅτι μηδὲ αὐτοῦ τοῦ πυρὸς,
ἀλλ᾽ ἤτοι διὰ κίνησιν, ἢ διὰ σῆψιν, ἢ διὰ ὁμιλίαν ἑτέρας θερμό-
τητος, ἢ δι᾽ ἐπίσχεσιν ἀποῤῥοῆς θερμῆς, ἢ δι᾽ ἐπιμιξίαν οὐσίας
θερμῆς ὥσπέρ γε ἐκ πηγῆς τινος ἀναζεούσης, ἤτοι γεννωμένης,
ὥς γε πρὸς τὴν ἡμετέραν αἴσθησιν, ἢ αὐξανομένης τὴν θερμασίαν,
ἀνάγκη πάσας καὶ τὰς τῶν πυρετῶν αἰτίας εἰς τοὺς εἰρημένους
ἀνάγεσθαι τρόπους. οἶον αὐτίκα ἡ ἔγκαυσις, εἴθ᾽ ἡ ἀπὸ τοῦ
ἡλίου ἐνέργεια ταύτην ἔχει τὴν προσηγορίαν, εἴτε τὸ γιγνό-

tionalis vero ad ipfam rei naturam accedens, per indicatio-
nes ab illa in futurorum praenotionem atque inventionem
curationis juvatur, utens omnibus quidem experientia ipfa
inventis, adjiciens autem ipfis multa ex docendi via rationali.
Quae ergo fint per utramque partem inventa (experimentum
intelligo ac rationem) alio loco docuimus. Quis vero affe-
ctus ab unaquaque caufa procatarctica in corpore confiftat
accendens febrem, nunc docere inftituimus. Cap. IV. Quum ergo videamus non unum modum
neque generationis neque auctionis caloris, quando ne ipfius
quidem ignis *modus unus eft*, fed gignitur aut propter mo-
tum, aut propter putrefactionem, aut propter alterius calo-
ris commercium ac viciniam, aut propter fuppreffionem ca-
lidi effluvii, aut propter permixtionem calidae fubftantiae,
tanquam de fonte quodam ebullientis, aut genitae, fcilicet
ad noftrum fenfum, aut augentis calorem; neceffe eft om-
nes febrium caufas in praedictos modos revocari; qualis fi
lubet aeftus eft, five ex ipfo fole actio talem habeat appella-

μενον ἐν τῷ σώματι πάθος, εἴτε τὸ ἤδη γεγενημένον. ἔστι
μὲν δήπου καὶ αὐτὸ τοῦτο παρὰ φύσιν θερμότης, οὐ μὴν
ἤδη γέ πω πυρετὸς, εἰ μὴ συνεκθερμαίνῃ τὴν καρδίαν.
[110] ἅπαν γέ τοι τοῦτο τὸ γένος τῆς αἰτίας ἐξ ὁμιλίας γί-
νεται τοῦ θερμαίνοντος, εἴτε ἥλιος, εἴτε φάρμακον εἴη τὸ
θερμαῖνον, ἔξωθεν ἁπτόμενον, ἢ πλησιάζον, ἢ ὁμιλοῦν, ἢ
ὅπως ἄν τις ὀνομάζειν ἐθέλῃ. ὁ δέ γε θυμὸς οἷον ζέσις τις
καὶ κίνησις σφοδρὰ τῆς θυμοειδοῦς δυνάμεως ἐν τῷ σώματι
τῆς καρδίας αὐτῷ καθιδρυμένης. συνεκθερμαίνεται δὲ αὐτῇ
ποτὲ μὲν ἡ τοῦ πνεύματος, ἔστιν ὅτε δὲ ἡ τοῦ αἵματος οὐσία,
καὶ ἢν ἐπιτηδείως ἔχοντα τύχῃ πρὸς τὸ τὰ δεξάμενα κατασχεῖν
ἐπὶ πολὺ τὴν θερμότητα, κἂν τῆς καρδίας ἡ κίνησις καταστῇ,
διαμένει ταῦτα παρὰ φύσιν θερμὰ, κἂν τῷδε πυρέττειν
ἀνάγκη τὸν ἄνθρωπον. ὁ μὲν οὖν τοιοῦτος πυρετὸς ἀρχὴν
ἔχει τὴν κίνησίν τε καὶ ζέσιν τῆς ἐμφύτου θερμασίας· ὁ δὲ
ἐπὶ λύπαις οὐκέτι ζέσιν, ἀλλὰ κίνησιν μόνον· ὁ δ᾽ ἐπὶ
κόποις, ἀρχὴν μὲν καὶ αὐτὸς ἔχει κίνησιν πλείονα μυῶν

tionem, five affectio quae in corpore efficitur, five ea quae
jam effecta eft. Nam et ea ipfa calor eft praeter naturam;
nondum tamen febris, nifi cor ipfum concalefecerit. Sane
totum hoc genus caufae ex confuetudine efficitur rei calefa-
cientis, five fol, five ignis, five medicamentum fuerit id
quod calefacit extrinfecus, quum aut attingit, aut propius
accedit, aut confuescit, vel quovis alio modo libeat appellare.
At vero ira quafi fervor quidam ac motus vehemens eft ira-
fcibilis facultatis, quae in ipfo corpore cordis fedem habet.
Concalescit autem interdum cum ea fpiritus fubftantia, atque
interdum fanguinis, et fi prompte fe habeant fuscipientia
corpora ad continendum diutius calorem, quamvis ipuus cor-
dis motus conftiterit, haec permanent calida praeter naturam
tuncque febricitare hominem necesse eft. Ejusmodi ergo
febris principium habet motum atque fervorem nativi caloris.
Febris autem quae ex moerore *confiftit*, non jam fervorem,
fed motum tantummodo *principium habet.* Si autem ex
lassitudine *efficiatur*, principium quidem habet motum am-

καὶ νεύρων καὶ συνδέσμων καὶ ἄρθρων, ἃ δὴ καὶ πρῶτα θερ-
μαίνεται, διαδίδοται δὲ κατὰ τὸ συνεχὲς ἐντεῦθεν εἰς τὴν καρ-
δίαν ἢ θερμασία, κἂν τούτῳ πυρέττουσιν. ὁ δ' ἐπὶ πυκνώ-
σει τοῦ δέρματος ἀναπτόμενος πυρετὸς, ὁποῖος μάλιστα τοῖς
γε στυφθεῖσι καὶ ψυχθεῖσιν εἴωθε συμπίπτειν, ἀθροιζομένης
ἐν τῷ σώματι τῆς δακνώδους ἀποῤῥοῆς γίνεται. διαπνεῖται
μὲν γὰρ ἀεὶ τὰ τῶν ζώων σώματα κατὰ διττὸν τρόπον, ἀπερ-
χομένων μὲν εἰς τοὐκτὸς ὁσημέραι τῶν ἀτμωδῶν καὶ λιγνυω-
δῶν περιττωμάτων, ἑλκομένης δὲ εἴσω τῆς ἐμψυχούσης τε καὶ
ῥιπιζούσης τὸ κατὰ φύσιν θερμὸν ἀερώδους οὐσίας. ἐπειδὰν
οὖν αἰτία τις ἰσχυρὰ πυκνώσασα τὸ δέρμα τὰς εἰρημένας
διόδους στεγνώσῃ, πολλάκις μὲν εἰς πληθωρικὴν ἐνέβαλε διά-
θεσιν, ὅταν ἀτμῶδές τε καὶ χρηστὸν ᾖ τὸ ἀποῤῥέον· ἔστι δ'
ὅτε εἰς πυρετὸν, ὅταν δριμὺ καὶ δακνῶδες εἴη, ἡνίκα μάλιστα
κἀκ τοῦ μηδὲν εἴσω τοῦ σώματος ἕλκεσθαι τὸ ἀναψῦχον ἢ
θερμασία συνεπαύξεται. δριμὺ δ' ἀποῤῥεῖ καὶ δακνῶδες πε-
ρίττωμα τοῖς ἤτοι κακοχυμοτέροις, ἢ ἐδέσματα μοχθηρὰ
προσφερομένοις, ἢ πολλάκις ἀπεπτοῦσι, καὶ μάλιστα εἰ ἐπὶ
τοῖς τοιούτοις ἐδέσμασιν ἢ ἰλυῶδες καὶ πηλῶδες καὶ βορβορῶ-

pliorem musculorum, ac nervorum, et ligamentorum, et
articulorum; quae quidem prima calefiunt, calor autem con-
tinenter cordi diſtribuitur, ac tunc febricitant. Ubi vero
febris propter denſitatem cutis accenditur, qualis maxime
aſtrictis refrigeratisque fieri ſolet, collecto in corpore mor-
daci effluvio confiſtit. Difflantur enim ſemper animalium
corpora duobus modis, emiſſis foras quotidie vaporoſis fu-
moſisque excrementis, attractaque intro aërea ſubſtantia re-
frigerante atque ventilante naturalem calorem. Ubi igitur
vehemens cauſa condenſando cutem praedictos meatus aſtrin-
git, ſaepe plethoricum affectum inducit, quoties vaporoſa ac
benigna materia effluit; interdum febrem *committit*, quoties
acris ac mordax fuerit, maxime quum ex eo augetur calor, quia
refrigerans aër intra corpus non trahitur. Excernitur au-
tem excrementum acre ac mordax, aut iis quibus funt dete-
riores humores, aut iis qui prava edulia ingeſſerunt, aut
ſaepe non concoxerunt, praeſertimque iis qui ab ejusmodi

δες καὶ τελματῶδες, ἢ λιμναῖον, ἢ ὁπωσοῦν διεφθαρμένον τε
καὶ σεσηπὸς ὕδωρ πίνουσιν· ὡσαύτως δὲ καὶ τοῖς ὑπερπονοῦ-
σιν, ἢ ἀγρυπνοῦσιν, ἢ φροντίζουσιν, ἢ φάρμακα δριμέα
συνεχῶς προσφερομένοις. ἐδέσματα μὲν οὖν λέγω μοχθηρὰ
τά τε φύσει τοιαῦτα, καθάπερ κρόμμυά τε καὶ σκόροδα καὶ
κάρδαμα καὶ πράσα καὶ κράμβας ὤκιμά τε καὶ ἀκαλήφας, ὅσα
τ' ἄλλα καλοῦσιν ἄγρια, καθάπερ καὶ τὰς λαψάνας παρ'
ἡμῖν, τά τε φύσει μὲν χρηστὰ, διὰ σηπεδόνα δέ τινα τὴν ἴσην
τοῖς εἰρημένοις ἢ καὶ μείζονα πολλάκις ἐπικτησάμενα κακίαν,
ὥσπερ καὶ πυροὶ καὶ κριθαὶ καὶ τἆλλα γεύματα σύμπαντα
σιτηρὰ, τὰ μὲν ὑπὸ χρόνου μήκους εἰς σηπεδονώδη διάθεσιν
ἀχθέντα, τὰ δὲ εὐρῶτος ἐμπλησθέντα διὰ μοχθηρὰν ἀπόθε-
σιν, ἔνια δὲ καὶ κατὰ τὴν πρώτην γένεσιν ὑπ' ἐρυσίβης κα-
κωθέντα. τοιαῦτα γοῦν ἐδέσματα καὶ νῦν ἀναγκασθέντες
ἐσθίειν πολλοὶ διὰ λιμὸν οἱ μὲν ἀπέθανον ἀπὸ σηπεδονωδῶν
τε καὶ λοιμωδῶν πυρετῶν, οἱ δὲ ἐξανθήμασιν ἑάλωσαν ψω-
ρώδεσί τε καὶ λεπρώδεσιν. ὅταν μὲν οὖν ἀνάμεστον ᾖ τὸ
σῶμα τοιούτων χυμῶν, ἔμφραξις δὲ μηδεμία κατὰ μηδὲν τῶν

eduliis etiam limofam aut lutofam aut caenofam aut paluftrem
aut ftagnantem aut alio quovis modo corruptam et putrefa-
ctam aquam bibunt. Eodem modo evenit immoderate labo ·
rantibus, aut vigilantibus, aut angore affectis, aut acria me-
dicamenta frequenter affumentibus. Edulia vero prava in-
telligo, tum quae ex natura talia funt, ut allia, caepe, na-
fturtium, porrum, braffica, ocimum, urtica et alia quae-
cunque nominantur agreftia, ut lapfanae apud nos; atque
etiam quae bona funt ex natura, fed ob putredinem quan-
dam praedictis aequale aut majus faepenumero vitium acce-
perunt, ut hordeum ac triticum et aliae omnes fruges fru-
mentariae, partim ob temporis longitudinem ad putridam
difpofitionem deductae, partim fitu quodam repletae, quia
prave repofitae funt, partim ex prima generatione a rubigine
vitiatae. Tales igitur cibos etiam nunc plerique comedere
coacti prae fame, alii febribus putridis ac peftilentibus mor-
tui funt, alii puftulis fcabiofis et leprofis correpti. Ubi igi-
tur corpus fuerit refertum talibus humoribus, nulla autem

286 ΓΑΛΗΝΟΤ ΠΕΡΙ ΔΙΑΦΟΡ. ΠΤΡΕΤΩΝ

Ed. Chart. VII. [110. 111.]   Ed. Baf. III. (322.)

σπλάγχνων ἢ, ἀκωλύτως δὲ διαπνέηται καὶ ἀναψύχηται κατὰ
τὸ δέρμα σύμπαν τὸ ζῶον, ὑγιαίνει μὲν, ἀλλ᾽ ἐπίκαιρόν τε
καὶ σφαλερὰν ἔχει τὴν ὑγείαν. ἐπειδὰν δὲ ἤτοι τὸ ἐκτὸς πέ-
ρας στεγνωθῇ, ἢ ἐμφραχθῇ τὰς ἐν τῷ βάθει διόδους, ἐπὶ
μὲν ταῖς στεγνώσεσι [111] τὸ νῦν εἰρημένον, ἐπὶ δὲ ταῖς ἐμ-
φράξεσι τὸ μετ᾽ ὀλίγον εἰρησόμενον ἕπεται γένος τῶν πυρετῶν.
οὐδὲν οὖν θαυμαστὸν οὐδὲ διὰ τί τῶν ἀπεπτησάντων οἱ μὲν
ἐπύρεξαν, οἱ δὲ οὔ. τοῖς μὲν ἤδη κακοχύμοις οὖσι καὶ κακῶς
διαπνεομένοις, ἢ πονήσασιν ἀκαίρως, ἢ λουσαμένοις προπε-
τέστερον, ἕτοιμον πυρέξαι· τοῖς δὲ εὐχύμοις καὶ καλῶς δια-
πνεομένοις, ἡσυχάσασι καὶ θάλψασι τὰ κατὰ τὴν γαστέρα καὶ
τὸ ἧπαρ, ἀδύνατον πυρέξαι· μένει γὰρ αὐτόθι πᾶν αὐτοῖς
τὸ διεφθαρμένον κατὰ τὴν γαστέρα καὶ τὸ ἧπαρ, καὶ ἐν τῷ
χρόνῳ δὲ πέττεται κατὰ βραχὺ, καὶ γίνεται χρηστόν· ὥσπερ
καὶ τοῖς ἐπὶ κινήσεσι σφοδροτέραις ἀφικομένοις ἢ εἰς ἥλιον
θερινὸν, ἢ λουτρὸν θερμὸν γλυκέων ὑδάτων, ἀναλαμβάνεται
πάντῃ εἰς τὴν τοῦ σώματος ἕξιν τὰ διεφθαρμένα σιτία· οὕτω

obſtructio in visceribus fuerit, atque animal in cute tota li-
bere diffletur ac refrigeretur; fanum quidem exiſtit, fed tem-
porariam lubricamque obtinet fanitatem.   Ubi vero exterior
terminus aut conſtringitur aut in profundo meatus obſtruitur,
in conſtrictionibus nunc dictum febrium genus; in obſtru-
ctionibus id quod paulo poſt dicendum eſt, conſiſtit.   Nihil
igitur mirum, ſi ea cruditate hi quidem febricitent, illi vero
minime.   Etenim iis qui pravis jam humoribus pleni ſunt
ac male difflantur, aut intempeſtive laborant, aut lavantur
temere, promptum eſt febricitare.   Iis autem qui bonis ſunt
humoribus ac probe difflantur et quiescunt, ac fovent ad
jecur et ventriculum attinentes partes, impoſſibile eſt febri-
citare; in jecore enim ac ventre manet quicquid corruptum
eſt, ac temporis ſpatio paulatim concoquitur atque efficitur
benignum.   Quemadmodum et iis, qui motus vehementiores
ſuſtinuerint, aut in ſole aeſtivo ſteterint, aut in balneum
calidum dulcium aquarum deſcenderint, cibi corrupti in
univerſum corporis habitum tranſſumuntur: ſic et eos, qui-

δὲ καὶ οἷς ἐπῆλθε κάτω τὰ διεφθαρμένα σιτία, πυρετὸς οὐκ
ἠκολούθησεν, εἰ μὴ κατ᾽ ἄλλην τινὰ αἰτίαν, οἱονεὶ κοπωθεῖ-
σιν ἐπὶ ταῖς πολλαῖς ἐξαναστάσεσιν ἢ φλεγμήνασι τὰ κατὰ
τὴν γαστέρα.

Κεφ. έ. Κατὰ μέντοι τὰς ἐμφράξεις τῶν πόρων καὶ
σφηνώσεις τῶν χυμῶν, ἀνεβαλόμην γὰρ ἐρεῖν τὰ περὶ τοῦδε,
πυρέττει τὰ ζῶα τὸν ἐπὶ σηπεδόνι πυρετόν. ἑτοιμότατα γὰρ
σήπεται πάνθ᾽ ὅσα θερμὰ καὶ ὑγρὰ καὶ πολλὰ κατὰ θερμὸν
χωρίον, εἰ μὴ τύχῃ διαπνοῆς τε ἅμα καὶ ἀναψύξεως. οὐδὲν
οὖν θαυμαστὸν οὐδὲ διὰ τί πληθώραις ἕπονται πυρετοί.
καὶ γὰρ ἐμφράξεις πολλαὶ καὶ δυσανάπνευστον ὅλον γίνεται
τὸ σῶμα κατὰ τὰς τοιαύτας διαθέσεις· ὥσ(323)περ οὖν κατὰ
θάτερον πλῆθος τὸ πρὸς δύναμιν ἐπὶ διαφθορὰν ἀφικνοῦν-
ται ταχέως οἱ χυμοὶ, μηκέτι κρατούμενοι μηδὲ πεττόμενοι
χρηστῶς, ὡς ἂν τῆς κατεργαζομένης αὐτοὺς δυνάμεως ἀσθε-
νεστέρας ὑπαρχούσης. διὰ τοῦτο καὶ ὅσα γλίσχρα καὶ πα-
χύχυμα τῶν ἐδεσμάτων, νοσωδέστερα· ἐμφραχθῆναί τε γὰρ
καὶ σφηνωθῆναι τὸν ἐξ αὐτῶν χυμὸν ἑτοιμότερόν ἐστιν. καὶ

bus corrupta cibaria deorfum deferuntur, febris minime fe-
quitur, nifi propter aliquam aliam caufam, ut fi faepenumero
furgendo in laffitudinem inciderint, aut ventrem ipfum in-
flammatio tentaverit.

Cap. V. Enimvero in meatuum obftructionibus at-
que humorum conftipationibus (nam ea de re docere diftuli)
animalia ob putredinem febribus tentantur. Promptiffime
enim putrescunt, quaecunque calida et humida et multa funt
in locis calidis, nifi difflari fimul ac refrigerari contigerit.
Ergo neque mirum videri debet, quamobrem febres fequan-
tur plethoram; etenim per ejusmodi affectiones multae ob-
ftructiones efficiuntur, ac totum corpus difficulter difflatur;
ut et ex altera plenitudine, quae eft ad vires, humores cito
ad corruptionem deveniunt, quod neque amplius evincan-
tur, neque probe concoquantur, quum facultas eos conficiens
imbecillior exiftat. Quocirca quaecunque cibaria glutinofa
craffaque funt, morbos magis accelerant; obftruere enim
atque conftipare humorem ex illis facilius eft. Quid igitur?

τί δή ποτ᾽ οὖν; οὐχὶ κατὰ τἀναντία, νοσώδη τὰ λεπτύνοντα
καὶ δριμέα; φαίνονται γὰρ ὁμοίως ἁλισκόμενοι πυρετοῖς οἱ
πλεονάζοντες ἐν ἑκατέρῳ τῷ γένει διαίτης, ὅτι καὶ πρόσθεν
εἴρηται κακόχυμα πάντ᾽ εἶναι τὰ τοιαῦτα. τῷ μὲν οὖν τῆς
κακοχυμίας λόγῳ ταῦτα· τῷ δὲ τῆς σήψεως, ὅσα γλίσχρα καὶ
παχέα πυρετῶν ἐστιν αἴτια. καὶ τὰ φλεγμαίνοντα δὲ μέρη
τῆς σήψεως λόγῳ ἀνάπτει πυρετούς. σφηνωθὲν γὰρ ἐν αὐ-
τοῖς τὸ ἐπιῤῥυὲν, ὅταν ᾖ φύσει θερμὸν, ὑπὸ τοῦ μὴ δια-
πνεῖσθαι καλῶς σήπεται. ὅταν μὲν οὖν ἀκριβῶς ᾖ πι-
κρόχολον τὸ ῥεῦμα, θερμότης ἐρυσιπελατώδης καταλαμβά-
νει τὸ μέρος· ὅταν δὲ αἱματικὸν, φλεγμονώδης· τὸ δὲ
ἐξ ἀμφοῖν μικτὸν ἢ ἐρυσίπελας γίνεται φλεγμονῶδες, ἢ
φλεγμονὴ ἐρυσιπελατώδης, τὸ μὲν ὄνομα παρὰ τοῦ ἐπι-
κρατοῦντος χυμοῦ λαμβάνον, τὴν δὲ ἐπωνυμίαν ἐπικτώ-
μενον ἀπὸ θατέρου. πυρετὸς δὲ ἐπὶ πᾶσι τούτοις ἀνα-
πτεται τῷ λόγῳ τῆς κοινωνίας. συνεκθερμαίνεται γὰρ ἀεὶ
τῷ θερμανθέντι τὸ συνεχὲς, ἄχρις ἂν ἐπὶ τὴν καρδίαν
ἡ διάθεσις ἀφίκηται. συνεκθερμαίνεται γὰρ καὶ τοῖς

Nonne contrarie tum attenuantia tum acria *morbos adve-
hunt?* Videntur enim qui alterutro victus genere frequen-
tius utuntur, febre fimiliter corripi, quia hacc omnia vitiofi
effe fucci ante diximus. Hac ergo ratione fucci vitiofi fe-
brium caufae funt; alia vero ratione putredinis, quaecunque
glutinofa, craffaque exiftunt. Nec fecus partes inflamma-
tione affectae ratione putredinis accendunt febrem. Impa-
ctus enim qui in eas influxit humor, ubi fuerit natura cali-
dus, quia non bene difflatur, putrescit. Ubi igitur decur-
rens humor fuerit plane biliofus, calor eryfipelatodes partem
occupat; ubi fanguineus, phlegmonodes; ex ambobus vero
miftus, vel eryfipelas fit phlegmonodes, vel phlegmone ery-
fipelatodes; nomen quidem fumens ab humore dominante,
denominationem vero accipiens ab altero. At vero ex his
omnibus accenditur febris, ratione focietatis. Semper enim
fimul cum eo quod incaluit, pars continua calefit, quousque
affectio ad cor ipfum pervenerit. Nam et continuae car-

ἄνθραξι τὸ συνεχὲς, ἐπὶ [112] θερμῷ μὲν ἱκανῶς αἵματι, μελαγχολικωτέρῳ δὲ διὰ τὸ κατοπτᾶσθαι, τὴν γένεσιν ἔχουσιν.

Κεφ. στʹ. Αἱ δὲ θερμότεραι τοῦ περιέχοντος ἡμᾶς ἀέρος καταστάσεις, οἷαι περὶ κυνὸς ἐπιτολὴν γίνονται μάλιστα, διὰ μὲν τῆς εἰσπνοῆς ἄντικρυς αὐτὴν θερμαίνουσι τὴν καρδίαν· ἔξωθεν δὲ περικεχυμέναι τῷ σώματι σύμπαν· αὐτὸ θερμὸν ἀποφαίνουσι, καὶ μάλιστα τὰς ἀρτηρίας, ὡς ἂν ἑλκούσας τι καὶ τῆς οὐσίας αὐτῆς τοῦ περιέχοντος ἡμᾶς ἀέρος, οἷς ἅπασι συνδιατίθεσθαι τὴν καρδίαν ἀναγκαῖόν ἐστι, καὶ θερμὴν ἀμέτρως γινομένην αὐτὴν πρώτην τε καὶ μάλιστα τὴν πυρετώδη διάθεσιν ἴσχειν, ἐπιπέμπειν τε παντὶ τῷ σώματι. κατὰ δὲ τὰς λοιμώδεις καταστάσεις ἡ εἰσπνοὴ μάλιστα αἰτία. γίνεται μὲν γάρ ποτε καὶ διὰ τοὺς ἔν τῷ σώματι χυμοὺς ἐπιτηδείους πρὸς σῆψιν ὑπάρχοντας, ὅταν ἀφορμήν τινα βραχεῖαν ἐκ τοῦ περιέχοντος εἰς ἀρχὴν πυρετοῦ λάβῃ τὸ ζῶον· ὡς τὰ πολλὰ δὲ ἐκ τῆς ἀναπνοῆς ἄρχεται τοῦ πέριξ ἀέρος ὑπὸ σηπεδονώδους ἀναθυμιάσεως μιανθέντος. ἡ δὲ ἀρχὴ τῆς

bunculis partes cum eis fimul calefiunt, genitis ex fanguine valde calido, fed magis melancholico propter aduftionem.

Cap. VI. Calidiores praeterea ambientis nos aëris ftatus, quales circa canis ortum contingunt potiffimum, per infpirationem plane cor ipfum calefaciunt; extrinfecus vero circumfufi corpori, totum ipfum calidum reddunt, maximeque arterias, ut quae nonnihil fubftantiae ipfius ambientis nos aëris attrahant, ex quibus omnibus fimul cor affici ne - ceffe eft, atque ipfum in primis immoderate calefieri, maximeque febrilem affectum fuscipere, atque toti corpori immittere. In peftilenti vero ftatu infpiratio potiffimum caufa eft. Interdum enim efficitur febris propter humores, qui iu corpore funt, ad putredinem idoneos, quoties animal brevem quandam occafionem ad febris ortum ab aëre circumfluente fusceperit; fed magna ex parte incipit ex aeris circumfluentis refpiratione, putrida exhalatione infecti. Prin-

) σηπεδόνος ήτοι πλῆθός τι νεκρῶν ἐστι μὴ καυθέντων, ὡς ἐν
πολέμοις εἴωθε συμπίπτειν· ἢ ἐκ τελμάτων τινῶν, ἢ λιμνῶν
ἀναθυμιάσεις ὥρᾳ θέρους· ἔστι δ᾽ ὅτε κατάρχει μὲν ἄμετρος
θερμασία τοῦ περιέχοντος, ὡς ἐπὶ τοῦ καταλαβόντος Ἀθη-
ναίους λοιμοῦ, καθά φησιν ὁ Θουκυδίδης· ἀλλ᾽ ἐν καλύβαις
πνιγηραῖς ὥρᾳ θέρους διαιτωμένων ὁ φθόρος κατὰ τὸ σῶμα
ἐγίνετο. τῷ δ᾽ εἶναι τοὺς ἐν τῷ σώματι χυμοὺς ἐκ μοχθηρᾶς
διαίτης ἐπιτηδείους εἰς σῆψιν ἀρχὴ τοῦ λοιμώδους γίνεται
πυρετοῦ. τάχα δὲ καὶ κατὰ τὸ συνεχὲς ἐξ Αἰθιοπίας ἐῤῥύη
τινὰ σηπεδονώδη μιάσματα τοῖς ἐπιτηδείως ἔχουσι σώματα
βλαβῆναι πρὸς αὐτῶν, αἴτια πυρετοῦ γενησόμενα. χρὴ γὰρ
μεμνῆσθαι τούτου ἀεὶ παῤ ὅλον αὐτὸν τὸν λόγον, ὡς οὐδὲν
τῶν αἰτίων ἄνευ τῆς τοῦ πάσχοντος ἐπιτηδειότητος ἐνεργεῖν
πέφυκεν· ἢ οὕτως ἂν οἵ τ᾽ ἐν ἡλίῳ θερινῷ διατρίψαντες ἅπαν-
τες ἐπύρεττον οἵ τ᾽ ἐπὶ πλέον κινηθέντες, ἢ οἰνωθέντες, ἢ θυ-
μωθέντες, ἢ λυπηθέντες. οὕτω δ᾽ ἂν, οἶμαι, καὶ περὶ κυνὸς ἐπι-
τολὴν ἅπαντες ἐνόσουν ἔν τε τοῖς λοιμοῖς ἀπέθνησκον· ἀλλ᾽, ὡς

cipium autem putredinis aut multitudo cadaverum eft mi-
nime crematorum, quemadmodum in bello contingere folet;
aut exhalatio quarundam paludum aut ftagnorum aeftivo
tempore; atque interdum immoderatus calor circumftantis
aëris eft principium, quemadmodum in peftilentia, quae Athe-
nienfes invafit, ut Thucydides ait: *viventium autem homi-*
num corpora in fuffocatis nec ita perflatis tuguriis aeftatis
tempore corruptio afficiebat. *Fit autem initium peftilentis*
febris eo quod humores corporis ex pravo victu eſſent in
putrefactionem parati. *Fortaſſis autem accidit id per con-*
tinuum aërem, quod ex Aethiopia fluxerant quaedam pu-
tredinis inquinamenta, quae iis qui habebant corpora laeſi-
oni parata, cauſae febris futura erant. Hujus enim fem-
per meminiſſe oportet toto hoc fermone, quod nulla cauſa
fine corporis aptitudine efficcre poſſit; alioquin omnes, qui
in fole verfantur aeftivo, in febrem inciderent, et qui plus
aequo moventur, aut vinum bibunt, aut irafcuntur, aut
moerent. Nec fecus omnes aegrotarent circa canis *fideris*
ortum, atque in peftilentia perirent. Sed, ut eft dictum,

Ed. Chart. VII. [112. 113.]   Ed. Baf. III. (323.)
εἴρηται, μεγίστη μοῖρα γενέσεως νοσημάτων ἐστὶν ἡ τοῦ
μέλλοντος πάσχειν σώματος ἑτοιμότης. ὑποκείσθω γοῦν ὡς
ἐν παραδείγματι, κατὰ μὲν τὸ περιέχον ἐμφέρεσθαί τινα λοι-
μοῦ σπέρματα, τῶν δ᾽ ὁμιλούντων αὐτῷ σωμάτων τὰ μὲν
εἶναι περιττωμάτων παντοίων μεστὰ ἑτοίμων ἤδη καὶ καθ᾽
ἑαυτὰ σήπεσθαι, τὰ δὲ ἀπέριττα καὶ καθαρά· καὶ προσκεί-
σθω τοῖς μὲν προτέροις ἔμφραξις τῶν πόρων πολλαχόθεν,
καὶ ἡ καλουμένη πληθώρα καὶ βίος ἀργὸς ἐν ἀδδηφαγίαις καὶ
μέθαις καὶ ἀφροδισίων ἀμέτροις χρήσεσι καὶ ταῖς ἐξ ἀνάγκης
ἅπασι τοῖς εἰρημένοις ἀκολουθούσαις ἀπεψίαις· τοῖς δ᾽ ἄλ-
λοις ἅπασι σώμασι τοῖς καθαροῖς καὶ ἀπερίττοις ὑπαρχέτω
πρὸς τοῖς οὖσιν ἀγαθοῖς εὔπνοια μὲν ἅπασι τοῖς πόροις
ἀφράκτοις τε καὶ ἀθλίπτοις ὑπάρχουσι, γυμνάσια δὲ σύμμε-
τρα καὶ σώφρων δίαιτα· κἄπειτα ἐπὶ ταύταις ταῖς ὑποθέ-
σεσιν ἐννόησον, ὅπως ἑκάτερα τῶν σωμάτων εἰκός ἐστι διατί-
θεσθαι πρὸς τῶν ἀναπνεομένων εἰς αὐτὰ σηπεδονωδῶν ἀέρων.
ἆρ᾽ οὐκ εἰκὸς τὰ μὲν εὐθὺς ὑπὸ τῆς πρώτης εἰσπνοῆς ἀρχήν
τε τοῦ σήπεσθαι [113] λαμβάνειν, ἐπὶ πλεῖστόν τε προσέρχε-

maxima pars generationis morborum eſt, quod paſſurum eſt,
corporis praeparatio. Subjiciatur ergo pro exemplo in am-
biente aëre invehi quaedam peſtilentiae ſemina, atque cor-
porum, quae verſantur in eo, haec eſſe variorum excre-
mentorum plena, paratorum jam ex ſeipſis putrefieri, illa
ſine excrementis ac pura, atque addatur, prioribus ineſſe
obſtructionem meatuum undique ac plethoram appellatam,
ac vitam otioſam in multis epulis et ebrietatibus et Vene-
ris uſu immodico et cruditatibus, quae omnia praedicta ne-
ceſſario conſequuntur; caeteris autem omnibus corporibus
puris ac excrementorum expertibus adſit praeter ea *quae
diximus* commoda, cunctis meatibus neque obſtructis ne-
que preſſis libera tranſpiratio, exercitia vero moderata ac
victus temperatus, ac deinceps his ſuppoſitis, cogita quo-
modo ſit veriſimile utraque corpora inſpiratione putridi aëris
affici. Nonne conſonum eſt haec ſtatim a prima inſpiratione
initium putredinis accipere, unde in majorem noxam prola-

σθαι κακώσεως· ὅσα δὲ ἀπέριττα καὶ καθαρὰ, τὰ μὲν μηδόλως, τὰ δὲ ἐπ᾽ ὀλίγον πάσχειν, ὡς ῥᾴστην αὐτοῖς γίγνεσθαι τὴν εἰς τὸ κατὰ φύσιν ἐπάνοδον; οὕτω δὲ κἀπειδὰν ἡ κατὰ τὸν ἀέρα κρᾶσις ἀμέτρως ἐκτραπῇ τοῦ κατὰ φύσιν ἐς ὑγρότητά τε καὶ θερμότητα, λοιμώδη μὲν ἀνάγκη γενέσθαι νοσήματα, πάσχειν δ᾽ ἐν αὐτοῖς μάλιστα τοὺς ἤδη προπεπληρωμένους ὑγρότητος περιττῆς· ὡς ὅστις γε συμμέτροις τε πόνοις καὶ βίῳ κεκοσμημένῳ χρῆται, τὸ πάμπαν ἀπαθὴς διαμένει κατὰ πάσας τὰς τοιαύτας διαθέσεις. οὗτος ὁ λόγος ἐφ᾽ ἑνὸς μὲν εἴρηται παραδείγματος, ἀληθεύεται δὲ ὅμως ἐπὶ παντὸς γένους αἰτίας. καὶ ὅστις γε προῄρηται τελέως ἐν αὐτῷ γυμνάσασθαι, τὸ περὶ τῶν προκαταρκτικῶν αἰτίων ἀναγινωσκέτω βιβλίον· ἐγὼ δὲ ἐν τῷ παρόντι μήκους φειδόμενος ἐνὶ κεφαλαίῳ σύμπαντα περιλαβὼν αὐτὸν ἀπαλλάξομαι. χρὴ γὰρ ἐφ᾽ ἑκάστου τῶν αἰτίων, ᾗ τινι μάλιστα ἐπισκεψάμενον δυνάμει νοσάζειν πέφυκεν, ἑξῆς ἐπισκοπεῖσθαι τὰς ὁμολογούσας τε καὶ ἀντιβαινούσας αὐτῷ διαθέσεις τῶν σωμάτων, εὖ εἰδότα ὡς ταῖς μὲν ὁμολογούσαις ἑτοίμη βλάβη, ταῖς δὲ ἐναντιου-

batur; quaecunque vero vacua excrementis et pura funt, ea vel nullo modo, vel exigua labe infici, ut facile ad habitum naturae recurrant? Itidem quoties aëris temperamentum ab ipfo naturae habitu immoderate receffit ad humiditatem et caliditatem, peftilentes fore morbos neceffe eft; affici autem his maxime eos, qui jam prius pleni fuerint humiditate excrementofa; quemadmodum qui laboribus moderatis ac victus ratione temperata ufi funt, penitus impatibiles permanent per omnes ejusmodi affectiones. Hic fermo fuper uno exemplo dictus eft, fed in omni genere caufae verus eft. Ac qui vult integre in eo exerceri, legat librum de caufis externis. Ego vero praefenti libro parcens longitudini, uno capite ubi omnia comprehendero, finem faciam. Oportet enim in unoquoque caufarum *genere* fcrutari, qua potiffimum facultate morbos efficere foleat; deinde confiderare congruentes et repugnantes ei difpofitiones corporum; fcientem congruentibus quidem promptam laefionem effe, adverfas

μέναις τε καὶ ἀπομαχομέναις, εἰς ὅσον ἂν ἥκῃ δυνάμεως καὶ
μεγέθους ἡ ἐναντίωσις, εἰς τοσοῦτον ἀηττήτοις ὑπάρξει δια-
μένειν, οἶδα γοῦν ἔγωγέ ποτε τοιαύτης καταστάσεως γενο-
μένης, οἵαν Ἱπποκράτης ἐν Κρανῶνι γενέσθαι φησὶν, ἄν-
θρακας ἐπιδημήσαντας οὐκ ὀλίγους, ὧν ἥ τε γένεσις καὶ ἄλλα
σύμπαντα καθ᾽ ὃν ἐκεῖνος ἔγραψε τρόπον ἠκριβοῦτο. καὶ
μέντοι καὶ ὅσα κατὰ τὸ τρίτον τῶν ἐπιδημιῶν ἐπὶ τῆς λοιμώ-
δους ἔγραψε καταστάσεως, καὶ ταῦτα σύμπαντα καθ᾽ ἑτέραν
ὁμοίαν ἐκείνῃ κατάστασιν ὡσαύτως ἐγίνετο. κεφάλαιον δὲ
αὐτῶν ἦν, ὡς αὐτὸς ὁ Ἱπποκράτης ἐδήλωσεν, ἡ σηπεδὼν,
καὶ ἡμεῖς τοῦτο προγινώσκοντες εὐθὺς ἀρχομένης τῆς κατα-
στάσεως, ὅσα μὲν ὑγρὰ τῶν σωμάτων ἑωρῶμεν, εὐθὺς ἐκ
παντὸς τρόπου ξηραίνειν ἐπεχειροῦμεν· ὅσα δὲ ξηρότερα, τὴν
ἀρχαίαν φύσιν ἐπὶ τούτων ἐφυλάττομεν· ὅσα δὲ περιττωμα-
τικὰ, καθάρσεσιν ἐξιώμεθα· τὰς ˈδὲ ἐμφράξεις τῶν πόρων
ἐξεφράττομέν τε καὶ διεῤῥύπτομεν. ἀλλὰ ταῦτα μὲν ἤδη πως
ἔχεται τῆς θεραπευτικῆς μεθόδου, καὶ δῆλον ὅτι δι᾽ ἐκείνης
τῆς πραγματείας ἐπὶ πλεῖστον εἰρήσεται. νῦν δὲ ἐπεμνήσθην

autem ac repugnantes, quantam vim habet et magnitudinem
contrarietas, tantum invictas permanfuras. Ipfe namque
vidi nonnunquam eveniente tali ftatu, qualem Hippocrates
*in oppido Cranone fieri dixit, carbunculos per populum
graſſatos non paucos,* quorum generatio et alia omnia eo
quo ille fcripfit modo plane fuerunt. Quinetiam quaecun-
que fcripfit tertio libro Epidemion in peftilenti ftatu, ea etiam
omnia per aliam fimilem illi conftitutionem extiterunt. *Sum-
ma eorum*, ut ipfe Hippocrates declaravit, *putredo fuit*, at-
que id ipfi praecognoscentes, ftatim incipiente ftatu quaecun-
que corpora vidimus humida, quovis modo exiccare tenta-
vimus; quaecunque vero ficciora, priftinam naturam in his
cuftodivimus; quaecunque vero excrementis plena, purga-
tionibus fanavimus; quascunque vero obftructiones meatuum
folvimus atque aperuimus. Sed haec quidem jam quodam
modo ad medendi methodum pertinent, et certe in eo opere
fufiffime dicentur. Nunc autem eorum mentionem feci, fe-

αὐτῶν ἀκολουθήσας τῷ λόγῳ διδάσκοντι, καθ᾽ ὅν τινα τρό-
πον ὑπὸ μιᾶς αἰτίας δυναστευούσης ἔνιοι μὲν ἁλίσκονται
πυρετοῖς, (324) ἔνιοι δὲ ἀπαθεῖς διαμένουσιν. αἱ γὰρ τῶν
σωμάτων διαθέσεις ἀνόμοιοί τε καὶ πολυειδεῖς ὑπάρχουσαι,
τινὲς μὲν εὐνίκητοί τε καὶ παθεῖν ἑτοιμόταται πρὸς τῆς ἐνερ-
γούσης αἰτίας εἰσὶ, τινὲς δὲ ἀήττητοι καὶ τὸ πάμπαν ἀπαθεῖς
ὑπάρχουσιν, ἢ δυσκόλως πάσχουσιν. εἰς ἀπόδειξιν δὲ τοῦ
πράγματος ἠναγκάσθημεν ὑπομνησθῆναι καὶ τῆς θεραπείας,
ὅμοιόν τι παθόντες Ἱπποκράτει προγράψαντί που κατά τινα
τρόπον ἐκεῖνο τὸ πολυθρύλλητον ῥῆμα, τὸ δηλοῖ δὲ ἡ ἴησις.
Κεφ. ζ. Ἔστι μὲν οὖν καὶ ἡ προφυλακὴ λεγομένη
κατά τινα τοιοῦτον τρόπον ἴασις. ἀμέλει καὶ συγκέχυται
πολλαχόθι τὰ ὀνόματα παρὰ τοῖς ἰατροῖς. ὥσπερ γὰρ ἐν
ἑτέρῳ δέδεικται γράμματι, πᾶν ἔργον ἰατροῦ τῶν περὶ τὸ
σῶμα [114] σφαλμάτων ἐπανορθωτικόν ἐστιν. ἀλλ᾽ οὐδὲν
εἰς τὰ παρόντα τῆς τοιαύτης δεῖ λεπτολογίας, εἴτε γὰρ εἰς δύο
τέμνεις ὀνόματα τὸ σύμπαν, ἴασιν καὶ προφυλακὴν, εἴτε εἰς
ἓν ἄμφω συνάγεις, ἴασιν ὀνομάζων, οὐ μικρὸν τεκμήριόν

quutus fermonem docentem, quonam modo ab una caufa
exuperante quidam corripiuntur febribus, alii impatibiles
permanent.   Difpofitiones enim corporum diffimiles mul-
tiformesque funt; et idcirco quidam facile vincuntur ac prom-
ptiffime patiuntur a caufa agente; alii invicti penitus et im-
patibiles funt, aut difficulter patiuntur.   Ad ejus rei de-
monftrationem coacti fumus mentionem feciffe etiam cura-
tionis, perinde ut Hippocrates facientes, qui alicubi eodem
quodam modo celebre illud verbum adfcripfit, Id autem fa-
natio ipfa indicat.
    Cap. VII.   Praecautio igitur fecundum talem quen-
dam modum fanatio eft, quandoquidem et ipfa nomina
faepenumero confunduntur apud medicos.   Quemadmodum
enim alio libro demonftravimus, totum eft medici munus
corporis vitia emendare.   Sed nihil ad propofita hujusmodi
nominum fubtilitate egemus.   Sive enim feces in duo nomi-
na totum id, fanationem ac praecautionem; five in unum
ambo colligas, fanationem appellans, non parvum argumen-

ἐστι τοῦ μὴ πάσχειν ὁμοίως ὑπὸ τῆς τοιαύτης αἰτίας ἅπαντας
ἡ τῶν κωλυθέντων ἁλῶναι τοῖς ἐπιδημίοις τε καὶ λοιμώδεσι
νοσήμασι διάθεσις. εἷς μὲν γὰρ καὶ πρῶτος σκοπός ἐστιν ἐπὶ
πάντων κοινὸς, ἀπέριττον ὅτι μάλιστα καὶ εὔπνουν εἶναι τὸ
σῶμα· δεύτερος δὲ ἐφεξῆς τῷδε, ὡς πρὸς τὴν δυναστεύουσαν
αἰτίαν ἀπομάχεσθαι ὡς δυνατόν. ὅσοις δὲ τἀναντία τούτων
ὑπάρχει, τάχιστά τε πάσχουσι καὶ μάλιστα κάμνουσιν. ἐπεὶ
δὲ τῶν λοιμωδῶν ἐμνημόνευσα πυρετῶν ὑπὸ σηπεδόνος ἁπάν-
των γινομένων, ἄξιον ἐπιστάντα τὸν λόγον ἐν τῷδε δια-
σκέψασθαι περὶ παλαιοῦ δόγματος, ἅπαντα πυρετὸν ἐπὶ τῇ
τῶν χυμῶν σήψει φάσκοντος γενέσθαι. κινδυνεύει γὰρ οὖν
δοξάζειν ὧδε καὶ ὁ τῶν ἀπ᾽ Ἀθηναίου χορὸς, ἄνδρες οὐχὶ
φαυλότατοι τά τ᾽ ἄλλα τῆς τέχνης καὶ οὐχ ἥκιστα πυρετῶν ἐπι-
στήμης, περὶ ὧν κἀγὼ τό γε πλεῖστον αὐτοῖς σύμφημι, πλὴν
ἕν τι παρίημι, τοὺς ἐφημέρους ὀνομαζομένους πυρετούς. οὐ
γάρ μοι δοκοῦσιν οὗτοι σήψεσιν ἕπεσθαι χυμῶν, ἀλλ᾽ ὁ μὲν
ἐπ᾽ ἐγκαύσει πυρέξας ὑπὸ τῆς τοῦ δρῶντος αἰτίου θερμασίας

tum eſt, non omnes ab ejusmodi cauſa fimiliter affici, dispo-
fitio corporis, quae prohibita ſunt epidemiis ac peſtilenti-
bus morbis corripi. Unus enim primusque ſcopus in om-
nibus communis eſt, *ut corpus maxime vacet excrementis*
et optime ſpiret; ſecundum vero poſt hoc, *ut exuperanti*
cauſae repugnet, quoad fieri poteſt. Quibus vero contra-
ria horum inſunt, ocyſſime afficiuntur, maximeque aegro-
tant. Sed quoniam febrium peſtilentium mentionem feci,
ex putredine omnium ortum habentium, par eſt incumben-
tem animo ad hunc ſermonem explicandum hoc loco ſcru-
tari de antiqua opinione, omnem febrem confiſtere ex hu-
morum putredine, aſſerente. Videtur enim ita ſentire Athe-
naei chorus, non obſcuri quidem viri tum in caeteris ad ar-
tem ſpectantibus, tum praeſertim in ea quae eſt de febribus
ſcientia; in quibus ego plurimum cum illis ſentio, verun-
tamen unum excipio, diarias nominatas febres. Non enim
mihi videntur hae ſubſequi putredinem humorum, ſed qui
ob aeſtum febricitat, ab ipſo efficientis cauſae calore alterari

ἀλλοιοῦσθαι πέφυκε· τῷ δ᾽ ἐπὶ θυμῷ πυρέττοντι, καὶ τούτῳ
ζέσιν μέν τινα γενέσθαι τοῦ κατὰ τὴν καρδίαν αἵματος ἀναγ-
καῖον, οὐ μὴν ἤδη γε καὶ σῆψιν. οὕτω δὲ καὶ τῷ γυμνασα-
μένῳ πλείονα θερμασίαν ἀνῖφθαι παρὰ φύσιν ἄνευ σήψεως
χυμῶν· καὶ ὅστις ἐπυκνώθη τὸ δέρμα, δριμύτερα περιττώ-
ματα δι᾽ αὐτοῦ κενούμενος, ἀθροισθέντων ἐκείνων, ἐπύρεξεν
ἄνευ σηπεδόνος χυμῶν. καὶ μὲν δὴ καὶ οἱ ἐπὶ βουβῶσι πυ-
ρετοὶ πάντες κακοὶ, πλὴν τῶν ἐφημέρων, Ἱπποκράτης πού
φησι, καίτοι καὶ ὁ βουβὼν ἐκ τοῦ γένους ἐστὶ τῶν φλεγμο-
νῶν· καὶ σύμφημι κατά γε τοῦτο τῷ τῆς σήψεως λόγῳ, διὰ
τοῦτο γὰρ ἐπὶ ταῖς φλεγμοναῖς πυρέττουσιν, οὐχ ὡς Ἐρα-
σίστρατος ὑπελάμβανεν. ἀλλ᾽ ὅμως εἰσί τινες ἐπὶ βουβῶσι
πυρετοὶ τοῦ γένους τῶν ἐφημέρων, ὥσπερ ἕτεροί τινες ἀγγέλ-
λουσιν, οὐκ εὐμεταχείριστα νοσήματα, φλεγμονῆς ἢ ἕλκους ἢ
ἀποστάσεως ἤ τινος ἑτέρας τοιαύτης ἐν σπλάγχνῳ διαθέσεως
ἔγγονα. διαφέρουσι δὲ οἱ ἐπὶ βουβῶσιν ἐφήμεροι πυρετοὶ
τῶν ἐπὶ ταῖς σήψεσι συνισταμένων ἤτοι κατά τι σπλάγχνον,
ἢ κατὰ κοῖλα καὶ μέγιστα τῶν ἀγγείων, ὅτι τοῖς μὲν ἐπὶ

folet. Ob iram vero febricitanti, et ei quidem ebullitionem
quandam fieri fanguinis in corde neceffe eft, non tamen pu-
tredinem; necnon per exercitationem, caliditatem amplio-
rem praeter naturam fine humorum putredine accendi. Et
quisquis cutem habuerit adftrictam, per quam acria excre-
menta evacuabantur, illis collectis febricitavit fine putredine
humorum. Quinetiam *febres ex bubonibus omnes malae,
excepta ephemera*, ut Hippocrates dixit; licet etiam bubo
inflammationum genere contineatur. Atque affentio in hoc
fermoni putredinis; nam ob eam rem ex inflammatione fe-
bricitant, non quemadmodum Erafiftratus exiftimavit. At-
tamen nonnullae funt ex bubone febres in genere diariarum,
quemadmodum aliae quaedam nuntiant non faciles curatu
morbos, ex inflammatione, aut ulcere, aut abfceffu, aut al-
tero quopiam tali in viscere affectu ortum habentes. Caete-
rum diffident diariae febres ex bubone ab iis quae ex humo-
rum putredine confiftunt, quae fit aut in aliquo viscere, aut
in cavis, ac maximis vafis, quoniam ubi febris ex bubone

βουβῶσι συνεκθερμαίνουσιν ἀεὶ τὸ συνεχὲς, ἡ μὲν θερμασία
διαδίδοται μέχρι τῆς καρδίας, οὐκ ἀφικνεῖται δὲ εἰς αὐτὴν ἡ
σηπεδονώδης λιγνὺς, ἀλλ᾽ αὐτόθι μένει περιγεγραμμένη κατὰ
τὸ τοῦ βουβῶνος χωρίον, ἀλλοιώσει μόνη τῇ κατὰ τὸ συνεχὲς
ἐπὶ τὴν καρδίαν ἀφικνουμένης τῆς θερμότητος, ᾧ μάλιστα
τρόπῳ κἀπὶ τῶν ἐγκαιομένων τε καὶ κοπουμένων ἐκ τῶν
πρώτων θερμανθέντων ἐπὶ τὴν ζωτικὴν ἀρχὴν ἡ διάδοσις γί-
νεται· ἐπὶ δὲ τῆς κατὰ τὰ σπλάγχνα καὶ τὰ μεγάλα τῶν ἀγ-
γείων σηπεδόνος οἷον καπνὸς ἐκ τῶν σηπομένων χυμῶν εἰς
τὰς κοιλίας ἀφικνεῖται τῆς καρδίας. καὶ τοίνυν καὶ σήπεσθαι
συμβαίνει τοὺς μὲν ἐν τῷ βουβῶνι χυμοὺς ἀθρόως ἅπαντας,
εἴτε κατὰ μίαν ἡμέραν, εἴτε κατὰ δύο συνεχῶς, ἅτε ὁμιλοῦν-
τάς τε ἀλλήλοις καὶ κατακεκλεισμένους ἐν ἑνὶ χωρίῳ· τοὺς δὲ
κατὰ τὰ σπλάγχνα καὶ τὰ μεγάλα τῶν ἀγγείων, ἅτε διαῤῥέον-
τας ἀεὶ καὶ συνδιασήποντας ὅσων ἂν ἐφάψωνται, χρόνῳ
πλείονι τὸ σηπεδονῶδες ἀνάπτειν θερμόν. ἑνὶ δὲ λόγῳ κα-
θάπερ ἐπὶ τῶν ἐκτὸς ἁπάν[115]των, ὅσα θερμαίνεται παρὰ
φύσιν ὑφ᾽ ἡστινοσοῦν αἰτίας, εἰ μὲν ἄσηπτον εἴη τὸ θερ-
μανθὲν, οἷον ἤτοι λίθος ἢ ξύλον ἤ τι τοιοῦτον ἕτερον,

confiſtit, pars continua ſemper caleſit, ac calor quidem us-
que ad ipſum cor diſtribuitur; caeterum putrida fuligo us-
que ad ipſum minime pervenit, ſed ibi manet circumſcripta
in bubonis loco, per alterationem ſolam continuarum par-
tium ad cor perveniente calore; quo potiſſimum modo etiam
per aeſtum ac per exercitationem ex partibus primo calefa-
ctis diſtributio ad principium vitale fit. Ubi autem putre-
do fuerit in viſceribus atque in magnis vaſis, veluti fumus
ex putreſcentibus humoribus ad cordis ſinus pervenit. Ac-
cidit igitur humores in bubone quidem omnes confertim pu-
treſcere, ſive uno die, ſive duobus continenter, utpote ſem-
per invicem adhaerentes et uno loco incluſos. Qui vero
ſunt in viſceribus conditi et in magnis vaſis, utpote trans-
fluentes ſemper ac ſimul putrefacientes quos attigerint, tem-
pore ampliori putridum accendunt calorem. Sed ut uno
verbo dicatur, quemadmodum in exteris omnibus, quaecun-
que calefiunt praeter naturam a quavis cauſa, ſi nequeat pu-
treſcere id quod caleſit, velut lapis aut lignum aut aliquod

298 ΓΑΛΗΝΟΥ ΠΕΡΙ ΔΙΑΦΟΡ. ΠΥΡΕΤΩΝ

Ed. Chart. VII. [115.] Ed. Baf. III. (524.)

ἄχρι τοσούτου μένει θερμὸν, ἄχρι περ ἂν ἀποψυχθῇ κατὰ
βραχύ· τὸ δὲ σήπεσθαι πεφυκὸς ἐπινεμομένην ἀεὶ κατὰ τὸ
συνεχὲς ἴσχει τὴν θερμασίαν, ὥσπερ ποτὲ κατ᾽ ἀγρὸν ἐθεα-
σάμην κόπρον κτηνῶν τε ἅμα καὶ περιστερῶν ἔκ τινος μέρους
ὑφ᾽ ἡλίου θερμανθεῖσαν οὕτως ἰσχυρῶς, ὥστε παμπόλλην
ἀναθυμίασιν ἀφιέναι καπνοῦ δίκην ἀναφερομένην, ἰσχυρῶς
δάκνουσαν καὶ ἀνιῶσαν, εἴ τις πλησιάζοι, ὡς τούς τε ὀφθαλ-
μοὺς καὶ τοὺς μυκτῆρας βλάπτεσθαι· ἦν δὲ ἄρα καὶ τοῖς
ἁπτομένοις ἡ κόπρος οὕτω δήπου θερμὴ, ὥστε κατακαίειν
τοὺς ἐπὶ πλέον ἐντιθέντας αὐτῇ τὰς χεῖρας ἢ τοὺς πόδας·
οὐ μὴν εἰς ἀεί γε τὸ σύμπτωμα τοῦτο παρέμενεν, ἀλλὰ κατὰ
τὴν ἑξῆς ἡμέραν ἀπεψύχετο μὲν, ὅσον ἀκμαίως ἔζεσε τῆς κό-
πρου κατὰ τὴν προτεραίαν· τὸ συνεχὲς δ᾽ αὐτῷ τὸ τέως
ὑποτυφόμενον, ἡνίκ᾽ ἀκμὴν εἶχεν ἡ πρώτη ζέουσα, τοῦτ᾽ ἐν
τῷ παρακμάζειν ἐκείνην αὐτὸ πάλιν ἀνεθερμαίνετό τε καὶ
ἀνέζει καὶ ὀλίγον ὕστερον ἤκμαζε, τῆς πρώτης ἀπεψυγμένης,
καὶ τοῦτο αὖθις παρήκμαζεν ὑποτυφομένου τοῦ συνεχοῦς
αὐτῇ, καὶ μικρὸν ὕστερον ἀνήπτετο μὲν ἐκεῖνο καὶ ἤκμαζεν,

aliud tale, eo usque perfeverat calidum quoad refrixerit pau-
latim. Id autem quod putrescere poteft, depascentem fem-
per fecundum continuitatem habet calorem. Quemadmo-
dum alias vidi in agro ftercus pecudum fimul et columbo-
rum ex parte quapiam ab ipfo fole calefactum ita vehemen-
ter, ut multa exurgeret exhalatio inftar fumi ascendens, ve-
hementer mordens atque afficiens, ut fi quis propinquaffet,
ejus oculos et nares laederet. Porro ftercus tangentibus
erat ita calidum, ut deureret diutius impofitas ipfi manus
aut pedes. Non tamen femper id fymptoma durabat, fed
fequenti die refrigerabatur quidem quantum ftercoris ad fum-
mum fervorem pridie pervenerat; quod autem continuum
ipfi erat, tunc fuccendebatur, quando primum ftercus in
fummo fervoris vigore erat; illudque ipfum, dum hoc incli-
nabat, rurfus incalebat atque effervescebat, ac paulo poft
fummum fervorem obtinebat, primo refrigerato, atque illud
rurfus inclinabat, dum id quod continuum erat, calorem con-
cipiebat; et paulo poft accendebatur quidem hoc, et ad fum-

ἀπεψύχετο δὲ τὸ πρότερον. ἦν δὲ περίοδος σχεδόν τι χρόνος ἡμέρας καὶ νυκτὸς, ὡς ἀμφημερινοῦ μάλιστα πυρετοῦ παράδειγμα τὸ γινόμενον οἰκειότατον ὑπάρχειν. εἰ δέ γε καὶ δυσὶν ἡμέραις καὶ νυξὶν ἡ εἰρημένη περίοδος ἐγίνετο, παράδειγμα ἦν οὕτω τριταίου πυρετοῦ· καὶ μέν γε καὶ εἰ τρισὶ, τεταρταίου· καὶ εἰ τέτταρσι, πεμπταίου, εἴπερ γε πεμπταῖός τίς ἐστι πυρετός· ἐγὼ μὲν γὰρ οὔπω σαφῶς εἶδον οὔτε ταύτην τὴν περίοδον οὔτ' ἄλλην τινὰ ἐξωτέρω τῆς τεταρταίας. ἀλλὰ περὶ μὲν τῶν κατὰ τὴν περίοδον παροξυνομένων αὖθις εἰρήσεται· ἡ δὲ σῆψις τῶν χυμῶν ἡ ἐν τοῖς ἀγγείοις γινομένη παραπλησία τῇ κατὰ τὰς φλεγμονὰς καὶ τὰς ἀποστάσεις ἐστὶ καὶ τὰ ἄλλα τὰ φύματα, διττὴ μὲν κατὰ γένος, ἐξ ἐπιμιξίας δὲ τῶν δύο γενῶν ἄλλη τις τρίτη ποικίλη κατ' εἶδος, ὅτι καὶ τὸ τῆς μίξεως ἐν τῷ μᾶλλόν τε καὶ ἧττον ὑπερέχειν τε καὶ ὑπερέχεσθαι θάτερον τῶν γενῶν, οὐκ εὐαρίθμητόν ἐστιν. ἀλλὰ τά γε δύο γένη, τὸ μὲν ἕτερον ἐπικρατούσης τῆς φύσεως γίγνεται, τὸ δὲ ἕτερον νενικημένης· ἐπικρατούσης μὲν, ὡς ἐπὶ ταῖς φλεγμοναῖς τε καὶ τοῖς φυματώδεσιν ὄγκοις ἅπασι τὸ

---

mum fervoris perveniebet, prius autem refrigerabatur. Erat autem hic circuitus fere tempus diei ac noctis; ita ut exemplum fit maxime conveniens febri quotidianae. Si vero duobus diebus ac noctibus dictus circuitus fuiſſet, exemplum foret ita febris tertianae; et ſi tribus, quartanae; et ſi quatuor, quintanae, ſi modo febris ulla quintana fit; ipſe enim nondum perſpicue vidi neque eum circuitum neque aliquem alium ultra quartanum. Sed de *febribus* repetentibus per circuitum poſt dicetur. Putredo autem humorum quae fit in vaſis, ſimilis putredini, quae in inflammationibus fit et abſceſſibus et aliis phymatis, duplex quidem genere eſt; ex permiſtione autem duorum generum alia tertia varia ſpecie exiſtit. Siquidem et mixtionis modi, quum alterum genus majoris minorisque ratione ſuperet et ſuperetur, facile numerari non poſſunt, ſed ex duobus generibus alterum quidem fit ſuperante natura, alterum vero evicta: ſuperante quidem, ut per inflammationes et phymatodes tumores om-

300 ΓΑΛΗΝΟΥ ΠΕΡΙ ΔΙΑΦΟΡ. ΠΥΡΕΤΩΝ

Ed. Chart. VII. [115.]   Ed. Baf. III. (324. 325.)

πύον· ἐν δὲ τοῖς κατὰ τὰς ἀρτηρίας τε καὶ τὰς φλέβας
χυμοῖς ἀνάλογον τῷ πύῳ τὸ τοῖς οὔροις ὑφιστάμενον.
ἡ μὲν δὴ τοιαύτη σῆψις οὐχ ἁπλᾶς σῆψίς ἐστιν, ἀλλά
τι καὶ πέψεως ἔχει. μενούσης γὰρ ἔτι τῆς πεπτικῆς δυ-
νάμεως τῶν ἀγγείων, ὁ διασηπόμενος τέως χυμὸς εἰς
τοιαύτην ἀλλοίωσιν ἀφικνεῖται. ἑτέρα δέ ἐστί τις σηπε-
δὼν, ἀῤῥωστούσης εἰς τοσοῦτον τῆς πεπτικῆς δυνάμεως,
ὡς μηδεμίαν ἐπὶ τὸ χρηστὸν ἐργάζεσθαι μεταβολὴν τοῦ
σηπομένου περιττώματος. (325) ἕ καὶ γίνεται ποτὲ μὲν
ἐσχάτως ἀσθενούσης ἐκείνης, κἂν τὸ σηπόμενον μετρίως
ᾖ μοχθηρόν· ἐστὶ δὲ ὅτε τὰ μὲν τῆς δυνάμεως οὐκ εἰς
ἔσχατον ἀῤῥωστίας ἥκει, τὸ δὲ ὑγρὸν ἄκρως μοχθηρὸν
ὑπάρχει. τοῦ τοιούτου περιττώματος ἡ σηπεδὼν οὔτε σύ-
στασιν οὔτε χρόαν οὔτε ὀσμὴν ἴσχει μίαν, ἀλλὰ κατὰ τὴν
οὐσίαν ἀεὶ τὸ σηπόμενον ἐξαλλάττεται καὶ ποικίλλεται.
ἡ δὲ ἑτέρα σῆψις, ἣν καὶ πέψιν ἔφαμεν ὑπάρχειν, εἰς
ἓν εἶδος ἀεὶ μεταβάλλει πύου καὶ χρόαν καὶ σύστασιν
καὶ ὀδμήν.

nes, pus; in humoribus autem venarum et arteriarum, id
quod fubfidet in urina proportione puri refpondens. Atque
haec putredo cenfetur, fed etiam habet aliquid concoctionis;
manente enim adhuc concoquendi facultate vaforum, putres-
cens tunc humor ad talem alterationem deducitur. Porro
alia eft putredo concoctrice facultate adeo debili, ut nulla mu-
tatio ad bonum putrescentis excrementi efficiatur; quod fit
interdum illa extreme debili, quamvis putrescens humor fit
modice pravus; interdum autem facultas ad extremam debi-
litatem minime deducitur, fed humor fumme pravus exiftit.
Hujusmodi excrementi putredo neque confiftentiam, neque
colorem, neque odorem habet unum; fed putrescens humor
femper fecundum fubftantiam permutatur ac variatur. Al-
tera vero putredo, quam et concoctionem effe diximus, in
unam fpeciem puris femper mutatur, et colorem et confi-
ftentiam et odorem.

BIBΛION ΠΡΩΤΟΝ. 301

Ed. Chart. VII. [116.]   Ed. Baf. III. (325.)

Κεφ. η'. [116] Κρατησάσης μὲν οὖν ἀκριβῶς τῆς
φύσεως τὸ κάλλιστον γίνεται πύον, ἰδεῖν μὲν λευκὸν καὶ παχὺ
καὶ ὅμοιον ἑαυτῷ πανταχόθεν, λεῖον δ᾽ ἁπτομένῳ καὶ
ἥκιστα δυσῶδες. εἰ δὲ οἷον ἡμισαπὲς εἴη, τὸ τρίτον γένος ἐν
τῇ τοιαύτῃ μεταβολῇ, ὃ μικρὸν ἔμπροσθεν ἔφαμεν, συνίσταται.
εἴρηται δὲ καὶ ὡς πολυειδέστατόν ἐστι τὸ τοιοῦτον γένος· ἐν
γὰρ τῷ μᾶλλόν τε καὶ ἧττον δεδέχθαι τὴν πέψιν ἀναρίθμητος
ἡ διαφορά. πολλάκις μὲν γὰρ λευκὸν ἀποτελεσθὲν, ἤτοι
δυσῶδές ἐστιν ἢ λεπτὸν κατὰ τὴν σύστασιν, ἐνίοτε δὲ οὐ
λευκὸν, ἀλλὰ πελιδνὸν φαίνεται, κἂν τούτοις ἅπασι τὸ μᾶλ-
λόν τε καὶ τὸ ἧττον ἄπειρον. ὅσαι δὲ ἐν τοῖς ἀποστήμασι
τῆς σηπεδόνος διαφοραί, τοσαῦται κἂν τοῖς ὑπὸ σηπεδό-
νος ἀναπτομένοις πυρετοῖς αἱ τῶν ἐμφερομένων τοῖς οὔ-
ροις ἰδέαι. τὸ μὲν γὰρ ἄριστον, ὅπερ ἐκ τοῦ σηπομένου
χυμοῦ τὴν ἐκ τοῦ περιέχοντος ἀγγείου καταδεξαμένου
πέψιν ἀποτελεῖται, λευκὴν καὶ λείαν καὶ ὁμαλὴν καὶ
ἥκιστα δυσώδη τὴν ὑπόστασιν ἔχει· τὸ δὲ χείριστον ἐναν-
τιώτατόν ἐστιν τῷδε κατὰ πάντα· τὸ δ᾽ ἐν τῷ μεταξὺ καθ᾽.

Cap VIII. Vincente igitur prorfus natura pus opti-
mum gignitur, vifu album ac craffum et fibi fimile undique;
laeve autem tangenti ac minime foetidum. Quod fi velut
femiputridum fuerit, tertium genus in tali mutatione, quod
paulo fupra diximus, confiftit. Porro diximus tale genus
maxime multiplex effe: nam quod magis ac minus recipiat
concoctionem, innumerabilis differentia eft. Saepe enim
album effectum, aut foetidum eft aut tenue confiftentia;
quandoque vero non album, fed lividum apparet, atque in
omnibus his magis et minus eft infinitum. Caeterum quot
in abfceffibus putredinis differentiae funt, tot in febribus ex
putredine accenfis urinarum ab iis, quae his innatant, for-
mae exiftunt: optima enim, quae ex putrente humore co-
ctionem a continenti vafe fuscipiente perficitur, candidum,
laeve, aequale ac minime foetidum fedimentum habet:
peffima vero, quae in omnibus maxime contraria huic eft.
Ea vero, quae media eft quo propius ad earum alteram

302 ΓΑΛΗΝΟΥ ΠΕΡΙ ΔΙΑΦΟΡ. ΠΥΡΕΤΩΝ

Ed. Chart. VII. [116.]　　　　　　　　　Ed. Baf. III. (525.)

ὅσον ἂν ὁποτέρου πλησιαίτερον ὑπάρχῃ, κατὰ τοσοῦτον χεῖ-
ρον ἢ βέλτιον γίνεται. ἀλλὰ περὶ μὲν τῆς τῶν οὔρων διαφο-
ρᾶς ἐν τοῖς περὶ κρίσεων ὑπομνήμασι λέγεται. τοὺς δὲ ἐπὶ
σήψει χυμῶν ἀναπτομένους πυρετοὺς ἑτέρους χρὴ νομίζειν
τῶν ἐφημέρων. καὶ ἥγε διάγνωσις αὐτῶν οὐ χαλεπή, κἄν
τισιν ἀδύνατος εἶναι δοκῇ, καὶ τοῦτο ἔργῳ μυριάκις ἐδείξαμεν
ἐπὶ τῷ πρώτῳ παροξυσμῷ παυσαμένῳ, λουσάμενόν τε καὶ
μετρίως διαιτηθέντα τῶν συνηθῶν ἔχεσθαι κελεύσαντες, ὡς
οὐκέτι πυρέξοντα, καὶ οὕτως ἀπέβη. ἐν μὲν δὴ καὶ πρῶτον
γνώρισμα τῶν ἐφημέρων πυρετῶν τὸ ἀπό τινος ἄρξασθαι
προκαταρχούσης αἰτίας προσφάτου τε καὶ φανερᾶς, ἥνπερ
ἤδη συνήθως ὀνομάζουσιν οἱ νεώτεροι πάντες ἰατροὶ προκα-
ταρκτικὴν αἰτίαν. ἀλλὰ τοῦτο μὲν εἰ καὶ ἀχώριστόν ἐστι τῶν
τοιούτων πυρετῶν, ἴδιον αὐτῶν οὐκ ἔστιν· ἄρχονται γὰρ καὶ
τῶν ἄλλων ἔνιοι, φανερᾶς προηγησαμένης αἰτίας. ἀχώριστον
δὲ καὶ ἴδιον ἡ τῶν οὔρων πέψις ἐστὶν εὐθέως ἐν τῇ πρώτῃ
τῶν ἡμερῶν, καὶ πρὸς τούτοις εἰς μέγεθος καὶ τάχος ἐπιδι-
δόντων τῶν σφυγμῶν ἀξιόλογον, ὡς ἀπολείπεσθαι τῆς ἀνα-

accefferit, tanto melior aut deterior eft. Sed de urinarum
differentia in commentariis de judicationibus differitur. Fe-
bres autem, quae ex putredine humorum accenduntur, alias
a diariis effe exiftimare oportet. Atque harum dignotio ne-
quaquam difficilis eft, quamvis impoffibilis quibusdam effe
videatur, idque re ipfa millies indicavimus, prima acceffione
finita, lotum ac modice cibatum ad folita opera redire prae-
cipientes, ut poftea non febricitaturum, et ita accidit. Unum
igitur ac primum indicium diariarum febrium eft, ab aliqua
caufa incepiffe recenti atque evidenti, quae praeceſſerit (quam
confueverunt omnes medici juniores appellare caufam pro-
catarcticam) fed id quamvis infeparabile fit ab hujusmodi fe-
bribus, earum proprium minime eft, quoniam et aliae non-
nullae incipiunt caufa quadam evidenti praegreffa. Infepa-
rabile vero et proprium eft urinae concoctio ftatim primo
die; et ad haec pulfus ad magnitudinem ac celeritatem in-
fignem accedentes, ita ut frequentia per exteriorem quietem

λογίας τὴν πυκνότητα κατὰ τὴν ἐκτὸς ἡσυχίαν. ἔτι τε μᾶλ-
λον ἴδιον καὶ ἀχώριστον αὐτῶν ἐστι τὸ μηδ᾽ ὅλως εἰς τάχος
ἐπιδιδόναι τὴν συστολήν· ἢ εἰ καὶ ἐπιδιδοίη ποτὲ, μικρότα-
τον εἶναι τοῦτο καὶ δυσγνώριστον καὶ ὀλίγῳ τινὶ τοῦ κατὰ
φύσιν ἐξιστάμενον· ἀλλὰ μὴν καὶ τὸ τῆς θερμασίας ἡδὺ τῶν
τοιούτων πυρετῶν ἴδιόν τέ ἐστι καὶ ἀχώριστον· ἀχώριστον δὲ
καὶ ἡ ὁμαλότης, καὶ ἄθλιπτος ἀνάβασις ἔν τε τῇ θερμασίᾳ
καὶ τοῖς σφυγμοῖς, οὐ μὴν ἴδιόν γε· καὶ γὰρ καὶ τῶν ἄλλων
ὑπάρχει τισὶν, ὥσπερ γε καὶ τὸ τῆς ἀκμῆς ἐπιεικές· οὐδὲ
γὰρ τοῦτο ἴδιον, εἰ καὶ μάλιστα τούτοις ὑπάρχει. καὶ κάλ-
λιόν γε τὰ κοινὰ ταῦτα κατὰ τὰς ἀναβάσεις τε καὶ τὰς
ἀκμὰς ἐν τῷ μάλιστα ὑπάρχειν τοῖς ἐφημέροις ἴδια τίθε-
σθαι. γένοιτο γὰρ ἂν οὕτως εἰ καὶ μὴ τοῦ πράγματος
εἶδος, ἀλλὰ τὸ κάλλιστόν γε καὶ ἀπηκριβωμένον τῶν τοιού-
των πυρετῶν ἴδιόν τε ἅμα καὶ ἀχώριστον σημεῖον, ὥσπερ
γε καὶ ἡ παρακμὴ μεθ᾽ ἱδρῶτος, ἢ νοτίδος, ἢ πάντως γε
σὺν ἀτμῷ τινι χρηστῷ γινομένη, τελείας ἀπυρεξίας ἐκδε-
χομένης αὐτήν. [117] αὕτη μὲν ἡ κοινὴ διάγνωσις τῶν

a proportione deficiat. Magis praeterea proprium atque
inſeparabile earum *indicium* eſt, quod ſyſtole minime cres-
cat in celeritatem ; vel ſi crescat interdum, id minimum eſt,
ac cognitu difficile et paulum a *pulſu* naturali recedens, quin
etiam caloris ſuavitas proprium atque inſeparabile eſt talium
febrium.   Inſeparabile vero et aequalitas et ascenſus liber
tum in caliditate tum pulſibus, non tamen proprium eſt : et-
enim quibusdam aliis ineſt, quemadmodum et ſtatus clemen-
tia, neque enim id proprium eſt, quamvis his potiſſimum
inſit.   Ac melius quidem *fuerit* haec communia, quod per
incrementum ac vigorem diariis praecipue inſint, inter pro-
pria reponere.   Sit enim ita, quamvis non rei ſpecies, ta-
men optimum certiſſimumque talium febrium proprium ſimul
atque inſeparabile ſignum : quemadmodum declinatio, quae
cum ſudore, aut madore, aut penitus vapore quodam ſuavi
eſt, quam integritas perfecta excipiat.   Haec quidem communis

πυρετῶν· ἕκαστον γὰρ αὐτῶν ἰδίᾳ κατ᾽ εἶδος ἐν τοῖς ἑξῆς
διοριοῦμαι.

Κεφ. θ'. Τοῦ δὲ ἄλλου γένους τῶν πυρετῶν, ὅπερ
ἀντιδιαιρεῖται τοῖς ἐφημέροις, οὐδὲν μὲν ὄνομα κοινὸν ἁπάν-
των ἐστίν, αἱ διαφοραὶ δὲ αἱ πρῶται δύο εἰσὶν οὐκ ἀσαφέ-
σιν ἰδέαις ἀφωρισμέναι· τινὲς μὲν γὰρ αὐτῶν ἐπὶ σήψει
χυμῶν ἀνάπτονται· τινὲς δὲ αὐτὰ κατειλήφασι τὰ στερεὰ τοῦ
ζώου μόρια, καὶ καλοῦσιν αὐτοὺς ἑκτικοὺς πυρετούς, εἴθ᾽ ὅτι
μόνιμοί τ᾽ εἰσὶ καὶ δύσλυτοι, καθάπερ αἱ ἕξεις, εἴθ᾽ ὅτι τὴν
ἕξιν τοῦ σώματος αὐτὴν κατειλήφασιν. οὕτω γὰρ εἰώθασιν
ὀνομάζειν τὰ στερεὰ, τοῖς ὑγροῖς ἀντιδιαιρούμενοι. αἱ δια-
γνώσεις δὲ τῶν ἐπὶ σήψει χυμῶν πυρετῶν αἱ τοιαίδε. πρώτη
μὲν ἁπασῶν οὐκ ἀχώριστος μὲν, ἴδιος δὲ, τὸ μηδὲν τῶν
προκαταρκτικῶν αἰτίων ἡγήσασθαι τῶν τοιούτων πυρετῶν,
οὐδετέρῳ γὰρ τῶν ἄλλων γενῶν τοῦθ᾽ ὑπάρχει, διὰ τὸ τοὺς
ἐφημέρους ἅπαντας ἐπὶ ταῖς προκαταρκτικαῖς αἰτίαις συνίστα-
σθαι, τοὺς δ᾽ ἑκτικοὺς, ὅταν ἄνευ τούτων γένωνται, μηδέ-
ποτε ἐξ ἀρχῆς εἰσβάλλειν, ὥσθ᾽ ὅταν ἄνευ προκαταρχούσης

eſt febrium diariarum dignotio.   Sed de ſingulis ſeorſum ſe-
cundum ſpeciem agam infra.

Cap. IX.   Aliud autem genus febrium, quod divi-
ſione diariis opponitur, nullum nomen commune omnium
habet.   Differentiae autem primae duae exiſtunt, non ob-
ſcuris ſpeciebus definitae; quaedam enim ex iis putredine
humorum accenduntur; aliae vero partes ipſas animalis ſo-
lidas occuparunt, atque appellant eas hecticas febres, vel
quia ſtabiles ſunt ac ſolutu difficiles, quemadmodum habitus,
vel quia ipſum corporis habitum occuparunt.   Ita namque
conſueverunt nominare ſolidas partes, eas humoribus divi-
ſione opponentes.   Indicia igitur febrium, quae ex humo-
rum putredine accenduntur, haec ſunt.   Primum omnium
proprium quidem, ſed minime inſeparabile eſt, quod nulla
praeincipiens cauſa tales praeceſſerit febres, neutri enim ali-
orum generum hoc ineſt, eo quod omnes diariae ex cauſis
procatarcticis conſiſtant, hecticae autem quoties ſine iis ge-
nerantur, nunquam ab initio invadunt: quocirca quoties

αἰτίας ὑπάρξηταί τις πυρέττειν, εἰδέναι τούτου τὴν αἰτίαν
τοῦ πάθους ἐν τοῖς χυμοῖς ὑπάρχειν. ἔστι μὴν ὅτε προκα-
ταρξαμένη τις αἰτία φανερὰ τὸν ἐφήμερον, ὅσον ἐφ᾽ ἑαυτῆς,
συνιστῶσα πυρετὸν, διεδέξατο δ᾽ αὐτὸν ὁ ἐπὶ σήψει χυμῶν,
ὅταν οὕτως ἔχῃ τὸ πάσχον σῶμα, τουτέστιν ὅταν ἀκάθαρ-
τόν τε καὶ περιττωματικὸν ὑπάρχῃ. θερμανθέντα γὰρ ἐπὶ
πλέον ἐν τοῖς ἐφημέροις πυρετοῖς τὰ περιττώματα, κἄπειτ᾽
ἀρχὴν σηπεδόνος ἐντεῦθεν λαβόντα, θάτερον εἶδος ἀνάπτει
τῶν πυρετῶν ἐπὶ τῷ προτέρῳ παυσαμένῳ. διάγνωσις δὲ τῆς
διαδοχῆς μία μὲν ἴδιός τε ἅμα καὶ ἀχώριστος ἁπάντων τὸ
μὴ τελευτῆσαι τὸν ἐφήμερον πυρετὸν εἰς ἀπυρεξίαν ἀκριβῆ·
συμβαίνει μὴν ἔστιν ὅτε καὶ κατ᾽ αὐτὴν τὴν ἀκμὴν ἐφημέ-
ρων πυρετῶν ἐμφαίνεσθαί τι τῆς μεταπτώσεως, καὶ πολὺ δὴ
μᾶλλον ἐν ταῖς παρακμαῖς, ὅταν ὅπερ ὀλίγον ἔμπροσθεν ἐλέ-
γομεν ἐν τῷ μάλιστ᾽ εὐφόρως τετάχθαι τοῦτ᾽ ἀπῇ. ταῦτά
τοι μὲν μεταπτώσεως σημεῖα. τὸ δ᾽ ἀπὸ ῥίγους ἄρξασθαι
τὸν πυρετὸν, οὔτ᾽ ἐγκαύσεως οὔτε καταψύξεως ἰσχυρᾶς
προηγησαμένης, ὁποῖαι μάλιστα τοῖς διὰ χιόνος ὁδοιπορήσασι

fine praeincipiente caufa quis febricitare coeperit, caufam
hujus affectionis effe in humoribus fciendum eft. Sed inter-
dum caufa quaepiam evidens, quae praecefferit, diariam fe-
brem, quantum eft in feipfa, committens, febrem ex humo-
rum putredine excitavit, quoties affectum corpus ita fe habet,
id eft quum impurum excrementofumque eft. Ubi enim
excrementa per diariam febrem plus aequo calefacta fuerint,
deinde initium putredinis inde fufceperint, alterum febrium
genus accendunt, priore fedato. Sed internoscitur fucceffio
talis febris indicio proprio fimul atque infeparabili, quod fe-
bris diaria nequaquam definat ad exquifitam integritatem.
Accidit fane interdum in diariarum febrium vigore, aliquod
transmutationis *indicium* prodi; ac multo magis in declina-
tione, quoties, ut paulo ante dicebamus, maxima tranquilli-
tas febris abeft, quae adeffe deberet. Haec funt tranfitus
indicia. At vero febrem a rigore incepiffe, neque praegreffo
aeftu, neque frigore vehemente, qualem maxime patiuntur

συμπίπτουσιν, ἢ ἄλλως ἐν ἰσχυρῷ κρύει διατρίψασιν ἐπὶ
πλέον, ἴδιόν ἐστι καὶ αὐτὸ τῶν ἐπὶ σηπεδόνι χυμῶν ἀναπτο-
μένων πυρετῶν, οὐ μὴν ἀχώριστόν γε. οὐ γὰρ ἅπασιν αὐ-
τοῖς ὑπάρχει, καθάπερ οὐδὲ αἱ φρῖκαι· αὗται μέν γε οὐ μό-
νον οὐκ εἰσὶν ἀχώριστοι τῶν τοιούτων πυρετῶν, ἀλλ' οὐδὲ
τὴν ἀρχὴν ἴδιαι. τὸ δὲ τῆς ἀνωμαλίας τῶν σφυγμῶν καὶ τῆς
θερμασίας, εἴτ' ἐν ταῖς εἰσβολαῖς εἴτ' ἐν ταῖς ἀναβάσεσι γί-
γνοιτο, τοῦ γένους μέν ἐστι τῶν τοιούτων πυρετῶν ἴδιον,
οὐ μὴν ἀχώριστόν γε οὐδ' αὐτό· πολλοὶ γὰρ χωρὶς ἀνωμα-
λίας αἰσθητῆς ἐσβάλλουσί τε καὶ ἀναβαίνουσιν ἐπὶ τὴν ἀκμήν.
ἔτι δὲ δὴ μᾶλλον οὐδὲ τὸ πολλὰς οἷον εἰσβολὰς ἴσχειν τοὺς
παροξυσμοὺς, ὅπερ ἐπιπαροξύνεσθαι καλοῦμεν· ὥσπέρ γε
καὶ τὸ τῆς θλίψεως τῶν σφυγμῶν (οὕτω δὲ ὀνομάζουσιν,
ὅταν ἀρχομένου τοῦ παροξυσμοῦ μικροὺς ἱκανῶς ἔχωσι καὶ
ἀνωμάλους αὐτοὺς) οὐδ' αὐτὸ τῶν τοιούτων πυρετῶν ἀχώ-
ρι[118]στον, οὐ μὴν οὐδὲ κοινόν ἐστιν ἑτέρῳ τινὶ γένει πυρε-
τῶν, ἀλλ' ἴδιον ἐξαίρετον τούτων, ὥσπερ καὶ τὸ τῆς ἀνωμα-
λίας, ὅταν γε μὴ κατά τι σύμπτωμα γίνηται. πολλάκις γὰρ

qui per nivem faciunt iter vel alio modo in vehementi frigore
verfantur diutius, proprium eft et hoc febrium, quae ex hu-
morum putredine accenduntur, fed haud quaquam infepara-
bile. Non enim omnibus ipfis, quemadmodum nec horror,
ineft: is enim non folum non infeparabilis eft ab hujusmodi
febribus, fed nec ab initio proprius eft. Caeterum pulfuum
atque caloris inaequalitatem effe, five per acceffiones five
per incrementa, talium generi febrium proprium eft, fed
haudquaquam infeparabile; multae enim etiam fine inaequa-
litate fenfibili incipiunt, atque ad ftatum perveniunt. Jam
vero multo minus illud *infeparabile eft*, quod acceffio mul-
tas habeat invafiones, quod rurfus exacerbari appellamus.
Quemadmodum et pulfuum compreffio (ita vero nominant,
ubi incipiente acceffione parvi admodum et inaequales exi-
ftunt) neque id talium febrium infeparabile *eft*, non tamen
commune eft alteri ulli generi febrium, fed harum propri-
um, quemadmodum ipfa inaequalitas, ubi alicujus fympto-
matis ratione non accidit. Saepe enim in ipfo ore ventri-

ἐν αὐτῷ στόματι τῆς κοιλίας (326) ἠθροισμένου τινὸς χυμοῦ
μοχθηροῦ καὶ δάκνοντος ἢ ψύχοντος αὐτὸ, μικροί τε ἅμα καὶ
ἀνώμαλοι γίνονται. πλεονάζει μὲν ἐπὶ μὲν τῶν ψυχόντων ἡ
μικρότης, ἐπὶ δὲ τῶν δακνόντων ἡ ἀνωμαλία, ἀλλὰ ἐμεσάν-
των γε ταῦτ᾿ ἄμφω παραχρῆμα καθίσταται. ὅτε δὲ οὐδὲν ἡ
γαστὴρ πέπονθε, τοῦ γένους τῶν προκειμένων εἰσὶ πυρετῶν
οἱ τοιοῦτοι σφυγμοί. μέγιστον δὲ γνώρισμα τῶν ἐπὶ σήψει
πυρετῶν ἐστι καὶ ἡ τῆς θερμασίας ποιότης. οὐδὲν γὰρ ἔχει
χρηστὸν, οὐδὲ μέτριον, οὐδ᾿ ὅμοιόν τι τῶν ἐφημέρων, ἀλλ᾿
ὥσπερ εἴρηται καὶ τοῖς ἀρίστοις τῶν πρὸ ἡμῶν ἰατρῶν, δακνώ-
δης πώς ἐστι μᾶλλον, ὡς ἀνιᾶν καὶ διαβιβρώσκειν τὴν ἀφὴν,
ὥσπερ ὁ καπνὸς τοὺς ὀφθαλμοὺς καὶ τοὺς μυκτῆρας. ἀλλ᾿
ἐν μὲν ταῖς ἐπιβολαῖς τῶν παροξυσμῶν, ὡς ἂν ἔτι καταπνι-
γομένου τε τοῦ θερμοῦ καὶ τυφομένων ἔνδον τῶν περιττω-
μάτων, οὐκ εὐθέως ἐπιβαλλόντων τὴν χεῖρα διαγινώσκεται,
χρονισάντων δὲ, τὸ εἰρημένον εἶδος τῆς θερμότητος ἐκ βάθους
ἀναφέρεται. καί μοι δοκεῖ τοιοῦτόν τι κατιδὼν Θεμίσων
ἴδιόν τε καὶ ἀχώριστον ὑπάρχειν ἅπασι τοῖς πυρέττουσιν ὑπε-

culi collecto quodam pravo humore ac mordente ipfum vel
refrigerante, parvi fimul inaequalesque fiunt. In frigidis
quidem humoribus parvitas, in mordacibus vero inaequa-
litas exuperat: fed vomentibus haec ambo ftatim defiftunt.
Ubi vero ventriculus nihil ejusmodi patitur, generis prae-
dictarum febrium tales pulfus exiftunt. At vero maximum
indicium febrium putridarum eft caloris qualitas. Nihil enim
fuave, neque moderatum, neque diariis fimile habet; fed
quemadmodum optimi ante nos medici dixerunt, mordax po-
tius quodammodo eft, ut laedat mordeatque tactum, veluti
fumus oculos ac nares. Verum inter initia acceffionum, dum
adhuc fuffocatur calor ac fuccenduntur intus excrementa,
non ftatim admoventibus manum dignoscitur; fed diutius
immorantibus praedictum caloris genus de profundo emergit
Ac, ut mihi videtur, quum tale aliquid vidiffet Themifon,
proprium atque infeparabile effe omnibus febribus exiftima-

λάμβανεν. ἀλλὰ περὶ μὲν τούτου ἐν οἰκείῳ τοῦδε τοῦ λόγου χω-
ρίῳ καὶ αὖθις σκεψόμεθα. τὸ δ᾽ εἰρημένον εἶδος τῆς θερμασίας,
τὸ κεντοῦν, ὡς ἂν εἴποι τις, ἢ διαβιβρῶσκον, ὥσπερ τι φάρ-
μακον δριμὺ, τὴν ἐπιβαλλομένην χεῖρα, σηπεδόνος ἐστὶ χυ-
μῶν ἔγγονον, ἐναργῶς μὲν ταῖς ἀναβάσεσί τε καὶ ταῖς ἀκμαῖς
τῶν πυρετῶν φαινόμενον, οὐκ ἐναργῶς, οὐδ᾽ εὐθέως ἐν ταῖς
εἰσβολαῖς. ἴδιον δὲ ἀχώριστόν ἐστι τοῦ γένους τῶν ἐπὶ χυ-
μοῖς ἀναπτομενων πυρετῶν καὶ τὸ τάχος τῆς τῶν σφυγμῶν
συστολῆς, ἐναργέστερον μὲν ἐν ταῖς ἐπιδόσεσι φαινόμενον,
οὐκ ἀσαφὲς δὲ οὐδ᾽ ἐν ταῖς εἰσβολαῖς τε καὶ ταῖς ἀκμαῖς.
σύνεστι δ᾽ αὐτοῖς κατὰ μὲν τὰς ἀρχὰς ὁ μικρός τε ἅμα καὶ
ὁ ταχὺς σφυγμός, ἔν τε ταῖς ἀκμαῖς ὁ μέγας τε ἅμα καὶ τα-
χύς. οὕτω δὲ καὶ ἡ κατὰ τὴν ἐκτὸς ἠρεμίαν πυκνότης ἐναρ-
γής ἐστιν ἐν τοῖς τοιούτοις πυρετοῖς, οὔτε τοῖς ἐφημέροις
οὔτε τοῖς ἑκτικοῖς ὅμοιος ὑπάρχουσα. ἴδιον δὲ ἐν τοῖς μά-
λιστα τῶν τοιούτων πυρετῶν ἐστι καὶ ἡ τῶν οὔρων ἀπεψία,
καὶ ἡ ἀμυδρὰ πέψις ἴδιόν ἐστι γνώρισμα τῶν ἐπὶ χυμοῖς πυ-
ρετῶν. οὔτε γὰρ ἄπεπτον οὔτε ἀμυδρῶς πεπεμμένον ἐν τοῖς

bat. Sed de his fuo loco rurfus agetur. Praedicta autem
fpecies caloris perpugens, ut ita dixerim, aut erodens, vel-
uti medicamentum aliquod acre impofitam manum, putre-
dinis humorum foboles eft, perfpicue per incrementa atque
vigores febrium apparens; non tamen ftatim per initia ac-
ceffionum perfpicue *exiftit*. Proprium praeterea infepara-
bile eft generi febrium, quae ex humorum putredine accen-
duntur, velocitas contractionis pulfus, evidentior quidem
per incrementa apparet, fed minime obfcura per ipfos vigo-
res atque acceffiones. Comitatur autem has per initia par-
vus fimul ac velox pulfus; per vigorem autem magnus fi-
mul ac velox. Nec fecus frequentia ipfa per exteriorem
quietem perfpicua eft in ejusmodi febribus, neque diariis, ne-
que hecticis fimilis. Maxime proprium praeterea eft talium
febrium urinae cruditas; atque obfcura concoctio propri-
um indicium eft febrium ex humoribus confiftentium. Ne-
que enim cruda, neque obfcure concocta in febribus diariis

ΒΙΒΛΙΟΝ ΠΡΩΤΟΝ. 309

Ed. Chart. VII. [118.]   Ed. Baf. III. (326.)

ἐφημέροις φαίνεται, ἑκάτερον μὲν αὐτῶν ἰδίᾳ λεγόμενον
ἴδιόν ἐστι γνώρισμα τῶν ἐπὶ χυμοῖς πυρετῶν· ἅμα δ᾽ ἄμφω
λεγόμενα κατὰ τὸ παραδιεζευγμένον ἀξίωμα παντάπασιν
ἀχώριστα. τῷ γὰρ τοιούτῳ γένει τῶν πυρετῶν τὰ πρῶτα
τῶν οὔρων ἤτοι παντάπασιν ἄπεπτα, ἢ ἀμυδρῶς πεπεμμένα
συνεισβάλλει. μέγα δὲ καὶ ἀξιόλογον γνώρισμα πέψεως ἐν
τοῖς πρώτοις οὔροις οὐδέποτε φαίνεται κατὰ τοὺς τοιούτους
πυρετούς, ἀφωρισμένης τῆς ἐκ τῶν ἐφημέρων πυρετᾶν μετα-
πτώσεως, ὑπὲρ ἧς ἔμπροσθεν ἔφαμεν. ἐπὶ δὲ τοῖς εἰρημέ-
νοις γνωρίσμασι τῶν προκειμένων πυρετῶν ἐστι καὶ τὸ κατὰ
τὴν ἀκμὴν τοῦ παροξυσμοῦ προδεῖξαί τι σύμπτωμα καυσώ-
δους πυρετοῦ. καὶ μέντοι γε καὶ τὰ τῶν ἠπιάλων καὶ λειπυ-
ριῶν εἰ φανείη συμπτώματα, καθάπερ οὖν καὶ τὰ τῶν ἡμι-
τριταίων, ἢ τυφωδῶν, ἤ τινος ἄλλου τοιούτου πυρετοῦ,
ἅπερ ἴδια μέν ἐστι τοῦ γένους τῶν ἐπὶ χυμοῖς σηπομένοις
ἀναπτομένων πυρετῶν, οὐ μὴν ἀχώριστά γε, καὶ διὰ τοῦτο
μὴ παρόντων μὲν αὐτῶν, ἐξ ἑτέρων ἡ διάγνωσις· εἰ παρείη
δὲ, οὐ μόνον τοῦ γένους τῶν τοιούτων πυρετῶν, ἀλλὰ καί

exiſtit. Atque alterutra quidem earum feorſum dicta pro-
prium eſt febrium putridarum indicium; ſed ambo ſimul di-
cta per ipſam enunciationis disjunctionem penitus inſepa-
rabilia ſunt. Nam primae urinae in tali febrium genere vel
penitus crudae, vel obſcure concoctae ſimul prodeunt. Ma-
gnum vero atque inſigne indicium concoctionis in primis
urinis nunquam exiſtit per hujusmodi febres, excepta diari-
arum in has transmutatione, quam paulo ante docuimus.
Caeterum praeter haec, quae diximus, indicia propoſitarum
febrium, id quoque exiſtit, per acceſſionis vigorem declarare
ſymptoma quoddam ardentis febris; quemadmodum ſi quod
epialae, ac lipyriae, vel ſemitertianae, vel typhodis, vel al-
terius talis febris ſymptoma fuerit; quae propria quidem
ſunt generis febrium ex putredine humorum conſiſtentium,
non tamen inſeparabilia, et ob eam rem, ſi quidem haec
minime adfuerint, ex aliis indicium quaerendum; ſi vero
adfuerint, non ſolum genus talium febrium, ſed et ſpecies

τινος εἴδους ἑνὸς ἐξ αὐτῶν ἐστι δηλωτικά. καὶ μὲν δὴ καὶ
τὸ μὴ παύσασθαι τὴν παρακμὴν εἰς ἀπυρε[119]ξίαν, εἴτ᾽ οὖν
μεθ᾽ ἱδρῶτος εἴτε καὶ ἄλλως γένοιτο, δυοῖν θάτερον, ἤτοι
μεταπτώσεώς ἐστιν ἴδιον, εἰ τὰ πρόσθεν ἅπαντα τῶν ἐφημέ-
ρων εἴη γνωρίσματα· εἰ δὲ μηδὲν τούτων εἴη, τῶν ἐπὶ χυμοῖς
τινα πυρετῶν εὐθέως ἐξ ἀρχῆς εἰσβάλλειν ἐνδείκνυται. εἰ δέ
ποτε φανείη σκληρὸς ἐν τῇ πρώτῃ τῶν ἡμερῶν ὁ σφυγμός,
ἐπισκέπτεσθαι, πότερα πῆξίς τις ἐκ ψύξεως, ἢ ξηρότης, ἢ
τάσις σπασμώδης ἐν τῷ σώματι τοῦ κάμνοντος, ἢ φλεγμονή
τις, ἢ σκίῤῥός ἐστιν, εὖ εἰδότας, ὡς ἐπὶ τούτοις μόνοις ὁ
σφυγμὸς γίνεται σκληρός. Ἀρχιγένης γὰρ ὅσα πλημμελεῖ περί
τε τὴν ἔννοιαν καὶ τὴν διάγνωσιν τοῦ σκληροῦ σφυγμοῦ, διὰ
τῆς περὶ τῶν σφυγμῶν πραγματείας αὐτάρκως ἐπιδέδεικται,
ἧς δηλονότι τὸν ὁμιλήσοντα τοῖσδε τοῖς γράμμασιν ἐμπείρως
ἔχειν ἀναγκαῖόν ἐστι, καὶ μάλιστα τῆς διαγνωστικῆς. τὰ μὲν
γὰρ ὀνόματα τῶν σφυγμῶν καὶ τὰ σημαινόμενα πρὸς αὐτῶν
ἅπαντα διὰ μιᾶς ἐξηγησάμεθα πραγματείας, ἣν περὶ τῆς δια-
φορᾶς τῶν σφυγμῶν ἐπιγράφομεν· ὅπως δ᾽ ἕκαστον χρὴ δια-

una aliqua ex ipfis fignificatur. Quod fi declinatio minime
definat ad integritatem, five per fudorem, five etiam aliter
fiat, alterum e duobus erit, aut indicium tranfitus *in aliam
febrem*, fi fuperiora omnia diariae fuerint indicia; vel fi
nullum ex his fuerit, febrem quandam ex humoribus con-
fiftentem ftatim ab initio invafiſſe oftenditur. Si vero pul-
fus prima die durus exiftat, confiderandum num concretio
quaedam ex frigore, an ficcitas, an tenfio convulfifica in cor-
pore laborantis, an inflammatio quaedam, an fcirrhus fit;
fcientes quod ex his tantummodo pulfus durus efficiatur.
Nam Archigenis errores circa notionem dignotionemque duri
pulfus in opere de pulfibus abunde docuimus, in quo ver-
fatus fit oportet qui ad hos libros legendos accedet, ac po-
tiſſimum in *ea* parte quae de pulfuum dignotione *agit*. Et-
enim pulfuum ipforum nomina ac fignificata ab eis omnia
omnemque numerum uno volumine indicavimus, quod qui-
dem infcripfimus de differentiis pulfuum Sed quonam mo-

γινώσκειν, ἐν ἑτέρᾳ πραγματείᾳ λέγεται διὰ βιβλίων τεττά-
ρων, ἣν περὶ διαγνώσεως σφυγμῶν ἐπιγράφομεν· ὥσπέρ γε
καὶ τὴν ἑξῆς αὐτῇ τετράβιβλον ἑτέραν περὶ τῶν ἐν τοῖς
σφυγμοῖς αἰτίων ἐποιησάμεθα· καὶ τετάρτην ἐπὶ ταῖς εἰρημέ-
ναις περὶ τῆς διὰ τῶν σφυγμῶν προγνώσεως, οὐ λόγῳ μόνῳ,
ἀλλὰ καὶ τοῖς ἔργοις αὐτοῖς ἐπιδειξάμενοι τῆς τοιαύτης θεω-
ρίας τὸ χρήσιμον. καὶ εἴ τις ἡμῖν ἐπ᾽ ἀῤῥώστων συμπαρεγέ-
νετο, τὴν τῶν βιβλίων θεωρίαν ἔργῳ διαδεικνυμένοις, οὗτος
ἐπείσθη τά τε ἄλλα καὶ ὡς οὐκ ἔστιν οὔτ᾽ ἴδιος οὔτ᾽ ἀχώ-
ριστος τῶν πυρετῶν τούτων ὁ σκληρὸς σφυγμός. ἀλλ᾽ οὐ
νῦν περὶ τούτου καιρός· ἔν τε γὰρ ταῖς εἰρημέναις πραγμα-
τείαις καὶ δι᾽ ἑτέρας ὀκτωβίβλου, καθ᾽ ἣν ἐπισκοπούμεθα τὸ
περὶ τῶν σφυγμῶν Ἀρχιγένους βιβλίον, αὐτάρκως ἐπιδέδει-
κται τὰ τοιαῦτα συμπτώματα. νυνὶ δὲ ὅσον εἰς τὰ παρόντα
χρήσιμον, εἰρήσεται. ὁ σκληρὸς σφυγμὸς οὐκ ἔστιν οὔτ᾽ ἴδιος
οὔτ᾽ ἀχώριστος οὐδενὸς γένους πυρετῶν, οὔτε τῶν ἐφημέρων
οὔτε τῶν ἐπὶ χυμοῖς οὔτε τῶν ἑκτικῶν· σύνεστι δὲ ὡς τὰ
πολλὰ μὲν τοῖς ἑκτικοῖς, ἔστι δὲ ὅτε καὶ τοῖς ἄλλοις δύο

do unumquemque conveniat dignoscere, alio volumine di-
ximus in quatuor libros *diftincto*, quod infcripfimus de dig-
notione pulfuum : quemadmodum alios deinceps quatuor li-
bros de caufis pulfuum effecimus; et item quatuor praeter di-
ctos de praenotione ex pulfibus, non folum verbis, fed etiam
re ipfa indicantes hujus fcientiae utilitatem. Et fi quis no-
biscum una acceffit ad aegros, horum librorum fpeculationem
re ipfa demonftrantibus, cum caetera ei perfuafa funt, tum
vero etiam illud, non effe *videlicet* durum pulfum aut pro-
prium talium febrium aut infeparabilem. Sed de hoc nunc
non eft dicendi locus; nam praedictis libris et aliis octo li-
bris, quibus expendimus librum de pulfibus Archigenis, ab-
unde hujusmodi fymptomata docuimus; hoc loco, quod fit
neceffarium, tantummodo indicabitur. Pulfus durus neque
proprius eft, neque infeparabilis cuipiam generi febrium,
neque diariae, neque putridae, neque hecticae. Sed hecticae
ineft magna ex parte, atque interdum in aliis duobus generi-

312 ΓΑΛΗΝΟΥ ΠΕΡΙ ΔΙΑΦΟΡ. ΠΥΡΕΤΩΝ

Ed. Chart. VII. [119.]   Ed. Baf. III. (326.)

γένεσι κατά τι σύμπτωμα· τοῖς μὲν ἐφημέροις, ἐπειδὰν ἐπ'
ἐμψύξει σφοδρᾷ πυρέττωσιν, ἤ τις αὐτοῖς συνυπάρχῃ τάσις
νευρώδης· ἔστι δ' ὅτε καὶ δι' ἔγκαυσιν ἰσχυρὰν, ἢ κόπον ἅμα,
ἢ ἔνδειαν τροφῆς, ἢ ἀγρυπνίαν ἄμετρον, ἢ κένωσιν, ὅταν
ἐπ' ἐνδείᾳ τροφῆς καὶ ταῦτα συστῇ· τοῖς δὲ ἐπὶ σήψει χυμῶν
σκληρὸς ὑπάρχει σφυγμὸς, ἐπειδὰν ἤτοι φλέγμαίνῃ τι σπλάγ-
χνον, ἢ σκιῤῥωθῇ, καὶ κατὰ σύμπτωμα δέ τι συνὸν, ἤτοι
νευρώδη τινὰ τάσιν, ἢ ξηρότητα, γένοιτ' ἂν καὶ οὕτως σκλη-
ρὸς ὁ σφυγμὸς, ὥσπερ καὶ τοῖς ἀκαίρως πιοῦσι ψυχρὸν, ἢ
λουσαμένοις ἐν ψυχρῷ, καί τινας ὀπώρας προσενεγκαμένοις
δαψιλῶς. κατ' αὐτὸν δὲ τὸν τοῦ πυρετοῦ λόγον, ᾗ πυρετός
ἐστιν, οὐδέποτε γίνεται σκληρὸς ὁ σφυγμὸς οὔτε τοῖς ἐφημέ-
ροις πυρετοῖς οὔτε τοῖς ἐπὶ σήψει χυμῶν· οὐδὲ γὰρ ὅταν ἐπὶ
φλεγμονῇ πυρέττωσι, κατὰ τὸν αὐτὸν λόγον ὅ τε πυρετὸς
ἔπεται καὶ ἡ τοῦ σφυγμοῦ σκληρότης· ἀλλὰ ὁ μὲν πυρετὸς
ἐπὶ σήψει τῶν χυμῶν, ἡ δὲ σκληρότης ἐπὶ τῇ διὰ τὴν συμ-
πλήρωσιν τῶν ἀγγείων τάσει. συλλήβδην γὰρ εἰπεῖν ἡ σκλη-
ρότης τοῖς χιτῶσι τῶν ἀρτηριῶν ἐγγίγνεται, ἢ διὰ πῆξιν,

bus ob fymptoma quoddam. In diaria quidem, quoties fe-
bris affligit ob perfrigerationem vehementem, vel tenfio
quaedam nervofa ineft; atque interdum *efficitur* ob aeftum
vehementem, vel laffitudinem fimul, vel inopiam alimenti,
vel vigilias immodicas, vel evacuationem; quum ob alimen-
tum defectum haec quoque conftiterint. Per febres autem
putridas pulfus quoque durus habetur, quoties in vifcere in-
flammatio fatigat vel fcirrhus; et ob fymptoma aliquod
conjunctum, aut nervofam aliquam tenfionem, aut ficcita-
tem, durus quoque fic pulfus evadit, velut et iis qui intem-
peftive frigidam biberunt, aut eadem laverunt et fructus
quosdam largiter comederunt. Sed pulfus durus nunquam
efficitur per ipfam febrem, qua febris eft, neque per ipfam
diariam, neque per ipfam putridam; neque enim quoties ex
inflammatione febris affligit, eodem modo febris ac pulfus
durities comitatur; fed febris quidem fequitur putredinem
humorum, durities autem tenfionem ex repletione vaforum.
Nam, ut femel dicatur, durities tunicis arteriarum accedit,

ἢ τάσιν, ἢ ξηρότητα. πῆξιν μὲν οὖν αἱ ἰσχυραὶ καταψύξεις
ἐργάσονται· τάσιν δὲ αἵ τε φλεγμοναὶ καὶ οἱ σκίῤῥοι καὶ
ἡ τῶν νεύρων ἀνάλογος φλεγμοναῖς [120] διάθεσις· ξηρότητα
δὲ αἵ τε κενώσεις αἱ πολυχρόνιοι, ἢ διὰ ῥεῦμα γαστρὸς, ἢ
λειεντερίαν, ἢ δυσεντερίαν, ἢ ἐμέτους μακροὺς, ἤ τι τοιοῦ-
τον ἕτερον, ὅ τε πολυχρόνιος λιμὸς, οἵ τε καυσώδεις τῶν
(327) πυρετῶν οἱ μακροὶ, καὶ τὸ σύμπαν εἰπεῖν, ὅσοι ξηραί-
νουσιν ἰσχυρῶς αὐτοῦ τοῦ ζώου τὰ μόρια τὰ στερεὰ, καθά-
περ οὖν καὶ οἱ ἑκτικοὶ πυρετοὶ, περὶ ὧν ἤδη λέγειν καιρὸς,
ἀπὸ τῆς γενέσεως αὐτῶν ἀρξαμένους.

Κεφ. ί. Γίνονται τοίνυν οἱ ἑκτικοὶ καλούμενοι πυρε-
τοὶ κατὰ διττὸν τρόπον, ὡς τὰ πολλὰ μὲν ἐπὶ τοῖς καυσώ-
δεσιν, ἤτοι μηκυνθεῖσιν εἰς τοσοῦτον, ὡς ἐκδαπανῆσαι τῷ
χρόνῳ τὴν ἱκμάδα τοῦ τῆς καρδίας σώματος, ἢ καὶ μενούσης
ἔτι συχνῆς. ἐκεῖνοι μὲν οὖν οὐχ ἑκτικοὶ μόνον εἰσὶν, ἀλλὰ
ἤδη καὶ μαρασμώδεις· οἱ δ᾽ ἔτι μενούσης τῆς ὑγρότητος γι-
γνόμενοι, τὸ σῶμα τῆς καρδίας αὐτὸ καταλαβόντες, ἐντεῦθεν

vel propter concretionem, vel tenfionem, vel ficcitatem.
Concretionem igitur refrigeratio vehemens committit; tenfi-
onem vero inflammatio ac fcirrhus, atque etiam nervorum
proportione refpondens inflammationibus dispofitio; ficci-
tatem vero evacuationes diuturnae vel ob alvi fluorem, vel
lienteriam, vel dyfenteriam, vel vomitum longum, vel aliud
iftiufmodi, et fames diuturna atque ardentes febres, diutur-
nae et, ut in totum dicatur, quaecunque vehementer exic-
cant ipfius animalis partes folidas, velut et hecticae; de qui-
bus nunc dicere fuerit tempeftivum, ab earum generatione
exorfis.

Cap. X. Quae igitur febres vocantur hecticae, duo-
bus modis ortum habent magna ex parte febribus ardentibus,
quae vel prorogantur adeo, ut confumant fpatio temporis
humorem corporis cordis, vel etiam quum adhuc multus
permaneat. Illae igitur non folum hecticae, fed etiam ta-
bidae jam exiftunt. Hae vero quae manente adhuc humore
fiunt, corpus ipfum cordis prehendentes, inde maxime ac-

ἀνάπτονται μάλιστα, καθάπερ ἡ τῶν λύχνων φλὸξ ἐκ τῆς
θρυαλλίδος. ἡ μὲν δὴ μία γένεσις αὐτῶν εἴρηταί μοι· ἡ κα-
τάλοιπος δ᾽ ἐστὶν, ὅταν ἐξ ἀρχῆς εὐθέως εἰσβάλλωσι, τὴν
πρώτην γένεσιν ὁμοίαν ποιησάμενοι τοῖς ἐφημέροις ἐπὶ λύπῃ
καὶ θυμῷ καὶ κόπῳ πλείονι μετ᾽ ἐγκαύσεως ἅμα γινομένῳ.
τούτους μὲν οὖν τοὺς πυρετοὺς οὐ χαλεπόν ἐστιν ἰᾶσθαι·
τοὺς δ᾽ ἐξ αὐτῶν εἰς μαρασμὸν ἀφικομένους ἀμαθίᾳ τῶν ἐπι-
στατούντων ἰατρῶν, οὐ μόνον οὐ ῥᾴδιον, ἀλλὰ οὐδὲ δυνα-
τόν ἐστιν ἰᾶσθαι συστάντας γε ἀκριβῶς ἤδη, καὶ μηκέτ᾽ ἀρ-
χομένους. ἡ γάρ τοι φύσις αὐτῶν ἐστι ξηρὰ καὶ θερμὴ,
παραπλήσιόν τι πασχούσης τῆς καρδίας, οἷόν περ ἡ θρυαλλὶς
ἐν τοῖς λύχνοις, ἐπειδὰν ἐπὶ πλεῖστον ἐκκανθῇ. θρύπτεται
γὰρ ἡ οὕτω φρυγεῖσα καὶ διαλύεται, καὶ τὸ συνεχὲς ἀπόλλυ-
σιν ὑπὸ κραυρότητος, ὡς μηδ᾽ εἰ παραχέοις ἄφθονον ἔλαιον,
ἀναφθῆναι δύνασθαι φλόγα δαψιλῆ. περισπείρεται τοιγαρ-
οῦν ἐν αὐτῇ ἡ μικρὰ καὶ ἄτονος φλὸξ, ἀεὶ καὶ μᾶλλον ἐλάτ-
των γιγνομένη, μέχρι περ ἂν ἀποσβεσθῇ. ὁ μὲν ἀκριβῶς
μαρασμώδης πυρετὸς τοιοῦτός ἐστιν, οὐ ταὐτὸν ὑπάρχων

cenduntur, quemadmodum lucernarum flamma ex ellych-
nio. Atque una quidem ejus generatio a me eſt prodita.
Reliqua autem eſt, quoties ſtatim ab initio invaſerint, pri-
mum ſui ortum diariis ſimilem facientes ob moerorem, iram,
laſſitudinem magnam cum aeſtu contractam. Has igitur fe-
bres ſanare nequaquam difficile eſt; quae vero ex eis deve-
nerint in marasmum inſcitia medicorum, qui curationi prae-
fecti fuerunt, eas ſanare non ſolum non facile, ſed etiam im-
poſſibile eſt, quoties plane jam confirmatae fuerint, nec am-
plius incipiant. Earum enim natura calida ac ſicca exiſtit,
quum cor ſimiliter afficitur ac ellychnium in lucerna, quo-
ties plurimum crematum fuerit. Etenim ita exuſtum com-
minuitur atque diſſolvitur, perditque continuitatem prae
ariditate, ut neque ſi affundas abunde oleum, queas rurſus
accendere flammam copioſam. Parva enim atque infirma
flammula in ipſo diſpergitur, ac ſemper minor efficitur, us-
quequo extincta ſit. Atque exacte quidem tabida febris hu-

νόσημα τῷ πάθει τῷ μαρασμῷ, τουτὶ μὲν γὰρ ἐπί τε τῶν
γηρασάντων γίγνεται χωρὶς πυρετοῦ, σβεσθείσης αὐτοῖς τῆς
ἐμφύτου θερμότητος, ὅπερ δὴ καὶ μάλιστα θάνατος ἄλυ-
πός ἐστι καὶ κατὰ φύσιν ἐπὶ ξηρότητι συνιστάμενος, ὥσπέρ
γε καὶ τῶν παρὰ φύσιν μαραινομένων ἐκεῖνο τὸ εἶδος, ὃ
προσαγορεύει Φίλιππος ἐκ νόσου γῆρας, εἰς ὃ πολλοὺς εἴδο-
μεν οὐ πρεσβύτας μόνον, ἀλλὰ καὶ παῖδας ἐμπεσόντας. ὁ δὲ
μαρασμώδης πυρετὸς οὐ ξηρὸν μόνον, ἀλλὰ καὶ θερμόν ἐστι
πάθος. ἀποσβέννυται δὲ κατὰ τοῦτο πολὺ θᾶττον ἢ ἐν τῷ
ζώῳ θερμότης καὶ μαραίνεται σύμπαν τὸ σῶμα, δίκην δέν-
δρου καταξηρανθέντος ἐσχάτως, ἤτοι διὰ χρόνου μῆκος, ἢ
διὰ φλογὸς γειτνίασιν, ἢ σφοδρὸν καὶ ἄμετρον αὐχμόν. ἀλλὰ
περὶ μὲν ὅλης τοῦ μαρασμοῦ διαθέσεως, ὁποία τίς ἐστιν, ἰδίᾳ
γέγραπται.

Κεφ. θ'. Τῶν δ' ἑκτικῶν πυρετῶν, ἐπειδὴ διττόν
ἐστι τὸ εἶδος, ὡς ἄρτι διώρισται, τὰς διαγνώσεις ἐφεξῆς λέ-
γωμεν. ὁ μὲν δὴ [121] συνεμπίπτων τῷ μαρασμῷ πυρετὸς
ἑκτικὸς ἑτοιμότατός ἐστι καὶ προχειρότατος γνωσθῆναι. πρὶν

jusmodi exiſtit, nec eadem eſt cum affectu marcore. Hic
enim in iis efficitur, qui confenuerunt, fine febre, extincto
in illis nativo calore (quae potiſſimum moerore vacua mors
eſt, ac fecundum naturam ex ficcitate confiſtens) velut et in
iis qui emarcent praeter naturam, genus illud *efficitur*,
quod Philippus nominat ex morbo fenectam, in quam mul-
tos novimus non fenes folum, fed etiam pueros incidiſſe.
Febris autem tabida non folum ficca, fed et calida affectio
eſt.　　Extinguitur autem per eam multo celerius calor in
animali, atque tabescit totum corpus inſtar arboris prorfus
arefactae, vel ob temporis longitudinem, vel flammae vici-
nitatem, vel fortem atque immoderatum fqualorem.　　Sed de
tota marcoris affectione, qualis fit, feorfum diximus.

Cap. XI.　　Quum autem hecticarum febrium duplex
genus fit, ut ante definivimus, indicia deinceps explicemus.
Febris igitur hectica cum marcore coincidens prompliſſime
ac facillime cognosci poteſt.　　Prius enim quam tangas pul-

μὲν γὰρ ἅψασθαι τῶν τε σφυγμῶν καὶ τῆς θερμασίας,
ὀφθαλμοὺς κοίλους ἀμέτρως θεάσῃ, καθάπερ ἐν βόθροις τι-
σὶν ἐγκειμένους, ἐξ ἀπωλείας ἁπάσης αὐτῶν τῆς ὑγρᾶς οὐ-
σίας, ὡς καὶ τῶν ὀστῶν οἷς ἐπιπέφυκε τὰ βλέφαρα φαίνε-
σθαι τὰς ἐξοχάς. καὶ μὴν καὶ λῆμαι κατ᾽ αὐτοὺς ἐμφαίνονται
ξηραὶ, καί τις αὐχμώδης διάθεσις, οἷα μάλιστα τοῖς πολλὴν
διελθοῦσι κόνιν δι᾽ ὅλης ἡμέρας ἐν ἡλίῳ θερμῷ. ἀπόλωλε δὲ
καὶ τῆς χρόας αὐτὸ τὸ ζωτικὸν ἄνθος, τοῦτο μέν γε καὶ τῷ
προσώπῳ παντὶ συμβέβηκε, καί τις ἄμετρος αὐχμὸς ἐμφαίνε-
ται τοῦ τε δέρματος ἅπαντος τοῦ περὶ τὸ πρόσωπον, καὶ μά-
λιστα τοῦ κατὰ τὸ μέτωπον, ὡς διὰ ξηρότητα σκληρόν τε
εἶναι καὶ περιτεταμένον, οὐ, μὴν οὐδ᾽ ἀνατείνειν ἐπιπλέον
οἷοί τέ εἰσι τὰ βλέφαρα, παραπλησίως τοῖς νυστάζουσιν ἀεὶ
διακείμενοι. καὶ μέντοι καὶ μύουσιν ὡς τὰ πολλὰ, καθάπερ
ὑπνώττοντες· ἔστι δ᾽ οὐχ ὁ ὕπνος αὐτῶν τὸ πάθος, ἀλλ᾽
ἐγρηγόρσεως ἀδυναμία. ἐκτετήκασι δὲ καὶ αἱ σάρκες αἱ κατὰ
τοὺς κροτάφους, ὡς φαίνεσθαι συμπεπτωκότα καὶ κοῖλα τὰ
χωρία. καὶ τί γὰρ ἄλλο ἢ ὀστᾶ καὶ δέρμα τὸ σύμπαν
εἰσίν; ὥστ᾽ εἰ καὶ γυμνώσας αὐτοὺς ἐπισκέπτοιο τὰ κατὰ

fum atque calorem, oculos fupra modum cavos videbis, quafi
in fovea quadam conditos, ob totius humidae eorum fub-
ftantiae confumptionem; ita ut offa, quibus palpebrae an-
nexae funt, promineant. Quinetiam lippitudines in eis vi-
funtur aridae, ac quaedam fqualida difpofitio, qualis maxi-
me ineft eis, qui per pulverem multum tota die in fole ca-
lido fecerunt iter. Flos ipfe praeterea vividus coloris per-
iit, atque id toti faciei accidit, et immoderatus fqualor ha-
betur totius cutis circa faciem, maximeque circa frontem,
ita ut propter ficcitatem dura atque intenfa fit; non tamen
queunt palpebras ipfas multum attollere, perinde affecti fem-
per, ut qui dormituriunt. Quinetiam connivent magna ex
parte, quemadmodum qui dormitant. Eft autem talis affe-
ctio nequaquam fomnus, fed impotentia vigilandi. Carnes
praeterea extabuerunt circa tempora, ita ut ea loca collapfa
cavaque appareant. Etenim quid aliud quam offa ac cutis
funt? ita ut fi eos denudes, in ventre nullum fupereffe inte-

τὴν γαστέρα, δόξει σοι μηδὲ τῶν ἐντέρων τι μήτε τῶν
σπλάγχνων μηδὲν ἀποσώζεσθαι, καὶ τὸ ὑποχόνδριον ἀνεσπᾶ-
σθαι σφοδρῶς εἰς τὸν θώρακα· εἰ δὲ καὶ ἅψασθαι βουλη-
θείης αὐτῶν, τὸ μὲν δέρμα καρφαλέον ἐσχάτως ἐστὶ, καὶ εἰ
ἀνατείναις ἐπιλαβόμενος τοῖς δακτύλοις, ὥσπερ βύρσα τις
ἵσταται· ὁ δὲ σφυγμὸς ἰσχνὸς καὶ σκληρὸς καὶ ἀμυδρὸς καὶ
πυκνός· ἡ θερμασία τε κατὰ μὲν τὴν πρώτην ἐπιβολὴν ἀμυ-
δρὰ, μετ᾽ ὀλίγον δὲ τό τε δριμὺ καὶ τὸ διαβρωτικὸν ἐνδείκνυ-
ται, καὶ μᾶλλον, ἢν ἐπιπλέον ἐγχρονίσῃς ἁπτόμενος. οὐδὲν
ἔτι χρὴ τῶν λοιπῶν μνημονεύειν γνωρισμάτων ἐν οὕτω σα-
φεῖ πράγματι. βέλτιον γὰρ ἐπὶ τὸν ἀρχόμενον ἔτι μαρασμὸν
ἀπάγειν τὸν λόγον. ἄρχεσθαι δὲ λέγω τὸν μαρασμὸν, ὅταν
ἡ σύμφυτος ὑγρότης ἡ ἐν ἑκάστῳ σώματι παρεσπαρμένη κατὰ
τὰς μεταξὺ χώρας τῶν ὁμοιομερῶν, ἐξ ἧς πρῶτον τρέφεται τὰ
μόρια, κινδυνεύῃ μηκέτ᾽ εἶναι κατὰ τὸ τῆς καρδίας σῶμα.
μέχρι μὲν γὰρ τοῦ σώζεσθαί τι ταύτης, ἑκτικὸς μόνον ὁ
πυρετός ἐστιν, οὐ μὴν ἤδη γέ πω καὶ μαρασμώδης· ὅταν
δὲ εἰς κίνδυνον ἥκη τοῦ μηκέτ᾽ εἶναι τῆς τοιαύτης ὑγρότη-
τος μηδὲν, ὁ ἀκριβὴς ἤδη μαρασμὸς συνίσταται. χαλεπὴ

ftinum, nec ulla viscera, atque hypochondria ipfa retracta
effe ad thoracem admodum videantur. Quod fi libeat illos
tangere, cutis quidem perquam arida exiftit, et ubi attollas
apprehendens digitis, quafi corium quoddam ftat. Pulfus
autem tenuis, durus, obfcurus ac frequens *habetur*. Calor
autem primo quidem accurfu debilis, fed paulo poft acer at-
que erodens apparet, ac magis ubi tangendo diutius immo-
reris. Sed minime convenit reliqua indicia commemorare
in re tam perfpicua. Itaque fatius eft, ut ad ipfum marco-
rem adhuc incipientem oratione veniamus. Marcorem ergo
incipere dico, quoties humor infitus in unoquoque corpore
difperfus per loca media partium fimilarium, ex quo partes
primum aluntur, fere in ipfo corpore cordis nullus amplius
ineffe videtur. Quousque enim aliquid ipfius fervatur, he-
ctica febris tantummodo eft, nondum tamen marasmodes.
Quum vero res eo periculi devenerit, ut fere nihil amplius
hujus humoris exiftat, exquifitus jam marcor confiftit. Dif-

μὲν οὖν καὶ ἡ τῶν ἑκτικῶν ἁπάντων πυρετῶν ἐστι διάθεσις,
ὅταν γε τὸν τῆς ἀρχῆς χρόνον ὑπερβῶσιν. ὁρίζω δὲ τὴν ἀρ-
χὴν οὐχ ἡμερῶν ἢ ὡρῶν ἀριθμῷ, καθότι μηδ᾽ ἐν τοῖς ἄλλοις
νοσήμασιν, ἀλλὰ τῷ ποιῷ τῆς διαθέσεως. ἐν γὰρ τῷ πρῶ-
τον ἐκτρέπεσθαι τῆς κατὰ φύσιν εὐκρασίας τὸ σῶμα τῆς καρ-
δίας οὔθ᾽ ἡ σύμφυτος ὑγρότης ἀπόλωλεν εὐθέως οὔθ᾽ ἡ
δύναμις ἀρρωστεῖ, ἀλλὰ πρῶτον μὲν οἷον ζέσις τις γίνεται τῆς
ὑγρότητος, ἐν ᾧ δὴ καιρῷ ῥᾷστον ἰᾶσθαι τὸν τοιοῦτον πυρε-
τὸν, ὡς ἂν μηδὲν τῆς δυνάμεως ἤδη πεπονθυίας· ἐφεξῆς δὲ
καὶ δαπάνη τις ἐπὶ τῇ ζέσει, καὶ ταύτης ἐπιπλέον ἤδη προερ-
χομένης καὶ αὐτὰ τὰ ὁμοιομερῆ σώματα, τὰ οἷόν περ στοι-
χεῖα τῆς καρδίας, ξηρότερά τε καὶ ἀτροφώτερα γίγνεται, καὶ
ἡ δύναμις ἄρρωστος εἰς τοσοῦτον, εἰς ὅσον περ ἂν ἥ τε ξη-
ρότης ἐν αὐτῇ κρατῇ καὶ ἡ θερμότης, ὧν ἥρκει καὶ θάτερον
ἐπικρατῆσαν ἄτονον ἐργάσασθαι δύναμιν. ὁ τοιοῦτος πυρε-
τὸς ἤδη πως ἐπαμφοτερίζει καὶ μέσος ἐστὶ τοῦ τ᾽ ἀνιάτου παν-
τάπασιν ἐκείνου τοῦ μαρασμώδους καὶ τοῦ μικρὸν ἔμπροσθεν
εἰρημένου τοῦ κατ᾽ ἀρχὰς ἔτι ῥᾷστου θεραπεύεσθαι. πλάτη

ficilis ergo cujuslibet hecticae febris dispofitio eft, quoties
ipfius principii tempus praeterierit. Definio autem princi-
pium, non dierum vel horarum numero, quemadmodum ne-
que in caeteris morbis, fed ipfa qualitate dispofitionis. Et-
enim dum ccorpus ipfum cordis discedit ab ipfa temperie natu-
rali, non ftatim infitus humor perit, neque facultas debilita-
tur, fed in primis velut ebullitio quaedam efficitur ipfius
humoris, quo tempore talis febris facillime curatur; quippe
quod facultas nihildum perpeffa eft. Deinceps autem con-
fumptio quaedam fit ob ebullitionem, eaque ipfa amplius jam
procedente, ipfa etiam corpora fimilaria, quae velut elemen-
ta cordis *exiftunt*, ficciora evadunt, minusque alimenti fen-
tiunt, ac facultas debilis redditur tantum, quantum ficcitas
ac caliditas in eo exuperat, e quibus alterum fufficiens erat,
ut exuperans infirmam redderet facultatem. Talis febris
jam quodammodo medio genere ambigit, ac media eft infana-
bilis penitus illius tabidae ejusque quam paulo ante diximus
adhuc incipientem facillime poffe curari. Atque in ea per-

δ᾽ ἐστὶ [122] κἂν τούτῳ πάμπολλα· διότι καὶ τῆς διαθέσεως
αὐτῆς οὐκ ὀλίγη τις ἡ παρὰ τὸ μᾶλλόν τε καὶ ἧττον ὑπάλ-
λαξις. ὁ μὲν οὖν ἴσον ἀπέχων ἑκατέρων τῶν πυρετῶν, τοῦ
τ᾽ ἀκριβῶς ἤδη μαρασμώδους καὶ τοῦ μηδέπω μηδὲν ἔχοντος
τοιοῦτον, μέσος πώς ἐστι καὶ πρὸς τὴν ἴασιν ἀμφίδοξον ἔχων
τὴν ἐφ᾽ ἑκάτερα ῥοπήν· ὁ δ᾽ ἐγγυτέρω τοῦ μαρασμώδους
ἤδη κινδύνῳ πελάζει, καθάπερ καὶ ὁ θατέρου τοῦ πρώτου
πλησίον οὐκ ὀλίγας ἔχει σωτηρίας ἐλπίδας. ἑξῆς οὖν ἐπὶ
τὰς διαγνώσεις αὐτῶν ἰτέον, καὶ πρῶτον γε τοῦ λύεσθαι δυ-
ναμένου ῥᾳδίως, ἢν μὴ περιπέσῃ τινὶ τῶν πολλῶν τοιούτων
ἰατρῶν. ἔστι δὲ μόνος μὲν ὑφιστάμενος, οὐ χαλεπὸς ἐπι-
γνωσθῆναι, συνεπισπώμενος δέ τινα τῶν ἐπὶ σήψει χυμῶν,
δυσφώρατος ἤδη γίγνεται διὰ τὴν ἐπιμιξίαν. ὑπο(328)κείσθω
δὲ πρῶτος αὐτὸς μόνος ἐπί τινι τῶν προειρημένων αἰτίων
συνιστάμενος, καὶ φαινέσθω γε κατὰ τὴν πρώτην ἡμέραν
ἅπαντα ἐπ᾽ αὐτοῦ τὰ γνωρίσματα τῶν ἐφημέρων πυρετῶν τοῦ
γένους. συνεμφαίνεται μὲν οὖν αὐτοῖς εὐθέως καὶ ἡ ἰδέα τοῦ
προκατάρξαντος αἰτίου, καὶ δειχθήσεται καὶ τοῦτο τοῦ λόγου

quam multa latitudo exiſtit, quoniam non parva affectionis
ipſius permutatio majoris minorisque ratione. Itaque
quoties ab utraque febre discedit aequaliter, ab exquiſite ſci-
licet tabida, eaque quae nondum quippiam ejusmodi habet,
media quodammodo eſt, et ad curationem ambiguum habens
in utroque momentum. Quae autem tabidae propior eſt,
jam periculo proxima eſt, quemadmodum priori alteri pro-
pinquior ſpem obtinet non parvam ſanitatis. Sed tempus
eſt, ut ad earum indicia tranſeamus; et primum quidem il-
lius, quae poteſt facile curari, niſi in vulgarem quempiam
medicum incidat. Eſt autem, ubi ſola conſiſtit, nequaquam
difficilis cognitu; implexa autem cuipiam putridae, depre-
henſu difficilis jam exiſtit ob permixtionem. Sed primam
ſubjiciamus ipſam ſolam ex quadam cauſa praedicta conſi-
ſtere, atque appareant in ea prima die cuncta febrium diari-
arum generis indicia. Simul igitur cum eis apparebit ſta-
tim cauſae procatarcticae ſpecies, atque id indicabitur proce-

προϊόντος. ἀλλὰ καὶ πυθομένους αὐτοῦ τοῦ κάμνοντος
ἔνεστι μαθεῖν, εἰ τὰ ἄλλα διακείμενος ἀμέμπτως, ἐπὶ μόνῳ
τῷ θυμωθῆναι σφοδρῶς ἢ λυπηθῆναι πυρέττειν ἤρξατο.
καὶ εἰ φαίνοιτο ταῦθ᾽ οὕτως ἔχοντα, καὶ παρατείνοιτο κατὰ
τὴν δευτέραν ἡμέραν ὁ πυρετὸς, μήτ᾽ εἰς ἀπυρεξίαν ἀναπαυό-
μενος, ἀλλὰ μηδὲ σφοδρότερος γινόμενος, αὐχμηρότερός γε φαι-
νόμενος, ὑποπτεύειν ἑκτικὸν ἔσεσθαι τὸν τοιοῦτον· εἰ δὲ κἀν τῇ
τρίτῃ τῶν ἡμερῶν ἄσιτος ὑπερβάλλειν ἐθελήσειε τὰς ὑποπτευο-
μένας ὥρας τοῦ διὰ τρίτης παροξυσμοῦ, καὶ μήτε προσθήκη
τις γένοιτο μήτε ἀφαίρεσις ἀξιόλογος, ἀλλὰ τὸ τοῦ πρώτου
πυρετοῦ λείψανον τὸ σμικρὸν ἐκτείνοιτό τε καὶ παραμένοι
σὺν αὐχμηρῷ τῷ σώματι, καὶ τῇ θερμασίᾳ κατὰ μὲν τὴν
πρώτην ἐπιβολὴν τῆς χειρὸς ἐπιεικεῖ φαινομένῃ, χρονιζόντων
δὲ δριμείᾳ καὶ δακνάδει καὶ αὐχμηρᾷ προσπιπτούσῃ, τὸν
τοιοῦτον πυρετὸν ἑκτικὸν ὑπολαμβάνειν εἶναι. μέγιστον δέ
σοι καὶ ἀναμφισβήτητον ἔσται γνώρισμα τῆς φύσεως αὐτοῦ,
θρέψαντι τὸν ἄνθρωπον, ἡνίκα μάλιστα δοκεῖ βεβαίως ὑπερ-
βεβηκέναι τὰς ὑπόπτους ὥρας ἁπάσας. εὐθέως γὰρ ἐπὶ τῇ

dente oratione.   Sed interrogando aegrotum ipfum licebit
discere, fi aliis in rebus non male affectus, ex ira vehementi
tantummodo vel moerore febricitare inceperit.   Quod fi
videantur haec ita fe habere, febrisque extendatur usque in
fecundum diem, nequaquam definens ad integritatem, fed
neque vehementior evadens, fi fqualidior quidem appareat,
fuspicari hecticam fore talem·debes.   Quod fi tertio die fine
cibo transmittere voluerit fuspectas horas acceffionis, quae
tertio quoque die *prehendere folet*, ac neque additio ulla
facta fit neque imminutio infignis, fed primae febris parvae
reliquiae extendantur, permaneantque cum fqualido corpore
et calore, miti quidem in primo occurfu manus apparente,
moranti autem diutius acri, mordaci et fqualido occurrente,
talem febrem hecticam effe exiftimare *debes*.   At vero ma-
ximum tibi atque certiffimum indicium erit naturae ejus, nu-
trito homine, quando certiffime videtur tranfiviffe omnes
horas fuspectas.   Statim enim a cibo poft unam horam vel

τροφῇ μετὰ μίαν ὥραν ἢ δευτέραν ἅπασι τοῖς ἁπτομένοις τοῦ
κάμνοντος ἑτέραν ἐπίδοσιν ὁ πυρετὸς ἐσχηκέναι δόξει. καί
τις καὶ τοῖς δοῦσι τὴν τροφὴν ὡς ἀκαίρως θρέψασιν ἐγκαλέ-
σει, καὶ ὡς κατ᾽ αὐτὰς μάλιστα τὰς ὥρας τοῦ παροξυσμοῦ,
καὶ ὡς ἐχρῆν ἐπὶ πλείω χρόνον ἐπιμετρῆσαι, καὶ ὡς ὑστέρη-
σεν ἡ ἐπισημασία. τὸ δ᾽ οὐχ οὕτως ἔχει. πᾶσι γὰρ τοῖς ἑκ-
τικοῖς πυρετοῖς ἴδιον ἀχώριστον ὑπάρχει τοῦτο, τὸ τροφῆς
προσενεχθείσης ἀνάπτεσθαι μὲν τὴν θερμασίαν, ἐπιδιδόναι
δὲ τὸν σφυγμὸν εἰς μέγεθος καὶ τάχος, ὡς ἄθλιπτον δοκεῖν
ἐπισημασίαν γεγονέναι. προσαγορεύω δὲ ἄθλιπτον, ἐν ᾗ
μήτε φρίκη τις ἐγένετο, μήτε περίψυξις τῶν ἄκρων, μήθ᾽
οἷον εἰς ὕπνον τις καταφορά, μήτε νωθρότης τις ἐπίσημος,
ἢ ἀνωμαλία τις ὅλως ἤτοι κατὰ τὴν θερμασίαν, ἢ κατὰ τοὺς
σφυγμοὺς, ἔτι δὲ μᾶλλον οὐδὲ σμικρότης, οὐδ᾽ ἀμυδρότης,
οὐδ᾽ ἄλλο τι τῶν τοιούτων οὐδὲν, ἀλλ᾽ ὡς ἂν καὶ ἄλλῳ τινὶ
τραφέντι μείζων αὐτίκα καὶ θάττων σφυγμὸς ἀποτελεσθείη.
γίνεται μὲν οὖν ποτε καὶ κατ᾽ ἄλλους τινὰς πυρετοὺς ἄθλι-
πτος ἀνάβασις, καὶ ὅσον γε ἐπὶ τούτου, δόξειεν ἂν οὐκ εἶναι
αὐτῶν ἑκτικῶν ἴδιον ἀχώριστον σύμπτωμα· διαφέρει μὲν

alteram omnibus tangentibus aegrum alterum incremen-
tum febris ipfa habuiſſe videbitur. Nec deerit qui increpet,
tanquam intempeſtive dantes cibum, et ipfo potiſſimum tem-
pore acceſſionis, et *dicat* diutius fuiſſe expectandum, et tar-
daſſe acceſſionem. Sed res non ita ſe habet. Cuilibet enim
hecticae febri proprium infeparabile id eſt, ut ingeſto cibo
calor accendatur, pulſusque in magnitudinem ac velocitatem
increscat; ita ut laboris expers infultus acceſſionis eſſe vi-
deatur. Laboris expertem voco, in quo nec horror extitit,
nec frigus extremorum, neque somnus degravans, neque pi-
gritia infignis, vel inaequalitas quaedam penitus, vel in ca-
lore, vel in pulſu, imo nec etiam parvitas, neque debilitas,
neque aliud hujusmodi quicquam, ſed tanquam alii cuipiam
nutrito pulſus major ſtatim ac velocior redditur. Accidit
autem interdum et in aliis quibusdam febribus incrementum
laboris expers: et, quod quidem ex ipfo eſt, videbitur mi-
nime eſſe hecticae febris ſymptoma proprium infeparabile.

οὐκ ὀλίγον, εἰ τὸ σύμπαν ἄθροισμα τῶν εἰρημένων γνω-
ρισμάτων ἐπιβλέπεις. ἐν μὲν γὰρ τοῖς ἄλλοις ἅπασι πυρετοῖς
αἱ τοιαῦται εἰσβολαὶ ἄθλιπτοι γίνονται χωρὶς τοῦ τραφῆναι·
κατὰ δὲ τοὺς ἑκτικοὺς πᾶν τὸ [123] ἐναντιώτατον, οὐδ᾿
ὅλως ἐπισημασία γίνεται κατ᾿ οὐδένα χρόνον, ἀλλ᾿ εἷς ἐστι
συνεχὴς πυρετὸς ὥσπερ, ὁ καλούμενος ἰδίως σύνοχος. ἀλλ᾿
ἐκεῖνος μὲν ὥσπέρ τινα φλόγα παμπόλλην ἀπαντῶσαν ἔχει
τοῖς ἐπιβάλλουσι τὴν χεῖρα, πρὸς τῷ καὶ τοὺς σφυγμοὺς τα-
χίστους καὶ πυκνοτάτους καὶ μεγίστους ὑπάρχειν αὐτῷ· κατὰ
δὲ τοὺς ἑκτικοὺς πυρετοὺς οὔτε πλῆθος ἀπαντᾷ θερμασίας,
οἵ τε σφυγμοὶ τοσοῦτον μικρότεροι καὶ ἀραιότεροι καὶ βρα-
δύτεροι τῶν ἐν τοῖς συνόχοις εἰσὶν, ὅσον περ καὶ τὰ τῆς θερ-
μότητος ἐλάττω.

Κεφ. ιβ´. Κοινὸν μὲν οὖν ἁπάντων τῶν ἑκτικῶν
πυρετῶν βληχροῖς τε εἶναι καὶ ἴσοις διὰ παντός· ἀπὸ τῆς
πρώτης ἀρχῆς ἕως τῆς ἐσχάτης τελευτῆς· ἴδιον δὲ τοῖς τῶν
μαρασμῶν συγγενέσιν ἡ ξηρότης, ἐπεί τοι πολλάκις ἄνευ
ξηρότητος ἑκτικοὶ συνίστανται πυρετοί, μὴ μεταπίπτον-
τες εἰς μαρασμὸν, οἷοι καὶ νῦν ἐγένοντο παμπόλλοις ἐν

Sed non parum differt, fi ad univerfam dictorum indiciorum
collectionem refpexeris. In omnibus enim aliis febribus ta-
les accefïionum infultus laboris expertes exiftunt etiam citra
alimentum ingeftum. In hectica autem penitus contrarium
evenit, nullo enim tempore accefïionis infultus prehendit,
fed una continua febris eft, velut ea quae continens proprie
nominatur. Sed haec quidem quafi flammam quandam per-
multam occurrentem habet imponentibas manum; praeterea
pulfus quoque velocifïimus, frequentifïimus, maximusque ei
exiftit. In febre autem hectica neque caloris multitudo
occurrit, ac pulfus tanto minor, rarior, tardiorque eft quam
in continente, quanto calor ipfe minor habetur.
     Cap. XII. Commune igitur cujusvis hecticae febris
eft, ut exigua fit atque aequalis femper a primo initio usque
ad ultimum finem. Proprium autem ejus, quae tabi affinis
exiftit, ficcitas eft; quoniam hectica febris faepenumero fine
ficcitate confiftit, nequaquam tranfiens in marcorem, qualis

τῷ λιμῷ τῷ μεγάλῳ. τῶν μὲν οὖν συνόχων διαφέρουσιν,
ὡς εἴρηται, οἱ ἑκτικοὶ πυρετοί· τῶν δὲ ἄλλων τῶν ἀθλίπτους
ἐχόντων τὰς ἐπισημασίας αὐτῷ μάλιστα τούτῳ διαφέρουσι,
τῷ θλίψιν μέν τινα πάντως ἐκείνοις προσγίγνεσθαι τραφεῖσιν
ὑπὸ τὴν εἰσβολὴν τοῦ παροξυσμοῦ, τοῖς δ᾽ ἑκτικοῖς τὴν οἷον
ἄθλιπτον ἐπισημασίαν ἐπὶ ταῖς τροφαῖς συμπίπτειν, οὐκ οὖ-
σαν μὲν, ὡς ὀλίγον ἔμπροσθεν εἶπον, ἐπισημασίαν, ἔξαπα-
τῶσαν δὲ τοὺς ἀγυμνάστους περὶ τὰ τοιαῦτα τῷ τε πλήθει
τῆς θερμασίας καὶ τῷ μεγέθει καὶ τῷ τάχει τῶν σφυγμῶν.
ἐναργέστερον δὲ κατὰ τὴν ἑξῆς ἡμέραν ὁ τοιοῦτος ἐπιγνωσθή-
σεται πυρετὸς, ἐπιμελέστερον ἔτι παραφυλαξάντων ἡμῶν,
ἄχρι πόσου παραμένει τὰ μετὰ τὸ τραφῆναι τὸν ἄνθρωπον ἔν
τε τοῖς σφυγμοῖς ἀλλοιωθέντα καὶ περὶ τὴν θερμασίαν.
εὑρεθήσεται γὰρ ἄχρι τοσούτου ἠλλοιῶσθαι τὰ φαινόμενα
σύμπαντα σαφῶς, ἄχρι περ ἂν ἡ ἀπὸ τῆς τροφῆς ἀνάδοσίς
τε καὶ πρόσθεσις ὑγραίνηται τὸν αὐχμὸν τῆς καρδίας, εἶτ᾽
αὖθις εἰς τὴν ἐξ ἀρχῆς κατάστασιν ἐπανερχόμενα τὴν πρὸ τοῦ
τραφῆναι τὸν ἄνθρωπον. εἰ τοίνυν ἐν ἑτέρῳ καιρῷ θρέψειας

etiam nunc multis in magna penuria contigit. Febris igitur
hectica diffidet a fynocho, quemadmodum dictum jam eft.
Ab aliis autem laborum expertes acceffionum habentibus in-
fultus eo ipfo maxime diffidet, quod laborum anguftiam
quandam illae omnino habeant poft alimentum fub ipfam
acceffionis invafionem; hecticae autem poft alimentum velut
acceffionis infultus quidam laborum expers contingat, qui,
ut paulo ante docui, minime acceffio habetur, fed imperitos
circa talia decipit ob caloris tum multitudinem tum magni-
tudinem velocitatemque pulfus. Talis autem febris fequenti
die planius cognoscetur, fi diligentius obfervaverimus, quam-
diu permaneat, ubi cibum fumpferit aeger, ipfa pulfus ca
lorisque alteratio. Invenies enim tamdiu permanere omni-
um, quae manifefte apparent, alterationem, donec diftributio
alimenti atque adjectio fqualorem cordis humefaciat; de-
inde rurfus ad priftinum redire ftatum, qui erat antequam
fumeret alimentum. Si igitur alio tempore nutrias ipfum

324   ΓΑΛΗΝΟΥ ΠΕΡΙ ΔΙΑΦΟΡ. ΠΥΡΕΤΩΝ

Ed. Chart. VII. [123.]   Ed. Baf. III. (328.)

αὐτὸν ἐν τῇ μετὰ ταύτην ἡμέρᾳ; καὶ πάλιν ἐν ἑτέρῳ κατὰ
τὴν ἑξῆς, εὑρήσεις ὃ λέγω γινόμενον, αὐξανομένην μὲν ἐπὶ τῇ
τροφῇ τὴν θερμασίαν, ἀλλοιουμένους δὲ, ὡς εἴρηται, τοὺς
σφυγμούς. ἔοικε γὰρ αὐτοῖς συμβαίνειν οἷόν τι κἀπὶ τῆς
τιτάνου καὶ τῶν λίθων τῶν διατεθερμασμένων. εἰ γὰρ καὶ
ψυχρότατον ὕδωρ αὐτῶν καταχέεις, πολὺ θερμότεροι φαίνον-
ται, τρεφομένης, ὡς ἔοικε, τῆς αὐχμώδους ἐν αὐτοῖς θερμασίας
ὑπὸ τῆς ὑγρᾶς οὐσίας. ἥτις μὲν οὖν ἐστιν ἡ αἰτία δι' ἣν
τοῦτο γίγνεται, τῶν φυσικῶν προβλημάτων ἐστίν· ὅτι δὲ
οὕτως γίγνεται, μαθεῖν ἔνεστιν ἅπαντι τῷ πειραθῆναι βου-
ληθέντι. λαβὼν γοῦν ἐπὶ τὴν χεῖρα βῶλον τιτάνου κατα-
φρονεῖ τῆς αὐτῆς θερμασίας καὶ οὐκ αἰσθάνεται· εἰ δὲ ἀπο-
τιθέμενος χαμαὶ καταχέεις αὐτῆς ὕδωρ, ὄψει μὲν αὐτίκα μάλα
θερμαινομένην τε καὶ οὕτω ζέουσαν, ὥσπερ οἱ λέβητες, ὅταν
ὁμιλήσωσι παμπόλλῃ φλογί· θεάσῃ δὲ καὶ ἀτμὸν οὐκ ὀλίγον
ἀναφερόμενον ὑπ' αὐτῆς· εἰ δὲ καὶ ἅψασθαι τολμήσειας ἐν
τῷδε, κανθήσῃ ῥᾳδίως. οὕτως ἄρα πρός γε τὴν αἴσθησιν
ἡ ὑγρὰ θερμότης οὐκ ὀλίγῳ τινὶ τῆς ξηρᾶς ἐναργεστέραν ἔχει
τὴν δύναμιν. ὅτι δὲ ξηρὰ θερμότης ἐστὶν ἡ κατὰ τοὺς ἑκτικοὺς

fequenti die, rurfusque alio tempore fequenti die, in-
venies, quod fieri dico, augeri quidem calorem poft ci-
bum, pulfumque ipfum, ut dictum eft, alterari. Conftat
enim illis id accidere, quod calci ac lapidi calefacto. Si
enim eis affundas frigidiffimam aquam, multo calidiores
fentiuntur, tanquam calor fqualidus in eis ab humida fub-
ftantia nutriatur. Quae autem caufa fit, ob quam ita eve-
niat, quaeftio naturalis exiftit; fed quod ita efficiatur, cui-
vis tentare volenti discere licet. Ubi enim manibus fumas
glebulam calcis, contemnes ejus caliditatem ac minime fen-
ties: ubi vero deponens ipfam humi, affundas illi aquam,
perfpicies ftatim admodum calefieri, atque adeo fervere, ut
lebetes, quoties in multa flamma verfentur. Videbis prae-
terea vaporem ab ea haud exiguum efferri; quod fi audeas
tangere, facile deureris. Ad hunc igitur modum ad ipfum
fenfum humidus calor non paulo habet vim evidentiorem
quam ficcus. Caeterum quod calor ficcus exiftat per hecti-

πυρετοὺς, οἷς ἕπεται μαρασμὸς, ἔνεστί σοι κἀντεῦθεν μαθεῖν·
οὐδεὶς ἐξ ἀρχῆς εὐθέως ἑάλω τοιούτῳ πυρετῷ τῶν ὑγρὰν ἐχόν-
των [124] τὴν ἕξιν τοῦ σώματος, ἀλλ᾽ ὅσοι καὶ φύσει ξηρό-
τεροι, καὶ μάλιστα εἰ σὺν τούτῳ θερμοὶ τὴν κρᾶσιν εἶεν, εἵ-
λοντό τε βίον ἐν πόνοις καὶ ἀγρυπνίαις καὶ φροντίσι καὶ
διαίτῃ λεπτῇ, τούτοις εἴωθεν εὐθὺς ἐξ ἀρχῆς εἰσβάλλειν ἑκτι-
κὸς πυρετὸς ἐπὶ θυμοῖς ἢ λύπαις· ἔτι δὲ καὶ μᾶλλον εἰ θέρους
ὥρᾳ συμπέσοι καὶ κατάστασις θερμὴ καὶ ξηρὰ καὶ χωρίον
τοιοῦτον. ὅρος δὲ τῆς ἀρχῆς αὐτοῦ τὸ κατὰ τὸν χρόνον,
ἐν ᾧπερ οἱ ἐφήμεροι διὰ παρακμῆς ἐπιεικοῦς εἰς ἀπυρεξίαν ἔρ-
χονται, πρὸς τῷ μηδὲν αὐτοῖς γίγνε(329)σθαι τοιοῦτον, ἐναρ-
γῶς ἐπιτείνεσθαι τὴν ξηρότητα. τότε γὰρ πρῶτον ὑποχωρή-
σας τῶν ἐφημέρων, ἑκτικὸς ἤδη γίνεται. τῆς δ᾽ οἷον αὐξή-
σεώς τε καὶ τελείας συμπληρώσεως αὐτοῦ ὅρος ἕτερός ἐστιν
ὁ κατὰ τὴν τρίτην ἡμέραν παροξυσμός· εἰ γὰρ, ὡς ὀλίγον
ἔμπροσθεν εἴρηται, κατὰ τήνδε μήτ᾽ εἰσβάλλει τις ἕτερος πα-
ροξυσμὸς μήτ᾽ ἀπύρεκτος ὁ κάμνων γένοιτο, τῆς ξηρότητος
ἐπιτεινομένης αὐτῷ, βεβαίως ὁ τοιοῦτος ἤδη τῶν ἑκτικῶν ἐστι,

cam febrem, cui fuccedit marcor, hinc discas licebit. Nemo
ftatim ab initio correptus eft tali febre, qui corporis habi-
tum habuerit humidum; fed qui ficcior natura exiflit, ma-
ximeque ubi calidus quoque temperamento fit, et qui vitam
delegit in labore, vigiliis, cura ac victu tenui, is affolet fta-
tim ab initio detineri hectica febre ex ira ac moerore; ac
multo magis, quoties aeftas et conftitutio calida ac ficca lo ·
cusque ejusmodi fuerit. Principium autem ejus terminatur,
quoties eo tempore, quo diaria per declinationem mitiorem
deducitur ad integritatem, adeo nihil ejusmodi ipfi accidit,
ut ficcitas perfpicue intendatur; tunc enim primum fucce-
dens diariae hectica jam efficitur. Definitur praeterea aliter
ejus incrementum atque perfecta generatio per accefsionem
tertiae diei. Si enim, ut paulo ante diximus, eo die alia
accefsio minime prehendat, neque aeger fine febre exiftat,
fed ficcitas ipfi conftanter intendatur, talis febris haud dubie
jam hectica eft, ac procefsu temporis marasmodes fine mora

326 ΓΑΛΗΝΟΥ ΠΕΡΙ ΔΙΑΦΟΡ. ΠΥΡΕΤΩΝ

Ed. Chart. VII. [124.]　　　　　　　Ed. Baf. III. (329.)

καὶ προϊόντος δὲ τοῦ χρόνου μαρασμώδης ἔσται ταχέως,
σφυγμός τε ἀμυδρός τε ἅμα καὶ σκληρὸς γίνεται. εὐθὺς δὲ
δήπου καὶ μικρὸς ἐξ ἀνάγκης τοιοῦτός ἐστι καὶ πυκνὸς, οὐ
μὴν διὰ ταῦτά ἐστι μαρασμώδης, ἀλλὰ διὰ τὴν ἀμυδρότητα
καὶ σκληρότητα. γίνεται γὰρ ἡ μὲν ἀμυδρότης ἐπὶ ταῖς ἰσχυ-
ραῖς τῆς καρδίας δυσκρασίαις· ἡ δὲ σκληρότης ἐπὶ ταῖς ξηρό-
τησιν· ἢν δὲ δὴ ταῦτα τὴν καρδίαν καταλάβῃ τὰ παθήματα,
πυρέττειν ἀνάγκη τὸ ζῶον ἐν τῷδε μαρασμώδη πυρετόν. εἰς
δὲ τὸν αὐτὸν τοῦτον ἐμπίπτουσι πυρετὸν ἐκ τῶν ὀξέων τε
καὶ καυσωδῶν οἱ πλεῖστοι τῶν κακῶς ἰατρευθέντων, καὶ μά-
λισθ᾽ ὅσοι δεόμενοι ὕδατος πιεῖν ψυχροῦ πρὸς τῷ μὴ πιεῖν
οὐδ᾽ ἄλλο τι ψυκτήριον ἅμα τοῦ θώρακος καὶ τῶν ὑποχον-
δρίων ἔσχον. εἰ δὲ δὴ πρὸς τῷ μηδὲ τούτων τι σχεῖν ἔτι
καὶ τοῖς διὰ μέλιτος ἐπὶ πλεῖστον ἐχρήσαντο καταπλάσμασιν,
ἃ νῦν ἐπιπολάζει, ἐπιπλέον μαρανθῆναι τούτοις ἕτοιμον,
εἴθ᾽ ἁπλῶς πυρέττοιεν, εἴτ᾽ ἐφ᾽ ἥπατος ἢ γαστρὸς φλεγμονῇ.
μάλιστα γὰρ οὖν δὴ ταύταις ταῖς φλεγμοναῖς οὐκ ὀρθῶς θε-
ραπευομέναις ἕπονται μαρασμοί· ὥστέ τινες ᾠήθησαν οὐδ᾽
ἄλλως δύνασθαι γενέσθαι τὸ τοιοῦτον πάθος, οὐκ εἰδότες

evadet, ac pulſus debilis ſimul ac durus ſit; continuoque
parvus ac frequens is neceſſario eſt; non tamen propterea
tabidus exiſtit, ſed propter debilitatem ac duritiem. At ve-
ro debilitas accidit ob vehementem cordis intemperiem; du-
rities autem ob ſiccitatem. Quod ſi tales affectus invadant
cor ipſum, tabida febre detineri animal tunc neceſſe eſt. In
eandem praeterea febrem incidunt ex acuta atque ardente
plerique eorum, qui male curantur, maximeque quicunque
ubi frigidam aquam bibere poſtularent, adeo nihil ejusmodi
biberunt, ut nec ullum aliud infrigidans remedium thoraci
atque hypochondriis adhibuerint. Si vero quum nihil ejus-
modi adhibuerint, etiam cataplasmatis ex melle plurimum
uſi ſint, quae nunc frequenti in uſu ſunt, etiam in marco-
rem incurrere his promptum eſt, ſive ſolum febricitent, ſive
ex jecoris aut ventris inflammatione. Maxime enim his in-
flammationibus haud recte curatis ſuccedit marcor: ita ut
quidam exiſtimarint non aliter poſſe fieri hujusmodi affectio-

ὡς οὔτε τούτων οὐδέτερον, οὐδ᾿ ἄλλο τι σπλάγχνον ἢ μό-
ριον, οὔτε μαρασμὸν οὔθ᾿ ὅλως ἑκτικὸν οὐδένα πυρετὸν
ἀπεργάζεται, πρὶν, ὡς εἴρηται, παθεῖν τὴν καρδίαν. ἄρχε-
ται δὲ τὸ πάθος αὐτῇ ποτὲ μὲν ἐξ αὐτῆς, ὡς ἐπὶ θυμοῖς
καὶ λύπαις ἰσχυραῖς καὶ μακραῖς· ἐνίοτε δὲ ἐπὶ τοῖς καυσώ-
δεσι πυρετοῖς· ἔστιν ὅτε δὲ ἐπὶ τοῖς κατὰ πνεύμονα καὶ θώ-
ρακα πάθεσι, καὶ μάλιστα ἐμπυήμασί τε καὶ φθόαις. ὥσπερ
δὲ ἐπὶ τούτοις, οὕτως ἐπὶ γαστρὶ καὶ ἥπατι καὶ ἁπλῶς εἰπεῖν
ἁπάσαις χρονιζούσαις φλεγμοναῖς ἐπὶ κυρίοις μέρεσιν ἅμα ξη-
ρότητι τοῦ γε σύμπαντος ζῴου καὶ μάλιστα τῆς καρδίας.
ἐγὼ γοῦν οἶδα καὶ κώλου φλεγμονῇ χρονισάσῃ μαρασμὸν ἀκο-
λουθήσαντα, καὶ στομάχου καὶ κύστεως καὶ νεφρῶν. ἐγί-
νοντο δέ τινες οὐχ ἥκιστα καὶ τῶν δυσεντερικῶν ἐν τοιούτῳ
πυρετῷ, φλεγμηνάντων αὐτοῖς δηλονότι τῶν ἐντέρων. καὶ
λειεντερίαις δὲ καὶ διαῤῥοίαις μακραῖς, ὅταν ἤτοι γε εὐθέως
ἀπ᾿ ἀρχῆς, ἢ ἐν τῷ χρόνῳ προϊόντι πυρετὸς συμπέσῃ βλη-
χρὸς, ἕπονται μαρασμοὶ, καὶ ἁπλῶς εἰπεῖν, ὅταν ἤδη

nem, nescientes, quod neutrum horum, nec aliud quodquam
viscus, aut membrum, neque marcorem neque penitus he-
cticam ullam febrem committat, priusquam, ut diximus, cor
ipfum afficiatur. Talis igitur affectio ei incipit, interdum
a feipfo, ut ab ira ac moerore forti et longo; interdum a
febre ardenti; quandoque vero ab affectibus pulmonis ac
thoracis, maximeque purulentis ac tabidis. Ut autem ab
his, ita *fit* a ventre ac jecore, et ut fummatim dicatur, qua-
vis diutina inflammatione, quae juncta eft ficcitati partis
principis totius animalis, maximeque cordis. Ego namque
vidi inflammationi laxioris inteftini diuturnae fuccedere mar-
corem, ac ftomachi ac veficae ac renum. Fuerunt autem
nonnulli, qui affecti erant difficultate inteftinorum, tali fe-
bre correpti, quum fcilicet laboraffent inflammatione intefti-
norum. Atque etiam laevitates inteftinorum et fluores in-
teftinorum diutinos, quoties ftatim ab initio aut tempore pro-
cedente febris imbecillis incidit, marcor fubfequitur, et ut

προεξηρασμένον τὸ τῆς καρδίας σῶμα τὴν πυρετώδη θερ-
μότητα καταδέξηται δυσλύτως.

Κεφ. ιγ´. [125] Διὸ καὶ μέγιστόν ἐστι γνώρισμα πυ-
ρετῶν ἑκτικῶν αἱ ἀρτηρίαι θερμότεραι φαινόμεναι τῶν πέριξ
σωμάτων, ὅπερ αὐταῖς οὐ συμβαίνει κατὰ τοὺς ἄλλους πυρε-
τούς. ἔτι δὲ ἐναργέστερον γίνεται τὸ σύμπτωμα, λουσαμέ-
νων ἢ ἄλλως ὁπωσοῦν ἀραιωθέντων, ὡς ἱκμάδα τέ τινα
προχυθῆναι καὶ διαπνεῦσαι τὴν θερμότητα. σύμμετρος μὲν
γὰρ ἡ ἐν τοῖς ἄλλοις ἅπασι μέρεσι θερμασία φαίνεται μετὰ
τὰς τοιαύτας διαπνοάς· οὐδὲν δὲ τῆς ἔμπροσθεν ἐλάττων
ἡ ἐν ταῖς ἀρτηρίαις. μάλιστα δ᾽ αὐτῆς ἐστιν ἀκριβῶς αἰσθά-
νεσθαι κατὰ τὰς διαστολὰς τῶν σφυγμῶν, οἵ τινες οὐδ᾽ αὐ-
τοὶ μεταβάλλουσιν ἐπὶ ταῖς εἰρημέναις διαπνοαῖς, ἀλλὰ δια-
μένουσιν ὅμοιοι τὰ πάντα. μόνος μὲν οὖν συνιστάμενος ὁ
ἑκτικὸς πυρετὸς εὔδηλός ἐστιν, ἄν θ᾽ ἁπλῶς ἑκτικὸς ἄν τε
καὶ ἅμα μαρασμώδης ὑπάρχῃ· σὺν ἑτέρῳ δέ τινι χαλεπώτε-
ρον ἤδη γινώσκεται, καθάπερ ὁ ἔναγχος ἐπί τινος γυναίου
γινόμενος, οὐ δι᾽ ἡμέρας μόνον, ἀλλὰ καὶ διὰ νυκτὸς οὐκ

ſummatim dicam, quoties praeexiccatum cordis corpus fe-
brilem calorem ſusceperit ſolutu difficilem.

Cap. XIII. Maximum itaque ſignum febris hecticae
eſt, quoties arteriae ſentiuntur calidiores quam corpora,
quae circiter ſunt; quod per alias febres illis minime acci-
dit. Fit autem ſymptoma adhuc evidentius ubi laveris, aut
alio quovis modo rarefeceris, ita ut humor quidam profluat,
atque calor ipſe perſpiret. Calor enim moderatus in aliis
partibus omnibus poſt talem perſpirationem apparet; in ip-
ſis autem arteriis nequaquam minor eſt priore. Is vero
quam maxime exquiſite ſentitur per pulſuum diaſtolas, qui
minime mutantur poſt dictam perſpirationem, ſed ſimiles
penitus permanent. Sola ergo conſiſtens hectica febris per-
ſpicua eſt, ſive abſoluto ſermone hectica, ſive etiam tabida
ſit. Ubi vero cum alia quapiam *fuerit*, difficilius jam co-
gnoscitur, quemadmodum quae nuper mulieri cuipiam acci-
dit, cui non ſolum die, ſed etiam nocte non obſcure fiebat

ἀσαφῶς παροξυνόμενος. ἐλάνθανε γὰρ ὁ μαρασμώδης πυ-
ρετὸς ἅπαντας τοὺς ἐπισκοπουμένους ἰατροὺς οἰομένους χρῆ-
ναι μήτ᾽ ἀρχὴν εἰσβολῆς αἰσθητὴν εἶναι τοῖς ἑκτικοῖς πυρετοῖς,
μήτε ἀνάβασιν, μήτε ἀκμὴν, ὡς οὐκ ἐνδεχόμενον ἑκτικῷ πυ-
ρετῷ συμπλακῆναί τινα τᾶ ν ἐπὶ χυμοῖς· ἀλλ᾽ ἡμῖν γε κἀπὶ
ταύτης γυναικὸς εὐθέως ἐν ταῖς πρώταις ἡμέραις ἐγνωρίσθη.
ἑκατέρα γὰρ τῶν ἐπισημασιῶν, ἥ τε δι᾽ ἡμέρας καὶ ἡ νύκτωρ
γινομένη, βραχυχρόνια μὲν ἐποιεῖτο τὰ μέρη τοῦ παροξυσμοῦ,
καὶ πολλάκις τε καὶ μετὰ νοτίδος τινὸς, ἢ ἀτμώδους δια-
πνοῆς ἐλύετο σαφῶς οὕτως, ὡς εὔκρατον ἁπτομένοις φαί-
νεσθαι τὸ σῶμα· τὰ δὲ κατὰ τὰς ἀρτηρίας σημεῖα τὰ μικρὸν
ἔμπροσθεν εἰρημένα διὰ παντὸς ἔμενεν, οὔτε ἀποψυχομένων
αὐτῶν ὁμοίως τοῖς ἄλλοις μορίοις οὔτε τὸ τάχος ἢ τὴν πυ-
κνότητα τῆς κινήσεως ἐκλυουσῶν. ἅπερ οὖν εἴρηταί μοι καὶ δι᾽.
ἑτέρων ἤδη πολλάκις, εἰρήσεται καὶ νῦν, ὡς οὐ χρὴ τὰς περιό-
δους τε καὶ ἀναλογίας τῶν παροξυσμῶν ἐπισκοπεῖσθαι μόνον,
ἀλλὰ πολὺ πρότερον αὐτὴν τὴν ἰδέαν τοῦ πυρετοῦ, κἀκ ταύτης
γνωρίζειν αὐτοὺς τοὺς πυρετοὺς, ἅσπερ τοὺς ἀνθρώπους ἐκ

acceſſio.   Latuit enim tabida febris omnes qui eam viſita-
bant medicos, exiſtimantes oportere neque principium ac-
ceſſionis ſenſibile eſſe hecticae febri, neque incrementum, ꭓe-
que vigorem, tanquam minime contingat hecticam febrem
putridae alicui poſſe implicari; ſed nobis ſtatim primis die-
bus in hac muliere cognita eſt.   Uterque enim acceſſionis
inſultus, qui die ac nocte fiebat, breves efficiebat partes ac-
ceſſionis, ac ſaepe cum madore quodam, aut perſpiratione
vaporoſa ſolvebatur tam perſpicue, ut corpus ipſum bene
temperatum tangentibus ſentiretur.   Indicia autem in arte-
riis paulo ante dicta ſemper extiterunt, nequaquam refrige-
ratis ipſis ſimiliter aliis partibus, neque velocitatem aut fre-
quentiam motus amittentibus.   Quae ergo alio loco ſaepe-
numero docuimus, etiam nunc dicemus; non oportere ſolum
circuitus atque proportiones acceſſionum conſiderare, ſed
multo prius ipſam ſpeciem febris, ex eaque cognoscere ip-
ſam febrem, quemadmodum hominem ex propria forma.

τῆς ἰδίας μορφῆς. οὕτω τοι καὶ ἡμεῖς ἐν τῇ πρώτῃ πολλάκις
ἡμέρᾳ τὸ εἶδος ἐγνωρίσαμεν τοῦ πυρετοῦ, μὴ περιμείναντες ἢ
διὰ τρίτης, ἢ διὰ τετάρτης, ἢ ἀμφημερινῆς ἀνταποδόσεως.
ἀλλὰ περὶ μὲν τούτων ἐπὶ πλέον ἐν τῷ δευτέρῳ περὶ κρίσεων
εἴρηται. λέλεκται δὲ οὐδὲν ἧττον ἐν ἐκείνῳ βιβλίῳ καὶ ὡς χρὴ
τῶν ἐφημέρων πυρετῶν γνωρίζειν τὰς διαφοράς. ἐπηγγειλά-
μην μὲν οὖν κἀνταῦθα, οἶδ᾽ ὅτι, περὶ αὐτῶν ἐρεῖν. ἀναμνη-
σθεὶς δὲ ὡς μικροῦ τινος ἐνδεῖ τὰ κατ᾽ ἐκείνου τοῦ βιβλίου εἰς
τὸ τελέως εἰρῆσθαι πάντα, τὰ μὲν ἄλλα περιττὸν ᾠήθην με-
ταγράφειν ἐνταῦθα, μόνα δὲ ἅπερ ἐλλιπᾶς διώρισται ἐν
αὐτῷ προσθήσω.

Κεφ. ιδ΄. Τοῖς μὲν ἐπ᾽ ἐγκαύσει πυρέττουσι τὸ δέρμα
μᾶλλον ἐπὶ τὸ θερμότερόν τε καὶ αὐχμωδέστερον ἤπερ σφυ-
[126]γμοὶ πρὸς τὸ πυρετῶδες ἐξανίστανται. καὶ γὰρ οὖν καὶ
διψώδεις ἧττον οἱ τοιοῦτοι τῶν ἴσην ἐχόντων τὴν θερμότητα,
καὶ κατὰ τὴν πρώτην ἐπιβολὴν τῆς χειρὸς ἀκμαῖον ἐπ᾽ αὐτῶν
φαίνεται τὸ θερμὸν, ἔμπαλιν ἢ ὡς ἐπὶ τῶν διὰ στέγνωσίν
τινα νοσούντων· ἐπαναδίδωσι γὰρ ἐπ᾽ ἐκείνοις. διακαίεσθαι
δὲ καὶ ἡ κεφαλὴ μάλιστα δοκεῖ τοῖς ἐπ᾽ ἐγκαύσει πυρέξασι,

Sic ipfi faepe prima die ad hunc modum fpeciem febris co-
gnovimus, minime expectantes tertianam, aut quartanam,
aut quotidianam circuitionem. Sed de his fecundo libro de
judiciis latius docuimus; atque eo ipfo libro nihilominus
diximus, quomodo oporteat diariae febris cognoscere diffe-
rentias. Promiferam autem, fcio, me dicturum hoc loco
de illis. Sed cum recordarer pauca in eo libro defiderari,
quo in plenum de omnibus praeceptum effet, alia quidem huc
transcribere fupervacuum duxi, adjiciam vero ea tantum-
modo, quae intra modum funt in eo prodita.

Cap. XIV. Febricitantibus igitur ab aeftu cutis ma-
gis ad temperiem calidiorem et fqualidiorem, quam pulfus
ad febrilem affectum mutatur; quocirca fitis minus hos in-
feftat, quam qui aequalem habent caliditatem. Ac primo
occurfu manus calor in ipfis vigere videtur, contra quam
in aegrotantibus propter adftrictionem; in his enim increfcit.
Caput praeterea peruri maxime videtur iis, qui propter

καὶ χαίρουσί τε μᾶλλον καὶ ὀνίνανται ψυχροῖς καταντλούμενοι,
καὶ οἱ ὀφθαλμοὶ δὲ αὐτοῖς θερμότεροί τε καὶ ἐρυθρότεροι φαί-
νονται μετὰ ξηρότητος, ὅσοι γε δὴ χωρὶς κορύζης καὶ κατάρ-
ρου κάμνουσιν. ἐνίοις γὰρ τῶν ἐγκαυθέντων καὶ ταῦτα συμ-
πίπτει, καὶ γίγνεται τούτοις οὐ θερμὴ μόνον, ἀλλὰ καὶ πλή-
ρης ἡ κεφαλὴ τοῦ αἵματος, ὡς καὶ τὰς φλέβας ἐπιπλέον συν-
τείνεσθαι συμπάσας, ὅσαι γε καὶ κατὰ τοὺς ὀφθαλμούς εἰσι
καὶ τοὺς κροτάφους, καὶ τὸ μέτωπον, ὅλον τε τὸ πρόσωπον.
ἔστι δ᾽ οὐχ ἥκιστα διακρῖνον καὶ τοῦτο τὸ πλήρεις εἶναι αὐ-
τοὺς ἱκανῶς τῶν ἐπὶ ψύξει χυμῶν πυρεττόντων. καὶ γὰρ
καὶ τούτων ὅσοι τὴν κεφαλὴν ἐκακώθησαν, ἑτοίμως ἁλίσκον-
ται κορύζαις τε καὶ κατάρροις, καὶ ὅ γε πυρετὸς αὐτοῖς ἐνίοτε
σύμπτωμά ἐστι μόνης τῆς ἐν τῇ κε(330)φαλῇ διαθέσεως· ὡς
τὰ πολλὰ δὲ τότε μᾶλλον πυρέττουσιν, ὅτε τὸ σῶμα σύμπαν
ψυχθῶσιν ἢ ἐγκαυθῶσιν. ἧττον δ᾽ ἐστὶ θερμὸν τὸ δέρμα
τοῖς ψυχθεῖσιν, ἐν ὄγκῳ τε μείζονι τὸ σῶμα, καὶ οὐδεὶς
αὐχμὸς ἀμφὶ τὸ πρόσωπον, οἷος τοῖς ἐπ᾽ ἐγκαύσει πυρέττου-
σιν ἄνευ τοῦ πεπληρῶσθαι τὴν κεφαλήν. ὡς τὰ πολλὰ μὲν
οὖν εἴωθεν ἅπασι τοῖς τοιούτοις ἡ κεφαλὴ πληροῦσθαι, πλὴν

aeſtum febricitant, gaudentque magis et juvantur frigidis fo-
mentis, atque ipſorum oculi calidiores et rubicundiores vi-
dentur cum ſiccitate, quicunque ſine gravedine et defluxione
febricitant. Quibusdam enim propter aeſtum talia accidunt,
caputque ipſis redditur non ſolum calidum, ſed etiam plenum
ſanguine; ita ut omnes venae admodum contendantur, quae
circa oculos et tempora et frontem et faciem totam habentur.
Id autem non parum discernit, quod pleni ſunt, ab iis, qui
ex humorum refrigerio febricitant. Hi enim ubi caput male
afficitur, prompte corripiuntur gravedine et defluxionibus,
et febris ipſis interdum ſymptoma eſt ſolius in capite affectio-
nis. Sed magna ex parte tunc magis febricitant, quum cor-
pus refrigeratum eſt vel exuſtum. At vero cutis minus
calida refrigeratis, atque in tumore majori corpus exiſtit,
nec quisquam ſqualor circa faciem, qualis propter aeſtum
febricitantibus evenit ſine capitis repletione. Itaque magna
ex parte caput ſolet talibus repleri ab aeſtu, niſi quis fuerit

332 ΓΑΛΗΝΟΥ ΠΕΡΙ ΔΙΑΦ. ΠΥΡΕΤ. ΒΙΒΛ. ΠΡΩΤΟΝ.

Ed. Chart. VII. [126.]   Ed. Baf. III. (330.)
εἴ τις ἀκριβῶς εἴη καθαρὸς καὶ ἀπέριττος τὸ σῶμα· τούτοις
γὰρ μόνοις ἐνδέχεται θερμαινομένην τὴν κεφαλὴν ἀπλήρωτον
διαμένειν, ὅμως μὴν ἔστιν ὅτε καὶ χωρὶς τοῦ πεπληρῶσθαι
θερμασίαν παμπόλλην καταλαμβάνειν σύμπασαν αὐτὴν ἐγκαυ-
θεῖσαν. αὕτη μὲν οὖν ἡ διάθεσις ἐναργέστατα διαφέρει τῆς
κατὰ ψύξιν· ἡ δὲ μετὰ τοῦ πεπληρῶσθαι δυσδιάκριτός ἐστιν,
ὡς ἂν καὶ κατάρρουν ἐπικαλουμένη καὶ κόρυζαν, ἅπερ καὶ
τοῖς ψυχθεῖσι συμβαίνει, ἀλλ' ὡς εἴρηται, τὸ αὐχμῶδες καὶ
τὸ ἄγαν θερμὸν τοῦ δέρματος, ὅσα τ' ἄλλα μικρὸν ἔμπροσθεν
εἶπον, ἴδια τῶν ἐγκαυθέντων εἰσί, περὶ ὧν ἐπιπλέον ἐν τοῖς
τῆς θεραπευτικῆς μεθόδου λεχθήσεται σὺν ταῖς ἄλλαις ἁπά-
σαις τῶν ἐφημέρων πυρετῶν διαφοραῖς, ὧν τὰς διαγνώσεις
ἐν τῷ δευτέρῳ περὶ κρίσεων εἰρηκότες, οὐδὲν ἔτι δεόμεθα νῦν
ἐκδιηγεῖσθαι. ἀλλὰ τοῦτον μὲν ἤδη τὸν λόγον ἐνταυθοῖ κα-
ταπαύσομεν, ἑξῆς δὲ τῶν ἐπὶ χυμοῖς ἀναπτομένων πυρετῶν
ἁπάσας ἐροῦμεν τὰς διαφοράς.

admodum purus ac fine excrementis; iis enim tantummodo
contingit calescens caput fine repletione permanere, inter-
dum tamen fine repletione a multo calore corripi ipfum to-
tum exuftum. Haec igitur affectio perfpicue diffidet ab ea
quam frigus excitavit. At quae cum repletione eft, difficile
diftinguitur, utpote defluxionem inferens ac gravedinem,
quae etiam refrigeratis accidunt, fed, ut diximus, fqualor
et nimius calor cutis, et quaecunque alia paulo ante dixi,
propria uftorum exiftunt; de quibus fufius in libris de me-
dendi methodo dicetur, cum aliis omnibus diariae febris
differentiis; quarum dignotiones quia fecundo *libro* de ju-
diciis docuimus, non amplius hoc loco dicendae funt. Sed
hunc quidem fermonem hic finiemus, deinceps vero febrium,
quae ex humoribus accenduntur, omnes differentias indi-
cabimus.

ΓΑΛΗΝΟΥ ΠΕΡΙ ΔΙΑΦΟΡΑΣ ΠΥΡΕΤΩΝ ΒΙΒΛΙΟΝ ΔΕΥΤΕΡΟΝ.

Ed. Chart. VII. [127.]   Ed. Baf. III. (33o.)

Κεφ. α'. Ὑπόλοιπον ἂν εἴη τὰς διαφορὰς τῶν ἐπὶ
χυμοῖς ἀναπτομένων πυρετῶν διελθεῖν, αὐτὸ τοῦτο πρότερον
ὑπὲρ αὐτῶν εἰπόντας, ὡς οὐχ ἱκανόν ἐστιν ὅ τινες ὑπέλαβον
εἰς γένεσιν πυρετῶν, αὐξηθῆναί τε καὶ πλεονάσαι τὸν πικρό-
χολον χυμὸν, ὃν ἔνιοι μὲν ὠχρὰν, ἔνιοι δὲ ξανθὴν ὀνομά-
ζουσι χολήν. ἅπαντες γὰρ ἂν οὕτω μεγίστους ἐπύρεττον πυ-
ρετοὺς οἱ ἰκτεριῶντες, οἷς πλῆθός γε τῆς τοιαύτης χολῆς ἐν
ἅπαντι σώματι περιέχεται, ἀλλ' οὐ πυρέττουσι, πλὴν εἰ
κατ' ἄλλην τινὰ αἰτίαν συνελθοῦσαν, ὑπὲρ ἧς ὀλίγον ὕστερον

GALENI DE DIFFERENTIIS FEBRIVM LIBER SECVNDVS.

Cap. I. At fupereſt febrium quae in humoribus ac-
cenduntur, differentias percurrere, ſi prius de eis admonu-
erimus, minime fufficere, ut quidam voluerunt, ad genera-
tionem febrium, augeri atque exuperare humorem biliofum,
quem alii pallidam, nonnulli flavam nominant bilem. Om-
nes enim arquati maxima ſic afficerentur febre, quibus co-
pia talis bilis in toto corpore continetur; ſed haudquaquam
febricitant prius quam alia quaedam cauſa concurrat, de

εἰρήσεται. ἄτοπον δὲ τὸ κἂν τοῖς τεταρταίοις καὶ τοῖς ἀμφη-
μερινοῖς πυρετοῖς τοῖς ἀκριβέσιν ἠθροῖσθαι τὴν πικρὰν χολὴν
ὑπολαμβάνειν, ὥσπερ ἐν τοῖς τριταίοις καὶ καύσοις. ἔμπα-
λιν γὰρ ἐπί τε τῶν ἀμφημερινῶν καὶ τεταρταίων πυρετῶν
οὔτε ἔμετοι χολώδεις, οὔθ᾽ ἱδρῶτες, οὔτ᾽ οὖρα, καὶ διαχω-
ρήματα φαίνεται πικρόχολα, πρὸς τῷ μηδ᾽ ἄλλο τι τῶν προσ-
γεγονότων τε καὶ συνυπαρχόντων αὐτοῖς μαρτυρεῖν. οἱ μὲν
γὰρ τριταῖοι πυρετοὶ τὸ ἐπίπαν ἔν τε σώμασι συνίστανται
χολωδεστέροις φύσει καὶ ἐν ἡλικίᾳ τῇ τῶν ἀκμαζόντων, ἢ
τίς ἐστιν ἁπασῶν τῶν ἡλικιᾶν χολωδεστάτη, καὶ ἐν ὥρᾳ θε-
ρινῇ μάλιστα, καθ᾽ ἣν ὁ τοιοῦτος ἐπικρατεῖ χυμός. οὕτω δὲ
κἂν τοῖς θερμοῖς καὶ ξηροῖς τῇ κράσει χωρίοις, καὶ καταστά-
σει τοῦ περιέχοντος ἀέρος τοιαύτῃ, καὶ βίοις οὐκ ἐν ῥᾳστώνῃ
καὶ ῥᾳθυμίᾳ τὸ πλέον, ἀλλὰ ἐν πόνοις καὶ φροντίσι καὶ
ἀγρυπνίαις, ἐγκαύσεσί τε καὶ τροφαῖς ὀλίγαις, καὶ ταύταις
θερμαῖς καὶ ξηραῖς. ἀλλὰ καὶ ἡ θερμαινόντων τε καὶ ξηραι-
νόντων φαρμάκων ἀμετροτέρα χρῆσις εὔφορός ἐστι τριταίων
πυρετῶν· οἱ δ᾽ ἀμφημερινοὶ κατὰ τοὐναντίον ἅπαν, ἔν τε
ταῖς φλεγματικωτέραις φύσεσι, καὶ τῶν ὡρῶν ἐν χειμῶνι,

qua paulo poſt agetur.   At vero abſurdum eſt in quartana
et quotidiana febre exquiſita colligi amaram bilem exiſti-
mare, quemadmodum in tertiana atque cauſo.   Etenim con-
tra quam in illis in quotidiana et quartana febre neque
vomitus bilioſus, neque ſudor, neque urina, neque dejectio-
nes videntur bilioſae; praeterea nec quicquam aliud, quod
praeceſſit, aut ſimul adeſt eis, ſubſcribit.   Febris enim ter-
tiana ut plurimum conſiſtit in corpore natura bilioſo, et in
aetate vigoris, quae eſt omnium aetatum maxime bilioſa, et
aeſtivo tempore maxime, quo talis humor exuperat;   itidem
in regione calida et ſicca temperamento et ſtatu ambientis
aëris tali, et vita non otioſa ac deſide plurimum, ſed in la-
bore, cura, vigiliis, aeſtu et victu parco, eoque calido et
ſicco.   Quin et immoderatus uſus medicamentorum calefaci-
entium et exiccantium committit febrem tertianam.   Quoti-
diana vero e contrario penitus efficitur in natura pituitoſiore,
ac tempore hyberno, et conſtitutione frigida et humida, ſe-

καὶ τῶν καταστάσεων ἔν τε ταῖς ὑγροτέραις καὶ ψυχροτέραις,
γέρουσί τε καὶ παισὶ μᾶλλον, ἐν ὑγροῖς καὶ ψυχροῖς χω-
ρίοις, καὶ βίοις ἀργοῖς ἅμα καὶ σὺν πλησμονῇ, καὶ μάλισθ᾽
[128] ὅταν ἐπὶ σιτίοις λούωνται, καὶ πολὺ δὴ μᾶλλον, ὅταν
καὶ αὐτὰ τὰ σιτία φλεγματικώτερα τὴν φύσιν ὑπάρχῃ. οὐ
μὴν οὐδ᾽ ἐμοῦσιν οὗτοι τὸν πικρόχολον χυμὸν, οὐδὲ διαχω-
ροῦσιν, οὔθ᾽ ἱδροῦσιν, ὥσπερ ἐν τοῖς τριταίοις πυρετοῖς.
οὗτοι μὲν γὰρ ἐπὶ τῇ ξανθῇ χολῇ σηπομένῃ γίγνεσθαι πεφύ-
κασιν· οἱ δ᾽ ἀμφημερινοὶ τοῖς φλεγματώδεσιν ἕπονται χυμοῖς,
ὥσπερ οἱ τεταρταῖοι τοῖς μελαγχολικοῖς. οὕτω γοῦν καὶ φύ-
σεις σωμάτων αἱ μελαγχολικώτεραι, καὶ τῶν ἡλικιῶν ἡ παρακ-
μαστικὴ, καὶ τῶν ὡρῶν τὸ φθινόπωρον, ἅπαντά τε τὰ τού-
τοις ἀνάλογα ἐν ἐδέσμασί τε καὶ πόμασι καὶ τῷ σύμπαντι βίῳ
ξηρὰ καὶ ψυχρὰ τὴν κρᾶσιν ὑπάρχοντα τεταρταίων ἐστὶ γό-
νιμα πυρετῶν. διὰ τοῦτο καὶ τὸ προηγούμενον αὐτῶν ῥῖγος
οὐχ ὅμοιον, ἀλλὰ τὸ μὲν ἐν τοῖς τριταίοις οἷον νύττοντός
τε καὶ τιτρώσκοντος τὴν αἴσθησιν ἐνδείκνυται τοῦ ποιοῦν-
τος αἰτίου· τὸ δ᾽ ἐν τοῖς τεταρταίοις οἷον ψύχοντος.
εἴρηται δ᾽ ἱκανῶς ὑπὲρ τῆς ἐν τοῖς ῥίγεσιν ἰδέας ἐν ταῖς τῶν
συμπτωμάτων αἰτίαις, ἔνθα καὶ περὶ τῆς τῶν ὁμογενῶν

nibus et pueris potius, in regione frigida et humida, et vita
otiofa fimul cum repletione, maximeque quoties poft cibum
lavantur, ac multo magis, ubi ipfe cibus pituitofior natura
exiftit. Sed neque vomunt tales biliofum humorem, neque
dejiciunt, neque fudant, quemadmodum in tertiana febre.
Haec enim ex flava bile putrescente fieri folet. Quotidiana
vero pituitofum humorem fubfequitur; quomodo quartana
melancholicum. Sic namque natura corporis magis melan-
cholica, et aetas declinans, et autumni tempus, necnon om-
nia, quae his proportione refpondent in cibo potuque, et
toto victu, frigida et ficca temperamento, febrem gignunt
quartanam. Et eam ob rem praecedens eas rigor nequa-
quam fimilis eft; fed in tertiana quafi pungens ac vulnerans
fenfum efficientem caufam indicat; in quartana autem quafi
refrigerans. Sed de forma rigoris libro de caufis fympto-
matum definitum abunde jam eft, ubi etiam de eiusdem ge-

πυρετῶν ἀποδέδεικται διαφορᾶς, ὡς οἱ μὲν διαλείποντες αὐ-
τῶν, οὕτω δὲ ὀνομάζω τοὺς εἰς αἰσθητὴν ἀπυρεξίαν ἀφικο-
μένους, ἐπὶ κινουμένῳ τε καὶ πάντη τοῦ σώματος ἰόντι τῷ
τὸν πυρετὸν ἐργαζομένῳ συνίστανται χυμῷ· οἱ δὲ συνεχεῖς
ἀφικνοῦνται στεγνουμένῳ καὶ περιεχομένῳ ἐν ταῖς φλεψὶν,
ὑπὲρ ὧν τῆς διαγνώσεως ἐν τῷ δευτέρῳ περὶ κρίσεων εἴ-
ρηται.

Κεφ. β'. Τῶν μὲν οὖν διαλειπόντων τρεῖς εἰσιν 'αἱ
πᾶσαι διαφοραί, ἀμφημερινὸς, τριταῖος, καὶ τεταρταῖος·
ἐπὶ φλέγματι μὲν ὁ ἀμφημερινὸς σαπέντι· ἐπὶ δὲ ταῖς χολαῖς
ἑκατέραις, τῇ ξανθῇ μὲν ὁ τριταῖος, τῇ μελαίνῃ δὲ ὁ τεταρ-
ταῖος. τῶν δὲ συνεχῶν ἐπὶ μὲν τῇ ξανθῇ χολῇ διττὸν εἶδος,
ἓν μὲν τὸ τῶν συνόχων ὀνομαζομένων, ὧν ὁ σύμπας χρόνος
εἰς παροξυσμός ἐστιν ἀπ' ἀρχῆς ἄχρι λύσεως· ἕτερον δὲ τὸ
τῶν ὁμωνύμως τῷ γένει λεγομένων συνεχῶν, ἐν πολλαῖς
ταῖς κατὰ μέρος περιόδοις προερχομένων. τῶν μὲν οὖν
συνόχων αἱ πᾶσαι τρεῖς εἰσιν αἱ διαφοραί. τινὲς μὲν γὰρ
αὐτῶν ἀπὸ τῆς ἀρχῆς ἕως τῆς τελευτῆς ἴσοι διαμένουσι·

neris febrium differentia eſt proditum, nempe ex eis inter-
mittentes (ita appello eas, quae ad integritatem ſenſibilem
definunt) ex humore moto ac in omnem corporis partem de-
lato efficiente febrem confiſtere; continuas vero ex condito
et contento in venis, de quarum cognitione ſecundo *libro* de
criſibus docuimus.

Cap. II. *Febrium* igitur intermittentium omnes dif-
ferentiae tres exiſtunt, quotidiana, tertiana et quartana: ex
pituita putri, quotidiana; ex utraque bile, flava quidem,
tertiana; atra autem, quartana efficitur. Continuarum ve-
ro, quae ex flava bile confiſtunt, duplex ſpecies eſt: una
quidem earum quae ſynochi *continentes* appellantur, quarum
omne tempus una acceſſio eſt ab initio usque ad finem; al-
terum earum, quae communi, ſed ambiguo genere continuae
dicuntur, et multis particularibus circuitibus continentur.
Caeterum continentium differentiae omnino tres exiſtunt.
Quaedam enim earum ab initio usque ad finem aequalis per-

τινὲς δὲ παραυξάνονται κατὰ βραχύ· τρίτοι δ᾽ ἄλλοι μειοῦν-
ται κατὰ βραχύ. καί τινες ὀνόματα τοῖς μὲν πρώτοις ὁμοτόνους
τε καὶ ἀκμαστικοὺς ἔθεντο· τοῖς δὲ δευτέροις ἀναβατικούς τε
καὶ ἐπακμαστικούς· τοῖς δὲ τρίτοις παρακμαστικούς. τῶν
δὲ συνεχῶν δύο μέν εἰσιν αἱ πρῶται διαφοραί, τῶν μὲν διὰ
τρίτης μόνον παροξυνομένων, ἑτέρων δὲ κἂν τῇ μέσῃ φερόν-
των παροξυσμόν. οὗτοι μὲν οὖν οὐδὲν ἴδιον ἐξαίρετον ὄνομα
κέκτηνται· τοὺς δὲ διὰ τρίτης παροξυνομένους ἐγὼ μὲν
ὀνομάζω τριταιοφυεῖς, οὐ μὴν κωλύω γε τὸν βουλόμενον ἕτε-
ρον αὐτοῖς ἐπιφέρειν ὄνομα, φυλαττομένης τῆς ἐν τοῖς
πράγμασι διαφορᾶς. ἄλλη μὲν γάρ ἐστι φύσις, ὅταν εἰς
ἀ(331)πυρεξίαν παύωνται, ἄλλη δ᾽ ὅταν εἰς παρακμὴν πυρε-
τώδη τελευτῶσιν οἱ διὰ τρίτης συνεχεῖς παροξυνόμενοι πυρε-
τοί· καὶ πρὸς τούτοις ἔτι φύσις ἑτέρα τίς ἐστι τῶν καὶ ἐν τῇ
μέσῃ παροξυνομένων. ἡμιτριταῖον δὲ τούτων οὐδένα καλῶ,
οὐ μὴν οὐδὲ κωλύω τοὺς βουλομένους ὀνομάζειν οὕτως, εἴ μοι
[129] τοῦθ᾽ ἓν μόνον φυλάττοιτο πρὸς αὐτῶν, τὸ μηδεμίαν

manet, quaedam paulatim crescit, tertia vero alia paulatim
decrescit.   Ac nonnulli primam nominant homotonum et
acmafticam, *aequali tenore ac vigore incedentem;* alteram
anabaticam et epacmafticam, *ascendentem atque increscen-
tem;* tertiam vero paracmafticam, *decrescentem.*   Conti-
nuarum vero duae differentiae primae exiftunt.   Nam aliae
tertio quoque die tantummodo exacerbantur, aliae die inter-
medio alteram inferunt exacerbationem.   Atque hae nullum
nomen peculiare obtinent.   Febrem autem, quae tertio quo-
que die exacerbatur, ego quidem nomino tertianariam, feu
tritaeophyem; non tamen prohibeo, fi libeat, aliter appel-
lare, modo ferves in rebus ipfis differentiam.   Alia enim eft
natura, quum definunt ad integritatem; alia quum ad decli-
nationem febrilem finiuntur febres continuae, quae tertio
quoque die exacerbationem habent; et praeterea quaedam
alia natura, quae in medio exacerbationes facit, fed nullam
ex his femitertianam appello, non tamen prohibeo qui ita
nominare voluerint, fi id unum mihi caveatur ab eis, ut

ἰδέαν παραλείπεσθαι πυρετοῦ, λέγεσθαι δὲ ἐφεξῆς ἁπάσας,
ὡς ἐγὼ νῦν ἐνεστησάμην τόνδε τὸν λόγον. τῶν γὰρ κἂν τῇ
μέσῃ παροξυνομένων συνεχῶν ἔνιοι μὲν ἐν ἀμφημερινοῦ σχή-
ματι προέρχονται, τοὺς δύο παροξυσμοὺς ὁμοιοτάτους ἀλλή-
λοις ποιούμενοι· τινὲς δ᾽ ἀνομοίους ἔχοντες τοὺς δύο, τῷ
μὲν πρώτῳ τὸν τρίτον ὁμοιότατον ἴσχουσι, τῷ δὲ δευτέρῳ
τὸν τέταρτον, ἐν σχήματι δυοῖν τριταίων προϊόντες. οὗτοι
μὲν ἐπὶ χολώδει μᾶλλον· οἱ δὲ καθ᾽ ἑκάστην ἡμέραν ὁμοίως
παροξύνοντες ἐπὶ φλεγματικωτέρῳ συνίστανται χυμῷ. τρί-
τον δ᾽ ἄλλο γένος ἐστὶ τῶν συνεχῶν πυρετῶν σπανίως γιγνό-
μενον, ἐπειδὰν ὁ παροξυσμὸς ἐν σχήματι τεταρταίου περιόδου
προέρχηται μὴ παυόμενος εἰς ἀπυρεξίαν. γίγνεται δὲ ὥσπερ
ὁ διὰ τρίτης ἔστιν ὅτε διπλοῦς καὶ τριπλοῦς, οὕτω καὶ οὗτος
οὐ μόνον διπλοῦς, ἀλλὰ καὶ τριπλοῦς. αἱ μέν τοι τοιαῦ-
ται τῶν πυρετῶν ἐπιπλοκαὶ τῆς περὶ τύπων εἰσὶ θεωρίας
ἴδιαι. τῶν δ᾽ ἐπὶ χυμοῖς ἀναπτομένων ἁπλῶν πυρετῶν αἱ
σύμπασαι διαφοραὶ τοσαῦται τὸν ἀριθμόν εἰσιν, ὅσαι περ
εἴρηνται νῦν· ἐξ ἐπιμιξίας δ᾽ αὐτῶν ἕτεραί τινες γίνονται,

nulla febris fpecies omittatur, fed unaquaeque deinceps di-
catur, quemadmodum ego nunc in hoc libro facere inftitui.
Ex continuis enim, quae in die medio exacerbantur, quae-
dam in forma quotidianae procedit, duas exacerbationes fi-
millimas invicem efficiens; quaedam vero diffimiles habens
duas, primae quidem tertiam fimillimam obtinet, fecundae
vero quartam, in forma duarum tertianarum procedens; fed
haec ex bile potius; illa, quae fingulis diebus fimiliter exa-
cerbatur, ex pituitofo humore confiftit. Porro tertium
aliud genus eft febrium continuarum raro eveniens, quoties
exacerbatio in forma quartani circuitus procedit, nequa-
quam definens ad integritatem. Accidit autem, quemadmo-
dum febris, quae tertio quoque die accidit, interdum duplex
ac triplex: ita etiam haec non folum duplex, fed etiam tri-
plex. Sed hi febrium implexus libro de typis commodius
indicantur. Febrium autem fimplicium, quae ex humori-
bus accenduntur, *fimplices* differentiae tot numero funt,
quot proxime docuimus. Ex earum autem permixtione

περὶ ὧν ἐφεξῆς ἐρῶ, πρότερόν γε περὶ τῶν ἁπλῶν ἔτι τὸ
λεῖπον προσθεὶς, ὡς ὅστις ἂν ἀκριβῶς ἁπλοῦς ᾖ πυρετός, ἓν
εἶδος οἷον κανόνα τινὰ κεκλήρωται τῶν νῦν ὑφ' ἡμῶν λεχθη-
σομένων· ὅστις δ' ἂν τοῦτο νοθεύσῃ κατά τι, κατὰ τοσοῦ-
τον ἀποχωρεῖ τῶν ἁπλῶν πυρετῶν.

Κεφ. γ'. Ὁ μὲν γὰρ ἐπὶ τῇ ξανθῇ χολῇ διὰ τῶν αἰ-
σθητικῶν σωμάτων φερομένῃ γιγνόμενος εἰσβάλλει τε μετὰ
ῥίγους καὶ καυσώδης ἐστὶ, καὶ χολῆς ἐμέτοις, ἢ διαχωρή-
σεσιν, ἢ ἱδρῶσιν, ἤ τισιν αὐτῶν, ἢ πᾶσιν ἅμα ἐκλύεται.
τοῦ τοιούτου πυρετοῦ τὸ μῆκος τοῦ παροξυσμοῦ τὸ μέγιστον
ὡρῶν ἐστιν ἰσημερινῶν δώδεκα, καὶ καλοῦμεν αὐτὸν ἀκριβῆ
τριταῖον, ἐπὶ κράσει τοῦ κάμνοντος χολώδει, καὶ ὥρᾳ καὶ κα-
ταστάσει καὶ διαίτῃ θερμῇ καὶ ξηρᾷ συνιστάμενον. εἴρηται
δὲ καὶ τἄλλα τὰ συντελοῦντα πρὸς τὴν γένεσιν αὐτοῦ πάντα
μικρὸν ἔμπροσθεν. ὀλιγοχρονιώτερος δὲ ὡς τὰ πολλὰ τοῦ
προειρημένου μήκους ὁ παροξυσμὸς γίγνεται, παμπόλλην ἐν
τῷ μᾶλλόν τε καὶ ἧττον ἔχων τὴν διαφοράν, ἤτοι διὰ τὸ πο-
σόν τε καὶ τὸ ποιὸν αὐτῆς τῆς χολῆς, ἢ διὰ τὴν τοῦ κάμνον-

aliae quaedam efficiuntur, de quibus deinceps dicam, fi pri-
us de fimplicibus quod deeſt adjecero; ut quaecunque fue-
rit omnino fimplex febris, unam fpeciem quafi regulam quan-
dam obtineat earum, quas nunc dicturi fumus. Quaecun-
que vero degeneraverit aliquatenus, eatenus ab ipfis febri-
bus fimplicibus decedet. Cap. III. Quae igitur *febris* ex flava bile per fentien-
tes corporis partes delata accenditur, cum rigore invadit at-
que ardens eſt, et vomitu bilis, vel dejectione, vel fudore,
vel quibusdam horum, vel omnibus fimul folvitur. Hujus
febris longitudo acceffionis maxima horarum eſt aequinoctia-
lium duodecim; atque appellamus eam exquifitam tertianam,
quae temperamento aegri biliofo ac tempore et regione et
ſtatu et victu calido et ficco efficitur. Sed omnia alia paulo
ante docuimus, quaecunque concurrunt ad ejus generatio-
nem. Atque acceffio brevior eſt magna ex parte quam quae
antea dicta eſt longitudo, permultam majoris ac minoris ob-
tinens differentiam, vel propter quantitatem et qualitatem

τος δύναμιν, ἢ διὰ τὴν ὑπάρχουσαν τηνικαῦτα τῷ πάσχοντι
τὴν διάθεσιν. ἡ μὲν γὰρ πλείων χολὴ τῆς ἐλάττονος μακρό-
τερον φέρει τὸν παροξυσμόν· ἡ δὲ λεπτὴ τῆς παχείας βρα-
χύτερον. οὕτω δὲ καὶ τῆς δυνάμεως ἡ μὲν ἰσχυροτέρα
βραχύτερον· ἡ δ᾽ ἀσθενεστέρα μακρότερον. καὶ τῆς τοῦ
σώματος διαθέσεως ἡ μὲν ἀραιὰ βραχύτερον· ἡ δὲ πυκνὴ
μακρότερον. ὁ δὲ τοῦ διαλείμματος χρόνος ἐν τῷ τοιούτῳ
πυρετῷ τὸ κατὰ τοὺς σφυγμοὺς σημεῖον τῆς σηπεδόνος τοῦ
χυμοῦ παντάπασιν ἀδιάγνωστον ἔχει κατὰ τὴν ἑξῆς ἡμέραν
ἢ νύκτα τοῦ παροξυσμοῦ· βραχέως δὲ ὑποτυφόμενον γνωστὸν
ἀμυδρῶς ἐν τοῖς πρώτοις μέρεσι τῆς μετ᾽ αὐτήν· σαφέστερον
δὲ ἤδη περὶ τὰ πέρατα τῆς αὐτῆς ἡμέρας ἢ νυκτός· ἔτι δὲ
σαφέστερον ἐπὶ τῆς ἐχομένης, ἥτις προηγεῖται δηλαδὴ τῆς
παροξυντικῆς ἡμέρας ἢ νυκτός. ἐν ἐκείνῃ δὲ αὐτῇ σαφὲς ἤδη
τὸ σημεῖόν ἐστι, καὶ πολὺ μᾶλλον, εἰσβάλλοντος τοῦ πα-
ροξυσμοῦ, καὶ πολὺ μᾶλλον ἀναβαίνοντος ἐπὶ τὴν ἀκμήν.
ἐν [130] ταύτῃ δὲ ἧττον ἢ κατὰ τὴν ἀνάβασιν, καὶ μακρῷ
πάλιν ἧττον ἐν τῇ παρακμῇ. τοῦτον τὸν πυρετὸν εἰ
βούλοιο καλεῖν ἀκριβῆ τριταῖον, ὀνόματι χρήσῃ παλαιῷ·

ipfius bilis, vel propter aegri vires, vel propter praefentem
tunc in aegro corpore dispofitionem. Bilis enim copiofior
longiorem quam paucior efficit acceffionem; tenuis brevi-
orem quam craffa. Sic vero et vires validiores brevio-
rem, imbecilliores longiorem. Et corporis dispofitio rara
quidem breviorem, denfa vero longiorem. At vero tem-
pus intermiffionis in tali febre ex pulfu indicium putredinis
humoris penitus obfcurum habet fequenti die ac nocte poft
acceffionem. Leviter autem fuccenfa obfcure cognosci pot‹
eft primis partibus pofterioris diei; fed adhuc clarius circa
fines ejusdem diei aut noctis; atque adhuc clarius proxima
die vel nocte, quae praecedit fcilicet diem aut noctem accef-
fionis. Sane in ea ipfa perfpicuum jam eft fignum; multo-
que magis, quoties acceffio invadit; ac multo magis, ubi
afcendit ad vigorem. In eo vero minus quam per incremen-
tum, rurfusque multo minus per declinationem. Hanc fe-
brem fi libeat nominare exquifitam tertianam, nomine uteris

εἰ δὲ μὴ, ἀλλ᾽ ἡμῖν γε συγχώρησον οὕτως ὀνομάζειν ἕνεκα
σαφοῦς διδασκαλίας.

Κεφ. δ'. Ἔστι δ᾽ ἕτερος ἀκριβὴς ἁπλοῦς πυρετὸς,
ἐπὶ φλέγματι σηπεδονώδει διὰ τῶν αἰσθητικῶν σωμάτων ὑπὸ
τῆς φύσεως ὠθουμένῳ γιγνόμενος. ἄρχεται μὲν ἀπὸ κατα-
ψύξεως τῶν ἄκρων καὶ φρίκης μᾶλλον ἢ ῥίγους· δυσεκθέρμαν-
τος δ᾽ ἐστὶ καὶ πολυχρόνιον ἔχει τὴν ἀνάβασιν ὡς ἐπὶ τὴν
ἀκμὴν, ἐπειδὴ καὶ ὁ χυμὸς, ἐφ᾽ ᾧ συνίσταται, ψυχρὸς
μέν ἐστι καὶ ὑγρὸς τὴν κρᾶσιν, γλίσχρος δὲ τὴν σύστασιν.
δυσέξαπτός τε οὖν ἐστι διὰ ταῦτα καὶ βραδύπορος, καὶ
πολλαχόθι κατὰ τοὺς πόρους ἰσχόμενος θλίβει μὲν ἐνίοτε καὶ
βαρύνει τὴν δύναμιν, ἀνωμάλους δὲ καὶ πλέον ἀμυδροὺς ἐρ-
γάζεται καὶ μικροὺς τοὺς σφυγμοὺς ἔν τε ταῖς εἰσβολαῖς καὶ
τῶν ἀναβάσεων ἐν τοῖς πρώτοις. γίγνεται μὲν οὖν καὶ τῷ
χολώδει πυρετῷ κατὰ τὰς εἰσβολὰς τῶν παροξυσμῶν ἕκαστον
τῶν εἰρημένων περὶ τὸν σφυγμὸν παθημάτων, ἀλλ᾽ ἐπ᾽ ἐκεί-
νου μὲν ἐν τάχει καθίσταται τά τε ἄλλα καὶ ἡ ἀνωμαλία, τὰ
πολλὰ μηδὲ συνεισβάλλουσα τοῖς τοιούτοις πυρετοῖς· ἡ θερ-

antiquo; fin minus, at certe nobis dabis ita nominare per-
fpicuae doctrinae gratia.

Cap. IV. Alia porro eft fimplex ac exquifita febris
ex pituita putri, quae per fentientes corporis partes pellitur
ab ipfa natura, confiftens. Ea incipit ex frigore partium
extremarum atque horrore potius quam rigore; difficulter
accenditur, diuturnumque obtinet incrementum ad confiften-
di vigorem, quoniam humor, in quo confiftit, frigidus atque
humidus eft temperamento ac glutinofus confiftentia. Ita-
que difficulter accenditur ac tarde movetur faepe in ipfis
meatibus haerens. Ac premit quidem interdum gravatque
vires; inaequalem autem ac magis debilem efficit parvum-
que pulfum in infultu ac primo incremento. Per febrem
vero biliofam exiftit inter initia acceffionum unaquaeque af-
fectio ex dictis circa pulfum; fed ab illa quidem cito abeunt
tum alia, tum etiam inaequalitas, quae magna ex parte cum
talibus febribus non accedit. Calor autem non multo poft,

342 ΓΑΛΗΝΟΥ ΠΕΡΙ ΔΙΑΦΟΡ. ΠΤΡΕΤΩΝ

Ed. Chart. VII. [130.]   Ed. Baf. III. (331.)

μασία δὲ οὐ μετὰ πολὺ ᾽τοῦ παύσασθαι τὸ ῥῖγος ἐξάπτεται
λαμπρὰ, καθάπερ τι πῦρ ἀκριβῶς καθαρὸν, οὐδὲ μιᾶς ἐμ-
φερομένης αὐτῷ καπνώδους ἀχλύος. τὴν δὲ τοῦ φλεγματώ-
δους χυμοῦ θερμασίαν εἰκάσαις ἂν πυρὶ καπνώδει ξύλων χλω-
ρῶν ἐξαπτομένων. ταῦτ᾽ ἄρα καὶ κενώσεις ἐπ᾽ αὐτοῦ βρα-
χεῖαι, καὶ τὸ μῆκος τοῦ παροξυσμοῦ μακρότερον γινόμενον,
ὅ τε χρόνος ὁ τοῦ διαλείμματος οὐχ ὁμοίως τῷ πρώτῳ καθα-
ρὸς, ἀλλ᾽ ἀεὶ τὸ τῆς σήψεως τοῦ χυμοῦ διαφυλάττων γνώ-
ρισμα κατὰ τήν τε θερμότητα καὶ τοὺς σφυγμούς. ἐναργέ-
στατον δὲ κἂν τούτῳ τῷ πυρετῷ περὶ τὰς εἰσβολάς τε καὶ τὰς
ἐπιδύσεις τῶν παροξυσμῶν ἐστι τὸ τῆς σήψεως σημεῖον· ὅμως
δ᾽ οὖν καὶ οὗτος, ὅταν ἀκριβὴς ᾖ, τοῖς πολλοῖς δοκεῖ καθα-
ρὸν ἔχειν τὸ διάλειμμα, καὶ ἡμεῖς οὕτως καὶ αὐτοὶ λέγομεν
οὐκ ὀλιγάκις, ὅταν ἄκαιρος ἡ ἀκριβολογία φαίνηται. συμβαί-
νει δὲ φύσεσί τε σωμάτων καὶ ὥραις, καὶ χώραις καὶ κατα-
στάσεσιν, ἐπιτηδεύμασί τε καὶ διαίτῃ καὶ τοῖς ἄλλοις ἅπασι
τοῖς φλεγματώδεσι. παροξύνεται δὲ καθ᾽ ἑκάστην ἡμέραν, καί
τοι γ᾽ ἧττον ὑπάρχων θερμὸς τοῦ διὰ τρίτης τοῦ χολώδους.
ἀλλ᾽ ἔοικεν ἐκεῖνος μὲν, ἐπειδὴ τὸν χυμὸν εὐέξαπτον ἔχει. καὶ

quam deſtitit rigor, accenditur luculentus, quemadmodum
ignis quidam plane purus in quo nulla fumoſa caligo inve-
hitur. Calorem vero pituitoſi humoris aſſimilabis igni ſu-
moſo lignorum viridium accenſorum. Evacuationes igitur
in eo paucae exiſtunt, ac longitudo acceſſionis diuturnior,
et tempus intermiſſionis non aeque ac primum purum eſt,
ſed ſemper ſervans in calore et pulſu putredinis humoris
indicium. At vero et in hac febre circa principia atque
incrementa acceſſionum indicium putredinis eſt manifeſtiſſi-
mum. Attamen et haec ubi exquiſita fuerit, videtur multis
habere puram intermiſſionem; et nos ipſi ita etiam non raro
dicimus, quum intempeſtiva accurati ſermonis discuſſio vi-
detur. Accidit autem naturae corporis, tempori, regioni,
tempeſtati, ſtudio, victui et aliis omnibus pituitoſis. Acce-
dit vero ſingulis diebus, quamvis minus calida ſit quam bi-
lioſa, quae tertio quoque die fatigat. Sed conſtat hanc qui-
dem (quoniam et humorem habet accenſu facilem et prom-

) ῥᾳδίως ἑκάστοτε διὰ λεπτότητα τὸ ζέσαν αὐτοῦ κατὰ τὸν
παροξυσμὸν ἐκκαθαίρεται σύμπαν, εἰς ἀπυρεξίαν τέ τινα κα-
θαρωτέραν ἰέναι καὶ βραχὺ μετὰ τὸν παροξυσμὸν ἐγκαταλεί-
πειν σπέρμα σηπεδονώδους θερμότητος· ὁ δ᾽ ἐπὶ τῷ φλέγ-
ματι μήτε καθαίρεσθαι τελέως ἐν ταῖς παρακμαῖς τῶν
παροξυσμῶν, μήτ᾽ ὀλίγον ὑπολείπειν τὸ οἷον ὑποτυφό-
μενον. ἐντεῦθεν ἄρα τό τε διάλειμμα πολὺ φαυλότερον
αὐτῷ καὶ τοῦ δευτέρου παροξυσμοῦ πρωϊαίτερον ἡ εἰσ-
βολή.

Κεφ. έ. Τὸ δὲ τρίτον γένος τῶν διαλειπόντων πυ-
ρετῶν ὁ ἀκριβὴς τεταρταῖος, ὅταν ἐπὶ μόνῳ γίνηται τῷ με-
λαγχολικῷ [131] χυμῷ ψυχρῷ καὶ ξηρῷ τὴν κρᾶσιν ὑπάρχοντι,
κατὰ βραχὺ μὲν ὑποτύφεται καθάπερ τις λίθος, ἢ ἄστρακον,
ἢ ὀστοῦν, ἤ τι τῶν οὕτω ψυχρῶν καὶ ξηρῶν σωμάτων· ἐπει-
δὰν δ᾽ ἐξαφθῇ τις ἐξ αὐτοῦ φλὸξ, οὐδὲν ὑπολείπει καπνῶδες,
οὐδὲ ἡμίκαυστον ἐπὶ τῷ παροξυσμῷ, καὶ διὰ τοῦτο κενώσεις
τε πλείονες ἐπὶ τούτῳ τῷ χυμῷ μᾶλλον ἢ τῷ φλεγματικῷ,
καὶ τὸ διάλειμμα καθαρὸν ἀκριβῶς εἶναι δοκεῖ τῷ κᾀνταῦθα

pte femper ob tenuitatem quicquid ejus fervefactum eft per
acceffionem, expurgatur) ad integritatem quandam magis
puram definere, et exiguum poft acceffionem veftigium pu-
tridi caloris relinquere; eam vero, quae ex pituita fit, nec
integre purgari per declinationes acceffionum, nec exiguum,
quod velut fuccendatur, relinquere. Inde ergo efficitur et
intermiffio multo deterior et fecundae acceffionis maturius
principium.

Cap. V. At vero tertium genus intermittentium fe-
brium, quartana exquifita, quoties ex humore melancholico
folo efficitur frigido ficcoque temperie paulatim quidem fuc-
cenditur, quemadmodum lapis quidam, vel tefta, vel os,
vel aliud quidpiam fic frigidum et ficcum corpus Ubi vero
flamma quaedam ex eo accenfa eft, nihil relinquit fumofum,
neque femiuftum poft acceffionem; et eam ob rem evacuatio-
nes plures ex tali humore quam pituitofo et intermiffio pla-
ne pura effe videtur, eo quod hic omne id humoris melan-

ἅπαν κενοῦσθαί τε καὶ δια(332)φορεῖσθαι τὸ ἔξαφθὲν τοῦ με-
λαγχολικοῦ χυμοῦ. διὰ τοῦτο δὲ καὶ τὸ ῥῖγος αὐτοῖς ἐστιν,
οἷον μάλιστα τοῖς ἐν κρύει καρτερῷ καταψυχθεῖσιν, οὐχ οἷόν
περ ἐνίοτε γίνεται τοῖς ἐγκαυθεῖσιν, ἢ κοπωθεῖσιν, ἢ ἐπὶ φαρ-
μάκοις θερμοῖς καὶ δάκνουσιν ἕλκει προσενεχθεῖσιν. ἀνάγκη
δὲ τοῦ τοιούτου πυρετοῦ προηγήσασθαι μὲν ὅσα χολὴν ἀθροί-
ζει μέλαιναν, ἐν ἐπιτηδεύμασι, καὶ διαίτῃ, καὶ καταστάσει,
καὶ ὥρᾳ, καὶ χώρᾳ, τὴν φύσιν τε καὶ ἡλικίαν εἶναι τοῦ
κάμνοντος μελαγχολικωτέραν. ὁ παροξυσμὸς δὲ καὶ τούτου
τοῦ πυρετοῦ τῷ μήκει τοῦ χρόνου τῷ τριταίῳ παραπλή-
σιος, ἔστι δ᾽ ὅτε καὶ μακρότερος, ἔτι μένοντος ἀκριβῶς, ὡς
ἂν ἐπὶ ψυχροτέρῳ χυμῷ συνισταμένου. ἡ δ᾽ αἰτία παραπλή-
σιος ἐπί τε τούτων ἐστὶ τῶν πυρετῶν καὶ τῶν ἄλλων ἁπάν-
των, ἡ τὴν διαφορὰν ἐργαζομένη τοῦ μήκους τῶν παροξυ-
σμῶν, ὥσπερ ὀλίγον ἔμπροσθεν ἐπὶ τῶν ἀκριβῶν εἴρηται
τριταίων, ἐν πλήθει καὶ ποιότητι τοῦ χυμοῦ καὶ ῥώμῃ καὶ
ἀρρωστίᾳ δυνάμεως, ἔτι πρὸς τούτοις αὐτῇ τοῦ κάμνοντος τῇ
διαθέσει τὴν διαφορὰν ἔχουσα. καὶ γὰρ καὶ τἄλλα πάντα
αὐτοῖς ἀνάλογον ὑπάρχει τοῖς ἐπὶ τῷ πικροχόλῳ χυμῷ

cholici, quod eſt accenſum, evacuatur atque discutitur. Et
ob eam rem accidit illis rigor, qualis potiſſimum in vehe-
menti frigore refrigeratis; non qualis interdum exiſtit per
aeſtum, vel laſſitudinem, vel medicamentum calidum ac
mordax ulceri adhibitum. Caeterum neceſſe eſt hanc febrem
anteceſſiſſe quicquid colligit atram bilem, ex vitae genere,
victu, coeli ſtatu, tempore, regione, natura et aetate aegri
melancholica. Acceſſio praeterea hujus febris, longitudine
temporis tertianae ſimilis eſt; atque interdum *accidit* ut
ſit longior, quamvis exquiſita ſit, quoniam ex humore frigi-
diore conſiſtit. Cauſa autem ſimilis eſt in his febribus et
aliis omnibus, quae differentiam longitudinis efficit acceſſio-
num, quemadmodum paulo ante diximus in exquiſita tertia-
na; in multitudine et qualitate humoris, et robore et infir-
mitate virium, et ad haec ipſa aegri dispoſitione differentiam
habens. Nam et alia omnia proportione reſpondent iis,

συνισταμένοις. εἰ γοῦν μήτε σήποιτο μήτε φέροιτο σφο-
δρῶς διὰ τῶν αἰσθητικῶν σωμάτων ὁ μελαγχολικὸς χυμὸς,
οὐκ ἂν ἀπεργάσεται τεταρταίαν περίοδον ἀκριβῆ. καὶ μὴν
καὶ τοῖς ἰκτεριώδεσι παθήμασιν ἀνάλογον αἱ ἐπὶ σπληνὸς
ἀῤῥωστίαι χρόνιαι μελαγχολικαὶ, καὶ δύσχροιαι περὶ τὸ σύμπαν
γίνονται σῶμα· καὶ τοῖς ἐρυσιπέλασιν ἐπὶ τῇ ξανθῇ χολῇ
συνισταμένοις ἀνάλογον οἵ τε καρκῖνοι καὶ αἱ φαγέδαιναι.
πυρέττουσι δ᾽ οὔτε ἐν τούτοις ἐξ ἀνάγκης οὔτ᾽ ἐν τοῖς με-
λαγχολικοῖς, εἰ μὴ σαπείη πρότερον ὁ μελαγχολικὸς χυμός.
πειρᾶται μὲν γὰρ ἡ φύσις ἀεὶ ἑαυτῆς χρωμένη δυνάμεσιν ὁμοιοῦν
μὲν τοῖς τρεφομένοις ὅσον ἂν ἐγχωρῇ γενέσθαι χρηστὸν, ἐκκρί-
νειν δὲ τὸ μὴ τοιοῦτον· ἢν δέ ποτε διὰ πάχος, ἢ πλῆθος,
ἢ γλισχρότητα τοῦ περιττώματος, ἤ τινα στέγνωσιν τῶν ὁδῶν,
ἢ καὶ διὰ τὴν ἑαυτῆς ἀσθένειαν ἀδυνατήσῃ πᾶν ἐκκρῖναι τὸ
μοχθηρὸν, ἀναγκαῖον αὐτῷ χρονίζοντι κατὰ τὸ τοῦ ζώου
σῶμα διαφθείρεσθαι. μένειν μὲν γὰρ οἷον ἦν ἐξ ἀρχῆς οὐδὲ
τῶν ἄλλων ὑγρῶν οὐδὲν δύναται, μή τι γε δὴ τὸ οὕτω φαῦ-

quae ex humore biliofo confiftunt. Quocirca fi humor me-
lancholicus neque putrescat, neque vehementer feratur per
partes corporis fentientes, nequaquam efficit melancholicam
circuitionem exquifitam. Sane arquatis affectibus propor-
tione refpondent ex liene morbi diutini melancholici, corpo-
risque totius foedi fiunt colores. Et eryfipelatibus ac her-
petibus, qui ex flava bile confiftunt, cancri et phagedae-
nae proportione refpondent. Sed neque ex his neque ex
melancholicis affectibus neceffario febricitant, nifi prius hu ·
mor melancholicus et biliofus putrescant. Natura enim
femper nititur, fuis viribus utens, affimilare partibus nu-
triendis quicquid fieri utile poteft; excernere autem id, quod
non eft iftiusmodi. Quod fi interdum prae craffitie, vel co-
pia, vel lentore excrementi, vel ftipatione quadam meatuum,
vel fua ipfius debilitate non poffit excernere humorem uni-
verfum pravum, immorantem diutius in ipfo corpore animal-
lis putrescere neceffe eft. Nullus enim alius humor per-
manere, qualis extitit ab initio, poteft, nedum qui adeo vi-

λον, ὡς μηκέτ' ἐπιδέχεσθαι τὸν παρὰ τῆς φύσεως κόσμον,
ἀλλ' ἤτοι πεττόμενον προστίθεταί τε καὶ ὁμοιοῦται τοῖς στε-
ρεοῖς τοῦ ζώου μορίοις, ἢ διαφθείρεταί τε καὶ σήπεται.
οὕτω γὰρ καὶ τοῖς ἰκτεριώδεσι καὶ μελαγχολικοῖς, ὅταν ἐπὶ
πλείονα χρόνον ἐν τῷ σώματι μένωσιν οἱ χολώδεις χυμοὶ πλεο-
νάζοντες, ἐπιγίγνονται πυρετοί. πολλάκις δὲ καὶ ἡ κατὰ τὸ
ἧπαρ ἢ τὸν σπλῆνα διάθεσις ἤνεγκε πυρετὸν, ὅταν ἤτοι φλεγ-
μονή τις ἢ ἔμφραξις ἐργάζηται τὰ προειρημένα παθήματα.
κατὰ δὲ τὸν αὐτὸν λόγον οὐδ' ὅταν ὁ φλεγματώδης πλεο-
νάζῃ χυμὸς, ἕπεται πυρετὸς, εἰ μὴ σαπείη πρότερον. ἐπὶ
τούτῳ μέν γε καὶ τὸ τοῖς παλαιοῖς ἀδύνατον εἶναι δοκοῦν
ὦπται πολλάκις. ἔστι δὲ τοῦτο τὸ χωρὶς πυρετοῦ ῥῖγος,
ἔστι δὲ οἷς μὲν ἅπαξ γινόμενον, ἔστι δὲ οἷς καὶ κατὰ περίο-
δον ἐπὶ πλείους [132] ἡμέρας, ἢ συνεχὲς ἀπ' ἀρχῆς ἄχρι τέ-
λους, ἤτοι παντάπασιν οὕτω μέτριον, ὡς μηδ' εἶναι δοκεῖν,
ὅταν ἡσυχάζωσιν, ἀλλὰ μόνον εἰ κινηθεῖεν, εἰς αἴσθησιν
ἥκειν, ἢ καὶ μειζόνως, ὡς καὶ χωρὶς τοῦ κινεῖσθαι διοχλεῖν.
ἀλλ' ὅταν γε καὶ ὁ τοιοῦτος ἐν τῷ χρόνῳ διασαπῇ χυμὸς, οὐ

tiofus eft, ut ab ipfa natura cultum amplius fuscipere non
poffit; fed aut concoctus apponitur atque affimilatur folidis
animalis partibus, aut corrumpitur atque putrefcit. Ad
hunc modum arquatis ac melancholicis affectibus, quum hu-
mor biliofus exuperans in corpore diutius immoratur, fe-
bris evenit. Saepe etiam aflectus in jecore et in fplene at-
tulit febrem, quum aut inflammatio aliqua, aut obftructio
efficit praedictos aſſectus. Pari ratione nec ubi pituitofus
humor exuperat, febris fequitur, nifi putrescat prius. At-
que ob hunc quidem, quod ab antiquis exiftimatum eft effe
impoffibile, faepenumero vifum eft; id autem eft fine febre
rigor, qui nonnullis quidem femel accidit, nonnullis autem
etiam per circuitum pluribus diebus, vel continuus ab initio
usque ad finem, vel omnino ita mediocris, ut nequaquam
effe videatur, quum quieverint, fed ubi moveantur tantum-
modo, efficiat fenfum; vel etiam major, ut etiam fine motu
infeftet. Sed quoties talis humor fpatio temporis putres-

ῥιγοῦσι μόνον, ἀλλὰ καὶ πυρέττουσι. καὶ χρόνιός τε πάνυ
καὶ δύσλυτος ἐπιγίγνεται ταῖς τοιαύταις αἰτίαις ὁ πυρετὸς ἐν
ἀμφημερινοῦ σχήματι.

Κεφ. στ'. Τούτου τοῦ γένους ἐστὶ καὶ ἠπίαλος πυ-
ρετὸς ἰδίως ὀνομαζόμενος, ὅταν ἅμα πυρέττουσί τε καὶ ῥι-
γοῦσι, καὶ ἀμφοτέρων αἰσθάνονται κατὰ τὸν αὐτὸν χρόνον, ἐν
ἅπαντι μορίῳ τοῦ σώματος. Ἀρχιγένης μὲν οὖν οἴεται κατ'
ἄλλου μηδενὸς ἐπιφέρεσθαι μηδέποτε τοὔνομα τὸν ἠπίαλον ἀλλ'
ἢ κατὰ μόνου τοῦ τοιούτου πυρετοῦ. φαίνονται δὲ τῶν Ἀττικῶν
ἀνδρῶν ἔνιοι καὶ τὸ πρὸ τοῦ πυρετοῦ ῥῖγος οὕτως ὀνομάζοντες.
ὑαλώδη δέ μοι δοκεῖ προσαγορεύειν ὁ Πραξαγόρας τὸν χυμὸν
τοιοῦτον· οἱ νεώτεροι δὲ, ὧν ἐστι καὶ Φίλιππος, ὠμὸν
ἁπλῶς, οὐδὲν προστιθέντες εἰς ἀκριβῆ διορισμὸν ὄνομα. τῆς
φλεγματώδους δ' ἐστὶ δήπου καὶ αὐτὸς ἰδέας, ἱκανῶς ὑπάρ-
χων ψυχρός τε καὶ γλίσχρος. ὃς γὰρ ἂν ὑγρὸς ἅμα καὶ ψυ-
χρὸς ᾖ χυμὸς, ὑπὸ τὴν τοῦ φλέγματος ἀνάγεται προσηγορίαν,
εἴ τις Ἱπποκρατείως τε καὶ συνήθως ἅπασιν, οὐ μόνον τοῖς
παλαιοῖς ἰατροῖς, ἀλλὰ ἤδη καὶ τοῖς ἄλλοις Ἕλλησιν ὀνομά-

cat, non rigent folum, fed etiam febricitant. Et diuturna
admodum et folutu difficilis febris in quotidianae forma tales
caufas fequitur. Cap. VI. Hujus generis eft febris epiala proprie no-
minata, quum fimul febricitant ac rigent, et utrumque fen-
tiunt eodem tempore in quavis corporis parte. Sane Archi-
genes exiftimat de nulla altera nomen epialon efferri, quam
de una hac febre. Sed conftat Atticos quosdam viros rigo-
rem ante febrem ita appellare. Enimvero Praxagoras vide-
tur mihi vitreum appellare humorem talem. Recentiores
autem, e quibus Philippus eft, crudum fimpliciter, nullum
adjicientes vocabulum ad exquifitam definitionem. Is pro-
fecto ex fpecie pituitofi humoris eft, ut qui admodum frigi-
dus atque lentus fit. Qui enim humor frigidus fimul et hu-
midus fuerit, fub ipfam pituitae cadit appellationem, fiquis
Hippocratice et ex omnium confuetudine non folum vete-
rum medicorum, fed etiam aliorum Graecorum nominare

ζειν ἐθέλει. Πρόδικος γὰρ ἐν τῷ περὶ φύσεως ἀνθρώπου
παρανομεῖ καὶ περὶ τοῦτο τοὔνομα, πρὸς τῆς θαυμαστῆς ἐτυ-
μολογίας ἀναπειθόμενος. ἀλλ' οὐ νῦν καιρὸς ἐπὶ τὰ τοιαῦτα
τὸν λόγον ἐκτρέπειν, ἄλλην αὐτοῖς πραγματείαν ἀνατεθει-
κότα. αὖθις οὖν ἐπὶ τὸ προκείμενον ἴωμεν. ὅστις ἂν ἐν τῷ
σώματι χυμὸς ὑγρὸς ᾖ καὶ ψυχρὸς, ἡμεῖς μὲν τοῦτον ὀνομά-
ζομεν φλέγμα, σὺ δ' εἰ βούλει κάλει σκινδαψόν. οὕτως ἄρα
μοι μέλει τῶν ὀνομάτων οὐδέν. ἀλλ' ἴσθι γε τοῦ χυμοῦ τού-
του πλείους οὔσας διαφοράς· ἓν μὲν γὰρ εἶδος αὐτοῦ πάνυ
δή τι ψυχρόν ἐστιν, ὥστε καὶ μεγίστας ὀδύνας, ὅταν ἐμφρα-
χθῇ χωρίῳ θερμῷ, παρέχεσθαι· καὶ πολλάκις τε πολλὰς ἀλ-
γηδόνας τῶν προσαγορευομένων κωλικῶν, ἐπὶ δριμεῖ κλύσματι
τοιοῦτον χυμὸν ἐκκενώσαντι παραχρῆμα παυομένας ἐστὶν ἰδεῖν.
ἔοικε δὲ καὶ τὴν ὄψιν ὁ χυμὸς οὗτος ὑάλῳ κεχυμένῃ. ἕτερον
δ' ἐστὶ φλέγματος εἶδος, ὃ ἀναχρεμψάμενοι πολλάκις ἀπο-
πτύουσί τινες, αἰσθητὴν ἔχον τὴν γλυκύτητα, καὶ δῆλον ὡς
οὐκ ἐνδέχεται τὸ τοιοῦτον ἀκριβῶς εἶναι ψυχρὸν, εἴ τι μεμνή-
μεθα τῶν ἐν τοῖς περὶ τῆς τῶν ἁπλῶν φαρμάκων δυνάμεως

voluerit. Prodicus enim libro de natura hominis errat circa
hoc vocabulum miranda etymologia adductus. Sed non eſt
praeſentis temporis ad talia deflectere orationem, quum ali-
am dicaverimus illis disputationem. Ergo rurſus ad inſtitu-
tum veniamus. Quisquis in corpore humor fuerit frigidus
et humidus, ipſi hunc nominamus pituitam; tu ſi libet ap-
pella ſcindapſum. Adeo ſane nulla mihi vocabulorum eſt
cura. At vero ſcias hujus humoris plures eſſe differentias.
Nam una quidem ſpecies ejus eſt admodum frigida, ita ut
maximos dolores adferat, quum in locum calidum impacta
eſt. Et ſaepenumero multos dolores eorum, qui colici di-
cuntur, ex acri clysmate tali humore evacuato, ſtatim ſe-
datos intueri licet. Hic autem humor videtur ſimilis aſpe-
ctu vitro fuſo. Altera vero ſpecies pituitae eſt, quam ex-
creantes ſaepe expuunt quidam, ſenſibilem obtinens dulce-
cedinem. Conſtatque eam non poſſe eſſe omnino frigidam,
ſi recordamur eorum, quae libro de ſimplicium medicamen-

ἀποδεδειγμένων. ἔστι γε δή τι καὶ τρίτον ἄλλο φλέγματος εἶδος
αὐτοῖς τοῖς πτύουσιν ὀξὺ φαινόμενον, ἧττον δὲ τοῦ ὑαλώδους,
μᾶλλον δὲ τοῦ γλυκέος ψυχρόν· ὥσπερ ἕτερον ἁλμυρὸν, ἤτοι
διὰ σῆψιν, ἢ δι' ἐπιμιξίαν ἁλυκῆς ὀῤῥώδους ὑγρότητος, ἐφ'
ᾧ δὴ καὶ οἱ πυρέττοντες οὐ ῥιγοῦσιν, ἀλλὰ φρίττουσι μόνον,
εἰσβάλλοντος τοῦ παροξυσμοῦ. τὸ δέ γ' ὀξὺ καὶ τὸ ὑαλῶδες
εἰ κινοῖτο, διὰ τῶν αἰσθητικῶν σωμάτων ἰὸν, τὰ χωρὶς πυρε-
τοῦ φέρει ῥίγη· καὶ εἰ σηπεδών τις αὐτοῖς ἐπιγένοιτο μετρία,
τὸν ἠπίαλον ἐργάζεται πυρετόν· εἰ δ' ἐπὶ πλέον σαπείη,
προηγεῖται μὲν τὸ ῥῖγος, ἕπεται δ' ὁ πυρετὸς, ἐκνικωμένης
τῆς ψύξεως [133] ὑπὸ τοῦ πλήθους τῆς θερμασίας, ὡς μηδ'
ὅλως φαίνεσθαι κατὰ τὰς ἀναβάσεις καὶ τὰς ἀκμὰς τῶν πα-
ροξυσμῶν. ἴσως δὲ καὶ τὸ ὑαλῶδες φλέγμα τῆς ὀξείας μετέ-
χει ποιότητος, ὡς εἶναι τὰς πάσας διαφορὰς αὐτοῦ τρεῖς,
ὀξὺ καὶ γλυκὺ καὶ ἁλυκόν· ἥκιστα δ' ἐπὶ τῷ γλυκεῖ φλέγ-
ματι σηπομένῳ προηγεῖται τοῦ πυρετοῦ ῥῖγος. ἴσως δ' ἄν
τις οὐκ ἔθ' ἁπλῶς, οὐδ' ὑφ' ἁπλῆς αἰτίας γίνεσθαι τοὺς
τοιούτους ὑπολάβοι πυρετοὺς, εἴ γε δὴ τοῦ φλέγματος ὅσον

torum facultatibus docuimus. Tertia praeterea fpecies alia
pituitae eft, quae ipfis expuentibus acida fentitur, ac minus
quam vitrea, magis quam dulcis, frigida eft; quemadmodum
altera falfa habetur, aut ob putrefactionem, aut ob permix-
tionem falfae ferofae humiditatis, ex qua febricitantes mini-
me rigent, fed horrent tantummodo, invadente acceffione.
Acida autem ac vitrea fi moveatur, corporis fentientis par-
tes permeans, infert rigorem fine febre; quod fi qua putredo
moderata illis adfuerit, epialam efficit febrem; fin magis pu-
trescat, rigor praevenit, febris vero fubfequitur, devicto
frigore ab ipfa multitudine caliditatis, ita ut nullo modo ex-
iftat per incrementa et vigores acceffionum. At vero vitrea
pituita forfitan acidae qualitatis particeps eft; ita ut omnes
ejus differentiae tres exiftant, acida, dulcis, falfa; atque ex
pituita dulci putrescente rigor minime antecedit febrem.
Forfitan vero neque fimpliciter, neque a fimplici caufa quis
exiftimarit tales fieri febres. Siquidem quicquid pituitae

350 ΓΑΛΗΝΟΥ ΠΕΡΙ ΔΙΑΦΟΡ. ΠΥΡΕΤΩΝ

Ed. Chart. VII. [133.]   Ed. Baf. III. (332. 333.)

μὲν δὴ σήπεται, τὸν πυρετὸν ἐξάπτει, τὸ δ᾽ ἄλλο τὸ μηδέπω
σηπόμενον, ἐφ᾽ οὗ ῥιγοῦσιν, οὐκ αὐτῆς ἐστι τῷ σηπομένῳ
ποιότητος. εἴπερ οὖν ὑπὸ τούτου μὲν τὸ ῥῖγος, ὑπὸ δὲ τοῦ
διασαπέντος ὁ πυρετὸς γίγνεται, διττὸν ἀεὶ ἔσται τὸ αἴτιον.
ἐγχωρεῖ μὴν κἀνταῦθα τὸν μὲν πυρετὸν ὑφ᾽ ἑτέρου γένους
αἰτίας γίγνεσθαι φάναι, τὸ ῥῖγος δ᾽ ὑπ᾽ ἄλλου, μὴ ὂν ὅπερ
ὁ πυρετός· ἔν γε μὴν τοῖς τριταίοις πυρετοῖς ἡ ξανθὴ χολὴ
καὶ τὸ ῥῖγος ἐργάζεται καὶ τὸν πυρετόν. ἀλλὰ τὰ μὲν
τοιαῦτα λογικωτέραν ἔχει τὴν ἀμφισβήτησιν, ἐπὶ δὲ τὰ νῦν
(333) ἡμῖν προκείμενα μετιέναι καιρός.

Κεφ. ζ'. Μιχθέντος τοῦ σηπομένου φλέγματος, ἐφ᾽
ᾧ τὸν καθ᾽ ἑκάστην ἡμέραν παροξυνόμενον ἐλέγομεν συνίστα-
σθαι πυρετόν, τῷ πικροχόλῳ χυμῷ τῷ τὸν διὰ τρίτης ἐργα-
ζομένῳ, σύνθετός τε καὶ διπλῆ γίγνοιτ᾽ ἂν ἥ τε αἰτία καὶ
ἡ διάθεσις· ὁ μὲν γὰρ ἕτερος τῶν χυμῶν καθ᾽ ἑκάστην ἡμέ-
ραν ἐπιφέρει τὸν παροξυσμόν, ὁ δ᾽ ἕτερος διὰ τρίτης· ὥστε
τὴν μὲν ἑτέραν τῶν ἡμερῶν δύο ἔχειν παροξυσμούς, ἕνα δὲ
τὴν ἑτέραν, ὅταν γε μὴ συμπίπτωσιν ἐγγὺς ταῖς ὥραις οἱ
παροξυντικοὶ καιροί· συμπιπτόντων γάρ, εἷς ἔσται συγκεχυ-
μένος, οὔτε τὴν τοῦ διὰ τρίτης οὔτε τὴν τοῦ καθ᾽ ἑκάστην

putrescit, accendit febrem; reliquum vero nondum putres-
cens, ex quo rigent, non ejusdem eſt qualitatis cum ea quae
putrescit. Si igitur ab hac quidem rigor, a putrefacta vero
febris efficitur, duplex ſemper cauſa erit. Licet vero hic
dicere febrem ab altero quidem fieri cauſae genere, rigorem
autem ab alio, ut qui non ſit quod febris. Per febrem ta-
men tertianam flava bilis et rigorem efficit et febrem. Sed
haec ſubtilioris ſunt concertationis; nos ad inſtitutum no-
ſtrum redeamus.

Cap. VII. Permixta pituita putreſcente, ex qua fieri
quotidianam docuimus, cum bilioſo humore efficiente tertia-
nam, compoſita duplexque cauſa et eſſectus ſit. Alter enim hu-
mor unoquoque, alter tertio quoque die adfert acceſſionem; ita
ut unus dies duas habeat acceſſiones, alter vero unam, quum
tempora acceſſionis in easdem horas minime incidant. Ubi enim
incidunt, una erit confuſa, neque tertianae, neque quotidi-

ἡμέραν ἀκριβῆ διαφυλάττων ἰδέαν. ἐπεὶ δ᾽ ἐστὶν ἑκατέρου
τῶν πυρετῶν διττὸν εἶδος, ἐπιπλοκαὶ γενήσονται τέσσαρες,
μία μὲν, ἐν ᾗ μίγνυται τριταῖος ἀμφημερινῷ, δευτέρα δὲ, ἐν
ᾗ τριταῖος τῷ καθ᾽ ἑκάστην ἡμέραν παροξυνομένῳ συνεχεῖ,
καὶ τρίτη μιχθέντος ἀμφημερινοῦ τῷ διὰ τρίτης συνεχεῖ, καὶ
τετάρτη καθ᾽ ἣν ὁ καθ᾽ ἑκάστην ἡμέραν παροξύνων συνεχὴς
μίγνυται τῷ διὰ τρίτης συνεχεῖ. ἑκάστων δὲ τῶν εἰρημένων
συμπλοκῶν ἡ διαφορὰ διττὴ, ποτὲ μὲν εἰς τὴν αὐτὴν ὥραν
ἁπάντων ὁμοῦ τῶν παροξυσμῶν, ἔστι δ᾽ ὅτε κατὰ διαφέρον-
τας εἰσβαλλόντων καιρούς. ἀλλ᾽ οὗτοι μὲν εὐδιάγνωστοι,
πλὴν ὅτι πολλάκις ὁ διαλείπων ἀγνοεῖται τοῖς ἀγυμνάστοις,
ὡς ἂν μηδέποτ᾽ εἰς ἀπυρεξίαν ἐρχομένου τοῦ νοσοῦντος.
ἀλλὰ χρὴ τὴν ἰδέαν ἐπισκοπεῖσθαι τοῦ παροξυσμοῦ, καθά-
περ ἐν τῷ δευτέρῳ περὶ κρίσεων ἐπιπλέον εἴρηται, κἀντεῦθεν
γνωρίζειν οὐκ ἐκ τῆς τῶν περιόδων ἀναλογίας. ὑποκείσθω
γὰρ εἰσβεβληκέναι τινὰ περὶ πρώτην ὥραν παροξυσμὸν ἅμα
ῥίγει τιτρώσκειν δοκοῦντι τὰς σάρκας τοῦ κάμνοντος, εἶτα καὶ
τἄλλα πάντα μέχρι τῆς ἀκμῆς τοῦ τριταίου πυρετοῦ γνωρίσματα

anae exactam fpeciem fervans. Et quoniam utriusque febris
duplex eft fpecies, implicationes quatuor erunt; una, in qua
tertiana permifcetur quotidianae; fecunda, in qua tertiana
continuae quotidianae; tertia, in qua permifcetur quotidiana
tertianae continuae; quarta autem, in qua permifcetur quo-
tidiana continua tertianae continuae. Singularum vero di-
ctarum implicationum differentia duplex eft. Interdum
enim omnes acceffiones eodem tempore fimul invadunt, in-
terdum diverfis temporibus. Sed hi cognofci facile poffunt,
praeterquam quod faepe intermittens minime cognofcitur a
parum exercitatis, quoniam aegri nunquam deducuntur ad
integritatem; fed oportet fpeciem confiderare acceffionis,
quemadmodum fecundo libro de crifibus fatis dictum eft, et
inde cognofcere, non ex ipfa circuituum proportione. Sub-
jiciatur enim invafiffe quempiam circa horam primam ac-
ceffionem fimul cum rigore, qui videatur vulnerare carnem
laborantis, deinde omnia alia tertianae febris indicia usque

352 ΓΑΛΗΝΟΥ ΠΕΡΙ ΔΙΑΦΟΡ. ΠΥΡΕΤΩΝ

Ed. Chart. VII. [133. 134.]　　　　　Ed. Baf. III. (333.)

προβάλλοντα, μετὰ χολῆς ἐμέτου ἅμα χρηστοῖς ἱδρῶσι πα-
ρακμάζειν, καὶ εἶναι μὲν ἤδη τῆς ἡμέρας ὥραν ἐννάτην,
τεκμαίρεσθαι δ' ἡμᾶς ἐκ τῆς συμπάσης κινήσεως τοῦ πα-
ροξυσμοῦ περὶ τὴν ἑνδεκάτην ὥραν ἀπύρεκτον εἶναι τὸν
κάμνοντα, ταύτην δηλονότι τὴν ἀπυρεξίαν, ἣν ἐν ταῖς
περιόδοις ὀνομάζειν εἰώθαμεν· οὕτω δ' ἐλπιζόντων, ἐξαί-
φνης ἐπισχεθῆναι μὲν τοὺς ἱδρῶτας, ἤτοι πυκνωθέντος μό-
νον ἢ καὶ φρίξαντος τοῦ δέρματος, ἐντεῦθεν δὲ τά τε
τῆς ἀρχῆς καὶ τῆς ἀναβάσεως, ἔτι τε τῆς ἀκμῆς ἐν εἴδει
φλεγματώδους γίνεσθαι πυρετοῦ συνεχοῦς· διττὴν γὰρ οὕτω
[134] γε γνωσόμεθα τὴν αἰτίαν εἶναι καὶ τὴν ἰδέαν τῶν
πυρετῶν μεμιγμένου τοῦ διαλείποντος τῷ συνεχεῖ, κἂν μη-
δὲν εὑρίσκηται διάλειμμα. καὶ κατά γε τὴν δευτέραν
ἡμέραν ἐλπίσομεν εἰσβάλλειν τὸν παροξυσμὸν ὥρας ἐν-
νάτης, καὶ εἰ κατὰ τὴν προσδοκίαν ἀποβαίη τὸ πρᾶγμα,
πάντως δή που καὶ κατὰ τὴν τρίτην ἡμέραν ὁμοίως ἐλ-
πίσομεν ἔτι πυρέττοντος τοῦ κάμνοντος ἐπεισβάλλειν αὐτῷ
τοῦ τριταίου πυρετοῦ παροξυσμὸν ὥρας που πρώτης. εἰ
δὲ προλάβοιεν ἢ ὑστερήσαιεν ὅ τε κατὰ τὴν δευτέραν ἡμέ-
ραν ἐλπιζόμενος ὥρας ἐννάτης γενέσθαι παροξυσμὸς ὅ τε

ad vigorem proceffiffe, cum vomitu bilis fimul et cum fudore
benigno declinare, atque effe jam diei horam nonam; porro
conjectare nos ex toto acceffionis motu, circa undecimam ho-
ram fine febre fore aegrotum, ea fcilicet integritate, quam
in circuitibus nominare folemus; ita vero fperantibus, fta-
tim fubfiftere fudorem, aut denfata folum, aut etiam inhor-
rescente cute, deinde initium atque incrementum, et ad
haec vigorem in genere continuae febris pituitofae fequi.
Duplicem profecto ita cognoscemus caufam effe ac fpeciem
febrium, mixta intermittente cum continua, quamvis nulla
inveniatur intermiffio. Ac fequenti quidem die fperabimus
invafuram acceffionem hora nona, et fi ut expectabamus res
ipfa eveniat, penitus tertio die fimiliter fperabimus, adhuc
febricitante aegroto, iterum invafuram eum tertianae febris
acceffionem hora prima. Quod fi praeveniat aut tardet ac-
ceffio, quam fecunda die fperabamus hora nona, atque ea

κατὰ τὴν τρίτην πρώτης, οὐκέτι κατὰ τὰς ἑξῆς ἡμέρας οὔτ᾽
ἐννάτην ὥραν οὔτε πρώτην ἐλπίσομεν, ἀλλὰ τοσούτῳ πρό-
τερον ἢ ὕστερον, ὅσῳ περ ἡ ἀναλογία τῆς πρώτης περιόδου
τῶν παροξυσμῶν ἢ προλαμβάνοντα τῆς ἀρχῆθεν ὥρας ἢ
ὑστερίζοντα προέδειξεν. ὅστις δὲ αὐτῶν παύσαιτο πρότερον,
ἔκ τε τῆς ἰδέας τοῦ πυρετοῦ τεκμαίρεσθαι κἀκ τοῦ κατὰ τὸν
παροξυσμὸν μήκους τε καὶ μεγέθους, ἤθους τε καὶ κινήσεως,
ἔτι τε τῆς τῶν περιόδων ἀνταποδόσεως ἐν τῷ προλαμβάνειν
ἢ ὑστερίζειν, καὶ πρὸς τούτοις ἔτι τοῖς ἐπιφαινομένοις σημείοις
ἀπεψίας τε καὶ πέψεως ὅλου τοῦ νοσήματος, ὧν ἐν τοῖς οὔροις
ἐστὶ τὰ μέγιστα· καὶ γέγραπται περὶ τούτων ἁπάντων αὐ-
τάρκως ἐν τοῖς περὶ κρίσεων. εἰ δὲ μὴ περὶ τὴν ἐννάτην
ὥραν, ἀλλὰ πέμπτην ἢ ἕκτην ὁ φλεγματώδης συνεχὴς ἐπιλά-
βοι τὸν διαλείποντα χολώδη τὸν κατὰ τὴν πρώτην ὥραν ἠρ-
γμένον, ἔτι χαλεπώτερόν ἐστι γνῶναι τοῖς πολλοῖς τούτοις
ἰατροῖς, οἷς οὐδὲν μέλει τῆς τοιαύτης θεωρίας, εἴθ᾽ ἕν ἐστιν
εἶδος πυρετοῦ τὸ γιγνόμενον, εἴτε δύο, καὶ ὁποῖον ἑκάτερον.
ἅτε δὲ μηδὲν τούτων γινώσκοντες, οὐ μόνον οὐκ ἴσασιν ὡς

quam tertio *die credebamus futuram* prima hora, non etiam
pofthac fequentibus diebus, neque nonam horam, neque pri-
mam expectabimus, fed tanto prius aut pofterius, quanto
proportio primi circuitus acceffionem praeveniffe ab hora,
qua initio cepit, aut tardaffe indicavit. Utra vero earum
defitura fit prius, tum ex febris fpecie conjectandum eft, tum
ex acceffionis longitudine et magnitudine et more et motu
et item circuituum repetitione in anticipatione et tardatione,
et ad haec fignis quae poftea apparent cruditatis et concoctio-
uis totius morbi, quorum in urina maxima cenfentur. Ac
de his omnibus libris de crifibus fatis dictum eft. Quod fi
pituitofa continua non ad nonam horam, fed quintam aut
fextam excipiat intermittentem biliofam, quae prima hora
incepit, adhuc difficilior cognitu eft vulgo ifti medicorum,
quibus talis confideratio minime curae eft, an fcilicet fitunum
febrium genus, an duo et quodnam utrunque. Caeterum
tanquam nihil horum cognoscentes, non folum nesciunt,

χρὴ θεραπεύειν τουτουσὶ, μηδὲν γνωριζομένους ὁποῖοί ποτ'
εἰσὶν, ἀλλ' οὐδ' εἰ καὶ κατὰ τὴν δευτέραν ἡμέραν ὑποπτεύειν
χρὴ τὰς ὥρας ἀμφοτέρας, αἵπερ ἐν τῇ πρώτῃ τοὺς παροξυ-
σμοὺς ἤνεγκαν. ἐγὼ γοῦν οἶδα πολλάκις ἐκ μαντικῆς αὐτοῖς
μᾶλλον ἢ προγνώσεως ἰατρικῆς στοχάζεσθαι δόξας τῆς εἰσβο-
λῆς τοῦ παροξυσμοῦ. κατὰ γοῦν αὐτὴν ταύτην, ἣν νῦν
προχειριζόμεθα, μίξιν τοῦ τριταίου πρὸς τὸν καθ' ἡμέραν
παροξυνόμενον οἶδά ποτε περὶ μὲν πρώτην ὥραν εἰσβάλ-
λοντα παροξυσμὸν ἀκριβοῦς τριταίου, κατὰ δὲ τὴν ἕκτην
τοῦ καλουμένου πρὸς τῶν νεωτέρων ἰατρῶν ἰδίως καθημερι-
νοῦ. καλεῖν γὰρ ἔθος αὐτοῖς οὕτω τὸν καθ' ἑκάστην ἡμέραν
παροξυνόμενον, εἰς ἀπυρεξίαν δὲ μὴ παυόμενον· ἐγὼ δ' εἴωθα
τὸν τοιοῦτον ὀνομάζειν ἀμφημερινὸν συνεχῆ· τὸ γὰρ καθη-
μερινὸν ὄνομα τὴν ἀρχὴν οὐδ' ἔστιν εὑρεῖν παρά τινι τῶν
Ἑλλήνων γεγραμμένον, ἀμφημερινὸν δὲ πᾶν πρᾶγμα τὸ καθ'
ἑκάστην ἡμέραν ὡσαύτως γιγνόμενον ὀνομάζουσιν. ἀλλὰ γὰρ,
ὥσπερ ὁ Πλάτων φησὶ, καταφρονεῖν χρὴ τῶν ὀνομάτων οἷς
τοσούτων τε καὶ τηλικούτων πραγμάτων πρόκειται σκέψις.

quonam modo oporteat curare eas, quae nequaquam cognos-
cuntur quales tandem fint, fed neque utrum fecunda die
fuspectas habere conveniat utrasque horas, quae prima die
acceffiones attulerunt. Ego namque fcio me vifum eis fae-
penumero vaticinio potius quam medica praenotione conje-
ciffe acceffionis infultum. Per hanc igitur ipfam mixtionem,
de qua nunc agimus, tertianae cum ea quae quotidie acce-
dit, vidi interdum circa primam horam exquifitae tertianae
acceffionem invadere, circa fextam autem exiftere acceffio-
nem ejus, quam recentiores medici proprie nominant quo-
tidianam. Solent enim ita nominare febrem quae fingulis
diebus accedit, nequaquam definit ad integritatem. Ipfe
vero folitus fum talem nominare quotidianam continuam;
nomen enim cathemerinum nequaquam licet invenire apud
quemquam Graecorum fcriptum, fed amphemerinam appel-
lant rem omnem, quae fingulis diebus fimiliter fit. Sed ut
Plato dixit, contemnere oportet nomina eos, quibus tanta-
rum ac talium rerum propofita eft confideratio. Appelletur

Ed. Chart. VII. [134. 135.]   Ed. Baf. III. (333.)

ὀνομαζέσθω τοιγαροῦν ἕνεκα σαφοῦς διδασκαλίας ὁ μὲν ἑκά-
στης ἡμέρας παροξυνόμενος, εἰς δ᾽ ἀπυρεξίαν παυόμενος, ἀμ-
φημερινὸς ἁπλῶς οὕτω, μηδὲν ἔτι προστιθέντων αὐτῷ κατὰ
τὸν λόγον· ὁ δὲ μὴ παυόμενος, ἀμφημερινὸς συνεχής· ἐξέστω
δ᾽, εἴ τις βούλοιτο, καὶ θατέρῳ προστιθέναι τὸ διαλεῖπον.
οὕτω δὲ κἀπὶ τοῦ διὰ τρίτης, ἡ μὲν ἑτέρα διαφορὰ τρι-
ταῖος ἁπλῶς, ἢ καὶ διαλείπων τριταῖος, ἡ δ᾽ ἑτέρα τρι-
ταῖος συνεχής. ἐγχωρεῖ δὲ καὶ τὸν συνεχῆ τριταῖον ὀνομάζειν
διὰ τρίτης, ἁπλῶς οὕτω χωρὶς προσθήκης τινός, ὥσπερ γε
καὶ ὀνομάζουσί τινες. ἀλλὰ γὰρ οὐ χρὴ μηκύνειν ἔτι περὶ
τῶν ὀνομάτων, ἐπανέρχεσθαι [135] δὲ ἐπὶ τὸ προκείμενον.
ὁ γάρτοι νεανίσκος, ἐφ᾽ οὗ τὴν ἐπιπλοκὴν ἔφην γεγονέναι τοῦ
τριταίου πρὸς τὸν ἀμφημερινὸν τὸν συνεχῆ, κατὰ μὲν τὴν
πρώτην ἡμέραν ἔωθεν ὑπῆρξατο μετὰ ῥίγους οἰκείου τριταίῳ
πυρετῷ, καὶ τἄλλα σύμπαντα φυλάττων ἀκριβοῦς τριταίου
γνωρίσματα μέχρι τῆς ἕκτης ὥρας, ἐξαιφνίδιόν τ᾽ ἔμετον χο-
λώδη τε καὶ πολὺν ἐκόμισε, καὶ γαστρὸς διαχώρησιν ἱκανήν,
καὶ ταύτην χολώδη, καὶ μικροὺς ἱδρῶτας, ἐφ᾽ οἷς αὐτίκα

igitur, gratia clarioris doctrinae, ea quae fingulis diebus ac-
cedens definit ad integritatem, quotidiana fimpliciter, nihil
infuper addendo ei in oratione; ea vero quae minime defi-
nit, quotidiana continua; ac liceat tibi, fi libeat, alteri ad-
jicere intermittens. Pari ratione dicendum et de en, quae
tertio quoque die accedit; altera enim differentia tertiana
fimpliciter, vel etiam intermittens tertiana habetur, altera
tertiana continua eft. Licet vero et continuam tertianam no-
minare tertianam fimpliciter fine adjectione ulla, quemad-
modum nonnulli appellant. Sed enim non opus eft fufius
disputare de nominibus, fed redire ad inftitutum tempus eft.
Nam adolescens, in quo dixi implicationem extitiffe tertia-
nae cum quotidiana continua, primo quidem die mane ince-
pit cum rigore tertianae proprio febri, alia omnia fervans
exquifitae tertianae indicia usque ad fextam horam, fubitum-
que vomitum biliofum et multum attulit, et ventris excre-
tionem fatis multam, eamque biliofam, ac parvos fudores,

συνεστάλη καὶ ἔφριξεν ὁ ἄνθρωπος, κἀντεῦθεν αὖθις ἀρχο-
μένης ἐπισημασίας ἦν ὁ σφυγμὸς μικρὸς καὶ ἀνώμαλος, εἶτα
μέχρι μὲν ὥρας ἑνδεκάτης ὑποτυφόμενος ἔτι κατὰ βραχὺ τὰ
πλείω μὲν τῆς ἐπισημασίας εἶχεν ἴδια, βραχέα δέ τινα καὶ τῆς
ἀναβάσεως· ἐντεῦθεν δὲ μέχρι νυκτὸς ὥρας που τετάρτης
ἐπίδοσις ἦν ἀκριβὴς, εἶτα ἐπὶ τοῦ αὐτοῦ μεγέθους ἔμενεν,
ὥς γε πρὸς αἴσθησιν, ἄχρι νυκτὸς ὥρας ἕκτης, ὅταν ἤδη σα-
φῶς ἐφαίνετο παρακμάζειν ἄχρι τετάρτης ὥρας ἐν τῇ δευτέρᾳ
τῶν ἡμερῶν. ἐν ταύτῃ γὰρ ἤδη συνεστέλλετό τε καὶ τὰ τῆς
ἐπισημασίας ἐνεδείκνυτο σημεῖα, τῶν μὲν ἀκραίων αὐτοῦ με-
ρῶν ψυχροτέρων γινομένων, τοῦ δὲ σφυγμοῦ μικροῦ· καὶ δὴ
καὶ μέχρι τῆς ἑ(334)σπέρας ἐπεδίδου κατὰ βραχὺ, μήτε φρίκην
τινὰ μήτ᾽ ἀνωμαλίαν ἑτέραν ποιησάμενος· εἶτα πάλιν ἤκμασε
περὶ τὴν τετάρτην ὥραν νυκτὸς, αἰσθητῶς τε παρακμάζειν
ὑπήρξατο περὶ τὴν ἕκτην. ὅτι μὲν οὖν κατὰ τὴν τρίτην ἡμέ-
ραν ὥρας που δευτέρας ἐχρῆν αὐτοῦ προσδοκᾶν ἔσεσθαι τὴν
ἀμφημερινὴν ἐπισημασίαν, εὔδηλον ἦν· οὐ μὴν ὅ γε τριταῖος

a quibus ſtatim contractus eſt atque horruit homo; deinde
rurſus incipiente inſultu, pulſus erat parvus et inaequalis;
poſt usque ad horam undecimam, ſuccenſa adhuc paulatim,
pleraque ipſius invaſionis habebat propria, pauca vero quae-
piam ipſius quoque incrementi; deinde usque ad noctis ho-
ram quartam incrementum merum erat, poſt in eadem ma-
gnitudine permanebat ad ipſum quidem ſenſum usque ad
horam noctis ſextam, quum jam perſpicue videbatur decli-
nare, usque ad quartam horam in ſecundo die. In ea enim
contrahebatur, atque inſultus acceſſionis ſigna oſtendebantur,
partibus quidem ipſius extremis frigidioribus evadentibus,
pulſu autem parvo; atque increscebat usque ad vesperam
paulatim, neque horrorem quempiam, neque inaequalitatem
aliam efficiens; deinde rurſus vigebat circa horam quartam
noctis, ac ſenſibiliter declinare incipiebat circa ſextam. Ac
quod quidem tertia die hora circiter ſecunda oportebat ejus
expectare acceſſionis inſultum fore quotidianum, perſpicuum
erat; non tamen tertiana an ſervatura eſſet eandem horam,

εἴτε φυλάξει τὴν αὐτὴν ὥραν, εἴτε καὶ μὴ, εὔδηλον ἦν. εἰσέ-
βαλλεν οὖν ὥρᾳ δευτέρᾳ παροξυσμὸς φρικώδης, ὅς τις θᾶτ-
τον ἢ κατὰ τὸν ἐν τῇ πρώτῃ καὶ δευτέρᾳ τῶν ἡμερῶν τοῦ
συνεχοῦς ἀμφημερινοῦ παροξυσμὸν ἐπιδοὺς ἄχρι πέμπτης ὥρας,
ἀρχὴν αὖθις ἑτέραν ἐποιήσατο κατὰ τὴν μετὰ πέμπτην ὥραν·
καὶ πάντ' ἦν αὐτῷ τὰ συμπτώματα παραπλήσια τοῖς ἐπὶ τῆς
δευτέρας ὥρας γενομένοις· ἐντεῦθεν δ' αὖ πάλιν ἐπιδιδοὺς
ἑτοιμότερον ἄχρι τῆς ὀγδόης ὥρας ἔφριξεν αὖθις ἐν ἐκείνῃ,
καὶ μετ' ὀλίγον ἑτοίμως ἀνέβαινεν παραυξανόμενος ὁ παροξυ-
σμὸς, ὡς νυκτὸς ὥρας που τετάρτης εἰς ἀκμὴν ἀφικέσθαι.
καὶ τί γὰρ ἄλλο ἢ ἀκριβοῦς ἡμιτριταίου παροξυσμὸς οὗτος
ἐγένετο; τῶν δύο πυρετῶν κατὰ τὴν αὐτὴν ὥραν εἰσβαλλόν-
των διὰ τὸ προλαβεῖν μὲν ὥραις δύο τὸν καθ' ἑκάστην ἡμέραν
παροξυνόμενον, ὑστερῆσαι δὲ δυοῖν ὥραιν τὸ τριταῖον, ὥστε
τῷ δυναμένῳ γνωρίζειν ἰδέας πυρετῶν ἐναργῶς φαίνεσθαι κε-
κραμένα τά τε τοῦ τριταίου καὶ τὰ τοῦ συνεχοῦς ἀμφημερινοῦ
συμπτώματα. τοῦ μὲν γὰρ τριταίου μετὰ ῥίγους εἰσβάλλον-
τος, τοῦ δ' ἀμφημερινοῦ χωρὶς ῥίγους, ὁ μικτὸς ἐξ ἀμφοῖν

an non, perfpicuum erat. Acceſſio igitur horrifica incepit
hora fecunda, quae citius quam pro acceſſione, in prima ac
fecunda die continuae quotidianae increscens usque ad quin-
tam horam, initium rurfus alterum fecit poſt quintam ho-
ram, atque ei erant omnia fymptomata fimilia iis, quae fe-
cunda die extiterant. Deinde rurfus increscens promptius
usque ad octavam horam, rurfus horruit in illa hora, ac
paulo poſt acceſſio prompte ascendebat increscens, ita ut
circa horam noctis quartam ad vigorem deduceretur. Ec-
quidnam aliud quam exquifitae femitertianae haec acceſſio
extitit? Quum duae febres eadem hora invaderent, eo quod
quae fingulis diebus repetebat, duabus horis praeveniſſet,
tertiana vero duabus horis tardaſſet, ita ut nitenti dignoscere
fpeciem febris perfpicue videri potuiſſent temperata ac per-
mixta tertianae ac continuae quotidianae fymptomata.
Quum enim tertiana quidem cum rigore incipiat, quotidiana
vero fine rigore, permixta ex utrisque horrorem ſtatim in-

φρίκην ἐξαίφνης ἔφερεν, ἔλαττον μέν τι πρᾶγμα ῥίγους, μεῖ-
ζον δὲ περιψύξεως, καὶ τοσούτῳ γε μεῖζον περιψύξεως, ὅσῳ
ῥίγους ἔλαττον· ὥστ᾽ ἀνάλογαν ἀπέχουσαν ἑκατέρου τῶν
ἄκρων τὴν φρίκην ἀμφοτέρων ἐν μέσῳ τετάχθαι τοῦ τε ῥίγους
καὶ τῆς περιψύξεως, ὅπερ εἴωθε μάλιστα κεραννυμένων γίνε-
σθαι τῶν ἄκρων. οὐκ οὖν οὐδ᾽ ἄπο τρόπου τοὔνομα τῷ
τοιούτῳ πυρετῷ τὸν ἡμιτριταῖον ἔθεντο. κεκραμένος γὰρ ἐξ
ἀμφημερινοῦ τε συνεχοῦς καὶ τριταίου διαλείποντος, τῆς ὅλης
αὐτοῦ φύσεως τὸ ἥμισυ μέρος ἑκάτερον ἔχει τῶν εἰρημένων
πυρετῶν. ὡς οὖν ὁ ἡμίονός τε καὶ ὁ ἡμίθεος ὠνόμασται,
τὸν αὐτὸν τρόπον καὶ ὁ ἡμιτριταῖος· ὅ τε γὰρ ἡμίονος ἥμισυ
μὲν ἵππου συντελοῦντος αὐτῷ πρὸς τὴν γένεσιν, ἥμισυ δ᾽
ὄνου, κατὰ θάτερον αὐτῶν [136] ὠνόμασται ἡμίονος· ὅ θ᾽
ἡμίθεος ἐνδείκνυται μὲν ἥμισυ μετέχων, ὅτι δ᾽ ἄνθρωπός
ἐστι, κατὰ θάτερον ἥμισυ παραλείπει. καί τοι νῦν καὶ ὁ
ἡμιτριταῖος ἥμισυ μὲν ἑαυτοῦ μέρος ἔχει τὸν τριταῖον, ἥμισυ
δ᾽ ἄλλο τὸν ἀμφημερινὸν τὸν συνεχῆ. διττὸς δὲ ὁ τρόπος αὐτῷ
τῆς γενέσεως, ἤτοι συνελθόντων εἰς ἕνα καιρὸν τῶν δύο

ferebat; rem quidem minorem rigore, majorem vero frigore;
ac tanto majorem frigore, quanto minor rigore eſt; ita ut
aequaliter diſtans ab extremis utrisque horror in medio am-
borum collocetur, rigoris ſcilicet atque frigoris; id quod
temperatis invicem extremis potiſſimum fieri ſolet. Ergo
non ab re nomen tali febri ſemitertianam indiderunt. Tem-
perata enim ex quotidiana continua ac tertiana intermittente,
totius ſuae naturae partem dimidiam utramque praedictarum
febrium habet. Ut igitur ſemiaſinus ac ſemideus dictus eſt,
eodem modo ſemitertiana. Mulus enim medietatem quidem
equi conducentis ei ad generationem, medietatem vero aſini
habens, ab altero eorum tantummodo dictus eſt ſemiaſinus.
Et ſemideus indicatur quidem participare dei medietatem;
quod autem homo ſit altera ex parte, omittitur. Itidem ſe-
mitertiana medietatem alteram habet tertianam, medietatem
alteram quotidianam continuam. Sed ipſi duplex modus
generationis eſt; aut enim in unum tempus duae acceſſiones

παροξυσμῶν, ὡς ἀρτίως ἐλέγετο, διὰ τὸ προληπτικὸν μὲν
εἶναι τὸν ἕτερον, ὑστερητικὸν δὲ τὸν ἕτερον· ἢ εὐθέως ἐξ
ἀρχῆς ἀνακεκραμένων ἀλλήλοις ἀμφοτέρων. ὁ μὲν οὖν εἰς
ἕνα καιρὸν ἀμφοτέρων συνελθόντων γιγνόμενος ἕνα μόνον
ἴσχει παροξυσμὸν ἡμιτριταίου φύσεως· ὁ δ᾽ ἕτερος ἅπαντας
ἐξ ἀρχῆς τοῦ νοσήματος ἄχρι τελευτῆς, ὅσπερ δὴ καὶ κυριώ-
τατος παρὰ πάντων ἡμιτριταῖος ὀνομάζεται. περὶ μὲν δὴ
τοῦδε καὶ μετ᾽ ὀλίγον εἰρήσεται μάλιστα διὰ τοὺς περὶ τὸν
Ἀγαθῖνόν τε καὶ τὸν Ἀρχιγένην. τῷ δ᾽ οὖν νεανίσκῳ τῷ
κατὰ τὴν διήγησιν ὑποκειμένῳ κατὰ τὴν τρίτην ἡμέραν τοῦ
παροξυσμοῦ τοιούτου γενομένου, διὰ τὸ συμπεσεῖν εἰς ἕνα
χρόνον ἀμφοτέρων τῶν πυρετῶν τὰς εἰσβολὰς, τοῦ μὲν καθ᾽
ἑκάστην ἡμέραν παροξύνοντος ὥραις δύο προλαμβάνοντος
ἀεὶ, τοῦ δὲ διὰ τρίτης ὑστερίζοντος ἀεὶ δύο, ὁ κατὰ τὴν
τετάρτην ἡμέραν παροξυσμὸς εἰσέβαλλεν ἀνατέλλοντος τοῦ
ἡλίου, τὴν ἰδέαν ἀποσώζων ἀκριβῆ τοῦ φλεγματικοῦ πυρε-
τοῦ· ἔμελλε δὲ δήπου κατὰ τὴν ἀναλογίαν ὁ πέμπτος ἀπ᾽ αὐ-
τοῦ παροξυσμὸς ἄρχεσθαι περὶ δεκάτην ὥραν νυκτὸς, ἐπειδὴ
προελάμβανεν ἀεὶ δυοῖν ὥραιν· ὁ δὲ τοῦ χολώδους πυρετοῦ

currunt, ut paulo ante dixi, quia altera praevenit, altera
tardat; aut ambae ſtatim ab initio invicem temperantur, At
quae ambabus in unum tempus coeuntibus fit, unam ſolam
habet acceſſionem naturae ipſius femitertianae; altera vero
omnes ab initio morbi usque in finem, quae maxime proprie
femitertiana ab omnibus nominatur. Sed de hoc paulo poſt
agetur, potiſſimum propter Agathinum et Archigenem. Ado-
lescenti igitur, quem noſtra narratio ſuppofuit, tertio die
quum ſieret talis acceſſio, propterea quod in unum tempus
ambarum febrium acceſſiones incidiſſent, praeveniente dua-
bus horis quotidianae acceſſione ſemper, tertiana autem tar-
dante ſemper duabus, acceſſio quarta die incepit oriente ſole,
ſpeciem ſervans exactam febris pituitoſae. Futurum autem
ex proportione erat, ut quinta ab ea acceſſio inciperet circa
decimam horam noctis, quoniam ſemper praeveniebat horis
duabus: tertia autem ab initio acceſſio febris biliofae habi-

τριταῖος ἀπὸ τῆς ἀρχῆς παροξυσμὸς ἔμελλεν εἰσβάλλειν δή-
που κατὰ τὴν πέμπτην ἡμέραν ὥρας τετάρτης, ὥστε εἶναι τὸ
μεταξὺ διάστημα τῆς ἀρχῆς τῶν δύο πυρετῶν ἓξ ὡρῶν, ὅπερ
οὖν καὶ ἐγένετο, περὶ μὲν τὴν δεκάτην ὥραν τῆς τετάρτης
νυκτὸς εἰσβάλλοντος παροξυσμοῦ κατὰ τὴν ἰδέαν τοῦ φλεγματι-
κοῦ πυρετοῦ, καὶ προελθόντος οὕτως ἄχρι τετάρτης ὥρας ἡμε-
ρινῆς, ἐπισυνάψαντος δὲ αὐτοῦ τοῦ χολώδους ἅμα ῥίγει μετρίῳ,
τοὐντεῦθέν τε πάλιν ἐπίμικτον εἶδος ἔχοντος τοῦ παροξυσμοῦ
κατὰ τὴν τοῦ χολώδους τε ἅμα καὶ φλεγματώδους ἰδέαν. τῇ
δὲ ἐπιούσῃ νυκτὶ περὶ τὴν ὀγδόην ὥραν ὁ φλεγματώδης πυρε-
τὸς ἀρξάμενος ἀκριβής τε καὶ μόνος ἅπασαν κατέσχε τὴν ἑξῆς
ἡμέραν οὖσαν ἕκτην· εἶτα ἄχρι μέσης νυκτὸς παρακμάσας,
ἐντεῦθεν πάλιν ὑπῆρξε κατὰ τὸν αὐτὸν τρόπον· εἶτα τὸ ὑπό-
λοιπον ἥμισυ τῆς νυκτὸς καὶ τὸ μέχρι μεσημβρίας τῆς ἑβδόμης
ἡμέρας κατασχὼν, ἤδη πως παρήκμαζεν, ἀλλ' ὅγε τριταῖος
αὐτὸν διεδέξατο μετὰ ῥίγους εἰσβαλὼν, ὥσπερ εἴωθεν εἰσβάλ-
λειν ἀκριβὴς τριταῖος, καὶ τἆλλα πάντα κατὰ τὸν αὐτὸν
τρόπον ἀκριβῆ κομίσας γνωρίσματα, χολῆς ἔμετον εἰργάσατο,

tura principium erat quinta die, hora quarta, ita ut medium
interſtitium initii duarum acceſſionum foret ſex horarum;
quod etiam factum eſt, circa decimam horam quartae noctis
adveniente acceſſione ſecundum ſpeciem pituitoſae febris,
atque ita procedente usque ad horam quartam diei; coëunte
vero cum bilioſo ſimul modico rigore, deinde rurſus per
mixtam ſpeciem habente acceſſione ſecundum bilioſae ſimul
ac pituitoſae ſpeciem.   At vero ſubſequenti nocte circa octa-
vam horam pituitoſa febris incipiens exquiſita ac ſola totam
obtinuit ſequentem diem, quae ſexta fuit; tum autem usque
ad mediam noctem declinans, inde rurſus incepit eodem mo-
do; poſtea reliquam noctis medietatem et tempus usque ad
meridiem ſeptimae diei obtinens, jam quodammodo declina-
vit.   Sed tertiana ei ſucceſſit cum rigore incipiens, quem-
admodum ſolet incipere exquiſita tertiana; atque alia omnia
eodem modo exquiſita afferens indicia, bilis vomitum effecit

καὶ διαχώρησιν χολώδη, καὶ οὖρα χρηστά, καί τινα βραχεῖαν
νοτίδα δείλης ὀψίας, δηλῶν ἐναργέστατα τοῖς μεμαθηκόσι
διαγινώσκειν εἴδη πυρετῶν, ὡς ὑφίησί τέ τι καὶ παρακμά-
ζει, καὶ παύσαιτο ἄν που μετὰ μίαν που περίοδον, ἢ τὸ
πλεῖστον δευτέραν. καὶ γὰρ οὖν καὶ ἡ παρακμὴ ῥᾳστώνην
ἔσχε θαυμαστήν τινα, καὶ οἵαν οὐχ ἑτέρα τῶν ἔμπροσθεν,
ἄχρι νυκτὸς ὥρας τετάρτης. ἐν ἐκείνῃ γὰρ ὁ φλεγματικὸς
πυρετὸς ὁ καθ᾽ ἑκάστην μὲν ἡμέραν παροξυνόμενος, ὥραις δὲ
δύο προλαμβάνων, εἰσέβαλλε, καὶ κατασχὼν ὅλην τε τὴν
νύκτα καὶ τὴν ἑξῆς ἡμέραν ὅλην, αὖθις ὑπῆρξατο κατὰ τὴν
ὀγδόην νύκτα δευτέρας ὥρας, ἥν τινα νύκτα κατασχὼν ὅλην,
παρήκμασε κατὰ τὶν ἑξῆς ἡμέραν τὴν ἐννάτην. ἔμελλε δὲ δή-
που καὶ ὁ τοῦ τριταίου παροξυσμὸς ἐν ἐκείνῃ τῇ ἡμέρᾳ γενή-
σεσθαι περὶ τὴν ὀγδόην ὥραν, ἐπειδὴ δυοῖν ὥραιν ὑστέριζεν·
ἀλλὰ τότε γε περὶ ἐννάτην ὥραν εἰσέβαλλε, δηλῶν ἔτι κατὰ
τοῦτο τὴν ἑαυτοῦ παρακμήν. ἡλίου δὲ δυομένου, συνῆψεν
αὐτῷ προληπτικῶς εἰσβάλλων ὁ φλεγματώδης, [137] ὡς εἰώ-
θει, καὶ τήν τε νύκτα κατασχὼν ἐκείνην καὶ τὴν ἑξῆς ἡμέραν,
αὖθις εἰσέβαλλε κατὰ τὴν δεκάτην ἡμέραν ὥρας δεκάτης·

et dejectionem biliofam et urinam bonam et quendam mado-
rem crepusculo vespertino, indicans perfpicue iis, qui didi-
cerunt cognoscere genera febrium, quod remitteretur atque
declinaret et folvenda effet poft unam vel ad fummum alte-
ram circuitionem. Etenim declinatio facilitatem habuit mi-
rabilem quandam, et qualem nulla ex prioribus, usque ad
horam noctis quartam. In illa enim febris pituitofa fingulis
diebus accedens, horis autem duabus praeveniens, incepit,
atque occupans totam noctem et totum fequentem diem,
rurfus incepit octava nocte fecunda hora; quam quidem
noctem totam occupans declinavit fequenti die nono. Ac-
ceffio autem tertianae erat futura in illa die circa octavam
horam, quoniam duabus horis tardabat; fed tunc circa ho-
ram nonam incepit, indicans adhuc eo fuam declinationem.
Sole autem occidente coivit cum ea acceffio pituitofa, anti-
cipando invadens, quemadmodum folita erat, et noctem oc-
cupans illam et fequentem diem, rurfus incepit decima die

362 ΓΑΛΗΝΟΥ ΠΕΡΙ ΔΙΑΦΟΡ. ΠΥΡΕΤΩΝ

Ed. Chart. VII. [137.]   Ed. Baf. III. (334. 335.)

εἶτ' αὖθις κατὰ τὴν ἑνδεκάτην ἡμέραν ὥρας ὀγδόης ἀκριβῶς
διαμένων φλεγματικός· εἶτα περὶ νυκτὸς ὥραν πρώτην φρι-
κώδης εἰσβολὴ τοῦ τριταίου πυρετοῦ τέτταρας ὥρας ὑστερή-
σαντος ἐγένετο, κἄπειθ' ἕκτης ὥρας νυκτὸς ἥ τε γαστὴρ διε-
χώρησε χολώδη, καί τινες ἐν ὅλῳ τῷ σώματι νοτίδες ἐγένοντο,
καὶ μετὰ ταύτας ἡ παρακμὴ πᾶσα πλησίον ἀπυρεξίας ἀφίκετο,
καὶ ἦν ἤδη δῆλον, ὡς ὁ μὲν τριταῖος ἐπαύσατο τελέως, ὁ δὲ
φλεγματώδης ὑπελείπετο μόνος, ἤδη δέ τι καὶ αὐτὸς ἐνδιδούς.
ταῦτ' ἄρα κατὰ τὴν δωδεκάτην ἡμέραν οὐκέτι προὔλαβεν ὁ
παροξυσμὸς ὥραις δυοῖν, ὥσπερ εἰώθει πρότερον, ἀλλὰ
ἑβδόμης ὥρας εἰσέβαλεν. εἶτα κατὰ τὴν τρισκαιδεκάτην οὐδὲ
τῇ ἕκτῃ, ἀλλὰ ὑστέρησε καὶ ταύτης, ἑβδόμης ὥρας εἰσβαλὼν
ἐπ' ἀξιολόγῳ ῥᾳστώνῃ τε καὶ παρακμῇ. κατὰ δὲ τὴν τεσσα-
ρεσκαιδεκάτην ἡμέραν ἥ τε παρακμὴ πολὺ βελτίων ἐγένετο,
καὶ (335) ὁ παροξυσμὸς εἰσέβαλεν ὥρας ἐννάτης, κἂν τοῖς
οὔροις ἀξιόλογα σημεῖα πέψεως ἐφάνη, προδηλοῦντα τὴν ἐσο-
μένην λύσιν ἐν τῇ μελλούσῃ κρισίμῳ. ἀλλ' οὐ περὶ τούτου
νῦν ὁ λόγος, ὅτι μὴ πάρεργον· ὅτι δ' ἐπιμίγνυνται πολλάκις

hora deeima. Dein rurfus undecima die hora octava exa-
cte permanens pituitofa; deinde circa horam noctis primam
initium horrificum tertianae febris quatuor horis tardantis
extitit, tum autem fexta hora noctis venter dejecit biliofa et
quidam in toto corpore madores extiterunt; et poft hos tota
declinatio prope ad integritatem devenit, atque erat jam per-
fpicuum tertianam deftitiffe integre, pituitofam autem effe
relictam folam jam et declinantem. Has igitur ob res circa
duodecimam diem nec infuper acceffio praevenit horis dua-
bus, quemadmodum antea folita erat, fed feptima hora in-
cepit; deinde circa decimam tertiam haudquaquam fexta, fed
tardavit ac feptima hora incepit, *oftendens* infignem facilitatem
atque declinationem. Quartodecimo autem die declinatio
multo melior extitit, atque acceffio incepit hora nona, et in
urina infigne concoctionis indicium apparuit, praenuntians
fore folutionem futuro decretorio. Sed de hoc nunc non
eft fermo, nifi obiter Quod autem faepenumero permisce-

ΒΙΒΛΙΟΝ ΔΕΥΤΕΡΟΝ. 363

Ed. Chart. VII. [137.]   Ed. Baf. III. (335.)

ἑτερογενεῖς πυρετοὶ, χολώδεις φλεγματώδεσι, καὶ διαλείπον-
τες συνεχέσι, τοὺς πολλοὺς τῶν ἰατρῶν λανθάνοντες, ὁ προ-
γεγραμμένος ἄῤῥωστος ἱκανῶς ἐνδείκνυται.

Κεφ. η΄. Ἀλλ᾽ ἐπειδὴ καὶ περὶ τούτων εἴρηται τὰ εἰ-
κότα, ἐπὶ τὸ ἀναβληθὲν ὀλίγον ἔμπροσθεν ἐπάνειμι αὖθις·
ὁ γάρ τοι σύνθετος ἐκ τριταίου καὶ ἀμφημερινοῦ συνεχοῦς,
ὃν ἡμιτριταῖον ὀνομάζομεν, ἤτοι πλεονεκτοῦσαν ἔχει τὴν ξαν-
θὴν χολὴν, καὶ διὰ τοῦτο καὶ τὰ τοῦ τριταίου συμπτώματα
σφοδρότερα· ἢ ταύτην μὲν ἐλάττονα, πλέον δὲ τὸ φλέγμα,
καὶ διὰ τοῦτο τὰ τοῦ συνεχοῦς ἀμφημερινοῦ παθήματα βε-
βαιότερα· ἢ οὐδέτερον θατέρου τῶν χυμῶν ἐπικρατέστερον,
ἀλλ᾽ ἰσοσθενεῖς ἀμφοτέρους, ὅσπερ δὴ καὶ ἀκριβὴς ἡμιτρι-
ταῖός ἐστι, τοιοῦτος ὢν τὴν ἰδέαν, οἷόν περ Ἱπποκράτης αὐ-
τὸν ἐδήλωσε γράφων ἐν τῷ πρώτῳ τῶν ἐπιδημιῶν ὧδε· ἦν
δὲ τοῖς πλείστοισιν αὐτέων τὰ παθήματα τοιάδε, φρικώδεις
πυρετοὶ, συνεχέες, ὀξέες, τὸ μὲν ὅλον οὐ διαλείποντες, ὁ δὲ
τρόπος ἡμιτριταῖος, τὴν μὲν μίαν κουφοτέρην, τῇ δ᾽ ἑτέρῃ
ἐπιπαραξυνόμενοι, καὶ τὸ ὅλον ἐπὶ τὸ ὀξύτερον ἐπιδιδόντες.

antur diverſi generis febres medicorum vulgus latentes, bi-
lioſae ſcilicet pituitoſis, itemque continuae intermittentibus,
praeſcriptus aegrotus abunde indicavit.

Cap. VIII.   Sed quum de his quae decebant dicta
ſint, ad id, quod paulo ante productum eſt, rurſus venio.
Compoſita enim ex tertiana et quotidiana continua, quam
vocamus ſemitertianam, vel habet flavam bilem exuperan-
tem, proindeque flavae bilis ſymptomata vehementia; vel
hanc pauciorem, pituitam vero copioſiorem, proindeque quo-
tidianae continuae pathemata certiora; vel neutrum altero
humore exuperantiorem, ſed ambos aequales, quae ſane ex-
quiſita ſemitertiana eſt, talis ſpecie, qualem Hippocrates
ipſam indicavit, ſcribens libro primo epidemion ad hunc
modum. *Pleriſque eorum hae fuerunt affectiones; fe-
bres horrificae, continuae, acutae; in totum minime inter-
mittentes, modus autem ſemitertianus erat; hae quidem
diem unum habentes leviorem, altero autem gravius
exacerbantes, atque ad acutiorem affectum increscentes.*

φρικώδεις γὰρ εἶπεν οὐχ ἁπλῶς τοὺς μετὰ φρίκης εἰσβάλλον-
τας, ὡς μυρίοις γε πυρετοῖς ὑπάρχει τοῦτο, περὶ ὧν ἑξῆς
ἐρῶ, ἀλλ' ὅσοις τὸ πλεῖστον μέρος τοῦ παροξυσμοῦ κατειλή-
φασιν αἱ φρῖκαι, κατά γε τὴν ἑτέραν τῶν ἡμερῶν, ἢ συνεισ-
βάλλουσιν ὁ τριταῖός τε καὶ ὁ συνεχὴς ἀμφημερινός· ἡ γὰρ
ὑπόλοιπος ἡμέρα τὸν ἀμφημερινὸν ἔχει μόνον. ὡς τὰ πολλὰ
μὲν οὖν ἡ πρώτη τῶν ἡμερῶν τὸν μικτὸν ἐξ ἀμφοῖν ἐπιφέρει
πυρετὸν, ἡ δὲ δευτέρα τὸν συνεχῆ φλεγματώδη· συμβαίνει
μὴν ἐνίοτε κατὰ μὲν τὴν πρώτην εἰσβάλλειν τὸν φλεγματώδη,
κατὰ δὲ τὴν δευτέραν ἀμφοτέρους. ὁ γοῦν παροξυσμὸς ὁ
κοινὸς ἐξ ἀμφοῖν, ὅταν ἰσοσθενεῖς ὦσιν οἱ χυμοὶ, τοιοῦτός
ἐστιν, οἷον ὀλίγον ἔμπροσθεν ὑπέγραψα τὸν ἡμιτριταῖον·
ὅταν δ' ὁ τριταῖος ἐπικρατῇ, φρικωδέστερος ὁ πυρετὸς γίγνε-
ται, καί τι καὶ ῥίγους [138] προσλαμβάνει κατὰ τὴν ἐπιση-
μασίαν. εὐθὺς δὲ δήπου καὶ θερμότερος ὁ τοιοῦτός ἐστι καὶ
καυσωδέστερος, καὶ θᾶττον ἐπὶ τὴν ἀκμὴν ἀφικνεῖται, καί
τινα χολῆς ἔμετον, ἢ διαχώρησιν, ἢ ἱκμάδα φέρει. θατέρου
δὲ τοῦ φλεγματώδους πλεονεκτοῦντος, ἐπικρατοῦσι μὲν αἱ
ψύξεις τῶν ἀκραίων, ὀλίγαι δ' εἰσὶν αἱ φρῖκαι, καὶ τῶν

Horrificas autem dixit non ſimpliciter febres incipientes cum
horrore, nam innumeris febribus id accidit, de quibus deinceps
docebo, ſed in quibus bonam partem acceſſionis horror occu-
pat altera duntaxat die, in qua ſimul invadunt tertiana ac
quotidiana continua. Sequens enim dies quotidianam tan-
tummodo habet. Quocirca prima dies magna ex parte per-
mixtam ex utrisque febrem adfert; ſecunda autem continuam
quotidianam. Interdum enim prima die invadere pituito-
ſam, ſecunda autem utramque contingit. Acceſſio igitur
communis ex utrisque, quoties aeque polluerint humores,
talis eſt, qualem paulo ante deſcripſimus ſemitertianam; ubi
vero tertiana exuperat, febris magis horrifica eſt et aliquid
rigoris in inſultu acceſſionis aſſumit. Statim itaque calidior
talis eſt atque ardentior ac celerius pervenit ad vigorem; et
quendam bilis vomitum, vel dejectionem, vel madorem in-
fert. Ubi vero humor pituitoſus exuperat, frigus extrema-
rum partium exuperat et horror parvus eſt, et pulſus con-

BIBΛION ΔΕΥΤΕΡON. 365

Ed. Chart. VII. [138.]   Ed. Baf. III. (335.)
σφυγμῶν ἡ θλίψις ἰσχυροτέρα τε καὶ πολυχρονιωτέρα, καὶ
βραδέως ἐπιδίδωσιν ὁ παροξυσμὸς καὶ μετὰ πολὺν ἀκμάζει
χρόνον, οὐ μὴν οὐδὲ διψώδης, οὐδὲ καυσώδης ἐστὶν, οὐδ᾽
ἔμετος, ἢ διαχώρησις χολώδης, ἢ νοτὶς ἐπ᾽ αὐτοῦ γίγνεται.
καὶ ταύτης τῆς μίξεως τῶν δύο πυρετῶν εἰς ἔννοιάν τινα καὶ
Ἀρχιγένης ἀφίκετο, συγκεχυμένως μέντοι καὶ ἀδιαρθρώτως,
ὡς ἐπιδείκνυμεν ἐν τῷ ἑβδόμῳ τῶν γεγραμμένων ἡμῖν ὑπομνη-
μάτων εἰς τὴν περὶ τῶν σφυγμῶν αὐτοῦ πραγματείαν. οἴεται
οὖν ἐν τοῖς ἡμιτριταίοις ἐνίοτε μὲν ἐπικρατεῖν τὸν τριταῖον
πυρετὸν, ἐνίοτε δὲ τὸν ἀμφημερινὸν, οὐ μὴν περί γε τῆς ἰσο-
κρατοῦς μίξεως αὐτῶν, ἥπερ δὴ καὶ μόνη τὸν ἀκριβῆ συνίστη-
σιν ἡμιτριταῖον, οὔτε ἐνενόησεν, οὔτε ἐδήλωσεν, ἀλλ᾽ ὅλως
παρέλιπεν. ἐπειδὰν γὰρ ἴσοι κατὰ τὸ μέγεθος ὑπάρχωσιν ὅ
τε χολώδης διαλείπων καὶ ὁ φλεγματώδης συνεχὴς, ἡ μὲν
εἰσβολὴ τοῦ παροξυσμοῦ μετὰ φρίκης γίνεται· μέσον γὰρ δὴ
τοῦτ᾽ ἐστὶ ῥίγους τε καὶ περιψύξεως, ὧν τὸ μὲν τῷ τριταίῳ,
τὸ δὲ τῷ συνεχεῖ φλεγματώδει συνῆν· ἡ δ᾽ ἀπὸ τῆς εἰσβολῆς
αὔξησις διὰ μὲν τὸν τριταῖον εὐθέρμαντός τέ ἐστι καὶ πρὸς
τὴν ἀκμὴν ἐπειγομένη, διὰ δὲ τὸν φλεγματώδη βραδεῖαν ὅσον

tractio fortior ac diuturnior, ac lente acceffio increscit et mul-
to poft tempore viget; non tamen fitim efficit, neque ardo-
rem; neque vomitus, neque dejectio biliofa, vel mador in
ea exiftit. Atque hujus mixtionis duarum febrium etiam
Archigenes in notitiam quandam devenit, fed confufe et in-
certe, quemadmodum indicavimus feptimo libro, quem con-
tra ipfius commentarios de pulfibus fcripfimus. Exiftimat
enim in femitertiana quandoque exuperare tertianam febrem,
quandoque quotidianam, mixtionem tamen earum aeque pol-
lentem, quae fola femitertianam exquifitam conftituit, ne-
que cognovit, neque indicavit, fed penitus omifit. Quum
enim aequales magnitudine fint intermittens tertiana et quo-
tidiana continua, initium acceffionis cum horrore exiftit; id
enim medium rigoris perfrictionisque exiftit, e quibus alterum
tertianae, alterum quotidianae continuae ineft. Incremen-
tum vero poft initium propter tertianam facile fuscipit cali-
ditatem, atque ad vigorem feftinat; propter pituitofam autem

ἐφ᾽ ἑαυτῷ ποιούμενον τὴν ἀνάβασιν, ἐπέχεταί τε καὶ δια-
κόπτεται, καί ἐστιν ὥσπέρ τις μάχη τῶν συμπτωμάτων,
ἐνίοτε μὲν ἐκθερμαινομένου τοῦ κάμνοντος, ὅταν ἦ τοῦ τρι-
ταίου θερμότης ἰσχυρότερον ἐνεργήσασα πρὸς τὸ δέρμα τοὺς
χυμοὺς ἀναφέρῃ· κατέχοντος δ᾽ ἔστιν ὅτε καὶ ἀντισπῶντος
εἴσω τὴν τούτου κίνησιν τοῦ φλεγματώδους, ἀργοῦ, καὶ δυσ-
κινήτου, καὶ ψυχροῦ, καὶ βραδυπόρου τὴν φύσιν ὑπάρχον-
τος· ἔν τε τῇ διαμάχῃ ταύτῃ κρατοῦντος μὲν τοῦ ψυχροῦ
χυμοῦ συστολαὶ γίνονται καὶ φρῖκαι καὶ καταψύξεις τῶν
ἀκραίων τε καὶ τοῦ δέρματος, ὡς δοκεῖν αὖθις ἕτερον εἰσβάλ-
λειν παροξυσμόν· εἰ δ᾽ ὁ θερμότερος ἐπικρατήσειεν, ἀθρόως
τε ἐπιθερμαίνονται καὶ πλησίον τῆς ἀκμῆς ἀφῖχθαι δοκοῦσιν·
εἶτ᾽ ὀλίγον ὕστερον ἐπικρατήσαντος τοῦ φλεγματώδους, συ-
στέλλονταί τε πάλιν οἱ κάμνοντες καὶ καταψύχονται, καὶ
φρίττουσι, καὶ τοῦτ᾽ οὐ παύεται γινόμενον ἄχρι τῆς ἀκμῆς,
ἤ τις καὶ αὐτὴ πρωϊαίτερον μὲν ἦ κατὰ τὸν φλεγματώδη χυ-
μὸν, ὀψιαίτερον δὲ ἦ κατὰ τὸν χολώδη γιγνομένη φαίνεται.
τοῦ μὲν γὰρ χολώδους τὸ τάχος ὁ φλεγματώδης ἐπέχει, τοῦ
δ᾽ αὖ φλεγματώδους τὸ βραδὺ καὶ νωθρὸν ὁ χολώδης ἐπε-

tardum, quantum in ea eſt, efficientem incrementum, inhi-
betur atque interrumpitur; atque eſt veluti quaedam pugna
ſymptomatum, interdum incalescente aegro, quum tertianae
calor vehementius agens ad cutem humores effert; detinente
autem interdum ac retrahente intro hujus motum pituita,
quae otioſa ac frigida eſt ex natura, ac difficile movetur, et
tarde transmeat. At vero in tali pugna, exuperante frigido
humore contractio efficitur et horror ac frigus partium ex-
tremarum et cutis; ita ut altera acceſſio rurſum incipere vi-
deatur. Quod ſi calidior exuperet, ſubito calefiunt et prope
ad vigorem peveniſſe videntur; dein paulo poſt exuperante
pituitoſo, aegri rurſus contrahuntur, refrigerantur et hor-
rent; idque minime deſinit fieri usque ad vigorem, qui ma-
turius quam pro pituitoſo humore, tardius quam pro bi-
lioſo exiſtit; quoniam pituitoſus detinet biliofi celeritatem,
bilioſus autem tarditatem ac ſegnitiem pituitoſi accelerat.

γείρει. τοιοῦτος μέν τις ὁ ἀκριβὴς ἡμιτριταῖος, ἐξ ἰσοσθε-
νοῦς κράσεως δυοῖν πυρετοῖν γιγνόμενος, ὅτι καὶ δυοῖν χυ-
μῶν· ὁ δ' οὐκ ἀκριβὴς ἤτοι τὸν χολώδη χυμὸν, ἢ τὸν
φλεγματώδη πλείονα κέκτηται.

Κεφ. θ'. Δευτέρα δ' ἐστὶν ἐπιπλοκὴ καὶ μίξις δυοῖν
πυρετῶν, τριταίου τε καὶ ἀμφημερινοῦ, παραπλήσιον μέν τινα
τὸν παροξυσμὸν ποιουμένη τῷ πρόσθεν εἰρημένῳ, διαφέροντα
δὲ τῷ τε προάγεσθαι τοῦτον εἰς ἀπυρεξίαν καὶ τῷ κατὰ τὴν
δευτέραν [139] ἡμέραν ἤτοι μετὰ φρίκης ἢ μετὰ ῥίγους εἰσβάλ-
λειν μονωθέντα τὸν ἀμφημερινόν. οὔκουν ἔθ' ἡμιτριταῖος ὁ
τοιοῦτος ἔσται πυρετός, εἴπέρ γε τῶν συνεχῶν ἦν ὁ ἡμιτρι-
ταῖος· εἰ δὲ θατέρῳ τῷ γένει τῶν πυρετῶν αὐτὸν ἐναριθμή-
σαιμεν, οὐχ ὁ τοιοῦτος μόνον, ἀλλὰ καὶ ἄλλοι τινὲς τῶν πυ-
ρετῶν ὀνομασθήσονται ἡμιτριταῖοι. κατὰ τοῦτό μοι δοκεῖ
καὶ ὁ Ἀγαθῖνος ἅπαντας τοὺς παρεκτείνοντας τριταίους ἡμι-
τριταίους ὀνομάζειν. ἀλλὰ γὰρ ἐπειδὴ περὶ ὀνομάτων μᾶλλον
ἢ πραγμάτων αἱ τοιαῦται ζητήσεις εἰσὶν, διατρίβειν ἐν αὐταῖς
οὐκ ἀξιῶ. γέγραπται γὰρ ὑπὲρ τῶν ἰατρικῶν ὀνομάτων ἰδίᾳ
καθ' ἑτέραν πραγματείαν, ἐν ᾗ καὶ τοῦτ' αὐτὸ δείκνυταί

Atque hujusmodi quidem exquifita femitertiana eft, ex ae-
quali temperamento duarum febrium et duorum humorum
effecta. Ea vero quae minime exquifita eft, vel humorem
biliofum, vel pituitofum obtinet ampliorem.

Cap. IX. At vero fecunda implicatio ac mixtio eft
duarum febrium, tertianae et quotidianae, fubfimilem efficiens
acceffionem praedictae, fed differentem, quod haec deducatur
ad integritatem et quod fecunda die vel cum horrore, vel
cum rigore quotidiana fola effecta invadat. Quocirca talis fe-
bris non amplius femitertiana erit, fiquidem femitertiana conti-
nua cenfetur. Si vero in altero genere febrium eam annumere-
mus, non folum talis, fed etiam aliae quaedam febres nomina-
buntur femitertianae. Ob eam rem mihi videtur Agathinus
omnes productas tertianas appellare femitertianas. Sed enim
quum de nominibus potius quam de rebus tales quaeftiones
fint, immorandum in eis minime cenfeo. Nam alio libro
feorfum de vocabulis medicis dictum jam eft; in quo id often-

τε καὶ διορίζεται τελέως, ὁποῖαι μέν τινές εἰσιν αἱ περὶ τῶν
πραγμάτων, ὁποῖαι δὲ αἱ περὶ τῶν ὀνομάτων ἀμφισβητήσεις.
ἴωμεν οὖν αὖθις ἐπ' αὐτὰ τὰ πράγματα, τὸν ὑφ' Ἱπποκρά-
τους ὀνομαζόμενον ἡμιτριταῖον τὸν φρικώδη καὶ συνεχῆ, ὃν
τριταῖος ἀμφημερινῷ μὲν τῷ συνεχεῖ κεραννύμενος ἀπεργάζε-
ται, τῷ διαλείποντι δ' οὐκέτι, διὰ τὸ καὶ τὸν ἐξ ἀμφοῖν
συντιθέμενον ἐξ ἀνάγκης καὶ αὐτὸν διαλείποντα γίγνεσθαι.
οὐ μὴν οὐδ' ἐκ δυοῖν συνεχῶν, τοῦ τε χολώδους καὶ τοῦ
φλεγματώδους, οἷόν τε γενέσθαι τὸν ἡμιτριταῖον. οὔτε γὰρ
φρικώδη ποιήσει τὸν τοιοῦτον πυρετὸν ἡ μίξις, οὔτε πολλὰς
ἐπαναδιπλώσεις ἔχοντα. παντὸς γὰρ συνεχοῦς πυρετοῦ κατὰ
τὸν ἑαυτοῦ λόγον, ὅταν ἀκριβὴς ᾖ, μήτε φρίκην ἔχοντος
μήτε ῥῖγος, οὐδ' ὁ συγκείμενος ἐξ αὐτῶν ἔσται φρικώδης.
ἀναγκαῖον οὖν, εἰ μέλλοι φρικώδης τε ἅμα καὶ συνεχὴς ὁ αὐ-
τὸς ἔσεσθαι, τὴν γένεσιν ἴσχειν αὐτὸν ἐκ δυοῖν πυρετῶν, τοῦ
μὲν ἐτέ(336)ρου διαλείποντος, τοῦ δὲ λοιποῦ συνεχοῦς. καὶ
διὰ τοῦτο τριταῖος μὲν ἀμφημερινῷ συνεχεῖ κεραννύμενος ἐργά-
ζεται τὸν ἡμιτριταῖον, οὔτε δ' ἀμφότεροι διαλείποντες, οὔτε

ditur ac definitur in plenum, quaenam fint de rebus et quae-
nam de nominibus controverfiae. Quocirca rurfus ad res
ipfas redeamus, femitertianam ab Hippocrate nominatam
horrificam et continuam, quam tertiana quotidianae conti-
nuae permixta efficit; intermittenti autem, minime efficit,
propterea quod febris ex utraque compofita neceffario et
ipfa intermittens exiftit. Neque vero ex duabus continuis,
biliofa fcilicet ac pituitofa, fieri poteft femitertiana; neque
enim mixtio horrificam facit febrem, neque multas redupli-
cationes habentem Quum enim omnis continua febris fu-
apte ratione, quum exquifita eft, neque habeat horrorem,
neque rigorem, neque etiam febris ex eis compofita horri-
fica erit. Oportet ergo fi eadem futura fit horrifica fimul
ac continua, generationem habere eam ex duabus febribus,
altera quidem intermittente, altera autem continua. Et ob
eam rem tertiana permixta quotidianae continuae procreat
femitertianam; neque ambae intermittentes, neque ambae

δ᾽ ἀμφότεροι συνεχεῖς γινόμενοι δύνανται γεννῆσαι τοιοῦτον
πυρετόν. ἀπολείπεται οὖν μία μίξις ἡ ἐκ διαλείποντος ἀμ-
φημερινοῦ καὶ συνεχοῦς χολώδους γιγνομένη, δυνατή τε καὶ
αὕτη συνεχῆ τε ἅμα καὶ φρικώδη γεννῆσαι πυρετόν. ἕξει δ᾽
ἔμπαλιν ἥδε τῇ πρώτῃ τὸ μὲν συνεχὲς ἐκ τοῦ χολώδους, τὸ
δὲ φρικῶδες ἐκ τοῦ φλεγματώδους, τὸ δὲ τῶν ἀναδιπλώσεων
ἐκ τῆς πρὸς ἀλλήλους μάχης, καὶ μάλιστα ὅταν ἰσοκρατεῖς
ὦσιν οἱ χυμοί. κρατοῦντος δ᾽ αὐτῶν ὁποτέρου, κατὰ συμ-
πτώματα καὶ ἡ διάγνωσις ἐν τῇ πρώτῃ μίξει διεδήλωται.
ταῦτα σύμπαντα περὶ τῶν τεττάρων μίξεων τοῦ τε χολώδους
πυρετοῦ καὶ τοῦ φλεγματώδους οἰκειότερα μέν ἐστιν, ὡς ἄν
τῳ δόξειεν τῇ περὶ τύπων πραγματείᾳ· λέλεκται δὲ ἀναγκαίως
ἐνθάδε διὰ τὸν ἡμιτριταῖον, οὗ τὴν γένεσιν Ἀρχιγένης μὲν εἰς
τριταῖον καὶ ἀμφημερινὸν ἀνῆγεν, οὐ παρακολουθῶν, ὅτι
διαλείποντα ποιεῖ πυρετόν· Ἀγαθῖνος δ᾽ ἄντικρυς ὡμολόγησε
τοῦ αὐτοῦ γένους εἶναι τῷ τριταίῳ τὸν ἡμιτριταῖον, ἐν τῷ
μεγέθει μόνῳ τοῦ παροξυσμοῦ διαφορὰν ἴσχοντα. εἰ μὲν οὖν
ἁπάσας τῶν πυρετῶν τὰς διαφορὰς ἀκριβῶς γράψαντες ἐν
τοῖς ὀνόμασιν ἐσφάλλοντο, χαλεπὸν ἂν εἴη οὐδέν· ἐπεὶ δ᾽

continuae poſſunt talem febrem procreare. Reſtat igitur una
mixtio, quae ex quotidiana intermittente ac biliofa conti-
nua conftans, poteſt continuam fimul atque horrificam effi-
cere febrem. Sed haec contra quam prima habebit conti-
nuitatem quidem ex biliofa, horrorem autem ex pituitofa,
atque reduplicationes ex pugna mutua, maximeque quoties
humores ipfi aeque vicerint. Vincentis vero eorum alter-
utrius ex fymptomatis dignotio in prima mixtione declarata
eſt. Haec omnia de quatuor mixtionibus biliofae febris ac
pituitofae magis propria ſunt libro, qui eſt de typis; ſed
hic neceſſario dicta ſunt propter femitertianam, cujus gene-
rationem Archigenes ad tertianam quotidianamque retulit,
nequaquam videns fe intermittentem efficere febrem. Aga-
thinus vero perfpicue confeſſus eſt ejusdem generis eſſe cum
tertiana femitertianam, diſſidentem tantummodo magnitudine
acceſſionis. Si igitur omnes febrium differentias accurate
perfequuti, lapfi nominibus eſſent, fuiſſet id ferendum. Sed

370 ΓΑΛΗΝΟΥ ΠΕΡΙ ΔΙΑΦΟΡ. ΠΥΡΕΤΩΝ

Ed. Chart. VII. [139. 140.]   Ed. Baf. III. (336.)
οὔτε τῶν ἁπλῶν οὔτε τῶν συνθέτων πάσας ἔγραψαν τὰς
διαφορὰς, ἔτι τε καὶ περιττάς τινας ἄλλας προσέθεσαν, οὐ-
δὲν οὔτ᾽ εἰς πρόγνωσιν οὔτ᾽ εἰς θεραπείαν ὠφελούσας, ἡμεῖς
ἐπειράθημεν εἰς ὅσον οἷοί τ᾽ ἦμεν ἀκριβῶς ἐξεργάσασθαι τὸν
τύπον ἅπαντα, χρόνῳ παμπόλλῳ δι᾽ ἐμπειρίας ἅμα καὶ λόγου
τὰς χρησίμους ἐξευρόντες ἐν αὐτῷ διαφοράς. αἱ μὲν οὖν
ἁπλαῖ τῆς νῦν ἐνεστώσης εἰσὶ πραγματείας· αἱ δ᾽ ἐκ τούτων
ἐμπλεκόμεναι τῆς περὶ τύπων, ἧς οὐδ᾽ αὐτῆς ἂν εἴη ἀμαθὴς
παντάπασιν ὁ ταύτην ἐπιμελῶς ἀναγνούς. ἐκ γὰρ ὧν εἴπο-
μεν ἐπὶ τοῦ φλεγματώδους καὶ χολώδους πυρετοῦ μιγνυμένων
ἀλλήλοις [140] ἔνεστι ταῦτα κἀπὶ τὸν μελαγχολικὸν μεταφέ-
ροντα τεκμαίρεσθαι περὶ τῆς πρὸς ἑκάτερον ἐκείνων ἐπιπλοκῆς
..αν κρισεως, ἐπιπλοκὴν μὲν ὀνομάζοντας, ἐπειδὰν κατὰ
διαφόρους ὥρας εἰσβάλλωσι, κρᾶσιν δὲ τὴν καθ᾽ ἕνα χρόνον
ἀρχήν. οὕτω δὲ τοὺς τρεῖς πυρετοὺς ἐπιπλέκειν τε καὶ κεραν-
νύναι δυνήσεταί τις, αὐτὸς καθ᾽ ἑαυτὸν ἐννοεῖν ἐκ τῶν εἰρημέ-
νων ὁρμώμενος. ἁπάντων γὰρ τούτων ἀρχὴ καὶ πηγὴ καὶ στοι-
χεῖόν ἐστιν τὸ διαγινώσκειν ἀκριβῶς ἑκάστου τῶν ἁπλῶν
πυρετῶν τὴν ἰδέαν. οὐδὲ γὰρ πολύ τι τὸ πλῆθος αὐτῶν

quum neque fimplicium, neque compofitarum omnes fcripfe-
rint differentias, et ad haec quasdam alias fupervacuas adje-
cerint, nihil neque in praenotionem, neque in curationem
juvantes, nos conati fumus pro viribus diligenter excolere
omnem typum, longo tempore, experientia fimul ac ratione,
utiles in eo differentias perveftigantes. Simplices ergo praef-
entis funt operis; implicitae autem ex his attinent ad li-
brum de typis, cujus penitus ignarus non erit, qui hunc di-
ligenter evolverit. Ex iis enim, quae diximus de febre pi-
tuitofa ac biliofa invicem permixtis, licebit haec ad melan-
cholicam transferentes, de implicatione cum utraque earum
ac mixtione conjicere; implicationem nominantes, quum
diverfis horis invadant; mixtionem, quum infultus eodem
tempore fit. Sic tres febres implicare ac miscere quis per
fe ipfe poterit ex praedictis concitatus. Horum enim om-
nium initium, fons et elementum eft, diligenter dignoscere
cujusque fimplicium febrium fpeciem. Neque enim magnus

ἔστιν, ἀλλ᾽ οἱ πάντες τρεῖς, ὅ τε πικρόχολος καὶ ὁ μελαγ-
χολικὸς καὶ ὁ φλεγματικὸς, ὧν ἑκάστου δύο διαφοραὶ, δια-
λείποντός τε καὶ συνεχοῦς γιγνομένου, ὡς εἶναι τὰς πάσας
διαφορὰς ἁπλῶς τῶν ἐπὶ χυμοῖς σηπομένοις ἀναπτομένων πυ-
ρετῶν ἓξ τὸν ἀριθμόν. εἰ δέ τις ἄλλη προσέρχοιτο ταῖσ-
δε κατὰ μέρος ἐν αὐτοῖς διαφορὰ παρά τε τὸ πλῆθος τοῦ
χυμοῦ καὶ τὸ ποσὸν καὶ τὸ ποιὸν τῆς σήψεως, ἔτι τε τὸν
τρόπον τῆς κινήσεως, καὶ τὸ μέρος ἐν ᾧ σήπονται, τὴν
γένεσιν ἕξει.

Κεφ. ί. Οἷον αὐτίκα τῶν διὰ τρίτης παροξυνομένων
διαλειπόντων πυρετῶν ὅσοις μὲν ὅ τε χρόνος ὁ τοῦ παρο-
ξυσμοῦ βραχὺς, ἥ τε εἰσβολὴ μετὰ ῥίγους ἐστὶ, καὶ ἡ λύσις
ἐφ᾽ ἱδρῶσι καὶ χολεμεσίαις, ἢ τῆς κάτω γαστρὸς ὑπαγούσης
χολώδη, τούτοις μὲν ὄνομα κεῖται τριταῖος ἀκριβής· ὅσοις δ᾽
ἐλλείπει τι τούτων, οὐκέτ᾽ ἀκριβὴς, ἀλλ᾽ ἁπλῶς τριταῖος
ὀνομάζεται. ἐὰν δὲ καὶ τὸ διάλειμμα μικρότερον ἔχωσι, μη-
κυνθέντος δηλονότι τοῦ παροξυσμοῦ, τριταῖον τοῦτον ὀνο-
μάζουσι παρεκτείνοντα, καί τοι καὶ αὐτοῦ τούτου πολλὴν ἐν

numerus earum eft, fed omnes tres exiftunt, biliofa, melan-
cholica, ac pituitofa, quarum cujusque duplex differentia eft,
intermittens et continua; ita ut omnes fimplices differentiae
febrium ex humoribus putridis confiftentium fex numero
fint. Quod fi qua alia illis accefferit in his particulatim dif-
ferentia, ex copia humoris, quantitate et qualitate putredinis
necnon modo motus, et parte in qua putrescit, generatio-
nem habebit. Cap. X. Exempli gratia febrium intermittentium,
quae tertio quoque die accef fionem faciunt, quibus et accef-
fionis tempus breve eft, et initium cum rigore, et folutio
cum fudore ac vomitu bilis, vel etiam inferna alvo dejiciente
biliofa, his nomen inditum eft exquifita tertiana; quibus
vero aliquid horum deeft, non amplius exquifita, fed fim-
pliciter tertiana vocatur. Quod fi et intermiffionem mino-
rem habuerit, producta fcilicet acceffione, tertianam hanc
nominant productam; tametfi haec majoris minorisque ra

τῷ μᾶλλόν τε καὶ ἧττον ἔχοντος τὴν διαφοράν. ἔστι μὲν δή-
που τὸν μέν τινα καλεῖν ἁπλῶς οὕτως μεμηκυσμένον, ὅστις
ἄν, οἶμαι, τέτταρας καὶ εἴκοσιν ὥρας τοῦ παροξυσμοῦ ποιη-
σάμενος ἀπυρέτους ἴσχῃ τὰς λοιπάς· τὸν δέ τινα μεμηκυσμέ-
νον ἱκανῶς, ὅστις ἂν ἀμφὶ τὰ τριάκοντα ὥρας τὸν πυρετὸν
ἐκτείνῃ· καί τινα πρὸς τούτοις ἐπιπλέον μεμηκυσμένον, ὃς
ἂν εἰς ἓξ καὶ τριάκοντα προέρχηται· καί τινα ἕτερον ἐπιπλεῖ-
στον, ὃς ἂν εἰς τεσσαράκοντα καὶ πλείους ἔτι παρεκτείνηται.
περιορίζειν δὲ ἀκριβέσιν ὅροις ἕκαστον τῶν εἰρημένων οὐκ ἐγ-
χωρεῖ διὰ σωριτικὴν ἀπορίαν· οὐ μὴν οὐδ᾽ ἀναγκαῖόν ἐστι
τοιαύτην ὀνομάτων ἀκρίβειαν ζητεῖν, ἐνόν γε ἡμῖν καὶ χωρὶς
αὐτῆς δηλοῦν τοῖς πέλας ἀκριβῶς ὑπὲρ ἑκάστου τῶν νοσούν-
των, καὶ θεραπεύειν ὀρθῶς καὶ προγιγνώσκειν τὸ ἀποβησό-
μενον. ὑποκείσθω γὰρ τόνδέ τινα πέντε καὶ δέκα μὲν ὥρας
πυρέττειν, ἀπύρετον δὲ γίγνεσθαι τρισὶ καὶ τριάκοντα, καὶ
τοῦθ᾽ ἑξῆς αὐτῷ κατ᾽ ἀναλογίαν ἀπαντᾷν. εὔδηλον δ᾽ ὅτι καὶ
τὸν καιρὸν τῆς τροφῆς εἴσεταί τις ἔκ τε τοῦ κατὰ τὸν πα-
ροξυσμὸν καὶ τὸ διάλειμμα χρόνου, καὶ καθ᾽ ὅσον ἐκ χρόνου
δυνατόν ἐστι λαβεῖν εἰς πρόγνωσιν καὶ θεραπείαν χρηστόν,

tione differentiam magnam obtinet. Ac licet hanc quidem
abfoluto fermone appellare productam, quae quum quatuor
et viginti horas acceſſionis occupaverit, reliquas fine febre
obtinet; hanc vero admodum productam, quum circiter tri-
ginta horas febris producitur; et hanc praeterea magis pro-
ductam, quum ad fex et triginta procedit; et hanc aliam
plurimum, quum ad quadraginta et eo amplius producitur.
Sed haec omnia definire certis terminis non licet ob foriti-
cam, *acervalem*, dubitationem. Neque vero neceſſe eſt ta-
lem nominum fubtilitatem quaerere, quum liceat nobis etiam
fine ea indicare iis qui adfunt diligenter de unoquoque aegro,
et recte curare, ac eventum morbi praenoscere. Subjicia-
mus enim quempiam quindecim horis febricitare, eſſe autem
fine febre tribus et triginta, atque id deinceps ei accidere ex
proportione, fane cibandi tempus certa fcientia fumere lice-
bit tum ex acceſſionis tum intermiſſionis tempore, et quic-
quid ex eo fumi utile poteſt ad praenotionem et curationem,

ἕξει καὶ τοῦθ' ἱκανῶς ἄνευ τοῦ ζητεῖν, εἴτε τριταῖον ἁπλῶς
χρὴ καλεῖν τὸν τοιοῦτον πυρετὸν, εἴτε καὶ μετά τινος ἑτέρας
προσθήκης ἀφοριζούσης τὴν διαφοράν. ἀλλὰ καὶ δηλῶσαι
βουλόμενος ἑτέρῳ τὸν τοῦ κάμνοντος πυρετὸν ὁποῖός τίς
ἐστιν, ἀκριβέστερον δηλώσει τό τε τοῦ παροξυσμοῦ καὶ τὸ
τοῦ διαλείμματος εἰπὼν μῆκος, ἢ ζητῶν ὄνομα σαφῶς καὶ
ἀφωρισμένως ἐνδείξασθαι, [141] ταὐτὸν δυνάμενον. αὕτη
μὲν οὖν ἡ ἀρίστη διήγησις καὶ διδασκαλία. δευτέρα δὲ ἦν
ὀλίγον ἔμπροσθεν εἶπον, ἀκριβῆ τινα τριταῖον ὀνομάζων, καὶ
ἄλλον ἁπλῶς τριταῖον, εἶτ' ἄλλον ἠρέμα μεμηκυσμένον, εἶτ'
ἄλλον ἱκανῶς, ἕτερον δὲ ἐπὶ πλέον, εἶτ' ἄλλον ἐπὶ πλεῖστον.
ἀσαφεστάτη δὲ καὶ χειρίστη πασῶν ἡ πρώτη λελεγμένη, καθ'
ἣν ἐρίζουσι καὶ φιλονεικοῦσι καθ' ἡμέραν πρὸς ἀλλήλους οἱ
νεώτεροι τῶν ἰατρῶν, οὐδ' αὐτὸ τοῦτο γινώσκοντες, ὅτι περὶ
ὀνόματος ἐρίζουσιν. ἀλλὰ περὶ μὲν τῶν ἄλλων ἴσως ἧττον
ἄν τις θαυμάσειε· Ἀγαθίνου δὲ πάνυ θαυμάζειν ἄξιον, εἴπερ
ἐκτείνοντά τινα καλῶν ἀμφημερινὸν καὶ τεταρταῖον, ἐπὶ τοῦ
τριταίου τὴν ἀναλογίαν οὐκ ἐφύλαξεν. ἀλλ' ὃς ἂν ἐπὶ πλέον

id quoque abunde fuppetet, etiam fi non quaeratur tertia-
namne abfoluto fermone oporteat nominare talem febrem,
an cum quadam alia adjectione definiente ipfam differentiam
Quin et volens indicare alia ratione febrem aegri, quaenam
fit, diligentius indicabit, acceffionis et intermiffionis dicens
longitudinem, quam quaerens nomen, quod perfpicue ac de-
finite indicare idem queat.   Haec igitur optima enarratio
atque doctrina eft.   Secunda autem eft, quam paulo ante
dixi, exquifitam quandam tertianam nominans, aliam vero
fimpliciter tertianam, mox aliam paulum productam, deinde
aliam admodum, aliam autem magis, poftremo plurimum
aliam.   Sed ex omnibus obfcuriffima ac peffima eft, quae
prima eft prodita; ob quam recentiores medici quotidie inter
fe certant atque contendunt, ne id quidem cognoscentes fe
de nomine contendere.   Sed de aliis quis fortaffe minus mi-
rabitur; de Agathino vero magis mirandum, fiquidem pro-
ductam quandam nominans quotidianam et quartanam, in
tertiana minime fervavit proportionem; fed cujus amplius

ἐκταθῇ ἐν τῷ παροξυσμῷ, τοῦτον ἡμιτριταῖον ὀνομάζει.
ἅλις ἤδη μοι τοῦ περὶ ὀνομάτων λόγου, κινδυνεύω γὰρ οὖν
κἀγὼ πλείονα χρόνον ἢ προσήκει διατρίβειν ἐν αὐτοῖς. ἐπα-
νελθεῖν οὖν μοι καιρὸς εἰς τὴν τῶν ὑπολοίπων πραγμάτων
ἐπίσκεψιν.

Κεφ. ια΄, Εἴη δ᾿ ἂν ἐν τοῖς ὑπολοίποις οὐδενὸς φαυ-
λότερον σκέμμα τόδε, πότερον ὥσπερ ἐπὶ ταῖς χολαῖς ἀμφο-
τέραις καὶ τῷ φλέγματι γίνονταί τινες ἰδέαι πυρετῶν, οὕτω
κἀπὶ τῷ αἵματι σηπομένῳ. τοὺς μὲν γὰρ ἐφημέρους πυρετούς,
ἐκθερμανθέντος αὐτοῦ μόνον, οὐ μέν τοι σαπέντος, ἐλέγο-
μεν γίγνεσθαι. κατὰ δὲ τὰς σήψεις, ἀνάγκη γάρ ποτε καὶ τὸ
αἷμα σήπεσθαι, ζητητέον ἐστὶ τὴν ἰδέαν τῶν πυρετῶν. εὑρε-
θήσεσθαι δὲ εἰκὸς αὐτὴν, ἂν πρότερον ἐξεύρωμεν πῶς σήπε-
ται αἷμα. δοκεῖ μὲν γὰρ ὀρθῶς Ἀριστοτέλης εἰρηκέναι τὴν
σῆψιν ὑπὸ θερμότητος ἀλλοτρίας γίγνεσθαι. λέγει δ᾿ ἀλλο-
τρίαν τὴν ἔξωθεν, οὐκ ἔμφυτον οὐδ᾿ οἰκείαν ἑκάστου τῶν
ὄντων. αὕτη μὲν γὰρ πέφυκεν πέπτειν, ἡ δ᾿ ἀλλοτρία
διαφθείρειν, ὅπέρ ἐστι σήπειν. ἔξωθεν δὲ θερμότης ἐπιγί-

producta fuerit acceſſio, hanc nominat ſemitertianam. Sed
de nominum ratione hactenus, nam et ipſe plus quam par
eſt temporis in ipſis contero. Proinde tempus eſt, ut ad con-
ſiderationem aliarum redeamus.   Cap. XI. Sequens eſt, ut agitetur conſideratio ni-
hilo inutilior, utrum quemadmodum ob utramque bilem ac
pituitam fiunt genera quaedam febrium, ita et ob ſanguinem
putreſcentem eveniat.   Febris enim diaria, eo tantummodo
calefacto, ut diximus, haudquaquam putrefacto, conſiſtit.
Per ipſam vero putrefactionem, neceſſe eſt enim interdum
ſanguinem putrefieri, quaerendum febrium ipſarum genus.
Id autem inventum iri par eſt, ſi prius invenerimus, quonam
modo ſanguis putreſcit.   Conſtat enim Ariſtotelem recte
dixiſſe, fieri putrefactionem ab alieno calore; intelligit au
tem alienum, externum, non nativum, nec unicuique rei
proprium.   Hic enim concoquere, alienus vero corrumpere
ſolet, quod eſt putrefacere.   Extrinſecus autem calor ſuper-

γνεται τῷ αἵματι κατά τε τὰς ἐγκαύσεις καὶ τὰς λοιμώδεις
καταστάσεις, καὶ ἁπλῶς εἰπεῖν, ἅπαντας τοὺς πυρετοὺς, ὑφ᾽
ἧς ἄν (337) τινος αἰτίας εἰς γένεσιν ἥκωσιν. ἀλλὰ κᾀπειδὰν
ἔν τινι μορίῳ τοῦ ζώου τὸ αἷμα πλέον ἀθροισθὲν ὑπὲρ τὴν
δύναμιν αὐτοῦ γένηται, διαφθείρεται, καὶ μάλισθ᾽ ὅταν ἐμ-
φραχθῇ διὰ πάχος ἐν μικροῖς ἀγγείοις, ἢ σφηνωθῇ διὰ πλῆ-
θος, ὁποῖόν τι συμβαίνει κατά τε τοὺς βουβῶνας καὶ τὰ φύ-
ματα, καὶ ἁπλῶς εἰπεῖν, ἁπάσας τὰς φλεγμονάς. ἐν γὰρ
ταῖς τοιαύταις διαθέσεσι κατὰ διττὴν αἰτίαν φθείρεται τὸ
αἷμα, τῷ τε μὴ διαπνεῖσθαι καὶ τῷ μὴ κρατεῖσθαι πρὸς τῆς
φύσεως. ὅτι δὲ καὶ τὰ μὴ διαπνεόμενα σήπεσθαι πέφυκεν,
ἐπὶ τῶν ἐκτὸς ἁπάντων ἐστὶ θεάσασθαι καρπῶν τε καὶ σπερ-
μάτων, ἤδη δὲ καὶ ἱματίων. ἐπαγαγεῖν δ᾽ ἡμᾶς ἱκανῶς
δύναται τῷ λεγομένῳ καὶ τὸ κατὰ τὰς πλευρίτιδας. ἀναβήτ-
τουσι γὰρ ἐν αὐταῖς οἱ μὲν ἀφρώδες, οἱ δ᾽ ὠχρὸν, οἱ δ᾽
ἐρυθρὸν ἰχῶρα, τοῦ κατὰ τὴν φλεγμονὴν ἐπικρατοῦντος
χυμοῦ τὸ μὴ στεγόμενον, ἀλλ᾽ ὑπὸ λεπτότητος ἔξω ἱδρούμε-
νον. ἔστι δ᾽ ὅτε καὶ μέλας ὁ ἰχὼρ φαίνεται οὗτος, καὶ οὐδὲ

venit fanguini per aeftum, ac peftilentem conftitutionem, et
ut fummatim dicam, per omnes febres, ex quacunque cau-
fa in generationem deducantur. Quinetiam ubi in quapiam
animalis parte fanguis copiofior collectus fupra vires ejus
fuerit, corrumpitur; maximeque quoties infarctus eft ob
craffitiem in parvis vafis, aut impactus ob copiam. Quem-
admodum accidit in bubone et phymatis, et ut in fumma di-
cam, in omni inflammatione. Nam in ejusmodi affectibus
fanguis duplici ex caufa corrumpitur, tum quia minime dif-
flatur, tum quia a natura minime vincitur. Quod autem
quae minime difflantur, putrescere foleant, in cunctis exteris
corporibus intueri licet, fructibus, feminibus, atque etiam
veftibus; atque perfuadere nobis id, quod dicimus, maxime
poteft pleuritis. Expuunt enim per eam alii fpumofam, alii
pallidam, alii rubram faniem, quae nihil aliud eft quam hu-
moris in inflammatione vincentis pars, quae non continetur,
fed prae tenuitate foras refudat. Interdum etiam talis fani-

κατ᾽ ἀρχὰς εὐθέως, ἀλλ᾽ ἐν τῷ χρόνῳ προϊόντι, προηγησα-
μένων ὡς τὰ πολλὰ τῶν ὠχρῶν πτυσμάτων, [142] ἅπερ ἦν
τοῦ πικροχόλου κρατοῦντος χυμοῦ γνωρίσματα, καθάπερ
ἀφρώδη μὲν τοῦ φλέγματος, ἐρυθρὰ δὲ τοῦ αἵματος. εἰκὸς
οὖν ποτε καὶ αὐτὸ τὸ αἷμα σήπεσθαι κατὰ τὰ φλεγμαίνοντα
χωρία, καὶ τὸν ἐπ᾽ αὐτῷ πυρετὸν ἁπλούστερον μὲν εἶναι τῶν
ἐπὶ τοῖς ἄλλοις χυμοῖς, ἀναλογίαν δὲ τῶν παροξυσμῶν ἐν
τριταίᾳ μάλιστα περιόδῳ λαμβάνειν. οὕτω γὰρ φαίνεται
κἀπὶ τῶν πλευριτικῶν γινόμενον, ὅταν ἐρυθρὰ πτύωσιν· εἰ
δ᾽ ὑπερο τηθείη, μεταβάλλει μὲν δήπου πάντως· ὅσον μὲν
δὴ λεπτότατόν τε ἅμα καὶ πῖόν ἐστιν, εἰς τὴν ὠχράν· ὅσον
δὲ παχύτερον, εἰς τὴν μέλαιναν χολὴν, ὥσπερ κἀπὶ τῶν κα-
λουμένων ἀνθράκων, καὶ γὰρ ἐπὶ τούτων ἐξ αἵματος ἰσχυρῶς
ζέσαντος ἡ μετάπτωσις εἰς τὸν μελαγχολικὸν χυμὸν γίνεται.
οὕτω δ᾽ ἀκούειν χρὴ τό γε νῦν εἶναι μελαγχολικὸν χυμὸν,
ὡς οὐκ ἀκριβῶς ἤδη γεγονότα μέλαιναν χολὴν, ἀλλ᾽ ἐν μεθο-
ρίῳ τινὶ τεταγμένον. καὶ τοίνυν καὶ οἱ πυρετοὶ κατὰ τὰς
τῶν χυμῶν ἰδέας, εἰς οὓς μεταβάλλει τὸ αἷμα, συστήσονται,

es nigra apparet, ac neque ftatim ab initio, fed proceffu
temporis, praecedente magna ex parte pallido fputo,
quod erat indicium flavae bilis exuperantis; quemadmodum
fpumofum pituitae, rubrum fanguinis. Quocirca ratione
non caret interdum putrescere fanguinem ipfum in lo-
cis inflammatione affectis, febremque ex eo fimpliciorem
effe quam ex aliis humoribus. Proportionem autem ac-
ceffionum tertianae circuitionis potiffimum fumit, ita
enim fieri cernitur et in pleuriticis, quoties rubrum ex-
puunt, fi vero fupra modum affetur, mutatur penitus. Pars
enim tenuiffima fimul ac pinguis in pallidam bilem, craffior
autem in atram vertitur, quemadmodum accidit in carbun-
culis. Etenim in his fanguis vehementer fervefactus muta-
tur in humorem melancholicum. Ad hunc vero modum in-
audire oportet humorem melancholicum, tanquam nondum
effectus fit atra bilis, fed in confinio quodam collocatus.
Febres igitur confiftent pro fpecie humoris, in quem fanguis

μόνῳ τῷ κακοήθει καὶ οὐ κακοήθει διαλλάττοντες. ἁπλού-
στεροι γὰρ οἱ ἐπὶ τῇ τοῦ αἵματος μεταβολῇ τά τ' ἄλλα καὶ
τῷ πρῴῳ τῆς θερμασίας, εἰ γὰρ ὅτι μάλιστα παμπόλλη
φαίνοιτο κατὰ τὴν ἐπιβολὴν τῆς χειρὸς, ἀλλὰ πραεῖά γε πάν-
τως ἐστὶν, ὥσπερ ἡ κατὰ τὰ βαλανεῖα. τὸ μὲν γὰρ πλῆθος
ἀεὶ τῆς πυρετώδους θερμασίας ἐν τῷ πλήθει κεῖται τῆς ἀποῤ-
ῥοῆς· τὸ δὲ ἀνιαρὸν, ὡς πρὸς τὴν ἐπιβαλλομένην ἔξωθεν
χεῖρα, κατὰ τὴν τοῦ χυμοῦ δριμύτητα. καί σοι τοῦτ' ἔστω
μέγιστον γνώρισμα τοῦ τὸν πυρετὸν ἐργαζομένου χυμοῦ, λέγω
δὴ τὸ κατὰ τὴν ποιότητα τῆς θερμασίας. ἡ μὲν γὰρ ἀτμω-
δεστέρα τε καὶ ἀλυποτέρα τοῦ αἵματός ἐστιν· αἱ δ' ἀνιαραὶ
καὶ διαβρωτικαὶ καὶ δακνώδεις ἐπὶ ταῖς χολαῖς συνίστανται.
ὅταν δὲ κατὰ μὲν τὴν πρώτην ἐπιβολὴν ἀτμῶδές τι μᾶλλον,
οὐ δριμὺ φαίνηται, χρονιζόντων δὲ κατὰ βραχὺ, προσγίνηται
τὸ δακνῶδες αὐτῷ, καὶ μάλιστα ἀνώμαλον, ὡς δι' ἠθμοῦ
τινος ἢ κοσκίνου διηθεῖσθαι δοκεῖν, ἐπὶ φλέγματι σηπομένῳ
τὸν τοιοῦτον πυρετὸν ἴσθι γινόμενον.

Κεφ. ιβ'. Ἐπισκεπτομένῳ δέ μοι καὶ ζητοῦντι τὴν

mutatur, tantummodo diffidentes malignitate et clementia.
Simpliciores enim funt ex mutatione fanguinis, tum caetera,
tum caloris lenitate. Etfi enim quam maxime multus manus
occurfu deprehendatur, prorfus tamen mitis eft, quemad-
modum is qui in balneis accidit. Copia enim caloris febri-
lis in ipfa effluvii copia femper pofita eft; moleflia vero,
fi admoveas extrinfecus manum, in ipfa caliditatis acrimonia,
idque erit tibi indicium maximum humoris committentis fe-
brem; intelligo autem ipfius caloris qualitatem. Qui enim
vaporofior eft atque minus moleftus, fanguinis eft; qui mo-
leftus, erodensque et mordax, ex bile confiftit. Ubi vero
in primo occurfu vaporofus potius quam mordax fentitur,
diutius autem immorantibus paulatim ei acrimonia accedit,
eaque maxime inaequalis, ita ut per colum quoddam vel cri-
brum transmitti videatur, talem febrem ex pituita putrescente
oboriri fciendum eft.

Cap. XII. Confideranti vero mihi, quaerentique cau-

378 ΓΑΛΗΝΟΥ ΠΕΡΙ ΔΙΑΦΟΡ. ΠΥΡΕΤΩΝ

Ed. Chart. VII. [142. 143.]　　　　　Ed. Baf. III. (337.)

αἰτίαν, δι᾿ ἣν οἱ μὲν ἐπὶ τοῖς ἄλλοις χυμοῖς πυρετοὶ τὴν θερ-
μασίαν ὁμαλῶς προσπίπτουσαν ἔχουσιν, οἱ δ᾿ ἐπὶ φλέγματι
μετὰ τῆς εἰρημένης ἀνωμαλίας, ἐδόκει μάλιστα αἴτιον εἶναι
τὸ γλίσχρον καὶ παχὺ καὶ δυσδιάλυτον τοῦ χυμοῦ. διαπνεῖ-
ται μὲν γὰρ δήπου καὶ τούτου, ὡς καὶ τῶν ἄλλων ἁπάντων,
ὁπόσον ἂν ἑκάστοτε λεπτυνθῇ· λεπτύνεται δὲ μόλις, ὅ τι
περ ἂν ᾖ παχύτατον· ἂν δὲ καὶ ψυχρὸν ὑπάρχῃ φύσει, πολὺ
δὴ καὶ μᾶλλον οὔτ᾿ οὖν ὅλον οὔθ᾿ ὁμαλῶς, ἀλλὰ ὅπῃ περ
ἂν ἡ σηπεδὼν ἐνισχύσῃ, κατ᾿ ἐκεῖνο μόνον ἐκφυσᾶται καὶ
ἀναφέρεται λελεπτυσμένον, ὁμοίου τοῦ συμβαίνοντος ὄντος,
οἷόν τι κἀπὶ τῶν ἐκτὸς ἑψομένων γλίσχρων καὶ παχέων χυμῶν
τὸ γινόμενον. ἐπανίστανται γὰρ αὐτοῖς πομφόλυγες, ὧν
ἐκρηγνυμένων ἀθρόον ἀναφέρεται πνεῦμα συναναφέρον
ἑαυτῷ λελεπτυσμένην ὑγρότητα· τοῖς δὲ λεπτοῖς χυμοῖς
ἑψομένοις οὔτε πομφόλυγες ἐγγίνονται, καὶ ὁ ἀναφερόμενος
ἀπ᾿ αὐτῶν ἀτμὸς ὅμοιός τέ ἐστιν πάντῃ καὶ συνεχὴς ἑαυτῷ.

Κεφ. ιγ´. [143] Ἐπεὶ δὲ καὶ περὶ τούτων εἴρηται τὰ
εἰκότα, τὴν αἰτίαν ἐπισκεψώμεθα τῶν ὀνομαζομένων συνόχων

fam, ob quam febres ex aliis humoribus calorem habent,
aequabiliter occurrentem, quae vero ex pituita confiftunt,
dictam obtinent inaequalitatem, apparuit mihi potiffimum
caufa effe lentor craffitiesque humoris et diffolutionis diffi-
cultas. Hujus enim, ut aliorum omnium, quicquid femper
extenuatum eft, per halitum digeritur; vix autem extenua-
tur, quicquid craffiffimum; ac multo minus, fi frigidum na-
tura fit. Quocirca neque totum, nec aequaliter, fed quic-
quid putredo occupaverit, id folum in flatus vertitur, ac ex-
tenuatum foras fertur; ac perinde evenit, ut in glutinofis
craffisque humoribus externis, dum elixantur. Exiftunt enim
ex eis bullae, quibus ruptis fpiritus confertim educitur, fimul
fecum abducens humorem attenuatum; ubi vero tenuis hu-
mor elixatur, neque bullae efficiuntur et qui ab eo attollitur
vapor, omnino fimilis ac continuus fibi ipfi eft.

Cap. XIII. Sed quum de his dicta, quae decebant,
fint, febrium fynochorum caufas infpiciamus. Mirum enim

πυρετῶν. θαυμαστὸν γὰρ εἶναί μοι δοκεῖ, πολλάκις μὲν
ἄχρι τῆς τετάρτης ἢ πέμπτης, ἐνίοτε δὲ καὶ μέχρι τῆς ἑβδόμης
ἡμέρας ἕνα παροξυσμὸν ἀπ' ἀρχῆς ἐπ' αὐτῶν ἄχρι τελευτῆς
γίνεσθαι. καί τοι γ' εἴ τις ἀκριβῶς ἐπισκέπτοιτο, θαυμα-
σιώτερόν ἐστι τὸ κατὰ περίοδον παροξύνεσθαί τινας πυρετούς.
ὃ γὰρ ἐν τοῖς ἔμπροσθεν εἴπομεν παράδειγμα τῆς κόπρου τῆς
κατὰ μέρος σηπομένης, οὐ πάνυ τι συμβαίνειν δύναται ἐν
τῷ τοῦ ζώου σώματι μιγνυμένων τῶν σηπομένων χυμῶν τοῖς
ἀσήπτοις ἑτοίμως, ἅτε συμπνοίας οὔσης καὶ συῤῥοίας ἐκ
πάντων εἰς πάντα. οὔκουν οἷόν τε γίνεσθαι τὴν σηπεδόνα
καθ' ἕν τι μέρος ἄλλοτε ἄλλο, πλὴν εἰ φλεγμονὴ δήσασα
κατέχει τὸν ἀρξάμενον σήπεσθαι χυμόν. ἐπεὶ τοίνυν εἰς
τοὐναντίον ὁ λόγος περιέστησε, χαλεπώτερον δέ ἐστιν ἐξευ-
ρεῖν τὴν αἰτίαν τῶν κατὰ περίοδον παροξυνομένων πυρετῶν
ἤπερ τῶν συνόχων, πειρατέον ὑπὲρ ἀμφοῖν διελθεῖν, οὐδ'
ἐνταῦθα μηκύνοντας οὐδ' ἀντιλέγοντας τοῖς ἐσφαλμένοις,
ἀλλ' ὥσπερ ἐν ἅπασι τοῖς ἔμπροσθεν ἐποιήσαμεν, αὐτὰ τὰ
ἀληθῆ μόνα διερχόμενοι, ἐξ ὧν ὁρμώμενος ἄν τις εὑρίσκειν

mihi eſſe videtur ſaepe usque ad quartum vel quintum, et
interdum usque ad ſeptimum diem unam fieri acceſſionem
in eis ab initio usque ad finem. Quanquam ſiquis confideret
diligenter, magis mirum eſt quasdam febres per circuitus ſuas
habere acceſſiones. Exemplum enim ſupra dictum a nobis
de ſtercore particulatim putrescente, non omnino poteſt ac-
cidere, quum in corpore animalis putrescentes humores cum
his, qui putredine vacant, facile misceri poſſint, utpote
quum ex omnibus confluxus conſpiratioque in omnia exiſtat.
Quocirca minime fieri poteſt, ut putredo in una aliqua parte
alias alia fiat, niſi inflammatio colligatum detineat incipien-
tem putrescere humorem. Quum igitur ratio in contrarium
cedat, difficiliusque fit invenire cauſam febrium circuitione
repetentium, quam ſynochorum, de utrisque nitemur diffe-
rere, neque hic producentes ſermonem, neque contradicen-
tes erratis aliorum, ſed, ut in omnibus ante fecimus, veri-
tatem ipſam tantummodo perſequentes, qua quivis excitatus

δύναιτο καὶ τὰ τοῖς ἄλλοις διημαρτημένα. ἀρκτέον δὲ ἀπὸ
τῶν ἐναργέστατα φαινομένων, ἅπέρ εἰσιν ὀφθαλμίαι τέ τινες,
αἱ μὲν καθ᾽ ἑκάστην ἡμέραν, αἱ δὲ διὰ τρίτης ἡμέρας παρο-
ξυνόμεναι. φαίνονται δὲ καὶ ὤτων ἀλγήματα, καὶ κεφαλῆς
ἤτοι συμπάσης, ἢ καὶ τοῦ ἡμίσεως, ὃ δὴ προσαγορεύουσιν
ἡμικρανίαν· ἐνίοις δὲ καὶ ποδάγρα καὶ ἀρθρῖτις ὁρᾶται κατὰ
περίοδον παροξυνομένη. ὥσπερ οὖν ἐπὶ τῶν τοιούτων
ἁπάντων ἰδεῖν ἔστι καὶ τὰς φλέβας ἐν τοῖς παροξυνομένοις
μέρεσιν εἰς ὄγκον αἰρομένας, καὶ τὴν φλεγμονὴν αὐξανομένην,
καὶ τὰς ὀδύνας ἐπιτεινομένας, καὶ ῥεῦμα περιττόν που προ-
χεόμενον ἔξω, οὕτω χρὴ νοῆσαι κἀπὶ τῶν ἐντὸς ὅσα μὴ φαί-
νεται τὴν αὐτὴν ἀναλογίαν σωζομένην ἔχοντα. ὥστε καὶ τὴν
ἐν τῇ πλευρίτιδι καὶ τὴν ἐν τῇ περιπνευμονίᾳ φλεγμονὴν
ἐξαίρεσθαι μὲν ἐν ταῖς ἀρχαῖς τῶν παροξυσμῶν, διαφορεῖ-
σθαι δὲ καὶ προστέλλεσθαι κατὰ τὰς παρακμάς. ὅπως δὲ
γίνεται τοῦτο, τάχ᾽ ἂν εὕροιμεν, εἰ περὶ γενέσεως φλεγμονῆς
καὶ τῶν καλουμένων ῥευματικῶν διαθέσεων ἀναμνησθείημεν,
ὅσα δι᾽ ἑτέρων ἡμῖν ἐν τῷ περὶ ἀνωμάλου δυσκρασίας ἀπο-

poffit deprehendere errata aliorum. Incipiendum igitur ab
iis, quae manifeftiffime apparent, cujusmodi funt ophthalmiae
quaedam, quarum hae quidem fingulis diebus, hae autem
tertio quoque die accedunt. Accedunt quoque aurium do-
lores et capitis, vel totius, vel dimidii, quem nominant he-
micraniam. Nonnullis vero etiam podagra ac dolor artiou-
laris repetit per circuitum. Ut igitur in his omnibus videre
licet venas ipfas in partibus, quae paroxysmis infeftantur,
in tumorem attolli et phlegmonen augescere et dolores inten-
di et fluxionem infiguem foras procumbere; ita exiftiman-
dum eft in partibus internis, quae minime apparent, fervari
eandem proportionem. Verbi gratia per inflammationem
pleuritides, ao peripneumoniae intumescere quidem inter
initia acceffionum, discuti vero ac fubfidere per declinatio-
nem. Sed quonam modo id fiat fortaffe inveniemus, fi ea
quae de inflammationis generatione et rheumaticis affectioni-
bus vocatis alibi, ut in libro de inaequali intemperie, de-
monftrata funt, ad memoriam revocaverimus. Si enim fi-

δέδεικται. σὺν ἐκείνοις γὰρ ὅσον ἴδιόν ἐστι τοῦ νῦν λόγου
προστεθὲν, ἀποχρήσει τοῖς παροῦσι ζητήμασι.

Κεφ. ιδ΄. Τὸ τοίνυν ἐπιφερόμενον τοῖς ὀφθαλμοῖς
ῥεῦμα συγχωροῦσι μὲν ἅπαντες ἀπὸ τῆς κεφαλῆς ἐπιῤῥεῖν,
ἥτις δέ ἐστιν αἰτία, δι᾿ ἣν ἐν ὡρισμένῃ περιόδῳ πολλάκις
ἐπιῤῥεῖ, [144] λέγειν οὐκ ἔχουσιν, ὡς ἂν μὴ φιλοσοφήσαντες
ὑπὲρ τῶν φυσικῶν δυνάμεων, ὑπὲρ ὧν ἐν (338) τρισὶ βιβλίοις
ἡμεῖς ἐγράψαμεν, ἀποδεικνύντες ὡς αἱ πᾶσαι τέσσαρές εἰσιν,
ὑφ᾿ ὧν τά τε φυτὰ καὶ τὰ ζῶα διοικεῖται. μία μὲν οὖν
ἐστιν ἡ τῶν οἰκείων ἑλκτική· δευτέρα δὲ ἡ καθεκτικὴ τούτων·
καὶ τρίτη πρὸς ταύταις ἡ ἀλλοιωτική· καὶ τετάρτη γε πρὸς
αὐταῖς ἡ τῶν ἀλλοτρίων ἀποκριτική. διττὸν δὲ δή που τὸ
ἀλλότριόν ἐστιν ἅπασι τοῖς οὖσι, τὸ μὲν τῷ ποιῷ, τὸ δὲ τῷ
ποσῷ. ἀθροίζεται μὲν οὖν τοῦτο διὰ τὴν ἐν τοῖς μορίοις
τῶν δυνάμεων ἰσχὺν καὶ ἀῤῥωστίαν. ἂν μὲν γὰρ ἰσοσθε-
νεῖς ὑπάρχωσιν, οἵ τ᾿ ἐξοχετεύοντες πόροι τὰ περιττώματα
κατὰ φύσιν ἔχωσιν, ὑγιαίνει τὰ μόρια· πλείονος δὲ ἀχθέντος
ἢ ὅσον ἀλλοιοῦται, τὸ περιττὸν ἅπαν ἀναγκαῖον ἀποκρίνε-

mul cum illis adjecero quaecunque propria huic fermoni funt,
praefentibus quaeftionibus fufficient.

Cap. XIV. Fluxionem igitur decumbentem in oculos
omnes quidem concedunt a capite defluere; fed quaenam
caufa fit, ob quam praefinito circuitu faepenumero defluat,
dicere minime poffunt, ut qui nequaquam de facultatibus na-
turalibus philofophati fint, de quibus ipfi tribus libris per-
fcripfimus, indicantes omnes quatuor effe, a quibus plantae
et animalia gubernantur. Una ergo eft, quae attrahit pro-
prium alimentum; altera id ipfum detinet; tertia autem ab
his alterat; quarta ab his aliena expellit. Alienum autem
in omnibus rebus duplex eft, alterum qualitate, alterum
quantitate. Id vero propter fitarum in ipfis partibus facul-
tatum robur atque imbecillitatem colligitur. Nam fi qui-
dem paribus fint viribus, et meatus deferentes excrementa
fe habuerint fecundum naturam, partes ipfae fanae funt: fi
vero plus quam alterari queat, affumptum fit, excrementum

σθαι, πρὸς τῆς ἀποκριτικῆς δυνάμεως ὠθούμενον· εἰ δ'
ἀῤῥωστήσειεν αὕτη, μένειν ἐν τῷ χωρίῳ, καὶ τὸ μὲν πολὺ
βαρῦνόν τε καὶ διατεῖνον αὐτὸ, τὸ δὲ δριμὺ διαβιβρῶσκόν
τε καὶ δάκνον, ὥσπέρ γε καὶ τὸ μὲν θερμὸν θερμαῖνον, τὸ
δὲ ψυχρὸν ψύχον. ἐναργῶς δὲ φαίνεται ταῦτα κἀπὶ τῶν
κατὰ τὴν γαστέρα. προσενεγκάμενοι γάρ τινες ἔσθ' ὅτε σιτία
πλέονα, ποτὲ μὲν ἐμεῖν ἀναγκάζονται ναυτιάσαντες, ἐνίοτε
δὲ διαῤῥοίαις ἁλίσκονται. ὅπερ οὖν ἐνταῦθα διὰ μεγίστων
εὐρυχωριῶν ἐκκρίνεται πρός γε τὸ ἐκτὸς ἐξερευγομένων
τὸ περιττὸν, τοῦτ' ἐν ἄλλοις μέλεσι τοῦ ζώου διὰ λεπτῶν
πόρων οὐκ ἐκτὸς, ἀλλ' ἐξ ἑτέρων εἰς ἕτερα μεταῤῥεῖ μέρη,
ὠθούντων μὲν αὐτὸ τῶν ἰσχυροτέρων, ὑποδεχομένων δὲ τῶν
ἀσθενεστέρων. ὠθεῖται δ' αὖθις κἀκ τούτων εἰς ἕτερα, καὶ
ἐξ ἐκείνων εἰς ἄλλα καταῤῥεῖ, μέχριπερ ἂν εἰς τὰ πάντων
ἀσθενέστερα κατασκήψῃ. παλινδρομῆσαι δ' αὖθις εἰς ἕτερα
ἐντεῦθεν τῶν ἰσχυροτέρων ἀδύνατον αὐτὸ, καὶ διὰ τοῦτο
κατά γε τὰς πληθώρας καὶ κακοχυμίας τὰ πάντων ἀσθενέ-
στερα μόρια τὰ μὲν φλεγμοναῖς ἁλίσκεται, τὰ δ' ἐρυσιπέλασι,

omne excerni a facultate expultrice pulſum neceſſe eſt.
Quod ſi haec imbecillis ſit, eodem in loco manere neceſſe eſt;
atque ſi multum ſit, gravat eum ipſum atque diſtendit; ſi
acre ſit, erodit et mordet; quemadmodum ſi calidum ſit, ca-
lefacit; ſi frigidum, frigefacit; atque haec perſpicua ſunt in
iis, quae in ventre habentur. Quidam namque ingerentes
plus alimenti, interdum vomere coguntur nauſeabundi, in-
terdum alvi fluore corripiuntur. Quod igitur hic per ma-
xima ſpatia excernitur eructantia foras excrementum, id in
aliis partibus animalis per tenues meatus non foras, ſed ex
aliis in alias transfluit partes; expellentibus quidem fortio-
ribus, ſuſcipientibus vero debilioribus. Porro rurſus ex-
pellitur ex his in alias, atque ex illis in alias defluit, quous-
que in debiliſſimas omnium decumbat. Id autem rurſus re-
currere inde in alias fortiores nequaquam poſſibile eſt. Atque
ob eam rem per plethoram ac vitioſum humorem partes om-
nium debiliſſimae alias inflammatione, alias eryſipelate, vel

τὰ δὲ ἕρπησι, τὰ δ' ἄλλῳ τινὶ παθήματι, τὰ δὲ καὶ τὴν κα-
λουμένην ἴσχει ῥευματικὴν διάθεσιν, ὑπὲρ ἧς ἰδίᾳ μοι γέ-
γραπται. θαυμαστὸν οὖν οὐδὲν, ἤτοι τὸν ἐγκέφαλον, ἢ καὶ
σύμπασαν ἐνίοτε τὴν κεφαλὴν, ἀθροίσασάν τι περιττὸν, ἐπί
τι τῶν ἀσθενεστέρων ἀπώσασθαι μορίων, ἢ οὖς, ἢ ὀφθαλ-
μοὺς, ἢ κρόταφον, ἢ χεῖλος, ἢ ὀδόντας, ἢ γνάθον, ἢ οὐρα-
νίσκον, ἢ οὖλα, καὶ γαργαρεῶνα, καὶ παρίσθμια, καὶ τοὺς
ἀδένας τοὺς ἐνταῦθα· κἀπειδὰν τούτων μηδὲν ἀσθενὲς ᾖ, καὶ
θώρακι, καὶ πνεύμονι, καὶ φάρυγγι, καὶ στομάχῳ, καὶ γα-
στρὶ καταπέμπειν τὸ ῥεῦμα. καθάπερ οὖν ἡ κεφαλὴ πολλά-
κις ἑκάστῳ τῶν εἰρημένων αἰτία γίνεται νοσήματος, οὕτω καὶ
τῆς κατὰ τὸ ἧπαρ καὶ τὸν σπλῆνα φλεγμονῆς τῶν ὁμιλούν-
των τι μορίων, ἢ καὶ νὴ Δία τῶν ποῤῥωτέρω κειμένων ἐν ᾖ
καὶ πλείω γεννᾷ τε καὶ αὐξάνει, καὶ ἀποῤῥεῖ, καὶ κατὰ πε-
ρίοδον παροξύνει. καὶ οὐδὲν θαυμαστὸν ὅμοιόν τι συμβαί-
νειν αὐτοῖς πάθημα τῇ κατὰ τὴν γαστέρα τῶν περιττωμά-
των ἐκκρίσει. ὥσπερ οὖν εἴτις ἑώρα μὲν, ὅσον ἐκκρίνεται
καθ' ἑκάστην ἡμέραν, ἠγνόει δὲ τὴν αἰτίαν τῆς ἐκκρίσεως,

herpetibus, vel alia quapiam affectione prehenduntur, aut
habent affectionem, quam rheumaticam nominant, de qua
feorfum fcripfimus. Quocirca minime mirum videri debet,
cerebrum vel etiam totum interdum caput, ubi collegit ali-
quod excrementum, in aliquam partem debiliorem expellere,
aut in aures, aut oculos, aut tempora, aut labrum, aut den-
tes, aut genas, aut palatum, aut gingivas, et gurgulionem,
et tonfillas, et adenas ibi contentos. Atque ubi nullum ex
his fuerit imbecille, in thoracem, pulmonem, fauces, gulam,
ventriculum, fluxionem transmittit. Quemadmodum ergo
caput faepenumero praedictorum cuique caufa morbi eft:
ita inflammationis in jecore et liene proximarum aliqua
partium, aut etiam mehercle, una longius pofitarum, vel
plures, quae excrementa gignunt, augent, transmittunt et
circuitibus repetunt. Ac nihil miri eft his accidere affectum
fimilem excretioni excrementorum ventriculi. Quemad-
dum igitur fiquis videret quidem quantum quotidie excerni-
tur, ignoraret autem caufam excretionis, miraretur ordinem:

ἐθαύμαζεν ἂν τὴν τάξιν· οὕτως ὅστις οὐκ οἶδεν οὔτε τῆς γε-
νέσεως τῶν ἐν τῇ κεφαλῇ περιττωμάτων οὔτε τῆς ἐκκρίσεως
τὴν αἰτίαν, ἀγνοεῖ δὲ καὶ διὰ τί τὰ μὲν εἰς τὸ ἐκτὸς ἀποῤῥεῖ,
τὰ δ' εἰς ἕτερόν τι μεταῤῥεῖ μόριον, ἀπορεῖ τε καὶ θαυμάζει
τὴν ἀναλογίαν τῆς ἐπιῤῥοῆς. ὡσαύτως δὲ καὶ ὅστις οὐκ
οἶδεν οὔτε τὰ πέμποντα τῷ ἥπατι τὸ περιττὸν οὔτε τὴν
αἰτίαν, καθ' ἣν ἐπιπέμπεται, θαυμάζει τὴν ἀναλογίαν
[145] τῶν ἐφ' ἥπατι πυρετῶν, ὁ δέ γε γνοὺς, ὅτι τὸ κατα-
σκῆπτον εἰς τὸ σπλάγχνον ῥεῦμα τήν τε πρώτην εἰργάσατο
τῆς φλεγμονῆς ἀρχὴν καὶ τοῦ μετὰ ταῦτα παροξύνεσθαι τὸ
πεπονθὸς αὐτὸ τὴν αἰτίαν ἔχει, πέπαυται θαυμάζων.
Κεφ. ιέ. Διττὴ δὲ ἡ πρόφασίς ἐστι τῆς τοιαύτης
ἐπιῤῥοῆς, μία μὲν, ἣν νῦν δὴ πέπαυμαι λέγων, ὅταν ἐξ ἑτέ-
ρων μορίων ἐπιπέμπηται τοῖς ἀσθενεστέροις τὰ περιττώματα·
δευτέρα δ', ὅταν ἕλκηται, περὶ ἧς ἤδη λεκτέον, ἀρχὴν τῷ
λόγῳ κἀνταῦθα τὰ πᾶσιν ἐναργῶς φαινόμενα ποιησαμένους.
εἰ γὰρ ἐπαλείψαις τινὶ θαψίαν, ὄψει τοῦτον ἐν ὀλίγῳ χρόνῳ
θερμότερόν τε τὸ μόριον ἴσχοντα καὶ εἰς ὄγκον οὐ σμικρὸν
ἐξαιρόμενον. οὕτω δὲ καὶ εἰ παρὰ πυρὶ θάλψαις τὸ μέρος,

ita qui nescit neque generationis in capite excrementorum,
neque excretionis caufam, ignorat autem et quamobrem haec
foras decumbant, illa in aliquam aliam partem transfluant,
haeret atque miratur influxus proportionem. Pari autem
modo et qui ignorat, quae partes excrementum jecinori
transmittant, miratur proportionem excitatarum ex jecore
febrium. At qui novit decumbentem in viscus fluxionem et
primum phlegmones initium dediſſe, et fequentis acceſſionis
ipfam partem affectam autorem eſſe, mirari definit.
Cap. XV. Caeterum duplex caufa eft hujusmodi in-
fluxus humorum, una quam proxime indicavi, quum ex aliis
partibus in alias debiliores excrementa transmittuntur; alte-
ra vero, quoties attrahuntur, de qua jam agendum, initio
fermonis petito ab iis, quae omnibus perſpicua confeſſaque
funt. Si enim thapfiam illinas cuipiam, videbis parvo tem-
pore partem huic eſſe calidiorem, atque in tumorem non
parvum attolli. Nec fecus ſi foveas partem quampiam juxta

ἢ ἀνατρίψαις ἰσχυρῶς, ἤτοι ῥητίνῃ καταχρίσας, ἢ πίττῃ με-
τρίως θερμῇ, κᾄπειτ᾿ ὀλίγον ὕστερον ἀποσπάσας ἀθρόως,
ἢ εἰ καί τι προσαπολείψαις ὅτῳ δή ποτε μέρει θερμαῖνον φάρ-
μακον. ὄψει γὰρ ἐν ἅπασι τοῖς τοιούτοις εἰς ὄγκον ἐξαιρό-
μενον αὐτὸ, τῆς θερμασίας ἤτοι γ᾿ ἕλκειν ἐφ᾿ ἑαυτὴν, ἢ δέ-
χεσθαι ῥεύματα πεφυκυίας. οὐ γὰρ ἀναγκαῖον ἐν τῷ παρόντι
τὰ τοιαῦτα διορίζεσθαι, τὸ χρήσιμον εἰς τὸ προκείμενον ἔχον-
τας ἤδη καὶ χωρὶς τοῦ τὰ τοιαῦτα φιλοσοφεῖν. ἐπιῤῥεῖν
γὰρ ἀεὶ φαίνεται τοῖς ἰσχυρότερον θερμαινομένοις μορίοις
ἐν μὲν τοῖς πληθωρικοῖς καὶ περιττωματικοῖς σώμασιν ἱκα-
νῶς δαψιλὲς, ἐν δὲ τοῖς ἀπερίττοις ὀλίγον. ἐπιῤῥεῖ δ᾿ οὐχ
ἥκιστα καὶ τοῖς ὀδυνωμένοις. οὕτω γοῦν πολλάκις ἄκρον τὸν
δάκτυλον τῆς χειρὸς ἐλαχίστῃ βελόνῃ νυχθείς τις, ὀδυνᾶται
μὲν αὐτίκα, μικρῷ δ᾿ ὕστερον φλεγμαίνει τε καὶ εἰς ὄγκον
αἴρεται μέγιστον ἅπαντα τὰ πέριξ, ἐνίοις δὲ καὶ βουβῶνες
ἐπανίστανται κατὰ τὰς μασχάλας, ἀπολαυσάντων τι τοῦ ῥεύ-
ματος τῶν ἀραιῶν τε καὶ σπογγοειδῶν ἐνταῦθα σωμάτων, ἃ
δὴ καλοῦσιν ἀδένας. ἔστι δ᾿ οἷς καὶ κατὰ μέσον τὸν βραχίονα

ignem, aut fortiter frices, aut ungas refina, aut pice medico
calida, deinde paulo poft evellas univerfim; aut fi etiam un·
gas partem quopiam medicamento calido; videbis enim ex
his omnibus ipfam attolli in molem, quia calor vel ad fe
trahere, vel fuscipere foleat fluxionem. Verum neceffe non
eft in praefens talia definire, id quod utile eft inftituto jam
habentes, etiam fine hujusmodi contemplatione. Semper
enim in partes vehementius calescentes decumbere fluxio vi-
detur, ubi corpora plena funt, atque abundant excrementis,
admodum larga; ubi vacant excrementis, pauca. Decumbit
praeterea maxime et in dolentes. Sic namque faepe cui
fummus digitus manus minima acu punctus eft, ftatim dolet,
et paulo poft partes qnae circiter funt inflammatione labo-
rant, atque in molem maximam tolluntur; quibusdam vero
etiam bubones fub alis erumpunt, ubi acceperint aliquid flu-
xionis rara et fpongiofa, quae ibi habentur, corpora, quos
nominant adenas. Quibufdam autem accidit id in medio

τοῦτο φαίνεται γιγνόμενον, οἷς ἂν ἀξιόλογος ἀδὴν ἐνταῦθ᾽
ᾖ τεταγμένος. ἐναργέστατα δ᾽ ὄψει τὸ λεγόμενον ἐφ᾽ ὧν ἂν
ἑλκύδριόν τι μικρὸν ἀφλέγμαντόν τε καὶ ἀνώδυνον ὄνυχος ᾖ
πλησίον. εἰ γὰρ ἀμεληθείη τοῦτο, καὶ μὴ συνέρχοιτο, καὶ
εἰς οὐλὴν ἄγοιτο, τῆς ἐπιτρεφομένης αὐτῷ σαρκὸς ὑπὸ τοῦ
ὄνυχος θλιβομένης, ὀδυνᾶται μὲν πρῶτον, εἶθ᾽ ἑξῆς ὅλος ὁ
δάκτυλος, ἐνίοτε δὲ καὶ καρπὸς αὐτῶν ἢ ποὺς εἰς μεγίστην
ἐξαίρεται φλεγμονήν· οὕτως ἄρα καὶ ἡ ὀδύνη ῥεῦμα τοῖς ὀδυ-
νωμένοις ἐπάγει μορίοις, οὐ μὴν οὐδὲ τούτου τὴν αἰτίαν ἐν-
ταῦθα λέγειν ἀναγκαῖον, ἑτέρωθι γὰρ εὐκαιρότερον λέλεκται,
καὶ οὐδὲν αὐτῆς εἰς τὰ παρόντα δεόμεθα. φαίνονται γοῦν
ἤδη σαφῶς αἰτίαι ῥευμάτων ἐξ αὐτῶν ὁρμώμεναι τῶν ῥευμα-
τιζομένων μορίων διτταί, μία μὲν ἡ ἐκ τῆς ἀναπτομένης ἐν
αὐτοῖς θερμασίας, ἑτέρα δὲ ἡ ἐκ τῆς γινομένης ὀδύνης. τοῦ
δ᾽ ἤτοι πλέον, ἢ ἔλαττον, ἢ χρηστότερον, ἢ μοχθηρότερον
ἐπιῤῥυῆναι τὴν αἰτίαν οὐκ ἔτ᾽ ἐξ αὐτῶν ἔχει μόνον τῶν ῥευ-
ματιζομένων σωμάτων, ἀλλὰ τοῦ μὲν χρηστότερον ἢ μοχθη-
ρότερον, ἐν τοῖς πέμπουσι μορίοις ἡ αἰτία, τοῦ δ᾽ ἧττόν τε καὶ
πλέον ἐν τοῖς συναμφοτέροις. αἱ μὲν γὰρ ἰσχυραὶ θερμασίαι

brachio, ubi infignis aden ea parte extiterit. Perfpicue id
quod dicimus videre licet, quoties ulcus aliquod exiguum fine
inflammatione ac dolore prope unguem fuerit. Si enim hoc
contemnatur, neque coëat, et ad cicatricem deducatur, in-
nata ipfi caro ab ungue preffa primum quidem dolet, deinde
totus digitus, aliquando vero et eorum carpus, et interdum
manus, vel pes in maximam deducitur inflammationem. Ita
igitur dolor atttrahit in dolore affectas partes fluxionem; non
tamen caufam hujus hic dicere oportet, alibi enim commo-
dius eft dicta, nec illius in praefens indigemus. Videntur
ergo jam caufae fluxionum ex partibus laborantibus fluxione
ortae effe duplices. Una ex calore, qui in eis accenditur;
altera ex dolore, qui fupervenit. Caufa autem, cur aut plus,
aut minus, aut benignius, aut deterius influat, eft non in
ipfis folum partibus laborantibus fluxione; fed cur benignius
deteriusve influat. in ipfis partibus mittentibus caufa eft; cur
autem plus minusve, in utrisque. Calor enim vehemens ac

τε καὶ ὀδύναι πλέον ἕλκουσιν, αἱ δ᾽ ἀσθενέστεραι μεῖον·
οὕτω δὲ καὶ τὰ μὲν ἀπέριττα σώματα βραχύ τι τοῖς ἕλκουσι
πέμπουσι, [146] τὰ δὲ περιττωματικά τε καὶ πληθωρικὰ το-
σούτῳ πλέον, ὅσῳ περ ἂν ἐξεστήκῃ τοῦ κατὰ φύσιν. αὗται
μὲν οὖν αἱ διαφοραὶ τῶν ῥευμάτων χωρὶς τῆς τῶν ῥευματιζο-
μένων ἀσθενείας γίνονται. ἕτεραι δὲ διά τε τὴν τούτων
ἀσθένειαν καὶ τὴν ἰσχὺν τῶν πεμπόντων τὰ περιττώματα.
πᾶσαι γὰρ αἱ χωρὶς τοῦ τρωθῆναι καὶ (339) θλασθῆναι κα-
ταλαμβάνουσαι τὰ μόρια φλεγμοναὶ περιττωμάτων τινῶν
κατασκηπτόντων ἐξ ἰσχυροτέρων εἰς ἀσθενέστερα γίνονται·
συνεξάπτουσι δ᾽ εὐθὺς αἱ τοιαῦται φλεγμοναὶ καὶ πυρετούς,
ὅταν ἤτοι διὰ μέγεθος, ἢ γειτνίασιν ἡ ἐξ αὐτῶν θερμότης ἐπὶ
τὴν καρδίαν ἐξικνῆται. σήπεται μὲν οὖν ἐν πάσαις ταῖς
φλεγμοναῖς τὰ κατασκήψαντα περιττώματα διὰ τὰς εἰρημέ-
νας ἔμπροσθεν αἰτίας· οὐχ ὁμοίως δὲ σήπεται τὰ πάντα,
τῷ τὰ μὲν εἶναι φλεγματικὰ, τὰ δὲ μελαγχολικὰ, τὰ δὲ
πικρόχολα. σηπομένων δὲ αὐτῶν ἀνάπτεται θερμασία παρὰ
φύσιν ἐν τῷ φλεγμαίνοντι μορίῳ, συνεκθερμαίνουσα μὲν,

dolor plus, debilior minus attrahit. Itidem corpora excre
mentis vacua exiguum quiddam trahentibus mittunt; excre-
mentofa autem ac plethorica tanto plus mittunt, quanto ab
ipfo naturae habitu longius recefferint. Atque hae quidem
fluxionum differentiae fine debilitate partium fluxione labo-
rantium exiftunt; aliae vero et ob harum debilitatem ac
robur mittentium excrementa efficiuntur. Omnis enim in-
flammatio fine vulnere ac collifione prehendens partem, ex-
crementis quibusdam decumbentibus ex robuftioribus in de-
biliora, exiftit. Talis autem inflammatio ftatim accendit fe-
brem, quoties aut ob magnitudinem, aut vicinitatem calor
ex ea ad cor pervenerit. Decumbentia igitur excrementa in
omni inflammatione putrescunt propter caufas prius dictas.
Nec fimiliter omnia putrescunt, eo quod quaedam funt pitu-
itofa, alia melancholica, nonnulla biliofa. Ipfis autem pu-
trescentibus accenditur calor praeter naturam in parte inflam-
matione affecta, fimul quidem calefaciens quaecunque primae

388 ΓΑΛΗΝΟΥ ΠΕΡΙ ΔΙΑΦΟΡ. ΠΥΡΕΤΩΝ

Ed. Chart. VII. [146.]   Ed. Baf. III. (339.)

ὅσα πρῶτα ψαύει τῶν φλεγμαινόντων μορίων, εἶθ᾽ ἑξῆς τὰ
συνεχῆ τούτοις, ὑφ᾽ ὧν αὖθις ἕτερα τῷ τῆς γειτνιάσεως λόγῳ
θερμανθέντα, καὶ πάλιν ὑπ᾽ ἐκείνων ἕτερα, διακομίζει τὴν
θερμασίαν ἐνίοτε μέχρι τῆς καρδίας. ἥτις μὲν οὖν ἐστιν ἡ ἐν
τοῖς φλεγμαίνουσι διάθεσις, ἔν τε τῷ περὶ τῆς ἀνωμάλου
δυσκρασίας εἴρηται λόγῳ κἂν τῷ περὶ τῶν παρὰ φύσιν
ὄγκων. ὅτι δ᾽ ἀναγκαῖόν ἐστι τὸ περιεχόμενον ἐν αὐτοῖς
αἷμα σήπεσθαι πολλάκις ἅμα τοῖς ἐπιῤῥυεῖσιν, ἐν τῷδε λε-
χθήσεται.

Κεφ. ιϛ΄. Τὸ κατασκῆψαν ἐξ ἑτέρου μέρους εἰς ἕτε-
ρον περίττωμα ποτὲ μὲν οὕτως ἐστὶ πολὺ καὶ μοχθηρὸν, ὡς
βλάψαι τοῦ ῥευματισθέντος μορίου τὴν δύναμιν· ἐνίοτε δὲ
οὕτως ἐπιεικές τε καὶ ὀλίγον, ὡς μηδὲν ἀδικῆσαι τὸ ὑποδεξά-
μενον σῶμα. εἰ μὲν δὴ βλάψει τὴν δύναμιν εἰς τοσοῦτον,
ὡς ἔκλυτόν τε γίνεσθαι καὶ μηκέτι κρατεῖν ὧν ἔμπροσθεν
ἐκράτει, σήπεσθαι τηνικαῦτα ἀναγκαῖον ἤδη καὶ τῷ αἵματι,
κατὰ διττὸν λόγον, ὅτι τε τὸ μὴ κρατούμενον ὑγρὸν ὑπὸ τῆς
οἰκείας θερμότητος ὑπόλοιπον ἔχει τὴν εἰς σηπεδόνα μετάστα-
σιν, ὅτι τε τοῖς περιττώμασι σηπομένοις συνδιασήπεται. εἰ δὲ

tangunt inflammatione obfeſſas partes, deinde illis continuas,
ex quibus rurſus aliae ratione vicinitatis calefactae, rurſus-
que aliae ab illis usque ad ipſum cor deferunt interdum ca-
liditatem. Sed quaenam ſit dispoſitio in parte inflammatione
affecta, diximus in libro de intemperie inaequali, et item in
libro de tumoribus praeter naturam. Quod autem neceſſe ſit
contentum in ea ſanguinem putrefieri ſaepenumero ſimul
cum materia quae influxit, in hoc dicetur.

Cap. XVI. Quod igitur excrementum ex una parte
in aliam decubuit, interdum adeo multum pravumque eſt,
ut partis fluxione laborantis facultatem laedat; interdum adeo
mite ac exiguum, ut ſuscipiens corpus minime offendat. Si
igitur adeo facultatem laedat, ut exolvatur, nec praeterea
evincat ea, quae prius vincebat, tunc ſanguinem putrefieri
neceſſe eſt duplici ratione; et quia humor minime evictus a
calore proprio reliquam habet in putredinem mutationem;
et quia ſimul cum excrementis putrescentibus putrescit. Sin

BIBΛION ΔETTEPON. 389

Ed. Chart. VII. [146. 147.]   Ed. Baf. III: (339.)

μὴ βλάψειεν εἰς τοσοῦτο τὴν δύναμιν, ὡς ἐκλυθεῖσαν ἡσυχά-
σαι παντάπασιν, ἡμιμόχθηρόν τι καὶ οἷον ἡμισαπὲς ἐν τῇ
τοιαύτῃ καταστάσει γίγνεται τὸ αἷμα, τῇ μὲν τῶν σηπομένων
περιττωμάτων γειτνιάσει συνδιασηπόμενον, ἐν δὲ τῷ κατὰ
φύσιν ἑαυτοῦ διαμένον τοσοῦτον, ὅσον ἐπὶ τῷ λόγῳ τῆς διά-
κοσμούσης αὐτὸ δυνάμεως. ὁποτέρως δ' ἂν ἔχῃ, τό τε κατὰ
τὴν πρώτην σηπεδόνα θερμὸν ἀναπτόμενόν ἐστι μὲν πάντως
δριμύτερόν τε καὶ δακνωδέστερον τοῦ κατὰ φύσιν, αὐξάνεται
δ' εἰς τοσοῦτον, εἰς ὅσον ἂν καὶ ἡ τῶν περιττωμάτων φύσις
ἐξαρκῇ. παραπλήσιον γάρ τινα λόγον ἔχει ταῦτα πρὸς τὴν
ἐξ αὐτῶν ἀναπτομένην θερμασίαν, οἷόν περ τὰ ξύλα πρὸς τὸ
πῦρ. ἐξ αὐτῶν μὲν γὰρ τῶν ξύλων ἀλλοιουμένων γεννᾶται
τὸ πῦρ, οὐ μὴν εἰς ἄπειρόν γε χρόνον ἐξαρκεῖ ταῦτα πρὸς τὴν
ἀλλοίωσιν, ἀλλ' ἔστιν ὅρος αὐτοῖς τῆς μεταβολῆς ἡ τῆς ἐνυ-
παρχούσης ἰκμάδος ἀπώλεια, μέχρι τοσούτου καίεσθαι δυνα-
μένοις, ἄχρι περ ἂν ἔχῃ τι τῆς συμφύτου νοτίδος· ἐκδαπανη-
θείσης [147] δὲ ταύτης, πέπαυταί τε καιόμενα καὶ τὸ λεί-
ψανον αὐτῶν καλεῖται τέφρα. καὶ δὴ καὶ τῶν διασηπομένων
χυμῶν ὡσαύτως ἡ θερμασία διαμένει μέχρι περ ἂν ὀπτηθῶσι

non tantum laedat vires, ut exolutae penitus quiescant, fe-
mipravus et tanquam femiputris in tali conftitutione fanguis
efficitur; vicinia quidem putrescentium excrementorum fi-
mul putrescens, perfiftens tamen in fua ipfius natura, quan-
tum eft in ratione facultatis ipfum conficientis. Utcunque
autem fe res habeat, accenfus calor per primam putredinem
penitus acrior ac mordacior eft, quam dum fecundum natu-
ram fe habet, atque tantum crescit, quantum natura ipfa
excrementorum fufficit. Haec enim talem habent rationem
ad calorem ex eis accenfum, qualem ligna ad ignem obti-
nent, ex ipfis enim lignis dum alterantur generatur ignis;
haec tamen minime in infinitum tempus fufficiunt ad altera-
tionem, fed terminus alterationis ipfis eft humoris innati
confumptio; nam eousque cremari queunt, dum innatum
habuerint humorem; atque eo confumpto cremari definunt,
ac. reliquiae eorum nominantur cinis. Quinetiam putres-
centium humorum fimiliter calor permanet, dum prorfus

τελέως· ὀλίγον δ᾽ εἰκὸς τὸ τῶν χυμῶν γίγνεσθαι γεῶδες λεί-
ψανον, οὐχ ὥσπερ τὸ τῶν ξύλων πολὺ, διότι κατὰ τὴν οὐ-
σίαν αὐτῶν ἐπικρατεῖ τὸ ὑγρὸν στοιχεῖον, οὐ τὸ ξηρόν.
οὕτω δ᾽ εἰ καὶ τῶν ἐκτός τινα χυμῶν ἑψεῖν ἐθέλοις, οἷον
ἔλαιον ἢ οἶνον, ὀλίγιστον μὲν αὐτοῦ καταλείψεις γεῶδες, τὸ
ἄλλο πᾶν εἰς ἀτμόν τε καὶ ἀέρα λεπτυνθὲν οἰχήσεται. καὶ
τοίνυν τῶν ζεσάντων ἐπὶ τῇ σηπεδόνι χυμῶν λεπτυνθέντων
ὑπὸ τῆς θερμότητος, εἰς τὸ περιέχον ἡ οὐσία σκίδναται πᾶσα
κατὰ τὰς ἀκμάς τε καὶ παρακμὰς τῶν πυρετῶν, ὑπολείπεται
δ᾽ ἤδη παντάπασιν ὀλίγον περιττὸν, ἢ οὐδέν· ἐν μὲν τοῖς
παχυτέροις χυμοῖς, ὀλίγον, ἐν δὲ τοῖς ὀῤῥωδεστέροις οὐδέν.
εἰ μὲν δὴ μή τις ἀσθένεια ἐγγένοιτο τῇ τοῦ φλεγμήναντος μέ-
ρους δυνάμει, μήτ᾽ αὖθις ἐπιπέμποιτο περιττώματα, πέπαυταί
τε τὸ νόσημα, καὶ δεύτερον οὐκ ἂν ἔτι πυρέξειεν ὁ ἄνθρωπος,
οὔτε κατὰ τὴν ἑξῆς ἡμέραν, οὔτε διὰ τρίτης, οὔτε διὰ τετάρτης·
εἰ δή τοι κατὰ τὴν αὐτὴν αἰτίαν ἐπιπέμποιτο, καθ᾽ ἣν ἐξ ἀρχῆς
ἐπέμφθη τῷ μέρει τὰ περιττώματα, ἢ εἰ ταῦτα μὲν οὐκ ἔτι

fint affati; par eft autem reliquias humorum terreftres exi-
guas effe,nequaquam multas, quemadmodum lignorum; pro-
pterea quod in fubftantia eorum elementum humidum exu-
perat, non ficcum. Simili modo fi libeat coquere humorum
externorum quempiam, ut oleum, aut vinum, terreftre qui-
dem ejus quod minimum relinquetur, reliquum autem totum
extenuatum in vaporem atque aërem discedet. Itaque tota
fubftantia fervefactorum humorum ex putredine extenuato-
rum ab ipfo calore in ambientem dispergitur per vigorem
declinationemque febrium; remanet autem jam excremen-
tum omnino exiguum, vel nullum; in humoribus quidem
craffioribus exiguum, in ferofioribus autem nullum. Quod
fi nulla debilitas extiterit virium partis inflammatione labo-
rantis, nec rurfus mittantur excrementa, et morbus folutus
eft et pofthac haud iterum febricitaverit homo, neque fe-
quenti die, neque tertio quoque die, neque quarto quoque.
Quod fi ob eandem caufam mittantur excrementa, ob quam
eb initio parti mittebantur, aut fi haec quidem non amplius

πέμποιτο, παραμένοι δὲ ἡ τῆς δυνάμεως ἀῤῥωστία, δεύτερον
ἀνάγκη πυρέξαι τὸν ἄνθρωπον. ὑποκείσθω γὰρ πρότερον
ἐῤῥωμένη μὲν ἡ τοῦ μορίου δύναμις, ἀθροιζόμενα δ᾽ ἐν τῷ
μεταξὺ χρόνῳ τὰ περιττώματα κατὰ τὰ πρῶτα ἀποπέμψαντα
μόρια, τοιαῦτά τε τὴν ποιότητα καὶ τοσαῦτα τὸ πλῆθος,
οἷα καὶ ὅσα τὴν ἀρχὴν ἔπεμψεν. ἔστι δὲ τὸ τοιοῦτον, οἷς
ἂν ἥ τε διάθεσις τῶν πεμπόντων ἡ αὐτὴ διαμένῃ καὶ τῆς
ἑλκομένης εἰς αὐτὰ τροφῆς ἡ ποσότης τε καὶ ἡ ποιότης.
ἀνάγκη γὰρ, οἶμαι, τὸ ἴσον καὶ ὅμοιον ὑπὸ τῆς αὐτῆς δυ-
νάμεως ἀλλοιούμενον, ἴσα καὶ ὅμοια ποιῆσαι περιττώματα.
καὶ μὲν δὴ καὶ ὁ τῆς ἀθροίσεως αὐτῶν χρόνος ἐξ ἀνάγκης ἴσος
ἔσται. τὰ γὰρ τρεφόμενα μόρια μέχρι περ ἂν ὁμοίαν ἔχῃ τὴν
κατάστασιν, ὑπὸ τῆς αὐτῆς τρεφόμενα τροφῆς, ἴσα τε τῇ
ποσότητι καὶ ὅμοια τῇ ποιότητι καὶ κατὰ τὴν αὐτὴν τοῦ χρό-
νου προθεσμίαν ἀθροίσει τὰ περιττώματα. καὶ μέν τοι κατὰ
τὴν αὐτὴν περίοδον ὁρμήσει πρὸς τὸ ταῦτα ἀπωθεῖν τε καὶ
πέμπειν τοῖς ἀσθενεστέροις· εἴγε δὴ τότε πρῶτον ἡ ἀποκρι-
τικὴ δύναμις ὁρμᾷ πρὸς τὴν ἑαυτῆς ἐνέργειαν, ὅταν ἤτοι
βαρύνηται τῷ πλήθει τῶν περιττωμάτων, ἢ δυσχεραίνῃ τῇ

mittantur, fed permaneat virium debilitas, denuo febricitare
hominem neceffe eft. Subjiciatur enim primum facultas
partis robufta, tempore vero interveniente eisdem in parti-
bus, quae prius transmiferant, collecta effe excrementa pa-
ria quantitate et qualitate his, quae initio transmiferant.
Hoc vero accidit his in quibus dispofitio mittentium, et at-
tracti ad ipfas alimenti quantitas et qualitas eadem perma-
net. Neceffe enim eft, aequale ac fimile, quod ab eadem
alteratur facultate, aequalia ac fimilia facere excrementa.
Quinetiam tempus collectionis eorum neceffario aequale erit.
Partes enim quae aluntur, quoad fimilem habuerint conftitu-
tionem ab eodem nutrita alimento, aequalia quantitate et fi-
milia qualitate, atque eodem praefinito temporis tractu col-
ligent excrementa. Quinetiam eodem circuitu incitantur ad
expellenda ea atque mittenda debilioribus, fiquidem tunc
primum expellendi facultas excitatur ad actionem fuam, ubi
gravatur multitudine excrementorum, aut qualitate divexa-

ποιότητι. δέδεικται δὲ ὑπὲρ τῶν τοιούτων ἁπάντων ἐν τοῖς
τῶν φυσικῶν δυνάμεων ὑπομνήμασιν, ἐν οἷς χρὴ γεγυμνάσθαι
τὸν μέλλοντα σὺν ἀποδείξει μαθήσεσθαι τὰ νῦν λεγόμενα, με-
γάλων γε τῶν ἄθλων αὐτῷ προκειμένων ἐκ τῆς τοιαύτης
θεωρίας εἰς τὴν θεραπευτικὴν μέθοδον. ἵνα γὰρ ἅπαντα
παραλίπω τἄλλα τὰ μέλλοντά γε λεχθήσεσθαι κατ᾽ ἐκείνην τὴν
πραγματείαν, ἑνός γε μόνου μνημονεύσω, προχειροτάτου τε
καὶ πολλάκις ὑφ᾽ ἡμῶν γεγονότος, ὀφθαλμίας παροξυνομένης
κατὰ περίοδον· οὐ μικρῶς οἶμαι προτραπήσεσθαι τὸν ἀκού-
σαντα τὴν νῦν ἡμῖν διαπεραινομένην ἐκμαθεῖν θεωρίαν· ἔμ-
παλιν γὰρ ἢ ὡς οἱ καλοῦντες ἑαυτοὺς ὀφθαλμικοὺς ἐθερα-
πεύσαμεν ἀεὶ τὰς τοιαύτας ὀφθαλμίας, ἐκείνων μὲν ἀεὶ τοῖς
ὀφθαλμοῖς παρεχόντων πράγματα, ἡμῶν δέ ποτε καθάρσει
χρησαμένων, ποτὲ μὲν λουτρῷ, ποτὲ δὲ ἀκρατοποσίᾳ, ὡς
Ἱπποκράτης [148] λέγει, ποτὲ δὲ φλεβοτομίᾳ, ποτὲ δ᾽ ἀμ-
φοτέροις, ἢ κλυστῆρι μετὰ φλεβοτομίας, εἶτ᾽ ἔσθ᾽ ὅτε μὲν
εὐθὺς ἐπὶ τοῖσδε πανσαμένων, ἔσθ᾽ ὅτε δὲ μετὰ τοῦ προνοή-

tur. Sed de his omnibus in commentariis de facultatibus
naturalibus definitum jam eft; in quibus exercitatum effe
convenit eum, qui quae nunc dicuntur, fit cum demonftra-
tione intellecturus; magno quidem praemio ipfi propofito ex
tali contemplatione ad curandi viam et rationem. Nam ut
alia omnia omittam, quae fum dicturus in eo libro, unius
tantummodo faciam mentionem, quod maxime quidem in
promptu eft, quodque ipfi faepenumero fecimus, ophthalmiae
fcilicet per circuitionem repetentis. Spero enim id non
parvum incitamentum fore lectoribus ad eam, quam hoc lo-
co tradimus, condifcendam doctrinam. Contra enim quam
ii, qui fe nominant ab oculorum curatione ophthalmicos ocu-
larios medicos, curavimus femper hujusmodi ophthalmiam.
Nam quum illi femper oculis negotium faceſſerent,nos inter-
dum purgatione, interdum balneo, interdum meri potione,
ut Hippocrates dicit, interdum fanguinis miffione, interdum
utrisque, vel clyftere cum fanguinis miffione ufi fumus; at-
que interdum ſtatim his adhibitis defivit, quandoque etiam

σασθαι τῆς κεφαλῆς. ἅπαντες γὰρ οἱ οὕτω θεραπευθέντες
ἢ οὐδ᾽ ὅλως ἔτι παρωξύνθησαν, ἢ ἅπαξ μόνον, ἔλαττον
πολὺ τοῦ πρόσθεν. ἀλλὰ περὶ μὲν τῶν θεραπευτικῶν διο-
ρισμῶν τε καὶ γνωρισμάτων οὐ νῦν λέγειν καιρός· ὅτι δ᾽
ἐγχωρεῖ ποτε μὲν τὴν ὅλην κεφαλὴν ἤτοι μηδὲν πεπον-
θυῖαν, ἀλλ᾽ αἵματι μοχθηρῷ καὶ περιττωματικῷ τρεφομένην,
ἀθροίζειν περιττώματα πλείω τε καὶ μοχθηρότερα τῶν ἔμπρο-
σθεν, ὡς μηκέτ᾽ αὐτοῖς ἀρκεῖν τὰς φυσικὰς ἐκροάς τε καὶ
περιπνοὰς, ἀλλ᾽ ἀναγκάζεσθαι τὴν φύσιν ὠθεῖν τὸ περιττὸν
εἴς τι τῶν ἀσθενεστέρων μορίων· ἢ τῶν μὲν χυμῶν ἐχόντων
κατὰ 'φύσιν, αὐτῆς δέ τι πεπονθυίας, ἢ καὶ συνελθόντων
ἀμφοῖν ἀθροίζεσθαί τε τὰ περιττώματα καὶ κατασκήπτειν
εἴς τι μόριον, ὁ ἐνεστὼς λόγος ἐπιδεῖξαι σπουδάζει. μέχρι
γὰρ ἂν ὅ τ᾽ ἐπιῤῥέων χυμὸς ὅμοιος ᾖ, καὶ τῆς κεφαλῆς ἡ διά-
θεσις ἡ αὐτὴ, μέχρι τοσούτου τά τε περιττώ(340)ματα κατὰ
τὸν ἴσον ἀθροισθήσεται χρόνον ὅμοιά τε καὶ ἴσα, καὶ οἱ παροξυ-
σμοὶ τῶν ὀφθαλμῶν ὅμοιοι γενήσονται. κατὰ δὲ τὸν αὐτὸν
τρόπον, εἰ καὶ μὴ συμπάσης τῆς κεφαλῆς, ἀλλ᾽ ἑνός γέ τινος

ubi capiti fuiſſet proſpectum. Omnes enim qui curati ſunt,
aut omnino acceſſionem non habuerunt, aut ſemel ſolum,
ſed multo leviorem quam prius. Sed de medendi deoretis
ac indiciis nequaquam nunc differendi tempus eſt. Caete-
rum quod accidat interdum totum caput aut minime affectum,
ſed ſanguine pravo atque excrementoſo nutritum, colligere
excrementa plura ac vitioſiora, quam ante, ita ut nequa-
quam eis ſufficiant naturales effluxus ac perſpiratus, ſed co-
gatur natura expellere excrementum ad aliquam partem de-
biliorem; aut ſi humores ſecundum naturam ſe habeant, ip-
ſum autem affectum ſit, aut etiam ambo concurrant, colligi
excrementa, atque decumbere in aliquam partem, praeſens
ſermo demonſtrare ſtudet. Etenim quoad decumbens hu-
mor ſimilis fuerit et capitis affectio eadem, eousque excre-
menta aequali colligentur tempore ſimilia et aequalia et ac-
ceſſiones oculorum ſimiles erunt. Simili modo et ſi non to
tius capitis, at certe unius alicujus in eo partis, aut menin-

τῶν ἐν αὐτῇ μορίων, ἤτοι μηνίγγων, ἢ ἐγκεφάλου γένηταί
τις διάθεσις, ὡς ἐκ τῆς τοιαύτης τροφῆς ἀθροίζειν τι τοσόν-
δε καὶ τοιόνδε περίττωμα κατὰ τοσόνδε χρόνον, εἶτ᾽ ὠθεῖν
τὸ περίττωμα τοῦτο τηνικαῦτα τότε πρῶτον, ὅταν ὑπ᾽ αὐτοῦ
ἀξιολόγως ἀνιαθείη, συμβήσεται καὶ τότε παροξύνεσθαι κατὰ
περίοδον, ἢ ὀφθαλμοὺς, ἢ οὖς, ἤ τι τοιοῦτον ἕτερον, εἰς
ὅπερ ἂν ἀσθενέστερον ὠθῇ τὸ περιττεῦον. ὥσπερ οὖν ἐπ᾽
ὀφθαλμῶν, καὶ ὤτων, καὶ ποδῶν, καὶ ἄλλων τε πολλῶν
τοιούτων μορίων ἐναργῶς ὁρᾶται κατὰ περίοδον ὁ παροξυ-
σμὸς γιγνόμενος, ὡς ἐπιδέδεικται, τί θαυμαστὸν ἐν πλευρί-
τιδι καὶ περιπνευμονίᾳ καὶ φρενίτιδι καὶ τοῖς ἄλλοις ἅπα-
σιν, ὧν οὐκ ἔστι θεάσασθαι τὰς φλεγμονὰς, ὁμοίως μὲν ἐπιρ-
ρεῖν τὸ περιττὸν καὶ ὁμοίως τὸν πυρετὸν ἀνάπτειν, οὐδὲν
αὐτοῦ τοῦ φλεγμαίνοντος μέρους πεπονθότος ἐξαίρετον ἴδιον
εἰς τὴν τῶν εἰρημένων γένεσιν ἄλλο γε, πλὴν ὅτι τῶν πεμ-
πόντων τὰ περιττώματα κατ᾽ ἐκεῖνον τὸν χρόνον ἀσθενέστε-
ρόν ἐστιν; οὐ μὴν οὐδ᾽ ἐκεῖνο θαυμαστόν ἐστι, τὸ μηδὲ κατὰ
μίαν ἀθροίζεσθαι προθεσμίαν ἅπαντα τὰ περιττώματα. τῷ
γὰρ μήτε τὸ φερόμενον ἐν λόγῳ τροφῆς αἷμα ὅμοιον διὰ

gum, aut cerebri ipſius fuerit aliquis affectus, ita ut ex tali
nutrimento colligat tantum taleque excrementum tanto tem-
pore, deinde expellat excrementum id tunc primum quum
ab eo inſigniter vexatur; accidet et tunc per circuitum ex‑
acerbari vel oculos, vel aures, vel aliquid aliud tale, in quod
debilius expulſum fuerit excrementum. Ut igitur in oculis
et auribus et pedibus et aliis multis partibus talibus perſpi-
cue videtur ſieri acceſſio per circuitum, quemadmodum oſten-
ſum eſt; quid mirum in pleuritide et peripneumonia et phre-
nitide et aliis omnibus quorum non licet intueri inflammatio-
nes, ſimiliter fluere excrementum, eodemque modo febrem
accendere, nullo alio ipſa parte inflammatione obſeſſa affe-
ctu laborante peculiari ac proprio ad dictorum generationem,
quam quod mittentibus excrementa eo tempore imbecillior
eſt? Neque etiam illud mirum videri debet, quod non eo-
dem tempore colligantur omnia excrementa. Quod enim
neque qui defertur ratione alimenti, ſanguis ſemper ſimilis

παντὸς ὑπάρχειν, μήτε τὴν τῶν τρεφομένων διάθεσιν εἶναι
τὴν αὐτὴν, ἄλλος ἄλλῳ χρόνῳ ἱκανός ἐστιν εἰς τὴν τοσούτου
περιττώματος ἄθροισιν, ὑφ᾽ οὗ πρῶτον λυπεῖται μὲν ἡ φύσις
ἢ τοῦ μέρους, ἀναγκάζεται δ᾽ ὡς ἀλλότριον ἑαυτῆς ἀποτρί-
βεσθαι τὸ λυποῦν. οὐ μὴν οὐδ᾽ ὅτι τῶν παροξυσμῶν αὐτῶν
ἄνισόν ἐστι τὸ μῆκος, ἔτι χρὴ θαυμάζειν. εἴπερ γὰρ οὐχ ἓν
γένος, οὔτ᾽ εἶδος, οὔτε πλῆθός ἐστι τῶν περιττωμάτων,
οὔθ᾽ ὡσαύτως ἀνάπτεσθαι πᾶσιν, ἢ διαφορεῖσθαι προσήκει.
τὰ μὲν γὰρ πλείω καὶ ψυχρότερα καὶ γλίσχρα καὶ παχέα
μακροτέρους ἐργάζεται τοὺς παροξυσμούς· τὰ δ᾽ ἐλάττω καὶ
θερμότερα καὶ λεπτότερα βραχυτέρους, συνεπιλαμβανούσης
οὐ σμικρὸν εἰς ταῦτα τῆς τε τοῦ σώματος ὅλου κατασκευῆς ἐν
ἐκείνῳ τῷ χρόνῳ, καὶ τοῦ τῆς δυνάμεως τόνου. τὸ μὲν γὰρ
ἀραιότερον σῶμα βραχυτέρους, ὅσον ἐφ᾽ ἑαυτῷ, τοὺς πα-
ροξυσμοὺς ἐργάζεται, τὸ δὲ πυκνότερον μακροτέρους· καὶ
ῥώμη μὲν δυνάμεως ὀλιγοχρονιωτέρους, ἀῤῥωστία δὲ πολὺ
χρονιωτέρους. ἡ μὲν γὰρ ἰσχυρὰ δύναμις ἑτοιμότερον ἀφ᾽
ἑαυτῆς ὠθεῖ τὸ ἀλλότριον, ἡ δὲ τοῦ σώματος [149] ἀραιότης
οὐκ ἴσχει τὸ φερόμενον, ὥστ᾽ ἀνάγκη τοῖς οὕτω διακειμένοις

eſt, neque affectio partium quae aluntur eadem, idcirco aliud
alii tempus fatis eſt ad tanti excrementi collectionem, a quo
primum natura partis moleſtatur, cogiturque veluti alienum
a ſe id, quod moleſtat, expellere. Neque porro mirandum
eſt, ipſarum acceſſionum longitudinem inaequalem eſſe; fi
enim neque genus neque ſpecies neque multitudo excremen-
torum una fit, neque fimiliter accendi in omnibus, neque
diſcuti convenit. Nam plura quidem et frigidiora et gluti-
noſa et craſſa, longiores efficiunt acceſſiones; pauciora au-
tem et calidiora et tenuiora breviores, conducente ad id non
parum totius corporis conſtitutione eo tempore et virium
robore. Corpus enim rarius breviores, quantum in ſe eſt,
efficit acceſſiones; denſius autem longiores. Et robur qui-
dem virium breviores; debilitas autem multo longiores.
Facultas enim valida promptius a ſe expellit id, quod eſt ali-
enum; corporis autem raritas minime detinet id quod effertur.
Quocirca ita affectis cito evacuari excrementum neceſſe eſt,

396 ΓΑΛΗΝΟΥ ΠΕΡΙ ΔΙΑΦΟΡ. ΠΥΡΕΤΩΝ

Ed. Chart. VII. [149.] Ed. Baf. III. (340.)

ταχέως ἐκκενοῦσθαι τὸ περιττὸν, εἰ καὶ τἄλλα παραπλήσια
ὑπάρχει, κατὰ δὲ τὸν αὐτὸν λόγον, ὅσοις ἐναντίως διάκειται
τὸ σῶμα, τοιούτοις ἀνάγκη πολυχρονιωτέραν γίνεσθαι τὴν
ἔκκρισιν τῶν περιττωμάτων, ἀῤῥώστως μὲν ὠθούσης τὰ πε-
ριττώματα τῆς δυνάμεως, στεγούσης δὲ τὰ φερόμενα τῇ τῶν
διεξόδων στενότητι. ἁπάντων δ᾽ ἅμα συνελθόντων, ἤτοι
μακρότατος, ἢ βραχύτατος παροξυσμὸς γίγνεται· μακρότα-
τος μὲν διὰ τὸ πάχος, καὶ τὸ πλῆθος τοῦ περιττώματος, καὶ
τὴν ἀσθένειαν τῆς δυνάμεως, καὶ τὴν τῶν διεξόδων στενό-
τητα· βραχύτατος δὲ, διά τε λεπτότητα καὶ ὀλιγότητα τοῦ
περιττώματος, καὶ τὴν ῥώμην τῆς δυνάμεως, καὶ τῶν ὁδῶν
τὴν εὐρύτητα.

Κεφ. ιζ'. Κατὰ δὲ τὸν αὐτὸν λόγον οὐδὲ διὰ τί τῶν
παροξυσμῶν οἱ μὲν εἰς ἀπυρεξίαν λήγουσιν, οἱ δὲ οὔ, χαλε-
πὸν ἐξευρεῖν. ἐπειδὰν μὲν γὰρ ὁ τοῦ προτέρου παροξυσμοῦ
χρόνος οὕτως ᾖ βραχὺς, ὡς πρὶν ἄρχεσθαι τὸν δεύτερον, ἤδη
πρότερον λελύσθαι, τὸ μεταξὺ τῆς ἀρχῆς τοῦ δευτέρου καὶ
τοῦ προτέρου τῆς τελευτῆς διάστημα σύμπαν ἀπύρεκτον
γίγνεται· φθάσαντος δ᾽ εἰσβαλεῖν τοῦ δευτέρου, πρὶν ἀκριβῶς

fi etiam alia fimilia exiſtant. Pari ratione quibus e contra-
rio corpus afficitur, iis neceſſe eſt eſſe longiorem excretio-
nem excrementorum, debiliter expellente excrementa facul-
tate; detinente autem ea, quae efferuntur, anguſtia meatu-
um. Omnibus autem fimul concurrentibus, aut breviſſima
aut longiſſima acceſſio fit: longiſſima quidem, ob craſſitiem,
et multitudinem excrementi, ac virium imbecillitatem, mea-
tuumque anguſtiam; breviſſima autem, ob tenuitatem et
paucitatem excrementi et robur virium ac viarum am-
plitudinem.

Cap. XVII. Eadem autem ratione neque quam ob
cauſam acceſſiones quaedam definant ad integritatem, quae-
dam vero non, difficile eſt invenire. Quoties enim prioris
acceſſionis tempus adeo breve fuerit, ut priusquam fecunda
incipiat, jam prima defierit, medium principii fecundae
priorisque finis intervallum totum fine febre exiſtit. Sed
ubi fecunda prius incipit, quam prior omnino folvatur, ui-

λυθῆναι τὸν πρότερον, οὐδὲν αὐτῶν ἀπολείπεται μεταξύ.
τουτὶ μὲν οὖν, ὡς εἴρηταί μοι, ἔστι τῆς ἐν τῷ δεχομένῳ μορίῳ
τὰ περιττώματα δυνάμεως ὁμοίας ἑαυτῇ διαμενούσης, τοῦτ᾽
ἔστι κρατούσης ἔτι τοῦ περιεχομένου κατ᾽ αὐτὴν αἵματος,
ὡς καὶ πρόσθεν· εἰ δ᾽ ἀσθενής ποτε γένοιτο, καὶ τοῦτ᾽ αἴ-
τιον αὐτῇ κατασταίη τοῦ μὴ τὰ περιττώματα μόνον, ἀλλὰ
καὶ αὐτὸ τὸ αἷμα διαφθείρεσθαί τε καὶ σήπεσθαι καὶ πυρετὸν
ἐξάπτειν, ἑτέρα τις κἀντεῦθεν ἀρχὴ γενήσεται περιοδικῶν πα-
ροξυσμῶν. εἰ μὲν οὖν ἔτι ἡ προειρημένη φυλάττοιτο θερ-
μασία, διττὸν εἶδος ἔσται πυρετῶν ἀλλήλοις ἐπιπεπλεγμένων·
εἰ δ᾽ ἐκείνη μὲν παύσαιτο, μένοι δὲ ἡ τοῦ δεξαμένου τὸ ῥεῦμα
διάθεσις, ἅπερ ἐπὶ τοῦ πέμποντος λέλεκται πρόσθεν, κἀπὶ
τούτῳ μοι νόει. ποιήσει γάρ τινα καὶ τοῦτο τὸ μέρος ἐν
αὐτῷ περιττώματα κατὰ διττὸν τρόπον, ὥσπερ δὴ κἀκεῖνο,
τῷ τε μοχθηρὸν εἶναι τὸ αἷμα περιεχόμενον ἐν αὐτῷ καὶ τῷ τὴν
δύναμιν ἀρρωστεῖν. ὡσαύτως δὲ κἂν εἰ κατά τινα αἰτίαν ἡντι-
ναοῦν ἀπεργασθείη ἀσθενής ποτε μορίου δύναμις εἰς τοσοῦτον,
ὡς ἄχθος αὐτῷ μᾶλλον ἢ τροφὴν εἶναι τὸ παρακείμενον αἷμα,
διαφθαρήσεταί τε καὶ εἰ θερμὸν εἴη, σαπήσεται ῥᾳδίως, εἰ δ᾽

hil harum medium relinquitur. Hoc igitur, ut diximus, fit,
quum facultas partis excrementa recipientis fui fimilis effe
pergit, hoc eft, adhuc, ut antea, fanguinem qui in ipfa ha-
betur, vincit. Quod fi quando debilis efficiatur, idque ei
caufa fit cur non excrementa folum, fed ipfe etiam fanguis
corrumpatur ac putrefiat, et febris accendatur; alterum
inde quoque initium orietur circuitu repetentium acceffionum.
At fi quidem praedictus adhuc fervetur calor, duplex erit
genus febrium inter fe implicitarum. Si vero ille quidem
definat, affectio vero fuscipientis fluxionem permaneat, quae
de mittente funt dicta prius, de hac intelliges. Haec enim
pars efficiet in fe quaedam excrementa duplici ratione, quem-
admodum et illa, tum quia pravus eft fanguis contentus in
ea, tum quia facultas debilis eft. Nec fecus fi ex quavis
caufa reddita fit interdum debilis partis facultas, adeo ut
onus ipfi potius quam alimentum fit fanguis adjectus, cor-
rumpetur, et fi calidus fuerit, facile putrescet: fi vero fub-

ὑπόψυχρόν τε καὶ φλεγματικὸν, οὐκ αὐτίκα μὲν, ἀλλὰ ἔν γε
τῷ χρόνῳ καὶ τοῦτο τὴν αὐτὴν ἐπικτήσεται διάθεσιν. καὶ
μὴν καὶ ὅταν ἀδυνατήσῃ ποτὲ πέψαι τὰ κατ᾽ αὐτὸ γινόμενα
περιττώματα μόριον ὁτιοῦν, ἢ ἀπώσασθαι πρὸς ἕτερον, τοι-
αύτην ἑαυτῷ τὴν ἀρχὴν τοῦ πυρέττειν, οἷανπερ ἑτέρῳ τὸ
πέμπον ἐξεργάζεται· τοῦ δὲ μὴ δύνασθαι πέμπειν ἑτέρῳ τὰ
περιττώματα πρώτη μὲν αἰτία κατὰ τὴν τοῦ πέμποντός τε
καὶ δεχομένου δύναμιν, ἑτέρα δὲ κατὰ τὴν τῶν ὁδῶν ἔμ-
φραξιν, ὅπερ ἐπὶ γλίσχροις καὶ παχέσι καὶ πολλοῖς εἴωθε γί-
γνεσθαι χυμοῖς. οὐδὲν οὖν θαυμαστὸν, εἰ καὶ χωρὶς τοῦ
πέμπειν ἕτερον ἑτέρῳ περίττωμα, καθάπερ ἡ κεφαλὴ τοῖς
ὀφθαλμοῖς ἔπεμπεν, ἐκ τῶν ἐν αὐτῇ ἔτι μενόντων περιττωμά-
των εἰς τὴν αὐτὴν τῷ δεχομένῳ τὰ ἀλλότρια διάθεσιν ἀφί-
κοιντο. τὰ γὰρ ἐμφράξαντα τὰς φυσικὰς ἐκροὰς ἀναγκαῖον
ἐν τῷ χρόνῳ καὶ [150] ταῦτα σήπεσθαί τε καὶ πλήθους πε-
ριττωμάτων αἴτια καθίστασθαι τῷ μέρει, κωλύοντα κενοῦ-
σθαι καὶ διαπνεῖσθαι συνήθως αὐτό. σήπεται οὖν ὁμοίως
ἐκείνοις κἀκεῖνα τὰ ὕστερον ἀθροιζόμενα, καὶ συνεξάπτει
πάντα ἀλλήλοις αὐτίκα τὴν ἐν τῷ μορίῳ πυρετώδη θερμότητα.

frigidus ac pituitofus, non ftatim quidem, fed proceſſu tem-
poris is quoque eandem fuscipiet dispofitionem. Quinetiam
ubi nequeat concoquere quaelibet pars genita in fe excre-
menta, aut expellere ad aliam, tale fibi ipfi initium febrici-
tandi, quale ea quae transmitit alteri, adfert. Cur autem
nequeat alteri mittere excrementa, prima quidem caufa eſt
in viribus mittentis fuscipientisque; altera autem in viarum
obſtructione, quae a glutinofis, craſſis et multis fieri folet
humoribus. Nihil igitur miri eſt, fi etiam absque eo quod
altera mittat alteri excrementum (quemadmodum caput ocu-
lis mittebat) ex excrementis in ipfa adhuc manentibus in
eandem fuscipienti aliena dispofitionem devenerit. Quae
enim obſtruxerunt naturales effluxus, proceſſu temporis ea
quoque putrescant neceſſe eſt, et caufa fint oportet, ob quam
multitudo excrementorum in parte minime vacuetur et ut
folita erat, diffletur. Putrescunt igitur, ut illa, ea quoque
quae poſtea colliguntur et omnia fimul accendunt ftatim in

δέδεικται δ᾽ ἔμπροσθεν, ὡς ἔνθα ἀνάπτεταί τις ἢ καὶ αὐξάνεται θερμότης, ἐπιῤῥεῖ τούτῳ τῷ μορίῳ τὸ παρὰ τῶν ἄλλων αἷμα. καὶ τοίνυν ἀναγκαῖον ἐν τῷ χρόνῳ τῆς ἐπιῤῥοῆς ψύχεσθαι μὲν ἐκεῖνα λειφαιμοῦντα, βαρύνεσθαί τε καὶ διατείνεσθαι τὸ πεπονθὸς, ἀλλοιοῦσθαι δὲ τὸ ἐπιῤῥυὲν αἷμα διὰ διττὴν αἰτίαν, ὅτι τε μίγνυται τοῖς ἤδη σηπομένοις περιττώμασιν, ὅτι τε σφηνούμενον ἀδιάπνευστον ἀπομένει. τύφεται τοιγαροῦν δίκην ξύλων ὑγροτέρων ἀθρόως ἐπιβληθέντων ὀλίγῃ φλογὶ, καὶ οὗτος ὁ χρόνος ἅπας ἀρχὴ τοῦ παροξυσμοῦ προσαγορεύεται. ἐπειδὰν δὲ τῆς ὕλης ἐγκρατὴς ἡ θερμότης γένηται, καλεῖται μὲν ἐπίδοσίς τε καὶ ἀνάβασις ὁ τοιοῦτος καιρὸς, αὐξάνεται δ᾽ ἐν τούτῳ θερμότης το(341)σαύτη τὸ πλῆθος, ὡς μὴ μόνον αὐτὸ καίειν τὸ χωρίον, ὃ οἷόν περ ἐστία τις σηπεδόνος ἐστὶν, ἀλλ᾽ ἤδη κατὰ τὸ συνεχὲς ἐπινέμεσθαι τὸ σύμπαν σῶμα. κἀπειδὰν εἰς ἄκρον ἀφίκωνται τῆς ζέσεως οἱ ἐξαπτόμενοι χυμοὶ, καλεῖται μὲν ἀκμὴ τὸ τοιοῦτο τοῦ παροξυσμοῦ μέρος, ἅπαν δὲ διάπυρον εἶναι δοκεῖ τηνικαῦτα τὸ τοῦ κάμνοντος σῶμα, τῆς θέρμης εἰς ὅλον τὸ ζῶον ὁμαλῶς ἐπιτεταμένης. ἐντεῦθεν δὲ,

parte calorem febrilem. Supra autem indicavimus, ubi accenditur quidam vel etiam augetur calor, in eam partem ab aliis fanguinem defluere. Itaque neceffe eſt, ut tempore, quo defluit, parfes illae refrigerentur fanguine deſtitutae; pars autem affecta gravetur atque diſtendatur et qui defluxit fanguis alteretur, propter duas caufas, et quia putrescentibus jam excrementis permiscetur, et quia impactus minime difflatur. Quocirca fuccenditur inftar lignorum humidiorum confertim in exiguam flammam conjectorum, atque id tempus omne initium acceffionis appellatur. Ubi vero calor fuperat materiam, appellatur incrementum et ascenfus tale tempus. Atque eo tempore augetur calor tam multus, ut non folum deurat locum ipfum, qui veluti caufa quaedam putredinis eſt, fed jam per continuitatem depascatur univerfum corpus; et ubi ad fummum pervenerunt fervorem qui accenduntur humores, appellatur vigor talis pars acceffionis. Univerfum vero ignitum effe videtur tunc aegroti corpus, calore in univerfo animali aequaliter intenfo; deinde fi qui-

εἰ μὲν οἵ τε χυμοὶ λεπτοὶ τύχοιεν ὄντες, ἥ τε δύναμις εὔρω-
στος, ἀραιόν τε τὸ σῶμα, κενοῦται τὸ πλεῖστον τῶν ζεσάν-
των χυμῶν εἰς ἱδρῶτα χυθέν· εἰ δὲ οὗτοί τε παχεῖς εἶεν, ἄρ-
ρωστός τε ἡ ἐκκριτικὴ δύναμις, αἵ θ᾽ ὁδοὶ στενωθεῖεν, αἰσθη-
τὸν μὲν οὐδὲν ἀπορρεῖ, μόνον δὲ τὸ οὕτως λεπτυνθὲν, ὡς εἰς
ἀτμοῦ λεπτοῦ μεταστῆναι φύσιν. ὀνομάζεται δὲ ὁ καιρὸς
οὗτος παρακμὴ, διαπνοή τις οὖσα τῶν ζεσάντων χυμῶν.
ἀλλὰ μενούσης γε τῆς ἐν τῷ μορίῳ διαθέσεως, ἀναγκαῖον ἕτε-
ρον ἐν αὐτῷ γεννηθῆναι περίττωμα, τῆς ἑλκομένης αὖθις εἰς
αὐτὸ τροφῆς οὐκ ἀκριβῶς ἁπάσης κρατουμένης, ὃ πάλιν, ὡς
εἴρηται πρόσθεν, ὑπό τε τῶν ἐγκαταλελειμμένων τῷ μορίῳ
σηπεδονωδῶν περιττωμάτων, καὶ αὐτῆς τῆς οἰκείας μοχθη-
ρίας, ἀρχὴν σηπεδόνος λαμβάνει· κἀπειδὰν ἱκανῶς θερμανθῇ,
πάλιν ἐπιρρεῖ πρὸς αὐτὸ, καθάπερ τὸ εἰρημένον πρότερον
ἐκ τῶν ἄλλων τοῦ ζώου μορίων αἷμα, καὶ κατὰ τὸν αὐτὸν
αὖθις τρόπον ἀρχή τε καὶ ἀνάβασις, ἀκμή τε καὶ παρακμὴ
γίγνεται τοῦ παροξυσμοῦ· καὶ τοῦτο οὐ παύεται περιοδίζον,
ἄχρις ἂν ἡ διάθεσις ἡ ἐν τῷ πρώτῳ γεννῶντι μορίῳ τὰ περιτ-
τώματα φυλάττηται.

dem humores tenues fint, ac facultas valida et corpus rarum,
pars plurima fervefactorum humorum fufa in fudorem vacu-
atur; quod fi craffi fuerint, ac excretrix facultas debilis et viae
anguftae, nihil quidem fenfibile effluit, fed folum id quod
ita extenuatum eft, ut in halitus tenuis tranfierit naturam;
appellatur autem id tempus declinatio, quae perfpiratio quae-
dam eft humorum fervefactorum. Sed ubi in parte affectus
permanet, neceffe eft alterum in ea gigni excrementum;
quum quod rurfus in eam attrahitur alimentum, non plane
totum vincatur; quod rurfus, ut ante docuimus, et ab ex-
crementis putridis in parte ipfa relictis, et ab ipfa propria
pravitate, initium putredinis fuscipit, et ubi admodum in-
caluerit, rurfus decumbit in ipfam, ut prius dictus ex aliis
animalis partibus fanguis, rurfusque eodem modo, initium,
incrementum, vigor et declinatio acceffionis fit. Atque hoc
certo ambitu femper fit, dum affectus in parte primum gi-
gnente excrementa fervatur.

Κεν. ιη΄. Διττὴ δ᾽ ἐστὶν ἡ τοιαύτη διάθεσις, ἡ μέν
τις ἀσθένεια τοῦ μορίου, καθ᾽ ἣν γεννᾶται τὰ περιττώματα·
δευτέρα δὲ ἡ ἐξ αὐτῶν τῶν ἑκάστοτε γεννωμένων ἀθροιζομένη.
μὴ γάρτοι δόκει, τοῖς μὲν ἐκτὸς ἀγγείοις τούτοις, ἐν οἷς ἑψό-
μενον ἔδεσμα κνισῶδες ἐγένετο, διάθεσιν ὑπολείπεσθαί τινα,
τοῖς μέρεσι δ᾽, ἐν οἷς οἱ χυμοὶ σήπονται, μηδεμίαν. ἔτι δὴ
μᾶλλον ἀδύνατον λυθῆναι τὴν διάθεσιν, ὅταν καὶ τὸ σύμπαν
σῶμα κακόχυμον, ἢ καὶ πληθωρικὸν ὑπάρχῃ, καὶ πολὺ δὴ
μᾶλλον, εἰ ἐν τούτοις προσγένοιτο στένωσις ἁπάντων τῶν
ἐξοχετευόντων πόρων περιττώματα τοῦ μέρους. ὥσπερ οὖν
καὶ [151] ἡ ἴασις ἀκολουθήσειεν, ἐὰν οἵ τε πόροι διακαθαρ-
θεῖεν, ὥστε εὔρουν εἶναι τὸ μόριον, ἥ τε δύναμις ῥωσθείη καὶ
ἡ διάθεσις ἐπανορθωθείη, καὶ τὸ σύμπαν σῶμα μήτε πλη-
θωρικὸν μήτε κακόχυμον εἴη· ἔστ᾽ ἂν δὲ ταῦτα διαμένῃ, καὶ
τὴν περίοδον τῶν παροξυσμῶν ἀναγκαῖόν ἐστι διαμένειν.
οὕτω γοῦν συμβαίνει κἀπὶ τῶν γυναικῶν· καὶ γὰρ καὶ
ταύταις ἄχρι περ ἂν ἴσά τε καὶ ὅμοια μένῃ τὰ τῶν κατα-
μηνίων αἴτια, καὶ ἡ περίοδος αὐτῶν ἡ αὐτὴ φυλάττεται.

Cap. XVIII. At vero affectus talis duplex eſt: alter
quidem partis debilitas, qua gignuntur excrementa; alter
vero, qui ex ipſis quotidie genitis acervatur. Cave enim
putes in iſtis vaſis externis, in quibus elixa cibaria nidoru-
lenta evaſerunt, affectum quendam relinqui; in partibus
autem, in quibus humores putrescunt, nullum permanere.
Quum ſane etiamnum magis haec affectio ſolvi nequeat, quo-
ties univerſum corpus pravis humoribus *abundet*, ac ple-
thoricum ſit, multoque magis, quoties in his fuerit anguſtia
omnium meatuum partis excrementa educentium. Quem-
admodum igitur et ſanatio ſubſequetur, ſi et meatus expur-
gentur, ut pars meabilis ſit, et vires roborentur et affectus
emendetur et univerſum corpus neque malis humoribus ſca-
teat, neque plethoricum ſit. Quamdiu autem haec perma-
nent, circuitum acceſſionum permanere neceſſe eſt. Simi-
liter accidit in mulieribus. In eis enim quoad ſimilis cauſa
et aequalis permaneat menſtruorum, idem eorum circuitus

λέγεται δ᾽ ἐπὶ πλεῖστον ὑπὲρ τῶν τοιούτων ἁπάντων ἐν
τῷ περὶ τῶν ῥευματικῶν διαθέσεων λόγῳ, καὶ νῦν οὔτε χρο-
νίζειν ἐν ταῖς πίστεσι τῶν προαποδεδειγμένων εὔλογον οὔθ᾽
ὑπερβαίνειν τὰ κεφάλαια τῶν χρησίμων εἰς τὰ παρόντα. χρή-
σιμα δ᾽ ἐστὶν ἐν τοῖσδε μάλιστα τό γε γινώσκειν, ὡς ἔνια
μὲν τῶν μορίων ἑτέροις ἐπιπέμπει ῥεύματα, καθάπερ ἡ κε-
φαλὴ τοῖς ὀφθαλμοῖς· ἔνια δὲ ὑπὸ τῶν ἐν αὐτοῖς γεννωμένων
περιττωμάτων ἀρχὴν τοῦ πυρέττειν λαμβάνει· καὶ ὅτι τοῖς
τοιούτοις ἅπασι κοινὸν μὲν ἡ σηπεδών ἐστι τῶν περιττωμά-
των, ἴδιον δ᾽ ἑκάστῳ, τῷ μὲν ἔμφραξίς τε καὶ σφήνωσις τῶν
ἀγγείων, ἤτοι διὰ γλίσχρους χυμοὺς, ἢ παχεῖς, ἢ πολλούς·
ἑτέρῳ δὲ στέγνωσις τῶν πόρων ἤτοι τῶν αἰσθητῶν, ἢ τῶν
οὐκ αἰσθητῶν· ἄλλῳ δέ τινι τὸ πληρωθῆναι τὰς καθ᾽ ὅλον
αὐτοῦ τὸ σῶμα χώρας κενὰς, καὶ πρὸς τούτοις ἔτι τὸ πρὸς
τὴν δύναμιν πλῆθος, ὡς ἐν τῷ περὶ πλήθους ἐπιδέδεικται
λόγῳ. τῶν μὲν δὴ κατὰ περίοδόν τινα παροξυνομένων πυ-
ρετῶν οὐκ οἶδ᾽ εἴ τις ἐπιλείπει γενέσεως αἰτία, τῶν δ᾽ ἀτάκ-
των ἔνιοι μὲν ἐπὶ τῇ μεταπτώσει τοῦ χυμοῦ, τινὲς δὲ καὶ διὰ

fervatur. Sed de his omnibus in libro de rheumaticis affe-
ctibus latius docuimus; et nunc immorari diutius in confir-
mandis iis, quae ante demonſtrata ſunt, minime convenit,
neque praeterire capita rerum in praeſens utilium. Maxime
autem utile eſt cognoscere, quod aliquae partes aliis trans-
mittant fluxiones, quemadmodum caput oculis; quaedam vero
ab excrementis in ſe genitis initium febricitandi ſuscipiant;
et quod his omnibus commune excrementorum putredo ſit;
proprium vero ſingulis, huic quidem obſtructio ac conſtipatio
vaſorum, aut ob humores glutinoſos, vel craſſos, vel multos;
alteri vero conſtrictio meatuum vel ſenſibilium, vel minime ſen-
ſibilium; alii autem quod omnia ſpacia vacua in toto ipſius cor-
pore ſint oppleta et ab his plenitudo ad vires; quemadmodum
in libro de plenitudine docuimus. Febrium igitur per circu-
itus accedentium haud ſcio an ulla generationis cauſa omiſſa
ſit. Earum autem, quae ordine carent, nonnullae ob hu-
moris mutationem, nonnullae ob rationis victus errorem ad

τὸ τῆς διαίτης πλημμελὲς εἰς τὴν τοιαύτην ἔρχονται κατάστα-
σιν. μεταπίπτει μὲν οὖν μάλιστα τὸ αἷμα σηπόμενον. ὡς
γὰρ καὶ πρόσθεν εἴρηται, τὸ μέν τι αἵματος ξανθὴ χολὴ γί-
νεται, τὸ δὲ μέλαινα. εἰς ὅσον δ᾽ αὖ οἱ ἐν τῷ σώματι
τῶν ἀῤῥωστούντων χυμοὶ μεταβάλλουσιν, εἰς τοσοῦτον καὶ
αἱ περίοδοι τῶν παροξυσμῶν· ὥστ᾽ οὐδὲν ἔτι θαυμαστὸν ἐν
ταῖς τοιαύταις μεταβολαῖς ὑπαλλάττεσθαι τὴν τάξιν. ὑπαλ-
λάττονται δ᾽ οὐχ ἥκιστα κἂν τῷ τὸ μὲν ἀρξάμενον σήπεσθαι
κατά τι μόριον ἕτερον ὑπάρχειν· ἕτερον δ᾽ ἐξ ἄλλων ἐπιῤῥεῖν,
ἤτοι γε ἐν ἐκείνοις μόνοις ὄντα τοιοῦτον, ἢ καθ᾽ ὅλον τοῦ
ζώου τὸ σῶμα πλεονάζοντα. οὕτως δὲ καὶ ὅσα κατὰ τὴν
δίαιταν ἁμαρτάνεται τοῖς κάμνουσιν, οὐδὲν ἧττον καὶ ταῦτα
διαφθείρει τῶν περιόδων τὴν τάξιν. ὥσπερ γὰρ καὶ αὐτοῖς
τοῖς ὑγιαίνουσιν αἱ μοχθηραὶ δίαιται νοσημάτων αἰτίαι καθί-
στανται, τὸν αὐτὸν, οἶμαι, τρόπον, ἢ καὶ μᾶλλον ἔτι τοῖς
νοσοῦσιν, ἐξ ὧν ἂν πλημμελήσωσιν, οἱ παροξυσμοὶ συμπί-
πτουσιν. οὐ μόνον γοῦν ἔτι νοσοῦντες, ἀλλὰ καὶ περὶ τὸν
τῆς ἀναλήψεως καιρὸν ἑτοίμως ὑπὸ παντὸς ἁμαρτήματος
βλάπτονται. καθ᾽ ἑκάστην οὖν ἤδη βλάβην ἀξιόλογον ἤτοι

ejusmodi conftitutionem deveniunt. Sanguis igitur putres-
cens maxime mutatur, quoniam, ut ante diximus, partim
flava bilis, partim atra efficitur. Quantum igitur humores
in corpore aegro mutantur, tantum et circuitiones acceffio-
num. Quocirca minime mirum videri debet, per tales mu-
tationes ordinem quoque mutari. Mutantur vero maxime,
ubi qui incepit putrefieri, in aliqua parte alius exiftit, alius
autem ex aliis defluit, qui aut in illis folis talis habebatur,
aut in toto animalis corpore exuperabat. Ita vero quae-
cunque aegri in victus ratione delinquunt, haec quoque ni-
hilo minus corrumpunt circuitionis ordinem. Ut enim in
fanis pravus victus morborum caufa eft, eodem modo vel
magis etiam in aegris, ex iis quae deliquerint, acceffiones
inordinatae exiftunt. Nec folum adhuc aegrotantes, fed
etiam quo tempore a morbis fe recolligunt, prompte ex quo-
vis delicto laeduntur. Quocirca per omnem infignem laefio-

404 ΓΑΛΗΝΟΥ ΠΕΡΙ ΔΙΑΦΟΡ. ΠΥΡΕΤΩΝ

Ed. Chatt. VII. [151. 152.]   Ed. Baf. III. (341.)

προλαμβάνειν πολὺ τὰς περιόδους ἀναγκάζουσιν, ἢ καί τινας
ἑτερογενεῖς τῶν ἔμπροσθεν αὐτοῖς γεννῶσιν, ὑφ᾽ ὧν ἡ τάξις
τῶν παροξυσμῶν διαφθείρεται. πολλάκις δὲ διὰ τὴν ἐπιπλο-
κὴν τῶν περιόδων ἀγνοουμένην τοῖς ἰατροῖς ἀτάκτως ἔδοξαν
οἱ νοσοῦντες παροξύνεσθαι. ἀλλ᾽ αἱ μὲν τοιαῦται τῶν ἀταξιῶν
οὐκ εἰσὶν ὄντως, ἀλλὰ φαίνονται μόνον· ὅσαι δὲ ὄντως εἰσὶν,
ἤτοι διὰ μετάπτωσιν τῶν τοὺς πυρετοὺς ἐργαζομένων χυμῶν ἢ
τὸ πλημμελὲς τῆς διαίτης ἀποτελοῦνται. λοιπὸν δὲ τὸ τῶν
συνόχων γένος, ὧν ὁ σύμπας χρόνος εἷς παροξυσμός ἐστιν
ἤτοι διὰ παντὸς ὁμότονος, ἢ μειούμενος, ἢ αὐξανόμενος ἄχρι
κρίσεως, ὑπὸ τοιαύτης αἰτίας γενέσθαι πέφυκεν, οἵαν ἁπάν-
των πυρετῶν ὁ Πραξαγόρας ὑπέθετο, σῆψιν οἰόμενος τῶν
χυμῶν ἐν τῇ κοίλῃ φλεβὶ συνίστασθαι. τελεώτερος δ᾽ ἂν
ὁ λόγος καὶ ἀληθέστερος γίνοιτο κατὰ τόνδε τὸν τρόπον.
[152] ὅσα μὲν ἐν περιόδοις τισὶ παροξύνεται νοσήματα, μο-
ρίων ἐπιγίγνεται διαθέσεσιν, ἤτοι πεμπόντων, ἢ δεχομένων,
ἢ γεννώντων, ἢ ἑλκόντων περιττώματα, καθ᾽ ὃν ὀλίγαν ἔμ-
προσθεν εἴρηται τρόπον· ὅσα δ᾽ ἄνευ περιόδων, οὐδεὶς

nem vel praevenire multum circuitiones cogunt, aut diverfi
generis a prioribus quasdam gignunt, a quibus acceſſionum
ordo corrumpitur. Saepe vero ob implicationem circuitu-
um incognitam medicis aegri viſi ſunt pati inordinatas ac-
ceſſiones. Sed tales ordinum permutationes revera non
ſunt, ſed tantummodo videntur. Quaecunque autem revera
ſunt, aut ob permutationem humorum febres generantium,
aut ob errorem in victus ratione efficiuntur. Reliquum
porro ſynochorum genus (quarum totum tempus una acceſſio
eſt, aut ſemper aequalis, aut decrescens, aut increscens us-
que ad criſim) ex tali cauſa fieri ſolet, qualem omnium fe-
brium Praxagoras ſtatuit, humorum in cava vena putredinem
eſſe exiſtimans; ſed abſolutior ſermo ac verior hoc modo
evadet. Quicunque circuitibus quibusdam acceſſiones repe-
tunt morbi, partium ſuperveniunt affectibus, vel mittentium,
vel ſuscipientium, vel gignentium, vel trahentium excre-
menta, eo, quo paulo ſupra diximus, modo. Qui vero ſine

BIΒΛΙΟΝ ΔΕΥΤΕΡΟΝ. 405

Ed. Chart. VII. [152.]   Ed. Baf. III. (341.)

ἐπὶ τούτων ὁ πεπονθώς ἐστι τόπος ἐξαίρετος, ἀλλ᾽ οἱ κατὰ
τὰς ἀρτηρίας καὶ τὰς φλέβας ἁπάσας χυμοὶ, καὶ μάλισθ᾽
ὅσοι κατὰ τὰς μεγίστας τε καὶ θερμοτάτας εἰσὶν, ἤτοι δι᾽ ἄλ-
λην τινὰ αἰτίαν, ὡς ἐν τοῖς ἐφημέροις, ἢ καὶ διὰ σηπεδόνα
ζέσαντες, ἀνάπτουσι πυρετὸν ἕνα σύνοχον, ἀπ᾽ ἀρχῆς ἕως
τοῦ τέλους ἀδιάλειπτον, ἄχρι τοσούτου παραμένοντά τε καὶ
διακαίοντα τὸν ἄνθρωπον, ἄχρι περ ἂν οἱ γεννῶντες αὐτὸν
χυμοὶ δαπανηθῶσιν, ἢ πεφθῶσιν, ἤ τι συναμφότερον πά-
θωσιν.

circuitu accedunt, in his nullus locus peculiaris affectus eſt;
ſed humores in venis et arteriis omnibus, maximeque qui in
maximis et calidiſſimis ſunt, aut ob aliquam aliam cauſam,
ut in diariis, aut etiam ob putredinem fervefacti, accendunt
febrem unam continentem, ab initio usque ad finem minime
intermittentem, eatenus durantem ac deurentem hominem,
quoad gignentes eam humores ſint conſumpti, aut concocti,
aut utrumque paſſi.

ΓΑΛΗΝΟΤ ΠΕΡΙ ΤΩΝ ΕΝ ΤΑΙΣ ΝΟΣΟΙΣ ΚΑΙΡΩΝ ΒΙΒΛΙΟΝ.

Ed. Chart. VII. [292.]   Ed. Baf. III. (379.)

Κεφ. α'. Οἷόν τι τοῖς ζώυις ἐστὶν ἡ κατὰ τὰς ἡλι-
κίας διαφορὰ, τοιοῦτον τοῖς νοσήμασιν οὓς ὀνομάζουσι και-
ρούς. οὔτε γὰρ ὁ χρόνος ἁπλῶς δηλοῦται διὰ τῆσδε τῆς
προσηγορίας, οὔθ' ὁ προσήκων χρόνος, ὑπὲρ οὗ καὶ τὰ βοη-
θήματα σκοπούμεθα· μόνη δὲ ἡ τῶν νοσημάτων, ὡς εἴρη-
ται, ἡλικία, χρόνων ἀμοιβαῖς ὑπαλλαττομένη, καθάπερ καὶ
τὸ ζῶον ταῖς ἡλικίαις. ἔοικε δὲ καὶ τοῦτο τοῖς φθαρτοῖς
σώμασιν ὑπάρχειν πᾶσι, τοῖς μὲν μᾶλλον, τοῖς δὲ ἧττον, ὡς
εἴ γε διαπαντὸς ἔμεινεν αὐτῶν ἀπαράλλακτος καὶ ἄτρεπτος

GALENI DE MORBOBVM TEMPORI-
BVS LIBER.

Cap. I. Qualis animalibus eft aetatum differentia,
talia morbis funt ea quae nominantur tempora. Neque enim
tempus fimpliciter hoc vocabulo fignificatur, neque idoneum
illud tempus, pro quo praefidia quoque confideramus; fed
fola morborum, ut diximus, aetas, quae temporum viciffi-
tudine immutatur, ut animal aetatibus. Atque hoc omnibus
corruptelae fubjectis corporibus, aliis magis, aliis minus ad-
effe videtur; nam fi natura ipforum mutationis alterationis-

ἡ φύσις, τὴν οὐσίαν τὴν ἑαυτῆς φυλάττουσα, οὐκ ἂν ἐφθεί-
ρετο. καθάπερ οὖν καὶ ἡμεῖς αὐτοὶ γεννηθέντες αὐξανόμεθα
μέχρι τῆς ἀκμῆς, εἶτ᾽ ἐντεῦθεν ἀρξάμενοι φθίνειν ἕως ἐσχά-
του τέλους ἀφικνούμεθα φθορᾶς, ὅσοι πάσας διεξέρχεσθαι
μέλλομεν τὰς ἡλικίας, τὸν αὐτὸν τρόπον καὶ τῶν ἀῤῥωστη-
μάτων ἕκαστον μετὰ τὴν πρώτην σύστασιν τῆς γενέσεως αὐ-
τῶν ὁδῷ τῇ ἐπὶ τὸ μεῖζον παραυξήσει χρώμενον μέχρι τῆς
ἀκμῆς ἵεται, ἕως ἀνάλογον τῆς πρόσθεν αὐξήσεως μειού-
μενον εἰς παντελῆ διάλυσιν ἐλθεῖν. τάχα δ᾽ ἂν ἴσως δόξειε
ταύτῃ μόνον διαφέρειν ἡ τῶν νοσημάτων κατὰ χρόνον ἔξαλ-
λαγὴ τῆς κατὰ τὰ ζῶα ἡλικίας, ὅτι τοῖς μὲν ζώοις ἴδιός
ἐστιν ὁ χρόνος τῆς γεννήσεως, ἐν ᾧ διαπλάττεται πάντα τὰ
μόρια τὰ πρὸς τὴν ζωὴν ἀναγκαῖα, τῶν νοσημάτων δὲ οὐδείς
ἐστι χρόνος τοιοῦτος ἴδιος, ἀλλ᾽ εὐθὺς ἀπὸ τῆς πρώτης εἰσβο-
λῆς αὐξάνεται. καὶ τοῦτ᾽ εἰκότως γίγνεται· τὰ μὲν γὰρ ζῶα
σώματά ἐστι, τὰ δὲ νοσήματα τοῖς σώμασι συμβεβηκότα.
διάπλασιν μὲν οὖν καὶ γένεσιν ἐπιζητεῖ ἡ τῶν σωμάτων ἰδιό-
της, τὰ συμβαίνοντα δ᾽ αὐτοῖς, ἅτε μηδεμιᾶς διαπλάσεως
δεόμενα, κατὰ τὴν πρώτην εἰσβολὴν εὐθέως ἅμα τὴν γένεσιν

que perpetuo expers maneret fuam fubftantiam fervans, non
corrumperetur. Quemadmodum igitur et ipfi nos geniti ad
vigorem usque augefcimus, inde jam eontabescere incipien-
tes, ad extremam usque corruptionem declinamus, fi omnes
aetates fumus pertranfituri: pari modo finguli morbi a pri-
ma fua conftitutione per incrementum ad ftatum usque per-
veniunt, donec pro incrementi prioris proportione decres-
centes in totum diffolvantur. Videbitur autem forfan mor-
borum pro tempore immutatio hoc folum ab animantium
aetate discrepare, quod his proprium generationis tempus fit,
quo omnes ad vitam neceffariae partes conformantur; mor-
borum vero nullum hujuscemodi tempus fit proprium, fed a
primo ftatim infultu augescant. Idque merito fit; nam ani-
malia corpora funt; morbi corporum accidentia. Quare
conformationem generationemque corporum proprietas po-
ftulat; accidentia vero ipfis, ut quae nullam conformatio-
nem expetant, primo aditu protinus generationem fimul ac-

ἔχει καὶ πρὸς τὴν αὔξησιν ἐπείγεται. τίς γὰρ ἂν εἴη φλεγ-
μονῆς γένεσις, ὁποία ζώου κυουμένου διάπλασις; [293] ἢ
τίς ἐρυσιπέλατος, ἢ τίς εἰ οὕτως ἔτυχε πυρετοῦ; φαίνεται γὰρ
ἕκαστον τούτων εὐθὺς ἅμα τῷ πρῶτον ἄρξασθαι τοιοῦτον
ὑπάρχον τὴν ἰδέαν, ὁποῖόν ἐστι τὸ μέγιστον ἐν ταὐτῷ γένει,
λειπόμενον δ᾽ ἐκείνου μόνον τῷ μεγέθει. θερμότερον γοῦν
ἑαυτοῦ σὺν ὄγκῳ μείζονι μετ᾽ ὀδύνης τε ἅμα καὶ τάσεως
γίνεται τὸ φλεγμαῖνον· ἀλλὰ ταῦτα κατὰ μὲν τὴν εἰσβολὴν
μικρὰ, τοὐντεῦθεν αὐξάνεται μέχρι τινὸς μεγέθους, οὐκ
ἴσου πᾶσιν, ὅθεν ἐφεξῆς ἤτοι διεφορήθη τοῖς βοηθήμασιν
ὁ παρὰ φύσιν ὄγκος ἅμα τῷ καὶ τὴν ὀδύνην αὐτῷ καὶ τὴν
θερμότητα συναποπαύεσθαι, ἢ μετέβαλεν εἰς πῦον. αὗται
γὰρ αἱ τῆς φλεγμονῆς λύσεις, ἄν γε μέλλῃ λύεσθαι· περὶ τού-
των γὰρ ἡμῖν ὁ λόγος ἔστω πρότερον, ἀναβεβλημένης κατὰ
τὸ παρὸν εἰς ὕστερον τῆς περὶ τῶν μὴ λυομένων νοσημάτων
ἐπισκέψεως. χρόνος οὖν οὐδείς ἐστιν ἴδιος ἐξαίρετος ἀποτε-
ταγμένος τῇ γενέσει τῆς φλεγμονῆς, ἕτερος τοῦ τῆς αὐξήσεως,
ἀλλ᾽ εἷς ὁ σύμπας, ἀπὸ τῆς πρώτης εἰσβολῆς ἄχρι τῆς ἀκμῆς

quirunt et ad incrementum feftinant.　　Quae enim inflamma-
tionis generatio effe poffit, qualis eft animantis in utero con-
formatio? vel quae eryfipelatis? vel quae, verbi gratia, fe-
bris?　Nam unumquodque horum, ftatim atque primum
coepit initium, hujusmodi fpeciem habere videtur, qualem
ejus generis maximum habet; deficit autem fola ab illo ma-
gnitudine.　Etenim inflammata pars calidior feipfa evadit,
cum tumore majore, doloreque fimul et tenfione; fed haec
parva primo aditu funt, inde vero ad magnitudinem quam-
dam non in omnibus aequalem increfcunt; ex quo deinceps
vel difcutitur praefidiis tumor praeter naturam, fimulque
cum ipfo dolor quoque et calor remittitur, vel in pus mu-
tatur. Hae namque funt inflammationis folutiones, fi folvi
debeat; de his autem fermo nobis primum inftituatur, con-
fideratione de morbis, qui non folvuntur, nunc in pofterum
dilata.　Tempus itaque nullum inflammationis generationi
proprium et peculiare attribuitur ab eo, quod incrementi eft,
diverfum, fed unum eft univerfum, a primo infultu usque

Ed. Chart. VII. [293.]   Ed. Baf. III. (379. 380.)

αὐξανομένου τοῦ πάθους. οὕτω δ᾽ ἔχει καὶ περὶ τῶν ἐρυσιπελάτων ἁπάντων τε τῶν ἄλλων. καὶ γὰρ καὶ ὁ πυρετὸς ἐν γένει μὲν, οἶμαι, τῆς παρὰ φύσιν ἐστὶ θερμασίας· ταύτης δὲ οὐκ ἀποτέτμηται ὁ χρόνος ἴδιος τῆς γενέσεως, ἀλλ᾽ ἐπειδὰν πρῶτον ἄρξηται τὸ σῶμα θερμότερον ἑαυτοῦ γίνεσθαι πυρετώδει θερμασίᾳ, τοὐντεῦθεν ἕτερος ἐφ᾽ ἑτέρῳ καιρὸς ἐκδέχεται τὴν αὔξησιν τοῦ πάθους, ἄχρι τῆς παντελοῦς ἀκμῆς, ἣν ἐν ἑκάστῳ τῶν ὄντων ἔσχατον τὸ μέγεθος εἶναι νοοῦμεν.

Κεφ. β'. Οὗτος ὁ λόγος ἐπιεικής ἐστι καὶ δεῖταί τινος ἀγωνιστοῦ γενναίου πρὸς τὴν ἀπάντησιν, ὃς ἐπιδείξει ταῖς ἀρχαῖς τῶν νοσημάτων εἶδος ἴδιον ὑπάρχειν ὥσπερ τοῖς ζώοις διαπλαττομένοις, ἀνακείμενόν τε τούτῳ τὸν πρῶτον χρόνον ὅροις οἰκείοις περιγραφόμενον. ἐφ᾽ ὧν ἐστελ(380)λόμην ἂν ἤδη διδάσκων ἃ γινώσκω., εἰ μή με κατά τινα δὴ τύχην ἐν τῷδε τοῦ λόγου γενόμενον ὑπῆλθεν ἡ Ἀρχιγένους διαίρεσις, ὃς εἰς τοὺς πρώτους τε καὶ μεγίστους καιροὺς διαιρῶν τὰ νοσήματα μετὰ τὴν ἀρχὴν εὐθέως ἀκμὴν τάττει, τὸν μεταξὺ καιρὸν καταλιπὼν τὴν ἀνάβασιν. ὅπου γὰρ οὐκ εἶναι

ad ftatum affectu increfcente. Sic habet etiam de eryfipe‧ latis omnibusque aliis; etenim febris genere quidem, ut arbitror, caloris praeter naturam comprehenditur; hujus autem proprium generationis tempus divifum non eft; fed ubi corpus primum calidius quam antea febrili calore fieri coepit, inde aliud atque aliud tempus affectionis incrementum ad usque perfectum ftatum excipit, quem in fingulis rebus fummam effe magnitudinem intelligimus.

Cap. II. Hic fermo probabilis eft et agoniftam ali quem ftrenuum ad refponfionem requirit, qui propriam morborum initiis fpeciem effe demonftret, ut animantium formationi, primumque tempus huic deftinatum finibus propriis circumfcribi. Ad quae jam fane progrederer, quid fentiam, docens, nifi mihi cafu quodam in hac fermonis parte verfanti Archigenis divifio in mentem veniret, qui morbos in prima et maxima tempora dividens, poft principium ftatim vigorem ponit, medio tempore, incremento *videlicet*, omiffo. Quum

Ed. Chart. VII. [293. 294.]   Ed. Baf. III. (380.)

δοκεῖ καιρὸς ἴδιος τῆς ἀρχῆς ὅλης, ἀλλ' ἀπὸ τῆς πρώτης εἰσβολῆς ἄχρι τῆς ἀκμῆς, τὸ μεταξὺ πᾶν ἐπίδοσις ᾖ, πῶς γε συγχωρήσειεν ἄν τις Ἀρχιγένει τὸ μὲν ὁμολογούμενον ὑπερβαίνοντι, τὸ δ' ἀμφισβητούμενον ὡς ὁμολογούμενον ἑτοίμως τιθεμένῳ; οὕτως μὲν οὖν φαίνεται προδιδοὺς ἐσχάτως τὸν λόγον, ἀγῶνος μεγάλου δεόμενον εἰς τὸ δεῖξαι τὴν ἀρχὴν τοῦ νοσήματος ἴδιον ἔχουσαν τύπον, οὐ σμικρότητι μόνον τῶν ἐφεξῆς αὐτῇ διαφέρουσαν· ἡμεῖς δὲ ἐπιχειρήσομεν ἤδη δεικνύειν διαλλάττουσαν ἰδέᾳ τινὶ τὴν ἀρχὴν τοῦ νοσήματος τῆς μετ' αὐτὴν ἀναβάσεως. ἡ δ' ἀρχὴ τοῦ λόγου τὴν ἀνάμνησιν ἕξει ἐκ τῶν φαινομένων ἐναργῶς ἅπασιν ἡμῖν ἐπὶ πολλῶν νοσημάτων. ὅθενπερ, οἶμαι, καὶ κινηθέντες ἰατροὶ σχεδὸν ἅπαντες οἱ πρὸ Ἀρχιγένους ἀρχήν τινα λέγουσιν ἑκάστου νοσήματος, οὐ τὴν πρώτην εἰσβολὴν ἐκείνην μόνην τὴν ἁπλατῆ, μῆκος δέ τι χρόνου καὶ πλάτος αὐτῇ προσγράφουσιν ἀξιόλογον ἔστιν ὅτε, καὶ μετὰ ταύτην τὴν ἀνάβασιν, [294] εἶτ' ἀκμὴν, ἐφ' ᾗ δηλονότι τὴν καλουμένην παρακμήν. ἐθεασάμεθα γοῦν ἐνίους ἐν τῷ πράττειν ὁτιοῦν

enim totius principii proprium tempus non effe videatur, fed id omne quod a primo infultu ad ftatum intercedit, incrementum effe, quomodo quis Archigeni confentiat, qui quod ob omnibus conceditur, praeterit, ambiguum vero tanquam concefſum prompte ponit? Hac igitur ratione fermonem omnino defe uiffe videtur magna disputatione indigentem, ut morbi pŗincipium proprium typum habere, non parvitate modo a fequentibus ipfum differre oftendatur. Nos vero jam morbi principium fpecie quadam a fequente incremento diverfum demonftrare conabimur. Initium autem fermonis commemorationem habebit ex his, quae evidenter nobis omnibus in pluribus morbis apparent. Unde moti, puto, et medici propemodum omnes, qui Archigenem praecefferunt, principium quoddam cujusque morbi dicunt, non primum illum folum latitudinis expertem infultum; fed temporis longitudinem latitudinemque notatu dignam aliquando ipfi afcribunt; poft hoc afcenfum; deinde ftatum; ab hoc vocatam declinationem. Spectavimus enim nonnul-

τῶν κατὰ τὸν βίον ἀτρέμα φρίξαντας τὸ πρῶτον, εἶτ᾽ αὖθίς
τε καὶ αὖθις ἀνωμαλίας τέ τινος ἰσχυροτέρας, καὶ φρίκης
ἀξιολογωτέρας αἰσθανομένους, ὡς μήτε πράττειν μήθ᾽ ὑπο-
μένειν ἃ πρότερον ἀμέμπτως ἔπραττον, ἀλλὰ καὶ κατακλι-
θῆναί τε καὶ δεῖσθαι σκεπασμάτων, καὶ τοῦτο παθόντας
ἐνίους μὲν ὥραις τρισὶν, ἐνίους δὲ ἐλάττοσιν, ἢ πλείοσιν·
ἐντεῦθεν δ᾽ ἄρξασθαι θερμασίας ἀηδοῦς τε καὶ παρὰ φύσιν
αἰσθάνεσθαι ταύτης κατ᾽ ὀλίγον αὐξανομένης. ἐν αὐτοῖς
γὰρ τούτοις ἐναργῶς ὁρᾶται διαφέρουσα κατ᾽ ἰδέαν ἐξαίρετον
ἡ ἀρχὴ τοῦ παροξυσμοῦ τῆς ἐπιδόσεως. εὔδηλον δὲ ὅτι τὴν
αὔξησιν ἐπίδοσιν ὀνομάζουσιν ἔνιοι, καθάπερ ἄλλοι τινὲς
ἀνάβασιν· ἡμεῖς δ᾽ ἅπασι τοῖς ὀνόμασιν, ὡς ἂν ἐπέλθῃ,
χρησόμεθα· δηλοῖ γὰρ ἓν πρᾶγμα πάντα. τοῦτο οὖν τὸ
πρᾶγμα, ὃ τρισὶν ὀνόμασι προσαγορεύεται, ἵσταταί ποτε καὶ
παύεται τῆς αὐξήσεως, καὶ φαίνεται διαμένον ἴσον ἑαυτῷ
κατά τινα χρόνον, ἤτοι μακρότερον, ἢ βραχύτερον· εἶτ᾽ ἐν-
τεῦθεν ἔλαττον ἑαυτοῦ γινόμενον, ἤτοι διὰ ταχέων, ἢ χρόνῳ
πλείονι· καὶ ποτὲ μὲν εἰς ἀπυρεξίαν ἡ τοῦ πυρέξαντος οὕτως

los, dum actionem aliquam confuetam obirent, paulatim in-
horruiffe primum; deinde iterum atque iterum inaequalita-
tem quandam validiorem horroremque evidentiorem fenfiffe, ut
quae prius citra laefionem agebant, neque agere neque fuftinere
poffent, fed et decumberent et cooperiri defiderarent; atque
hoc aliis accidiffe horis tribus, aliis paucioribus, vel pluri-
bus; ex eo autem tempore calorem moleftum, eumque prae-
ter naturam fenfim augescentem percepiffe; nam his princi-
pium acceffionis ab incremento propria fpecie differre mani-
fefto videtur. Perfpicuum vero eft, quosdam augmentum
vocare incrementum, quemadmodum alios quosdam ascen-
fum; nos omnibus vocabulis, ut in mentem venerit, utemur;
omnia fiquidem rem unam denunciant. Haec itaque res
quae tribus nominibus appellatur, fiftit quandoque et ab in-
cremento ceffat et fibi ipfi aequalis, vel longiore, vel bre-
viore quodam tempore permanere videtur; deinde minor
quam fuit, vel citius, vel diuturniori temporis fpatio fieri;
nterdumque febricitantis affectio ad integritatem fic reverti

φαίνεται ἐπανερχομένη διάθεσις, ἔστι δ᾽ ὅτε ὑπὸ τῆς εἰσβο-
λῆς δευτέρου παροξυσμοῦ καταλαμβανομένη τὴν αὐτὴν ἰδέαν
ἔχοντος τῇ προειρημένῃ. καὶ πάντως γ᾽ ἔστιν ὅτε τὰ προει-
ρημένα δεύτερον αὖθις ἐπιγίγνεται τῷ νοσοῦντι, πολλάκις
δ᾽ ἔστιν ὅτε καὶ τρίτον, καὶ τέταρτον, καὶ πέμπτον δὲ,
περιερχομένης τῆς νόσου κατά τινα κύκλον ἐκ τῶν αὐτῶν
ἐπὶ τὰ αὐτὰ διὰ τῆς αὐτῆς τάξεως. ὀνομάζουσι δὲ τὸν τοι-
οῦτον κύκλον ἕκαστοι οἱ ἰατροὶ περίοδον. ἔνιοι μὲν οὖν
αὐτῶν ἐν τέτταρσι καὶ εἴκοσιν ὥραις περιγράφονται, καὶ κα-
λοῦσιν αὐτὰς ἀμφημερινάς· ἔνιαι δὲ ἐν ὀκτὼ καὶ τετταρά-
κοντα, τουτέστιν ἐν δυσὶν ἡμέραις καὶ νυξὶν, ἃς ὀνομάζουσι
τριταίων πυρετῶν περιόδους· ἑτέρας δέ τινας ἑβδομήκοντα
καὶ δυοῖν ὡρῶν περιγράφει χρόνος, ὧν τοὺς μὲν πυρετοὺς
αὐτοὺς ὀνομάζουσι τεταρταίους, τὸν κύκλον δ᾽ ὅλον, ὃς
ἐπανέρχεται εἰς τὴν μίαν ἀρχὴν, τεταρταίαν περίοδον· οὕτω
δὲ καὶ τριταίαν περίοδον ἅμα τριταίῳ πυρετῷ, καὶ τὴν ἀμ-
φημερινὴν ἑκάστης ἡμέρας ἐπανακυκλοῦσαν ἅμα τοῖς ἀμφημε-
ρινοῖς πυρετοῖς· ἀλλ᾽ αἵ γε περίοδοι πᾶσαι ποτὲ μὲν εἰς ἀπυ-
ρεξίαν ἀφικνοῦνται, καθάπερ ἐν τοῖς προειρημένοις πυρετοῖς,

apparet, interdum a fecundae acceſſionis infultu eandem ſpe-
ciem cum praedicta habentis excipitur, atque interdum om-
nino praedicta fecundo rurfus aegrotanti adveniunt; ple-
rumque tertio, quarto et quinto; morbo videlicet ex iisdem
ad eadem eodem ordine per circulum quendam redeunte;
hunc circulum finguli medici periodum, i. e. circuitum, ap-
pellant. Nonnulli ex hujus genere viginti quatuor horis de-
fcribuntur, vocanturque quotidiani. Aliqui quadraginta
octo, hoc eſt duobus diebus et noctibus, quos tertianarum
febrium circuitus nominant. Alios quosdam feptuaginta
duarum horarum tempus circumfcribit, quorum febres ipfas
quartanas nuncupant; oirculum autem univerfum, qui ad
unum principium revertitur, quaternarium circuitum; fio
etiam ternarium fimul cum tertiana febre et quotidianum
fingulis diebus revertentem fimul cum quotidianis febribus.
At circuitus omnes aliquando ad integritaiem perveniunt,

ἀμφημερινῷ καὶ τριταίῳ καὶ τεταρταίῳ ποτὲ δὲ εἰς παρα-
κμὴν μόνον, ἤτοι πλησίον ἀπυρεξίας ἤκουσαν, ἢ καὶ πόῤῥω-
τέρω.

Κεφ. γʹ. Παραδείγματος οὖν ἕνεκεν ἐπὶ τριταίου
πυρετοῦ πρῶτον ἡμῖν ὁ λόγος γινέσθω. φρίκη μετρία τῶν
τοιούτων πυρετῶν ἄρχεται, εἶτ᾽ ἄκρων ψύξις ἅμα φρίκαις
μείζοσιν, εἶτ᾽ ἤδη καὶ ῥιγοῦσι καὶ ψύχονται τὰ πλεῖστα τοῦ
σώματος. ὁ δὲ σφυγμὸς αὐτῶν ἐν τῷδε τῷ καιρῷ σκληρότε-
ρός τε καὶ μικρότερος γίνεται τοῦ πρόσθεν, ὠκύτερός τε σα-
φῶς κατὰ τὴν συστολήν, τοῖς εἰδόσιν αἰσθάνεσθαι συστολῆς·
ὡς ἥ γε διαστολὴ τὰ πολλὰ μὲν ἐι ϳτῆς βραδυτέρα, καὶ μά-
λιστα κατὰ τὴν εἰσβολήν, ἐνίοτε δ᾽ ἄν σοι δόξειεν ὁμοία δια-
μένειν τῇ προϋπαρχούσῃ καταστάσει. καὶ μὲν δὴ καὶ τῶν
ἠρεμιῶν ἡ μὲν ἐπὶ τῇ συστολῇ μακροτέρα πώς ἐστιν· ἡ δ᾽
ἐπὶ τῇ διαστολῇ κατὰ τὸν αὐτὸν ἐκείνη τρόπον ὡς τὰ πολλὰ
μὲν ἴση τῇ πρόσθεν, ἔστι δὲ [295] ὅτε οὐκ ἴση. ταῦτα
ἐνίοις μὲν ὥραις γίνεσθαι πέφυκεν ἰσημεριναῖς δυσί, τισὶ δὲ
ἤτοι πλείοσιν αὐτῶν, ἢ ἐλάττοσιν· εἶθ᾽ ὁ σφυγμὸς, ἀρξάμενος

ut in praedictis febribus, quotidiana, tertiana et quartana;
alias ad declinationem folum, vel propius ad integritatem,
vel etiam longius ab ea venientem.   Cap. III.   Itaque de tertiana febre exempli gratia
nobis primum verba fint.   Ab horrore moderato hujusmodi
febres incipiunt; deinde extremarum partium fimul cum hor-
rore vehementiore frigus; poftea jam et rigore et frigore
concutiuntur plurimae corporis partes. Pulfus earum hoc
tempore durior et minor, quam prius, evadit, velocior ma-
nifefto in fyftole, iis qui fyftolem fentire noverunt; nam
diaftole multo quam fuit tardior praefertim in infultu eft;
interdum vero fimilis priori conftitutioni permanere tibi vi-
debitur.   Quin et illa quies, quae poft fyftolen eft, longior
quodammodo eft; quae vero poft diaftolen eft, eodem atque
illa modo, faepe quidem eft priori aequalis, aliquando vero
non aequalis.   Haec quibusdam horis aequinoctialibus dua-
bus fieri confueverunt; quibusdam vel pluribus eis, vel

μείζων ϑ' ἅμα καὶ ϑάττων καὶ πυκνότερος γίγνεσϑαι, κατὰ
βραχὺ προστίϑησιν ἑκάστῳ τῶν εἰρημένων. εὐϑὺς δὲ καὶ
ϑερμότεροι σφῶν αὐτῶν ἀποτελοῦνται σὺν ταῖς εἰρημέναις τοῦ
σφυγμοῦ μεταβολαῖς, ὥστ' ἔνιοι πολλῆς αἰσϑάνονται ϑερμα-
σίας ἔνδον, ἔτι κατεψυγμένοι τὰ κῶλα, καὶ τὸ σύμπαν εἰπεῖν
ἀνωμαλία τις ἐπικρατεῖ κατὰ τοῦτον τὸν χρόνον οὐ σμικρὰ
περὶ τὸ σῶμα· δεύτερος οὗτος ὁ χρόνος ἐκείνου τοῦ πρώτου,
καϑ' ὃν ἐκ τῆς πρόσϑεν καταστάσεως ἐψύχϑη μὲν ὅλον τὸ
σῶμα, τοῦ σφυγμοῦ δ' ἡ μετάπτωσις εἰς τἀναντία τοῖς πρό-
σϑεν ἐγένετο. κατὰ μέν γε τὴν ἀπυρεξίαν, ἥτις ἡμῖν καλεί-
σϑω διάλειμμα, διότι καὶ ὁ Ἱπποκράτης οὕτως ὠνόμασιν, ὁ
σφυγμὸς ἐν τῇ κατὰ φύσιν ἐστὶν ὡς πρὸς τὴν ἡμετέραν αἴσϑη-
σιν καταστάσει, τοιοῦτον δὲ τὸ κάλλιστον διάλειμμα, με-
ταβάλλει γὰρ ἐξαίφνης εἰς τὰς εἰρημένας ὀλίγον ἔμπροσϑεν
διαφορὰς ἅμα τῷ κατεψύχϑαι τὸ ζῶον, εἶτ' αὖϑις εἰς τἀναν-
τία τρέπεται μετὰ τοῦ ϑερμαίνεσϑαι. πρῶτος οὖν χρόνος
ἐναργῶς ἐστι τῆς ὅλης περιόδου, καϑ' ὃν ἐψύχϑη τὸ σῶμα
σὺν ταῖς εἰρημέναις τοῦ σφυγμοῦ μεταβολαῖς, ἤτοι ἐξ ὑγείας,

paucioribus; deinde pulfus major fimul et velocior denfi-
orque fieri incipiens, fenfim fingulis commemoratis incres-
cit. Statim vero calidiores quam antea cum relatis pulfus
mutationibus redduntur; ita ut quidam multum calorem in-
tus fentiant, artubus adhuc frigentibus; atque omnino inae-
qualitas quaedam non parva in corpore per hoc tempus in-
valescit. Secundum hoc tempus ab illo primo eft, in quo
ex priore ftatu univerfum quidem corpus refrigeratum fuit,
pulfus autem in contraria prioribus facta mutatio. In inte-
gritate fane, quae intermiffio nobis nominetur, quoniam et
Hippocrates eam ita nominavit, pulfus in naturali ftatu con-
fiftit, quantum quidem fenfu percipere poffumus; (hujusmodi
autem intermiffio optima eft) nam fimul atque animal refrige-
ratum eft, in dictas paulo ante differentias repente tranfit;
poftea rurfus, ubi incalescit, ad contraria vertitur. Pri-
mum itaque tempus totius periodi evidenter eft, quo corpus
cum mutationibus pulfus praedictis iualfit, vel ex fanitate,

ἢ ἐκ διαλείμματος εἰς τοῦτο ἀφικόμενος· ἕτερος δ᾽ ἐπὶ τού-
τῳ δεύτερος, ὁ τῆς εἰς τὰ ἐναντία μεταβολῆς τῶν τε σφυγμῶν
καὶ τῆς θερμασίας, ἄχρι περ ἂν ὁμαλῶς γένηται θερμὸς ὁ
σύμπας ὄγκος τοῦ σώματος· εἶτ᾽ ἐπ᾽ αὐτῷ τρίτος, αὐξανο-
μένης μὲν ἔτι τῆς θερμασίας, ἀνάλογον δ᾽ αὐτῇ καὶ τῶν
σφυγμῶν ἐπιδιδόντων εἰς μέγεθος καὶ τάχος καὶ πυκνότητα·
τετάρτη δὲ κατάστασις ἐπὶ ταῖς εἰρημέναις τρισὶν ὁρᾶται, τῶν
εἰρημένων ἁπάντων ἴσον ἑαυτοῖς φυλαττόντων τὸ μέγεθος,
ὡς πρὸς τὴν ἡμετέραν αἴσθησιν· εἶτ᾽ ἐντεῦθεν ἄλλος πέμπτος,
ὅταν ἤδη μὲν ἐλάττων ἡ θερμασία γίνηται σαφῶς, ἀτμὸς δὲ
ἐκκρίνηται διὰ τοῦ δέρματος, ὁ σφυγμὸς δὲ ἐπὶ τὴν κατὰ φύ-
σιν ἐπανέρχηται κατάστασιν, ἀποτιθέμενος ἃ παρὰ φύσιν
ἐπεκτήσατο πάντα, μεγέθους τε πέρι καὶ ταχυτῆτος καὶ
πυκνότητος. ἐν τούτῳ τῷ χρόνῳ καὶ ἱδρὼς τοῖς πλείστοις αὐ-
τῶν γίνεται, καὶ μετὰ τοῦτον ὁ τοῦ διαλείμματος ἀφικνεῖται
χρόνος, ἕκτος ἐπὶ τοῖς εἰρημένοις. οὐδὲν δὲ τούτων ὑπόθεσίς
ἐστιν ἀδήλου πράγματος, ἀλλ᾽ ἐναρ(381)γῶς ὁσημέραι σχεδὸν
ἅπασι τοῖς πυρέττουσι τριταῖον πυρετὸν οὕτω φαίνεται γιγνό-
μενον· καὶ χρὴ προσθεῖναι τῷ λόγῳ τὸ πρὸς Ἱπποκράτους

vel ex intermiſſione ad hoc deductum. Aliud ab hoc fecun-
dum eſt, quod pulſum et calorem in contraria mutat, donec
tota corporis moles aequabiliter incalescat. Poſt hoc, ter-
tium, quo calor etiamnum augescit, pulſibus pari ratione
magnitudine, celeritate et frequentia crescentibus. Quarta
conſtitutio poſt tres commemoratas conſpicitur, omnibus jam
dictis aequalem ſibi magnitudinem pro ſenſus noſtri judicio
conſervantibus. Ad haec quinta alia, quum jam calor ma-
nifeſto decrescit, halitus autem per cutem excernitur, pul-
ſus ad naturalem ſtatum redit, deponens omnia quae praeter
naturam in magnitudine, celeritate et denſitate acquiſierat;
hoc tempore plurimis ipſorum ſudor oritur et poſt hunc in-
termiſſionis tempus, ſextum a praedictis advenit. Nihil
porro horum abditae rei hypotheſis eſt, ſed quotidie fere in
omnibus tertiana febre laborantibus ita fieri conſpicitur; at-
que huic ſermoni dictum Hippocratis addendum eſt, eum

Ed. Chart. VII. [295.]   Ed. Baf. III. (381.)

εἰρημένον, ὡς μέχρι μὲν τούτου καὶ μὴ ἰατρὸς ἂν δύναιτο γι-
νώσκειν ὀρθῶς, εἰ τὰς τοῦ σφυγμοῦ τροπὰς ἐξέλοιμεν τοῦ λό-
γου. περιεργότεραι γὰρ ἢ κατὰ τὸν ἰδιώτην αὗταί εἰσιν, ἡ
δὲ τῆς θερμασίας μεταβολὴ, κἂν εἰ μὴ βούλοιντο παρακολου-
θεῖν οἱ πάσχοντες, αὐτὴ κεντρίζειν τε καὶ νύττειν αὐτοὺς πέ-
φυκεν, ὡς μὴ λαθεῖν. ἐξηγοῦνται γοῦν πάντες οἱ κάμνοντες
οὕτως, ἐξαίφνης μὲν αὐτοῖς ἤτοι χ' ἀνωμαλίαν ἢ φρίκην δια-
δραμεῖν, εἶτ' ἐντεῦθεν ἅμα καταψύξει τῶν ἀκραίων ἐπιτείνε-
σθαι τὰς φρίκας, ἀκολουθῆσαι δὲ αὐταῖς τὸ ῥῖγος· εἶτ' αὖθις
τοῦ μὲν ῥίγους γενέσθαι ποτὲ καὶ παῦλαν, ἐκλύεσθαι δὲ τὴν
περίψυξιν τῶν ἄκρων, αἴσθησιν δὲ φλογώσεως ἔνδον εἶναι καὶ
δίψος· ἐπὶ δὲ τούτοις αὖθις οἴχεσθαι μὲν ἅπασαν ἀνωμαλίαν,
ὁμαλῶς δὲ καίεσθαι τὸ σύμπαν σῶμα, καὶ τοῦτο ἀεὶ καὶ μᾶλ-
λον αὐτοῖς γίνεσθαι, καὶ στῆναί γέ ποτε καὶ μεῖναι τὴν θερ-
μασίαν ὁμοίαν ἑαυτῇ· εἶθ' ὕστερον αἴσθησιν αὐτοῖς ἐκλυομένης
γενέσθαι, καὶ τοῦτο μέχρι τῆς καταστάσεως ἐκείνης μὴ παύεσθαι
γινόμενον, ἐν ᾗ πρῶτον ᾔσθοντο μηκέτι πυρουμένων αὐτῶν.
ἐπὶ μὲν οὖν τῶν τριταίων πυρετῶν αἱ κατὰ μέρος διαφοραὶ

etiam qui medicus non fit, hactenus poſſe recte cognoscere,
fi pulfus mutationcs a fermone excipiamus. Majus enim
hae negotium habent, quam ut ab idiotis queant intelligi, at
caloris mutatio, etiamfi aegrotantes notare hanc nolint, fti-
mulare ipfa pungereque eos ita confuevit, ut non lateat.
Referunt itaque fic omnes aegri, fubito quidem vel fibi inae-
qualitatem, vel horrorem ultro citroque curfitare; deinde
fimul cum extremorum refrigeratione horrores intendi, fe-
quique ipfos rigorem; poftea rurfus rigoris tandem fieri re-
miffionem, extremorum algores refolvi, aeftus vehementis
fenfum et fitim intus effe; ad haec rurfus omnem quidem
inaequalitatem discedere, corpus vero totum aequabiliter
ardere, atque hoc femper magisque fieri; ac calorem tandem
aliquando fiftere, fibique fimilem manere; poftremo folutio-
nis fenfum fibi oboriri, idque ad conftitutionem usque illam
non ceffare, in qua primum fe uri non amplius fentiunt.
In tertianis itaque febribus particulares circuitus differentiae

τῆς περιόδου τοιαῦταί τινες ὑπάρχουσιν· ἐπ᾽ ἄλλων δὲ ἄλ-
λαι διαφοραὶ πυρετῶν εἰσιν, ὑπὲρ ὧν ἐφεξῆς ἐρῶ.

Κεφ. δ΄. [296] Νυνὶ δὲ ἐπὶ τούτου πρῶτον, οὗ
πρῶτον παρεθέμην, ὁ λόγος ἐξεταζέσθω. πρῶτός οὖν ἦν
καιρὸς ὁ συνάπτων τῇ ἀπυρεξίᾳ, ψύξεως αἴσθησιν παρέχων,
ὃν ἀρχὴν ὠνομάσαμεν· δεύτερος ὁ ἀποτιθέμενος τὴν ψύξιν,
ὡς εἴρηται, κατὰ βραχὺ, καὶ καλείσθω συντόμου διδασκα-
λίας ἕνεκεν ἀνωμαλίας καιρός· εἶτ᾽ ἐπ᾽ αὐτῷ τρίτος ὁ τῆς
ὁμαλοῦς αὐξήσεως. ἐφ᾽ ᾗ τέταρτος ὁ τῆς στάσεως, καὶ πέμ-
πτος ὁ τῆς μειώσεως· εἶθ᾽ ἕκτος ὁ τῆς ἀπυρεξίας. ὅτι μὲν
οὖν ἓξ εἰσιν αἱ εἰρημέναι κανονικαὶ διαφοραὶ κατὰ τὰς τῶν
τριταίων πυρετῶν περιόδους, αἰσθήσεως δεῖ καὶ μνήμης, οὐκ
ἀποδείξεως λογικῆς. ἓξ δ᾽ οὐσῶν αὐτῶν, ὀνόματα συνθέ-
σθαι κάλλιον ἕνεκα συντόμου θ᾽ ἅμα καὶ σαφοῦς δηλώσεως·
καθάπερ τις νόμος ἐστὶ κοινὸς ἅπασι τοῖς Ἕλλησιν, ὧν μὲν
ἂν ἔχωμεν ὀνόματα πραγμάτων παρὰ τοῖς πρεσβυτέροις εἰρη-
μένα, χρῆσθαι τούτοις· ὧν δ᾽ οὐκ ἔχομεν, ἤτοι μεταφέρειν

hujusmodi quaedam funt; in aliis autem febribus aliae diffe-
rentiae, de quibus ordine differam.

Cap. IV. Nunc in hac primum, quae prima propo
fita eft, fermo expendatur. Primum igitur erat tempus,
quod integritati cohaeret, frigoris fenfum praebens, quod
principium nominavimus; fecundum, quod frigus, ut di-
ctum eft, paulatim deponit et vocetur concifae doctrinae
gratia inaequalitatis tempus; ab hoc tertium, quod eft ae-
qualis incrementi; poftea quartum, quod eft ftatus; quintum,
quod eft imminutionis; poftremo fextum, quod eft integri-
tatis. Quod igitur fex dictae regulares in tertianarum fe-
brium circuitibus differentiae fint, fenfu et memoria, non
demonftratione logica indiget. Sex autem ipfis exiftentibus
nomina praeftat imponere, tum compendii tum manifeftae
explicationis gratia; quemadmodum lex quaedam eft com-
munis omnibus Graecis, ut quarum rerum nomina apud ve-
tuftiores ufurpata invenimus, his utamur; quarum vero non
habemus, vel ab aliqua carum rerum, quarum habemus no-

418 ΓΑΛΗΝΟΥ ΠΕΡΙ ΤΩΝ ΕΝ ΤΑΙΣ

Ed. Chart. VII. [296.]   Ed. Baf. III. (381.)

ἀπό τινος ὧν ἔχομεν, ἢ ποιεῖν αὐτοὺς κατὰ ἀναλογίαν τινὰ
τὴν πρὸς τὰ κατωνομασμένα τῶν πραγμάτων, ἢ καὶ κατα-
χρῆσθαι τοῖς ἐφ᾽ ἑτέρων κειμένοις. ἔξεστι μὲν τῷ βουλομένῳ
μήτε φυλάττειν τὰ συνήθη τοῖς Ἕλλησιν, εἴ που δεήσειε ποιεῖν
αὐτὸν, εἰς τοὺς εἰρημένους ἀποβλέπειν σκοποὺς, καὶ πολὺ
τουτί ἔστι παρὰ τοῖς νεωτέροις ἰατροῖς, ὡς ἂν μὴ παιδευθεῖσι
τὴν ἐν παισὶ παιδείαν, ὥσπερ οἱ παλαιοί. συγχωρητέον οὖν
αὐτοῖς ὡς ἂν ἐθέλωσιν ὀνομάζειν, ἐπειδὴ μάχιμοί τ᾽ εἰσὶ καὶ
ἀναιδεῖς, καὶ πολλάκις γε χρηστέον τοῖς ὀνόμασιν, ὡς ἂν
ἐκεῖνοι κελεύωσιν, ὑπὲρ τοῦ φυγεῖν αὐτῶν τὴν γλωσσαλγίαν·
οὐδὲ γὰρ οὐδὲ βλαβήσονταί τι διὰ τὴν ἐν τοῖς ὀνόμασι παρα-
νομίαν οἱ κάμνοντες· ὅταν δὲ ἤτοι κλέπτωσί τινα καιρὸν
ὅλον ὑπερβαίνοντες, ἢ τοῖς εἰρημένοις ἐπεισάγωσι τὸ μὴ φαι-
νόμενον, οὐκ ἐπιτρεπτέον αὐτοῖς, ὡς ἂν εἰς βλάβην ἤδη τῶν
νοσούντων τῆς τοιαύτης ἁμαρτίας διαφερούσης. ἄμεινον οὖν
ἔστιν ἐν τῷδε, προδιεσκέφθαι τὰς τῶν σφαλμάτων αἰτίας,
παρ᾽ αἷς οἱ πλεῖστοι τῶν ἰατρῶν σφάλλονται, πρὸς τὸ μήτ᾽
αὐτούς τι σφαλῆναι κἀκείνοις ἐπιδεῖξαι τὴν ἀληθῆ τοῦ

mina, transferamus, vel ipfi fecundum quandam fimilitudi-
nem cum iis quae denominata funt, fingamus, vel dictis de
aliis abutamur. Licet quidem, fi quis velit, ne confueta
quidem Graecis fervare, fi facere ipfum oporteat, ad prae-
dictos fcopos refpicere. Atque hoc frequens eft apud re-
centiores medicos, ut qui non inftitutione a puero, quem-
admodum veteres, inftructi fint. Concedendum itaque ipfis
eft, ut volent, appellare; quoniam contentiofi funt et impu-
dentes; frequenter etiam omnibus utendum, ut illi praeci-
piunt, quo nugacitatem ipforum fugiamus. Neque enim
propter peccatum in nominibus aegrotantes incommodi
quicquam capient. Quum autem vel tempus aliquod clam
totum praetereunt, vel praedictis quod non apparet, adjun
gunt, non concedendum ipfis eft, tanquam hujusmodi pec-
cato ad aegrorum laehonem jam fpectante. Melius itaque
eft, hic erratorum caufas profpicere, ob quas medicorum
plurimi falluntur, tum ut ne ipfi erroris quippiam commit-

πράγματος ὁδὸν, εἰ βουληθεῖεν. ἔνιοι γὰρ αὐτῶν οὕτω πε-
φύκασιν, ὡς μηδ᾽ ἂν τὸν Ἀπόλλωνα αὐτὸν ἢ τὸν Ἀσκληπιὸν
σχῶσιν ἐπιθυμοῦντάς τε διδάσκειν αὐτοὺς καὶ παρακαλοῦντας,
ὑπακοῦσαί ποτε καὶ παρασχεῖν δύνασθαι τὰ ὦτα, μήτοιγε δὴ
καταδέξασθαι τῇ ψυχῇ τὰ λεχθέντα. ἀλλ᾽ οὐκ ἐκείνοις γε
ταῦτα γεγράψεται. τοῦτο τοίνυν σφάλματος αὐτῶν αἰτία
πρώτη καὶ μάλιστ᾽ ἐστὶν, ἡ τῆς τῶν νοσημάτων διαφορᾶς
ἄγνοια. τριταῖος μὲν γάρ, ὡς εἴρηται νῦν, εἴωθε κινεῖσθαί
τε καὶ τὰς ὥσπερ ἡλικίας αὐτοῦ διανύειν, οὐ μὴν ὁμοίαν γε
κίνησιν ἔχει πᾶν νόσημα· διόπερ οὔθ᾽ ἡμεῖς ὀρθῶς, ἃ περὶ
τριταίων εἰρήκαμεν, ἐπὶ πάντα μετοίσομεν, οὔτ᾽ ἄλλός τις
ἀπ᾽ ἄλλου πάθους ὁρμηθεὶς, ἕνα κοινὸν ἀξιώσει λόγον ἁπάν-
των ὑπάρχειν. αὕτη μὲν οὖν ἡ πρώτη καὶ μεγίστη τῆς ἁμαρ-
τίας αὐτῶν αἰτία.

Κεφ. έ. [297] Τὰς δ᾽ ἄλλας ἐφεξῆς ἐρῶ, κατὰ τὴν
τῆς χρείας τάξιν, ἐπειδὰν πρότερον ὀνόματα θῶ τοῖς εἰρημέ-
νοις τῆς τριταίας περιόδου καιροῖς. Ἱπποκράτους γοῦν εἰρη-
κότος· οἱ πυρετοὶ ὁκόσοι μὴ διαλείποντες διὰ τρίτης ἰσχυροὶ

tamus, tum ut illis veram rei viam, fi velint, oftendamus.
Quidam enim ex eis ingenio tam refractario funt praediti,
ut ne fi Apollinem ipfum, vel Aesculapium habuerint cupi-
entes ipfos docere et monentes, obtemperare unquam aut
aures praebere poffint, nedum dicta animo fuscipere; quare
nec illis haec fcribentur. Haec igitur erroris ipforum caufa
prima et maxima eft, morborum differentiae ignorantia.
Tertiana fiquidem, ut jam expofitum eft, moveri et veluti
aetates fuas perficere confuevit; quanquam non fimilem mo-
tum quivis morbus obtinet; quare neque nos recte, quae de
tertianis diximus, ad omnes transferemus; nec alius quispi-
am ab uno affectu progreffus communem unam omnium ra-
tionem effe exiftimabit. Haec itaque prima maximaque er-
rati ipforum caufa eft.

Cap. V. Alias autem *caufas* pro ufus ordine dein-
ceps explicabo, ubi nomina prius commemoratis tertianae
periodi temporibus impofuerim. Proinde quum Hippocra-
tes dixerit: *Febres, quaecunque non intermittentes tertio*

γίνονται, ἐπικίνδυνοι· ὅτῳ δ' ἂν τρόπῳ διαλίπωσι, σημαί-
νει, ὅτι ἀκίνδυνοι· τὸ διαλιπεῖν οὐκ ἔστιν ἐπ' ἄλλου δέξα-
σθαι μέρους τῆς περιόδου, τὴν ἀπυρεξίαν ὑπερβάντα. οὐ
γὰρ δὴ τοῦτό γέ φησιν, ὅτῳ δ' ἂν τρόπῳ παρακμάζωσιν, οὐ
γὰρ ἀληθὲς τοῦτο. χείριστος γὰρ πυρετῶν ὑπάρχων ὁ ἡμι-
τριταῖος, ὅμως εἰς παρακμὴν ἀφικνεῖται σαφῆ τοῖς πολλοῖς,
καὶ ἐν ἄλλοις ἅπασι κατά γε τοῦτο παραπλησίως, ὅτι μὴ τοῖς
συνόχοις ὠνομασμένοις· οὗτοι γὰρ μόνοι πυρετοὶ οὐκ ἔχουσι
παρακμὴν αἰσθητήν, ὥσπερ οὐδὲ τὴν ὅλην περίοδον, οὔτέ
τινα ἄλλην διαφορὰν τῶν προειρημένων, ἀλλ' οἵαν ἔφαμεν
εἶναι τῶν τριταίων τὴν ἐπὶ τοῦ μεγέθους ἔν τινι χρόνῳ στά-
σιν, ἐκεῖνοι τοιαύτην ἔχουσιν ὀλίγου δεῖν ἅπασαν αὐτῶν
τὴν διέξοδον. εἴπερ οὖν, ὡς ἔφην, ἀκίνδυνοι κατά γε τὴν
ἑαυτῶν φύσιν εἰσὶν οἱ εἰς ἀπυρεξίαν λήγοντες, ὡς ἐν τοῖς περὶ
αὐτῶν λόγοις ἐπεδείξαμεν, οὐκ ἄλλο τι τὸ διαλιπεῖν Ἱπποκρά-
της ὠνόμασεν, ἢ τὸ λήγειν εἰς ἀπυρεξίαν. ὥστ' εὐλόγως ἄν
τις ἑπόμενος τῇ παλαιᾷ συνηθείᾳ διάλειμμα καλέσειεν ἐν ταῖς
τῶν τριταίων περιόδοις τὸν καιρὸν τῆς ἀπυρεξίας· ὥσπέρ γε

die vehementiores fiunt, periculosiores; quocunque autem
modo intermiserint, periculum abesse significant; intermit-
tere de alia parte circuitus capi non potest, si integritatem
praeterieris. Non enim sane hoc ait, quocunque modo
declinent; nam hoc falsum est, quippe quum semitertiana
febrium deterrima sit, tamen in declinationem vulgo ipsi ma-
nifestam pervenit; et in aliis omnibus hac parte confimiliter,
nisi in synochis appellatis; nam hac solae febres, declinatio-
nem sensibus apertam non habent, ut nec universum circui-
tum, nec aliam ex praedictis differentiam; sed qualem ter-
tianarum magnitudinis aliquo tempore statum esse diximus,
talem illae habent universum fere suum decursum. Si igi-
tur, ut dixi, ex sua ipsarum natura periculo vacant, quae
ad integritatem definunt, sicut in libris de febribus ostendi-
mus, non aliud Hippocrates intermittere nominavit, quam
ad integritatem desinere. Quamobrem merito quis veterem
consuetudinem sequutus, in tertianarum periodis intermissio-
nem tempus integritatis appellaverit; quemadmodum et in

καὶ τὴν ἐπὶ τοῦ μεγίστου μεγέθους στάσιν, ὡς πρὸς τὴν αἴ-
σθησιν ἡμῶν τῶν ἁπτομένων, αὐτῶν τε τῶν καμνόντων,
ἀκμήν. οὕτω γοῦν καὶ ἡ τῶν ἡλικιῶν ἀκμὴ τὸ τελεώτατόν
ἐστι, καὶ φαίνεται καὶ τούτῳ τῷ ὀνόματι, καθάπερ καὶ τῷ
διαλείπειν ὁ Ἱπποκράτης χρώμενος. ἀλλὰ καὶ τὸ πρῶτον μέ-
ρος τῆς περιόδου κατά γε τὴν πρώτην ἡμέραν γενόμενον ἐπὶ
τῇ μεταπτώσει τοῦ κατὰ φύσιν, ἔν τε τῇ τρίτῃ καὶ τῇ πέμ-
πτῃ καὶ ταῖς ἀνάλογον, ὡσαύτως περιοδίζον ἐπὶ τῷ δια-
λείμματι, καλοῦσιν ἀρχὴν, οὐχ Ἱπποκράτης μόνον, ἀλλὰ καὶ
οἱ ἄλλοι σχεδὸν ἅπαντες ἰατροί. μετὰ δὲ τὴν ἀρχὴν ἐναργῶς
γνωριζομένην τῇ ψύξει δεύτερος ἦν καιρὸς ὁ τῆς ἀνωμαλίας,
καὶ τρίτος ὁ τῆς αὐξήσεως, ἄχρι τῆς ἀκμῆς. ἐπικοινωνοῦν-
τας δ᾽ αὐτοὺς ἀλλήλοις οὐκ ἀκριβῶς ἐθεάσαντο πάντες, ἰδέᾳ
διαφέροντας· ὀνομάζουσί τε τὸ συγκείμενον ἐξ ἀμφοῖν, ὡς
ἓν ὅλον, οἱ μὲν ἐπίδοσιν, οἱ δ᾽ αὔξησιν, οἱ δ᾽ ἀνάβασιν
παροξυσμοῦ. καὶ μέντοι καὶ λέγουσιν ἀληθές τι· μετὰ
γὰρ τὸν πρῶτον καιρὸν, ἐν ᾧ καταψύχεται μὲν τὰ ἐκτὸς,
εἰς δὲ τὸ βάθος ἐναργῶς φαίνεται τὸ αἷμα συῤῥέον, ἕτερός
ἐστι καιρὸς ὅλος, ὅλῳ τῷδε κατ᾽ ἀντίθεσιν ὑφιστάμενος,

maxima magnitudine moram, quantum nos tactu, ipfique
aegrotantes percipimus, vigorem. Ita fane et aetatum vigor
perfectiffimum eft, videturque Hippocrates hoc ufus vocabulo,
ficut et verbo intermittere. Sed et primam partem circui-
tus, quae primo die venit in everfione naturalis ftatus et
tertio, quinto ac fimilibus eodem circuitu repetit poft inter-
miffionem, principium vocant, non Hippocrates modo, verum
et alii prope omnes medici. Poft principium, quod frigore
manifefte cognoscitur, fecundum tempus erat inaequalitatis;
tertium incrementi usque ad vigorem. Communicantia
haec inter fe, fpecie differre non exacte omnes confpexerunt:
nominantque ex ambobus compofitum, tanquam unum to-
tum, alii incrementum, alii augmentum, alii ascenfum ac-
ceffionis. Ac veri etiam nonnihil dicunt. Nam poft pri
mum tempus, quo extremae partes refrigerantur, fanguis
vero in altum confluere clare perfpicitur, aliud tempus eft

(382) διαμαχομένου μὲν τοῦ θερμοῦ τῇ ψύξει, ἀποτεινομένου
δὲ πρὸς τὰ ἐκτὸς τοῦ αἵματος. καὶ εἴ γ᾽ οὕτως αὐτὸν ἕνα
λέγοιεν, ὡς εἴρηται νῦν, οὐ διοίσει καλεῖν τοῦτον ὅλον τὸν
καιρὸν ἀνάβασιν· εἰ δ᾽ οὕτω καλέσαντες, ἄτμητον ἐάσειαν,
οὐ σμικρὰ βλάψουσι τὴν τέχνην. ὁ γὰρ τῆς ἀνωμαλίας ἐν
αὐτῷ καιρὸς ὁ πρῶτος ἑτέρων ἔνδειξιν ἔχει βοηθημάτων,
καὶ οὐ πάντῃ τῶν αὐτῶν τῷ μετ᾽ αὐτὸν καιρῷ, καθ᾽ ὃν ὁμα-
λῆς μὲν ἡ τοῦ παντὸς σώματος κατάστασίς ἐστιν, αὔξησις δὲ
τῶν ὄντων, ἐπὶ τῆς αὐτῆς ἰδέας μενόντων, ἄχρι τῆς ἀκμῆς·
λοιπὴ δὲ ἡ παρακμὴ καιρὸς εἷς ἐστιν ὅμοιος ἑαυτῷ κατὰ τὴν
ἰδέαν, ὅτι μὴ [298] τῷ μᾶλλόν τε καὶ ἧττον αὐτὰ τὰ μόρια
διαφέρει. ἀλλὰ τοῦτό γε καὶ τῷ πρώτῳ καιρῷ τῆς ἀρχῆς,
καὶ τῷ δευτέρῳ τῷ τῆς ἀνωμαλίας, καὶ ἔτι τῷ τρίτῳ τῆς
ἀναβάσεως ὑπάρχει. καὶ γὰρ τούτων ἑκάστῳ διαφορά τίς
ἐστι κατὰ μέρος αἰσθητῶς ὑπαλλαττομένῳ. οὐ γὰρ ὁμοία
κατὰ πάντα ἐστὶν ἑκάστου τῶν εἰρημένων καιρῶν ἡ ἀρχὴ τῇ
τελευτῇ. διαφέρουσι δ᾽ ἀλλήλων τε καὶ τοῦ μέσου καιροῦ σα-
φῶς. ἡ γοῦν ἀρχὴ τοῦ παροξυσμοῦ βραχύ τι τῆς κατὰ φύσιν

totum huic toti oppofitum, quum videlicet calor cum frigore
decertat, fanguis in exteriores partes extenditur. Atque fi
hoc pacto unum ipfum dixerint, quo jam expofuimus, nihil
referet hoc tempus univerfum ascenfum appellare; fi vero
ita vocatum, indivifum reliquerint, non mediocriter artem
laedent. Etenim inaequalitatis in eo tempus primum ali-
orum praefidiorum indicationem habet, et non omnino eo-
rundem ac fequens tempus, in quo aequalis quidem totius
corporis conftitutio eft; incrementum vero praefentium in
eadem fpecie ad ftatum usque permanentium. Reliqua de-
clinatio tempus unum eft fpecie fibi fimile, nifi quod majoris
minorisque ratione partes ipfae differunt. At hoc etiam in
primo principii tempore et fecundo inaequalitatis, atque
etiam tertio ascenfus, adeft; fiquidem unicuique horum, dum
fenfibiliter immutatur, particularis quaedam eft differentia.
Non enim cujusque dicti temporis principium fini omnino eft
fimile, fed differunt inter fe et a medio manifefte. Princi-
pium enim acceffionis paululum a naturali conftitutione re-

ἀποκεχώρηκε καταστάσεως, ὥσπερ ἡ τελευτὴ πλεῖστον· ὅπου
δὲ ταῦτα μεγίσταις διαφοραῖς ἀλλήλων ἀποκεχώρηκε, πάντως
δή που καὶ μέσος τίς ἐστιν αὐτῶν καιρός, πλεῖον μὲν τῆς ἀρ-
χῆς ἀπέχων τοῦ κατὰ φύσιν, ἔλαττον δὲ τῆς τελευτῆς.
οὕτω δὲ καὶ ἡ τῆς ἀνωμαλίας ἀρχὴ μικρόν τι διαλλάττει τῆς
συναπτούσης αὐτῇ τοῦ πρώτου καιροῦ τελευτῆς, ἐπιπλέον δ᾽
ἀφισταμένη, καὶ μέση οὖσα, μεταξύ πως ἤνωται τῇ εἰρημένῃ
τοῦ πρώτου καιροῦ τελευτῇ καὶ τῇ ἀρχῇ τοῦ τρίτου. κατὰ
δὲ τὸν αὐτὸν, οἶμαι, λόγον καὶ ὅσα συνάπτει τοῦ δευτέρου
καιροῦ τοῦδε τῆς ἀνωμαλίας ταῖς ἀρχαῖς τοῦ τρίτου καιροῦ,
παραπλησίαν ἐκείνοις ἔχει τὴν κατάστασιν. οὕτω δὲ καὶ τοῦ
τρίτου πάλιν αὐτοῦ καιροῦ τὰ μὲν πρῶτα τῶν ὑστάτωι τοῦ
δευτέρου βραχὺ παραλλάττει, τὰ δ᾽ ὕστατα παραπλήσιά πώς
ἐστι τῇ τῆς ἀκμῆς ἰδέᾳ, τὸ μέσον δ᾽ ἀμφοῖν ἴσον ἑκατέρων
τῶν ἄκρων ἀφέστηκεν. ὥστ᾽ οὐδὲν θαυμαστὸν, ὥσπερ τού-
των ἑκάστου τῶν καιρῶν, οὕτω καὶ τῆς παρακμῆς τὸ μὲν
ἀρχὴν εἶναι, τὸ δὲ τελευτὴν, τὸ δὲ μεσότητα. καλεῖν δέ γε,
εἰ βούλοιτό τις, ἕκαστον αὐτῶν ἰδίᾳ προσηγορίᾳ δύναται.
ἀκούω γοῦν ἑκάστοτε τῶν ἰατρῶν λεγόντων, ἀπέκλινεν

cessit, ficut finis plurimum. Quum vero haec maximis dif-
ferentiis inter fe diffideant, medium plane tempus ipforum
aliquod eft, magis quidem quam principium a naturali ftatu
remotum; minus autem quam finis. Sic inaequalitatis etiam
initium a cohaerente ipfi primi temporis fine paululum variat:
plus autem recedens, mediumque exiftens, inter praedictum
primi temporis finem et tertii principium quodammodo con-
fiftit. Eadem, opinor, ratione et quae fecundi hujus temporis
inaequalitatis partes cohaerent principiis tertii temporis, con-
ftitutionem illis affimilem obtinent. Sic et tertii rurfus tem-
poris prima, a fecundi poftremis parum diffident; poftrema
vero ftatus formae quodammodo fimilia funt; medium am-
borum aeque ab utrisque extremis receffit. Quapropter mi-
rum nihil eft, fi ut his temporibus fingulis, ita declinationi
quoque aliud principium, aliud finis, aliud medium fit. At-
que unumquodque horum propria appellatione donare fi quis
velit, poteft. Audio enim frequenter medicos dicentes, in-

ἀρτίως ἡ ἀκμὴ, νῦν ὑφίησι, νῦν ἐνδίδωσι, νῦν ἀνίεται εἴ-
περ οὖν ταῦτα λέχουσιν, οὐκ ἀδύνατον αὐτοῖς τὰ πρῶτα τῆς
παρακμῆς ἀναμάζειν ἀπόκλισιν, ἢ ὕφεσιν, ἢ ἔνδοσιν, ἢ ἄνε-
σιν, ἢ καί τινα τούτων, ἢ καὶ πάντα. καὶ μέντοι καὶ τὰ
μέσα καλεῖν ἔξεστιν ὀνόματι τῶν εἰρημένων ἑνὶ, καὶ τελευ-
ταῖα κατὰ τὸν αὐτὸν τρόπον· ὥσπερ καὶ ὁ Ἀρχιγένης ἄνεσιν
ἀνομάζει τὸ τελευταῖον τῆς παρακμῆς. ἀλλ᾽ ἐκεῖνος φαύλως
γε πράττει, νομίζων αὐτὴν ἕτερον εἶναι καιρὸν ἰδέᾳ τινὶ δια-
φέροντα τῆς παρακμῆς. ἀμέλει πάντων τῶν μερῶν τῆς ὅλης
περιόδου τὸ μὲν ἀρχὴν ποιούμενος, τὸ δὲ τελευτὴν, τὸ δὲ
μέσον· οὕτω καὶ αὐτῆς τῆς ἀνέσεως ποιεῖται τὴν τομὴν, ὡς
ἰδίου τινὸς ὄντος καιροῦ τῶν κατὰ τὴν πρώτην διαίρεσιν, ὅσοι
διαφέρουσιν ἀλλήλων ἰδέαις τισὶν, οὐ μόνον τῷ μᾶλλόν τε
καὶ ἧττον. ἐν ἀμφατέροις οὖν ἁμαρτάνει προφανῶς, ἐξαί-
ρων τε τὴν ἀνάβασιν τῆς πρώτης τομῆς, ἣν ἐναργέστερον
ἅπαντες οἱ ἄνθρωποι νοοῦσι τῆς ἀρχῆς, καὶ προστιθεὶς τὴν
ἄνεσιν ἐν τῷ τέλει τῆς περιόδου. εἰ μὲν γὰρ εἰς ἀπυρεξίαν
ἀφικνοῖτο, σαφὴς ἂν εἴη ἡ διαφορὰ τοῦ τοιούτου καιροῦ

---

clinavit nunc ftatus, nunc relaxatur, nuno decrescit, nunc
remittit, Si igitur haec dicunt, integrum eft eis primas de-
clinationis partes nominare inclinationem, vel relaxationem,
vel decrementum, vel remiffionem, vel horum aliqua, vel
omnia; quinetiam licet aliquo praedictorum nomine media
nuncupare, ut et poftrema; quemadmodum Archigenes quo-
que declinationis poftremum remiffionem nominat. Verum
ille perperam facit, quod a declinatione fpecie quadam dif-
ferre exiftimet. Quum videlicet omnium partium totius cir-
cuitus aliam principium, aliam finem, aliam medium faciat;
fic quoque remiffionem ipfam dividit, tanquam proprium
quoddam tempus ex prima eorum divifione, quae fpeciebus
quibusdam, non folum majoris minorisque ratione differunt.
In utroque igitur clare peccat, tum augmentum ex prima di-
vifione tollens, quod omnes homines manifeftius, quam prin-
cipium, intelligunt; tum adjiciens remiffionem in circuitus
fine. Si namque ad integritatem veniat, manifefta hujus-

πρὸς τοὺς ἄλλους ἅπαντας· εἰ δὲ ἐπιλαμβάνει τὴν παρακμὴν
ἡ εἰσβολὴ τοῦ δευτέρου παροξυσμοῦ τριχῆ τμηθεῖσα, ἐν τῷδε
τὸ τῆς ὅλης παρακμῆς μέρος ἔξεστι καλεῖν ἄνεσιν, οὐ μὴν
ἄλλόν γέ τινα νομίζειν εἶναι καιρὸν ἰδίᾳ τινὶ φύσει χαρακτηρι-
ζόμενον, ὥσπερ τοὺς ἔμπροσθεν εἰρημένους.

ὅτι μὲν οὖν
ἔξεστι τὰ πάντα μέρη τῆς τριταίας περιόδου σαφέσι διαφο-
ραῖς ἀλλήλων ὁρᾶν χωριζόμενα, πρόδηλοι παντὶ τῷ θεασα-
μένῳ κἂν ἕνα τινὰ τῶν οὕτω καμνόντων ἀῤῥώστων· εἰ δέ
τινες αὐτῶν ἀνονόμαστοι, πρὸς μὲν τοὺς ἐριστικοὺς ἐροῦμεν,
καιρὸς πρῶτος, καὶ δεύτερος, καὶ τρίτος, καὶ τέταρτος, καὶ
πέμπτος, εἶθ᾽ ἕκτος, ὁ τῆς ἀπυρεξίας· πρὸς δὲ τοὺς εἰ-
δότας ὀνομάτων χρῆσιν αὐτοὶ συντιθέμενοι τὰ ἐπιτήδεια,
καὶ τῷ μὲν πρώτῳ καιρῷ τὸ τῆς ἀρχῆς ἴδιον [299] ὄνομα
κείσθω· τῷ δὲ δευτέρῳ τὸ τῆς ἀνωμαλίας· τῷ δὲ τρίτῳ
τὸ τῆς ἀναβάσεως· καὶ τῷ τετάρτῳ τὸ τῆς ἀκμῆς· καὶ τῷ
πέμπτῳ τὸ τῆς παρακμῆς· ὁ δὲ ἕκτος, ὁ τῆς ἀπυρεξίας,
διάλειμμα προσαγορευέσθω,

Κεφ. στ´. Ἔξεστι δὲ καὶ κατ᾽ ἄλλόν τινα τρόπον
εἰς μείζω μέρη διελεῖν ὅλην τὴν περίοδον, εἴ γε εἰς δύο

modi temporis a caeteris erit differentia; fi vero fecundae
acceffionis infultus trifariam divifus, declinationem excipit,
tum quidem totius declinationis partem remiffionem vocare
licet, non tamen aliud quoddam effe tempus putare propriá
natura infignitum, quemadmodum prius dicta. Quod igitur
omnes tertiani circuitus partes manifeftas a fe differentiis fe-
paratas videre liceat, nemo ignorat, qui vel unum hoc mor-
bo laborantem aegrum confpexerit; fi vero nonnulla eorum
nomine careant, apud contentiofos dicemus, tempus primum,
fecundum, tertium, quartum, quintum, deinde integritatis
fextum: apud eos autem, qui nominum ufum fciunt, ipfi
componenta idonea.   Ac primo quidem tempori proprium
principii nomen imponatur, fecundo inaequalitatis; tertio
incrementi; quarto ftatus, et quinto declinationis; fextum,
quod integritatis eft, intermiffio nominetur.

Cap. VI.   Licet et alio quodam modo totum circuitum
in majores partes dividere, fiquidem in duas ipfum totum

δυνατὸν αὐτὴν ὅλην διελεῖν, ἓν μὲν τὸ τοῦ πρώτου παροξυσμοῦ ποιοῦντας, ἀπὸ τῆς πρώτης εἰσβολῆς ἄχρι τῆς ἐσχάτης ἀνέσεως· τὸ δὲ (μετὰ) μεταξὺ (ἐστὶ) τῆς παρακμῆς καὶ τῆς εἰσβολῆς τοῦ δευτέρου παροξυσμοῦ. καλῶ δὲ εἰσβολὴν παροξυσμοῦ τὸν ἀκριβῶς ἤδη πρῶτον χρόνον ἀπλατῆ, τὸν δ᾽ αὐτὸν τοῦτον ἐπισημασίαν εἰώθασιν ὀνομάζειν. καὶ τό γε πρὸς Ἱπποκράτους εἰρημένον· ἐν τοῖσι παροξυσμοῖσιν ὑποστέλλεσθαι· κατὰ ταύτην ἡγοῦμαι λελέχθαι τὴν τομήν. προειπὼν γὰρ, ὡς προσήκει, οἷς μὲν αὐτίκα ἡ ἀκμὴ, αὐτίκα λεπτῶς διαιτᾷν, οἷς δ᾽ ὕστερον, εἰς ἐκεῖνο μὲν καὶ πρὸ ἐκείνου λεπτῶς, ἔμπροσθεν δὲ πιότερον διαιτᾷν, ὡς ἂν ἐξαρκέσοι ὁ νουσέων, ἐπήνεγκεν· ἐν δὲ τοῖσι παροξυσμοῖσιν ὑποστέλλεσθαι χρή· διδάσκων ἡμᾶς δηλονότι μόνον ἐκεῖνον τὸν καιρὸν φυλάττεσθαι, τὸν ὑπ᾽ αὐτοῦ καλούμενον παροξυσμόν. οὐδέποτε γὰρ ἐν αὐτῷ τρέφομεν, ἐν δὲ τῷ λοιπῷ παντὶ τῆς ἀνέσεως ἄλλοτε κατ᾽ ἄλλο μόριον αὐτοῦ· ποτὲ μὲν γὰρ ἁπλοῦς ἐστιν ἐκ παρακμῆς μόνον ὑπάρχων, ἐνίοτε δ᾽ ἐκ παρακμῆς καὶ διαλείμματος σύγκειται. αὕτη μέν ἐστιν ἡ εἰς δύο μέρη τομὴ τῆς μιᾶς

licet dividere; unam primae acceſſionis, a primo inſultu ad extremam usque remiſſionem; alteram inter declinationem et ſecundae acceſſionis inſultum. Voco jam inſultum acceſſionis tempus omnino jam primum latitudinis expers; hoc ipſum ſignificationem nominare conſueverunt. Et quod ab Hippocrate dictum eſt, *in acceſſionibus abſtinendum*, ſecundum hanc diviſionem pronunciatum exiſtimo. Quum enim praedixiſſet, *Quibus ſtatim vigor adeſt, iis ſtatim tenuem victum adhibendum; quibus poſtea vigor advenit, iis in illo ipſo et ante illum, tenuiter vivendum, antea vero plenius nutriri oportere, ut aeger ſufficiat;* ſubdidit, *in acceſſionibus abſtinendum*, docens nos videlicet, ſolum illud tempus quod acceſſionem vocat, obſervandum eſſe. Nunquam enim in hoc nutrimus, verum in reliquo omni tempore remiſſionis, interdum in alia atque alia ejus parte; quia ex ſimplici interdum declinatione, interdum ex declinatione et intermiſſione compoſitum eſt. Haec quidem unius circuitus

περιόδου, τὸ μὲν ἕτερον μέρος αὐτῆς τὸ πρότερον, ὀνομαζόντων ἡμῶν παροξυσμὸν, τὸ δὲ ἐπ᾽ αὐτῷ δεύτερον, ἤτοι γε ἄνεσιν, ὡς ἀρτίως, ἢ ὡς ἔνιοι, διάλειμμα. διάλειμμα γὰρ καλοῦσιν οὐκ ὀλίγοι τῶν ἰατρῶν τὸ μετὰ τὴν ἀκμὴν ἅπαν, ὅπως ἂν ἔχῃ φύσεως, εἶτ᾽ οὖν εἰς ἀπυρεξίαν παυόμενον, εἴτε καὶ μή. ἀλλ᾽ ἡμῖν γε φυλαττέσθωσαν αἱ προειρημέναι κλήσεις, ὑπὲρ τοῦ μηδεμίαν ἀσάφειαν γίνεσθαι κατὰ τὸν λόγον, καὶ προσαγορευέσθω τὸ μετὰ τὸν παροξυσμὸν ἅπαν ἄνεσις, οὐ κωλυόντων ἡμῶν, ὡς ἔφην, εἰ καὶ διάλειμμά τις αὐτὸν καλεῖν ὅλον, ἢ παρακμὴν, ἢ ἔνδοσιν, ἢ ὕφεσιν, ἢ ἀφαίρεσιν ἐθέλοι. πρόκειται γὰρ οὐ περὶ τῶν ὀνομάτων ζυγομαχεῖν, ἀλλὰ τὰ μέρη τῆς περιόδου σκοπεῖν ὁπόσα τε τὸν ἀριθμόν ἐστι καὶ ὅπη διενήνοχεν ἀλλήλων.

Κεφ. ζ. Αὐτὴ μὲν οὖν ἡ τομὴ τῶν εἰς ἀπυρεξίαν ληγόντων ἁπάντων ἐστὶ πυρετῶν, ἀμφημερινῶν, τριταίων, τεταρταίων, ὡς ἓξ ἐχόντων τὰ μέρη διαφέροντα ἀλλήλων ἰδέαις εὐσήμοις· ἑτέρα δὲ, τῶι μὴ διαλειπόντων, εἰς πέντε μέρη διαιρουμένων. εἰσὶ δὲ καὶ οὗτοι πάμπολλοι, τινὲς μὲν

in duas partes eft divifio, ut alteram ejus partem primam acceſſionem appellemus; fecundam vel remiſſionem, ut paulo ante, vel ut quidam, intermiſſionem. Nam intermiſſionem non pauci medici quicquid intervalli poft ftatum eft, qualicunque natura praeditum, nominant; five id ad integritatem veniat, five non; verum nos appellationes praedictas obfervabimus, ne ulla fermoni obfcuritas accedat; vocabimusque omne id quod acceſſionem fequitur, remiſſionem. Sed neque prohibemus, ut dictum eft, fiquis ipfum totum nominet intermiſſionem, vel declinationem, vel decrementum, vel remiſſionem, vel ablationem. Inftituimus enim non de verbis difceptare, fed circuitus partes infpicere, quot numero fint et quomodo inter fe differant. Cap. VII. Haec igitur eft divifio omnium febrium ad integritatem definentium, quotidianarum, tertianarum, quartanarum; ut quae fex partes fpeciebus manifeftis diverfas habeant: alia vero non intermittentium, quae in quinque partes diducuntur. Sunt autem et hae permultae, nonnul-

ἑκάστης ἡμέρας παροξυνόμενοι, τινὲς δὲ διὰ τρίτης· οὐ μὴν
οἵ γε διὰ τετάρτης πολλάκις, ἀλλ᾽ ἐν τῷ σπανίῳ, φαίνονται
γινόμενοι· τὸ πλεῖστον γὰρ αὐτῶν γένος εἰς ἀπυρεξίαν παύε-
ται. διττὴ δὲ καὶ τούτων ἐστὶν ἡ ἰδέα τῶν εἰς (383) ἀπυ-
ρεξίαν μὴ πανομένων, ἀμφημερινῶν, τριταίων, τεταρταίων.
ἔνιοι μὲν γὰρ αὐτῶν καὶ τὸ μέγεθος ἀποτίθενται τοῦ σφυ-
γμοῦ καὶ τὸ τάχος καὶ τὴν πυκνότητα [300] καὶ τὴν
σκληρότητα· τινὲς δὲ τὰ μὲν ἄλλα τρία πρὸς τὸ κατὰ φύσιν
ἐπανάγουσι, φυλάττουσι δὲ ταχύτητα οἱ μὲν πλεῖον, οἱ δὲ
ἧττον. ἀλλ᾽ οὐ τοῦ νῦν παρόντος λόγου περὶ ἐκείνων διαι-
ρεῖσθαι· πρόκειται γὰρ ἐξαριθμῆσαι τὰ μόρια τῆς περιό-
δου καθ᾽ ἕκαστον γένος νοσήματος. εἰρηκότες οὖν ὀλί-
γον ἔμπροσθεν, ὡς ἕξ εἰσι τὰ πάντα κατὰ τοὺς διαλείποντας
πυρετοὺς, ἑξῆς διερχόμεθα τὰ μέρη τῶν μὴ διαλειπόντων,
πέντε εἶναι λέγοντες, ὅταν τὰ μὲν ἄλλα παραπλησίως αὐτοῖς
ὑπάρχῃ, μόνον δὲ λείπῃ τὸ τῆς ἀπυρεξίας. ἡ δ᾽ ἐν τοῖς
ἄλλοις μέρεσιν ὁμοιότης ἐξ ἀνάγκης ἐστὶ, τὸ τῆς εἰσβολῆς τῶν
παροξυσμῶν μετὰ συστολῆς γίγνεσθαι, ὀνομάζω δ᾽ οὕτω τὸ
μετὰ τοῦ ψύχεσθαι, τούτῳ γὰρ ἕπεται κατὰ τοὺς σφυγμοὺς

lae quae quotidie exacerbantur; quaedam quae tertio quoque
die; non tamen quae quarto, frequenter, fed raro evenire
videntur; plurimum enim earum genus ad integritatem defi-
nit. Atque duplex harum quoque fpecies eft, quae ad inte-
gritatem non finiunt, quotidianarum, tertianarum, quarta-
narum. Quaedam enim magnitudinem pulfus et celeritatem
et denfitatem et duritiem deponunt; quaedam alia quidem
tria ad naturalem ftatum deducunt, fervant autem celerita-
tem, hae magis, illae minus. At non eft praefentis fermo-
nis, illarum diftinctionem proponere; partes enim circuitus
in unoquoque morbi genere enumerare propofuimus. Igi-
tur quum paulo ante fex in febribus intermittentibus efle di-
xerimus, deinceps non intermittentium partes referemus,
quinque effe dicentes, quum aliae fimiliter ipfis fe habent,
fola autem integritatis pars deficit. In aliis autem partibus
fimilitudo haec neceffario eft, ut acceffionum infultus cum
fyftole fiat (nomino autem fio, cum frigore; nam hinc fequi-

εἴσω μᾶλλον κινεῖσθαι μετὰ μικρότητος, ἀποχωροῦντος εἰς
τὰ σπλάγχνα τοῦ αἵματος, ᾧ πάλιν ἐξ ἀνάγκης ἕπεται τὸ τῆς
ἀνωμαλίας, εἶθ᾽ ἑξῆς τὸ τῆς ἀναβάσεως, ἀκμῆς τε καὶ παρακμῆς.
ἐφ᾽ ὧν μέντοι χωρὶς αἰσθητῆς συστολῆς εἰσβολὴ γίγνεται παρο-
ξυσμοῦ, τοὺς τρεῖς καιροὺς εἰς ἕνα μεταπίπτειν ἀναγκαῖόν ἐστι,
καὶ γίγνεσθαι τὸ σύμπαν μέχρι τῆς ἀκμῆς ἀνάβασιν. ὅπου γὰρ
οὐκ ἐγένετο συστολὴ, δῆλον ὡς οὐδ᾽ ἀνωμαλία. τὴν δὲ ἀκμὴν οὐδ᾽
ἄν ποτε εἶδον ἀπολείπουσαν, ἀλλ᾽ ἀεὶ διαμένουσαν αἰσθητὴν
ἰσότητα κατὰ πάντας τοὺς πυρετοὺς ἐπί τινα χρόνον· εἰσβο-
λὴν μέντοι μυριάκις ἐθεασάμην ἄνευ τῶν εἰρημένων τῆς ἀρχῆς
συμπτωμάτων, ὧν τὸ μὲν κυριώτατον ἦν ἁπάσαις ὀλίγου δεῖν
ταῖς ἀρχαῖς ἡ ψύξις συνοῦσα τῶν παροξυσμῶν, ὥσπερ καὶ ἡ
ἐπὶ τὰ ἔσω τῶν ἀρτηριῶν κίνησις, ὑπὲρ ἧς εἴρηται μὲν ἐπι-
πλέον ἐν τῇ περὶ τῶν σφυγμῶν πραγματείᾳ, κατὰ δὲ τὸν ἐνε-
στῶτα λόγον ἀρκεῖ τῷ τάχει τῆς συστολῆς ἀφορίζειν αὐτήν.
ὅσα δ᾽ ἄλλα συμπτώματά τε καὶ σημεῖα τῆς ἀρχῆς τῶν παρο-
ξυσμῶν ἐστιν.ἴδια, προείρηται τὰ μὲν ἐπιγινόμενα τῇ περι-
ψύξει, τὰ δ᾽ ἄλλα ἄλλως συμβαίνειν· σμικρότης μὲν τῶν
σφυγμῶν καὶ ἀραιότης καὶ βραδυτὴς διαστολῆς ἐπὶ τῇ κατα-

tur in pulfu intro magis moveri, cum parvitate, fanguine in
viscera fe recipiente) quem rurfus inaequalitas ex neceffitate
fequitur; inde incrementum, ftatus et declinatio. In quibus
tamen citra fenfibilem fyftolen acceffionis infultus accidit,
tria tempora in unum recidere neceffe eft, totumque usque
ad ftatum, incrementum fieri; nam ubi fyftole non fuit, ibi
plane nec inaequalitas.   Statum vero nunquam deficere vidi,
fed femper fenfibilem aequalitatem in omnibus febribus ali-
quamdiu permanentem; at infultum fexcenties fine praedi-
ctis principii fymptomatis confpexi, quorum praecipuum
erat omnibus fere principiis acceffionum comes perfrictio;
quemadmodum ad interiora arteriarum motus; de quo in
opere de pulfibus fufius dictum eft, in praefenti libro ipfum
fyftoles celeritate definire fufficit.   Quae vero alia fympto-
mata fignaque acceffionum principio propria funt, alia frigori
fupervenire, alia aliter accidere praedicta funt; parvitas fi-
quidem pulfuum, raritas et tarditas diaftoles frigori; rigor

ψύξει, ῥῖγος δ᾽ ἐπ᾽ ἄλλαις προφάσεσιν, ἃς ἐν ταῖς τῶν συμ-
πτωμάτων αἰτίαις εἴπομεν. ἀλλ᾽ ὅλον τὸ γένος τοῦτο τῶν
παροξυσμῶν παντάπασιν, ὡς ἔφην, ἀπόλλυται, καὶ πολ-
λοὺς πολλάκις ἡμεῖς ἐκωλύσαμεν ὑπὸ τῶν θαυμαστῶν τούτων
ἰατρῶν ἤτοι γ᾽ ἐπὶ τὸ λουτρὸν πεμφθέντας, ἢ τροφὴν προσε-
νέγκασθαι κελευθέντας, ὡς ὑπερβεβηκότας ἤδη τὰς ὑπόπτους
ὥρας τοῦ παροξυσμοῦ. συμβαίνει δὲ αὐτοὺς ἀγνοοῦντας
ἀκριβῶς ἅπτεσθαι τῆς ἀρτηρίας, ἐν τοῖς τοιούτοις σφάλμασι
καθίστασθαι. ἅπασι γὰρ τοῖς οὕτω παροξυνομένοις ἡ συ-
στολὴ θάττων γίγνεται· γνωρίζειν δ᾽ αὐτὴν οὐ παντός ἐστιν,
ἀλλὰ δεῖται μάλιστα τοῦτο τὸ ἔργον, εἴπέρ τι καὶ ἄλλο τῆς
τέχνης, ἀσκήσεως ἱκανῆς, ἣν οὐχ οἷόν τε ποιήσασθαι,
πρὶν τεχνωθῆναι τὸν εἰρημένον ὑφ᾽ ἡμῶν τρόπον ἐν τῷ
πρώτῳ τῆς διαγνώσεως τῶν σφυγμῶν. εἰ μὲν οὖν τις εἴη
γνωστικὸς τῆς συστολῆς τῶν ἀρτηριῶν, ἐγχωρεῖ τούτῳ
τίθεσθαι τοῦτ᾽ αὐτὸ τὸ μέρος τοῦ παροξυσμοῦ, καθ᾽ ὃ
τὴν συστολὴν ὠκυτέραν ἐγνώρισε γεγενημένην ἄνευ τῆς
διαστολῆς, ἀρχὴν τῆς περιόδου· τὸ δ᾽ ἐφεξῆς τῷδε ἐπα-
νάβασιν, ἄχρι τῆς ἀκμῆς· εἰ δὲ μὴ γνωρίζοι μηδὲ τοῦτο,

aliis occaſionibus, quas in ſymptomatum cauſis expoſuimus.
At univerſum hoc acceſſionis genus omnino, ſicut dixi, perit;
et nos multos frequenter a mirandis illis medicis vel in bal-
neum miſſos, vel cibum aſſumere juſſos, tanquam ſuspectas
jam horas acceſſionis praetergreſſos, prohibuimus.   Contin-
git autem ipſis, quod arteriam exacte tangere ignorent, hu-
jusmodi errores committere.   Omnibus enim quibus talis
acceſſio evenit, ſyſtole velocior redditur, quam cognoscere
non cujusvis eſt, ſed exercitationem magnam hoc opus, ſi
quod aliud in arte, deſiderat.   Hanc autem conſequi nemo
poteſt, prius quam eo modo, quem in primo de pulſuum di-
gnotione praeſcripſimus, inſtitutus ſit.   Si quis igitur arte-
riarum ſyſtolen noverit, hanc ipſe acceſſionis partem, qua
ſyſtolen velociorem factam ſine diaſtole deprehendit, circui-
tus initium poteſt ſtatuere; quae vero ſequitur hanc, incre-
mentum, ad ſtatum usque.   At ſi hanc quoque ignoret, vi-

φαίνοιτο δὲ ἀθλίπτως αὐτῷ παντοίως ἡ εἰσβολὴ γεγενημένη,
τὸ μέχρι τῆς ἀκμῆς μέρος τοῦ παροξυσμοῦ πᾶν ἐπανάβασιν,
ἢ ἐπίδοσιν, ἢ αὔξησιν ὀνομάσει· τέμνων δ' αὐτὴν εἰς πρῶτα
καὶ τελευταῖα καὶ μέσα κατὰ τὸ μᾶλλόν τε καὶ ἧττον, οὐκ
εἴδεσι διαφόροις, ὡς ἔμπροσθεν ἔλεγον ἐπὶ τῶν αἰσθητῶν
περιψύξεων. ἐν τοῖς τοιούτοις οὖν πυρετοῖς οἱ πάντες ἔσον-
ται καιροὶ τρεῖς, αὔξησις, ἀκμὴ, μείωσις· οὐδὲν γὰρ χεῖρον
οὐδὲ μείωσιν ὀνομάζειν τὸν καιρὸν ἐκεῖνον, ἐν ᾧ τοῦ μεγέ-
θους ἀφαιρεῖταί τι τοῦ πυρετοῦ· ἐν ὅσοις δ' οὐκ ἔστι περίο-
δος, οἷον καὶ τοῖς συνόχοις ὀνομαζομένοις, τούτοις τοῖς
πυρετοῖς οὔτε παροξυσμὸς ὅλως [301] τίς ἐστιν, οὔτε τὰ
προειρημένα μέρη, τὰ μέντοι τῆς ὅλης νόσου μόρια κατὰ
διαφέροντας χρόνους καὶ τούτοις ἐστὶν, ἑτέροις τρόποις δια-
γινωσκόμενα παρὰ τοὺς ἐν τοῖς παροξυσμοῖς καιρούς, οὓς
ὀλίγον ὕστερον ἐρῶ, καὶ μάλιστα ὅτι σφάλλονται πάντες ἐν
αὐτοῖς ἰατροὶ, καίτοιγε Ἱπποκράτους ὀρθότατα διδάξαντος
ὑπὲρ αὐτῶν.

Κεφ. η'. Ἀλλὰ νῦν ἐπὶ τοὺς κατὰ περίοδόν τινα
παροξύνοντας ἐπανέλθωμεν τῷ λόγῳ, πᾶν ὅσον ὑπόλοιπον

deatur autem infultus aequabiliter omnino factus, totam ac-
cessionis partem usque ad statum, ascensum, vel incremen-
tum, vel augmentum nominabit; fecans ipfam in prima et
postrema et media, pro majoris minorisque ratione, non spe-
ciebus diverfis, ut prius dicebam in frigore fensibili. In hu-
jusmodi igitur febribus universa tempora tria erunt, incre-
mentum, statum, imminutio. Nihil enim mali est imminu
tionem illud tempus vocare, in quo ex febris magnitudine
quippiam demitur. Quibus vero circuitus non est, ut syno-
chis nominatis, neque acceffio quaedam omnino est, neque
praedictae partes; attamen hae quoque fecundum diverfa
tempora totius morbi partes habent, aliis modis inno-
tescentes, quam per acceffionum tempora; quae paulo post
fubjiciam, et hoc nomine potiffimum, quod omnes medici
in ipfis errent; quamvis Hippocrates rectiffime ea docuerit.
    Cap. VIII. At nunc ad eas, quae circuitu quodam
acceffionem habent, fermonem referamus, totum id, quod

ἐν αὐτοῖς ἄσκοπον ἀφεῖται διαιροῦντες. ἑνὸς μὲν δὴ καὶ
πρώτου μεμνῆσθαι κελεύω, τοῦ γεγονέναι τὸν λόγον ἡμῖν
ἅπαντα τὸν ἀπ᾽ ἀρχῆς ἄχρι δεῦρο περὶ τῶν ἁπλῶν περιό-
δων. ἐν γὰρ ταῖς ἐπιπεπλεγμέναις ὁ μετὰ τὴν ἀκμὴν καιρὸς
ἐνίοτε στενοῦται, φθανούσης εἰσβάλλειν ἐπισημασίας ἑτέρου
παροξυσμοῦ, πρὶν τὴν προτέραν περίοδον ἀκριβῶς πληρωθῆ-
ναι, καὶ πολλάκις γε κατὰ μὲν τὴν ἑαυτοῦ φύσιν ὁ πυρετὸς
ἐκ τοῦ τῶν διαλειπόντων ἐστὶ γένους, ὥσπερ ὁ τριταῖος, ἡ
δ᾽ ἐπιπλοκὴ χρόνον ἀπυρεξίας οὐδένα καταλείπει τῇ προτέρᾳ
περιόδῳ, φθάσαντος εἰσβαλεῖν τοῦ δευτέρου παροξυσμοῦ,
πρὶν ἀπολυθῆναι τὸν πρότερον. εἴρηται δέ μοι περὶ τῶν
τοιούτων ἐπιπλοκῶν ἐν δύο πραγματείαις, τῇ τε περὶ κρί-
σεων καὶ τῇ περὶ διαφορᾶς τῶν πυρετῶν, ἔνθα καὶ διώρισται
μίξις ἐπιπλοκῆς. ὁ γοῦν ἡμιτριταῖος ἐκ μίξεώς τε καὶ κρά-
σεως ἐδείχθη γιγνόμενος ἀμφημερινοῦ τε καὶ τριταίου πυρε-
τοῦ. πολλάκις δὲ καὶ αὐτῷ τῷ ἡμιτριταίῳ τῶν ἁπλῶν εἴς
ἐπιπλέκεται πυρετῶν, ἤτοι τριταῖος, ἢ ἀμφημερινὸς, ἀλλ᾽
οὐκ ἔστιν ἡ τοιαύτη ποικιλία τῆς ἐνεστώσης οἰκεία πραγμα-
τείας, ἀρκεῖ γὰρ ἐνταῦθα τοὺς ἰδίους ἑκάστου τῶν πυρετῶν

inconfideratum reliquimus, diftinguentes. Unum autem et
primum memoria teneri volo, nempe univerfum a principio
huc usque fermonem de fimplicibus periodis nobis fuiffe.
Nam in complexis tempus vigorem fequens interdum arctius
redditur, dum alterius acceffionis fignificatio, antequam prior
circuitus adamuffim abfolutus fit, invadit. Frequenter etiam
ex fua ipfius natura febris de intermittentium genere eft, ut
tertiana; complicatio autem nullum integritatis tempus pri-
ori circuitui relinquit, dum fecunda acceffio, antequam prior
abfolvatur, invadit. Dictum eft mihi de hujusmodi compli-
cationibus in duobus commentariis de crifibus et de febrium
differentiis; ubi etiam implicationem a mixtione diftinximus.
Itaque femitertiana ex mixtione et temperamento quotidianae
et tertianae febris fieri demonftrata eft. Saepe etiam femi-
tertianae fimplex una febris implicatur, vel tertiana vel quo-
tidiana; at hujusmodi varietas praefentis operis non eft pro-
pria; fatis enim hic eft, propria fingularum febrium tem-

καιροὺς ἀκριβῶς διαρθρῶσαι· τὸ γὰρ τὸ συμπλεκόμενον αὐ-
τῶν ἑτοίμως δύνασθαι διακρίνειν οὕτως ἂν ἡμῖν μάλισθ᾽
ὑπάρξειεν. οἱ μὲν οὖν ἀκριβῶς ἁπλοῖ προείρηνται, περὶ δὲ
τῶν ἐπιμίκτων ἑξῆς ἐρῶ. γίνεται τοίνυν ἐνίοτε φρικώδης
εἰςβολὴ, τὰ τῆς ἀρχῆς ἴδια γνωρίσματα πάντα ἔχουσα, πλὴν
ῥίγους, ἔστι δ᾽ ὅτε καὶ τούτου τὴν ἔμφασιν· ἡ γάρ τοι σφο-
δρὰ φρίκη δόξειεν ἂν ἤτοι γε ἀρχή τις εἶναι ῥίγους, ἢ μικρὸν
ῥῖγος, ἀλλὰ τό γε ἀκριβὲς ῥῖγος, οἷον ἐν τριταίοις τε καὶ τε-
ταρταίοις πυρετοῖς ἐστιν, ὁ τοιοῦτος μὴ λαμβάνει, καὶ διὰ
τοῦτ᾽ οὖν αὐτὸν ὀνομάζω φρικώδη· καὶ πολύ γε μᾶλλον ὅτι
προδείξας τινὰ σημεῖα τοῦ δευτέρου καιροῦ, πάλιν ἀρχὴν ἑτέ-
ρας εἰσβολῆς ἐργάζεται φρικώδη, ὃ καλοῦσιν ἔνιοι μὲν ἐπανά-
ληψιν, ἔνιοι δ᾽ ἐπαναδίπλωσιν· ἔστιν ὅτε δὲ καὶ δεύτερον
ἐργάζεται τοῦτο, καί τισιν ἐνίοτε καὶ τρίτον, εἶτα μόγις ὕστε-
ρον ὁμαλῶς ἐξαπλοῦται μέχρι τῆς ἀκμῆς ἀναβαίνων. οὗτος
ὁ πυρετὸς εἰς ἀπυρεξίαν οὐδέποτε παύεται. ὅ τε γὰρ ἄχρι τῆς
ἀκμῆς αὐτῷ χρόνος ὑπάρχει πάμπολυς ἥ τε παρακμὴ χωρὶς
αἰσθητῆς διαπνοῆς· πολὺ δὲ δὴ μᾶλλον ἀποδεῖ τοῦ μεθ᾽ ἱδρῶ-

pora diligenter explicare; etenim implicationem earum promp-
pte discernere ita maxime nobis erit. Exacte igitur fimplices
prius dictae funt; de mixtis deinceps differam. Itaque cum
horrore infultus aliquando oboritur omnes principii peculi-
ares notas habens, praeter rigorem; interdum et hujus fpe-
ciem; etenim vehemens horror vel initium aliquod rigoris,
vel parvus rigor effe videri poteft; at exactum rigorem,
qualis in tertianis quartanisque eft, hujusmodi febris non ac-
cipit. Atque ob hoc ipfam horridam appello, et multo ma-
gis, quia ubi figna quaedam fecundi temporis praemonftra-
verit, initium rurfus alterius invafionis horrificum efficit,
quod nonnulli repetitionem, alii reduplicationem appellant.
Aliquando hoc fecundo, quibusdam tertio facit; deinde vix
aequaliter expanditur ad usque ftatum increscens. Haec fe-
bris ad integritatem nunquam definit, nam permultum tem-
poris usque ad vigorem ipfa habet, item declinationem fine
perfpiratu fenfili; multo vero magis abeft, ut cum fudore ad

τος εἰς ἀπυρεξίαν ἰέναι. ὥσπερ οὖν ὁ ἀπὸ τῆς πρώτης εἰσβο-
λῆς παροξυσμὸς ἄχρι τῆς ἀκμῆς ἐν πολλῷ χρόνῳ παραγίνεται,
κατὰ τὸν αὐτὸν τρόπον ἀπὸ τῆς ἀκμῆς κατὰ βραχὺ μειοῦται.
καὶ τοίνυν ἐπὶ τῆς ὑστεραίας ἕτερος αὐτοῖς ἐπιγίνεται παροξυ-
σμὸς, φρικώδης μὲν ὁμοίως, (384) ἀλλ' οὐκ ἔχων τὰς ἐπανα-
λήψεις ὡσαύτως τῷ πρόσθεν, ἢ εἴποτε κατὰ τὸ σπάνιον σχοίη,
μίαν ποιήσαιτο μόνην, ὀλιγοχρόνιόν τε καὶ σμικράν. ἀνα-
βαίνει δὲ καὶ οὗτος ὁ παροξυσμὸς ἐπὶ τὴν ἀκμὴν ἐν χρόνῳ
πολλῷ, καὶ παρακμάζει ὡσαύτως ἐν οὐκ ὀλίγῳ χρόνῳ,
[3o2] καὶ διὰ τοῦτ' αὐτὸ ἐπὶ τῆς τρίτης ἡμέρας ὁ αὐτὸς τῷ
κατὰ τὴν πρώτην ἐκδέχεται παροξυσμὸς, εἶτ' αὖθις ὁ κατὰ τὴν
τετάρτην ὁ αὐτὸς τῷ κατὰ τὴν δευτέραν, καὶ τοῦτο ἐφεξῆς
ἀεί. τοῦτον ἐγὼ τὸν πυρετὸν ἕνεκα συντόμου καὶ σαφοῦς
διδασκαλίας ἑνὶ προσαγορεύειν βουλόμενος ὀνόματι, τέθεικα
κατ' αὐτοῦ κλῆσιν ἡμιτριταῖον. εἰ μὲν οὖν καὶ Ἱπποκρά-
της τὸν τοιοῦτον πυρετὸν ἡμιτριταῖον ἐκάλει, καθάπερ
ἐγὼ πείθομαι, δύο ἂν ἐκ τοῦ λόγου κερδαίνοις, ὅτι τε
πρᾶγμα μανθάνεις ἰατρικὸν, ὅτι τε τοὔνομα παλαιὸν ἐπι-
φέρεις αὐτῷ· εἰ δ' ἡγεῖταί τις ἕτερόν τινα πυρετὸν ὑφ'

integritatem accedat.   Quemadmodum igitur a primo infultu
acceffio ad vigorem usque multo tempore pervenit, eodem
modo a vigore paulatim diminuitur; ideoque poftridie altera
ipfis acceffio cum horrore quidem fimiliter advenit, fed quae
non item ut prior repetitiones habeat; aut fi quando raro
habuerit, unam duntaxat faciat, brevem et exiguam.   Haec
autem etiam acceffio ad vigorem longo tempore ascendit, nec
exiguo pariter declinat; atque ob hoc ipfum tertio die ea-
dem, quae primo, acceffio fuccedit; poftea rurfus quarto
fimilis ei, quae fecundo habita eft, idque deinceps perpetuo.
Hanc ego febrem compendiofae claraeque doctrinae gratia
uno volens appellare vocabulo, impofui ei nomen femiter-
tianae.   Si igitur Hippocrates quoque talem febrem femiter-
tianam vocavit, ut ego perfuafum habeo, duo ex fermone
uno commoda confequeris, nempe rem medicam discis et
nomen vetus ei imponis; quod fi quis aliam quandam febrem

Ἱπποκρατους ἡμιτριταῖον καλεῖσθαι, σφάλλεσθαί με νομίσας
ἐν τῇ προσηγορίᾳ, τὸ πρᾶγμα αὐτὸ μανθανέτω. ὅτι γὰρ
καὶ τοιοῦτός τις γίνεται πυρετὸς, ὁποῖον εἶπον, οὐκέτ᾽ ἐν
τῷδε μάρτυρος οὔθ᾽ Ἱπποκράτους οὔτε ἄλλου τινὸς ὁ λόγος
χρῄζει, μόνον οὐ καθ᾽ ἑκάστην ἡμέραν ὁρώντων ἡμῶν αὐτὸν,
καὶ μάλιστ᾽ ἐν Ῥώμῃ. ὥσπερ γὰρ ἐν ἄλλοις ἄλλα χωρίοις,
οὕτως ἐν τῇδε πόλει πλεονάζει τὸ κακὸν τοῦτο. παράκειται
δ᾽ αὐτῷ τις ἄλλος, οὔτε τῇ δευτέρᾳ τῶν ἡμερῶν ἕτερον φέρων
παροξυσμὸν, οὔτε κατὰ τὴν πρώτην καὶ τὴν τρίτην τὰς
ἐπαναλήψεις. ἔστι δ οὐχ εἷς οὐδ᾽ ὁ τοῦδε τρόπος· ἐνίοτε
μὲν γὰρ ἄνευ φρίκης, ἐνίοτε δὲ σὺν φρίκῃ ποιεῖται τὴν εἰσ-
βολὴν, ἔστι δ᾽ ὅτε καὶ μετὰ καταψύξεως τῶν ἄκρων σαφῶς·
ὦπται δὲ ἐνίοτε καὶ χωρὶς αἰσθητῆς περιψύξεως οὗτος ὁ πυρε-
τὸς ἔχειν τοὺς πέντε καιροὺς, ἀρχὴν, ἀνωμαλίαν, ἐπίδοσιν,
ἀκμὴν καὶ παρακμήν. τοῖς δὲ χρόνοις ἤδη διῃρημένοις
ὀλιγοχρόνιος μὲν ἡ ἀρχὴ, ὀλιγοχρόνιος δέ ἐστιν αὐτοῦ καὶ
ἡ ἀνωμαλία· τὰ δὲ τῆς ἀναβάσεως οὐχ ὁμοίως ἅπασιν, ἀλλ᾽
ἐνίοις μὲν (οὐκ) ὀλιγοχρόνια, ἐνίοις δὲ χρόνῳ πλείυνι· καὶ
μὲν δὴ καὶ ὁ τῆς ἀκμῆς καιρὸς ἐν χρόνῳ μὲν πάντως αἰσθητῷ

ab Hippocrate femitertianam vocatam eſſe putet, falli me in
vocabulo ratus, rem ipſam addiſcat. Quod enim talis quae-
dam febris, qualem dixi, accidat, neque hic teſtimonium vel
Hippocratis vel alterius cujusquam oratio requirit, quum
quotidie ipſam videamus, potiſſimum Romae. Ut enim in
aliis locis alia, ſic in illa civitate hoc mali abundat. Porro
alia quaedam ei vicina eſt, quae nec ſecundo die aliam fert
acceſſionem, nec primo et tertio repetitiones. Habet autem
nec ipſa modum unum ac ſimplicem; interdum etenim ſine
horrore, aliquando cum horrore invadit; alias cum extre-
morum perfrigeratione manifeſta. Viſa autem eſt interdum
etiam citra ſenſibile frigus febris haec quinque tempora ob-
tinere, principium, inaequalitatem, incrementum, ſtatum et
declinationem. Temporibus jam diviſis, breve eſt principi-
um; brevis quoque ipſius inaequalitas; ascenſus non aeque
omnibus, ſed quibusdam brevis, quibusdam longior. Quin-
etiam vigoris tempus ſpatium omnino ſenſibile et latum oc-

καὶ πλατεῖ, διαφέρει δ᾽ οὐκ ὀλίγον ἐν τῷ μᾶλλόν τε καὶ ἧτ-
τον. οὕτω δὲ καὶ τὰ τῆς παρακμῆς ἐν χρόνῳ μὲν ἅπασι μα-
κρῷ, διαφέρει δ᾽ ἐν τῷ τισὶ μὲν αἰσθητῶς ἀφαιρεῖν καὶ
παρέχειν ἐλπίδα τοῦ διὰ ταχέων παύσασθαι, μετὰ ταῦτά θ᾽
ἵσταται φυλάσσων ἴσον τὸ ὑπόλοιπον μέγεθος τῆς παρακμῆς·
τισὶ δὲ ὅλην ποιεῖται τὴν παρακμὴν ἀπ᾽ ἀρχῆς ἄχρι τῆς τελευ-
τῆς βραδεῖαν, ὥστε καὶ ἐκ διαστημάτων χρόνου μακροτέρων
ἁπτομένῳ σοι δόξει μὲν ἀφῃρηκέναι τι πάντως, ὀλίγιστον
μέντοι τουτί. τοιαῦταί τινες καὶ ἄλλαι μερικαὶ διαφοραὶ τῶν
διὰ τρίτης ἡμέρας παροξυνομένων πυρετῶν, οὓς ἅπαντας
ὀνομάζω τριταιοφυεῖς, εἰς μὲν τὴν τῆς διαθέσεως, ὅθεν ἐξά-
πτονται, γνῶσιν χρησιμώτατα, πρὸς δὲ τὴν νῦν ἐνεστῶσαν
πραγματείαν ἄχρηστοι. πρόκειται γὰρ ἡμῖν ἐνταῦθα τούς
τε ἐν ταῖς περιόδοις διορίσασθαι καιροὺς καὶ τοὺς ὅλου τοῦ
νοσήματος, ἕνεκα τῆς τῶν βοηθημάτων εὐκαίρου χρήσεως,
ἣν οὐδὲν ὀνίνησιν ἡ τοιαύτη ποικιλία, καθάπερ οὐδὲ ἡ τῶν ἐν
ἀμφημερινοῦ σχήματι πεποικιλμένων· καὶ γὰρ καὶ τούτων
οὐκ ὀλίγοι καθ᾽ ἑκάστην ἡμέραν παροξυνόμενοι διάλειμμα
οὐδὲν ἴσχουσιν· ἐρῶ δ᾽ αὐτῶν ὅμως ἕνεκα παραδείγματος

cupat; fed in majoris minorisque ratione non mediocriter
differt. Sic etiam declinatio longo quidem tempore omnibus
contingit, in hoc autem differt, quod nonnullis manifefto
minuitur et celeriter finiendi fpem praebet, et poft haec fiftit
aequalem declinationis magnitudinem reliquam fervans;
nonnullis lente ab initio ad finem omnino declinat, ut ex
temporis intervallis longioribus conjicienti tibi videatur
plane decreviffe quippiam, perquam modicum tamen illud.
Hujusmodi quaedam funt et aliae differentiae particulares fe ·
brium tertio die accedentium, quas univerfas tritaeophyas
voco, ad affectionis unde excitantur cognitionem utiliffimae,
ad praefens autem opus inutiles. Propofitum enim eft nobis
hic circuituum totiusque morbi tempora diftinguere, tempe-
ftivi auxiliorum ufus gratia, cui nihil haec varietas condu-
cit, ficut nec earum quae in quotidianae forma variantur;
fiquidem harum non paucae quotidie acceffionem habentes,
intermiffionem nullam oftendunt; dicam tamen ipfarum pau-

Ed. Chart. VII. [302. 303.]   Ed. Baf. III. (384.)

ὀλίγας διαφορὰς, οὐχ ὡς χρησίμους εἰς τὴν ἐνεστῶσαν ὑπόθε-
σιν, ἀλλ᾽ ὅτι τῶν ἰατρῶν ἔνιοι παντάπασι φυσῶνται ἐξ ὧν
ἀλόγως φλυαροῦσι, καὶ δόξαν ἀποφέρονται παρὰ τοῖς ἀσυνέ-
τοις, ὡς ἐπιμελεῖς τε καὶ πονητικοὶ καί τι σοφώτερον ἐπιστά-
μενοι τῶν μόνα τὰ χρήσιμα γραφόντων.

Κεφ. θ'. [303] Εἰσβάλλει τοίνυν ὁ παροξυσμὸς τῶν
καθ᾽ ἑκάστην ἡμέραν παροξυνομένων πυρετῶν ἐνίοτε μὲν
ἄνευ σαφοῦς περιψύξεως, ἐνίοτε δὲ σὺν ταύτῃ, καὶ διαμένει
γε τὰ τῆς ἀρχῆς ἴδια τοῖς μὲν ἐπὶ πλείονα, τοῖς δὲ ἐπ᾽ ἐλάτ-
τονα χρόνον· καὶ δὴ καὶ τὰ τῆς ἀνωμαλίας ὡσαύτως τοῖς
μὲν ἐπὶ πλείονα, τοῖς δὲ ἐπ᾽ ἐλάττονα χρόνον· καὶ μετὰ
ταῦτα ἀναβαίνει μέχρι τῆς ἀκμῆς ὁ πυρετὸς οὗτος ἐν πλείονι
χρόνῳ τῶν διὰ τρίτης παροξυνομένων. ὑπάρχει δ᾽ αὐτῷ καί
τι τοιοῦτον, ὃ κἀκείνοις μὲν ἔστιν ὅτε γίγνεται σπανίως, πολὺ
μᾶλλον δ᾽ ἐν τούτῳ φαίνεται· σαφῆ ποιούμενος ἀνάβασιν,
ἵσταταί τινι χρόνῳ μηδὲν προστιθεὶς, εἶτ᾽ αὖθις προστίθησιν.
οὕτω δὲ κἀπὶ τῆς παρακμῆς ἤτοι γε ὁμαλὴν ποιεῖται τὴν
ἀφαίρεσιν, ἢ μεταξὺ ἵστησιν ἐπὶ τοῦ αὐτοῦ μεγέθους, τοῖς

cas differentias exempli gratia, non ut inftitutae hypothefi
commodas, fed quoniam medicorum aliqui ex iis, quae fine
ratione nugantur, prorfus intumefcunt et gloriam apud in-
doctos aucupantur, tanquam diligentes et ftudiofi, fapien-
tiusque aliquid his, qui fola utilia fcribunt, intelligentes.

Cap. IX. Invadit ergo acceffio febrium, quae fingu-
lis diebus exacerbantur, interdum fine manifefto frigore, in-
terdum cum ipfo; et quae propria principii funt, quibusdam
brevius, quibusdam diutius permanent; atque fic etiam in-
aequalitas his brevior, illis longior eft; poftea haec febris
usque ad vigorem ascendit, diuturniore tempore, quam quae
tertio quoque die acceffionem capiunt. Caeterum tale quip-
piam ipfi adeft, quod etiam in illis interdum raro contingit,
multo autem faepius in hoc apparet; ascenfum aperte moli-
ens, confiftit aliquo tempore nihil increfcens, deinde rurfus
increfcit. Similiter in declinatione vel aequabilem facit
imminutionem, vel medio curfu in eadem magnitudine aliis

μὲν ὥραν μίαν, τοῖς δὲ δύο, μετὰ ταῦτα ἀφαιρεῖ. καὶ δὴ
καὶ μέχρι τῆς εἰσβολῆς τοῦ δευτέρου παροξυσμοῦ τοῖς μὲν
ἀφαιρεῖ, τοῖς δὲ ἐν ᾧπέρ ἐστι μεγέθει διαμένει. μᾶλλον δὲ
τοῦτο τοῖς διὰ τρίτης ὑπάρχει, διότι καὶ ἡ περίοδος αὐτῶν
ἐστι μακροτέρα. διπλασία γάρ πώς ἐστι τῷ χρόνῳ τῶν διὰ
τρίτης παροξυνομένων πυρετῶν ἡ περίοδος, εἰ παραβάλλοιτο
τῇ τῶν καθ᾽ ἑκάστην ἡμέραν. ὥστε ἐναργῶς διὰ τοῦτο χρο-
νίζει τὸ λείψανον τῆς παρακμῆς αὐτῆς, ἐν ἴσῳ διαμένοι μεγέ-
θει. πολλοὶ δὲ καὶ ἄλλοι τρόποι περιόδων εἰσὶ, διαφοραῖς
μερικαῖς ποικιλλόμενοι, περιττοὶ πρὸς τὰ νῦν ἐνεστῶτα. διὰ
τοῦτο δὲ ἐνίων ἐμνημόνευσα, διότι τῶν ἰατρῶν οἱ μὴ γινώ-
σκοντες, ὡς οὐκ ἔστιν οἰκεία τοῦ παρόντος σκέμματος ἡ τοι-
αύτη διδασκαλία, γεγράφασιν ὑπὲρ αὐτῶν, ἁμαρτάνοντες καὶ
κατ᾽ αὐτῶν τὴν διήγησιν. ἀλλ᾽ οὐ νῦν καιρὸς ἐλέγχειν αὐτοὺς
ἐν οὐκ οἰκείῳ σκέμματι· μαθήσῃ δ᾽ ἐπιστημονικῶς, ὅτι γε
φλυαροῦσιν ἄχρηστα, καὶ ὅτι θαυμαστῶς Ἱπποκράτους εὑ-
ρόντος τὴν ἐν αὐτοῖς μέθοδον, οὔτ᾽ ἐξειργάσατό τις αὐτὴν,
καὶ πρὸς τούτῳ καὶ διέφθειραν οἱ πλεῖστοι, κατ᾽ ἐκεῖνο μά-

hora una, aliis duabus confiftit, poft haec imminuitur; quin-
etiam ad fecundae accefſionis infultum usque nonnullis im-
minuitur; quibusdam iu qua magnitudine eft, permanet.
At magis hoc tertio quoque die accefſionem habentibus adeft;
quoniam circuitus earum longior eft. Nam duplus fere tem-
pore circuitus eft febrium, quae tertio quoque die exacer-
bantur, fi cum iis, quae quotidie, comparetur. Quare pro-
pter hoc manifefto declinationis ipfius reliquum protrahitur,
iu aequali magnitudine permanens. Ac multi quoque alii
circuituum modi funt, differentiis particularibus variante,
ad praefentem disputationem fupervacanei. Ideo autem
quorundam memini, quia medici *quidam* talem doctrinam
hujus confiderationis non efſe propriam nescientes, de iis-
dem confcripferunt, errantes quoque in ipforum enarratione.
At nunc eos reprehendere tempus non eft in fpeculatione
non propria. Disces autem evidenter eos inutilia nugari,
quumque Hippocrates miro quodam modo methodum horum
invenerit, neminem eam elaboraſſe et multos praeterea eam

λιστα τοῦ λόγου τὸ χωρίον, ἔνθα συνάπτειν μέλλω τοῖς εἰρημένοις καιροῖς τὰ βοηθήματα. πραχθήσεται δέ μοι τοῦτο τοὺς ὅλου τοῦ νοσήματος ἐπιδείξαντι καιρούς· ἄχρι μὲν γὰρ τοῦδε τοὺς ἐν μέρει διῆλθον μόνους.

depravaſſe, in illa maxime ſermonis parte, qua jam dictis temporibus auxilia conjuncturus ſum. Faciam vero hoc, ubi totius morbi tempora oſtenderim; nam hactenus particularia tantum recenſui.

ΓΑΛΗΝΟΥ ΠΕΡΙ ΤΩΝ ΟΛΟΥ ΤΟΥ ΝΟΣΗΜΑΤΟΣ ΚΑΙΡΩΝ ΒΙΒΛΙΟΝ,

Ed. Chart. VII. [304.]   Ed. Baf. III. (385.)

Κεφ. α'. Ὅλου τοίνυν τοῦ νοσήματος ἐπινοοῦμεν
καιροὺς ἀνάλογον ταῖς ἡλικίαις τῶν ζώων· ἕνα μὲν καὶ
πρῶτον τῆς γενέσεως αὐτοῦ· δεύτερον δὲ τὸν τῆς ἀναβάσεως·
τρίτον δὲ τὸν τῆς ἀκμῆς· καὶ τέταρτον τὸν τῆς παρακμῆς,
ὅταν γε μέλλωσιν οἱ κάμνοντες σώζεσθαι· φθασάντων γὰρ
ἀποθανεῖν αὐτῶν, ἤτοι κατὰ τὴν ἀνάβασιν, ἢ τὴν ἀκμὴν,
εὔδηλον ὡς οὐ διεξῆλθεν ἅπαντας τοὺς καιροὺς ἡ τοιαύτη νό-
σος. ἀλλ᾽ ἥ γε διεξερχομένη σχεδόν τι περὶ πάντων αὐτῆς
τῶν μορίων ἀμφισβητήσεις ἔχει, τινᾶν μὲν ἕνα χρόνον εἶναι

GALENI DE TOTIVS MORBI TEM-
PORIBVS LIBER.

Cap. I. Itaque totius morbi tempora animantium
aetatibus analoga concipimus; unum quidem ac primum
generationis ipfius; alterum ascenfus; tertium vigoris;
quartum declinationis, quum aegri falvi evafuri funt; nam
quum vel in ascenfu vel vigore prius e vita decefferint, li-
quet talem morbum non omnia tempora pertranfiiffe. Qui
vero pertranfit, de omnibus fere fuis partibus concertationes
habet; quum quidam vigorem unum effe tempus dicant,

λεγόντων τὴν ἀκμὴν, ἐπινοίᾳ μόνῃ λαμβανόμενον· ἐνίων δὲ, ὡς ἐν τοῖς συνόχοις, ἀκμὴν μὴ εἶναι τὸ σύμπαν· ἐνίων δὲ εἰς ἀρχὴν ὀλιγοχρόνιον εἰσάγειν τὴν ἀκμήν· ἄλλων δ᾽ οὐκ ἐν τούτοις μόνον, ἀλλὰ καὶ τοῖς λοιποῖς ἅπασι νοσήμασιν, ἀφαιρούντων τὴν ἀρχήν· ἄλλων δ᾽ ἐνίοτε καὶ τὴν παρακμὴν ἀφαιρούντων, ἂν ἐξ ἀποκοπῆς, ὡς ἐκεῖνοι καλοῦσιν, ἡ νόσος λυθῇ. πρῶτον μὲν οὖν χρὴ τὰς ἀμφισβητήσεις διαλύεσθαι ταύτας, εἶτα ἀκριβῶς διαρθρῶσαι τὰς ἐννοίας τῶν καιρῶν τῆς ὅλης νόσου, καὶ μετὰ ταῦτ᾽ εἰπεῖν αὐτῶν τὰ γνωρίσματα, κἄπειθ᾽ ἑξῆς εἴη δεῖξαι τὸ χρήσιμον, ἰναμίξαντας τοῖς κατὰ τὰς περιόδους.

Κεφ. β΄. Ἡ τοίνυν ἀρχὴ τῆς νόσου, καθ᾽ ὅσον εἰσβάλλει ποτὲ καταπιπτούσης τῆς ὑγιεινῆς καταστάσεως, ἐν ἁπάσαις αὐταῖς ἐστιν ἄνευ χρόνου παρατάσεως ἐπινοουμένη· σὺν τούτῳ μέντοι γε οὐ συγχωρεῖται παντὸς νοσήματος ὑπάρχειν οἷον γένεσιν, ὥσπερ ἐν τοῖς ζώοις ἐπινοοῦμεν. οὐ γὰρ ἐκ μορίων δή τινων ὥσπερ τὸ ζῶον ἐκ κεφαλῆς, καὶ θώρακος, καὶ κώλων, οὕτω καὶ τὰ νοσήματα σύγκειται. ἐκπίπτοντα

quod intellectu folo deprehendatur; nonnulli vigorem, ut in fynochis, non effe omnino; nonnulli vigorem poft brevis temporis principium induci; alii non in his folum, fed etiam in reliquis omnibus morbis principium auferant; alii interdum et declinationem tollant, fi morbus ex abrupto, ut illi vocant, folvatur. Primum igitur hae controverfiae folvendae funt; deinde accurate morbi totius temporum notiones conftituendae; poftea ipforum notae tradendae; tunc deinceps fequetur ut utilitatem oftendamus, iis quae ad circuitus pertinent, admifcentes.

    Cap. II. Principium igitur morbi, quatenus aliquando falubri ftatu corporis labafcente invadit, in omnibus ipfis eft, fine temporis productione conceptum; cum hoc tamen non conceditur etiam cujusvis morbi ceu generationem effe, quemadmodum in animantibus animadvertimus. Non enim ex partibus quibusdam, ut animal ex capite, thorace et artubus, fic etiam morbi compofiti funt; naturali

γὰρ τοῦ κατὰ φύσιν, ἐν ἀκαρεῖ μέν τινι χρόνῳ τὴν γένεσιν
ἔχει, τοὐντεῦθεν δὲ ἀναβαίνει [305] μέχρι τῆς ἀκμῆς. ἔστω
γὰρ εἰ τύχοι κατὰ δυσκρασίαν τὸ νόσημα, καθ᾽ ἣν ἡμῖν ἐπι-
δέδεικται καὶ ὁ πυρετὸς συνιστάμενος. ἀναγκαῖον οὖν ἐπει-
δὰν πρῶτον ἡ παρὰ φύσιν αὕτη γένηται θερμασία, πυρέττειν
τε τὸν ἄνθρωπον, ἐπιτείνεσθαί τε μέχρι τῆς ἀκμῆς τὴν θερ-
μασίαν. οὐ γὰρ οὐκ ἔστι μέρη, πῶς ἂν εἴη γένεσις ἐν χρόνῳ
τοῦδε; ταῦτ᾽ εἴρηταί μοι καὶ κατ᾽ ἀρχὰς εὐθέως, ἀπήντησά
τε πρὸς αὐτά, τῶν μετὰ περιψύξεως εἰσβαλλόντων πυρετῶν
ἀναμνήσας. ἀλλ᾽ ἐν μὲν ταῖς περιόδοις αὐτάρκης ἡ ἀπάντη-
σις· εἷς γὰρ τῶν ἐν μέρει καιρῶν καὶ τῇ τάξει πρῶτος ὁ
τῆς περιψύξεως τῆς συμπάσης νόσου γελοιότατον δ᾽ ἂν εἴη
τὸν τοῦ πρώτου παροξυσμοῦ πρῶτον καιρὸν ἀρχὴν ἡγεῖσθαι
τοῦ νοσήματος ὅλου. τὸ γάρ τοι χρήσιμον ὁ καιρὸς οὗτος,
ὃν ὀνομάζουσιν ἀρχὴν νοσήματος, εἰς τὰ βοηθήματα κέκτη-
ται, καὶ πρὸς τοῦτον ἀποβλέπων εἶπεν· ἀρχομένων τῶν νού-
σων, ἤν τι δοκέῃ κινέειν, κίνει, ἀκμαζουσῶν δὲ, ἡσυχίαν
ἔχειν βέλτιόν ἐστιν. ὡσαύτως δὲ κἀκεῖνο λέλεκται αὐτῷ

enim ftatu excidentes breviffimo quodam temporis fpatio
generationem fortiuntur; inde vero usque ad vigorem ascen-
dunt. Efto enim morbus ex intemperie, verbi gratia, unde
febris etiam conftitui nobis demonftrata eft. Neceffarium
igitur, ubi calor hic praeter naturam primum natus eft, ho-
minem febricitare, caloremque adusque ftatum intendi. Nam
cujus non funt partes, quomodo hujus erit generatio in tem-
pore? Haec mihi dicta funt ftatim ab initio, ad eaque re-
fpondi, febrium, quae cum frigore invadunt, mentione facta.
At in circuitibus refponfio fufficit; unum enim particularium
temporum totius morbi atque ordine primum eft tempus
frigoris; fed ridiculum maxime foret primum tempus accef-
fionis primae totius morbi principium exiftimare. Etenim
hoc tempus, quod morbi principium nominant, ad praefidia
ferenda conducit. Ac huc refpiciens Hippocrates inquit:
*Incipientibus morbis fiquid movendum videtur, move; vi-
gentibus vero, quietem praeftat ugere.* Similiter et ab ipfo

περὶ τὰς ἀρχὰς καὶ τὰ τέλεα πάντα ἀσθενέστερα. καὶ μέν-
τοι καὶ τὸ περὶ φαρμακείας εἰρημένον, ὡς πέπονα χρὴ φαρ-
μακεύειν καὶ κινέειν, μὴ ὠμὰ, μηδὲ ἐν ἀρχῇσιν, ἢν μὴ ὀργᾷ.
καὶ πρὸς τούτοις γε ἔτι τὸ, ἐν τοῖσιν ὀξέσι πάθεσιν ὀλιγάκις
καὶ ἐν ἀρχῇσι τῇσι φαρμακείῃσι χρέεσθαι· πολλά τε πρὸς τού-
τοις ἕτερα, τὰ μὲν Ἱπποκράτει, τὰ δὲ τοῖς ἄλλοις ἰατροῖς
ἅπασι τοῖς παλαιοῖς εἰρημένα, τὴν ἀρχὴν ἡμᾶς οὐκ ἐπιτρέπει
νοεῖν τοῦ πρώτου παροξυσμοῦ τὴν εἰσβολὴν, ἀλλ' ἐπὶ μακρο-
τέρου, ὡς καὶ φλεβοτομῆσαι δύνασθαι, καὶ κλυστηρίῳ χρή-
σασθαι, ποτὲ δὲ εἰ κατεπείγει, καὶ καθῆραι, πρὸς τῷ καὶ
γελοῖον εἶναι τῶν ἐντὸς τῆς ἑβδόμης ἡμέρας λυομένων νοσημά-
των καὶ τῶν εἰς ἐνιαυτὸν παραμενόντων, ὥσπερ καὶ ὁ τεταρ-
ταῖος ἐστιν ὅτε, τὴν ἴσην ἀρχὴν τίθεσθαι. πολλὰ μὲν οὖν
εἴρηταί μοι περὶ τῆσδε τῆς ἀρχῆς καὶ κατὰ τὸ περὶ κρίσεων
πρῶτον, ἐπιδεικνύντι τὸν πρῶτον τοῦτον καιρὸν ὡς ἄν τις
γνωρίσειεν. ἢν δ' αὐτοῦ κεφάλαιον ἡ ἀπεψία τῆς νόσου. βέλ-
τιον δὲ κἀνταῦθα πρὸς ἐκείνοις εἰπεῖν, ὅσα τῇ παρούσῃ
διεξόδῳ χρήσιμα.

illud dictum eſt: *Circa principia et fines omnia imbecilli-
ora ſunt.* Quinetiam de purgatione ſcriptum reliquit: *Cocta
purgare convenit et movere, non cruda, neque in principiis,
niſi turgeant.* Ad haec: *In morbis acutis raro et in prin-
cipiis utendum purgationibus.* Multa inſuper alia partim
ab Hippocrate, partim ab aliis medicis omnibus veteribus
dicta, non de primae acceſſionis impetu principium intelli-
gere nos ſinunt, ſed de tempore longiori, quo ſanguinem de-
trahere et clyſtere uti poſſimus, interdum ſi res urgeat, etiam
purgare; praeterquam quod ridiculum eſt, morbis qui intra
diem ſeptimum ſolvuntur et iis qui in annum durant, quem-
admodum interdum quartana, aequale principium ſtatuere.
Multa ſane de hoc principio etiam in primo de criſibus libro
diximus, oſtendentes quomodo primum hoc tempus quispi-
am cognoverit. Erat autem ejus ſumma, morbi cruditas.
Satius eſt autem et hic illis adjicere ea, quae praeſenti tra-
ctatui ſunt utiſia.

Κεφ. γ'. Κείσθω τοίνυν πρῶτον ἀρχὴν φλεγμονῆς
ζητεῖσθαι. τίς οὐκ ἂν φαίη τὴν οἰονεὶ γένεσιν αὐτῆς ὑπάρ-
χειν ἐν ἐκείνῳ παντὶ τῷ χρόνῳ, καθ᾽ ὃν πληροῦται τὸ μόριον
αἱματώδους οὐσίας; εἴτε γὰρ ἐπὶ παρεμπτώσει συμβαίνει τὸ
τοιοῦτον, εἴτ᾽ ἐπὶ τῇ σφηνώσει πάντων τῶν ἀγγείων, εἴτε
ἐπὶ περιστάσει τινὶ τῶν ὄγκων ἐν τοῖς πόροις, εἴθ᾽, ὡς ἡμεῖς
ἐδιδάξαμεν ἔν τε τῷ περὶ τῆς ἀνωμάλου δυσκρασίας καὶ
τῷ περὶ τῶν παρὰ φύσιν ὄγκων ὑπομνήματι, πλεονεξία
τις αἵματος ἐν τῷ μορίῳ συνίσταται, γεννωμένης τῆς φλεγ-
μονῆς, οὗτος ἔσται πρῶτος καιρός, ἐν ᾧ πληροῦται τὸ
μέρος ἀνακείμενον τῷ μεγέθει τοῦ πάθους. ὅταν δὲ τὸ
μὲν ἐπιῤῥέον παύσηται, τὸ δ᾽ ἐν τῷ φλεγμαίνοντι περιεχό-
μενον ὑπάρξηται σήπεσθαι, θερμασία τις γίνεται διὰ τὴν ση-
πεδόνα, καὶ ἡ χύσις ἐπιπλέον διὰ τὴν θερμασίαν, ἐφ᾽ ᾖ καὶ
πνεῦμα γεννᾶται, καὶ δι᾽ ἄμφω ταῦτα διατείνεται μᾶλλον ἢ
πρόσθεν τὸ μόριον, εἰ καὶ μηδὲν ἐπιῤῥέοι· δεύτερος οὗτός
ἐστι χρόνος ὁ τῆς αὐξήσεως τῆς φλεγμονῆς. ὅταν δὲ εἰς
πῦον ἤδη μεταβάλλῃ, μέγιστοι μὲν δή που πόνοι τηνικαῦτα

Cap. III.   Ponamus igitur primum inflammationis
principium inquiri.   Quis non dixerit veluti generationem
ejus toto illo tempore eſſe, quo pars ſanguinea ſubſtantia re-
pletur?   Sive enim per interlapſum id contingit, ſive pro-
pter impactionem obſtructionemque omnium vaſorum, ſive
ob circumſtantiam quandam tumorum in meatibus, ſive, ut
nos docuimus in libro de inaequali intemperie et in com-
mentario de tumoribus praeter naturam, abundantia quae-
dam ſanguinis, quum generatur inflammatio, in parte col-
ligitur, hoc erit primum tempus, quo pars affectus magnitu-
dini ſubjecta repletur.   Quum autem influxus ceſſaverit et
quod in parte inflammata continetur, putrefieri coeperit,
calor quidam ob putredinem naſcitur et fuſio major propter
calorem, unde etiam ſpiritus generatur, atque ob haec am-
bo pars magis quam antea diſtenditur, etiamſi nihil influat;
fecundum hoc tempus eſt inflammationis incrementi.   At
quum in pus jam mutatur, maximi videlicet dolores tunc

[3o6] καταλαμβάνουσι. περὶ γὰρ τὰς γενέσιας τοῦ πύον οἱ
πόνοι καὶ οἱ πυρετοὶ συμβαίνουσι μᾶλλον ἢ γενομένου κα-
λεῖται δ᾽ ἀκμὴ τοῦ πάθους ὁ τοιοῦτος καιρός. εἰ δὲ ἐκπνϊ-
σκόμενον ἢ διαφορούμενον τὸ ῥεῦμα τόν τ᾽ ὄγκον ἐλάττω καὶ
τὴν τάσιν ἀποφαίνει, παρακμῆς ἀρχὴ τὸ τοιοῦτόν ἐστιν.
οὕτω μὲν ἐπὶ τῆς φλεγμονῆς οἱ καιροὶ διαιροῦνται. ἐπὶ πυ-
ρετοῦ δὲ τοῦ μὲν ἐπὶ φλεγμονῇ συνισταμένου τοὺς αὐτοὺς
ἐκείνῃ τίθεσθαι καιρούς· τοῦ δ᾽ ἐπὶ χυμοῦ ἄνευ φλεγμονῆς,
τὸν μὲν τῆς ἀπεψίας τῶν λυπούντων χυμῶν χρόνον, ἀρχήν·
ὅταν δ᾽ ἄρξηται πέττεσθαι, πεπαῦσθαι μὲν τὴν ἀρχὴν, τὸν
δεύτερον δ᾽ ἥκειν καιρὸν, τὸν τῆς ἀναβάσεως ὀνομαζόμενον·
ὁπότε δὲ ἡ πέψις αὐτὴ συντελεῖται μάλιστα, τὸν τῆς ἀκμῆς·
εἶθ᾽ ἑξῆς τὸν τῆς παρακμῆς, ἐν ᾧ πέπαυται μὲν ἤδη τό τε μέ-
γεθος τῶν συμπτωμάτων καὶ τὸ πλῆθος τῶν πεττομένων,
ὀλίγον δ᾽ ἐστὶν ἔτι λείψανον τῶν πεφθῆναι δεομένων χυμῶν.
ἐδήλωσα δ᾽ ἐν τῇ περὶ κρίσεων πραγμα(386)τείᾳ καὶ τὰ γνω-
ρίσματα πάντα, τά τε τῆς πέψεως τῆς ἀμυδρᾶς καὶ τὰ τῆς
παντελοῦς ἀπεψίας, καὶ τὰ τῆς ἐναργοῦς καὶ τὰ τῆς τελείας,

partem corripiunt; *nam dum pus generatur, dolores febres-
que magis fiunt, quam confecto;* vocatur autem hujusmodi
tempus vigor affectionis. Si autem fluor fuppuretur, vel
discutiatur, minoremque tumorem et tenfionem reddat, hu-
jusmodi eft declinationis principium. Sic quidem in in-
flammatione tempora dividuntur. In febre, quae ex inflam-
matione provenit, eadem atque in illa tempora ponenda
funt; ejus autem quae ex humore citra inflammationem pro-
ficiscitur, humorum moleftantium cruditatis tempus, princi-
pium; ubi concoqui coeperint, principium finiri, fecundum
autem tempus, quod ascenfum nominant, accedere; at quum
ipfa concoctio maxime conficitur, vigorem; inde rurfus de-
clinationem, in qua quidem et fymptomatum magnitudo et
eorum qui coquuntur, copia eeffavit, reftant vero paucae
adhuc reliquiae eorum, qui concoctionem requirunt, humo-
rum. Docui autem in opere de crifibus et notas univerfas
tum concoctionis obfcurae, tum omnimodae cruditatis, tum
evidentis, tum perfectae; has quidem earum, quae in ven-

ἴδια μὲν ὑπάρχοντα τῶν κατὰ τὴν γαστέρα πέψεων, ἴδια δὲ
τῶν κατὰ τὰς φλέβας, ἴδια δὲ ἄλλα τῶν ἀναπνευστικῶν.
ἐλαμβάνετο δὲ τὰ μὲν ἐκ τῶν διαχωρημάτων, τὰ δὲ ἐκ τῶν
οὔρων, τὰ δὲ ἐκ τῶν πτυσμάτων. καὶ ταῦτα ἐπιπλεῖστον ἐν
ἐκείνῳ τῷ λόγῳ διῆλθον ἅμα ταῖς Ἱπποκρατείαις ῥήσεσιν,
ἀρκεῖ δὲ ἐν τῷ νῦν ἐνεστῶτι τοσοῦτον μόνον εἰπεῖν, ὡς καὶ
τῶν ἑλκῶν οἱ αὐτοὶ καιροί. πρῶτον μὲν γὰρ ἰχῶρες ὑδατώ-
δεις ἄπεπτοι καὶ λεπτοὶ ῥέουσιν ἐξ αὐτῶν· εἶθ᾿ ἑξῆς ἐλάττους
τε καὶ παχύτεροι· κἄπειτα ἤδη πῦον λεπτόν· εἶτα ἔλαττον
μὲν τῷ πλήθει τοῦτο γίνεται, παχύτερον δὲ καὶ λευκότερον·
ὥστε οὐδέν ἐστι τῶν λυομένων παθῶν, ὃ μὴ διεξέρχεται τοὺς
καιρούς. οὐ μὴν οὐδ᾿ ἐξ ἄλλου τινὸς ἡ γνῶσις αὐτῶν, ὅτι
μὴ τῶν τῆς ἀπεψίας τε καὶ πέψεως σημείων, ἃ διὰ τῶν περιτ-
τωμάτων γνωρίζεται. τίς γὰρ οὐκ οἶδεν ἠπεπτηκέναι τὴν
γαστέρα, διαχωρήματα θεασάμενος ἀχύλωτα; τίς δὲ οὐκ οἶ-
δεν, οὖρον ὑδατῶδες ἰδὼν, ἠτυχῆσθαι τὴν ἐν τοῖς ἀγγείοις
πέψιν; τίς δὲ λεπτὸν ἀναβηττόμενον πτύσμα κατὰ πλευρῖτιν,
ἢ περιπνευμονίαν ἑωρακὼς, ὁμοίως οὐ συνήσει ὡς ἀρχή ἐστιν

triculo fiunt, coctionum proprias; illas vero earum, quae in
venis; alias item earum, quae in fpirabilibus *organis*. Cae-
terum aliae notae ex dejectionibus, aliae ex urinis, aliae ex
fputis fumebantur. Atque haec copiofiffime in illo commen-
tario fimul cum Hippocratis dictis percenfui, in praefentia
vero tantum dixiffe fufficit, ulcerum quoque eadem effe tem-
pora. Primum enim fanies aquofae, crudae et tenues ex
iis defluunt; inde pauciores et craffiores; poftea jam pus
tenue; poftremo minus quidem copia, fed craffius et albidius
redditur. Quapropter nullus morborum qui folvuntur eft,
qui non quatuor haec tempora percurrat; non tamen ex ullo
alio, quam ex cruditatis et concoctionis fignis, quae ab ex-
crementis accipiuntur, cognitio ipforum *fumitur*. Nam quis
ignorat ventriculum non concoxiffe, dejectiones nondum in
chylum mutatas contemplatus? Quis nescit infelicem in
vafis fuiffe coctionem, urinam aquofam intuitus? Quis te-
nue fputum in pleuritide vel peripneumonia tuffiendo eje-
ctum fimiliter confpicatus, non intelliget morbi adhuc effe

ἔτι τοῦ πάθους; οὕτω δὲ κᾳν ταῖς ὀφθαλμίαις ἐν ἀρχῇ
μὲν ἀποῤῥεῖ πολὺ καὶ λεπτὸν, ἄπεπτον ἱκανῶς· ἐφεξῆς δὲ,
ἔλαττόν τε καὶ παχύτερον, ὑπογραφήν τινα πέψεως λαμβάνον·
εἶτα ἐν τῷ χρόνῳ προϊόντι, τοῦ μὲν πλήθους μειουμένου, τῆς
συστάσεως δὲ ἐπὶ τὸ παχύτερον ἰούσης, αὐξάνεται τὰ τῆς πέ-
ψεως εἰς τοσοῦτον, ὡς καὶ κολλᾶσθαι τὰ βλέφαρα κοιμηθέν-
των ὑπὸ τῆς γενομένης λήμης, ἥτις καὶ αὐτὴ καταρχὰς μὲν
λεπτὴ καὶ πολλὴ, τῷ χρόνῳ δὲ ἐλάττων τε καὶ παχυτέρα γενο-
μένη, τήν τε πέψιν τοῦ νοσήματος ἐνδείκνυται καὶ τὴν παρα-
κμὴν τούτου. καὶ μὴν καὶ τῶν ἐξ ἐγκεφάλου καταῤῥεόντων δι᾽
ὑπερῴας καὶ ῥινῶν ἀρχὴ μὲν, ὅταν ὑδατῶδές τε καὶ λεπτὸν ᾖ
καὶ πολὺ καὶ δριμὺ τὸ φερόμενον· ἐσχάτην γὰρ ἀπεψίαν ἐν-
δείκνυται ταῦτα· πέψεως δέ ἐστιν ἤδη γνωρίσματα παχύτερόν τε
καὶ ἧττον δριμὺ καὶ ὀλίγον κενούμενον· εἰ δὲ καὶ ἡ καλουμένη
μύξα καὶ βλέννα συναπέρχοιτο, βεβαιότερον ἤδη τοῦτό ἐστι πέ-
ψεως σημεῖον· ὥσπερ δὴ καὶ (εἰ) παχυτέρα μὲν αὐτῆς καὶ ἐλάτ-
των γινομένη, πολὺ δὴ καὶ μᾶλλον πέψιν ἐνδείκνυται. καὶ οὗτοι
μὲν οἱ καιροὶ τῶν νοσημάτων εἰσὶν, ἐξ ὧν οἱ κάμνοντες σώζονται.

principium? Sic etiam in ophthalmia principio quidem
copiofus humor, tenuis et incoctus plurimus defluit; deinde
paucior craffiorque, rudimentum quoddam coctionis accipi-
ens; poftea temporis proceffu copia decrescente, confiften-
tia vero ad craffitiem procedente, adeo coctionis figna augen-
tur, ut etiam palpebrae dormientium oborta lippitudine con-
glutinentur, quae et ipfa principio tenuis et copiofa, tem-
poris fpatio paucior et craffior evadens, morbi coctionem
ejusque declinationem oftendit. Quinetiam humorum, qui
e cerebro per palatum et nares defluunt, principium quidem
eft, quum aquei tenuesque et copiofi et acres feruntur, ex-
tremam enim haec cruditatem indicant; coctionis notae jam
funt, craffior et minus acris et modicus humor, qui evacua-
tur; quod fi mucus et blenna, ut dicunt, fimul egrediantur,
certius jam hoc eft coctionis fignum; quemadmodum et craf-
fior pauciorque reddita multo jam magis concoctionem in-
nuit. Atque haec fane morborum tempora funt, ex qui-
bus aegri fervantur.

448   ΓΑΛΗΝΟΥ ΠΕΡΙ ΤΩΝ ΟΛΟΥ ΤΟΥ

Ed. Chart. VII. [307.]   Ed. Baf. III. (386.)

Κεφ. δ'. [307] Περὶ δὲ τῶν ἄλλων, ἐν οἷς ἀπόλλυν-
ται, μικρὸν ὕστερον ἐρῶ, διαρθρώσας πρότερον, ὅσα διο-
ρισμοῦ τινος τῶν εἰρημένων δέονται. ἒν μὲν οὖν ἐστιν αὐτῶν
καὶ τὸ περὶ τῆς ἀκμῆς, εἴτε ἄχρονος ὑπάρχει διαπαντὸς, ὅσον
ἐφ᾽ ἑαυτῇ, κἂν εἰ πρὸς τὴν αἴσθησιν φαίνοιτο παρεκτεινομένη
πολλάκις ἀξιολόγοις χρόνοις· εἴτε διαπαντὸς ἔχει τι πλάτος,
ὁτὲ μὲν μεῖζον, ὁτὲ δὲ ἔλαττον· εἴτ᾽ ἐπὶ τινῶν μὲν νοση-
μάτων ἔγχρονος, ἐπὶ τινῶν δὲ ἄχρονος. μακροτέρου δὲ λό-
γου δεομένου τοῦ σκέμματος, ἔοικα παραλείψειν αὐτὸν ἅπαν-
τα, μιμησάμενος Ἱπποκράτη περὶ τῆς κατὰ τὸν ὦμον ἐκπτώ-
σεως εἰπόντα· οὐ μέντοι ἰσχυρίζω ἔγωγε περὶ αὐτοῦ, καίτοι
ἔχων ὅ τι λέγω. καθάπερ γὰρ ἐκεῖνος ἠρκέσθη τοῖς διαπαν-
τὸς ἑωραμένοις αὐτῷ, κατὰ τὸν αὐτὸν τρόπον κἀγὼ νῦν
ὡς διαπαντὸς ἰδὼν ἐρῶ. πᾶσαν ἀκμὴν τῶν κατὰ μέρος
παροξυσμῶν χρόνῳ γινομένην ἐθεασάμην, ὥστε κἂν εἰ
πρὸς τὴν φύσιν ἄχρονος εἴη, μηδεμιᾶς ἐξ αὐτοῦ χρείας ἀπο-
λαύειν ἡμᾶς. ὅταν γὰρ πρῶτον αἰσθήσει σαφὴς ἡ παρακμὴ
γένηται, τότε τοῖς ἁρμόττουσιν αὐτῇ βοηθήμασι χρώμεθα·

Cap. IV. De aliis vero, in quibus intereunt, paulo
poft dicam, abfolutis prius iis, quae diftinctione quadam in-
ter praedicta indigent. Unum igitur hoc ipforum eft, an
vigor perpetuo temporis expers ex fua natura fit, licet tem-
poribus confpicuis frequenter extendi fenfibus appareat; an
perpetuo latitudinem quandam habeat, nunc majorem, nunc
minorem; an in morbis quibusdam tempore vacet, in aliis
tempus habeat. Quia vero longiorem fermonem disputatio
requirit, vifum eft mihi totum eum relinquere, imitato Hip-
pocratem de humeri luxatione verba facientem: *Non tamen
ego affero de eo, licet habeam quid dicam.* Quemadmodum
enim ille perpetuo vifis fibi contentus fuit, ita ego quoque
nunc, quae femper vidi, in medium producam. Omnem
vigorem particularium acceffionum temporis fpatio fieri con-
fpexi. Quare etiamfi ex natura tempore careat, nullam in-
de utilitatem percipiemus. Nam quum primum fenfui ma-
nifefta declinatio fit, tum convenientibus ei praefidiis utimur;

Ed. Chart. VII. [307.]　　　　　Ed. Baf. III. (386.)

μέχρι δ᾽ ἂν ἀπὸ τῶν ἴσων ἀριθμῶν ἑστήκῃ τὸ μέγεθος τοῦ
πυρετοῦ, μέχρι τοσούτου τῷ μεγέθει τῆς ἀκμῆς οἰκεῖα πράτ-
τειν προσήκει. κατὰ δὲ τὸν αὐτὸν τρόπον ἐπ᾽ ὀφθαλμίας
καὶ πλευρίτιδος καὶ πάσης φλεγμονῆς ἑκάστου τε τῶν ἄλ-
λων νοσημάτων οἱ καθόλου καιροὶ τὴν τῶν διαφόρων βοη-
θημάτων ὑπαγορεύουσι χρῆσιν, αἰσθήσει μετρούμενοι. λογι-
κὸν οὖν γίνεται σκέμμα τὸ περὶ τοῦ πλάτους τῆς ἀκμῆς, εἴτε
τῶν κατὰ μέρος παροξυσμῶν, εἴτε τῆς ὅλης νόσου τι σκο-
ποῖτο· νυνὶ δὲ οὐ πρόκειταί μοι τὰ τοιαῦτα διαιρεῖν, ὡς οἱ
τὰ πάντα ἐν πᾶσι φέροντες πράττουσιν, ὧν εἷς ἐστι καὶ
Ἀρχιγένης. ἀναμίγνυσι γὰρ οὗτος ὁ ἀνὴρ ἰατρικωτάταις πραγ-
ματείαις ἐνίοτε μὲν ὑπὲρ ὀνομάτων ζήτησιν, ἔστι δὲ ὅτε καὶ
περὶ αὐτῶν τῶν πραγμάτων, ἀλλὰ λογικήν· ἡμεῖς δὲ ὥσπερ
ἀεὶ τοῦτο ἐφυλαξάμεθα, καὶ νῦν οὕτω πράξομεν, ἐάσαντες
ὑπὲρ ἀκμῆς ἑτέροις ζητεῖν, εἴτε ἄχρονός ἐστιν, εἴτε σὺν χρόνῳ
τινὶ, τὴν χρείαν μετρήσομεν αὐτῆς, τὴν φύσιν ὁρῶντες ἐναρ-
γῶς ἔν τε ταῖς ἡλικίαις τὴν ἀκμαστικὴν ἐν πλατεῖ χρόνῳ
διαλυομένην, ἔν τε τοῖς νοσήμασιν ἐνίοτε μὲν ἐν μακρο-
τέρῳ, πολλάκις δ᾽ ἐν ἐλάττονι, πάντως δ᾽ οὖν ἐν αἰσθητῷ.

quousque ab aequalibus numeris febris magnitudo conſtiterit,
eo usque vigoris magnitudini propria agere convenit.　Si-
mili modo in ophthalmia, pleuritide, omni inflammatione
et in aliis morbis ſingulis generalia tempora ſenſu aeſtima-
ta, diverſorum auxiliorum uſum ſignificant.　Logica igitur
fit contemplatio de vigoris latitudine, ſive de particularibus
acceſſionibus, ſive de toto morbo conſideretur; at nunc haec
diſtinguere propoſitum mihi non eſt, ut ii qui omnia in om-
nibus adducunt, factitare ſolent, quorum unus eſt et Archi-
genes.　Immiscet enim hic vir disputationibus maxime me-
dicis interdum quaeſtionem de nominibus, interdum de ipſis
rebus, ſed logicam.　Nos vero ut hoc cavimus perpetuo,
ita nunc quoque faciemus, relicta de vigore quaeſtione aliis,
temporisne expers ſit, an cum tempore quodam, uſum ejus
metiemur, naturam videntes; tum in aetatibus, eam quae
viget, temporis latitudine manifeſto diſſolvi; tum in morbis,
interdum longiore, frequenter minore tempore, omnino au-

Ed. Chart. VII. [307. 308.]   Ed. Baf. III. (386.)

τουτὶ δὲ αὐτὸ τὸ τοῦ χρόνου διάφορον ἐναργέστερόν ἐστιν ἐπὶ τῆς κατὰ τὴν ἀκμὴν ἡλικίας ἐν τοῖς ζώοις θεάσασθαι· καὶ γὰρ δὴ καὶ κύνας θηρευτικοὺς, καὶ ἵππους ἀγωνιστὰς ὁρῶμεν ἤδη τι ποιοῦντας οἰκεῖον ἔργον ἐν τῷ τῆς αὐξήσεως καιρῷ, καὶ μετὰ ταῦτα τελείους τε αὐτοὺς φαμεν γεγονέναι, καὶ βλέπομεν ἐναργῶς ἰσχυροτέρους μὲν ἢ πρόσθεν, ὡσαύτως δὲ ἰσχύοντας οὐκ ἐνιαυτῷ μόνῳ, ἀλλὰ καὶ δυοῖν ἔστιν ὅτε καὶ τρισὶν ἔτεσιν· ὥσπερ καὶ ἀνθρώπους ἀθλητὰς οὐ τρισὶ τούτοις γε μόνον, ἀλλὰ καὶ τέτταρσι καὶ πέντε πολλάκις ἔτεσιν ἰσοσθενεῖς διαμείναντας ὡς πρὸς αἴσθησιν. οὕτω δὲ ὡς ἔφην καὶ κατὰ τὰς νόσους οἵ τε κατὰ μέρος παροξυσμοὶ τὰς ἀκμὰς ἐν χρόνῳ ποιοῦνται σαφεῖ, καὶ πολὺ δὴ μᾶλλον οἱ καθόλου καιροὶ τῆς ὅλης νόσου πλάτος ἔχουσιν, οἵ τε ἄλλοι πάντες ὅ τε τῆς ἀκμῆς οὐδὲν ἧττον (ἔστιν) ὅ τε τῶν ἄλλων ἕκαστος. γνωρίζειν δὲ αὐτὰς ἐνίοτε μὲν ἐγχωρεῖ σαφῶς, ἔστι δ᾽ ὅτε ἀμυδρῶς, ἢ καὶ παντάπασιν ἀγνοεῖν [308] ἄχρι παμπόλλου. καὶ κατὰ τοῦτο ἔνια δοκεῖ τῶν νοσημάτων εὐθὺς εἰσβάλλειν ἀκμάζοντα· καὶ τοῦτο μὲν αὐτὸ τῶν ἀδυνάτων ἐστὶν, οὔτε

tem fenfibili. Verum hanc ipfam temporis differentiam clarius videre licet in animantium aetate vigente. Etenim et canes venaticos, et equos pugnaces proprium aliquod opus augmenti tempore facientes jam videmus; poft haec etiam adultos ipfos evafiffe dicimus, et manifefto confpicamur fortiores, quam antea; quin et pari robore non anno uno, fed duobus quoque interdum et tribus permanentes; ficut homines pugiles non tribus annis modo, fed quatuor etiam et quinque frequenter, aequali fortitudine, quantum fenfu deprehendimus, perdurare. Eadem ratione et in morbis, ut dixi, et particulares acceffiones vigorem manifefto tempore faciunt, et multo his magis univerfalia totius morbi tempora latitudinem quandam obtinent, tum alia omnia, tum nihilominus vigor, tum interdum alia fingula. Cognoscere autem eos interdum aperte licet, aliquando obfcure; vel etiam diu plane ignorantur. Hinc quidam morbi ftatim ubi invadunt, vigere videntur; quod fieri non poteft; neque enim quae no-

Ed. Chart. VII. [308.]   Ed. Baf. III. (386.)

γὰρ ὁ λεγόμενος σύνοχος πυρετὸς εὐθὺς ἀπὸ τῆς ἀκμῆς ποτε
εἰσέβαλεν, ἀλλ᾽ ἀπὸ τῆς πρώτης προσβολῆς ἄχρι τῆς τελεωτά-
της ἀκμῆς ὥραις ἤτοι τέτταρσιν ἢ τρισὶν ἀφικνεῖται τοὐλά-
χιστον, ἐντεῦθεν δὲ πάντως ἴσος ἑαυτῷ μένων συνεχῶς ἄχρι
κρίσεως. ἀλλ᾽ οὐδὲ τὸ μάλιστα ἐξαίφνης εἰσβάλλον ἀκμάζον
εἴποι τις ἄν, τὴν ἀποπληξίαν· οὐδὲ γὰρ ἀκριβῶς ἐστι τὸ
τοιοῦτον, ἀλλ᾽ ἐν μὲν βραχεῖ χρόνῳ διεξέρχεται τήν τε ἀρχὴν
καὶ τὴν ἀνάβασιν, οὐ μὴν ἄναρχόν γέ ἐστιν, οὐδ᾽ εὐθὺς
εἰσβάλλει τελεώτατα, ὥσπερ οὐδὲ ὁ τῆς ἐπιληψίας παροξυ-
σμός· οὐδεὶς γὰρ οὕτως ἁλίσκεται ἐξαίφνης τῷ συμπτώματι,
καθάπερ οἱ τὸν τράχηλον ἀφαιρούμενοι, καίτοι καὶ τούτων
ἡ τομὴ πρῶτόν τινα χρόνον ἔχει καὶ δεύτερον καὶ τρίτον
καὶ τέταρτον, ὥσπερ εἰ καὶ χειρουργός τις ὁτιοῦν τέμνοι.
ἀλλὰ γὰρ, εἰ βούλει, συγχωρείσθω χωρὶς χρόνου τήν τε ἐπι-
ληπτικὴν καὶ τὴν ἀποπληκτικὴν γίνεσθαι κατάπτωσιν, ἵν᾽ ὅ γε
ἐξ ἀρχῆς προὐθέμην διέλθω. τουτὶ μὲν γὰρ αὐτὸ σύμπτωμά
ἐστιν ἡ γινομένη κατάπτωσις, ἡ νόσος δὲ οὐ τοῦτό ἐστιν,
ἀλλὰ χρὴ πάντως αὐτὴν, ὡς ἀπεδείξαμεν, εἶναί τινα διά-

minatur fynochos febris, protinus a vigore unquam invafit;
verum a primo infultu usque ad perfectiffimum vigorem,
horis vel quatuor, vel tribus, ut minimum, pervenit, inde
prorfus aequalis fibi permanens continue ad judicium usque.
Sed neque id quod repente maxime invadit, vigere quis di-
xerit, apoplexiam; nihil enim tale ad amuffim eft; fed brevi
fane tempore et principium et ascenfum percurrit, non ta-
men caret principio, nec ftatim perfectiffime invadit; quem
admodum nec comitialis morbi acceffio; nullus fiquidem tam
fubito fymptomate corripitur, quam ii quibus cervix detrun-
catur; quanquam horum quoque fectio primum aliquod tem-
pus habet et fecundum et tertium et quartum, ut fi chirur-
gus rem quamlibet fecet. At enim, fi vis, concedamus fine
temporis fpatio comitialem et apoplecticum fieri collapfum,
ut quod ab initio propofui, recenfeam. Hoc enim ipfum
fymptoma eft, collapfus ille, morbus autem hoc non eft, fed
corporis aliquam neceffe eft eum, ficut oftenfum eft, effe af-

Ed. Chart. VII. [308.]   Ed. Baf. III. (386. 587.)

θέσιν σώματος. εἰ δὲ οὐκ ἔχομεν εἴτε γεννωμένης αὐτῆς, (387) εἴτε αὐξανομένης γνώρισμά τι, τὸν μὲν ἀκόλουθον λόγον οὐκ ἀνατρέπει τοῦτο, καθ᾽ ὃν ἐλέγομεν παντὶ νοσήματι ἀναγκαῖον εἶναι διὰ τῆς ἀναβάσεως ἐπὶ τὴν ἀκμὴν ἀφικνεῖσθαι, δύσγνωστον δὲ ἐνίοτε καὶ πολλοῖς ἄγνωστον τῶν νοσημάτων ὁμολογεῖ εἶναι τὴν αὔξησιν. ὅτι δὲ ἀληθές ἐστιν ὃ λέγω, πείσαιμι ἄν σε βραχυτάτῳ λόγῳ τῷδε. σκιῤῥώδεις ὄγκους ἐθεασάμην πολλάκις ἐν σκέλεσιν εὐθέως ἐξ ἀρχῆς συνισταμένους ἄνευ τοῦ προηγήσασθαι φλεγμονὴν, καὶ τρισί γε ἐνίοτε καὶ τέτταρσιν ἔτεσιν αὐξανομένους κατὰ βραχὺ, χωρὶς τοῦ παρεμποδίζειν αἰσθητῶς τὰς ἀναγκαίας τοῦ σκέλους ἐνεργείας· ἐν δὲ τῷ χρόνῳ διὰ μέγεθος ἀξιόλογον ὕστερόν ποτε καὶ τὴν βάδισιν ἐνοχλοῦντας. ἐπινόησον τοίνυν, οὐ γὰρ ἀδύνατον, ἐν τοῖς σιμοῖς τοῦ ἥπατος ἤδη τινὰ ὄγκον συνίστασθαι σκιῤῥώδη· καὶ λήσεται μέχρι τινὸς τούτου ἡ σύστασις, ὕστερον μέντοι τὰ τῆς διαθέσεως αὐτῆς ἔσται φανερώτερα, μηδὲ τότε δυναμένων ἡμῶν ἐξευρεῖν, ἐφ᾽ ᾗ διαθέσει τοῦτο συμβαίνει· χρόνῳ δὲ ὕστερον ἤδη που καὶ παρέγχυσις ὑδερικὴ

fectionem; fi vero vel generatae ipfius, vel increscentis notam nullam habemus, ideo fequens fermo non pervertitur, quo omnem morbum neceffario per ascenfum ad vigorem pervenire dicebamus; fed difficile interdum cognitu et multis etiam ignotum teftatur hoc effe morborum incrementum. Porro verum hoc effe, quod dico, pauciffimis verbis hisce tibi perfuafero. Scirrhofos tumores plerumque in cruribus confpexi ftatim ab initio fine inflammatione praecedente conftitutos, tribus interdum et quatuor annis paulatim augescentes, fine manifefto neceffariarum cruris actionum impedimento; temporis autem proceffu, propter magnitudinem confpicuam, poftea tandem inceffui incommodare. Quamobrem puta, non enim eft impoffibile, tumorem quendam in cavis jecinoris conftitui fcirrhofum. Latebit aliquamdiu hujus conftitutio, poftea tamen affectio ipfa manifeftior evadet; nec tum tamen ex qua affectione hoc accidat, invenire adhuc poterimus; at aliquanto poft jam affufio aquae continget, tu

συμβήσεται, μηδὲ τότε πρὸς τὴν ἀφὴν διασημαίνοντος τοῦ
σκιῤῥώδους ὄγκου· ἀλλ᾽ ὕστερόν γε φανεὶς ἀξιόλογος ἀνέμνη-
σεν ἡμᾶς τῆς ἔμπροσθεν ἀγνοίας. οὐκ ὀλίγους γοῦν ἐγὼ τε-
θέαμαι κατὰ τὴν τοιαύτην ὁδὸν τῶν συμπτωμάτων ἐν ὀλίγῳ
χρόνῳ προφήναντας ὄγκον οὐ σμικρὸν ἐν ἥπατι σκιῤῥώδει,
συνιστάμενον μὲν ἐκ πολλοῦ, λανθάνοντα δὲ διὰ τὴν αὐτοῦ
σμικρότητα καὶ εὐτροφίαν τῶν καθ᾽ ὑποχόνδριον μυῶν. ἀλλ᾽
ὅταν αὐξανόμενος ὁ σκίῤῥος ἅμα μὲν ἐπαναβῇ τοῖς κύρτοις
τοῦ ἥπατος, ἅμα δὲ ἀτροφίας αἴτιος γένηται τοῖς τε ἄλλοις
τοῦ ζώου μορίοις καὶ τοῖς καθ᾽ ὑποχόνδριον μυσὶν, ἐξ ἀμ-
φοτέρων τούτων ἐναργῶς ἐν ὀλίγῳ χρόνῳ διαγνώσεις, αὐτοῦ
ἤδη ὑπάρξαντος ἀξιολόγου μεγέθους. τὰ μὲν δὴ τοιαῦτα πάν-
τα συνῆπται τῇ τῶν πεπονθότων μορίων ἐπισκέψει, περὶ ἧς
οὐ πρόκειται μὲν ἐν τῷ παρόντι σκοπεῖσθαι, δεδήλωται δὲ
ὑπὲρ τῆς κοινωνίας αὐτῶν οὐκ ἀχρήστως. ἐπὶ δὲ τὸν ἐξ ἀρ-
χῆς λόγον ἰέναι καιρός. ἑκάστου τῶν νοσημάτων ἴδιός ἐστι
χρόνος ὁ τῆς γενέσεως, ἐνίοτε μὲν αἰσθητὸς, ἐνίοτε δὲ οὐκ
αἰσθητός· ἀφ᾽ οὗ πάλιν ὁ τῆς αὐξήσεως οὐχ ὁμοίως ἐπὶ

more fcirrhofo videlicet nondum tactui fe prodente, fed
poftea tandem confpicuus apparens, prioris nos ignorantiae
monet. Non paucos itaque vidi in tali fymptomatum via
brevi tempore tumorem in jecore fcirrhofo non parvum often-
diffe; conftitutum quidem jamdiu, fed latentem propter ip-
fius parvitatem et probam musculorum, qui hypochondriis
fubjacent, nutritionem. Poftquam vero fcirrhus augescens
gibbas jecinoris partes ascendit, fimulque atrophiam tum
aliis animalis partibus, tum musculis hypochondriorum at-
tulit, ex utrisque his evidenter brevi fpatio dignosces, ma-
gnitudine ipfius fcilicet jam infigni. Hujusmodi fane omnia
affectarum partium infpectioni coniuncta funt, de qua in
praefenti confiderare inftitutum meum non eft; de commu-
nione tamen ipforum non citra frugem eft disputatum. Ve-
rum fermo primum inftitutus opportune modo repetetur.
Morbi uniuscujusque proprium eft generationis tempus, in-
terdum fenfui manifeftum, interdum non manifeftum; poft
quod rurfus incrementi tempus eft, non aeque manifeftum,

πάντων αἰσθητὸς οὐδὲ οὗ[3o9]τος· οἷς ὁ τῆς ἀκμῆς ἕπεται
πάντως αἰσθητὸς, ὁμολογούντων ἡμῶν ἔστιν ὅτε μηδὲν ἔχειν
ἐναργὲς γνώρισμα τῆς ἀρχῆς τοῦ πάθους καὶ τῆς αὐξήσεως.
ἐπὶ τούτων οὖν, ὡς πρὸς τὴν χρείαν τῆς τέχνης, ἀληθῶς τις
ἐρεῖ τὸν τῆς ἀκμῆς μόνον ὑπάρχειν καιρόν· εἰ δὲ καὶ σώζεσθαι
μέλλοιεν, ἕπεσθαι πάντως αὐτῷ τὸν τῆς παρακμῆς, αἰσθη-
τὸν καὶ τοιοῦτον, ὡς ἂν ἐν χρόνῳ συνιστάμενον οὐκ ἀπλατεῖ.
καὶ γὰρ εἰ ἢ δι᾿ αἱμοῤῥαγίας, ἢ δι᾿ ἱδρώτων τις ὀξέως κριθείη,
χρόνος γοῦν τις ὑπάρχει καὶ τούτῳ αἰσθητὸς ὁ τῆς παρακμῆς·
εἰ δ᾿ ἐλάττονος τούτου καθ᾿ ἕτερα νοσήματα γινομένου, τρι-
σὶν ἢ τέτταρσιν ἢ καὶ πλέοσιν ἡμέραις παρακμάζοντος, τοῦτο
οὐδὲν τὸν ἔμπροσθεν λόγον φαίνεται παραβλάπτον, οὐδὲ δια-
βάλλει τὸ κεφάλαιον τῆς ἀποφάσεως, ἀλλ᾿ ἔτι μένει, τὸ πάν-
των τῶν νοσημάτων, ὅσα λύεται, καθάπερ ἀκμὴν, οὕτω δὴ
καὶ παρακμὴν ὑπάρχειν τινά.

Κεφ. έ. Τούτων ἡμῖν αὐτάρκως ἀποδεικνυμένων,
ἐπισκεψόμεθα περὶ τῶν μὴ λυομένων νοσημάτων. διττὴ δέ
ἐστιν αὐτῶν ἡ φύσις· ἔνια μὲν γὰρ αὐτῶν ἔχει τὴν κατασκευὴν,

neque ipfum in omnibus; quae vigoris tempus fequitur om-
nino fenfibile; quum fateamur nos nullam aliquando notam
evidentem principii morbi et incrementi habere. In his
igitur ad artis ufum vere dices, folum vigoris tempus effe.
Si vero falus iutura eft, fequitur ipfum prorfus declinatio-
nis tempus, et hoc fenfui fubjectum, ut quod non fimplici,
fed lato fpatio conftet. Etenim fi per fanguinis eruptionem,
vel fudores aliquis acute judicetur, tempus certe declinatio-
nis et huic eft manifeftum. Quod fi minus hoc in aliis
morbis fiat, et tribus vel quatuor vel pluribus diebus de-
clinet, hoc nihil priorem fermonem offendere videtur; ne-
que pronunciati fummam fubvertit, fed relinquitur adhuc
omnium morborum, qui folvuntur, ut vigorem, fic etiam
declinationem quandam effe.

Cap. V. His a nobis abunde demonftratis, de mor-
bis, qui non folvuntur, confiderabimus. Duplex autem eo-
rum natura eft; nonnulli enim ipforum conftitutionem ha-

ὅταν ἀκριβῶς αὐτὴν ἔχῃ συμπληρουμένην· ἔνια δὲ ἐκ μὲν τῆς
τῶν λυομένων ἐστὶ φύσεως, ἀλλ' ὅταν ἀποκτεῖναι φθάσῃ,
κατὰ τοῦτο αὐτοῖς γίνεσθαι συμβαίνει. τριττὸς δὲ καὶ τού-
των ὁ τρόπος ἐστίν· ἢ γὰρ διὰ τὴν τοῦ κάμνοντος ἀδυναμίαν,
ἢ διὰ τὴν τῶν νοσημάτων ἰσχὺν, ἢ διὰ τὰ συναμφότερα ἀναι-
ρεῖ πρὶν λυθῆναι. καθ' ἕτερον δὲ λόγον εἷς καινὸς τύπος
ἁπάντων ἐστὶ τῶν τοιούτων, ὅταν ὑπὲρ τὴν δύναμιν ᾖ· τὸ
γάρ τοι συνέχον αὐτὸ τῆς ἀπωλείας τοῦ κάμνοντος ἐν τούτῳ
τέτακται, μήτε σωθῆναι δυναμένου τινὸς, εἰ μὴ κρατήσειεν ἡ
φύσις τῆς νόσου, μήτε ἀπόλλυσθαι χωρὶς τοῦ νικηθῆναι μὲν
τὴν φύσιν, ἐπικρατέστερον δὲ αὐτῆς γενέσθαι τὸ νόσημα.
καὶ διὰ τοῦτό γέ τινες ἐν σημαίνεσθαι νομίζουσιν ἐκ τοῦ με-
γάλου νοσήματος, ἐν τῷ πρός τι συνισταμένου, οὐκ εἰδότες
ὅτι λέγεται μέν ποτε καὶ οὕτω τὸ μέγα νόσημα, καθάπερ ἂν
εἰ καὶ μεῖζον ἐλέγομεν, ὅταν ὑπὲρ τὴν δύναμιν ᾖ· λέγεται δὲ
καὶ κατ' ἰδίαν οὐσίαν, ὡς ἄνθρωπος, ἢ ἵππος, ἢ βοῦς μέ-
γας. ἀποδέδεικται δέ μοι καὶ περὶ τούτου τοῦ διττοῦ σημαι-
νομένου πολλάκις ἤδη δι' ἑτέρων· τὸ δὲ πάντα ἐν πᾶσιν ἐξερ-

bent, quum exacte illam abfolutam funt confecuti; alii ex
natura quidem illorum funt, qui folvuntur, fed quum oc-
cidere occupant, fecundum hoc eis fieri contingit. Triplex
quoque horum modus eft; aut enim propter aegrotantis
imbecillitatem, aut propter morborum vim, aut propter
utrumque prius enecant quam foluti fint. Alia ratione
communis unus omnium hujusmodi modus eft, quum fupra
vires exiftunt. Nam quod aegrotantis exitium continet, in
hoc pofitum eft, quod neque fervari quis poffit, nifi natura
morbum fuperaverit; neque perire, nifi natura victa fit,
morbusque ea fuperior evaferit. Hinc eft, quod nonnulli
unum ex magno morbo, qui in relatione confiftit, fignificari
arbitrantur, ignorantes interdum etiam magnum morbum
ita dici, quemadmodum fi majorem diceremus, quum fupra
vires noftras eft; dici autem et ex propria fubftantia, ut
hominem, vel equum, vel bovem magnum. Caeterum de
hoc duplici fignificatu frequenter jam alibi diximus; omnia
autem in omnibus elaborare, nugatorium eft; quod itaque

456 ΓΑΛΗΝΟΥ ΠΕΡΙ ΤΩΝ ΟΛΟΥ ΤΟΥ

Ed. Chart. VII. [309. 310.]   Ed. Baf. III. (387.)

γάζεσθαι, φλύαρον· ὅπερ οὖν εἰς τὰ παρόντα χρήσιμον ὑπάρχει, τοῦτο ἐρῶ. τῶν νοσημάτων ἕκαστον αὐτὸ μὲν καθ᾿ ἑαυτὸ κέκτηταί τινα πηλικότητα, βέλτιον γὰρ οὕτως εἰπεῖν ἕνεκα σαφηνείας, ἤτοι δὲ ὑπὲρ τὴν δύναμίν ἐστιν ἡ πηλικότης αὕτη τοῦ νοσήματος, ὡς βαρύνειν αὐτὴν, ἢ τοὐναντίον ἀσθενεστέρα τῆς δυνάμεως, ὡς νικηθῆναι πρὸς ἐκείνης, ἁπάντων τῶν καλῶς γινομένων. ὅταν οὖν ὑπὲρ τὴν δύναμιν ᾖ, τεθνήξεται πάντως ὁ ἄνθρωπος. Κεφ. στ΄. Οἱ καιροὶ δὲ τῆς νόσου τηνικαῦτα κατὰ τὶ μὲν ὡσαύτως τοῖς προειρημένοις λαμβάνονται, κατὰ τὶ δὲ οὐχ ὡσαύτως. ἡ μὲν γὰρ ἀρχὴ κατὰ τὸν αὐτὸν τρόπον ἐν τῇ γενέσει τοῦ νοσήματος ἔχουσα τὴν σύστασιν· ἡ δὲ ἀνάβασις οὐκ ἐν τῷ πέττεσθαι, καθάπερ ἐπὶ τῶν σώζεσθαι μελλόντων, ἀλλ᾿ ἐν τοῖς τῆς ἀπεψίας καὶ τοῖς ὀλεθρίοις σημείοις. ἐδείχθη γὰρ, εἰ [310] τι μεμνήμεθα, διαφέροντα ταῦτα ἀλλήλων, λεχθήσεται δὲ ἀναμνήσεως ἕνεκα καὶ νῦν ἐξ αὐτῶν ἔνια. τὸ μὲν οὖν εὔχροον οὖρον καὶ μετρίως παχὺ πάντων οὔρων ἐστὶ κάλλιστον, ὅσον ἐπὶ τῇ χροιᾷ καὶ συστάσει· συμπαρεῖναι δὲ αὐτῷ χρὴ πάντως ἤτοι γε ἐναιώρημα χρηστὸν,

ad praefens opus conducit, hoc dicam. Morbi finguli ex fua quidem natura magnitudinem quandam poffident, melius enim eft fic appellare claritatis gratia. Haec morbi magnitudo vel fupra vires eft, ut eas gravet; vel e contrario viribus aegri imbecillior, ut ab illis fuperetur, fi omnia bene fiant. Proinde quum fupra vires fuerit, homo prorfus morietur. Cap. VI. At morbi tempora tum partim fimiliter ac in praedictis fumuntur, partim diffimiliter. Principium enim fimili modo in morbi generatione conftitutionem habet; afcenfus autem non in concoquendo, ficut in iis, qui fuperftites futuri funt, fed in cruditatis lethalibusque fignis confiftit. Demonftravimus enim, ni fallimur, haec inter fe differre; attamen et nunc ipforum nonnulla ad memoriam reficiendam dicentur. Itaque urina boni coloris et mediocriter craffa omnium eft optima, quantum ad colorem et confiftentiam; adeffe autem ei vel falubre enaeorema, vel

ἢ νεφέλην, ἢ ὑπόστασιν, ὡς ἂν ἡ τοῦ νοσήματος ἀπαιτῇ φύ-
σις· ἄλλως μὲν γὰρ ἐδείξαμεν ἐν τοῖς χολώδεσι νοσήμασιν,
ἄλλως δὲ ἐν τοῖς ἐξ ὠμῶν χυμῶν πλήθεσι τὰς ὑποστάσεις
γινομένας. ἐκ διαμέτρου δὲ, ὡς ἄν τις εἴποι, τὸ μὲν ἄπε-
πτον οὖρόν ἐστιν, ὃ μήτε ἐναιώρημα μήτε ὑπόστασιν ἔχει
μήτε νεφέλην, ἀλλὰ μηδὲ πάχος τι προσειληφὸς, ἢ ὠχρότητα,
λευκὸν δέ ἐστι τῇ χροιᾷ, καὶ λεπτὸν τῇ συστάσει, καθάπερ
ὕδωρ· εἰ μέντοι νεφέλη τις, ἢ ἐναιώρημα μέλαν, ἢ ὑπόστα-
σις ἐν αὐτῷ γένοιτο μέλαινα, καὶ μᾶλλον εἰ καὶ σύμπαν εἴη
ζοφῶδες, ὀλέθριον ὑπάρχει· καθάπερ εἰ καὶ κριμνώδη τινὰ,
ἢ πεταλώδη κατ᾽ αὐτὸ φαίνοιτο· καὶ μὴν καὶ τὸ δυσῶδες
ἰσχυρῶς, καὶ τὸ λιπαρὸν, ὅπερ ἐλαιῶδες ὀνομάζουσιν, ὀλέ-
θριον. ταῦτα οὖν ἐστι τὰ οὖρα, μεγάλου νοσήματος γνω-
ρίσματα, ὃ κατὰ τὴν ἑαυτοῦ φύσιν ἔλεγον ὑπάρχειν μέγα.
μέγα δὲ, εἰ καὶ τὸ πτύσμα πλευριτικοῖς καὶ περιπνευμονικοῖς,
ἤτοι μέλαν, ἢ πυῤῥὸν ἰσχυρῶς, ἢ ἀφρῶδες, ἢ δυσῶδες ἱκα-
νῶς, ἢ μηδ᾽ ὅλως πτυόμενον, ἰσχυρᾶς ὀδύνης ἢ δυσπνοίας

nebulam convenit, vel fedimentum, ut morbi natura poftu-
laverit.　Alia enim in biliofis morbis, alia in plenitudini-
bus ex crudis humoribus ortis fedimenta fieri demonftravi-
mus.　Ex oppofito, ut ita dicam, cruda urina eft, quae
neque fufpenfum quicquam, neque fedimentum, neque ne-
bulam habet, imo neque craffitiem ullam aut flavum colo-
rem affumpfit, fed alba eft et confiftentia tenuis, quemad-
modum aqua.　Si tamen nebulae quaedam, vel fufpenfum,
vel fedimentum in ipfa nigrum fuerit, et maxime fi tota fit
obfcura, lethalis eft; quemadmodum et fi quaedam parti
farinae craffiori fimilia, vel laminis, in ea appareant.
Quinetiam quae vehementer foetet, et quae pinguis eft,
quam oleaceam vocant, mortem minatur.　Hae igitur funt
urinae, magni morbi notae, quem natura fua magnum effe
dicebam.　Magnus etiam, fi fputum pleuritide et peripneu-
monia laborantibus vel nigrum vel fulvum vehementer,
vel fpumans, vel impenfe foetidum eft, vel non expuitur
omnino, ingenti dolore, vel fpirandi difficultate hominem

κατεχούσης τὸν ἄνθρωπον. ἀνάλογον δὲ τοῖσδε κἀπὶ τῶν
ἄλλων νοσημάτων, ὅσα καθ᾽ ἧπαρ, ἢ γαστέρα συνίσταται,
τῶν ὀλεθρίων σημείων ὑπάρχει γένος, ὅθεν οὐδὲ ὁρίσαι πα-
ραπλησίως οἷόν τε τῇ τῶν σωθησομένων ἀκμῇ τὴν ἐν τοῖς
τοιούτοις νοσήμασιν· ἐκεῖ μὲν γὰρ οἱ μέγιστοι παρο(388)ξυ-
σμοὶ τὴν ἀκμὴν ἀφώριζον, ἐνταυθοῖ δὲ οὐχ ὁρίσαι τοὺς με-
γίστους ὁμοίως, ὡς ἂν μηδὲ πεπτομένου τὴν ἀρχὴν τοῦ νο-
σήματος, ἀλλ᾽ ἐπινοίᾳ χρὴ λαμβάνειν τὸ μέγιστον, εἰς ὃ ποτὲ
μὲν ἀφικνεῖται τὸ νόσημα, ποτὲ δὲ ἀναιρεῖ φθάνον. ἐπὶ μέν
γε τῆς λυομένης φλεγμονῆς ἡ τοῦ πύου γένεσις ὅρος τῆς ἀκ-
μῆς· ἐπὶ δὲ τῆς μὴ μελλούσης λύεσθαι δυνατὸν μὲν τὸν ἄν-
θρωπον ἀποθανεῖν ἐστι καὶ κατὰ τὴν ἀνάβασιν αὐτῆς· ἐγχω-
ρεῖ δὲ καὶ διαρκέσαι τὴν δύναμιν ἰσχυροτάτην ὑπάρχουσαν
ἄχρι τοῦ τελευταίου μεγέθους. ταύτης γάρ τοι τῆς φλεγμο-
νῆς, ὅταν γε μὴ μέλλοι λύεσθαι, τὸ μέγιστον μέγεθος ἤτοι γε
εἰς γάγγραιναν, ἢ εἰς σηπεδόνα τελευτᾷ· μέχρι δ᾽ ἂν μηκέτι
τι τούτων ᾖ, δυνατὸν αὐτὴν αὐξηθῆναι. ἀνάλογον δὲ τῇ
φλεγμονῇ καὶ αἱ καθ᾽ ἕκαστον γένος τῶν ἄλλων νοσημάτων

occupante. Refpondet his et in aliis morbis, qui jecur et
ventriculum exercent, lethalium fignorum genus; unde
hujusmodi morborum vigorem fimiliter atque falubrium
determinare non licet; nam illic maximae acceffiones ftatum
definiebant; hic autem maximae acceffiones non aeque pof-
funt determinari; quippe quum morbus omnino non conco-
quatur; verum intellectu id quod maximum eft, accipere
oportet, ad quod alias morbus pervenit, alias prius occi-
dit. In inflammatione quae folvitur, puris generatio vigoris
terminus eft; in ea vero, quae folvenda non eft, fieri qui-
dem poteft, ut homo in eius afcenfu moriatur; fieri vero
etiam poteft, ut vires validiffimae exiftentes ad extremam
usque magnitudinem perdurent. Hujus etenim inflamma-
tionis, quando folvenda non eft, maxima magnitudo vel in
gangraenam, vel in putredinem terminatur; quousque vero
horum nihil adfit, augeri ipfa poteft. Ad fimilitudinem
vero inflammationis aliorum morborum uniuscujusque

αὐξήσεις νοείσθωσαν. εἴρηται δὲ αὐτῶν οὐ τὰ γένη μόνον,
ἀλλὰ καὶ αἱ διαφοραὶ καὶ τὰ εἴδη δι' ἑνὸς ὑπομνήματος, ὃ
περὶ διαφορᾶς νοσημάτων ἐπιγράφεται. ἐκείνῳ δὲ μάλιστά
σε προσέχειν ἀξιῶ τὸν νοῦν, ὃ παροφθὲν ἱκανῶς ἄν τινα
σφάλλοι.

Κεφ. ζ'. Ἐνδέχεται γὰρ ἑνὶ καὶ τῷ αὐτῷ χρόνῳ καὶ
δυσὶ καὶ τρισὶ νοσήμασιν ἔχεσθαι τὸν ἄνθρωπον, ὧν τὸ μὲν
ἤδη παρακμάζει, τὸ δὲ τὸν ἀρχῆς ἔτι μένει καιρὸν, ἢ τὰ
πρῶτα τῆς ἀναβάσεως, τὸ δ' ἐπὶ πλεῖστον ηὔξηται κἄπειτα
τὸν ἄνθρωπον ἀποθανεῖν, οὔτε διὰ τὸ παρακμάζον, οὔτε
διὰ τὸ νῦν ἀρχόμενον, ἀλλὰ διὰ τὸ μεγάλως ηὐξημένον.
μάλιστα μὲν οὖν ἐπισκέπτου τὰς τρεῖς ἀρχὰς τῶν διοικουσῶν
ὅλον τὸ σῶμα [311] δυνάμεων, ὅπως διάκεινται· λέγω δὲ
ταύτας, ἐγκέφαλον, καρδίαν καὶ ἧπαρ· ἐφεξῆς δὲ καὶ τὰ
ἄλλα σύμπαντα μόρια, τὰ ἀπὸ τῶν ἀρχῶν ἑκάστης πεφυκότα,
νεῦρα, φλέβας καὶ ἀρτηρίας, καὶ ἅττα φύσιν μὲν ἰδίαν
ἔχοντα, διοικούμενα δὲ ὑπὸ τῶν' ἀρχῶν ἁπασῶν, ἔνια μὲν
ὁμοτίμως, ἔνια δὲ ὑπὸ τῆς μὲν μᾶλλον, ὑπὸ τῆς δὲ ἧττον.

generis incrementa cenfeantur. Diximus autem ipforum
non genera modo, fed etiam differentias et fpecies libro uno,
qui de morborum differentiis infcribitur. Uni autem maxi-
me animum te adhibere velim, quo neglecto, non medio-
criter quis errare poffit. Cap. VII. Nam uno et eodem tempore duobus, tri-
busve morbis homo infeftari poteft, quorum alius jam de-
clinet, alius principii tempus adhuc vel incrementi pri-
mordia occupet, tertius plurimum auctus fit; deinde mori,
non propter declinantem, aut nunc incipientem, fed ob ve-
hementer auctum. In primis igitur tria facultatum corpus
totum gubernantium principia confidera, quo in ftatu fint;
dico autem haec, cerebrum, cor et jecur; deinde alias
quoque univerfas partes ex fingulis principiis ortas, nervos,
venas et arterias; ad haec illas, quae naturam propriam
quidem habent, fed ab omnibus principiis reguntur, quae-
dam fane aequaliter, quaedam ab hoc magis, ab illo minus.

ἐκ γὰρ τῆς τοιαύτης θεωρίας πρῶτον μὲν, εἴθ᾽ ἕν ἐστιν, εἴτε
καὶ πλείω νοσήματα κατὰ τὸν ἄνθρωπον, εὑρήσεις· εἶθ᾽ ἑξῆς
ἑκάστου τοὺς ἰδίους ἐπίσκεψαι καιροὺς, ἀναγκαίους ὑπάρχον-
τας εἰς τὴν τῶν βοηθημάτων εὕρεσιν, ἧς ἕνεκα ἡμῖν ὁ λόγος
ὅδε σπουδάζεται.
Κεφ. η΄. Περὶ μὲν γὰρ τὰς ἀρχὰς καὶ τὰ τέλη πάντα
ἀσθενέστερα, περὶ δὲ τὰς ἀκμὰς ἰσχυρότερα, μεταξὺ δὲ τού-
των ὅσα μεταξύ. τὰ μὲν γὰρ τῆς ἀρχῆς ἐγγυτέρω τῶν
ἐγγυτέρω τῆς ἀκμῆς ἀσθενέστερα, καθάπέρ γε καὶ τὰ τοῦ
τέλους ἐγγυτέρω· τὰ δὲ ἴσον ἀπέχοντα τῆς ἀρχῆς τε καὶ
τῆς ἀκμῆς μέσα τῆς ἰσχύος τῶν ἄκρων ἀμφοτέρων· οὕτω
δὲ καὶ τὰ τῆς ἀκμῆς ἴσον ἀπέχοντα καὶ τῆς τελευτῆς, μέσα
καὶ ταῦτα τῶν ἰδίων ἄκρων ἐστίν. ἐπικρατεῖν οὖν ἐν
τῇ θεραπείᾳ προσήκει κατὰ μὲν τὴν ἀκμὴν τὸ παρηγορι-
κὸν, ἐπὶ δὲ τῆς ἀρχῆς καὶ τῆς τελευτῆς τὸ ἀγωνιστικόν·
ἀνάλογον δὲ τοῖς ἄκροις οἱ μεταξὺ καιροὶ λαμβανέσθωσαν,
καθάπερ ἐν τῇ τῆς θεραπευτικῆς μεθόδου πραγματείᾳ λέλεκται
ἐπὶ πλέον, νυνὶ δὲ ὅσον ὑπογραφῆς ἕνεκεν αὐτὰ τὰ κεφάλαια
διῆλθον, ἐνδεικνύμενος τὴν χρείαν τῆς ἐν τοῖς νοσήμασι κατὰ

Nam ex hac fpeculatione primum utrum unus, an plures
in homine morbi fint, invenies; poftea cujusque propria
tempora infpice ad praefidiorum inventionem neceffaria, ob
quam fermo hic nobis elaboratur. Cap. VIII. Etenim *circa principia et fines omnia
imbecilliora funt; in vigore fortiora;* quae haec interce-
dunt, medio ordine confiftunt. Nam principio viciniora,
vigori propinquioribus imbecilliora funt, ficut etiam fini
propiora; quae vero aeque a principio et vigore abfunt,
mediam utriusque extremorum vim obtinent; pari modo
quae a vigore et fine aeque recedunt, media et haec pro-
priorum extremorum funt. Igitur in vigore quod miti-
gandi vim habet, in curatione praepollere debet; in prin-
cipio et fine, quod vehementer agit; at media tempora pro
extremorum proportione capiantur, ut in medendi methodi
libris copiofius dictum eft, nunc vero rudimenti loco ipfa
capita rerum percenfui, ufum temporum in morbis diffe-

καιροὺς διαφορᾶς. οὐδὲ γὰρ ὅπως τις διαιτήσει δυνατὸν εὑ-
ρεῖν, οὐδὲ πότε δὲ θρέψει, χωρὶς τοῦ διορίσαι βεβαίως αὐτοὺς,
εἴ γε χρὴ συντεκμαίρεσθαι κατ᾽ ἀρχὰς εὐθὺς, ὁπηνίκα μὲν ἡ
ἀκμὴ τοῦ νοσήματος ἔσοιτο, πηλίκη δέ ἐστιν ἡ τοῦ κάμνοντος
δύναμις. εἰ μὲν γὰρ ἐξαρκέσει τῷ τῆς ἀκμῆς καιρῷ καὶ χωρὶς
τοῦ τροφὴν προσενέγκασθαι, κράτιστον ἀσιτεῖν ἄχρι τοῦ τὴν
παρακμὴν ἀπάρξασθαι· εἰ δ᾽ οὐχ οἷόν τε ἀσιτοῦντα διαρκέ-
σαι, θρεπτέον αὐτὸν ἀπ᾽ ἀρχῆς εὐθέως ἐν ἅπαντι καιρῷ τῷ
δυναμένῳ προσδέξασθαι τροφὴν, ἔστι δὲ οὗτος ὁ τῆς ἀνέσεως.
λέγω δὲ ἄνεσιν ἄρτι τὸ δεύτερον μόριον τῆς ὅλης περιόδου
διαιρεθείσης εἰς δύο τὰ πάντα, παροξυσμόν τε καὶ ἄνεσιν.
Ἱπποκράτης μὲν οὖν πάντων πρῶτος ὧν ἴσμεν ὀρθῶς περὶ
τούτου διωρίσατο· βέλτιον δὲ ἂν ἐξεργάσασθαι τὴν τέχνην
αὐτοῦ· σχεδὸν δὲ οὐδεὶς τοῦτο ἐποίησεν, ἔνιοι δὲ καὶ τελέως
ἀποχωρήσαντες αὐτῆς εἰς μακρολογίαν ἐξετράποντο, καθά-
περ καὶ Ἀρχιγένης ἔν τε τοῖς ἄλλοις ἅπασι κἂν τοῖς
δύο βιβλίοις, ἃ περὶ τῶν ἐν ταῖς νόσοις καιρῶν ἐγράψατο.
μαθήσῃ δὲ ἐναργῶς ὃ λέγω, δύο ταῦτα ἐξετάσας ἀκριβῶς·

rentiae oftendens. Neque enim quam quis victus rationem
inflituat, invenire poterit, neque *quando abftineat*, quan-
do nutriat, fine certa temporum diftinctione, fiquidem
conjicere oportet ftatim ab initio, quando morbi vigor fu-
turus fit, et quantae laborantis vires exiftant. Si namque
vigoris tempori etiam fine alimenti exhibitione fufficere
queat, optimum fuerit, donec morbus declinare coeperit,
a cibo abftinere; quod fi fufficere citra cibum non poffit,
protinus ab initio, quolibet apto ad alimentum tempore
alendus aeger eft; hoc autem tempus eft remiffionis. Voco
autem remiffionem modo fecundam partem totius circuitus
in duo univerfa divifi, acceffionem et remiffionem. Hippo-
crates itaque omnium primus, quos fciamus, recte haec
diftinxit; praeftat vero artem ipfius excolere, quod nemo
prope factitavit; nonnulli etiam ab ea plane recedentes, in
verborum ambages abierunt, ut Archigenes cum in aliis
omnibus, tum in duobus libris, quos de morborum tempo-
ribus infcripfit. Hoc clare difces, fi haec duo adamuffim

ἓν μὲν, εἰ ταυτὶ τὰ νῦν ὑφ᾽ ἡμῶν εἰρημένα δι᾽ ὅλου τούτου
τοῦ βιβλίου χρησιμώτατά ἐστιν εἰς θεραπείαν καὶ πρόγνωσιν·
ἕτερον δὲ, εἰ λέλεκταί τι πρὸς Ἀρχιγένους. εἰ γὰρ μηδενὸς
ἐλλείποντος τοῖσδε, φαίνεται λέγων ἕτερα, διττῶς πλημμελεῖ,
μήτε τὰ χρήσιμα διδάσκων, βαρύνων τε τῇ τῶν ἀχρήστων πο-
λυλογίᾳ τοὺς ἀναγινώσκοντας αὐτοῦ τὰ βιβλία.

difquifieris; unum, an haec, quae toto hoc libro declaravi,
ad curationem et praenotionem utiliffima fint; alterum, an
ab Archigene dictum fit aliquid; fi enim quum nihil his
defit, dicere videatur alia. dupliciter peccat, tum quod
neque utilia doceat, tum quod longis inutilium rerum nugis
librorum fuorum lectores opprimat.

ΓΑΛΗΝΟΥ ΠΕΡΙ ΤΥΠΩΝ ΒΙΒΛΙΟΝ.

Ed. Chart. VII. [152.]　　　　　　　Ed. Baf. III. (470.)

Κεφ. α'. Πολλῶν πλατυτέρω ὑπὲρ τῆς περὶ τύπων
θεωρίας πεπραγματευμένων, ἀναγκαῖον ἡγησάμην αὐτὸς ὁρι-
στικώτερον καὶ κατὰ περιγραφὴν ἐπιδραμεῖν ταῦτα, οὕτως
εὐκαταρίθμητον καὶ εὐκαταμάθητον οἰόμενος τοῖς νεωστὶ
προσιοῦσι τῇ τέχνῃ τὸ πρᾶγμα, ὅν τε ἁπλοῦν καὶ μετὰ τὴν
ἁπλουστέραν κατάληψιν εὐκολώτερον, καὶ καθάπερ ἐξ ἑτοί-
μου τοῖς πολλοῖς ἐντυγχάνον. ἀρκτέον δ᾽ ἐντεῦθεν.
Κεφ. β'. Τύπος ἐστὶ τάξις ἐπιτάσεως καὶ ἀνέσεως·
περίοδος δέ ἐστι χρόνος ἐπιτάσεως ἱκαὶ ἀνέσεως ἐν νοσήμασι
γενόμενος. ὀλίγα τῶν παθῶν οὐ τυποῦνται, ὡς ἀτροφία,

GALENI DE TYPIS LIBER.

Cap. I. Quum multi fufius de typorum fpeculatione
tractaverint, neceffarium ipfe putavi contractioribus termi-
nis ac circumfcriptione haec percurrere; ita rem numeratu
ac fcitu recens arti incumbentibus facilem exiftimans, quae
fimplex et poft fimpliciorem comprehenfionem facilior eft;
ac veluti ex promptu cuilibet obvia. Hinc autem aufpi-
candum eft.

Cap. II. Typus ordo eft intentionis et remiffionis;
periodus autem tempus eft intentionis et remiffionis in
morbis. Pauci affectus typum non habent, ut atrophia,

παράλυσις, καὶ ἐλεφαντίασις, καὶ τὰ τούτοις ἀνάλογα· τὰ
πλείονα δὲ τῶν παθῶν τυποῦνται μὲν, ἀλλὰ σπανιώτερον·
πάντων δὲ μάλιστα πυρετοὶ τυποῦνται, δίχα τῶν συνεχῶν
τῶν διηνεκῶν λεγομένων ἢ τῶν ἀτάκτων.

Κεφ. γ'. [153] Τῶν τύπων οἱ μέν εἰσι πρῶτοι, οἱ δὲ
δεύτεροι· καὶ οἱ μὲν ἑστῶτες, οἱ δὲ κινούμενοι· καὶ πάλιν οἱ
μέν εἰσιν ἁπλοῖ, οἱ δὲ σύνθετοι. πρῶτοι μὲν οὖν εἰσιν οἱ μι-
κρὰν μὲν ἔχοντες τὴν ἐπισημασίαν, μακρὰν δὲ τὴν ἄνεσιν, οἱ
τριταῖοί τε καὶ τεταρταῖοι· δεύτεροι δὲ οἱ μακρὰν μὲν ἔχον-
τες τὴν ἐπισημασίαν, μικρὰν δὲ τὴν ἄνεσιν, οἷος ὁ ἀμφημε-
ρινὸς καὶ ὁ παρεκτεταμένος ἡμιτριταῖος. τῶν δὲ παρεκτε-
ταμένων οὗτος μόνος ἐξηλλαγμένος παρὰ τοῖς παλαιοῖς
ὠνόμασται. ἑστῶτες δέ εἰσιν οἱ ἐν ταῖς αὐταῖς ὥραις ἐπι-
σημαίνοντες καὶ ἀνιέντες· κινούμενοι δὲ οἱ ἀεὶ ἄλλαις
ὥραις ἐπισημαίνοντες· ὧν οἱ μὲν φθάσαντες καὶ προδόν-
τες τὰς ὥρας τάχιον προληπτικοὶ λέγονται, οἱ δὲ βρα-
δύνοντες ὑστερητικοί. ἁπλοῖ δέ εἰσιν οἱ μίαν ἐπίτασιν
ποιούμενοι· σύνθετοι δὲ οἱ ἐκ πλειόνων ἐπισημασιῶν καὶ

paralyſis, elephantiaſis et his conſimiles. Plures vero af-
fectus typum habent quidem, ſed rarius. Omnium maxi-
me febres typos habent, exceptis continuis aſſiduis dictis,
vel inordinatis. Cap. III. Typorum alii ſunt primi, alii ſecundi;
alii conſiſtentes, alii mobiles; ac rurſus alii ſimplices, alii
compoſiti. Primi igitur ſunt, qui parvam habent invaſio-
nem, longam autem remiſſionem, quales tertianae et quar-
tanae. Secundi autem, qui longam habent invaſionem,
parvam autem remiſſionem, ut quotidianus et extenſus ſemi-
tertianus. Inter extenſos autem hic ſolus alteratus apud
veteres nominatus eſt. Conſiſtentes vero ſunt, qui iisdem
horis invadunt et remittunt; mobiles, qui ſemper aliis
horis invadunt. Ex quibus, qui quidem praevertunt et
horas citius promovent, praeoccupatorii appellantur: qui
tardius morantur, poſteriores. At ſimplices ſunt, qui
unam faciunt intenſionem; compoſiti, qui ex pluribus con-

ἀνέσεων συνεστῶτες. τῶν δὲ συνθέτων οἱ μὲν ἐξ ὁμογενῶν
συνίστανται, οἱ δὲ ἐξ ἑτερογενῶν. ἐξ ὁμογενῶν μὲν, ὅταν
ἀμφημερινὸς, λόγου δὲ χάριν ἁπλοῦς διπλῷ ἀμφημερινῷ συμ-
πλέκηται, ἢ τριταῖοι διπλοῖ, ἢ τρεῖς τριταῖοι τυγχάνωσιν,
ἢ πάλιν δύο καὶ τρεῖς τεταρταῖοι· ἐξ ἑτερογενῶν δὲ,
ὅταν ἀμφημερινὸς λόγου χάριν τριταίῳ συμπλακῇ, ἢ τρι-
ταῖος τεταρταίῳ, ἢ ἄλλῳ τινὶ τῶν μὴ τοῦ αὐτοῦ γένους
ὄντων.

Κεφ. δ'. Ἀμφημερινὸς δέ ἐστιν ὁ καθ' ἑκάστην ἡμέ-
ραν μίαν ἐπισημασίαν καὶ τὴν αὐτὴν ἔμμετρον ἐν τῷ μήκει
καὶ μίαν καὶ τὴν αὐτὴν ἄνεσιν ποιούμενος. τριταῖος δέ
ἐστιν ὁ διὰ τρίτης μίαν καὶ τὴν αὐτὴν ἐπισημασίαν σύμμετρον
ἐν τῷ μήκει καὶ μίαν καὶ τὴν αὐτὴν ἄνεσιν ποιούμενος.
τεταρταῖος δέ ἐστιν ὁ διὰ τετάρτης μίαν καὶ τὴν αὐτὴν
ποιούμενος ἄνεσιν. τὰ αὐτὰ δὲ νοείσθω περὶ πεμπταίου καὶ
ἑβδομαίου καὶ εἴ τις ἄλλη τύπων εὑρίσκεται τάξις. ἀμφη-
μερινῷ δὲ παρέπεται ὑγρότης ἕξεως, καὶ φλεγματώδεις ἔμε-

ſtant et invaſionibus et remiſſionibus. Compoſitorum autem
typorum alii ex genere ſimilibus conſtituuntur, alii ex
genere diverſis. Ex ſimilibus quidem genere, quum quo-
tidianus typus, verbi gratia, ſimplex duplici quotidiano
commiſcetur; aut tertiani duplices, aut tres tertiani con
currunt; aut rurſus duo et tres quartani. Ex genere di-
verſis quum quotidianus, verbi cauſa, tertiano complicatur,
aut tertianus quartano, aut alteri cuipiam ex iis, qui ejus-
dem generis non ſunt.

Cap. IV. Quotidianus autem eſt, qui quotidie unam
molitur acceſſionem, eandemque in longitudine modum ſer-
vantem, unam eandemque remiſſionem. Tertianus eſt,
qui tertio quoque die unam eandemque acceſſionem longitu-
dine commoderatam, et unam eandemque remiſſionem efficit.
Quartanus, qui quarto unam et eandem acceſſionem et re-
miſſionem molitur. Eadem de quintano et ſeptimano intel-
ligantur, et ſiquis alius typorum ordo invenitur. Quoti-
dianum vero comitatur habitus humiditas, pituitoſi vomitus,

466 ΓΑΛΗΝΟΥ ΠΕΡΙ ΤΥΠΩΝ

Ed. Chart. VII. [153. 154.]   Ed. Baf. III. (470.)

τοι, καὶ δίψος οὐκ ἐπιτεταμένον, καὶ βαρυσμὸς τοῦ σώματος
ὅλου, καὶ ὕπνος καρώδης καὶ καταφορικὸς, καὶ σφυγμὸς
μέγας καὶ ἀραιὸς καὶ χαῦνος, τὸ πρόσωπον ὑποῖδον καὶ
χαῦνον καὶ πεπονῶδες καὶ πολλὴν ἐμφαῖνον τὴν τῆς ὕλης
καχεξίαν καὶ τροπήν. καὶ σπλὴν δὲ ἐν τύπῳ τούτῳ παρα-
κολουθήσει σκληρώδης. χρονίζοντος δ᾽ αὐτοῦ, τρομώδεις
καὶ ληθαργώδεις καταφοραὶ καὶ θώρακος ῥευματισμοὶ καὶ
παρεγχύσεις ὑδερικαί. συνίσταται δὲ μάλιστα ἐπὶ στομάχῳ
κακοπραγοῦντι. παρέπεται δὲ τριταίῳ δίψος ἐπιτεταμένον,
ἔγκαυσις, δριμεῖς καὶ χολώδεις ἔμετοι, ἀσιτίαι, καὶ ῥιπτα-
σμοί. κατὰ πολλὰ μὲν τῷδε ῥίγη προηγοῦνται, ποτὲ δὲ
καὶ περίψυξις. σφυγμὸς δὲ τοῖς τριταΐζουσι μικρὸς καὶ
πυκνὸς παρέπεται. αἱ νύκτες αἱ πρὸ τῶν παροξυντικῶν
ἡμερῶν δύσφοροι γίγνονται, ἐπιτεινομένης δὲ τῆς νόσου
οὐκέτι γίγνονται δύσφοροι, ἀλλὰ καὶ πυρετὸν ἰστᾶσι, καὶ
οὕτω πυρέττοντες μεταβάλλουσί ποτε τὸν τριταῖον εἰς
ἡμιτριταῖον. ἔστι δὲ πάντων τύπων [154] εὐλυτώτε-
ρος ὁ τύπος οὗτος, καὶ μάλιστα εἰ συσταίη ἐν θέρει.

fitis non intenfa, et totius corporis gravitas, fomnus caro-
des et cataphoricus, pulfus magnus, rarus et laxus, facies
fubtumida, flaccida, mollicula, et quae multam materiae
pravitatem teftetur et converfionem; atque lienis hoc in
typo durities fubfequetur; et ipfo inveterafcente tremulae
et lethargicae cataphorae, thoracis rheumatismi, hydropicae
praeterfufiones fubfequuntur. Generatur autem potiffimum
ob ftomachum male affectum. Tertianum comitatur fitis in-
tenfa, aeftus, acres et biliofi vomitus, inediae, iactatio;
plerumque fane rigores hunc praecedunt, interdum et per-
frigeratio. Pulfus autem tertiana laborantibus parvus et
frequens fuccedit. Quae noctes accefforios dies praecedunt,
moleftae fiunt; at ubi morbus prorogatur, non amplius
fiunt moleftae, fed etiam febrim fiftunt; atque ita febrici-
tantes aliquando ex tertiana in femitertianam transeunt.
Hic typus omnium facillime folvitur, praefertim in aeftate

παρασεσημείωται δὲ ὁ Ἱπποκράτης λέγων· τριταῖος ἀκριβὴς
κρίνεται ἐν ἑπτὰ περιόδοισι τὸ μακρότατον. σπανίως δὲ χρο-
νίζει, καὶ μάλιστα εἰ μὴ συσταίη φθινοπώρου λήγοντος ἤδη
καὶ τῷ χειμῶνι προσάπτοντος. ἔστι δὲ καὶ τὰ οὖρα ξανθὰ,
πάρεστι δὲ τούτοις καὶ ἀγρυπνία. πάντα δὲ ὅσα παρακο-
λουθεῖ τῷ τριταίῳ, καὶ ἡμιτριταίῳ ταῦτα συμβέβηκε· καὶ γὰρ
καὶ τοῦ αὐτοῦ κεκοινωνήκασι γένους, διὰ τρίτης ποιούμενοι
τάς τε τῶν ἀνέσεων καὶ τῶν παροξυσμῶν ἀνταποδόσεις·
ἴδιον δὲ περὶ τῶν τύπων τῶν ἡμιτριταίων συμβέβηκεν ἡ πα-
ρέκτασις τῶν ἐπισημασιῶν, καὶ τὸ μετὰ περιψύξεως ἐπὶ τὸ
πλεῖστον καὶ ταῖς ἀκμαῖς μηδέπω συντετελεσμέναις προσε-
δρεύειν, ἃς ἰδίως ἐπαναδιπλώσεις καλοῦμεν. ἔστι δὲ κινδυνώ-
δης ὁ ἡμιτριαῖος οὐ μόνον τοῦ στομάχου καὶ τοῦ νευρώ-
δους καθαπτόμενος καὶ καθόλου τῶν μέσων, ἀλλὰ καὶ λη-
θαργικὰς ἐπιφέρων καταφορὰς καὶ παρακρουστικὰς ἀγρυ-
πνίας, ἔστι δ᾽ ὅτε καὶ συγκοπτικὰς διαφορήσεις, γλῶσσάν τε
ἰσχυρῶς ξηραίνει, καὶ λειποθυμίαν ἀπεργάζεται, σφοδρῶς
κινῶν τὰ ἐν τῷ βάθει, καὶ καθόλου ἄγριός τέ ἐστι καὶ

generatus; id quod Hippocrates indicavit his verbis: Ter-
tiana exquifita feptem circuitibus ut longiffime iudica-
tur; raro autem diuturna fit, nifi potiffimum autumno jam
definente ac hyemem attingente conftituta fuerit. Urinae
funt flavae; his etiam adfunt vigiliae. Omnia vero quae
tertianam comitantur, etiam haec hemitritaeo accidunt;
etenim ejusdem generis communionem obtinent, ut quae
tertio quoque die et remiffionum et acceffionum repetitiones
efficiant. At proprie femitertianis typis accidit invafionum
productio, et quod quas reduplicationes vocamus plerumque
cum perfrigeratione in ftatu nondum abfoluto affideant.
Eft autem femitertiana periculofa, ut quae non folum fto-
machum et nervofas partes attingat, et fummatim media,
fed etiam lethargicas in fomnum delationes, atque cum de-
liriis vigilias invehat, interdum diffolutiones fyncopen in-
ducentes; linguam valide ficcet, animae defectum efficiat,
vehementer ea quae in alto funt commovens; in univerfum

κινδυνωδέστατος οὗτος ὁ τύπος. ἔσθ᾽ ὅτε μὲν δὲ ἀπὸ τῆς
πρώτης ἡμέρας συνίσταται, καθάπερ καὶ οἱ λοιποὶ τύποι·
ποτὲ δ᾽ ἀπὸ τῆς δευτέρας καὶ τρίτης ἡμέρας ἄρχεται, ὥστε
μεγίστη αἰτία ἀπάτης γίγνεται τοῖς ἰατροῖς τῇ τοιαύτῃ εἰσ-
βολῇ. γεννᾶται δὲ καὶ ἀπὸ τριταίου παρεκταθέντος, καὶ
λυόμενος ἐνίοτε εἰς τριταῖον ὑποστρέφει, ποτὲ δὲ καὶ δια-
κόπτεται τοῦ μήκους τοῦ κατὰ τὴν ἐπισημασίαν εἰς β´ τρι-
ταίους καὶ ἀμφημερινούς. πλεονάζει δὲ ἐπὶ μὲν τῆς φύσεως
τῆς κατὰ τοὺς ἄνδρας, ἡλικίας δὲ τῆς κατὰ τοὺς ἀκμάζοντας,
ὥρας δὲ μᾶλλον τῆς φθινοπωρινῆς, ὅτε καὶ λίαν κινδυνώδης
τυγχάνει. ἔστι δὲ οὐ πάντοτε συνεχῆς, ἀλλὰ καὶ διαλείπων
εὑρίσκεται. παραδίδοται δὲ ὑφ᾽ Ἱπποκράτους τὸ μὴ μόνον
αὐτὸν ἐν τοῖς ὀξέσι καταριθμεῖσθαι, ἀλλὰ καὶ ἐν τοῖς χρονί-
ζουσιν. ἔχει δὲ καὶ τὰς κατὰ τὸ μέγεθος διαφορὰς τρεῖς·
ὁ μὲν γὰρ σμικρός ἐστιν ἡμιτριταῖος, ὁ δὲ μέσος, ὁ δὲ μέγας.
σμικρὸς μὲν οὖν ἐστιν ὁ παρὰ τὰς εἰκοσιτέσσαρας ὥρας
στρεφόμενος· μέσος δὲ ὁ παρὰ τὰς τριακονταέξ· μέγας δὲ
ὁ παρὰ τὰς (471) τεσσαράκοντα καὶ ὀκτὼ, ὃς δὴ συνεγγί-
ζει τῷ συνεχεῖ πυρετῷ. τινὲς δέ φασι τὸν ἡμιτριταῖον

typus hic et ferus eſt et periculoſiſſimus. Interdum primo
die conſtituitur, quemadmodum et reliqui typi; aliquando
a ſecundo et tertio die incipit; ita ut ab hujusmodi inſultu
maxima deceptionis cauſa medicis oriatur. Generatur
etiam ex tertiana producta, ac interdum quum ſolvitur, in
tertianam revertitur; nonnunquam ex invaſionis longitudine
in duas tertianas et quotidianas dirimitur. Frequentius
corripit naturam virilem, aetatem florenti proximam, tem-
pore potius autumnali, quando etiam v.:lde periculoſa acci-
dit. Eſt autem non ſemper continua, ſed etiam intermit-
tens reperitur. Traditum eſt ab Hippocrate, non modo
acutis eam morbis annumerandam eſſe, ſed etiam diuturnis.
Habet autem tres in magnitudine differentias. Alia enim
exigua eſt ſemitertiana, alia media, alia magna. Exigua
igitur eſt, quae horarum vigintiquatuor intervallo redit;
media, quae tringintaſex; magna vero, quae quadraginta-
octo, quae et continuae febri propinqua eſt. Quidam vero

οὕτως ὀνομασϑῆναι, ὡς τὸ ἡμικύκλιον καὶ ἡμισφραίριον, λέ-
γοντες αὐτὸν ἐλάττονα τοῦ ἡμίσεος τῆς τριταϊκῆς περιόδου.
ἄλλοι δέ φασι τὸν ἡμιτριταῖον ὀνομασϑῆναι, ὡς καὶ τὸν
ἡμιόλιον ἀριϑμὸν, ὥστε τῆς τριταϊκῆς ἐπισημασίας λόγου
χάριν ἐκ δώδεκα ὡρῶν συγκειμένης, τὸν ἡμιτριταῖον μὲν
ἐμπεριλαμβάνειν τὰς ιβ ὥρας τοῦ τριταίου, προστιϑέναι δὲ
ταύταις καὶ τὸ ἥμισυ τῶν ιβ καὶ τὰς πάσας γίγνεσϑαι δέκα
καὶ ὀκτὼ, ὡς εἶναι ἥμισυ μείζονα τῶν τριῶν κατὰ περίοδον
τύπων, ἀμφημερινοῦ, τριταίου καὶ τεταρταίου, ὥστε ὡρῶν
αὐτὸν εἶναι εἴκοσι καὶ τεσσάρων. ὁ Ἀγαϑῖνος δὲ ἀπὸ τῆς
πρὸς τὸν τριταῖον ἐπιφορᾶς φησιν ὀνομασϑῆναι τὸν ἡμιτρι-
ταῖον· διὰ τρίτης γὰρ ἐπισημασίαι ἀμφοτέροις. πότερον οὖν
ὥραις ἢ διαστήμασι χαρακτηρίζεται ὁ ἡμιτριταῖος; κατὰ μὲν
τὸν Ἀγαϑῖνον, οὔτε ὥραις οὔτε διαστήμασιν· ἀμφότερα
γὰρ ταῦτα παραγεγραμμένον ἔχει τὸ μέγεϑος, ὡς καὶ ἡμιτρι-
ταῖον ἀπεριορίστως ἔχειν τὴν σύστασιν ἐν πλάτει, ὥραις τε
ὡς παρεπομέναις. τεταρταίῳ δὲ παρακολουϑεῖ ῥίγη σύν-
τονα, καὶ φλεγματώδεις ἔμετοι, καὶ σπληνὸς φλεγμονὴ καὶ

femitertianam ita nominatam effe cenfent, ut femicirculum
et femiglobum, minorem eam dimidio quam tertianum cir-
cuitum affeverantes. Alii dictitant femitertianam appellari,
ut et fefquialterum numerum, ut tertiana invafione, verbi
gratia, ex duodecim horis conflata, femitertiana quidem
duodecim tertianae horas comprehendat, dimidiumque illa
rum his adhuc addat, ut omnes numero fiant octodecim,
ac dimidio major fit tribus circuitu repetentibus typis, quo-
tidiano, tertiano et quartano, ut horarum fit ipfa viginti-
quatuor. Agathinus femitertianam dictam effe pronuntiat
a relatione ad tertianam, nam utrisque tertio quoque die
fiunt accefliones. Utrum igitur horis aut intervallis femi-
tertiana fignatur? Agathino quidem neque horis neque in-
tervallis, (ambo enim haec circumfcriptam habent magnitu-
dinem) ut et femitertiana indefinitam habeat conflitutionem
in latitudine, et horis ut fubfequentibus. Quartanum ty-
pum comitantur rigores validi, pituitofi vomitus, lienis in-

διόγκωσις, ἔσθ᾽ ὅτε δὴ καὶ ἀνορεξία καὶ σιελισμὸς παρέπε-
ται, ποτὲ δ᾽ ἐκ τῶν ἐναντίων ὄρεξις ἐπιτεταμένη, βηχίον τέ
ποτε [155] συμπάρεστιν αὐτῷ, καταφθειρομένης τῆς ἕξεως.
διὰ τοῦτο δύσλυτοι καὶ χρονιώτεροι παρὰ πάντας τοὺς τύ-
πους, ὥστε καὶ μέχρι διετοῦς προβαίνειν. ἐπιπλέκεται δὲ
σφοδρυνόμενος αὐτὸς ἑαυτῷ, ὥστε β' καὶ γ' ἀποτελεῖν τεταρ-
ταίους, ἢ καὶ μέχρι τινὸς συνεχείας προβαίνειν, καὶ πάλιν
ἐκεῖνος μετριάζων εἰς ἕνα περιίσταται. γίγνονται δὲ ἐνίοτε
καὶ κινδυνώδεις διὰ τὰ πεπλεγμένα αὐτῷ συμπτώματα,
ὥστε φθίσιν τὸ τελευταῖον ἢ παρεγχύσεις ὑδρωπικὰς ἀπο-
τελεῖν. πλεονάζει δὲ μάλιστα φθινοπώρῳ καί ἐστι μάλιστα
δύσλυτος· ὁ δὲ θερινὸς εὐλυτώτατος. καὶ κατὰ πολὺ μὲν
ἄλλων προηγησαμένων ἐπιγίνεται ἀτάκτως· σπανίως δ᾽ ὅτε
καὶ αὐτὸς ἀπὸ τῆς ἀρχῆς συνίσταται. σφυγμὸς δὲ τοῖς τρι-
ταΐζουσιν οὐκ ἐπὶ τοσοῦτον παρέπεται σμικρὸς τῷ μεγέ-
θει, ἐφ᾽ ὅσον τοῖς τεταρταΐζουσιν, οὐδὲ μὴν ἐπὶ τοσοῦ-
τον διογκοῦται, ἐφ᾽ ὅσον τῇ ἀμφημερινῇ νόσῳ τυγχάνει.

flammatio et tumor; interdum et cibi faftidium, et falivatio
comitatur; interdum ex contrariis, appetentia intenfa,
tufficulaque nonnunquam adeft, et corporis habitus corrum-
pitur, idcirco difficulter folvitur, ac diutius omnibus typis
perdurat, ut etiam ad biennium usque prorogetur. Ipfe
vero quum invalefcit, implicatur, ut duas et tres quartanas
efficiat, aut etiam ad continuitatem aliquam procedat. Rur-
fus quum moderatior evadit, in unam convertitur. At
fiunt nonnunquam etiam periculofae *febres* ob implicita
ipfis fymptomata, ut phthifin poftremo aut hydropicas prae-
terfufiones efficiant. Frequentior autem quartana potiffi-
mum autumno, et folutu contumaciffima eft; fi per aeftatem
invadat, folutu facilior eft. Ac magna ex parte aliis prae-
greffis inordinate fupervenit, raro et ipfa ab initio confli-
tuitur. Pulfus tertiana laborantes non adeo exiguus magni-
tudine comitatur, ac quartana occupatos; neque usque adeo
in tumorem attollitur, quantum quotidianae febri accidit.

μεσότης γὰρ τῶν σφυγμῶν ἐν τύπῳ τούτῳ κατὰ τοὺς σφυγ-
μοὺς εὑρίσκεται· ἔστι δ᾽ ὅτε καὶ κατ᾽ ἀρχὰς τῶν ἐπισημα-
σιῶν ἀραιότερος παρὰ τοὺς ἐν τῷ κατὰ φύσιν εὑρίσκεται, οἳ
μὲν ἀποσώζοντες τὰ τυπικὰ τῶν ἡμερῶν κινήματα παρὰ
τρεῖς, οἳ δὲ ἀτυπώτατοι παρ᾽ ἕνα. οἳ μὲν οὖν ἀποσώ-
ζοντες τὰ τυπικὰ τῶν ἡμερῶν κινήματα ἤτοι παρὰ τὴν
συνήθη τῶν ὡρῶν προλαμβάνουσιν, ἢ ἐφυστεροῦσιν·
ἄτακτοι δὲ γίγνονται καὶ παρὰ τὸ εἶδος τῶν κινήσεων,
ὥστε ποτὲ μὲν προλαμβάνουσι, ποτὲ δὲ ἐφυστερίζουσιν,
ἀτάκτως δὲ ἑκάτεροι παρὰ τὸ ποτὲ μὲν κινεῖσθαι ἀτάκτως,
ποτὲ δὲ ἵστασθαι, μηδέποτε δὲ τεταγμένως, ἔνθα παρ᾽
οὐδενὸς κεκώλυται, μένοντος τοῦ κατὰ τὰς ἡμέρας σχήμα-
τος ἐν ταῖς ἐπὶ μέρει συμφόροις ἀταξίαις μόναις. οἳ δὲ
ἀτυπώτατοι παρὰ πάντας μὲν τοὺς κατηριθμημένους τρό-
πους καὶ παρὰ τὴν τάξιν γίγνονται τῶν ἡμερῶν· τινὲς
μὲν ἐπισημαίνουσι, τινὲς δὲ παντελῶς εἰσιν ἄτακτοι·
τὰς δὲ ἐπὶ εἴδους διαφορὰς πλείονας εἶναι συμβέβηκεν.
ἔξεστι δὲ σκοπεῖν τῷ προειρημένῳ τρόπῳ καὶ συμπλέ-

Nam pulfuum mediocritas in hoc typo pro pulfuum ratione
invenitur; interdum etiam per initia invafionum rarior eo,
qui fecundum naturam eft, reperitur. Aliae typicos die-
rum motus fervantes, tertio quoque; aliae typorum maxime
expertes, fingulis. Quae igitur typicos dierum motus fer-
vant, vel praeter horas confuetas anticipant, aut tardius
remorantur: inordinatae autem fiunt etiam praeter motuum
fpeciem; quare interdum praevertunt, interdum tardius
redeunt; inordinate autem utraque, quod alias citra ordi-
nem moveantur, alias confiftant; nunquam vero ordinate,
ubi a nullo prohibentur, manente dierum figura in particu-
laribus folis inordinationibus. At typi prorfus expertes
praeter omnes enumeratos modos, praeterque ordinem die-
rum fiunt; nonnullae quidem invadunt cum indiciis, non-
nullae omnino funt inordinatae. Sed fpeciei differentias
plures effe contingit. Licet autem praedicto modo con-

Ed. Chart. VII. [155.]   Ed. Baf. III. (471.)

κειν ὡς ἂν βούληται τὰ τῶν προειρημένων τύπων ἰδιώματα.

Κεφ. ε΄. Τύπων δὲ διπλοῦνται οἱ πρῶτοι καλούμενοι, οἷον ἀμφημερινός, τριταῖος, τεταρταῖος. ἀμφημερινὸς μὲν οὖν ἐστι διπλοῦς ὁ καθ᾽ ἑκάστην ἡμέραν δὶς ἐπισημαίνων ὁμοίως, δίς τε ἐπανιείς· δύο τριταῖοι δὲ τυγχάνουσιν, ὁπότε διαφόρων ἐπισημασιῶν καθ᾽ ἑκάστην ἡμέραν ἐπιγινομένων ἑαυτοῖς διὰ τρίτης ἀπαντῶσι· τεταρταῖοι δὲ, ὁπότ᾽ ἂν μιᾶς ἡμέρας γινομένης καλῆς, ἑξῆς δυσὶν ἡμέραις συμβαίνει πυρέσσειν, τῶν διὰ τεσσάρων σχημάτων καθ᾽ ἑκάστην τῶν ἐπισημασιῶν τῶν ὡρῶν ἀποσωζομένων. ἐπιπλέκεται δὲ ἀμφημερινὸς τριταίῳ, ὅταν ἡ μὲν α΄ τῶν ἡμερῶν δὶς ἐπισημαίνῃ καὶ δὶς ἀνίῃ· ἡ δ᾽ ἑξῆς ἅπαξ· τρίτη δὲ πάλιν ὁμοίως πρώτη. ἐπιπλέκεται δὲ ἀμφημερινὸς τεταρταίῳ, ὅταν τῇ μὲν α΄ δὶς ἐπισημαίνῃ· ταῖς δ᾽ ἑξῆς δυσὶν ἅπαξ· τῇ δ᾽ ὁμοίως δίς. συμπλέκονται δὲ ἀλλήλοις ἀμφημερινὸς, τριταῖος καὶ τεταρταῖος, ὅταν ἡ μὲν α΄ τῶν ἡμερῶν τρεῖς ἐπι-

fiderare et typorum prius enumeratorum proprietates ut libuerit complicare,

Cap. V. At duplicantur ex typis primi dicti, ut quotidianus, tertianus, quartanus. Quotidianus igitur duplex eſt, qui ſingulis diebus bis ſimiliter accedit, bisque remittit. Duo autem tertiani cum diverſis acceſſionibus quotidie oborientibus tertio quoque die ſibi ipſis occurrunt. Quartani autem, cum uno die bono orto, ſubſequentibus duobus diebus febris accidit, figuris, quae per quatuor aeſtimantur, in ſingulis invaſionum horis ſervatis. At quotidianus tertiano implicatur, quum primus dies bis inſultum experitur, ac bis remittit, ſequens ſemel, tertius rurſus primo ſimiliter. Quartanus vero quotidiano implicatur, quum primo ſane die acceſſiones duae invadunt; ſubſequentibus duobus una; quarto ſimiliter duae. At implicantur inter ſe mutuo quotidianus, tertianus et quartanus, quum primus dies tres habet invaſiones ac totidem remiſſiones;

σημασίας ἔχῃ καὶ τρεῖς ἐπανέσεις· ἡ δὲ β΄ μίαν· ἡ δὲ γ΄ δύο,
καὶ ἡ δ΄ τρεῖς, καὶ ἡ ε΄ μίαν, ἡ στ΄ δὲ δύο, ἑβδόμη δὲ πάλιν
τρεῖς, [156] καὶ αἱ λοιπαὶ τὴν αὐτὴν ταῖς πρώταις τάξιν
φυλάττουσι, καὶ καθ᾽ ἕτερον τρόπον συμβάλλουσιν οἱ τύποι,
καὶ εἰς τὸ αὐτὸ σχῆμα παραγίγνονται. ἐπιπλέκεται δὲ τρι-
ταῖος τεταρταίῳ, ὅταν ἡ μὲν α΄ τῶν ἡμερῶν δύο ἐπισημασίας
ἐνέγκῃ καὶ δύο ἀνέσεις· ἡ δὲ β΄ μηδ᾽ ὅλως· τρίτη δὲ ἅπαξ·
καὶ τετάρτη πάλιν ὁμοίως, ὡσαύτως καὶ αἱ ἑξῆς. ἐπιπλέ-
κεται δὲ τριταῖος, τεταρταῖος καὶ πεμπταῖος, ὅταν τῇ μὲν α΄
τῶν ἡμερῶν ἐπισημανθῆναι συμβῇ, τῇ β΄ δ᾽ ἀναστῆναι· καὶ
πάλιν τῇ τρίτῃ τριταῖος, καὶ τῇ τετάρτῃ τεταρταῖος, καὶ τῇ
πέμπτῃ ἅμα ἅπαξ. καὶ ἄλλως δέ πως τούτου τοῦ τύπου
ἡ εἰσβολὴ γίγνεται, οὐδὲν ἧττον εἰς τὸν αὐτὸν τύπον τῆς
τάξεως ἐμπιπτούσης τῆς τριταίου πρὸς τὸν ἡμιτριταῖον συμ-
πλοκῆς, καθάπερ ἐπὶ τῆς ὑπογραφῆς ἔχει ταύτης. τῇ α΄
ἤρξατο ἀπὸ ἑσπέρας μετὰ ῥίγους καὶ ἔλυσεν ἕως πρωΐ, πα-
ρέμεινε δὲ ἕως ὥρας ὀγδόης· εἶτα ἐμπίπτει ἐπισημασία μετὰ
περιψύξεως, καὶ μένει τὴν ἐρχομένην νύκτα καὶ τῆς ἡμέρας

fecundus unam; tertius duas; quartus tres; quintus unam;
fextus duas; feptimus iterum tres; ac reliqui eundem cum
primis ordinem tuentur, ac altero modo typi coeunt, in
eandemque figuram reducuntur. Implicatur autem tertia-
nus quartano, quum primus dies duas invafiones duasque
remifliones infert; fecundus nullam prorfus; tertius unam;
ac quartus rurfus fimiliter; pari modo et reliqui fubfequen-
tes. Implicantur autem tertianus, quartanus et quintanus,
quum primo die acceflionem fieri contigit, fecundo remif-
fionem, ac rurfus tertio tertianus et quarto quartanus, ac
quinto pariter femel. Jam alio quodam modo hujus typi
infultus accidit, dum nihilominus in eundem ordinis typum
tertianus cum femitertiano complicatus incidit, ficut in fub-
fcriptione habet. Haec primo die incepit vefperi cum ri-
gore, ac mane foluta eft, perfeveravit antem usque ad ho-
ram octavam; deinde incidit acceflio cum perfrictione, ac
durat nocte fubfequenti ac die usque ad horam octavam;

474   ΓΑΛΗΝΟΥ ΠΕΡΙ ΤΥΠΩΝ ΒΙΒΛΙΟΝ.

Ed. Chart. VII. [156.]   Ed. Baf. III. (471.)

ἕως ὥρας ή καὶ, πάλιν ἄνεσις ἀκολουθεῖ, εἶτα εἰς τὴν νύκτα
πάλιν ἐπισημασία μετὰ ῥίγους, καὶ εἰς ἡμέραν πάλιν ἄνεσις
ὁμοία τῇ ἀναλόγῳ, καὶ ἑξῆς κύκλος ὁμοίως.

rurfusque remiffio comitatur, deinde in noctem iterum ac-
ceffio incipit cum rigore, ac die iterum remiffio proportione
fimilis, ac deinceps circulus fimiliter perficitur.

ΓΑΛΗΝΟΥ ΠΡΟΣ ΤΟΥΣ ΠΕΡΙ ΤΥΠΩΝ ΓΡΑΨΑΝΤΑΣ Η ΠΕΡΙ ΠΕΡΙΟΔΩΝ ΒΙΒΛΙΟΝ.

Ed. Chart.VII. [156.]   Ed. Baf. III. (464.)

Κεφ. α'. Τοῖς μὲν παλαιοῖς ἰατροῖς ἀπόχρη μόνον
τοῦτο εἰποῦσιν, ὡς κατὰ περίοδον ἐνίοις τῶν νοσημάτων οἱ
παροξυσμοὶ γίνονται, μηκέτι προστιθεμένοις, τί σημαίνει
τοὔνομα ἡ περίοδος. ἠπίσταντο γὰρ Ἕλλησιν ἀνθρώποις
γράφοντες τὰ βιβλία, σαφῶς εἰδόσιν, ὡς ἐπειδὰν δι᾽ ἴσον
χρόνον γίγνηταί τι ταὐτὸν τῷ εἴδει, τὸν χρόνον τοῦτον ἅπαν-
τες Ἕλληνες ὀνομάζουσι περίοδον. οὕτω γοῦν Ὀλυμπιακὰς

GALENI ADVERSVS EOS QVI DE TYPIS SCRIPSERVNT VEL DE CIRCVITIBVS LIBER.

Cap. I. Veteribus fane medicis fatis fuit hoc folum
dixiffe, nonnullis morborum acceffiones per circuitum obo-
riri, non etiamnum, quid vocabulum circuitus fignificaret,
adjicientibus. Noverant enim fe Graecis hominibus libros
fcribere, qui manifefto fcirent, quum aequali tempore ali-
quid idem fpecie fiat, hoc tempus Graecos omnes periodum,
i. e. *circuitum*, nominare. Ita igitur Olympiacas quasdam

476 ΓΑΛΗΝΟΥ ΠΡΟΣ ΤΟΥΣ ΠΕΡΙ ΤΥΠΩΝ

Ed. Chart. VII. [157.]   Ed. Baf. III. (464.)

[157] τέ τινας καὶ Πυθιακὰς ἐκάλουν περιόδους. οἱ νεώτε-
ροι δὲ πρῶτον μὲν ἐπεισήγαγον ταῖς περιόδοις τὴν τοῦ τύπου
προσηγορίαν. εἶθ᾽ οἱ μὲν ταυτὸν ἡγοῦντο σημαίνεσθαι πρὸς
τῆς περίοδος φωνῆς καὶ τάξις καὶ τύπος· οἱ δὲ οὐ ταυτόν.
ὁρίσαι δὲ πάντα ταῦτα ἐπιχειροῦσιν ἄλλοι ἄλλως, οὐ μόνον
κατασκευάζοντες τοὺς ἰδίους ὅρους, ἀλλὰ καὶ τοῖς τῶν ἄλλων
ἀντιλέγοντες. ὅσοι μὲν οὖν ἄχρι τῆς περὶ τοὺς ὅρους φιλο-
τιμίας προεληλύθασι συγχωροῦντες ἐκ τῶν τριῶν ὀνομάτων
ἔν τι σημαίνεσθαι, τύπου καὶ περιόδου καὶ τάξεως, ἐλάτ-
τονα φλυαροῦσιν· ὅσοι δὲ περίοδον μὲν ὀνομάζουσι τὸν χρό-
νον, δι᾽ ὃν ὅ τι ταυτὸν γίγνεται, τύπον δὲ οὐχ ἁπλῶς ἅπαντα
τὸν τοιοῦτον χρόνον, ἀλλ᾽ ὅταν ὁλοκλήροις ἡμέραις τε καὶ
νυξὶ περιγράφηται, μακρὰς οὗτοι καὶ ἀχρήστους φλυαρίας
καταβάλλονται, καὶ διὰ τοῦθ᾽ αὐτῶν τε καὶ τῶν μαθητῶν
κατατρίψαντες τὸν χρόνον, ὅταν ἐπὶ τοὺς κάμνοντας ἀφί-
κωνται, χείρους εἰσὶν ἰδιώτου παντός. ἰδιώτης μὲν γὰρ
νοῦν ἔχων, ἐπειδὰν θεάσηταί τινα καθ᾽ ἑκάστην ἡμέραν
παροξυνόμενον, ἐάν θ᾽ ὑστερῇ σμικρὸν ὁ παροξυσμὸς ἐάν
τε προλαμβάνῃ, φαντασίαν τινὰ ἔχει περιόδου τῆς καλου-

et Pythicas appellabant periodos. Recentiores autem pri-
mum fane periodis typi vocabulum invexerunt. Deinde
idem alii voce periodus, ordo et typus fignificari arbitrati
funt, alii non idem. Haec vero univerfa definire aggre-
diuntur alii aliter; nec folum proprias definitiones aftruunt,
verum etiam aliorum *alias* improbant. Quicunque igitur
gloriae ftudio definitiones tractarunt, conceduntque tribus
nominibus, typo, periodo et ordine, unum quiddam figni-
ficari, minus nugantur. Sed qui periodum nominant tem-
pus, quo idem aliquid fit, typum autem non abfolute uni-
verfum hujusmodi tempus, fed quum integris diebus et
noctibus circumfcribitur, prolixas hi ac inutiles nugas pro-
ferunt, atque idcirco tum fuum tum discipulorum tempus
conterentes, ubi aegros accedunt, quovis idiota funt dete-
riores. Siquidem idiota, mentis compos, quum viderit
aliquem quotidie acceffionem experiri, five paulo tardior
aeceffio veniat five praevertat, imaginationem quandam

μένης ἀμφημερινῆς· εἰ δέ τις καὶ φιλόπονος εἴη καὶ φιλία-
τρος, ἔννοιά τις αὐτὸν εἰσέρχεται δυοῖν τριταίοιν ἢ τριῶν τε-
ταρταίων, καὶ τοῦτο ἀξιοῖ διορισθῆναι πρὸς τῶν ἰατρῶν.
οἱ δὲ ταῖς εἰρημέναις ὑποθέσεσι δουλεύοντες, ἐὰν ἐντύχωσιν
ἀῤῥώστῳ δυοῖν ὥραιν ἑκάστης ἡμέρας τὸν παροξυσμὸν ἔχοντι
προληπτικὸν, εἴκοσι μὲν εἶναι καὶ δυοῖν ὥραιν φασὶ τὴν πε-
ρίοδον, τὸν δ᾽ ὅλον τύπον οὐχ ἁπλοῦν, ἀλλά τινα σύνθετον
ὑπάρχειν νομίζουσιν· εἶτα ζητήσαντες ἱκανῶς καὶ λογισάμενοι
κατὰ σφᾶς αὐτοὺς, οἱ μὲν ἐπὶ δακτύλων, οἱ δὲ καὶ ἐπὶ δια-
γράμματος ἔν τινι βιβλίῳ γεγραμμένου, δώδεκά φασιν εἶναι
δωδεκαταίους τὸν τοιοῦτον τύπον. γελώντων δὲ ἐπὶ τούτοις
τῶν ἀκουσάντων, ἀγανακτοῦσιν. ἔτι δὲ μᾶλλον ὅταν ὥρᾳ
μιᾷ ποτε θεάσωνται τὸν παροξυσμὸν προλαμβάνοντα, καὶ
τότε ἀποφαίνονται δ᾽ εἶναι καὶ κ΄ εἰκοστοτεταρταίους, αὐ-
τοί τε καταγελῶνται καί τινα τοῖς ἄλλοις ἰατροῖς ὑποψίαν
ἀγνοίας παρὰ τοῖς ἰδιώταις παρασκευάζουσιν. ὅταν γὰρ
ἐκείνους ἐκ βιβλίου θεάσωνται μετὰ σεμνότητός τινος εὑρί-
σκοντας, ὥς τι μέγιστον πρᾶγμα, κδ΄ εἰκοστοτεταρταίους,

periodi quotidianae vocatae habet. At fi quis et induſtrius
et medicinae ſtudioſus fuerit, eum cogitatio quaedam ſubit
duarum tertianarum, aut trium quartanarum, atque id
diſtingui a medicis volet. Qui vero praedictis hypotheſibus
mancipati ſunt, fi aegroto duabus horis quotidie acceſſio-
nem anticipatoriam ferenti occurrerint, viginti ſane et dua-
rum horarum periodum eſſe pronunciant; totum vero
typum non ſimplicem, ſed compoſitum quendam arbitran-
tur; deinde perſcrutati plurimum et apud ſeipſos ratioci-
nati, alii in digitis, alii etiam in tabella libro cuidam in-
ſcripta, duodecim duodecumanas ejusmodi typum eſſe
dictitant. Verum quum auditores propter haec rident, in-
dignantur; multo magis quum hora una quandoque acceſſio-
nem praevertentem conſpexerint, tunc quoque viginti qua-
tuor vigintiquaternanas eſſe enunciant; et ipſi ridentur,
et aliis medicis quandam ignorantiae ſuſpicionem apud idio-
tas conciliant. Quum enim illos ex libro viderint cum gra-
vitate quadam ut rem maximam invenientes vigintiquatuor

ἐπέρχεται καταγινώσκειν αὐτοῖς ἁπάντων τῶν ἀναγινωσκόν-
των τὰ βιβλία, καὶ μᾶλλον τοῖς ἀλόγῳ τριβῇ μεταχειριζομέ-
νοις τὴν τέχνην ἑαυτοὺς ἐπιτρέπουσιν. ἐὰν γοῦν τις ἔπηται
ταῖς ὑποθέσεσι τῶν τὰ τοιαῦτα ληρούντων ἰατρῶν, καὶ τὸν
τριταῖον, ὅταν ἤτοι προλαμβάνῃ μίαν ὥραν ἢ ὑστερίζῃ,
πάντα μᾶλλον ἢ τριταῖον ἐρεῖ. τὸν μὲν γὰρ προλαμβάνοντα,
τεττάρων καὶ κ΄ ὄντα, φησὶ τεσσαρακοστουγδαῖον ἐπιπλοκὴν
εἶναι· τὸν δὲ ὑστερίζοντα πεντηκοσταῖον, καὶ τοῦτον ἐρεῖ
ε΄ καὶ κ΄ εἶναι. τίς μὲν οὖν ἤρξατο πρῶτος τῆς ἐμπλήκτου
ταύτης σοφίας, οὐκ οἶδα· ἡνίκα δ᾽ ἐγὼ πρῶτον ἤκουσα τοῦ
γε μηνύοντος αὐτὴν, ἐρῶ. μεθεστήκει μὲν ἐξ ἀνθρώπων
ἔναγχος Ἀντωνῖνος ὁ μετ᾽ Ἀδριανὸν γενόμενος αὐτοκράτωρ,
ἦρχε δὲ τότε Σεβῆρος, ἑαυτὸν μὲν Ἀντωνῖνον μετονομάσας,
εἰς δὲ τὴν τῆς ἀρχῆς κοινωνίαν προσλαβὼν Λούκιον καὶ
μετονομάσας Σεβῆρον. ἐν τούτῳ τῷ χρόνῳ πρῶτον ἀκού-
σας ἐθαύμασα τοὺς προβάλλοντας ὡδί πως· ἐὰν πέντε τις
ὥραις παροξυνόμενος ἀνίηται δυοῖν, ὡς εἶναι τὴν ὅλην

vigintiquaternanas, fubit ipfis omnes, qui libros legunt,
damnare, ac potius irrationali exercitio artem tractantibus
fefe permittunt. Si quis igitur medicorum hujusmodi nu-
gantium hypothefes fequatur, etiam tertianam quum vel
hora una praevertet, vel tardius accedet, omnia potius
quam tertianam dicit. Nam praevertentem, quatuor et
viginti horarum quum fit, implexum effe dicit quadrage-
fimoctanum; tardius autem venientem, quinquagefimanum,
atque hunc referet, quinque et viginti *horarum* effe. Quis
igitur primus inceperit hanc infulfam fapientiam, haud
novi; quando autem primum eum, qui ipfam indicat, audi-
verim, aperiam. Excefferat fane nuper e vivis Antoninus,
qui poft Advianum fuit imperator; regnabat autem tunc
Severus, qui fe ipfum quidem mutato nomine Antoninum
vocavit, Lucium vero quem in imperii communionem ac-
ceperat, Severum appellavit. Hoc tempore quum primum
audiviffem, admiratus fum eos, qui in hunc modum propo-
nebant: fi quinque horis aliquis acceffionom experitur, dua-

περίοδον ώρῶν [158] ζ καὶ τοῦτ᾽ ἐφεξῆς γίγνηται, τίνα χρὴ
νομίζειν τὸν τύπον; ἀπεκρινάμην οὖν εὐθέως αὐτῷ, μηδ᾽
οἷόν τε γενέσθαι τοῦτο. τοὺς γὰρ ὀλιγοχρονίους οὕτω πα-
ροξυσμοὺς μακρὰς ποιεῖσθαι τὰς παρακμὰς, καὶ τοὐπίπαν
γε καὶ εἰς ἀπυρεξίαν ἀφικνεῖσθαι. σὺ δὲ παροξυσμὸν μὲν,
ἔφην, διηγῇ νοσήματος ἐπιεικέστατον, τῇ συνεχείᾳ δὲ τῶν
περιόδων ὀλεθριώτατον αὖθις ἀποφαίνεις αὐτόν. μηδὲν,
ἔφη, σκόπει τό γε νῦν, πότερον ἀδύνατός ἐστιν ἡ ὑπόθεσις,
ἢ δυνατὴ, γυμνασίας δ᾽ ἕνεκα τὰ τοιαῦτα συγχώρει ζητεῖσθαι·
πρὸς γὰρ τὴν τῶν ποικίλων τύπων εὕρεσιν εὐπορωτέρους
ἡμᾶς ἐργάσεται. ἐκείνῳ μὲν οὖν ὅτι τὸ τοιοῦτον γυμνάσιον
απορωτέρους ἡμᾶς ἐργάζεται μᾶλλον ἤπερ εὐπορωτέρους,
ἐπειράθην ἐνδείξασθαι τότε· νυνὶ δὲ τοῖς ἄλλοις ἐπιδείξω
προδιηγησάμενος, ἥ τίς ποτ᾽ ἐστὶν ἡ χρεία τῆς τοιαύτης θεω-
ρίας.

Κεφ. β'. Ἐπεὶ τοίνυν οὐδὲν οὕτω χρήσιμόν ἐστι, καὶ
μάλιστα ἐν τοῖς πυρετοῖς, ὡς τὸ προγινώσκειν τὰς ἀρχὰς τῶν
ἐσομένων παροξυσμῶν, ἐὰν μέν τις εὐθέως ἀπ᾽ ἀρχῆς οἷός τε

bus remiſſionem, ut tota periodus horarum ſeptem exiſtat,
idque ordine deinceps fiat, quis typus cenſeri debet? Re-
ſpondi igitur ſtatim ei, id ne fieri quidem poſſe, nam breves
ita acceſſiones longas facere declinationes, ac omnino
etiam ad integritatem pervenire. Tu vero acceſſionem
quidem, dicebam, narras morbi mitiſſimam, periodorum
autem frequentia perniciofiſſimam ipſam rurſus pronuncias.
Noli, inquit, conſiderare in praeſentia, utrum hypotheſis
fieri poſſit, an minus; exercitii autem gratia hujuſmodi in-
quiri permittito. Nam ad variorum typorum inventionem
doctiores nos efficiet. Illi igitur, quod hujuſmodi exer-
citium ineptiores nos potius reddat quam promptiores, oſten-
dere tunc tentavi; nunc aliis oſtendam, ubi prius percen-
ſuero, quis tandem hujus ſpeculationis uſus exiſtat.

Cap. II. Quoniam igitur nihil adeo utile eſt, ac
praeſertim in febribus, quam acceſſionum futurarum prin-
cipia praenoſcere, ſi quis ſtatim ab initio artificioſa conjectura

480 ΓΑΛΗΝΟΥ ΠΡΟΣ ΤΟΥΣ ΠΕΡΙ ΤΥΠΩΝ

Ed. Chart. VII. [158.]   Ed. Baf. III. (464.)

ἢ στοχασμῷ τεχνικῷ τοῦτ' ἐξεργάζεσθαι, μέγιστα τὸν κάμνον-
τα δι' ὅλου τοῦ νοσήματος ὠφελήσει· ἐὰν δ' εὐθὺς μὲν ἐξ
ἀρχῆς ἀδυνατήσῃ, προϊόντος δὲ τοῦ χρόνου δυνηθῇ, κατὰ
τὸν ὑπόλοιπον χρόνον ὀνήσει τὸν κάμνοντα καὶ ὅσῳ γὰρ
θᾶττον εἰς πρόνοιαν ἀφίκηται τῆς τοῦ νοσήματος ἰδέας, το-
σούτῳ πλέονα χρόνον ὠφελήσει τὸν νοσοῦντα. πειρατέον
μὲν οὖν εὐθὺς ἀπ' ἀρχῆς διαγινώσκειν ὁποῖός τίς ἐστιν ὁ πυ-
ρετὸς, ὡς ἐν τοῖς περὶ κρίσεων ὑπομνήμασι δέδεικται, καὶ τά
γε πολλὰ βεβαίως ἐστὶ γνῶναι τοῦτον διὰ τῶν ἐν ἐκείνοις γνω-
ρισμάτων· εἰ δέ τις ἀμφιβολία γενηθείη κατὰ τὴν πρώτην
ἡμέραν, ἐν τῇ δευτέρᾳ διακριτέον αὐτήν· εἰ δὲ καὶ ταύτην
γέ ποτε ἐκφύγοι, τῇ τρίτῃ γε πάντως γνωρισθήσεται· εἰ δ'
ἄρα καὶ ταύτην γέ ποτε διεκφύγοι κατὰ τὸ σπάνιον, ἀλλ' ἐν
τῇ τετάρτῃ ἐξ ἀνάγκης γνωρισθήσεται· εἰ δὲ μηδ' ἐν ταύτῃ
τις ἤδη τὴν ἰδέαν τοῦ νοσήματος ἐγνώρισεν, ἀλλ' ἔτ' ἀπορεῖ,
πολὺ μέρος οὗτος τῆς τέχνης ἀγνοεῖ. τά τε γὰρ ἄλλα καὶ
οἱ παροξυσμοὶ πάντες οἱ ἐν τοῖς πυρετοῖς ἤτοι καθ' ἑκάστην
ἡμέραν, ἢ διὰ τρίτης, ἢ διὰ τετάρτης ἀπαντῶσιν· ἐν μὲν τοῖς
πλείστοις νοσήμασιν, ἐφ' ὧν δὴ καὶ μάλιστά ἐστι χρεία τῆς

id poffit efficere, plurimum aegrotanti per totum morbi de-
curfum profuerit; fin autem ftatim ab initio nequeat, pro-
cedente autem tempore poffit, reliquo tempore aegrotum
juvabit; et quanto citius in morbi fpeciei notitiam venerit,
tanto longiori tempore aegrotanti auxiliabitur. Incumben-
dum igitur eft· ftatim per initia, ut cognofcas qualis fit febris,
ficut in commentariis de crifibus oftenfum eft, ac magna ex
parte firmiter licet hanc ex notis illic proditis cognofcere.
At fi qua primo die dubitatio fuerit oborta, in fecundo dis-
cerni debet; fin etiam hunc quandoque effugiat, tertio om-
nino cognofcetur; quod fi hunc etiam interdum effugiat,
quod raro accidit, faltem in quarto neceffario intelligetur;
fi neque in hoc quis iam morbi fpeciem cognoverit, fed
etiamnum dubitet, magnam partem artis hic ignorat. Nam
cum alia, tum acceffiones omnes febrium vel fingulis diebus,
vel tertio, vel quarto invadunt, in plurimis quidem morbis,
in quibus etiam praecipue utilis eft futurae acceffionis prae-

προγνώσεως τοῦ μέλλοντος ἔσεσθαι παροξυσμοῦ, διὰ τρίτης
καὶ καθ᾽ ἑκάστην ἡμέραν· ἐν ὀλιγίστοις δέ τισι διὰ τετάρτης.
ἀλλ᾽ ἴσως τίς φησι τῶν νεωτέρων τουτωνὶ σοφιστῶν καὶ διὰ
πέμπτης ἡμέρας γίγνεσθαί τινας περιόδους καὶ δι᾽ ἕκτης καὶ
ἑβδόμης, καί τινας ἄλλας ἄχρι παμπόλλων ἡμερῶν ἐκτεινο-
μένας, οὓς ὄντως ἔστι μακαρίσαι τῆς θαυμαστῆς συνέσεως,
εἰ μὴ παρακολουθοῦσιν ἐξ ὧν λέγουσιν ἄρδην ἀναιροῦντες
τὸ χρήσιμον ἁπάσης τῆς περὶ τύπων πραγματείας. ὅσοι μὲν
γὰρ ἀγνοεῖν ὁμολογοῦντες ἀπὸ τῆς πρώτης ἡμέρας εἴδη δια-
γινώσκειν πυρετῶν, ἀναμένουσι τὰς μέχρι τῆς τετάρτης, οὔτε
πεμπταίαν τινὰ περίοδον, οὔθ᾽ ἑκταίαν, οὔτε τούτων ἐξω-
τέρω τινὰ ἑωρακέναι φάσκοντες, εἰ καὶ μὴ τῇ β καὶ τῇ γ΄
τῶν ἡμερῶν, ἀλλὰ ταῖς γ΄ ἑξῆς ἐλπίζειν τι δύνανται περὶ τοῦ
μέλλοντος παροξυσμοῦ· τοῖς δ᾽ εἰς πολὺ πλῆθος ἡμερῶν ἐκτεί-
νουσι τὰς περιόδους ἀδύνατον προ[159]γνῶναι τὸν ἐσόμενον
παροξυσμόν. αὐτίκα γοῦν τῷ κατὰ τὴν πρώτην (465) ἡμέ-
ραν γενομένῳ δυνατόν ἐστι καὶ ἀμφημεριῷ καὶ τριταίῳ καὶ
τεταρταίῳ καὶ πεμπταίῳ καὶ πᾶσι τοῖς ἐφεξῆς ὑπάρχειν· ἐὰν

notio, tertio quoque et fingulis diebus; in pauciffimis au-
tem quarto. Sed dicet forfan aliquis recentiorum horum
fophiftarum, etiam quinto die periodos quasdam fieri et
fexto et feptimo, nonnullasque alias ad multos dies ex-
tendi, quos revera beatos praedicare ob admirandam intel-
ligentiam licet, fi non affequuntur ex his quae dicunt, fe
totius de typis operis utilitatem e medio prorfus tollere.
Qui igitur concedentes fe a primo die febrium fpecies digno-
fcere nefcire, expectant usque ad quartum, neque quintam
nam aliquam periodum, neque fextanam, neque extra has
aliquam vidiffe fe pronunciantes, etiam fi non fecundo, aut
tertio die, faltem fequentibus de futura acceffione aliquid
fperare poffunt. Illi vero, qui in numerofam dierum mul-
titudinem periodos extendunt, futuram acceffionem neuti-
quam poffunt praenofcere. Verbi caufa primo die exortae
licet et quotidianae et tertianae et quartanae et quinta-
nae omnibusque fubfequentibus effe. Sive igitur in fecun-

οὖν γενηθῇ κατὰ τὴν δευτέραν ἡμέραν παροξυσμός, ἄν τε
καὶ μὴ, περὶ τῆς τρίτης ἡμέρας ἐλπίζειν οὐδὲν ἕξουσιν οἱ
τὰς μακρὰς περιόδους εἰσηγούμενοι. καὶ τοίνυν ὑποκείσθω
μετὰ τὴν πρώτην ἡμέραν, μήτ᾽ ἐν τῇ δευτέρᾳ, μήτ᾽ ἐν τῇ
τρίτῃ, μήτ᾽ ἐν τῇ τετάρτῃ γεγονέναι παροξυσμόν. οἱ μὲν τὰς
τρεῖς μόνας εἰδότες περιόδους ἀνιστᾶσί τε τὸν ἄνθρωπον ἀπὸ
τῆς κλίνης, καὶ τῶν συνήθων ἔχεσθαι κελεύουσιν, ἀπηλλάχθαι
νομίζοντες ἁπάσης ὑποψίας· οἱ δὲ καὶ τὰς ἑξῆς, ὅσαι πολυή-
μεροι, γίγνεσθαι φάσκοντες, ὁμοίως ὑποπτεύειν τὴν έ ἡμέ-
ραν εἰσὶ δίκαιοι, καθάπερ καὶ τῶν ἄλλων τῶν ἔμπροσθεν·
οὕτω δὲ καὶ τὴν στ᾽ καὶ τὴν ζ᾽ καὶ τὰς ἄλλας τὰς ἐφεξῆς
ὑποπτεύουσιν. εἰ δὲ καὶ γένοιτό τις καὶ ἐν τῇ δευτέρᾳ τῶν
ἡμερῶν παροξυσμός, ἄδηλον εἴτε κατ᾽ ἀμφημερινοῦ σχῆμα
πρὸς τὸν ἐν τῇ πρώτῃ γεγονότα τὴν ἀναλογίαν ἐφύλαξεν, εἴτ᾽
ἐστὶν ἑτέρας ἀρχὴ περιόδου. κατὰ ταὐτὰ δ᾽ εἰ καὶ κατὰ τὴν
τρίτην ἐπὶ τῇ δευτέρᾳ γενηθείη. τῷ γὰρ ἀγνοοῦντι διαγι-
νώσκειν εὐθὺς ἐξ ἀρχῆς, εἴτε ἀμφημερινός ἐστιν, εἴτε τρι-
ταῖος, εἴτ᾽ ἄλλος τις πυρετός, ἄδηλον εἴθ᾽ εἷς ἐστιν ἀμ-
φημερινός, εἴτε δυοῖν ἐπιπλοκὴ τριταίοιν, εἴτε καὶ τριῶν

do die orta fit acceffio, five non, de tertio die nihil pote-
runt fperare, qui longas periodos invehunt. Supponatur
itaque poft primum diem neque in fecundo, neque in tertio,
neque in quarto acceffionem accidiffe. Qui fane tres folas
periodos noverunt, hominem e lecto erigunt, ac confueta
obire iubent, ab omni fufpicione liberatum arbitrantes; qui
vero etiam fequentes, quae multorum dierum funt, fieri
dicunt, fimiliter quintum diem merito fufpectum habent,
quemadmodum et alios priores: ita vero et fextum fepti-
mumque, aliosque fubfequentes. At fi etiam in fecundo
die quaedam oboriatur acceffio, incertum eft, an fecundum
quotidianae figuram proportionem cum ea, quae primum
facta eft, tueatur, an alterius periodi fit initium. Ac
eodem modo fi poft diem fecundum etiam tertio invaferit.
Nam ignoranti ftatim ab initio difcernere, num quotidiana
fit, an tertiana, an alia quaedam febris, incertum, unane
fit quotidiana, an duarum tertianarum implicatio, vel etiam

τεταρταίων, καὶ περὶ τῶν ἄλλων δὲ τῶν μειζόνων περιόδων
ὁ αὐτὸς λόγος. ὅτι μὲν οὖν ὅσοι νομίζουσι πολλὰς εἶναι
περιόδους, οὐ μόνας τὰς τρεῖς, οὐδέποτε δυνήσονται προγνῶ-
ναι τὸν ἐσόμενον παροξυσμὸν, ἤδη δέδεικται.

Κεφ. γ'. Λέγωμεν δ' ἐφεξῆς περὶ τῶν μόνας τὰς τρεῖς
ἡγουμένων, οὐ μὴν ἐκ τῆς ἰδίας φύσεως ἑκάστην διαγινωσκόν-
των, ἀλλ' ἐκ τῶν κατὰ τοὺς παροξυσμοὺς ἀνταποδόσεων.
οὕτω γὰρ εἰώθασιν ὀνομάζειν αὐτοὶ τὰς ἀναλογίας τῶν πα-
ροξυσμῶν. οἱ τοιοῦτοι δ' εἰ μὴ διὰ παντὸς, ὥσπερ οἱ πρό-
τεροι, τὸν ἐσόμενον παροξυσμὸν ἀγνοήσουσιν, ἀλλὰ μέχρι
τῆς τετάρτης ἢ πέμπτης ἡμέρας ἐξ ἀνάγκης. ὑποκείσθω γὰρ
ἐν μὲν τῇ πρώτῃ τῶν ἡμερῶν ἕνα γεγονέναι παροξυσμὸν, ἐν
δὲ τῇ δευτέρᾳ δύο, καὶ δύο πάλιν ἐν τῇ τρίτῃ, καὶ δύο κατὰ
τὴν τετάρτην. ἐνδέχεται μὲν οὖν καὶ τοιαύτην εἶναι τὴν ἐπι-
πλοκὴν τῶν ἁπλῶν περιόδων, ὡς ἐν τῇ πρώτῃ τῶν ἡμερῶν
ὁμφημερινὸν ἦρχθαι· κατὰ δὲ τὴν δευτέραν τριταῖον· ἐν
δὲ τῇ τρίτῃ δύνασθαι μὲν καὶ τριταῖον, δύνασθαι δὲ καὶ τε-
ταρταῖον, ἄδηλον γὰρ τοῦτο πρὸ τῆς πέμπτης, εἶτ' ἐν τῇ τε-
τάρτῃ τοῦ τε κατὰ τὴν πρώτην ἡμέραν ἀρξαμένου τεταρταίου

trium quartanarum; ac de aliis majoribus periodis eadem
ratio eſt. Quod igitur qui multas eſſe periodos arbitrantur,
non ſolas tres, haud unquam futuram acceſſionem praeno-
ſcere poterunt, oſtenſum jam eſt.

Cap. III. Dicamus autem deinceps de iis, qui ſolas
tres arbitrantur, non tamen ex propria natura unamquam-
que dignoſcunt, verum ex acceſſionum repetitionibus; ita
enim ſolent nominare ipſi acceſſionum proportiones. Tales
ſi non ſemper, quemadmodum priores, acceſſionem futuram
ignorabunt, certe usque ad quartum aut quintum neceſſario.
Supponatur enim in primo die unam obortam eſſe acceſſio-
nem, in ſecundo duas, in tertio rurſus duas, et totidem in
quarto. Poteſt itaque et talis eſſe ſimplicium periodorum
implicatio, ut in primo die quotidiana inceperit; in ſecun-
do tertiana; in tertio poſſit et tertiana, poſſit et quartana,
(incertum enim hoc ante quintum eſt) deinde quarto die
quartanae, quae primo die inceperit, ſecunda acceſſio; et

δεύτερον παροξυσμὸν, καὶ τοῦ κατὰ τὴν δευτέραν τριταίου
δεύτερον. εὔδηλον δὲ ὡς ἡ πέμπτη τῶν ἡμερῶν δύο παροξυ-
σμοὺς ἕξει, τοῦ τε κατὰ τὴν τρίτην ἡμέραν ἀρξαμένου τρι-
ταίου τὸν δεύτερον καὶ τοῦ κατὰ τὴν δευτέραν ἡμέραν ἀρξα-
μένου τεταρταίου τὸν δεύτερον· ἡ δ᾽ ἕκτη τοῦ κατὰ τὴν τρί-
την ἠργμένου τεταρταίου τὸν δεύτερον, καὶ τοῦ κατὰ τὴν
δευτέραν τριταίου τὸν τρίτον. ἐνδέχεται δὲ τῶν ἄλλων ὡσαύ-
τως ἐχόντων ἐν τῇ τρίτῃ τῶν ἡμερῶν ἦρχθαι δύο τριταίους
ἄλλους, ἢ δύο τεταρταίους ἄλλους. ἐπεὶ γὰρ ἡ τετάρτη τῶν
ἡμερῶν κατὰ τὴν τοιαύτην ὑπόθεσιν οὐδεμίαν ἔχει πρὸς τὴν
τρίτην κοινωνίαν, ἐνδέχεται καὶ δύο τριταίους καὶ δύο τε-
ταρταίους, καὶ τριταῖον καὶ τεταρταῖον ἕνα κατὰ τὴν τρίτην
ἡμέραν ἄρξασθαι. θαυμάσαι δ᾽ ἔστι τὰς τοιαύτας ἐπιπλο-
κὰς συντιθέντων, [160] εἰ μηδέποτε ἐνενόησαν ἐνδέχεσθαι
τῶν δύο τύπων εἰς τὴν αὐτὴν ὥραν συνελθεῖν τοὺς πα-
ροξυσμοὺς, ὅπερ εἰ γένοιτο, διέφθαρται τὰ τῆς ἀνταπο-
δόσεως αὐτοῖς γνωρίσματα. κατὰ γοῦν τὴν προκειμένην
ὑπόθεσιν ἐγχωρεῖ τὸν μὲν ἐν τῇ πρώτῃ τῶν ἡμερῶν ἀρχόμε-
νον τεταρταῖον ὥρα δευτέρᾳ, τὸν δὲ τεταρταῖον ἑνδεκάτῃ,

tertianae, quae fecundo aufpicata fit, fecunda. Conftat
autem quintum diem duas habiturum acceffiones, nempe
fecundam tertianae, quae die tertio incepit, et quartanae,
quae fecundo die aufpicata eft, fecundam; fextum autem
quartanae tertio die aufpicatae fecundam; et tertianae fe-
cundo tertiam.　　　Fieri autem poteft aliis pari modo fe ha-
bentibus, ut duae aliae tertianae, aut duae quartanae aliae
in tertio die inceperint.　　　Quoniam enim quartus dies in tali
hypothefi nullam habet cum tertio communionem, licet et
duas tertianas duasque quartanas et tertianam quartanam-
que unam in tertio die incepiffe.　　　Mirari autem fubit eos,
qui hujusmodi implicationes componunt, quod non intel-
lexere fieri poffe, ut duorum typorum acceffiones in eandem
horam conveniant; quod fi eveniat, corrumpuntur ipfis re-
petitionis notae.　　　In propofita igitur hypothefi accidere
poteft, ut quartana in primo die hora fecunda incipiat,

ΓΡΑΨ. Η ΠΕΡΙ ΚΕΡΙΟΛΩΝ ΒΙΒΛΙΟΝ. 485

Ed. Chart. VII. [160.]   Ed. Baf. III. (465.)

τούτων δ᾽ οὕτως ἐχόντων, εἰς ἐν τῇ τετάρτῃ τῶν ἡμερῶν
ἐστι παροξυσμὸς ὁ κατὰ τὴν δευτέραν ὥραν. οὐ μὴν ἕνα λέ-
γουσί ποτε γενέσθαι κατὰ τὴν ὑποκειμένην ὑπόθεσιν, ἀλλ᾽
ἀεὶ δύο. θέασαι δ᾽ ὅπως ἐγχωρεῖ καὶ τρεῖς ἅμα παροξυσμοὺς
εἰς μίαν ὥραν συνδραμεῖν, καὶ διὰ τοῦτ᾽ οὐκ ἀγνοηθῆναι τὴν
ἐπιπλοκὴν τοῖς εἰδόσιν ἑκάστου τύπου τῶν ἁπλῶν διαγινώσκειν
τὸ εἶδος. ὑποκείσθω γὰρ ἐν μὲν τῇ πρώτῃ τῶν ἡμερῶν ἦρ-
χθαι τεταρταῖον ὥρᾳ τρίτῃ· ἐν δὲ τῇ δευτέρᾳ κατὰ τὴν αὐ-
τὴν ὥραν τριταῖον· ἐν δὲ τῇ τρίτῃ κατὰ τὴν αὐτὴν ὥραν
ἀμφημερινόν. ἀνάγκη δὴ τούτων ὑποκειμένων ἐν τῇ τετάρτῃ
τῶν ἡμερῶν ὥρᾳ τρίτῃ γενέσθαι παροξυσμὸν ἕνα, τῶν τριῶν
περιόδων ἐς ταὐτὸν ἀλλήλοις ἀφικομένων. ἀλλ᾽ οὐδεὶς αὐτῶν
ἔγραψε τοῦτο, πάντες δὲ ὥσπερ ἐξ ἑνὸς στόματος ἐπὶ τῇ
προειρημένῃ νῦν ὑποθέσει κατὰ τὴν τετάρτην ἡμέραν τρεῖς λέ-
γουσι γενέσθαι παροξυσμούς. ἄν τέ τις (ἀναστρέψῃ) καθ᾽
ἑκάστην ἡμέραν ἅπαξ ὑποθῆται τὸν κάμνοντα παροξυνόμε-
νον, ἔνιοι μὲν ἁπλῶς ἀμφημερινὸν ἀποφαίνονται, τινὲς
δὲ ἐνδέχεσθαί φασι καὶ δύο τριταίους εἶναι καὶ τρεῖς
τεταρταίους. ὅπως μέντοι χρὴ διακρίνειν α´ τοὺς, οἱ

quartana undecima. Quae quum ita fe habent, una in quar-
to die eſt acceſſio fecunda hora invadens; non tamen unam
dicunt aliquando fieri fecundum fubjectam hypothefin, fed
duas perpetuo. Contemplator autem quomodo liceat et tres
fimul acceſſiones in unam horam concurrere, atque ideo
non ignorari implicationem ab iis, qui uniuscujusque typi
fimplicis fpeciem poſſunt dignofcere. Fingamus enim in
primo die quartanam hora tertia incepiſſe; in fecundo ea-
dem hora tertianam; in tertio eadem hora quotidianam;
neceſſe jam his fuppofitis eſt in quarto die hora tertia unam
acceſſionem fieri tribus circuitibus in idem convenientibus.
Sed nullus ipforum hoc literis mandavit; omnes autem tan-
quam ex uno ore in praedicta nunc hypothefi quarto die
tres fieri acceſſiones dicunt. Ac fi quis fingulis diebus femel
aegrotum acceſſionem habere ſtatuat, nonnulli fimpliciter
quotidianam pronunciant; nonnulli vero duas tertianas eſſe
ac tres quartanas poſſe dicunt. Quomodo tamen difcernere

486 ΓΑΛΗΝΟΥ ΠΡΟΣ ΤΟΥΣ ΠΕΡΙ ΤΥΠΩΝ

Ed. Chart. VII. [160.]   Ed. Baf. III. (465.)
πλείους μὲν οὐδὲ ὅλως ἐζήτησαν, ἔνιοι δὲ τῇ διαφορᾷ τεκμαί-
ρονται τῶν ὡρῶν, ὥσπερ οὐκ ἐνὸν ὥρας ἕκτης εἰ τύχοι
πάντας εἰσβάλλειν ἐν διαφερούσαις ἡμέραις· ὅπερ εἰ γένοιτο,
συμβήσεται καθ᾽ ἑκάστην ἡμέραν ἕνα φαίνεσθαι παροξυσμὸν,
ἐπιπλεκομένων ἀλλήλαις τῶν τριῶν περιόδων, ἀμφημερινῆς,
καὶ τριταίας καὶ τεταρταίας. ἡ μὲν γὰρ πρώτη τῶν ἡμερῶν
τὴν τεταρταίαν ἕξει μόνην· ἡ δὲ δευτέρα τὴν τριταίαν· ἡ
δὲ τρίτη τὴν ἀμφημερινήν· ἡ δὲ τετάρτη ἅμα πάσας τὰς τρεῖς
εἰς ἕνα χρόνον συνεληλυθυίας· ἐφ᾽ αἷς ἡ πέμπτη πάλιν ἡμέρα
τὴν ἀμφημερινὴν ἕξει μόνην· ἡ δ᾽ ἕκτη πρὸς ταύτῃ καὶ τὴν
τριταίαν· ἡ δὲ ζ τὰς τρεῖς εἰς ἕνα χρόνον συνεληλυθυίας.
ἄδηλον οὖν, ὡς εἴρηται, πότερον ἀμφημερινὸς εἷς ἐστιν, ἢ
δύο τριταίων μίξεις, ἢ τριταίων καὶ τεταρταίων, ἢ τεταρ-
ταίου καὶ τριταίου καὶ ἀμφημερινοῦ. καὶ μὴν οὐχ ἡ αὐτὴ
θεραπεία τριταίου καὶ τεταρταίου καὶ ἀμφημερινοῦ, πλὴν εἰ
καὶ τοῦτο νομίζουσιν. ἀφ᾽ οὗ γὰρ ἐπεπόλασεν ἀπαιδευσία τε
ἅμα καὶ ἀναισχυντία τῶν ἐπιπηδώντων τῇ τέχνῃ, θαυμαστὸν
οὐδέν ἐστιν ἀγνοεῖσθαί τισι καὶ τὰ τηλικαῦτα. ἀλλ᾽ ἡμεῖς

ipfas conveniat, plures ipforum neutiquam inquifierunt;
nonnulli differentia horarum conjectant, tanquam non liceat
hora fexta, verbi caufa, omnes diebus diverfis invadere.
Quod fi fiat, fingulis diebus continget unam apparere acces-
fionem trium periodorum invicem implicitarum, quotidia-
nae, tertianae et quartanae. Nam primus dies quarta-
nam habebit folam; fecundus tertianam; tertius quotidia-
nam; quartus fimul omnes tres in idem tempus congreffas,
poft quas quintus rurfus dies quotidianam habebit folam;
fextus praeter hanc etiam tertianam; feptimus tres in
idem tempus congreffas. Non igitur conftat, ut dictum eft,
utrum quotidiana una fit, an duarum tertianarum mifcella,
aut tertianarum et quartanarum, aut quartanae, tertianae
et quotidianae. Atqui non eadem eft curatio tertianae,
quartanae et quotidianae, nifi et hoc arbitrentur. Ex
quo enim imperitia fimul et impudentia eorum, qui in ar-
tem infiliunt lafciviuntque, praepollet, miri nihil eft qui-
busdam etiam talia ignorari: verum nos novimus quam dif-

) γινώσκομεν εἰς ὅσον διαφερούσης δέονται θεραπείας ἀμφημε-
ρινὸς εἰς τριταίοιν δυοῖν, καὶ τριταῖοι τεταρταίοιν, ὡς
οὐχ οἷόν τ᾽ ἐστὶ διακρῖναι κατὰ τοὺς ἀγνοοῦντας ἑκάστου πυ-
ρετοῦ τὴν ἰδέαν. καὶ πολλάκις ἐπὶ τῶν καμνόντων ἐθεασά-
μεθα δυοῖν τριταίοιν ἐπιπλοκὴν ἀμφημερινὸν ἕνα νομίζοντας
εἶναι τοὺς θεραπεύοντας, οὓς μόγις ἐπείσαμεν ὑπὸ δυοῖν τρι-
ταίοιν ἐνοχλεῖσθαι τὸν κάμνοντα, λυθέντος μὲν ἐξ αὐτῶν
πρότερον τοῦ προτέρου, καταλειφθέντος δὲ μόνου τοῦ χαλε-
πωτέρου. ἅπαντες οὖν ἐοίκασιν οἱ τὰ περὶ τύπων βιβλία
γεγραφότες οὐδὲν φροντίσαι τῆς εἰς τὴν πρόγνωσίν τε καὶ
δίαιταν ἐξ αὐτῶν ὠφελείας, ἀλλ᾽ ὥσπερ λέγουσιν, οὕτω καὶ
ποιῆσαι, γυμνάσματα τοῖς νέοις γράψαι ταῦτα παραπλήσια
τοῖς περὶ δεῖπνον αἰνίγμασιν. εἰ μὲν οὖν αὐτοὺς ἁπλῶς βού-
λονται γυμνάζειν, ἐνῆν (466) τοῦτο πράττειν ἐπί τε γεωμε-
τρίαν ἄγουσι καὶ ἀριθμητικὴν καὶ λογιστικὴν καὶ δια-
λεκτικήν· εἰ δ᾽ ἕνεκα [161] τοῦ προγινώσκειν τὸν ἐρχόμενον
παροξυσμὸν ἐπὶ τὸ γυμνάσιον ἀφικνοῦνται τοῦτο, τοῦ παν-
τὸς ἁμαρτάνουσι, διὰ μοχθηρῶν ὁδῶν ἰέναι τοὺς νέους ἀνα-

ferentem quotidiana una a tertianis duabus, ac tertianae a
quartanis curationem defiderent: ac neutiquam fieri poteft,
ut ii qui uniuscujusque febris fpeciem ignorant, difcernant.
Ac faepe in aegrotantibus medicos vidimus duarum tertiana-
rum implicationem quotidianam unam effe autumantes,
quibus vix perfuafimus aegrotum a duabus tertianis infeftari,
foluta quidem ex ipfis prius priore, relicta autem fola diffi-
ciliori. Omnes igitur, qui de typis libros fcripferunt, vi-
dentur nihil curare praefidium, quod ex ipfis in praenotio-
nem et victus rationem pervenit; fed quemadmodum dicunt,
ita quoque facere, exercitia juvenibus haec fcribere fimilia
aenigmatis, quae in coena proponuntur. Si igitur ipfos
abfolute velint exercere, id facere liceret ducentes ipfos ad
geometriam, arithmeticen, logifticen et dialecticen At
fi ut invadentem accefionem praenofcant, ad hoc veniunt
exercitium, ex toto errant, qui juvenibus pravis infiftere
viis perfuadent, unde nihil inveniunt vel in praenotionem,

πείθοντες, ἐξ ὧν οὐδὲν εὑρίσκουσιν οὔτ' εἰς πρόγνωσιν οὔτ'
εἰς θεραπείαν χρηστὸν, ἐνὸν αὐτοὺς (ἑαυτοὺς) διδάξαι δια-
γινώσκειν παροξυσμὸν ἀμφημερινοῦ πυρετοῦ καὶ τριταίου
καὶ τεταρταίου καὶ ἡμιτριταίου καὶ τριταιοφυοῦς, ἑκάστου
τε τῶν ἄλλων, ὅσοι μὴ μόνον κατὰ τὸ σχῆμα τῶν περιόδων,
ἀλλὰ καὶ κατὰ τὴν ὅλην φύσιν ἀλλήλοις διαφέρουσιν. ὡς
ὅσοι γε τούτους ἐπίστανται γνωρίζειν, ἄχρηστος αὐτοῖς πᾶσα
ἡ περὶ τύπων θεωρία· κάλλιον δ' ἂν ἴσως εἰπεῖν, ὡς αὕτη
μὲν ἅπασα ματαία, τῷ δὲ ἀσκήσαντι διὰ τῶν ἰδίων σημείων
ἕκαστον τῶν πυρετῶν γνωρίζειν, οὐ μόνον κέρδος ἐστὶ τὸ
τῆς ματαίου φλυαρίας καταφρονεῖν, ἀλλὰ καὶ τὸ προγινώσκειν
γε τὸ τῆς διαίτης εἶδος ἑκάστῳ πρόσφορον. ἀλλ' οὗτοι μὲν
ἔτ' ἀνεκτοὶ, καὶ γὰρ Ἀγαθῖνος ἀνὴρ οὐχ ὁ τυχὼν εἰς τὴν
τοιαύτην ὑπεισῄει διδασκαλίαν· οἱ δ' ἑπτὰ ποιοῦντες ὡρῶν
περιόδους ἐδέοντο μὲν οὐχ ἡμῶν, ἀλλὰ Φιλιστίωνος, ἤ τι-
νος τοιούτου τοῦ διαπαίζοντος αὐτῶν τὸν λῆρον.

Κεφ. δ'. Ἐπεὶ δ' ἠνάγκασάν μέ τινες τῶν νεωτέρων
δεηθέντες, ἣν ἐγὼ παίζων αὐτοὺς ἐδίδαξα μέθοδον εἰς εὕρεσιν

vel in curationem utile; quum liceat ipfos docere, quomodo
accelfionem internofcant febris quotidianae, tertianae, quar-
tanae, femitertianae, tritaeophyae, aliarumque fingularum,
quae non modo circuituum figura, fed etiam tota natura in-
vicem differunt. Nam qui has ignorant dignofcere, in-
utilis ipfis tota de typis fpeculatio eft; praeftiterit autem
forfan dixiffe, quod tota haec fit fupervacua. Ei vero qui
propriis fignis unamquamque febrem noffe ftuduerit, non
modo lucro eft vanam loquacitatem contemnere, fed etiam
victus fpeciem unicuique convenientem praenofcere. Sed
hi fane adhuc tolerandi funt. Etenim Agathinus vir non
vulgaris in ejusmodi difciplinam fuccelfit. At qui feptem
horarum circuitus faciunt, defiderabant quidem non nos,
fed Pniliftionem, aut hujusmodi fimilem nugas ipforum ir-
ridentem.
            Cap. IV. Quoniam vero juniorum nonnulli me pre-
cibus adegerunt, ut quam ego ludens ipfos docui methodum

ΓΡΑΨ. Η ΠΕΡΙ ΠΕΡΙΟΔΩΝ ΒΙΒΛΙΟΝ. 489

Ed. Chart. VII. [161.]   Ed. Baf. III. (466.)

τῶν ἐν ταῖς τοιαύταις ὑποθέσεσι τύπων, ἐν γράμμασι κατα-
θέσθαι, δι᾽ ἐκείνους ἀνέθηκα καὶ τούτῳ τῷ λόγῳ μίαν ἡμέ-
ραν οὐχ ἑκών. ἀρξώμεθα οὖν ἤδη τῆς διδασκαλίας αὐτῶν
ἐνθένδε. τύπον οὗτοι καλοῦσιν οὐχ ἅπασαν περίοδον, ἀλλ᾽
ἥτις ἂν ἐξ ὁλοκλήρων ἡμερῶν τε καὶ νυκτῶν συγκέηται, καὶ
καθ᾽ ἕκαστόν γε πλῆθος ἡμερῶν ἴδιον εἶναι βούλονται τύπον,
οὐδὲ κ᾽ ἢ λ᾽ μόνον ἡμερῶν, ἀλλὰ καὶ τούτων ἐξωτέρω τὰς
τῶν τύπων περιόδους ἐκτείνοντες. ἐν δὲ τοῖς τύποις τούτοις
ὁ τοῦ παροξυσμοῦ χρόνος ἐπὶ παροξυσμὸν οὐκέτι μὲν τύπος,
αὐτὸ δὲ τοῦτο μόνον ὀνομάζεται αὐτοῖς περίοδος. ἐπυθόμην
δή τινα καὶ βιβλίον ὅλον οὐ σμικρὸν γεγραφηκέναι διδάσκοντα,
πῶς ἄν τις ἐφ᾽ ἑκάστῃ περιόδῳ παροξυντικῇ προβληθείσῃ τό
τ᾽ εἶδος εὑρίσκοι καὶ τὸν ἀριθμὸν τῶν τύπων. καὶ νὴ τοὺς
θεοὺς ἐθαύμασα, τίνα ποτ᾽ ἐστὶν ἃ λέγει κατὰ τὸ βιβλίον.
ἡ γάρ τοι μέθοδος, ἐξ ὧν ἄν τις εὑρίσκοι τὸ πόσων ἐστὶ τύ-
πων ἐπιπλοκὴ, δι᾽ ἐλαχίστων ἐπῶν διδαχθῆναι δύναται, το -
αύτη τις οὖσα. τὸν ἀριθμὸν τῶν ὡρῶν ἑκάστου τύπου πρό-

ad typorum, qui in hujusmodi hypothefibus afferuntur, in-
ventionem, fcriptis mandarem, in illorum gratiam etiam
diem unum in hoc fermone gravatim collocavi. Incipiamus
igitur jam difciplinam ipforum, hinc fumpto initio. Typum
hi vocant non omnem circuitum, fed qui ex integris diebus
et noctibus confiitutus eft; et fecundum unumquemque die-
rum numerum, peculiarem typum effe volunt, non autem
viginti, aut triginta folum dierum, fed etiam ultra hos ty-
porum circuitus extendentes. At in typis his acceffionis
tempus ad alteram acceffionem non amplius quidem typus,
fed hoc folum, periodus, ipfis nominatur. Audivi autem
jam quendam etiam librum integrum non exiguum confcri-
pfiffe, docentem quomodo quis in unaquaque periodo acces-
foria propofita et fpeciem inveniat typorum et numerum;
ac per deos admiratus fum, quae tandem effent, quae in
libro dicit. Nam methodus, ex quibus quis inveniat, quot
fit typorum implexus, pauciffimis verfibus doceri poteft,
talis quum fit. Numerum horarum uniuscujusque typi

Ed. Chart. VII. [161. 162.]   Ed. Baf. III. (466.)

χεῖρον ἔχειν προσῆκεν ἤτοι διὰ μνήμης, ἢ γεγραμμένον ἐν χαρτίῳ, τοῦ μὲν ἀμφημερινοῦ τὸν τῶν κδ΄, τριταίου δὲ τὸν τῶν ὀκτὼ καὶ τετταράκοντα, καὶ οὕτως ἐφεξῆς, τεταρταίου μὲν οβ΄, πεμπταίου δὲ νστ΄, ἑκταίου ϱκ΄, ἑβδομαίου δὲ ϱμδ΄ καὶ τῶν ἄλλων, ὡς τοῦτο τὸ διάγραμμα τὸ ὑποτεταγμένον ἔχει.

ΤΥΠΟΙ ΩΡΑΣ.

Ἀμφημερινός	κδ΄
Τριταῖος	μή
Τεταρταῖος	οβ΄
Πεμπταῖος	ϛστ΄
Ἑκταῖος	ϱκ΄
Ἑβδομαῖος	ϱμδ΄
[162] Ὀγδοαῖος	ϱξή
Ἐννάταῖος	ϱϛβ΄
Δεκαταῖος	σιστ΄
Ἑνδεκαταῖος	σμ΄

promptum habere convenit, vel in memoria, vel in charta defcriptum. Quotidianae typum vigintiquatuor; tertianae quadragintaocto; atque ita deinceps, quartanae quidem feptuagintaduo; quintanae nonagintafex; fextanae centum viginti; feptimae centum quadragintaquatuor; et aliarum, ut haec tabula fubfcripta habet.

TYPI HORAS.

Quotidianus	24
Tertianus	48
Quartanus	72
Quintanus	96
Sextanus	120
Septimanus	144
Octanus	168
Nonanus	192
Decumanus	216
Undecumanus	240

ΓΡΑΨ. Η ΠΕΡΙ ΠΕΡΙΟΔΩΝ ΒΙΒΛΙΟΝ. 491

Ed. Chart. VII. [162.]   Ed. Baf. III. (466.)

Δωδεκαταῖος	σξδ´
Τρισκαιδεκαταῖος	σπη´
Τεσσαρεσκαιδεκαταῖος	τιβ´
Πεντεκαιδεκαταῖος	τλστ´
Ἑκκαιδεκαταῖος	τξ´
Ἑπτακαιδεκαταῖος	τπδ´
Ὀκτωκαιδεκαταῖος	υη´
Ἐννεακαιδεκαταῖος	υλβ´
Εἰκοσταῖος	υνστ
Εἰκοστὸς πρῶτος	υπ´
Εἰκοστὸς δεύτερος	φδ´
Εἰκοστὸς τρίτος	φκη´
Εἰκοστὸς τέταρτος	φνβ´
Εἰκοστὸς πέμπτος	φοστ´
Εἰκοστὸς ἕκτος	χ´
Εἰκοστὸς ἕβδομος	χκδ´
Εἰκοστὸς ὄγδοος	χμη´
Εἰκοστὸς ἔννατος	χοβ´

Duodecumanus	264
Tridecumanus	288
Quatuordecumanus	312
Quindecumanus	336
Sexdecumanus	360
Septemdecumanus	384
Octodecumanus	408
Novemdecumanus	432
Vigefimanus	456
Vigefimanusprimus	480
Vigefimanusfecundus	504
Vigefimanustertius	528
Vigefimanusquartus	552
Vigefimanusquintus	576
Vigefimanusfextus	600
Vigefimanusfeptimus	624
Vigefimanusoctavus	648
Vigefimanusnonus	672

Ed. Chart. VII. [162.]

Τριακοστός
Τριακοστὸς πρῶτος
Τριακοστὸς δεύτερος
Τριακοστὸς τρίτος
Τριακοστὸς τέταρτος
Τριακοστὸς πέμπτος
Τριακοστὸς ἕκτος
Τριακοστὸς ἕβδομος
Τριακοστὸς ὄγδοος
Τριακοστὸς ἔννατος
Τεσσαρακοστός
Τεσσαρακοστὸς πρῶτος
Τεσσαρακοστὸς δεύτερος
Τεσσαρακοστὸς τρίτος
Τεσσαρακοστὸς τέταρτος
Τεσσαρακοστὸς πέμπτος
Τεσσαρακοστὸς ἕκτος
Τεσσαρακοστὸς ἕβδομος

Ed. Baſ. III. (466.)

χ̅λστ́
ψή
ψμδ̅
ψξή
ψλβ́
ωιστ́
ωμ́
ωξδ̅
ωπή
Δ̅ιβ́
Δ̅λστ́
Δ̅ξ́
Δ̅πδ̅
αή
αλβ
αγστ́
απ́
αρδ̅

Τεσσαρακοστὸς ὄγδοος   αρκη΄
Τεσσαρακοστὸς ἔννατος   αρνβ΄
Πεντηκοστός   αροστ΄

Τοιοῦτον ἐχέτωσαν ἐν χαρτίῳ διάγραμμα ἐσκευασμένον
οἱ μὴ δυνάμενοι ῥᾳδίως λογίζεσθαι. μετὰ δὲ τὴν τούτου
παρασκευὴν ἐπισκοπείσθωσαν ὁ προβληθεὶς παροξυσμὸς τῶν
κατὰ τοὺς παροξυσμοὺς περιοδικῶν ὡρῶν οὗ τινος τῶν πρῶ-
τον γεγραμμένων ἀριθμῶν ἐστι μόριον. εὑρόντες γὰρ αὐτὸν
ἕξουσι τὸ γένος τοῦ τύπου, γένος δὲ, ἢ εἶδος, ἢ ἰδέαν, ἢ
φύσιν ἐν τῷ παρόντι λέγειν οὐ διοίσει, τὸν δὲ ἀριθμὸν, τῶν
τύπων εὑρεθέντων, κατὰ τὸ μόριον. εἰ μὲν γὰρ τρίτον εἴη
τὸ μόριον ὁ κατὰ τὴν περίοδον ἀριθμὸς τῶν ὡρῶν τοῦ τύπου,
τρεῖς ἐρεῖς ἀλλήλοις ἐκείνους περιπεπλέχθαι τοὺς τύπους· εἰ
δὲ τέταρτον, τέτταρας· εἰ δὲ πέμπτον, πέντε, παρώνυμον
ἀεὶ τὸν ἀριθμὸν τοῦ μέρους ποιούμενος. ἵνα δὲ καὶ δι᾽
παραδείγματος εὑρεθῇ σαφεστέρα ἡ μέθοδος, ἔστω τινὰ πα-
ροξύνεσθαι μὲν ὥραις στ᾽, ἐξανίεσθαι δὲ δυοῖν, ὥστε τὴν ὅλην
περίοδον ὑπάρχειν ὡρῶν ὀκτώ· κατὰ ταύτην τὴν ὑπόθεσιν

Quadragefimanusoctavus   1128
Quadragefimanusnonus   1152
Quinquagefimanus   1176

Hujusmodi habeant in charta tabulam paratam qui facile
computare non poffunt. Poft hujus apparatum infpiciatur
propofita acceffio ex periodicis acceffionum horis, cujus pri-
mum fcriptorum numerorum fit pars. Hoc enim invento
typi genus habebunt (genus autem, vel fpeciem, vel for-
mam, vel naturam, in praefentiarum dicere nihil intererit)
numerum autem, typis inventis, fecundum partem. Si
enim tertia fuerit pars horarum typi numerus periodi, tres
dices typos illos invicem implexos; fi quarta, quatuor; fi
quinta, quinque, numero femper ex parte nomen imponens.
Ut autem exemplo methodus fiat manifeftior, fingamus ali-
quem acceffionem experiri horis fex; hanc autem remittere
duabus, ut totus circuitus octo fit horarum. In hac hypo-

ἐπισκέψῃ, τί μέρος ἐστὶ τὰ ἢ τῶν κδ´, εἶθ᾽ εὑρὼν ὅτι τρίτον, ἀμφημερινοὺς ἐρεῖς ἐπιπεπλέχθαι τρεῖς· ἀμφημερινοὺς μὲν, ὅτι τοῦ τῶν κδ´ ἀριθμοῦ μόριόν ἐστιν ὁ τῶν ὀκτώ· τρεῖς δὲ, ὅτι τρίτον. ὑποκείσθω δὲ πάλιν ἑκκαίδεκα ὡρῶν εἶναι τὴν κατὰ τοὺς παροξυσμοὺς περίοδον. ἐπεὶ (467) τοίνυν τὰ δεκαὲξ τῶν κδ´ οὐδέν [163] ἐστι μόριον, τῶν τε μὴ τρίτον ἐστί· τὰ δὲ μὴ τριταίης ἐστὶν ἀριθμὸς περιόδου· τριταίους ἐρεῖς πυρετοὺς τρεῖς ἀλλήλοις ἐπιπεπλέχθαι. ὑποκείσθω πάλιν ἡ τῶν παροξυσμῶν περίοδος ὡρῶν ὑπάρχειν ὀκτωκαίδεκα. μέρος δέ ἐστιν οὗτος οὔτε τῶν κατὰ τὸν ἀμφημερινὸν ὡρῶν ἀριθμοῦ, οὔτε τῶν κατὰ τὸν τριταῖον, ἀλλὰ τοῦ κατὰ τὸν τεταρταῖον, ὅς ἐστιν οβ´. φήσεις οὖν ἐπιπεπλέχθαι τεταρταίους ἀλλήλοις τέτταρας· τεταρταίους μὲν, ὅτι ἐκ τοῦ τῶν οβ´ ὡρῶν ἀριθμοῦ· τέτταρας δὲ, ὅτι τέταρτόν ἐστι μέρος ὁ τῶν ὀκτωκαίδεκα ὡρῶν ἀριθμὸς τοῦ τῶν οβ´. ὑποκείσθω πάλιν ἡ τῶν παροξυσμῶν περίοδος ὡρῶν εἶναι ε´. μέρος δέ εἰσιν αἱ ε´ τῶν ρη´ εἰκοστοτέταρτον· ἐρεῖς οὖν εἶναι τύπους

thefi confiderato, quae pars fint octo vigintiquatuor; deinde inveniens tertiam effe, quotidianas tres implexas effe dices; quotidianas fane, quoniam numeri vigintiquatuor pars eft numerus octo continens; tres autem, quia tertia pars. Sup ponatur rurfum fexdecim horarum effe acceffionum circuitum. Quoniam igitur fexdecim numerus vigintiquatuor nulla eft pars, quadraginta autem octo tertia eft, et quadragintaocto tertianae periodi eft numerus, tres febres tertianas invicem implicatas effe dices. Supponatur rurfum acceffionum periodus effe horarum octodecim; pars autem haec eft neque quotidianae horarum numeri, neque tertianae, fed quartanae, qui horarum feptuaginta duarum eft. Dices igitur quatuor quartanas implicatas effe; quartanas fane, quoniam ex feptuaginta duarum horarum numero conftat; quatuor autem, quoniam octodecim horarum numerus pars quarta eft feptuagintaduarum. Statuamus iterum acceffionum periodum horarum effe quinque, pars autem funt quinque horae centenarum viginti vigefimaquarta; dices igitur typos

ἐκταίους ἐπιπεπλεγμένους ἀλλήλοις κδ΄. ὑποκείσθω πάλιν ἡ τῶν
κατὰ τοὺς παροξυσμοὺς ὡρῶν περίοδος ζ΄. μέρος δέ εἰσιν αὗται
τῶν ϱξη΄, τουτέστιν ὀγδοαίου τύπου, τὸ εἰκοστὸν τέταρτον.
ἐρεῖς οὖν εἶναι τύπους ὀγδοαίους εἰκοσιτέτταρας. ὑποκείσθω
πάλιν ἡ τῶν κατὰ τοὺς παροξυσμοὺς περίοδος ὡρῶν θ΄. μέρος
δέ εἰσιν αὗται τῶν σιστ΄ εἰκοστοτέταρτον. αὗται δὲ αἱ σιστ΄
περίοδός ἐστι δεκάτου τύπου. γενήσονται γοῦν ἐπὶ τῆς ὑπο-
θέσεως ταύτης δεκαταῖοι τύποι τέτταρες καὶ εἴκοσιν. ὑπο-
κείσθω πάλιν κατὰ τοὺς παροξυσμοὺς περίοδος ὡρῶν δέκα.
δωδέκατον δέ ἐστι μέρος ἀριθμὸς οὗτος τῶν ϱκ΄, ὅστίς ἐστιν
ἐκταίας περιόδου, διὰ ταῦτα οὖν ἐκταῖοι γενήσονται δώδεκα.
ὑποκείσθω πάλιν ἡ κατὰ τοὺς παροξυσμοὺς περίοδος ὡρῶν
ὑπάρχειν ἕνδεκα, μετρεῖται δὲ ὁ τῶν σξδ΄ ἀριθμὸς ὑπὸ τῶν
ἕνδεκα κατὰ τὸν κδ΄. ἔσονται οὖν κδ΄ ἀλλήλοις ἐπιπλεκόμενοι
τύποι δωδεκαταῖοι, διότι κατὰ τὸν τῶν κδ΄ ἀριθμὸν ὁ
τῶν ια΄ μετρεῖ τὸν τοῦ δωδεκαταίου τύπου τῶν ὡρῶν ἀριθ-
μὸν, ὅστίς ἐστιν ὁ τῶν σξδ΄. ἀεὶ τοίνυν εὑρεθήσεταί σοι τὸ
μὲν εἶδος τῶν τύπων ἐκ τῶν ἐν τῷ διαγράμματι γεγραμμένων

fextanos vigintiquatuor invicem effe implexos. Pone rur-
fus accelfionum horarum periodum feptem, pars autem hae
funt centenarum fexagintaocto horarum, hoc eft octani typi,
vigefimaquarta. Quare pronunciabis typos octanos effe vi-
gintiquatuor. Finge iterum accelfionum periodum horarum
novem; pars autem funt hae ducentenarum fexdecim horá-
rum vigefimaquarta; hae rurfus ducentae fexdecim funt de-
cimi typi circuitus. Erunt igitur in hypotheli hac decumani
typi quatuor et viginti. Subjiciatur rurfus accelfionum pe-
riodus horarum decem; duodecima autem pars eft numerus
hic centenarum viginti, qui eft fextanae periodi; idcirco
fextanae erunt duodecim. Ponatur iterum accelfionum cir-
cuitus undecim effe horarum, menfura autem eft ducentarum
fexagintaquatuor numeri undecim per vigintiquatuor. Erunt
igitur vigintiquatuor typi duodecumani invicem impliciti,
quoniam fecundum vigintiquatuor numerum undecim duo-
decumani typi horarum numerum metiuntur, qui eft ducen-
tarum fexagintaquatuor. Semper igitur typorum fpecies ex

496 ΓΑΛΗΝΟΥ ΠΡΟΣ ΤΟΥΣ ΠΕΡΙ ΤΥΠΩΝ

Ed. Chart. VII. [163.]   Ed. Baf. III. (467.)

ἀριθμῶν· τὸ δὲ πλῆθος αὐτῶν ἐκ τοῦ γνῶναι πόστον ἐστὶ
τὸ τοῦ ἀριθμοῦ μέρος ὁ τῶν κατὰ τοὺς παροξυσμοὺς ὡρῶν
ἀριθμὸς, ὅπερ ταὐτόν ἐστι τῷ γνῶναι κατὰ τίνα τῶν ἀριθ-
μῶν ὁ κατὰ τοὺς παροξυσμοὺς μετρεῖ τὸν τοῦ τύπου· παρο-
νομάζονται γὰρ ἀλλήλοις ὅ τ᾽ ἀριθμὸς οὗτος καὶ τὸ μόριον.
οὐδὲν γοῦν διαφέρει τρίτον εἶναι μέρος φάναι τῶν ιβ᾽ τὸν τῶν
δ᾽ ἀριθμὸν, ἢ μετρεῖσθαι πρὸς τοὺς τέσσαρας τὸν δώδεκα
κατὰ τὸν τρία. ταὐτὸν δέ ἐστι τούτῳ κἂν οὕτως εἴπωμεν,
ὁ τέσσαρα τὸν δώδεκα μετρεῖ κατὰ τὸν τρία. γράψας οὖν
πάλιν ἐν κεφαλαίοις βραχέσι τὴν μέθοδον, ἐφ᾽ ἕτερον ἐφεξῆς
μεταβήσομαι λόγον. ἔσονται δ᾽ ὥσπέρ τινες αὐτῆς ἀφορισμοὶ
τοιοίδε. ἐπισκέπτεσθαι χρὴ τῶν κατὰ τοὺς παροξυσμοὺς
περιόδων τὰς ὥρας, πόστον μέρος εἰσὶ τῶν κατὰ τοὺς τύπους
ὡρῶν. ὁ μὲν γὰρ τῷ μέρει παρονομαζόμενος ἀριθμὸς τὸ
πλῆθος ἔσται τῶν τύπων· ὁ δ᾽ ὑπὸ τούτων μετρούμενος
αὐτὸς ὁ τύπος. ἑτέρᾳ δὲ λέξει ταὐτὸν ἑρμηνευθήσεται οὕ-
τως· τῆς κατὰ τοὺς παροξυσμοὺς περιόδου τὸν ἀριθμὸν τῶν

numeris in tabula defcriptis invenietur; multitudo vero
ipforum deprehenditur, fi nofcas, quota numeri pars ac-
ceffionum horarum numerus exiftat; quod idem eft ac fi
noveris, juxta quem numerum is, qui acceffionum eft, typi
numerum metitur: fiquidem a fe mutuo denominationem fu-
munt et numerus hic et pars. Nihil igitur intereft dicere,
tertiam effe partem duodecim horarum quaternarium nume-
rum, aut duodecim per tria in quatuor partiri. Simile
huic eft etiam fi ita dicamus, quaternarius duodenarium
per ternarium metitur. Redacta igitur rurfus in pauca ca-
pita methodo, ad alium deinceps fermonem digrediar. Erunt
autem tanquam quadam ipfius definitiones hujusmodi. In-
fpiciendae veniunt acceffionum periodorum horae, quota
pars fint horarum typorum. Etenim a parte denominatus
numerus copia typorum erit; at qui ab his partitur, ipfe
typus eft. Alia autem oratione idem fic interpretabitur.
Acceffionum periodi numerum horarum infpicito, per quem

ὡρῶν ἐπισκέπτου, κατὰ τίνα μετρεῖ τῶν ἐκ τοῦ διαγράμματος ὁντιναοῦν. αὐτὸς μὲν γὰρ ὁ ἐκ τοῦ διαγράμματος ἀριθμὸς τὸ εἶδος τῶν τύπων δηλώσει· καθ᾽ ὃν δὲ τοῦτον ἐμέτρησεν ἢ τῆς περιόδου, τὸ πλῆθος αὐτῶν. ἄλλῃ δὲ λέξει ταὐτὸν οὕτως ἑρμηνευθήσεται. [164] ὁ κατὰ τοὺς παροξυσμοὺς ἀριθμὸς τῶν περιοδικῶν ὡρῶν ὁσάκις ἂν μετρῇ τινα τῶν κατὰ τοὺς τύπους, τοσαυτάκις ὁ τύπος ἐκεῖνος ἑαυτῷ συμπλέκεται. συμπλέκεται δὲ ἢ ἐπιπλέκεται λέγειν οὐ διοίσει.

Κεφ. ε᾽. Πολλαῖς δὲ καὶ ἄλλαις λέξεσιν ἔστιν ἑρμηνεῦσαι τὴν αὐτὴν μέθοδον, ἀλλ᾽ ἀρκεῖ καὶ μέχρι τοσούτου προεληλυθέναι τῆς ματαιοτεχνίας αὐτῶν, ἵνα καὶ διὰ βραχέων κεφαλαίων ἐπιδεῖξαι δυνηθῶμεν ἕκαστον τῶν ἑπομένων ἁμαρτημάτων, ἀρξάμενοι πάλιν ἀπὸ τῶν προχειροτέρων. ἐπειδὴ γὰρ ὅταν ἡ κατὰ τοὺς παροξυσμοὺς περίοδος ὡρῶν ᾖ δώδεκα, δύνανται μὲν εἶναι καὶ δύο ἀμφημερινοὶ, δύνανται δὲ καὶ τριταῖοι τέτταρες, καὶ τεταρταῖοι δ᾽ οὐδὲν ἧττον ἕξ, καὶ ὀκτὼ πεμπταῖοι, καὶ δέκα ἑκταῖοι, καὶ δώδεκα ἑβδομαῖοι, καὶ δεκατέσσαρες ὀγδοαῖοι, καὶ δεκαὲξ ἐνναταῖοι,

metiatur quemlibet ex iis, qui tabella habentur. Ipfe enim ex tabella numerus typorum fpeciem indicabit; is vero per quem eum periodi numerus metitur, multitudinem ipforum indicat. Alia vero oratione idem hoc pacto exponetur. Numerus horarum periodicarum acceffionis quoties metitur aliquem ex iis, qui inter typos habentur, toties typus ille fibi ipfi implicatur; five autem implicatur, five complicatur dicas, nihil refert.

Cap. V. Jam multis aliis verbis eandem methodum licet interpretari. Verum fufficit etiam hactenus vanam iftorum artem percenfuiffe, ut paucis capitibus fingulos errores, qui fequuntur, poffimus oftendere, rurfus a promptioribus exorfi. Quum enim, ubi circuitus per acceffiones repetens horarum duodecim fuerit, poffint quidem et duae quotidianae effe, poffint et quatuor tertianae, et quartanae nihilominus fex, et octo quintanae, et decem fextanae, et duodecim feptimanae, et quatuordecim octanae, et fexde-

καὶ δεκαοκτὼ δεκαταῖοι. πάλιν ουν κατὰ τόνδε τὸν τρόπον
ὁδὸς εὑρίσκεται φλυαρίας οὐ σμικρὰ, στῆναι μὴ δυναμένη,
μηδέ τινα σκοπὸν ὡρισμένον ἔχειν, ἔνθα περιγράφειν αὐτὴν
ἀναγκαῖον ἔσται. τί γὰρ μᾶλλον ἄχρι τῶν ὀκτωκαίδεκα δε-
καταίων, ἢ τῶν εἴκοσι δωδεκαταίων, ἢ τῶν εἰκοσιδύο δωδε-
καταίων προαιρεσθαι προσῆκεν, ἢ τινος των ἐφεξῆς περιόδων;
ἔξεστι γὰρ λέγειν εἰκοσιτέσσαρας μὲν εἶναι τρισκαιδεκαταίους,
ἓξ δὲ καὶ εἴκοσι τεσσαρεσκαιδεκαταίους, ὀκτὼ δὲ ἐπὶ ταῖς εἴ-
κοσι πεντεκαιδεκαταίους. ὁμοίως τε τούτοις ἔξεστι δὴ προσ-
τιθέναι. διάκορον μὲν γὰρ ἤδη τοῦτο καὶ κατὰ τοὺς ἀμφη-
μερινούς ἐστιν, ἔτι δὲ ληρωδέστερον ἐπὶ τῶν τριταίων καὶ
τεταρταίων, καὶ πολὺ μᾶλλον ἁπάντων τῶν ἐφεξῆς. ἡ γοῦν
τῶν ἑκκαίδεκα ὡρῶν περίοδος οὐδὲν μᾶλλόν ἐστι τριῶν τρι-
ταίων, ἢ ἓξ πεμπταίων, ἢ ἑβδομαίων θ'. δύναται δὲ αὕτη
δώδεκα μὲν ἐνναταίων εἶναι, πεντεκαίδεκα δὲ δεκαταίων, ὀκ-
τωκαίδεκα τρισκαιδεκαταίων, ἑνὸς δὲ ἐπὶ τῶν κ' πεντεκαιδε-
καταίων, ἀνάλογόν τε τῶν ἐφεξῆς ἁπάντων. ἀλλ' ἐμοὶ τὴν
ὁδὸν ἀρκεῖ μόνον ἐνδεδεῖχθαι τῆς περὶ τὰ τοιαῦτα ἀπωλείας

cim nonanae, et octodecim decumanae. Rurfus igitur eodem
modo via nugacitatis non parva invenitur, quae fiftere ne-
quit, neque ullum habere fcopum definitum, ubi circumfcri-
bere ipfam fit neceffarium. Cur enim magis usque ad octo-
decim decumanas, aut viginti undecumanas, aut vigintiduas
duodecumanas procedere convenit, quam ad aliquam perio-
dorum fubfequentium? Licet enim dicere vigintiquatuor
quidem effe tridecumanas; fex autem et viginti quatuor de-
cumanas, octo autem fupra viginti quindecumanas, fimili-
terque his licet addere. Satis enim jam hoc eft de quotidia-
nis At adhuc nugacius in tertianis et quartanis, ac multo
magis omnibus his fequentibus agunt. Sexdecim ergo ho-
rarum periodus nihilo magis eft trium tertianarum, quam
fex quintanarum, aut feptimanarum novem. Poteft haec
duodecim quidem nonanarum effe, quindecim autem unde-
cumanarum, octodecim tridecumanarum, unius autem et vi-
ginti quindecumanarum, ac ad proportionem omnium fub-
fequentium. Verum mihi abunde eft viam tantum indicaffe,

τοῦ χρόνου. καὶ γάρ τοι καὶ ἡ τῶν ἡ′ καὶ ι′ ὡρῶν περίοδος,
ἐνδειξάμενος γὰρ ἔτι καὶ τὴν ταύτης ὁδὸν ἐπ᾽ ἄλλο τι μεταβή-
σομαι, τεττάρων μέν ἐστι τεταρταίων, ὀκτὼ δὲ ἑβδομαίων,
δεκαταίων δὲ δώδεκα. καὶ τούτων ἁπάντων ἐστὶν ἑκάστου
μέθοδος, ὥστε ἐπὶ δακτύλων λογίσασθαι μὴ δεηθέντα δια-
γράμματος. ἀλλ᾽ ἐγὼ μὲν ἀντὶ παιδείας ἕκαστον τούτων ἀπο-
κρίνομαι τοῖς προλαβοῦσι παραχρῆμα, διὰ τὸ γεγυμνάσθαι τὴν
παιδικὴν ἡλικίαν ἐν ἀριθμοῖς· ἀγύμναστος δὲ ἄνθρωπος οὐ
μηνῶν, ἀλλ᾽ ἐτῶν ὅλων εἰς αὐτοὺς δεῖται χάριν τοῦ γενέσθαι
σοφὸς ἐν ἀχρήστοις πράγμασιν, ἃ μετὰ σπουδῆς τινες ἀλλήλοις
προβάλλοντες οὐκ αἰδοῦνται. ὅτι μὲν οὖν ἁμαρτάνουσι διττὰ
πάντες οἱ τὰ περὶ τύπων ὑπομνήματα γράψαντες, οὔτε τὰς
ἰδέας τῶν νοσημάτων διδάσκοντες οὔτε τοῖς εὐχρήστοις τρί-
βοντες τὸν χρόνον, αὐτάρκως ἡγοῦμαι δεδεῖχθαι.

Κεφ. σ′. [165] Ἐπεὶ δ᾽ ἠνάγκασαν ἡμᾶς ἐάσαντας χρή-
σιμα τὸν χρονον εἰς τὴν πρὸς αὐτοὺς ἀντιλογίαν ἀναλίσκειν,
ἐπιδείξωμεν αὐτοῖς, εἰς ὅσον ἀναισθησίας ἥκουσιν αὐτοί τε καὶ
οἱ προσέχοντες αὐτοῖς, ὥς τι διδάσκουσι χρήσιμον. ὁμολογή-

qua in hujusmodi tempus conterunt. Etenim etiam octo-
decim horarum circuitus (ubi enim hujus adhuc viam indi-
caverim, ad aliud transgrediar) quatuor quidem quartana-
rum eſt, octo ſeptimanarum, decumanarum duodecim. At-
que horum omnium uniuscujusque methodus eſt, ut in. di-
gitis citra tabulae operam poſſis numerare. Verum ego ſane
loco inſtitutionis ſingula haec profero iis, qui per aetatem
puerilem in numeris ſtatim ſunt exercitati. Nam homo in-
exercitatus non menſibus, ſed totis annis ad eos indiget, quo
in rebus inutilibus fiat ſapiens, quae cum ſtudio nonnullos
ſibi invicem proponere non pudet. Quod igitur bifariam
errent omnes, qui de typis commentarios ſcripſerunt, dum
neque morborum ſpecies docent, neque in rebus frugiferis
tempus conſumunt, abunde ſatis arbitror eſſe demonſtratum.
Cap. VI. Quandoquidem vero coëgerunt nos reli-
ctis utilibus tempus in refellendis ipſis perdere, oſtendamus
ipſis in quantam ſtupiditatem perveniant tum ipſi tum qui
ipſis tanquam utile aliquid docentibus attendunt. Nam

σαντες γὰρ αὐτοὶ περὶ πράγματος ἀδυνάτου γίγνεσθαι σφίσι
τοὺς λόγους, ὅμως ὡς τι γυμνάσιον αὐτοὺς μεταχειριζόμενοι,
τί δήποτε τῆς ὅλης θεραπείας οὐδ᾽ αὐτῷ χιλιοστῷ μέρει γυμνά-
ζονται, πρὸς τῷ καὶ μάχεσθαι τὰς ὑποθέσεις αὐτῶν ἀλλήλαις,
ἃς καὶ πρώτας σοι δίειμι; τινὲς μὲν αὐτῶν ἄχρι τῶν ε΄ καὶ ι΄
ἡμερῶν τύπων ὑποτίθενται προέρχεσθαι τὰς περιόδους· ἔνιοι
δὲ μέχρι τῶν μηνιαίων· εἰσὶ δὲ καὶ οἳ μέχρι δυοῖν ἢ τριοῖν μη-
νοῖν. ἐγὼ δὲ τίνα μὲν ἔχω γνώμην ὑπὲρ ὧν Ἱπποκράτης εἶπεν
ἐξωτέρω τῆς τοῦ τεταρταίου περιόδου, ἐν ἑτέροις ἐδήλωσα,
(468) δι᾽ ὧν ἐδίδασκον, ὡς ἐμαυτὸν πείθω, θεωρίαν χρήσιμον
τῇ τέχνῃ· νυνὶ δὲ, οὐ γὰρ διδάξαι μοί τι πρόκειται κατὰ τόνδε
τὸν λόγον, ἀλλ᾽ ἐξελέγξαι τοὺς μήτε τὰ χρήσιμα γράφοντας
ἐπαινοῦντάς τε θεωρίαν ἀχρηστοτάτην, ἐπὶ πρώτους τρέψομαι
τοὺς ἄχρι τοῦ πεντεκαιδεκαταίου τύπου γυμνασίας ἕνεκα προϊέ-
ναι φάσκοντας. ἀνατρέποντες γὰρ οὗτοι τὴν ἑαυτῶν ὑπόθεσιν
ἑτέραις ὑποθέσεσιν, ἃς προστιθέασιν, οὐκ αἰσθάνονται. εἰ
γὰρ ὃ διὰ κ΄ καὶ γ΄ ὡρῶν παροξυνόμενος πυρετὸς οὐκ ἔστιν
ἀμφημερινὸς προληπτικὸς, ἀναγκαῖον αὐτὸν εἶναι τέτταρας

quum fateantur de re quae fieri non poteſt ſe verba facere,
attamen ut exercitium quoddam tractare, cur ne milleſima
quidem totius curationis parte exercentur? Praeterea hypo-
theſes ipſorum inter ſe pugnant, quas etiam primas tibi
percenſebo. Nonnulli ipſorum usque ad quindecim dies
typorum circuitus procedere ſtatuunt; nonnulli vero usque
ad menſem; ſunt qui etiam ad duos tresve menſes venire
ponunt. Ego vero quam ſententiam habeam de iis, quae
Hippocrates dixit extra periodum quartanam, alibi indicavi,
ubi docui, ut mihi perſuadeo, ſpeculationem utilem arti.
Nunc autem (neque enim docere mihi propoſitum in hoc
ſermone eſt, ſed reprehendere eos, qui neque utilia ſcri-
bunt, et ſpeculationem laudant inutiliſſimam) ad eos pri-
mum me convertam, qui usque ad quindecumanum typum
exercitii cauſa procedere ſe affirmant; nam imprudentes hi
et neſcii ſuam ipſorum hypotheſin aliis, quas apponunt,
evertunt. Si enim febris, quae per horas vigintitres acces-
ſionem habet, non eſt quotidiana quae anticipet, neceſſa-

καὶ εἴκοσιν εἰκοστοτεταρταίους· ὥσπερ οὖν καὶ τὸν ὑστεροῦντα
μίαν ὥραν εἰκοστοεκταίους εἶναι καὶ τοῦτο κ΄ τε καὶ τέτταρας.
οὔκουν ἀληθεύουσιν εἰς ε΄ καὶ ί ἡμέρας ἐκτείνεσθαι τοὺς τύ-
πους ὑποτιθέμενοι. πολὺ δὲ μᾶλλον ὅταν ἤτοι τριταίαν ἢ τε-
ταρταίαν ἢ δὴ πεμπταίαν περίοδον, ὥραις ἤτοι δυοῖν, ἢ τρι-
σὶν ὑστερίζουσαν, ἢ προλαμβάνουσαν, εἰς ἐπιπλοκὰς τύπων
ἄγωσιν ὁμοίως τοῖς εἰκοσιτέσσαρσιν εἰκοσιεκταίοις. ἵνα γὰρ
ἐάσας τὴν πεντεκαίδεχ᾽ ἡμερῶν αὐτῶν περίοδον, ἐπὶ τὴν τοῦ
πεμπταίου παραγένωμαι, κατὰ τοῦτον τὸν τύπον, ἐὰν μὲν
προλάβῃ μίαν ὥραν ὁ παροξυσμὸς, εἴκοσι καὶ τέτταρες ἐννενη-
κονθεκταῖοι γενήσονται· ἐὰν δὲ ὑστερίζῃ, ἐννενηκοστογδαῖοι
πάλιν κδ΄, εἰ δ᾽ αὐτὰ δὴ ὑποτίθενταί τινας ἤδη προλαμβάνοντας
καὶ ὑστερίζοντας, ἀναιροῦσιν ἄρδην ἑαυτῶν τὴν ὑπόθεσιν.
ὥστε τὸ μὲν ὁλοκλήροις ἡμέραις τε καὶ νυξὶ περιγράφεσθαι
τοὺς τύπους ἀναγκαῖον αὐτοὺς ὑποτίθεσθαι, ἢ οὐκ ἔστιν τί
ληροῦσιν· ὑποκειμένου δ᾽ αὐτοῦ, προήξουσιν εἰς μακρὸν ἀριθ-
μὸν ἡμερῶν οἱ τύποι, κἂν ἐκεῖνοι μὴ θέλωσι. κάλλιον οὖν ἴσως
ποιοῦσιν οἱ κατ᾽ ἀρχὰς εὐθέως ὑποτιθέμενοι τὸν ἀριθμὸν τῶν

rium eſt ipſam quatuor et viginti vigeſimasquartanas exiſtere.
Quemadmodum ſcilicet et eam, quae una hora tardius in-
vadit, vigeſimasſextanas eſſe vigintiquatuor. Non igitur
vere dicunt qui typos in quindecim dies exporrigi ſtatuunt;
multo magis quum vel tertianum, aut quartanum, aut ſane
quintanum circuitum horis vel duabus, vel tribus tardius
invadentem, aut praevertentem, in typorum implexus du-
cunt ſimiliter vigintiquatuor vigeſimisſextanis. Ut enim
relicto quindecim dierum circuitu ad quintanae periodum
veniam; in hoc typo, ſiquidem una hora acceſſio anticipet,
vigintiquatuor nonageſimaeſextanae erunt; ſin autem more-
tur, vigintiquatuor rurſus nonageſimaeoctanae. At ſi non-
nullas jam praevenientes tardantesque ſtatuant, manifeſto
ſuam tollunt hypotheſin. Quare neceſſarium eſt typos in-
tegris diebus et noctibus circumſcribi, ipſos ſtatuere, aut
nihil eſt quod nugentur. Eo autem ſtatuto typi in longum
dierum numerum procedent, quanvis illi nolint. Melius
igitur forſan faciunt, qui per initia ſtatim numerum dierum

κατὰ τύπους ἡμερῶν ἀπερίληπτον ὑπάρχειν· εἰ γὰρ καὶ μηδὲν
ἄλλο λέγουσι, καλῶς γε ἐκφεύγουσι τὴν πρὸς αὐτοὺς ἀντιλογίαν,
οὐχ ὥσπερ οἱ πρόσθεν ὑπὸ σφῶν αὐτῶν καταβάλλονται, μέχρι
πεντεκαίδεχ ἡμερῶν ὑποτιθέμενοι προϊέναι τοὺς τύπους, ἀναγ-
καζόμενοι δὲ χρῆσθαι μὴ μόνοις τοῖς ἐκ πολλῶν δεκάδων συγκει-
μένοις, ἀλλὰ καὶ τοῖς ἐξ ἑκατοντάδων. ἐπεὶ τοίνυν ἀδύνατόν
ἐστιν αὐτοῖς φυγεῖν τὸ πλῆθος τῶν τύπων, ἀδύνατον δήπου καὶ
τὰς ἐπιπλοκὰς ἀλλήλοις ἐπιπλέκοντας φεύγειν· ἀλλὰ [166] κα-
θάπερ οἱ τοὺς τρεῖς τύπους ὑποθέμενοι μόνους ὑπάρχειν, ἀμφη-
μερινὸν καὶ τριταῖον καὶ τεταρταῖον, ὅμως ἐκ τῆς ἐπιπλοκῆς αὐ-
τῶν συζυγίας ἀποτελοῦσι πολλὰς, οὕτως ἀναγκαῖον ἔσται καὶ
τούτοις ἐπιπλέκειν ἀλλήλοις ἅπαντας τοὺς τύπους. ὡς οὖν ἐπι-
πλέκουσι τοὺς τρεῖς, λέγοντες ἑαυτῷ μὲν πρῶτον ἕκαστον, ἔπειτ᾽
ἀλλήλοις, οὕτως ἀναγκαῖον ἔσται καὶ τούτους ἐπιπλέκειν. ἀρξώ-
μεθα οὖν ἀπὸ τοῦ πεμπταίου, καὶ δείξωμεν αὐτοῖς, ὅπως ἐπιπλε-
κόμενος τῷδε παμπόλλας ποιήσει συζυγίας, οὐδὲν διαφέροντος,
εἰ μὴ συζυγίας, ἀλλ᾽ ἐπιπλοκὰς ὀνομάζοι τις αὐτάς. μία μὲν γὰρ
ἡ συζυγία τοιαύτη· τῇ πρώτῃ τῶν ἡμερῶν ἀρχέσθω πεμπταῖος,

typorum definiri non poffe ftatuunt.   Si enim etiam aliud
nihil dicant, puchre faltem ne quis contra ipfos differat ef-
fugiunt, non quemadmodum priores a feipfis damnantur,
dum typos usque ad quindecim dies progredi fupponunt,
coguntur autem uti non iis folis, qui ex multis decadibus
componuntur, fed etiam iis, qui ex centuriis conftant.
Quoniam igitur nequeunt typorum multitudinem effugere,
fieri non poteft ut implicationes invicem connectentes evi-
tent: fed quemadmodum qui tres typos folos effe ponunt,
quotidianum, tertianum et quartanum, tamen ex ipforum
implexu multa efficiunt conjugia, ita neceffarium erit etiam
his omnes typos invicem conjungere.   Ut igitur implicant
tres commemoratos, primum fane unumquemque fibi, dein-
de inter fe; fic neceffarium erit his quoque implicare. Inci-
piamus igitur a quintana, oftendamusque ipfis quomodo huic
implicita permulta efficiat conjugia; nec refert quicquam,
fi quis non conjugia, fed implicationes eas appellet.   Unum
itaque conjugium tale eft; primo die incipiat quintana, de-

εἶθ᾽ ἡ τρίτη τε καὶ τετάρτη καθαρευέτω πυρετοῦ παντός· ἡ
πέμπτη μὲν τοῦ κατὰ τὴν πρώτην ἡμέραν ἀρξαμένου πεμπταίου
τὸν δεύτερον ἐχέτω παροξυσμὸν, ἡ δ᾽ ἕκτη τοῦ κατὰ τὴν δευ-
τέραν· εἶτα τῆς ζ καὶ τῆς ἡ καθαρευουσῶν, ἡ μὲν ἐννάτη τὸν
τρίτον ἐχέτω παροξυσμὸν τοῦ πρώτου τῶν πεμπταίων, ἡ δὲ
δεκάτη τοῦ δευτέρου καὶ αὐτὴ τὸν τρίτον ἐφεξῆς· καὶ κατὰ
τὴν αὐτὴν ἀναλογίαν ὁ τέταρτος πεμπταῖος προερχέσθω, δια-
φέροντος οὐδὲν εἰς τὰ παρόντα, διπλοῦν πεμπταῖον ἢ δύο
πεμπταίους λέγειν, ὅπερ οὐδ᾽ αὐτὸ συγχωροῦσιν ἅπαντες.
ἑτέρα σιζυγία δυοῖν πεμπταίων. ἡ πρώτη τῶν ἡμερῶν ἕνα
παροξυσμὸν ἑνὸς ἐχέτω πεμπταίου (μέθοδον), δευτέρα δὲ κα-
θαρευέτω, κἄπειθ᾽ ἡ τρίτη τὸν ἕτερον πεμπταῖον ἀρχόμενον
ἐχέτω, σωζομένης τῆς ἀναλογίας ἐν ταῖς ἐφεξῆς ἡμέραις. ἄλλη
συζυγία δυοῖν πεμπταίοιν. ἡ μὲν πρώτη τῶν ἡμερῶν τὸν ἕτε-
ρον αὐτῶν, ἡ δὲ τετάρτη τὸν ἕτερον ἀρχόμενος ἐχέτω, τῶν
ἑξῆς ἡμερῶν τὴν ἀναλογίαν φυλαττουσῶν. τετάρτη συζυγία
δυοῖν πεμπταίοιν. ὁ μὲν ἕτερος αὐτῶν εἰσβαλλέτω κατὰ τὴν
πρώτην νύκτα. πέμπτη συζυγία δυοῖν πεμπταίοιν. ὁ μὲν
ἕτερος αὐτῶν ἀρχέσθω κατὰ τὴν πρώτην ἡμέραν, ὁ δὲ ἕτερος

inde tertius quartusve dies ab omni febre purus fit: quin-
tus fane quintanae, quae primo die incepit, fecundam ha-
beat acceffionem, fextus autem ejus, quae fecundo invafit;
deinde feptimo et octavo a febre liberis, nonus quidem ter-
tiam primae quintanae habeat acceffionem, decimus vero fe-
cundae et ipfe tertiam deinceps: pari proportione quarta
quintana procedat. Nihil autem refert in praefentia dupli-
cem quintanam, aut duas quintanas dicere, quod nec ipfum
omnes concedunt. Alterum par duarum quintanarum. Pri-
mus dies unam acceffionem unius habeat quintanae, fecun-
dus liber fit, deinde tertius alteram quintanam incipientem
habeat, proportione in fubfequentibus diebus fervata. Aliud
duarum quintanarum conjugium. Primus dies alteram ipfa-
rum, quartus alteram incipientem habeat, fubfequentibus
diebus proportionem fervantibus. Quartum conjugium dua-
rum quintanarum. Altera ipfarum prima nocte invadat.
Quintum duarum quintanarum conjugium. Altera ipfarum

κατὰ τὴν δευτέραν νύκτα. ἕκτη συζυγία δυοῖν πεμπταίοιν.
ὁ μὲν ἕτερος ἀρχέσθω κατὰ τὴν πρώτην ἡμέραν, ὁ δ᾽ ἄλλος
κατὰ τὴν τρίτην νύκτα. ἑβδόμη συζυγία δυοῖν πεμπταίοιν. ὁ
μὲν ἕτερος ἀρχέσθω κατὰ τὴν πρώτην ἡμέραν, ὁ δ᾽ ἄλλος κατὰ
τὴν τετάρτην νύκτα. ταύτας οὖν τὰς ἑπτὰ συζυγίας ἐπλέξα-
μεν ὑποθέμενοι τὸν πρότερον τῶν πεμπταίων ἐν τῇ πρώτῃ τῶν
ἡμερῶν ἄρχεσθαι. πάλιν δὲ ἄλλας ζ ποιήσομεν, ὑποθέμενοι
τὸν πρότερον αὐτῶν ἄρχεσθαι τῆς πρώτης νυκτός. ἐὰν οὖν
οὕτως ἐπιπλέξωμεν αὐτῷ καὶ τὸν ἑκταῖον, εὔδηλον ὡς πλείους
αἱ συζυγίαι γενήσονται· καὶ πλείους ἔτι, τὸν ἑβδομαῖον ἐπι-
πλεκόντων, καὶ πολὺ πλείους ἔτι τὸν ὀγδοαῖον, ἢ καὶ τὸν δε-
καταῖον, ἵνα μηδὲν εἴπω περὶ τῶν εἰκοσταίων καὶ τριακοσταίων
καὶ τεσσαρακοσταίων, ὅσοι τε πρὸς τούτοις ἐδείχθησαν ἐξ
ἀνάγκης ἑπόμενοι ταῖς ὑποθέσεσιν αὐτῶν. ἐκεῖνοι μὲν οὖν
ἐαθήτωσαν ἐν τῷ παρόντι, γινέσθω δὲ ἡμῖν ἄχρι τοῦ δεκαταίου.
κἀμοὶ πρῶτον ἐννόησον, ὡς νῦν ὁπότε διπλοῦς ὁ πεμπταῖος
γίγνεται, τὰς συζυγίας εἴπομεν, ἐὰν δὲ τριπλοῦς γενηθείη, δῆ-
λον ὅτι πλῆθος οὐκ ὀλίγον ἄλλο γίνεται συζυγιῶν. ἐγχωρεῖ
δήπου καὶ τετραπλοῦν αὐτὸν γενέσθαι, καθ᾽ ἑκάστην ἡμέραν

primo die incipiat, altera fecunda nocte. Sextum duarum
quintanarum par. Altera prima die auſpicetur, reliqua ter-
tia nocte Septimum duarum quintanarum par. Altera
primo die incipiat, altera quarta nocte. Haec igitur feptem
conjugia conjunximus, ftatuentes priorem quintanam primo
die auſpicari. Rurſus autem alia feptem faciemus, primam
ipfarum nocte prima incipere fupponentes. Si igitur ita
ipfi et fextanam adjunxerimus, conftat plura fore conjugia;
ac plura adhuc, fi feptimanam implicuerimus; multoque plu-
ra, fi octanam, vel etiam decumanam; ut nihil dicam de
vigefimanis, trigefimanis, quadragefimanis, quaeque praeter
has oftenfae funt neceffario hypothefes ipforum fequi. Illae
igitur in praefentia dimittantur; fiant autem a nobis usque
ad decumanam Ac primum mihi confidera, quod nunc
quum duplex quiutana gignitur, conjugia dixerimus; fi au-
tem triplex oborta fuerit, conftat multitudinem haud pau-
corum parium aliam generari. Jam vero licet et quadru-
plicem ipfam fieri, quotidie una invadenta acceffione.

ἑνὸς εἰσβάλλοντος παροξυσμοῦ· πενταπλοῦς δ᾽ ἂν γένοιτο μι-
χθέντος τῷ τετραπλῷ κατὰ μίαν νύκτα πέμπτου τινὸς ἐπὶ τοῖς
εἰρημένοις τέτταρσι πεμπταίοις, καὶ τούτου πάλιν αὐτοῦ τε-
τραχῶς· ἢ γὰρ ἐν τῇ πρώτῃ νυκτὶ τὴν ἀρχὴν δύναται λαβεῖν,
ἤ τινι τῶν ἐφεξῆς, ἤτοι τῇ δευτέρᾳ, ἢ τῇ τρίτῃ, ἢ τῇ τετάρτῃ,
ἢ τῇ πέμπτῃ. ἡ δ᾽ αὐτὴ ποικίλη τούτοις ἐστὶ καὶ τοὺς ἄλλους
τύπους, καὶ μᾶλλον ἔτι κατὰ τοὺς πολυημερωτέρους αὐτῶν.
ἐὰν οὖν ἐπιπλέκῃς ἅπασαν τὴν τοῦ πεμπταίου ποικιλίαν τῇ
κατὰ τὸν ἑκταῖον, ἐννοεῖς, οἶμαι, πόσον ἔσται πλῆθος· ἐὰν
δὲ μίξῃς αὐταῖς καὶ τὸν ἑβδομαῖον, ἢ ὀγδοαῖον, [167] ἤ τινα
τῶν ἐφεξῆς, εἶτα πάλιν ἐκ τεττάρων τύπων οὕτως ἀλλήλοις
ἐπιπεπλεγμένων ἑτέρας ποιήσῃς συζυγίας, εἶτ᾽ ἐκ πέντε, κἄ-
πειτ᾽ αὖθις ἐκ πλειόνων, οἶμαί σε λογίζεσθαι πόσος ἀριθμὸς
ἔσται συζυγιῶν, ἢ πόσων δεήσει βιβλίων εἰς τὴν διδασκαλίαν
αὐτῶν. ὁποία γάρ τις ἡ κατ᾽ αὐτὰς ἔσται πλοκὴ, πειράσομαί
σοι διὰ βραχέων ἐνδείξασθαι, τὴν ἀρχὴν τῷ λόγῳ τήνδε τιθέ-
μενος. καθ᾽ ἕκαστον τῶι τύπων πρότερον δεήσει τὴν ποικι-
λίαν τῶν συζυγιῶν διελθεῖν, ὡς ἐπὶ τοῦ πεμπταίου σμικρὸν
ἔμπροσθεν ἔδειξα· μετὰ ταῦτα ἐπιπλέκειν ἀλλήλαις αὐτὰς,

Quintuplex etiam fiet, mixta quadruplici, una notte, quinta
quadam poft commemoratas quatuor quintana, atque hac
rurfus ipfa quadrifariam; vel enim prima nocte principium
poteft fumere, vel quadam fubfequenti, aut fecunda, aut
tertia, aut quarta, aut quinta. Hoc autem ipfum varium
his eft etiam in aliis typis, et maxime in his, qui plures dies
continent. Si igitur omnem quintanae varietatem ei, quae
in fexta eft, conjunxeris, vides, opinor, quanta fit multitudo.
At fi eis vel feptimanam mifcueris vel octanam, aut aliquam
fubfequentium, deinde rurfus ex quatuor typis ita invicem
implicitis alia facias conjugia, deinde ex quinque, poftea
rurfus ex pluribus, puto te intelligere, quantus con-
jugationum numerus futurus fit, aut quot opus libris ad
eorum difciplinam. Qualis enim in eis erit plexus, cona-
bor tibi paucis indicare, initium fermoni hoc conftituens.
In fingulis typis prius conveniet conjugationum varietatem
perfequi, ut in quintana paulo ante oftendi; poftea ipfas in-

πρῶτον μὲν μίαν συζυγίαν τῶν ἐκ τοῦ πεμπταίου, φέρε εἰπεῖν,
μιᾷ τῇ κατὰ τὸν ἑκταῖον, ὡς ἐκ δυοῖν συζυγιῶν (469) γενέσθαι
τινὰ τρίτην ἄλλην, εἶθ᾽ ἑξῆς ἁπάσαις ἁπάσας ἐπιπλέκειν, εἶθ᾽
οὕτω μίαν δυοῖν, εἶτα τρισίν, εἶτα πλείοσιν ἄχρι περ ἂν ἁπά-
σας τοῦ συμπλεκομένου τύπου τὰς συζυγίας ἀναμίξῃς τῇ μιᾷ·
μετὰ δὲ τοῦτο δύο συζυγίας ἑνὸς τύπου τοῦ πεμπταίου μιᾷ
καθ᾽ ἑκάστην τῶν ἄλλων μιγνύειν, εἶτα δυοῖν, ἢ τριῶν, ἢ τέτ-
ταρσιν, ἄχρι περ ἂν ἁπάσας ἀλλήλαις ἐπιπλέξῃς· εἶθ᾽ οὕτω
πάλιν τέτταρας συζυγίας ταῖς καθ᾽ ἕκαστον τύπον μιγνύειν,
εἶτα πέντε, κἄπειτα ἕξ, μέχρι περ ἂν ἁπάσας τοῦ πεμπταίου
τὰς συζυγίας ἁπάσαις τῶν ἄλλων ἀναμίξῃς, οὐχ ὁμοῦ δηλονότι
πάντων, ἀλλ᾽ ἑκάστου κατὰ μόνας, οἷον τὰς τοῦ πεμπταίου
ταῖς κατὰ τὸν ἑβδομαῖον, εἶθ᾽ οὕτω ταῖς κατὰ τὸν ὀγδοαῖον,
ἢ τὸν ἐνναταῖον, ἢ τὸν δεκαταῖον, ἤ τινα τῶν ἐφεξῆς· εἶθ᾽
ὥσπερ τὸν πεμπταῖον ἑκάστῳ τῶν ἄλλων ἔμιξας, οὕτως ἤδη
τὸν δεκαταῖον ἑκάστῳ τῶν ἄλλων μιγνύειν, ἔπειθ᾽ ἑβδομαῖόν
τε καὶ ὀγδοαῖον καὶ τοὺς ἄλλους. ὅταν δὲ τοῦτο ποιήσῃς,
ἀναγκαῖον ἔσται τριῶν τύπον τὰς συζυγίας ἁπάσας ἁπάσαις

ter fe complicare, primum fane unum par eorum, quae ex
quintana fiunt, verbi caufa, uni fextanae conjugio, ut ex
duobus paribus tertium quoddam aliud oriatur; deinde om-
nibus omnia deinceps connectere, poftea ita unum duobus,
hinc tribus, hinc pluribus, usque dum univerfa typi, qui
complicatur, conjugia uni permifceas. Poft hoc duo paria
unius typi quintani unicuique aliorum mifcere, deinde duo-
bus, aut tribus, aut quatuor, usque dum omnia invicem
complicueris; deinde ita rurfus quatuor conjugia iis, quae in
unoquoque typo funt, mifcere, poftea quinque, deinde fex,
usquedum omnia quintani conjugia omnibus aliorum conju-
giis permifcueris, non fimul videlicet omnium, fed unius-
cujusque feparatim; ut quintani paria iis, quae in feptima-
no habentur; poftea ita octani, aut nonani, aut decumani,
aut alicujus fubfequentium conjugiis. Inde quemadmodum
quintanum fingulis aliis commifcuifti, ita jam decumanum
unicuique aliorum mifcere; poftea feptimanum, octanum
et reliquos. Ubi vero hoc feceris, neceffarium erit trium

ἐπιπλέκειν, εἶτα τεττάρων, εἶτα πέντε, κᾄπειθ᾽ ἕξ, εἶτα ἑπτὰ,
καὶ οὕτω καθεξῆς, ἄχρι περ ἂν ἁπάσας ἁπάντων ἐπιπλέξωμεν
ὅτι δ᾽ οὕτω πολὺ πλῆθος ἔσται τῶν συζυγιῶν, ὡς δυσαριθμή-
τους γενέσθαι μυριάδας, ἤδη νομίζω κατανοεῖν τινα, κᾂν ἄπει-
ρος ἀριθμοῦ ᾖ. δύναται δὲ καὶ τοῖς ἀριθμητικοῖς κοινωσάμε-
νος τὸν λόγον, ἀκοῦσαι παρ᾽ αὐτῶν τὸ πλῆθος. ἐγὼ γὰρ ἐὰν
ἐπιδεικνύναι νυνὶ αὐτὸ βουληθῶ, βιβλίου μοι δεήσει μείζονος
ὧν οἱ ταῦτα ληροῦντες ἔγραψαν, οὐκ ἐννοήσαντες ὅτι μυριο-
στοῦ μορίου τῶν ἐπιπλοκῶν ἥψαντο, καίτοι γ᾽ ἀδολεσχήσαντες
πολλά. εἰ μὲν οὖν χρήσιμον εἶναι νομίζουσιν ἐπιπλέκειν ἀλλή-
λοις τύπους, ἴστωσαν τοῦ χρησίμου τὸ μυριοστὸν μέρος εὑρη-
κότες· εἰ δ᾽ ἄχρηστον, αἰδεσθέντες ἤδη ποτὲ καλείτωσαν ἐπὶ
τὰς βίβλους τὸν Ἥφαιστον, ἢ κᾂν αὐτοὶ μὴ καλέσωσιν, ὁ χρό-
νος αὐτὰς διαφθερεῖ. τίς γὰρ ἐξ αὐτῶν ἄλλος ἔτι γράψει; τίς
δὲ οὐ καὶ ταύταις ἤδη κατατεμὼν εἰς τὰς ἐφημέρους χρείας
ἀναλώσει;

Κεφ. ζ᾽. Τούτων ἤδη γεγραμμένων, καί τισι τῶν ἑταί-
ρων ἐκδιδομένων, ἢ ἀξιωσάντων ἑτέρων μαθεῖν, ὅπως ἂν ᾖ τοῦ

typorum conjugia omnia omnibus conjungere, hinc quatuor,
inde quinque, mox fex, poftea feptem, atque ita deinceps,
donec omnia omnium complicuerimus. Quod vero adeo
copiofa conjugiorum erit multitudo, ut myriades numeratu
difficiles exiftant, quemlibet puto etiam numeri imperitum
intelligere; poteft et arithmeticis fermone communicato, au-
dire ab ipfis multitudinem. Ego enim fi oftendere nunc
eam vellem, libro mihi opus effet majore iis, quos haec
nugantes fcripferunt, non confiderantes fe vel millefimam
implicationum particulam non attigiffe, etfi multa inaniter
funt loquuti. Si igitur utile effe arbitrantur typos invicem
commifcere, fciant fe utilis millefimam partem inveniffe:
fin autem inutile, pudore capti jam tandem vocent ad libros
Vulcanum, aut fi ipfi non vocent, tempus corrumpet. Quis
enim ex ipfis alius exfcribet? quis non et hos jam diffecans
in quotidianos ufus impendet?

Cap. VII. His jam fcriptis, et quibusdam amicis
traditis, aut aliis difcere volentibus, quomodo tabula fe ha-

διαγράμματος, ἐγὼ παραχρῆμα τοῖς προβάλλουσιν ἀποκρίνομαι
τὸ πλῆθος τῶν τύπων. ἔστιν οὖν ἡ μέθοδος οὐχ ἑτέρου τινὸς
γένους, ἀλλ᾽ ὑποπεπτωκυῖα τῇ προτέρᾳ. πεισθήσῃ δὲ καὶ αὐ-
τὸς οὕτως ἔχειν ἀναμνησθεὶς πρότερον ἀεί τε πρόχειρον ἔχων
τὴν μνήμην αὐτῶν, ὡς ἡμέραν ὀνομάζομεν ἐν τῷ χρόνῳ τούτῳ
τὸν συγκείμενον χρόνον ἔκ τε τῆς ἡμέρας καὶ τῆς νυκτὸς,
[168] ὅπερ ἔνιοι προσαγορεύουσι νυχθήμερον. οὕτω γοῦν καὶ
τὸν ἐνιαυτὸν εἶναι λέγομεν ἡμερῶν τξέ καὶ τετάρτου. μιᾶς μὲν
οὖν ἡμέρας τέτταρες ἐπὶ ταῖς κ´ ὧραι γίγνονται, δυοῖν δὲ ὀκτὼ
καὶ τετταράκοντα, τριῶν δὲ δύο καὶ ἑβδομήκοντα· τὰ δὲ ὀνό-
ματα τοῖς τύποις οὐκ ἀπὸ τῶν συμπληρουμένων ἡμερῶν ἐστιν,
ἀλλ᾽ ἀπὸ τῆς ἀνταποδόσεως τοῦ παροξυσμοῦ. τριταῖον μὲν
ὀνομάζομεν ᾧ διὰ τρίτης ἡμέρας ὁ παροξυσμὸς γίγνεται, δυοῖν
μεταξὺ δηλονότι καὶ συμπληρωθεισῶν· τεταρταῖον δὲ ᾧ κατὰ
τετάρτην, τριῶν κἀπὶ τούτῳ μεταξὺ συμπληρουμένων ἡμερῶν,
ἐπί τε τῶν ἄλλων ἀνάλογον· ὥσθ᾽ ὅταν εὕρῃς περίοδον τύπου
τεττάρων ἡμερῶν, πεμπταῖον ἐρεῖς αὐτὸν, οὐ ταυτὸν γάρ ἐστι
διὰ πέμπτης τε παροξύνεσθαι καὶ πέντε ἡμερῶν ἔχειν περίοδον.
ἐν μνήμῃ τοίνυν θέμενος ταῦτα, πάλιν ἀναμνήσθητί μοι τῆς

beat, ego ſtatim proponentibus typorum multitudinem re-
ſpondeo. Eſt itaque methodus non alterius cujusdam ge-
neris, ſed priori ſubjecta. Perſuadeberis autem et ipſe rem
ita ſe habere, ſi revoces prius in memoriam, promptumve
ſemper habeas, diem nos hoc tempore appellare tempus ex
die et nocte compoſitum, quem nonnulli noctidiem nomi-
nant; ſic itaque et annum eſſe dicimus dierum trecentorum
ſexagintaquinque, et quartae *unius partis*. Itaque diei unius
quatuor et viginti horae ſunt; duorum quadragintaocto;
trium ſeptuagintaduae; nomina vero typis non a diebus
completis ſunt, ſed ab acceſſionis repetitione. Tertianam
ſane appellamus, cui tertio die acceſſio oboritur, duobus
interea jam nimirum et abſolutis; quartanam, cui quarto
quoque die, tribus et in hac interea diebus completis, ac in
aliis ad proportionem. Quapropter quum circuitum typi
quatuor dierum inveneris, quintanam ipſam dices; non idem
namque eſt, quinto quoque die acceſſionem invadere et
quinque dierum eſſe circuitum. His igitur in memoria po-

Ed. Chart. VII. [168.]   Ed. Baf. III. (469.)

εἰρημένης ἔμπροσθεν ἐπὶ τῷ διαγράμματι μεθόδου. λέλεκται
δὲ ὅτι τὸν προβληθέντα περιοδικῶν ἀριθμὸν ὡρῶν, ὃς· ἐν τῷ
μεταξὺ δυοῖν ἀρχῶν γίνεται παροξυσμὸς, ἐπισκέπτου πότερον
μετρεῖ τὸν ἐν τῷ διαγράμματι περιεχόμενον ἀριθμὸν ὁντιναοῦν.
ἦσαν δ᾽ ἐκεῖνοι κατὰ πολλαπλασιασμὸν ὡρῶν εἰκοσιτεσσάρων
γενόμενοι. ἵνα οὖν χωρὶς διαγράμματος αὐτὸς εὑρίσκῃς ἐπὶ
δακτύλου τοῦτο, ταυτὶ πρᾶττε. τοῦ μὲν ἓξ καὶ ὀκτὼ προβλη-
θέντος, εὐκαίρως ἂν εὕροις τέσσαρας μὲν ἀμφημερινοὺς γιγνο-
μένους, ὅταν ἓξ ὡρῶν προβεβλημένη περίοδος ᾖ· τρεῖς δ᾽, ὅταν
ὀκτώ. τοῦ δ᾽ ἑπτὰ προβληθέντος, ἤ τινος ἄλλου τῶν μὴ με-
τρούντων τὸν τῶν εἰκοσιτεσσάρων ὡρῶν ἀριθμὸν, ἐπισκέπτου
πότερον ἔχει τι μέρος ὁ προβληθεὶς, ἢ οὐδὲν, ὅτι μὴ τὴν μο-
νάδα. εἰ μὲν ἔχει τι παρὰ τὴν μονάδα μέρος ἄλλο, καθάπερ ὁ
μὲν ἐννέα τὸ τρίτον, ὁ δὲ πεντεκαίδεκα τὸ τρίτον τε καὶ τὸ
πέμπτον, ἐπισκέπτου ποῖον αὐτοῦ τῶν μερῶν κοινόν ἐστι πρὸς
τὸν τῶν εἰκοσιτεσσάρων. εὐθέως γοῦν τρίτον μὲν ὁ τῶν εἰκο-
σιτεσσάρων ὡρῶν ἀριθμὸς ἔχει, πέμπτον δ᾽ οὐκ ἔχει, καθάπερ
ὁ τῶν πεντεκαίδεκα. ἐὰν μὲν οὖν προβεβλημένη περίοδος ὡρῶν

fitis, rurfus reminifcere dictam prius in tabula methodum.
Dictum autem eft propofitum horarum periodicarum nume-
rum, quae inter duo principia fit acceſſio, infpici debere,
utrum metiatur in tabula contentum numerum quemlibet.
Erant autem illi pro horarum vigintiquatuor multiplicatione
effecti.   Ut igitur citra tabulam ipfe in digitis invenias, hoc
ipfum facito.   Sex quidem et octo propofitis, commode uti-
que invenies quatuor quotidianas fieri, quum fex horarum
circuitus propofitus exiftit; tres autem, quum octo. Septem
autem propofitis, aut alio quodam non metiente vigintiqua-
tuor horarum numerum, infpicito vtrum propofitus partem
aliquam habeat, an nullam praeter unitatem.   Si enim ha-
beat aliquam aliam partem praeter unitatem, quemadmodum
novem tertiam,   quindecim tertiam et quintam,   infpicito
qualis ipfius pars communis fit numero vigintiquatuor.
Exempli caufa tertiam fane vigintiquatuor horarum numerus,
quintam autem non habet, quemadmodum quindecim hora-
rum numerus.   Si igitur propofita periodus horarum novem

Ed. Chart. VII. [168.]   Ed. Baf. III. (469.)

ἐννέα τύχῃ, τὸ τρίτον μὲν ταύτης λήψῃ, τὸ τρίτον δὲ καὶ τῶν
κδ´ τὰ ὀκτὼ, καὶ φήσεις ὀκτὼ τύπους εἶναι τρισὶν ἡμέραις
περιγραφομένους. ἠξίουν δέ σε μεμνῆσθαι τοὺς τοιούτους τύ-
πους τεταρταίους ὀνομάζεσθαι. εἰ δὲ ιε´ ὡρῶν περίοδος εἴη,
τῶν μὲν ιε´ τὸ τρίτον λαβὼν, πένθ᾽ ἡμερῶν εἶναι τοὺς τύπους,
ὅπέρ ἐστιν ἑκταίους τᾶν δὲ κδ´ ἐπειδὴ καὶ τούτων τὸ τρίτον
ὀκτὼ γίγνεται, τοσούτους ἐρεῖς εἶναι καὶ τοὺς ἑκταίους τύπους
εἰ δὲ μηδὲν μόριον ὁ προβεβλημένος ἀριθμὸς ᾖ, οἷός πέρ ἐστιν
ὁ ζ´, κδ´ ὀγδοαίους. οὕτω δὲ καὶ εἰ ἕνδεκα ὡρῶν ἢ προβεβλη-
μένη περίοδος, κδ´ εἶναι τους τύπους ἑνδεκαημέρους ἐρεῖς,
ὅπέρ ἐστι δωδεκαταίους. οὕτω δὲ καὶ εἰ τρισκαίδεκα ὡρῶν ἡ
περίοδος ᾖ, τέσσαρας ἐπὶ τοῖς εἴκοσι τεσσαρεσκαιδεκαταίους.
ὡσαύτως δὲ κἂν μείζων ᾖ προβεβλημένη περίοδος τῶν κδ´
ὡρῶν, εἰ μὲν μηδὲν ἔχοι μέτρον κοινὸν πρὸς τὸν τῶν κδ´, ὥσ-
περ ἐπὶ τοῦ τῶν ε´ καὶ κ´ συμβέβηκε, τέτταρας καὶ κ´ ἐρεῖς
εἶναι εἰκοστοεκταίους τύπους. (ὥσπέρ γε καὶ κ´.) εἰ δ᾽ εἴη τι
κοινὸν μέτρον ἀμφοῖν, ὥσπερ ἐπὶ τῶν ζ´ καὶ κ´ τὸ τρίτον

fuerit, tertiam fane hujus capies, tertiam autem et numeri
vigintiquatuor, nempe octo; ac dices octo typos effe tribus
diebus circumfcriptos; volebam autem te memorem effe hu-
jusmodi typos quartanos nominari.   Sed fi quindecim ho-
rarum circuitus fuerit, quindecim fane tertia parte capta,
quinque dierum typos effe, hoc eft fextanos.   At horarum
vigintiquatuor, quoniam et harum tertia pars octo funt, tot
effe dices etiam fextanae typos; quod fi nulla pars propofi-
tus numerus fuerit, qualis eft feptenarius, viginquatuor
octanas.   Ita quoque fi undecim horarum propofitus fuerit
circuitus, vigintiquatuor typos effe undecim dierum dices,
hoc eft duodecumanos.   Sic ubi tredecim horarum circuitus
fuerit, quatuor et viginti quatuordecumanos.   Pari modo fi
major fuerit propofitus circuitus quam horarum vigintiqua-
tuor, fiquidem nullam habet menfuram communem cum
numero vigintiquatuor, quemadmodum in vigintiquinque
contingit, vigintiquatuor effe typos vigefimosfextanos dices
(quemadmodum et viginti).   At fi communis utrique men-
fura quaepiam fuerit, quemadmodum in vigintifeptem nu-

ἐστὶν, ὀκτὼ φήσεις εἶναι δεκαταίους, ἐπειδὴ τῶν μὲν κ' καὶ δ'
τὸ τρίτον ἐστὶν ή, τῶν δὲ κζ, θ'. δῆλον γὰρ ὅτι τοῦ δεκαταίου
τύπου περίοδός ἐστιν [169] ἡμερῶν ἐννέα συμπληρουμένων,
αἵτινες ὡρῶν ἀριθμὸν ἐργάζονται ἑκκαίδεκα καὶ διακοσίων, οὗ
μέρος ὄγδοόν ἐστιν ὁ προβεβλημένος ἀριθμὸς εἰκοσιεπτὰ ὡρῶν.
ὑποπέπτωκεν οὖν ἡ μέθοδος αὕτη τῇ κατὰ τὸ διάγραμμα κοινῇ
προειρημένῃ, τοσοῦτον ἐκείνης διαλλάττουσα, τῷ δύνασθαι
καὶ χωρὶς τοῦ διαγράμματος εὑρεῖν τινα πρῶτον ἀριθμὸν ὡρῶν
ἡμερησίαις περιόδοις μετρούμενον, οὗ μέρος ὁ προβεβλημένος
ἐστίν. τὸ δὲ θεώρημα τοῦτο δέδεικται καὶ πρὸς Εὐκλείδου
κατὰ τὸ τῶν στοιχείων, ἕβδομον δὲ αὐτοῦ ἐστι κεφάλαιον. τὸ
δὲ μεῖζον κοινὸν ἀμφοτέρων τῶν ἀριθμῶν χρὴ λαμβάνοντας
σκέψασθαι ποσάκις ἑκάτερον μετρεῖ τὸν ἀριθμὸν τὸ κοινὸν
τοῦτο μέτρον, οἷον ἐπὶ τοῦ πεντεκαίδεκα καὶ τοῦ τῶν εἰκοσι-
τεσσάρων πρῶτον κοινὸν μέτρον ἐστὶν ὁ τῶν τριῶν ἀριθμός·
οὗτος δὲ τὸν ε' καὶ ι' μετρεῖ κατὰ τὸν ε', τὸν δὲ εἰκοσιτέσσαρα
κατὰ τὸν ὀκτώ. ἐὰν οὖν τὸν ε' πολλαπλασιάσῃς ἐπὶ τὸν τῶν κδ',
ἐάν τε τὸν ή ἐπὶ τῶν ιέ, τὸν αὐτὸν ἀριθμὸν εὑρήσεις γινόμενον,

mero tertia pars eſt, octo decumanos aſſeverabis; quando-
quidem horarum vigintiquatuor tertia pars ſunt octo, vi-
gintiſeptem autem novem.   Quippe conſtat decumani typi
circuitum eſſe dierum novem abſolutorum, qui ſane horarum
numerum ducentarum ſexdecim efficiunt, cujus pars octava
eſt propoſitus vigintiſeptem horarum numerus.   Haec igitur
methodus communi in tabula praedictae ſubjacet, tantum ab
illa differens, quod aliquis etiam citra tabulam invenire po-
teſt primum horarum numerum, diurnis circuitibus menſu-
ratum, cujus pars eſt propoſitus.   Haec ſpeculatio demon-
ſtrata eſt etiam ab Euclide in libro elementorum, ſeptimum
autem ipſius eſt caput.   At majus utrique numero commune
capientes, conſiderare oportet, quoties communis haec men-
ſura utrumque numerum metitur; ut in quindecim et vigin-
tiquatuor prima communis menſura eſt trium numerus.
Hic autem quindenum numerum metitur per quinum, vige-
ſimumquaternarium numerum per octo; ſive igitur quinque
multiplicaveris in numerum vigintiquatuor, ſive octo in

ὥσπερ ἑκατὸν καὶ εἴκοσιν ὡρῶν, ἡμερῶν δὲ δηλονότι ε΄. καὶ
διὰ τοῦτο τὸν τύπον ἑκταῖον ἐρεῖς. κατὰ δὲ τὸν αὐτὸν λόγον,
εἰ τρισκαίδεκα ὡρῶν ὁ προβεβλημένος ἀριθμὸς εἴη, κοινῇ με-
τρήσουσιν οὗτός τε καὶ ὁ τῶν κδ΄ τὸν ἐξ ἀμφοτέρων ἀλλήλων
πολλαπλασίων γινόμενον, ὅσπέρ ἐστιν ὁ τῶν τιβ΄. (ἐπειδὴ τῶν
πρώτων καλουμένων ἀριθμῶν ἐστιν ὁ τρισκαίδεκα. προσαγο-
ρεύουσιν γὰρ (470) οὕτως ὧν οὐκ ἔστι κοινὸν μέτρον πλὴν μο-
νάδος.) ὁ μὲν οὖν ἀριθμὸς, ὅσον ἀμφότεροι μετροῦσιν, ἔσται
τιβ΄. τρισκαιδεκάκις γὰρ οὗτος ἔχει τὰς κδ΄ ὥρας. ὁ δὲ τύπος
ἡμερῶν ἔσται τελείων τριῶν καὶ ι΄, τουτέστι τεσσαρεσκαιδεκα-
ταῖος· ἐπεὶ δὲ τετράκις τε καὶ εἰκοσάκις οὗτος μετρεῖ τὸν τῶν
τιβ΄, τὸ πλῆθος τῶν τύπων ἔσται δ΄ ἐπὶ τοῖς κ΄. ἔχετε γοῦν ἤδη
καὶ ταύτην ἀπόδειξιν τῆς μεθόδου, καίτοι γ᾽ οὐ βουληθέντος
ἐμοῦ διδάσκειν ὑμᾶς ἄχρηστα πράγματα· κάλλιον γὰρ ἦν αὐ-
τῶν ὅλως καταφρονεῖν μεμνημένους τοῦ Πυθικοῦ παραγγέλ-
ματος, ὡς φείδεσθαι προσήκει χρόνου.

quindecim, eundem numerum fieri invenies, ut centena-
rum viginti horarum, dierum autem nimirum quinque; at-
que idcirco typum fextanum dices. Eadem ratione fi pro-
pofitus numerus horarum tredecim fuerit, communiter me-
tientur et hic et vigintiquatuor ex ambobus inter fe multi-
plicatis factum, qui eft trecentarum duodecim horarum nu-
merus (quandoquidem ad primos dictos numeros pertinet
tredecim. Appellant enim fic, quorum non eft communis
menfura praeter unitatem). Itaque numerus quem utrique
metiuntur erit tricenus duodenus; nam ter et decies hic vi-
gintiquatuor horas continet; typus autem dierum erit abfo-
lutorum tredecim, hoc eft quatuordecumanus; quandoqui-
dem autem quater et vigefies hic numerum ducentorum duo-
decim metitur, multitudo typorum erit quatuor et viginti.
Habete itaque jam et hanc methodi demonftrationem, etfi
non ftatueram res inutiles vos docere; fatius enim erat ipfas
omnino contemnere, memores oraculi Pythici, nempe par-
cendum effe tempori.

ΓΑΛΗΝΟΥ ΠΕΡΙ ΠΛΗΘΟΥΣ ΒΙΒΛΙΟΝ.

Ed. Chart. VII. [322. 323.]　　　　Ed. Baf. III. (342.)

Κεφ. αʹ. Οὔτε πολλάκις ὀνομάζοντας ἕτερον ὄνομα
τοῦ πλήθους μᾶλλον ἔστιν εὑρεῖν ἅπαντας τοὺς νῦν σχεδὸν
ἰατροὺς, οὔτ᾽ ἀγνοοῦντας ἕτερόν τι τούτου μᾶλλον. ὅσοι
γοῦν αὐτῶν οἷοί τέ εἰσι καὶ δοῦναι καὶ λαβεῖν λόγον, οἱ
πλεῖστοι μὲν ἀποκρίνονται τοῖς [323] ἐρομένοις ὅ τι ποτ᾽ οὖν
ὀνομάζουσι πλῆθος, ὡς ἐν τῷ πρὸς τὶ λέγεται τοὔνομα, κα-
θάπερ τὸ πολύ τε καὶ τὸ ὀλίγον, ὥστε οὐκ εἶναι δυνατὸν ἐν
μέτρῳ περιλαβεῖν αὐτό· τὸ γὰρ ἑτέρῳ πολύ, τοῦτ᾽ ἐνίοτε
ὑπάρχει ὀλιγώτερον ἑτέρῳ. καὶ ἐπειδὰν ἐρωτήσῃς αὐτούς,
ἀξιῶν ἀποκρίνεσθαι τὸ πρᾶγμα πρὸς ὃ τὸ πλῆθος εἶναι

GALENI DE PLENITVDINE LIBER.

Cap. I. Omnes prope hujufce temporis medicos
aliud nomen quam plenitudinis neque frequentius nomina-
re, neque eo quicquam aliud magis ignorare deprehendimus.
Quicunque igitur poffunt rationem tum reddere tum per-
cipere, ipforum plurimi quid tandem plenitudinem appellent
interrogantibus, id nomen, quemadmodum et multum et
paucum, in relatione ad aliquid dici refpondent, proinde
ipfam menfura definiri non poffe. Quod enim alteri mul-
tum, hoc interdum alteri minus eft. Quumque ipfos roga-
veris petendo, ut rem ad quam referri plenitudinem profi

λέγουσι, τινὲς μὲν ἰχθύων ἀφωνότεροι γίγνονται, τινὲς δὲ
οὕτω μακρά τε καὶ ἀλλόκοτα ληροῦσιν, ὡς μὴ παρακολουθῆ-
σαι δύνασθαι τοῖς ὑπ' αὐτῶν λεγομένοις. ὀλίγιστοι δὲ ἀπο-
κρίνονται, τὸ πολὺ καὶ ὀλίγον ὡς πρὸς τὴν δύναμιν νοεῖ-
σθαι· καὶ εἰ αὖθις αὐτοὺς ἐπανέροιο, τί λέγουσι δύναμιν,
ἔνιοι μὲν οὐδ' ὅλως ἀποκρίνονται· τῶν δὲ τολμησάντων ἀπο-
φήνασθαί τι λέγει μὲν οὐδεὶς οὐδενὶ ταὐτὸν, οἱ πλεῖστοι δὲ
πάντα μᾶλλον ἢ δύναμιν ἑρμηνεύουσιν. εἰ δέ τις ἐν αὐτοῖς
εὑρεθείη μέχρι τοσούτου φρόνιμος, ὡς ἤτοι δραστικὴν οὐσίαν,
ἢ αἰτίαν δραστικὴν εἰπεῖν εἶναι τὴν δύναμιν, εἶτ' ἐρωτηθείη,
πρῶτον μὲν εἰ ἔστι τις οὐσία τοιάδε διοικοῦσα τὸ ζῶον, ἔπει-
τα εἴπερ ἔστι, καὶ τί ποτέ ἐστιν αὕτη, διελθεῖν, οὐκέτι οὐδ'
οὗτος ἀποκρίνεται ἐρωτώμενος τὸ ἀπορούμενον, ἀλλ' ἤτοι
σιωπᾷ τελέως, ἢ ἐκτοπίζει τὸν λόγον εἰς τοιοῦτον, ὡς βέλ-
τιον ἂν εἴη σιωπᾶν. εἰ δὲ κἂν τούτοις τις εὑρεθείη μέχρι το-
σούτου σωφρονῶν, ὡς ἤτις μέν ἐστιν ἡ οὐσία τῆς δυνάμεως
οὐκ ἔχειν εἰπεῖν, ὅτι δὲ ἔστι, ἐκ τῶν ἔργων τεκμαίρεσθαι,
πάλιν αὖ καὶ αὐτὸς οὗτος ἐρωτηθείς, εἰ τὰ γεγραμμένα τε

tentur, explicent, nonnulli quidem magis muti quam pifces
fiunt; quidam vero tam multa et abfurda nugantur, ut
quae ab ipfis enunciantur, ea non poffis affequi. Sed pau-
ciffimi multum et paucum pro ratione virium intelligi pu-
tant; fique rurfum ipfos rogites, quid vires vocitent, non-
nulli nihil prorfus refpondent; qui vero pronunciare quid
aufi fuerint, eorum nullus ac alter idem profert; plurimi
autem omnia potius quam vires interpretantur. Sed fi quis
inter ipfos reperiatur eo usque peritus, ut vires dicat effe
vel effectricem fubftantiam, vel caufam effectricem, rogetur
poftea primum, an quaedam fit fubftantia ejusmodi, quae
animal gubernet, deinde fi fit, quid tandem ipfa fit, expli-
cet; nequaquam prout interrogatur, controverfiam diluit;
verum aut omnino tacet, aut abfurdam adeo profert ora-
tionem, ut tacere fatius fit. Siquis vero in his comperia-
tur eousque fapiens ac modeftus, ut quae virium fit fub-
ftantia proferre nequeat, quod autem fit, ex actionibus au-
gurari fe dicat; interrogatus iterum is ipfe, an quae ab

πρὸς Ἀσκληπιάδου καὶ πολλῶν Ἀσκληπιαδείων τε καὶ μεθο-
δικῶν ὑπὲρ τοῦ μηδεμίαν εἶναι δύναμιν ἐν τοῖς ζώοις, ἀνε-
σκέψατό τε καὶ διελύσατο, φαίνεται μηδ᾽ εἰ λέλεκται πρὸς
αὐτῶν ἐπιστάμενος. ἐκείνων δὲ αὖ πάλιν αὐτῶν, ὅσοι τὴν
δύναμιν οὐκ εἶναί φασιν, ὅτι μὲν ὡς πρὸς ταύτην ἀρνοῦνται
νοεῖσθαί τε καὶ συνίστασθαι τὸ πλῆθος, μᾶλλον εὔδηλον·
ἀδύνατον γάρ ἐστι πρὸς τὴν μηδ᾽ ὅλως ὑπάρχουσαν σχέσιν
συστῆναί τε καὶ νοηθῆναι τὸ πλῆθος· ὡς πρὸς τὰς χώρας δὲ
τῶν ἀγγείων μόνας ὑπολαμβάνουσι τὸ πολύ τε καὶ ὀλίγον
ὑπάρχειν· ἐνίοτε δὲ οὐδὲ τὴν ἀρχὴν ὅλως ὀνομάζουσι πλῆθος,
οὐδὲ ἀπ᾽ αὐτοῦ τινα κενώσεως ἔνδειξιν λαμβάνουσι, ἀλλὰ ἀπὸ
μόνης στεγνώσεως, ἣν ὅτι μηδεὶς αὐτῶν ὡσαύτως ἐξηγεῖται,
δέδεικται δι᾽ ἑτέρων. καὶ μὴν καὶ τρίτος τις ἄλλος ἐστὶ χορὸς,
οὔτε γινώσκων, εἴτε ἔστιν, εἴτε οὐκ ἔστι τις δύναμις, οὔτε
ζητεῖν ὁμολογῶν, ἀλλ᾽ ἐπί τισιν ἐναργῶς φαινομένοις σημείοις
περὶ τὸν κάμνοντα συνισταμένοις, ἐκ πείρας μακρᾶς εὑρῆσθαι
φάσκων ἑαυτῷ τὴν κένωσιν εἶτ᾽ ἐρωτώμενος ἄττα ποτέ

Afclepiade multisque Afclepiadis fectatoribus ac methodicis
de eo fcripta fuerunt, quod nullae animantibus infint vires,
perpenderit difcufferitque, apparet utrum ab illis ea pro-
dita fint, haudquaquam novifle. Rurfum prorfum inter
illos ipfos, quicunque vires non effe contendunt, quod rela-
tione quidem ad ipfas plenitudinem tum intelligi, tum con-
ftitui negent, dilucidius innotefcit. Non enim fieri poteft,
ut plenitudo comparatione ad imperfectum, qui plane non
exiftit, habitum et intelligatur et conftituatur; ceu ad folas
vaforum capacitates et multum et paucum contendunt effe.
Interdum vero per initia neque omnino plenitudinem nomi-
nant, neque ab ea aliquam evacuationis indicationem acci-
piunt, fed a fola conftipatione, quam quod nemo illorum
eodem modo recenfet, alibi demonftravimus. Eft fane ter-
tius quidam alius chorus illorum, qui neque norunt utrum
et quaedam fint et an minime fint vires, neque fe inquirere
fatentur, verum fignis quibusdam evidenter apparentibus
circa aegrotantem obortis longa experientia fibi evacuatio-
nem inventam dicunt. Hi fi rogentur, quae tandem fint ea

ἔστι τὰ σημεῖα ταῦτα, διάτασιν ἀγγείων φησὶ, καὶ ἔρευθος
καὶ βάρος ὅλου τοῦ σώματος, ὄκνον 'τε πρὸς τὰς κινήσεις καὶ
τάσεις τῶν μελῶν. ἔνιοι δὲ αὐτῶν καὶ τὴν ἑλκώδη καὶ κο-
πώδη προστιθέασιν αἴσθησιν, ἀργόν τε τὸν ἔμπροσθεν βίον
ἐν προσφοραῖς ἐδεσμάτων τε καὶ πομάτων πλείοσι, καὶ συνή-
θων ἐκκρίσεων ἐποχῇ. ἐπὶ ταύτῃ γοῦν τῇ συνδρομῇ, καλοῦσι
γὰρ οὕτω τὸ ἄθροισμα τῶν συμπτωμάτων, τετηρῆσθαι φλε-
βοτομίαν ὠφελοῦσαν. οὗτοι μὲν οὖν οὐ μόνον ἑαυτοὺς, ἀλλὰ
καὶ τοὺς ἄλλους ἅπαντας ἀνθρώπους ἀφαιροῦνται τὸν λόγον,
ἐκ πείρας εὑρῆσθαι πάντα φάσκοντες· οἱ δ' ἄλλοι, καθάπερ
εἴρηται [324] νῦν δὴ, λόγῳ τε χρῆσθαί φασι, καὶ τὴν δύνα-
μιν οἱ μὲν ὡς οὐδ' ὅλως ἔστιν, οἱ δὲ ὡς ἔστι μὲν, ἥτις δ'
αὐτῆς ἡ οὐσία, μὴ γινώσκεσθαί φασιν· ὡς ὀλιγίστους εἶναι
τοὺς ἀποφήνασθαι τολμῶντας ὕπαρξίν τε καὶ οὐσίαν δυνά-
μεως. ἀλλὰ καὶ τούτων οὔτε τὸν ἀριθμὸν οὔτε τὴν οὐ-
σίαν ἅπαντες ἀποφαίνονται τὴν αὐτήν· ἀλλὰ καὶ τῶν ἀπολι-
πόντων ἡμῖν συγγράμματα τινὲς μὲν ἀταλαιπωρότερον ὡς
περὶ μιᾶς ἀεὶ διαλέγονται τῆς τὸ ζῶον διοικούσης δυνάμεως,

figna, vaforum diftentionem, ruborem, univerfi corporis
gravitatem, ad mötum pigritiam, membrorumque tenfionem
effe pronunciant. Eorum nonnulli et ulcerofum opero-
fumque laffitudinis fenfum adjiciunt; ad haec priorem vitam
in otio et liberaliore eduliorum ac potuum ufu transactam,
et confuetarum excretionum retentione. In hac igitur fyn-
drome (fic enim vocant fymptomatum congeriem) venae fe-
ctionem ex obfervationibus factis ajunt prodeffe. Hi igitur
non folum a fe ipfis, verum ab univerfis aliis hominibus
etiam rationem auferunt, quum experientia omnia reperiri
afferant. Alii vero, quemadmodnm jam nunc dictum eft,
ratione utendum effe pronunciant. Hi vires quoque nullas
plane effe; illi effe quidem, fed earum fubftantiam a nullo
cognofci cenfent; ut pauciffimi fint, qui virium aut facul-
tatum fubftantiam et effentiam pronunciare audeant; imo
nec harum etiam numerum, nec effentiam eandem omnes
oftendunt. Quinetiam ex illis qui commentarios pofteris
reliquerunt, quidam minore negotio tanquam de una facul-

οὐδένα λογισμὸν προστιθέντες· ἔνιοι δὲ ἀποδεικνύειν ἐπιχει-
ροῦσι, καὶ πλείους μιᾶς οὐκ εἶναί φασιν. ὥστ᾽ ἀναγκαῖον
ὅστις ἀποφαίνεται πλῆθος εἶναι κατὰ τὸ σῶμα τοῦ κάμνοντος,
ἀποκεχωρηκέναι μὲν ἤδη τοῦτον ἀπό τε τῶν ἐμπειρικῶν ὀνο-
μαζομένων ἰατρῶν ἀπό τε τῶν μεθοδικῶν· ἤτοι δ᾽ ὡς πρὸς
τὴν δύναμιν, ἢ ὡς τὰ ἀγγεῖα λέγειν τὸ πολύ.

Κεφ. β΄. Καὶ τοίνυν καὶ ἡμῖν ὁ μὲν πρὸς τοὺς ἐμ-
πειρικούς τε καὶ μεθοδικοὺς ἀναβεβλήσθω λόγος, ἐπὶ δὲ τοὺς
ἑτέρους ἴωμεν, ὅσοι σὺν λογισμῷ φασι τὴν τέχνην μεταχειρί-
ζεσθαι. καίτοι γε ἔνιοι τῶν νῦν εἰς τοσοῦτον ἥκουσι τόλ-
μης, ὡς ἐπιγράφεσθαι μὲν ἑαυτοῖς αἱρέσεως ὀνόματα, γινώ-
σκειν δὲ οὐδὲν οὐδὲ ἐκείνων (ἐστὶν) αὐτῶν. ἀκοῦσαι γοῦν
ἔστι πολλάκις πολλῶν ἐπὶ μὲν τῶν ἀῤῥώστων λεγόντων, ὡς
μεστὸς ὁ ἄνθρωπός ἐστι καὶ φλεβοτομητέον αὐτόν· αὖθις
δ᾽ ἐμπεσόντος λόγου, μεθοδικοὺς ἢ ἐμπειρικοὺς ὀνομαζόντων
ἑαυτούς. ἀλλ᾽ ὅπερ ἔλεγον, ἐπὶ τοὺς ἀναλογισμῷ χρωμένους
ἐλθόντες, τοῖς ἐξ αὐτῶν πρώτοις διαλεχθῶμεν, ὅσοι πρὸς
τὴν δύναμιν ἀεὶ ἐννοοῦσι τὸ πολύ. κινδυνεύουσι γὰρ οὗτοι

tate animal regente difputant, nulla ratione adhibita; qui-
dam id probare conantes, plures quam unam non effe ajunt.
Proinde neceffe eft jam illum, qui in aegrotantis corpore
plenitudinem effe judicet, a medicis empiricis appellatis et
methodicis, five ad vires, five ad vafa plenitudo refpiciat,
diffenfiffe.

Cap. II. Jam vero et a nobis adverfus empiricos et
methodicos oratio *in aliud tempus* differatur; alios vero ag-
grediamur, qui ratione artem adminiftrari dicunt. Sed et
nonnulli hujus tempeftatis eo procedunt audaciae, ut etiam
fectarum nomina fibi afcribant; quum quae ad ipfas fpectant,
eorum nihil quicquam agnofcere poffint. Audire etenim fre-
quenter licet multos coram aegris dicentes, hic homo ple-
nus eft, ipfique vena incidenda; at ubi de ratione mentio
inciderit, fe empiricos vel methodicos appellant. Sed, quod
diximus, ad eos qui analogismo utuntur, digreffi, cum eo-
rum praecipuis differamus, qui femper ex viribus plenitudi-
nem metiuntur. Arguuntur enim hi neque utres neque cu-

μήτ᾽ ἀσκοὺς ἑωρακέναι, μήτε θυλάκους ἀμέτρως πεπληρωμέ-
νους, ἀλλὰ μηδὲ σιτίου ποτὲ προσενηνέχθαι πλείω τοῦ δέον-
τος, ὡς διατείνειν τὴν γαστέρα, μηδ᾽ οὖρον ἠθροικέναι ποτὲ
ἐν τῇ κύστει περαιτέρω τοῦ προσήκοντος, ἢ κόπρον ἐν ἀπευ-
θυσμένῳ διατείνεται γὰρ ἐναργῶς ἐν πάσαις ταῖς τοιαύταις
περιστάσεσιν ἕκαστον τῶν εἰρημένων ὀργάνων, ὡς ἀνιᾶσθαι
τὸν ἄνθρωπον, ἢν μὴ θᾶττον ἐκκρίνῃ τὸ πλεονάζον. οὐ μὴν
οὐδ᾽ ἡ αὐτή γε αἴσθησις γίνεται τοῦ βαρύνοντος ἢ δάκνοντος,
ἢ ἀῤῥήτῳ τινὶ ποιότητι λυποῦντος. ἀκοῦσαι γοῦν ἔστι καὶ
τῶν ἰδιωτῶν αὐτὸ τὸ συμβαῖνον αὐτοῖς ἐναργῶς ἑρμηνευόν-
των, ἄνευ τῆς περὶ τὸ δόγμα φιλονεικίας, ἐνίοτε μὲν ὡς ὑπὸ
τροφῆς βαρυνομένων καὶ θλιβομένων, καίτοι γε ἐλάχιστα
προσενηνεγμένων· ἐνίοτε δ᾽ ὡς δάκνοιντό τε καὶ διαβιβρώ-
σκοιντο· πολλάκις δ᾽ οὐκ ἔχοντες ἀκριβῶς ἑρμηνεῦσαι τὸ συμ-
βαῖνον, ἀσᾶσθαί φασιν. οὐδεμία γὰρ τῶν αἰσθήσεων τού-
των ἡ αὐτὴ πρὸς τοῖς ἀνθςώποις γίγνεται, διὰ πλῆθος ἄμε-
τρον ἐδεσμάτων ἐπὶ πλεῖστον ἐκτεταμένης τε καὶ διατεταμένης
τῆς γαστρός. ἐπὶ μὲν οὖν τῶν τοιούτων καταστάσεων κινδυ-

leos praeter modum repletos vidiſſe; imo ne cibi quidem
juſto plus aliquando ſumpſiſſe, ut venter diſtenderetur, ne-
que urinam in veſica quam deceat copioſiorem, aut ſtercus
in recto inteſtino collegiſſe. Nam in omnibus hujusmodi
affectionibus ſingula quae diximus organa hc evidenter dis-
tenduntur, ut niſi quod exuberat excrementum, celerius
excernant, laeſionem homo ſubeat. Non tamen idem extat
ſenſus rei gravantis aut mordentis, aut abdita quadam qua-
litate laedentis. Audimus certe idiotas quoque idem ſibi
accidens evidenter citra ullam de dogmate contentionem in-
terpretari, ut interdum quidem tanquam alimentis quantum-
vis parce aſſumptis graventur premanturque; interdum vero
quaſi mordeantur ac penitus erodantur. At ſaepenumero
quum accurate, quid acciderit, enarrare neſciunt, ſe faſti-
dio laborare proferunt. Nullus ſiquidem iſtorum ſenſuum
propter immodicam ciborum copiam, qua venter extentus
diſtentusque plurimum eſt, idem apud homines illos apparet.
Hinc eſt, quod in hujusmodi corporis conſtitutione ventrem

νεύειν ῥαγῆναί φασιν αὐτῶν τὴν κοιλίαν, σὺν τῷ καὶ ἡμᾶς
ὁρᾷν ἐπὶ πλεῖστον αὐτὴν τεταμένην· ἔνθα (343) δὲ βαρύ-
νεσθαι λέγουσι, προσεσταλμένην ὁρῶμεν ἐνίοτε τὴν γαστέρα.
οὕτω δὲ κἀπὶ τῆς κύστεως ἄλλη μὲν διάθεσίς ἐστι πλεῖστον
ὑγρὸν περιεχούσης, ἄλλη δὲ ὀλίγον, ἢ βαρυνομένης. καὶ τοί-
νυν καὶ τὴν ἔκκρισιν ἐπὶ μὲν τῆς διὰ τὸ πεπληρῶσθαι τει-
νομένης [325] παμπόλλην ἔστιν ἰδεῖν, ἐπὶ δὲ τῆς βαρυ-
νομένης ὀλιγίστην μὲν, ἀλλὰ πυκνοτάτην· οὐ γὰρ ἀνα-
μένει τὸν τῆς πληρώσεως χρόνον, ἀλλὰ εὐθὺς ἀποῤῥῖψαι
ποθεῖ τὸ λυποῦν, ὥσπερ κἀπειδὰν ὑπὸ τῆς ποιότητος
αὐτοῦ δάκνηται. καὶ γὰρ τότε συνεχῆ ποιεῖται τὴν ἔκκρισιν.
καὶ γὰρ οὖν καὶ ὁπότε βαρύνεται καθάπερ ὑπὸ φορτίου
τοῦ περιεχομένου, τότε οὐκ ἄν τις ὀρθῶς φαίη φαύλως μὲν
διακεῖσθαι, εἶναι δὲ αὐτῇ τὸ βαρῦνον πολὺ, κἂν μηδ᾽ ὅλως
διατείνει τὸν χιτῶνα. ταῦτα πάντως δ᾽ εἴ τί φασιν οἱ ταύτης
τῆς δόξης ἡγεμόνες, ἀρνουμένων τῶν τἀναντία γιγνωσκόν-
των, αὖθις ἐρωτητέον ἀμφοτέρους, εἰ τὴν αὐτὴν ἀνίαν ἡ
κύστις ἀνιᾶται διατεινομένη πανταχόσε καὶ κινδυνεύουσα

rumpi metuant, quum nos eum vehementer intentum con-
fpicimus. Ubi vero gravari dicunt, contractum interdum
videmus. Sic de vefica quoque *judicabis;* cujus quidem
alia eft affectio, quum humoris plurimum, alia quum pau-
cum continet, aut quum gravatur; ac proinde excretionem,
dum ex plenitudine tenditur, copiofam confpicere licet;
dum gravatur, paucissimam quidem, fed frequentissimam;
non enim impletionis tempus expectat, verum quod mole-
ftum eft, quamprimum cupit expellere; quemadmodum quo-
que ubi a mordaci illius qualitate ftimulatur; tunc enim con-
tinuam molitur excretionem. Itaque quum gravatur, tan-
quam ab ea quae continetur farcina, tunc non recte quis
dixerit, eam male affici, fed ipfi copiam oneri effe, tuni-
cam licet omnino non diftendat. Ifta jam fi hujufce opinio-
nis principes prorfus affirmant, illis, qui contraria fentiunt,
negantibus; utrique denuo interrogandi funt, utrum vefica
codem dolore vexetur, quum quoquoverfum diftenditur et

ῥαγῆναι, τῷ μηκέτι στέγειν τὸ περιεχόμενον, καὶ βαρυνομένη
τε καὶ δακνομένη. ἐνταῦθα γὰρ πάλιν οἱ μὲν πρὸς τὰς εὐρυ-
χωρίας τῶν ἀγγείων ἀεὶ τὸ πλῆθος νοοῦντες ἑτοίμως συγχω-
ροῦσιν· οἱ δ᾽ ὡς πρὸς τὴν δύναμιν, ἄχθονταί τε πρὸς τοῖς
τοιούτοις ἐρωτήμασιν, ὀργίζονταί τε πολυειδῶς ἀντιτείνον-
τες ἄνω καὶ κάτω, διὰ τὸ μὴ βούλεσθαι συγχωρῆσαι καὶ τοῦτ᾽
εἶναι πλῆθος. ἡμεῖς οὖν ἀμφοτέρους τε εὐξάμενοι παύσασθαι
τῆς φιλονεικίας, εἰς ὁμόνοιαν παρεκαλέσαμεν τοὺς ὅσοι μὲν
οὐχ ἡγοῦνται λέγεσθαι τὸ πλῆθος οὐδέποτε πρὸς τὴν χώραν
τοῦ περιέχοντος, οἷς δὴ καὶ πρώτοις ὑπηρξάμεθα διαλέγεσθαι,
συγχωρῆσαι τοῖς ἀληθέσι παρακαλοῦντες, ἀναμνησθέντας τοῦ
ἐν τῷ διατείνεσθαι τὰ πεπληρωμένα μόρια λυπεῖσθαι· ὅσοι δὲ
οὕτω μόνον συνίστασθαι πλῆθος νομίζουσι, συγχωρῆσαι τὸ
βαρῦνον εἶναι τῷ βαρυνομένῳ πολύ. πάλιν δὲ ἑκατέρους τοῖς
ἐναργῶς φαινομένοις δυσωποῦντες, ἀναμνήσωμεν ἰδίᾳ μὲν
τοὺς ὡς πρὸς τὴν δύναμιν μόνον νοεῖσθαι φάσκοντας τὸ πολὺ,
τοῦ περιτοναίου ῥαγέντος ἢ ἀνευρυνθέντες ὑπὸ πλήθους ἐδε-
σμάτων, ὑποδείξωμέν τε κἀπὶ τῶν ἐκτὸς ἀσκοὺς καὶ κύστεις

rumpi periclitatur, quod contentum non amplius perferat,
quumque gravatur ac mordetur. Hic enim rurfus qui ad
vaforum capacitates plenitudinem femper aeftimant, ex facili
concedunt; qui quoad vires, quaeftiones hujusmodi molefte
ferunt, fuccenfentque variis modis, furfum et deorfum re-
nitentes, quod nolint hanc effe plenitudinem concedere.
Nos itaque utrosque a contentione liberari cupientes, ad
concordiam adhortati fumus; hos qui plenitudinem non ad
vafis continentis capacitatem unquam relatione dici putant,
quibuscum primis difputationem incepimus, monentes veri-
tati ne obftreperent, memores, partes dum repletae diften-
duntur, eas moleftiis affici; illos, qui folum ita plenitudinem
confiftere autumant, ut quod gravat, corpori, quod gravatur,
plenitudinem effe concederent. Utrosque rurfum apparen-
tibus indiciis flectentes, in mentem revocemus eis praecipue,
qui quoad vires folum copiam intelligi profitentur, tum pe-
ritonaeum ruptum, aut eduliorum plenitudine dilatatum,
tum in rebus externis demonftremus, utres et velicas hoc

BIBΛION. 521

Ed. Chart. VII. [325.]   Ed. Baf. III. (345.)

τοῦτο πάσχοντας, ἐνίοτε δὲ καὶ τοὺς πίθους αὐτοὺς, ὅταν
πνευματικὸν βίαιον ᾖ τὸ πλῆθος. ἐρωτήσωμεν δὲ περὶ τῶν
ἀναβηξάντων ἐκ πνεύμονος αἷμα καὶ διὰ ῥῆξιν ἀγγείου, χωρὶς
πληγῆς, ἢ καταπτώσεως, ἤ τινος ἑτέρας ἔξωθεν βίας τοιαύ-
της, εἰ μηδὲ οὗτοι δοκοῦσιν αὐτοῖς ὑπὸ πλήθους παμπόλλου
διατείνοντος τὸ ἀγγεῖον οὕτω παθεῖν. ἰδίᾳ δ᾽ αὖ πάλιν
ἀναμνήσωμεν τοὺς ἑτέρους, ὡς οὐ ταὐτὸ δύναται βάρος βα-
στάζειν εὐέκτης νεανίσκος καὶ παιδίον κομιδῇ μικρόν· ὃ γὰρ
ἂν, οἶμαι, βαρύτατον ᾖ τῷ παιδίῳ, κουφότατόν ἐστι τῷ
νεανίσκῳ· πότερον οὖν οὔτε φορτίον ὅλως ἐροῦμεν, ὃ μὴ
δύναταί τις βαστάζειν, οὐδὲ πολὺ τὸ οὕτως βαρῦνον; ἢ φορ-
τίον μὲν καὶ βαρὺ, πλῆθος δ᾽ ὀνομάζειν οὐ συγχωρήσομεν;
ἀλλ᾽ οὕτως μὲν οὐχ ὑπὲρ πράγματος, ἀλλ᾽ ὑπὲρ ὀνόματος ἡ
ἀμφισβήτησις ἔσται. κατὰ δὲ τὸν ἕτερον τρόπον οὐδ᾽ ἄν-
θρωπος εἶναί σοι δόξειεν ὁ μηδ᾽ ὅλως φάσκων βαρύνεσθαι
μηδέποτε, μηδ᾽ ἂν εἴκοσι τάλαντα κατὰ τὸν ὦμον ἐπιθῇς
αὐτοῦ. πρὸς δὲ τοὺς ἑαυτοὺς ὑποθέντας δουλείῳ δόγματι
οὐδὲν ἱκανόν. ἐάσαντες οὖν ἤδη τούτους, μᾶλλον δ᾽, εἰ χρὴ

pati, imo nonnunquam dolia ipfa, quum fpiritu violento
plena fuerint. Quaeramus autem de his qui e pulmone
fanguinem propter vafis rupturam, citra ictum, vel cafum,
vel aliam quandam id genus extraneam violentiam extuffiunt,
num putent ipfos ab immoderata plenitudine vas diftendente
in hunc affectum incidiffe? Caeterum alios feparatim ad-
moneamus, puerum vehementer pufillum idem onus ac ado-
lefcentem bono corporis habitu praeditum ferre nequaquam
poffe (quod enim puero, arbitror, fuerit graviffimum, hoc
adolefcenti leviffimum erit). Utrum igitur neque onus om-
nino id, quod quis ferre nequit, neque multum, id quod
gravat adeo, vocabimus? An onus quidem et gravitatem,
plenitudinem vero nuncupari non permittemus? Verum
ita de dictione, non de re difceptatio erit. At quod ad
alium modum pertinet, ne homo quidem habendus eft, qui
fe nunquam, viginti licet talenta ejus humeris impofueris,
gravari dicat. Iis autem qui fefe dogmati fervili addixerunt,
nihil fatis dici poteft. Quamobrem eos jam omittamus, imo

τἀληθὲς εἰπεῖν, ἀπαλλάττεσθαι παρακελεύσαντες, ὅστις ἂν
ἐλεύθερος ᾖ καὶ ἀληθείας ἑταῖρος, ἐκείνῳ διαλεξώμεθα.
Κεφ. γ´. [326] Δύο γὰρ ἐννοίας τε καὶ σχέσεις ὑπε-
θέμεθα τοῦ πλήθους, τὴν μὲν ὡς πρὸς ἰσχὺν καὶ δύναμιν
τοῦ βαστάζοντος αὐτὸ, τὴν δὲ ὡς πρὸς τὴν ὑποδεχομένην
χώραν. καὶ ὑποθέμενοι δὲ ταῦτα, ὁπόσαι τέ εἰσιν ἅπασαι
τοῦ ζώου δυνάμεις, ὅπως τε τὸ καθ᾽ ἑκάστην αὐτῶν πλῆθος
ἢ γνωριοῦμεν, ἢ θεραπεύσομεν, ἐπισκεψώμεθα· πρὸς τού-
τοις δ᾽ ἔτι πόσα τὰ σύμπαντά ἐστιν εἴδη τῶν ὑγρῶν αὐτῶν,
ἤτοι τῶν βαρυνόντων τὴν δύναμιν, ἢ μὴ στεγόντων ἐν τοῖς
ἀγγείοις. ἐν τούτοις γὰρ εἶναι χρὴ φιλόπονόν τε καὶ μέγαν
τὸν ἰατρὸν, οὐκ ἐν τῷ καταφρονεῖν τῶν ἐναργῶν, ἃ πάσης
ἀποδείξεώς εἰσιν ἀρχαί. ἀλλ᾽ οὐδὲν ἴσως θαυμαστὸν ἀγνοεῖ-
σθαι καὶ αὐτὸ τοῦτο τοῖς μηδὲν ὑπὲρ ἀποδείξεως ἐξητακόσι,
μήτε εὑροῦσι, μήτε μαθοῦσι, μήτε ἀσκήσασιν. οὕτω γοῦν
εὐήθεις εἰσὶν, ὥστε καὶ νῦν ὁμιλῶν τις τοῖσδε τοῖς γράμμα-
σιν ἐλπίζει πρῶτον μὲν ἀποδεῖξαί με κατὰ τόνδε τὸν λόγον
ἃ χρὴ πάντως ἐπίστασθαι τὸν μέλλοντά τι περὶ πλήθους

fi verum oportet dicere, hinc difcedere jubentes, cum illo,
quicunque ingenuus et veritatis amator extiterit, differamus.
　　　Cap. III.　Duas igitur plenitudinis tum notiones tum
relationes fubjecimus; hanc ut ad virium robur et facultatem
corporis eam fuftinentis; illam ut ad fufcipientem capacita-
tem.　Atque his fuppofitis, tum quot univerfae animalis
fint facultates, tum qua ratione cujusque ipfarum plenitu-
dinem vel cognofcemus, vel curabimus, deinceps infpicia-
mus; infuper vero quot univerfae humorum fpecies exiftant,
qui vel gravant vires, vel in vafis contineri nequeunt.　In
his enim medicum oportet effe et ftudiofum et excellentem,
non in evidentibus contemnendis, quae omnis demonftratio-
nis initia funt.　Sed nihil fortaffis admiratione dignum igno-
rari et id ipfum ab iftis, qui nihil de demonftratione per-
penderunt, nihil invenerunt, nihil didicerunt, nihil exer-
cuerunt.　Ita vero imperiti funt, ut nunc fi quis eorum his
commentariis occurrerit, fperet me primum hoc in opere
demonftraturum, quae omnino eum noviffe oportet, qui de

ἀκριβῶς ἐπισκέψασθαι· δεύτερον δὲ διάγνωσίν τε καὶ θερα-
πείαν ἑκάστου πλήθους εὑρεῖν· μὴ γινώσκων, ὡς εἴπερ οὕτω
μεγάλα πράγματα δι᾽ ἑνὸς γράμματος ἀποδείκνυσθαι φύσεως
εἶχεν, οὐκ ἂν ἦν ἡ τέχνη μακρά. ἐγὼ δὲ, ὅτι μὲν ἑτέρα τίς
ἐστιν ἡ κατὰ τὰς ἀρτηρίας δύναμις τῆς κατὰ τὰ νεῦρά τε καὶ
φλέβας, ἐν τοῖς περὶ τῶν Ἱπποκράτους καὶ Πλάτωνος δογμά-
των ἀπέδειξα. διὰ δὲ τῆς αὐτῆς πραγματείας ἐδίδαξα καὶ ὅτι
τῆς μὲν τῶν ἀρτηριῶν δυνάμεως οἷον πηγή τίς ἐστιν ἡ καρδία,
τῆς δὲ τῶν νεύρων ὁ ἐγκέφαλος, τῆς δὲ τῶν φλεβῶν τὸ ἧπαρ.
ἐν δὲ τῷ περὶ τῶν καθ᾽ Ἱπποκράτην στοιχείων ἀπέδειξα, τὴν
ὑποβεβλημένην οὐσίαν γενέσει καὶ φθορᾷ δι᾽ ὅλης αὐτῆς ἀλ-
λοιοῦσθαι, κατὰ τὰς τέτταρας ποιότητας, ὑγρότητα καὶ ξη-
ρότητα, θερμότητά τε καὶ ψυχρότητα, καὶ εἶναι τὴν ἑκάστου
τῶν σωμάτων ἴδιον οὐσίαν ἐν τῇ ποιᾷ τούτων κράσει, καὶ
διὰ τοῦτο καὶ τῶν διοικουσῶν αὐτὰ δυνάμεων ἡ τῆς κρά-
σεως ἰδιότης ἐστὶν οὐσία. δέδεικται δέ μοι καὶ ἐν τῷ περὶ φυ-
σικῶν δυνάμεων, ἰδίᾳ δὲ διά τινος ἑτέρας πραγματείας. εἴ-
ρηται δὲ καὶ διαγνωστικὰ σημεῖα πολλάκις ἐν πολλαῖς ἤδη

plenitudine accurate quid confideraturus fit; deinde cujus-
que plenitudinis dignotionem et curationem inventurum;
ignorans, fi res tam arduae eam haberent naturam, ut uno
libro doceri poffent, artem longam non fore. Nos fane,
quod alia quaedam in arteriis, alia in nervis et venis fit
facultas, in libris de Hippocratis et Platonis placitis abunde
demonftravimus. In eodem opere docuimus, arteriarum
facultatis veluti fontem quendam effe cor; nervorum cere-
brum; venarum jecur. Porro in opere, quod de Elemen-
tis ex Hippocratis fententia infcripfimus, indicavimus fub-
ftantiam generationi et interitui obnoxiam qualitatibus qua-
tuor, humore, ficcitate, calore et frigore per totam ipfam
immutari; et propriam corporis cujusque fubftantiam in cer-
to quodam harum temperamento confiftere; ob idque etiam
facultatum ipfa corpora gubernantium effentia temperamenti
proprietas exiftit. Oftendimus haec in libro de naturalibus
facultatibus, necnon alio in opere privatim. Quinetiam
faepe in pluribus commentariis jam a nobis dicta funt utrius-

πραγματείαις, ἑκατέρου τε τοῦ κατὰ τὸ πλῆθος γένους, ἑκά-
στου δὲ τῶν καθ᾽ ἑκάτερον ἰδία. ἑκατέρου μὲν οὖν λέγω, τοῦ
τε πρὸς τὴν δύναμιν καὶ τοῦ κατὰ τὸ ἔγχυμα· καλοῦσι γὰρ
οὕτω τὸ ἕτερον γένος τοῦ πλήθους, ὃ τῇ περιεχούσῃ χώρᾳ
μετρεῖται, συνιστάμενον οὐκ ἐν τοῖς ζώοις μόνον, ἀλλὰ καὶ
ἐν τοῖς ἀψύχοις οὐδὲν ἧττον, ὑφάσμασί τε καὶ πλοκάμοις,
καὶ δέρμασι, καὶ ἀγγείοις κεραμέοις τε καὶ χαλκέοις καὶ σι-
δηροῖς, ὅσα τ᾽ ἐκ χαλκοῦ καὶ ἀργύρου καὶ κασσιτέρου γίγνε-
ται. καὶ γὰρ καὶ ταῦτα ῥήγνυται, κατακλεισθείσης ἐν αὐτοῖς
πνευματώδους οὐσίας πολλῆς, εἰ μὴ ἄρα τις ἐθέλοι καὶ τὸ
τοιοῦτον πλῆθος ὡς πρὸς τὴν συνεκτικὴν συνίστασθαι δύνα-
μιν, ἐπιλαθόμενος ἧς κατ᾽ ἀρχὰς ἐννοίας ἐμνημονεύσαμεν ἐπὶ
τῷ τῆς δυνάμεως ὀνόματι, φάσκοντες αὐτὴν αἰτίαν εἶναι δρα-
στικήν, ὡς οὐδὲν διαφέρον εἰπεῖν ἤτοι δραστικὴν, ἢ ποιητι-
κήν. οὐδ᾽ εἴ τις οὐσίαν ἐθέλοι λέγειν οὐκ αἰτίαν εἶναι
ποιητικὴν τὴν δύναμιν, ἀντιλέγομεν, ἀλλ᾽ [327] ἐκεῖνο μόνον
ἐν τῷ λόγῳ φυλάττεσθαι βουλόμεθα τὸ δραστικήν τε καὶ
ποιητικὴν λέγεσθαι, μὴ παθητικήν τε καὶ ὑλικὴν ἤτοι γε

que plenitudinis generis dignoſcendi ſigna, et uniuscujusque
ſub utroque ſeorſum. Utriusque autem *plenitudinis* dico.
tum ad vires, ſeu facultatem, tum ad enchyma; vocant
enim ſic alterum plenitudinis genus, quod locus continens
metitur, conſiſtens non in animantibus ſolum, ſed etiam in
inanimatis itidem, velut pannis, crinibus, pellibus, vaſis
tum fictilibus tum aereis ferreisque, et caeteris quae ex
aere, argento et ſtanno fiunt. Haec etenim etiam rum-
puntur, ſi multum ſpiritalis ſubſtantiae intus in ſe concluſum
habeant, niſi quis forſan et eam plenitudinem relatione ad
contentricem facultatem velit conſiſtere, oblitus ſententiae,
cujus antea meminimus in facultatis nomine, dicentes ean-
dem eſſe cauſam effectricem, ut nihil interſit aut effectricem
aut efficientem dicere. Neque vero ſi quis ſubſtantiam eſſe
non cauſam effectricem velit dicere, reclamamus; ſed illud
tautum hoc in ſermone obſervari volumus, et effectricem
et activam dici, non paſſivam et materialem ſive cauſam ſive

Ed. Chart. VII. [3ᴀ7.]   Ed. Baf. III. (343. 344.)

αἰτίαν ἢ οὐσίαν εἶναι τὴν δύναμιν. εἰ γὰρ δὴ τοῦτό γε φυ-
λάττοιτο, πρόδηλον, ὡς ἐνεργείας τινὸς ἡ δύναμις αἰτία γε-
νήσεται· τὴν δ᾽ ἐνέργειαν ἀνάγκη δήπου καὶ αὐτὴν (344) εἶναι
κίνησιν ἐκ τοῦ ποιοῦντος εἰς τὸ πάσχον, ὥσπέρ γε καὶ τὸ πά-
θος τὴν ἐν τῷ πάσχοντι κίνησιν ἐκ τοῦ ποιοῦντος· (εἰς τὸ
πάσχον) ὥσθ᾽ ἥ γε νόησις ἐν τῷ πρὸς τὶ τῆς δυνάμεως, ἢ θ᾽
ὕπαρξις ἐν τῇ πρὸς ἕτερον σχέσει. ποιεῖν δ᾽ εἰς ἑαυτὸ λέγειν
ὁτιοῦν, ἢ ἐνεργεῖν εἰς ἑαυτὸ, παρὰ τὴν ἔννοιάν ἐστιν· οὕτως
οὖν καὶ συνέχειν ἑαυτό. καὶ γὰρ οἱ μάλιστα εἰσηγησάμενοι
τὴν συνεκτικὴν δύναμιν, ὡς οἱ Στωϊκοὶ, τὸ μὲν συνέχον
ἕτερον ποιοῦσι, τὸ συνεχόμενον δὲ ἄλλο· τὴν μὲν γὰρ πνευ-
ματικὴν οὐσίαν τὸ συνέχον, τὴν δὲ ὑλικὴν τὸ συνεχόμενον,
ὅθεν ἀέρα μὲν καὶ πῦρ συνέχειν φασὶ, γῆν δὲ καὶ ὕδωρ συνέ-
χεσθαι. καίτοι γε ἔνιοι τῶν νῦν Ἡροφιλείους ἑαυτοὺς ὀνομα-
ζόντων, οὐδ᾽ ὄναρ ἀκηκοότες ταῦτα, τολμηρῶς ἀποφαίνον-
ται (τε) περὶ τῆς συνεκτικῆς δυνάμεως· εἰ μὲν ἀὴρ, ἢ πῦρ,
ἢ τὸ συναμφότερόν ἐστι τὸ συνέχον τούς λίθους τε καὶ τὰ
ξύλα, καὶ τἄλλα ὅσα τοιαῦτα, μὴ γινώσκειν ὁμολογοῦντες·

fubſtantiam eſſe facultatem. Quod fi obſervemus, liquet fa-
cultatem actionis cauſam fore. Neceſſitas autem exigit,
acticnem, ipſum quoque eſſe agentis ad rem patientem mo-
tum; quemadmodum et affectum in patiente motum eſſe
ab agente ad rem paticntem. Quamobrem facultatis notio
in relatione ad aliquid dicitur; ſubſtantia in diſpoſitione ad
aliud verſatur. At facere quodcunque, aut agere in ſe
ipſum, praeter notionem eſt; ita quoque et continere ſeſe.
Qui etenim maxime contentricem facultatem, ut Stoici, in-
vexerunt, quod continet, aliud, aliud, quod continetur, fa-
ciunt. Nam ſpirituoſam ſubſtantiam, quod continet; ma-
terialem, quod continetur, *appellarunt.* Hinc aërem et
ignem continere dicunt; terram vero et aquam *ab illis* con-
tineri. Quanquam nonnulli ex his qui ſe nunc Herophileos
nominant, haec quum ne per ſomnium quidem audiverint,
ſumma pronunciant confidentia de contentrice facultate;
confitentes quidem ſe ignorare, utrum aër, aut ignis, aut
utrumque, lapides, ligna, et quae ſunt hujusmodi caetera

ἀποφαινόμενοι δὲ ἁπλῶς, ὅτι δύναμίς τίς ἐστιν ἡ συνέχουσα
τὰ τοιαῦτα πάντα, διαλυθῆναι γὰρ ἂν καὶ διαρρυῆναι, μηδε-
νὸς αὐτὰ συνάγοντός τε καὶ σφίγγοντος· εἶτ᾽ ἐρωτηθέντες εἰ
καὶ τοιούτῳ τινὶ τολμῶσιν ἀξιώματι χρήσασθαι κατὰ τὸν λό-
γον, ὡς ἅπαντα τὰ ὄντα δεῖται τοῦ συνέχοντος, ἢ μὴ, παρα-
χρῆμα μὲν ἑτοίμως ἀποφαίνονταί τε καὶ καταφάσκουσι τὴν
ἐρώτησιν· ἀπαχθέντες δ᾽ ἐντεῦθεν ἐπ᾽ ἄτοπον, ἀνατίθενται
εἰς τὰ εἰρημένα, καὶ ἀγανακτοῦσι τοῖς ἐρωτῶσιν ὡς περιέργοις
τε καὶ σοφισταῖς. ἤσκηται γὰρ εἴ πέρ τι ἄλλο καὶ τοῦτο τοῖς
νῦν ἰατροῖς, ἀποφαίνεσθαι μὲν ὑπὲρ τῶν μεγίστων δογμάτων
ἑτοίμως, ἐξελεγχομένοις δὲ ἄχθεσθαί τε καὶ τοὺς ἐλέγχοντας
ἀποκαλεῖν σοφιστάς. ὅπως τοίνυν ἀναγκαῖόν ἐστιν εἰς ἄτο-
πόν τι λόγον ἀχθῆναι, θεμένων ἡμῶν ἅπαν τὸ ὂν δεῖσθαι
συνεκτικῆς αἰτίας, ἤδη σοι δίειμι τὴν συνεκτικὴν αἰτίαν, ἥτίς
ποτ᾽ ἐστὶν, οὐ γὰρ ὁμολογοῦσιν αὐτὴν οἱ Ἡροφίλειοι γιγνώ-
σκειν, ἆρά γε ἐκ τῶν ὄντων τὶ καὶ αὐτοὶ ὑπολαμβάνουσιν ἢ
τῶν οὐκ ὄντων; εἰ μὲν γὰρ τῶν οὐκ ὄντων τὶ, θαυμάζω τὴν

contineat; affirmantes autem fimpliciter facultatem quandam
effe, quae hujusmodi omnia comprehendat; nam diffolvi ac
diffluere oporteret, nifi aliquid ea colligeret et complectere-
tur. Poftea rogati, nunquid in oratione tali audeant uti
axiomate, *Quae exiſtunt omnia, re continente indigere;
nec ne;* illico quidem et prompte refpondent, quaeftionem-
que afleverant; at inde ad abfurdum abducti, praedictis tri-
buunt, et indignantur interrogantibus, tanquam fupervaca-
neis fophiftis. In ufu enim eft apud hujus feculi medicos,
fi quid aliud, ut de maximis decretis prompte ferant fen-
tentiam; reprehenfi vero doleant, corripientesque ipfos
fophiftas vocitent. Hoc igitur modo orationem in abfurdum
quippiam decidere neceffarium eft, dum nos res omnes
continentem caufam requirere contendimus. Jam tibi re-
cenfeo contentricem caufam, quaenam illa fit, Herophilei
enim ipfam fatentur fe ignorare, utrum ex iis quae funt ali-
quid, an ex iis, quae non funt, eam ipfi accipiunt? Si
enim ex iis, quae non funt, admiror virorum fapientiam, fi

σοφίαν τῶν ἀνδρῶν, εἰ καὶ τῶν ὄντων ἕκαστον δεῖσθαί φασι
τῶν οὐκ ὄντων τινός· εἰ δὲ τῶν ὄντων τίθενται τὴν συνεκτικὴν
αἰτίαν, ἀναμνησθήτωσαν, ὡς ἅπαν τὸ ὂν ἔφασαν αἰτίας δεῖ-
σθαι συνεκτικῆς εἰς τὸ εἶναι. συμβήσεται γὰρ οὕτως καὶ αὐ-
τὴν τὴν αἰτίαν αἰτίας ἑτέρας, ἵνα ὑπάρχῃ, δεηθῆναι, κἀ-
κείνην αὖθις ἄλλης, καὶ τοῦτο εἰς ἄπειρον. εἰ δὲ τῶν ὄντων
τὰ μὲν ἑτέρου τινὸς αἰτίου δεῖσθαι πρὸς τὸ εἶναι, τὰ δὲ ἐξ
αὐτῶν ἔχειν τὸ εἶναι φήσουσι, πρῶτον μὲν ἴστωσαν οὐκέτι
διαφυλάττοντες τὸ ἐξ ἀρχῆς ἀξίωμα, ὃ παντὸς μᾶλλον ἀληθὲς
ἔλεγον, ὡς ἅπαν τὸ ὂν αἰτίας δεῖται συνεκτικῆς εἰς τὸ εἶναι·
δεύτερον δὲ, μακροτάτου χρῄζοντες λόγου, διὰ τί τὰ μὲν δεῖται,
τὰ δὲ οὐ δεῖται, ἢ καὶ ὁποῖα ἐκ τούτων ἐστὶν αὐτῶν ἑκάτερα.
οὐδὲ γὰρ οὐδ᾽ οἱ πολλοὶ τῶν Ἡροφιλείων, οὐδ᾽ οἱ νεώτεροι
Στωϊκοὶ λέγουσί τινα ἀπόδειξιν τοῦ τὸ μὲν πνεῦμα καὶ τὸ
πῦρ συνέχειν ἑαυτό τε καὶ τὰ ἄλλα, τὸ δὲ ὕδωρ καὶ τὴν
[328] γῆν ἑτέρου δεῖσθαι τοῦ συνέξοντος. ὅσον μὲν γὰρ
ἐπὶ τῇ προχείρῳ φαντασίᾳ, τὸ μὲν σκληρὸν καὶ ἀντίτυ-
πον καὶ πυκνὸν ἑαυτὸ συνέχειν λέγοιτο, τὸ δ᾽ ἀραιόν τε

et eorum, quae funt, unumquodque rerum non exiften-
tium egere aliqua pronuncient; fi vero in rebus contentri-
cem caufam ftatuant, meminerint fe dixiffe, res omnes, ut
fint, contentrice caufa indigere. Accidet enim ita, et caufam
ipfam altera quoque caufa, quo confiftat, egere, et illam
rurfus altera, idque *fic* in infinitum. Quod fi entium alia
aliam quandam caufam ad effe defiderare, alia vero effe ex
fe ipfis habere dixerint; primum intelligant fe nequaquam
axioma, quod ab initio ut longe veriffimum propofuerunt,
obfervare, ens nimirum omne ad effe caufam continentem
requirere; deinde prolixiffimam prcducere orationem, cur
quaedam ea indigeant, quaedam non indigeant, vel qualia
fint ex his ipfis utraque. Nam neque Ilerophileorum pleri-
que, neque recentiores Stoici, aliqua demonftratione fpiri-
tum et ignem tum femet tum alia continere, aquam atque
terram alio continente indigere produnt. Quam etenim
prompta imaginatione durum, renitens, et denfum fe con-

528 ΓΑΛΗΝΟΥ ΠΕΡΙ ΠΛΗΘΟΥΣ

Ed. Chart. VII. [328.]   Ed. Baſ. III. (344.)

καὶ μαλακὸν καὶ ὑπεῖκον ἕτερον δεῖσθαι τοῦ συνέξοντος.
οὐ μόνον δὲ οὐδεμίαν ἀπόδειξιν εἰπόντες οἱ ἄνδρες ἀξιοῦσι
πιστεύεσθαι τὴν ὑπόθεσιν αὐτῶν, ἀλλὰ καὶ πρὸς ἑαυτὴν
ὑποτιθέμενοι μαχομένην οὐκ ἔτι αἰσθάνονται. τὰ γὰρ ἁπάν-
των λεπτομερέστερα καὶ μαλακώτερα καὶ εἰκτικώτερα, τὸ πῦρ
καὶ ἀέρα, ταῦτ᾽ αἴτια τῇ γῇ τῆς σκληρότητός τε καὶ ἀντιτυ-
πίας εἶναί φασιν, ὡς ἐνδεχόμενον ἕτερον ἑτέρῳ τινὶ μεταδοῦ-
ναι δυνάμεως, ἢ φύσεως, ἢ ἐνεργείας, ἢ ποιότητος, ἧς οὐ
μετείληφεν αὐτό. καὶ γὰρ αὖ καὶ φαίνεται σαφῶς οὐ μόνον
οὐδὲν ὑπὸ τοῦ πυρὸς συνεχόμενον, ἀλλὰ καὶ διαλυόμενα
πάντα. πρὸς μὲν δὴ τὴν τῶν Στωϊκῶν ὑπόθεσιν ἑτέρωθι
λέλεκται διὰ πλειόνων· ἐπὶ δὲ τοὺς Ἡροφιλείους ἐπάνειμι,
καὶ πρὸς τούτους ἀρκέσει μοι κατά γε τὸ παρὸν εἰπεῖν, ὡς
προστάτης αὐτῶν ἐναντιώτατα πέπονθεν, ἀπορῶν μὲν ἐν
παμπόλλοις ἀποδείξεις προχείρους ἔχουσιν, ἀποφαινόμενος
δὲ ἐν ἄλλοις, ὧν αἵ τ᾽ ἀποδείξεις ἀδύνατοι ἥ θ᾽ ὑπόθεσις
ψευδής.

tinere; rarum vero et molle et cedens alterum, quod con-
tineat, poſtulare dicitur. At hi viri non ſolum nullam pro-
ferentes demonſtrationem ſuae ipſorum ſuppoſitioni fidem
adhiberi volunt, ſed etiam pugnantem in ſeipſam ſtatuentes
poſtea non percipiunt. Nam aërem et ignem omnium
tenuiſſima, molliſſima et facillime cedentia, terrae duritiei
et ſoliditatis eſſe cauſam dicunt; quaſi vero aliud alii aut fa-
cultatem, aut naturam, aut actionem, aut qualitatem eam
poſſit communicare, quam ipſum nondum receperit. Et-
enim ab igne non modo nihil contineri, ſed etiam omnia
diſſolvi, perſpicue liquet. Verum contra Stoicorum hypo-
theſim complura alibi ſcripſimus. Nunc ad Herophileos re-
vertor. Atque adverſus hos in praeſentia dixiſſe ſatis erit,
anteſignano videlicet illorum et praeſidi longe diverſa acci-
diſſe, quod in permultis adeo, quae promptas demonſtra-
tiones habeant, addubitet; de illis vero, quae demonſtrari
nequeunt, quorumque falſa eſt hypotheſis, ſententiam pro-
ferat.

Κ ε φ. δ'. Ἀπολιπόντες οὖν καὶ τούτους αὖθις λέγω-
μεν, ὡς τὸ μὲν διατείνεσθαι καὶ ῥήγνυσθαι διὰ πλῆθος
αὐτῶν τῶν περιεχόντων ἀγγείων ἐστὶ πάθος, οὐ δυνάμεώς
τινος· τὸ δὲ βαρύνεσθαι δυνάμεως αἰσθητικῆς· οὐ γὰρ δὴ
ἁπλῶς γε ταύτης πάσης οὐδὲ τοῦτο, τῆς γέ τοι φυσικῆς δυνά-
μεως οὐκ ἔστι πάθος τὸ βαρύνεσθαι. εἴπερ οὖν ὀρθῶς ἀπε-
δείξαμεν ἐν τῇ τῶν φυσικῶν δυνάμεων πραγματείᾳ, τὴν μέν
τινα τῶν οἰκείων ἑλκτικὴν εἶναι δύναμιν, ἑτέραν δὲ αὐτῶν
τούτων ἀλλοιωτικὴν, ἄλλην δὲ καθεκτικὴν εἶναι δύναμιν, καί τε-
τάρτην ἀποκριτικὴν τῶν ἀλλοτρίων, ἑτέρ᾽ ἄττα χρὴ ζητεῖν γνω-
ρίσματα τοῦ πρὸς ἑκάστην τῶν εἰρημένων δυνάμεων πλήθους,
ὡς οὐχ ἱκανοῦ τοῦ βάρους ὑπάρχοντος. οὐ γὰρ ὥσπερ ἡ
ἄῤῥωστος γαστὴρ αἰσθάνεται τῶν βαρυνόντων αὐτὴν, διὰ τὸ
περιττὸν τῆς αἰσθήσεως, οὕτω καὶ ἡ φλὲψ καὶ ἡ ἀρτηρία
τὴν αὐτὴν αἴσθησιν ἔχουσιν, ἀλλ᾽ ἑτέραν. εἴπερ ἄρα γένος
οὐ ταὐτὸν κατὰ τὰ νεῦρα, μακροτέρου λόγου δεόμενον εἰς
δήλωσίν τε καὶ πίστιν. τοῦ μὲν οὖν κατὰ τὰς ἀρτηρίας πλή-
θους, ὡς πρὸς τὴν δύναμιν αὐτῶν, ἐπιστημονικὰ γνωρίσματα

Cap. IV. Itaque his etiam omiſſis rurſus dicamus,
diſtentionem et ex plenitudine factam ruptionem, vaſorum
ipſorum continentium, non facultatis cujusdam affectus eſſe;
at gravitatem ſentientis facultatis. Nam neque ad hanc to-
tam ea abſolute ſpectat, naturalis ſiquidem facultatis affe-
ctus gravitas non eſt. Quapropter ſi recte in commentario
de facultatibus naturalibus demonſtravi unam idoneorum at-
tractricem eſſe facultatem, alteram eorumdem alteratricem,
tertiam retentricem, et quartam alienorum expultricem,
alias quasdam plenitudinis notas in ſingulis praedictis facul-
tatibus quaerere oportet, quum gravitas ſatis eſſe non po-
teſt. Non enim quemadmodum imbecillis ventriculus,
quae ipſum gravant, ob eximium ſenſum percipit, ita venae
atque arteriae eundem, ſed diverſum ſenſum obtinent. An
idem quoque genus in nervis exiſtat, pluris verbis ad fidem
faciendam opus eſt. Arteriarum igitur plenitudinis, ut ad
ipſarum vires, notae ſcientificae in opere de pulſibus tradi-

διὰ τῆς περὶ τῶν σφυγμῶν εἴρηται πραγματείας, ἴσασι δὲ
οὐδὲ τούτων οὐδὲν οἱ ῥαδίως ὀνομάζοντες ὁσημέραι πλῆθος·
οὐ μὴν τοῦ γε πρὸς τὰς φλέβας αὐτὸς ἔξευρον ἐπιστημονικόν
τι σημεῖον, ἢ παρ᾽ ἑτέρῳ γεγραμμένον εὑρεῖν ἠδυνήθην, ὅπου
γε τὴν ἀρχὴν οὐδὲ διωρίσατό τις ἡμῶν πρότερος οὐδ᾽ αὐτὰς
τὰς δυνάμεις ἐπιστημονικῶς. ἐπ᾽ ὀλίγον μὲν γὰρ ἥψαντο τῆς
θεωρίας αὐτῶν οἱ περὶ Φίλιππόν τε καὶ Ἀρχιγένην, τελέως
δὲ οὐδὲ τούτων οὐδεὶς ἐξειργάσατο. ζητεῖ δὲ ὁ λόγος ὁ νῦν
ἐνεστηκὼς οὐ ταῦτα μόνον, ἀλλὰ καὶ τὸ καθ᾽ ἕκαστον μόριον
πλῆθος, οἷον τὸ καθ᾽ ἧπαρ, ἢ καρδίαν, ἢ νεφροὺς, ἢ κῶ-
λον, ἢ ἐγκέφαλον, ἢ ὀστοῦν. [329] ὅσα μὲν οὖν αὐτῶν
ἤτοι δυσαίσθητά ἐστιν ἢ ἀναίσθητα, ταῦτα μὲν οὐκ ἂν ὡσαύ-
τως αἰσθητὰ γαστρὶ καὶ κύστει τῶν ἐν αὐτοῖς περιττῶν, ἀλλὰ
τὰ μὲν οὐδ᾽ ὅλως, τὰ δὲ ἤτοι παντάπασιν ἀμυδρῶς, ἢ οὐδ᾽
ὅλως· παντάπασι μὲν ἀμυδρῶς, ὡς ἐπὶ παμπόλλῳ πλήθει,
οὐδ᾽ ὅλως δ᾽, ὡς ἐπ᾽ ὀλίγῳ. καὶ γὰρ καὶ πνεύμονι καὶ ἥπατι
καὶ νεφροῖς ἐγγίνεται βάρους αἴσθησις ἐνίοτε, καί τις ὀστοῦν
ᾔσθετο βαρυνόμενος, ἀμυδρᾷ καὶ αὐτὸς αἰσθήσει· κατὰ τὸν

tae funt. Noverunt autem ex his plane nihil, qui ex fa-
cili quotidie plenitudinem nominant. Non tamen plenitu-
dinis ad venas fignum quoddam fcientificum ipfe inveni, nec
ab altero fcriptum invenire potui; quandoquidem impri-
mis nemo ante nos ipfas facultates fcienter diftinxit. Paucis
enim Philippus et Archigenes earum fpeculationem attige-
runt, abfolute vero ne unus iftorum quidem abfolvit; fed
praefens hic fermo non haec folum inquirit, verum etiam
cujusque partis plenitudinem, ut jecinoris, vel cordis, vel
renum, vel coli, vel cerebri, vel offis. Quae igitur ex
illis aut difficilem aut nullum habent fenfum, ea non fimili
modo cum ventriculo et vefica in ipfis recrementa fentiunt.
Quaedam autem prorfus nihil, quaedam aut omnino obfcure,
aut nihil; obfcure quidem nimium, ut in plenitudine immo-
dica; nihil, ut in modica. Quinetiam pulmoni, jecinori
et renibus gravitatis fenfus interdum innafcitur. Etiam
quis gravari os, fed obfcure admodum percepit. In cere-

ἐγκέφαλον δὲ βάρη διασημαίνει πολλάκις οὐκ ἀμυδρὰ μόνον,
ἀλλ᾽ ἔστιν ἐνίοτε καὶ πάνυ σαφῆ. τοῖς δὲ ἀναισθήτοις μο-
ρίοις οὐκ ἐνδέχεται γίγνεσθαί τινα αἴσθησιν οὔτε βάρους
οὔτ᾽ ἄλλου συμπτώματος οὐδενός· ἀναίσθητα δ᾽ ἔοικεν ὑπάρ-
χειν ἔνια τῶν ὀστῶν, καὶ ἡ πιμελὴ, καί τινες τῶν ἀδένων,
εἰ μὴ ἄρα καὶ οἱ μυελοὶ πάντες ἐκ τῶν ἀναισθήτων εἰσίν·
ἐγκέφαλος γοῦν καὶ νωτιαῖος, ὡς ἔνιοί φασιν, ἐκ τῶν αἰσθη-
τικῶν εἰσι. βεβαίως δ᾽ ἄν τις ἀποφαίνοιτο κατὰ τῆς περὶ τὰ
κυρτὰ τοῦ ἥπατος σαρκὸς, ἣν οἱ πολλοὶ τῶν ἰατρῶν παρ-
(345)έγχυμα προσαγορεύουσιν· οὐδὲ γὰρ ὅλω· εἰς αὐτὴν οὐ-
δαμόθεν ἐμφύεται νεῦρον· ἀπορήσειε δ᾽ ἄν τις καὶ περὶ τῆς
ἐν τοῖς σιμοῖς. οὕτω γάρ ἐστι βραχέα τὰ κατὰ τὰς πύλας ἐμ-
φυόμενα τῷ ἥπατι, ὥστε φαίνεσθαι τὸν ὑμένα μόνον αὐτοῦ
διαπλέκοντα. καὶ μὴν καὶ κατὰ σπλῆνα καὶ νεφροὺς ὡσαύ-
τως ἀπορήσειεν ἄν τις, ἔτι τε μᾶλλον ἐν πνεύμονι, καὶ τάχα
ἄν τις ἐν τούτοις τοῖς σπλάγχνοις ᾖ τοῦ βάρους αἴσθησις, οὐκ
αὐτῶν τῶν σπλάγχνων, ἀλλὰ τῶν περιεχόντων αὐτὰ χιτώνων
καὶ ὑμένων εἶναι λεχθείη, καὶ μάλιστα ἐπὶ πνεύμονός τε καὶ

bro faepe non obfcura folum gravitas, fed manifefta etiam
apparet. In partibus fenfu vacuis nullum nec gravitatis,
nec alterius cujufpiam fymptomatis fenfum oboriri conftat.
Ex offibus quaedam fenfus experta videntur, ad haec ad-
eps, et quaedam glandulae, praeterea medullae omnes in-
ter partes fenfu vacuas exiftunt. Cerebrum et fpinalis me-
dulla, ut nonnulli afferunt, ex partibus funt praeditis fen-
fu. Quidam certe carnem circa gibbas jecinoris partes fi-
tam, quam plerique medici parenchyma vocant, fenfibilem
affirmat; neque enim nervus omnino unquam ei inferitur.
Dubitaverit quoque quifpiam de illa, quae fimis ejus locis
adjacet. Ita namque exiles funt nervi qui jecinoris portis
inferuntur, ut membranam folum ipfius contexere videantur.
Eadem infuper alicui et in liene et renibus, multo magis
in pulmone, dubitatio acciderit. Atque forfan fi quis in
hifce vifceribus gravitatis fenfus exiftat, non ipforum vifce-
rum, fed tunicarum membranarumque ea continentium effe

ἥπατος, ἐξηρτημένων τε καὶ κρεμαμένων, καὶ οὐχ ἑδραίως
ἐστηριγμένων. ἐναργῶς γὰρ οἱ κάμνοντες αἰσθάνονται πολ-
λάκις ἄνω πρὸς τῇ κλειδὶ τάσεώς τινος, ὡς ἐπὶ τοῖς κατὰ τὸ
ἧπαρ ὄγκοις, αὐτοῦ τε τοῦ σπλάγχνου βαρέος· ὡς εὐτυχής
δέ τις, ὃς οὐκ ᾔσθετο καθ᾽ ὅλον ἑαυτοῦ τὸν βίον, οὕτω
συνεχῶς ἅπασι γιγνομένου. λέγει δέ που καὶ Ἱπποκράτης,
ἐς νεφρὸν ὀδύνη βαρείη, ὥσπέρ γε καὶ κατὰ πνεύμονα γίγνε-
ται βάρος· εἴρηται δὲ σχεδὸν ἅπασι τοῖς ἰατροῖς, ὅταν ἀλῷ
φλεγμονῇ τὸ σπλάγχνον. ἀλλ᾽ οὐδὲν τούτων ἐζητηκότες οἱ
πλεῖστοι τῶν ἰατρῶν, ἔνιοι δὲ οὐδ᾽ ὅτι δύναται μὲν ποτὲ
καθ᾽ ὅλον τὸ ζῶον εἶναι τὸ πλῆθος, ἐγχωρεῖ δὲ καὶ περὶ ἓν
ὁτιοῦν μόριον ἢ καὶ πλείω, προπετῶς ἀποφαίνονται περὶ
πλήθους. ἀλλ᾽ εἰ βούλει κατὰ τὸ παρὸν ἐάσαντες ἁπάσας
ταύτας τὰς ἀπορίας, ἐν τοῖς εὐπορωτέροις γυμνασθῶμεν.
Κεφ. έ. Εὐπορώτερον δ᾽ εἶναί μοι δοκεῖ, πάλιν ἀπὸ
βάρους ἄρξασθαι· φαίνεται γὰρ τοῦτο τοῦ πρὸς τὴν αἰσθη-
τικὴν δύναμιν πλήθους ἐναργέστατον εἶναι γνώρισμα. πότε-

dixeris, praefertim quae a pulmone et jecinore Iufpenfae
pendent, nec firmiter eis adhaerent. Frequenter enini
aegroti manifeftam furfum ad claviculam tenfionem quan-
dam, ut in hepatis tumoribus, et ipfius vifceris gravitatem
fentiunt. Nam ut totus eft felix ille, qui per omnem vitae
fuae aetatem hoc mali nunquam percepit, ita frequenter
omnes eo laborant. Dicit alicubi Hippocrates: *Ad renem
dolor gravis;* quemadmodum et, *in pulmone fit gravitas.*
Dicta funt haec ab omnibus fere medicis, quum vifcus in-
flammatione correptum fuerit. Sed horum nihil plerique
medici inquifierunt; imo quidam neque plenitudinem ali-
quando in univerfo animante effe poffe, fed in una quavis
parte, aut etiam pluribus, temere de plenitudine pronun-
ciant. Sed age, fi placet, omni dubitatione remota, in
certioribus exerceamur.

Cap. V. Certius autem effe mihi videtur, rurfus a
gravitate initium capere. Haec enim fenfitricis facultatis
plenitudinis evidentiffimum effe fignum apparet. Utrum

ρον οὖν ἀληθές ἐστιν ἀποφαίνεσθαι τῷ πλήθει βάρος ἀκολουθεῖν ἐξ ἀνάγκης, ἢ τὸ βάρος ἀνάγκη προηγεῖσθαι πλήθους; οὐ γὰρ δή γε ταὐτόν ἐστιν, ἢ ἀκολουθεῖν ἐν τῷ λόγῳ τὸ βάρος, ἢ προηγεῖσθαι. ἀληθὲς μὲν γὰρ, ὅτῳ πλῆθος ὑγρῶν τινῶν ἐστιν ἐν τῷ σώματι, τούτῳ βάρους αἴσθησιν ὑπάρχειν, ἐν ἐκείνοις τοῖς μέρεσι δηλονότι, ἐν οἷσπερ ἂν ᾖ τὸ πλῆθος, αἰσθητικοῖς ὑπάρχουσιν· οὐκ ἀληθὲς δὲ τὸ, βάρους ὄντος ἔν τινι μέρει, πλῆθος ὑπάρχειν ἐν ἐκείνῳ χυμῶν. [330] ἐγχωρεῖ γὰρ, ὑπὸ τῶν στερεῶν μορίων βαρύνεσθαι τὴν δύναμιν ἀῤῥωστοῦσαν, ὡς ἐν ταῖς παραλύσεσιν. ὑπὸ γὰρ (τῆς) τῶν μυῶν (ἐν) ὅλου κώλου κινουμένου, τῶν μυῶν ἀῤῥώστων γινομένων κινεῖν καὶ μεταφέρειν αὐτὸ, βάρους αἴσθησις γίγνεται τοῖς παραλυομένοις. οὐ γὰρ ἑαυτῷ βαρὺ φαίνεται τὸ ἀῤῥωστοῦν, οἷον ὁ μῦς, ἢ τὸ νεῦρον, ἢ ὅλως ὅ τι περ ἂν ᾖ σῶμα τὸ πρώτως κινοῦν τὰ μόρια, ἀλλὰ τοῦτο τὸ πάθημα τὸ λεγόμενον βάρος ἐξ ἑτέρου τε πέφυκεν ἑτέροις ἐγγίνεσθαι, αὐτό τε καθ᾽ ἑαυτὸ τὸ νεῦρον, ἢ ὁ τένων, ἢ ὁ μῦς, ἢ ὅ τι περ ἂν ᾖ τὸ κινοῦν ἡμᾶς, ἀτονώτερον μὲν αὐτοῦ

igitur verum eft quod dicitur, gravitatem neceffario plenitudinis effe comitem, vel gravitati praeire plenitudinem? Non enim fane idem eft in ratione vel fequi gravitatem vel praecedere. Verum etenim, cui humorum quorundam plenitudo eft in corpore, huic gravitatis fenfum effe, in illis videlicet partibus, in quibus fenfu praeditis exiftentibus plenitudo extiterit. At verum non eft, ubi gravitas aliqua in parte eft, in illa humorum effe plenitudinem. Fieri enim poteft, facultatem imbecillem a folidis partibus gravari, ut in paralyfi. Nam mufculis totius, quod movebatur, membri ex nervorum refolutione ad ipfius motum ac translationem factis infirmis, gravitatis fenfus paralyticis oboritur. Non enim fibi ipfi grave apparet, quod aegrotat, veluti mufculus, vel nervus, vel denique aliud quodlibet corpus primario partes movens; fed haec affectio, quam gravitatem vocant, ex alio aliis advenire nata eft, ipfeque per fe nervus, vel tendo, vel mufculus, vel quaevis pars nos movens,

534 ΓΑΛΗΝΟΥ ΠΕΡΙ ΠΛΗΘΟΥΣ

Ed. Chart. VII. [53o.]   Ed. Baf. III. (345.)
γίγνεσθαι καὶ ἀσθενέστερον ἐγχωρεῖ, βαρύνειν δὲ ἑαυτὸ, τῶν
ἀδυνάτων ἐστίν. εὐτονώτερον μὲν οὖν γιγνόμενον, ἰσχυρο-
τέρας τὰς ἐνεργείας ποιήσεται τῶν ἔμπροσθεν· ἀτονώτερον δὲ
ἀσθενεστέρας. οἷον ὁ μῦς, εἴπέρ γε οὗτός ἐστιν ὁ κινῶν τὸ
σκέλος, ὑγιαίνων μὲν ἐπισπάσεται σφοδρῶς ἐκεῖνο τοῦ κώλου
τὸ μέρος, εἰς ὃ καταπέφυκεν, εὐεκτῶν δὲ σφοδρότατα, καὶ
νοσῶν μὲν, ἀσθενῶς, ἔκλυτος δὲ τὴν δύναμιν ὑπάρχων,
ἀμυδρῶς. εἰ δὲ οὐχ ὁ μῦς ἐστιν, ἀλλὰ τὸ νεῦρόν γε τὸν μῦν
αὐτὸν κινοῦν, ἐκείνου πάλιν ὑγεία καὶ νόσος, εὐεξία τε καὶ
ἀῤῥωστία, ταῦτα ἐργάσεται περὶ τὸ κῶλον, ἅπερ ὁ μῦς ἐλέ-
χθη ποιεῖν. οὕτω δὲ εἰ καὶ τὸ πνεῦμα τὸ πρῶτόν ἐστι τῶν
κινούντων τὸ σκέλος, ἐπ' ἐκείνου ταῦτα λεχθήσεται. φέρε
τοιγαροῦν ἕνεκα σαφηνείας κείσθω ταῦθ' ἡμῖν, ὑπὸ μὲν τοῦ
πνεύματος τοῦ διὰ τῶν νεύρων φερομένου κινεῖσθαι τὸν μῦν,
ὑπὸ δὲ τοῦ μυὸς, πρώτην μὲν τὴν κνήμην, εἰς ἣν ὁ μῦς ἐμ-
πέφυκεν, εἶτα δι' ἐκείνης τὴν κατὰ γόνυ διάρθρωσιν, ἐφ' ἣν
τὸ σκέλος ὅλον ἐμπέφυκεν. ἀληθῶς γὰρ ἄν τις ἐπὶ ταύταις
ταῖς ὑποθέσεσι λέγοι καὶ τὸν μῦν αὐτὸν βάρος γίγνεσθαι τῷ
ἀῤῥώστῳ πνεύματι, καὶ σὺν αὐτῷ τὸ κῶλον ὅλον, οἷον εἰ

feipfa invalidior imbecilliorque fieri poteft; gravare autem
fe ipfum rerum eft impoffibilium. Ubi igitur pars validior
evadet, validiores prioribus actiones obibit; invalidior, im-
becilliores. Exempli gratia, mufculus, fi hic fit, qui crus
movet, fanus vehementer illam membri partem, cui in-
fertus eft, attrahet; bono habitu praeditus, vehementiffime;
aeger, invalide; viribus refolutus, obfcure. Quodfi vero
non mufculus, fed nervus fit, qui mufculum ipfum movet,
illius viciffim fanitas et morbus, bonus habitus et imbecilli-
tas haec in artubus expedient, quae mufculus moliri dictus
eft. Ita vero fi quoque fpiritus primum fit crus movens,
de eo haec dicentur. Age igitur, ponamus perfpicuitatis
gratia, a fpiritu, qui per nervos fertur, mufculum moveri,
a mufculo primum tibiam, cui mufculus infertus eft, dein
articulum in genu, cui crus totum committitur. Vere fi-
quidem in hifce hypothefibus dixeris mufculum ipfum mem-
brumque ipfum totum, nempe tibiam, fpiritui imbecillo

τύχοι τὴν κνήμην· εἰ δέ γε τὸ νεῦρον ὑποθώμεθα κινεῖσθαι
πρὸς τοῦ πνεύματος, ὑπὸ νεύρου δὲ τὸν μῦν, εἶτ᾽ αὖθις ὑπὸ
τοῦ μυὸς τὴν κνήμην, ὑπὸ πάντων τῶν εἰρημένων βαρυνθή-
σεται τὸ πνεῦμα τὸ ἄῤῥωστον. ὥστ᾽ ἤδη μὲν κἀνταῦθα δῆ-
λον, ὡς οὐχ οἷόν τε διαγνῶναι τὸ πρῶτον βαρῦνόν τε καὶ
βαρυνόμενον, ἄνευ τοῦ προεγνωκέναι τὸ πρῶτον κινοῦν ἕκα-
στον τῶν ἐν ἡμῖν μορίων. ἀλλὰ καὶ τοῦτο μὲν αὖθις ἀκρι-
βέστερον ἐπισκεψόμεθα, ὑπὲρ οὗ δὲ ὁ λόγος ἦν περαινέσθω.
γενήσεται δὲ ἕνεκα σαφηνείας ἡ διέξοδος ἅπασα μεθ᾽ ὑποθέ-
σεως. ὑποκείσθω τοίνυν ὁ μῦς εἶναι τὸ πρῶτον κινοῦν ἑαυ-
τόν τε καὶ τὸ τῆς κνήμης ὀστοῦν. ἑαυτῷ μὲν οὖν οὐδὲ πώ-
ποτ᾽ ἐστὶ βαρὺς, οὐδ᾽ ὅταν ἀτονώτατος ὑπάρχῃ, βαρύνει δὲ
αὐτὸν ἡ κνήμη· πότερον δὲ κινεῖσθαι μόνον ἐφιέμενον, ἢ
κἂν ἡσυχάζῃ, σκέψεως ἑτέρας οὐ μικρᾶς ᾖ, διωρισμένης ἡμῖν
ἐν τοῖς περὶ μυῶν κινήσεως, ἧς ἄνευ σκέψεως οὔτε διάθεσιν
οὔτε πεπονθότα τόπον ἀκριβῶς ἔστι διαγνῶναι κατὰ τὰς τοῦ
βάρους αἰσθήσεις. αὐτίκα γέ τοι τισὶ μὲν ἤτοι κῶλον ἓν ᾖ καὶ

gravitatem adferre. At vero fi nervum moveri a fpiritu,
a nervo mufculum, a mufculo rurfum tibiam ftatuamus,
fpiritus imbecillis ab omnibus hifce enarratis gravabitur.
Quare jam hic liquet fieri non poffe, ut, quid primum gra-
vet, aut gravetur, dignofcas; nifi quid primario quamque
in nobis partem moveat, antea compertum habeas. Sed id
quoque rurfum accuratius examinabimus; de quo fermo
fuit, ad finem perducatur. Atque nunc perfpicuitatis gra-
tia cum hypothefi fiet enarratio. Supponatur itaque mu-
fculus effe primum movens tum feipfum, tum tibiae os. Is
equidem nequaquam fibi ipfi gravis eft, ne etiam quum im-
becillimus exiftit; fed tibia illum gravat; utrum autem
moveri folum cupientem, an conquiefcentem, alterius non
exiguae fpeculationis fit, quae in libris de mufculorum motu
definita eft, citra quam fpeculationem neque affectionem,
neque locum affectum ex gravitatis fenfibus datur dignofcere.
Protinus enim quibusdam vel membrum unum, vel etiam
univerfum corpus, dum movere fe volunt, gravatur; qui-

σύμπαν τὸ σῶμα βαρύνεται κινεῖσθαι προηρημένοις, ἡσυχά-
ζουσι δὲ οὐδεμία βάρους αἴσθησις γίγνεται· τινὲς δὲ καὶ πρὸ
τοῦ κινεῖσθαι βαρύνεσθαί φασι. τίς οὖν ἑκατέρων τούτων
ἡ διάθεσις, ἀμήχανον γνῶναι, πρὶν ἐξευρεῖν τὰ κινοῦντά τε
καὶ κινούμενα σώματα καθ᾽ ὅλον τὸ σκέλος. εἰ μὲν γὰρ αἱ
τῶν νεύρων ἶνες αἱ κατὰ τὸν νῦν εἰσιν αἱ πρῶται κινούμε-
ναι, συγκινεῖται δὲ ταύταις ἐν αὐτῷ τό τε ὑμενῶδες γένος
καὶ τὸ φλεβῶδες καὶ τὸ ἀρτηριῶδες, ἔτι δ᾽ οἱ σύνδεσμοι,
βάρους μὲν αἴσθησις αὐτῷ γενήσεται καὶ διὰ ταῦτα καὶ δι᾽
ἄλλα πάντα τὰ καθ᾽ ὅλον τὸ κῶλον. ἐπισκεψόμεθα δὲ καὶ
διοριούμεθα, πότε μὲν ἐνεργοῦντος καὶ κινουμένου τοῦ κώλου
τὸ βάρος ἔσται, πότε δ᾽ ἡσυχάζοντος. εἰ δὲ καὶ τὸ τῶν συν-
δέσμων ἐν αὐτῷ γένος ἅμα τῷ [331] σαρκώδει κινεῖται,
ταῦτα γάρ ἐστιν ἡ οἰκεία τοῦ μυὸς οὐσία, δι᾽ οὐδὲν μὲν τού-
των οὐδέποτε γένοιτ᾽ ἂν ἡ τοῦ βάρους αἴσθησις· ἤτοι δὴ ἐκ
τῶν φλεβῶν, ἢ ἐκ τῶν ἀρτηριῶν, ἢ ἐκ τῆς πιμελῆς, ἢ ἐκ
τῶν ὀστῶν, ἢ ἔκ τινων, ἢ ἐκ πάντων γενήσεται. δῆλον δὲ
ὡς εἰ καὶ παραλίποιμέν ποτε κατὰ τὰς τοιαύτας διαιρέσεις
τὸ ἔκ τινων, ἢ ἐκ πάντων, αὐτὸ χρὴ προσυπακούειν τοὺς

efcentibus autem nullus gravitatis fenfus eft   Nonnulli
quoque ante motum fe gravari dicunt.   Quae igitur utro-
rumque horum dispofitio fit, nulla ratione queas deprehen-
dere, priusquam moventia corpora, quaeque moventur in
toto crure, adinveneris.   Siquidem nervorum fibrae in
mufculo primae moventur, cum his fimul membranofum
genus, venofum, et arteriofum, ad haec ligamenta moven-
tur; gravitatis equidem ipfi fenfus ex iftis aliisque omni-
bus, quae in toto membro confiftunt, exorietur.   Perpen-
demus autem atque definiemus, membri quando agit ac
movetur, et quando rurfus quiefcit gravitatem fore.   At fi
ligamentorum in eo genus fimul cum carnofo moveatur (haec
enim propria mufculi eft fubftantia) ex horum neutro gra-
vitatis fenfus unquam evenerit, verum ex venis, vel arte-
riis, vel adipe, vel offibus, vel quibusdam, vel omnibus.
Atqui manifeftum eft, in hujusmodi licet diftinctionibus *has
diotiones*, ex quibusdam, vel ex omnibus, omiferimus, li-

ἀναγινώσκοντας τὸ βιβλίον, εἰδότας ὅτι κατὰ τοὺς τοιούτους
ἅπαντας λόγους οἱ σύνδεσμοι οὐ διαζευκτικῶς, ἀλλὰ παρα-
διαζευκτικῶς εἰσιν. ἐκ μὲν δὴ τῶν εἰρημένων εὔδηλον, ὡς
ὅστις βούλεται διαγνωστικὸς εἶναι πληθωρικοῦ μορίου, τοῦ-
τον τῶν τε διοικουσῶν ἡμᾶς δυνάμεων ἐπιστήμην ἔχειν ἀναγ-
καῖόν ἐστιν, ἀνατομῆς τε καὶ φύσεως ἁπάντων ἀκριβῶς τῶν
τοῦ ζώου μορίων· ἐκ τούτου γὰρ ὁρμώμενος ἴσως ἄν ποτε
ἐξεύροιτο σημεῖα μορίου πληθωρικοῦ.

Κεφ. στ'. Εἰ δέ τις ἀληθείας μὲν οὐ πεφρόντικεν,
ἐξαπατᾶν δὲ βούλεται τοὺς πέλας, ὅτι εἴη γνούς τι σοφὸν,
ἕτοιμεν τούτῳ, κἂν εἰ μηδὲν ἄλλο, τὰ γοῦν Ἐρασιστράτου
κατὰ τὸ πρῶτον ὑγιεινῶν αὐτὸν μαθεῖν· ἐν ἄλλῳ μὲν γὰρ
οὐδὲ ἐπεχείρησε πλήθους εἰπεῖν σημεῖα. προσχῶμεν οὖν αὐ-
τοῦ τοῖς ῥήμασι, πρῶτον μὲν ἐν οἷς ἥ τίς ποτέ ἐστιν ἡ γένε-
σις τῆς πλη(346)θώρας φησὶν, οὕτως γὰρ αὐτὸς ὀνομάζει
τὸ κατὰ τὰς φλέβας πλῆθος, εἶθ᾽ ἑξῆς ἐν οἷς τὰ σημεῖα τῆς
διαγνώσεως ἐξηγεῖται. ἡ μέντοι γένεσις αὐτῷ τοιάδε. τῆς
γὰρ ἀναδιδομένης τροφῆς μήτε καταπεττομένης, μήτε ἐκπο-

bri lectores fubaudire tamen ipfas oportere, fcientes in
ejusmodi orationibus conjunctiones non disjunctivas, fed
adjunctivas effe. Unde jam perfpicuum evadit, ut qui-
cunque partem plenitudine laborantem velit dignofcere, is
accuratam facultatum nos gubernantium, ad haec diffectio-
nis, et naturae omnium animantis partium notitiam habeat,
effe necefiarium. Inde fiquidem inftitutus quifpiam ple-
thoricae partis figna aliquando forfan invenerit.

Cap. VI. Siquis autem nulla habita veritatis ratione,
familiares ftudeat decipere, quod fapientiae aliquantulum
fciat, huic quidem ex facili et fi quid aliud licet, ea quae
apud Erafiftratum in primo de fanitate tuenda traduntur,
edifcere. In alio enim haud plenitudinis figna exponere
aggreffus eft. Adhibeamus igitur animum ipfius verbis, in
quibus primum fane quae tandem plethorae (fic enim vocat
venarum plenitudinem) generatio fit, explicat; deinde in
quibus dignotionis figna oftendit. Itaque generatio illi talis
eft. *Si namque alimentum diftribuatur, neque conooqua-*

538   ΓΑΛΗΝΟΥ ΠΕΡΙ ΠΛΗΘΟΥΣ

Ed. Chart. VII. [331.]   Ed. Baf. III. (346.)

νουμένης κατὰ τὸ εἰθισμένον ἑκάστῳ, μήτε ἄλλως πως ἐκκρι-
νομένης, ἀναγκαῖον ἢ πληροῦσθαι τὰ ἀγγεῖα, τῆς πέψεως
καὶ τῆς ἀναδόσεως (καὶ) τὰς κατ᾿ αὐτὰς ἐνεργείας ἀποδιδου-
σῶν. καὶ τῆς μὲν προϋπαρχούσης τροφῆς ἐν τοῖς ἀγγείοις
οὐδαμῶς καταναλισκομένης, τῆς δ᾿ ἀπὸ τῶν προσφερομένων
ἐπιγιγνομένης, τὰ ἐν τῷ σώματι ἀγγεῖα καὶ ἐπὶ πλέον διατεί-
νεται. ὅταν δὲ μηκέτι ἐπίσαξιν ἐπιδέχηται τὰ ἀγγεῖα, ἐπιφέ-
ρηται δὲ ἐκ τῆς κοιλίας ἑτέρα τροφὴ, ὁρμὴν λαμβάνει τὰ
ὑπάρχοντα εἰς τὰ παρακείμενα τοῦ πνεύματος ἀγγεῖα. ἔκ τε
οὖν τούτου δῆλον, ὅτι περὶ τοῦ κατὰ τὸ ἔγχυμα διαλέγεται
πλήθους, ἔκ τε τοῦ καλεῖν αὐτὸ πληθώραν ἰδίως· τοῦτο γὰρ
τὸ πάθος ὀνομάζεται πληθώρα μόνον, οὐ τὸ ἕτερον, ὃ πρὸς
τὴν δύναμιν κρίνεται. μικρὸν δὲ διελθὼν ὑπὲρ τῆς διαγνώ-
σεως αὐτοῦ, τάδε γράφει. δεῖ οὖν, καθάπερ εἴρηται, πει-
ρᾶσθαι διαγινώσκειν τὴν κατὰ πληθώραν διάθεσιν. κατ᾿
ἀρχὰς μὲν οὖν αὐτῆς μετρίως πληρουμένων τῶν ἀγγείων,
εὐτονώτεροί τε καὶ ἰσχυρότεροι ἑαυτῶν φαίνονται παρὰ τὸ
εἰθισμένον· ἐπιπλέον δὲ πληρώσεως ἐρχομένων, παρεμπί-

tur, neque pro cujusque confuetudine elaboretur, aut alio
quovis modo excernatur, necefſe eſt, vaſa tum concoctio-
nis tum diſtributionis repleri, et eorum actiones prohiberi.
Quumque id alimentum quod prius in vafis fuit, nullo
modo confumatur, ſed alio ab iis quae affumuntur acce-
dente, corporis vafa quoque magis diſtenduntur. At vbi
alimenti accumulationem non amplius vaſa recipiunt, aliud
vero alimentum e ventriculo deſertur, ea quae jam ipſis
infunt, in vicina ſpiritus vaſa irrumpunt. Hinc igitur
innotefcit, de plenitudine ad infuſionem illum differere, et
quod ipfam proprie plethoram vocet. Hic enim affectus
plethora folum nominatur, non alius, qui ad vires judica-
tur. Paululum autem de dignotione progreffus haec fcribit.
Itaque plethorae affectum dignofcere, prout diximus, co-
nandum eſt. Quibus igitur per ipſius initia vafa moderate
repleta ſunt, ii robuſtiores et fortiores quam antea praeter
eonfuetudinem apparent; ubi vero repletio major his ac-

BIBΛION. 539

πλάνται βραχίονές τε καὶ κνῆμαι καὶ χεῖρες, ὥσπερ τοῖς ἀπὸ
τῶν γυμνασίων εἰς διάτασιν ἐρχομένοις· ἐπὶ πολὺ δὲ τῆς πλη-
θώρας προαγούσης, ἑλκώδεις τε καὶ βραδύτεραι καὶ δυσκινη-
τότεραί εἰσι, καὶ ὅλη τοῦ σώματος ἡ ἁφὴ τείνεται, ὡς κόπου
φαινομένου. πλησίον δὲ ἤδη νόσου ἡ τοιαύτη διάθεσις, ἐὰν
μὴ πάνυ ἐπιδεξίως τε καὶ συνετῶς αὐτήν τις λύῃ. συνέχεεν
ἐν τούτοις ὁ Ἐρασίστρατος ἑτερογενῶν πληθῶν γνωρίσματα
μετὰ τοῦ καὶ προσγράφειν αὐτοῖς ἔνια τῶν οὐκ ἀναγκαίων.
ἐπισκέψασθαι δὲ ἔστιν ἀπ᾽ ἀρχῆς αὐτοῦ τὸν λόγον. ἐν μὲν
γὰρ τῷ, κατ᾽ ἀρχὰς μὲν οὖν αὐτῆς μετρίως πληρουμένων τῶν
ἀγγείων, εὐτονώτεροί τε καὶ ἰσχυρότεροι ἑαυτῶν φαίνονται
παρὰ τὸ εἰθισμένον, οὐδ᾽ ἑτέρωθεν ὁ λόγος ἀναγκαίαν ἔχει
τὴν ἀκολούθησιν, οὔτε ἀπὸ τῆς διαθέσεως ἐπὶ τὰ γνωρίσματα
αὐτῆς, [332] οὔτε ἀπὸ τῶν γνωρισμάτων ἐπὶ τὴν διάθεσιν.
οὔτε γὰρ ἀναγκαῖον, ἐπὶ τῶν ἀγγείων μετρίως πληρουμένων
εὐτονωτέρους τε καὶ ἰσχυροτέρους ἑαυτῶν φαίνεσθαι, οὔθ᾽
ὅταν τοιοῦτοι φαίνωνται, μετρίως πεπλήρωνται τὰ ἀγγεῖα.
ταῖς τε γὰρ τούτων μετρίαις πληρώσεσιν ἐνδέχεταί ποτε καὶ

cefferit, brachia, tibiae et manus immoderatius implen-
tur, quemadmodum illis, qui ab exercitiis in diftentionem
veniunt. Quod fi copiofior plethora praecedat, hae par-
tes ulcerofae, tardiores et ad motum ineptiores funt, quod
univerfa corporis junctura tanquam laffitudine apparente
tendatur. Jam vero hujusmodi affectus morbo vicinus eft,
nifi quis fcite admodum et prudenter eum folvat. In his
Erafiftratus diverfarum plenitudinum notas comprehendit,
afcribitque nonnullas eis parum neceffarias. Series autem
orationis ipfius ab initio infpicienda eft; quum enim ait; *a
principio itaque plenitudinis, quibus vafa moderate repleta
funt, ii robuftiores fortioresque quam antea praeter
confuetudinem apparent;* neque aliunde fermo neceffariam
habet confequentiam, neque ab affectu ad ejus notas, neque
a notis ad affectum. Siquidem vafis moderate repletis, ro-
buftiores illos et fortiores quam prius videri non eft neces-
farium, neque quum tales apparent, vafa moderate effe
repleta. Fieri enim poteft, ut moderatis horum repletioni-

ἀτονωτέρους γίνεσθαί τινας, ἢ εἰς μηδὲν ἐπιφανὲς ἐπὶ μηδέ-
τερα ὑπαλλάξαι, μήτε ἐπὶ ἰσχὺν μήτε ἐπ᾽ ἀσθένειαν· εἰ δὲ
ἰσχυρότεροι γίνονται ἢ πρόσθεν, ἐγχωρεῖ τούτοις οὐ μόνον
συνηυξῆσθαι τῇ δυνάμει τὸ πλῆθος τῶν χυμῶν, ἀλλὰ καὶ με-
μειῶσθαί ποτε, καὶ τὴν ἐξ ἀρχῆς ἐνίοτε φυλάττειν ποσότητα.
καθ᾽ ἑκατέραν γὰρ ὑπόθεσιν ἐγχωρεῖ τῷ πρῶτον λεχθέντι
τριῶν ἀκολούθησιν εἶναι, τῷ μὲν ηὐξῆσθαι τοὺς χυμοὺς εὐ-
τονίαν τε καὶ ἀτονίαν παρὰ τὴν ἔμπροσθεν κατάστασιν, ἔτι
τε τὴν ἐπὶ τῶν αὐτῶν ὅρων μονὴν τῆς δυνάμεως· τῷ δ᾽
εὐτονώτερον γεγονέναι τό τε ηὐξῆσθαι καὶ τὸ μεμειῶσθαι,
καὶ τὸ συμμέτρους εἶναι τοὺς χυμούς. ἀκουέσθω δ᾽ ὡσαύτως
κατὰ τὸν παρόντα λόγον, ἄν τε χυμοὺς εἴπω ἄν τε αἷμα· διο-
ρισθήσεται γὰρ ὑπὲρ αὐτῶν ἐν προήκοντι τῷ λόγῳ. Ἐρασί-
στρατος μὲν οὖν ἁπλῶς ἀπεφήνατο, μηδεμίαν ἀπόδειξιν οἷς
εἶπε προσγράψας· ἡμεῖς δὲ οὐχ ἁπλῶς, ἀλλὰ σὺν ἀποδείξεσιν
ἀναγκαίαις ἕκαστον ὧν εἴπομεν ἄρτι πιστούμενοι, τὴν ἀρ-
χὴν κἀνταῦθα πάλιν ἀπ᾽ αὐτῶν ποιήσομεν τῶν Ἐρασιστράτου
ῥημάτων· εὐτονώτεροί, φησι, καὶ ἰσχυρότεροι φαίνονται.

bus imbecilliores etiam aliqui fiant, vel ad neutrum infigni-
ter declinent, puta vel ad robur vel ad imbecillitatem.
Si fortiores quam antea evadant, his concedimus non folum
cum viribus humorum plenitudinem increviffe, fed inter-
dum quoque decreviffe, primamque interdum fervare quan-
titatem. Nam juxta utramque hypothefin colligitur ex priore
dicto trium effe confequentiam; adauctos quidem humores
robur et imbecillitatem praeter conftitutionem priorem
praeterque facultatis in eisdem terminis permanfionem co-
mitari; roboris vero acceffionem humores et auctos et
imminutos et moderatos fequi. Intelligatur autem in praes-
enti commentario idem, five humores five fanguinem di-
xero; haec enim in fermonis proceffu diftinguentur. Era-
fiftratus quidem fimpliciter pronunciavit, nulla demonftra-
tione dictis fuis appofita. Nos autem non abfolute, fed
cum neceffariis demonftrationibus fidem iis, quae nuper
retulimus, aftruentes, exordium denuo hinc ab ipfis Erafi-
ftrati verbis capiemus. *Robuftiores*, ait, *et fortiores* ap-

πότερον ἄλλό τι σημαίνει τὸ εὐτονώτεροι τοῦ ἰσχυρότεροι,
καὶ δύο ἡμᾶς ἐδίδαξε σημεῖα τοῦ μετρίου πλήθους, ἢ δύο μὲν
εἰπὼν ὀνόματα, σημεῖον δὲ ἕν; ἐγὼ δὲ οὐδεμίαν εὑρίσκω τοῦ
σημαινομένου διαφορὰν, οὔτε κατὰ τὸ γένος οὔτε κατὰ τὸ
εἶδος οὔτε ἐν τῷ μᾶλλον ἢ ἧττον, ἀλλ᾿ ὑφ᾿ ἑκατέρου σημαί-
νεσθαι νομίζω ταὐτόν. εἰ δὲ βούλει, τίθη τὸ ἕτερον ἐπίτα-
σίν τε καὶ αὔξησιν ἐμφαίνειν παρὰ θάτερον, εἴτ᾿ οὖν τὸ ἰσχυ-
ρότεροι παρὰ τὸ εὐτονώτεροι, εἴτε τὸ εὐτονώτεροι παρὰ τὸ
ἰσχυρότεροι· ἀλλ᾿ ὁμοειδές γε πάντως ἐπὶ τὸ σημαινόμενον
ἐξ ἀμφοτέρων. ἔνθα δ᾿ αὔξησίς ἐστι, τοῦ εἴδους μένοντος,
ἐνταῦθ᾿ οὐκ ἔστι διδασκαλία δυοῖν σημαινομένων. εὔδηλον
δ᾿ ὅτι θατέρου γένους τοῦ πλήθους, ὃ πρὸς τὴν δύναμίν
ἐστιν, οὐδὲ μέμνηται τὴν ἀρχὴν ὁ Ἐρασίστρατος, οὔτε οὖν
κατὰ τοῦτο τὸ βιβλίον οὔτε ἐν τοῖς περὶ πυρετῶν. ἡ γὰρ
πληθώρα παρεμπτώσεώς ἐστιν αἰτία κατ᾿ αὐτὸν, ἐφ᾿ ᾗ
φλεγμοναί τε συνίστανται καὶ πυρετὸς ἕπεται· πληθώρας
τε γένεσιν ἐναργῶς ἐδήλωσεν ἐν τῇ προγεγραμμένῃ ῥήσει, καθ᾿
ἣν ἐπισάττεσθαι τὰ ἐν τῷ σώματι ἀγγεῖα καὶ ἐπιπλεῖστον

parent. An diverfa fignificant *robuftiores* et *fortiores*,
atque nos duo moderatae plenitudinis figna docuit, vel duo
quidem nomina, unum vero fignum effatus? Ego fane ne
unam quidem fignificati differentiam invenio, neque fecun-
dum genus, neque fecundum fpeciem, neque demum fecun-
dum majoris minorisque rationem, fed idem de utroque
fignificari cenfeo. At alterum, fi lubet, intenfionem et in-
crementum in altero oftendere ponito. Sive igitur fortio-
res de robuftioribus, five robuftiores de fortioribus dicas,
una fimilique fpecie utriusque fignificationem omnino com-
plecteris. Ubi namque auctio eft fpecie manente, ibi non
eft duarum fignificationum difciplina. Patet autem Erafi-
ftratum alterius plenitudinis generis, quod ad vires per-
tinet, ne meminiffe quidem prorfus, neque in hoc libro
neque in aliis qui de febribus infcribuntur. Nam plethora
ipfius judicio incidentiae caufa eft, in qua inflammationes
confiftunt, quamque febris confequitur. Plethorae gene-

διατείνεσθαί φησι. τούτοις γὰρ αὐτὸς ἐχρήσατο τοῖς ῥήμα-
σιν, ὥσπερ καὶ ὅτι διὰ τὸ μηκέτι δύνασθαι τὴν ἐπίσαξιν ἐπι-
δέχεσθαι, παρέμπτωσιν εἰς τὰς ἀρτηρίας γίνεσθαι τοῦ περιτ-
τοῦ, τὴν ὁρμὴν ἐκεῖσε λαβόντων τῶν πληθυννόντων κατὰ τὰς
φλέβας. παραλέλειπται μὲν οὖν τι κἀνταῦθα κατὰ τὴν διαί-
ρεσιν. οὐ γὰρ οὕτως ἁπλῶς ἐχρῆν εἰπεῖν, ὅταν μηκέτι ἐπί-
σαξιν αἱ φλέβες δέχωνται, τὴν ὁρμὴν γίγνεσθαι τῶν ἐν αὐ-
ταῖς εἰς τὰ τοῦ πνεύματος ἀγγεῖα· πολλῷ δ᾽ ἦν βέλτιον φά-
ναι, δυοῖν θάτερον ἕπεσθαι τῇ προειρημένῃ πληρώσει τῶν
φλεβῶν, ἤτοι ῥῆξιν αὐτοῦ χιτῶνος ἢ μετάχυσιν τοῦ αἵματος
εἰς τὰ τοῦ πνεύματος ἀγγεῖα. τὸ δ᾽ ἐξ ἀνάγκης οἴεσθαι μὲν
μεταχεῖσθαι τὸ αἷμα διὰ τὸ μὴ χωρεῖσθαι πρὸς τῶν φλεβῶν,
ἐπιλελησμένου παντάπασίν ἐστιν, ὡς γίγνεταί ποτε ῥῆξις ἀγ-
γείου διὰ πλῆθος, ἵνα παραλίπω τὴν ἄνευ μεταχύσεως ἀνα-
στόμωσιν [333] ἐναργῶς πολλάκις εἰς αἰσθητὰς εὐρυχωρίας
γιγνομένην ἐντέρων καὶ γαστρὸς καὶ στομάχου καὶ φά-
ρυγγος καὶ στόματος. ἀλλὰ τὸ μὲν ἐν τῇ διαιρέσει τῶν λόγων

rationem evidenter verbis praefcriptis indicavit, ubi cor-
poris vafa onerari diftendique plurimum fcribit. His enim
verbis ipfe ufus eft, quemadmodum etiam quod non am-
plius eam farcinam vafa queant fufcipere, exuberantis hu-
moris incidentiam in arterias fieri innuit, iis quae abundant
in venis, illuc impetum ducentibus. Omifit ergo hic quo-
que in divifione quippiam. Non enim ita dicendum erat
abfolute, quum venae nom amplius eam, *quae adfertur,*
farcinam capiant, eorum, quae in ipfis continentur, ad
fpiritus vafa impetum fieri. Multo autem melius erat di-
xiffe, duorum alterum praedictam venarum repletionem
comitari, vel tunicae ipfius rupturam, vel fanguinis in fpi-
ritalia vafa transfufionem. Caeterum putare fanguinem
neceffario transfundi, quod is a venis contineri nequeat,
obliti omnino eft, vafis rupturam aliquando ob plenitudi-
nem evenire, ut omittam anaftomofin quae fine transfufione
manifefte plerumque fit in fenfibilia ac ampla inteftinorum,
ventriculi, ftomachi, faucium et oris fpatia. At quod in
orationis diftinctinctiono defuit, non in hoc folum opere

BIBΛION. 543

Ed. Chart. VII. [333.]   Ed. Baf. III. (816.)

ἐλλιπὲς οὐκ ἐν τούτῳ μόνον Ἐρασιστράτῳ σύνηϑες, ἀλλὰ
καὶ κατ' ἄλλα συντάγματα σχεδὸν ἅπαντα.

Κεφ. ζ. Τὸ δ' οὖν εἰρημένον, ὁποῖόν ποτ' ἂν ᾖ,
πάλιν ἐπισκεψώμεϑα. πληρουμένων τῶν ἀγγείων μετρίως,
ἑαυτῶν εὐτονώτεροι φαίνονται. πότερον ὦ Ἐρασίστρατε κἂν
μηδὲ συναύξηται τῷ πλήϑει τοῦ αἵματος ἡ ῥώμη τοῦ σώ-
ματος, ἢ καὶ αὐτῆς συναυξανομένης; ἐγὼ μὲν γὰρ ἀναγ-
καιότατον εἶναί φημι πρὸς τὴν εὐτονίαν τῆς ἐνεργείας καὶ
τὴν ῥώμην τῆς δυνάμεως αὐξάνεσϑαι. καὶ οὕτως δὲ, εἰ
τῇ τοῦ αἵματος αὐξήσει μόνον, τῆς δυνάμεως τὰς ἐνεργείας
ἰσχυροτέρας γένεσϑαι ἡγῇ, τοῦ Ἀσκληπιάδου μᾶλλον ἀνα-
τρέπειν δόξειας τὰς δυνάμεις. οὐδὲ γὰρ ἐκεῖνος ἁπλῶς
οὑτωσί φησιν, ᾧ πλέον αἷμα, πάντως τοῦτον εὐτονώτε-
ρον ὑπάρχειν, ᾧ δὲ ἔλαττον, ἐξ ἀνάγκης ἀτονώτερον, ἀλλ'
εὑρήσεις τινὰς εἰπεῖν διορισμοὺς, ὁμολογοῦντας τοῖς φαινο-
μένοις, καίτοι οὐδεμίαν ἡγούμενον ἐν ἡμῖν εἶναι δύνα-
μιν οὔτε ψυχικὴν οὔτε ζωτικήν. ὁρῶνται γάρ τινες
οἱ μὲν ἑαυτῶν ἐνίοτε πολυαιμότεροί τε ἅμα καὶ ἰσχυρό-

Erafiftrato confuetum eft, fed in aliis commentariis prope-
modum omnibus.

Cap. VII.   Quod itaque enunciatum eft, quid tandem
fit, de integro infpiciamus. *Repletis vafis moderate, fe-
ipfis quam antea robuftiores apparent.* Utrum, o Erafi-
ftrate, etiamfi cum fanguinis plenitudine corporis robur
non adaugeatur, an etiam viribus fimul adauctis? Ego fi-
quidem neceffarium plane effe dico ad actionis vigorem per-
aeque facultatis *feu virium* robur augeri.   Tu vero fi incre-
mento fanguinis duntaxat facultatis actiones validiores fieri
cenfeas, Afclepiadis fententias magis evertere, quam facul-
tatis ftatum aftruere videris.   Neque enim ille fimpliciter
fic loquitur; cui plus fanguinis, omnino hunc robuftiorem
effe, cui minus, necelfario imbecilliorem; fed invenies quas-
dam eum diftinctiones, apparentibus confonas dicere, etfi
nullam in nobis facultatem, aut animalem aut vitalem effe
putet.   Confpiciuntur enim quidam feipfis interdum magis

τεροι γεγονότες, οἱ δὲ ἰσχυρότεροί τε ἄ(347)μα καὶ ὀλι-
γαιμότεροι· ὥστε ἐξανάγκης, οὔτε τῷ πλήθει τοῦ αἵματος
αὐξανομένης τῆς ἰσχύος, οὔτε μειώσει καθαιρουμένης, ὀλι-
γωρότερον εἰρῆσθαι καὶ ταῦτα τῷ Ἐρασιστράτῳ νομιστέον.
ὡς εἴ γέ τις ἀνέμνησεν αὐτὸν ὧν ἐγὼ νῦν διῆλθον, οὐκ
ἂν ἠρνήσατο, τὴν τῶν ἐνεργειῶν εὐτονίαν οὐκ αὐξήσει
τοῦ αἵματος, ἀλλὰ ῥώμῃ τῆς δυνάμεως ἕπεσθαι. ποιήσω-
μεν οὖν ἡμεῖς ἤδη τὸν λόγον αὐτοῦ τελεώτερον οἷς ἐν-
δεῶς εἶπε προσθέντες τὸ λεῖπον. ἔσται δὲ τοιοῦτος. αὐξα-
νομένου τοῦ αἵματος ἅμα τῇ δυνάμει, καὶ τὴν εὐτονίαν
ἀναγκαῖον αὐξάνεσθαι. καὶ μὴν εἰ καὶ τοῦτο εἴποιμεν, ἀλη-
θὲς μέν τι λέξομεν, οὐδὲν δὲ ἡμῖν εἰς τὰ προκείμενα πλέον
οὐδὲ ἐκ τοῦδε. τὸ μὲν γὰρ, οἷς ἄμφω συνηύξηται, τό θ᾽ αἷμα
καὶ ἡ δύναμις, ηὐξῆσθαι καὶ τὴν εὐτονίαν, ἀληθῶς εἰρήσεται,
τὸ δ᾽ οἷς ηὔξηται τὰ τῆς ἰσχύος, ηὐξῆσθαι τούτοις ἐξ ἀνάγκης
ἀμφότερα ψεῦδος· οὐ γὰρ ἐξ ἀνάγκης ἡ δύναμις τῷ αἵματι
αὐξηθέντι συναύξεται, ἐγχωρεῖ δε ποτε καὶ τὴν δύναμιν μόνον·

fanguinei fimul et fortiores evafiffe, quidam fortiores fimul
et minus fanguinei. Quapropter quum neque fanguinis ple-
nitudine vires augeri, neque ipfius imminutione has debili-
tari neceffe fit, negligentius haec quoque fe protuliffe Erafi-
ftrato exiftimandum eft. Quod fi quis eum monuerit illo-
rum, quae ego nunc recenfui, haud inficias iverit functio-
num vigorem non fanguinis incrementum, fed facultatis ro-
bur confequi. Reddamus itaque nos jam ejus fermonem
perfectiorem iis quae parum integre protulit, reliqua ad-
jicientes. Erit autem hujusmodi. *Augefcente fanguine
fimul cum viribus actionis quoque robur augefcere neceffe
eft.* Equidem fi ita loquamur, id verum quidem dicemus,
nihil autem plus nobis ex eo ad res propofitas. Quibus
enim utrumque auctum eft, et fanguis et facultas, eisdem
actionis robur auctum quoque vere dicetur; quibus autem
vires increverunt, his utraque neceffario aucta effe, falfum.
Non enim neceffario facultas fimul cum fanguine augefcente
augetur, accidit autem aliquando, facultatem folam augeri.

ὁ γοῦν ὄντως ἀγαθὸς γυμναστής, εἰ παραλάβοι τινὰ πολὺ
μὲν αἷμα φλεγματικὸν ὑπ' ἀγυμνασίας ἠθροικότα, τῇ δυνάμει
δὲ ἀσθενέστερον, ὀλίγον εἶναι ἀποδώσει τοῦτον ἰσχυρότερον,
οὐ πολυαιμότερον, ἢ παρέλαβεν. ὥσπερ οὖν οὐκ ἀναγκαῖον,
ὅσοι ταῖς ἐνεργείαις εὐτονώτεροι σφῶν αὐτῶν γεγόνασιν,
ηὐξῆσθαι τούτοις τοὺς χυμούς, οὕτως ἀναγκαῖόν ἐστιν, ὅσοι
ταῖς ἐνεργείαις σφῶν αὐτῶν εὐτονώτεροι γεγόνασιν, ἰσχυρο-
τέραν αὐτοῖς γεγονέναι τὴν δύναμιν· οὐ μόνον δὲ ἀπὸ τῆς
εὐτονίας ἀρξάμενος, ἐπὶ τὴν ῥώμην τῆς δυνάμεως ἀκολουθήσεις
ἐξ ἀνάγκης, ἀλλὰ καὶ ἀπὸ τῆς δυνάμεως ἐπὶ τὴν εὐτονίαν·
ὁ γὰρ [334] ἰσχυρὸς τὴν δύναμιν εὐτονώτερος ἐν ταῖς ἐνεργείαις
ἐστίν· ὥστ' ἀλλήλοις ἀντακολουθεῖν εὐτονίαν μὲν ἐν ταῖς
ἐνεργείαις ῥᾴμῃ δυνάμεως, ῥώμην δὲ ἐν τῇ δυνάμει τῇ τῶν
ἐνεργειῶν εὐτονίᾳ· ὁπότερον γὰρ ἂν αὐτῶν ὑπάρχειν ὑπό-
θοιο, πάντως τούτῳ συνυπάρχει καὶ τὸ ἕτερον· οὐ μὴν ἀπό
γε τοῦ πλείονος αἵματος ἡ ἀκολούθησις ἀναγκαία. οὔτε γὰρ εἰ
πλέον τοῦτο τοῦ πρόσθεν, ἐξ ἀνάγκης εὐτονώτερος ὁ ἄνθρωπος,
οὔτε εἰ ἔλαττον, ἀτονώτερος, ὥσπερ οὐδὲ ὅταν ἴσον, ὁμοίως

Bonus enim revera gymnaftes, fi quempiam fufceperit, qui
fanguinem pituitofum copiofe prae otio collegerit, et viribus
imbecillior exiftat, paulo poft eum fortiorem, uberiorisque,
quam quum eum accepiffet fanguinis compotem, efficiet.
Quemadmodum igitur qui in actionibus fungendis validiores
quam prius facti funt, eis humores auctos effe neceffum
non eft; ita qui feipfis in functionibus edendis robuftiores
evaferunt, ipfis facultatem robuftiorem evafiffe neceffe eft.
At non modo ab actionum vigore aufpicatus, ad facultatis
robur, fed etiam a facultate ad actionum vigorem neceffario
devenies. Nam facultate validus, in functionibus obeundis
robuftior eft. Quare haec fe invicem fequuntur, vigor
actionum, facultatis robur, actionum vigorem facultatis
quoque robur. Utrum enim ex eis adeffe ftatueris, huic
omnino alterum fimul adeft; non tamen a copiofiore fangui-
ne neceffaria fumitur confequentia. Neque enim fi largior
quam prius exiftat, neceffario robuftior homo evadet; neque
fi paucior, imbecillior erit; quemadmodum neque fi pro

ἔχει δυνάμεως. ὥστ᾽ ἐκ τῶν εἰρημένων δῆλον, ὡς ἡ τῶν
ἐνεργειῶν εὐτονία τοῦ μὲν ἐῤῥῶσθαι τὴν δύναμιν ἴδιόν τε
ἅμα καὶ ἀχώριστόν ἐστι γνώρισμα, τῆς δὲ αὐξήσεως τοῦ αἵ-
ματος οὔτε ἴδιον οὔτε ἀχώριστον. ὃ δὲ ἐφεξῆς εἶπεν Ἐρα-
σίστρατος, ἴδιον μὲν οὐκ ἔστιν, ἀχώριστον δέ ἐστι πληθώρας.
ὀνομάζει δὲ αὐτὸ παρεμπίμπλασθαι, σαφέστερον δὲ ὀνομα-
σθείη τείνεσθαι. καὶ γάρτοι καὶ τῶν γυμναστῶν οἱ ἀκριβέστε-
ροι τὸν μέν τινα τῶν κόπων ἑλκώδη, τὸν δὲ τονώδη, τὸν δὲ
φλεγμονώδη καλοῦντες, οὐδὲν ἀλλ᾽ ἐνδείκνυνται τοῦ παρεμ-
πίμπλασθαι τὰ μέλη κατὰ τὸν τονώδη κόπον. τηνικαῦτα
γὰρ ἑαυτῶν παρεμπεπλῆσθαι λέγουσιν ὁτιοῦν μόριον, ἐπει-
δὰν αἰσθάνωνταί τινος ἐν αὐτῷ τάσεως. αἰσθάνονται μὲν
οὖν κἀν τῇ φλεγμονῇ τάσεως, ἀλλ᾽ ἐκείνη μὲν ἤτοι διὰ παν-
τὸς ἢ ὡς τὸ πολὺ σύνεστιν ὁ παρὰ φύσιν σφυγμὸς, ὅν τις
ἐναργέστερον ἑρμηνεύων ἐρεῖ πόνον σφυγμώδη· οἷς δ᾽ οὐδὲν
ἄλλο πλὴν τοῦ τείνεσθαι συμβέβηκε, τούτοις οὔτε φλεγμαίνει
τὸ τεινόμενον μέρος οὔτε ἐξ ἀνάγκης πληθωρικὸν ὑπάρχει,
ἀλλὰ δυοῖν θάτερον, ἤτοι κοπῶδες ἢ πληθωρικόν. ἀλλ᾽ εἴπερ

portione reliquis humoribus refpondeat, facultas aequaliter
fe habebit. Proinde ex fuperioribus clarum eft, actionum
vigorem facultatis robuftae proprium et infeparabile effe in-
dicium; fanguinis incrementi neque proprium neque infe-
parabile. Quod autem deinceps Erafiftratus dicit, proprium
non eft, fed plethorae infeparabile. Vocat ipfum adimple-
ri, apertius tendi dixiffet. Etenim gymnaftarum quidam
diligentiores, aliam laffitudinem ulcerofam, aliam tenfivam,
aliam phlegmonodem appellantes, nihil aliud innuunt, quam
membra in tenfivam laffitudinem incidiffe. Tunc enim cor-
poris fui partem quamcunque adimpletam dicunt, quum ten-
fionem quandam in fe fentiunt; fentiunt itaque in inflamma-
tione tenfionem, fed pulfus praeter naturam illam vel
femper vel magna ex parte comitatur, quem quis clarior
interpres dolorem pulfatilem appellarit. Quibus aliud nihil
quam tenfio accidit, iis neque inflammatione laborat tenfa
pars, neque neceffario plethorica eft, fed duorum alterum,
vel laffa vel plethorica eft. At fi laffa, pluribus laboribus

κοπῶδές ἐστιν, ἐπὶ πόνοις πλείοσιν οὕτως ἔπαθεν· εἰ δ'
ὅλως οὐκ ἐπόνησεν ὁ ἄνθρωπος, οὐ διὰ κόπον κοπῶδες
αὐτὸ γίγνεται τὸ μόριον, ἀλλ' ἑτέρως· ὥστ' ἀληθὲς εἰπεῖν,
ἐπεὶ τάσεως αἴσθησίς ἐστιν ἄνευ τοῦ γυμνάσασθαι, πάντως
εἶναι πληθώραν. γίγνεται δὲ, οὕτως εἰπόντων, ἀχώριστόν
τε ἅμα καὶ ἴδιον τὸ σημεῖον, ἀκολουθούντων ἐξ ἀνάγκης ἀλ-
λήλοις ἑκατέρων· ἥ τε γὰρ ἄνευ τῶν γυμνασίων τάσις ἕπεται
πληθώρᾳ· γίγνεται γὰρ αὐτῆς ἀχώριστον σημεῖον, ὡς ὑπὸ
αἰτίου τῆς πληθώρας ἀποτελούμενον· ἡ δὲ ἐπὶ τοσοῦτον
αὔξησις τοῦ αἵματος, ὡς μηδέπω διατείνειν τὰς φλέβας, οὐ-
δέπω πληθώρα. τί ποτ' οὖν ἐμνημόνευσεν ὁ Ἐρασίστρατος
ἐν τῷ λόγῳ βραχιόνων καὶ κνημῶν καὶ χειρῶν; καὶ γὰρ καὶ
ἐν τραχήλῳ καὶ μεταφρένῳ καὶ ὀσφύϊ καὶ κατὰ θώρακα
καὶ καθ' ὑπογάστριον ἡ τοιαύτη συνίσταται τάσις. ὥσπερ
δὲ τῶν κώλων ὁ Ἐρασίστρατος ἐμνημόνευσεν ἐκ περιττοῦ,
κατὰ τὸν αὐτὸν τρόπον καὶ μειζόνως καὶ τῆς ἑλκώδους
αἰσθήσεως· οὐ γὰρ πληθώρας αὕτη γνώρισμά ἐστιν, ἀλλ'
ἐπὶ δακνώδεσι γίνεται χυμοῖς, οἷάπερ τοῖς ἡλκωμένοις μέ-
ρεσιν, ἤτοι ψαύοντος αὐτῶν τινος, ἢ ἰχῶρος ἐρεθίζοντος,

hic affectus debetur; quod fi non laboraverit homo, nequa-
quam ob laffitudinem laffa pars ipfa fit, verum aliter. Quam-
obrem ut verum fateamur, tenfionis fenfus fine exercitiis
omnino plethora eft. Fit namque fic loquentibus infepara-
bile fimul et proprium fignum, utrisque fe viciffim confe-
quentibus. Nam tenfio citra exercitationes plethorae co-
mes eft; fit enim hujus infeparabile fignum, quod tanquam
a plethorae caufa perficitur. Porro tantum fanguinis incre-
mentum, ut venae diftendi amplius non poffint, necdum
plethora dicenda eft. Quid igitur Erafiftratus in enarratione
brachiorum, tibiarum, manuumque meminit? Etenim in
collo etiam et dorfo et lumbis et thorace et imo ventre
hujusmodi tenfio conftituitur. Quemadmodum autem fuper-
vacuo Erafiftratus artuum, fic etiam plenius ulcerofi fenfus
mentionem facit. Hic enim plethorae nota non eft, verum
ex mordacibus humoribus, partibus velut exulceratis nafci-
tur, vel has illorum aliquo contingente, vel fanie irritante,

ἢ φαρμάκου δάκνοντος, ἢ κἂν ταῖς κινήσεσι μόναις γίγνεται.
ὥσπερ γὰρ ἡ τάσις οἰκεία ἐν τῷ πλήθει χυμῶν ἐστι διατεινόν-
των τὰ περιέχοντα, οὕτως ἡ ἑλκώδης αἴσθησις ἕπεται δακνώ-
δει ποιότητι· καὶ διὰ τοῦτο συνίσταται πολλοῖς ἐνίοτε καὶ
καθ᾽ ὅλον τὸ σῶμα, μὴ ὅτι πληθώραν ἔχουσιν, ἀλλὰ μηδὲ
τὸ σύμμετρον αἷμα.

Κεφ. η΄. [335] Καὶ εἴπερ ταῦθ᾽ οὕτως ἔχει, καθάπερ οὖν
ἔχει, καιρὸς ἤδη διορίσασθαι περί τινος ὧν ἔμπροσθεν ἀνε-
βαλλόμεθα, ἐπειδὴ ἐσκοπούμεθα μέχρι τοῦ δεῦρο τὰ ὑπ᾽
Ἐρασιστράτου γεγραμμένα σημεῖα. τὸ γάρτοι πλῆθος, εἴτ᾽
οὖν πρὸς τὴν δύναμιν, εἴτε πρὸς τὴν τῶν περιεχόντων χώραν
νοοῖτο, βέλτιον μὲν ἦν δήπου διορίσασθαι, πότερον ἐν αἵ-
ματι μόνῳ, ἢ καὶ τοῖς ἄλλοις ἅπασι χυμοῖς συνίστασθαι πέ-
φυκε· παραλέλειπται δὲ καὶ τοῦτ᾽ αὐτοῖς ἀδιόριστον. ἐπεὶ
τοίνυν οὐ μόνον ταῦτα τὰ παθήματα καταλαμβάνει τοὺς χυ-
μοὺς, ἔνδειά τε καὶ πλῆθος, ἀλλὰ καὶ ποιότης ἄτοπος, πάν-
τας ἠρώτησα τοὺς ἰατρούς, ὅσοι τε πρὸς τὴν δύναμιν νοοῦσι
τὸ πλῆθος ὅσοι τε πρὸς τὴν αὔξησιν τῶν ὑγρῶν, πότερον

vel medicamento vellicante, aut ex motionibus folis prove-
nit. Ut enim propria tenfio in humorum plenitudine con-
tinentia vafa diftendentium verfatur, ita fenfus ulcerofus
mordacem qualitatem fequitur, ideoque multis interdum in
toto corpore accidit, non folum non plethoram, fed ne mo-
deratum quidem fanguinem habentibus.

Cap. VIII. His ita fefe habentibus, quemadmodum
certe fe habent, opportunum jam nobis videtur, diftinctio-
nem quorumdam apponere, quae prius quum figna ab Era-
fiftrato confcripta infpiceremus, ad hanc usque feriem diftu-
limus. Plenitudinem itaque, five ad vires, five ad conti-
nentium vaforum capacitatem aeftimetur, fatius erat videlicet
diftinguere, utrum in fanguine folo, an etiam aliis omnibus
humoribus confiftere nata fit. Id namque indefinitum ab
illis relictum eft. Quum igitur non folum hi morbi, penu-
ria et plenitudo, fed etiam prava qualitas, omnes humores
occupet, univerfos medicos interrogavi, tum qui ad vires
tum qui ad humorum incrementum plenitudinem aeftimant,

αὐξηθέντος μόνου τοῦ αἵματος τοσοῦτον, ὡς μὴ στέγεσθαι,
τείνεσθαι συμβήσεται ταῖς φλεψί· εἰ δ᾽ ἤτοι φλέγμα εἰς ὁτιοῦν
ἄλλο μόριον, ἢ καὶ αὐτὰς τὰς φλέβας, ἢ καὶ σὺν τούτῳ τε
καὶ χωρὶς τούτου χολή τις, ἢ ἰχὼρ, ἢ πνεῦμα φυσῶδες ἐς
πλῆθος ἀθροισθείη τοσοῦτον, ὡς μὴ χωρεῖσθαι μηκέτι πρὸς
τοῦ περιέχοντος, οὐχὶ καὶ νῦν ἀναγκαῖον ἔσται, τάσεως αἰ-
σθέσθαι τὸ ζῶον; ἂν ὑπάρχῃ τὸ τεινόμενον μόριον αἰσθητι-
κόν, ἀναγκαῖόν ἐστιν ἐπὶ παντὶ τῷ διατείνοντι καὶ μὴ στεγο-
μένῳ τὴν αἴσθησιν τῆς τάσεως τῷ ζώῳ γενέσθαι, καὶ τὸ
πάθημα αὐτὸ καταλαμβάνειν τὰ μόρια, τὴν ὀνομαζομένην
τάσιν, ἧς ἐπὶ πλέον αὐξανομένης, ἀνάγκη τε καὶ ῥαγῆναι τὸ
τεινόμενον. ἐμοὶ μὲν τοιοῦτον δοκεῖ τοῖς ἐναργῶς φαινομέ-
νοις ὁμολογεῖν. ὁρῶνται γὰρ οὐ νεῦρα μόνον, ἢ σχοινία
ῥηγνύμενα τῷ βιαίῳ τῆς τάσεως, ἀλλὰ καὶ πίθοι πολλάκις
ὑπὸ γλεύκους πνευματωθέντος. ἔναγχος γοῦν ἀγγεῖον κασ-
σιτέρινον εἰς τοσοῦτον διεφυσήθη πρὸς τοῦ περιεχομένου κατ᾽
αὐτὸ φαρμάκου τοῦ διὰ τῶν ἐχιδνῶν, ὥστε καὶ τὸ περικείμε-
νον αὐτῷ δέρμα καὶ τὸ σχοινίον ᾧ κατεδέδετο ῥαγῆναι καὶ

folone aucto fanguine adeo, ut non contineatur, venas ex-
tendi contingat, an fi pituita vel in aliam quamvis partem,
aut etiam venas ipfas, vel fimul cum hac, vel fine hac bilis
quaepiam, vel fanies, vel fpiritus flatulentus tanta pleni-
tudine coacervatus fit, ut a vafe fuo contineri magis non
poffit, num hic quoque tenfionem experiri animal neceffa-
rium erit? Si pars, quae tenditur, fentiat, eam in omni,
quod diftendit neque continetur, tenfionis fenfum animali
excitare neceffe eft, et hunc affectum, tenfionem vocitant,
partes occupare, qua latius aucta eam quae tenditur partem
rumpi neceffum eft. Id mihi quidem rebus manifefto appa-
rentibus confentire videtur. Confpicimus enim non modo
nervos, vel funiculos tenfionis violentia dirumpi, fed dolia
quoque multoties a mufto flatulento fpiritu turgente. Nuper
fane vas ftanneum eousque a medicamento ex viperis, quod
in eo continebatur, inflatum eft, ut etiam pellis ei circum-
data et funiculus quo deligatum erat dirumperentur et

τὸ πῶμα κυρτωθῆναι. καὶ μὲν δὴ καὶ ὅτι μεγίσταις ὀδύναις
ἐνίοτε καταλαμβάνονταί τινες, ὑπὸ φυσώδους πνεύματος κα-
ταληφθέντος ἔν τισι τοῦ ζώου μέρεσι, καὶ ὡς ἐν τῷ κώλῳ
μάλιστα συμβαίνειν εἴωθε τοῦτο, γινώσκειν ἡγοῦμαι πάντας,
οἷς ἐπιμελές ἐστιν ἀκολουθεῖν τε καὶ διασκέπτεσθαι τὰ καθ᾽
ἑκάστην ἡμέραν ἐπὶ τῶν καμνόντων ὁρά(348)μενα. βέλτιον
οὖν ὑπὸ πάσης οὐσίας ὑγρᾶς καὶ πνευματώδους εἰς τονώδη
διάθεσιν ἄγεσθαι νομίζειν τὰ μόρια, ἢ μόνῳ τῶν χυμῶν αἵ-
ματι πληθύνοντι τοιοῦτον ἔπεσθαι πάθημα. μεταβῶμεν οὖν
αὖθις πρὸς τοὺς ὡς πρὸς τὴν δύναμιν ἡγουμένους ἀεὶ συνί-
στασθαι τὸ πλῆθος, ἐρωτήσωμέν τε καὶ τούτους ἕν τι τῶν
προχειροτάτων, ὑποθέμενοι τοιάνδέ τινα ὑπόθεσιν, ὡς ἐπὶ
παραδείγματι. (μόρια) βασταζέτωσαν ἄνθρωποι δύο κατὰ
τῶν ὤμων ἀναθέμενοι ὁ μὲν ξύλον, ἢ λίθον, ἤ τι φορτίον
βαρύτατον, ὁ δὲ ἕτερος ἀκάνθας ὀλιγίστας, ὀξυτάτας· εἶτ᾽
ἐρωτήσωμεν ἐπὶ τῷ τοιούτῳ θεάματι τοὺς προς τὴν δύναμιν
ἀεὶ νοοῦντας τὸ πλῆθος, εἰ καὶ τὰς ὀλίγας ἀκάνθας ὀνομά-
ζουσι φορτίον, ἢ τὸ μὲν ἀνιᾶσθαι πρὸς ἑκατέρου τῶν βαστα-

operculum curvaretur. Praeterea quod maximis interdum
doloribus quidam corripiuntur, fpiritu flatulento nonnullis
animalis partibus infidente, quemadmodum et colo inteſtino
faepe id accidere, omnes arbitror noviſſe, quibus curae eſt
quotidie apud aegros viſa fequi et confiderare. Praeſtat
igitur ab omni fubſtantia humida et flatulenta partes in ten-
fivam affectionem duci exiſtimare, vel folum ex humoribus
fanguinem exuberantem hujusmodi affectum comitari. Ita-
que rurfus ad eos qui plenitudinem tanquam ad vires femper
putant conſtitui, digrediamur, rogemusque unum aliquod
longe facillimum, tali quapiam hypotheſi exempli modo
propoſita. Homines duo onera fuis humeris impoſita ba-
julent, alter quidem lignum vel lapidem, vel farcinam ali-
quam graviſſimam, alter vero ſpinas pauciſſimas et acutiſſi-
mas; deinde in tali fpectaculo, qui ad vires plenitudinem
confiderant, ab eis quaeramus, an et paucas etiam fpinas
onus appellent, an quae ab utroque bajulantium onere fit

ζομένων κοινόν τι σύμπτωμα τοῖς ἀνθρώποις ἐστὶν, ἡ δὲ
τῆς ἀνίας ἰδέα πάμπολυ διαλλάττουσα· τῷ μὲν γὰρ βαρύ-
νεσθαι χωρὶς τοῦ νύττεσθαι, τῷ δὲ νύττεσθαι χωρὶς τοῦ
[336] βαρύνεσθαι συμβέβηκεν. ὅλως δ᾽ ἄν τις τὸ νύττεσθαι,
ἢ δάκνεσθαι, ἢ ὁπωσοῦν ἀνιῶν φορτίον καλῇ καὶ πλῆθος,
ἀναγκασθήσεταί ποτε καὶ μίαν ἄκανθαν ἢ βελόνην λεπτοτάτην
καλεῖν φορτίον, οὗ τί ἄν εἴη γελοιότερον; ἔστιν οὖν ἄτοπα
ταῦτα καὶ παρὰ τὰς κοινὰς ἁπάντων ἀνθρώπων ἐννοίας.
ἡμῖν δὲ οὐκ ἀνατρέπειν, ἀλλὰ φυλάττειν τὰς κοινὰς ἐννοίας
πρόκειται. πολὺ μὲν οὖν ἡγούμεθα τὸ βαρῦνον, ἀνιαρὸν δὲ
τὸ δάκνον, ἢ νύττον, ἢ ὅπως ἄν τις ὀνομάζειν ἐθέλῃ. καὶ
μὴν ὅτι δακνώδεις πολλοὶ τῶν χυμῶν εἰσιν, οἱ μὲν ἐν ἡμῖν
αὐτοῖς τὴν γένεσιν ἔχοντες, οἱ δὲ ἔξωθεν ἡμῖν ἐπιφερόμενοι,
παντὶ τοῦτο πρόδηλον. εἰσὶ δ᾽ αὐτῶν τέτταρες ἐν τῷ μᾶλ-
λόν τε καὶ ἧττον διαφοραί· μετρίως μὲν γὰρ δάκνοντες
κνησμώδεις εἰσὶν, ὥσπερ ἡ σκίλλα· σφοδρότερον δὲ, δα-
κνώδεις, ὥσπερ τὸ κρόμμυον· εἰ γὰρ ἐπὶ πλέον ὁμιλήσειεν
ἡμῶν τὸ σῶμα τοιαύτῃ φύσει σώματος, ἑλκωθήσεται·

moleſtia commune aliquod hominibus ſymptoma ſit, mo-
leſtiae vero ſpecies plurimum differat. Hic enim citra pun-
ctionem gravatur, ille ſine gravitate pungitur. In ſumma,
ſi quis punctionem, vel morſum, vel quodlibet moleſtum
onus plenitudinem quoque vocet, cogetur aliquando et
unam ſpinam, vel acum tenuiſſimam onus appellare; quo
quid eſt magis ridiculum? Abſurda igitur haec ſunt et
praeter omnium hominum opiniones. Nos autem commu-
nes notiones non evertere, ſed conſervare ſtatuimus. Pro-
inde multum, quod gravat, interpretamur; moleſtum, quod
mordet, vel pungit, vel quomodocunque quis vocare volu-
erit. Atqui multos eſſe humores mordaces, alios in nobis
ipſis ortum habentes, alios extrinſecus accedentes, id om-
nibus perſpicuum. Sunt autem quatuor ipſorum in majoris
minorisque ratione differentiae. Qui etenim mediocriter ro-
dunt, pruritum concitant, quemadmodum ſcilla; vehemen-
tius autem, rodentes, uti caepa; nam ſi tali natura praedito
corpori corpus noſtrum paulo diutius admotum fuerit, ex-

τὰ δὲ ἔτι μᾶλλόν ἐστι τούτου δριμέα, καὶ μάλιστα ὅταν ἡλ-
κωμένοις προσφέρηται, φρίκην ἐργάζεται. φρίκης δὲ ἐκτα-
θείσης τε καὶ αὐξηθείσης τὸ σύμπτωμα ῥῖγος ὀνομάζεται.
κατὰ δὲ τὴν αὐτὴν ἀναλογίαν ἐν ἡμῖν συνίστανται δακνώδεις
χυμοὶ κατὰ τέτταρας ἰδέας· κνησμώδεις μὲν γὰρ ἐξ αὐτῶν εἰ-
σιν οἱ μετρίως ἀμύττοντες, ἑλκώδη δὲ αἴσθησιν ἐμποιοῦσιν οἱ
τούτων δακνωδέστεροι, φρίκην δὲ οἱ τούτων μᾶλλον δάκνον-
τες, οἱ δ᾽ ἱκανῶς δακνώδεις τὸ ῥῖγος. λέλεκται δὲ περὶ τού-
των ἐν πολλαῖς πραγματείαις, ἀλλ᾽ ἱκανὰ τῷ βουληθέντι
σύνοψίν τινα λαβεῖν αὐτῶν τὰ ἐν τῷ δευτέρῳ τῶν ἐν τοῖς
συμπτώμασιν αἰτιῶν εἰρημένα καὶ τῷ τετάρτῳ τῶν ὑγιεινῶν·
εἰ δὲ καὶ τὸ περὶ τῆς τῶν φαρμάκων δυνάμεως ἀναλέξαιτό τις
γράμμα καὶ τὴν προηγουμένην αὐτῶν πραγματείαν τὴν περὶ
κράσεων, ἐπιστημονικώτερον ἂν οὕτως πεισθείη περὶ τῆς τῶν
δακνωδῶν φύσεως. ἀλλὰ οἱ πολλοὶ τῶν ἰατρῶν ὅμοιόν τι
πεπόνθασι τῷ πρὸς Ἱπποκράτους εἰρημένῳ περὶ τῶν ἐπὶ
κατάγμασιν ἢ τοιούτοις τισὶ παθήμασι τὰ προστατόμενα μὴ
ποιούντων· καὶ γὰρ κἀκεῖνοι, καίτοι ὑγιεῖς ἐθέλοντες γενέσθαι,

ulcerabitur. Nonnulla praeterea hoc acriora funt, maxi-
meque quum ulceratis admoventur, horrorem concitant;
horrore vero extenfo auctoque, id fymptoma rigor appella-
tur. Eadem proportione mordaces in nobis humores qua-
tuor fpecierum conftituuntur. Pruritum enim inter eos mo-
vent, qui modice vellicant; his mordaciores ulcerofum fen-
fum faciunt; his adhuc vehementius mordentes horrorem;
mordaciffimi rigorem. De his autem in multis commentariis
dictum eft; verum quae in fecundo de fymptomatum caufis
et quarto de fanitate tuenda tradidimus, ei qui compendium
quoddam illorum velit capere, abunde fufficiunt. At fiquis
opus de medicamentorum facultatibus relegerit, et libros
praecedentes de temperamentis, accuratius mordacium hu-
morum naturam cognofcet. Verum vulgo medicorum fimile
quid accidit, quod Hippocrates de illis dixit, qui fracturis,
vel ejus generis affectibus laborantes, praecepta medicorum
non faciunt. Etenim illi, etiamfi fani velint degere, in cu-

τὸν ἐν τῇ θεραπείᾳ κάματον οὐχ ὑπομένουσιν, ὥσπερ οὗτοι
τὸν ἐν τῷ μανθάνειν. ἀλλ᾽ οὔτε ἐξαίφνης ὑγιεῖς οἷόν τε γενέ-
σθαι μόνῳ τῷ βούλεσθαι τυχόντας τοῦ τέλους, οὔτε τού-
τους ἐπιστημονικοὺς, ἄνευ τοῦ διελθεῖν ἅπασαν τὴν ὁδὸν, ἣν
ἀρτίως ἐδήλωσα. γνώσονται γὰρ, εἰ βουληθεῖεν, ὡς ἡ ἑλκώ-
δης ὅλου τοῦ σώματος αἴσθησις, ἥ τε ἐπὶ πλέοσι γυμνασίοις
ἀήθως παραληφθεῖσι γιγνομένη καὶ ἡ χωρὶς γυμνασίων ἄφνω
συστᾶσα, δακνώδους ἔγγονος ὑπάρχει χυμοῦ. καὶ διὰ τοῦτο
τοὺς πλέον γυμνασαμένους ἐλαίῳ τε πλείονι καὶ τρίψει μα-
λακῇ καὶ λουτροῖς γλυκέων ὑδάτων θερμοῖς ἀκριβῶς εὐκρά-
τοις οἱ γυμνασταὶ θεραπεύουσιν, ὡς διαφορηθῆναι τοὺς
δακνώδεις χυμοὺς, ὅσοι γυμνασαμένων ἀμετρότερον ἐγεννή-
θησαν ἐπὶ συντήξει πιμελῆς καὶ σαρκὸς μαλακῆς, ἢ δι᾽ αὐτοὺς
τοὺς ἐν τῷ σώματι χυμοὺς ἰσχυρῶς θερμανθέντας. εἴ τις οὖν
ὑπομείνειε τὰς τούτων ἀποδείξεις ἐκμανθάνειν, ἐκεῖνος ἂν μό-
νος πεισθείη βεβαίως, τὴν μὲν ἑλκώδη διάθεσιν ἐπὶ δακνώδεσι
γίγνεσθαι χυμοῖς, τὴν δὲ τοῦ βάρους ἐπὶ πολλοῖς πρὸς τὴν
δύναμιν, τὴν δὲ τῆς τάσεως ἐπὶ πολλοῖς μὲν καὶ ταύτην, ἀλλ᾽

ratione tamen laborem non perferunt, quemadmodum nec
hi in difcendo. At falutem fubito confequi non poffunt
folo finis defiderio, nec hi fcientiam, nifi totam illam viam
perfecerint, quam paulo ante indicavimus. Scient enim,
fi velint, ulcerofum totius corporis fenfum, tum qui ob im-
moderatiora exercitia praeter confuetudinem fufcepta con-
tingit, tum qui citra exercitia fubito oboritur, mordacis
humoris effe foboiem; ideoque plus aequo exercitatis gym-
naftae oleo copiofiore, frictione molli, balneo dulcis aquae
calido adamuffim temperato curationem moliuntur, quo
mordaces humores, qui immoderatioribus exercitiis ob adipis
carnisque colliquationem, vel propter ipfos in corpore hu-
mores vehementer calefactos, generati funt, difcutiantur.
Quod fi quis igitur horum demonftrationes edifcere fuftinu-
erit, folus ille firmiter perfuafum habebit, ulcerofam affe-
ctionem propter mordaces gigni humores; gravitatis, ob
multos, ut ad vires; tenfivam vero affectionem itidem
propter multos, fed ut ad continentem eos vaforum capaci-

ὡς πρὸς τὴν περιέχουσαν ἑαυτοὺς χώραν, οὐ τὴν δύναμιν τῶν (περιεχομένων) σωμάτων. Ἐρασίστρατος δὲ ἐν τῷ προτέρῳ τῶν ὑγιεινῶν, αὐτὴν μὲν τὴν γένεσιν τῆς πληθώρας διερχόμενος, ἐναργέστατα διδάσκει τὴν τρίτην τῶν εἰρημένων [337] διάθεσιν, ἑξῆς δὲ ἐπὶ τὰ γνωρίσματα τρεπόμενος, οὐ μᾶλλόν τι ταύτης ἢ τὰ τῶν ἄλλων ἔγραψεν. ἡ μὲν γὰρ τάσις ταύτης μόνης, ὅπερ ἐκεῖνος ὠνόμασε παρεμπίμπλασθαι· τὸ δὲ ἑλκώδη γενέσθαι τὴν αἴσθησιν οὔτε τοῦ προειρημένου πλήθους οὔτε τοῦ πρὸς τὴν δύναμιν ἴδιον γνώρισμα· πολὺ δὲ μᾶλλον οὐδὲ τὸ βαρυτέρους τε καὶ δυσκινητοτέρους ἀποτελεῖσθαι· καὶ γὰρ καὶ τοῦτο ἴδιόν ἐστι τοῦ πρὸς τὴν δύναμιν πλήθους. ὀλίγου τοίνυν ἐδέησεν αὐτῷ πᾶσαν ἡμῖν γράψαι τὴν τῶν ἐμπειρικῶν συνδρομήν· ἀμέλει καὶ μέρος τι τῆς τριχρόνου λεγομένης σημειώσεως, ἣν οἱ περὶ τὸν Ἡρόφιλον εἰσήγαγον ὁμοίως τοῖς ἐμπειρικοῖς, ἔγραψεν ἐν τῷ οὕτω φάναι· τῆς γὰρ ἀναδιδομένης τροφῆς μήτε καταπεττομένης μήτε ἐκπονουμένης κατὰ τὸ εἰθισμένον ἑκάστῳ, μήτε ἄλλως πως ἐκκρινομένης· οὐδὲν γὰρ διήνεγκεν ἢ ταῦτα εἰπεῖν, ἢ ὡς ἐκεῖνοι λέγουσιν,

tatem, non ad corporum, quae continentur, vires, relationem habent. Erafiftratus in libro primo de fanitate tuenda, ipfam evidentiffime plethorae generationem recenfens, tertiam dictorum affectionem docet, dein ad notas converfus, non magis de hac, quam aliis confcripfit. Etenim tenfio hujus duntaxat eft, quod ille adimpleri nominavit. At ulcerofum gigni fenfum, neque praedictae plenitudinis, neque illius, quae vires fpectat, proprium indicium eft; multo minus graviores ad motumque difficiliores evadere. Siquidem hoc plenitudinis ad vires peculiare fignum eft. Parum igitur ipfi abfuit, quin omnem propemodum empiricorum fyndromen nobis defcripferit; poftremo partem quandam notationis tritemporaneae, quam Herophilei introduxerunt, peraeque ac empirici, literis prodidit, ita inquiens: *Quum enim alimentum quod diftribuitur, neque apponitur, neque pro cujusque confuetudine elaboratur, neque aliter excernitur.* Nihil enim refert vel haec dicere, vel, ut

ἀργὸν βίον, ἐπίσχεσίν τε συνήθων ἐκκρίσεων. ἀργὸν μὲν γὰρ
τὸν ἔμπροσθεν βίον ἐνεδείξατο, μήτε ἐκπονουμένης, φήσας,
κατὰ τὸ εἰθισμένον ἑκάστῳ· τὴν δὲ τῶν ἐκκρίσεων ἐπίσχεσιν
ἐν τῷ προσγράψαι, μήτε ἄλλως ἐκκρινομένης, (ἡ διὰ χρόνον
σημείωσις τοῦ πλήθους) ἐκ μὲν τοῦ προγεγονότος χρόνου
λαμβάνων τὸν ἀργὸν βίον ἅμα τῇ τῶν ἐκκρίσεων ἐπισχέσει·
ἐκ δὲ τοῦ νῦν ἐνεστῶτος τό τε παρεμπίμπλασθαι καὶ τὴν
ἑλκώδη διάθεσιν, ὄκνον τε πρὸς τὰς κινήσεις, καὶ βάρος ὅλου
τοῦ σώματος, ὅσα τε ἄλλα τοιαῦτα προστιθέασιν· ἐκ δὲ τοῦ
μέλλοντος, ὅτι περ κενωθέντες οἱ οὕτως ἔχοντες καλῶς ὤνην-
ται, ὅπερ Ἐρασιστράτῳ παραλέλειπται. μαρτύριον μὲν γὰρ
τοῦτο τῆς ὀρθῆς διαγνώσεώς τε ἅμα καὶ θεραπείας ἐστί· δια-
γνώσεως δὲ, ἢ ὡς ἐκεῖνοι καλοῦσι, σημειώσεως, οὐδὲν ἂν εἴη
μέρος, εἴ γε διὰ τῆς σημειώσεως σημειοῦσθαι βουλόμεθα τὰς
διαθέσεις, ἵνα ἐξεύρωμεν τὴν προσήκουσαν θεραπείαν. ὥστε
εἴ γε ἐξ ἄλλου τινὸς οἷόν τ᾽ ἦν ὁρμηθέντας θεραπεῦσαι
προσηκόντως, ἡ σημείωσις ἂν ἦν περιττή. τοῦ δ᾽ ἐνεστῶ-
τος χρόνου μεμνημένος, ἔρευθός τε καὶ διάτασιν ἀγγείων

illi, otiofam vitam, folitorumque excrementorum fuppres-
fionem. Otiofam enim priorem vitam indicavit, *neque ela-
boratur*, inquiens, *prout quisque confueverat:* excremen-
torum fuppreffionem, dum praefcriberet, *neque aliter ex-
cernitur.* Plenitudinis fignificatio a tempore fumpta, ex
praeterito quidem tempore otiofam vitam fimul cum excre-
tionum fuppreffione comprehendit; ex praefenti repletio-
nem, ulcerofumque affectum, et ad motum pigritiam, et
totius corporis gravitatem, aliaque hujusmodi apponit; ex
futuro, quod hoc vitio laborantes, fi evacuentur, pulchre
convalefcunt, id quod Erafiftratus omiferat. Teftimonium
etenim hoc rectae dignotionis pariter et curationis eft; di-
gnotionis autem, vel ut illi vocant, fignificationis, nulla
pars fuerit, fiquidem per figna affectus fignificare volumus,
ut idoneam eis curationem inveniamus. Quamobrem fi ex
alio quopiam fanationem commode habere liceret, fuperflua
effent figna. At praefentis temporis memor, ruborem et

παραλέλοιπεν, ἃ καὶ αὐτὰ προστιθέασιν οἱ ἐμπειρικοὶ σχε-
δὸν ἅπαντες, οὐκ ὀλίγοι δὲ τῶν δογματικῶν, ὥσπερ καὶ ἄλλα
τινὰ, καθάπερ εἴρηται. καίτοι γε ὢν ὡς ἐν αἵματι μόνῳ τὴν
τῆς πληθώρας ὑποτίθεται γένεσιν, οὐ κακῶς ἐπ᾽ ἐκείνων
πρόσκειται τῇ διαγνώσει τὸ ἔρευθος ἥ τε διάτασις τῶν ἀγ-
γείων· ἔτι γε μὴν μᾶλλον, ὡς τὸ παρεμπίμπλασθαι φάναι
βραχίονάς τε καὶ χεῖρας καὶ κνήμας, οὐ μᾶλλον τοῦ κατὰ τὰς
σάρκας τε καὶ ὅλους τοὺς μύας πλήθους, ἢ τοῦ τῶν φλεβῶν
θήσεται, ἰδίαις ὑποθέσεσιν ἑπόμενος. ἀλλά τοι καὶ οὕτως
ἀναγκαῖον ἦν διττὴν ποιήσασθαι διάγνωσιν, ἑτέραν μὲν τοῦ
τῶν αἰσθητῶν τούτων φλεβῶν, ἃς ἅπαντες ἄνθρωποι βλέπο-
μεν· ἕ(349)τέραν δὲ, ἣν ἐκεῖνος ἐθεάσατο μόνος. οἶμαι
τοίνυν ἤδη πρόδηλον γεγονέναι τοῖς γε προσέχουσι τὸν νοῦν,
ὡς οὐ μικρὸν εἴη πρᾶγμα διαγνῶναι πλῆθος. ὅπου δ᾽ ἂν
οὐδ᾽ ἄχρι λόγου διαγνῶναι ῥᾴδιον, ἀλλ᾽ ἄπορον παντοίως
ἐστὶ, σχολῇ γ᾽ ἂν ἐπὶ τῶν ἔργων ἀπὸ ταὐτομάτου κα-
τορθωθείη μήτε προδιασκεψαμένοις τι περὶ αὐτοῦ μήτ᾽
ἐξευροῦσιν.

vaſorum diſtentionem praetermiſit, quae etiam ipſa empirici
fere omnes, dogmatici non pauci, ſicut alia quaedam, uti
diximus, adjiciunt. Verum quia et in ſanguine ſolo ple-
thorae generatio ſtatuitur, non male ab illis rubor et va-
ſorum diſtentio dignotioni appoſita ſunt; ad haec tamen
magis, quod brachia, manus, tibias adimpleri dicunt, non
citius carnium et omnium muſculorum, quam venarum ple-
nitudinis ſecundam proprias ipſorum hypotheſes eſſe puta-
bimus. Atqui ſic etiam duplicem dignotionem facere nos
oportet, alteram venarum harum ſenſilium, quas omnes
homines conſpicimus; alteram illarum, quas ipſe ſolus ſpe-
ctavit. Arbitror itaque jam conſtare iis qui animum adver-
tunt, non parvi eſſe negotii plenitudinem dignoſcere. Quum
autem ne verbotenus quidem illam dignoſcere promptum ſit,
verum omnino difficillimum, multo minus in actionibus
ſpontaneis probe ſe geſſerint qui neque quicquam de ipſa
prius meditati ſunt neque invenerunt.

Κεφ. θ'. Ἀπὸ γοῦν τῶν ἐμπειρικῶν αὖθις ἀρξώμεθα
τοῦ περὶ πλήθους λόγου, ἐπειδὴ δοκοῦσιν ἀσφαλῶς πάνυ τὰς
εἰρημένας ἀπορίας ἀποδιδράσκειν, ὁμολογήσαντες αὐτοὶ μὲν
μηδ᾽ ὅλως [338] ἐπίστασθαι περὶ τῆς τοῦ πλήθους οὐσίας,
ἐπὶ δὲ τοιᾷδέ τινι συνδρομῇ τετηρῆσθαι φάσκοντες ὠφελοῦσαν
ἀφαίρεσιν αἵματος, ἣν συνδρομὴν ὀνομάζουσι πληθωρικήν.
ἅπαντα γὰρ ἀθροίσαντες εἰς ταὐτὸν, ὅσα τῶν δογματικῶν
ἑκάστῳ λέλεκται, νομίζουσι μὲν ἐκφευγειν ἐκ τούτων τὰς ἐκεί-
νων ἀπορίας, ἐλέγχονται δὲ αὐτῶν πολὺ μειζόνως, εἴ τις
προσέχοι τὸν νοῦν οἷς λέγουσιν, ἃ πάλιν ἐξ ἀρχῆς ἅπαντα
κάλλιον ἐπελθεῖν. ἔστω τοίνυν ἐν μὲν τῷ προγεγονότι χρόνῳ
συνήθης μὲν ἐπὶ τῶν ἐξ ἀρχῆς ἐδεσμάτων ἡ δίαιτα, καί τισιν
αὐτῶν ἐν πλησμονῇ μᾶλλον ἢ πρόσθεν, ἐπίσχεσις δὲ τῆς
ἐκκρίσεως, ὅ τε σύμπας βίος ἀργός· ἐν δὲ τῷ παρόντι τά-
σις ὅλου τοῦ σώματος, ἤ τινων μορίων, ὄκνος τε πρὸς τὰς
κινήσεις, ἀτονία τε περὶ τὰς ἐνεργείας, καὶ βάρους αἴσθησις,
ἑλκώδους τε διαθέσεως, ἅμα τῷ τῶν φλεβῶν ὄγκῳ· προσκεί-
σθω δὲ, εἰ βούλει, καὶ τὸ ἔρευθος, ἐπειδὴ καὶ τοῦτο

Cap. IX. Ab empiricis itaque orationem de plenitu-
dine rurfus exordiamur, pofteaquam tuto admodum dictas
dubitationes effugere fe putant; fatentes quidem ipfi nihil
omnino de plenitudinis effentia fe noviffe, in tali vero con-
gerie, quam fyndromen plethoricam nominant, utilem
fanguinis detractionem obfervatam effe dicentes. Univerfis
enim in unum collectis, quae a fingulis dogmaticis enume-
rata funt, ex his illorum dubitationes evitare cenfent: ve-
rum multo magis, quam ifti, fi quis animum modo verbis
ipforum attendat, arguuntur: quae rurfus omnia ab exor-
dio recenfere praeftiterit. Efto igitur in praeterito tempore
confueta eduliorum diaeta, in repletione liberalior aliqua
ex parte quam antea; item excrementorum fuppreffio, uni-
verfa vita otiofa; in praefenti totius corporis vel partium
quarundam tenfio, ad motiones pigritia, ad actiones imbe-
cillitas, et gravitatis et ulcerofae affectionis fenfus, fimul-
que venarum tumor; addatur, fi placet, rubor, quoniam

Ed. Chart. VII. [338.]   Ed. Baf. III. (549.)

λέγουσιν ἔνιοι, καὶ μὴν καὶ ὁ τοῦ σύμπαντος σώματος ὄγκος,
ἀνώμαλός τέ τις καὶ κοπώδης διάθεσις· εἰσὶ γὰρ οἳ καὶ
ταῦτα προστιθέασιν. ἐρωτήσομεν οὖν αὐτοὺς, ἅπερ ἐγὼ μει-
ράκιον ὢν ἠρώτησα τὸν ἐμπειρικὸν διδάσκαλον, ὅτε με πρῶ-
τον ταῦτα ἐδίδασκεν, ἆρά γε πάνθ᾽ ἅμα τὰ εἰρημένα συνελ-
θεῖν δεῖ πρὸς τὴν, ὡς αὐτοὶ λέγουσιν, ἀνάμνησιν τῆς κε-
νώσεως, ἢ κἂν ἐν ἓξ αὐτῶν θεάσωνται, φλεβοτομήσουσιν
αὐτίκα; πρὸς μὲν οὖν τὴν πρώτην ἐρώτησιν ἑτοίμως ἀπε-
κρίνατό μοι, πάντα φάσκων συνελθεῖν χρῆναι· τοιοῦτον γὰρ
πρᾶγμα τὴν συνδρομὴν ὑπάρχειν, ἄθροισμα τῶν συμπληρούν-
των αὐτὴν ἁπάντων. ἐπειδὴ δὲ πρῶτον μὲν ἀνέμνησα δυοῖν
ἀνθρώπων, οὓς ἔναγχος αὐτὸς ἐκεῖνος ἐκέλευσε φλεβοτομη-
θῆναι, τὸν μὲν ὀφθαλμιῶντα σφοδρῶς, τὸν δὲ ἐκπεσόντα
τοῦ ὀχήματος, εἶτ᾽ ἐμπλακέντά γε τοῖς ἱμᾶσι καὶ συρέντα
ἐπὶ πλέον, ὡς θλασθῆναί τινα μέρη· μετὰ δὲ ταῦτα
διασιωπήσαντος αὐτοῦ, καὶ ἄλλου τινὸς ἀνεμνήσθην, ὃν
καὶ αὐτὸν πυρέττοντα μὲν μετρίως, οὐ φέροντα δὲ τὸ
ἄλγημα τῆς κεφαλῆς, ἐφλεβοτόμησεν· ἄλλον δὲ πλευριτικὸν,

hunc quoque nonnulli adfcribunt; quinetiam totius corporis
inaequalis quidam tumor et laffitudinis affectio.   Sunt enim
qui haec adjiciunt.   Interrogabimus igitur ipfos, quae ego
adolefcens adhuc empiricum praeceptorem rogavi, quum
me primum haec doceret; omniane fimul dicta ad evacua-
tionis recordationem, ut ipfi ajunt, coire oportet, an fi vel
unum ex iis confpiciant, venam ftatim incident?   Ad pri-
mam igitur quaeftionem prompte mihi refpondit, omnia in-
quiens coire neceffario; hujusmodi namque rem fyndromen
effe, univerforum eam complentium congeriem.   Poftquam
vero primum homines duos in memoriam revocaffem, qui-
bus ille ipfe nuper venam incidere juffit, unum lippitudine
vehementer laborantem, alterum ex vehiculo delapfum,
deinde loris implexum longius protractum, ut partes quae-
dam contunderentur: poft haec autem conticente ipfo, alte-
rius cujusdam memini, cui et ipfi mediocriter febricitanti,
dolorem vero capitis non ferenti, fanguinem mifit; rurfus

ΒΙΒΛΙΟΝ.   559

οὐδὲ τοῦτον ἔχοντα τὴν εἰρημένην ἅπασαν συνδρομήν· ἐν
ἀπορίᾳ κατέστη μεγίστῃ. καὶ τοίνυν καὶ διῄειν ἐπὶ πλέον
αὐτῷ καὶ ἄλλους μέν τινας ὁμοίους, ἀλλὰ καὶ περὶ τῶν εἰρη-
μένων ἀνεμίμνησκον, ὅτι τοσούτῳ δέοντας αὐτοὺς ἅπασαν
ἔχειν τὴν συνδρομὴν ἐφλεβοτόμησεν, ὥστ᾽ ἐγὼ μὲν ἔφην
οὐδὲ δύο τινὰ τούτων ἀναμιμνήσκεσθαι τοῖς ἀνθρώποις ὑπάρ-
χοντα. τὸν μὲν γὰρ τοῦ ὀχήματος ἐκπεσόντα, γυμναζόμενον
ὁσημέραι, καὶ πάσαις ταῖς συνήθεσιν αὐτάρκως ἐκκρίσεσιν
ἐκκενούμενον, ἐσθίοντά τε σύμμετρα, καὶ σχεδὸν ὅλης ἡμέ-
ρας ἡμῖν συνδιατρίβοντα, καὶ μήτε ἐκείνῳ μήτε ἄλλῳ τινὶ δο-
κοῦντα δεῖσθαι κενώσεως, ἐπειδὴ κατενεχθεὶς ἐθλάσθη τινὰ
μόρια, φλεβοτομίας ἠξίωσε, οὔτε ἐρευθός τι προσκτησάμενον,
οὔτ᾽ ἀγγείων ὄγκον, οὔτ᾽ ἄλλο οὐδὲν ἐκ τῶν τῆς συνδρομῆς,
ἀλλὰ μόνον ἀλγοῦντα τὰ τεθλασμένα μόρια. κατὰ ταὐτὰ δὲ
καὶ τὸν ὀφθαλμιῶντα καὶ τὸν τὴν κεφαλὴν ὀδυνώμενον,
οὐδὲν ὅλως ἔχοντας τῶν εἰρημένων ἐν τῇ πληθωρικῇ συνδρο-
μῇ, καὶ ἄλλους δὲ πολλοὺς ὑφ᾽ ἡμῶν οἶδα φλεβοτομηθέντας,
ἤτοι μηδ᾽ ὅλως ἔχοντας μηδὲν ἐκ τῆς πληθωρικῆς συνδρομῆς,

alii pleuritico, qui nihilo magis univerfam praedictam fyn-
dromen haberet; haefitabat maxime quid refponderet.
Proinde plures id genus alios ei produxi; imo fuperiorum
fubmonui, quibus non folum non totam fyndromen, fed
ne duo quidem fymptomata habentibus hominibus, quod ego
affirmarim me meminiffe, fanguinem ex vena detraxerit.
Huic etenim, qui ex vehiculo decidit, exercitato quotidie,
et confuetis omnibus excrementis abunde vacuato, medio-
criter edenti, et toto fere die nobiscum agenti, tum neque
ipfius neque alterius cujufpiam opinione vacuatione indi-
genti, quum ex vehiculo delapfus partes quafdam contudis-
fet, venam incidendam exiftimavit, nec rubore quopiam
acquifito, nec vaforum tumore, nec alio quolibet ex his
quae fyndromen *abfolvant*, fed folo partium contufarum
dolore.   Haud fecus illos tractavit, qui lippitudine capi-
tifque dolore affecti, nullum plane dictorum fymptomatum
in plethorica illa fyndrome perceperant.   Quin alios com-
plures, qui vel nihil ex plethorica fyndrome, vel non om-

ἢ οὐ πάντα γε ἅμα τὰ πρὸς ἡμῶν λεγόμενα. νυνὶ γὰρ, ἔφην, ἀναμιμνήσκων ἐμαυτὸν, οὓς εἶδον ὑφ᾽ ὑμῶν φλεβοτομηθέντας, οὐδενὸς ἐξ αὐτῶν εὐπορῶ τοῦ τὴν ἐν τοιούτοις συμπτώμασιν ἅπασαν ἔχοντος συνδρομήν· ἀλλ᾽ ὁ μέν τις, [339] ὅτι κοπώδης ἦν, ἐφλεβοτομήθη, μηδὲν ἄλλο ἔχων· ὁ δὲ, ὅτι πυρέττων σφοδρῶς, ἢ ἀλγῶν ὀφθαλμοὺς, ἢ κεφαλὴν, ἢ αἱμοῤῥοΐδας ἐπεσχημένος, ἢ καταμήνια γυνὴ, οὐ πάντα δὲ, ὅσαπερ ἡ πληθωρικὴ συνδρομὴ βούλεται συνελθεῖν. εἰ μὲν οὖν ἁπάσας τὰς διαθέσεις, ἐφ᾽ αἷς τετήρηται φλεβοτομία συμφέρουσα, πληθωρικὰς ὀνομάζεις, ὥρα λέγειν ἡμᾶς ὀφθαλμίαν, πλευρῖτιν, ἄλγημα σφοδρὸν, ἐξ ὀχήματος κατάπτωσιν, ἕτερά τε μυρία, πληθωρικὰς συνδρομάς· εἰ δὲ τούτων οὐδὲν ἐν τῇ πληθωρικῇ συνδρομῇ περιέχεται, τὸ δὲ τῶν συμπτωμάτων ἄθροισμα τῶν ἔμπροσθεν εἰρημένων ὀνομάζεται πληθωρικὴ συνδρομὴ, οὐδένα χρὴ φλεβοτομεῖν πρὶν ἅπαντα ἔχειν αὐτά. πῶς μὲν οὖν ἐκεῖνος ἀπήντησέ μοι πρὸς ταῦτα, καὶ οὐδὲν πρέπον ἀπεκρίνατο, μακρᾶς ἔργον σχολῆς,

nia fimul quae a nobis dicta funt, haberent, venae incifionem veftro judicio admififfe vidimus. Nunc enim, ajebam, omnes apud me memoria repetens, quibus a vobis fanguinem miffum effe vidimus, nemo adhuc fuccurrit, qui univerfam hujusmodi fymptomatum fyndromen haberet. Verum huic quidem, quod laffitudine, nullo alio affectu laborabat, vena incifa eft; illi, quod febricitaret graviter, vel oculis doleret, vel capite, vel haemorrhoidum fuppreffione, vel fi mulier fuerit, menftruorum, non omnibus vero quae plethorica fyndrome coire poftulat. Si igitur univerfas affectiones, in quibus venae fectio profuiffe obfervata eft, plethoricas nomines, nos quoque lippitudinem, pleuritim, vehementem dolorem, cafum e curru, aliaque innumera plethoricas fyndromas appellare tempus eft. At fi horum nihil in plethorico concurfu comprehendatur, et eorum fymptomatum congeries, quae fupra retulimus, plethorica fyndrome nuncupetur, nulli vena, priusquam omnia illa habeat, incidenda eft. Quomodo igitur ille mihi ad haec refponderit, quamque nihil decenter, magni otii negotium, non re-

οὐ τῶν νῦν ἡμῖν προκειμένων ἔργον οἰκεῖον· ἐγὼ δὲ ἐπειδήπερ
οὐ σχολὴν ἀδολεσχεῖν ἄγω νῦν, ἔγνων μὴ νῦν, ἐν δὲ τῷ
περὶ φλεβοτομίας λόγῳ τοὺς σκοποὺς ἅπαντας ἐπιδεῖξαι προῄ-
ρημαι τοῦ βοηθήματος, οὓς οὐδ᾽ αὐτούς τις ἀκριβῶς τε καὶ
διωρισμένως ἔγραψε.

Κεφ. ί. Ἐάσας οὖν ἐν τῷ παρόντι τὸ πρὸς τοὺς
ἐμπειρικούς, αὖθις ἐπάνειμι πρὸς τοὺς λογικούς, ἕκαστον
τῶν συμπτωμάτων ὧν ἔγραψαν ἐπισκοπούμενος. ἔνια μὲν
γὰρ αὐτῶν τοῦ πρὸς τὴν δύναμίν εἰσι πλήθους, ἔνια δὲ τοῦ
κατὰ τὸ ἔγχυμα, τινὰ δὲ οὐχ ἁπλῶς ἐστι σημεῖα πλήθους,
ἀλλὰ τοιοῦδε πλήθους, τινὰ δὲ ὅλως οὐδενὸς πλήθους, ἀλλ᾽
ἤτοι κακοχυμίας τε καὶ διαφθορᾶς, ἢ ἀῤῥώστου δυνάμεως,
ἢ ὄγκου τῶν στερεῶν σωμάτων. ὅτι δὲ οὕτω τοῦτ᾽ ἔχει, μά-
θοις ἄν, εἰ προσέχοις τοῖς λεχθησομένοις τὸν νοῦν. ἡ μὲν δὴ
τονώδης διάθεσις, ὅταν ἄνευ γυμνασίων συμπίπτῃ, ἐνδείκνυ-
ται μὲν πάντως πολλὴν οὐσίαν ἐν αἰσθητικῷ σώματι περιέχε-
σθαι, οὐ μὴν ἥτίς γέ ἐστιν ἡ οὐσία, ἢ τὸ εἶδος αὐτῆς, ἔτ᾽
ἐνδείκνυται, κατά γε τοῦτο μόνον αὐτὸ τὸ τείνεσθαι, κοινὸν

rum a nobis nunc propofitarum proprium inftitutum. Ego
autem quum per otium nugandi tempus in praefentia non
feram, cogitavi fcopos curationis univerfos in libro de venae
fectione oftendere, quos etiam ipfos ne unus quidem accu-
rate diftincteque confcripferit.

Cap. X. Itaque relictis in praefenti empiricis, ad
rationales denuo revertamur, fingula fymptomata, quae
fcripferunt, infpicientes. Nonnulla fiquidem ipforum
plenitudinis ad vires funt, nonnulla plenitudinis ad en-
chyma, alia non abfoluto fermone plenitudinis figna
funt, fed hujus plenitudinis, alia prorfum nullius ple-
nitudinis, fed aut vitiofi corruptique humoris, aut im-
becillae facultatis, aut folidarum partium tumoris. Hoc
ita fe habere, mentem fi iis quae dicentur adhibeas,
condifces. Jam fane tenfiva affectio quum fine exerci-
tiis incidit, multam omnino fubftantiam in fenfu prae-
dito corpore contineri oftendit; quae autem fit fubftantia,
aut ejus fpecies, praeterea non oftendit; nempe cum hac

κοινὸν ὑπάρχον ἁπάσης οὐσίας, καὶ λεπτῆς, καὶ παχείας,
καὶ μέσης τῇ συστάσει, καὶ πνευματώδους, ἔτι τε θερμῆς
τε καὶ ψυχρᾶς, ἢ μέσης, ἀλλ' ἑτέρων τινῶν δεῖται δια-
γνωρισμάτων εἰς τὸν τούτου διορισμόν. ἡ δὲ ἐν ταῖς ἐνερ-
γείαις ἀτονία τὴν δύναμιν ἀῤῥωστοτέραν δείκνυσι, τῷ
ἐπισχεῖν τὸ κινοῦν, ὡς ἐπὶ χειρῶν κινήσεως ἀσθενοῦς·
πολλαῖς γὰρ ἀκολουθεῖ καταστάσεσιν· εἴτε γὰρ αὐξηθείη
τινὶ τό τε σαρκῶδες καὶ τὸ πιμελῶδες γένος, ἐν τοῖς
αὐτοῖς ὅροις διαμενούσης τῆς δυνάμεως, ἀνάγκη τὰς κι-
νήσεις ἀτονωτέρας γίγνεσθαι, μένοντος μὲν ἴσου τοῦ
κινοῦντος, αὐξηθέντος δὲ τοῦ κινουμένου· εἴτε τῶν χυ-
μῶν τις εἷς, ἢ καὶ πάντες ἅμα πλεονάσειαν, μὴ συν-
αυξηθείσης αὐτοῖς τῆς δυνάμεως, ἀνάγκη καὶ νῦν ἀτο-
νωτέρας γενέσθαι τὰς ἐνεργείας· εἴτ' ἄμφω μὲν συναυξη-
θείη, τά τε παρεγχύματα καλούμενα καὶ τὰ ὑγρά, μὴ
συναυξηθείη δὲ ἡ δύναμις, εἴτε τούτων ὡσαύτως ἐχόντων,
ἡ δύναμις ἀσθενεστέρα γένοιτο. δύναιτο δ' ἄν ποτε καὶ
ἄμφω συνελθεῖν, ὥστε τὴν δύναμιν ἀῤῥωστοτέραν γενέσθαι,

parte folum ipfa tenfio cujuslibet fubftantiae, tenuis, cras-
fae, confiftentia mediae, et flatulentae, ad haec calidae,
frigidae, vel mediae communis fit; fed aliis quibusdam di-
gnofcendi fignis ad hujus diftinctionem indiget. Porro
functionum infirmitas facultatem imbecilliorem oftendit,
dum id, quod movet, intercipit, ut in manuum motu imbe-
cilli; nam multas difpofitiones comitatur. Sive enim car-
neum atque adipofum genus cuipiam increverit, facultate
eisdem terminis permanente, motus imbecilliores fieri ne-
ceffitas exigit, movente quidem aequali permanente, aucto
vero moto; five unus aliquis humorum, vel etiam omnes
fimul exuberaverint, vires autem cum eis non adauctae fint,
neceffe eft hic quoque functiones imbecilliores evadere; five
utraque, et quae parenchymata vocantur et humores, facul-
tas autem non increverit; five haec eodem modo fefe habe-
ant, facultas imbecillior contigerit. Poffent autem utraque
fimul quoque convenire, tum ut facultas invalidior, tum

[340] καὶ τοὺς χυμοὺς ἅμα τοῖς παρεγχύμασιν ἢ πλέονας ἢ
ἐλάττους εἶναι, θάτερον αὐτῶν ὁποτερονοῦν, ἀτονώτεραι αἱ
ἐνέργειαι καὶ διὰ ταῦτα (350) γίγνονται, καθ᾽ ἕν τε συμβαῖνον
ἕκαστον αὐτῶν, καὶ κατὰ δύο, καὶ πλείω, καὶ πάνθ᾽ ἅμα.
τὸ γὰρ ἐπὶ τῇ τῶν στερεῶν σωμάτων εὐτροφίᾳ νομίζειν
ποτὲ δύνασθαι κίνησιν ἀτονωτέραν ἀπεργασθῆναι μὴ γι-
νωσκόντων ἐστὶν ἀνθρώπων, ὡς δι᾽ ὅλων τῶν στερεῶν σω-
μάτων αἱ δυνάμεις διήκουσιν, ἀλλ᾽ ὥσπερ αὐλοὺς ἢ σωλῆνας
πνεύματι τὰς ἀρτηρίας καὶ τὰ νεῦρα παρασκευαζόντων. εἴσῃ
δὲ τὸ τῆσδε τῆς δόξης μοχθηρὸν ἐξ ἄλλων τε πολλῶν, ἀτὰρ
οὐχ ἥκιστα καὶ δυοῖν ἡμετέρων πραγματειῶν, τῆς τῶν Ἱππο-
κράτους καὶ Πλάτωνος δογμάτων καὶ τῆς τῶν φυσικῶν δυ-
νάμεων. εὐεξίας μὲν οὖν ἴδιον ἡ τῶν στερεῶν σωμάτων εὐ-
τροφία, εὐσαρκίας δὲ καὶ πολυσαρκίας ἡ τῶν σαρκῶν αὔξη-
σις. ὡς τὰ πολλὰ μὲν οὖν ἀνάλογον ἡ πιμελὴ μᾶλλον αὔξεται,
ποτὲ δὲ ἐν πιμελῇ μᾶλλον ἡ σὰρξ ἢ μόνη πιμελή. εἴρηται δὲ
περὶ τούτων ἐν τοῖς περὶ κράσεων ὑπομνήμασι. καθάπερ
δὲ ἐν σαρκὶ τὸ μέν ἐστιν εὐσαρκία, τὸ δὲ πολυσαρκία,

humores fimul cum parenchymatibus vel plures, vel paucio-
res fiant, vel horum alterum. Utrum igitur propterea fun-
ctiones infirmae magis erunt in unoquoque ipforum acciden-
te, et duobus, et pluribus, et fimul omnibus? Quando-
quidem ob folidarum partium nutritionem probam motio-
nem aliquando infirmam magis effe factam arbitrari, homi-
num eft, qui ignorant facultates folida tota corpora tranfire,
fed arterias et nervos fpiritibus tanquam fiftulas et canales
fingunt. Deprehendes opinionis pravitatem ex aliis multis,
maxime duobus noftris commentariis, de Hippocratis et Pla-
tonis placitis et de naturalibus facultatibus. Itaque ad bo-
num habitum proprie fpectat bona folidarum partium nutri-
tio; probae carnis et corpulentiae carnium incrementa pro-
pria funt. Plerumque igitur proportione adeps liberalius
augebitur; interdum in adipe magis caro, vel fola adeps in-
crefcet. Dictum eft de his in commentariis de temperamen-
tis. Quemadmodum autem in carne aliud eft proba caro,

κατὰ τὸν αὐτὸν τρόπον ἐν αἵματι τὸ μὲν οἷον εὐαιμία τίς
ἐστι, τὸ δὲ πολυαιμία. τὸ μὲν δὴ τῆς εὐαιμίας οὐκ ἄδη-
λον ὅτι καὶ ποιότητι καὶ ποσότητι κατὰ φύσιν ἐστὶν ἀκρι-
βῶς· τὸ δὲ τῆς πολυαιμίας ἄμεμπτον μὲν τῷ ποιῷ, τῷ ποσῷ
δὲ οὐκ ἄμεμπτον, ἀλλὰ πάντως μὲν πλέον, ἤτοι γε τοῦ κατὰ
φύσιν ἐκ γενετῆς ὑπάρχοντος, ἢ τοῦ πρὸς τὴν δύναμιν. ἐγχω-
ρεῖ γάρ ποτε ἀλλήλοις συναύξεσθαι παρὰ τὴν ἐκ γενετῆς φύσιν
ἀμφότερα, καὶ τὴν τῆς δυνάμεως ῥώμην καὶ τὸ πλῆθος τοῦ
αἵματος, ὥσπερ ἐν ταῖς ἀθλητικαῖς εὐεξίαις· καὶ γὰρ τὰ
ὑγρὰ καὶ σαρκώδη καὶ ἡ δύναμις ἀνάλογον ἀλλήλοις ἐπ᾽
αὐτῶν συναύξονται. καὶ τοίνυν ἤδη πρόδηλον, ὡς οὐδ᾽ οἱ
τὸν ὄγκον εἰπόντες τοῦ σώματος ἓν τῶν πληθωρικῶν σημείων
ἀληθεύουσιν· ὄγκος μὲν γὰρ φλεβῶν πληθωρικὸν ἂν εἴη ση-
μεῖον, ὄγκος δὲ σαρκῶν καὶ πιμελῆς ἐκείνων ἂν εἴη πλῆθος
αὐτῶν, οὐ μὴν ὅ γε νῦν ἡμεῖς ζητοῦμεν, ὃ δὴ καὶ πληθώρα
καλεῖται. περὶ γὰρ τούτου τοῦ πλήθους, ὃ δηλονότι κένω-
σιν ἐνδείκνυται, προθέμενοι λέγειν ἐς τοσοῦτον, ὃ ποτε

aliud corpulentia, fic in fanguine hoc velut quaedam fan-
guinis probitas, illud fanguinis copia.   Jam vero probitas
fanguinis et qualitate et quantitate adamuffim naturalis effe
omnibus manifefta videtur.   Sanguinis copia, polyaemia
dicta, qualitate quidem inculpata eft, quantitate culpata eft,
verum omnino aut naturalem habitum, qui a generatione
contigit, exuperat, aut illum qui ad vires fpectat.   Etenim
utraque, et facultatis robur, et fanguinis plenitudo aliquan-
do praeter naturam, quam origine acceptam habent, invicem
augefcere poffunt, quemadmodum in probis athletarum ha-
bitibus; humores namque et carnofae partes et vires pro-
portione mutua in ipfis increfcunt.   Jam igitur perfpicuum
eft, quod qui corporis tumorem unum effe plethorae fignum
dicunt, falfa praedicant; nam venarum tumor plethori-
cum fuerit fignum; carnium vero et adipis tumor, illarum
ipfarum plenitudinis, non tamen quam nunc inquirimus,
quae etiam plethora vocatur.   De hac enim plenitudine,
quae videlicet evacuationem oftendit, quum aliqui ipforum

ὁμωνυμίαις ἐνδείκνυται, ἐσφάλησαν ἔνιοί τινες ἐξ αὐτῶν,
ὥστε εἰς τὸ τῶν σαρκῶν τε καὶ τῆς πιμελῆς ἀπενεχθῆναι πλῆ-
θος. οὕτω μὲν δὴ μοχθηρὸν πλήθους γνώρισμα, σώματος
ὄγκος· αὐτῶν μὲν γὰρ ἂν ἐκείνων εἴη τῶν φλεβῶν ὧν ὁρῶ-
μεν ἐνδεικτικὸς τῆς πληρώσεως, οὐ μὴν ἐξ ἀνάγκης γε τῶν
ἐν τῷ βάθει· ἀλλ' ἐνδέχεταί ποτε καὶ τῶν ἔξω φλεβῶν διατε-
ταμένων οὐχ ὡσαύτως διατετάσθαι καὶ τὰς ἔνδον, οἷον αὐ-
τίκα κρύους μὲν κατασχόντος, εἰς τὸ βάθος ἀπελαύνεται τὸ
αἷμα, καὶ λειφαιμοῦσι μὲν οὕτω δὴ αἱ ἐκτὸς, ὡς μηδὲ φαί-
νεσθαι· πάλιν δὲ ἀλέας γενομένης, ἢ λουσαμένων, ἐπὶ τὸ
δέρμα καὶ τὰ ἐκτὸς τοῦ σώματος φέρεται τὸ αἷμα, καταλιπὸν
τὸ βάθος· εἰ δὲ καὶ περικαὴς εἴη πυρετὸς, ἀναγκαῖον καὶ τότε
καίεσθαι τῷ σώματι, καθάπερ ζέοντι, πνευματοῦσθαί τε καὶ
χεῖσθαι. ὥστε ὁ τᾶν φλεβῶν ὄγκος οὐκ ἔστιν ἀχώριστον
γνώρισμα πλήθους χυμῶν, ἀλλὰ πρῶτον μὲν χρὴ τοιαύτην
ὑπάρχειν τῷ σώματι κατάστασιν, ὡς μήτε τὰ ἔνδον τῶν
ἔξω μήτε ἐκείνων ταῦτα πλεονεκτεῖν θερμότητι· δεύτερον
δὲ, μηδ' ἄμετρον εἶναι καθ' ὅλον τὸ ζῶον θερμότητα.

dicere ſtatuiſſent, quatenus homonymiis innoteſcit, errave-
runt adeo, ut in carnium atque adipis plenitudinem dela-
berentur. Ita jam pravum ac irritum plenitudinis ſignum
eſt tumor corporis. Ipſarum enim venarum, quae oculis
patent, repletionem notat, non tamen neceſſario in alto
latentium; ſed fieri aliquando poteſt exterioribus venis dis-
tentis, interiores non itidem diſtendi; ut quum ſubito fri-
gus ipſas invadit, ſanguis in altum refugit, et venae exte-
riores ita ſanguine deſtituuntur, ut ne appareant quidem.
Rurſus calore exorto, vel in balneo, ſanguis alto relicto,
ad ſummam cutem exterioresque corporis partes defertur.
Quod ſi ardens febris extiterit, tunc quoque corpus veluti
ſervens neceſſario uritur, inflatur, diffunditur. Proinde
venarum tumor non eſt inſeparabilis humorum copiae nota,
ſed primum hujusmodi ſtatum in corpore eſſe convenit, ut
neque interiores partes exterioribus, neque hae illis calore
praecellant; deinde ne immoderatus in toto animante calor

ἐπὶ τούτοις προδιορισθεῖσιν εἴη ἄν ποτε σημεῖον ὁ τῶν φλε-
βῶν ὄγκος αἱματικοῦ πλήθους [341] νῦν λεγομένου, τοῦ
κατ᾽ ἐπικράτησιν· ἀδύνατον γὰρ οὕτως ἀκριβὲς αἷμά ποτε
περιέχεσθαι κατὰ τὰς φλέβας, ὡς μηδὲν αὐτῷ μήτε χολῆς ἐμ-
φέρεσθαι, μήτε φλέγματος, μήτε ὀῤῥώδους ἰχῶρος, ὅθεν ἐγὼ
κἂν τοῖς ἔμπροσθεν ἠξίουν ὡσαύτως ἀκούειν, εἴτε τοὺς χυ-
μοὺς πλεονάζειν, εἴθ᾽ αἷμα φήσαιμι. τοῦ γὰρ ἀμίκτου καὶ
καθαροῦ τῶν ἄλλων ὑγρῶν αἵματος οὐδέποτε ἐν ταῖς ψλεψὶ
περιεχομένου, δέδεικται γὰρ τοῦθ᾽ ἡμῖν ἑτέρωθι, ὡς τοῦ μέν-
τοι μικτοῦ, μὴ μέντοι γε ὡς ἔτυχεν, ἀλλ᾽ ὡς ἐν συμμετρίᾳ
τινὶ τοῖς κατὰ φύσιν ἔχουσι ζώοις, ἐπιμεμιγμένων αὐτῷ τῶν
ἄλλων, οὐδὲν διοίσει χυμοὺς ἢ αἷμα προσαγορεύειν. συναυξα-
νομένων γὰρ ἁπάντων ἐν τῇ κατὰ φύσιν συμμετρίᾳ τῷ
κατ᾽ ἐπικράτειαν αἵματι, ταὐτὸν σημαίνει τὸ τῶν χυμῶν
ὄνομα, καὶ οὐδὲν διαφέρει τοὺς χυμοὺς ηὐξῆσθαι λέγειν, ἢ
τὸ αἷμα, τοῦ λόγου τοῦ φάσκοντος τοὺς χυμοὺς αὐτὸ τοῦτ᾽
ἐπιδεικνυμένου, τὸ περὶ τὴν ἀρχαίαν ἀναλογίαν πάντως πλεο-
νάσαι. τουτὶ μὲν οὖν ἡμῖν οὕτω διοριζέσθω, πάλιν δ᾽ ἐπὶ

conſiſtat. His ante diſtinctis, venarum tumor ſanguineae
plenitudinis, quam modo per excellentiam diximus, ſignum
aliquando fuerit. Nam fieri non poteſt, tam exacte ſan-
guinem interdum in venis contineri, ut nihil vel bilis, vel
pituitae, vel ſeroſae ſaniei inferatur. Unde nos in ſuperio-
ribus idem intelligi voluimus, ſive humores, ſive ſanguinem
abundare diceremus. Quippe immixtus et ab aliis humori-
bus ſincerus ſanguis nunquam in venis comprehenditur. De-
monſtratum enim eſt alibi a nobis de mixto nihil referre,
humores, an ſanguinem appelles, non tamen qualibet, ſed
moderata quadam menſura aliis ei admixtis, idque in ani-
malibus ſecundum naturam ſeſe habentibus. Univerſis enim
in naturali ſymmetria adauctis cum ſanguine per excellen-
tiam, idem ſignificat humorum nomen, nullumque diſcri-
men eſt humores auctos, vel ſanguinem dicere, quum oratio
innuat humores id ipſum omnino ſibi velle, quod eſt pro ve-
teri proportione omnino abundare. Hoc itaque nobis ſic

τὸ προκείμενον ἴωμεν. ὁ γὰρ τῶν φλεβῶν ὄγκος ἂν μήτε
δί ἐπικράτησιν τῆς ἔξωθεν καταστάσεως, μήτε διάχυσίν τε
καὶ ζέσιν ἢ γενόμενος, αἱματικὸν εἶναι τὸ πλῆθος ἐνδείκνυται.
χρὴ δὲ μηδὲ κατάῤῥοπον ἐσχηματίσθαι τὸ τοιοῦτον μόριον,
ἢ κεκινῆσθαι προσφάτως ὑπὲρ τὰ ἄλλα· διὸ καί τινι λόγῳ
περιλαβὼν ἄν τις ἅπαντας τοὺς κατὰ μέρος διορισμοὺς, τότ᾿
ἐνδείκνυσθαι φήσει τὸν ὄγκον τῶν φλεβῶν αἵματος πλῆθος,
ὅταν ἅπαντα τὰ μόρια τὴν αὐτὴν κατάστασιν ἔχῃ μετὰ συμ-
μέτρου θερμασίας, ὡς εἴγε ὡσαύτως μὲν ἅπαντα διακέοιτο,
θερμότης δὲ ἄμετρος ὑπάρχοι, χύσις ἐν τῷδε γίγνεται τῶν χυ-
μῶν εἰς ὄγκον αἴρουσα τὰς φλέβας, οὐ μὴν αἱματικόν γε τὸ
πλῆθος, ἀλλὰ πνευματικὸν ἐνδείκνυται· πνευματοῦνται γὰρ
οἱ χυμοὶ θερμαιγόμενοι, διὸ καὶ ὅσοι τὸν ὄγκον τῶν φλεβῶν
ἀπεφήναντο πλῆθος σημαίνειν, ἐὰν δὴ προσυπακούσῃ τις ἐν
τῷ λόγῳ τὸ κατ᾿ ἐκείνας τὰς φλέβας, ἐν αἷσπερ ἂν ᾖ τοῦτο
γινόμενον, ὀρθῶς εἰρηκέναι δόξουσι· πλείων γὰρ ἡ οὐσία
τῆς πρόσθεν ἐξ ἀνάγκης ἐστὶν ἡ τὸν ὄγκον ἐργασαμένη ταῖς
φλεψίν, οὐ μὴν ἤδη γέ πω δῆλον, ὁποῖόν τι τὸ πλῆθός

definitum efto. Iterum ad inftitutum revertamur. Vena-
rum fiquidem tumor, neque propter exterioris conftitutionis
victoriam, neque perfufionem fervoremque obortus, fan-
guinis plenitudinem arguit. At talem particulam nec decli-
vem figurari, nec fupra alias recenter effe motam oportet.
Quapropter oratione quadam fi quis univerfas particulares
diftinctiones fit complexus, tunc venarum tumorem fangui-
nis plenitudinem indicare dicet, quum omnes fimul parti-
culae eundem ftatum cum moderato calore obtinent. Si
namque pari omnes modo afficiantur, calor autem immode-
ratus exiftat, fufio humorum, quae venas in tumorem attol-
lat, interea nafcitur, non tamen fanguinis, verum fpiritus
plenitudo oftenditur; nam humores calefacti inflantur; cujus
rei gratia qui venarum tumorem, plenitudinem fignificare
pronunciarunt, fi jam illis venis, quibus haec infint, ipfum
contigiffe intelligant, recte dixiffe videbuntur. Plenior
enim fubftantia eft neceffario, quae venis tumorem conci-
liavit, quam prior extitit, etfi qualis tandem plenitudo fit,

ἐστιν· ἁπάσης γὰρ οὐσίας πολλῆς ὁ παρὰ φύσιν ὄγκος κοι-
νός, εἴτ᾽ οὖν αἷμα καθαρὸν, εἴτε χολῶδες, εἴτε ὀῤῥῶδες,
εἴτε φλεγματικὸν, εἴτε πνευματικὸν ὑπάρχοι. ὥσπερ δὲ τοῦτο
κοινὸν ἁπάσης πλήθους διαφορᾶς, οὕτω καὶ τὸ τείνεσθαι
τὰς φλέβας· ἕπεται γὰρ καὶ τοῦτο τῷ ποσῷ τοῦ πλήθους,
οὐ τῇ κατ᾽ εἶδος διαφορᾷ. ὥστε ὁ ὄγκος καὶ ἡ τονώδης αἴ-
σθησις οὐ μᾶλλόν τι χυμῶν ἢ πνεύματος ἐνδείξεται πλῆθος.
εἰ μὲν οὖν τις ὧδέ πως ἀποφαίνοιτο, κατὰ τὰς τονώδεις αἰ-
σθήσεις ἐξ ἀνάγκης πλῆθός ἐστιν, ἀληθὲς ἐρεῖ· καὶ μέντοι
κἂν οὕτως φήσειε, τὸ ἐν αἰσθητικοῖς μέρεσι πλῆθος ἐπιφέρει
τινὰ διάθεσιν, ἀληθὲς ἐρεῖ καὶ αὐτός· εἰ δέ τις ἐάσας τὸ γε-
νικὸν ὄνομα τὸ πλῆθος ἢ τοὺς χυμοὺς, αἷμα παραλάβοι κατὰ
τὸν λόγον, οὐκ ἐξ ἀνάγκης ἀληθεύσει δι᾽ ἃς εἴπομεν αἰτίας.
ὅτι δ᾽ οὐδὲ πλήθους ἁπλῶς, ἀλλὰ τοῦ τε μᾶλλόν τε καὶ ἧτ-
τον ἐν αὐτῷ, διαφορὰ κατά τε τοὺς ὄγκους ἐστὶ τῶν φλεβῶν
καὶ τὴν τονώδη διάθεσιν, ἐνθένδε δῆλον. οὐδὲν μόριον ὀδυνᾶ-
ται πληρούμενον, ἄνευ τοῦ προγενέσθαι τάσιν αὐτῷ βιαίαν·

non ita liquido conſtat. Siquidem omnis ſubſtantiae copio-
ſae tumor praeter naturam communis eſt, ſive ſanguis purus,
ſive bilioſus, ſive ſeroſus, ſive pituitoſus, ſive flatulentus
exiſtat. Quemadmodum vero hic omnis plenitudinis diffe-
rentiae communis eſt, ſic venarum quoque tenſio. Etenim
haec plenitudinis quantitatem, non ſpeciei differentiam ſe-
quitur. Quamobrem tumor ſenſusque tenſivus non magis
humorum, quam ſpiritus plenitudinem oſtendet. Si quis
igitur hunc in modum pronunciaverit: *in tenſionis ſenſu
plenitudo eſt neceſſario*, vere dicet. Quinetiam ſi hoc pa-
cto dixerit: *ſenſilium partium plenitudo affectum quem-
piam inducit*, hic quoque verus erit. At ſi quis generali
plenitudinis vel humorum nomine relicto, ſanguinem in
oratione uſurpet, veritatem non neceſſario prolaturus eſt,
ob eas quas diximus cauſas. Porro quod neque plenitu-
dinis ſimpliciter, ſed ejusdem, pro majoris minorisque ra-
tione, differentia et in venarum tumoribus et tenſiva affe-
ctione verſatur, inde eſt perſpicuum. Nulla pars plena,
niſi violentam prius tenſionem experta, dolet; ſi vero in

εἰ δ᾽ εἰς ὄγκον μὲν αἴροιτο, μηδέπω δέ γε βιαίως, οὐδέπω
τείνεται· διὸ τῶν ὄγκων ὁ μὲν σὺν τῇ τάσει πλέον ἐνδείξε-
ται [542] πλῆθος· ὁ δ᾽ ἄνευ ταύτης, ἧττον. πῶς οὖν ἐνίοτε
τὴν ἀρχὴν μὲν οὐδεὶς ὄγκος φαίνεται κατὰ τὰς φλέβας, ἢ το-
νώδης δέ ἐστιν ἰσχυρὰ αἴσθησις; χρὴ γὰρ δήπου τοῖς μεγίστοις
ὄγκοις ἐζεῦχθαι τὴν τοῦ τείνεσθαι διάθεσιν. ἢ διότι ἔστιν
ὅτε ὁ ὄγκος ἐν ταῖς διὰ βάθους φλεψὶ μόναις διατείνει, ἢ εἴπερ
ἐν τῷ πρὸς τὶ τὸ πλῆθος, ὑπὲρ οὗ νῦν δια(551)λεγόμεθα, τό
τε πρὸς τὴν εὐρύτητα τῶν ἀγγείων, ὃ δὴ πλῆθος λέγομεν,
οὐδέπω τεινομένων αὐτῶν, τό τε πρὸς τὴν τοῦ χιτῶνος τά-
σιν, δηλονότι τοῦ μὲν ὄγκου τῶν φλεβῶν ἡ γένεσις ἐπιδίδο-
ται, εἰς πλῆθος αὐξομένου τοῦ αἵματος ὑπὲρ τὴν φυσικὴν
ἑκάστου συμμετρίαν, ὥστε πρὸς ἐκείνην λέγεσθαι τὸ πολύ·
τὸ δὲ τείνεσθαι τὸν χιτῶνα τῆς ὡς πρὸς αὐτὸν συμμετρίας ἐν-
δείκνυται (διὰ) ὑπερβολήν. οὐ γὰρ ἔστι κατὰ φύσιν οὐδὲ
τοῦτον τείνεσθαι. ἑκάτερον οὖν ἐστι πολύ, τό τε ὡς πρὸς
τὴν κατὰ φύσιν συμμετρίαν αἷμα καὶ πρὸς τὴν τοῦ χι-
τῶνος τάσιν. ἐμνημόνευσε δὲ Ἐρασίστρατος ἀμφοτέρων,

tumorem, non tamen violentius attollatur, nondum tendi-
tur; quamobrem tumor qui cum tenſione oboritur, majorem
indicabit plenitudinem; qui vero ſine tenſione, minorem.
Quo igitur modo interdum initio nullus tumor in venis ap-
paret; tenſivus autem ſenſus vehemens eſt? Nam tenſivam
affectionem maximis tumoribus conjunctam eſſe oportet.
Vel quia interdum tumor in venis latentibus inſigniter diſ-
tendit, ſiquidem plenitudo tum quae ad aliquid relationem
habet, de qua nunc differimus, tum quae ad vaſorum capa-
citatem ſpectat, (quam ſane plenitudinem dicimus, nondum
ipſis tenſis) tum quae ad tunicae diſtenſionem refertur, ve-
narum tumorem generat, ſanguine ſupra naturalem cujus-
que ſymmetriam copioſius increſcente, ut ad illam copia
referatur. Tunicae tenſio quaſi ipſius ſymmetriae exceſ-
ſum declarat; non enim naturalis eſt ea tunicae tenſio. Uter-
que autem ſanguis multus eſt, et qui ex naturali ſymmetria
et qui ex tunicarum tenſione aeſtimatur. Caeterum Eraſi-

οὐ διηρθρωμένως μὲν, οὐδ᾽ οὕτω σαφῶς, ὡς ἐγὼ νῦν, ὅμως
ὥστε ἐμφῆναι, διττὴν εἶναι φύσιν τοῦ πράγματος. ἐν μὲν
γὰρ τῷ φάναι· κατ᾽ ἀρχὰς μὲν οὖν καὶ μετρίως πληρουμένων
τῶν ἀγγείων, εὐτονώτεροί τε καὶ ἰσχυρότεροι ἑαυτῶν φαίνον-
ται παρὰ τὸ εἰθισμένον· ἐνεδείξατο τὴν ὑπὲρ τὸ κατὰ φύσιν
ἑκάστῳ τοῦ αἵματος ἀμετρίαν· ἐν οἷς δὲ ἑξῆς ἐπιφέρων φη-
σίν· ἐπιπλέον δὲ πληρώσεως ἐρχομένων, παρεμπίμπλανται
βραχίονές τε καὶ χεῖρες καὶ κνῆμαι· τὴν ὡς πρὸς τοὺς
περιέχοντας τὸ αἷμα χιτῶνας· ὥστε ὅρους εἶναι δύο τῆς τοῦ
αἵματος ὑπὲρ τὸ κατὰ φύσιν αὐξήσεως, ἕνα μὲν ἐν τῷ πλη-
ροῦσθαι τῶν φλεβῶν τοὺς χιτῶνας εἰς ὄγκον αἰρομένους ὑπὲρ
τὸ κατὰ φύσιν ἑκάστῳ, τὸν δὲ ἕτερον, ἐν ᾧ πρὸς τούτῳ
τείνεσθαι συμβαίνει, μηδ᾽ ἑτέρου τούτων ὁρωμένου ἐν τῷ
πρὸς τὴν δύναμιν πλήθει. περὶ μὲν δὴ τούτων ἱκανὰ καὶ
ταῦτα.

Κεφ. ια΄. Τὸ δὲ ἔρευθος, οὗ καὶ αὐτοῦ μνημονεύου-
σιν, οὐ πλήθους μὲν ἁπλῶς, ἀλλ᾽ αἱματικοῦ πλήθους γνώ-
ρισμα. δεήσεται δὲ καὶ αὐτὸ τῶν διορισμῶν, ὧνπερ ὁ ὄγκος·

ſtratus amborum meminit, non exacte quidem, neque tam
luculenter ut ego nunc, attamen ita, ut duplicem rei natu-
ram eſſe declaret. Quum etenim dicit: *Ab initio itaque
et vaſis mediocriter repletis, robuſtiores fortioresque ſe-
ipſis quam prius praeter conſuetudinem eſſe apparent,* in-
dicavit immoderationem ſanguinis cuique naturae modum
exceſſiſſe; ex quibus deinceps inferens ait: *Ubi pleniores
multo evaſerint, brachia, manus et tibiae immoderatius
replentur,* ceu tunicarum ſanguinem continentium ametriam
innuit. Unde colligitur duos eſſe terminos ſanguinis ſupra
naturam adaucti; priorem, quum venis impletis tunicae
ipſarum praeter naturalem cujusque ſtatum in tumorem at-
tolluntur; alterum, ubi ad hoc tenſio quoque accedit, quum
in plenitudine, quae ad vires pertinet, ne alterum quidem
conſpiciatur. Atque haec quidem de illis dixiſſe ſufficit.

Cap. XI. Verum rubor, cujus et ipſi meminerunt,
non plenitudinis ſimpliciter, ſed ſanguineae plenitudinis
nota eſt. Deſiderat autem ipſe diſtinctiones easdem, quas

εἰ γὰρ διά τι τῶν ἔξωθεν, οἷον ἥλιον, ἢ λουτρὸν, ἢ γυμνά-
σιον, ἢ πορείαν, ἢ ἁπλῶς εἰπεῖν θερμασίαν, οὕτω δὲ καὶ
θυμὸν, αἰδώ τε καὶ ὅσα τοιαῦτα, καὶ ὀξεῖς δὲ πυρετοὶ τού-
του τοῦ γένους εἰσίν. ὅταν οὖν ὁμαλὴ μὲν ὅλου τοῦ σώμα-
τος ἡ διάθεσις εἴη, μηδὲν δὲ ὧν εἴρηκα παρῇ, τότ᾽ ἂν εἴη τὸ
ἔρευθος αἱματικοῦ πλήθους γνώρισμα τοῦ καθ᾽ ὅλον τὸ
ζῶον· εἰ δὲ μὴ, ἀλλά γε κατ᾽ ἐκεῖνο τὸ μέρος, ἐν ᾧ φαίνεται·
καὶ γὰρ καὶ ταῖς φλεγμοναῖς, εἴτ᾽ ἐν τοῖς μυσὶν εἴτ᾽ ἐν τοῖς
δέρμασι συνίστανται, τὸ τοιοῦτον ἕπεται χρῶμα, πλη-
θωρικοῖς ὑπάρχουσι νοσήμασιν. ἀλλὰ περὶ φλεγμονῶν αὐ-
τάρκως ἐν ἑτέρῳ λέλεκται γράμματι, καθ᾽ ὃ περὶ τῶν παρὰ
φύσιν ὄγκων ἐπεσκεπτόμεθα, δεικνύντες ἅπαντας αὐτοὺς ὑπὸ
πλήθους ὑγρῶν ἄλλοτε εἰς ἄλλο μέρος κατασκηπτόντων
συνίστασθαι· νυνὶ δὲ οὐ περὶ τούτων, ἀλλ᾽ ὡς εἴρηται πρό-
σθεν, ὑπὲρ ἐκείνου τοῦ πλήθους ὁ λόγος ἐστὶν, ὃ καλεῖται
πληθώρα, πλευνεξίας χυμῶν ἐν ὅλῳ τῷ σώματι [343] συνιστα-
μένης. οὐχ οὕτω δέ φαμεν ἐν ὅλῳ τῷ σώματι συνίστασθαι

tumor; fi namque ob caufas externas eveniat, ut ob folem,
vel balneum, vel exercitationem, vel iter, vel ut fumma-
tim dicam, ob calorem, ita vero fi ob iracundiam pudo-
remque, et quaecumque fimilia, cujus generis funt acutae
febres, jam non fanguinem indicat. Proinde quum aequalis
totius corporis affectio fuerit, nullum autem eorum quae
percenfuimus adfit, tunc nimirum rubor plenitudinis fan-
guineae univerfi corporis animantis nota extiterit; fin minus,
certe illius partis, in qua apparet. Quin et inflammationi-
bus, five in mufculis hae, five in cute confiftant, hujus-
modi color plethoricos morbos comitatur. Sed de inflam-
mationibus abunde fatis in commentario de tumoribus praeter
ter naturam differuimus, demonftrantes ipfos omnes pari-
ter ab humorum plenitudine aliis atque aliis interdum parti-
bus incumbentium conftitui. Jam vero non de his, verum,
uti prius diximus, de illa plenitudine fermo eft, quae ple-
thora vocatur, quaeque redundantia humorum in toto cor-
pore confiftens definitur. Non autem fic plenitudinem in

πλῆθος, ὡς ἀμφότερα τὰ γένη τῶν σωμάτων βεβλάφθαι, τό
τε τῶν ἀγγείων καὶ τῶν σαρκῶν· ἐγχωρεῖ γὰρ ἐνίοτε καὶ
μόνον θάτερον, ὡς εἰ καὶ ὁπότερον ἂν καταληφθείη μέρος,
οὐ καθ᾽ ἕν τι μόριον ἢ δύο τούτου συμβεβηκότος, ἀλλ᾽ ἤτοι
καθ᾽ ὅλον τὸ ζῶον, ἢ κατὰ τὰ πλεῖστά τε καὶ κυριώτατα
μόρια. καὶ τοίνυν καὶ τὸν ὄγκον ὁποῖός τίς ἐστιν ἐξευρεῖν,
ἱκανῶς γεγυμνασμένου περὶ τὰς διαγνώσεις ἀνδρὸς δεῖται.
κατὰ γοῦν τὸ σαρκῶδες γένος ἕτερος μὲν ὄγκος ὁ τῶν σαρ-
κῶν αὐτῶν ἐστιν, ἕτερος δὲ ὁ τῶν ὑγρῶν, ὥσπερ ἐρίου τινὸς
ἢ σπογγιᾶς τῆς σαρκὸς ἐμπεπλησμένης ὑγρότητος περιττῆς·
ἀλλὰ τὸ μὲν τοιοῦτον πλῆθος ἐν ταῖς σαρξὶν ἀνάλογόν ἐστι
τῷ κατὰ τὸ ἔγχυμα καλουμένῳ ἐπὶ τῶν ἀγγείων, τὸ δὲ ἕτερον
πλῆθος τῷ πρὸς τὴν δύναμιν, ἢ μετὰ βάρους· μεμνημένων
ἡμῶν, ὅτι μηδὲν διήνεγκεν, ἢ περὶ συνθέτου σαρκὸς, ἢ περὶ
μυῶν διαλέγεσθαι, καὶ ὡς εἴ ποτε περὶ πλήθους ὁ λόγος γί-
γνοιτο τοῦ κατὰ τὰς σάρκας, τοὺς μῦς ἀκουστέον ἐστὶν, οὐ
τὴν ἁπλῆν ἐκείνην σάρκα, τὴν ὑπό τινων ὀνομαζομένην πα-
ρέγχυμα. κατὰ μέντοι τὰς ἀρτηρίας καὶ τὰς φλέβας οὐχ

toto corpore conſtitui dicimus, ut partium genus utrumque,
et vaſorum et carnium, laeſionem acceperit. Nonnunquam
enim alterum duntaxat affici contingit, tanquam ſi etiam
utralibet pars occupata ſit non in una quapiam parte, vel
duabus, verum aut in toto animali, vel pluribus nobiliſſi-
misque partibus haec eveniat. Eodem modo tumorem,
qualisnam ſit, deprehendere, viri eſt in rebus dignoſcendis
exercitatiſſimi. In carnoſo namque genere unus tumor ip-
ſarum carnium eſt, alter humorum, carne tanquam lana
quapiam aut ſpongia ſupervacuo humore repleta. Atqui
talis in carnibus plenitudo ei, quae ex vaſorum infuſione
nomen accipit, proportione reſpondet; altera plenitudo
illi, quae ad vires vel cum gravitate, non eſt diſſimilis; re-
cordantibus nobis, nihil intereſſe, de compoſita carne, vel
de muſculis diſputes; praeterea ſi plenitudinis carnium fiat
mentio, muſculos, non ſimplicem illam carnem, quam
parenchyma nonnulli vocant, inaudiendam eſſe. In arte-
riis ſane et venis non ſimiliter ad vires plenitudo aegris

ὁμοίως αἰσθητόν ἐστι τὸ πρὸς τὴν δύναμιν πλῆθος αὐτοῖς
τοῖς κάμνουσιν, ἀλλ᾽ ὅσοι περ ἂν ὦσιν αἰσθητικώτατοι φύσει,
μόνοις τοῖς τοιούτοις ἀμυδρόν τι καὶ βύθιον βάρος ἐμφαίνε-
ται κατὰ τὸ σῶμα· δι᾽ χρὴ ζητεῖν ἕτερά τινα σαφέστερα τοῦ
τοιούτου πλήθους ᾽ ᾽ ᾽ ᾽ ισματα. ῥᾳθύμως δὲ τῶν πλείστων
ἰατρῶν ἐσχηκότων ἀμφ᾽ αὐτὸ, καὶ τῶκ μὲν οὐδ᾽ ὅλως ἐπι-
σκεψαμένων, ἐνίων δὲ ἐλλιπῶς, οὐδὲν εὕρηται βεβαιότερον
γνώρισμα τῆς τῶν ἀρτηριῶν κινήσεως, ἣν ἐν ταῖς περὶ τῶν
σφυγμῶν πραγματείαις αὐτάρκως ἐξηγησάμεθα. τὰ πολλὰ
μὲν γὰρ ὁμοῦ ταῖς ἀρτηρίαις αἱ φλέβες ἐν πληθώρᾳ καθίσταν-
ται· διὰ τὴν σύῤῥοιαν τῶν ἀγγείων, ἣν πολλάκις ἐν ἑτέροις
ἀπεδείξαμεν· ἔστιν ὅτε δὲ χυμῶν γλίσχρων, ἢ παχέων ἠσθροι-
σμένων ἐν ταῖς φλεψὶν, οὐκ εὐπετὴς ἡ μετάληψις αὐτῶν εἰς
τὰς ἀρτηρίας γίγνεται, σπάνιον δέ ἐστι τὸ τοιοῦτον· εἰ μὴ
γὰρ ἐσχάτως εἶεν παχεῖς, ἢ γλίσχροι χυμοὶ, μεταῤῥυήσονται
πάντως. ἐν μὲν δὴ ταῖς τοιαύταις διαθέσεσιν οὐδὲν ἐναργὲς
γνώρισμα τοῦ κατὰ τὰς φλέβας ἠθροισμένου πλήθους ἐκ (δὲ)
τῆς τῶν ἀρτηριῶν κινήσεως ἔνεστι λαβεῖν, εἰ καὶ ὅτι μάλιστα
τῷ Νικάρχῳ καὶ Πραξαγόρᾳ δοκεῖ, καίτοι μὴ μεταδιδοῦσι

ipfis percipitur, nifi qui natura ad fentiendum fuerint ac-
commodatiffimi; ejusmodi folis obfcura quaepiam ac profun-
da gravitas in corpore apparet Quamobrem aliae quaedam
talis plenitudinis notae manifeftiores inquirendae funt. At
quum plerique medicorum fegniter eam tractaverint, non-
nulli ne prorfus infpexerint quidem, alii multa omiferint,
nulla certior firmiorque nota arteriarum motu inventa eft,
quem in libris de pulfibus copiofe declaravimus. Siquidem
venae una cum arteriis faepenumero plethora corripiuntur
propter vaforum confluentiam, quam alibi faepe demonftra-
vimus; aliquando vifcofis vel craffis humoribus in venis col-
lectis, haud ita facilis eorum in arterias transfufio commit-
titur; at hujusmodi rarum eft. Nifi enim fumme craffi aut
vifcofi humores extiterint, omnino transfundentur. Equi-
dem in ejusmodi affectionibus plenitudinis in venis collectae
nulla evidens nota eft, fed ex arteriarum motu licet capere,
etfi quam maxime Nicarcho et Praxagorae videtur; attamen

ταῖς ἀρτηρίαις αἵματος· κατὰ μέντοι τὰς ἄλλας διαθέσεις τῆς
πληθώρας πιστεύειν χρὴ τοῖς ἐκ τῶν σφυγμῶν σημείοις, ἃ
διὰ τῆς οἰκείας εἴρηται πραγματείας, τὰς δὲ ἰδέας τοῦ πλή-
θους, ὅταν γε ὁμαλῶς ἐκτεταμένον εἰς ὅλον τὸ σῶμα ᾖ, κατὰ
τάδε διαιρεῖσθαι. ἔξερυθρον μὲν γὰρ τὸ τοῦ αἵματος πλῆ-
θός ἐστιν, ὕπωχρον δὲ τὸ τῆς ξανθῆς χολῆς, ἐπὶ δὲ τὸ λευ-
κότερον ἐκτρέπεται τοῦ κατὰ φύσιν, ὅταν τὸ φλέγμα κρατῇ,
καθάπερ ἐπὶ τὸ μελάντερον, ἢν ἡ μέλαινα χολή. καθ᾽ ἕκα-
στον δὲ τῶν εἰρημένων συνηυξῆσθαι χρὴ καὶ τὸ αἷμα· μόνη
γὰρ εἴ ποτε πλεονάσειεν ἢ ὠχρὰ καὶ ξανθὴ προσαγορευομένη
χολὴ, καθάπερ ἐν ἰκτερικοῖς, οὐκ ἔτι πλῆθος, οὐδὲ πληθω-
ρικὴ διάθεσις, ἀλλὰ κακοχυμία τὸ τοιοῦτόν ἐστι πάθημα.
κατὰ ταὐτὰ δὲ καὶ ἐπὶ τῆς μελαίνης χολῆς καὶ τοῦ φλέγματος.
ὅταν δὲ, ὡς εἴρηται πρόσθεν, ἢ βάρος, ἢ ὄγκος ὑπὲρ τὸ
κατὰ φύσιν ᾖ, πληθωρικὴ μὲν ἡ τοιαύτη διάθεσις εἴρηται,
ἐκ δὲ τῆς χρόας γινώσκειν χρὴ τὴν ἰδέαν τοῦ κρατοῦν-
τος χυμοῦ. μίνη δὲ χολὴ τῶν ἀχωρίστων τοῦ πλήθους

fanguinem arteriis non transmittunt. In aliis plethorae af-
fectionibus pulfuum fignis fides adhibenda eft, quae privato
opere a nobis explicata funt. Caeterum fpecies plenitudi-
nis, quum in totum corpus aequabiliter humoribus diffufa
fuerit extenfaque, hoc modo diftinguendae funt. Rubi-
cunda fiquidem fanguinis plenitudo eft; fubpallida vero fla-
vae bilis; albefcens immoderatius ab eo qui fecundum natu-
ram eft ftatu decedit, quum pituita exuperat; ut fi atra bi-
lis, magis atra eft plenitudo. Porro in fingulis quae com-
memoravimus, fanguinem fimul auctum effe oportet. Nam
fi pallida bilis et flava nominata aliquando exuberaverit, ut
in regio morbo laborantibus, non adhuc plenitudo, nec
plethorica affectio, fed vitiofus humor hujusmodi affectus
eft. Hoc pacto in atra bile et pituita dicendum eft. Ubi
vero, ficut antea diximus, vel gravitas, vel tumor fupra
naturalem ftatum fit, plethorica quidem talis affectio dicetur;
ex colore autem praepollentis humoris fpeciem cognofcere
oportet. Verum fola bilis, nullum plenitudinis infeparabile

συμπτωμάτων [344] οὐδέτερον ἐργάσασθαι δύναται, οὔτ᾽
οὖν τὸν ὄγκον οὔτε τὸ βάρος· ἕτερον γάρ τι πρὸς ταύ-
της ἔσται πάθημα πρὶν ἐς τοσοῦτον αὐξηθῆναι. μόνον
δ᾽, εἴπερ ἄρα, τὸ φλέγμα, καὶ τοῦτο οὐχ ἅπαν ἁπλῶς,
ἀλλὰ τὸ κατὰ τοὺς λευκοφλεγματίας ὀνομαζομένους ὑδέρους
ἐν ὅλῳ τῷ σώματι δυνήσεται πλεονάσαι. δῆλον δὲ ὡς καὶ
τὸν ὠμὸν ὀνομαζόμενον χυμὸν ἔν τι τῶν φλέγματος εἰδῶν
ἔν γε τῷ νῦν λόγῳ τίθεσθαι χρὴ, ὡς εἴγε ἕτερον ἐκείνου
θήσομεν πρὸς αἷς εἴπομεν ἄρτι πλήθους διαφοραῖς, ἀναγ-
καῖόν ἐστι προσθεῖναι καὶ τὴν ἐκ τοῦ τοιούτου χυμοῦ·
παχύτερος δὲ τοῦ ἄλλου φλέγματος ὁ χυμὸς οὗτος, ἧττόν
τε πνευματικὸς, οἷος ἐν τοῖς οὔροις ὑφίσταται μά(352)λιστα
τοῖς ἐξ ἀδδηφαγίας πολλὴν ὑπόστασιν ἔτνει τε κυάμων
ὁμοίαν ἔχουσι· καὶ μὴν καὶ διεχώρησε κάτω πολλάκις ὁ
τοιοῦτος ἀθρόως χυμὸς ἐκείνοις τῶν σωμάτων, ὅσα γυμνα-
σίων μὲν ἀπείχετο, παμπόλλοις δὲ ἐδέσμασιν ἐχρᾶτο, καὶ
λουτροῖς ἐπὶ τροφαῖς· ἀλλὰ καὶ τούτῳ τῷ χυμῷ, καθάπερ
καὶ τῷ φλέγματι, λευκή τις ἄχροια καθ᾽ ὅλον τὸ σῶμα
συνυπάρχει. τὰ δ᾽ ἄλλα τοῦ φλέγματος εἴδη τὸ μέν

fymptoma poteft efficere, neque tumorem certe, neque gra-
vitatem. Nam altera quaedam ante hanc erit affectio, prius-
quam eo corpus increverit. Item pituita, et haec non quae-
libet fimpliciter, modo fola fuerit, fed ea quae in hyderis,
quos leucophlegmatias appellant, in univerfo corpore red-
undare poterit. At liquet etiam crudam, quae humor cru-
dus nominatur, inter pituitae fpecies in praefenti fermone
ponendam effe. Etenim fi diverfam ab illo ftatuamus, prae-
ter plenitudinis differentias quas nuper retulimus, neceffe
eft ejusdem quoque humoris difcrimen apponere. Eft autem
humor hic pituita craffior, minusque flatulentus, qualis in
urinis fubfidet, maxime iis, qui copiofum ex voracitate fedi-
mentum elixis fabis fimile continent. Atqui talis humor
faepe illis univerfim per alvum ductus eft, qui ab exercitiis
quidem abftinuerunt, cibis autem liberaliffime ufi funt, bal-
neisque a paftu. Imo et huic humori, ficut pituitae, albedo
quaedam decolor in toto corpore fubfiftit. Inter reliquas

ἔστι γλυκὺ, τὸ δὲ ὀξὺ, τὸ δὲ ἁλυκόν· καὶ ὑπνώδεις μὲν
γίνονται ἐπὶ τοῦ γλυκέος, πεινώδεις δὲ ἐπὶ τοῦ ὀξέος πλεο-
νάζοντος, ὥσπερ δὴ διψώδεις, ὅταν ἐπικρατῇ τὸ ἁλυκόν·
ἀνόρεκτοι δὲ ἐπὶ τῷ προειρημένῳ τῷ ὠμῷ. τὰ δὲ τῶν
ὕπνων ἐπὶ μὲν τοῖς ἄλλοις φλέγμασι τοῖς προειρημένοις
βραχὺ πλείω τοῦ κατὰ φύσιν· ὁ δ' ὠμὸς χυμὸς, ὥσπερ τὸ
γλυκὺ φλέγμα, σαφῶς ὑπνώδεις ἀποτελεῖ· δέδεικται γὰρ ἑτέ-
ρωθι, τῆς αἰσθητικῆς ἀρχῆς ὑγραινομένης τε καὶ ψυχομένης,
τὴν κωματώδη ἔπεσθαι διάθεσιν, ὥσπέρ γε καὶ τὴν ἀγρυ-
πνίαν, ξηραινομένης καὶ θερμαινομένης. ταῦτ' ἄρα καὶ οἱ
χολῶντες ἄγρυπνοι πάντες ἐφ' ἑκατέρᾳ τῇ χολῇ· σύνεστι δὲ
ἔξαίρετον ἐπὶ τῆς μελαίνης τὸ σκυθρωπόν τε καὶ δύσθυμον
ἄνευ λόγου. εἰ δὲ μὴ καθ' ὅλον σῶμα πλεονάζοιεν οἱ προει-
ρημένοι χυμοὶ, καθ' ἕν τι δὲ μόριον ἀθροισθεῖεν, ὄγκους
ἐργάζονται παρὰ φύσιν αὐτοῖς τοῖς σώμασιν, ὑπὲρ ὧν ἑτέ-
ρωθι δείκνυται. καὶ αὐτὰ δὲ τὰ νῦν αὐτῶν εἰρημένα συμ-
πτώματα, πλὴν τῆς ἀχροίας, ἐγκέφαλόν τε καὶ στόμαχον

pituitae species alia dulcis est, alia acida, alia salsa. Dulcis
somnolentos facit; acida quum abundat, famelicos; quem-
admodum et salsa, quum exuperat, sitibundos; cruda vero
praedicta cibos fastidientes *parit*. Aliae pituitae praedictae
paulo majorem naturali somnum conciliant. At crudus hu-
mor, quemadmodum dulcis pituita, manifesto somnolentos
efficit. Monstratum namque. est alibi, sensuum principio
humectato et frigescente, soporosam sequi affectionem;
quemadmodum siccescente et calescente, vigilias; hoc mo-
do et biliosi omnes propter utramque bilem insomnes agunt.
In atra praecipue adest morositas, animi demissio, et sine
ratione tristitia. Quod si non universo in corpore praedicti
humores inundaverint, in una vero parte quapiam congesti
sint, tumores praeter naturam in ipsis corporibus generant,
de quibus in alio opere consideratio instituitur. Atque ipsa
nunc illorum symptomata dicta sunt, praeter decoloratio-
nem et ea quae cerebrum et stomachum occupant. Etenim
vigiliae et somni cerebro, appetentiae.cibi et fastidia, sto-

κατειληφότων ἐστίν· ἀγρυπνίαι μὲν γὰρ καὶ ὕπνοι διὰ τὸν
ἐγκέφαλον, ὀρέξεις δὲ καὶ ἀνορεξίαι διὰ τὸν στόμαχον ἄλλοτε
ἀλλοίως διατιθέμενον γίγνονται. δῆλον δ᾽ ὅτι τὸ στόμα τῆς
γαστρὸς εἴρηται νῦν στόμαχος, ἐν ᾧ τὸ μὲν φλέγμα τὸ ἀθροι-
σθὲν, ὡς ὀλίγον ἔμπροσθεν εἴρηται, τὰς ὀρέξεις ἐποίησε·
τῶν δὲ χολωδῶν, ἐπὶ μὲν τῆς ξανθῆς διψώδεις τε καὶ ἀσώ-
δεις ἔσονται, καὶ τὸ στόμα πικρὸν αὐτοῖς ἐστιν· ἐπὶ δὲ τῇ
μελαίνῃ, δύσθυμοι, καὶ σκυθρωποὶ, καὶ φοβεροὶ, καὶ ἄδιψοι,
καὶ σιέλου μεστοὶ, ἀπόσιτοι δὲ οὐ παντες, ἀλλά τινες αὐ-
τῶν. ἱκανῶς δὲ πεινώδεις εἰσὶν οἷς ἂν ἡ μέλαινα τὴν ὀξεῖαν
ποιότητα κρατοῦσαν ἔχῃ· γίγνεται δὲ τοῦτο, κακοηθεστέρας
αὐτῆς ἀποτελουμένης. ἔστ᾽ ἂν δὲ μόνον οἷον ἰλὺς αἵματος
ᾖ, μήπω δ᾽ ἀκριβῶς ὀξεῖα, κάλλιον ἴσως (μελαγχολικὸς χυ-
μὸς ἕως οὗ λέγεται) μηδὲ καλεῖν μηδέπω τὸν τοιοῦτον χυμὸν
μέλαιναν χολὴν, ἀλλ᾽, ὥσπερ εἴωθα, μελαγχολικὸν, ὅτι τοῦ
γενέσθαι μέλαιναν χολὴν πλησίον ἥκει. ἀλλ᾽ οὐ νῦν και-
ρὸς ὑπὲρ τῆς ἐν ταῖς κακοχυμίαις διεξέρχεσθαι διαφορᾶς,
ὅτι μηδὲ πλῆθος εἶπον ὀνομάζεσθαι αὐτάς· ἡμῖν δὲ οὐχ
ἁπλῶς τὸ πλεονάζον ὁπωσοῦν ἐξευρεῖν, ἀλλὰ περὶ πλήθους

macho aliis alias affecto accepta feruntur.   Clarum vero
eſt os ventriculi ſtomachi nomine hic vocatum, in quo
pituita collecta, ut paulo ante recenſuimus, appetentias ex-
citavit.   Qui flava bile abundant, ſitibundi nauſeabundi-
que ob bilem evadent, et os ipſis amarum eſt.   Ex atra,
ſubmiſſi animo, et moroſi, horribiles, a potu abſtinentes,
ſaliva pleni; at non omnes cibum refugiunt, ſeā quidam ex
ipſis; hi vero abunde famelici ſunt, quibus atra bilis acida
qualitate exuberat.   Hoc autem evenit, ubi ipſa malignior
evadat.   Caeterum vel ut ſanguinis faex tantum eſt, non-
dum exacte acida, praeſtiterit forſan hujusmodi humorem
non atram bilem, ſed melancholicum, quatenus ita dicitur,
appellare, quemadmodum conſuevimus, ideo quod atrae
bili vicinus ſit, *ejusque naturam ſtatim ſubiturus.*   At de
vitioſorum humorum differentiis differendi nunc tempus non
eſt, quod nec plenitudinem ipſos nominari dixerim; verum
non ſimpliciter quod redundat quomodocunque, invenire,

σκέψασθαι προὔκειτο· πλεονεξία δέ ἐστι τοῦτο τῶν καθ᾽
ὅλον τὸ σῶμα τοῦ ζώου χυμῶν, οὔτ᾽ οὖν τῶν κατὰ
[345] μέρος ὄγκων οὔτε κακοχυμίας ἀκούειν χρὴ ποθεῖν ἐν
τῷ λόγῳ τῷδε τὰς ἰδέας, ἀλλ᾽ ὅταν ἤτοι κατὰ τὴν ἀρχαίαν
ἀναλογίαν αὐξηθῶσιν ἅπαντες, ἤ τινα βραχεῖαν ὑπεροχὴν ἔξ
αὐτῶν εἰς λάβῃ. τὸ μὲν οὖν αἷμα παμπόλλην ὑπεροχὴν δύ-
ναται λαβεῖν ἐν ταῖς πληθωρικαῖς διαθέσεσι, τῶν δὲ ἄλλων
χυμῶν οὐδείς· κακοχυμία γὰρ ἤδη τό γε τοιοῦτον, οὐκ ἔτι
πλῆθος, οὐδὲ πληθώρα καλεῖται. διὸ καὶ σφυγμοὶ κατὰ
μὲν τὰς κακοχυμίας οἰκεῖοι τῇ φύσει τῶν χυμῶν ἀκριβῶς εἰ-
σιν· ἐπὶ δὲ τοῖς εἰρημένοις πλήθεσιν οὐχ ὁμοίως ἐναργεῖς
ἀποσώζουσι τὰς διαφοράς, ὅτι σὺν αἵματι δαψιλεῖ πάντως
ἐστὶν ὁ πλεονάζων χυμός· ὅταν δὲ κρατήσῃ σφοδρῶς, ἐπὶ μὲν
τῇ ξανθῇ χολῇ τοιούτους ἀνάγκη γενέσθαι σφυγμούς, οἵους
εἴπομεν ἔπεσθαι, ξηραινομένης τε καὶ θερμαινομένης τῆς καρ-
δίας· ἐπὶ δὲ τῇ μελαίνῃ τοιούτους αὖ πάλιν, οἵους ἔφαμεν,
εἰ ψύχοιτό τε καὶ ξηραίνοιτο, γίγνεσθαι· κατὰ δὲ τὸν αὐτὸν

fed de plenitudine agere nobis eſt propoſitum. Haec autem
eſt humorum in animantis corpore redundantia. Neque
igitur particularium tumorum, neque vitioſi humoris ſpecies
in hoc ſermone audire deſiderandum eſt, ſed quum univerſi
vel juxta priſtinam proportionem increverint, vel exiguum
quendam exceſſum unus inter eos acceperit. Itaque ſanguis
in plethoricis affectionibus vehementer poteſt praecellere;
aliorum humorum nullus. Etenim cacochymia nunc (*quam
vitioſum humorem interpretati ſumus*) hujusmodi, non ple-
nitudo adhuc, neque plethora nominatur. Quare pulſus
etiam in cacochymiis humorum naturae peculiares omnino
ſunt; in ſuperioribus plenitudinibus non ſimiliter manifeſtas
ſervant differentias, quia humor redundans ſanguinis pau-
lulum admixtum prorſus habet. Ubi ſane vehementer exu-
peraverit, tales pulſus ob bilem flavam oriri neceſſe eſt,
quales ſequi diximus exiccato corde et incaleſcente. Pro-
pter atram rurſus ejusmodi, quales, ſi refrigeretur idem
ſiccesſcatque, provenire docuimus. Eadem ratione, ſiquando

λόγον, εἰ νικήσειέν ποτε τὸ φλέγμα τοὺς ἄλλους, ψυχρᾶς καὶ
ὑγρᾶς διαθέσεως ἐκγόνους ἀποτελέσει σφυγμούς. αἵματι δὲ
τῷ μὲν ἀκριβῶς κατὰ φύσιν οὐδεμία τῆς ἀρχαίας καταστά-
σεως ἀλλοίωσις ἕπεται· τῷ δὲ ὑγροτέρῳ πλεονάζοντι καὶ οἱ
σφυγμοὶ συναλλοιοῦνται, καθάπερ εἰ θερμότερόν τε καὶ ψυ-
χρότερον ἑαυτοῦ γένοιτο. διήρηται δὲ ἐν τῇ περὶ τῶν σφυγ-
μῶν πραγματείᾳ τὰ τοιαῦτα σύμπαντα· νῦν δὲ ἀρκέσει τό γε
τοσοῦτον εἰπεῖν, ὡς ἐξ ἀργίας μὲν καὶ διαίτης ὑγρᾶς ὑγρό-
τερον ἑαυτοῦ γένοιτ᾽ ἂν τὸ αἷμα, πλεονεξίᾳ τῶν ὑδατωδῶν
περιττωμάτων· ἐπὶ θυμῷ δὲ καὶ γυμνασίοις, ἐγκαύσεσί τε
καὶ τρίψεσι, καὶ φαρμάκῳ θερμαίνοντι, καὶ τροφῇ τοιαύτῃ,
καὶ οἴνοις ἀκρατεστέροις καὶ παλαιοτέροις θερμότερον,
ὥσπέρ γε καὶ διά τινα ψύξιν ὑπόγυιον ψυχρότερον. εἰ δὲ
ἐπὶ πλέον ἐδέσμασι χρήσαιτό τις ξηροτέροις τὴν κρᾶσιν, οὐ
μὴν ἄλλην τινὰ ἔχουσι δυσκρασίαν, ξηρότερον ἐκεῖνο γένοιτ᾽
ἂν τὸ αἷμα. καὶ δὴ καὶ κατὰ συζυγίαν ὑγρότερόν τε καὶ
ψυχρότερον, ἢ ψυχρότερόν τε καὶ ξηρότερον, θερμότερόν τε
καὶ ὑγρότερον, ἢ θερμότερόν τε καὶ ξηρότερον ἐπὶ τοῖς εἰρη-

pituita alios vicerit, pulfus frigidae humidaeque affectionis
indices procreabit.   Sanguinem adamuffim naturali habitu
praeditum nulla priftinae conftitutionis immutatio comita-
tur.   Quum humido magis abundat, pulfus itidem immu-
tantur; ut et fi calidior et frigidior quam antea fiat.
Porro hujus generis univerfa in opere de pulfibus diftincta
funt.   In praefentia tantum dixiffe fatis eft, fanguinem vi-
delicet ex otio humidoque victu, aquofis recrementis in eo
redundantibus, humidiorem atque prius evadere; ex ira-
cundia, exercitiis, aeftu, frictionibus, medicamento cale-
faciente, alimento calido, vino meraciore, vetuftioreque
calidiorem; quemadmodum ex frigore quodam recenti fri-
gidiorem.   Quod fi quifpiam cibis ficcioris temperamenti,
alia tamen nulla intemperie praeditis, plenius ufus fuerit,
fanguis illi ficcior futurus eft.   Quinetiam per conjugium
humidior et frigidior, vel frigidior et ficcior, calidior et
humidior, vel calidior et ficcior ob praedictas caufas fine

μένοις αἰτίοις ἀποτελεσθήσεται, χωρὶς τοῦ τῶν ἄλλων τινὰ
πλεονεκτῆσαι χυμῶν. εἰ δὲ καὶ διὰ τὴν ἐκείνων μίξιν εἰς
δυσκρασίαν ἀφίκοιτο, μετὰ κακοχυμίας ἂν ἡ τοιαύτη δυσκρα-
σία συσταίη, λεγομένου μὲν ἔτι καὶ νῦν ἤτοι θερμοτέρου γε-
γονέναι τοῦ αἵματος, ἢ ψυχροτέρου τε καὶ ὑγροτέρου, καὶ
κατὰ τὰς ἑτέρας δυσκρασίας ἕξ, ὀκτὼ γὰρ ἦσαν αἱ σύμπασαι,
καθ᾽ ἕτερον δέ τοι τρόπον, οὐχ ὡς ὁπότε μόνον αὐτὸ καθ᾽
ἑαυτὸ τοιοῦτον ὑπῆρχεν. οἱ σφυγμοὶ δὲ κατὰ τὰς δυσκρα-
σίας τὰς ὀκτὼ τὴν ἰδέαν ἐκείνην ἕξουσιν, οἵαν ἐν τῇ τῶν
σφυγμῶν πραγματείᾳ διήλθομεν· εἴτε δ᾽, ὡς εἴρηται, μόνου
τοῦ αἵματός ἐστιν, εἴτε διά τινα ἐπιμιξίαν χυμοῦ, διορίζεσθαι
χρὴ τῇ τε συνούσῃ χρόᾳ παντὸς τοῦ σώματος καὶ τοῖς ἄλλοις
συμπτώμασιν, ὅσα περὶ ὕπνου καὶ ἐγρηγόρσεως, ἢ ὀρέξεως
καὶ ἀνορεξίας, ἢ εἴτι τοιοῦτον, μικρὸν ἔμπροσθεν εἴρηται,
καὶ τῇ προηγησαμένῃ διαίτῃ, καὶ τοῖς γυμνασίοις, καὶ τοῖς
αὐτῷ τῷ κάμνοντι συμπίπτειν εἰθισμένοις, ἔτι τε τῇ ὥρᾳ καὶ
τῇ χώρᾳ καὶ τῇ φυσικῇ πυκνότητι καὶ ἀραιότητι τοῦ σώμα-
τος· ἄμεινον γὰρ ἐκ πάντων τὸ πιστὸν τῇ διαγνώσει λαμβά-
νειν, οὐκ ἐξ ἑνὸς ἢ δυοῖν, εὖ εἰδότας ὡς αὐτὸ μόνον ἐν τῇ

alterius cujusquam humoris exfuperantia reddetur. At fi
propter illorum mixtionem intemperiem fubeat, haec cum
vitiofo humore talis intemperies conftituetur, quae etiamnum
fanguine vel calidiore, vel frigidiore humidioreque impen-
dio fieri dicitur; pari modo fecundum alias fex intemperies
(univerfae namque numero funt octo) fecus autem quam cum
folus ipfe fua natura talis fuit. Jam vero pulfus fecundum
octo intemperies fpeciem illam obtinebunt, qualem in com-
mentario de pulfibus explicavimus. Verum foliusne fan-
guinis fit, an humoris cujufpiam ei admifti, diftinguendum
eft praefenti corporis totius colore, aliisque fymptomatibus,
quae de fomno, vigilia, vel appetentia et cibi faftidio aliis-
que ante paulum commemorata funt; ad haec praecedente
victus ratione, exercitiis, et iis quae ipfi aegro accidere
confuerunt; infuper anni tempore, regione, et naturali
corporis denfitate atque raritate. Etenim fatius eft ex om-
nibus fidem dignotioni aftruere, non ex uno, vel duobus,

BIBΛION. 58ı

Ed. Chart. VII. [345. 346.]   Ed. Baſ. III. (352. 353.)

τέχνῃ πλεῖστα κεκοινώνηκε τοῦ στοχάζεσθαι, λέγω δὴ τὸ μέ-
ρος τῆς τέχνης τοῦτο τὸ διαγνωστικὸν ἅπαν, οὐ μόνον τὸ
κατὰ τὴν κακοχυμίαν, ἢ τὸ πλῆθος, ἃ νῦν ἡμῖν διορίζεσθαι
πρόκειται· τὰ γὰρ περὶ τὰς ἐνεργείας, ἢ τὰς τῶν νοσημάτων
αἰτίας, ἢ τὰς ἰάσεις, [346] ἐπιστημονικώτερον ἔχει τὴν γνῶ-
σιν. εἴρηται δ᾽ ἐπὶ πλέον ὑπὲρ αὐτῶν τούτων ἑτέρωθι, καὶ
νῦν ἀρκέσει τὸ προστεθὲν αὐτάρκως διορισαμένους, αὐτόθι
που καταπαῦσαι τὸ γράμμα. γίγνοιτο δ᾽ ἂν αὐτάρκης ὁ λό-
γος ἐπὶ παραδείγματι ἐξετασθείς. ἔστω δὴ τὸν μὲν ἄνθρω-
πον ἀπύρεκτον ὑπάρχειν, ἐν ὄγκῳ δὲ μείζονι τὰς φλέβας
αὐτῷ καὶ τὸ σύμπαν σῶμα ἐρυθρότερον. σκεπτέον οὖν, εἰ
μηδὲν τούτῳ τῶν θερμαινόντων αἰτίων ἐπλησίασεν· εἰ γάρ
τοι φαίνοιτο, βέλτιον ἀναβάλλεσθαι τὴν διάγνωσιν, ἄχρι περ
ἂν ἡ ἐξ ἐκείνου κίνησις ἐν ὅλῳ τῷ σώματι καταστῇ, διότι μήτε
θυμούμενον, ἢ λελουμένον, ἢ λουόμενον, ἢ γεγυμνασμένον,
ἢ οἴνου προσενηνεγμένον ἀρτίως, ἢ ἄλλως (353) ὁπωσοῦν
τεθερμασμένον εἰς τὴν διάγνωσιν ἄγειν προσήκει, ἀλλ᾽ ἐν ἡσυ-
χίᾳ πασῶν τῶν ἔξωθεν ὑπάρχοντα κινήσεων· εἰ γὰρ ἐν ἐκείνῳ

quum probe ſciamus ſolam ipſam in arte plurimum conjectu-
rae acceptum ferre, dico jam hanc artis partem, quae omni
dignotioni ſervit, non modo cacochymiae, vel plenitudini,
quas nunc definire inſtituimus, ſiquidem actiones, vel
morborum cauſae, vel remedia, exactiorem habent notitiam.
Diximus de his ipſis copioſius alibi. Atque nunc ſatis erit,
praepoſito abunde definito, in eodem manum ſupremam
operi imponere. Abſolutus autem ſermo evaſerit, ſi exem-
plum adhuc ei ſubjungatur. Fingamus jam homini nulla
febre laboranti venas plenius intumeſcere, et univerſum
corpus praeter modum rubere. Conſiderandum igitur venit,
an nulla calefaciens cauſa ei acceſſerit. Si enim appareat,
melius erit, donec ex illa motus in toto corpore conſtituatur,
dignotionem differre; quia nec iraſcentem, vel lotum, vel
lavantem ſe, vel exercitatum, vel vino recenter impletum,
vel alio quovis modo calefactum, dignoſcere convenit, ſed
motionibus externis omnibus in quiete ceſſantibus. Nam

τῷ καιρῷ φαίνοιτο τοιοῦτος, αἷμα πλεονάζει τῷ ἀνθρώπῳ.

τοὐντεῦθεν ἐπισκέπτεσθαι τἆλλα, πρῶτα μὲν ὅσα μεγίστην ἔχει δύναμιν, εἶτα ἑξῆς τὰ λοιπά· ἐδείχθη δὲ βάρος καὶ τάσις, ὅ τε πρὸς τὰς κινήσεις ὄκνος, εἶθ᾽ ἑξῆς τὰ κατὰ τοὺς σφυγμοὺς, ἀγρυπνίας τε καὶ ὕπνους, ὀρέξεις τε καὶ ἀνορεξίας, ὅσα τ᾽ ἄλλα τοιαῦτα. μετὰ δὲ ταῦτα τῶν προηγησαμένων ἕκαστον, ὅσα πλῆθος ἐργάζεται, μή τις συνήθης ἔκκρισις ἐπέσχηται, μὴ γυμνάσιον ἠμέληται, μὴ πλείω καὶ πολύτροφα σιτία συνεχῶς προσενήνεκται, μὴ μετὰ τροφὴν ἀήθεσι χρῆται λουτροῖς, καὶ πρὸς τούτοις ἔτι μὴ πολλάκις ὁ τοιοῦτος ἄνθρωπος ἁλίσκεται νοσήμασι πληθωρικοῖς. ἐπὶ τούτοις ἅπασι καὶ τὰ παρὰ τῆς χώρας, καὶ ὥρας, ἢ εἴτι τοιοῦτον ἄλλο προσθεὶς, οὐκ ἴσην ἅπασι νέμων τὴν αἰτίαν, ὥσπερ οὐδ᾽ ἐν τοῖς ἄλλοις μέρεσι τῆς τέχνης· ἔνια μὲν γὰρ τῶν γνωρισμάτων ἐστὶν ἐπιστημονικὰ, καθάπερ ἡ τάσις, καὶ τὸ βάρος, ὅ τε ὄγκος τῶν φλεβῶν, ὅ τε ὄκνος, καὶ τὸ χρῶμα, καὶ ἡ τῶν σφυγμῶν κίνησις, ἁπασῶν δηλονότι τῶν προσφάτων κινήσεων ἀφωρισμένων· ἔνια δὲ ἀπολείπεται τούτων, οἷον ἡ τῶν ἐκκρίσεων

fi tunc ejusmodi appareat, fanguinem homini exuberare judicabis. Inde alia funt infpicienda; primo fane, quae maximam habent facultatem; deinceps reliqua. Oftendimus gravitatem, tenfionem, ad motum pigritiam; mox pulfus, vigilias, fomnos, appetentias cibi, et faftidia, aliaque fimilia. Poftremo praecedentia fingula, quae plenitudinem faciunt, an confueta quaepiam excretio fuppreffa fit, an exercitatio neglecta, an pleniores multumque nutrientes cibi continenter affumpti fint, an poft alimenta infuetis balneis ufus fuerit, ad haec quoque an crebro plethoricis morbis homo corripiatur; accedunt his omnibus indicia a loco et anni tempeftate fumpta, vel fi aliud tale velis apponere, non aequalem omnibus caufam diftribuens, ut nec in aliis artis partibus. Nonnullae fiquidem notae fcientificae funt, ut tenfio, gravitas, venarum tumor, pigritia, color, pulfuum motio, cunctis videlicet acceforiis motibus feparatis. Nonnullae ab his declinant, velut excrementorum fuppreffio,

BIBΛΙΟΝ.   583

Ed. Chart. VII. [346.]   Ed. Baf. III. (353.)

ἐπίσχεσις, ὅ τε ἀργὸς βίος, ἐδέσματά τε πλείω καὶ τρόφιμα,
καὶ μετὰ τροφὴν λουτρά· συνιόντα μέντοι τὰ σύμπαντα τοῖς
ἐπιστημονικοῖς ἐγγὺς ἥκει. τρίτην ἐπὶ τούτοις ἔχει τάξιν, εἰ
συνήθως ἁλίσκεται πληθωρικοῖς νοσήμασιν ὁ ἄνθρωπος·
ἐφεξῆς δὲ τὰ κατὰ χώρας καὶ ὥρας συστατικὰ πάντων αὐτῶν·
ἐν μὲν γὰρ χειμῶνι καὶ ἦρι ψυχραῖς τε καὶ εὐκράτοις χώραις
μᾶλλον ἀθροίζουσι τὸ πλῆθος· ἐν δὲ ταῖς θερμαῖς καὶ ξηραῖς
ὥραις καὶ χώραις ἧττον· οὕτως δὲ καὶ οἱ μὲν πυκνοὶ τὴν
ἐπιφάνειαν μᾶλλον, οἱ δ᾽ ἀραιοὶ σπανιώτερον.

vita otiofa, cibi plures et valentes, atque poft nutritio-
nem balnea.   Ubi namque univerfa conveniunt, fcientificis
vicina fiunt.   Tertium praeter haec ordinem occupant, fi
ex confuetudine plethoricis affectibus homo corripiatur.
Deinde loci temporumque ratio eft, quae ipfa omnia confli-
tuit; quoniam hyeme et vere frigidis et temperatis regioni
bus plenitudinem magis' accumulant; calidis et ficcis anni
temporibus locisque minus; ita in fuperficie cutis denfi
crebrius, rariores parcius.

ΓΑΛΗΝΟΥ ΠΕΡΙ ΤΡΟΜΟΥ ΚΑΙ ΠΑΛΜΟΥ ΚΑΙ ΣΠΑΣΜΟΥ ΚΑΙ ΡΙΓΟΥΣ ΒΙΒΛΙΟΝ.

Ed. Chart. VII. [199. 200.]　　　　Ed. Baſ. III. (564.)

Κεφ. α΄, Ἐπειδὴ Πραξαγόρας ὁ Νικάρχου, τά τε ἄλλα τῆς ἰατρικῆς ἐν τοῖς ἀρίστοις γενόμενος ἔν τε τοῖς περὶ φύσιν λογισμοῖς δεινότατος, οὐκ ὀρθῶς μοι δοκεῖ περί τε σφυγμοῦ καὶ παλμοῦ καὶ σπασμοῦ [200] καὶ τρόμου γινώσκειν, ἀρτηριῶν μὲν ἅπαντα νομίζων εἶναι πάθη, διαφέρειν δὲ ἀλλήλων μεγέθει· διὰ τοῦτο ἔδοξέ μοι κοινῇ περὶ πάντων αὐτῶν ἐν τῷδε τῷ γράμματι διελθεῖν, οὐχ ἵνα ἐλέγξαιμι Πραξαγόραν ἐν οἷς σφάλλεται, τοῦτο μὲν γὰρ αὐτάρκως

GALENI DE TREMORE, PALPITATIONE, CONVVLSIONE ET RIGORE LIBER.

Cap. I. Quandoquidem Praxagoras Nicarchi filius, cum in aliis medicinae partibus praeſtantiſſimus tum in naturalibus ſpeculationibus peritiſſimus, non recte mihi videtur de pulſu, palpitatione, convulſione et tremore ſentire; ut qui omnia arteriarum eſſe affectus, differre autem inter ſe magnitudine exiſtimet; idcirco de omnibus ipſis communiter hoc libro a me tractandum eſſe putavi, non ut Praxagoram in iis, in quibus errorem admittit falliturque,

Ἡρόφιλος ἔπραξε, μαθητὴς αὐτοῦ γενόμενος, ἀλλ᾽ ῷ οἷς
ὀρθῶς ἐκεῖνος ἔγραψε τὰ λείποντα προσθῶ. περὶ μὲν δὴ
τοῦ σφυγμοῦ, τί ποτ᾽ ἔστι καὶ καθ᾽ ὅντινα τρόπον γίνεσθαι
πέφυκεν, ἔν τε τῇ περὶ σφυγμῶν πραγματείᾳ δέδεικται καὶ
νῦν εἰρήσεται τοσοῦτον, ὅσον ἂν εἰς τὰ προκείμενα χρήσιμον
εἶναι φαίνηται. περὶ δὲ τῶν ἄλλων ἐν τῷδε τῷ πράγματι
δίειμι, τὴν ἀρχὴν ἐνθένδε ποιησάμενος.

Κεφ. β'. Αἰσθηταὶ κινήσεις ἐν τοῖς τῶν ζώων σώ-
μασιν, ὁπόταν ὑγιαίνωσι, διτταὶ τῷ γένει φαίνονται· καθ᾽
ὁρμὴν μὲν ἢ κατὰ προαίρεσιν, ἢ ὅπως ἂν ὀνομάζειν ἐθέλωσιν
οἱ τὰ μὲν τοιαῦτα δεινοί, τῆς δὲ τῶν πραγμάτων ἐπιστήμης
ἀμελοῦντες, αἱ διὰ νεύρων τε καὶ μυῶν γινόμεναι, καὶ ταύ-
τας ἔθος ἐστὶ τοῖς ἰατροῖς ὀνομάζειν προαιρετικὰς ἐνεργείας·
ἕτεραι δὲ κινήσεις εἰσὶν ἐν τοῖς τῶν ζώων σώμασιν αἱ κατὰ
τὰς ἀρτηρίας τε καὶ τὴν καρδίαν, ἃς προσαγορεύουσι ζωτι-
κὰς, ὄντος καὶ ἄλλου τρίτου γένους κινήσεων ἐν ταῖς φλεψὶν,
οὐκ αἰσθητοῦ, ὑπὲρ ὧν οὐδὲν ἐν τῷ παρόντι δέομαι λέγειν.
ἀλλ᾽ ἥ γε διὰ τῶν μυῶν τε καὶ τῶν νεύρων γινομένη, καθ᾽ ἣν

redarguam, (id enim Herophilus ejus diſcipulus abunde factī-
tavit) ſed ut iis quae recte ille ſcripſit, ea quae deſunt, ad-
jiciam, De pulſu igitur, quid tandem ſit, et quomodo fieri
ſoleat, in opere de pulſibus demonſtratum eſt, et nunc tan-
tum dicetur, quantum ad praeſentem diſputationem utile
eſſe videbitur; de aliis autem hoc commentario ſum tracta-
turus, inde ſumpto initio.

Cap. II. Motus ſenſibiles in animantium corporibus,
quum ſana ſunt, genere duplices apparent; ex impetu ſane,
aut arbitrio ſeu voluntate, aut quomodocunque nominare
velint nominum quidem periti, rerum autem ſcientiam ne-
gligentes; qui nervis muſculisque fiunt; atque has medici
voluntarias actiones appellare ſolent; alii vero motus in ani-
mantium corporibus exiſtunt, tum in arteriis, tum corde,
quos vitales nuncupant, (imo et aliud quoddam tertium mo-
tuum genus in venis habetur, quod ſenſibus non percipitur)
de quibus in praeſentia dicere opus non habeo; verum qui
muſculis et nervis perficitur, per quem et manus et crura

καὶ τὰς χεῖρας καὶ τὰ σκέλη κινοῦμεν, ἔν τρόμοις καὶ σπασμοῖς
καὶ ῥίγεσι νοσώδεσιν, ἐνίοτε δὲ καὶ τοῖς παλμοῖς φαίνεται.
πάντα γὰρ τὰ τοιαῦτα παθήματα πλημμελεῖς κινήσεις εἰσὶ
τῶν αὐτῶν ὀργάνων, ἀφ᾽ ὧν ὑγιαινόντων αἱ καθ᾽ ὁρμὴν ἐπι-
τελοῦνται κινήσεις.

Κεφ. γ'. Ὁ τρόμος μὲν οὖν γίνεται τῆς ὀχούσης καὶ
κινούσης τὸ σῶμα δυνάμεως ἀρρωστίᾳ. οὐ γὰρ ἐξ ἑαυτῶν
δήπου τὰ μόρια τῶν ζώων οὕτως ὄντα βαρέα καὶ κάτω φέ-
ρεσθαι πεφυκότα, τὰς εἰς ἅπαντα τόπον ἔχει κινήσεις, ἀλλ᾽
ἡ διὰ τῶν νεύρων τοῖς μυσὶν ἀπὸ τῆς ἀρχῆς ἐπιπεμπομένη δύ-
ναμις οἷον ὄχημά τι καὶ πτέρωμα τῆς κινήσεως αὐτοῖς ἐστιν,
ἣν ὅταν μὲν ἀπολέσῃ τελέως, ἀπόλλυσι δὲ τὰ παραλελυμένα,
καταφέρεται καὶ πίπτει κάτω δίκην ὄρνιθος πτερορρυήσαντος,
ὅθεν οὐδεμία κίνησις ἀπολείπεται τοῖς οὕτω παθοῦσιν. εἰ δὲ
περιγίνοιτο μὲν ἡ δύναμις, ὀλίγη δὲ καὶ ἀσθενὴς, ὡς μήθ᾽
ἱκανῶς ὀχεῖν τε καὶ βαστάζειν τὰ μέρη τοῦ σώματος, ἢ ὥσπέρ
τι φορτίον φέρειν μὴ δύνασθαι, ἀνάγκη τὸ διακείμενον οὕτω
μόριον ἐν τρόμῳ καθορᾶσθαι. αἱ γὰρ ὑπὲρ τὴν δύναμιν τοῖς

movemus, in tremoribus, convulfionibus, rigoribus morbi-
dis, interdum et in palpitationibus apparet. Omnes etenim
ejusmodi affectus depravati motus funt organorum eorun-
dem, quibus arbitrarii fanorum motus obeuntur.

Cap. III. Tremor itaque facultatis corpus vehentis
moventisque infirmitate oboritur. Non enim ex fe ipfis
fcilicet animantium partes, tam graves quum fint deorfum-
que ferri natae, in omnem locum motum habent; verum
facultas, quae per nervos mufculis a principio transmitti-
tur, tanquam vehiculum quoddam et ala motus ipfis eft;
quam quum prorfus perdiderint (perdunt autem refolutae)
deorfum feruntur, et avis cui pennae defluxerint inftar,
concidunt; unde nullus ita affectis *partibus* motus relinqui-
tur. Sin autem facultas quidem reliqua fuerit, fed pauca
et imbecillis, ut neque corporis partes fatis attollat vehat-
que, aut tanquam grave pondus aliquod ferre nequeat, ne-
ceffe eft partem ita difpofitam, in tremore confpici; fiqui-

ἀσθενέσι κινήσεις βίαιοί τε καὶ πρὸς ἀνάγκην γιγνόμεναι τρο-
μώδεις εἰσίν. οἶμαί σε πολλάκις ἑωρακέναι βαρὺ φορτίον
ᾑρημένον τινὰ, κἄπειτα βαδίζειν ἐπιχειροῦντα πρὸς βίαν, ὡς
τρομώδης γίνεται τοῖν σκελοῖν. καὶ γὰρ εἰ καὶ ταῖν χεροῖν
ὑπέρβαρύ τι βαστάζειν ἐπιχειροίη, τρομώδης ἔσται ταῖν χε-
ροῖν. οὕτω δὲ [201] καὶ ἄνθρωπος ὅταν φοβῆται, ἤν τέ τι
ταῖς χερσὶ δρᾷν, ἤν τε βαδίζειν ἐθέλῃ, τρομώδεις μὲν αἱ χεῖ-
ρες αὐτῷ τολμῶντι δι᾽ αὐτῶν ἐνεργεῖν, τρομώδη δὲ τὰ σκέλη
βαδίζειν ἐπιχειροῦντι. καθαιρεῖ γὰρ ἰσχὺν δυνάμεως οὐδὲν
ἧττον τῶν ἄλλων φόβος. ἢν δὲ ἅπαξ αὕτη καταπέσῃ καὶ
ἀῤῥωστήσῃ, πᾶν ἄχθος γίγνεται, κἂν παντελῶς ᾖ κουφότα-
τον. ὥστε καὶ τὸ σῶμα τοῦ ζώου, κοῦφον ὂν πρότερον, οἷα
φορτίον αὐτὴν βαρύνει. γέροντες δ᾽ ὡσαύτως ἀπ᾽ ἀσθε-
νείας τὰ πολλὰ τρομώδεις εἰσὶ, ὅσοις τε διὰ νόσον ἡ τοῦ σώ-
ματος ἰσχὺς ἐπόνησεν, οὐδὲ τούτοις ἄνευ τρόμων αἱ κινήσεις.
ἐν πᾶσι γὰρ τοῖς οὕτως ἔχουσιν ἡ κινοῦσα τὰ μέρη καὶ βα-
στάζουσα δύναμις, ἀῤῥωστήσασα νυνὶ, ὅσον ἐπεφύκει πρότερον

dem motus, qui ab imbecillibus fupra vires et violenti et ad
neceſſitatem fiunt, tremuli exiſtunt.　Puto te faepe vidiſſe
aliquem, qui gravi pondere fublato incedere violenter
conaretur, quam cruribus intremifcat; quin etiam fi mani-
bus praeter vires grave aliquid portare aggrediatur, manus
habebit tremulas.　Pari modo homo quum timet expavefcit-
que aliquis, five manibus quid facere, five incedere volet,
manus quidem, fi his functionem obire aliquam audeat, tre-
mulas: tremula vero crura, fi conetur incedere, habebit.
Minuit enim et timor nihilominus caeteris virium robur;
quae ubi femel collapfae fuerint et debilitatae, quidvis etiam
multo leviſſimum grave redditur; quapropter et corpus
animantis, quod prius erat leve, oneris modo ipfas aggra-
vat.　Ac fenes fimili modo ex imbecillitate ut plurimum
tremuli funt.　Praeterea, quibus ex morho corporis robur
laboravit, nec iis quoque citra tremores motus fiunt.　Nam
in omnibus fic fe habentibus facultas partes movens attol-
lenfque, nunc debilitata, id quod prius attollere folebat,

αἴρειν, οὐκέτι δύναται, καθάπερ ὀκλάζουσα περὶ τὴν κίνη-
σιν. ἔνθα δ' ἂν ὅλος ὁ τόνος ἐνδῷ τῆς φύσεως, ἐνταῦθα
τοῦ κουφίζοντος ἀποροῦντα τὰ σώματα τῷ σφετέρῳ βάρει
φέρεται κάτω, καὶ ἔμεινεν ἐνταῦθα. καθάπερ ἐν παραλύσε-
σιν, εἰ πᾶσαν τὴν δύναμιν ἡ ἰσχὺς ἐπελελοίπει τελέως· ὅσον
δὲ αὐτῆς λείπεται, τοῦτο πάλιν ὀχεῖν ἐπιχειρεῖ. δύναται δὲ
οὐδὲ νῦν ὅσον βούλε(365)ται δι' ἀσθένειαν· ἀλλ' ὀλίγον μέν
τι κουφίζει, τὸ πλέον δ' ἀπολείπει, ἀτελῆ καὶ κολοβὴν ἐγκα-
ταλείπουσα καὶ ταύτη τὴν κίνησιν. αὖθις οὖν ἐπιτρέπει τοῖς
σώμασι φέρεσθαι κάτω. τούτου συνεχῶς ἀποτελουμένου, καὶ
τὴν ἄνω φορὰν ἐκδεχομένης ἀεὶ τῆς κάτω, συναπτούσης δὲ αὖ
πάλιν τῆς ἄνω, διπλῆ μὲν καὶ σύνθετος ἡ πᾶσα γίνεται κίνη-
σις, ἀμειβόντων ἀεὶ τῶν μορίων τοὺς τόπους. ὄνομα δὲ τῷ
πάθει τρόμος, εἰς μὲν τὰ κάτω τῆς φορᾶς τοῖς σώμασι τῷ
σφετέρῳ βάρει γινομένης, ἄνω δὲ αὖ πάλιν ὑπὸ τῆς δυνάμεως
αἰρομένης.

Κεφ. δ'. Ἀλλὰ καὶ παλμὸς, ἴσως φήσει τις, ὡσαύ-
τως τῷ τρόμῳ κίνησίς ἐστιν ἀβούλητός τε καὶ ἀκούσιος ἐπαι-

amplius non poteft, tanquam in motu vacillans. Si vero
univerfum naturae robur remiferit, tum corpora, facultate
attollente deftituta, fuo pondere deorfum feruntur, ac illic
remanent quemadmodum in paralyfibus, fi univerfam facul-
tatem robur omnino deftituerit; quantum autem ipfius reli-
quum eft, id rurfus vehere corpus conatur; verum neque
nunc quantum vult, prae imbecillitate poteft; fed modice
quidem elevat, magis autem deficit, imperfectum mutilum-
que hic quoque motum relinquens. Rurfus igitur corpori-
þus deorfum ferri concedit, quod quum continue fiat, et
deorfum tendens latio furfum vergentem excipiat, rurfus-
que fubjungatur furfum tendens, duplex fane et compofitus
totus fit motus, partibus loca femper per vices mutantibus.
Nomen autem affectui eft tremor, quo corpora deorfum pon-
dere fuo vergunt, rurfus autem in altum a facultate attol-
luntur.

Cap. IV. Sed et palpitatio, forfan dicet aliquis, fi-
militer atque tremor, motus eft involuntarius ac invitus

ρομένων τε καὶ καταφερομένων τῶν παλλομένων μερῶν. πῇ
ποτ᾿ οὖν διοίσει τρόμος παλμοῦ; μέχρι μὲν τοῦδε φαίνονται μη-
δὲν ἀλλήλων διαφέροντες, διενηνόχασι δὲ, οὔτε γὰρ τόπον πά-
σχοντα τὸν αὐτόν φημι εἶναι τοῖς παλλομένοις, οὔτ᾿ αἰτίαν, οὔτε
σύμπτωμα. τρέμει μὲν γὰρ μὴ προελόμενος κινεῖν τὸ κῶλον
οὐδείς· πάλλεται δὲ τὰ παλλόμενα, κᾂν ἀποκείμενα τύχῃ, κᾂν
μηδεμίαν κίνησιν αὐτοῖς ἐπάγῃς. ἀπατῶνται δὲ κᾀνταῦθα
πολλοὶ, κεφαλάς τε τρομώδεις ὁρῶντες, ἀκίνητόν τε χεῖρα,
καὶ σκέλος, ὡς ἂν δόξειεν, ἀποτεταμένον ἐχόντων τινῶν,
ἔπειτ᾿ οὐδὲν ἧττον τρεμόντων. οὓς χρὴ διδάξαι τὸν λόγον
τοῦτον, οὐχ ὑπ᾿ ἐμοῦ νῦν πρῶτον λεγόμενον, ἀλλὰ καὶ πολ-
λοῖς τῶν παλαιῶν, οὐχ ὅσα φαίνεται κινεῖσθαι, ταῦτα κινεῖ-
σθαι φᾶσι μόνα. πολλὰ γοῦν ἀκίνητα μὲν εἶναι δοκεῖ, ἕνα
καὶ τὸν αὐτὸν ἐπέχοντα τόπον, οὐδὲν δὲ ἧττον κινεῖται.
τοὺς γοῦν ὄρνιθας οὐ μόνον ἄνω καὶ κάτω φερομένους, ἀλλὰ
κᾂν ἕνα τόπον ἐν τῷ ἀέρι κατειληφότες ὦσιν, ἐν κινήσει καὶ
τόθ᾿ ὑπάρχειν. ἐὰν γοῦν ἐν ἐκείνῳ τῷ τόπῳ νεκρὸν ὄρνιθος

partium, quae quum palpitant, attolluntur et deorfum agun-
tur. Quomodo igitur tremor a palpitatione differret? Hac-
tenus fane nihil inter fe difcrepare videntur; verumtamen
difcrimen intercedit; neque enim locum affectum eundem
effe trementibus et palpitantibus, neque caufam, neque
fymptoma dico. Quippe nemo, qui artus movere non in-
ftituerit, tremet; palpitantes autem partes, etiamfi in quie-
te fuerint, etiamfi nullum ipfis motum induxeris, palpitant.
Decipiuntur hic quoque multi, dum capita tremula confpi-
ciunt, ac manum immobilem et crus, ut vifum fuerit, ex-
tenfum habentibus nonnullis, deinde nihilominus trementi-
bus. Quos hanc fententiam docere convenit, quae non a
me nunc primum dicitur, fed etiam a multis veterum, non
quae moveri videntur, ea moveri fola pronunciantibus.
Multa fiquidem citra motum effe videntur, unum eundem-
que locum obtinentia, nihilo autem minus moventur. Si-
quidem aves non modo quum furfum et deorfum feruntur,
fed etiam fi locum unum in aëre occupent, in motu tunc
quoque effe cenfent. Nam fi in eo loco mortuum avis cor-

σῶμα τεθῇ, ῥᾳδίως ἐπὶ τὴν γῆν κατενεχθήσεται τῷ βάρει
ῥέψαν. [202] ᾧ δῆλον ὅτι καὶ τὸ μένον ἐπὶ τοῦ αὐτοῦ τό-
που σῶμα κινήσει τινὶ προσχρώμενον ἐμετεωρίζετο, κατὰ
τοσοῦτον μέρος γε κινήσεως, ὅσον ἔσχεν ἄν, εἰ μόνῳ τῷ βά-
ρει καταφερόμενον τετύχηκεν. ὥστε ἣν δοκεῖς ἀκινησίαν εἶναι,
σύνθετός ἐστι κίνησις ἐκ δύο τινῶν εἰς ὑπεναντίους τόπους
ἀπάγειν τὸ σῶμα δυναμένων κινήσεων συγκειμένη. ὧν εἰ τὴν
ἑτέραν ἀφέλοις τὴν ἄνω, τὴν λοιπὴν ὄψει ῥᾳδίως εἰς τὸν
κάτω τόπον ἀπάγουσαν τὸ σῶμα. τοῦτ᾽ οὖν καὶ Ἱπποκρά-
της διδάσκει εἰπών· ἑστάναι ἕλκεσιν ἥκιστα συμφέρει. καὶ
ἄλλως, ἢν ἐν σκέλει ἔχῃ τὸ ἕλκος, οὐδὲ καθῆσθαι, οὐδὲ πο-
ρεύεσθαι, ἀλλὰ ἡσυχίην ἔχειν καὶ ἀτρεμίζειν συμφέρει. τὸ
μὲν γὰρ ἀτρεμίζειν καὶ ἡσυχάζειν ὡς ὠφελοῦν ἐπαινεῖ· τὸ
δὲ ἑστάναι καὶ καθῆσθαί, φησιν, ἥκιστα συμφέρει, ἕτερόν τι
τοῦ ἀτρεμίζειν καὶ ἡσυχάζειν ὑπάρχον. ἐντέτανται γὰρ καὶ
τόθ᾽ οἱ μύες βαστάζοντές τε καὶ ἀπὸ τῆς γῆς ἐξαίροντες καὶ
ὀρθοῦντες τὸ σῶμα. διὰ τοῦτο τοῦ περιπατεῖν οὐδὲν ἧττον
τὸ ἑστάναι κοπῶδες, ὡς ἂν καὶ αὐτὸ κίνησις ὄν. ἀρθείσης

pus fitum fuerit, facile ad terram decidet, pondere fuo in-
clinans.   Unde conftat et corpus quod in eodem manebat
loco, motus cujusdam auxilio in fublimi conftitiffe, tanto
utique motu, quantum haberet, fi folo pondere deorfum
ferretur.   Quare quam immobilitatem effe putas, motus eft
compofitus, ex duobus quibusdam conftans, qui corpus in
contraria loca poffunt abducere; quorum fi alterum furfum
vergentem tollas, reliquum videbis facile corpus in locum
inferiorem deducere.   Hoc igitur et Hippocrates his verbis
docet: *Stare, ulceribus minime conducit.*   Et alibi: *Si
in crure ulcus habeat, neque federe, neque obambulare,
fed quiefcere et otio vacare confert.*   Nam quietem et
otium tanquam profutura commendat; ftare autem et fede-
re minime prodeffe ait, ut quae a conquiefcendo et otiando
fint diverfa; etenim et tunc mufculi, qui geftant corpus, et
a terra attollunt eriguntque, intenfi funt; idcirco ftare
nihilo minus, quam obambulare, laffitudinem parit, ut quod
et ipfum motus exiftat.   Anima igitur, quae corpus et mo-

γοῦν τῆς ψυχῆς τῆς κινούσης τε καὶ ὀρθούσης τὸ σῶμα, ῥᾳ-
δίως ὄψει κείμενον ἐπὶ τῆς γῆς τὸ πρότερον ὂν ὀρθῶς. ᾧ δῆ-
λον ὅτι καὶ ὁπόταν ὀρθὸν ᾖ, οὐκ ἦν ἀκίνητον, ἀλλ' εἶχέ τι
κουφίζον τε καὶ βαστάζον καὶ ἐξαῖρον αὐτό. ἐγὼ μὲν οὖν
οὐδὲ τὸν κατακείμενον ἄνθρωπον, εἰ τὴν μὲν κεφαλὴν ὑψηλο-
τέραν ἔχοι, τοὺς δὲ πόδας ταπεινοτέρους, οὐδὲ τοῦτον ἀκί-
νητον εἶναί φημι παντάπασιν. ὑπέρρει γὰρ ἂν ῥᾳδίως ἐπὶ
πόδας ἀπὸ τῶν ὑψηλοτέρων εἰς τὸ κάταντες ῥέπων, εἰ μή που
κινήσῃ τὴν ῥοπὴν ταύτην ἀντισηκοῦσαν. ταῦτ' ἄρα καὶ ὁ
Ἱπποκράτης ἔλεγεν· εἰ δὲ καὶ προπετὴς γένοιτο, καὶ καταρ-
ρέοι ἀπὸ τῆς κλίνης ἐπὶ πόδας, δεινότερόν ἐστι. τὸ γὰρ ἐπὶ
τοὺς πόδας ὑπορρεῖν κατακείμενον ἀρρωστούσης ἐσχάτως δυ-
νάμεως βεβαιότατόν ἐστι γνώρισμα. ἑστάναι μὲν γὰρ ἢ καθέ-
ζεσθαι ἢ ἀνίστασθαι μὴ δύνασθαι δεινὸν μὲν, ἀλλ' ἧττον
δεινὸν, ἀπολήγουσι γὰρ πρὸς ταῦτα πολλοὶ τῶν νοσούντων,
εἰς ἔσχατον ἀσθενείας οὔπω προϊόντες· τὸ δὲ μὴ κατακεῖσθαι
δύνασθαι ζῶντος τρόπον, ἀλλὰ κἀνταῦθα καθάπερ νεκρόν 'καὶ
ἄψυχον σῶμα καταφέρεσθαι, κακῶν ἔσχατον. τοῦτο ἐν τῷ

vet et erigit, ablata, ſtatim quod prius rectum erat, in ter-
ram inclinare videbis; quo conſtat etiam quum rectum erat,
non fuiſſe citra motum, ſed habuiſſe aliquid, quod ſubleva-
ret, geſtaret attolleretque ipſum. Ego itaque ne decum-
bentem quidem hominem, ſi caput ſublimius habeat, pedes
autem humiliores, citra motum omnino eſſe dixerim; ſubla-
beretur enim facile ad pedes ex ſublimiori in declive vergens
niſi motu contrario huic propenſioni reniteretur. Haec ſane
et Hippocrates aſſerebat: *Si vero praeceps agatur, et a
lecto ad pedes delabatur, gravius periculum minatur.*
Nam ad pedes ſublabi decumbentem, facultatis extreme im-
becillis nota eſt firmiſſima. Stare etenim aut ſedere aut ſur-
gere non poſſe, grave quidem, ſed minus grave periculum
innuit; quippe multi aegrotantium ad haec deveniunt deſi-
nuntque, ad extremam nondum imbecillitatem prolapſi: at
decumbere non poſſe viventis modo, ſed hic quoque tan-
quam mortuum et inanimatum corpus deorſum ferri, ex-
tremum malum. Hoc *Hippocrates* in commentario de hu-

περὶ χυμῶν ἔῤῥιψιν ἐκάλεσεν, ὅπερ οἱ ἐξηγησάμενοι τὸ σύγ-
γραμμα μὴ νοήσαντες ἐλάλησαν πολλά. τὸ γὰρ καταβε-
βλῆσθαι δίκην ἀψύχου σώματος, παντὸς τοῦ τόνου τελείως
ἐκλελυμένου τε καὶ ἀπολωλότος ἔῤῥιψιν εἶπεν, ὥστε μὴ
ταὐτὸν εἶναι τὸ ἐῤῥίφθαι τῷ κατακεῖσθαι, ἀλλ᾽ ὃν ἔχει
λόγον τὸ καταπίπτειν πρὸς τὸ κατακεῖσθαι. οὕτω κἀπὶ
τῶν ὀρνίθων ἕτερον μέν ἐστιν ἐπὶ γῆν καταπτῆναι, ἕτερον
δὲ πεσεῖν ἐπὶ τὴν γῆν. τὸ μὲν γὰρ ἐνέργεια, τὸ δὲ
πάθος. ὡσαύτως οὖν τούτοις ἐνέργεια μὲν ἡ κατάκλισίς
ἐστι, πάθημα δὲ ἡ ἔῤῥιψις. πρὸς τί δή μοι ταῦτα λέ-
γεται; ἵνα τοὺς ἐπηρκότας ἢ σκέλος ἢ χεῖρα, κᾆπειτα φυ-
λάττοντας, ὡς ἔχουσι, μὴ δόξῃς ἀκινήτους εἶναι, μηδ᾽ ἂν
ὅτι μάλιστα τυγχάνωσιν, ἕνα καὶ τὸν αὐτὸν ἀεὶ κατέχοντες
τόπον. εἰ δ᾽ οὐ βούλει συγχωρῆσαι κίνησιν ὑπάρχειν τοῖς
οὕτω διακειμένοις, ἀλλ᾽ ἐνέργειάν τε πάντως αὐτοῖς συγχω-
ρήσεις ὑπάρχειν, καὶ διπλασίαν γε τὴν ῥώμην ταύτην τῆς
ἁπλῆς ἐνεργείας. ἐν μὲν γὰρ ταῖς ἁπλαῖς ἓν γένος ἐνεργεῖ
μυῶν, ἤτοι τῶν καμπτόντων, ἢ τῶν ἐντεινόντων τὸ
κῶλον· ὅταν δὲ ἀποτείνας αὐτὸ διαφυλάττῃς, ἄμφω τὰ

moribus, ἔῤῥιψιν i. e. *virium proſtrationem* appellavit; quod
interpretes libri non intelligentes, multa nugati ſunt.   Nam
proſtratum eſſe inſtar corporis inanimati, omni robore pror-
ſus exſoluto et perdito, ἔῤῥιψιν vocavit; ut non idem ſit
proſtratum eſſe ac decumbere, ſed quam habet rationem de-
labi ad decumbere.   Ita etiam in avibus aliud eſt ad terram
devolare, aliud in terram decidere: etenim illud actio, hoc
affectus eſt.   Similiter igitur his actio quidem decubitus eſt,
affectus autem proſtratio.   Quorſum igitur haec mihi dicun-
tur? eo nempe, ut illos, qui aut crus aut manum in altum
ſuſtulerunt, deinde ita ut habent, ſervant, ne immotos eſſe
arbitreris, neque ſi unum eundemque locum ſemper quam
maxime occupeut.   At ſi nolis, ita diſpoſitis motum adeſſe
concedere, certe actionem ipſis omnino concedes, et hoc
duplum ſimplicis actionis robur.   Nam in ſimplicibus unum
muſculorum genus, aut flectentium, aut intendentium ar-
tus, operatur; quum vero extenſos ipſos conſervas, utra-

ΚΑΙ ΣΠΑΣΜΟΥ ΚΑΙ ΡΙΓΟΥΣ ΒΙΒΛΙΟΝ. 593

Ed. Chart. VII. [202. 203.]　　　　　　　Ed. Baf. III. (365.)

γένη τῶν μυῶν ἰσοσθενῶς ἐνεργεῖ, εἰ δὲ τούτου μνημονεύεις,
ἀληθῆ παραφυλάττων εὑρήσεις ἀεὶ τὸν λόγον, ὅτι τῷ μηδε-
μίαν ἐπιχειροῦντι [203] κινεῖσθαι κίνησιν οὐκ ἐγγίνεται τρό-
μος. ἀδυνάτου γάρ ἐστι καὶ ἀσθενοῦς κινήσεως σύμπτωμα.
ὅθεν ὅτῳ κινεῖσθαι σώματι μηδόλως ὑπάρχει, παντί που
δῆλον, ὡς οὐδὲ περὶ τὴν κίνησιν ἀσθενὲς καὶ ἀδύνατον
ὑπάρξει.

Κεφ. ε΄. Παλμὸς δέ γε καὶ τοῖς ἀκινήτοις συμβέβηκε.
καὶ γὰρ ὀφρὺς καὶ βλέφαρον καὶ ὀφθαλμὸς ἐπαίρονται
πολλάκις ἄνευ βουλήσεως ἁπάσης. ἔνθα καὶ τοῦτό γε σαφῶς
οἶμαι θεάσασθαι μεγάλην ἔχον μοῖραν εἰς ἐπίγνωσίν τε τοῦ
πάθους τῆς φύσεως ἀκριβῆ τε διάκρισιν ἀπὸ τῶν τρεμόντων.
αἱ μὲν γὰρ ἐν τοῖς παλλομένοις μέρεσιν ἐπάρσεις τε καὶ θέσεις
φαινόμεναι διατάσεις εἰσί τινες τῶν σωμάτων, οἷα πληρου-
μένων αὖθις τε πάλιν κενουμένων συνιζήσεις· αἱ δὲ ἐπὶ
τῶν τρεμόντων ὅλου τοῦ κώλου κινήσεις εἰσὶ, ποτὲ μὲν εἰς
τὸ κάτω ῥέποντος, αὖθις δ᾽ ἄνω φερομένου, διαστέλλεται

que mufculorum genera pari robore functionem obeunt.
Quod fi hujus memineris, vera obfervans quae prius dice-
bantur, verba invenies, *nempe*, quod ei, qui nullum mo-
tum aggredditur, tremor non obveniat; eft enim impotentis,
et infirmi motus fymptoma. Unde cuivis conftat, corpus,
cui moveri neutiquam licet, id neque circa motum imbecille
et impotens fore. Cap. V. Palpitatio autem iis etiam,
quae non mo-
ventur, partibus accidit. Etenim fupercilium, palpebrae
et oculus faepe citra omnem voluntatem attolluntur. Unde
et hoc manifefte arbitror magnam habere vim tum ad affe-
ctus naturae cognitionem tum ad exactam a trementibus
diftinctionem. Nam quae in palpitantibus partibus elevatio-
nes depreffionesque apparent, diftentiones quaedam funt
corporum, ut quae replentur, et eorumdem fubfidentiae,
ut quae rurfus inaniuntur. Quae vero trementibus acci-
dunt, totius membri motus funt, quod interdum deorfum
quidem vergit, rurfus autem ad fuperiora fertur, fed nullo

δὲ οὐδὲν, οὐδὲ συστέλλεται. διὰ τοῦτο τρέμει μὲν ὅλον τὸ
μέρος, ὁπόταν τι δρᾶν ἐπιχειρῶμεν, οὐδενὸς ἀκινήτου τῶν ἐν
αὐτῷ μένοντος· ἀλλ᾽ ὁμοίως μὲν οἱ μύες, ὁμοίως δὲ τούτοις
ἀρτηρίαι καὶ νεῦρα καὶ φλέβες καὶ αὐτὰ τὰ ὀστᾶ καὶ τὸ
δέρμα ποτὲ μὲν ἄνω φέρεται, ποτὲ δὲ κάτω. πάλλεται δὲ οὐ
πάντα. νεῦρον γοῦν, ἢ ὀστοῦν, ἢ χόνδρον, ἤ τι τοιοῦτον
ἕτερον οὐκ ἂν ἴδοις ποτὲ παλλόμενον. οὐ γὰρ ἔχει κοιλίαν,
ἧς ἐν μέρει διαστελλομένης τε καὶ συστελλομένης, ἐπαίρεσθαι
μὲν, ὅταν διαστέλληται, συμπίπτειν δὲ, ὅταν συστέλληται,
τοῖς μέρεσιν ὑπάρξει. ἀλλ᾽ εἴτε μυῶν ἐστι πάθος μόνον ὁ
παλμὸς, ὡς Ἡρόφιλος ἐνόμιζεν, ἢ καὶ τοῦ δέρματος, ἢ ἀρ-
(366)τηριῶν, ὡς ὑπελάμβανε Πραξαγόρας, αὖθις τοῦτο σκε-
ψόμεθα. τῇ γὰρ παρὰ τῇ τοῦ πεπονθότος τόπου ζητήσει
οἰκειοτέρα ἡ σκέψις. τὸ δέ γε νῦν εἶναι τοσοῦτον λαβόντες
εἰς τὸ πρόσθεν ἴωμεν, ὅτι διάστασις μέν τίς ἐστι καὶ συνί-
ζησις παρὰ φύσιν ὁ παλμὸς, ἀκούσιος δὲ κίνησις ἄνω τε καὶ
κάτω τῶν μερῶν ἐναλλὰξ φερομένων ὁ τρόμος. ἔστι δὲ οὐ

modo dilatatur, neque contrahitur. Eapropter tota fane
pars tremit, quum aliquid facere aggredimur, nullo eorum,
quae in ea habentur, manente immobili; fed fimiliter qui-
dem mufculi, fimiliter his arteriae, nervi, venae, ipfaque
offa et cutis nunc furfum, nunc deorfum feruntur. Pal-
pitant autem non omnia; nervum igitur, aut os, aut car-
tilaginem, aut aliud quid hujusmodi nunquam videas pal-
pitare; non enim habent ventrem, quo viciffim dilatato et
contracto, attolli quidem quum dilatatur, collabi autem
quum contrahitur, partibus liceat. Porro mufculorumne
fit affectus tantum palpitatio, ut Herophilus opinabatur, an
etiam cutis, aut arteriarum, ut cenfebat Praxagoras, id
rurfus confiderabimus: fiquidem ea fpeculatio ad loci affecti
inquifitionem magis pertinet. Nunc autem tantillum repe-
tentes ad priora digrediemur, nempe quod palpitatio di-
latatio quaedam fit et contractio praeter naturam, tremor
autem motus partium praeter voluntatem, quo furfum de-
orfumque viciffim feruntur. At idem non eft neque dila-

ταὐτὸν οὔτε τῷ ἄνω φέρεσθαι τὸ διαστέλλεσθαι οὔτε τῷ
κάτω τὸ συστέλλεσθαι. τὰ μὲν γὰρ ἄνω καὶ κάτω φερό-
μενα, τὸν πρότερον ἀπολείποντα τόπον, εἰς ἕτερον μεθίστα-
ται· τὰ διαστελλόμενα δὲ καὶ συστελλόμενα, τὴν ἀρχαίαν
ἕδραν φυλάττοντα, τὸ μὲν ἐπιλαμβάνει τοῦ πέριξ χωρίου, τὸ
δὲ ἀπολείπει. ὥστε τὸ κινεῖσθαι μὲν ἀμφοτέροις κοινὸν,
ὅσα τε διαστέλλεται καὶ συστέλλεται, καὶ μέν τοι καὶ ὅσα
κάτω τε καὶ ἄνω φέρεται· ἴδιον δὲ τοῖς μὲν ἐλάττονα τό-
πον ἢ πλέονα κατειληφέναι, τὸν ἐξ ἀρχῆς οὐκ ἀπολείπουσι·
τοῖς δὲ ἀεὶ τοὺς τόπους ἀμείβειν, μή ποτε ἐν ταὐτῷ μένουσι.
δεήσει δὲ, οἶμαι, κἀνταῦθά μοι διορισμοῦ πρὸς τὸ πάντῃ
τὸν λόγον ἀληθεύειν. πολλάκις γὰρ ἤδη, πλεόνων ἅμα μυῶν
ἤ τινος ἑνὸς μεγάλου σφοδρῶς παλλομένου, συνεπαίρεται μὲν
διαστελλομένοις αὐτοῖς τὸ κῶλον, αὖθις δὲ καταπίπτει συ-
στελλομένοις. ἐνθάδε τὴν ἀκούσιον ἔπαρσίν τε καὶ θέσιν τοῦ
κώλου τρόμον οὐ χρὴ καλεῖν. ὄψει τε γὰρ σαφῶς τοὺς παλ-
λομένους μύας, οἷς κινεῖται τὸ κῶλον, αὐτή τε [2o4] ἡ κίνησις

tari ac ſurſum ferri, neque contrahi ac deorſum vergere.
Etenim quae ſurſum et deorſum feruntur, priori loco reli-
cto in alium transeunt; quae dilatantur autem et contra-
huntur, priſtinam ſedem conſervantia partim ambientem
regionem occupant, partim relinquunt. Quare moveri qui-
dem utrisque commune, tum quae dilatantur contrahuntur-
que tum quae ſurſum et deorſum feruntur, peculiare autem
his ſane minorem locum aut ampliorem occupare, ita ut ve-
terem non deſerant, illis autem, ſemper loca mutare ita
ut nunquam in eodem maneant. Opus autem, opinor, erit
hic quoque diſtinctione, ut in totum ſermo verus evadat.
Nam ſaepenumero jam pluribus ſimul muſculis aut uno
quodam inſigni vehementer palpitante, attollitur quidem
membrum una cum iis quae dilatantur, concidit autem rur-
ſus cum iis quae contrahuntur. Hic invitam elevationem
depreſſionemque membri tremorem vocare non oportet;
nam videbis manifeſto muſculos palpitantes, a quibus mem-
brum movetur; ipſeque motus non qualis trementibus

οὐχ οἷα τοῖς τρέμουσιν. ἐπὶ μὲν γὰρ τῶν διὰ τοὺς παλλο-
μένους μῦς ἐν κινήσει τὸ κῶλον ὅλον ἰσχόντων ἰδίοις καὶ αἰ-
σθητοῖς πέρασιν ἑκατέρα τῶν κινήσεων περιγράφεται· τῶν
δὲ τρεμόντων τὸ πάθος οὐ τοιοῦτον, ἀλλὰ τῆς ἑτέρας κινή-
σεως ἔτ᾽ ἀρχομένης, ὡς ἄν τις φαίη, τὴν ἐναντίαν αὐτῇ
συνάπτουσαν εὑρήσεις, ὥστε ἀεὶ μὲν τὴν ἄνω φορὰν ἐκδέχε-
σθαι τὴν κάτω, ταύτην δ᾽ ὑπ᾽ ἐκείνης πάλιν κωλύεσθαι συνε-
χῶς, ἀτελευτήτου μὲν ἀεὶ τῆς ἄνω φορᾶς, ἀτελευτήτου δὲ
τῆς κάτω ῥοπῆς ὑπαρχούσης. τάδε μέν σοι τῶν παθῶν τὰ
γνωρίσματα καὶ τοῖσδε τοῖς συμπτώμασιν ἀλλήλων διαφέρει.
τόπον δὲ πάσχοντα καὶ τὸ ποιοῦν αἴτιον ἐφεξῆς ἂν εἴη σκο-
πεῖσθαι. πνεῦμα παχὺ καὶ ἀτμῶδες οὐκ ἔχον διέξοδον αἴ-
τιον εἶναί φημι παλμῶν. ἀθροίζεσθαι δὲ τοῦτό φημι χρῆναι
κατά τινα κοιλότητα μὴ κομιδῇ μικράν, εἰ μέλλει τὴν διά-
στασιν αἰσθητὴν ἕξειν τὸ μέρος. εἴρηται μὲν δὴ τὸ πᾶν ἐν
κεφαλαίῳ. δεῖ δέ σε τῶν ἀποδείξεων ἔτι πνευματικὴν μὲν
εἶναι τὴν οὐσίαν τῷ αἰτίῳ τιθέναι, διὰ τὸ τάχος τῆς κινή-
σεως καὶ τῆς γενέσεως καὶ τῆς λύσεως. τί γὰρ οὕτω ῥᾳδίως

apparet. Nam in iis, qui membrum totum in motu pro-
pter mufculos palpitantes retinent, propriis et fenfilibus ex-
tremis uterque motus circumfcribitur; trementium vero af-
fectus talis non eft, fed altero motu adhuc incipiente, ut
ita dicam, contrarium ipfi fubjungi deprehendes, ut ad fu-
periora latio femper deorfum tendentem excipiat; haec au-
tem ab illa rurfus continue impediatur, ita ut imperfecta
femper furfum latio, imperfecta quoque deorfum inclinatio
exiftat. Ae hae fane affectuum tibi notae erunt, his fym-
ptomatis invicem differunt. Reliquum eft, ut locum affe-
ctum et caufam efficientem confideremus. Palpitationum
caufam effe pronuncio fpiritum craffum et vaporofum, cui
non fit tranfitus. Hunc autem colligi oportere dico in ca-
vitate quadam non admodum exigua, fi pars diftentionem
fenfibilem habitura fit. Atque totum quidem negotium fum-
matim explicatum eft. Caeterum oportet, ut cum tu fub-
ftantiam illam effe fpiritualem demonftras, caufae addas,
ob motus, generationis ac folutionis celeritatem.   Quid

ἀθροίζεσθαί τε καὶ κενοῦσθαι δυνατὸν ἄλλο πλὴν πνεύματος;
ἔστι μὲν γὰρ τὰ συντιθέντα τὸν ἄνθρωπον, ὡς Ἱπποκράτης
ἐδίδασκεν ἡμᾶς, στερεὰ, ὑγρὰ, καὶ πνεύματα. μέμνηται δέ
πως αὐτῶν ὧδε, τὰ ἴσχοντα λέγων, καὶ τὰ ἐνισχόμενα, καὶ
τὰ ἐνορμῶντα· ἴσχοντα μὲν τὰ στερεὰ καλῶν, περιέχει γὰρ
καὶ ἀποστέγει τὰ ὑγρά· ἐνισχόμενα δὲ, τὰ ὑγρὰ, περιέχεται
γὰρ ὑπὸ τῶν στερεῶν· ἐνορμῶντα δὲ τὰ πνεύματα, πάντῃ
γὰρ ἐξικνεῖται τοῦ σώματος ἐν ἀκαρεῖ χρόνῳ ῥᾳδίως τε καὶ
ἀκωλύτως. ταχεῖαν οὖν κένωσιν, ἢ πλήρωσιν, ἢ διάστασιν,
ἢ συνίζησιν, ἢ θέσιν, ἢ ἔπαρσιν, ἤ τινα ἄλλην κίνησιν οὐ-
δὲν ἂν τῶν ἁπάντων ἐργάσαιτο πλὴν πνεύματος. ὥστε καὶ
παλμῶν αἰτία οὐσία μὲν τὸ πνεῦμα, ποιότης δὲ τῆς οὐσίας
ὑγρότης ἐστὶ καὶ παχύτης, ὡς ὀλίγῳ πρόσθεν ἐλέγομεν,
ἡνίκα παχὺ καὶ ἀτμῶδες ὠνομάσαμεν αὐτό. εἰ γὰρ αἰθερῶ-
δες εἴη καὶ λεπτὸν καὶ καθαρὸν, ἀκωλύτως διεξερχόμενον
οὔτε πληρώσει ποτὲ οὔτε κενώσει τὰ μέρη. τὸ δὲ παχύτε-
ρον ἢ κατὰ τοὺς πόρους τῶν σωμάτων, ἐν οἷς ἀθροίζεται,

enim tam facile vel congregari, vel inaniri poteft aliud,
quam fpiritus? Etenim quae hominem conftituunt, ut Hip-
pocrates nos docebat, funt folida, humida et fpiritus.
Meminit autem ipforum his verbis, *Continentia* dicens, con-
tenta, et impetu ruentia. Continentia quidem folida nun-
cupans, ut quae comprehendant tegantque humida: con-
tenta autem, humores, ut qui a folidis comprehendantur:
quae impetu feruntur, fpiritus, fi quidem in omnem cor-
poris partem momento temporis et facile et citra impedi-
mentum perveniunt. Citam igitur vacuationem, aut reple-
tionem aut diftentionem, aut contractionem, aut depreffio-
nem, aut elationem, aut alium quendam motum, nullum
ex omnibus praeter fpiritum effecerit. Quare et palpitatio-
num caufa fubftantia quidem fpiritus, qualitas autem
fubftantiae humiditas eft et craffities, ut paulo ante dice-
bamus, quum craffum eum vaporofumque nominavimus.
Si enim aethereus fuerit tenuis et purus, citra impedimentum
tranfiens, neque replebit unquam, neque vacuabit partes:
craffior autem, quam meatus corporum exigant, in quibus

στεγόμενον ἐντός, εἰ μὲν ἔχοι κοιλότητα τὸ σῶμα, ταύτην
πληρῶσαν ἤγειρέ τε καὶ διέστειλε τὸ περιέχον· εἰ δ᾽ οὐκ
ἔχοι, μεταξὺ δυοῖν ἀθροιζόμενον σωμάτων ἀπὸ θατέρου
θάτερον ἀφίστησιν, ἐπίκτητον ἑαυτῷ κοιλίαν ἐργαζόμενον.
οὗτος μὲν ὁ τρόπος ὁ δεύτερος εἰρημένος καὶ περὶ τὸ δέρμα
παλμοὺς ἐργάζεται πολλάκις, οὐκ αὐτοῦ τοῦ δέρματος ἐν
ἑαυτῷ κοιλότητά τινα κεκτημένου, ἀλλ᾽ ἐν τῷ μεταξὺ τοῦ
δέρματος καὶ τῶν ὑποκειμένων σωμάτων ἀθροίζεται τηνικαῦ-
τα τὸ πνεῦμα. ὁ δὲ τρόπος ὁ πρότερον εἰρημένος ἐν μυσὶ
μάλιστα γίνεται. κοιλότητες γὰρ ἐν τούτοις εἰσὶ πολλαί τε
καὶ σμικραί. Πραξαγόρας δὲ καὶ ταῖς ἀρτηρίαις ἀνατίθησι
σφυγμὸν, ὥσπερ ἀμέλει καὶ παλμὸν καὶ τρόμον καὶ σπασμὸν
ἀρτηριῶν πάθη· καὶ σφυγμὸν μὲν ἐν τῷ κατὰ φύσιν ἔχειν·
παλμὸν δὲ καὶ τρόμον καὶ σπασμὸν ἀλλήλων μὲν διαφέρειν
μεγέθει, κινήσεις δὲ εἶναι παρὰ φύσιν. ὅτι δὲ οὐκ ὀρθῶς
ἐγίνωσκε μόναις ἀρτηρίαις ἀναφέρων τὸν παλμὸν, οὐ χαλεπὸν
ἐξελέγξαι. [205] σαφῶς γὰρ ἔστιν ἰδεῖν πολλάκις καὶ τὸ
δέρμα παλλόμενον καὶ τοὺς μῦς, οὐδεμιᾶς κατὰ τὸν τόπον

colligitur, reclufus intus, fi quidem cavitatem corpus obti-
net, hanc replens, et excitat et diftendit regionem circum-
fluam; fin minus, inter duo collectus corpora, ab uno ad
alterum tranfit, afcititium fibi finum efficiens. Hic fane
modus fecundus dictus etiam in cute crebro palpitationes
excitat; non cute ipfa cavitatem quandam in fe fortita, fed
in fpatio, quod cutem et corpora fubjecta intercedit, fpiri-
tus tunc colligitur. Prior autem dictus modus in mufculis
potiffimum accidit, in his enim cavitates et multae funt
et exiguae. Praxagoras autem pulfum arteriis attribuit, fic-
ut nimirum et palpitationem, tremorem et convulfionem
arteriarum affectus effe dicit: ac pulfum fane in naturali
ftatu, palpitationem vero, tremorem et convulfionem ma-
gnitudine invicem differre, fed motus effe praeter naturam.
Quod autem non recte fenferit, folis arteriis palpitationem
attribuens, haud difficile eft deprehendere; nam manifefto
videre eft frequenter et cutem palpitantem et mufculos,

ἀρτηρίας οὔσης, ἢ εἰ καὶ τυγχάνει τις οὖσα, κομιδῇ μικρᾶς
ὑπαρχούσης, ὡς ἄν τινα φανερῶς γνῶναι δύνασθαι, τὴν το-
σαύτην διάστασιν οὐκ εἶναι κατὰ τὸ τῆς ἀρτηρίας μέγεθος.
εἰ δὲ ὀρθῶς ἔνιοι τοῖς μυώδεσι σώμασι μόνοις ἀνατιθέασι τὸν
παλμὸν, τοῦτό μοι δοκεῖ μᾶλλον ἄξιον ἐπισκέψεως εἶναι. ἐγὼ
μὲν γὰρ καὶ πάνυ νομίζω σαφῶς τὴν ἀρτηρίαν οὐ μόνον παλ-
μῶδες ἀλλὰ καὶ σπασμῶδές τι πολλάκις ἐμφαίνουσαν εὑρίσκειν,
ὥσπερ καὶ ἄλλοι τῶν περὶ τοὺς σφυγμοὺς δεινῶν ὁμολογοῦ-
σιν. ἀλλὰ περὶ μὲν τούτου μακρότερός τε ὁ λόγος ἐστὶ κἂν
τοῖς περὶ σφυγμῶν εἴρηται. κατὰ δὲ τὸ δέρμα μόνον ἐναργῶς
φαίνονται παλμοὶ γινόμενοι πολλοῖς τῶν ἀνθρώπων οὐκ ὀλι-
γάκις, ὅταν ἀτμῶδες πνεῦμα κατά τι μόριον αὐτοῦ γεννηθὲν
ἴσχηταί τε καὶ βραδύνῃ κατὰ τὴν διέξοδον. οὕτω δὲ κἂν ἐν
μυσὶν ἢ ἄλλῳ τινὶ σώματι φυσῶδες πνεῦμα πλεονάσῃ, κατ᾽
ἐκεῖνο παλμὸν ἐργάζεται. ὅτι δὲ πνεῦμα παχὺ καὶ ὁμιχλῶδες
ἢ ἀχλυῶδες ἢ φυσῶδες, ἢ ὅπως ἂν ὀνομάζειν ἐθέλῃς, αἴτιον
γίνεται παλμοῦ, καὶ διὰ τοῦτο τῶν ἡλικιῶν αἱ ψυχρότεραι
παλμῷ εὐάλωτοι, καὶ φύσις σώματος ἡ ψυχροτέρα, καὶ χωρία

cum nulla in eo loco fit arteria: vel fi effe quandam contin-
gat, ea fit admodum exigua, unde liceat manifefto alicui
cognofcere, tantam diftentionem non ex arteriae magnitudi-
ne proficifci.   Porro num recte nonnulli mufculofis corpo-
ribus folis palpitationem attribuant, id mihi multo dignius
confideratione videtur.   Ego etenim etiam plane exiftimo,
arteriam manifefto non modo palpitans, fed etiam convul-
forium quid faepe repraefentantem inveniri, quemadmodum
et alii pulfuum periti fatentur.   Verum de hoc difputatio
prolixior eft, et in libris de pulfibus comprehenfa.   Jam
plerisque hominum non raro palpitationes in fola cute evi-
denter fieri apparent, cum vaporofus fpiritus in aliqua ipfius
parte generatus retinetur, et in tranfitu moratur: ita etiam,
fi in mufculis aut alio quodam corpore fpiritus flatulentus
redundaverit, in illa palpitationem excitat.   Quoniam vero
fpiritus craffus, nebulofus, aut caliginofus, aut flatulentus,
aut quomodocumque nominare velis, palpitationis caufa eft,
ideo et aetates frigidiores palpitationi obnoxiae funt, natura

ψυχρὰ, καὶ ὥρα τοῦ ἔτους ἡ χειμερινὴ, καὶ βίος ἀργὸς ἐν
πλησμοναῖς τε καὶ μέθαις, ἐδέσματά τε ψυχρὰ καὶ φυσώδη,
καὶ πάνθ᾽ ἁπλῶς, ὅσα τὸ σῶμα καταψύχει· τὰ δ᾽ ἐναντία
τῶνδε καθαιρετικά ἐστιν αὐτίκα τῶν παλμῶν. τὰ μὲν γὰρ
θερμαίνοντα λεπτύνει τε τὸ πνεῦμα καὶ τὰ σώματα τίθη-
σιν ἀραιὰ καὶ μαλακά· τὰ δὲ ψύχοντα πυκνοῖ μὲν καὶ
συνάγει καὶ μύειν ἀναγκάζει τῶν σωμάτων τοὺς πόρους, πα-
χύνει δὲ καὶ πήγνυσι καὶ θολερὸν ἀποδείκνυσι τὸ πνεῦμα.
ῥᾳδίως οὖν ἴσχεται, διαπνεῖσθαι μὴ δυνάμενον, τῷ θ᾽ ἑαυτοῦ
πάχει καὶ τῇ τῶν περιεχόντων αὐτὸ σωμάτων πυκνότητι.
τὰ δὲ θερμαίνοντα πάλιν ἐξ ὑπεναντίου τοῖς ψύχουσι χέοντα
καὶ χαλῶντα καὶ διανοίγοντα τῶν σωμάτων τοὺς πόρους,
αὐτό τε τὸ πνεῦμα λεπτύνοντα καὶ πρὸς τὴν κίνησιν ἐπεγεί-
ροντα ῥᾳδίως, οὕτω καὶ εὐπετεῖς αὐτῷ τὰς διεξόδους ἐργάζε-
ται. διὰ τοῦτο καὶ τὰ ἰάματα τῶν παλμῶν οἱ παλαιοὶ τῶν
ἰατρῶν ἐξεῦρον, ὅσα λεπτύνειν τε καὶ θερμαίνειν δύναται, οἷά
ἐστι τά τε δι᾽ εὐφορβίου, καὶ πυρέθρου, καὶ λι(367)μνησίας,
καὶ θείου, καὶ πεπέρεως, ὅσα τε ἄλλα τοιαῦτα συγκείμενα

corporis frigidior, regiones frigidae, anni tempus hibernum,
vita otiofa in repletione et ebrietate, cibi frigidi et flatulenti,
et ut femel dicam, omnia quae corpus refrigerant. Quae
vero his contraria funt, palpitationes ftatim tollunt. Nam
calefacientia fpiritum attenuant et corpora reddunt rara
molliaque; refrigerantia autem denfant quidem et contra-
hunt, et corporum meatus cogunt connivere; incraffant au-
tem coarctantque et turbidum reddunt fpiritum; facile
igitur retinetur, a perfpiratu impeditus tum fua ipfius cras-
fitie, tum corporum ipfum continentium denfitate. Calida
rurfus contrario refrigerantibus modo dum fundunt, laxant,
aperiunt corporum meatus, ipfumque fpiritum attenuant,
et ad motum facile incitant, faciles ita tranfitus ipfi efficiunt.
Quapropter etiam veteres medici palpitationum remedia ad-
invenere, quae extenuare et calefacere poffunt; cujusmodi
funt, quae conftant euphorbio, pyrethro, limnefia, ful-
phure et pipere, aliaque id genus compofita medicamenta;

φάρμακα, καὶ τῶν ὑδάτων δὲ τὰ γῆθεν ἀνιόντα θερμὰ, καὶ
τούτων μάλιστα τὰ νιτρώδη τε καὶ θειώδη, καὶ ἀσφαλτώδη
τε ταῦτα ἐπαινοῦσι. χρῶνται δὲ καὶ θαλάττῃ, θερμαίνοντες
αὐτὴν, καὶ ἄλμῃ, εἰ θάλαττα μὴ παρείη. καὶ πίνειν διδό-
ασι τὰ θερμαίνοντα φάρμακα, καὶ μάλιστ᾽ αὐτῶν τὰ διὰ κα-
στορίου συγκείμενα· τοῦτο μέν γε καὶ ἔξωθεν ἐπιτιθέμενον,
οὐ μόνον πινόμενον, ἀγαθὸν φάρμακον, ὡς ἂν ἐκθερμαίνειν
τε ἅμα καὶ λεπτύνειν καὶ ξηραίνειν ἀκριβῶς δυνάμενον. παλ-
μοῦ μὲν δὴ παντὸς ἡ γένεσις ἐν τῷ ψυχρῷ, τρόμου δ᾽ οὐδὲ
μία πρόφασις, οὐδὲ τὸ ψυχρὸν αἴτιον· ἀλλ᾽ ἡ μὲν διάθεσις
ἀῤῥωστία τῆς κινούσης τὸ σῶμα δυνάμεως, τῆς δ᾽ εἰς τοῦτο
ἄγειν αἰτίας δυναμένης οὐχ ἓν εἶδος, ἀλλ᾽ ἤτοι τροφῆς ἀπο-
ρίᾳ, καθάπερ ἐν χολέραις καὶ ῥεύμασι κοιλίας ἰσχυροῖς καὶ
σφοδραῖς αἱμοῤῥαγίαις καὶ τοῖς ἀποκαρτεροῦσιν, ἢ λυθέν-
τος τοῦ ζωτικοῦ τόνου, καθάπερ ἐν στομαχικαῖς καὶ καρ-
διακαῖς ἐκλύσεσιν, ἢ βιαίας καὶ σφοδρᾶς ψύξεως καταλαμβα-
νούσης ἢ πλήθους αὐτὴν οἷον φορτίου βαρύνοντος, ἄῤῥω-
ατος εἰς τὰς [206] κινήσεις γίνεται. ὅθεν οὐδὲ τῶν ἰαμάτων

Item inter aquas, quae e terra profiliunt calidae, atque ex
his potiffimum nitrofae, fulphuratae et bituminofae, eas-
que commendant. Utuntur autem et marina aqua, cale-
facientes ipfam, et muria, fi marina defit. Tum potui ex-
hibent medicamenta calida, praefertim ex caftorio confecta.
Hoc fane etiam extrinfecus impofitum, non modo epotum,
generofum eft medicamentum, ut quod calefacere fimul et
extenuare ficcareque abunde poffit. Palpitationis fane om-
nis ex frigido generatio eft; tremoris autem neque una oc-
cafio, neque caufa *femper* frigida eft; verum affectio quidem,
facultatis corpus moventis eft imbecillitas; caufae autem,
quae huc corpus perducere poteft, non una fpecies eft; fed
vel alimenti inopia, quemadmodum in cholera, valido alvi
profluvio, largo fanguinis fluore, aut magno jejunio; vel
vitali robore foluto, quemadmodum in ftomachicis et car-
diacis exolutionibus; vel violento et valido frigore occu-
pante, aut plenitudine ipfa ponderis modo degravante, im-
becilla ad motus efficitur. Unde neque una remediorum

ἓν εἶδος τοῖς τρέμουσιν, ὥσπερ γε τοῖς παλλομένοις, ἀλλ᾽ εἰ
μὲν ὑπὸ καταψύξεως τρέμοιεν, τὸ θερμὸν ἴαμα αὐτοῖς ἐστιν.
ὡς ὅσοι γε χειμῶνος ὁδοιπορθῦντες, εἶτα ἐν κρύει καρτερῷ
καταληφθέντες ἡμιθνῆτές τε καὶ τρομώδεις οἴκαδε παρεγένον-
το, ῥᾷστα τοῦ πάθους ἀπηλλάγησαν ἐκθερμανθέντες. ὁμοίως
τούτοις ἰώμεθα καὶ τοὺς ἐπὶ πυρετῶν καταβολαῖς ψυχούσαις
ῥιγοῦντάς τε καὶ τρέμοντας. εἰ δὲ διαφορούμενοι γίνοιντο
τρομώδεις, ὡς ἐν ἐκλύσεσι καρδιακαῖς τε καὶ στομαχικαῖς, τὸ
θερμαίνειν τούτους κακῶν ἔσχατον, αὐτὸ γὰρ τοὐναντίον ἐν
τοῖσδε πυκνῶσαι χρὴ τὴν ἐπιφάνειαν, ὅσα ψύχει καὶ στύφει
καὶ συνάγει τοὺς πόρους προσφέροντας, οὐχ ὅσα θερμαίνει
καὶ χαλᾷ καὶ ἀναπεπταμένους ἐργάζεται. εἰ δ᾽ ἀπορίᾳ τροφῆς
ὡς ἐν τοῖς ἀποκαρτεροῦσιν ἢ ὑπερκενωθεῖσιν οἱ τρόμοι γί-
νοιντο, τούτῳ μὲν οὐδὲ λόγου δεῖ, παντὶ γὰρ δῆλον τοῦτο,
ὡς τροφῆς οὗτοί γε χρήζουσιν. ὅσοι δὲ διὰ πλῆθος ὑγρῶν
βεβαρημένης τῆς δυνάμεως τρέμουσιν, αἱ κενώσεις ἰάματα
τούτοις. καθάπερ που καὶ Ἱπποκράτης διδάσκει λέγων· Ἐστυ-
μάργεω οἰκέτις, ᾗ οὐδὲ αἷμα ἐγένετο, ὡς ἔτεκε θυγατέρα,

Species trementibus, quemadmodum palpitantibus, adhiberi
poteſt. Verum ſi a perfrictione tremorem experiantur, ca-
lidum ipſis praeſidio eſt. Nam qui per hiemem iter facien-
tes, deinde valido frigore correpti, ſemimortui et tremuli
domum revertuntur, facillime ab affectu liberati ſunt caloris
beneficio. Similiter his medemur et illis, qui per refrige-
rantes febrium inſultus et rigent et tremunt. At ſi diſ-
cuſſi fiant tremuli, ut in deliquiis cardiacis et ſtomachicis,
calefacere hos extremum malum eſt; quippe contrarium in
his convenit, nempe cutem denſare, quae refrigerant, ad-
ſtringunt coarctantque meatus, adhibentes, non quae cale-
faciunt, laxant et adaperiunt. Quod ſi penuria alimenti,
ut in longis jejuniis aut immoderatis vacuationibus, tre-
mores oboriantur, hoc ne verbis quidem indiget; cuivis
enim conſtat, alimentum hos deſiderare. Qui autem viribus
humorum copia gravatis tremunt, his vacuationes remedio
ſunt; quemadmodum et Hippocrates alicubi docet his ver-
bis: *Eſtymargei ancillae, cui neque ſanguis fluxerat,*

ΚΑΙ ΣΠΑΣΜΟΥ ΚΑΙ ΡΙΓΟΥΣ ΒΙΒΛΙΟΝ. 6o3

Ed. Chart. VII. [2o6.]   Ed. Baf. III. (567.)
ἀπέστραπτο δὲ στόμα τῆς μήτρας, καὶ ἐς ἰσχίον καὶ ἐς σκέλος ὀδύνη, παρὰ ὀφυρὸν φλεβοτομηθεῖσα, ἐῤῥήισε, καί τοι τρόμοι τὸ σῶμα πᾶν κατεῖχον. ἀλλ᾽ ἐπὶ τὴν πρόφασιν δεῖ ἐλθεῖν καὶ τῆς προφάσεως τὴν ἀφορμήν. γυναίου μέμνηται μετὰ τόκον οὐ καθαρθέντος τὴν λεγομένην τὰ δεύτερα λοχείαν κάθαρσιν, εἶτα τρομώδους γενομένου. τοῦτό, φησιν, ἰασάμην φλεβοτομήσας ἀπὸ σφυροῦ, καί τοι τρόμοι τὸ σῶμα πᾶν εἶχον. τί δὴ ἕτερον αἰνίττεται ἐνταῦθα, ἢ ὅτι ἕτερος οὐκ ἂν ἐφλεβοτόμησε; ψυχρὸν γὰρ εἶναι πεπίστευται τὸ πάθος ὁ τρόμος, τὸ δ᾽ αἷμα θερμόν. οὔκουν ἐτόλμησεν ἄν τις αἵματος κενοῦν ἐν πάθει θερμαίνεσθαι δεομένῳ. ἀλλ᾽ ἐγώ, φησιν, ἐτόλμησα, καὶ διδάσκει καὶ διὰ τί. ἀλλ᾽ ἐπὶ τὴν πρόφασιν δεῖ ἐλθεῖν καὶ τῆς προφάσεως τὴν ἀφορμήν. τὸ ἐνοχλοῦν, φησιν, ἠπιστάμην καὶ τοῦ ἐνοχλοῦντος τὴν αἰτίαν. τὸ μὲν οὖν ἐνοχλοῦν ἦν αἵματος πλῆθος, αἰτία δὲ αὐτοῦ τῆς μήτρας ἡ πρὸς τὸ ἰσχίον ἔγκλισις, δι᾽ ἣν οὐκ ἐκαθάρθη τὸ γύναιον. ὅπερ οὖν ἐχρῆν αἷμα κενωθῆναι, μὴ κενούμενον, ἀλλ᾽ ἐν τῷ σώματι πλανώμενον, ἄχθος ἦν τῇ φύσει, ὅθεν ἐπι-

postquam filiam peperiffet, os autem vulvae averfum erat, ac dolor in coxam et crus pertingebat, ex talo fanguis detractus profuit, etfi tremores totum corpus occuparent. Sed ad occafionem veniendum et occcafionis fomitem. Mulieris meminit, quae a partu ea puerperii purgatione, quae fecundae vocantur, no:1 purgata, deinde tremore correpta eft. Hanc, inquit, fanavi fanguine e malleolo detracto, etfi tremores totum corpus occupabant. Quid ergo aliud hic fubindicat, quam quod alius fanguinem non mififfet? Frigidus enim affectus tremor effe creditur, fanguis vero calidus. Non igitur aufus fuiffet aliquis fanguinem vacuare in affectu, qui calefieri defiderat. Ego tamen, inquit, aufus fum; et rationem docet. Sed ad caufam veniendum eft et ad caufae fomitem. Id quod infeftabat, inquit, et infeftantis caufam noveram. Quod igitur infeftabat, fanguinis copia erat; caufa ipfius, vulvae ad coxas inclinatio, propter quam mulier purgata non erat. Sanguis igitur, quem vauatum effe oportebat, non evacuatus, fed in corpore ober-

γνοὺς τοῦ τρόμου τὴν μὲν πρόφασιν αἵματος πλῆθος, ἀφορμὴν δὲ τῆς προφάσεως τῆς μήτρας τὸ πάθος, εἶτα τοῦ μὲν πλήθους ἐνδειξαμένου τὴν κένωσιν, τοῦ πεπονθότος δὲ μέρους τὸν τόπον δι᾽ οὗ χρὴ κενῶσαι, συνθεὶς ἄμφω ταῦτα, τὴν ἀπὸ τοῦ σφυροῦ φλεβοτομίαν μὲν ἐποιήσατο, φλεβοτομίαν μὲν ὅτι κενοῦν αἷμα ἐβούλετο, ἀπὸ σφυροῦ δὲ, μήτρα γὰρ ἐπεπόνθει. ὅτι μὲν οὖν αἵματος πλεονάζοντος φλεβοτομεῖν χρὴ, δῆλον οἶμαι παντὶ, τὸ γὰρ αἷμα ἐν φλεψὶ περιέχεται· ὅτι δὲ μήτρας πασχούσης περὶ σφυρὸν ἢ κατ᾽ ἰγνύην χρὴ τέμνειν, εἰ μὴ πρότερον ἐξ ἀνατομῆς διδάξαιμι τὰς κοινωνίας τῶν φλεβῶν, οὐκ ἂν ἕπεσθαι δύναιο τῷ λόγῳ. ἄλλη γὰρ ἄλλῳ μέρει τοῦ σώματος κοινωνεῖ φλὲψ, καὶ χρὴ διὰ τῶν κοινῶν ἀεὶ τὰς κενώσεις ποιεῖσθαι, ὡς εἴ γε τὰς μηδὲν κοινωνούσας τῷ πεπονθότι μέρει φλέβας ἐντέμοις, οὔτε τὸ πεπονθὸς ἰάσῃ, καὶ βλάψεις ἀεὶ τὸ ὑγιές. ἀναγκαῖον νῦν ἀεὶ φαίνεται τῷ μέλλοντι καλῶς ἰᾶσθαι τὴν αἰτίαν ἐπίστασθαι, δι᾽ ἣν γίνεται τὸ πάθος. ἀλλὰ περὶ μὲν αἰτίας τρόμου ἱκανὰ ταῦτα.

rans, naturae pondus erat. Unde tremoris caufam intelligens, fanguinis copiam, fomitem vero caufae uteri affectum; deinde copia quidem vacuationem indicante, parte autem affecta locum per quem vacuare conveniebat, ambo haec conjungens, fanguinis detractionem ex malleolo molitus eft; fanguinis quidem detractionem, quoniam fanguinem vacuare volebat; e malleolo autem, quia uterus affligebatur. Quod igitur fanguine abundante venam incidere oportet, cuique arbitror manifeftum, fiquidem in venis ille continetur. Quod autem utero affecto, circa malleolum aut in poplite fecare convenit, nifi prius venarum communiones ex anatome didiceris, haud poteris id, quod dico, affequi. Alia enim alii corporis parti vena communicat, oportetque vacuationes femper ex communibus moliri; nam fi venas nihil parti affectae communicantes incideris, neque affectae medeberis, et fanam femper offendes. Neceffarium igitur femper videtur, eum qui recte medebitur, caufam ex qua affectus oritur cognofcere. Verum de tremoris caufa haec fufficiunt.

πεπονθὼς δὲ [207] τόπος εἷς οὐδείς ἐστιν ἐξ ἀνάγκης ἐν τρό-
μοις, καὶ μέμφομαί γε ἐνταῦθα Πραξαγόρᾳ καὶ Ἡροφίλῳ,
τῷ μὲν ἀρτηριῶν πάθος εἰπόντι τὸν τρόμον, Ἡροφίλῳ δὲ φι-
λοτιμουμένῳ δεῖξαι περὶ τὸ νευρῶδες αὐτὸ γένος ἀεὶ συνιστά-
μενον. ὁ μὲν οὖν Πραξαγόρας πόῤῥω τοῦ ἀληθοῦς ἥκει· ὁ
δὲ Ἡρόφιλος ἠπατήθη τὸ τῆς δυνάμεως πάθος ἀναφέρων
τοῖς ὀργάνοις. ὅτι μὲν γὰρ τὸ νευρῶδες γένος, οὐ τὸ ἀρτηριῶ-
δες, ὑπηρετεῖ ταῖς κατὰ προαίρεσιν κινήσεσιν, ὀρθῶς ἐγίνω-
σκεν· ὅτι δὲ οὐκ αὐτὸ τὸ σῶμα τῶν νεύρων αἴτιον κινήσεως,
ἀλλὰ τοῦτο μὲν ὄργανον, ἡ κινοῦσα δ᾽ αἰτία ἡ διήκουσα
δύναμις διὰ τῶν νεύρων ἐστὶν, ἐνταῦθα μέμφομαι αὐτῷ μὴ
διορίσαντι δύναμίν τε καὶ ὄργανον. εἰ γὰρ διώρισεν, εὐθὺς
ἂν ἔγνω διότι βλαβήσεται τοὔργον οὐκ ὀργάνων μόνων, ἀλλὰ
καὶ δυνάμεων πάθει. ἐπὶ μὲν οὖν τῶν τεθνεώτων οὐδὲν οὔ-
τε τὰ νεῦρα πέπονθεν οὔθ᾽ οἱ μύες, ὅσα πάθη πάσχειν αὐ-
τὰ νομίζουσιν Ἡρόφιλός τε καὶ Πραξαγόρας· ἀπολέλοιπε δ᾽
αὐτῶν πᾶσα κίνησις εὐθὺς ἅμα τῇ ψυχῇ, μύες δὲ καὶ νεῦρα

Locus autem affectus in tremoribus unus neceffario nullus
eſt; atque hoc loco carpendi mihi veniunt Praxagoras et
Herophilus; ille, quod arteriarum affectum tremorem dixe-
rit; Herophilus, quod tremorem in nervoſo ipſo genere
ſemper conſtitui oſtendere contendat. Praxagoras igitur
longe a vero abeſt; Herophilus autem deceptus eſt, dum fa-
cultatis affectum inſtrumentis attribuit. Quod etenim ner-
voſum genus, non arterioſum, motibus voluntariis ſerviret,
recte intelligebat; quoniam autem non idem nervorum cor-
pus motus cauſa exiſtit, ſed hoc quidem organum; cauſa
autem movens, facultas eſt, quae per nervos diſpenſatur:
hic reprehendendus venit, qui facultatem et organum non
diſtinxerit. Si enim diſtinxiſſet, ſtatim utique opus laeſum
iri, non inſtrumentorum modo, ſed etiam facultatum affectu
deprehendiſſet. In mortuis igitur neque nervi, neque mu-
ſculi affectus ullos experti ſunt, quos pati ipſos et Herophi-
lus et Praxagoras arbitrantur; deſeruit autem eos omnis
motus protinus una cum anima; at hujus inſtrumenta mu-

ταύτης ὄργανα. οὔκουν μυὸς οὐδὲ νεύρου τὸ κινεῖν, ἀλλὰ
ψυχῆς. οὐδὲ γὰρ αὐλῶν ἔργον ἡ αὔλησις, οὐδὲ κιθάρας ἡ
κιθάρισις· ἀλλ' αὔλησις μὲν ἔργον αὐλητοῦ δι' ὀργάνων αὐ-
λῶν, κιθάρισις δὲ τοῦ μουσικοῦ, τὸ δ' ὄργανον ἡ κιθάρα.
διαφθαρήσεται δὲ καὶ αὔλημα καὶ κιθάρισις πολλάκις μὲν
διὰ τοὺς τῶν ἔργων δημιουργούς, ἔσθ' ὅτε δὲ διὰ τὴν τῶν ὀρ-
γάνων οἷς χρῶνται βλάβην. οὕτω δὲ καὶ κινήσεως ἐν τῷ
ζώῳ τῆς κατὰ προαίρεσιν ὁ μὲν οὖν δημιουργὸς καὶ τεχνίτης
ἡ διοικοῦσα τὸ ζῷόν ἐστι δύναμις, τὰ δὲ ὄργανα νεῦρα καὶ
μύες. καὶ τὸ μὴ κινεῖσθαι τοιγαροῦν καὶ τὸ κακῶς κινεῖ-
σθαι γένοιτ' ἂν ἢ διὰ τῶν ὀργάνων τὸ πάθος, ἢ διὰ τὴν
χρωμένην τοῖς ὀργάνοις δύναμιν. παλμοὶ μὲν οὖν καὶ σπασ-
μοὶ καὶ παραλύσεις ὀργάνων βλάβαι, τρόμοι δὲ δυνάμεως
ἀρρωστούσης πάθη.
   Κεφ. στ'. Τρόμος μὲν δὴ σαφῶς διώρισται παλμοῦ·
ῥίγους δὲ τρόμον διορίσαις ἂν ὧδε. χρὴ δὲ πρότερον, οἷόν
τι τὸ ῥιγοῦν ἐστιν ἐπισκέπτεσθαι. καὶ γὰρ οὖν καὶ τοῦτο
δοκεῖ μὲν εἶναι τᾶν πάνυ γνωρίμων, ἔστι δ' οὐδενὸς ἧττον

fculi funt et nervi.   Non igitur mufculi eft neque nervi
movere, fed animae.   Neque enim tibiarum opus eft tibi-
cinium, neque citharae citharifis; fed tibicinium opus
quidem eft tibicinis, per inftrumenta tibiarum; citharifis
vero, mufici, inftrumentum autem cithara.   Depravabitur
autem et tibiae et citharae fonus plerumque propter ope-
rum artifices; interdum autem propter inftrumentorum,
quibus utuntur, laefionem; ita et motus in animante arbi-
trarii opifex quidem artifexque facultas eft, quae animal
gubernat; inftrumenta autem nervi et mufculi.   Itaque
non moveri et prave moveri aut ob inftrumentorum af-
fectum, aut facultatem his inftrumentis utentem accidet.
Palpitationes igitur, convulfiones et paralyfes inftrumen-
torum laefiones funt, tremores autem facultatis imbecillae
affectus.
     Cap. VI.   Ac tremor fane a palpitatione manifefte
diftinctus eft; a rigore autem tremorem hoc pacto diftinguas
licet.   Prius autem confiderandum venit, quid fit rigor:

) δυσδιάγνωστον οὐ, ταύτῃ μόνον, ὅτι τὴν αἰτίαν εὑρεῖν ἢ
τὴν ἀπ᾽ αὐτῆς περὶ τὸ σῶμα γινομένην διάθεσιν οὐκ εὐπετὲς,
ἀλλ᾽ ἔτι τούτων πρότερον, ὅτι ἐν αὐτῇ δοκοῦσί μοι τῇ τῆς
ἐννοίας ὑπογραφῇ σφάλλεσθαι. ῥῖγος γὰρ εἰ μὲν οὕτως
ἁπλῶς κατάψυξιν εἴποις, ὥς τινες ἀπεφήναντο, κατάφωρον
τὸ σφάλμα, πολλῶν μὲν ἰσχυρῶς καταψυχομένων, οὐ μὴν
καὶ ῥιγούντων· ἀλλ᾽ οὐδ᾽ εἰ κατάψυξιν ἰσχυρὰν, οὐδὲ τοῦτ᾽
ἀληθές· οἱ γοῦν (368) στομαχικῶς ἀλγοῦντες, ἢ καρδιακῶς,
ἰσχυρῶς μέν εἰσι κατεψυγμένοι, ῥιγοῦσι δὲ οὔ. τὸ δὲ σὺν τρό-
μῳ λέγειν κατάψυξιν τὸ ῥῖγος, εἰς ὅπερ οἱ πολλοὶ τῶν ἰατρῶν
ἀπηνέχθησαν, ἀφορμὴν ἔσχηκε τῆς ἀπάτης τὸν βρασμὸν καὶ τὸν
κλόνον τὸν τοῖς σφοδροῖς ῥίγεσιν [208] ἐζευγμένον. ἐξελέγχεται
δ᾽ ἐναργῶς ἐκ τοῦ μήθ᾽ ἅπασι τοῖς ῥιγοῦσι συμβεβηκέναι, μόνοις
δὲ τοῖς σφοδρῶς, μήθ᾽ οἷς συμβέβηκε, τρόμου τοῦ γινομένου
πάθους ὄντος, ἀλλά τινος οἷον σεισμοῦ τε καὶ κλόνου. τρό-
μος μὲν γὰρ, ὡς ἀπεδείξαμεν, ἄνευ τοῦ προελέσθαι κινεῖν τὸ
μέρος οὐ γίνεται, ὁ δὲ τοῖς σφοδροῖς ῥίγεσι συνεδρεύων κλό-

etenim et hoc ex iis, quae admodum funt cognita, effe pu-
tatur; nihilo tamen minus difficile dijudicatu eft, non eo
folum, quod caufam invenire, vel affectionem, quae ex ea
corpori obvenit, haud proclive fit; fed ante haec adhuc,
quod in ipfa notionis defcriptione errare mihi videntur.
Rigorem enim fi ita abfolute perfrictionem dixeris, ut non-
nulli pronunciarunt, error manifeftus eft; quum multi qui-
dem vehementer perfrigerentur, non tamen etiam rigeant:
imo nec fi vehementèm perfrictionem ftatuas, ne hoc qui-
dem verum eft. Nam qui ftomachice, aut cardiace laborant,
vehementer quidem frigent, non autem rigent. Jam per-
frictionem cum tremore rigorem dicere, in quam fenten-
tiam plerique medicorum defcendunt, occafionem habet de-
ceptionis concuffionem corporis ac agitationem, quae vehe-
mentibus rigoribus conjuncta eft. Arguitur autem manifefto,
quod neque omnibus rigentibus accidat, fed folis vehemen-
ter rigentibus: neque iis, quibus accidit, affectus qui ad-
venit, fit tremor, fed quaedam veluti concuffio et agitatio.
Tremor etenim, ut demonftravimus, nifi partem movere

νος οὕτω βίαιός τε καὶ μετ᾽ ἀνάγκης ἐμπίπτει τοῖς σώμασιν,
ὥστε ἀμήχανον ἡσυχάζειν, κἂν πάνυ τις ἀνδρείως ἀντιτάξη-
ται. καὶ τρόμος μὲν ἑνὸς πάθος μέρους, ὅλου δὲ τοῦ σώ-
ματος τὸ ῥῖγος. ὅθεν ἔμοιγε καὶ Πλάτωνος ἐπέρχεται θαυ-
μάζειν, εἰ ταὐτὸν ἡγεῖται τρόμον τε καὶ ῥῖγος. εἰ γὰρ οἱ σὺν
τρόμῳ κατάψυξιν εἰπόντες τὸ ῥῖγος ἥμαρτον, ποῦ γ᾽ ἂν αὐ-
τὸς ταὐτὸν εἶναι νομίζων τὸ τρέμειν τῷ ῥιγοῦν ἀληθεύοι;
πρὸς μὲν γὰρ οἷς εἴπομεν ἀτόποις, ἔτι καὶ τοῦτο αὐτῷ μάχε-
ται, τὸ τρέμειν μέν τινας, οὐδεμίαν αἴσθησιν ἔχοντας ψύ-
ξεως, ἀμήχανον γὰρ εἶναι ῥιγοῦν ἄνευ τοῦ δοκεῖν κατεψῦχθαι.
διὰ τοῦτ᾽ οὖν οὐδ᾽ ἐκεῖνοί μοι δοκοῦσι πόῤῥω τῆς ἐννοίας
ἔρχεσθαι τοῦ πάθους, ὅσοι καταψύξεως αἴσθησιν ἔφασαν εἶ-
ναι τὸ ῥῖγος. οὐ γὰρ ταὐτὸν δήπου φαίης ἂν ἐψύχθαί τε καὶ
ψύξεως αἰσθάνεσθαι. τὰ μέν τοι παρειμένα τε καὶ τὰ ναρ-
κώδη καὶ δυσαίσθητα καὶ τὰ παντελῶς ἀναίσθητα κατέψυκται
πάντα, καὶ τὸ τρομῶδες, καὶ τὸ παράπληκτον, καὶ τὸ ἐπί-
ληπτον; ὡσαύτως δὲ καὶ τὸ φυσῶδες, καὶ τὸ ὑδαρῶδες, καὶ

velit, non accidet; concuffio autem, quae validos rigores
comitatur, tam violenta et neceffario corporibus incidit,
ut conquiefcere non liceat, etiamfi quis ftrenue admodum
renitatur. Ac tremor fane unius partis affectus, rigor au-
tem totius corporis eft. Unde mihi et Platonem mirari
fubit, qui tremorem cum rigore confundat. Si enim ii,
qui rigorem interpretati funt tremorem cum perfrictione,
aberrarunt, quomodo ipfe, idem effe tremere et rigere exi-
ftimans, vera praedicaverit? Nam praeter ea, quae dixi-
mus abfurda, etiam hoc adhuc ei refragatur, quod nonnulli
tremant, nullum frigiditatis fenfum habentes, non tamen
fieri poffit, ut quis citra perfrictionis fenfum rigeat. Idcirco
neque illi, qui rigorem perfrictionis fenfum effe dictitarunt,
procul ab affectus notione abiiffe videntur, non enim idem
fane dixeris perfrixiffe et frigus fentire. Quae enim re-
foluta funt, torpida, difficili aut prorfus nullo fenfu prae-
dita, omnia perfrixerunt: item quod tremorem experitur,
paraplexiam, epilepfiam, fimiliter et flatus, et aquam inter

τὸ ἐμφυσηματῶδες, καὶ τὸ οἰδηματῶδες ἅπαν ψυχρόν· ἀλλ'
οὐδὲν τούτων αἰσθάνεται τῆς ἐν αὐτῷ ψύξεως, ὅθεν οὐδὲ
ῥιγοῖ· εἰ δ' αἴσθοιτο, πάντως εὐθὺς καὶ ῥιγώσει. διὰ ταῦ-
τα τοίνυν φημὶ μὴ καλῶς ὑπολαμβάνειν τὸν Πλάτωνα, ταὐ-
τὸν εἶναι ῥῖγός τε καὶ τρόμον· οὔτε ἑνός ἐστι μέρους τὸ πά-
θος τὸ ῥιγοῦν, ὡς τὸ τρέμειν, οὔτ' αἴσθησις ψύξεως τοῖς
τρέμουσιν, ὡς τοῖς ῥιγοῦσιν, ἥ τε κίνησις ἐπὶ μὲν τῶν, ἄνευ
τοῦ κινεῖν ἐθέλειν τὰ μέρη, παντάπασιν ἀκούσιος· ἐπὶ δὲ
τῶν τρεμόντων, οὐκ ἄνευ τοῦ περὶ τὸ κινεῖν ὁρμῆς. ἀλλὰ
Πλάτωνι μὲν ἴσως καὶ συγχωρήσειεν ἄν τις ἐν οὕτω λεπτοῖς
καὶ ἰατρικοῖς πράγμασιν ἁμαρτάνειν, καί τοι τῶν γε ἄλλων
παθῶν τῶν κατὰ τὸ σῶμα σχεδὸν ἁπάντων τὴν γένεσιν ἀκρι-
βῶς διεξῆλθεν· Ἀθηναίου δὲ ἄξιον θαυμάζειν τοῦ Ἀτταλέως,
πολὺ γὰρ ἔτι καὶ Πλάτωνος ὕστερος γενόμενος οὐκ ἐν τοῖς
περὶ τῆς αἰτίας λογισμοῖς μόνον ἕπεται τῷ Πλάτωνι, τοῦτο
μὲν γὰρ ἀνεκτὸν, ἀλλὰ καὶ περὶ τὴν ἔννοιαν ὁμοίως ἐκείνῳ
φαίνεται συγκεχυμένος. οὔτε γὰρ διωρίσατο ῥίγους καὶ τρό-
μου τὴν ἔννοιαν, ὑπογράφων τε τὸ ῥῖγος ὡδέ πώς φησι·

cutem, et inflationes, et oedema totum frigidum eſt, ſed
nullum ex his frigiditatem quae in ipſo eſt percipit, unde
neque riget; ſin autem ſentiat, protinus certe et rigebit.
Quas ob res Platonem dico non recte opinari, idem eſſe ri-
gorem et tremorem, neque unius eſt partis aſſectus rigere,
ut tremere; neque ſenſus frigiditatis trementibus, ut rigen-
tibus; et motus in *rigentibus* ſane citra movendi partes vo-
luntatem omnino invitis eſt; in trementibus, non citra
movendi arbitrium. Sed Platoni ſane aliquis forſan con-
donaverit, quod in tam tenuibus et medicis rebus errorem
admittat, quamvis aliorum affectuum corporis prope om-
nium generationem exacte ſit perſecutus; Athenaeum autem
Attaleum demirari par eſt, multo etenim Platone adhuc re-
centior, non in cauſae rationibus modo Platonem ſequitur,
id enim tolerari poterat, ſed etiam circa notionem ſimiliter
atque ille confuſus apparet. Neque enim rigoris tremo-
risque notionem diſtinxit, deſcribensque rigorem in hunc
modum ait: *Pugnam concuſſionemque hanc tremor rigor-*

610 ΓΑΛΗΝΟΥ ΠΕΡΙ ΤΡΟΜΟΥ ΚΑΙ ΠΑΛΜΟΥ

Ed. Chart. VII. [208, 209.]   Ed. Baf. III. (368.)

τῇ δὴ μάχῃ καὶ τῷ σεισμῷ τούτῳ τρόμος καὶ ῥῖγος ἔπεται,
ψυχρὸν δὲ τὸ πάθος ἅπαν. τοῦτο καὶ τὸ δρῶν αὐτὸ ἔσχεν
ὄνομα, ὥς πού, φησι, καὶ ὁ Πλάτων λέγει. οὗτος γὰρ
αὐτὴν τὴν λέξιν εἴρηκε τοῦ Πλάτωνος. ἔχει δὲ ἡ σύμπασα
τόνδε τὸν τρόπον· τὰ γὰρ δὴ τῶν περὶ τὸ σῶμα ὑγρῶν με-
γαλομερέστερα εἰς τὰς ἐκείνων οὐ δυνάμενα ἕδρας ἐνδῦναι,
συνωθοῦντα ἡμῶν τὰ νοσερὰ (εἰσὶ δὲ τὰ σμικρότατα) ἔξωθεν
τὸν ἕτερον ἐξ ἀνωμάλου κεκινημένον, (οὔτ') ἀκίνητον δι' ὁμα-
λότητα καὶ τὴν ξύνωσιν ἐπεργαζόμενα πήγνυσι. τὸ δὲ παρὰ
φύσιν συναγόμενον μάχεται κατὰ φύσιν αὐτὸ ἑαυτῷ εἰς τὸ
ἐναντίον ἀπωθοῦν. τῇ δὲ μάχῃ καὶ τούτῳ τῷ σεισμῷ τρόμος
καὶ ῥῖγος ἐτέθη ψυχρὸν δὲ τὸ πάθος ἅπαν, τοῦτο καὶ τὸ
δρῶν αὐτὸ ἔσχεν ὄνομα. ὅτι μὲν οὔτε τῷ τρόμῳ ταὐτόν ἐστι
τὸ ῥιγοῦν, ἀλλ' οὐδὲ κατάψυξις [209] ἁπλῶς, οὐ μὴν οὐδὲ
κατάψυξις ἰσχυρὰ, σαφῶς ἐπιδέδεικται. τὸ δ' ὀλίγῳ πρό-
σθεν ῥηθὲν, ὡς ἄρα κατάψυξίς ἐστιν, ἀλλ' αἰσθητὴ, βασα-
νίσωμεν, εἰ μὴ ψευδῶς εἴρηται. τινὲς γὰρ οὐκ αἰσθητὴν ψύ-
ξιν τὸ ῥῖγος, ἀλλὰ ὀδυνηρὰν εἶναι νομίζουσι. καταψύχεσθαι

que comitatur, totus autem hic affectus frigidus, et caufa
efficiens idem nomen fortita eft, ut et Plato (inquit ille) af-
firmat; hic enim ipfam Platonis fententiam protulit. Habet
autem univerfa hunc in modum: nam humorum corporis
partes grandiores quum in minorum fedes fubire neque-
ant, compellentes noftros morbofos (funt autem minimi)
extrinfecus alium ex inaequali motum, (neque) immotum
ob aequalitatem et compulfionem facientes, conjungunt,
quod autem praeter naturam cogitur, pugnat fecundum
naturam ipfum fibi, in contrarium repellens. Huic autem
pugnae et concuffioni tremor et rigor nomen pofitum eft,
frigidus affectus totus; hoc et ipfius caufa efficiens fortita
eft nomen. Quod fane neque tremori idem fit rigor, imo nec
perfrictio fimpliciter, neque etiam perfrictio valida, manifefto
oftenfum eft. Quod autem paulo fuperius dictum eft, nempe
perfrictionem effe, fed fenfibilem, discutiamus num falfo prola-
tum fit. Nonnulli enim rigorem non fenfibilem frigiditatem, fed
moleftam effe arbitrantur: fi quidem multi etiam ex fanis frigere

μὲν γάρ φασιν ἰσχυρῶς πολλοὶ καὶ τῶν ὑγιαινόντων, οἱ μὲν
ἑκόντες, ἐμψύξεως ἐπιθυμίᾳ διατρίψαντες ἐπὶ πλέον ἐν ὕδα-
τι ψυχρῷ, τινὲς δὲ καὶ χρείᾳ τούτου χρονίζουσιν ἐν τῷ ψυ-
χρῷ, ῥιγοῦσι δ᾽ οὐκ εὐθὺς, ὥσπερ οὐδ᾽ ὁ λελουμένος, εἶθ᾽
ἑαυτὸν ἐμβαλὼν εἰς ὕδωρ ψυχρόν. οὐδὲ γὰρ οὗτος εἰ μὴ
χρονίσειεν ἐπὶ πολὺ, ῥιγοῖ, καίτοι τῆς γε τοῦ ψυχροῦ ποιό-
τητος αἰσθάνεται σαφῶς. ὥσθ᾽ ὅσον οὖν τῷ τῆς ψύξεως
αἰσθάνεσθαι πάντες ἂν εὐθέως ἐῤῥίγουν οὗτοι, εἴπερ ἦν
αἰσθητὴ ψύξις τὸ ῥῖγος. ἀλλ᾽ οὐ ῥιγοῦσιν, εἰκότως· οὐ
γάρ ἐστιν ἅπασι μετ᾽ ὀδύνης ἡ ψύξις, ἀλλά τινες αὐτῶν, ὅσοι
θέρους ὥρᾳ μάλιστα μὴ φέροντες τὸ πνῖγος εἰς ψυχρὸν ὕδωρ
ἑαυτοὺς ἐμβάλλουσιν, οὕτω φιληδοῦσι πρὸς τὴν ψύξιν, ὥστε
διατρίβουσιν εἰς τοσοῦτον ἐν αὐτῷ, μέχρις ἂν ἁπτομένῳ
σοι δόξωσιν ἀπεψύχθαι δίκην κρυστάλλου. ἆρ᾽ οὖν ἔχοιμεν
ἂν ἤδη τὸ πᾶν, ὀδυνηρὰν ψύξιν ὁρισάμενοι τὸ ῥῖγος, ἤ τινος
ἔτι προσδεῖ; τάχα γὰρ οὐ πᾶν ῥῖγος οὕτως ὁριστέον. ἐπί γέ
τοι τῶν νοσούντων οὐ ταὐτὸν μὲν δοκεῖ τὸ ῥιγοῦν τῷ φρίτ-
τειν ἢ καταψύχεσθαι. λέγομεν οὖν πολλάκις, εἰσβολὴν

admodum fe dicunt, alii fponte refrigerii defiderio diutius in
aqua frigida immorati, quidam autem etiam quia opus habent
in frigida diutius verfantur, rigent autem non ftatim, quemad-
modum nec qui lavit, deinde feipfum in frigidam conjecit;
neque enim hic, nifi admodum diu immoretur, riget, etfi
frigiditatis qualitatem manifefto fentiat. Quapropter quan-
tum ad frigiditatis fenfum attinet, omnes hi ftatim rigerent,
fi rigor frigiditas effet fenfibilis; fed non rigent, merito;
non enim eft omnibus cum dolore refrigeratio; fed nonnulli
ipforum, qui aeftivo tempore validum calorem non toleran-
tes in frigidam fefe conjiciunt, adeo frigiditate oblectantur,
ut tamdiu in ea morentur, donec tangenti tibi glaciei modo
refrigerati effe videantur. An igitur totum jam habebimus,
fi rigorem dolorificam frigiditatem definiamus? an quid ad-
huc defideratur? Forte enim non quilibet rigor ita defi-
niendus venit. In aegrotantibus fane non idem effe videtur
rigere ac horrere, aut frigere; dicimus igitur faepe acces-

Ed. Chart. VII. [209.]   Ed. Baf. III. (368.)

παροξυσμοῦ τῷδε μέν τινι μετὰ ῥίγους, ἑτέρῳ δέ τινι μετὰ
φρίκης, ἄλλῳ δὲ μετὰ καταψύξεως μόνης γεγονέναι, κἂν
τοῖς τῶν ἰατρῶν ἁπάντων συγγράμμασιν ἡ αὐτὴ χρῆσίς ἐστι
τῶν ὀνομάτων. ὡς ὅταν μὴ μετὰ βρασμοῦ καὶ κλόνου κα-
ταψύχηταί τις, οὐ ῥιγοῖ οὗτος, ἀλλὰ δεῖ, εἴπερ μέλλει τὸ
πάθος ῥῖγος] καλεῖσθαι, τὴν ἀνώμαλόν τε καὶ ἀπροαίρετον
αὐτῷ κίνησιν προσεῖναι. τὸ δ᾽ ἄνευ ταύτης, εἴγε μηδὲ τὴν
ἐπιφάνειαν ἀνωμάλως κινεῖ, κατάψυξιν καλοῦσιν· εἰ δὲ ταύ-
την μὲν ταράττοι τε καὶ σείοι κατά τινας ἐμβολάς, τὸ δὲ ὅλον
σῶμα μὴ συγκινοῖ, φρίκην ὀνομάζουσιν, ὡς εἶναι τὴν φρί-
κην τοῦ δέρματος μόνου πάθος τοιοῦτον, οἷον τοῦ παντὸς
σώματος τὸ ῥῖγος. ἐπὶ δέ γε τῶν ὑγιαινόντων ἑτέρως τὸ
ῥιγοῦν λέγομεν, ἐκτείνοντες· ἐπὶ πᾶσαν ὀδυνηρὰν κατάψυξιν.
εἰ δὲ νοσήματος λόγῳ γίγνοιτο ῥῖγος, οὐκ ἀρκεῖ μόνον τοῦτο
φάναι, προσθεῖναι δὲ χρὴ τὴν παντὸς τοῦ σώματος ταραχὴν,
ὃ ἐπαγόμενοί τινες, μετὰ τρόμου κατάψυξιν εἶπον αὐτό;
σαφῶς δὲ οὐχ ἡρμήνευσαν. οὐ γὰρ χρὴ τρόμον καλεῖν, ἀλλὰ

fionis infultum, huic fane cum rigore, alteri cum horrore,
alii cum frigiditate fola obortum; et in omnium medicorum
commentariis idem ufus verborum exiftit. Ita quum quis
nulla concuffione corporis et agitatione perfrigefcit, non
hic riget, verum fi affectus rigor appellari debeat, inaequa-
lem, et praeter voluntatem motum ei accedere oportet;
quod fine hoc accidit, fi ne cutem quidem inaequaliter com-
moveat, perfrictionem nominant; fin autem hanc quidem
perturbet, concutiatque per quosdam infultus, corpus au-
tem totum non commoveat, horrorem nominant; ut hic
cutis folius affectus talis exiftat, qualis totius corporis rigor.
At in fanis alio modo rigere dicimus, extendentes ad om-
nem dolorificam perfrictionem; fin autem ratione morbi ob-
veniat rigor, non fatis eft hoc tantum dixiffe, fed totius
corporis perturbationem apponere convenit. Quod aliqui
inducentes, perfrictionem cum tremore ipfum appellarunt;
manifefto autem non funt interpretati; tremorem enim nun-
cupare neutiquam oportet, fed agitationem quandam prae-

ΚΑΙ ΣΠΑΣΜΟΥ ΚΑΙ ΡΙΓΟΥΣ ΒΙΒΛΙΟΝ. 613

Ed. Chart. VII. [209. 210.]   Ed. Baf. III. (368. 369.)
βρασμόν τινα ἀπροαίρετον ἢ κλόνον, ἢ σεισμὸν, ἢ τοιοῦτον
ἕτερον ἐξευρίσκειν ὄνομα. τὸ γὰρ τοῦ τρόμου κατὰ πάθους
ἰδίου κεῖται· ἐοίκασιν οὖν οἱ τὸ νοσερὸν ῥῖγος ὁριζόμενοι κα-
τάψυξιν ἄλλο μηδὲν εἰπόντες, ἀλλὰ τὸ τοῖς ὑγιαίνουσι γινό-
μενον. καί τοι τὸ νοσερὸν ῥῖγος, ὑπὲρ οὗ τοῖς ἰατροῖς ὁ
πᾶς λόγος, ὁρίζεσθαι προὔκειτο καὶ τοῖς εἰρημένοις ἀνδράσι.
νοσερὸν δὲ καλοῦμεν, ὅταν ἀπὸ μηδενὸς ἔξωθεν αἰτίας βιαίας,
ἀλλ᾽ ἐξ ἑαυτοῦ τὸ σῶμα τοιαύτην ἴσχει διάθεσιν. οὕτω γὰρ
δὴ, οἶμαι, καὶ Ἱπποκράτης ἔλεγεν· ὑπὸ καύσου ἐχομένῳ, ῥί-
γεος ἐπιγενομένου, λύσις. οὔκουν ψυχρὸν ὕδωρ καταχέας τῷ
πυρέττοντι ποιήσεις ῥῖγος, ἀλλ᾽ ὅταν ἐξ αὐτῆς ἐγείρηται τῆς
ἐν τῷ σώματι διαθέσεως. κατὰ δὲ τὸν αὐτὸν τρόπον εἴρηται
καὶ ταῦτα· μετὰ ῥίγους ἄγνοια, κακόν. κακὸν δὲ καὶ λήθη.
τὰ ἑκταῖα ῥίγεα δύσκριτα. ῥίγεα δ᾽ ἄρχεται γυναιξὶν ἐξ
[210] ὀσφύος διὰ νώτου μᾶλλον, ἀτὰρ καὶ ἀνδράσι μᾶλλον
ὄπισθεν ἢ ἔμπροσθεν. ἐν ἅπασι γὰρ τούτοις οὐ τὸ τοῖς
ὑγιαί(369)νουσι γινόμενον, ἀλλὰ τὸ νοσῶδες εἴρηται ῥῖγος,

ter voluntatem, aut vibrationem, aut concuffionem, aut
aliud id genus nomen invenire; nam tremoris vocabulum
de peculiari affectu eunciatur. Qui igitur morbi rigorem
definiunt perfrictionem, alium nullum dicere videntur
quam eum, qui fanis accidit; etfi morbofum rigorem, de
quo medici omnino difputant, etiam commemorati viri de-
finire ftatuerant: morbidum autem vocamus, quum a nulla
exteriori caufa violenta corpus, fed ex fe talem obtinet af-
fectionem. Ita enim, puto, Hippocrates quoque ajebat:
*Quum quis caufo affligitur, fi rigor fupervenit, libera-
tur.* Non igitur aqua frigida febricitanti fuperfufa rigorem
excitabis, fed quum ex ipfa corporis affectione fufcitatur.
In eundem modum et haec funt pronunciata: *Cum rigore
defipientia, malum.* Item: *oblivio, malum.* Rurfus:
Sexto die rigores difficile judicium notant. Item: *Rigo-
res incipiunt mulieribus ex lumbis per fpinam potius, fed
et viris potius retro quam ante.* In omnibus enim his
rigor non qui fanis accidit, fed qui aegris, explicatus eft,

ὅπέρ ἐστι κατάψυξις ἀλγεινὴ μετά τινος ἀνωμάλου σεισμοῦ καὶ
κλόνου παντὸς τοῦ σώματος. ὁπότ' οὖν τί ποτέ ἐστι ῥῖγος
ἐγνώκαμεν, ἑξῆς ἴδωμεν καὶ τίς μὲν ἡ ποιοῦσα τὸ πάθος αἰ-
τία, τίσι δὲ μάλιστα προηγουμέναις αἰτίαις ἕπεται, καὶ τίσιν
ἐπιγίνεται διαθέσεσιν, ὑπὲρ ἁπάσης τε τῆς γενέσεως αὐτοῦ.
ὅτι μὲν γὰρ τὸ ῥιγοῦν πάθος ἐστὶ τοῦ κατὰ φύσιν θερμοῦ,
σχεδὸν ἅπασιν ὡμολόγηται. δεῖται δὲ πᾶς ὁ λόγος οὗτος ἀκρι-
βοῦς ἀκροατοῦ καὶ πολὺν μάλιστα νοῦν ἔχοντος. ἐγὼ μὲν γὰρ
εἶπον τοῦ κατὰ φύσιν θερμοῦ πάθος εἶναι τὸ ῥῖγος, ἵνα μή
τις τοῦ ἔξωθεν νομίσας εἰρῆσθαι, καταψεύδεσθαί με δόξειεν
Ἐρασιστράτου καὶ Πραξαγόρου καὶ Φιλοτίμου καὶ Ἀσκλη-
πιάδου καὶ μυρίων ἄλλων, ὅσοι τὸ θερμὸν οὐκ ἔμφυτον,
ἀλλ' ἐπίκτητον εἶναι νομίζουσι. πῶς γὰρ οὖν οὗτοι πάθος
ἐμφύτου θερμοῦ λέγοιεν, οἳ μηδὲ τὴν ἀρχὴν ἔμφυτον εἰδότες
θερμόν; ἀλλ' ἔμφυτον μὲν, ὥσπερ εἴπομεν, οὐ πάντες ὁμο-
λογοῦσι τὸ θερμὸν ὑπάρχειν, γένεσιν δὲ ἐπίκτητον αὐτῷ
τεχνώμενοι, διαφερόντως ἄλλος ἄλλην, ἐν τοῦτο πάντες ὁμο-
λογοῦσιν, ὡς ἔσται τι κατὰ φύσιν ἐν ἑκάστῳ ζώῳ θερμὸν,

qui eſt perfrictio dolorifica cum quadam inaequali totius cor-
poris concuſſione agitationeque. Quum igitur quid tan-
dem rigor ſit noverimus, deinceps inſpiciamus et quae cauſa
ſit efficiens, qnas potiſſimum antecedentes cauſas comitetur,
et quibus ſuperveniat affectionibus, ac de univerſa ipſius
generatione. Quod enim rigor nativi caloris affectus ſit,
omnibus fere in confeſſo eſt. Requirit autem totus hic ſer-
mo auditorem diligentem, et qui plurimum mentis habeat.
Ego etenim nativi caloris affectum rigorem eſſe dixi, ne
quis externi dictum eſſe ratus, mentiri forſan me opinetur
contra Eraſiſtratum, Praxagoram, Philotimum, Aſclepia-
dem, aliosque innumeros, qui calorem non inſitum, ſed
aſcititium eſſe cenſent. Quomodo enim hi nativi caloris
affectum dixerint, qui prorſus nativum calorem ignorarunt?
Verum genuinum ſane, ut diximus, non omnes calorem eſſe
fatentur; generationem autem ei aſcititiam molientes, varie
alius aliam, unum hoc omnes concedunt, eſſe aliquod ſe-
cundum naturam in unoquoque animante calidum, in con-

ΚΑΙ ΣΠΑΣΜΟΥ ΚΑΙ ΡΙΓΟΥΣ ΒΙΒΛΙΟΝ. 615

Ed. Chart. VII. [210.]   Ed. Baf. III. (369.)

ἐν τῷ προσήκοντι μέτρῳ θεωρούμενον. καὶ δὴ περὶ τοῦτο
ῥῖγός τε καὶ φρίκην φασὶν ἅπασάν τε γίνεσθαι κατάψυξιν.
Ἀσκληπιάδης γοῦν οὐ μόνον τὸ θερμὸν, ἀλλ᾽ οὐδ᾽ ἄλλην τινὰ
τιθεὶς ἔμφυτον δύναμιν, ἅπαντα πυρετὸν ἐπί τισιν ἐμφράξε-
σιν ὄγκων ἐν πόροις ἀεὶ συνίστασθαι λέγων, ἐν μεγέθεσι πύ-
ρων τὴν διαφορὰν τιθέμενος αὐτοῦ, οὕτω φιλοτεχνεῖ, δεί-
κνυσί τε, τίσι μὲν ἀνάγκη ῥῖγος ἐζεῦχθαι, τίσι δ᾽ οὔ. καὶ
ἔγωγ᾽ ἂν εἰ μὴ μακρότερόν τε τοῦ καιροῦ τὸν λόγον ἤλπιζον
ἔσεσθαι καὶ ἄλλως οὐ δίκαιον ἡγοῦμαι ὑπὲρ Ἀσκληπιάδου
μὲν ἐπισκέψασθαι μόνου, παρελθεῖν δὲ τὰ τῶν ἄλλων, ἢ πά-
λιν ἁπάντων ἐπιχειρῶν μνημονεύειν, εἰς μακρὸν καὶ ἀπέραν-
τον ἐμπεσεῖν λόγου μῆκος, ἑξῆς ἂν ὑπὲρ ἁπασῶν τῶν δοξῶν
ἐπισκεψάμενος, ἀφ᾽ ὅτου γε πιθανὸν τὴν ἀφορμὴν ἔσχηκεν
ἑκάστη, καὶ τί μάλιστα τὸ ἀπατῆσαν, ὅπη τε σφάλλονται
δείξας, οὕτως ἂν ἐπὶ τὴν ἡμετέραν ἧκον δόξαν. ἀλλὰ τοῦτο
μὲν εἰς ἕτερον ἀναβεβλήσθω καιρόν. οὐδὲ γὰρ Ἀθήναιον
ἐπαινῶ περὶ μὲν Ἀσκληπιάδου καὶ Ἡρακλείδου τοῦ Ποντικο-

veniente menſura aeſtimatum; ac circa hoc rigorem, horro-
rem, omnemque perfrictionem fieri ajunt. Aſclepiades
igitur, quum non modo calidum, ſed ne aliam quidem ul-
lam facultatem infitam ſtatuiſſet, omnem febrem propter
quasdam corpusculorum in meatibus obſtructiones ſemper
conſtitui dictitat; in magnitudine autem meatuum differen-
tiam ipſius ponens, molitur ita oſtendere, quibus neceſſario
conjunctus ſit rigor, quibus non. Ac ego quidem niſi lon-
giorem, quam par eſt, ſermonem fore ſperarem, et prae-
cipue iniquum cenſerem de Aſclepiade quidem ſolo agere,
aliorum vero dicta omittere, aut rurſus omnium mentionem
facere aggrediens, in longam ac infinitam ſermonis prolixi-
tatem incidere; deinceps utique de omnibus opinionibus
contemplatus, unde unaquaeque probabilem occaſionem ha-
beret, quid potiſſimum eis imponeret, et ubi aberrarent,
quum oſtendiſſem, ita ad noſtram deſcenderem opinionem.
Verum hoc in aliud tempus differatur. Neque enim Athe-
naeum laudo, qui de Aſclepiade, Heraclide Pontico, Stra-

καὶ Στράτωνος τοῦ φυσικοῦ λέγοντά τι, τῶν δ᾽ ἄλλων οὐδε-
νὸς μνημονεύοντα, καί τοί γε οὐ τὰς τούτων δόξας μόνον
περὶ ῥίγους, ἀλλ᾽ ἑτέρας πολὺ πλείους οὐδὲν ἧττον ἐνδόξους
τε καὶ πιθανὰς εἶχεν εἰπεῖν. ἡμεῖς οὖν ἀρχὴν ὁμολογουμένην
λαβόντες, ὡς ἔστι τοῦ κατὰ φύσιν ἐν ἑκάστῳ ζώῳ θερμοῦ
πάθος τὸ ῥῖγος, ἴδωμεν ὅπως γίνεται. προκόψει δ᾽ ὁ λόγος
ἐπὶ ταῖς Ἱπποκράτους ἀρχαῖς οὐκ ὄγκους καὶ πόρους ἡμῶν
στοιχεῖα τιθεμένων τοῦ σώματος, οὐδὲ κινήσεως ἢ παρα-
τρίψεως ἤ τινος ἄλλης αἰτίας ἔκγονον τὸ θερμὸν ἀποφαι-
νόντων, ἀλλὰ τὸ μὲν ὅλον σῶμα σύμπνουν τε καὶ σύῤῥουν
ἡγουμένων, τὸ θερμὸν δ᾽ οὐκ ἐπίκτητον οὐδ᾽ ὕστερον τοῦ
ζώου τῆς γενέσεως, ἀλλ᾽ αὐτὸ πρῶτόν τε καὶ ἀρχέγονον καὶ
ἔμφυτον. καὶ ἥ γε φύσις καὶ ἡ ψυχὴ οὐδὲν ἄλλο ἢ τοῦτ᾽
ἔστιν, ὥστ᾽ οὐσίαν αὐτοκίνητόν τε καὶ ἀεικίνητον αὐτὸ νοῶν
οὐκ ἂν ἁμάρτοις. ἕκαστον δὲ τούτων ἰδίᾳ βεβασάνισται,
καί τοι μαθεῖν ἔνεστιν ὑπὲρ αὐτῶν ἑτέρωθι, [211] τὸ νῦν·δὲ
εἶναι τοῦ λόγου τὸ συνεχὲς ἐρευνητέον. ἅτε γὰρ ἀεικίνητον.

tone phyfico aliquid dicat, nullius autem aliorum memi-
nerit; etfi non.modo horum opiniones de rigore, fed alias
multo plures nihilo minus celebres et probabiles explicare
potuiffet. Nos igitur initio hoc fumpto, quod omnibus in
confeffo eft, nempe rigorem affectum effe caloris in unoquo-
que animante nativi, videamus quomodo oriatur. Proce
det autem difputatio ex Hippocratis principiis; ` nec vero
corpuscula et meatus ftatuemus corporis noftri elementa;
neque calorem, motus aut collifionis aut alterius cujusdam
caufae fobolem pronunciabimus; fed corpus quidem totum
confpirabile et confluxile cenfebimus; calorem autem non
acquifitum, neque animalis generatione pofteriorem, verum
ipfum primum, primigenium et infitum. Ac natura fane.
et anima nihil aliud, quam hic, exiftit; quare fi fubftan-
tiam per fe et femper mobilem ipfum intelligas, haud erra-
bis. Singula autem haec feorfum indagemus, etfi do ipfis
alibi difcere licet; in praefentia autem fermonis continuitas
examinanda eft. Nam calor infitus, ceu femper mobilis,

ὃν τὸ ἔμφυτον θερμὸν, οὔτ᾽ εἴσω μόνον οὔτ᾽ ἔξω κινεῖται,
διαδέχεται δ᾽ ἀεὶ τὴν ἑτέραν αὐτοῦ κίνησιν ἡ ἑτέρα. ταχὺ
γὰρ ἂν ἡ μὲν ἔσω μονὴ κατέπαυσεν εἰς ἀκινησίαν, ἡ δὲ ἐκτὸς
ἐσκέδασέ τε καὶ ταύτῃ διέφθειρεν αὐτό. μέτρια δὲ σβεννύμε-
νον καὶ μέτρια ἀναπτόμενον, ὡς Ἡράκλειτος ἔλεγεν, ἀεικί-
νητον οὕτω μένει. ἀνάπτεται μὲν οὖν τῇ κάτω συννεύσει,
τῆς τροφῆς ὀρεγόμενον· αἱρόμενον δὲ καὶ πάντῃ σκιδνάμενον
σβέννυται. ἀλλὰ τὴν μὲν ἄνω τε καὶ ἔξω φορὰν καὶ ὡς ἄν
τις εἴποι ἐξάπλωσιν ἀπὸ τῆς ἰδίας ἀρχῆς, διότι φύσει θερμόν
ἐστι, κέκτηται· τὴν δ᾽ εἴσω τε καὶ κάτω, τουτέστιν ἐπὶ τὴν
ἰδίαν ἀρχὴν ὁδὸν, ὅτι ψυχροῦ τι μετέχει· μικτὸν γὰρ ἐκ θερ-
μοῦ καὶ ψυχροῦ γέγονε. κατὰ μὲν τὸν πρῶτον λόγον τοῦ
θερμοῦ, τοῦτ᾽ ἔστι αὐτοκίνητον αὐτοῦ, καὶ τούτου μάλιστα
δεῖται πρὸς τὰς ἐνεργείας· μεγάλην δ᾽ ὅμως αὐτῷ χρείαν καὶ
τὸ ψυχρὸν παρέχει. πέφυκε γὰρ τὸ μὲν θερμὸν εἰς ὕψος αἴ-
ρεσθαι καὶ συμπροσάγειν αὐτῷ τὴν τροφήν· εἰ δὲ μὴ τὸ ψυ-
χρὸν ἐμποδὼν ἐγένετο, καὶ ἐπὶ μήκιστον προῆκε. γίνεται δ᾽
ἐμποδὼν τὸ ψυχρὸν τῇ τοιαύτῃ τοῦ θερμοῦ κινήσει, ὡς μὴ

neque intro folum, neque extra fertur; fed alterum ipfius
motum alter femper excipit. Celeriter enim, fi intus calor
maneret, in immobilitatem ceffaret; fi foras efferretur, et
hic motus diffiparet ipfum atque hac ratione perderet; mo-
dice autem extinctus et modice accenfûs, ut Heraclitus
ajebat, femper mobilis ita perfeverat. Incenditur igitur,
quum ad intima inclinat alimenti appetens; ab intimis vero
elatus et undequaque difperfus, extinguitur. Verum ad
fuperiora exterioraque lationem, et ut ita dicam explicatio-
nem a fuo principio, quod natura calidus fit, experitur;
intro autem et deorfum, hoc eft ad proprium principium
viam *init*, quoniam frigidi aliquatenus particeps eft; quippe
ex calido et frigido temperatus. Prima fane calidi ratione
fua fponte movetur, atque hoc potiffimum ad actiones in-
diget; magnum tamen ipfi ufum et frigidum exhibet. So-
let enim calidum in fublime attolli ac fecum alimentum
adducere. Si autem frigidum non obftaret, etiam longiffi-
me procederet. Fit autem frigidum hujusmodi caloris mo-

ἀπόλοιτο ἐκτεινόμενον. κίνδυνος γὰρ ὑπὸ κουφότητος καὶ
τῆς πρὸς τὸ ἄνω ὁρμῆς ἀποστῆναι τῶν σωμάτων αὐτό. ἀλλὰ
τὸ ψυχρὸν ἐπέχει τε καὶ κωλύει, καὶ τῆς ἄγαν ταύτης κινή-
σεως ἀφαιρεῖ τὸ σφοδρόν. ἐπανέλθωμεν οὖν ἐφ᾽ ἅπερ ἐξ ἀρ-
χῆς ὑπεθέμεθα, δεικνύντες οἷόν τι πάθος ἐστὶ τῆς ἐμφύτου
θερμασίας τὸ ῥῖγος. ὅτι μὲν γὰρ ἐπειδὰν ἐν τοῖς κατὰ φύσιν
ὅροις μένῃ τῆς κράσεως, ὑγιαίνει τὸ ζῶον, οὐ δεῖται λόγου,
τουτέστιν ὅταν, ὡς Ἱπποκράτης ἔλεγε, μετρίως ἔχῃ τὸ θερμὸν
καὶ τὸ ψυχρὸν τῆς πρὸς ἄλληλα κράσεως· ἢν δὲ τὸ ἕτερον τοῦ
ἑτέρου κρατήσῃ, νοσεῖν ἀνάγκη τὸ ζῶον εἶδος νοσήματος
ἐοικὸς τῇ φύσει τοῦ κρατήσαντος αἰτίου. φλεγμοναὶ μὲν οὖν
καὶ ἐρυσιπέλατα καὶ ἕρπητες καὶ ἄνθρακες καὶ τὰ καυσώδη
καὶ φλογώδη καὶ πάντα τὰ πυρετώδη πάθη, ὅταν ἡ τοῦ
θερμοῦ δύναμις ἐπικρατῇ· σπασμοὶ δ᾽ αὖ πάλιν καὶ τέτα-
νοι καὶ παλμοὶ καὶ νάρκαι καὶ παραλύσεις, ἐπιληψίαι τε καὶ
παραπληγίαι, τοῦ ψυχροῦ κρατοῦντος πάθη. ἕν τι τῶν
τοιούτων παθῶν ἐστι καὶ τὸ ῥῖγος τουτί, οὐχ ἁπλῶς ὂν κα-
τάψυξις, ἀλλὰ συναίσθησις, ὅθεν αὐτῷ δεῖ προσθεῖναι καὶ

tui impedimento, ne difperfus aboleatur; quippe periculum
eft, ne ipfe prae levitate et impetu furfum a corporibus
difcedat; fed frigidum retinet impeditque, et vehementiam
nimii hujus motus tollit. Redeamus igitur ad fuperius in-
ftitutum, oftendentes qualisnam nativi caloris affectus fit
rigor. Quod etenim ubi in naturalibus temperamenti ter-
minis manet, animal fanitate fruatur, verbis non indiget;
hoc eft, quum, ut Hippocrates ajebat, calidum et frigidum
mutuo inter fe temperamento mediocriter habent. Sin au-
tem alterum altero fit fortius, animal aegrotare necefle eft
ea morbi fpeciei, quae caufae fuperantis naturae refpondeat.
Inflammationes igitur, eryfipelata, herpetes, carbunculi,
affectus teftantes fervorem aeftumque igneum, ac omnes fe-
briles affectus, quum vis calidi evicerit; contra convulfio-
nes, tetani, palpitationes, ftupores, refolutiones, epilepfiae,
et paraplegiae, frigidi fuperantis affectus. Ex hujusmodi
affectibus unus eft rigor hic, non fimpliciter perfrictio exi-
ftens, fed cum fenfu; unde adjiciendum ei eft, fubita ac

τὸ ἀθρόον· ἔτι δὲ σφοδρὰν εἶναι χρὴ τὴν κατάψυξιν καὶ
βιαίαν, ὡς εἶναι σαφῶς διοριζόμενον ἀληθεύειν, κατάψυξιν
ἀθρόαν καὶ βίαιον εἶναι τὸ ῥῖγος τοῦ ἐμφύτου θερμοῦ.
πάλιν γὰρ, ὡς ὁ Πλάτων ἔλεγε, τὸ μὲν ἠρέμα καὶ κατὰ μικρὸν
ἀναίσθητον· εἰ δὲ αἰσθητὸν, ἀνάγκη τοῦτο μεγάλως κινεῖν,
καὶ τρέμειν ἀθρόως. ὥστ' ἔμψυξις ἡ μὲν ἀναίσθητος ἐν
χρόνῳ πλείονι καὶ κατὰ βραχὺ γένοιτ' ἄν· ἡ δὲ ταχεῖά τε
καὶ μεγάλως ἐξαίρουσα πάντως σὺν αἰσθήσει. οὐδὲ γὰρ
ἂν τὸ τοιοῦτον πάθος διαλάθοι. τὸ δὲ τοιοῦτον πάθος σὺν
αἰσθήσει τῆς ψύξεως οὐχ ἅπαν ὀδυνηρὸν, ἀλλ' ἔστιν ὅτε καὶ
ἥδιστον. ἔλεγε γὰρ αὖ πάλιν ὁ Πλάτων, ὅτι τὸ μὲν παρὰ
φύσιν καὶ βίαιον γινόμενον ἀθρόον ἐν ἡμῖν πάθος' ἀλγει-
νὸν, τὸ δὲ εἰς φύσιν ἀπιὸν αὖ πάλιν ἀθρόον ἡδύ. ὥστε
τὸ μὲν ἀθρόον κοινὸν ἀμφοῖν, ἡδέος τε καὶ ἀλγεινοῦ, τοῦ μὴ
λαθεῖν τὸ πάθος ἕνεκεν ἀναγκαίως ἐζευγμένον· ἐπὶ τούτῳ δὲ
τὸ μὲν πρὸς τῷ μὴ λανθάνειν εἰς τὴν φύσιν ἐπανάγον ἡδὺ,
τὸ δ' ἐξιστὰν τοῦ κατὰ φύσιν ἀλγεινόν. ὅθεν ἓν καὶ ταυτὸ

univerfim facta. Praeterea vehementem perfrictionem et
violentam effe oportet, ut manifefte ac vere definire liceat,
rigorem infiti caloris perfrictionem effe fubitam et violentam.
Rurfus enim, ut Plato dixit, *quod fenfim et paulatim fit,
infenfibile; quod autem fenfile, neceffe eft hoc vehementer
moveri et tremere fubito.* Quare perfrictio quidem infen-
filis longiori temporis fpatio et paulatim accidit; cita au-
tem et emergens admodum, cum fenfu prorfus contingit;
neque enim hujusmodi affectus latere poterit. Talis autem
affectus cum frigoris fenfu non omnis dolorem adfert, fed
interdum etiam voluptatem. Dicebat enim rurfus Plato,
*affectum praeter naturam et violentum et celeriter obo-
rientem in nobis dolorificum effe; qui vero celeriter et con-
fertim ad naturam redit, eum fuavem effe.* Quare utri-
que et fuavi et dolorifico commune eft, neceffario, ne af-
fectus lateat, conjunctum; praeter hoc autem, quod non
latenter in naturalem ftatum reducit, fuave eft; quod autem
extra naturalem ftatum educit, dolorificum. Unde unum

[212] τῷ πλήθει ψυχρὸν, τὸ μὲν ἦσε, τὸ δ᾽ ἠνίασεν. εἰ μὲν
ὑπερτεθερμασμένῳ σώματι προσάγοιτο, πάντως ἦσε· τὸ γὰρ
ἄμετρον, τῇ θερμασίᾳ πονούμενον, ἐπὶ τῇ τοῦ λείποντος
εἰσόδῳ ψυχροῦ παρηγορηθὲν, ἤσθη μὲν, ὅτε παρηγορήθη·
τὴν δ᾽ ἑαυτοῦ φύσιν ἔχον ἦν ἀθρόως ἐμψύχοις, ἀνιάσεις,
πονήσει γὰρ ἐπὶ τῷ τῆς κράσεως ἀμέτρῳ. (370) τοῖς γὰρ
κατὰ τὴν φύσιν, ὡς Ἱπποκράτης ἔλεγε, διαλλασπομένοισι καὶ
διαφθειρομένοισιν αἱ ὀδύναι γίνονται. οὐ μόνον οὖν ἀθρόαν
χρὴ καὶ σφοδρὰν εἶναι τὴν ψύξιν, ἵνα ῥῖγος γένηται, ἀλλ᾽ ἔτι
τούτῳ προσεῖναι δεῖ τὸ βίαιον τοῦ πάθους, τουτέστι τὸ
παρὰ φύσιν, ὥστε ἀθρόαν ψύξιν εἰς τὸ παρὰ φύσιν ἄγουσαν
εἶναι τὸ ῥῖγος. καί μοι δοκεῖ τοῦτο χρῆναι διαφυλάττειν ἐν
τούτῳ τῷ λόγῳ μάλιστα περὶ τὴν τοῦ πάθους γένεσιν, εἰ
μέλλοι τις ἀληθεύειν εἰπών, ψύξιν ἀθρόαν καὶ βίαιον ἐν τῷ
ῥίγει γίνεσθαι τοῦ ἐμφύτου ἐ ερμοῦ. ψύχεται μὲν οὖν καὶ
διαφορούμενον, ἐπιλείποντος αὐτὸ τοῦ συνέχοντος τόνου, καὶ
τροφῆς ἀποροῦν, ὅθεν ἀνήπτετο· ἀλλ᾽ οὐδέτερον τούτων

et idem numero frigidum, partim oblectat, partim dolorem
infert; fi quidem corpori praeter modum calefacto admovea-
tur, omnino oblectat; nam immoderato calore laborans,
per deficientis frigidi ingreffum mitigatum, oblectatur qui-
dem quum mitigatur: fuam autem naturam obtinens, fi ce-
leriter et confertim refrigeres, dolore afficies; nam ob tem-
peramenti immoderationem laborabit. Nam, ut ait Hippocra-
tes, *quibus natura alteratur corrumpiturque, dolores fiunt.*
Non folum igitur celerem et vehementem frigiditatem effe
oportet, ut rigor oboriatur, fed adjicienda huic adhuo eft
violentia affectionis, hoc eft praeter naturam ftatus; ut
rigor fit fubita perfrictio in ftatum praeter naturam perdu-
cens. Atque hoc mihi obfervandum in hoc fermone vide-
tur, praefertim fi de affectus generatione vera quis pronun-
ciaturus eft, ubi dixerit, in rigore fubitam violentamque
nativi caloris perfrictionem fieri. Refrigeratur itaque etiam
quum diffipatur, robore quod continet ipfum, deftituente;
item alimenti, a quo accendebatur, penuria; fed neuter ho-

αὐτοῦ τῶν παθημάτων ῥῖγος ἐργάζεται, ἢ πάντες ἂν οἱ ἀπο-
θνήσκοντες ἐῤῥίγουν. ὥστε τὸ διαφθείρεσθαι τὸ θερμὸν ἑνί
γε τρόπῳ κοινὸν ἅπασι τοῖς ἀποθνήσκουσιν· ἀλλ' οὐ ῥιγοῦ-
σιν, οὐ γὰρ ἁπλῶς φημι χρῆναι ψύχεσθαι τὸ θερμὸν, ἀλλ',
ἀθρόως τε καὶ βιαίως, τουτέστιν ἐῤῥωμένον αὐτὸ μένον, οὔτε
τὴν οὐσίαν οὔτε τὸν τόνον βεβλαμμένον, ὑπό τινος τῶν ἔξω
αἰτίων ἀνιᾶσθαι. φλόγα δή μοι νόησον ἐκτὸς ποτὲ μὲν
ἀπορίᾳ τῆς ὕλης ὅθεν ἀνήπτετο διαφθειρομένην, ποτὲ δὲ
ἐν ἡλίῳ λαμπρῷ μαραινομένην, αὖθις δ' ὑφ' ὕδατος πολλοῦ
κατασβεννυμένην, ἢ πλήθει ξύλων ἐπ' αὐτῆς σωρευθέντων
καταπνιγομένην. τέτταρες αὗται ἐπ' αἰτίοις τέτταρσιν οὐ
τὸν αὐτὸν ἅπασαι τρόπον ἀδικοῦσαι τὴν φλόγα. τῆς μὲν
γὰρ ἐν ἡλίῳ μαραινομένης ὁ τόνος σκίδναται, βίᾳ τοῦ περιέ-
χοντος διαφορούμενος, ἰσχυροτέρα γὰρ ἡ τῶν ἡλιακῶν ἀκτί-
νων ῥώμη καὶ διαρκεστέρα τοῦ πυρός· ὅταν δὲ ὕλης ἀπο-
ροῦσα μηκέτι ἀνάπτηται, τῆς οὐσίας ἀπολλυμένης, διαφθεί-
ρεται. τὸ μὲν γὰρ ἀναφθὲν ἀεὶ διαφορεῖται κατὰ τὴν ἔξω
κίνησιν· ἔσω δὲ νεύουσα τοῦ τραφῆναι χάριν, εἶτ' ἀποροῦσα

rum affectuum rigorem efficit; aut omnes, qui moriuntur,
rigerent. Quapropter corrumpi calidum, ut ita dicam, om-
nibus morientibus commune eſt, non tamen rigent; non
enim abſolute calidum refrigerari oportere aſſero, ſed et ſu-
bito et violenter, hoc eſt robuſtum ipſum perſeverans, ne-
que ſubſtantia neque tenore laeſum, ab exteriorum cauſa-
rum aliqua infeſtari. Conſiderato mihi flammam extrinſecus
interdum materiae unde accendebatur penuria interire, in-
terdum in ſole ſplendido contabeſcere ac emori; rurſus
ab aqua multa extingui, aut lignorum ſuper eam cumulatim
injectorum copia ſuffocari; quatuor haec *accidentia* qua-
tuor de cauſis, non eodem omnia modo, flammam afficiunt.
Ejus enim quae in ſole contabeſcit, robur diſſipatur, aëris
nos ambientis violentia diſcuſſum; nam radiorum ſolis robur
igne fortius eſt et durabilius. Quum vero materiae penu-
ria non amplius accenditur, ſubſtantia deperdita, interit;
quod enim accenſum eſt, ſemper in motu ad exteriora diſcu-
titur diſſipaturque, intro autem inclinans alimenti accipien-

τοῦ θρέψαντος, ἀσθενῶς οὕτω τὸ δεύτερον ἀποτείνεται.
ὕλης δὲ πλήθει βαρυνθεῖσα καὶ τῆς ἀναπνοῆς στερηθεῖσα,
πνίγεται. ἐπὶ δὲ τῆς ἀφ᾽ ὕδατος βλάβης οὐδὲ λόγου δεῖ·
μάχη γὰρ ἰσχυρὰ φλογὶ πρὸς ἅπασαν εἰλικρινῆ τε καὶ πολλὴν
ὑγρότητα, ὡς εἰ καὶ τοὔλαιον αὐτῇ προσάγῃς ἀθρόον, ἀνάγ-
κη ψόφον καὶ σεισμόν τινα γενέσθαι, μονονουχὶ φωνῇ τοῦ
πυρὸς ἐνδεικνυμένου τὸ βίαιον. τοιοῦτον δή τι πάθος περὶ
τὴν ἔμφυτον θερμασίαν νόει τὸ ῥῖγος. οὔτε γὰρ ὅταν δι᾽
ὕλης ἔνδειαν ἀτροφοῦν τὸ θερμὸν μαραίνηται, οὔθ᾽ ὅταν ὑπὸ
τοῦ πλήθους αὐτῆς βαρυνόμενον, οὔθ᾽ ὅταν ἀῤῥωστήσαν
ὀκλάζῃ, ῥῖγος εὑρήσεις γινόμενον, ἀλλ᾽ ὅταν ἰσχυρὸν ὂν ἀπο-
τείνεσθαι δυνάμενον, εἶτα κωλύηται. δι᾽ αὐτὸ δὲ τοῦτο καὶ
τὸ κλονεῖσθαι τῷ σώματι συμβέβηκε, διπλῆς κἀνταῦθα καὶ
συνθέτου κινήσεως γενομένης, ὡς ἐπὶ τῶν τρεμόντων, ἕτε-
ρον δὲ τρόπον. ἐκεῖ μὲν γὰρ ἀσθενείᾳ τῆς κινούσης τὸ
σῶμα δυνάμεως ἡ μικτὴ κίνησις ἐγίνετο, καθ᾽ ὅσον ἂν ἐνδῷ
τοῦ τόπου διαίρουσα τὸ κῶλον, ὑποῤῥέοντος ἀεὶ τοῦ μέρους

di gratia, deinde eo alimento deftituta, imbecilliter adeo fe-
cunda vice porrigitur. Materiae autem copia gravata et
refpiratione deftituta ftrangulatur. De noxa autem quae
ab aqua provenit, manifeftius eft quam ut verbis indigeat;
pugna enim valida flammae eft adverfus omnem finceram et
multam humiditatem, ut fi et oleum ipfi cumulatim exhibeas,
neceffum fit, ftrepitum et concuffionem quandam oboriri,
igne propemodum voce violentiam fatente. Talem fane af-
fectum in calore infito rigorem intelligito; neque enim,
quum materiae inopia calidum laborans nec alimentum
fentiens contabefcit, nec quum a copia ipfius grava-
tum, nec quum imbecille labafcit, rigorem fieri de-
prehendes; fed quum validus exiftit adeo, ut expandi
poffit, deinde prohibetur. Propter hoc ipfum etiam
concuti corpus accidit, duplici hic quoque et compofito
motu oborto, ut in trementibus, fed diverfa ratione. Illic
etenim facultatis corpus moventis imbecillitate mixtus mo-
tus ortus eft, prout robur membrum erigens remiferit, parte

εἰς τὸ κάτω· νυνὶ δὲ τῆς φυσικῆς [213] τοῦ θερμοῦ κινήσεως
ἰσχομένης βίᾳ, τὸ ῥῖγος ἀπαντᾷ. βούλεται μὲν γὰρ ἅτε μήτε
τὴν οὐσίαν μήτε τὸν τόνον βεβλαμμένον, ἀποτείνεσθαί τε καὶ
πάντῃ τοῦ σώματος φέρεσθαι· κωλυόμενον δὲ καὶ βίᾳ συνω-
θούμενον εἰς τὸ βάθος, ἐπὶ τὴν ἰδίαν ἀρχὴν καταφεύγει.
μένειν δὲ ἐνταῦθα μὴ δυνάμενον, ἀεικινήτῳ γὰρ οὐσίᾳ τὸ
στῆναι θάνατος, ἀθροῖσαν ἑαυτὸ καὶ οἷον συνεσπειραμένον
γεγονός, ὁμαλῶς μὲν οὐκ ἔσω τὴν ἀβίαστον ἀποτείνεται·
σφοδρᾷ δὲ τῇ φορᾷ χρώμενον καὶ οἷον ἀπὸ ὕσπληγγος ἐξαλ-
λόμενον, ἐνίοτε ἐνίσταται τοῖς ἐνισταμένοις αὐτοῦ τῇ πρόσω
κινήσει, διώσασθαι μὲν ταῦτα, καθαρὰς δὲ αὐτῷ τὰς ὁδοὺς
ἀπεργάσασθαι σπεῦδον. προσκροῦον δ' αὐτοῖς ἐπεσχέθη
μὲν ἐξ ἀνάγκης τῆς ῥοιζώδους φορᾶς, ἐκλόνησε δὲ κατὰ τὴν
ἔμπτωσιν ὅλον τὸ σῶμα. τά τε γὰρ ἄλλα καὶ ἀτμῶδες νῦν
γεγονός, ἐν τῷ προσκρούειν τοῖς ἐνισταμένοις εἴσω πάλιν
ἀποπάλλεται, πληγῇ τι πάσχον ἐοικός· ἐπὶ δὲ τὴν ἀρχὴν
ἀνέρχεται τὸ δεύτερον· ἐντεῦθεν δὲ πάλιν ὁρμηθὲν, ἐμπίπτει
βιαιότερον, αὖθις δ' ἀποπάλλεται καὶ κατὰ τήνδε τὴν ἔμπτω-

semper deorſum ſublabente, nunc autem naturali caloris
motu vi impedito, rigor occurrit.　Cupit etenim, utpote
nec ſubſtantia nec robore oblaeſus,· expandi et in omnes
corporis partes diſtribui; prohibitus autem et vi in altum
repulſus, ad proprium principium refugit; quum autem ibi-
dem manere nequeat, nam ſubſtantiae ſemper mobili loco
conſiſtere mors eſt, ſeſe colligens et veluti in unum congre-
gans, aequabiliter ſane non intro libero motu protenditur,
ſed vehementi latione utens et veluti a carceribus exiliens,
nonnunquam inſurgit adverſus ea, quae motum ipſius pro-
hibent; illa ſane propellere, vias autem ſibi puras reddere
contendens.　At in ea impingens, a latione ſane impetuoſa
cohibetur, totum autem corpus eo incurſu perturbat.　Nam
praeter alia etiam vaporoſus nunc redditus, dum illiditur
in ea, quae obſiſtunt, intro rurſus reſilit, ceu ictu reper-
cuſſus, ac iterum ad principium revertitur; inde rurſus
erumpens incidit violentius, iterumque reſilit etiam ab hoc

Ed. Chart. VII. [213.]　　　　　　　Ed. Baf. III. (370.)

σιν· καὶ τοῦτο πολλάκις ἐκ διαδοχῆς γίνεται, ἐφ᾽ ὅσον μένει
τὰ λυποῦντα. ὀδυνηρόν τε οὖν ταύτῃ τὸ πάθος, ἅτε τοῦ
σώματος ταῖς πληγαῖς πονοῦντος, ἥ τε κίνησις ἀνωμάλως
ἐπάγουσα κατ᾽ ἀμφοτέρας τὰς κινήσεις τὸ ζῶον. ἐν μὲν γὰρ
τῷ κατὰ φύσιν ἔχειν τὸ συγγενὲς ἡμῶν θερμὸν ὁμαλέσι τε
καὶ ἀκωλύτοις ταῖς διεξόδοις ἐκέχρητο, καιρῷ καὶ μέτρῳ κι-
νήσεως εἰς αὐτὸ συννεῦον, εἶτ᾽ ἐξαπλούμενον· ἐν δὲ τῷ ῥι-
γοῦν οὔτε συννεύσεις οὔτ᾽ ἐξαπλώσεις αἱ κινήσεις εἰσὶ, δι-
καιότερον δ᾽ ἂν φαίης εἴσω μὲν ἰὸν αὐτὸ, χρήσομαι δ᾽ ὀνό-
μασιν οὐκ ἐμοῖς, ἀλλ᾽ ἀνδρῶν παλαιῶν, καθάλλεσθαί τε καὶ
συνωθεῖσθαι καὶ ἀναστέλλεσθαι καὶ συντρέχειν, ἔξω δὲ φε-
ρόμενον, ἐκρήγνυσθαί τε καὶ ἐνσείεσθαι καὶ ἐκπίπτειν καὶ
ἐξάλλεσθαι. καὶ γὰρ αὖ καὶ ταῦτα παλαιῶν ἀνδρῶν ὀνό-
ματα, καλῶς ἅπαντα κείμενα, καὶ τὸ συμβαῖνον πάθος, ὡς
ἔνι μάλιστα, σαφῶς ἑρμηνεύοντα. τὸ κλονεῖσθαι δέ φημι
πάντα τὰ ἐν τῷ σώματι, καὶ τὸ σείεσθαι, καὶ τὸ βράττεσθαι,
καὶ πᾶσα ἡ κατὰ τὸ ῥιγοῦν ἀνώμαλός τε καὶ ἄτακτος καὶ
ἀβούλητος κίνησις ἐπὶ ταῖς ἀνωμάλοις τε καὶ σφοδραῖς καὶ

incurſu; idque frequenter per fucceſſionem fit, quamdiu
noxia perſeverant. Hac itaque ratione affectus dolorificus,
quippe corpore ex ictibus laborante, et motus inaequaliter
invadit, et in utroque motu animal riget. Nam quum in
naturali ſtatu erat, connatus noſter calor aequalibus et libe-
ris tranſituum viis utebatur; tempore et menſura motus in ſe
inclinans, deinde ſe explicans; quum autem riget, motus
ipſi neque inclinationes neque explicationes exiſtunt; juſtius
autem dixeris ipſum intro quidem proficiſcentem, utar au-
tem non meis, ſed veterum virorum vocabulis, reſilire, im-
pelli, reprimi et concurrere; foras autem tendentem,
erumpere, excuti, elabi et exilire. Etenim et hae vetu-
ſtiorum hominum dictiones ſunt, omnes recte prolatae et
affectum accidentem, quam licet maxime, manifeſto inter-
pretantes. Concuti autem dico omnia in corpore, et
agitari turbarique; ac omnis in rigore motus inaequalis,
inordinatus, citra voluntatem eveniens, ob inaequalem,

βιαίοις ἐμπτώσεσί τε καὶ ἀποπάλσεσι τῆς ἐμφύτου θερμασίας
ἀτμώδους γεγενημένης ἐπιτελεῖται. διὰ τοῦτο ἐπὶ τοῖς ῥί-
γεσιν ἀναθερμαίνεται πλέον τὸ σῶμα ἢ ὅτε κατὰ φύσιν ἔχον
θερμὸν ἦν. ἐκχέονται δὲ καὶ ἰδρῶτες. ὅταν γὰρ κατὰ πολ-
λὰς ἐμπτάσεις διώσηται ἀκωλύτως τὰ λυποῦντα καὶ τελέως
ἀναπνεύσῃ, διὰ τρεῖς αἰτίας ἀνάγκη τὸ σῶμα θερμανθῆναι,
ὅτι τε πολλάκις ἀποκλεισθὲν τὸ θερμὸν τῆς ἔξω διαπνοῆς
ἠθροίσθη κατὰ τὸ βάθος· ὅτι τε νῦν ἔξω πᾶν ἐτάθη σφο-
δρῶς· καὶ τρίτον ὅτι ταῖς ἐμπτώσεσι καὶ πληγαῖς καὶ βιαίοις
κινήσεσιν ἀνάπτεσθαι πέφυκεν ἡ θερμασία. καὶ ξύλον μὲν
ἢ λίθον παρατρίβων ἐφάψεις ποτὲ πῦρ· τὸ δ᾽ ἔμφυτον
πνεῦμα, φύσει θερμὸν ὑπάρχον, ἢν σφοδρῶς τύχῃ κινηθὲν,
οὐ πολὺ μᾶλλον ἐξαφθήσεται; ἀλλὰ τοῦτο κἀπὶ τῶν κατὰ
φύσιν κινήσεων ἐναργῶς ἔστιν ἰδεῖν, ὡς δραμόντες ἄνθρωποι,
καὶ διαπαλαίσαντες, καὶ τριψάμενοι, καί πως ἄλλως κινηθέντες
ἐθερμάνθησαν οὐδὲν ἧττον ἢ εἴτις ἐν ἡλίῳ θερινῷ καὶ παρὰ
πυρὶ θαλφθείη. πολλάκις δὴ καὶ κατὰ τὴν τοιαύτην ἐκ τοῦ
βάθους ἐπάνοδον οἷον ζέον τὸ θερμὸν ἀποχεῖ τι τῶν ὑγρῶν

validum et violentum illapfum invafionemque et repul-
fum caloris infiti, vaporofi redditi, perficitur. Idcirco
corpus poft rigores amplius recalefcit quam quum in natu-
rali ftatu calidum erat. Jam effunduntur etiam fudores.
Quum enim per multos infultus noxia libere propulerit, et
abfolute refpiraverit, tribus de caufis corpus incalefcere ne-
ceffe eft; primum, quod frequenter calor a perfpiratu ex-
teriori repreffus in alto colligitur; deinde, quod nunc to-
tus foras vehementer expanfus eft; poftremo, quod calor
infultu, ictu violentoque motu accendi foleat. Ac lignum
aut lapidem confricans nonnunquam ignem accendes; at
infitus fpiritus, quum natura fit calidus, fi vehementer mo-
veatur, non multo magis accendetur? Sed hoc in natura-
libus motibus evidenter videre licet; nam currentes homines,
luctantes, confricantesque fe ac alio quodam modo moven-
tes, nihilo minus incalefcunt quam fi quis in fole aeftivo
et apud ignem incaluerit. Saepe fane et in hujusmodi ex
alto reditu calor veluti fervens aliquid humorum confertim

Ed. Chatt. VII. [213. 214.]   Ed. Baf. III. (370. 371.)

ἀθρόον, ὃ δὴ καλοῦμεν ἱδρῶτα. διὰ τοῦτο ἐπὶ ῥίγει ψυ-
γέντα μηκέτι ἀναθερμανθῆναι, πονηρόν· ἡττήθη γὰρ ἐν τῇ
διαμάχῃ τὸ θερμόν. ἡττᾶται δὲ ποτὲ μὲν τῇ ῥώμῃ τοῦ λυ-
ποῦντος αἰτίου κρατηθὲν, ποτὲ δ᾽ αὐτὸ τυγχάνον ἀσθενέστε-
ρον. οὕτω γοῦν [214] εἴρηται κἀκεῖνο· αἱ ἐκ ῥίγεος κα-
ταψύξιες μὴ ἀναθερμαινόμεναι, κακόν. αὖθις δὲ τὰς δια-
θέσεις ἑκατέρας, ἐφ᾽ αἷς ὀλέθρια γίνεται ῥίγη, διδάσκων ἐρεῖ·
ἐπ᾽ ὀμμάτων διαπτροφῇ, πυρετῷ κοπιώδει, ῥῖγος ὀλέθριον.
τοῦτο μὲν δὴ τὸ ῥῖγος ἰσχυρᾶς αἰτίας ἔκγονον· ἕτερον δὲ δι᾽
ἀῤῥωστίαν δυνάμεως ὀλέθριον· ἢν ῥῖγος ἐμπέσῃ πυρετῷ μὴ
διαλείποντι, ἤδη ἀσθενέος ἐόντος, θανάσιμον. ἀλλὰ περὶ
μὲν τούτων ἐπιπλέον (371) ἑτέρωθι λέγεται.

Κεφ. ζʹ. Τὸ δὲ νῦν εἶναι σκεπτέον εἰ δικαίως ἀνα-
φέρουσιν ἅπαντες σχεδὸν αἰτίῳ ψυχρῷ τὸ ῥῖγος. ὅτι μὲν γὰρ
ψυχρὸν τὸ πάθος, ἐναργές· εἰ δὲ καὶ τὸ δρῶν αὐτὸ τοιοῦ-
τον, ἄξιόν μοι δοκεῖ σκέψεως εἶναι. τριταίου γοῦν ἀκριβοῦς,
εἴπέρ τι καὶ ἄλλο, ῥῖγος γνώρισμα. συνεισβάλλουσι γὰρ οἱ
παροξυσμοὶ ῥίγεσι σφοδροῖς, καί τοι τόν γε πυρετὸν τοῦτον

effundit, quod nempe fudorem appellamus. Quocirca *poſt
rigorem refrigeratum non recalefieri iterum, malum eſt;*
nam calor inter pugnandum victus eſt. Vincitur autem
nunc caufae laedentis robore, nunc quum ipfe eſt imbecil-
lior. Sic itaque et illud dictum eſt: *Ex rigore perfrige-
ratio non recaleſcens, malum.* Rurfus affectiones utras-
que, ob quas rigores fiunt exitiales, docens, inquit: *Poſt
oculorum perverſionem in febre laborioſa rigor pernicio-
ſus.* Hic fane rigor vehementis caufae foboles eſt; alius
autem propter facultatis imbecillitatem, lethalis: *Si rigor
incidat febre non intermittente, aegro jam debili, lethale.*
Verum de his alibi uberius dicetur.

Cap. VII. In praeſentia vero conſiderandum venit,
num merito omnes fere rigorem frigidae caufae attribuant.
Quod enim frigidus affectus fit, cuivis conſtat; an autem et
caufa ipſius efficiens talis exiſtat, inſpectione mihi dignum
videtur. Tertianae igitur exquiſitae, ſi quid aliud, certe
rigor nota eſt; nam acceſſiones una cum vehementibus rigo-

οὐκ ἄν τις οὐδὲ μαινόμενος ἐπὶ ψυχρῷ φαίη συνίστασθαι
χυμῷ· καῦσος γάρ ἐστι τῷ γένει, τοσοῦτον ἀποδέων·θατέρου
καύσου τοῦ συνεχοῦς, ὅσον διαλείπει τὸ θερμὸν τοῦ πυρετοῦ
καὶ φλογῶδες καὶ περικαές. τὸ δ᾽ ἄπαυστον δίψος, ἥ τε τῆς
ἐμψύξεως ἐπιθυμία, τό τ᾽ ἐμεῖν ἀκράτου χολῆς, καὶ ῥᾳστω-
νεῖν τοῖς γ᾽ ἐμέτοις, πῶς οὐκ εἰσὶν ἅπαντα φανερῶς ἐπὶ τῷ
θερμῷ πλεονάζοντι; πῶς οὖν ῥιγοῦσιν ἐν τριταίοις; πῶς δ᾽
ἐν καύσοις πυρετοῖς τοῖς συνεχέσιν, εἰ μὴ διαλείποντες, ἀλλ᾽
ἀεὶ καίοντες ἔγκεινται, ῥῖγος ἐπιγίνεται, καὶ κριτικόν γε πυ-
ρετοῦ; ὑπὸ καύσου γάρ, φησιν, ἐχομένῳ, ῥίγεος ἐπιγενομέ-
νου, λύσις. ἀλλὰ καὶ δριμὺ καὶ θερμὸν φάρμακον ἕλκει
προσαχθὲν ὠδύνησε μὲν τὰ πρῶτα, φρίκην δ᾽ αὖθις, εἶτ᾽
ἐπ᾽ αὐτῇ ῥῖγος ἐργάζεται, καὶ πολλοὺς ἴσμεν ῥιγώσαντάς τε
καὶ πυρέξαντας ἐφ᾽ ἕλκεσιν ἐρεθισθεῖσιν ὑπὸ δριμέων φαρμά-
κων. ἀλλὰ καὶ φλεγμονῆς εἰς ἀπόστημα τρεπομένης ἀνάγκη
ῥῖγός τε καὶ φρίκην συνεδρεῦσαι. πολλῶν δ᾽ ἄν σε καὶ ἄλλων
ἀνέμνησα διαθέσεων, ἐφ᾽ ὧν ἐναργῶς ἐπὶ δριμεῖ μᾶλλον ἢ

---

ribus invadunt, etfi febrem hanc nemo vel infanus ex frigido
conftitui humore dixit. Caufus enim eft genere tanto al-
tero caufo continuo inferior, quanto calor febris et flammeus
et perurens intermittit. Sitis autem affidua et refrigerii
defiderium, bilis merae vomitus, et quod poft vomitiones
aeger melius habet, quomodo non funt omnia manifefte ob
calorem redundantem? Quomodo igitur rigent in tertianis?
quomodo in caufis continuis, fi non intermittentes, fed per-
petuo urentes affligunt, rigor fupervenit, et febrem per
crifim folvit? *Caufo namque laboranti*, ait *Hippocrates*,
fi rigor fupervenerit, morbus folvitur. Imo acre et cali-
dum medicamentum ulceri admotum, primum fane dolorem
infert, mox horrorem, deinde rigorem excitat, ac multos
novimus tum riguiffe, tum febricitaffe, ob ulcera ab acribus
medicamentis irritata. Sed et inflammationem, quum in
abfceffum mutatur, rigorem horroremque comitari neceffe
eft. Multarum vero et aliarum affectionum mentionem fa-
cerem, in quibus rigor ob acrem potius quam frigidum

ψυχρῷ χυμῷ συνίσταται ῥῖγος, εἰ μὴ τοῦ λόγου τὸ μῆκος
ἔφευγον. μὴ τοίνυν τῷ ψυχρῷ μόνῳ βιαζόμενοι τὸ ῥῖγος
ἀναφέρωμεν, ἐπεὶ καὶ φοβερὸν ἄκουσμα καὶ θέαμα φρίκην τε
καὶ ῥῖγος ἐργάζεταί ποτε. τοῦτο μέν γε καὶ Πλάτων ἐγί-
νωσκεν, οὐ μόνον Ἱπποκράτης. διαλεγόμενος οὖν ὑπὲρ τῶν
ἐπὶ χολῇ ξανθῇ γινομένων νοσημάτων, ἐμνημόνευσε καὶ ῥί-
γους. ὅθεν ἄλλων τε πολλῶν χάριν ἐπέρχεταί μοι θαυμάζειν
τῶν μετὰ ταῦτα γενομένων ἰατρῶν, κἂν τοῖς περὶ τοῦ ῥίγους
λόγοις οὐχ ἥκιστα. πῶς γὰρ οὐ δεινὸν, εἰ Πλάτων μὲν οὐκ
ὢν ἰατρὸς οὐκ ἠγνόησεν, ὅτι καὶ διὰ χολὴν γίνεταί ποτε
ῥῖγος, ἐξευρεῖν τε τὴν αἰτίαν ἐσπούδασεν, οἱ δὲ τοσοῦτον
ἀποδέουσι τοῦτο πάντῃ γινώσκειν, ὥστ' οὐδ' ὅτι καὶ διὰ
χολὴν καὶ διὰ δριμὺν ὁντιναοῦν χυμὸν ῥῖγος γίνεται, ἐπί-
στανται; ἀλλ' ἄπορον ἐξευρεῖν τὴν αἰτίαν, ὅπως ἐπὶ δριμεῖ
τε καὶ θερμῷ χυμῷ συνίσταται πάθος ψυχρόν. ἴσως μὲν οὐκ
ἄπορον, εἴγε μηδὲ Πλάτων ἠπόρει· πολὺ δ' οὖν ἦν ἄμεινον,
εἴπερ ὄντως ἐστὶν ἄπορον, οὐκ ἀνατρέπειν ἐπιχειρεῖν τὸ
πρᾶγμα φαινόμενον ἐναργῶς, ἀλλὰ τῆς αἰτίας ὁμολογῆσαι τὴν

humorem clare conftituitur, nifi fermonis prolixitatem vi-
tarem. Ne igitur frigido foli coacti rigorem tribuamus,
quoniam et horrendum aliquid auditu et fpectatu nonnun-
quam et rigorem et horrorem facit. Hoc fane et Plato, non
tantum Hippocrates, fciebat. Quum igitur de morbis, qui
ob flavam bilem fiunt, diſſereret, rigoris etiam meminit;
unde tum aliorum multorum gratia mirari fubit medicos poſt
illum natos, tum in fermonibus de rigore maxime. Quo-
modo enim non grave eſt, ſi Plato non medicus novit etiam
ex bile nonnunquam fieri rigorem, caufamque invenire ſtu-
duit, hi autem tantum ab hujus cognitione omnino abſunt,
ut ne ex bile quidem et acri quodam humore excitari rigorem
fciant? Sed difficile eſt caufam invenire, quomodo ob acrem
calidumque humorem frigidus affectus conſtituatur; forſan
autem difficile non eſt, ſiquidem nec Plato dubitavit; multo
autem fane fatius erat, ſi re vera difficile eſt, non evertere
conari rem evidenter apparentem, fed caufac ignorantiam

ἄγνοιαν. τὸ δ᾽ ἀναιρεῖν τὸ φαινόμενον, ὅμοιόν ἐστι τῷ
μηδ᾽ ὁρᾷν ἡμᾶς ὁμολογεῖν, ὅτι μὴ γινώσκομεν ὅπως ὁρῶ-
μεν. οὐκοῦν ὅτι μὲν οὐδὲν ἧττον ἐπὶ δριμεῖ τε καὶ θερμῷ
[215] χυμῷ γένοιτ᾽ ἂν ῥῖγος, ἢ ἐπὶ ψυχρῷ τε καὶ πη-
γνύντι, παντὸς μᾶλλον ἀληθές. εἶτα σκοπεῖν, εἰ ἁπλῶς τὸ
ψυχρὸν ἢ τὸ δριμὺ πλεονάζειν χρὴ εἰς τὸ δυνηθῆναι ῥῖγος
ἐργάσασθαι. ἐφεξῆς δ᾽ ἐκεῖνο διορισόμεθα, πολλοῖς ἀγνοού-
μενον, οὔτε γὰρ ἁπλῶς ψυχροῦ χυμοῦ πλεονάζοντος, οὔθ᾽
ἁπλῶς δριμέος γίνεται ῥῖγος. ἐπὶ μέν τοι τοῦ ψυχροῦ σαφῶς
ἔμπροσθεν ἔδειξα, τὸ οἰδηματῶδες ἅπαν καὶ τὸ ναρκῶδες
καὶ τὸ παράλυτον καὶ τὸ ὑδαρῶδες ὑπομνήσας· ἐπὶ δὲ τοῦ
θερμοῦ τε καὶ δριμέος νῦν ἐπιδείξω σοι· κακόχυμοι γὰρ ἂν
ἰκτερικοί τε καὶ πυρέττοντες ὀξέως καὶ καυσούμενοι πάντες
ἐῤῥίγουν. οὔτ᾽ οὖν ἁπλῶς χρὴ πλεονάζειν ἢ ψυχρὸν χυμὸν ἢ
δριμὺ πρὸς ῥίγους γένεσιν· ὑπάρχειν δ᾽ αὐτῶν ἀναγκαῖον
ἑκατέρῳ τρόπον ἴδιον. εἴη δ᾽ ἂν ὁ τρόπος, οὐ γὰρ ἀποκνη-
τέον ἐπὶ πᾶν ἰέναι τῷ λόγῳ τῆς ἀληθείας ἐρῶσιν, ἢ τὸ τοῦ

fateri. Tollere autem id quod apparet, fimile eft ac fi fatearis
ne videre quidem nos, eo quod ignoremus quomodo videa-
mus. Quod igitur nihilominus ob acrem et calidum humo-
rem, quam frigidum et congelantem, rigor excitatur, longe
veriffimum eft. Deinde infpiciendum eft, num frigidum aut
acre fimpliciter abundare oporteat, ut rigorem poffit ex-
citare. Poftea autem illud multis incertum definiemus; ne-
que enim fimpliciter frigido humore redundante, neque fim-
pliciter acri, rigor oritur. Sed de frigido fane fuperius
manifefto oftendi, quum in memoriam revocarem omne quod
oedema, torporem, paralyfin et aquam fubter cutem re-
praefentat. De calido autem et acri nunc tibi indicabo;
nam cacochymi, arquati et febricitantes acute caufoque
occupati omnes rigerent. Neque igitur fimpliciter aut fri-
gidum humorem aut acrem ad rigoris generationem abundare
oportet, fed peculiarem utrique ipforum modum effe opor-
tet. Erit autem modus, neque enim totum fermone perfe-
qui veri ftudiofis detrectandum eft, aut copiae menfura, aut

Ed. Chart. VII. [215.]   Ed. Baf. III. (371.)

πλήθους μέτρον, ἢ ἡ τοῦ χυμοῦ ποιότης, ἤ τις τόπος τοῦ
σώματος ἐν ᾧ χρὴ τοῦτον ἀθροίζεσθαι. γένοιτο δ᾽ ἂν καὶ
περὶ τὸ μένειν ἢ κινεῖσθαι καὶ περὶ τὸν τρόπον τῆς κινή-
σεως οὐ μικρὰ διαφορά. εἰς ταύτας οὖν αὐτὰς καὶ Πλάτων
ἀφορῶν ἔλεγε· ταύτην δὴ τὴν δύναμιν ἐχουσῶν ἰνῶν ἐν
αἵματι, χολὴ φύσει παλαιὸν αἷμα γεγονυῖα, καὶ πάλιν ἐκ
τῶν σαρκῶν εἰς τοῦτο τετηκυῖα, θερμὴ καὶ ὑγρὰ κατ᾽ ὀλίγον
τὸ πρῶτον ἐμπίπτουσα, πήγνυται διὰ τὴν τῶν ἰνῶν δύνα-
μιν· πηγνυμένη δὲ καὶ βίᾳ κατασβεννυμένη χειμῶνα καὶ τρό-
μον ἐντὸς παρέχει, πλείων δ᾽ ἐπιῤῥέουσα, τῇ παρ᾽ αὐτῆς
θερμότητι κρατήσασα τὰς ἴνας, εἰς ἀταξίαν ζέσασα, διέσω-
σεν. ἐν τούτοις ὁ Πλάτων ἅπαντ᾽ ἐπειράθη διελθεῖν, ὅσα
χρὴ γινώσκειν ἐν ἅπασι γένεσι πάθους. τό τε γὰρ εἶδος τοῦ
χυμοῦ εἶπε, χολὴν ὀνομάσας αὐτόν· ἐδήλωσε δὲ καὶ τὴν
ποιότητα, θερμὴν καὶ ὑγρὰν εἰπών· ὅθέν τε ἡ γένεσίς ἐστι
τῇ τοιαύτῃ χολῇ, τηκομένης γὰρ ἔφη γίνεσθαι σαρκὸς αὐ-
τήν. ἀλλὰ καὶ τὸν τόπον εἰς ὃν ῥεῖ προσέθηκεν, ἐκ τοῦ
δηλοῦσθαι πήγνυσθαι τὴν ἐπιῤῥέουσαν χολὴν ὑπὸ τῶν περιε-

humoris qualitas, aut locus aliquis corporis, in quo hunc
colligi oportet. Erit autem et in quo loco manet aut move-
tur et in motus modo haud parva differentia. Ad has
igitur ipſas Plato quoque reſpiciens dicebat: *Quum fibrae
in ſanguine hanc ſane vim habeant, bilis natura vetus
ſanguis facta, ac rurſus ex carnibus in hunc liquata, ca-
lida et humida paulatim primum incidens, propter fibra-
rum facultatem congelatur; congelaſcens autem et vi re-
ſtincta hiemem tremoremque intus parit, copioſior autem
influens, caliditate, quae ab ea venerat, fibras exuberans,
praeterque modum exaeſtuans, conſervat.* In his Plato
omnia conatus eſt perſequi, quae in omnibus affectus gene-
ribus ſcire convenit. Nam ſpeciem humoris dixit, bilem
ipſum nominans; indicavit et qualitatem, calidam et humi-
dam appellans; unde etiam hujusmodi bilis exoriatur, nam
ex carne liqueſcente ipſam fieri protulit; jam et locum in
quem fluit adjecit, ex eo quod indicat bilem influentem a

χομένων ἰνῶν κατὰ τὸ αἷμα. τούτῳ δὲ τῷ λόγῳ συνῆπται καὶ ἡ τοῦ πάθους γένεσις, ἐν ᾧ χειμῶνα καὶ τρόμον ἔφη γίνεσθαι, χειμῶνα μὲν ὀνομάσας τὴν ἐν τοῖς ῥίγεσιν αἴσθησιν τῆς ψύξεως, τρόμον δὲ τὸν ἀνώμαλον σεισμόν τε καὶ κλόνον, ἐν ᾧ φαμεν οὐ τοῦτον μόνον, ἀλλὰ καὶ τῶν ἰατρῶν πολλοὺς ἐσφάλθαι. διώρισται γὰρ ἡμῖν ἔμπροσθεν ἡ κατὰ τὸν τρόμον γενομένη κίνησις τῆς κατὰ τὸ ῥῖγος. ὅταν οὖν, φησι, νικήσῃ τὰς ἶνας ἐπιῤῥέουσα πλείων, ἐξεθέρμανε τὸ σῶμα πρὸς τὴν ἑαυτῆς δύναμιν ἀντιμεταβάλλουσα τὰς ἶνας, ὡς αὐτὴ πρότερον ὑπ᾽ ἐκείνων μετεβάλλετο. περὶ μὲν οὖν τῆς ἀληθείας ὧν εἶπεν ὁ Πλάτων οὐ πρόκειται νῦν ἐπισκοπεῖσθαι, μελλόντων γε ἡμῶν ἐν ἑτέροις ὑπομνήμασιν ἐξηγεῖσθαί τε ἅμα καὶ κρίνειν ἃ κατα τὸν Τίμαιον εἶπεν· ὅτι δ᾽ οὐδὲν παρέλιπεν ὧν ἐχρῆν λέγεσθαι τοῖς ἀποφαινομένοις περὶ ῥίγους, τοῦτο ἤδη πέφηνεν ἐκ τῆς ῥήσεως αὐτοῦ. καὶ γὰρ'τὸν χυμὸν εἶπεν ὑφ᾽ οὗ γίνεται τὸ ῥῖγος, καὶ τὸν τόπον εἰς ὃν ῥεῖ, καὶ τὸ τῆς κινήσεως εἶδος, ἔτι τε τὸν τρόπον καθ᾽ ὃν ψύχεταί τε καὶ αὖθις ἐκθερμαίνεται τὸ σῶμα.

fibris in fanguine contentis concrefcere. Huic orationi etiam affectus generatio adjuncta eft, ubi hiemem tremoremque fieri pronunciavit, hiemem fane nominans frigiditatis in rigoribus fenfum, tremorem autem inaequalem concuffionem et agitationem, in qua non hunc modo, fed etiam medicorum plerosque hallucinatos dicimus. Nos enim fuperius motum in tremore obortum ab eo, qui in rigore accidit, diftinximus. Quum igitur, ait, copiofior influens fibras evicerit, corpus excalefacit, ad fuam ipfius vim fibras transmutans vice verfa, ut ipfa prius ab illis mutabatur. De veritate igitur eorum, quae Plato dixit, confiderare propofitum nunc non eft, quum in aliis commentariis fimus tractaturi, fententiamque laturi de iis, quae in Timaeo memoriae mandavit. Quod autem nihil omiferit eorum, quae dici conveniebat ab illis, qui de rigore pronunciant, id jam ex verbis ipfius apparet. Etenim humorem dixit, a quo rigor nafcitur, et locum in quem fluit, motusque fpeciem; praeterea modum quo refrigeratur et rurfus incalofcit corpus.

Ed. Chart. VII. [215. 216.]   Ed. Baſ. III. (371.

περὶ μὲν οὖν τῆς Πλάτωνος δόξης (καὶ τῆς) κατὰ τὴν ἐξή-
γησιν τῶν ἐν τῷ Τιμαίῳ γεγραμμένων ἰατρικῶς ἐπισκεψό-
μεθα· νυνὶ δὲ τὴν ἡμετέραν ἀποφαινόμεθα γνώμην, ἐπιδιαρ-
θρώσαντες ὅσα κατὰ τὴν Ἱπποκράτους δόξαν ὀλίγον ἔμπρο-
σθεν εἴρηται. ταῖς γὰρ τῶν θερμῶν φαρμάκων ὁμιλίαις
ἐνίοτε μὲν φρίκη μόνη, πολλάκις δὲ καὶ ῥῖγος ἐπιγίνεται,
[216] καθάπερ ἐν καύσοις τε καὶ τριταίοις πυρετοῖς κινου-
μένης τῆς ξανθῆς χολῆς, οὐκ ἐν ταῖς κοιλότησι τῶν ἀγγείων,
ἀλλὰ διὰ τῶν σαρκῶν, ἤτοι τῷ γεννηθῆναι πλείονα τοῦτον
τὸν χυμὸν ἐν αὐταῖς, ἢ τῷ δι' αὐτῶν ὑπὸ τῆς φύσεως ἐκκα-
θαίρεσθαι. κατὰ τοῦτο γὰρ αὐτὸ μόνον καὶ οἱ καῦσοι πυ-
ρετοὶ τῶν τριταίων διαφέρουσι, τῶν μὲν (γὰρ) καύσων ἐν
ταῖς ἀγγείοις ἐχόντων τὴν χολὴν, τῶν δὲ τριταίων ἔξω τῶν
ἀγγείων διὰ τῶν αἰσθητικῶν σωμάτων φερομένην. ἐν γὰρ
τῇ δι' αὐτῶν φορᾷ, λυποῦσα τῇ δριμύτητι, τὴν ὀδύνην ἐρ-
γάζεται. συμβαίνει τοιγαροῦν ἐν τῷδε δύο τινὰ γίνεσθαι,
συννεύειν μὲν εἰς τὸ βάθος τοῦ σώματος τὸ αἷμα, καὶ διὰ
τοῦτο καταψύχεσθαι τἀκτὸς αὐτοῦ· τὰ μόρια δὲ αὐτὰ τοῦ
σώματος, ἐν οἷς ἡ χολὴ, διὰ τῆς ἀποκριτικῆς τῶν ἀλλοτρίων

Itaque de Platonis opinione in expofitione eorum, quae ipfe
in Timaeo medice prodidit, examinabimus. Nunc autem
noftram proferimus fententiam, accommodantes ea, quae
ex Hippocratis opinione paulo ante dicta funt. Etenim ca-
lidorum medicaminum applicationibus nonnunquam folus
horror, faepe et rigor fupervenit; quemadmodum in caufis
et tertianis febribus, quum flava bilis non in vaforum con-
ceptaculis, fed per carnes movetur, vel quod copiofior hic
humor in ipfis creatus fit, vel quod per ipfas a natura ex-
purgetur. Hac enim ipfa ratione fola ardentes febres a ter-
tianis differunt, quod ardentes in vafis bilem habeant, ter-
tianae extra vafa per fenfilia corpora vagantem; nam dum
per ipfa rapitur, acrimonia laedens, dolorem excitat. Con-
tingit igitur interea duo quaedam fieri, inclinare nempe in
corporis altum fanguinem, atque ideo exteriora ejus re-
frigerari; partes autem ipfas corporis, in quibus bilis eft,
unamquanque ipfam a fe ad vicinam excretrice alienorum fa-

ΚΑΙ ΣΠΑΣΜΟΥ ΚΑΙ ΡΙΓΟΥΣ ΒΙΒΛΙΟΝ. 633

Ed. Chart. VII. [216.]   Ed. Baf. III. (371. 372.)
δυνάμεως ὠθεῖν αὐτὴν ἕκαστον ἐξ ἑαυτοῦ πρὸς τὸ πλησιάζον,
ἄχρις ἂν ἐξ ἁπάντων ἐλαυνομένη, δι᾽ ἱδρώτων ἢ δι᾽ ἐμέτων ἢ
καὶ διὰ τῆς κάτω γαστρὸς ἐκκριθείη. τοῦτο δὲ καὶ (372) τοῖς
ἠπεπτηκόσιν ἢ κακοχυμίας μεστοῖς, ἢ εἰς ἥλιον θερινὸν ἢ
βαλανεῖον ἀφικομένοις, ἢ γυμναζομένοις συμπίπτει. φρικώ-
δεις οὖν αὐτίκα γίνονται, καί τινες αὐτῶν καὶ ῥιγοῦσι. χρὴ
γὰρ οὐ μόνον αἴτιον εἶναί τι δακνῶδες ἐν ἡμῖν, ἀλλὰ καὶ
σφοδρῶς κινούμενον, εἰ μέλλει ῥῖγος ἐργάσασθαι. καὶ κοι-
νὸν τοῦτο συμβέβηκεν ἀμφοτέρῳ τῷ γένει τῶν αἰτίων, ὅσα
τε ψυχρὰ καὶ ὅσα θερμὰ ταῖς δυνάμεσίν ἐστι, τὸ κινεῖν ὀδυ-
νηρῶς τὸ σῶμα. καὶ διὰ τοῦτο τοῖς τεταρταίοις πυρετοῖς
καὶ τοῖς τριταίοις συνεισβάλλει ῥῖγος, καί τοι ὑπὸ χυμῶν
ἐναντίων τῇ δυνάμει συνισταμένοις, ψυχρὸς μὲν γὰρ ὁ μελαγ-
χολικὸς χυμός, θερμὸς δὲ ὁ τῆς ξανθῆς χολῆς. οὐχ ἁπλῶς
δὲ πλεονάζειν αὐτοὺς ἔφην χρῆναι μέλλοντας ἐργάσασθαι ἢ
φρίκην ἢ ῥῖγος, ἀλλὰ καὶ διὰ τῶν αἰσθητικῶν σωμάτων φέ-
ρεσθαι κινουμένους σφοδρότερον. ἐν ᾧ δὲ συννεύει μὲν εἰς
τὸ βάθος τοῦ σώματος καὶ τὰ σπλάγχνα τὸ αἷμα, καὶ σὺν

cultate propellere, usque dum ex omnibus abacta, per fu-
dores aut vomitus aut etiam per alvum fuerit excreta. Hoc
autem et cruditate laborantibus, aut vitiofo humore plenis,
aut in folem aeftivum aut balneum progreffis, aut exercitatis
accidit; horrore itaque ftatim corripiuntur, nonnulli ipfo-
rum etiam rigent. Oportet enim non modo caufam quan-
dam in nobis effe mordacem, fed etiam vehementer agita-
tam, fi factura fit rigorem; ac commune hoc utrique cau-
farum generi accidit, et quae frigidae, et quae calidae fa-
cultatibus exiftunt, nempe ut corpus dolorifice moveant.
Ideoque in quartanis febribus et tertianis rigor fimul invadit,
etfi ab humoribus contrariis facultate conftituuntur; frigi-
dus etenim melancholicus humor, calidus autem flavae bilis.
Non abfolute autem abundare ipfos dixi oportere, fi aut ri-
gorem aut horrorem funt facturi, fed etiam motu vehemen-
tiori per corpora fenfilia ferri. Quo autem tempore fanguis
et cum eo etiam nimirum calor in altum corporis et vifcera

αὐτῷ δηλονότι καὶ ἡ θερμασία, ψυχρά τε καὶ ἄναιμα γίνεται
τά τε κατὰ τὸ δέρμα μόρια καὶ σκελῶν καὶ χειρῶν τὰ τελευ-
ταῖα, διότι πλεῖστον ἀφέστηκε τῶν σπλάγχνων. ἐὰν μὲν
οὖν ἐν τῷ βάθει συμβῇ σβεσθῆναι τὴν ἔμφυτον θερμασίαν,
ἢ πνιγεῖσαν ὑπὸ τοῦ μὴ διαπνεῖσθαι πρὸς τοὐκτὸς, ἢ ἐκνι-
κηθεῖσαν ὑπὸ τῶν ψυχρῶν αἰτίων, ἀποθνήσκει τὸ ζῶον·
ἐὰν δὲ συννεύσῃ μὲν εἰς τὸ βάθος, ἀντίσχῃ δὲ τοῖς βιασαμέ-
νοις αἰτίοις ἀθροισθεῖσα, κατὰ τοῦτο καθάπερ ὄργανον γί-
νεται τῆς τῶν ἀλλοτρίων ἀποκριτικῆς δυνάμεως τῆς ἐν ἅπαντι
μορίῳ τοῦ σώματος ὑπαρχούσης. πεφυκυῖα γὰρ ἤδη καὶ
αὐτὴ καθ᾽ ἑαυτὴν ἐκκρίνειν τὰ λυποῦντα, πολλῷ μᾶλλον ἐρ-
γάζεται μετὰ τῆς ἐκ βάθους ἀναφερομένης θερμασίας, συνεκ-
βαλλούσης αὐτὰ τῇ ῥύμῃ τῆς φορᾶς εἰς ὅ τι περ ἂν εὐπετέ-
στερον αὐτῇ γένηται. πολλάκις μὲν οὖν διὰ τοῦ δέρματος
ἐκβάλλει τὰ λυποῦντα, πολλάκις δὲ δι᾽ ἐμέτων καὶ τῆς κάτω
γαστρός. οὐ μόνον δ᾽ ἐπὶ τῆς ξανθῆς ἢ μελαίνης χολῆς
ῥῖγος, ἀλλὰ καὶ ἐπὶ τῷ ψυχρῷ πάνυ φλέγματι φιλεῖ γί-
νεσθαι· καλεῖ δὲ ὑαλώδη τὸν χυμὸν τοῦτον ὁ Πραξαγόρας.
ἀλλὰ τό γε τοιοῦτον ῥῖγος οὔτε σφοδρόν ἐστι, καί τοι δια-

refugit, cutis partes et crurum manuumque extrema frigida
et exanguia redduntur, eo quod plurimum a vifceribus ab-
fint. Si igitur in alto calorem infitum extingui contigerit,
vel fuffocatum, quod foras non transpiret, vel a frigidis cau-
fis evictum, animal emoritur. Sin autem in altum quidem
refugiat, caufis autem laedentibus collectus refiftat, in hoc
veluti inftrumentum efficitur facultatis alienorum expultri-
cis, quae in omni corporis parte conliftit. Ipfa enim jam
per fe noxia expellere nata, multo id magis efficit caloris
ex alto emergentis fublidio, qui fimul ea robore lationis in
quodcunque proclive ei fuerit, ejicit. Multoties igitur no-
xia per cutem excutit, faepe per vomitus et ventrem infe-
riorem. Caeterum non modo ex flava aut nigra bile rigor,
fed etiam ex frigida admodum pituita fieri folet; vocat au-
tem hunc humorem Praxagoras vitreum   Verum talis rigor
neque vehemens eft, etfi diebus nonnunquam plufculis dein-

μένον ἡμέραις· ἐνίοτε πλείοσιν ἐφεξῆς· ἡσυχαζόντων δὲ καὶ
μηδόλως κινουμένων, ἡσυχάζει καὶ αὐτό· κινηθεῖσι δὲ εὐ-
θέως ἕπεται κατὰ τὰ μέτρα τῆς κινήσεως, ἐπὶ μὲν ταῖς ἰσχυ-
ροτέραις καὶ συντόνοις κινήσεσι σφοδρότερον, ἐπὶ δὲ ταῖς
ἀσθενέσι βραχύτερον. εἶδον τοῦτο τὸ σύμπτωμα γυναιξὶ
μᾶλλον ἢ ἀνδράσι γινόμενον, καὶ γυναιξὶ ταῖς ἀργότατα διαι-
τωμέναις καὶ λουτροῖς ἐπὶ τροφῇ χρωμέναις. εἶδον δὲ καὶ
νεανίσκῳ τινὶ τῶν ἡμετέρων συμφοιτητῶν ἐν Ἀλεξανδρείᾳ
γινόμενον, ἡνίκα πρῶτον εἰς αὐτὴν κατεπλεύσαμεν ἐν ἀρχῇ
φθινοπώρου. προσηνέγκατο δὲ οὗτος ἐφεξῆς ἡμέραις πλείοσι
φοι[217]νίκων βαλάνους πολλὰς ἀπαλὰς καὶ νέας, ἐπὶ λου-
τροῖς τε καὶ πρὸ τούτων, ἦσαν δὲ οὐκ ἀκριβῶς αἵ γε πλείους
αὐτῶν πέπειροι. συνέβη δὲ αὐτῷ τό γε πρῶτον ἀπὸ σφο-
δρᾶς ἄρξασθαι φρίκης ἐπὶ γυμνασίῳ τε καὶ λουτρῷ, δι᾽ ἣν
καὶ προσδοκήσας πυρέξειν, κατεκλίθη τε καὶ σκεπάσας ἑαυ-
τὸν ἱματίοις ἔμεινεν ἥσυχος. ὡς δὲ διελθούσης ὅλης τῆς
νυκτὸς ἀπύρετος ἦν, ἐξανίστατο μὲν ἕωθεν ἐπὶ τὰ συνήθη,
φρικώδης δ᾽ ἐν τούτῳ γιγνόμενος αὖθις κατακλιθεὶς ἡσύχαζεν

ceps perfeverat; conquiefcentibus autem et nullo modo
agitatis, ipfe quoque ceffat; motos vero ftatim comitatur
pro motus menfura, ob validiores et robuftos motus vehe-
mentior, ob imbecilles lenior. Vidi hoc fymptoma mu-
lieribus magis quam viris accidere, ac iis mulieribus, quae
in otio maximo degebant, et balneis poft cibos utebantur.
Novi et adolefcenti cuidam ex noftris condifcipulis in Ale-
xandria accidere, quum primum illuc appulimus initio au-
tumni. Ingefferat autem hic pluribus deinceps diebus pal-
mularum glandes multas teneras et recentes, et poft balnea
et ante haec; erant autem plures ipfarum non exacte ma-
turae. Accidit itaque ei, ut primum poft exercitium et
balneum a vehementi inciperet horrore, propter quem et
opinatus fe febricaturum decubuit et veftimentis contectus
conquievit. Quum autem tota nocte transacta febre careret,
furrexit mane ad confueta munia revertens; horrorem in-
terea fentiens, iterum decubuit, quievitque usque ad balnei

ἄχρι τῆς κατὰ τὸ βαλανεῖον ὥρας. ἐξαναστάντι δὲ αὐτῷ πά-
λιν ὡς ἐπὶ τὸ λουτρὸν ἡ φρίκη μείζων ἐγένετο, καὶ ἦν τὸ
σύμπτωμα ῥῖγος καὶ ἤδη μικρόν. τότ᾽ οὖν ἡγησάμενος ἐκ
παντὸς τρόπου πυρέξειν, ἔτι καὶ μᾶλλον ἐφ᾽ ἡσυχίας αὐτὸν
συνέσχεν. ἐπεὶ δὲ καὶ διὰ τῆς ἡμέρας ὅλης καὶ διὰ τῆς
ἐπιούσης νυκτὸς ἀποπειρώμενος ἐξεῦρεν ἑαυτὸν ἐπὶ μὲν
ταῖς μετρίαις κινήσεσι φρίττοντα, ῥιγοῦντα δὲ, εἴ ποτε μει-
ζόνως κινηθείη, συμβούλοις ἡμῖν ἐχρῆτο περὶ τῶν ποιητέων.
ἀναμνησθεὶς οὖν ἐγὼ κατὰ τὴν ἡμετέραν Ἀσίαν γυναικὶ
τοιοῦτόν τι συμβεβηκὸς, ἀδεέστερόν τε τὸν ἑταῖρον ἐποίησα
καὶ προὐτρεψάμην χρῆσθαι τοῖς θερμαίνουσί τε καὶ τέμνουσι
πάχος χυμῶν ἐδέσμασί τε καὶ πόμασι καὶ φαρμάκοις. ἐκεῖ-
νός τε οὖν οὕτω κατέστη, καὶ μετὰ ταῦτα τοῖς ὁμοίως πά-
σχουσιν ἐν ἀρχῇ μὲν ἔδωκα τὸ διὰ τῶν τριῶν πεπέρεων φάρ-
μακον, ἐφεξῆς δὲ τὸ διὰ τῆς καλαμίνθης ἡμέτερον, εἶτα
τὸ δι᾽ ὀποῦ Κυρηναϊκοῦ καὶ καστορίου συντιθέμενον, ὃ καὶ
ταῖς τεταρταϊκαῖς περιόδοις ἐστὶν ὠφελιμώτατον, καὶ μάλισθ᾽
ὅταν ὑπὸ ῥίγους σφοδροῦ χειμάζωνται. μὴ θαυμάσῃς δὲ

horam. Ac quum ut ad balneum accederet, rurfus furre-
xiffet, horror vehementior invafit, eratque fymptoma rigoi
quoque jam exiguus. Tunc igitur omni modo febricitatu-
rum fe arbitratus, multo adhuc magis in quiete fe continuit.
Quum autem toto die nocteque infequenti experiendo de-
prehenderet fe ob mediocres motus horrere; fi quando lar-
gius moveretur, rigere; confilio noftro de iis, quae fieri
expediebat, ufus eft. Ego itaque memor hujusmodi quid-
dam mulieri in Afia noftra accidiffe, familiarem et metu li-
beravi, et adhortatus fum, ut cibis, potionibus et medica-
mentis uteretur calefacientibus et craffitiem humorum in-
cidentibus. Ille igitur hoc pacto convaluit. Poftea fimi-
liter affectis per initia quidem dedi medicamentum ex tri-
plici pipere; deinde noftrum diacalaminthes; poftea ex li-
quore Cyrenaico et caftorio compofitum, quod etiam qua-
ternariis circuitionibus eft utiliffimum, praefertim ubi a ri-
gore vehementi algefcunt. Ne mireris autem, fi apud ve-

παρὰ τοῖς παλαιοῖς ἰατροῖς εὑρὼν γεγραμμένον ἐπὶ τοῖς
ἄνευ κρύους ῥίγεσιν ἐξ αὐτῆς τῆς ἐν τῷ σώματι διαθέσεως
ὁρμωμένοις ἐξ ἀνάγκης ἕπεσθαι πυρετόν. οὔτε γὰρ λου-
τροῖς τοσούτοις ἐπὶ τροφαῖς οὔτ᾽ ἀργῷ βίῳ χρωμένοις τοῖς
παλαιοῖς οὐδὲν τοιοῦτον συνέπιπτε· νυνὶ δ᾽ ἄμφω ταῦτα
πλεονάσαντα καὶ τουτὶ τὸ καλούμενον ἀνεκθέρμαντον ῥῖγος
ἐργάζεται, νέον τι καὶ ξένον σύμπτωμα, διὰ τὸ νέον τῆς
διαίτης· ἅπασί τε τοῖς οὕτω παθοῦσιν ἤτοι τάσεως ἢ βά-
ρους αἴσθησις γίνεται κατὰ τὸ δεξιὸν ὑποχόνδριον, ἔνθα κεῖ-
ται τὸ ἧπαρ, ἐμφραττομένων δηλονότι τῶν κατ᾽ αὐτὸ φλε-
βῶν ὑπὸ τοῦ πάχους τῶν χυμῶν. ὥσπερ δὲ βάρους καὶ
τάσεως τῆς κατὰ τὸ σπλάγχνον οἱ πάσχοντες ἴσχουσιν αἴσθη-
σιν, οὕτω καὶ τοῦ ῥίγους αἰσθάνονται διαφέροντος τοῦ ἐν
τεταρταίοις τε καὶ τριταίοις πυρετοῖς. ἐν μὲν γὰρ τοῖς τε-
ταρταίοις τοιοῦτο γίνεσθαί φασιν αὐτοῖς τὸ ῥῖγος, οἷόν περ
ὅταν ὁδοιπορήσωσι διὰ κρύους ἰσχυροῦ. ὡσαύτως δὲ κατὰ
τοὺς τριταίους καὶ τοὺς καύσους πυρετοὺς, ὡς ὑπὸ βελο-
νῶν ὀξέων τε καὶ λεπτῶν κεντούμενοι τὰς σάρκας αἰσθάνονται

teres medicos fcriptum invenias, *febrem comitari neceffario
rigores, qui fine frigore obveniunt externo, ex ipfa corporis
affectione prodeuntes;* nihil enim tale veteribus, nec tot
balneis poft cibum nec vita otiofa utentibus, accidebat.
Hoc autem tempore ambo haec frequenti in ufu habita, etiam
rigorem hunc, qui *quod excalefieri nequeat* anecthermantos
appellatur, excitant, novum quoddam et peregrinum fym-
ptoma, propter victus novitatis rationem; omnibusque ita
affectis vel tenfionis vel gravitatis fenfus in dextro hypo-
chondrio oritur, ubi jecur fitum eft, venis nimirum ipfius
craffitie humorum obftructis. Quemadmodum autem gra-
vitatis et tenfionis in vifcere fenfum affecti habent, ita et
rigorem percipiunt, ab eo, qui quartanis et tertianis acci-
dit, diverfum. Nam in quartanis talem fibi rigorem fieri
affirmant, qualem quum per frigus validum iter faciunt; in
tertianis item et caufis febribus, tanquam ab aciculis acu-
tis et tenuibus in carnibus lancinentur punganturque, faepe

πολλάκις. ἐγὼ μὲν οὖν καὶ αὐτὸς ἄπειρός εἰμι τοῦ τῶν τε-
ταρταίων ῥίγους, ἔμπειρος δὲ θατέρου, τετράκις μὲν ἐν
νεότητι πυρέξας τριταῖον πυρετὸν, καῦσον δὲ ἅπαξ. ὥστε
ἔχω μαρτυρεῖν τῇ λελεγμένῃ τοῦ ῥίγους ποιότητι κατὰ τοι-
αῦτα παθήματα. τὸ δὲ τῶν τεταρταίων οἱ πειραθέντες ἄχρι
καὶ τῶν ὀστῶν φασι διήκειν, ὅταν ᾖ σφοδρὸν, ὅμοιον ὑπάρ-
χον τοῖς ἐκ τοῦ περιέχοντος ἰσχυρῶς ψυχροῦ γιγνομένοις ῥί-
γεσιν. ἀλλὰ καὶ τοῦτ᾽ ἔχομεν προσθεῖναι τριταίοις τε καὶ
καύσοις πυρετοῖς, οὐχ ὑπάρχον τοῖς τεταρταίοις. καὶ γὰρ
διψῶσιν οἱ πλεῖστοι καὶ θερμασίας αἰσθάνονται κατὰ τὸ
βάθος ἐν αὐτῷ τοῦ ῥίγους τῷ χρόνῳ, ὧν οὐδέτερον ὑπάρχει
τοῖς ἐν τεταρταίῳ πυρετῷ ῥιγοῦσιν.

Κεφ. ηʹ. [218] Ἐπεὶ δὲ καὶ περὶ ῥίγους αὐτάρκως
εἴρηται, λείποιτ᾽ ἂν ἔτι καὶ περὶ σπασμοῦ διελθεῖν. ἔσται
δὲ οὔτε μακρὸς οὔτε ἀσαφὴς ὁ λόγος, εἴτις ὧν ἄχρι δεῦρο
διῆλθον εἴη μεμνημένος. ἄρξομαι δὲ καὶ νῦν ἀπὸ τῆς ἀνα-
μνήσεως ὧν ἐν τοῖς περὶ μυῶν κινήσεως ἔδειξα. πασῶν

fentiunt. Ego itaque et ipfe quartanarum rigorem non ex-
pertus fum, alterum autem expertus, ut qui in juventute
quater tertiana febre laboraverim, caufo autem femel; quare
de dicta rigoris qualitate in hujusmodi affectibus teftimo-
nium ferre poffum. Qui autem quartanarum rigorem ex-
perti funt, ad offa usque pertinere dictitant, ubi fit vehe-
mens, fimilem rigoribus, qui ex ambiente nos aëre admo-
dum frigido nafcuntur. Verum hoc quoque tertianis caufis-
que febribus adjicere poffumus, quod quartanis non ineft.
Etenim plurimi fitiunt, et calorem per imas partes in ipfo
rigoris tempore fentiunt, quorum neutrum in quartana fe-
bre rigentibus accidit. Cap. VIII. Quoniam vero et de rigore abunde di-
ctum eft, reliquum fuerit etiam de convulfione adhuc diffe-
rere. Erit autem neque longus neque obfcurus fermo, fi
quis eorum, quae hactenus recenfui, memor fuerit. Inci-
piam autem etiam nunc a repetitione eorum, quae in libris
de mufculorum motu demonftravi. Quum enim omnes ar-

ΚΑΙ ΣΠΑΣΜΟΤ ΚΑΙ ΡΙΓΟΤΣ ΒΙΒΛΙΟΝ. 639

Ed. Chart. VII. [218.]   Ed. Baf. III. (372. 373.)

γὰρ τῶν καθ᾽ ὁρμὴν κινήσεων ἐπιτελουμένων διὰ τῶν μυῶν,
ὅταν ἐπὶ τὰς ἑαυτῶν κεφαλὰς ἀνελκόμενοι συνεπισπάσων-
ται τῶν μορίων ἕκαστον εἰς ὃ καταπεφύκασιν, ἐπειδὰν γέ-
νηταί τι πάθος εἰς τάσιν αὐτοὺς ἄγον, ἀκολουθεῖ τούτῳ
κίνησις, ὁμοία μὲν τῇ κατὰ φύσιν, ἀβούλητος δὲ, καὶ καλεῖ-
ται τὸ πάθος σπασμός. τὸ μὲν γὰρ τείνεσθαί τε καὶ σπᾶ-
σθαι πρὸς τὴν ἰδίαν ἀρχὴν τὸν μῦν, ὥσπέρ γε καὶ τὸ
συνεπισπᾶσθαι πρὸς αὐτὸν ἐκεῖνο τοῦ σώματος τὸ μόριον
εἰς ὃ τὴν ἔμφυσιν ἔχει, κοινὸν τοῖς θ᾽ ὑγιαίνουσίν ἐστι
καὶ τοῖς σπωμένοις· τὸ δὲ ἀκούσιον ὑπάρχειν, τοῖς παρὰ
φύσιν ἔχουσιν, οὐχ ὑπάρ(373)χον τοῖς ὑγιαίνουσιν. ἐὰν
οὖν εὕρωμεν ὑπὸ πόσων αἰτίων τείνεται τὰ νευρώδη σώ-
ματα, πέρας ἂν ἤδη καὶ οὗτος ὁ λόγος ἡμῖν λάβοι. καὶ
μὴν οὐδέν ἐστι τῶν ἔξω τοῦ σώματος εὑρεῖν χορδῶν νευ-
ρωδέστερον, ἃς ὁρῶμεν ὁσημέραι κατά τε τὰς λύρας καὶ
κιθάρας ὑπὸ τῶν τεχνιτῶν ἐντεινομένας μὲν, ἐπειδὰν χρῆ-
σθαι μέλλωσι τοῖς ὀργάνοις, ἀνιεμένας δὲ, ὅταν παυσά-
μενοι κατατίθενται. ῥήγνυνται δὲ ἐν ταῖς τοῦ περιέχοντος

bitrarii motus mufculis obeantur, quando ad fua ipforum
capita contracti, unamquamque partem, cui inferuntur, fimul
attraxerint; fi affectus aliquis in tenfionem ipfos ducens
acciderit, hunc motus fequitur, fimilis quidem naturali, fed
citra voluntatem, ac vocatur affectus convulfio. Quod
enim mufculus et tendatur et convellatur ad fuum princi-
pium, ficut et quod illa corporis pars cui inferitur, cum
ipfo fimul attrahatur, commune id et fanis et convulfis exi-
ftit; quod autem invito hoc accidat, praeter naturam affe-
ctis, non fanis. Si igitur a quot caufis nervofa corpora
tendantur, invenerimus, finem fane et hic jam fermo nobis
accipiet. Atqui nihil eft eorum fere, quae extra corpus
funt, chordis nervofius, quas quotidie et in lyris et in
citharis ab artificibus intendi quidem videmus, ubi inftru-
mentis ufuri funt; remitti autem, quum ceffantes ea repo-
nunt. At rumpuntur in immoderatioribus aeris tempera-

ἀμετροτέραις κράσεσι, κατὰ μὲν τὰς ὑγρὰς καὶ νοτίους
διαβρεχόμεναι, κατὰ δὲ τὰς ξηράς τε καὶ βορείους ἰσχυ-
ρῶς ξηραινόμεναι. διὰ τοῦτο οὖν ἀνιᾶσιν αὐτὰς κατατι-
θέμενοι, καὶ μάλισθ᾽ ὅταν ᾖ τι περιέχον, ὁποῖον εἴρη-
ται· ῥήγνυνται γὰρ ἑκατέρως τεινόμεναι. νόει δή μοι
καὶ τὰ νεῦρα καὶ τοὺς τένοντας ἐν τοῖς τῶν ζώων σώ-
μασιν ἤτοι διατεινομένους ὑπὸ περιττῆς ὑγρότητος, ἢ ξη-
ραινομένους ὑπὸ τῶν ξηραινόντων αἰτίων, εἰς τοσαύτην
ἄγεσθαι τάσιν, ἐν ᾗ τοῖς ὑγιαίνουσιν ἡ καθ᾽ ὁρμὴν ἐγί-
νετο κίνησις· ἐννόει δὲ καὶ ὡς ἐνδέχεταί τι τῶν ἐν τῷ
σώματι μορίων ἢ διὰ φλεγμονὴν ἢ δι᾽ ἄλλην τινὰ αἰτίαν
ἰσχυρῶς παθὸν, ἑαυτῷ συνεπισπᾶσθαι τὰ συνεχῆ νεῦρα.
νοήσας γὰρ ταύτας πάσας τὰς διαθέσεις, εὑρήσεις ἐφ᾽ αἷς
γίνεται σπασμός. αἱ γὰρ φλεγμοναὶ τῶν νευρωδῶν μορίων,
καὶ μάλισθ᾽ ὅταν ἐπὶ τῆς ἀρχῆς τῶν νεύρων ἢ καὶ πλη-
σίον αὐτῆς γεννῶνται, τείνουσιν ἐπισπώμεναι τὰ συνεχῆ
νεῦρα, καθάπερ ἐκτὸς οἱ τεχνῖται τὰς χορδάς· εἰ δὲ ὑπὸ
πλήθους χυμῶν διαφραχθέντα τὰ νευρώδη σώματα τείνοιτο,

mentis, in humidis ſane et auſtrinis commadefactae; in ſic-
cis autem et aquiloniis vehementer ſiccefcentes. Propter
hoc igitur remittunt ipſas quum ſeponunt, praeſertim ubi
ambiens fuerit qualis dictus eſt; rumpuntur enim utroque
modo tenſae. Confiderato mihi et nervos et tendones in
animalium corporibus vel diſtentos a ſuperflua humiditate,
vel ſiccefcentes a cauſis ſiccantibus, in tantam perduci ten-
ſionem, in qua ſanis motus fiebat arbitrarius. Confiderato
item fieri poſſe, ut pars quaedam corporis, quae aut inflam-
matione, aut alia quadam cauſa valde ſit affecta, nervos
continuos ſecum attrahat convellatque. Etenim quum has
omnes affectiones mente conceperis, ob quas convulſio oria-
tur, invenies. Siquidem inflammationes nervoſarum par-
tium, ac praeſertim quum in nervorum principio aut etiam
prope ipſum generantur, nervos continuos attrahentes ten-
dunt, quemadmodum artifices extrinſecus chordas. Si au-
tem nervoſa corpora ab humorum copia madefacta tendan-

παραπλήσιον ἐν τῷδε τὸ πάθημα γίνεται ταῖς διὰ τὴν
ὑγρότητα τοῦ περιέχοντος ἐντεινομέναις σφοδρότερον χορ-
δαῖς. ἔμπαλιν δὲ ἐπὶ τοῖς κακοήθεσι καύσοις καὶ ταῖς
ἰσχυραῖς φρενίτισι φαίνεται γινόμενον· ὡς γὰρ οἱ πλησιά-
ζοντες ἱμάντες πυρὶ ξηραινόμενοι συσπῶνται καὶ τείνον-
ται, τὸν αὐτὸν τρόπον οἱ σπασμοὶ γίνονται δι᾽ ὑπερβάλ-
λουσαν ξηρότητα νοσημάτων, ἰσχυρῶς ξηραίνουσαν τὸ νευ-
ρῶδες γένος. ἐπὶ μὲν οὖν τοῖς καύσοις διὰ μόνην τὴν
ξηρότητα τοῦτο συμβαίνει· ταῖς δὲ φρενίτισι καὶ διὰ τὴν
φλεγμονὴν τῆς ἀρχῆς τῶν νεύρων ἔπεται τὸ σύμπτωμα.
γινώσκεις δὲ ἤδη, ὡς πᾶσιν ὡμολόγηται τοῦ πάθους τού-
του τὸ μὲν ἐμπροσθότονος εἶναί τε καὶ καλεῖσθαι, τὸ δὲ
ὀπισθότονος, τὸ δὲ τέτανος· ὅταν μὲν εἰς τὸ πρόσω τείνη-
ται τὰ μόρια τοῦ [219] σώματος, ἐμπροσθότονος· ὅταν δὲ
εἰς τοὐπίσω, ὀπισθότονος· τέτανος δὲ ἰσοσθενὴς ἐφ᾽ ἑκάτερα.
τοὺς μὲν ἐπὶ ξηρότητι σπασμοὺς οὐκ ἂν ἰάσαιο, φθάνουσι
γὰρ οἱ οὕτω παθόντες ἀπόλλυσθαι, μηδὲ ἐπινοῆσαι πρὸς
αὐτοὺς ἴαμα συγχωροῦντες· ὅσοι δὲ διὰ πλῆθος ἢ φλεγμονὴν

tur, fimilis interea affectus oritur, atque chordis, quae
propter ambientis humiditatem vehementius intenduntur.
Contra in malignis febribus ardentibus et valida phrenitide
fieri apparet; ut enim lora prope ignem ficcefcentia con-
trahuntur tendunturque, eodem modo convulfiones fiunt
ob nimiam morborum ficcitatem, quae nervofum genus ad-
modum arefacit. In ardentibus igitur febribus id ex fola
ficcitate evenit. Phrenitides autem et ex principii nervo-
rum inflammatione fymptoma comitatur. Nofti vero jam
hunc affectum, primum quidem emprofthotonon effe et dici,
alterum opifthotonon, tertium tetanon, omnes habere pro
confeffo. Quum fane in anteriora corporis partes tenduntur,
emprofthotonon; quum in pofteriora, opifthotonon; quum
denique ad utrasque partes aequali tenore, tetanon. Atque
ex ficcitate convulfiones nunquam fanaveris; quippe ita af-
fecti protinus emoriuntur, ne cogitandi quidem remedii
tempus permittentes; quae autem ex copia, aut inflamma-

642 ΓΑΛΗΝΟΥ ΠΕΡΙ ΤΡ. ΚΑΙ Π. ΚΑΙ Σ. ΚΑΙ Ρ. ΒΙΒΑ.

Ed. Chart. VII. [219.]   Ed. Baſ. III. (373.)
γίνονται σπασμοὶ, τούτους ἰάσῃ, τὸ μὲν πλῆθος κενῶν,
τὴν φλεγμονὴν δὲ τοῖς ἰδίοις αὐτῆς βοηθήμασιν ἐκθερα-
πεύων, ἃ μεμάθηκας ἐν τοῖς τῆς θεραπευτικῆς μεθόδου
γράμμασιν.

tione fiunt convulſiones, his medeberis, copiam ſane eva-
cuans; inflammationem vero propriis ipſius remediis per-
ſanans, quae in medendi methodi libris didiciſti.

ΓΑΛΗΝΟΥ ΠΕΡΙ ΤΟΥ ΠΑΡ' ΙΠΠΟΚΡΑΤΕΙ ΚΩΜΑΤΟΣ ΒΙΒΛΙΟΝ.

Ed. Chart. VII. [191. 192.]　　　　　Ed. Baſ. non habet.

Κεφ. α'. Τί ποτε σημαίνει τὸ τοῦ κώματος ὄνομα
παρ' Ἱπποκράτει; πότερον τὴν εἰς ὕπνον καταφορὰν, ὡς
τινες τῶν [192] ἐξηγησαμένων ἔφασαν; ἢ ὕπνον αὐτόν; ἤ,
καθάπερ ἄλλοι, τὴν ὑπνώδη καταφοράν; καὶ γὰρ καὶ οὕτως
ὠνόμασάν τινες ἐν συνθέτῳ προσηγορίᾳ τὴν ἐξήγησιν ποιη-
σάμενοι. τινὲς δ' οὐδὲν μὲν τούτων, τὴν ληθαργικὴν δὲ
καταφορὰν κῶμα πρὸς τοῦ ἀνδρὸς ὀνομάζεσθαί φασι.
παρὰ μὲν τῶν ἄλλων παλαιῶν οὐδὲ μία γένοιτ' ἂν με-
γάλη μαρτυρία· καὶ γὰρ εἰ καὶ μάλιστα καθ' ἑτέρου

GALENI DE COMATE SECVNDVM
HIPPOCRATEM LIBER.

Cap. I.　Quid ſignificat comatis nomen apud Hippo-
cratem? utrum delationem in ſomnum, ut quidam interpre-
tum dixerunt? an ſomnum ipſum? an, quemadmodum alii,
ſomnolentam cataphoram? etenim et ſic nominarunt qui-
dam, in compoſita appellatione explicationem facientes.
Quidam vero nihil quidem horum, ſed lethargicam catapho-
ram coma a viro nominari dicunt.　　Ab aliis ſane antiquis
nullum haberi poteſt magnum teſtimonium.　　Etenim etſi

πράγματος ἐκεῖνοι τοὔνομα φέρουσιν, οὐδὲν κωλύει τὸν Ἱπποκράτην διαφερόντως χρῆσθαι. αὐτίκα παρὰ τῷ ποιητῇ
δόξειεν ἂν ὕπνον δηλοῦν τοὔνομα·
    Ἤ με μάλ᾽ αἰνοπαθῆ μαλακὸν περὶ κῶμ᾽ ἐκάλυψεν.
καὶ
    — — ἐπεὶ αὐτῷ ἐγὼ μαλακὸν περὶ κῶμα κάλυψα.
ἀλλ᾽ οὐχ Ἱπποκράτης οὕτω φαίνεται χρώμενος, εἴγε καὶ μετὰ
ἀγρυπνίας πολλάκις τὸ κῶμα γίγνεσθαί φησι καὶ φρενιτικοῖς
συνεδρεύειν. ἐν ἀρχῇ μὲν τοῦ προῤῥητικοῦ τάδε γράφει· οἱ
κωματώδεες ἐν ἀρχῇσι γινόμενοι, μετὰ κεφαλῆς, ὀσφύος,
ὑποχονδρίου, τραχήλου ὀδύνης, ἀγρυπνέοντες, ἆρά γε φρε
νιτικοί εἰσιν; ἐν δὲ τῷ τρίτῳ τῶν ἐπιδημιῶν (ἀπό τινων τῶν
ὁμολογουμένων αὐτοῦ γνησίων βιβλίων λάβωμεν τὰς μαρτυ
ρίας) ὧδέ πως φησιν· ἑνδεκάτη κατενόει, κωματώδης δὲ ἦν,
οὖρα πολλὰ, λεπτὰ καὶ μέλανα, ἄγρυπνος. εἶτ᾽ ἐφεξῆς
ταῦτά φησι· ταύτῃ τὰ τῶν οὔρων διὰ τέλεος ἦν μέλανα καὶ
λεπτὰ καὶ ὑδατώδεα, καὶ κῶμα παρείπετο, ἀπόσιτος,
ἄγρυπνος, ἄθυμος. ἐν πάσαις γὰρ ταῖς εἰρημέναις ῥήσεσιν

maxime de alia re illi nomen hoc proferant, nihil prohibet
Hippocratem diverfe eo uti.   Exempli gratia apud poëtam
videri poteft fomnum nomen hoc fignificare, quum cecinit,
    At mala perpeſſum molle hinc me coma prehendit.
Et alibi:
    Comate quandoquidem nos molli obvolvimus ipfum.
Sed non Hippocrates ita videtur uti, fiquidem et cum vigilia faepenumero coma evenire pronunciat ac phreniticis asfidere.   In principio enim prorrhetici haec fcribit, *Qui
comatofi in principiis fiunt, cum capitis, lumborum, hypochondrii et cervicis dolore, vigilantes, num phrenitici
funt?*   In tertio autem epidemiorum, ut ab aliquibus ex
conceffis ipfius legitimis libris fumamus teftimonia, hoc modo ait: *Undecima refipifcebat, comatofa autem erat, urinae multae, tenues et nigrae, vigil.*   Deineps haec ait:
*Huic urinae perpetuo erant nigrae et tenues et aquofae,
et coma comitabatur; cibos faftidiens, vigil, unimum defpondens.*   In omnibus enim praedictis textibus vigiliae et

ἀγρυπνίας καὶ κώματος φαίνεται μνημονεύων, ἕτερον δ᾽ ἄρ
ρωστον αὖθις γράφων ἐν τῷ αὐτῷ βιβλίῳ φησί· τουτέῳ
διὰ τέλεος, ἐξ οὗ καὶ ἐγὼ οἶδα, κοιλίη ταραχώδης, οὖρα
λεπτὰ μέλανα, κωματώδης, ἄγρυπνος. ὥστ᾽ ἄντικρυς εἶναι
δῆλον, ὅτι μηδ᾽ ὕπνον, μηδὲ καταφορὰν παρ᾽ αὐτῷ δηλοῖ
τὸ τοῦ κώματος ὄνομα. διὰ τοῦτο, οἶμαι, τινὲς τῶν ἐξηγη
τῶν ἀπὸ τοῦ κωμάζειν φασὶ τοὺς κωματώδεις ὠνομάσθαι·
ἐγρηγορέναι μὲν γὰρ καὶ τοὺς κωμάζοντας, ἐγρηγορέναι δὲ,
καὶ τοὺς κωματώδεις. καὶ νὴ Δία ὥσπερ οἱ κωμάζοντες οὐ
πάνυ τι κατανεύουσιν, οὕτως οὐδὲ τοὺς κωματίζοντας, καὶ
μάλιστα τοῖν ὀφθαλμοῖν. ὑγρούς τε γὰρ εἶναι καὶ ἐρυθροὺς
καὶ ἀστηρίκτους καὶ ἐνδεδυμένους· ἀλλὰ τὸ πᾶν ἀμφοτέροις
σῶμα σφαλερὸν ἐν ταῖς κινήσεσι καὶ ἀκρατές· αὐτὸν διὰ
τοῦτο καὶ τὸν Ἱπποκράτην περὶ τῆς ὅλης συνδρομῆς ἀπορεῖν,
εἴτε χρὴ φρενιτικοὺς αὐτοὺς ὀνομάζειν, εἴτ᾽ ἄλλό τι. φρενι
τικοὺς μὲν γὰρ εὐλαβεῖσθαι καλεῖν, μηδέπω παραπαίοντας·
ἅπαντα δὲ ὁρῶντα συμπτώματα φρενιτικὰ, καὶ γὰρ κεφαλὴν;
ὀσφὺν, ὑποχόνδριον, καὶ τράχηλον ἀλγοῦντα, μήτε σφάλμα

comatis mentionem facere videtur. Alium autem aegrotum
rurſus in eodem libro defcribens ait: *Huic perpetuo, ex
quo et ego vidi, alvus turbata, urinae tenuee nigrae, comatofus, vigil.* Ita ut plane fit manifeſtum, neque fomnum, neque cataphoram apud ipfum fignificare comatis nomen. Quapropter, arbitror, quidam interpretes ἀπὸ τοῦ
κωμάζειν ajunt comatofos nominatos eſſe, vigilare enim τοὺς
κωμάζοντας, vigilare etiam et comatofos; et per Iovem, ut
petulantes ebrii non admodum capite nutant, ita neque comatofos, et potiffimum oculis; humidos enim illis eſſe et
rubros, et inconſtantes, et intus conditos; fed totum ambobus corpus titubans motibus eſſe et incontinens. Idcirco
et Hippocratem de toto fymptomatum concurfu dubitare, an
oporteat phreniticos ipfos nominare, an quid aliad, vereri
enim phreniticos vocare, quum nondum defipiant; quum
tamen omnia fymptomata phrenitica videat, etenim caput,
lumbos, hypochondria, et cervicem dolentia, nec errorem

τι, μήτ᾽ ἄγνοιαν μηδεμίαν ὑποστέλλεσθαι. ταῦθ᾽ ὡς μὲν
οὐκ ἔχει πιθανῶς, οὐδεὶς ἀντείποι· οὐδὲ μὴν ἱκανῶς ἐμοὶ
γοῦν, οὐδὲ μετ᾽ ἀποδείξεως εἰρῆσθαι δοκεῖ. ἐχρῆν γὰρ ἐξ
Ἱπποκράτους αὐτοῦ τὴν ἐξήγησιν ποιεῖσθαι τῆς λέξεως, ἵνα
μὴ μόνον ὅτι πιθανῶς εἴρηται λέγειν ἔχωμεν, ἀλλ᾽ ὅτι καὶ
κατὰ τὴν ἐκείνου γνώμην. οὐ γὰρ ἡγοῦμαι τοῦτο χρῆναι
σκοπεῖσθαι μόνον τὸν ἀγαθὸν ἐξηγητὴν, εἰ πιθανῶς ἢ ἀληθῶς
εἴρηκεν, ἀλλ᾽ εἰ καὶ τῆς γνώμης ἔχεται τοῦ συγγραφέως, ὅπερ
οὐκ ἐν τῷ πρόσθεν λόγῳ· καίτοι γε μέρος τι τῆς περὶ τοῦ-
νομα γνώμης τοῦ παλαιοῦ δέδεικται διὰ τῶν ῥήσεων, ἐν αἷς
ἀγρυπνίαν τὸ κῶμα γνοὺς ἐφαίνετο. καί τις ἴσως ἔχειν ἤδη
τὸ πᾶν δόξειεν ἂν, ἀλλ᾽ ἂν βραχὺ περιμείνας ἀκούσῃ ἐκ τοῦ
αὐτοῦ βιβλίου τοῦ τρίτου τῶν ἐπιδημιῶν ῥήσεων ἑτέρων, οὐχ
ὅπως τὸ πᾶν, ἀλλ᾽ οὐδὲ τὸ ἥμισυ τοῦ παντὸς ἑαυτὸν εὑρήσει
γιγνώσκοντα.

Κεφ. β΄. [193] Σκόπει οὖν, ἐπί τινος ἀρρώστου γυναι-
κὸς ἃ λέγει, ἑτέρην ἐξ ἀποφθορῆς περὶ πεντάμηνον, οἰκέτεω
γυναῖκα, πῦρ ἔλαβεν, ἀρχομένη δὲ κωματώδης, καὶ πάλιν

ullum nec ignorantiam reformidare. Haec certe quod pro-
babilitatem habeant, nemo negabit, non tamen fufficienter,
nec cum demonftratióne mihi fane dicta effe videntur; opor-
tebat enim ex Hippocrate ipfo explicationem facere dictionis,
quo afferere poffemus, non folum probabiliter dicta ea effe,
fed et ad illius mentem. Neque enim exiftimo hoc folum
confiderare oportet bonum explanatorem, fi probabiliter
vel vere dixerit, fed et fi menti fcriptoris confentiat, id
quod in fuperiore fermone ɲon *eſt factum;* quanquam certe
in aliqua parte mens fenis circa hoc nomen oftenfa eft per
textus, in quibus coma effe vigiliam noviffe vifus eft. Ac
quifpiam fortaffis habere jam totum opinabitur; fed fi pa-
rumper expectando textus alios ex eodem tertio epidemio-
rum libro audiverit, ne dicam totum, fed ne dimidium to-
tius fe ipfum cognofcere comperiet.

Cap. II. Confidera ergo, quae dicat in quadam ae-
grotante muliere. *Alteram ex abortu circa quintum men-*
fem Oecetae uxorem ignis corripuit, incipiens comatofa,

Ed. Chart. VII. [193.]

ἄγρυπνος. φαίνεται γὰρ διαστέλλων κατ᾽ ἀντίθεσιν τὸ κῶμα τῆς ἀγρυπνίας, ὡς ἐναντία. αὖθις δ᾽ ἐν τῇ λοιμώδει καταστάσει, κωματώδεές, φησιν, ἐπὶ πολὺ, καὶ πάλιν ἄγρυπνοι. καὶ μετ᾽ ὀλίγα· κωματώδεες δὲ μάλιστα οἱ φρενιτικοὶ καὶ οἱ καυσώδεες ἦσαν. ἀτὰρ καὶ ἐπὶ τοῖσιν ἄλλοισι νουσήμασι, τοῖσι μεγίστοισιν, ὅτι μετὰ πυρετοῦ γίνοιτο. διὰ παντὸς δὲ τοῖσι πλείστοισιν ἢ βαρὺ κῶμα παρείπετο, ἢ λεπτοὺς καὶ μικροὺς ὕπνους κοιμᾶσθαι. καὶ πάλιν· ἐν Θάσῳ τὸν Πάριον, ὃς κατέκειτο ὑπὲρ Ἀρτεμισίου, πυρετὸς ἔλαβεν ὀξὺς, κατ᾽ ἀρχὰς συνεχὴς, καυσώδης, διψώδης, ἀρχόμενος κωματώδης, καὶ πάλιν ἄγρυπνος. ἐν ἅπασι γὰρ τούτοις ἀντιτίθησι τὴν ἀγρυπνίαν τῷ κώματι. συνήθως γοῦν οὕτως ἑρμηνεύων, μυριάκις εὑρήσεις αὐτὸν, ὅταν ἐναντίων πραγμάτων μνημονεύῃ, τὸν τρόπον τοῦτον γράφοντα, μᾶλλον δὲ οὐδέποτ᾽ ἄλλως, οἷον ἐκ πολλῶν ὀλίγα παραγράψω ἐκ τοῦ αὐτοῦ βιβλίου. κάλλιον γὰρ ἐξ ἑνὸς εἶναι δοκεῖ πάντα τὰ παραδείγματα λαβεῖν. δύο γυναῖκας ἀναγράφων πρὸ τῆς λοιμώδους καταστάσεως, ἐπὶ μὲν τῆς προτέρης φησὶν, ἑτέρην ἐξ

et rurfus vigil. Apparet enim per oppofitionem coma a vigilia diftinguere tanquam contraria. Rurfus autem in peftilenti conftitutione, Comatofi, inquit, magna ex parte, et rurfus vigiles. Et poft pauca: Comatofi erant potiffimum phrenitici, et qui febre ardente laborabant, tum etiam aliis in morbis omnibus maximis, quod febrem adjunctam haberent. Perpetuo autem plurimos vel grave coma comitabatur, vel ut tenues ac parvos fomnos dormirent. Et rurfus: In Thafo Parium, qui fupra Dianae aedem habitabat, febris corripuit acuta, inter initia continua, ardens, fiticulofa, incipiens comatofa et rurfus vigil. In his enim omnibus vigiliam comati opponit. Ex confuetudine igitur ita interpretans, millies ipfum comperies, quando contrariarum rerum mentionem facit, hunc in modum fcribere; imo vero nunquam aliter. Verbi gratia e multis pauca adfcribam ex eodem libro. Satius enim effe videtur omnia ex uno exempla fumere. Duas mulieres defcribens ante peftilentem conftitutionem, in priori quidem

Ed. Chart. VII. [193.]

ἀποφθορῆς περὶ πεντάμηνον, οἰκέτεω γυναῖκα, πῦρ ἔλαβεν, ἀρχομένη δὲ κωματώδης, καὶ πάλιν ἄγρυπνος. ἐπὶ δὲ τῆς δευτέρας φησί· γυναῖκα, ἥτις κατέκειτο ἐπὶ ψευδέων ἀγορῇ, τότε τεκοῦσαν πρῶτον ἐπιπόνως ἄρσεν, πῦρ ἔλαβεν· καὶ πάλιν εἰς νύκτα ἐπεῤῥίγωσεν, ἄκρεα οὐκ ἀνεθερμαίνοντο, οὐκ ὕπνωσε, σμικρὰ παρέκρουσε, καὶ πάλιν ταχὺ κατενόει· ἡ περὶ μέσον ἡμέρης ἀνεθερμάνθη, διψώδης, κωματώδης, ἀσώδης. ἑξῆς δ' ἐν τῷ λοιμῷ πολλοὺς ἀῤῥώστους γράφει, πρῶτόν θ' ἁπάντων, οὗ μικρὸν πρόσθεν ἐμνημόνευσα, ποικίλως τε καὶ ἀνωμάλως νοσήσαντα, καὶ πολλὰς πολλάκις (ἀπιότ. καὶ ἀχειρόπ.) εἰς τἀναντία μεταβολὰς ποιησάμενον. ἄρχεται δὲ τοῦτον τὸν τρόπον· ἐν Οάσω τὸν Πάριον, ὃς κατέκειτο ὑπὲρ Ἀρτεμισίου, πυρετὸς ἔλαβεν ὀξύς. ἀλλ' οὐδὲν εἰς τὸν παρόντα λόγον χρεία πρώτων ἡμερῶν, ὧν δὲ χρῄζω, τουτων μνημονεύσω. ἑνδεκάτη ἵδρωσεν οὐ δι' ὅλου, περιέψυξε μὲν, ταχὺ δὲ πάλιν ἀνεθερμάνθη. σαφῶς γὰρ ἂν τῷ περιέψυξε τὸ ἀνεθερμάνθη ἐναντίον. ἔπειτα δωδεκάτῃ

ait: *Alteram ex abortu circa quintum menſem Oecetae uxorem ignis corripuit, incipiens comatoſa, et rurſus vigil.* In poſteriori vero ait: *Mulierem, quae decumbebat in mendacium foro, primum enixam cum dolore maſculum, corripuit ignis; rurſusque noctu ſubortus eſt rigor, extrema non recaleſcebant, non dormivit, aliquantulum deliravit, ſtatimque ad mentem rediit.* Octavo circa meridiem rediit calor, ſitibunda, comatoſa, nauſeabunda. Deinceps autem in peſtilentia multos aegrotos ſcribit, primumque omnium, cujus paulo ante memini, qui varie et inaequaliter aegrotavit, et multas multoties ad contraria mutationes fecit; incipit autem hunc in modum. *In Thaſo Parium, qui ſupra Dianae aedem habitabat, febris corripuit acuto* Sed nulla ad praeſentem ſermonem utilitas eſt primorum dierum: quorum autem indiguero, eorum mentionem faciam: *Undecima ſudavit non per totum, perfrigeratus eſt quidem, cito tamen recaluit;* aperte enim verbo perfrixit verbum recaluit contrarium eſt. Deinde: *duodeci-*

πυρετὸς ὀξὺς, διαχωρήματα χολώδεα, λεπτὰ, πολλὰ, οὔ-
ροισιν ἐναιώρημα, παρέκρουσεν. ἑπτακαιδεκάτῃ ἐπιπόνως.
οὔτε γὰρ ὕπνοι ὅ τε πυρετὸς ἐπέτεινεν. εἰκοστῇ ἵδρωσεν δι'
ὅλου, ἄπυρος, διαχωρήματα χολώδεα, ἀπόσιτος, κωματώ-
δης. εἰκοστῇ τετάρτῃ ὑπέστρεψεν. τριακοστῇ τετάρτῃ ἄπυ-
ρος, κοιλίη οὐ ξυνίστατο, καὶ πάλιν ἀνεθερμάνθη. τεσσα-
ρακοστῇ ἄπυρος, κοιλίη ξυνέστη χρόνον οὐ πολὺν, ἀπόσι-
τος, σμικρὰ πάλιν ἐπύρεξε. πάλιν· εἰ γάρτοι διαλείποι καὶ
διακουφίσαιεν, πάλιν ταχὺ ὑπέστρεφεν. ἐναντίον γὰρ τῷ δια-
κουφίσαι τὸ ὑποστρέψαι. καὶ τὰ κατὰ κοιλίην, φησὶ, συνι-
στάμενα, καὶ πάλιν διαλυόμενα, τὸ γὰρ συνίστασθαι τῷ
διαλύεσθαι ἐναντίον. ἑξῆς δ' ἑτέραν ἄῤῥωστον ἐκτιθέμενος,
ὀγδόῃ, φησὶ, πολλὰ [194] παρέκρουσε καὶ τὰς ἐχομένας, καὶ
ταχὺ πάλιν κατενόει. καὶ πάλιν ἑξῆς· εἰκοστῇ μικρὰ πε-
ριέψυξε, καὶ ταχὺ πάλιν ἀνεθερμάνθη. καὶ αὖθις· ἑβδόμῃ
καὶ εἰκοστῇ ἄπυρος, κοιλία ξυνέστη. οὐ πολλῷ δὲ χρόνῳ
ὕστερον ἰσχίου δεξιοῦ ὀδύνη ἰσχυρὴ χρόνον πολὺν, πυρετοὶ

ma febris acuta, dejectiones biliofae, tenues, multae, uri-
nis enaeorema, deliravit; decima feptima laboriofe fe ha-
buit; neque enim fomni aderant, et febris intendebatur;
vigefima fudavit per totum, pervigil, a febre liber, de-
jectiones biliofae, cibum averfabatur, comatofus; vigefi-
moquarto revertit; trigefimoquarto a febre liber, alvus
non conflitit, et rurfus recaluit. Quadragefimo a febre
liber, alvus conflitit tempore non multo, cibum averfans,
aliquantum rurfus febricitavit. Rurfus: Si enim inter-
mitteret ac levaret, rurfus cito revertebatur; contrarium
enim verbo levare eft verbum reverti. Et alvi (inquit)
excrementa confiflebant, et rurfus diffolvebantur; verbum
enim confiflere verbo diffolvi contrarium eft. Deinceps
autem aliam aegrotam exponens, Octavo, inquit, multa
defipuit, et fequentibus diebus, cito rurfus refipuit. Ac
rurfus: Vigefimo aliquantum perfrixit, et cito rurfus
recaluit. Et mox: Septimo et vigefimo a febre libera,
alvus conflitit; non poft vero multum tempus coxae dex-
trae dolor validus multo tempore, febres autem rurfus co-

δὲ πάλιν παρείποντο. εἶτ' ἐφεξῆς· καὶ τὰς ἑπομένας ἄφω-
νος, καὶ πάλιν κατενόει καὶ διελέγετο. ἀλλὰ τί δεῖ μακρο-
λογεῖν ἁπάντων μνημονεύοντα μυρίων μυριάκις ὄντων; οὕτω
πολλὰ παρ' αὐτοῦ τοῦ τοιούτου εἴδους τῆς ἑρμηνείας. ὡς
ὅταν λέγῃ, κωματώδης καὶ πάλιν ἄγρυπνος, ἐναργῶς ἀντι-
τίθησι τῇ ἀγρυπνίᾳ τὸ κῶμα. καὶ μὴν ἀγρυπνίᾳ καταφορὰν
εἰς ὕπνον ἔχεις ἀντιτιθέναι, καὶ οὐδὲν ἄλλο τοίνυν θάτερον
ἀναφαίνεται πάλιν ἐκ τοῦ κώματος σημαινόμενον. τί δ' ὅταν
λέγῃ, κατεῖχε δ' ἢ τὸ κῶμα συνεχὲς οὐχ ὑπνῶδες, ἢ μετὰ
πόνων ἄγρυπνοι. καὶ γὰρ ἂν καὶ τὸ τοιοῦτο εἶδος τῆς ἑρ-
μηνείας ἴδιον Ἱπποκράτει, ἐπισημαίνεσθαι τὰ συνέπεσθαι μὲν
εἰωθότα, νῦν δ' οὐχ ἑπόμενα παρὰ λόγον. οἷον ὅταν εἴπῃ,
οἱ μὲν οὖν καῦσοι ἐλαχίστοισί τε ἐγένοντο, καὶ ἥκιστα τῶν
καμνόντων οὗτοι ἐπόνησαν. οὔτε γὰρ αἱμορραγίη, εἰ μὴ
πάνυ τι σμικρὰ καὶ ὀλίγοισιν, οὔτε παράληροι. καὶ μετὰ
ὀλίγα· οὐδ' ἀποθανόντα οὐδένα οἶδα τότε καύσῳ, οὐδὲ φρε-
νιτικὰ τότε γενόμενα. δι' ἃ λάβρον ἐκ ῥινῶν αἱμορραγεῖν,
ἅπτεσθαι τῆς διανοίας, ὀξεῖς σχεῖν κινδύνους, μηδὲν ἀπαν-

mitabantur. Deinde rurſus: *Et ſequentibus diebus muta,*
ac rurſus reſipiſcebat, et loquebatur. Sed quid opus eſt
ſermonem protrahere memorando omnia, quae infinita fere
ſunt? adeo frequens apud ipſum eſt talis ſpecies interpreta-
tionis. Quare quum dicit, *Comatoſus, et rurſus vigil,*
aperte coma vigiliae opponit. Atqui vigiliae prolapſum in
ſomnum potes opponere, ac proinde rurſus coma nihil aliud
diverſum videtur ſignificare. Quid autem, quum dicit
Detinebat autem vel coma continuum non ſomniculoſum,
vel cum doloribus vigiles? Etenim talis ſpecies interpreta-
tionis propria eſt Hippocrati, ut notet ea, quae conſequi
ſolent, nunc autem praeter rationem non ſequuntur. Ut
quando dicit: *Febres ardentes igitur pauciſſimis accidebant,*
et minimum ex aegrotis hi laborarunt, neque enim ſanguis
erupit, niſi admodum parum et paucis, nec delirarunt.
Et poſt pauca: *Neque mortuum ullum vidi tunc ardenti*
febre, neque phreniticum evadere. Per quae verba anno-
tat, largam ſanguinis e naribus eruptionem, mentis laeſio-

Ed. Chart. VII. [194.]

τῆσαν τηνικαῦτα, ὁμοίως ἐπισημαίνεται. καὶ τὸ ἐπιφερό-
μενον δ᾽, οὐδὲ φρενιτικὰ οἶδα τότε γενόμενα, κατὰ τὸν αὐ-
τὸν εἴρηται λόγον. ἐπὶ γὰρ ταῖς αὐταῖς καταστάσεσι καὶ
τοῖς αὐτοῖς αἰτίοις οἵ τε καῦσοι καὶ φρενίτιδες, ἀμέλει κατὰ
τὴν ὥραν πλεονάζουσι τὴν θερινὴν, καὶ ἐν χωρίοις θερμοτέ-
ροις, καὶ ἐν ἡλικίᾳ τῇ τῶν ἀκμαζόντων, καὶ ἐν φύσεσι θερ-
μοτέραις, καὶ διαιτήμασιν ὡσαύτως, καὶ ἐπιτηδεύμασιν.
καὶ τὰ φρενιτικὰ πλεονάζειν ἀξιοῦν ἦν, ὡς παράλογον ἐπιση-
μήνασθαι τὸ ἀπαντῆσαν, φρενίτιδες μὲν οὐδ᾽ ὅλως ἐγένοντο,
καῦσοι δὲ πολλοί. κατὰ τὴν αὐτὴν γνώμην εἴρηται καὶ
ταῦτ᾽· ἦν δ᾽ ἡ κατάστασις τῶν γενομένων καύσων. ἀρχό-
μενοι κωματώδεες, ἀσώδεες, φρικώδεες, πυρετὸς οὐκ ὀξὺς,
οὐδὲ διψώδεες λίην, οὐδὲ παράληροι. καὶ μετ᾽ ὀλίγον· οὔτε
γὰρ ἡμορράγει καλῶς, οὔτέ τις ἄλλη τῶν εἰθισμένων ἀπόστα-
σις ἐγένετο κρίσιμος. ἐκεῖνα δὲ πῶς εἴρηται; ἐπάρματα δὲ
παρὰ τὰ ὦτα πολλοῖσιν ἑτερόρροπα ἦν, καὶ ἐξ ἀμφοτέρων
τοῖσι πλείστοισιν, ἀπύροισιν ὀρθοστάδην, ἔστι δ᾽ οἷς καὶ

nem, et acuta pericum solita esse comitari causos, licet tunc
non evenerint. Et quod additur: *Neque phrenitica tunc
vidi evenisse*, eadem ratione dictum est; ex eisdem enim
constitutionibus et eisdem causis fiunt tum febres ardentes
tum phrenitides. Scilicet tempore frequentes sunt aestivo,
et in regionibus calidioribus, et in aetate vigenti, et in na-
turis calidioribus, et simili victu ac vitae instituto; et phre-
nitica debuisse esse frequentia putare erat rem tanquam
inopinatam notare; phrenitides quidem nullae acciderunt,
causi autem multi. Secundum eandem sententiam dicta sunt
et haec. Erat autem constitutio causorum qui fiebant, haec:
*incipientes comatosi, anxii, horrescentes, febris non acuta,
non sitibundi valde, neque deliri.* Et paulo post: *Neque
enim sanguis erupit rite, neque quispiam alius ex consue-
tis abscessus factus est judicatorius.* Illa autem quomodo
dicta sunt? *Tubercula ad aures multis erant ad alteram
vergentia, et ad utrasque plurimis, febre carentibus, re-
cte stantibus; quibusdam etiam aliquantulum incaluerunt,*

σμικρὰ ἐπεθερμαίνοντο, κατέσβη πᾶσιν ἀσινέως, οὐδ' ἐξε-
πύησεν οὐδενὶ, ὥσπερ τὰ ἐξ ἄλλων προφάσεων. ἄντως γὰρ
παράλογον, μηδὲν ἐκπυῆσαι, καὶ οὐκ εἰθισμένα πάντως.
εἶτ' ἐπιφέρει, ἦν δ' ὁ τρόπος αὐτέων, χαῦνα, μεγάλα, κε-
χυμένα, οὐ μετὰ φλεγμονῆς· παράλογον γὰρ χωρὶς φλεγμο-
νῆς ἅπασι γενέσθαι τὰς περὶ τὰ ὦτα ἀποστάσεις. ὥστε φέ-
ρειν πάλιν κἀνταῦθα τὸ κῶμα φαίνεται ἐπὶ καταφορᾶς τῆς
ὑπνώδους, ὅταν λέγῃ· ἦν δὲ τὸ κῶμα συνεχὲς, οὐχ ὑπνῶδες·
ὡς γὰρ ὑπνῶδες εἶναι δέον αὐτὸ, καὶ ὡς τοιοῦτο ἀεὶ γιγνόμε-
νον, εἶτα νῦν παραλόγως οὐ γιγνόμενον, ἐπισημαίνεται, τὸ
δ', ὅταν ἐν τῷ αὐτῷ βιβλίῳ τῷ τρίτῳ τῶν ἐπιδημιῶν ἐπὶ τοῦ
Πυθίωνος εἴπῃ, ἐννάτῃ κωματώδης, ἀσώδης, ὅτε διεγείροιτο·
σαφῶς γὰρ κἀνταῦθα τὸ κῶμα καταφοράν τινα δηλοῦν ἔοικεν.
ἀλλ' οὐχ οἷόν τέ φασιν ἅμα καταφέρεσθαι καὶ ἀγρυπνεῖν.
ταῦτα γὰρ οἱ θαυμαστοὶ λέγουσιν ἐξηγηταὶ, μὴ γιγνώσκοντες,
ὅτι [195] δύο εἰσὶν εἴδη καταφορᾶς, ὡς οἵ τε δοκιμώτατοι
τῶν ἰατρῶν γεγράφασι καὶ αὐτὰ τὰ γιγνόμενα μαρτυρεῖ.

extinctaque fiunt omnibus innoxie; neque alicui fuppura-
runt, ficuti quae ex aliis occafionibus fiunt. Revera enim
inopinatum eft, nullam fuppurare, et omnino infuetum.
Poftea infert: Erat autem modus ipfarum, laxa, magna,
fufa, non cum phlegmone; inopinatum enim eft, abfceffus
circa aures absque phlegmone omnibus factos effe. Quare
rurfus et hoc in loco videtur proferre coma de cataphora
fomnolenta, quum ait, Erat autem coma continuum non
fomnolentum; tanquam enim fomnolentum ipfum fit, et
tanquam tale femper fiat, poftea nunc inopinato factum non
fuerit, annotatur. Quando autem in eodem libro tertio epi-
demiorum in Pythione inquit, Nono die comatofus, anxius,
quando expergifcebatur; aperte fane et hoc in loco coma
cataphoram quandam fignificare videtur. Sed impoffibile
eft, inquiunt, cataphora detineri fimul et vigilare; haec
enim admirabiles ifti interpretes dicunt, non cognofcentes,
quod duae fint fpecies cataphorae, ut et probatiffimi medi-
corum fcripferunt et eventa rerum teftantur. Commune

Ed. Chart. VII. [195.]

κοινὸν μὲν γὰρ ἀμφοτέρων ἐστὶν, ὅτι ἐπαίρειν οὐ δύνανται
τοὺς ὀφθαλμοὺς, ἀλλ᾽ εὐθέως βαρύνονται καὶ ὑπνοῦν βού-
λονται· ἴδιον δὲ θατέρας, ὅτι οἱ μὲν ὑπνοῦσιν εὐθέως, βα-
θέως τε καὶ χρόνον πολύν· οἱ δὲ ἄγρυπνοι στρεφόμενοί εἰσιν,
ἄλλης ἐπ᾽ ἄλλῃ φαντασίας ἐπιγινομένης, καὶ τὴν γνώμην κι-
νούσης, καὶ τὸν ὕπνον διακοπτούσης, ὅθεν ἀεὶ μὲν ἄγρυπνοι
μένουσιν, ἀνίστασθαι δὲ ἀδυνατοῦσι καὶ πράττειν τὰ τῶν
ἐγρηγορότων, ἀλλ᾽ ἐλλιπέστερον ἔχουσιν, ἢ ὡσανεὶ ἐγρηγό-
ρουν, καὶ βαρύνονται καὶ καταφέρονται, ὥστ᾽ ἐλπίσεις, ἂν
συγχωροίης αὐτοῖς, ῥᾳδίως ἂν κατακοιμηθῆναι, συγχωρηθέν-
τος δ᾽ αὐτοῖς τούτου, οὐχ ὅπως ὑπνοῦσιν, ἀλλ᾽ οὐδ᾽ ἦν εἶ-
χον ἐλπίδα, ὡς ὑπνώσοντες, φυλάττουσιν. ἐνταῦθ᾽ οὖν
νόει μοι κῶμα, ὡς κοινὸν ἀμφοτέρων, ὅπερ δὴ καλεῖν ἔθος
ἡμῖν καταφοράν· ἂν δὲ τὴν ὑπνώδη μόνην νοήσῃς, ἁμαρτή-
σεις, τὴν γὰρ οὐχ ὑπνώδη καταφορὰν στερήσεις ὀνόματος,
οὐχ ἧττον τῆς ἑτέρας δεομένην τῆς τοῦ κώματος ἐπωνυμίας.
ἄν τε μὲν οὖν ὑπνώδης ἄν τε ἄγρυπνος εἴη καταφορὰ, κῶμα
καλεῖν ἔθος ἐστὶν αὐτῷ· καὶ οὐδαμῶς γε ἀλλήλοις μάχεται τὰ

enim ambarum eft, quod tollere non poffint oculos, fed
mox graventur et dormire velint. Proprium vero alterius,
quod ii quidem dormiant mox, et profunde, et diu; ii vero
vigiles verfent fe, alia fuper aliam phantafia adveniente,
et mentem movente, et fomnum intercidente; unde femper
quidem vigiles manent, furgere vero non poffunt, et agere
ea, quae vigilantium, fed deficiunt magis, quam fi vigila-
rent, et gravantur, et cataphora detinentur, ut fperes, fi
concefferis eis, facile utique dormituros; conceffo autem
iis hoc, nedum dormiant, fed ne fpem quidem, quam ha-
bebant, ut dormituri, fervent. Hic igitur intellige coma
velut commune amborum, quod vocare confuetudo eft nobis
cataphoram; fi vero fomnolentam folum intellexeris, pec-
cabis; non fomnolentam enim cataphoram privabis nuncu-
patione, non minus quam alteram indigentem comatis
nomine. Sive igitur fomnolenta, five vigil fuerit catapho-
ra, coma vocare confuetudo eft ei. Et nequaquam fibi in-

κατὰ μέρος, ἀλλ᾽ εὐλόγως ὁτὲ μὲν ἐν ταῖς σμικραῖς ἀγρυπνίαις
εὑρίσκεται τὸ κῶμα, ὁτὲ δ᾽ ἐν τῷ ὕπνῳ. καὶ γὰρ ἡ κατα-
φορὰ ὁτὲ μὲν ὑπνώδης ἐστὶν, ὁτὲ δὲ ἄγρυπνος, ὥστε οὐκ
ἔχεις εἰπεῖν περὶ τῶν καταφερομένων, ὅτι ἀγρυπνοῦσιν ἢ μή·
τοσοῦτόν γε μὴν διαφέρουσιν, ὅσον οἱ μὲν πλείους αὐτῶν
ὑπνοῦσιν, ὀλίγοι δὲ τῶν οὕτως ἐχόντων ἄγρυπνοι μένουσιν,
ὅθεν καίτοι ἀμφοτέρων τυγχάνον τὸ πάθος, οἰκειότερον μέν-
τοι πολλῷ τῶν ὑπνούντων εὑρίσκεται. διὰ τοῦτο μὲν οὖν
φησιν, ἦν δὲ τὸ κῶμα συνεχὲς, οὐχ ὑπνῶδες, ὡς ἂν ἐπὶ τὸ
πολὺ ὑπνώδους γιγνομένου. ἂν τοίνυν κοινόν ἐστιν ἀμφο-
τέρων τὸ κῶμα καὶ τοῦ ὕπνου οἰκειότερον, εὐλόγως, ὅταν
βούληται τὴν ὑπνώδη σημαίνειν καταφορὰν, ἁπλῶς φάσκει
κωματώδεις· ὅταν δὲ πάλιν τὴν ἄγρυπνον, οὐχ ἁπλῶς, ἀλλὰ
μετὰ προσθήκης φησὶ κωματώδεις ἀγρύπνους. οἶδε γὰρ ἀμ-
φότερα, ὅτι τε οἰκειότερόν ἐστι τῷ ὕπνῳ τὸ κῶμα καὶ τῇ
αὐτοῦ φύσει μᾶλλον ὡμοίωται, καὶ ὅτι μετ᾽ ἀγρυπνίας ἐστιν
ὅτε συνίσταται. κἂν μὲν τοῦθ᾽ οὕτως ἔχῃ, θαυμαστὸν οὐ-
δὲν, εἰ μὴ μόνον τοῖς ληθαργικοῖς, ἀλλὰ καὶ τοῖς φρενιτικοῖς

vicem repugnant ea, quae fecundum partem; fed rationabi-
liter quandoque quidem in vigiliis parvis invenitur coma,
quandoque autem in fomno. Etenim cataphora quandoque
quidem fomnolenta eft, quandoque autem vigil. Quare non
habes dicere de cataphoram patientibus, quod vigilent, vel
non; tantum tamen differunt, quod plures dormiant, pauci
vero eorum, qui ita habent, infomnes permaneant; unde
licet amborum fit affectus, tamen familiarior multo dormien-
tibus invenitur. Propter hoc igitur dicit, *Erat autem coma
continuum, non fomnolentum,* ceu ut plurimum fomnolen-
tum fit. Si igitur commune eft amborum coma, et fomno
magis familiare; rationabiliter, quando vult fomnolentam
fignificare cataphoram, fimpliciter dicit comatofos; quando
vero rurfus vigilem, non fimpliciter, fed copulate ait co-
matofos vigiles. Novit enim utrumque, et quod familiare
fit fomno coma, et ejus naturae magis affimiletur; et quod
cum vigilia quandoque confiftat. Et fi hoc quidem ita ha-
beat, mirum nihil eft, fi non lethargicis folum, fed etiam

συμπίπτῃ. τὸ δ᾽ οὐχ ὑπνῶδες κῶμα τούτοις μὲν οὐκ ἔστιν
ἴδιον, γίνεται δ᾽ ἐνίοτε. εὑρήσεις γὰρ πολλοὺς φρενιτικοὺς
οὔτε ἀνισταμένους οὔτε ἐπαίρειν τοὺς ὀφθαλμοὺς ὅλως δυ-
ναμένους, ἀλλ᾽ ἐπὶ τοῦ αὐτοῦ μένοντας ὁμοίους τοῖς ληθαρ-
γικοῖς, ὥστε τούτους οἱ πολλοὶ καὶ ἀπαίδευτοι τῶν ἰατρῶν,
οὔτε τί δεῖ καλεῖν οἴδασιν, ἀλλὰ παντάπασιν ἀποροῦσι, καὶ
ἀλλότριον δοκεῖ αὐτοῖς εἶναι τοῦτο τὸ πάθος καὶ ἀνώνυμον,
ἔνιοι δὲ συμμικτὸν ἐκ ληθάργου τε καὶ φρενίτιδος ὑπολαμβά-
νουσι, καὶ προσαγορεύουσι τυφομανίαν. καὶ τὸ κάκιστον
πάντων, τινὲς τῶν Ἱπποκρατείων εἶναι προσποιουμένων τοῦτό
φασι, καίτοι δήπου σαφῶς οὕτω καὶ φανερῶς γράφοντος Ἱπ-
ποκράτους, οὐκ ἐν ἀμφιδόξῳ βιβλίῳ, ἀλλ᾽ εἴπέρ τις ἄλλος
τῶν γνησίων εἶναι πεπιστευμένῳ τῷ τρίτῳ τῶν ἐπιδημιῶν,
οὔτ᾽ ἐξεμάνη τῶν φρενιτικῶν οὐδεὶς, ὥσπερ ἐπ᾽ ἄλλοισιν, ἀλλ᾽
ἄλλῃ τινὶ καταφορῇ νωθρῇ βαρέως ἀπώλλυντο. οὐ μόνον
γὰρ ὅτι καταφορὰ ταῖς φρενίτισιν ἐνίοτε συμπίπτει διήγγειλεν,
ἀλλ᾽ ὅτι καὶ νωθρὰ πολλάκις. τίς δ᾽ ἡ νωθρά; [196] μέ-
μνήσῃ πρῶτον μὲν τῆς διαιρέσεως, ἂν μὴ μέλλῃς τὰ παρόντα

phreniticis accidat. Non fomnolentum vero coma his qui-
dem non eft proprium, aliquando autem fit; invenies enim
multos phreniticos, qui neque furgere, neque elevare palpe-
bras omnino poffint, fed in eodem loco maneant fimiles le-
thargicis; unde hos vulgares et indocti medici, neque quid
oporteat vocare fciunt, fed omnino ambigunt, et extraneus
videtur eis effe affectus hic, et non nominatus; quidam au-
tem permixtum ex lethargo, et phrenitide aeftimant, et vo-
cant eum Typhomaniam. Et quod eft deterius omnibus,
quidam Hippocraticos fe effe fimilantium dicunt hoc; etiam
nimirum aperte ita et manifefte Hippocrate fcribente non in
dubitato libro, fed fiquis alius, germanorum effe credito,
tertio epidemiorum: *Neque maniacus factus eft phreniti-*
eorum aliquis, ficut in aliis, fed in quadam cataphora
pigra caput gravati, interierunt. Non folum enim quo-
niam cataphora phrenitidibus aliquando accidat, nunciavit;
fed quod et pigra multoties. Quae autem eft pigra? memor
eris primo divifionis, fi debes praefentia non obaudire,

Ed. Chart. VII. [196.]

παρακούειν, ὅταν καταφορὰν τὴν μὲν ὑπνώδη, τὴν δὲ ἄγρυ-
πνον ἐκάλουν, καὶ τὴν μὲν ὑπνώδη ἰδίαν εἶναι τῶν ληθαρ-
γικῶν καὶ διαπαντὸς ὑπάρχειν αὐτοῖς, τὴν δὲ οὔτε ἰδίαν
εἶναι τῶν φρενιτικῶν οὔτε ὑπάρχειν αὐτοῖς διαπαντός.

Κεφ. γ'. Ἡ μὲν οὖν ὑπνώδης, ὅσον ἐπὶ τῷ παρόντι,
τοῖς ληθαργικοῖς συμπίπτει· τὴν δ' ἄγρυπνον, ἥτις τοῖς φρε-
νιτικοῖς ἐπιγίγνεται, πειράσομαι διορίζειν, ἵνα δυνηθῇς εὑ-
ρίσκειν τὴν ὑφ' Ἱπποκράτους εἰρημένην διαφοράν. οὐ γὰρ
ἦν τῶν ματαίως τὰ ὀνόματα ἐπιτιθέντων οὗτος ὁ ἀνὴρ, οὔτ'
ἀνοήτως πρόσκειται τῇ καταφορᾷ τὸ νωθρὰ, οὔτέ φησιν,
ὥσπερ Ὅμηρος, ὑγρὸν ἔλαιον καὶ γάλα λευκὸν, μηδενὸς ἕνεκα
διορισμοῦ· καὶ γὰρ πᾶν γάλα λευκὸν καὶ ἔλαιον ὑγρόν·
ἀλλ' ἑκάστη λέξις καὶ συλλαβὴ πᾶσα πρᾶγμά τι σημαίνει παρ'
αὐτοῦ. περὶ φρενίτιδος ἄρα λόγον ποιούμενος, ὅπερ πρὸς
τὰ παρόντα χρήσιμόν ἐστι διδάσκειν τοὺς τὸ σύνηθες αὐτῷ
μανθάνειν βουλομένους, ποτὲ μὲν οὕτω γράφει, παρελήρει·
ποτὲ δ' οὕτω, παρηνέχθη· ποτὲ δὲ πάλιν, παρέκοψε·

quando cataphoram aliam quidem ſomnolentam, aliam vero
inſomnem vocabam, et ſomnolentam quidem propriam eſſe
lethargicorum, et ſemper ineſſe eis; alteram vero neque
propriam eſſe phreniticorum, neque adeſſe eis ſemper.

Cap. III.   Somnolenta igitur, quantum ad praeſens,
ipſis lethargicis accidit; inſomnem vero, quae phreniticis
advenit, tentabo diſtinguere, ut poſſis invenire dictam ab
Hippocrate differentiam.   Non enim erat eorum, qui fruſtra
imponunt nomina, vir iſte; neque ſtulte adjacet cataphorae
hoc, ſcilicet pigra; neque dicit, ſicut Homerus, humidum
oleum et lac album, nullius determinationis gratia: etenim
omne lac eſt album et oleum humidum: ſed unumquodque
vocabulum et ſyllaba omnis rem aliquam ſignificat ab eo.
De phrenitide igitur loquens, quod eſt ad praeſentia utile
docere eos, qui conſuetudinem ejus diſcere volunt, inter-
dum quidem ita ſcribit, deliravit; interdum autem ita, men-
te captus eſt; interdum autem rurſus, interciſe loquutus
eſt; rurſus autem, deſipivit; et rurſus, egreſſus eſt a ſe; et

Ed. Chart. VII. [196.]

πάλιν δὲ, παρεφρόνησε· καὶ πάλιν, ἐξέστη· καὶ αὖθις, ἐμάνη, καὶ ἐξεμάνη, καὶ οὐ κατενόει, καὶ παρέλεγε. ταῦτα πάντα τῶν βεβλαμμένων τὴν διάνοιάν ἐστιν, οὓς ἅπαντας σὺ μὲν παραφρονοῦντας ὀνομάζεις, Ἱπποκράτει δ᾽ οὐκ ἀρκεῖ τὸ γένος μόνον εἰπεῖν, ἀλλ᾽ ἑκάστῳ μεγέθει τοῦ τῆς παραφροσύνης εἴδους ἴδιον ἐφεύρηκεν ὄνομα. ἄνθρωπος γάρ, φησι, θερμαινόμενος ἐδείπνησεν, οὐκ ἐτόλμησεν εἰπεῖν πυρετὸν τοσαύτην θερμασίαν, καθ᾽ ἣν δύναταί τις δειπνῆσαι. πάλιν δὲ τὸ τοῦ πυρετοῦ μέγεθος ἐνδεικνύναι βουλόμενός φησι, πῦρ ἔλαβεν αὐτόν. ἠσχολησάμην μὲν ἐπιδεικνύων τὴν τοῦ ἀνδρὸς ἐπιμέλειαν περὶ τὰς λέξεις, ἀλλ᾽ ὡς ἤδη εἰδόσι καὶ πεπεισμένοις ἐπὶ τὸ ζητούμενον ἀφίξομαι. διττὸν μὲν εἶδος τῆς ἀγρύπνου καταφορᾶς. ὀνομάζεται δὲ ἡ μὲν νωθρὰ, ἧς μέμνηται νῦν Ἱπποκράτης· ἡ δὲ τῷ τοῦ γένους ὀνόματι κέχρηται. κοινὸν δ᾽ ἀμφοτέρων ἐστὶ τῶν καὶ μάλιστα τῆς ὑπνώδους διαφερουσῶν, ὅτι φράζουσί τε καὶ παραληροῦσι μεδεμιᾶς ἐχόμενα γνώμης, κᾀπὶ τὰς ἀναστάσεις πρόθυμοί εἰσι μάλα, ὧν οὐδὲν ἐπὶ ταῖς ληθαργικαῖς ὑπάρχει καταφοραῖς. οὔτε γὰρ χωρὶς

iterum mania correptus eft, et mania faeviit, et non intelligebat, et abfurda loquebatur. Haec omnia laefam habentium mentem funt; quos univerfos tu quidem defipientes vocas, Hippocrati vero non fufficit dicere genus folum, fed unicuique magnitudini fpeciei infipientiae proprium adinvenit nomen. *Homo* enim, ait, *incalefcens coenavit;* non fuit aufus nominare febrem tantillum calorem, in quo quis coenare poteft. Rurfus autem magnitudinem volens oftendere febris, dicit, *Ignis corripuit eum.* Occupatus fui in oftendendo diligentiam viri in vocabulis, fed ut jam fcientibus et perfuafis ad id quod quaeritur accedam. Duae funt fpecies infomnis cataphorae; nominatur altera quidem pigra, cujus nunc Hippocrates meminit, altera vero nomine generis utitur. Commune autem ambarum eft, quae et maxime differunt a fomnolenta, quod loquantur et delirent nulli haerentia menti, et ad affurectiones promptiffimi fint, quorum nullum in lethargicis exiftit cataphoris; neque enim feorfum

Ed. Chart. VII. [196. 197.]

φράζουσί τι καὶ πανούργως, δυσαίσθητοι δ' εἰσὶν, οὔτε πρὸς
τῶν ἐπιβοώντων καὶ νυττόντων ἐγείρονται ῥᾳδίως. κῶμα δὲ
τὸ μὲν φρενιτικὸν καὶ ἄγρυπνον ἔξω ταύτης ἐστὶ τῆς δυσαι-
σθησίας καὶ δυσκινησίας· καὶ γὰρ ἀνίστανται ῥᾳδίως ἀκού-
σαντες τῆς φωνῆς καὶ ἤχου παντὸς, κἂν μέρους τινὸς ἅψῃ
τοῦ σώματος, εὐθὺς ἐξαίρουσι τοὺς ὀφθαλμοὺς, καὶ πρὸς τὸν
ἁπτόμενον ἀποβλέπουσι. κατ' αὐτὴν δὲ τὴν καταφόρησιν
ἢ χεῖρα κινοῦσιν, ἢ σκέλος, ἢ σύμπαν τὸ σῶμα ῥίπτουσιν
ἀλόγως, ἐξαίφνης τε καὶ παραφρονητικῶς ἐξάλλονται σπασμοῦ
δίκην, καὶ ταῦτα πάντα ποιοῦσι μετὰ τοῦ καὶ λέγειν τινὰ οὐ
προσηκόντως, ὧν οὐδὲν οἱ μετὰ καταφορᾶς λη[197]θαργικοὶ
πράττουσιν, ἀκίνητοι γὰρ ἀεὶ καὶ ἄφωνοι κεῖνται τοῖς βαθέως
κοιμωμένοις ὁμοιωθέντες. τῶν δὲ μὴ ὑπνωδῶς καταφερομέ-
νων οἱ μὲν οὕτω ῥᾳδίως καὶ ἐπὶ πολὺ εὐκίνητοί εἰσιν, ὥστε
μὴ διαλείπειν βοῶντες μέγα, καὶ κινεῖν τι μόριον σφοδρῶς,
ἂν δ' ἐξεγείρῃς αὐτοὺς ἢ προσλαλῇς, προσβλέπουσιν ἀπρεπῶς
καὶ μᾶλλον ἐξίστανται, καὶ κακὸν πράττειν ἐπιχειροῦσι, καὶ
πάντως ἀκούειν προθυμότατοί εἰσιν οὐδὲν ἀπολειπόμενοι τῶν

quid loquuntur, et verſute, ſunt difficile ſentientes, neque
ad acclamantes et pungentes excitantur facile. Coma vero
phreniticum quidem et inſomne extra hanc eſt ſentiendi dif-
ficultatem et immobilitatem; etenim ſurgunt facile audien-
tes vocem et ſonum omnem; et ſi tetigeris partem corporis,
mox oculos elevant, et ad tangentem aſpiciunt. In ipſa au-
tem cataphoratione vel manum movent, vel crus, vel uni-
verſum corpus ejiciunt irrationabiliter, et repente, et de-
ſipienter exiliunt ad inſtar ſpaſmi, et haec omnia faciunt cum
eo, quod loquantur aliqua non congrue; quorum nullum,
qui ſunt lethargici cum cataphora, faciunt; immobiles enim
ſemper et voce capti jacent, eis qui profunde dormiunt aſ-
ſimilati. Ipſorum autem, qui non ſomnolenter cataphoran-
tur, alii quidem ita facile, et multum mobiles exiſtunt, ut
neque deficiant clamantes magne, et moveant aliquam par-
tem vehementer; ſed ſi excitaveris eos, aut loquaris, aſpi-
ciunt inconvenienter, et magis egrediuntur a ſe, et malum
facere tentant, et omnino in audiendo promptiſſimi ſiunt,

ἄκρως παραφρονούντων· οἱ δ᾽ ἔμπαλιν ἀνιστάμενοι κατα-
νοοῦσι μᾶλλον, καὶ οὐ πολὺ κινοῦνται, καὶ τότε μᾶλλον πα-
ραφρονοῦσιν, ὅταν ἐπιτρέψῃς αὐτοὺς τῷ κώματι. καὶ κατὰ
τοῦτο μάλιστά ἐστιν αὐτοὺς διορίζειν τῶν ληθαργικῶν κα-
ταφορῶν. αὕτη μὲν οὖν ἐστιν ἡ πρὸς Ἱπποκράτους λεγο-
μένη νωθρὰ καταφορά. ἐπεὶ δὲ σαφῶς ἐμάθομεν, ὡς οὐ
μόνον τὸ καταφέρεσθαι τῶν φρενιτικῶν τισι συμβαίνει, ἀλλὰ
καὶ τὸ νωθρῶς, (περὶ τούτου μάλιστ᾽ ἄν τις ἀπορήσειεν) ἐπὶ
τὴν λοιπὴν μεταβῶμεν ἀμφισβήτησιν, ἧς εἰ μέν τινα εὑρήσω-
μεν λύσιν, ἕξομεν ἤδη τὸ πᾶν. ἔστι δὲ ἡ ἀμφισβήτησις ἥδε.
μεμνημένος Ἱπποκράτης ἐν τῷ προῤῥητικῷ τῶν κωματωδῶν
ἀγρύπνων, ἀπορεῖ πότερον φρενιτικοὺς αὐτοὺς, ἤ τι ἕτερον
ὀνομάσει. ἔχει δὲ ἐφεξῆς οὕτως. οἱ κωματώδεες ἐν ἀρχῇσι
γινόμενοι, μετὰ κεφαλῆς, ὀσφύος, ὑποχονδρίου, τραχήλου
ὀδύνης, ἀγρυπνέοντες, ἆρά γε φρενιτικοί εἰσι; γράφεται δὲ
διχῶς ἥδε ἡ ῥῆσις, ἐπί τισι μὲν ἀντιγράφοις οὕτως, ἐπί τισι δὲ
ἄνευ τοῦ εἰσίν, ἆρά γε φρενιτικοί; ἀλλὰ νῦν μὲν τὸ πρῶτον

nihil infra eos, qui fumme defipiunt. Ahi vero e contrario
furgentes magis intelligunt, et non multum moventur, et
tunc magis defipiunt, quando permiferis eos comati; et ex
hoc maxime licet eos difcernere a cataphoris lethargicis.
Haec igitur eft, quae ab Hippocrate dicitur *pigra cataphora.*
Quoniam autem aperte didicimus, quod non folum hoc,
fcilicet cataphorari, quibusdam phreniticorum accidit, fed
etiam hoc, fcilicet pigre, (de hoc utique maxime aliquis du-
bitabit) ad reliquam transeamus dubitationem, cujus fiqui-
dem aliquam invenerimus folutionem, habebimus jam totum.
Eft autem dubitatio haec: poftquam meminit Hippocrates in
prorrhetico comatoforum vigilum, dubitat utrum phreniti-
cos eos, aut aliud quid vocet; habet autem feries ita: *Qui
comatofi in principiis fiunt cum capitis, lumbi, hypochon-
driorum et colli dolore; vigilantes, num phrenitici funt?*
Scribitur autem dupliciter hic textus; in nonnullis quidem
exemplaribus fic, in quibusdam autem absque hoc, fcilicet
funt, nnm phrenitici? Sed nunc quidem primum fcrutemur.

ἐρευνῶμεν. ἐπειδὴ δύο τὰ πρῶτά ἐστι κώματος εἴδη, καὶ τὸ μὲν τοῖς ληθαργικοῖς ἀεὶ, τὸ δὲ τοῖς φρενιτικοῖς ἔστιν ὅτε συμπίπτει, ἀπορεῖ νῦν Ἱπποκράτης, εἰ δεῖ τοὺς οὕτως ἔχοντας ὀνομάζειν φρενιτικούς. τοῦτο δὲ οὐχ ὅπως ἄπορον, ἀλλ' ἔμπαλιν ῥᾳδίως εὑρετὸν καὶ πρόχειρον εἶναι δοκεῖ. ἐπειδὴ γὰρ ἔστι δύο κώματα, καὶ τὸ μὲν ὑπνῶδες τὸ τῶν ληθαργικῶν ἴδιον οὐ δύναται ἐνταῦθα νοηθῆναι, τὸ γὰρ ἄγρυπνοι προσκείμενον οὐκ ἐπιτρέπει σημαίνεσθαι τοῦτο, περὶ τοῦ λοιποῦ κώματος τὸ ἀρά γε φρενιτικόν ἐστιν ἀπαγγέλλειν φαίνεται. πῶς ἄρα ἀπορεῖ; συλλογιστική ἐστί, φησιν, ἡ ἄρα λέξις, οὐκ ἀπορητική. ἀλλὰ τοῦτο μὲν ἐὰν μὴ βάρβαρον εἶχε τὴν ἑρμηνείαν καὶ πάσης Ἑλληνικῆς συνηθείας ἀλλοτρίαν, ἴσως ἂν ἀπεδεχόμην· ὅτε δὲ οὔτε οἱ ἄλλοι Ἕλληνες οὔτε ὁ Ἱπποκράτης τοιαύτῃ προτάσεων συντάξει οὐχ εὑρίσκονται χρώμενοι, πῶς ἂν δεχοίμην συλλογιστικὸν εἶναι τὸ ἄρα ἐπίῤῥημα; πρὶν γὰρ ἢ λήμμασι χρῆσθαι ἐν τῷ λόγῳ καὶ προτάξαι αὐτὰ τοῦ συμπεράσματος, οὐκ ἔστι συλλογίζεσθαι. φέρε εἰπεῖν, ὅπως τὸ λεγόμενον σαφὲς γένηται καὶ τοῖς ἧττον

Cum duae fint fpecies primae comatis, et altera quidem lethargicis femper, altera vero phreniticis aliquando accidat, dubitat nunc Hippocrates, an oporteat ita habentes nominare phreniticos; hoc autem nedum dubitabile, fed e contrario facile inventu et promptum videtur effe; quum enim fint duo comata, et fomnolentum quidem proprium lethargicorum non poffit hic intelligi, (hoc enim, fcilicet *vigilantes*, adjacens non permittit id fignificari) de altero comate, an phreniticum fit, videtur enunciare. Qualiter igitur dubitat? Syllogiftica eft, inquies, *num* particula, et non dubitativa. Sed hoc quidem, fi non haberet barbaram interpretationem et ab omni confuetudine Graeca alienam, fortaffis utique acceptarem; quia vero neque alii Graeci neque ipfe Hippocrates tali compofitione propofitionum inveniuntur uti, qualiter fufcipiam fyllogifticum effe *num* adverbium? Ante enim quam affumptionibus utamur in oratione et praeponamus eas conclufioni, non eft ratiocinari. Puta (ut quod dicitur manifeftum fiat etiam minus exercitatis) hoc,

Ed. Chart. VII. [197. 198.]

γεγυμνασμένοις, τὸ ἄρά γε ἡμέρα ἐστί; καὶ, ἆρά γε ἐλεύ-
σεται σήμερον; ἀπορητικὸν ἔχει ἐπίῤῥημα. ἂν δὲ λόγῳ ἀπο-
φαίνειν αὐτοῖς βουληθῶ, ἤτοι ἁπλῶς λέγων οὕτω χωρὶς πά-
σης ἀποδείξεως, ἐλεύσεται σήμερον· ἤτοι μετ᾽ ἀποδείξεως
οὕτως, ἐὰν ἥλιος ὑπὲρ γῆν ἐστιν, ἡμέρα ἐστίν· ἐὰν περιπα-
τεῖ, κινεῖται ἄρα. ὅταν δὲ χωρὶς ἀποδείξεως ἀποφαίνωμέν
τι, οὐ δεόμεθα τοῦ ἄρα ἐπιῤῥήματος, περιττὸς γάρ ἐστιν
ὁ λόγος, καὶ οὐδεὶς οὕτω φησὶν, ἡμέρα ἐστὶν ἄρα, οὔθ᾽
οὕτως, ἄρά γε ἡμέρα ἐστὶν, ἐπειδὸν ἐξῇ λέγειν οὕτως ἁπλῶς,
ἡμέρα ἐστίν. οὔθ᾽ οὕτω κατ᾽ ἀπόδειξιν οἷόν τέ ἐστι χρῆσθαι
αὐτὸν τῷ ἄρά γε. πῶς γὰρ [198] ἂν εἴη ἀπόδειξις, πάσης
ἀποδείξεως ἐξ ἑτέρων λημμάτων ἕτερον λῆμμα καταλαμβανού-
σης; ἀλλὰ μηδὲν φαίνεται νῦν λῆμμα συλλογιστικὸν εἰς ἀπό-
δειξιν λαμβάνων. πῶς οὖν τὸ ἄρά γε ἐπίῤῥημα γενήσεται
ἀντ᾽ ἀπορητικοῦ συλλογιστικὸν καὶ συμπεραντικόν; μετὰ γάρ
τινων οὔτε τὸν αὐτὸν τόπον κατέχουσι τὸ ἀπορητικὸν ἐπίῤ-
ῥημα καὶ τὸ συλλογιστικόν τε καὶ συμπεραντικὸν καλούμενον,
ἀλλὰ τὸ μὲν ἀπορητικὸν πρόκειται ἀεὶ, τὸ δὲ συλλογιστικὸν

ſcilicet, num dies eſt? et, num veniet hodie? dubitandi
habet adverbium; fi vero oratione enunciare eis voluero, vel
fimpliciter dicendo, ita absque omni demonſtratione, veniet
hodie; vel cum demonſtratione, hoc modo: fi ſol ſupra
terram eſt, dies eſt; fi ambulat, ergo movetur. Quando
vero fine demonſtratione enunciamus quid, non indigemus
adverbio *ergo;* ſuperfluus enim eſt ſermo, et nullus dicit
ita, dies eſt ergo; neque fic, ergo eſt dies; quum liceat di-
cere fic fimpliciter, dies eſt. Neque fic in demonſtratione
poſſibile eſt eum uti hoc, ſcilicet *ergo.* Qualiter enim erit
demonſtratio, omni demonſtratione ex aliorum aſſumptioni-
bus aliam aſſumptionem comprehendente? ſed nullam vide-
tur nunc aſſumptionem ſyllogiſticam ad demonſtrationem ac-
cipere. Qualiter ergo *num* adverbium fiet pro dubita-
tivo ſyllogiſticum et illativum? Cum aliquibus enim ne-
que eundem locum obtinent dubitandi adverbium et ſyllo-
giſticum et illativum vocatum; ſed dubitativum quidem prae-
ponitur ſemper, ſyllogiſticum vero et illativum inter no-

Ed. Chart. VII. [198.]

καὶ συμπεραντικὸν μεταξὺ τοῦ ὀνόματος καὶ τοῦ κατηγορου-
μένου καθίσταται. ἀποροῦντες γὰρ λέγομεν, ἆρά γε ἡμέρα
ἐστί; συλλογιζόμενοι δὲ οὕτως, ἡμέρα ἄρα ἐστί, πῶς οὖν
νῦν προετέθη; ὡς οὐ συλλογιστικὸν ὑπάρχον, προετέθη,
οὐ γὰρ εἴρηται οὕτω, φρενιτικοὶ ἄρα εἰσὶν, ἀλλ' ἁπλῶς, ἆρά
γε φρενιτικοί εἰσιν; ἀποροῦντος φανερῶς τοῦ Ἱπποκράτους,
καὶ μὴ τολμῶντος ἀποφήνασθαι βεβαίως ὑπὲρ αὐτῶν, ὥσπερ
ἀμέλει πολλάκις φαίνεται ποιῶν. ἀρκέσει δ' ἐν ᾗ δεύτερον
παράδειγμα, χάριν τοῦ μὴ διατρίβειν ἐπὶ πλέον ἐν οὕτω σα-
φεῖ πράγματι. ἐν μὲν οὖν τῷ πρώτῳ τῶν ἐπιδημιῶν φησι,
μετὰ δὲ ταῦτα δυσεντεριώδεες ἐγένοντο οὗτοι πάντες. ἆρά
γε ὅτι οὔρησαν ὑδατώδεα, σκεπτέον. ἐνταῦθα τὸ σκεπτέον
προσκείμενον, οὐδὲ τὸν ἀναιδέστατον ἄλλως ἀκούειν ἐάσει
τοῦ ἄρα συνδέσμου, πλὴν ὡς ἀπορητικοῦ. ἐν δὲ τῷ ἕκτῳ
τῶν ἐπιδημιῶν τὸ μετ' οὔρησιν σύναγμά, φησι, παιδίοισι
μᾶλλον, ἆρά γε ὅτι θερμότερα; ἐν αὐτῷ δὲ τῷ προῤῥητικῷ,
ἐν φρενιτικοῖσι λευκὴ διαχώρησις κακόν, ὡς καὶ Ἀρχεκράτει.
ἆρά γε ἐπὶ τούτοισι καὶ νωθρότης γίνεται; καὶ πάλιν, ἐν

men et praedicatum locatur; dubitantes enim fic dicimus:
num dies eſt? ſyllogizantes autem fic: dies ergo eſt. Qua-
liter igitur nunc praelocatum eſt? ceu non ſyllogiſticum exi-
ſtens, praelocatum eſt: non enim eſt dictum fic: phrenitici
ergo ſunt, ſed ſimpliciter, num phrenitici ſvnt? dubitante
aperte Hippocrate, nec audente firmiter aſſerere de ipfis,
quemadmodum certe ſaepenumero facere videtur. Satis au-
tem erit unum vel alterum exemplum, ne diutius in re
tam conſpicua immoremur. In primo ergo Epidemiorum
ait: *Poſtea vero dyſenterici facti ſunt hi omnes; num ſane,
quod minxerint aquoſa, conſiderandum.* Hoc in loco dictio
conſiderandum, quae adjecta eſt, ne impudentiſſimum qui-
dem permittet, ut conjunctionem ἄρα, id eſt *num*, aliter
intelligat quam ut dubitativam. In ſexto item Epidemio-
rum: *Poſt mictionem concreſio*, inquit, *pueris magis; num
ſane, quod calidiores ſint?* In ipſo autem prorrhetico:
*In phreniticis alba dejectio malum, ut et Archecrati; num
ſano ex his torpor fit?* et rurſus: *in aphonia ſpiritus, qua-*

ἀφωνίη πνεῦμα, οἷον τοῖσι πνιγομένοισι πρόχειρον, πονηρόν.
ἆρά γε καὶ παρακρουστικὸν τὸ τοιοῦτον; εἰ τοίνυν χρὴ κεφα-
λὴν ἐπιδοῦναι τῷ λόγῳ, καὶ μήτ᾽ ἄλλος τις τῶν Ἑλλήνων
οὕτω κέχρηται τῷ ἄρα συνδέσμῳ μήθ᾽ Ἱπποκράτης αὐτὸς,
ὡς ἐγὼ νῦν ἔδειξα, μέμψαιτ᾽ ἄν τις, οἶμαι, τοὺς ἐξηγησαμένους
ὡς οὐκ ἀπορητικὸν σύνδεσμον.
Κεφ. δ´. Καί τοι χαλεπώτερον ἐμαυτὸν τὸν λόγον
ἐπίσταμαι ποιεῖν. διωρισμένης γὰρ τῆς ὑπνώδους καταφορᾶς
ἀπὸ τῆς οὐχ ὑπνώδους φρενίτιδος, οὐκ ἂν ἔτι δεόντως ἀπο-
ρῶν φαίνοιτο καὶ μὴ βεβαίως ἀποφαινόμενος φρενιτικοὺς εἶναι
τοὺς τοιούτους. ἀλλ᾽ ἧττον γὰρ ἐμοὶ μέλει τῆς ἐν τοῖς λόγοις
χαλεπότητος ἢ τῆς ἀληθείας, ὅτι τε ἀπορητικός ἐστιν ὁ σύν-
δεσμος, ὁμολογῶ, καὶ δείξω τὴν αἰτίαν, δι᾽ ἣν οὐκ ἐτόλμησε
φρενιτικοὺς εἶναι τοὺς τοιούτους ἀποφήνασθαι ὁ Ἱπποκράτης,
ἀλλ᾽ ἔτ᾽ ἀπορεῖ. τὸ γὰρ ἐν ἀρχῆσι προσκείμενον τὴν πᾶ-
σαν ἔχει τοῦ λόγου δύναμιν, ὃ παραλείπουσιν οἱ πολλοὶ τῶν
ἐξηγητῶν, ὥσπερ μάτην προσγεγραμμένον. παραπλήσιον
γάρ τι συμβαίνει πολλῶν ἀρχομένοις νοσημάτων, οἷον ἔν τισι

*lis lis, qui fuffocantur, promptus, pravum; num sane et
tale deliratorium?* Si ergo finem sermoni imponere oportet,
et neque alius quispiam Graecorum ita usus est conjunctione
ἄρα neque Hippocrates ipse, ut ego nunc oftendi, repre-
hendet utique quispiam, arbitror, eos, qui tanquam non
dubitativam conjunctionem explanaverunt.

Cap. IV   Quanquam difficiliorem orationem me ip-
sum facere solio. Quum enim distincta sit somnolenta cata-
phora a non somnolenta phrenitide, non utique convenien-
ter dubitare videatur, et non firmiter asserere, tales esse
phreniticos.   Sed certe minus mihi curae est difficultas ser-
monum quam veritas.   Quod dubitativa sit conjunctio fa-
teor, et causam oftendam, propter quam non ausus est as-
serere Hippocrates tales esse phreniticos, sed adhuc dubitet;
nam dictio *in principiis,* quae adjecta est, totam orationis
vim habet; quam dictionem multi explanatorum praetermit-
tunt, tanquam temere ascriptam.   Simile enim quidpiam
accidit multis incipientibus morbis, quale in aliquibus ebriis

τῶν μεθυσθέντων ἔστιν ἰδεῖν γιγνόμενον, ὅταν μὲν κωματώ-
δεις ὦσι, καὶ σφάλλονται, καὶ βαρῶσι τὴν κεφαλὴν, καὶ
μηδ' εἰ βιάζοιντο διαίρειν δύνανται τὰ βλέφαρα· δι' αὐτὸ
δ' αὖ πάλιν τοῦτο τὸ βάρος ὑπνοῦν ἀδυνατοῦσιν ἀσώμενοι,
[199] καὶ στρεφόμενοι, καὶ ῥιπτοῦντες ἑαυτοὺς, καὶ μετα-
βάλλοντες ἄλλοτ' εἰς ἄλλο σχῆμα. ταῦτα γὰρ ἔστιν ἰδεῖν πολ-
λάκις ἐπὶ τῶν μεθυσθέντων γιγνόμενα, πληρωθείσης αὐτῶν
ἐν τῇ μέθῃ τῆς κεφαλῆς, εἶθ' ὑπὸ τοῦ βάρους ἅμα τ' εἰς κῶμα
κατασπώσης ἅμα τε ὕπνον κωλυούσης. οὕτως οὖν καὶ πλή-
θους ἀπέπτου τὴν κεφαλὴν κατειληφότος, ἄγρυπνοί τε ἅμα
καὶ κωματώδεις εἰσίν. καὶ τοῦτο κατ' ἀρχὰς γενόμενον, ἔστιν
ὅτε μὲν πεφθῇ καλῶς, ὥσπερ καὶ ἐξ οἴνου τοιοῦτο εἴη γεγο-
νός· ἀλλ' οὕτω μὲν οὔτε λήθαργος, οὔτε φρενῖτις ἠκολούθη-
σεν· ἔστιν ὅτε δὲ δριμὺ γενόμενον εἰς φρενίτιδα ἐτελεύ-
τησε. πολλοῖς δ' αὖ τὸ μὲν λεπτότερον ἢ πεφθὲν ἢ δια-
φορηθὲν ἐκενώθη, ὑπέμεινε δὲ τὸ παχύτερον, καὶ οὕτω
λήθαργος ἐπεγένετο. προεληλυθότος μὲν τοῦ τοιούτου νο-
σήματος, ἡ τοιαύτη διάθεσις, ὡς μὲν ἡμεῖς ἐδείξαμεν, ἐγ-
γὺς ἤδη φρενίτιδος· ὡς δ' οἱ τὸ μικτὸν πάθος ἐκ ληθάργου

fieri videmus. Quando comatofi quidem funt, et titubant,
et capite gravantur, et neque fi cogantur, attollere poffunt
palpebras; ob hanc eandem vero rurfus gravitatem dormire
non poffunt, anxiantes, et vertentes et projicientes fe ipfos,
ac transmutantes alias ad aliam figuram. Haec enim vide-
mus faepenumero in ebriis fieri, quum repletum fuerit in
ebrietate caput, poftea a gravitate una et in coma trahatur,
unaque a fomno prohibeatur. Ita ergo, ubi plenitudo in-
cocta caput occupavit, vigiles fimul et comatofi funt.
Dumque hoc per initia evenerit, interdum quidem probe
concoquitur multitudo, ac fi ex vino talis res eveniffet; fed
ita fane nec lethargus nec phrenitis fubfequitur; interdum
autem acris reddita, in phrenitin terminatur. Multis vero
pars tenuior, vel concocta, vel digefta, evacuata eft; re-
manfit autem craffior, et ita lethargus fupervenit: progreffo
quidem tali morbo, haec affectio, ficuti quidem nos often-
dimus, jam prope phrenitidem eft: ficuti vero ii, qui mix-

καὶ φρενίτιδος εἰσάγοντες ὑπολαμβάνουσιν, ἐκείνῳ δόξειεν ἂν
εἶναι συγγενεστέρα. πότερον δ᾽ ἤδη τοὺς οὕτως ἔχοντας ὀνο-
μάζειν χρὴ φρενιτικοὺς, ἢ ὀλίγου ὕστερον ἔσεσθαι προσδοκᾷν,
τοῦθ᾽ ἑτέρας ἂν εἴη σκέψεως, οὔτ᾽ ὠφελούσης τι τὰ νῦν προ-
κείμενα, καὶ ἄλλως διὰ τοῦ εἰσίν, ὃ καί τινες προσγράφουσι
τῷ ἄρα φρενιτικοὶ, τινὲς δ᾽ οὔ.

tum affectum ex lethargo et phrenitide introducunt, ſuſpi-
cantur, illi videretur eſſe proximior. Utrum autem eos,
qui ita habent, jam phreniticos nominare oporteat, an pau-
lo poſt phrenitici expectandi ſint, hoc alterius utique eſt
conſiderationis, nihil ea quae nunc proponuntur juvantis,
ac praeſertim propter dictionem ſunt, quam quidam aſcri-
bunt huic contextui, num phrenitici, quidam vero non.

ΓΑΛΗΝΟΥ ΠΕΡΙ ΜΑΡΑΣΜΟΥ ΒΙΒΛΙΟΝ.

Ed. Chart. VII. [178.]   Ed. Baf. III. (373.)

Κεφ. α'. Μαρασμός ἐστι φθορὰ ζῶντος σώματος ἐπὶ
ξηρότητι. διττῶς δὲ τῆς φθορᾶς λεγομένης, τῆς μὲν ἐν τῷ
γίνεσθαι, τῆς δὲ ἐν τῷ γεγονέναι, κατὰ τὸ πρότερον σημαι-
νόμενον ἀκούειν χρὴ τῆς προσηγορίας. οὕτω δὲ καὶ αὐτὸς ὁ
μαρασμὸς ὁ μὲν παρὰ τὸ μεμαράνθαι λέγοιτ' ἄν, ὁ δὲ παρὰ
τὸ μαραίνεσθαι, περὶ οὗ νῦν ὁ λόγος ἐστίν. ἐπεὶ δὲ ζῶντος
σώματος ἔφαμεν εἶναι φθορὰν τὸν μαρασμὸν, ἔστι δὲ τρία
γένη τῶν ζώντων, ζῶα, φυτὰ καὶ σπέρματα, καὶ διὰ
ταῦτα καὶ οἱ καρποὶ, τούτων ἂν εἶναι πάθος τὸν μαρασμὸν
ἑρμηνεύοντες κυρίως, ἐκ μεταφορᾶς δὲ ἤδη καὶ τὰς ἄλλας

GALENI DE MARCORE LIBER.

Cap. I. Marcor eſt corruptio viventis corporis ex
ſiccitate. Quum autem bifariam corruptio dicatur, altera
quae fit, altera quae facta eſt, in priori ſignificato appel-
latio ſumenda eſt: ita quoque et ipſe marcor, alter a mar-
cuiſſe, a marceſcere alter, de quo nunc ſermo habetur, dici
poteſt. Quoniam autem marcorem diximus eſſe viventis
corporis corruptionem, triaque ſunt viventium genera, ani-
malia, ſtirpes ac ſemina, et ob haec etiam fructus, horum
proprie marcorem affectum eſſe interpretantes, ex trans-

φθορὰς, ὅσαι γίνονται διὰ ξηρότητος, μαρασμὸν ὀνομάζου-
σιν. ὥστε καὶ κατὰ τοῦ πυρὸς ἐπιφέρουσι τοὔνομα, καὶ
μᾶλλον ἔτι ποῤῥώτερον, ἐπιφέροντες ἐπὶ πάντα τὰ κατὰ
βραχὺ φθειρόμενα. ἀλλ' οὐδὲ περί τινος τῶν ἄλλων, ὅσα
μὴ κυρίως μαραίνεσθαι λέγεται, περὶ μόνου δὲ τοῦ κατὰ τὸν
ὁρισμὸν μαρασμοῦ νῦν ἡμῖν πρόκειται λέγειν, καὶ μάλισθ' ὅταν ἐν
ζώου γένηται σώματι. κοινωνίαν ᾗ ὁ λόγος ἀναγκαίαν ἕξει καὶ
πρὸς τὰ φυτά. κατὰ τέτταρας οὖν τρόπους ἁπλοῦς καὶ πρώ-
τους ἁπάντων τῶν ζώντων φθειρομένων, ὅτι καὶ τὰ στοι-
χεῖα τῆς οὐσίας αὐτῶν ἐστι τέσσαρα, τὰ μὲν διὰ ξηρότητος
φθειρόμενα μαραίνεσθαι λέγομεν. εἰ μὲν δὴ τοῦτο μόνον
αὐτοῖς ὑπάρχοι τὸ ξηραίνεσθαι, τῆς ἑτέρας τῶν στοιχείων ἀν-
τιθέσεως τῆς κατὰ τὸ θερμόν τε καὶ ψυχρὸν ἐν τοῖς οἰκείοις
ὅροις διαμενούσης, ἁπλοῦς ἐστιν ὁ τοιοῦτος μαρασμός· εἰ
δ' ἤτοι θερμότης ἄμετρος ἢ ψύξις αὐτῷ προσγένοιτο, σύνθε-
τος οὕτω τε καὶ διττὸς ὁ τρόπος εἴη τῆς φθορᾶς. ὁ μὲν οὖν
ἁπλοῦς μαρασμὸς ἐπὶ ταῖς ἀσιτίαις δοκεῖ γίνεσθαι τῶν τε κατὰ
πρόθεσιν ἀποκαρτερούντων καὶ ὅσοι λιμώττουσιν ἀπορίᾳ

latione vero alias etiam quae ficcitate proveniunt corruptio-
nes, marcorem nuncupant; ut et ad ignem, multoque ad-
huc longius ad omnia, quae paulatim corrumpuntur, nomen
hoc traducant. At vero nos non de ullo aliorum, quae
haud proprie marcefcere dicuntur, fed de eo duntaxat, quem
definivimus marcore, praecipueque cum in animalis fit cor-
pore, dicere nunc ftatuimus; communitatem tamen difpu-
tatio haec cum ftirpibus neceffariam obtinebit. Quum igitur
quatuor modis fimplicibus ac primis viventia omnia corrum-
pantur, quod et eorum fubftantiae quatuor fint elementa,
marcefcere ea dicimus, quae ficcitate corrumpuntur. Quae
fi hoc ipfum folum habeant, ut ficcentur, altera elemento-
rum oppofitione, quae eft caloris et frigoris, intra proprios
terminos manente, fimplex is marcor eft: fi vero ficcitati
calor immoderatus vel frigus adjungatur, compofitus jam
duplexque tunc corruptionis erit modus. Simplex igitur
marcor ob inediam fieri videtur, ubi quis vel ex electione
famem tolerat, vel prae ciborum inopia fame conficitur.

Ed. Chart. VII. [178. 179.]   Ed. Baf. III. (373.)

σιτίων· ὁ δὲ μετὰ ψύξεως, [179] ἐπί τε τῶν γηρασκόντων
καὶ ὅσοι διά τι πάθος εἰς ὁμοίαν γήρᾳ διάθεσιν ἐμπίπτουσι·
ὁ δὲ μετὰ θερμότητος, ἔν τισι τῶν ἑκτικῶν πυρετῶν. ἐπὶ
μὲν δὴ τῶν φυτῶν ὅλον τὸ σῶμα καὶ μόριον ὁτιοῦν αὐτῶν
μαραίνεσθαι λέγομεν ἐπὶ ταῖς διὰ ξηρότητος φθοραῖς· οὐ
μὴν ἐπί γε τῶν ζώων, ἀλλὰ τὸ μὲν ὅλον σῶμα μαραί-
νεσθαί φαμεν, οὐκέτι δὲ σύνηθές ἐστι καθ᾿ ἑκάστου μο-
ρίου φέρειν τοὔνομα, καὶ νῦν ἡμῖν ὁ λόγος ἐστὶν οὐ περὶ
τῶν ξηραινομένων διά τι σύμπτωμα μορίων, ἀλλ᾿ ὅταν
ὅλον οὕτω καταστῇ τὸ σῶμα. δῆλον τοίνυν ἐστὶν ἤδη
τό γε τοσοῦτον, ὡς εἴπερ ὅλου τοῦ σώματός ἐστι πάθος ὁ
μαρασμὸς, οὐκ ἄνευ τῆς ἀρχῆς τοῦ ζώου παθόντος γίνεται.
οὐ μὴν οὐδ᾿ ἄλλο μέν τι πάθος ἐν ὅλῳ τῷ ζώῳ γίνεσθαι
δυνατόν ἐστιν, ἄλλο δέ τι κατειληφέναι τὴν ἀρχὴν, ὥστ᾿
ἀνάγκη τὸ σῶμα τῆς καρδίας ξηραίνεσθαι τοῖς μαραινομέ-
νοις. εἰ τοίνυν εὕροιμεν ἁπάσας τὰς αἰτίας, ὑφ᾿ ὧν
ξηραίνεσθαι συμβαίνει τὴν καρδίαν, εἰσόμεθα πότερον

Qui autem cum frigore conjunctus eſt, tum ſeneſcentibus
evenit tum iis etiam, qui ex quodam morbo ſimilem ſene-
ctuti affectionem incurrunt.   At qui adjunctum habet calo-
rem, in aliquibus hecticis febribus *fieri conſpicitur.*   In
ſtirpibus porro tum totum corpus, tum ſingulas earum par-
tes, ubi prae ſiccitate ſiunt corruptiones, marceſcere dici-
mus.   Non ita tamen in animalibus, ſed totum quidem cor-
pus dicimus marceſcere; de nulla vero ſigillatim parte nomen
hoc conſuevimus proferre; praeſenſque nobis ſermo haud-
quaquam de eis, quae ob aliquod ſymptoma ſiccantur, par-
tibus inſtitutus eſt, ſed quum totum ſic affectum fuerit cor-
pus.   Jam igitur ſi totius corporis affectus ſit marcor, illud
etiam nobis perſpicuum eſt, nunquam ipſum fieri poſſe, niſi
animalis principium affectum fuerit.   Quin etiam fieri nullo
modo poteſt, ut alius quidem in toto animali ſit affectus,
alius autem principium occuparit; quare cordis corpus ſic-
cari marceſcentibus eſt neceſſe.   Ergo ſi cauſas omnes inve-
nerimus, a quibus cor ſolet exiccari, non ignorabimus etiam,

ἀνιάτως ἔχουσιν οἱ μαραινόμενοι πάντες, ἤ τινες ἐξ αὐ-
τῶν ἰαθῆναι δύνανται.

Κεφ. β'. Κάλλιον οὖν ἴσως ἐστὶ' κἀνταῦθα τὸν λό-
γον ἐπ' ἀρχὴν ἀγαγεῖν. ἀρχὴ δὲ ἀρίστη τὸ γνῶναι·γήρως
αἰτίαν, ἐπειδὴ φαίνεται τῶν μαρασμῶν οὗτος ἀφυκτότατος,
ὡς καὶ κατὰ φύσιν εἶναι δοκεῖν· ἄφυκτα δὲ τὰ τῆς φύσεως
ἔργα σύμπαντά ἐστι, καὶ τάξιν τῆς γενέσεως ἀναγκαίαν
ἔχοντα. προηγεῖται δέ τι καὶ αὐτοῦ τοῦδε τὸ γνῶναι τὰ
σημαινόμενα τῆς κατὰ φύσιν λέξεως. οὐ γὰρ δὴ οὕτω λέγε-
ται κατὰ φύσιν εἶναι τὸ γῆρας, ὡς τὸ τρέφεσθαί τε καὶ αὐξά-
νεσθαι. ταυτὶ μὲν γὰρ ἔργα τῆς (374) φύσεώς ἐστι, τὸ γῆρας
δὲ οὐκ ἔργον, ἀλλὰ πάθος ἐξ ἀνάγκης ἑπόμενον. οὐδὲν γὰρ
τῶν γεννητῶν ζώων ἀγήρων ἑωρᾶτο. καὶ διὰ τοῦτο κατὰ
φύσιν εἶναι λέγουσιν αὐτό τινες ἐξ ἀνάγκης ἑπόμενον ἅπασι
τοῖς ὑπὸ φύσεως διοικουμένοις. εἴπερ οὖν κατὰ τοῦτο τὸ
σημαινόμενον εἴρηται κατὰ φύσιν εἶναι τὸ γῆρας, οὔτ' ἀναγ-
καῖον ἔτι προσεπισκέπτεσθαι τἆλλα σημαινόμενα τῆς λέξεως,

utrum marcefcentes omnes infanabiles fint, au vero ex ipfis
nonnulli fanari poffint.

Cap. II. Satius igitur fortaffe hoc in loco fuerit dis-
putationem ad principium reducere. Optimum autem erit
principium, fenectutis caufam noffe, quum ex marcoribus
hic *unus* videatur maxime effe inevitabilis, ut etiam fecun-
dum naturam effe exiftimetur; fingula vero naturae opera
inevitabilia funt, ortusque ordinem neceffarium habent.
Sed et huic ipfi unum aliud praemittendum eft, ut fcilicet
dictionis hujus, fecundum naturam, fignificata cognofcamus.
Neque enim profecto eodem dicimus modo fecundum natu-
ram effe fenectutem, quo nutriri ac augeri; haec enim na-
turae funt opera; fenectus vero non opus, fed affectus ne-
neffario confequens, nullum fiquidem procreatorum ani-
mal fenii expers vifum eft. Ideoque nonnulli fenium fe-
cundum naturam effe dixerunt, quod omnia, quae a natura
difpenfantur, neceffario confequatur. Itaque fi fenectutem
effe fecundum naturam in hac capiatur fignificatione, alia
deinceps hujus dictionis fignificata, de quibus male quidam,

670 ΓΑΛΗΝΟΥ ΠΕΡΙ ΜΑΡΑΣΜΟΥ

Ed. Chart. VII. [179. 180.] Ed. Baf. III. (374.)

ἃ κακῶς ἔδοξέ τισιν, ὡς ἐν ἑτέροις ἐπιδείκνυμεν, οὔτ᾽ ἀπορία
τις ὑπολείπεται κατὰ τὸν λόγον. οὕτω γὰρ λεγόντων, ὡς
εἴρηται νῦν, ἀληθές ἐστι τὸ κατὰ φύσιν εἶναι τὸ γῆρας
ἄφυκτόν τε ὑπάρχειν, εἴπερ ἐξ ἀνάγκης ἕπεται τοῖς ἔργοις τῆς
φύσεως. καί τοί τις τῶν καθ᾽ ἡμᾶς φιλοσόφων ἔγραψε βι-
βλίον, ἐπιδεικνὺς ὅπως ἔνεστιν ἀγήρων τινὰ διαμεῖναι τὸ
πάμπαν. ἐξέδωκε μὲν οὖν τὸ βιβλίον ἔτι τεσσαρακοντούτης
ὢν, παρέτεινε δὲ μέχρι καὶ τῶν ὀγδοήκοντα ἐτῶν, καὶ ἦν
οὕτως ἰσχνός τε καὶ ξηρὸς, ὡς ἁρμόζειν ἐπ᾽ αὐτοῦ τὴν ἐκ τοῦ
προγνωστικοῦ Ἱπποκράτειον ῥῆσιν, ῥὶς ὀξεῖα, ὀφθαλμοὶ κοῖ-
λοι, κρόταφοι ξυμπεπτωκότες, ὦτα ψυχρὰ, καὶ συ[180]νε-
σταλμένα, καὶ οἱ λοβοὶ τῶν ὤτων ἀπεστραμμένοι, καὶ τὸ
περὶ τὸ μέτωπον ξηρόν τε καὶ περιτεταμένον, καὶ καρφαλέον
ἐόν. ἐπεὶ τοίνυν ἐγελᾶτο τοιοῦτος φαινόμενος, ὅτι ἄλλους
ἀνθρώπους ἐπεχείρησε διδάσκειν, ὅπως ἄν τις ἀγήρως διαμεί-
νῃ, δευτέραν ἔκδοσιν ἐποιήσατο περὶ τῆς θαυμαστῆς ἀγηρα-
σίας, οὕτω γὰρ αὐτὴν καὶ ὠνόμασε διὰ τοῦ συγγράμματος,

ut alibi oftendimus, opinati funt, inveftigare non erit ne-
ceffarium, nullaque amplius in oratione fupererit dubitatio.
Nam fi intelligunt, quo nunc dictum eft modo, verum fane
eft fenectutem fecundum naturam effe ac inevitabilem exi-
ftere, fiquidem neceffario naturae opera confequitur. Quan-
quam noftro hoc feculo philofophus quidam librum confcri-
pfit, in quo, quonam quis modo poffit fenii expers per-
petuo manere, oftendit. Edidit porro hunc librum, quum
annum adhuc quadragefimum ageret, aetate vero usque ad
octogefimum annum pervenit, atque gracilis adeo ficcusque
evaferat, ut praeclare illud Hippocratis dictum in progno-
fticis in eum quadrare poffet: *Nares acutae, oculi con-
cavi, collapfa tempora, frigidae contractaeque aures, au-
riumque lobi inverfi, cutis circa frontem dura, intenta
ac arida.* Quum igitur talis proditus irrideretur, quod
alios docere conaretur homines, quomodo quis fenii ex-
pers permaneret; fecundam de admirabili agerafia *fenectu-
tis vacatione* editionem tradidit, fic enim illam eo volumine

BIBΛION. 67ı

Ed. Chart. VII. [180.]   Ed. Baf. III. (374.)

ἐπιδεικνὺς, ὡς οὐ πᾶς ἄνθρωπος ἀγήρως δύναται διαμένειν,
ἀλλὰ δέοι μὲν εἰς τοῦτο καὶ φύσιν ἔχειν ἐπιτηδείαν, μάλιστα δ᾽
ὧν ἢ πρώτη τροφὴ τοιαῦτα βάλλοιτο θεμέλια, καὶ ἐπηγγεί-
λατο τῶν ἐπιτηδείων εἰς τοῦτο βρεφῶν εὐθὺς ἐξ ἀρχῆς αὐτὸς
ἐπιστατῶν, ἀθάνατα αὐτῶν ποιήσειν τὰ σώματα. καὶ ἦν
ἀνεξέλεγκτον αὐτοῦ τὸ ἐπάγγελμα· πρὸ τοῦ γὰρ ἀνδρωθῆναι
τοὺς παῖδας, οὓς παρελάμβανεν, ἔμελλεν αὐτὸς τεθνήξεσθαι.
οἱ μὲν οὖν ἄλλοι πάντες ἐσχάτην μωρίαν αὐτοῦ κατεγίνωσκον,
ἐγὼ δὲ οὔ, [μόνον] εἰδὼς, ὅτι πολλὰ καὶ ἄλλα δόγματα τοῖς διὰ
τῆς ἐμπειρίας ἐγνωσμένοις μαχόμενα πολλοὶ τῶν λογικῶν ἀν-
θρῶν ἀπεφήναντο τῇ πιθανότητι τῶν λόγων ἐξαπατηθέντες.
οὐκ οὖν οὐδὲ τοῦτο θαυμαστόν ἐστιν ὅσον ἐπὶ τῷ λόγῳ. τὸ
γὰρ ὅτι τὸ γεννητὸν πᾶν φθαρήσεται πάντως οὔτ᾽ ἐπιστη-
μονικὴν οὔτ᾽ ἀναγκαίαν ἔχει τὴν ἀκολουθίαν, ἀλλ᾽ ἄχρι τοῦ
πιθανοῦ προϊοῦσαν, ὡς ἐν τῷ περὶ ἀποδείξεως ἀποδέδεικται,
καίτοι γε τούτῳ χρῶνται τῷ λόγῳ σχεδὸν ἅπαντες, ὅσοι τὸ
γηράσκειν ἀναγκαῖον ἐπιδεικνύουσι τοῖς ζώοις, ὁδὸν εἶναι

appellabat, oſtendens, non quemlibet hominem ſenii exper-
tem permanere poſſe, ſed ad hoc natura opus eſſe idonea,
praecipueque quorum prima educatio proba jecerit funda-
menta. Pollicitabaturque ſe infantium ad hoc idoneorum
corpora redditurum immortalia, ubi ipſe eorum curae ſta-
tim ab initio praeficeretur; minimeque ejus reprehendi po-
terat pollicitatio, nam illi prius moriendum erat, quam
quos ſuſcepiſſet pueros viri evaſiſſent. Summam igitur
ejus ſtultitiam caeteri omnes contempſere, ego vero nequa-
quam, ſciens pleraque etiam alia decreta iis, quae per ex-
perientiam cognita ſunt, adverſantia, rationales multos
viros enunciaſſe, rationum probabilitate deceptos. Neque
hoc igitur quantum ad rationem attinet, mirum eſt. Illud
enim, corrumpetur omnino quodcunque genitum eſt, nec
eam, quae ſcientiam efficit, conſecutionem habet, nec ne-
ceſſariam, ſed quae usque ad id quod probabile eſt procedit,
quemadmodum in commentariis de demonſtratione nobis
demonſtratum eſt. Quanquam hac utuntur ratione fere
omnes, qui ſeneſcere animalibus neceſſarium eſſe oſtendunt.

φάσκοντες αὐτὸ πρὸς τὴν ἐξ ἀνάγκης ἑπομένην φθορὰν τοῖς
γεννητοῖς ἅπασιν. ἐξ ἐμπειρίας οὖν ἔτι μόνης τὸ γῆρας ἀναγ
καῖόν τε καὶ κατὰ φύσιν, ὥσπέρ γε καὶ ὁ θάνατος οὐδ᾽ αὐτὸς
ἀποδεδειγμένος ὑπὸ τῶν ἑτοίμως ἀποφαινομένων καὶ λεγόν
των, ὡς ἀναγκαῖόν ἐστι τὸ γεννηθὲν ἅπαν εὐθὺς εἶναι φθα
ρησόμενον. ἑπόμενον δὲ δήπου τοῖς σοφισταῖς ἐστι τὸ πρὸς
τὴν ἐμπειρίαν ἀντιλέγειν, ὅπερ, οἶμαι, κἀκεῖνος ἐποίει φάσκων
ἀποθνήσκειν τε καὶ γηράσκειν ἅπαν ζῶον ἀγνοίᾳ τῶν ἐπιστα
τούντων.

Κεφ. γ´. Ἴσως οὖν ἄμεινον ἡμᾶς ἐπισκέψασθαι τὴν
αἰτίαν ἥτίς ποτέ ἐστι, δι᾽ ἣν γηράσκει τά τε ζῶα καὶ τὰ φυτὰ
σύμπαντα. φαίνεται γὰρ δὴ ξηραινόμενα καὶ τοιοῦτόν τι
πάθος εἶναι τὸ γῆρας, εἰ καί τινες ἑτέρως ὑπέλαβον, ψυχροὺς
τε καὶ ὑγροὺς ἀποφηνάμενοι τοὺς γέροντας· ἐπιδέδεικται δὲ
αὐτῶν ἡ αἰτία τῆς ἀπάτης ἐν τοῖς περὶ κράσεων γράμ
μασιν. ἆρ᾽ οὖν διὰ τοῦτο ξηραίνεται, δι᾽ ὃ λέγουσί τινες,
ὡς ἡ σύμφυτος τοῖς ζώοις θερμασία καθάπερ τι πῦρ ὑπάρ
χουσα, τὴν αὔξησιν ἐκ τῆς ὕλης, ὅθεν ἀνάπτεται, λαμβάνει;

id ipfum effe viam dicentes ad corruptionem necellario omnia generata confequentem. Hactenus igitur experientia
fola fenium necellarium eft ao fecundum naturam, quemadmodum fane et ipfa mors, quae nec ipfa demonftrata eft ab
iis qui prompte enunciant ac dicunt, *quicquid genitum eft,
id omnino etiam neceffario interiturum.* At is videlicet fophiftarum mos eft contra experientiam dicere, quod et ille,
arbitror, fecit, qui animal omne ex educantium ignoratione
interire fenefcereque afferuit.

Cap. III. Quapropter fortaffe melius erit nos quae
caufa fit inveftigare, ob quam tum animalia tum ftirpes
omnes fenefcunt. Cernimus fiquidem tum ea exiccari tum
ejusmodi affectum illis effe fenium, quamvis nonnulli aliter
opinati fuerint afferuerintque frigidos humidosque effe fenes; eorum tamen deceptionis caufam in libris de temperamentis oftendimus. Nunquid igitur ob id, ut a quibusdam
dicitur, exiccantur animalia, quod innatus fibi ipfis calor,
veluti quidam ignis exiftens, incrementum ex qua accendi

ταύτῃ γὰρ ἐνδέδεται καὶ ταύτης ἀχώριστός ἐστι, καὶ πάντα
ἐκ ταύτης ἐστὶν αὐτῇ. τὰ μὲν οὖν νεογενῆ ζῶα, καθάπερ
καὶ τὰ φυτὰ, σύμπαντά ἐστιν ὑγρὰ, καὶ διὰ τοῦθ᾽ ὥσπερ
ἐγκαταπνιγομένη τῷ πλήθει τῆς ὑγρότητος ἑαυτὴν ἀναφέρει
μόλις, ὁμιχλώδης τέ τις οὖσα καὶ βραδεῖα καὶ δυσκίνητος·
ἐν δὲ τῷ χρόνῳ προϊόντι [181] καὶ ταύτης περιγίνεται, καὶ
τῆς ὕλης ἐγκρατὴς ἁπάσης καθίσταται. καὶ οὕτως οὐχ ὁμι-
χλώδης ἐστὶ καὶ θολερὰ καὶ καπνώδης, ἀλλὰ καθαρά τε καὶ
αἰθερώδης γινομένη, τὰς ἑαυτῆς κινήσεις ἁπάσας ἀκωλύτως
ἐπιδείκνυται, καὶ τὸ σύμπαν εἰπεῖν, ὥσπερ αἱ φλόγες, ὅταν
ἐμπέσωσιν ὑγροῖς ξύλοις, ἐν ἀρχῇ μὲν ὑποτύφονταί τε καὶ
οἷον καταπνίγονται μικραὶ παντάπασιν οὖσαι καὶ ἀσθενεῖς,
ἐν δὲ τῷ χρόνῳ προήκοντι κατὰ βραχὺ μὲν ἐκλάμπουσί τε καὶ
αὔξονται, κατὰ βραχὺ δὲ τῆς ὕλης ἐγκρατεῖς γίνονται, καὶ
τέλος ἐπὶ μήκιστον αἴρονται μέγεθος, ὅταν ἁπάσης κρατή-
σωσιν, ὅπερ ἐστὶν αὐταῖς ἀκμή τε καὶ ῥώμη· κἄπειτα ἐν-
τεῦθεν ἤδη τῆς τροφῆς ἐπιλειπούσης ταύτης, μαραίνονταί
τε καὶ σβέννυνται· κατὰ τὸν αὐτὸν τρόπον ἡ ἐν ἡμῖν, φασι,

tur materia fumit? huic enim devinctus eft et ab hac mi-
nime feparabilis, ex hac denique omnia habet. Nuper ergo
nata animalia, quemadmodum et ipfae etiam ftirpes, uni-
verfa funt humida; ideoque calor humiditatis copia tunc
veluti fuffocatus, vix fe ipfum attollit, ut qui nebulofus,
tardus et ad motum difficilis exiftat; temporis autem pro-
greffu humiditatem illam fuperat, ac omni materia evadit
fuperior; jamque non nebulofus turbulentusque nec fumo-
fus, fed purus et aethereus redditus, fuos ipfius motus uni-
verfos libere commonftrat; et, ut breviter totam rem com-
plectar, quemadmodum flammae, ubi in humida inciderint
ligna, principio quidem opprimuntur ac veluti fuffocantur,
quod parvae admodum imbecillaeque fint, temporis vero
fpatio paulatim fplendent ac crefcunt, paulatimque mate-
riam fuperant, ac tandem quum jam totam fuperaverint,
in maximam attolluntur magnitudinem, quod certe ipfis
vigor eft ac robur, deinceps vero, hoc alimento jam de-
ficiente, marcefcunt ac extinguuntur: eodem etiam modo,

θερμότης ἐνδεδεμένη τῷ τοῦ ζώου σώματι καθάπερ ὕλη τινί, τὸ μὲν πρῶτον ὑγρά τίς ἐστι καὶ ἀσθενής, αὐξανομένη δὲ μέχρι τῆς τῶν ἀκμαζόντων ἡλικίας ἐκλάμπει τε καὶ αὐξάνεται καὶ ἐπὶ πλεῖστον αἴρεται μεγέθους καὶ μιμεῖται τοῦ πυρὸς τὴν φλόγα· τοὐντεῦθεν δὲ τροφῆς ἀπορίᾳ μαραίνεται κατὰ βραχὺ, καὶ τοῦτό ἐστι τὸ γῆρας, ὕστερον δὲ ἤδη καὶ ἀποσβέννυται παντελῶς, ὅπερ ἐστὶν ὁ θάνατος. οὗτος ὁ λόγος εὐδοκιμεῖ παρὰ πᾶσιν ὀλίγου δεῖν τοῖς νεωτέροις ἰατροῖς τε καὶ φιλοσόφοις, οὐκ ὢν ἀληθής, ἐμοὶ γοῦν κριτῇ, παραβάλλων γέ τοι τὴν φλόγα τοῦ πυρὸς τῇ τῶν ζώων θερμασίᾳ, μηδὲ τοῦτ᾽ αἰσθανόμενος, ὡς ταῖς μὲν φλοξὶν ἡ γένεσις ἐκ τῆς κατὰ τὴν ὕλην ἐστὶ φθορᾶς, ὅθεν περιεξάπτονται, τὰ ζῶα δὲ οὐχ οὕτως ὑπὸ τοῦ διαπλάττοντος αὐτὰ τῆς ἐμφύτου θερμότητος ἔτυχεν, ἀλλ᾽ ὡς αὐξηθησόμενα καὶ διοικηθησόμενα παρ᾽ αὐτῆς, οὐδέ ἐστί τις χρόνος ἐν ᾧ διὰ πάσης αὐτῆς οὐκ ἐκτέταται τὸ σύμφυτον ἡμῖν θερμὸν δυνάμεις ἔχον, οὐχ αἷς διαπλάττει μόνον, ἀλλὰ καὶ πολλὰς ἑτέρας. καὶ γὰρ ἕλκει τὴν τροφὴν ἐφ᾽ ἑαυτὸ, καὶ τὴν ὕλην διοικεῖ καὶ προστίθησι

inquiunt ipfi, calor qui in nobis eft·, animalis corpori tanquam materiae cuidam inditus, principio quidem humidus ac imbecillis eft; deinceps vero usque ad vigentem aetatem increfcens, tum fplendet, tum augetur, ac in ampliffimam elevatur magnitudinem, ignis flammam imitatus; abhinc alimenti penuria paulatim marcefcit, idque eft fenium; mox vero jam prorfus extinguitur, quod eft mors. Haec ratio ab omnibus ferme recentioribus tum medicis tum philofophis probatur, quae tamen, meo judicio, vera non eft, ut quae ignis flammam animalium calori comparet, haud fane intelligens, flammas ex corruptione ejusdem materiae, ex qua fuccenduntur, ortum habere, animalia vero non fic innatum ab eo, qui ea effinxit, fortita effe calorem, fed ut ab illo augenda ac gubernanda; nec ullum dari tempus, quo innatus nofter calor per univerfam materiam ipfam non fit extenfus, non eas folum facultates, quibus fingit obtinens, fed et plerasque etiam alias: nam et nutrimentum ad fe ipfum trahit, materiamque gubernat, apponit, aggluti-

καὶ προσφύει καὶ ὁμοιοῖ, καὶ συλλήβδην εἰπεῖν ἅπαντα
τἀναντία ταῖς φλοξὶν ἀπεργάζεται περὶ τὴν σύμφυτον ὕλην
ἑαυτῇ. τίς γὰρ φλὸξ αὐξάνει ὕλην, ᾗπερ ἐνεδέθη; τίς δ᾽
ἐκείνη τὴν τροφὴν ἐξομοιοῖ μᾶλλόν περ ἢ τὴν ὕλην ἑαυτῇ;
τίς δὲ τοσαύτας μηχανὰς ἕνεκα τοῦ διασάζεσθαι ὕλην ἐξευ-
ρίσκει, τὰ μὲν ἀμφιεννῦσα καὶ ἀποστέγουσα τῶν μορίων, ὡς
μηδὲν αὐτοῖς ἔξωθεν πλεονάζειν, τὰ δὲ διατρυπῶσα καὶ ἀνευ-
ρύνουσα καὶ ὀχετοὺς ἐντιθεῖσα, τοὺς μὲν ὥσθ᾽ ἕλκειν δι᾽ αὐ-
τῶν τὴν τροφὴν, τοὺς δ᾽ εἰς ἀνάψυξίν τε καὶ ἀναπνοὴν, ἐξο-
χετεύουσά τε τὰ περιττώματα, δι᾽ ἄλλων μὲν τὰ παχέα, δι᾽
ἄλλων δὲ τὰ λεπτά; λάθοιμ᾽ ἂν ἐνταῦθα μεταφέρων ἅπασαν
τὴν περὶ χρείας μορίων πραγματείαν, εἰ τὰ τῆς φύσεως
ἔργα πάνθ᾽ ἑξῆς καταλέγοιμι. καὶ μὴν ταὐτὸν εἶναί φασιν
ἔμφυτον θερμὸν καὶ φύσιν οἱ τῆς εἰρημένης δόξης ἡγεμό-
νες. οὔκουν ὀρθῶς ὁμοιοῦσι καὶ παραβάλλουσιν αὐτὸ ταῖς
φλοξὶ καὶ φθείρειν οἴονται τὰ σώματα τοῦτο. Ἱπποκράτης
εἶπε, καὶ ἀποκτείνει τοίνυν ἡμᾶς τὸ θερμὸν, ὅπερ (375) ἔφυ-
σε τὰ σώματα. πρῶτον μὲν δὴ φήσομεν, ὦ βέλτιστοι,

nat, affimilat, et, ut femel dicam, omnia fecus, ac flamma,
in innatam fibi materiam efficit. Nam quae flamma ma-
teriam, cui devincta eft, adauget? quae vero illi potius
alimentum affimilat, quam fibi ipfi materiam? quae deni-
que tot machinationes ut materiam tueatur invenit, non-
nullas quidem partes circumveftiens ac claudens, ut nihil
ipfis extrinfecus affluat; nonnullas vero perforans dilatans-
que, canales praeterea inferens, hos quidem ut per ipfos
nutrimentum attrahatur, illos vero ad refrigerium ac re-
fpirationem, fimulque excrementa per alios quidem craffa,
per alios vero tenuia excernens? Omne huc imprudens de
partium ufu opus transferam, fi fingula naturae opera enar-
rare voluero. Quinetiam hujus enarratae opinionis prin-
cipes idem effe calorem innatum dicunt et naturam. Haud
igitur recte eum flammis affimilant comparantque, ac corpora
ab ipfo corrumpi putant. *Cur ergo, ajunt, ab* Hippocrate
fuit dictum, *interficit igitur nos calor ille, qui corpora
produxit?* Primum quidem *vobis* refpondebimus, boni viri,

τῶν γνησίων οὐκ ἔστιν Ἱπποκράτους βιβλίων, ἐν ᾧ τοῦτο
λέγεται. δεύτερον δὲ, εἰ καὶ δόγμα ἐστὶν Ἱπποκράτους,
ἐχρῆν ἐξηγεῖσθαι αὐτὸ ὅπως εἴρηται, καί τινα φέρειν ἀπό-
δειξιν. εἰ δὲ ἐξ ὧν ἀποροῦσιν ἀποδείξεων, ἐκ τούτων πι-
στεύεσθαι δικαιοῦσιν, οὐκ ὀρθῶς γινώσκουσιν. ἀληθὲς μέν
ἐστι τὸ διὰ τὴν ἔμφυτον θερμότητα γηράσκειν τε τὰ σώματα
[182] καὶ τελευτῶντα διαφθείρεσθαι· ψευδὴς δὲ ὁ τρόπος ὃν
οὗτοί φασιν. οὐ γὰρ ὡς ἡ φλὸξ τὰ ξύλα, ταύτῃ καὶ τὸ
σύμφυτον θερμὸν τῶν ζώων ἀναλίσκει τὰ σώματα· τουτὶ
μὲν γὰρ ἴσως οἰκεῖόν ἐστι τοῖς ὑπὸ τῶν πυρετῶν διαφθει-
ρομένοις παράδειγμα, καὶ τόγε παρ᾽ Ἱπποκράτους λεγόμενον
ἐν τῇ προγεγραφυίᾳ ῥήσει τοιοῦτόν τι δηλοῦν ἔοικε· τὸ
μέν τοι ξηραίνεσθαι τὰ σώματα κατά τινα φυσικὴν ἀκολου-
θίαν, καὶ γίνεσθαι τοῦτο διὰ τὴν ἔμφυτον θερμότητα, παν-
τὸς μᾶλλον ἀληθές ἐστιν, ὡς κἂν τῷ πρώτῳ τῶν ὑγιεινῶν
ἐπιδέδεικται, ῥηθῆναι δὲ ἀναγκαῖόν ἐστι τῷ λόγῳ καὶ νῦν
οὐδὲν ἧττον.

non eſſe illum ex legitimis Hippocratis librum, in quo haec
leguntur; deinde vero, licet Hippocratis decretum eſſe con-
cedatur, declarari tamen id oportuerat, quonam modo di-
ctum fuerat, ac aliquam afferri demonſtrationem. Si vero
propterea fidem ſibi haberi volunt, quia demonſtrationibus
deſtituuntur, non recte ſapiunt. Equidem verum eſt ob
innatum calorem corpora tum ſeneſcere tum tandem cor-
rumpi; falſus tamen eſt modus, quem ipſi tradunt. Neque
enim ut a flamma abſumuntur ligna, ita quoque a calore in-
nato animantium corpora. Enimvero fortaſſis hoc exem-
plum iis, qui a febre corrumpuntur, accommodatur, quod-
que ab Hippocrate in nuper citatis verbis fuit dictum, tale
quid videtur indicare. Exiccari ſane corpora ſecundum
quandam naturalem conſecutionem, hocque ob calorem in-
natum fieri, omnino veriſſimum eſt, quemadmodum et in
primo de ſanitate tuenda libro demonſtratum eſt; idem ta-
men in praeſenti quoque diſputatione repetere nihilominus
eſt neceſſarium.

Κεφ. δ'. Ἡ φύσις ἡ δημιουργοῦσα τά τε φυτὰ καὶ
τὰ ζῶα πάντως μὲν δήπου τῆς γενέσεως αὐτῶν ἀρχήν τινα
λαμβάνει σωματοειδῆ, οὐδενός γε τῶν ὄντων δυναμένου τὴν
ἀρχὴν τῆς γενέσεως ἐκ τοῦ παντάπασιν οὐκ ὄντος λαβεῖν.
ἀρξαμένη δ' ἐντεῦθεν, ἐπὶ σκοπὸν ἀεὶ τέταται τὸν ἐξ ἀρχῆς
αὐτῇ προκείμενον ἐν τῇ δημιουργίᾳ, τοῦτο δέ ἐστι τὸ τέλεον
ἀπεργάσασθαι τὸ γεννώμενον, εἴτ' οὖν φυτόν, εἴτε καὶ ζῶον.
ἔστι δὲ δήπου τὸ τέλεον, ᾧ μηδεμία τῶν οἰκείων ἐνεργειῶν
ἀπολείπεται· πλείονες δ' εἰσὶ τῶν ἐνεργειῶν, αἳ σκληρῶν χρή-
ζουσι τῶν ὀργάνων, καὶ τοῦτ' ἔστιν αἴτιον τοῦ πολλὰ γίνε-
σθαι τοῖς ζώοις μόρια σκληρά· τὴν δὲ ἀρχὴν αὐτῶν τῆς γενέ-
σεως ἔμπαλιν τῷ τελείῳ ζώῳ μαλακὴν ἀναγκαῖον ὑπάρχειν,
ἵν' εὐρύθμιστός τε καὶ εὔπλαστος, εὐπειθής τε πρὸς ἅπαν ᾖ
τῷ δημιουργοῦντι. καὶ διὰ τοῦτο κἂν σκληρὸν ᾖ τι σπέρμα,
φυτὸν μαλακὸν γίνεται πρότερον ὑγρότητι συμμέτρῳ τεγγό-
μενον, ἵν' ἀντὶ σπέρματος φύσις γένηται. εἴπερ οὖν ἄρχε-
σθαι μὲν χρὴ τὴν τοῦ ζώου γένεσιν ἐκ μαλακῆς οὐσίας, τε-
λειουμένην δὲ γίνεσθαι σκληρὰν, ἐπικρατεῖν ἀναγκαῖόν ἐστιν

Cap. IV. Natura quae ſtirpes animaliaque procreat,
omnino ſane generandis ipſis principium quoddam corpo-
reum aſſumit; nulla ſiquidem omnino res eſt, quae ex nihilo
penitus generationis principium habere poſſit: atque hinc
exorſa, ad eum perpetuo ſcopum ſibi a principio in procrea-
tione propoſitum ordinate tendit; id vero eſt, perfectum
reddere quod generatur, ſive ſtirps ſit, ſive animal; id au-
tem ſcilicet perfectum eſt, cui nulla propriarum actionum
defit. At plures ſunt ex actionibus, quae duris indigent
inſtrumentis; et haec eſt cauſa, cur multae in animalibus
fiant durae partes. Earum vero generationis principium,
contra quam animal perfectum, molle ſit neceſſe eſt, ut
bene concinnari conformarique, et ad omnia fabricanti ſe-
quax ac praeſto eſſe poſſit. Ideoque quamvis durum quid
ſit ſemen, mollis tamen ſtirps ſit, humore prius moderato
irrigatum, ut pro ſemine natura efficiatur. Si igitur opor-
tet animalis generationem principium habere ex molli ſub-
ſtantia, quae quum perficitur dureſcat, neceſſe eſt, ut in

ἐν τῇ πρώτῃ κράσει τῶν συνιστώντων αὐτὸ στοιχείων τό τε
ὑγρὸν καὶ τὸ ξηρόν. τὸ μὲν οὖν ὑγρὸν τὸ ὑδατῶδές ἐστιν·
τὸ δὲ ξηρὸν διττὸν μὲν ὑπάρχει τὴν φύσιν, τὸ μὲν γεῶδες,
τὸ δὲ πυρῶδες. ἀλλ᾽ οὐχ οἷόν τε ἦν ἐξ ἀρχῆς μιχθῆναι πλέον
τὸ γεῶδες, ὑγρᾶς δεομένης εἶναι τῆς τῶν ζώων ἀρχῆς. ἀπο-
λείπεται οὖν ἔτι μόνον τὸ πυρῶδες, ἀναγκαίαν ἔχον ἐπικρά-
τησιν ἐν τῇ πρώτῃ τοῦ ζώου γενέσει τε καὶ συμπήξει. εἰ μὲν
οὖν οἷόν τε ἦν τῇ φύσει μέχρι τῆς ἀκμῆς προαγαγούσῃ τὸ
ζῶον ἢ φυτὸν αὖθις ἑτέραν ἐνθεῖναι στοιχείωσιν ἀναλόγως
ἴσην κατὰ δύναμιν, οὕτως ἂν μόνως ἀγήρων τε καὶ ἄφθαρ-
τον ἔμεινεν αὐτῇ τὸ δημιούργημα, σοφοῦ τινος ἐπιστάτου
τυγχάνον, οὐ γὰρ δὴ ἁπλῶς τε οὖν οὕτως ἄφθαρτον ἂν ἐγέ-
νετο κακῶς διαιτώμενον, καὶ τότε ἂν ἡμῖν ὁ Αἰγύπτιος ἐπε-
δείξατο τὴν ἑαυτοῦ τέχνην ἐπὶ δυνατῷ γενέσθαι πράγματι.
νυνὶ δὲ ἐπεὶ οὐδὲ οἷόν τέ ἐστι μεταθεῖναί τε καὶ ὑπαλλάξαι
τὰ πρῶτα στοιχεῖα τῆς τῶν ζώων καὶ φυτῶν γενέσεως, ἀναγ-
καῖόν ἐστι καὶ μετὰ τὴν ἀκμὴν ξηραίνεσθαι τὸ σῶμα, καίτοι

prima elementorum, a quibus ipfum animal conftituitur,
mixtione tum humidum tum ficcum exuperet. Ac hu-
midum quidem eft id, quod aqueum eft; ficcum vero dupli-
cis eft naturae, vel enim terreum eft, vel igneum. Atqui
fieri ab initio minime poterat, ut ex terreo plus mifceretur,
quod humidum effe animalis principium oporteat. Solum
ergo adhuc quod igneum eft relinquitur, in prima animalis
generatione ac compactione neceffario exuperans. Si igitur
facere potuiffet natura, ut poftquam animal vel ftirpem ad
vigorem usque perduxiffet, aliam rurfus facultatibus parem
induceret elementationem, hoc utique duntaxat modo fine
fenio ac corruptione ejus perduraffet fabrica, fi tamen illi
cuftodiendae fapiens quidam vir praefuiffet, neque enim
fimpliciter fic incorrupta perduraret, fi prava uteretur
victus ratione, tuncque nobis fuam oftendere potuiffet
artem Aegyptius ille, in re, quae fieri poffet. Nunc au-
tem quum omnino fieri nequeat, ut prima elementa genera-
tionis animalium ac ftirpium transponantur ac transmuten-
tur, neceffarium eft, ut etiam poft vigorem ficcetur cor-

γε οὐ δεόμενον ἔτι πάσχειν τοῦτο, τῆς τοῦ ξηραίνεσθαι χρείας
οἰχομένης. ἀλλ᾽ ἡ μὲν παρακμὴ βραχεῖαν ἔχουσα τὴν ξηρό-
τητα [183] λανθάνει τοὺς πολλούς, ὡς οὐδέπω μαρασμός
τις οὖσα· τὸ δὲ γῆρας οὐ τῷ γένει διαφέρον αὐτῆς, ἀλλὰ
μόνῃ τῇ ποσότητι κατάφωρον γίνεται. αὕτη μὲν ἡ αἰτία τὴν
ἀναγκαίαν ἅπασι τοῖς ζώοις ἐπὶ προήκοντι τῷ χρόνῳ ξηρό-
τητα ἐναργῶς ἐνδεικνυμένη τῷ γε μὴ παντάπασιν ἀσυνέτῳ
τό τε τῆς γενέσεως ἄφυκτον καὶ τὸ τῆς τάσεως ἀδύνατον.
ὃ γὰρ ἐξ ἀνάγκης ἀκολουθεῖ τῇ πρώτῃ τῶν ζώων γενέσει,
τοῦτο πῶς ἄν τις γενέσθαι κωλύσειεν, ἢ παύσει γενόμενον;
ἥτις δέ ἐστιν ἡ τοῦ γήρως ἀρχὴ, καὶ πότε πρῶτον ἄρχεται
γηράσκειν τὰ σώματα, καιρὸν ἂν εἴη σκοπεῖσθαι. ὅσοι μὲν
οὖν ἡγοῦνται τὴν μὲν τοῦ παρακμάζοντος κρᾶσιν εἶναι ξηρὰν
καὶ ψυχρὰν, τὴν δὲ τῶν γερόντων ὑγρὰν καὶ ψυχρὰν, ἐν τῇ
ταύτης μεταβολῇ τὴν ἀρχὴν τοῦ γήρως τίθενται. ἡμεῖς δὲ
ἀποδείξαντες ἐν τῷ περὶ κράσεων ἅπαντα τὰ σώματα μετὰ
τὴν ἀκμὴν ἄχρι τῆς τελευτῆς ξηραινόμενα, δεόντως ἀπορήσο-
μεν ὑπὲρ ἀρχῆς γήρως, ἁπάσης τῆς μετὰ τὴν ἀκμὴν ἡλικίας

pus, quamvis nihil amplius illi fit opus hoc pati, exficca-
tionis utilitate fublata. Verum decrefcens aetas, paucam
habens ficcitatem, multos latet, ac fi nondum marcor qui-
dam fit; fenectus vero non genere, fed quantitate fola, ab
ipfa differens, manifefte deprehenditur. Haec ergo eft cau-
fa, quae homini non prorfus amenti aperte oftendit, in
omnibus animalibus temporis progreffu neceffariam effe fic-
citatem, fenectutemque nec evitari nec fanari poffe. Nam
quod primam animalium generationem neceffario confequi-
tur, quomodo aliquis id fieri prohibebit, aut factum tollet?
Jam vero quod fit fenectutis principium et quando fenefcere
primum incipiant corpora, inveftigare fuerit opportunum.
Ergo qui decrefcentium temperamentum ficcum effe ac fri-
gidum arbitrantur, fenum vero humidum ac frigidum, in
hujus transmutatione principium fenectutis ftatuunt. Nos
vero, qui in commentariis De temperamentis omnia cor-
pora poft vigorem ad finem usque demonftravimus exiccari,
jure de fenectutis principio dubitabimus, quum tota poft

ξηρᾶς καὶ ψυχρᾶς ὑπαρχούσης. οὐδὲ γὰρ ἐν τῷ μᾶλλόν τε
καὶ ἧττον ἕτερον ἑτέρου τῶν παρακμαζόντων εἶναι ξηρὸν καὶ
ψυχρὸν ἀρχὴν τοῦ γήρως ὑποθέσθαι δυνατόν ἐστιν, ὅταν
ἐπὶ πλεῖστον ἥκῃ τὸ σῶμα ξηρότητος· τουτὶ γὰρ τὸ ἐπὶ πλεῖ-
στον εἰς σωρητικὴν ἀπορίαν ἐμπίπτει, καὶ δύναται μέν τις
καὶ καταφρονῆσαι τῆς τοιαύτης ἀπορίας, καὶ πολλαχόθι γε
ἀναγκαῖον οὕτω ποιεῖν, οὐ μὴν ἄμεινόν γε σαφέσιν ὅροις
ἀφορίσασθαι δυνάμενον ὑποβάλλειν ἑαυτὸν οὐκ ἀναγκαίαις
ἀπορίαις. ὅροι δὲ σαφεῖς ἐπὶ ταῖς τοῦ παρακμάζοντος ἡλι-
κίαις καὶ ταῖς τοῦ γέροντος ἡ τῶν ὑγρῶν ἐπικράτησις περιτ-
τωμάτων, ὑφ᾽ ὧν ἐξαπατωμένους ἐλέγομεν ἀποφήνασθαί τινας
ὑγρὸν εἶναι τὸ γῆρας. εὐθέως δὲ καὶ τὰς ἐνεργείας ἐν τῷδε
σαφῶς ἔστιν ἰδεῖν ἀῤῥωστούσας ἁπάσας, καὶ ἡ τέως λανθά-
νουσα τῶν παρακμαζόντων ἐπὶ θάνατον ὁδὸς ἐναργῶς κα-
ταφαίνεται τηνικαῦτα. καὶ προβλήματα ὑποθέσεως γίνεται
τοῖς σοφισταῖς, τοῖς μὲν ὡς νόσος ἐστὶ τὸ γῆρας, τοῖς δὲ ὡς
ἡ κατὰ σχέσιν ὑγεία, τοῖς δὲ ὡς οὐδέτερόν τι· καὶ τοῖς μὲν
ὡς κατὰ φύσιν ἐστὶ, τοῖς δὲ ὡς παρὰ φύσιν· ἐνίοις δὲ κἂν-

vigorem aetas ficca fit ac frigida. Neque enim quod decre-
fcentium alter altero magis minusve fit ficcus et frigidus, fe-
nectutis principium ftatui poteft, quum corpus ad plurimum
devenerit ficcitatis; illud enim, ad plurimum, in acerva-
lem incidit dubitationem: et licet hujusmodi dubitationem,
quod plerumque alias fieri eft necefle, contemnere quis pos-
fit, non tamen fatius fuerit, qui terminis manifeftis diftin-
guere rem poteft, feipfum dubitationibus non necefariis
fubjicere. Termini autem manifefti inter decrefcentem et
fenilem aetatem eft humidorum excrementorum exuperan-
tia; a quibus *excrementis* nonnulli decepti, humidam, ut
diximus, fenectutem effe afferuere. Quin et actiones om-
nes in hac ipfa debilitari aperte intueri poffumus; et quae
dudum decrefcentium ad mortem via latebat, tunc manifefte
deprehenditur. Hinc fophiftis problemata ex hypothefi
fiunt, aliis quidem fenectutem effe morbum, aliis effe fani-
tatem in affectu movente, aliis neutrum quid effe; ac non-
nullis effe fecundum naturam, aliis praeter naturam; qui-

ταῦτα μέσον τι καὶ οὐδέτερον ἀμφοῖν ἔδοξεν εἶναι τὸ γῆρας,
ὡς μήτε κατὰ φύσιν αὐτὸ μήτε παρὰ φύσιν ὀνομάζειν, ἀλλὰ
καὶ λέξιν ἐξευρίσκειν ἐπ᾽ αὐτῇ τρίτην, οὐ φύσει φάσκοντες
ὑπάρχειν αὐτό. περὶ μὲν δὴ τῶν τοιούτων ἀμφισβητημάτων
ἑτέρου διελέσθαι καιροῦ.

Κεφ. ε΄. Τὸν δὲ τοῦ γήρως μαρασμὸν ἀδύνατον δή-
που καταλῦσαι, βοηθεῖσθαι δὲ ὡς ἐπιπλεῖστον ἐκταθῆναι
δυνατὸν, καὶ τό γε γηροκομικὸν ὀνομαζόμενον μέρος τῆς
ἰατρικῆς αὐτὸ τοῦτ᾽ ἔστι, σκοπὸν ἔχον ὡς ἡ τοῦ πράγματος
ἐνδείκνυται φύσις, ἐνίστασθαι καὶ διακωλύειν ὡς οἷόν τε, μὴ
ξηρανθῆναι τὸ σῶμα τῆς καρδίας εἰς τοσοῦτον, ὡς ἐνεργοῦν
ποτε παύσασθαι. τοῦτο γὰρ δὴ τὸ πέρας ἐστὶ τῆς ζωῆς,
παῦλα τοῦ τῆς καρδίας ἔργου, ὡς μέχρι ἂν ἤδε κινῆται κατὰ
τὴν ἑαυτῆς ἐνέργειαν, ἀδύνατον ἀποθανεῖν τὸ ζῷον. εἰ μὲν
οὖν οἷόν τέ ἐστιν ὑγρότερον ἐργάσασθαι τὴν οὐσίαν αὐτοῦ
τοῦ τῆς καρδίας σώματος, ἢ καὶ νὴ Δία τοῦ ἥπατος, ἐγχωρεῖ
τὸ γῆρας [184] ἐπισχεῖν· εἰ δὲ μηδεὶς ἱκανός ἐστι μήθ᾽ ἧπαρ
ὑγρότερον ἑαυτοῦ ποιῆσαι μήτε καρδίαν, ἀλλ᾽ ἀναγκαῖον

busdam vero et hic medium quiddam inter ambo eſſe ac neu-
trum viſa eſt ſenectus, ut nec ſecundum naturam, nec
praeter naturam ipſam appellent, ſed tertiam in ipſa nacti
fuerint dictionem, qua ipſam non natura eſſe dicant. Has
tamen controverſias dirimere alterius fuerit temporis.
Cap. V. At vero ſenectutis marcor prohiberi pro-
fecto non poteſt, ſuccurri tamen, ut quamplurimum pro-
rogetur, poteſt; et haec eſt illa medicinae pars, quae gero-
comice i. e. ſenum tutrix, dicitur; cujus ſcopus eſt, ut rei
natura indicat, obſiſtere prohibereque, prout fieri poteſt, ne
cordis corpus adeo exiccetur, ut tandem aliquando agere
deſiſtat. Nam is eſt vitae finis, cordis ab actione ceſſatio;
quamdiu enim cor ſecundum propriam ſui ipſius actionem
movetur, animal interire non poteſt. Quare ſi fieri poſſit,
ut ipſius corporis cordis aut certe jecoris ſubſtantia reddatur
humidior, poteſt et ipſum etiam ſenium cohiberi; ſi autem
nemo eſt, qui jecur et cor ſe ipſis humidiora poſſit efficere,

ἐπὶ προήκοντι τῷ χρόνῳ ξηρότερα γίνεσθαι σφῶν αὐτῶν οἱ
τὰ σπλάγχνα μόνον, ἀλλὰ καὶ τὰς ἀρτηρίας καὶ τὰς φλέβας,
κωλῦσαι μὲν τὸ γῆρας ἀδύνατον, ἐπισχεῖν δὲ τὸ τάχος αὐτοῦ
δυνατόν. ἔοικε τοίνυν Ὅμηρος, εἴπέρ τι καὶ ἄλλο, καὶ
τοῦτο μαντικῶς ἐκφωνῆσαι περὶ τῶν γερόντων,
        — — ἐπὴν λούσαιτο φάγοι τε,
Εὑδέμεναι μαλακῶς, οἷα δίκη ἐστὶ γερόντων.
καὶ γὰρ τὸ λουτρὸν τῶν ὑγραινόντων ἐστὶ, καὶ ἡ μαλακὴ
κοίτη καὶ ὁ ὕπνος, ἡ δὲ τροφὴ πρώτη καὶ μάλιστα. μόνη
γὰρ αὕτη μέρος γίνεται τῶν τρεφομένων σω(376)μάτων
ὁμοιουμένη ταῖς οὐσίαις αὐτῶν, ἕκαστον δὲ τῶν ἄλλων ἢ τῷ
κωλῦσαι ξηρανθῆναι σφοδρότερον τὰ ὁμοιομερῆ, ἢ τῷ τὴν ἐν
ταῖς μεταξὺ χώραις αὐτῶν ἐπιτέγγειν τε καὶ αὐξάνειν ὑγρό-
τητα, τῆς τῶν ὑγραινόντων μετείληφε προσηγορίας τε καὶ
δυνάμεως. οὕτω δὲ ἐγχωρεῖ ποτε ἧπαρ καὶ τὴν καρδίαν
ὑγρανθῆναι, ὡς εἴρηται νῦν, τῆς τε παρεσπαρμένης αὐτοῖς
ὑγρότητος αὐξανομένης, ἢν κἂν τοῖς λεπτυνθεῖσι νέοις

fed temporis proceffu neceffario ficciora evadunt non ipfa
folum vifcera, fed arteriae etiam et venae, fenium certe
prohiberi non poteft; at ejus celeritas coerceri poteft; quam-
obrem videtur Homerus, fi quid aliud, hoc certe etiam
vaticinans de fenibus ceciniffe;
        — — Ut lavit, atque comedit,
Mollibus in ftratis dormire, haec vita fenilis.
Nam ex iis quae humectant, eft tum lavacrum, tum molle
cubile, tum fomnus, tum vero in primis ac praecipue ip-
fum alimentum; nam hoc ipfum folum eorum quae aluntur
corporum pars efficitur, quum eorum fubftantiis affimiletur;
caetera vero fingula, vel quod prohibeant fimilares partes
vehementius exiccari, vel quod humiditatem in intermediis
earum capacitatibus contentam irrigent ac adaugeant, hu-
mectandi tum appellationem tum facultatem adepta funt.
Sio vero, ut dictum nunc eft, quandoque poffunt jecur et
cor humectari, adaucta, quae in ipfis difperfa eft, humi-
ditate, quam et in extenuatis juvenum corporibus faepius

Ed. Chart. VII. [184.]   Ed. Baf. III. (376.)

σώμασιν ἐκδαπανᾶσθαι συμβαίνει, καθ᾽ ὅλον μὲν τὸ σῶμα
φανερῶς πολλάκις, ἐγχωρεῖ δέ ποτε καὶ κατὰ τὴν καρδίαν καὶ
τὸ ἧπαρ. ὅτι δὲ τούτων τῶν σπλάγχνων τὸ μὲν ἀρτηριῶν
τε καὶ σφυγμῶν ἐστιν ἀρχὴ, τὸ δὲ φλεβῶν τε καὶ τοῦ τρέφε-
σθαι, δι᾽ ἄλλης ἐπιδέδεικται πραγματείας, ἐν ᾗ περὶ τῶν Ἱπ-
ποκράτους καὶ Πλάτωνος ἐπεσκοπούμεθα δογμάτων. ταῦτα
οὖν τὰ σπλάγχνα, πρὶν ἰσχυρὰν ἔνδειαν αἵματος γενέσθαι
καθ᾽ ὅλον τὸ ζῶον, οὐκ ἀπορεῖ συμμέτρου τροφῆς, τὸ μὲν
ἧπαρ, ὅτι πᾶν τὸ αἷμα τὴν ἀρχὴν ἐντεῦθεν ἔχει· ἡ καρδία
δὲ, διὰ τὸ τῆς ὁλκῆς ἰσχυρόν. ἕλκει μὲν ἅπαντα τὰ μόρια
τοῦ ζώου τὴν οἰκείαν τροφὴν ἐφ᾽ ἑαυτὰ, τῇ δὲ ἴσῃ ῥώμῃ τῆς
ὁλκῆς οὐ κέχρηται πάντα· διὰ τοῦτ᾽ οὖν οὐδ᾽ ὁμοίως ἀτρο-
φεῖ κατὰ τὰς ἐνδείας τοῦ αἵματος, ἀλλ᾽ ἥ τε καρδία σφοδρο-
τάτην ἔχουσα τὴν κατὰ τὸ ἕλκειν ἐνέργειαν, οὐκ ἄν ποτε
ἀπορήσειεν τροφῆς, πρὶν εἰς ἐσχάτην ἔνδειαν ἀφικέσθαι πάντα
τοῦ ζώου τὰ μόρια. μὴ τοίνυν ὑπολαμβάνωμεν, ἐπειδὰν
ἰσχνὸν γένηται τὸ σῶμα χρονίως ἀῤῥωστῆσαν, ἀναλόγως τοῖς
ἄλλοις ἅπασι μέρεσι τὴν καρδίαν καὶ τὸ ἧπαρ ὑπάρχειν ἰσχνά.

quidem in toto corpore manifeſte, nonnunquam vero in
corde etiam et jecore abſumi contingit. Quod vero ho-
rum viſcerum alterum arteriarum pulſuumque ſit origo, al-
terum venarum ac nutritionis, in alio oſtenſum eſt opere,
in quo de Hippocratis et Platonis decretis tradidimus. Haec
igitur viſcera, antequam vehemens in toto animali fuerit ſan-
guinis penuria, moderato non deficiunt alimento; jecur
quidem, quod univerſus ſanguis hinc principium habeat;
cor vero ob attractionis vehementiam. Equidem omnes
animalis partes proprium alimentum ad ſe ipſas trahunt,
ſed aequali attractionis robore non utuntur omnes; ideoque
in ſanguinis indigentia non aeque omnes alimento deſtituun-
tur. Verum cor quum vehementiſſimam habeat attrahendi
actionem, alimento nunquam indigebit, niſi prius omnes
animalis partes ad extremam devenerint inopiam. Minime
igitur ſuſpicandum eſt, quum ex diuturno morbo gracile
redditum fuerit corpus, ipſum quoque cor ac jecur, pro
aliarum omnium partium proportione, gracilia exiſtere.

θεάσασθαι δ' ἔστι σοι τοῦτο βουληθέντι κἀπὶ τῶν ἄλλων
ζώων. ὅ τι γὰρ ἂν ἐθελήσαις ἐπιπλεῖστον λιμαγχονήσας ἀνα-
τέμνειν, ἰσχνὰ μὲν αὐτοῦ καὶ ξηρὰ τἄλλα σύμπανθ' εὑρήσεις
μόρια, τὸ δ' ἧπαρ ἅμα τῇ καρδίᾳ πλησίον τοῦ κατὰ φύσιν.
ἀποθνήσκουσι γὰρ (ἐπὶ ταῖς ἀσιτίαις) οὐ τοσοῦτον ἐνδείᾳ
τῆς τῶν στερεῶν σωμάτων τροφῆς, ὅσον τοῦ πνεύματος οἱ
σφαττόμενοι, καὶ διὰ τοῦτο γοῦν ἅπαντα τὰ μόρια μαλακά
τέ ἐστι καὶ ὑγρὰ τοῖς τῶν ζώντων ὁμοίως, ἐπειδὴ τὸ περιε-
χόμενον ἐν αὐτοῖς ὑγρὸν, ὑφ' οὗ πρώτως τρέφεται, σώζε-
ται σύμπαν· οἱ δ' ὑπὸ λιμοῦ διαφθαρέντες ἥκουσι μὲν
ἐγγὺς τοῦ ὄντως μαρασμοῦ, καὶ διὰ τοῦτο μεμαράνθαι φή-
σομεν αὐτοὺς, ὅταν γε τῆς ἀκριβολογίας μηδέπω καιρὸς ᾖ,
κατ' ἀλήθειαν δ' οὐκ ἐμαράνθησαν, ἢ οὐ πάντα γε τὰ μό-
ρια τοῦ σώματος· ὁ δ' ὄντως μαρασμὸς ὁμοίως μαραίνει
πάντα, διότι καὶ τὰς ἀρχάς. ἔστι δ' οὗτος ἐν μὲν ταῖς
ἡλικίαις τὸ γῆρας, ἐν δὲ τοῖς παρὰ φύσιν ὁ μαρασμώδης
πυρετός. ἑτέρα δέ τις ἀνάλογος γήρᾳ διάθεσις, ἣν οὐδὲν

Hoc, fi tibi libuerit, in aliis etiam animalibus intueri po-
teris. Nam quotiefcunque horum aliquod fame prius con-
fectum diffecare volueris, caeteras quidem omnes ipfius
partes graciles ac ficcas invenies, jecur autem et cor prope
fecundum naturam effe. Moriuntur enim (poft inedias) non
tam ob alimenti corporum folidorum, quam ob fpiritus
inopiam,˙ qui mactantur, proptereaque omnes eorum partes
molles ac humidae peraeque ac viventium funt; tota fiqui-
dem in ipfis contenta humiditas, a qua primum ipfae nu-
triuntur, integra fervatur. Sed qui fame intereunt, pro-
pius quidem ad verum marcorem accedunt, ac ob id eos
marcuiffe dicemus, quum exquifite loquendi nondum ulla
fit occafio; re tamen vera non marcuerunt, vel faltem non
omnes corporis partes.. At ubi verus eft marcor, omnes
aequaliter partes marcefcunt, propterea quod etiam prin-
cipia; et hoc in aetatibus quidem fenium eft, in rebus au-
tem praeter naturam febris marcida. Eft praeterea alia
quaedam affectio proportione refpondens fenectuti, quam

ΒΙΒΛΙΟΝ. 685

Ed. Chart. VII. [185.]   Ed. Baf. III. (376.)
[185] χεῖρον ὀνομάζειν ἐκ νόσου γῆρας, οὐ μὰ Δί᾽ οὐθ᾽ ὡς
Φίλιππος, ὃς τὸν ἕνα μαρασμώδη πυρετὸν καλεῖ. οὐ γὰρ
ἔστιν ἡ τοιαύτη διάθεσις πυρετὸς, ἐν ᾗ ψυχροτέρα τοῦ κατὰ
φύσιν ἡ καρδία γέγονεν. ὅτι δ᾽ οὕτως ἔχει κράσεως, οὐκ
ἐλάχιστον γνώρισμα μικρὸς καὶ ἀραιὸς σφυγμὸς ἀποτελούμε-
νος, ὡς καὶ αὐτὸς ὁ Φίλιππος γράφει· δέδεικται δὲ ἐν τῷ
περὶ σφυγμῶν ὁ τοιοῦτος σφυγμὸς ἐν ψύξει γινόμενος. ἀλλὰ
καὶ ἡ ἀναπνοὴ τοῖς οὕτω διακειμένοις ὁμοίως φαίνεται τῷ
σφυγμῷ μικρά τε ἅμα καὶ ἀραιὰ, καὶ διὰ πολλοῦ, τὴν ψύξιν
ἐνδεικνυμένη καὶ αὐτὴ τῶν κατὰ τὴν καρδίαν, ὡς καὶ τοῦτ᾽
ἐν τοῖς περὶ δυσπνοίας δέδεικται. οὐ μὴν οὐδ᾽ ἐκπνέουσι
θερμὸν, ὅπερ ἀχώριστόν ἐστι καὶ αὐτὸ τοῦ κατεψύχθαι τὴν
ἀρχὴν, ὥπέρ γε τὸ ἐναντίον τοῦ θερμανθῆναι. πόθεν οὖν,
ὅτι πυρέττουσιν; οὐδὲ γὰρ ὁ θώραξ αὐτῶν ἐστι θερμὸς,
οὔτ᾽ οὖν κατὰ τὸ στέρνον, οὔθ᾽ ἑτέρωθι, οὔτ᾽ ἐν τῷ κατὰ
μασχάλην τε καὶ τὰ κυρτὰ τῶν πλευρῶν, οὔτ᾽ ἄχρι ῥάχεως.
ἀλλὰ ταῦτα μὲν ὁμολογεῖ καὶ ὁ Φίλιππος, ἔχειν δ᾽ αὐτῶν
φησι τοὺς σφυγμοὺς τὸ σημεῖον τοῦ πυρετοῦ, τὴν σκληρότητα

nihilo deterius fit, ex morbo fenium appellare, non meher-
cle, ut Philippus, qui eam marcidam febrem nuncupat.
Non enim ejusmodi affectio febris effe poteft, in qua frigi-
dius, quam natura poftulat, cor factum fit. Jam quod
tale obtineat temperamentum, indicium non minimum eft
pulfus parvus rarusque redditus, ut et ipfe fcribit Philippus.
Ejusmodi vero pulfum ob frigiditatem fieri in libris de pul-
fibus oftendimus. Quin et refpiratio iis, qui ita affecti
funt, pulfui fimilis vifitur, et parva nimirum fimul et
tarda, ac per longa intervalla, quae et ipfa partium ad cor
attinentium frigiditatem indicat, ut etiam in libris de fpiran-
di difficultate a nobis oftenfum eft. Nec vero calidum hi
expirant, quod et ipfum infeparabile eft a principio refri-
gerato; ficuti contrarium a calefacto. Unde igitur, quod
febricitent? nam ipforum thorax neque circa pectus, neque
alibi, vel ad alas et ad coftarum gibba, vel etiam ad fpinam
calidus eft. Sed et haec Philippus concedit; ait tamen eo-
rum pulfum febris fignum habere, duritiem videlicet in-

δηλονότι λέγων, ἣν ἀχώριστον ἔθετο σημεῖον ἁπάντων πυρε-
τῶν Ἀρχιγένης. ἀλλ᾽ εἰ μὲν τὸν ὄντως λέγει σκληρὸν, ὑπάρ-
χει μὲν τοῖς μαραινομένοις ἅπασι διὰ τὴν ξηρότητα τῶν ἀρ-
τηριῶν, οὐ μὴν σημεῖόν ἐστι πυρετῶν· εἰ δ᾽ ὃν Ἀρχιγένης
ἐκάλει σκληρὸν, ὄνομα μόνον φθεγγόμενος, οὐ μὴν ἔχων γε
δεῖξαι πρᾶγμα καθ᾽ οὗ τοὔνομα φέρει, γέγραπται καὶ ἡμῖν
περὶ αὐτοῦ πολλὰ κατὰ τὰς περὶ τῶν σφυγμῶν πραγματείας.
τὸ μέν τοι γῆρας τὸ ἐκ νόσου, ψύξις ὂν ἅμα ξηρότητι,
πυρετὸς οὐκ ἔστι, τὸ δὲ ἕτερον εἶδος, ὁ περιφρυγὴς ὀνομα-
ζόμενος ὑπὸ τοῦ Φιλίππου μαρασμὸς, ὄντως ἐστὶ μαρασμὸς,
ὥσπέρ γε καὶ ὁ συγκοπώδης. καί ἐστιν αὐτοῖς ὁ σφυγμὸς
πυκνός τε καὶ μικρὸς, ἐπὶ μέρος δὲ τοῖς ἐν τῷ περιφρυγεῖ συμ-
βαίνει θερμὰ ἐκφυσᾷν πνεύματα χαίνουσιν, ὡς ἄν τις εἰκά-
σειεν αὐτὸ τῇ καύσει. ἡ γένεσις δὲ, ὡς εἴρηται, τῷ περι-
φρυγεῖ μὲν ἐκ θερμότητος καὶ καυσωδεστάτων ἐστὶ πυρετῶν,
καὶ μάλιστα ἐπὶ ξηρότητι τῆς ἕξεως· τῷ συγκοπώδει δὲ ἐπει-
δὰν ἐν συγκοπῇ γενηθέντες ἐκφεύγουσιν ἐν τῷ παραυτίκα τὸ

nuens, quam febrium omnium infeparabile fignum ftatuit
Archigenes.   Verum fi pulfum re vera durum intelligit,
omnibus marcefcentibus is certe ineft ob arteriarum ficcita-
tem, non tamen febrium eft fignum.   At fi eum intelligat,
quem Archigenes durum vocavit, nomen tantummodo pro-
ferens, nullam tamen rem habens, cui nomen hoc attri-
bueret, de hoc quoque plura a nobis in libris de pulfibus
fcripta funt.   Senium igitur ex morbo, quoniam frigiditas
una cum ficcitate eft, febris non eft.   Alia vero fpecies,
quam marcorem retorridum Philippus nominat, vere eft
marcor, quemadmodum etiam et qui fyncopofus appellatur.
Eftque his ambobus pulfus frequens et parvus; fpecialiter
vero iis, qui retorrido affecti funt marcore, accidit, ut
dum ofcitant, fpiritum efflent calidum, ut jure ipfum aeftui
affimilare poffis.   Oritur autem, ut diximus, retorridus hic
marcor ex caliditate ardentiffimisque febribus, ac praefer-
tim in ficciore corporis habitu.   Syncopofus autem fit, ubi
qui fyncope fuerint correpti, vehementiam quidem periculi

τοῦ κινδύνου σφοδρὸν, ὑπολείπεται δ᾽ αὐτοῖς τι τῆς συγκο-
πώδους διαθέσεως. ὁ δὲ ψυχρὸς μαρασμὸς ὁ τὴν τοῦ γήρως
ἔχων διάθεσιν ἐκ μεταπτώσεως γίνεται πυρετῶν ψυχθέντων
ὡς οὐ χρὴ, διά τε πόσεως ὕδατος ψυχροῦ, καὶ ὅσα καθ᾽ ὑπο-
χονδρίου τε καὶ θώρακος ἐπιφερόμενα ἰάματα ψυκτήρια· τὸ
δ᾽ ὡς οὐ χρὴ, διττόν ἐστι, ἤτοι γε ἀμετρότερον τοῖς ψύχουσι
χρησάμενον, ἢ μὴ ἐπὶ προσήκοντι τῷ χρόνῳ. συμβαίη δ᾽
ἄν ποτε καὶ κατ᾽ ἀμφοτέρας ἅμα τὰς αἰτίας συστῆναι τὸ
πάθος.

Κεφ. στ᾽. Ὅτι δὲ ἀδύνατον ἰάσασθαι μαρασμὸν, ὅταν
ὄντως μαρασμὸς ᾖ, λέλεκται μέν που καὶ πρόσθεν, ἡνίκα
περὶ τοῦ γήρως ἐγράφομεν, εἰρήσεται δὲ καὶ νῦν. συμβαίνει
τι τοιοῦτον τοῖς οἰομένοις ἰᾶσθαι μαρασμὸν, οἷόν τι καὶ τοῖς
ὑπειληφόσι τὴν εἰς τὰ πρόσω μετάστασιν τῶν [186] καταμα-
ρανθέντων κατὰ ῥάχιν σπονδύλων. ἐξ ὧν γὰρ ἑκάτεροι περὶ
τὰς διαγνώσεις τῶν παθῶν ἐσφάλησαν, ἐκ τούτων ᾠήθησαν
ἑαυτοὺς μέγιστα κατωρθωκέναι. καταλεπτυνθέντας μὲν γὰρ

in praefentia evitarint, relictum tamen deinceps ipfis fuerit
aliquid fyncopofae affectionis. At vero frigidus marcor,
qui fenectutis affectionem fimilem obtinet, fit ex permuta-
tione febrium, quae tum per aquae frigidae potionem, tum
per ea auxilia, quae refrigerandi gratia hypochondriis ac
thoraci imponi folent, fuerint fecus ac oportet refrigeratae.
Illud autem, fecus ac oportet, duplex eft, nimirum quando
quis vel intemperantius, vel intempeftivius refrigerantibus
ufus fuerit. Poffit etiam quandoque utrisque his de caufis
affectus hic conftitui.

Cap. VI. Quod vero marcor, quum vere marcor
eft, curari non poffit, dictum quidem etiam fuperius eft,
quum de fenectute fcriberemus; dicetur autem et in praes-
enti. Tale quid contingit arbitrantibus marcorem fe fana-
turos, quale iis qui marcidarum fpinae vertebrarum in an-
teriorem partem deceffionem curandam fufcipiunt. Ex qui-
bus enim utrique in dignofcendis affectibus decepti funt, ex
his putarunt fe rectiffime aliquid effeciffe; etenim quosdam

Ed. Chart. VII. [186.]   Ed. Baf. III. (376.)

τινὰς ἰάσαντο, μαρανθέντας δὲ μηδένας. διττῆς δὲ οὔσης
τῶν οὕτω λεπτυνθέντων τῆς διαθέσεως, ὑπὲρ ἑκατέρας ἰδίᾳ
λεκτέον. γίνεται τοίνυν ἡ μὲν ἑτέρα τῶν κατισχνωθέντων
διάθεσις, ἐπειδὰν ἥ τε ὑγρότης ἀπόλλυται τῶν στερεῶν σω-
μάτων, ἣν οἰκείαν αὐτῶν ἔφαμεν εἶναι τροφήν, αἵ θ᾽ ἁπαλαὶ
σάρκες συντακῶσιν· ἡ δ᾽ ἑτέρα τῶν σωμάτων αὐτῶν ἅπτε-
ται τῶν στερεῶν, ἃ δὴ καὶ πρῶτά τε καὶ ὁμοιομερῆ προσα-
γορεύομεν. αὕτη μὲν οὖν ἐστιν ἡ ἀνίατος, ὥσπέρ γε καὶ
τὸ γῆρας· ἡ δὲ ἑτέρα κινδυνώδης, οὐ μὴν τὸ πάμπαν
γε ἀνίατος, ἐν μὲν τῷ κοινῷ γένει ταῖς ἄλλαις ἁπάσαις
ἐστὶ, τῶν ἐναντίων τῷ πάθει δεομένη βοηθημάτων, οὐ μὴν
ὡσαύτως γε ταῖς πλείσταις αὐτῶν ἀσφαλής· ὑγρανθῆναι μὲν
γὰρ χρὴ τὰς τρεῖς διαθέσεις, καὶ τοῦτ᾽ αὐταῖς κοινὸν ἐπὶ
κοινῇ τῇ ξηρότητι, θερμανθῆναι δεομένης τῆς μιᾶς, ἣν τῷ
γήρᾳ προσεικάζομεν. ὥσπέρ γε καὶ ψύξαι μίαν, ἣν περι-
φρυγῆ μαρασμὸν ὀνομάζομεν. ἐπιμίκτου δέ πως ἰάσεως ὁ
συγκοπώδης δεῖται μαρασμός, οὔτε γεγονὼς ἤδη, μεμνῆσθαι

extenuatos curarunt; eorum vero, qui marcuerunt, nullos.
At quum lic extenuatorum corporum duplex lit affectio, de
utraque nobis feparatim agendum elt. Igitur altera extenua-
torum affectio oritur, quando tum iple folidorum corporum
humor, quem proprium iplis elle nutrimentum diximus,
periit, tum tenerae carnes colliquatae funt; altera vero cor-
pora folida attingit, quae fane et prima et fimilaria appella-
mus. Haec ipfa elt, quae fanari non potelt, quemadmo-
dum fane nec ipfum fenium; altera vero periculofa quidem
elt, at non prorfus incurabilis; habetque cum caeteris aliis
affectionibus hoc commune, ut contraria affectui remedia
expofcat; non aeque tamen, ac pleraeque aliarum, elt tuta.
Nam tres has affectiones humectare oportet, hocque illis ob
communem ficcitatem elt commune; una vero, quam fene-
ctuti affimilamus, calefactionem expofcit; licuti et una,
quam retorridum marcorem vocamus, refrigerationem;
commixtam vero quodammodo curationem requirit fynco-
pofus marcor, non qui jam factus fit, hujus enim femper

γὰρ χρὴ τούτου διαπαντὸς, ἀλλ᾽ ἔτι γινόμενος, ἐκδαπα-
νωμένης τῆς συμφύτου τοῖς στερεοῖς μορίοις ὑγρότητος.
(377) οὗτοι μὲν οἱ σκοποὶ τῆς ἰάσεως. ὅπως δ᾽ ἄν τις εὕροι
τὰς ὕλας τῶν βοηθημάτων, ἔτι τε σὺν αὐτοῖς τὸν τρόπον
τῆς χρήσεως, ἐφεξῆς ἂν εἴη σκεπτέον. ἄμεινον μὲν οὖν γε-
γράφθαι τῷ Φιλίππῳ, μὴ μόνον ὅσα γέγραπται κατὰ τὸ
πρῶτον περὶ μαρασμοῦ βιβλίον ὑπέρ τε γενέσεως τοῦ πάθους
καὶ τῆς κατ᾽ αὐτὸ διαφορᾶς διαγνώσεώς τε καὶ μεταπτώσεως,
ἀλλὰ καὶ περὶ τῆς θεραπείας τι. νυνὶ δὲ ταύτην μὲν, ὡς ἔοι-
κεν, οὐκ ἔφθασεν γράφειν. ζητήσας γοῦν ἐγὼ πάνυ πολλοῖς
ἔτεσι τὸ περὶ μαρασμοῦ δεύτερον, οὔτ᾽ αὐτὸς εὗρον οὔτ᾽
ἄλλῳ συνέτυχον ἀνεγνωκέναι ποτὲ φάσκοντι. κατὰ δὲ τὸ
πρῶτον βιβλίον, ὅ τινες οὐδὲ πρῶτον ἐπιγράφουσιν, ἀλλ᾽
ἁπλῶς περὶ μαρασμοῦ, διὰ τὸ μὴ φαίνεσθαι τὸ δεύτερον,
ἐπεμνήσθη βαλανείου χρήσεως. οὐ μὴν ἀποδέχεται τοὺς χρω-
μένους ὡς βοηθήματι, βλάπτεσθαι νομίζων ὑπ᾽ αὐτοῦ τοὺς
μαραινομένους· ἅτε δ᾽ ἐν παρέργῳ μνημονεύσας, οὔτ᾽
ἐπεξῆλθεν οὔθ᾽, ὡς εἴωθεν, ἀκριβῶς ἐσκέψατο περὶ τοῦ

oportet meminiffe, fed qui adhuc fiat, quum humiditas fo-
lidis partibus congenita abfumitur. Hi quidem funt cura-
tionis fcopi. Deinceps vero confiderandum eft, quomodo
tum a quovis inveniendum tum adhibendae ac ufurpandae
fint remediorum materiae. Praeftantius igitur egiffet Phi-
lippus, fi non folum quaecunque in primo de marcore libro
de morbi iftius generatione et de ejus differentia dignotione-
que ac transmutatione tradidit, fcripfiffet, fed aliquid etiam
de curatione; fed hanc, ut videtur, fcribere non potuit. Nam
quum ego multis jam annis fecundum de marcore librum
perquifiviffem, nec ipfe unquam inveni, nec in quempiam
alium incidi, qui fe illum legiffe affereret. In primo vero,
quem nonnulli, propterea quod fecundus non extet, non
primum, fed fimpliciter de marcore infcribunt, de balnei
ufu meminit; non eos tamen admittit, qui hoc utuntur au-
xilio, quod ab ipfo laedi marcefcentes opinetur. Quia vero
obiter ac extra inftitutum hujus remedii meminit, idcirco
de eo neque diffufe pertractavit neque accurate, ut folet,

Ed. Chart. VII. [186.]   Ed. Baf. III. (377.)

βοηθήματος. καίτοι γε φαίνεται ἐναργῶς ὑγραῖνον τοὺς κατεξηρασμένους, ὡς ἔνεστιν ἐπί τε τῶν ὁδοιπορησάντων ἐν ἡλίῳ θερινῷ, ἢ καὶ ἄλλως ὁπωσοῦν γυμνασαμένων ἢ ἐγκαυθέντων θεάσασθαι· τούτους τε γὰρ ἅπαντας ἔτι τε πρὸς αὐτοῖς ὅσοι διψώδεις εἰσὶν, ὑγροὺς καὶ ἀδίψους καθίστησί τε καὶ ἐργάζεται· φαίνεται δὲ καὶ τοὺς ἄλλους ὁπωσοῦν ἐξηρασμένους, ἢ ὑπὸ ἀγρυπνίας, ἢ φροντίδος, ἢ ἀφροδισίων, ἢ βρωμάτων, ἢ φαρμάκου ξηραίνοντος, ἢ θυμοῦ, πάντας ἐπιτέγγον τε καὶ ἀνακτώμενον. ἀλλά μοι δοκεῖ Φίλιππος ἐπὶ τῶν ἤδη ὄντως μεμαρασμένων κατεγνωκέναι βαλανείου, οὓς οὐδ' ἄλλο οὐδὲν ἰᾶται, ὥστέ με διχόθεν ἀποστῆναι τῆς γνώμης αὐτοῦ, ἐξ ὧν τε νομίζει τῶν ὄντως μαρανθέντων ἰάσασθαί τινας, ἐξ ὧν τε βαλανείου κατέγνωκεν. ἔνεστι γὰρ ἐναργῆ τῆς δυνάμεως αὐτοῦ λαβεῖν τὴν πεῖραν ἐπὶ τῶν μηδέπω τὸν ἀθεράπευτον νοσούντων μαρασμὸν, ὃν οὐδὲ μαρασμὸν ἄν τις ἴσως ἀκριβολογεῖσθαι βουλόμενος ὀνομάζοι. ἀλλ' ἡμῖν γε ὀνομάτων οὐ μέλει, δυναμένοις ἑρμηνεῦσαι λόγου τὰ πράγματα σαφέστερον.

contemplatus eſt. Quanquam remedium hoc manifeſte conſpicitur exiccatos humectare, ut facile intueri poſſumus in iis, qui vel iter fecerunt per ſolem aeſtivum, vel quocunque alio modo exercitati vel exuſti fuerunt; hos enim omnes, ac praeterea ſiticuloſos, humectat ac ſiti liberat. Quin et quoscunque alios, qui quomodocunque vel a vigiliis, vel a curis, vel a venere, vel a cibis medicamentisve exiccantibus, vel etiam ab ira exiccati fuerint, tum madefacere tum reficere conſpicitur. Sed mihi videtur Philippus balneum in iis improbaſſe, qui jam vere marcuere, quos nec aliud quicquam ſanaret; ut bifariam ego ab ejus ſententia diſcedam, tum quia nonnullos ex iis, qui vere marcuerunt, ſanari poſſe exiſtimat; tum etiam, quia balneum improbat. Evidentem enim facultatis ipſius experientiam capere licet in iis ipſis, qui nondum inſanabili laborant marcore, quem nec fortaſſe marcorem, ubi accurate loqui velis, nomines. At nobis nulla de nominibus cura eſt, ubi res clariori oratione poſſumus interpretari.

Ed. Chart. VII. [187.]   Ed. Baf. III. (377.)

Κεφ. ζ'. [187] Οὐσῶν γὰρ ϖῶν πρώτων τε καὶ γενι-
κωτάτων ἐν τοῖς πυρετοῖς διαφορῶν τριῶν, ἐξαίρομεν ἔν γε
τῷ παρόντι τοὺς ἐφημέρους· ὁ δέ μοι λόγος ὑπέρ τε τῶν
ἐπὶ χυμῶν γενήσεται καὶ τῶν ἑκτικῶν. τῶν μὲν οὖν ἐπὶ
χυμοῖς σηπομένοις ἀναπτομένων πυρετῶν μετὰ τὴν πέψιν
τῶν χυμῶν ἴαμα βαλανεῖόν ἐστι· τοῖς δὲ ἑκτικοῖς μόνοις μὲν
συνισταμένοις χωρὶς ἐπιπλοκῆς τινος ἑτέρου πυρετοῦ πᾶς
χρόνος ἐπιτήδειός ἐστι πρὸς λουτρόν· εἰ δὲ ἐπιπλέκοιτό τινι
τῶν ἐπὶ χυμῶν, ὅταν ἐκεῖνοι πεφθῶσι. τοὺς δ' αὐτοὺς χρὴ
νομίζειν εἶναι καιροὺς ὡς ἔγγιστα καὶ δόσεως ψυχροῦ. ἀλλὰ
τούτου μὲν ἡ ἀποτυχία μετὰ μεγάλης βλάβης γίνεται· βα-
λανείου δ' ἀκίνδυνος ἡ χρῆσις ἐπὶ τῶν εἰρημένων πυρετῶν
ἐστι, πλὴν εἴπου μὲν ὑποπτεύοις ἀσθένειαν δυνάμεως· καὶ
ἡμεῖς γε πολλοὺς ἐθεραπεύσαμεν ἐπιδόξους μαρανθήσεσθαι
διὰ τούτων βοηθημάτων. εἴρηται δ' ἐν τῷ πρώτῳ περὶ δια-
φορᾶς πυρετῶν, ὅτι καὶ τῶν ἐφημέρων τινὲς κοινωνοῦσι τῷ
γένει τῶν ἑκτικῶν, καὶ ὡς οὐκ ἔστιν ἐν τῇ πρώτῃ τῶν ἡμε-

Cap. VII. Quum enim tres fint febrium primae ac
generaliffimae differentiae, diarias in praefenti excipimus;
fermo vero nobis de febribus tum ex humoribus accenfis
tum hecticis habendus eſt. Itaque febrium, quae ex pu-
trefcentibus humoribus accenduntur, poſt humorum conco-
ctionem balneum remedium eſt. Hecticis vero folis exi-
ftentibus citra ullam alterius febris implicationem omne
tempus ad lavacrum idoneum eſt. Si vero implicentur ali-
cui febrium ex humoribus accenfarum, *tunc eſt idoneum,*
quum jam humores fuerint concocti. Eadem quoque pro-
pemodum effe frigidae potionis exhibendae tempora cenfen-
dum eſt. Verum hujus fruftratio in magnam fit laefionem;
balnei vero ufus in praedictis febribus periculo vacat, nifi
forte virium adeffe imbecillitatem fufpiceris Atque nos
plerosque quibus marcor advertebatur imminere, his prae-
fidiis curavimus. Dictum autem eſt in primo de febrium
differentiis libro, diariarum febrium quasdam cum hecti-
carum genere communicare, primoque die non poffe accu-

ρῶν ἀκριβῶς γνωρίζειν αὐτοὺς, ἀλλ' ἤτοι περὶ τὴν δευτέραν,
ἢ πάντως γε τὴν τρίτην· καὶ ὡς ἐπειδὰν πρῶτόν τις γνῷ,
διδόναι τὸ ψυχρὸν ὕδωρ· ἀκινδυνότατον γὰρ ἐν τούτῳ τῷ
καιρῷ, τῆς τε δυνάμεως ἐρρωμένης ἔτι καὶ δαψιλοῦς τοῦ
αἵματος ἐν τῷ σώματι περιεχομένου. χρονίζοντες μὲν γὰρ
ἀσθενεῖς γίνονται δυνάμει, ὀλίγον δ' ἴσχουσι τὸ αἷμα. ~ βλά-
πτονται τοιγαροῦν ὡς τὰ πολλὰ βλάβην διττὴν, μίαν μὲν
τῷ πλήττεσθαί τε καὶ καταψύχεσθαί τινα τῶν μορίων ἐν τῇ
πόσει τοῦ ψυχροῦ· ἑτέραν δὲ, ἐπειδὰν οἱ διδόντες αὐτοῖς τὸ
ὕδωρ μὴ κρατήσαντες τοῦ συμμέτρου καταψύξωσιν οὐ μόνον
ἄλλο τι μόριον, ἀλλὰ καὶ αὐτὸ τὸ τὴν ἀρχὴν ἔχον τῆς γενέ-
σεως τοῦ πυρετοῦ. εἰ δὲ καὶ τὴν καρδίαν ἐπιπλέον ἐμψύξαιεν,
εἰ μὲν ἔτι διαφυλάττει τὴν ἔμφυτον ἰκμάδα, κατάπτωσις γίνε-
ται δυνάμει· εἰ δὲ ἤδη ξηροτέρα ὑπάρχουσα, ἡ τῷ γήρᾳ διά-
θεσις ἐοικυῖα διαδέξεται. κατὰ δὲ τὸν αὐτὸν καιρὸν ἐν ᾧ
πρῶτα τὰ γνωρίσματα σαφῆ τῶν ἑκτικῶν πυρετῶν ἐστι, καὶ ἡ
τῶν ἔξωθεν ἐπιτιθεμένων ψυχόντων φαρμάκων προσφορὰ
χρήσιμος ὑπάρχει κατ' αὐτῆς ἐπιτιθεμένων, ὡς ἂν εἴποι τις,

rate cognofci, fed vel in fecundo, vel omnino in tertio.
Ac quum primum cognitae fuerint, aqua frigida danda eft,
nam eo tempore maxime citra periculum eft, quum et vires
validae fint, et fanguis in corpore copiofus contineatur;
nam ubi febres diuturnae fiunt, tunc vires redduntur im-
becillae et fanguis fit paucus. Duplici igitur laefione ple-
rumque laeduntur; altera quidem, quia ex aquae potione
pars aliqua feritur ac refrigeratur; altera vero, quoniam
qui eam ipfis exhibent, nifi modum menfuramque debitam
tenuerint, non folum aliam quampiam partem refrigerabunt,
fed et eam ipfam, quae principium generationis febris ob-
tinet. Quod fi etiam cor largius refrigeraris, fi innatam
adhuc fuam humiditatem fervet, concident vires: fin fic-
cius jam exiftat, affectio fenectuti fimilis fubfequetur. Sed
et quo tempore prima hecticarum febrium indicia manifefta
fuerint, eodem etiam utiliter foris adhibentur refrigerantia
medicamenta, fi imponantur fuper ipfum, ut quifpiam dicat,

τῆς ἑστίας τοῦ πυρετοῦ, περὶ ἧς ὀλίγον ὕστερον ἀκριβῶς διο-
ριοῦμεν. νυνὶ δὲ ἐπὶ τὸ βαλανεῖον ἐπάνειμι χρήσιμον ὑπάρ-
χον ἐν ἅπασι τοῖς αὐχμώδεσι πυρετοῖς, ὅτάν γε ἄλλο μηδὲν
κωλύοι τῶν ἐπιπλεκομένων αὐτοῖς· χρησιμώτερον δ᾽ ἔστιν ὅτε
καὶ τῶν ἐμψύχων φαρμάκων, ὅταν ἐπικρατῇ τὸ αὐχμῶδες
ἤτοι καθ᾽ ὅλον τὸ ζῶον ἢ κατὰ τὴν ἑστίαν. λέγω δὲ ἑστίαν
τοῦ πυρετοῦ τὸ μόριον ἐκεῖνο τοῦ ζώου τὸ πρῶτον ἀμέτρως
θερμανθὲν τοῖς στερεοῖς μέρεσιν ἑαυτοῦ. πρώτη μὲν οὖν ἡ
καρδία θερμοτέρα τοῦ προσήκοντος γενομένη τὸν ἑκτικὸν πυ-
ρετὸν ἐπιφέρει· ἐφεξῆς δὲ τὸ ἧπαρ οὐ καθ᾽ ἑαυτὸ μὲν, ὥσπερ
ἡ καρδία, τῷ δὲ ἐκείνην ἄγειν εἰς συμπάθειαν, ἡνίκα τὸ τῆς
καρδίας πάθος μὴ αὐτὸν τῆς αἰτίας ἐφέξει λόγον, ἀλλὰ τὰ
τῶν γειτνιώντων αὐτῇ σωμάτων. ἑξῆς δὲ τούτοις ἐστὶν ἡ γα-
στὴρ, καὶ μετὰ ταύτην ὅσα δύναται συνεκθερμαίνειν ἑαυτοῖς
τὴν καρδίαν. ὅσον μὲν οὖν ἐπὶ τῇ γειτνιάσει, μάλιστα πάν-
των ἐχρῆν τῷ πνεύμονι συνεκθερμαινομένην τὴν καρδίαν ἑκτι-
κὸν [188] καὶ ξηρὸν ἐπιφέρειν πυρετὸν, ᾧ μαρασμὸς ἕπεται·
οὐ μὴν φαίνεται γιγνόμενον, ἅμα μὲν ὅτι τὸ σπλάγχνον ὑγρὸν,

febris focum, de quo paulo poſt accurate definiam. Nunc
ad balneum redeo, quod ad omnes ſqualentes febres utile
eſt, quando nihil aliud ipſis implicatum prohibeat. Quan-
doque vero utilius etiam eſt, quam ſint refrigerantia medi-
camenta, quum ſqualor vel in toto corpore exuperarit,
vel in foco. Focum febris dico eam animalis partem, quae
prima ſuis ipſius ſolidis partibus immodice fuerit calefacta.
Primum ergo cor calidius quam deceat redditum hecticam
infert febrem. Deinceps vero jecur, non per ſe ipſum qui-
dem, quemadmodum cor, ſed quia ſecum in conſenſum
illud trahat, quando non ipſe cordis affectus rationem cau-
ſae obtinebit, ſed qui ſunt corporum cordi vicinorum. Poſt
haec eſt venter. Ab hoc quaecunque poſſunt ſecum cor
concalefacere. Quantum igitur ad viciniam attinet, pulmo
quidem omnium maxime cor concalefaciendo hecticam ſic-
camque inferre febrem, quam marcor conſequitur, debue-
rat; hoc tamen fieri non conſpicitur; nec facile unquam

ἅμα δ' ὅτι διὰ τῆς ἀναπνοῆς ψυχόμενον, οὐ ῥᾳδίως ἄν ποτε
διάθεσις ὁμοίαν αἰτίαν κτήσεται. ὡς τὰ πολλὰ μὲν οὖν κατὰ
τὰ λοιπὰ σπλάγχνα μετὰ χολώδους χυμοῦ συνίστασθαι πέφυ-
κεν ὁ ἑκτικὸς πυρετός, ἀναποθέντος εἰς τὴν γαστέρα τοῦ πά-
σχοντος τόπου. καὶ διὰ τοῦτο καὶ ὁ Φίλιππος ἐρυσιπελα-
τώδη διάθεσιν ἐν τῇ γαστρὶ γενέσθαι νομίζει κατὰ τοὺς
πλείους τῶν μαραινόντων πυρετῶν. εἰ δὲ ἐν γαστρὶ, ἀναγ-
καῖον καὶ καθ' ἧπαρ ὑπονοῆσαι τὴν αὐτὴν συνίστασθαι διά-
θεσιν, ἐφ' οἷς σπλάγχνοις πάσχουσι μόνοις ἔοικεν ὁ Φίλιππος
ἡγεῖσθαι γίνεσθαι μαρασμόν. ἐθεασάμην δ' οὐκ ὀλιγάκις τι-
νὰς, ἀπαθῶν ὑπαρχόντων τούτων, ἐν τῇ καρδίᾳ μαραινθέν-
τας, ἧς οὐκ οἶδ' ὅπως ἐπιλέληστοι ὁ μὴ ἐφ' ἥπατι καὶ γαστρὶ
μόνοις πάσχουσιν ἐπιδεῖξαι δυνάμενος ὅπως γίνεται μαραίνων
πυρετὸς ἄνευ τοῦ τῇ καρδίᾳ διαδοθῆναι τὸ πάθος. οὐ μόνον
δὲ κατὰ τοῦτό μοι σφάλλεσθαι δοκεῖ, ἀλλὰ καὶ καθ' ὅσον ἐπὶ
τοῖς ἄλλοις μέρεσιν οὐχ ἡγεῖται συνίστασθαι μαρασμώδη πυ-
ρετόν. εἴτε γὰρ ἐρυσιπελατώδης διάθεσις μόνη κατὰ γαστρὸς

affectio caufam fimilem fufcipiet, tum quia hoc vifcus hu-
midum eft, tum etiam quia refpiratione refrigeratur. Ple-
rumque igitur hectica febris in reliquis vifceribus cum bi-
liofo humore folet confiftere, ubi is in patientis loci ventri-
culum imbibitus fuerit; ob id etiam Philippus marcefcentium
febrium plurimis eryfipelatofam affectionem genitam effe
in ventriculo arbitratur. Quod fi in ventriculo, neces-
fario etiam fufpicandum eft eandem in jecore conftitui af-
fectionem, a quibus folis vifceribus affectis credere videtur
Philippus marcorem generari. At nos non raro vidimus
quosdam *membris* his illaefis, in corde marcuiffe, cujus
quidem cordis haud fcio cur oblitus fuerit *Philippus*, quum
nec ex jecore aut ventriculo folis affectis oftendere potuerit,
quomodo febris marcida fuboriatur, nifi affectus cordi dis-
tribuatur *ac communicetur*. Neque vero in hoc folo vide-
tur *Philippus* aberrare, fed etiam dum non judicat, ex aliis
etiam partibus febrem marcidam conftitui poffe. Nam five
eryfipelatofa fola affectio in ventriculo exorta ejusmodi fe-

γεννηθεῖσα τὸν τοιοῦτον ἐπάγει πυρετὸν, εἴτε καὶ χωρὶς
ταύτης ἔστιν ὅτε τὸ σῶμα αὐτὸ μόνον ἐκπυρωθὲν ἄνευ χολώ-
δους ὑγρότητος, ἐγχωρεῖ καὶ κατ᾽ ἄλλό τι μέρος ὁμοίαν γίνε-
σθαι διάθεσιν· ἀλλ᾽ εἴπερ εἴη τὸ μόριον ἐκεῖνο τοιοῦτον, οἷον
ἑαυτῷ συνεκθερμῆναι τὴν καρδίαν, ἀνάγκη πᾶσα πυρετὸν γεν-
νῆσαι τὴν διάθεσιν αὐτοῦ, καὶ τοῦτον πάντως ἐν τῷ χρόνῳ
γενόμενον ἑκτικὸν, εἰ μὴ λύοιτο, μαρασμὸν ἐπενεγκεῖν. ἄλλως
τε ὅπερ εἶπον (378) ἔμπροσθεν, οἱ περὶ τῶν ὀνομάτων σπου-
δάζειν προσήκει, ἀλλὰ τὰς ξηραινούσας ἁπάσας διαθέσεις τὸ
σῶμα διαγινώσκειν τε ἅμα καὶ θεραπεύειν ὀρθῶς, ὧν ἔστι
μία καὶ ἡ μετὰ πυρώδους θερμότητος, ἣν βαλανεῖον ὀνίνησιν
διαπαντὸς, ὅταν αὕτη καθ᾽ ἑαυτὴν ὑπάρχῃ μόνη. γίνεται γὰρ,
ὡς εἴρηται, ποτὲ σὺν ἐρυσιπελατώδει διαθέσει πυρετὸς ἑκτικός
τε καὶ μαρασμώδης, καὶ δεῖται ψυχθῆναι πρότερον ἐδέσμασί τε
καὶ πόμασι καὶ τοῖς ἔξωθεν ἐπιτιθεμένοις· ἀλλ᾽ αὐτὸς καθ᾽
ἑαυτὸν ὁ τοιοῦτος πυρετὸς ἄμικτος ἑτέρῳ νοσήματι βαλανείου
χρῄζει, καθάπερ καὶ αἱ ἄλλαι πᾶσαι ξηρότητες, εἴτε θερμαὶ τύ-
χοιεν, εἴτε ψυχραί τινες οὖσαι. θαυμαστὸν γὰρ δὴ τοῦτο τοῖς

brem inducat, five etiam citra hanc affectionem aliquando
corpus ipfum folum accenfum fit fine biliofa humiditate,
poteft etiam in alia quapiam parte fimilis fieri affectio; quae
pars fi talis fit, ut fecum concalefaciat etiam cor, neceffe
omnino eft, ut ejus affectio febrem generet, quae omnino
temporis proceffu hectica fiet, ac tandem nifi folvatur, mar-
corem inducet. Atque alias, quod prius dixi, de nomini-
bus follicitum effe non convenit, fed ut omnes affectiones,
quae corpus exiccant, tum dignofcamus tum recte etiam
curemus; quarum una eft etiam cum igneo calore, quam
fane balneum perpetuo juvat, ubi ipfa per fe fola confifte-
rit. Nonnunquam enim, ut diximus, cum eryfipelatofa af-
fectione oritur febris hectica marcidaque, quae prius cibo
et potu et topicis extrinfecus admovendis refrigeranda eft;
fed ubi eadem febris per fe nulli alteri morbo implicata fue-
rit, balneum requirit, ficut omnes aliae ficcitates, five ca-
lidae, five frigidae extiterint. Etenim hoc mirabile habent

βαλανείοις ὑπάρχει τὸ καὶ τὰς θερμὰς ξηρότητας ὀνίνασθαι
καὶ τὰς ψυχράς, ὥσπερ γε καὶ τὸ διψώδεις μὲν ποιεῖν τοὺς μὴ
διψῶντας, ἀδίψους δὲ τοὺς διψώδεις. ὅτι μὲν ἐργάζεται
ταῦτα, καὶ χωρὶς λόγου παντὸς ἐναργῶς ὁρᾶται. φαίνονται
γὰρ, ὡς εἴρηται πρόσθεν, ἐξ ἡλίου τε καὶ ὁδοιπορίας θερμαι-
νόμενοί τε καὶ ξηραινόμενοι λουσάμενοι θαυμαστῶς ὅπως
ὑγραινόμενοί τε καὶ ψυχόμενοι· καὶ τούτων οὐδὲν ἧττον οἱ ἐκ
κρύους ἰσχυροῦ θερμανθῆναι δεόμενοι, τάχιστα καὶ οὗτοι
θερμαινόμενοι. καὶ μέν γε καὶ οἱ ἐξ ὁδοιπορίας τε καὶ ἡλίου
διψώδεις ἀδιψότεροι γίνονται, καὶ οἱ μὴ διψώδεις δὲ, λου-
σάμενοι διψῶσι. χρὴ δὲ τούτους μὲν πλεονάκις, ἐκείνους δὲ
ἅπαξ λούσασθαι. ταυτὶ μὲν οὕτω φαίνεται γινόμενα, καὶ
τὰς αἰτίας αὐτῶν ἐν ἑτέροις εἴπομεν.

Κεφ. η'. Ἐπὶ δὲ τὸ προκείμενον αὖθις ἰτέον, ὡς
ἅπαντας τοὺς ἑκτικοὺς πυρετοὺς ὀνίνησι βαλανεῖον, ὅταν γε
αὐτὸ [189] τοῦτο μόνον ἑκτικοὶ τυγχάνουσιν ὄντες· ἂν δὲ
ἐρυσίπελας, ἢ φλεγμονή τις, ἢ σηπόμενοι χυμοὶ καὶ ἔτι

balnea, quod et calidas et frigidas ficcitates juvant; quem-
admodum et hoc, quod non fitientibus fitim accendant, et
fitientibus eandem tollant. Quod autem haec efficiat bal-
neum, clare etiam nulla adhibita ratione perfpicitur. Cer-
nimus enim, ut fuperius etiam dictum fuit, eos, qui a fole
et ex itinere calefiunt et exiccantur, ubi loti fuerint, ad-
mirabili quodam modo tum humectari tum refrigerari; ni-
hiloque his minus illos celerrime calefieri, qui ob vehemens
frigus calefieri defiderant. Jam vero qui ex itinere et fole
fitiunt, non amplius ubi fe laverint, fitiunt; et qui fiti va-
cant, loti fitiunt; verum hos multoties, illos femel lavaffe
oportet. Haec quidem ita fieri confpicimus, caufas vero
alibi explicamus.

Cap. VIII. Ad propofitum autem rurfus eundum.
Omnibus febribus hecticis, quae hoc unum duntaxat ha-
beant, ut hecticae fint, balneum auxilietur. Si vero vel
eryfipelas, vel phlegmone, vel putrefcentes adhucque in-

ἄπεπτοι περιέχονται κατὰ τὸ σῶμα, διὰ ταῦτα βλαβῆναι συμ-
βήσεται τοὺς νοσοῦντας, οὐ διὰ τὸν ἑκτικὸν πυρετόν. αὐτὸς
μὲν γὰρ, ᾗ πυρετός ἐστι, διαπαντὸς ὑπό τε ψυχροῦ σβέννυ-
ται πόματος ὑπό τε βαλανείων ὀνίναται, διὰ δὲ τὰς ἐπι-
μιγνυμένας αὐτῷ διαθέσεις οἱ κάμνοντες βλάπτονται. τὰ
μὲν δραστικώτατα τῶν βοηθημάτων, ὡς κωλῦσαι γενέσθαι
μαρασμὸν, ταῦτά ἐστι, καὶ χρὴ παραλαμβάνειν αὐτὰ πάνυ
θαῤῥούντως κατὰ τοὺς ἑκτικοὺς πυρετούς. εἰ δὲ ἐρυσιπε-
λατώδης εἴη διάθεσις, ἀπέχεσθαι μὲν χρὴ βαλανείου τοπᾶν,
ὕδατι δὲ ψυχρῷ κατὰ μὲν τὴν ἀκμὴν τοῦ νοσήματος χρηστέον
ἀγωνιστικῶς, οὕτω δ᾽ ὀνομάζειν εἴωθεν, ὅταν ἀθρόον τε
καὶ ψυχρότατον δῶμεν· ἐν ἀρχῇ δ᾽ οὐ χρηστέον, εἰ μὴ κατα-
ναγκασθείημεν ὑπὸ τοῦ κάμνοντος ἐν ἔθει τε ψυχροποσίας ὄν-
τος, οὐ φέροντός τε τὸ δίψος, ἀλλ᾽ ἔξωθεν ἐπιτιθέναι χρὴ
τὰ ψύχοντα, καὶ εἰ μηδὲν ἀνύῃ, καὶ εἴσω τοῦ σώματος ἀναγ-
κάζειν λαμβάνειν. μάλιστα δ᾽ αὐτοῖς ἁρμόττουσιν αἱ ὑγραὶ
καὶ νέαι θριδακίναι, πεπλύσθωσαν δὲ ἀκραιφνεῖ ψυχρῷ, μά-
λιστα μὲν οὕτω ληφθεῖσαι, δεηθέντος δέ ποτε τὴν ἀηδίαν τῆς

concocti humores corpus obfideant, ob haec, non ob ipfam
febrem hecticam, a balneo laedi aegrotum continget. Ipfa
enim quatenus febris eft, femper tum a frigida potione ex-
tinguitur, tum a balneis juvatur; ob implicitas vero ipfi
febri affectiones aegrotus laeditur. Atque haec quidem
efficaciffima remedia funt, quae marcoris generationem pro-
hibeant; eaque admodum audacter in febribus hecticis affu-
menda funt. Si autem eryfipelatofa quaedam fuerit affectio,
a balneo quidem prorfus abftinendum eft, fed aqua frigida
dum morbi vigor confiftit, eft utendum agoniftice; ita enim
nominare folent, quando ea et affatim et frigidiffima exhi-
betur. In principio autem danda non eft, nifi nos cogat
aeger, qui et frigidae potioni fit affuetus, et fitim tolerare
haud poffit: verum imponenda extrinfecus funt, quae re-
frigerent; quae fi nihil profuerint, cogendi etiam funt ae-
gri, ut ea intro affumant. Maxime vero eis competunt
humidae ac novellae lactucae, fed in recenti frigida ablueu-
dae prius funt, atque ita edendae. Si quando vero abs te

προσφορᾶς παραμυθήσασθαι τοῦ κάμνοντος, ὄξος ὕδατι ψυ
χρῷ μίξαντες συγχωρεῖν ἐν τούτῳ βάπτειν. ἔστω δὲ ἀκριβῶς
ἀποκεχωρηκὸς ἁπάσης οἰνώδους ποιότητος τὸ ὄξος. ἔξωθεν
δὲ καὶ αὐτὸς μὲν ὁ τῆς θριδακίνης χυλὸς ἐπιτήδειος, ἀλλὰ καὶ
ἀειζώου καὶ σέρεως ὅσα τ̓ ἄλλα ψύχοντα. κάλλιστον δ̓ ᾧ
μάλιστα χρώμεθα κατὰ καιρὸν, τῶν ὀμφάκων. ἐνθλίψαντες
γὰρ αὐτῶν τὸ ὑγρὸν, ἐμβάλλομεν ὅλμῳ μετὰ τῶν ἀνδραχνῶν,
εἶτα κόψαντες ἐκπιέζομεν, ἐνστήσαντες τότε ἀγγεῖον ὕδατι
ψυχρῷ, κάλλιον δὲ εἰ καὶ χιόνος ἔχει τι. μίγνυμεν δὲ ἐπὶ
τῆς χρήσεως ὀλίγον ἀλφίτου λευκοῦ, κᾄπειτα δεύσαντες εἰς
ὀθόνιον δίπτυχον, ἐπιτείνομεν ἔξωθεν αὐτὸ κατὰ τῶν ὑπο
χονδρίων, οὐκ ἐῶντες χρονίζειν, ἀλλ̓ ἐπειδὰν γένηται χλιαρὸν,
αἴροντες μὲν τοῦτο, χρώμενοι δὲ ἑτέρῳ παραπλησίως, καὶ
τοῦτο διαπαντὸς ἐκ διαδοχῆς ποιοῦντες, ἄχρις ἂν ὁ κάμνων
αἰσθάνηται τοῦ βάθους ψυχόμενος, καὶ ἀδιψότερος γέ
νηται. μίγνυμεν δὲ ἐνίοτε καὶ ἔλαιον ὀμφάκινον ἢ ῥόδι
νον, ἐπειδὰν μάλιστα καὶ φλεγμονῶδές τι καθ̓ ὑποχονδρίου ᾖ.

aeger petierit, ut cibi faftidium confoleris, acetum aquae
frigidae mifcebis, ac ut in eo lactucas tingat, concedes; fit
autem acetum illud omnis prorfus vinofae qualitatis expers.
Quinetiam extrinfecus ejusdem lactucae fuccum, imo et
fempervivi intybique ac quaecunque alia refrigerantia,
imponere expedit. Optimus etiam eft uvarum immaturarum *fuccus*, quo potiflimum pro tempore utimur. Expreffus enim earum humor una cum portulacis in pilam
injicitur; poftea contufus in vas exprimitur, vasque illud
in frigidam aquam immergitur, quae fi nivis etiam aliquid
habuerit, praeftantior reddetur. Modicum autem albae
farinae, ubi eo uti volumus, immifcemus. Deinde in duplicatum linteolum infundentes, extrinfecus ipfum fuper
hypochondria extendimus; nec illic diu morari finimus,
fed ubi tepidum evaferit, illud abjicimus, ac alterum fimili
modo imponimus; et hoc continuo agimus, quousque aeger
fe in profundo refrigerari ac fiti liberari perfentiat. Mifcemus etiam aliquando oleum omphacinum vel rofaceum, ubi
praecipue nonnihil phlegmonodes in hypochondriis confti-

τὰς μὲν οὖν ἐρυσιπελατώδεις διαθέσεις οὕτως ἐμψύχειν χρὴ,
γινώσκειν δὲ ὡς εἴπερ εἴη τις τοιαύτη διάθεσις, τὸν πυρετὸν
ἀκριβῶς ἑκτικὸν ἀδύνατον ὑπάρχειν. ἀκριβῶς δὲ ἑκτικός ἐστιν
ὁ μηδεμίαν ἀρχὴν, ἢ ἐπίδοσιν, ἢ ἀκμὴν, ἢ παρακμὴν μερικοῦ
παροξυσμοῦ ποιούμενος. εἴρηται δ' ἐν τῷ περὶ τῆς διαφορᾶς
τῶν πυρετῶν τά τ'ἄλλα καὶ ὡς ἐπὶ ταῖς τροφαῖς μόναις
ἀναζέουσιν οἱ ἑκτικοὶ πυρετοὶ, καθάπερ ἡ τίτανος ἐπιχυθέν-
τος ὕδατος, ἀλλ' ἀφαιρεθείσης γε τῆς τοιαύτης αὐξήσεως,
ἴσοι διαμένουσιν ἀεί. εἰ δὲ καὶ παρεμπίπτει ποτὲ κἄν βραχυ-
τάτη τις αὔξησις ἢ ἐπισημασία, διασκέπτεσθαι, μήτις ἤτοι
χυμῶν σηπεδὼν, ἢ τόπος ὁ πρῶτος πεπονθὼς ἕτερός ἐστι
παρὰ τὴν καρδίαν, οὐδ' αὐτὸς ἁπλῆν οὐδ' ἑκτικὴν ἔχων διά-
θεσιν, ἀλλ' ἤτοι φλεγμονώδη τινὰ, ἢ ἐρυσιπελατώδη. καὶ
οὕτω τὴν θεραπείαν οἰκείαν ἐφαρμόττειν ταῖς διαθέσεσι.

Κεφ. θ'. [190] Τοῦ μὲν οὖν περιφρυγοῦς μαρασμοῦ
τὴν γένεσιν ἐκ τῶν καυσωδῶν πυρετῶν λαμβάνοντος ἡ κώλυ-
σις ἐν τοῖς ψυκτηρίοις ἐστὶν ἰάμασιν, ἔξωθέν τε κατὰ τοῦ

terit. Hoc igitur modo eryſipelatodes affectiones refrige-
rare oportet. Noſſe vero decet nunquam poſſe ſebrem ex-
quiſite hecticam eſſe, ubi ejusmodi quaepiam affectio adfue-
rit. Exquiſite autem hectica ea eſt, quae nullum particu-
laris acceſſionis aut principium, aut incrementum, aut vi-
gorem, aut denique declinationem habeat. Jam vero in
opere de febrium differentiis diximus tum multa alia tum
quod a ſolo cibo hecticae febres efferveſcunt, veluti calx in-
ſperſa aqua; quo incremento ablato, aequales ſemper per-
manent. Si quando tamen breviſſimum aliquod incremen-
tum vel invaſio intercedit, conſiderare oportet, an aliqua
adſit humorum putredo, an vero locus primus affectus alius
ſit a corde, qui et ipſe nec ſimplicem nec hecticam affectio-
nem habeat, ſed vel phlegmonodem quampiam, vel eryſi-
pelatodem. Atque hoc modo propria curatio affectionibus
adaptanda eſt.

Cap. IX. Marcorem igitur retorridum, qui ex ar-
dentibus febribus generationem ſuſcipit, refrigerantibus pro-

Ed. Chart. VII. [190.]   Ed. Baf. III. (378.)

πεπονθότος ἐπιτιθεμένοις, εἴσω τε τοῦ σώματος λαμβανο-
μένοις. εἰ δ᾽ ἀποτελεσθείη γῆρας ἐκ νόσου, τὸ μὲν ἀκριβῶς
ἤδη γεγονὸς ἀδύνατον ἰάσασθαι· τὸ δ᾽ οὔπω μὲν ἀπηκρι-
βωμένον, ἐγγὺς δὲ ἧκον αὐτοῦ τῆς γένεσεως, ἕνα μὲν ἔχει τὸν
τῆς ἰάσεως σκοπόν, ὃν ἀνάληψίν τε καὶ ἀνάθρεψιν ὀνομάζο-
μεν, ἐκ πολλῶν τε τῶν κατὰ μέρος ἐνεργειῶν, ἃ πολλά τε καὶ
παμπόλλης ἀσφαλείας δεόμενα, ὑπὲρ ὧν εἰ λέγοιμι νῦν, ὁ
λόγος ἄν μοι γένοιτο μήκιστος, εἴρηται δὲ ἱκανῶς ἐν τῇ τῆς
θεραπευτικῆς μεθόδου πραγματείᾳ. νυνὶ δ᾽ ἀρκεῖ τό γε το-
σοῦτον εἰπεῖν, ὡς τὰ ἐξηραμμένα τῶν σωμάτων στερεῶν ἰᾶται
τροφή. δέδεικται δὲ ἐν τοῖς περὶ τῶν φυσικῶν δυνάμεων, ἃς
οὐχ ἑαυτὴν ἡ τροφὴ ποδηγεῖ πρὸς ἅπαντα τὰ μέρη τοῦ σώμα-
τος, ἀλλ᾽ ὑπ᾽ αὐτῶν ἕλκεται τῶν τρέφεσθαι δυναμένων.
ἄτονα δέ ἐστιν ἐν τοῖς μαρασμοῖς ταῦτα, καὶ ἕλκειν ἄῤῥωστα
διὰ τὴν ξηρότητα, προσελθούσης δὲ καὶ ψύξεως ἐγγὺς ἤδη
νεκρῶν τυγχάνει. χρὴ τοίνυν εὔελκτον εἶναι τὴν τροφὴν, ἵν᾽
ὅπερ ἐνδεῖ τῇ ῥώμῃ τῶν ἑλκόντων, ἐκ τῆς κατὰ τὴν ὕλην ἐπι-

hibebimus remediis, tum extrinfecus impofitis tum intro
in corpus affumptis. Senium vero quod ex morbo effectum
fuerit, fi illud quidem abfolute factum fuerit, curari non
poteft; fi autem nondum abfolutum fit, fed prope accedat,
ut ejusmodi fiat, unum habet curationis fcopum, quem re-
creationem et refectionem appellamus, ex multis particu-
laribus actionibus, quae tum multis tum multa etiam egent
cautione; de quibus fi nunc loqui vellem, longiffima mihi
fieret oratio; abunde tamen in libris de medendi methodo
dictum fuit. Nunc autem fatis erit, fi hoc dixerimus, quod
exiccata corpora folida alimentum curet. Oftendimus
autem in commentariis de facultatibus naturalibus, quod
non fe ipfum cibus ad omnes corporis partes defert, fed ab
ipfis, quae nutritione egeant, attrahitur. At vero in mar-
coribus hae ipfae invalidae funt, ac prae ficcitate ad attra-
hendum infirmae; quod fi frigiditas quoque adjungatur, pa-
rum jam a mortuis abfunt. Oportet igitur, ut alimentum
attractu facile fit, ut quod attrahentis corporis robori deeft,

τηδειότητος ἀναπληρῶται. εὔελκτος δέ ἐστιν ἡ λεπτομερής τε
καὶ φύσει θερμὴ, ἀλλ᾽ αὕτη γε τοὐπίπαν ἄτροφός ἐστιν. ἐπι-
δέδεικται γὰρ ὥστε τροφὴν μόνην ἀναγκαῖον παχεῖάν τε εἶναι
καὶ γλίσχραν, ὡς ἂν μόνιμός τε καὶ δυσδιάπνευστος ᾖ, καὶ
τοῖς τρεφομένοις σώμασιν ἑτοίμως ὁμοιῶται. μαχομένων γ᾽
οὕτω τῶν σκοπῶν τούτων, ἀδύνατον μὲν εὐπορῆσαι τροφῆς
ἀκριβῶς διασωζούσης ἀμφότερα· πειρατέον δὲ ὅμως κἂν με-
τρίως ἑκάτερον ἐργάζεσθαι δυνάμενον ἐξευρεῖν. ἐμοὶ μὲν δὴ
βέλτιον οὐδὲν εἰς τὰ τοιαῦτα γάλακτος εἶναι δοκεῖ, μάλιστα
μὲν εἴτις αὐτὸ ὑπομένει βδάλλειν ἐντιθέμενος τῷ στόματι γυ-
ναικεῖον τιτθὸν, ὥσπερ Εὐρυφῶν τε καὶ Ἡρόδικος ἐπὶ τῶν
φθινόντων ἀξιοῦσιν· εἰ δὲ μὴ, ἀλλὰ τό γε τῆς ὄνου λαμβά-
νειν ἔτι θερμὸν, ἐλαχίστῳ χρόνῳ ὡμιληκὸς τῷ περιέχοντι.
συμφέρει μὲν οὖν ὁ τοιοῦτος σκοπὸς τῶν τροφῶν (379) οὐ
μόνον τοῖς γήρᾳ παραπλησίαν ἔχουσι διάθεσιν, ἢ συγκοπώ-
δεσι μαρασμοῖς, ἀλλὰ καὶ τοῖς περιφρυγέσιν ὑπὸ τοῦ Φιλίπ-
που προσαγορευομένοις. χρηστέον δὲ ταῖς ὕλαις τῶν τροφῶν,

id ex materiae aptitudine rependatur. Attractu autem fa-
cile eſt *id alimentum*, quod tum tenuium ſit partium tum
natura calidum; verum hoc fere non nutrit; nam oſtenſum
eſt alimentum craſſum viſcoſumque eſſe debere, ut ſtabile ſit
difficulterque tranſpiret, et nutriendis corporibus prompte
aſſimiletur. Quando autem hi ſcopi inter ſe pugnant, fieri
nequit, ut alimenti exacte utraque ſervantis copia ſuppetat.
Danda tamen eſt opera, ut quod mediocriter ambo praeſtare
poſſit, inveniamus. Mihi porro nihil ad haec omnia lacte
videtur eſſe praeſtantius, praecipue quidem ſi quis mulie-
brem mammam ore apprehendens id ipſum mulgere toleret,
quemadmodum ſane Euryphon et Herodicus in phthiſicis
praecipiunt; ſin minus, at ſaltem aſininum adhuc calidum
aſſumat, quod breviſſimo temporis ſpatio ambienti aëri fue-
rit expoſitum. Hic igitur alimentorum ſcopus non iis ſo-
lum, qui ſimilem ſenectuti affectionem, vel etiam marcorem
ſyncopalem habent, confert, verum etiam iis, quos marcor
a Philippo retorridus appellatus occupat. In iis tamen ca-

ἐπί γε τούτων, μὴ θερμαῖς, ὥσπερ ἐπὶ τοῦ γήρως, ἀλλὰ
ψυχραῖς. ἐν τῷ μέσῳ δ᾽ ἀμφοῖν ἔστωσαν αἱ ταῖς συγκο-
πώδεσι διδόμεναι. γάλα μὲν οὖν καὶ πτισάνη καὶ χόνδρος
ἐπὶ τῶν τριῶν διαθέσεων ἁρμόττουσιν. ἀλλὰ τοῦ χόνδρου
μὲν, δι᾽ ὄξους ὁμοίως πτισάνῃ σκευαζομένου, πρὸς τὸ ῥᾴδιον
ἀναδίδοσθαι. μέλι δὲ ἐν μὲν ταῖς ψυχραῖς διαθέσεσι ὠφε-
λιμώτατον, ἐν δὲ ταῖς θερμαῖς βλαβερώτερον. οὕτως οὖν
ἔχει κἀπὶ τῶν ἐπιδόξων μαρανθήσεσθαι τοὺς εἰρημένους μα-
ρασμούς. ἐναντιώτατον μὲν γὰρ τοῖς περιφρυγέσιν, ὠφελι-
μώτατον δὲ τοῖς τῶν γερόντων κινδυνεύουσιν ἴσχειν διάθεσιν.
ἐν δὲ τοῖς συγκοπώδεσιν, εἰ μὴ κωλύοι τὰ τῆς γαστρὸς, ἑψῶν-
τα διδόναι καθ᾽ ἑαυτό τε καὶ σὺν τοῖς ἄλλοις ἐδέσμασι. βα-
λανείου [191] δὲ χρῆσις εὔκαιρος εἴς τε τἄλλα τὰ προειρη-
μένα καὶ εἰς τὰς ἀναδόσεις τῆς τροφῆς ἄριστον βοήθημα.
παραλαμβάνειν δὲ αὐτό, πεπεμμένης ἤδη τῆς τροφῆς, οὐκ
ἐπ᾽ ἐνδείᾳ μακροτέρᾳ. τῷ μὲν γὰρ ἀρτίως ἐδηδοκότι προσεισ-
φερόμενον λουτρὸν ὠμῶν καὶ ἀπέπτων χυμῶν ἐμπίπλησι τὸ

lidorum alimentorum materiae adhibendae non funt, veluti
in fenio, fed frigidorum; mediae autem inter has fint, quae
fyncopalibus exhibentur. Itaque lac et ptifana et halica
in his tribus affectionibus competunt. Halica tamen ad fa-
ciliorem diftributionem ex aceto condiatur, quemadmodum
ptifana. Mel vero frigidis quidem affectionibus utiliſſimum
eſt, calidis autem eſt maxime noxium. Ita ergo fe habet
quoque *mel* in iis, qui obnoxii funt, ut a jam dictis mar-
coribus corripiantur. Nam in retorridis inimiciſſimum eſt;
iis autem quibus fenum affectio imminet, utiliſſimum; at in
fyncopalibus, nifi ventriculus prohibuerit, concoquendum
id eſt, ac tum per fe folum, tum cum aliis eduliis exhiben-
dum. Balnei vero ufus opportunus tum ad alia antedicta,
tum ad cibi diſtributiones peragendas praeſtantiſſimum eſt
remedium. Verum illud cibo quidem jam concocto affu-
mendum erit, non tamen poſt inediam longiorem. Nam fi
ei, qui nuper comederit, balneum adhibeatur, crudis cor-
pus ac inconcoctis humoribus replebit; fi vero illi, qui

σῶμα· τῷ δ᾽ ἐπ᾽ ἐνδείᾳ μακροτέρᾳ τὴν δύναμιν καθαιρεῖ.
ἐν δὲ ταῖς ἄλλαις ἁπάσαις καταστάσεσι τοῦ σώματος, καὶ μά-
λιστα ἐν τῇ νῦν προειρημένῃ, πειρατέον, ὡς εἴρηται, λούειν
ἐπὶ συμπεπληρωμένῃ τῇ πέψει. καὶ ἡ τοῦ οἴνου δὲ χρῆσις
ἐπὶ μὲν τοῦ ψυχροῦ μαρασμοῦ μεγάλως ὠφέλιμος, ἐπὶ δὲ
τοῦ περιφρυγοῦς φευκτέον· μέση δέ πώς ἐστιν ἐν τῇ συγκο-
πώδει, διότι καὶ ἡ διάθεσις αὕτη μέση τέ ἐστι καὶ μικτή,
τὸ μέν τι ψύξεως ἔχουσα, τὸ δέ τι καὶ τοῦ πυρετοῦ διασώ-
ζουσα. μεταβαλλούσης δὲ τῆς τοιαύτης διαθέσεως πρὸς
τἀναντία, ἐν μέρει ποτὲ μὲν κατάψυξίν τε καὶ ἀσφυξίαν
φερούσης καὶ ἁπλῶς εἰπεῖν τὰ τῆς συγκοπῆς ἴδια, ποτὲ
δὲ θερμότητα καὶ σφυγμοὺς ὁμοίους τῷ περιφρυγεῖ, καὶ τὰ
τῆς θεραπείας χρὴ συμμεταβάλλεσθαι κατὰ τὴν τῶν ἐπι-
κρατούντων φύσιν, ἐν μὲν τοῖς συγκοπώδεσιν οἶνόν τε
καὶ τροφὰς εὐκράτους διδόντων ἡμῶν, καὶ πιλούντων καὶ
πυκνούντων τὸ σύμπαν σῶμα, ἐν δὲ τῷ περιφρυγεῖ
τἀναντία. τὴν δὲ κατὰ μέρος ἁπάντων ἐπιδέξιον χρῆσιν

diutius a cibo abſtinuerit, vires diminuit. In caeteris vero
corporis conſtitutionibus, ac praeſertim in ea, quae nuper
dicta eſt, completa jam, ut dictum eſt, concoctione lavare
oportet. Vini praeterea uſus, ſicuti in frigido marcore
magnopere juvat, in retorrido fugiendus; medio autem
quodam modo ſe habet in ſyncopali marcore, propterea
quod affectio haec media ſit et mixta, partim quidem ali-
quid frigiditatis obtinens, partim vero etiam adhuc aliquid
ipſius febris ſervans. Quum autem hujusmodi affectio, qua
ad contraria per partes viciſſim permutatur, nonnunquam
quidem refrigerationem pulſusque privationem, et, ut
ſimpliciter dicam, omnia, quae ipſius ſyncopae propria
ſunt, invehat, nonnunquam autem caliditatem pulſusque
marcoris retorridi pulſibus ſimiles: ita etiam curationem
pro exuperantium natura immutari oportet. Atque in ſyn-
copali tum vinum ac alimenta temperata offeremus, tum
corpus univerſum conſtipabimus denſabimusque, in retor-
rido contraria agemus. Singulorum vero omnium uſum

ὁ γεγυμναόμένος ἐν τοῖς τῆς θεραπευτικῆς μεθόδου γράμ-
μασιν ἐξευρήσει.   τουτὶ γὰρ τὸ βιβλίον οὐ τοῖς ἐπιτυχοῦσιν,
ἀλλὰ τοῖς ἕξιν ἔχουσί τινα κατὰ τὴν τέχνην γέγραπται.

opportunum ille probe inveniet, qui in libris de medendi
methodo fuerit exercitatus: hi enim libri non quibuscunque,
fed iis, qui aliquem in arte habitum habent, a nobis fcripti
funt.

ΓΑΛΗΝΟΥ ΠΕΡΙ ΤΩΝ ΠΑΡΑ ΦΥΣΙΝ ΟΓΚΩΝ ΒΙΒΛΙΟΝ.

Ed. Chart. VII. [312.]   Ed. Baf. III. (353.)

Κεφ. α'. ῞Εν τι τῶν συμβεβηκότων τοῖς σώμασιν ὑπάρχει τὸ δηλούμενον πρᾶγμα πρὸς τῆς ὄγκου φωνῆς. τὴν γὰρ εἰς μῆκος καὶ πλάτος καὶ βάθος διάστασιν οὕτως ὀνομάζουσιν ῞Ελληνες. ἔστι δ᾽ ὅτε καὶ τὴν ὑπὲρ τὸ κατὰ φύσιν αὔξησιν ὄγκον καλοῦσιν, ὅπερ οὐ τοῖς νοσοῦσι μόνον καθ᾽ ὁτιοῦν μόριον, ἀλλὰ καὶ τοῖς ὑγιαίνουσιν ὑπάρχει. καὶ γὰρ καὶ οἱ παχεῖς ηὔξηνται μὲν ὑπὲρ τὸ κατὰ φύσιν εἰς βάθος καὶ πλάτος, οὐ μὴν ἤδη γέ πω παρὰ φύσιν ἔχουσιν.

GALENI DE TVMORIBVS PRAETER NATVRAM LIBER.

Cap. I. Quae res tumoris voce fignificatur, unum quoddam eſt accidentium, quae corporibus eveniunt. Sic enim quod ſpatium in longum, latum et profundum extenditur, Graeci nominant. Nonnunquam etiam incrementum naturalem ſtatum excedens tumorem vocitant, qui non ſolum morbo laborantibus quacunque in parte, verum etiam ſanitate fruentibus adeſt. Etenim craſſi ſupra eum, qui ſecundum naturam eſt, ſtatum in latum et profundum aucti ſunt, nondum tamen jam praeter naturam ſe habent.

ὡς γὰρ πολλάκις εἴρηται, τρίτη τίς ἐστι κατάστασις ἡ τῶν
οὐ φύσει διακειμένων σωμάτων, ἐν μέσῳ πως ὑπάρχουσα
τῶν κατὰ φύσιν τε καὶ παρὰ φύσιν ἐχόντων. ὁ μὲν οὖν πα-
χὺς ἢ ἰσχνὸς οὐ παρὰ φύσιν, ἀλλ᾽ ἁπλῶς μόνον ὁ μὲν ὑπὲρ
τὸ κατὰ φύσιν, ὁ δὲ ἐνδεέστερον ἔχει τοῦ κατὰ φύσιν, οὐ
φύσει δὲ ἑκάτερος. ὁ δὲ ἐξ ὑδέρου τὸν ὄγκον ἐπικτησάμενος,
ἢ ἐκ φθόης τὴν λεπτότητα, παρὰ φύσιν ἄμφω διάκεινται.
πρόκειται δὲ ἡμῖν ἐν τῷ νῦν ἐνεστῶτι λόγῳ σκέψασθαι περὶ
τῶν παρὰ φύσιν ὄγκων, ὅλον τε καταλαμβανόντων τὸ σῶμα,
καὶ μόριον ὁτιοῦν αὐτοῦ, τοσοῦτον ἐπιδιορισαμένοις, ὡς τῶν
οὐ φύσει διαθέσεων αἱ ὑπερβολαὶ παρὰ φύσιν εἰσίν. ὅρος δὲ
τῆς ὑπερβολῆς ἐστιν αὐτῶν ἡ βλάβη τῆς ἐνεργείας. ἀλλὰ
περὶ μὲν τούτων τῶν ὄγκων οὐ δεῖ μακροτέρου λόγου. γι-
νώσκεται γὰρ ὑπὸ πάντων ἀνθρώπων, οὐ μόνον τῶν ἰατρῶν,
σαρκὸς καὶ πιμελῆς ἀμετρία τὴν γένεσιν αὐτῶν ἐργαζομένη·
τοὺς δ᾽ ἄλλους ὄγκους, ὅσοι κατὰ τὴν διάθεσιν αὐτῶν τῶν

Nam, ut plerumque dictum eft, tertius quidam exiftit cor-
porum non natura affectorum ftatus, tum in eorum quae
fecundum naturam tum eorum quae praeter naturam fe
habent medio quodam confiftens. Craffus aut gracilis
non praeter naturam, fed fimpliciter duntaxat, ille quidem
exuperantem fecundum naturam, hic vero deficientem fe-
cundum naturam ftatum obtinet; uterque autem non natura;
qui vero ex hydero tumorem aut qui ex tabe maciem ade-
ptus eft, contra naturam uterque affectus eft. Nunc autem
in praefenti libro de tumoribus praeter naturam corpus uni-
verfum et quamcunque ejus partem occupantibus differere
propofuimus, tantum diftinguentes, quod affectuum non
natura incidentium exuperantiae praeter naturam exiftunt.
Eorum autem exuperantiae terminus actionis eft laefio.
Verum de his tumoribus longiori oratione non opus eft.
Nam ab univerfis hominibus, non tantum medicis, carnis
et pinguedinis ametria cognofcitur, quae ipforum genera-
tionem efficit; caeteros vero tumores, qui pro ipforum
corporum affectu, non quantitate modo primaria, ab eo qui

σωμάτων, οὐ μόνον τὴν ποσότητα πρώτην, τοῦ κατὰ φύσιν
ἐξεστήκασιν, ἤδη σκοπῶμεν, ἀπὸ φλεγμονῆς ἀρξάμενοι.

Κεφ. β'. [313] Λέγεσθαι δὲ εἴθισται τοῖς Ἕλ-
λησι τοὔνομα τοῦτο κατὰ τῶν ἐν ὄγκῳ μείζονι μορίων
σαρκωδῶν, ἅμα τάσει καὶ ἀντιτυπίᾳ καὶ ὀδύνῃ σφυγμα-
τώδει καὶ θερμῇ καὶ μετ' ἐρυθήματος· ἥτις δ' ἐστὶν ἡ
αἰτία, δι' ἣν ταῦτα ἐγένετο τὰ συμπτώματα, μὴ ὅτι τοῖς
πολλοῖς, ἀλλ' οὐδ' αὐτοῖς τοῖς ἰατροῖς ἔγνωσται πᾶσιν.
οὐδὲ γὰρ ὁδῷ τινι ποιοῦνται τὴν ζήτησιν οἱ πλείους αὐτῶν,
ἀλλὰ τὸ δόξαν αὐτοῖς ἁπλῶς ἀποφαίνονται. γίγνοιτο δ' ἂν
ἡ σκέψις, εἴπέρ τις ὁδῷ προέρχοιτο, τοιαδί. μείζων ὄγκος
οὐκ ἄν ποτε γένοιτο περὶ σῶμα οὐδὲν ἄνευ τοῦ τὴν οὐσίαν
αὐτοῦ δυοῖν τούτων παθεῖν θάτερον, ἢ ὑπὸ θερμότητος πολ-
λῆς οἷον περιζέσασαν χυθῆναι, ἢ ἔξωθέν τινα νεωτέραν
οὐσίαν ἐπικτήσασθαι. χεομένη μὲν γὰρ πνευματοῦται καὶ
ψυχθεῖσά γε αὕτη τὸν ἀρχαῖον ὄγκον ἀνακτᾶται ῥᾳδίως.
οὔτε δὲ πνεῦμα περιεχόμενον ἐν τοῖς φλεγμαίνουσιν ὁρᾶται,
καθάπερ ἐν ἄλλοις ὄγκοις πολλοῖς, καὶ ψυχόμενα πρὸς τὴν

fecundum naturam eſt ſtatu deceſſerunt, jam ſpeculemur,
ab inflammatione ducto exordio.

Cap. II. Hoc *phlegmones* nomen Graecis dici con-
ſuevit de carnoſis partibus majorem in molem, cum tenſio-
ne, renixu, dolore pulſatorio, calore et rubore extube-
rantibus. At quae cauſa ſit, qua haec oboriantur ſympto-
mata, non vulgo, imo nec ipſis medicis omnibus innotuit.
Neque enim via quadam plures ipſorum indagationem mo-
liuntur, ſed quod viſum ipſis fuerit, abſolute pronunciant.
Talis autem eſſet conſideratio, ſi quis via et ratione proce-
deret. Major tumor in nullo unquam corpore contigerit,
niſi horum duorum alterutrum ſubſtantiae ejus accidat, vel
ut a copioſo calore ceu inferveſcens fundatur, vel extrinſe-
cus recentiorem aliquam ſubſtantiam conquirat. Fuſa nam-
que in ſpiritum abit inflaturque, et refrigerata eadem pri-
ſtinam molem facile recuperat. Sed neque ſpiritus conten-
tus in partibus phlegmone laborantibus conſpicitur, quem-
admodum in multis aliis tumoribus; et refrigeratae ad prio-

ἐξ ἀρχῆς κατάστασιν οὔτ᾽ εὐθὺς οὔτ᾽ ἐξ ἅπαντος ἐπανέρ-
χεται. ὅτι δ᾽ οὐ περιέχεται πνεῦμα, δῆλον ἐκ τῆς τομῆς.
φαίνεται γὰρ εἰ τμηθείη τὸ φλεγμαῖνον, αἷμα μὲν ἐκχεόμενον
πάμπολυ καὶ τὸ χωρίον ὅλον ἐναργῶς αἵματος μεστὸν, ὥσπερ
οἱ διάβροχοι σπόγγοι, πνεῦμα δὲ οὔτ᾽ εὐθὺς ἐκπῖπτον οὔτ᾽
αὖθις. ἀλλὰ καὶ ἡ χροιὰ μόνη τοῦ αἵματος οἰκεία τε ἅμα
καὶ ἀχώριστος. οὐδὲ γὰρ ἄλλο τῶν ἐν τῷ σώματι μορίων
ἢ χυμῶν ἐρυθρὸν, πλὴν σαρκός τε καὶ αἵματος. ἀλλ᾽ οὔτε
πολυσαρκία ἐστὶ τὸ πάθημα τῆς φλεγμονῆς, καὶ εἴπερ συσταίη
ποτὲ πολυσαρκία κατὰ τὸ σῶμα μόνη, χωρὶς αἵματος πλή-
θους, ὁ μὲν ὄγκος μείζων γίνεται τοῦ κατὰ φύσιν, ἡ χροιὰ
δὲ ἐν ὅροις ὑγιεινοῖς διαμένει, μηδὲν τῆς ἀρχαίας ἐξαλλάτ-
τουσα φύσεως. οὐδενὶ γὰρ αὐξανομένῳ κατὰ τὴν οὐσίαν
ἐπιτείνεται τὸ πρόσθεν χρῶμα. οὕτω γὰρ ἂν ἥ τε χιὼν ἐγί-
νετο λευκοτέρα καὶ ἡ πίττα μελαντέρα καὶ ὁ χρυσὸς ξανθό-
τερος. ἕτερον οὖν ἐστι προφανῶς αὔξησις οὐσίας ἀλλοιώ-
σεως. αὐξάνεται μὲν γὰρ κατὰ τὸ ποσὸν, ἀλλοιοῦται δὲ
κατὰ τὸ ποιόν. ἔστι δέ που καὶ τὸ χρῶμα ποιᾶς οὐσίας, οὐ

rem ſtatum neque ſtatim neque ex integro revertuntur.
Quod autem ſpiritus non contineatur, ex ſectione patet.
Apparet enim manifeſte, ſi pars laborans phlegmone ſecta
fuerit, ſanguis permultus effluere, et locus univerſus ſan-
guine plenus, quemadmodum ſpongiae madentes, ſpiritus
autem neque ſtatim excidere neque poſtea. At et ſolus
color ſanguinis proprius fimul et inſeparabilis eſt; nulla ſi-
quidem corporis pars alia, nullusve humor praeterquam
caro et ſanguis rubet. Verum inflammationis affectus cor-
pulentia non eſt, et ſiquando corpulentia ſola in corpore
citra ſanguinis copiam conſiſtat, tumor naturali ſtatu major
extat, color intra ſanitatis fines permanet, nec a priſtina
natura recedit. Quippe nulli, quod ſecundum ſubſtantiam
augeſcit, color primus intenditur. Sic enim nix candidior,
pix nigrior, et aurum flavum magis evaderet. Quamobrem
ſubſtantiae incrementum ab alteratione diverſum eſt. Au-
geſcit enim ſecundum quantitatem, alteratur ſecundum qua-
litatem. Eſt ſane et color qualitatis ſubſtantiae, non quan-

Ed. Chart. VII. [313. 314.]   Ed. Baf. III. (353. 354.)

ποσῆς γνώρισμα. διὰ ταῦτα μὲν οὖν πολυσαρκία ἕτερον φλεγμονῆς, δι᾽ αὐτὰ δὲ ταῦτα πλεονάζειν ἄν τις ἐν αὐτῇ τὸν τοῦ αἵματος ὑπολάβοι χυμόν. ἀλλὰ καὶ μεθ᾽ ἑλκῶν ἐνίοτε μέγισται γίνονται φλεγμοναὶ, καὶ φαίνεταί τις ἐκρέων ἰχὼρ ὑδατώδης λεπτὸς, αἱματώδους φαινομένου τοῦ πέριξ χωρίου. ἀναγκαῖον οὖν ἐν τῷδε τὴν πύκνωσιν τῆς σαρκὸς, ἣν ἐν τοῖς κατὰ τὸ τραῦμα πέρασιν ἑαυτῇ ἐπεκτήσατο, συμμετρίας εἰς τοσοῦτον ἥκειν, ὡς διεκπίπτειν ἐπιτρέπουσαν τοῖς (354) ἰχῶρσιν, ἐναποστέγειν δ᾽ ἔνδον ἑαυτῆς τὸ αἷμα. καὶ μὴν ὅσον αἵματος ἰχὼρ λεπτομερέστερός ἐστι, τοσοῦτον ἢ καὶ πλέον ἔτι παχυμερέστερος ὑπάρχει πνεύματος. ὥστε εἴπερ ἡ κατὰ τὸ τραῦμα σὰρξ ἐπιτρέπει ἐκπίπτειν τοῖς ἰχῶρσιν, ἐπέτρεπεν ἄν δήπου τῷ πνεύματι. κενωθέντος δὲ ἅπαξ αὐτοῦ, καθίστατο ἄν εὐθέως καὶ ὁ τῆς φλεγμονῆς ὄγκος. ἀμέλει καὶ φαίνεται γιγνόμενον οὕτως ἐν οἷς ἄν μορίοις ὄντως ἀθροισθῇ τὸ πνεῦμα. τμηθέντων γὰρ αὐτῶν αὐτίκα συστέλλεται πᾶς ὄγκος. ἀλλὰ καὶ ἡ γένεσις αὐτῆς τῆς ἐπὶ τραύμασι γενομένης φλεγμονῆς μαρτυρεῖ. ἐν ἀρχῇ μὲν γὰρ ἔτι νεοτρώτων ὄντων ἐκπίπτει [314] πλῆθος αἵματος· ἴσχεται δ᾽

titatis indicium. His igitur rationibus ab inflammatione differt corpulentia. Ob haec autem eadem aliquis fanguinem humorem in ipfa exuberare cenfuerit. Interdum vero et cum ulceribus etiam maximae oriuntur inflammationes, videturque fanies quaedam tenuis aquae modo effluere, loco circum cruento apparente. Quare in hoc carnis denfitatem, quam in vulneris terminis fibi comparavit, eo fymmetriae venire necefarium eft, ut faniem elabi finat, fanguinem intus in fe contineat. Et fane quanto fanies tenuior fanguine, tanto etiam vel magis adhuc fpiritu craffior exiftit. Proinde fi in vulnere caro faniem excidere permittit, certe fpiritum quoque permiferit; quo femel evacuato, ftatim etiam inflammationis tumor fubfidet. Nimirum fic fieri confpicitur in partibus, ubi fpiritus vere collectus fuerit. Ipfis enim incifis, tumor omnis coercetur. Quin et vulneribus fuccedens inflammatio hoc teftatur. Etenim in principio recentibus adhuc vulneribus excidit copia fanguinis; rurfus

αὖθις ἤτοι ψυξάντων ἡμῶν, ἢ αὐτομάτως ὑπὸ τοῦ περιέχον-
τος ψυχθέν. ἀλλὰ καὶ πιλησάντων ἡμῶν ταῖς χερσὶν ἢ ἐπι-
δησάντων, ἴσχεται κωλυόμενον ἐκρεῖν. εἶτ᾽ ἐν τοῖς στόμασι
τῶν διῃρημένων ἀγγείων ἰσχόμενόν τε καὶ φραττόμενον πι-
λοῦταί τε καὶ πήγνυται, παραπλήσιόν τι πάσχον θρόμβῳ,
πλὴν ὅτι θρόμβος μὲν ἀθρόα τοῦ αἵματός ἐστι πῆξις αἰσθητὴ,
τὸ δ᾽ ἐπὶ τῶν ἑλκῶν γιγνόμενον οὐκέτ᾽ ἀθρόως, ἀλλὰ κατὰ
σμικρὰ καὶ πολλὰ πέρατα τῶν διῃρημένων ἀγγείων ἵστησι
καὶ παχύνει τὸ αἷμα. ὅταν οὖν ἅμα μὲν τοῦτο παχύτερον,
ἅμα δὲ τῶν ἀγγείων τὸ πέρας γένηται στενότερον, ἴσχεται
μὲν ἤδη τὸ αἷμα, διεκπίπτουσι δὲ ἰχῶρες. ταῦτα πάντα
τεκμήρια μέγιστα τοῦ πληθύνειν ἐν τοῖς φλεγμαίνουσι μορίοις
τὸ αἷμα. θερμότερον μὲν οὖν ἐστι τοῦ κατὰ φύσιν ἐν τοῖς
οὕτω διακειμένοις, οὐ μὴν τοσοῦτον θερμότερον, ὡς μόνῃ
τῇ χύσει τηλικοῦτον ἐργάσασθαι τὸν ὄγκον. πολλὰ δ᾽ ἂν εἴη
σοι καὶ τὰ τοῦδε τεκμήρια. πρῶτον μὲν οἱ διακαέστατοι τῶν
πυρετῶν· ὅσον γὰρ ἐπὶ τούτων ἡ θερμασία σφοδροτέρα τῆς
κατὰ τὰ φλεγμαίνοντα μόριά ἐστι, τοσοῦτον τὸν ὄγκον ἐχρῆν

autem fupprimitur, aut nobis refrigerantibus, aut fua fpon-
te ab ambiente refrigeratus. Imo etiam nobis manibus con-
primentibus, vel deligantibus, effluere prohibitus retinetur.
Deinde in vaforum diviforum orificiis retentus et obftructus
coit et concrefcit: cui fimile quìppiam grumo accidit, nifi
quod grumus acervata fanguinis concretio fit fenfibilis; quod
vero in ulceribus fit, non ita confertim, verum paulatim,
et in multis diviforum vaforum terminis fiftit et craffum
reddit fanguinem. Quum igitur fimul hic craffior, fimul
vaforum extremum anguftius evadit, retinetur quidem jam
fanguis, excidit autem fanies. Haec omnia maxima funt
indicia partes inflammatione laborantes fanguinis copiam ob-
tinere. Quapropter in affectis ita partibus calidior quidem
eft eo, qui fecundum naturam eft, non tamen tanto calidior,
ut fola fufione tam magnum tumorem effecerit. Multae vero
tibi et hujus rei fuerint conjecturae. Prima febres ardent-
tiffimae; quanto namque calor in his vehementior eft eo, qui
inflammatas partes obfidet, tanto majorem effe tumorem

Ed. Chart. VII. [314.]   Ed. Baf. III. (354.)

εἶναι μείζονα. δεύτερον δὲ τεκμήριον ἐκ τῆς τοῦ αἵματος οὐ-
σίας· οὐ γὰρ ὥσπερ πίττα καὶ ῥητίνη καὶ κηρὸς ὑπὸ ψύξεως
πέπηγεν, ἀλλ᾽ ἔστιν ἀεί τε καὶ φύσει θερμότερον. ἐκείνοις
μὲν οὖν θερμαινομένοις εἰς τοὐναντίον ἡ μετάστασις· αἵ-
ματι δὲ κατὰ φύσιν ὑπάρχοντι θερμῷ γένοιτο μὲν ὀλίγῳ τινὶ
ὁ μείζων ὄγκος, οὐ μὴν ἐπὶ τοσοῦτον, ὅσον ἐξαίρουσιν αἱ
φλεγμοναὶ τὰ πάσχοντα μόρια. καίτοι γε πίττα καὶ ῥητίνη
καὶ κηρὸς, εἰς τοσαύτην ἀφικνούμενα θερμασίαν, εἰς ὅσην
ἧκει τὰ φλεγμαίνοντα, βραχὺ τοῦ ἐξ ἀρχῆς ἐπαύξεται. καί
σοι καὶ τοῦτό ἐστι τεκμήριον ἕτερον ἐπὶ τοῖς εἰρημένοις οὐ
σμικρὸν τοῦ τὸν ὄγκον τῶν φλεγμαινόντων μορίων μὴ διὰ
μόνην γίνεσθαι τὴν χύσιν. ὀλίγη μὲν γάρ ἐστιν ἡ κατὰ θερ-
μασίαν ἀλλοίωσις τοῦ αἵματος, οὐκ ὀλίγῳ δὲ μείζων ὁ ὄγκος.
ἱκανὸν δὲ τεκμήριον ἔστω σοι καὶ αὐτὸ τὸ φαινόμενον. οὐ
γὰρ ὥσπερ ἡ ῥητίνη καὶ ἡ πίττα καὶ ὁ κηρὸς θερμαινόμενα
σφοδρότερον ἐπιπλεῖστον ἥκουσι χύσεως, οὕτω καὶ τὸ αἷμα
φυλάττει δὲ, κἂν ἐπὶ πυρὸς ἕψηται, τὸν ἔμπροσθεν ὄγκον,
ἢ οὐδ᾽ ὅλως ἢ παντάπασιν ἐλάχιστον εἰς μέγεθος ἐξαιρόμενον.

oportebat. Secunda conjectura ex fanguinis fubftantia fu-
mitur; non enim ut pix, refina et cera a frigore con-
crevit, fed eft femper et natura calidior. Illis igitur in-
calefcentibus, in contrarium transmutatio eft; fanguini, fe-
cundum naturam calido exiftenti, tumor aliquantulo major
extiterit, non tamen tanto, quantum inflammationes partes
affectas attollunt. Et fi pix quoque, refina et cera in
tantum calorem prodeuntia, in quantum veniunt inflamma-
tione laborantes partes, paululum fupra priftinum ftatum
adaugentur. Ac non levis haec quoque tibi fuerit conjectu-
ra, praeter eas, quae dictae funt, inflammatarum partium
tumorem non ob folam fufionem contingere. Etenim mo-
dica eft in calore fanguinis alteratio, tumor non paulo ma-
jor. Quod autem evidens eft, id idoneum indicium tibi
efto. Non enim quemadmodum pix, refina et cera vehe-
mentius incalefcentes plurimum fufione fluunt, fic etiam
fanguis; fed etiamfi in igne coquatur, priorem molem fer-
vat, aut nullo modo, aut certe in minimam magnitudinem

εἴρηται δέ μοι καὶ πρόσθεν, ὅτι ψυχομέναις ταῖς φλεγμοναῖς
οὐκ ἀεὶ καθίστασθαι συμβαίνει. τὴν γὰρ ἀκμάζουσάν τε καὶ
μεγάλην, ἐφ᾽ ἧς ἐσφήνωται τὸ ῥεῦμα, κἂν ἐπὶ πλέον ψύξῃς,
οὐ καθαιρήσεις τὸν ὄγκον, ἀλλὰ πελιδνὸν ἐργάσῃ τὸ μέρος
καὶ ψυχρὸν, εἰς σκίῤῥόν τε μεταστήσεις τὸ πάθος. εὐκολώ-
τατα δὲ πρὶν μὲν σφηνωθῆναι τὸ ῥεῦμα τοῖς ψύχουσί τε καὶ
στύφουσιν ἀναστέλλεται, καὶ μάλισθ᾽ ὅταν ὀλίγον ᾖ· δυσλύτως
δὲ ἔμπροσθεν ἐμπλασθὲν, ὑπὸ μὲν τῶν στυφόντων καὶ ψυχόντων
οὐδὲν ὀνίναται, κενωθῆναι δὲ δεῖται. ἐξεύρηται τοιγαροῦν
τηνικαῦτα τοῖς ἰατροῖς οὐ μόνον τοῖς θερμαίνουσι διαφορεῖν,
ἀλλὰ καὶ αὐτοῦ τι τοῦ αἵματος αἰσθητῶς ἐκκενοῦν, ἀμυχὰς
εἰς τὸ δέρμα ποιούντων. πάντα ταῦτα οὖν μεγάλα γνωρίσ-
ματα τοῦ πεπληρῶσθαι τὸ φλεγμαῖνον αἱματώδους χυμοῦ.
θερμὸν δὲ ἀμέτρως οὐκ εὐθὺς ἐξ ἀρχῆς, ἀλλ᾽ ἐν τῷ χρόνῳ γί-
νεται, διὰ τὴν ἔμφραξιν ἁπάντων τῶν πόρων ἰσχομένης τῆς
ἀρχαίας ἀναπνοῆς. ἀναγκαῖον οὖν δήπου καὶ σήπεσθαι
χρονίζοντι τῷ αἵματι. πάντα γὰρ ὅσα θερμὰ καὶ ὑγρὰ σώ-
ματα, κατὰ θερμὸν ἀθροιζόμενα τόπον ἑτοίμως σήπεται,

reducitur. Antea quoque mihi dictum eft, inflammationes
refrigeratas non femper fubfidere. Nam vigentes et magnas,
in quibus fluor impactus eft, etiamfi plurimum refrigeraris,
non auferes tumorem, fed lividam partem reddes et frigi-
dam, in fcirrhumque vertes affectum. At minimo negotio
priusquam fluxio impacta fit, refrigerantibus et aftringenti-
bus repellitur, et maxime quum modica fuerit. Porro
contumaciter ante impacta, aftringentibus refrigerantibus-
que nihil juvatur, fed evacuari poftulat. Proinde inventum
eft a medicis tunc non folum calefacientibus effe difcutien-
dum, verum etiam ex fanguine quippiam fenfibiliter eva-
cuandum, fcarificationibus in cute factis. Hae igitur omnes
notae funt, partem inflammatam humore fanguineo effe re-
pletam. Calida vero immodice non protinus ab initio, fed
tempore fit, perfpiratione priftina propter meatuum om-
nium obftructionem fuppreffa. Neceffarium igitur fangui-
nem diu inmorantem computrefcere. Omnia fiquidem ca-
lida et humida corpora in calidum collecta locum, fi neque

μήτε κενούμενα μήτε ἐμψυχόμενα, [315] ὥστε καὶ ἡ ἐκ τῆς
σηπεδόνος αὐτοῦ προέρχεται θερμότης, ἐφ᾽ ᾗ πρόσθεν εἶχεν.
ὅτι μὲν οὖν ἐν τοῖς ἀγγείοις αἷμα πλεῖον ἤθροισται κατὰ τὰ
φλεγμαίνοντα μόρια, τοῖς ὄγκοις αὐτῶν τεκμαρτέον, οὐχ
ἥκιστα δὲ καὶ τῷ φαίνεσθαι φλέβας ἐν αὐτοῖς ἀοράτους ἔμ-
προσθεν οὔσας ὑπὸ σμικρότητος, οὐ γεννηθείσας δήπου κατὰ
τὴν φλεγμονὴν, ἀλλ᾽ ἐκ τοῦ πληρωθῆναι τοῦ αἵματος εἰς μέ-
γεθος ἀρθείσας τοσοῦτον, ὡς αἰσθητὰς γενέσθαι. μάλιστα
δὲ ἐν ὀφθαλμοῖς φαίνεται τοῦτο συμπῖπτον καὶ πόσθῃ καὶ
τιτθοῖς. ὅτι δὲ καὶ ἡ σύμπασα φαίνεται σὰρξ, ἧς ἤδη καὶ
μάλιστα πάθος ἐστὶν ἡ φλεγμονὴ, πληροῦσθαι ῥεύματος αἱ-
ματώδους, ἥ τε χροιὰ καὶ ὁ ὄγκος αὐτὸς ἐνδείκνυται. διὰ
τοῦτο δὲ καὶ ὑγρὰ πᾶσα καὶ διάβροχος ὥσπερ ἔριον καὶ
σπόγγος φαίνεται, καὶ τούτῳ μαρτυροῦσι καὶ οἱ ἐκρέοντες
ἰχῶρες, ἐπειδὰν ἔχῃ στόμιον ἡ φλεγμονή. εἰκότως δὲ, οἶμαι,
καὶ τὸ δέρμα σὺν τοῖς ὄγκοις τῶν ὑποκειμένων ἐξαίρεται καὶ
περιτείνεται, καὶ τῷ χρόνῳ δὲ δέχεται καὶ αὐτὸ τοῦ ῥεύμα-
τος, ὥσπερ καὶ οἱ τῶν ἀγγείων χιτῶνες. οὕτω δὲ καὶ οἱ

evacuentur, neque refrigerentur, facile putrefcunt; qua-
propter ex ejus putredine accedit calor ei, quem prius ob-
tinebat. Quod igitur in vafis partium inflammatarum fan-
guis copiofus collectus fit, ex tumoribus ipfarum licet con-
jicere; nec minus inde, quod venae in ipfis antea ob parvi-
tatem vifum effugientes confpiciantur, non generatae vide-
licet in inflammatione, verum ex fanguinis repletione in
magnitudinem tantam elatae, ut fenfibus pateant. Hoc in
oculis potiffimum accidere videtur et praeputio et mam-
mis. Ad haec univerfam carnem, cujus jam et praecipue
inflammatio affectus eft, fluore fanguinolento repleri, ꞃtum
color tum ipfe tumor indicat. Ob id vero humida omnis
caro et madefcens inftar lanae et fpongiae apparet. Atque
hujus teftimonium fanies effluens perhibet, ubi inflammatio
orificium acceperit. Merito etiam, mea fententia, cutis
cum fubjectarum partium tumoribus attollitur ac circumten-
ditur, et temporis proceffu ipfa quoque fluxionem fufcipit,
quemadmodum vaforum tunicae. Sic etiam inflammatae

ὑμένες οἱ κατὰ τὸ φλεγμαῖνον μέρος, ἔτι δὲ καὶ τὰ νεῦρα
καὶ οἱ τένοντες ἀπολαύουσιν ἐν τῷ χρόνῳ τῆς φλεγμονῆς,
ἐνίοτε μέν τοι τρωθέντων αὐτῶν ἢ καὶ ἄλλως παθόντων,
ἐξ αὐτῶν ἐκείνων πρῶτον ἄρχεται τὸ κακόν. ὅλως δὲ οὐ-
δὲν τῷ φλεγμαίνοντι μορίῳ κατὰ φύσιν ἔχον ἀκριβῶς δια-
μένει χρονιζούσης τῆς φλεγμονῆς, ἀλλὰ συναπολαύει τῇ
σαρκὶ πάντα τοῦ ῥεύματος, ὥστ᾽ ἐνίοτε καὶ τῶν ὀστῶν
ἅπτεται, καθάπερ καὶ ἐξ αὐτῶν ὁρμᾶταί ποτε πρώτων
πασχόντων. ἐν γοῦν τῷ κατὰ φύσιν ἔχειν χαλαρόν τέ
ἐστι τὸ δέρμα τοῖς γε μὴ παχέσιν, ἥ τ᾽ ἐν τῷ μεταξὺ χώρα
κενὴ, καθ᾽ ἧς ἐπιπέπτωκεν· ὡσαύτως δὲ καὶ αἱ κατὰ τὴν
σάρκα χῶραι, περὶ ὧν ἐπὶ πλέον ἐν ταῖς ἀνατομικαῖς ἐγχει-
ρήσεσι λέλεκται, κεναὶ πᾶσαι τυγχάνουσιν οὖσαι, καὶ μά-
λιστά γε αἱ περὶ τὰς ἀρτηρίας ἐν κύκλῳ ταῖς διαστολαῖς
αὐτῶν ἀνακείμεναι· κατὰ δὲ τὰς φλεγμονὰς ἅπασαι πλη-
ροῦνται τοῦ αἵματος, ἐκ μὲν τῶν ἀγγείων διϊδρουμένου
κατὰ τοὺς χιτῶνας αὐτῶν, ἐν παντὶ δὲ μορίῳ τῆς σαρκὸς
ἀναμιγνυμένου δροσοειδῶς.

partis membranae, infuper nervi et tendines inflammatio-
nem temporis fpatio experiuntur; interdum fane ipfis vul-
neratis, vel etiam aliter affectis, mali principium debetur.
In univerfum nihil in parte inflammata fecundum naturam
exacte fe habens permanet, fi inflammatio diuturna fit, ve-
rum omnes fimul cum carne fluxionem participant. Quam-
obrem offa quoque nonnunquam inflammatio attingit, ut et
ex ipfis aliquando primario affectis movetur. Quum itaque
fecundum naturam fe habet cutis, in minime craffis laxa eft,
et locus medius in quem incidit, vacuus eft. Eodem modo
carnium fpatia, de quibus in anatomicis adminiftrationibus
latius dictum eft, vacua exiftunt omnia, praefertim quae
circa arterias orbiculatim earum diaftolis incumbunt. In
inflammationibus autem omnia fanguine replentur, ex vafis
per earum tunicas refudante, in omni vero carnis parte
roris inftar permixto.

Ed. Chart. VII. [315.] Ed. Baf. III. (354. 355.)

Κεφ. γʹ. Ὅταν δὲ ἐν τῷ χρόνῳ κρατήσῃ μὲν ἡ φύσις,
πεφθῇ δὲ σύμπαν τὸ ῥεῦμα, καὶ γένηται πύον, ἐκτὸς ὠθεῖ-
ται τῆς σαρκός, ὑπὸ τῆς ἐν αὐτῇ δυνάμεως ἀποκριτικῆς τῶν
ἀλλοτρίων. ἔνθα μὲν οὖν ἤτοι πόρος ἐστὶ φυσικὸς ἀξιόλο-
γος, οἷον ὀχετός τις ἐκροῆς περιττωμάτων παρεσκευασμένος,
ἢ αὐτὸ τὸ χωρίον ἐνταῦθα ἀραιὸν, τοῦ πύου τὸ μέν τι δια-
πνεῖται, τὸ δὲ αἰσθητῶς ἐκρεῖ· ἔνθα δὲ περίκειται τὸ δέρμα
πυκνὸν καὶ σκληρὸν, οἷον τὸ ἔξωθεν ἡμῶν ἐστιν, ἴσχεται
ἐνταῦθα τὸ πύον, ἀφίστησί τε τῆς ὑποκειμένης αὐτῷ σαρκός,
εἶτα καὶ διαβιβρώσκει τῇ δριμύτητι καὶ διεξέρχεται πρὸς τοὐκ-
τός, εἰ μή τις φθάσῃ σχάσας αὐτό. κρατηθείσης δὲ τῆς φύ-
σεως ὑπὸ τοῦ ῥεύματος, οὐκέτι εἰς πύον, ἀλλ᾽ εἰς (355) ἀλ-
λόκοτόν τινα μεταβολὴν ἄλλοτε ἀλλοίαν ἀφικνεῖται τὸ αἷμα.
καλεῖται δὲ κοινῇ μὲν σύμπαντα τὰ τοιαῦτα πρὸς τῶν πλεί-
στων ἰατρῶν ἀποστήματα, καὶ μάλισθ᾽ ὅσα διὰ βάθους ἔνδον
ἐστίν· ἔνιοι δὲ οὐχ ἅπαντα προσαγορεύειν οὕτω δικαιοῦσιν,
ἀλλ᾽ ἐκεῖνα μόνον, ὅσα τὴν ἀλλοίωσιν εἰς διαφθορὰν ἑτέραν
τινὰ, οὐκ εἰς τὸ συνηθές τε καὶ χρηστὸν ἴσχει πύον. ὡς τά γε

Cap. III. At quum temporis proceſſu natura ſupe-
rior evaſerit, fluor autem univerſus concoctus fuerit, et
pus evaſerit, extra carnem pellitur ab ejus facultate alieno-
rum expultrice. Ubi ergo vel meatus naturalis notabilis
eſt, veluti quidam effluxionis excrementorum rivus praepa-
ratus, vel ipſa regio indidem rara, aliud ex pure perſpirat,
aliud ſenſibiliter effluit. Ubi vero cutis denſa duraque cir-
cumjacet, veluti exterior noſtra eſt, pus ibi retinetur, et
a carne ei ſubjecta recedit; deinde etiam acrimonia erodit,
vulnerat, et foras erumpit, niſi quis ſcarificatione *protinus*
ipſam antevertat. Verum natura a fluore devicta, non
amplius in pus, ſed in alienam aliquam mutationem alias
aliam ſanguis pervenit. Vocantur hujusmodi omnia vulgo
a plerisque medicis abſceſſus, maxime quae intus in alto ja-
cent. Quidam non omnes ſic appellandas cenſent, ſed illas
duntaxat, quae in aliam quandam corruptionem, non in
conſuetum bonumque pus immutantur; quemadmodum om-

ἐκπυΐσκοντα ἅπαντα [316] τινὲς μὲν ἐμπυήματα προσαγο-
ρεύουσιν, ἔνιοι δὲ διαπυήματα, καθάπερ καὶ αὐτὸ ἐκπυΐσκειν,
καὶ διαπυΐσκειν· ἔνιοι δὲ οὐχ οὕτως, ἀλλ᾽ ὅταν ἐν σπλάγχνῳ
γένηταί τι τοιοῦτον, ἐκεῖνο μόνον ἐμπύημα προσαγορεύουσι,
καὶ τοὺς οὕτω πάσχοντας ἐμπύους· ἄλλοι δ᾽ αὖ τινες ἰατροὶ
μόνους ἐκείνους ὀνομάζειν ἐμπύους δικαιοῦσιν, οἷς ἤθροισται
πύον ἐν τῇ μεταξὺ θώρακός τε καὶ πνεύμονος χώρᾳ. τῶν
μὲν οὖν ὀνομάτων, ὅπερ ἀεί μοι λέλεκται, φροντίζειν χρὴ το-
σοῦτον, ὡς ἑρμηνεύεσθαι σαφῶς τὸ δηλούμενον· αὐτὰ δὲ
τὰ πράγματα, περὶ ὧν ὁ λόγος, εὑρίσκειν οὕτως σπουδα-
στέον, ὡς μηδὲν ἐξ αὐτῶν διαλάθοι. σύμπαντα γὰρ ταῦτα
παρασκευαστικὰ πρὸς τὴν θεραπευτικήν εἰσι μέθοδον, ἐν ᾗ
τὰς διαθέσεις, οὐ τὰς προσηγορίας αὐτῶν ἰώμεθα. τούτων
τοίνυν ἀεὶ μεμνημένους ἐπὶ τὰ λείποντα αὖθις τῶν πραγμά-
των ἰτέον.

Κεφ. δ΄. Ὅταν ἀποδείρῃ τὰ σώματα τὸ πύον, ἀπο-
στήσῃ τε καὶ διαστήσῃ τῶν ὑποκειμένων τὰ περιέχοντα, κᾄ-
πειτα κενωθέντος αὐτοῦ καθ᾽ ὁντιναοῦν τρόπον, ἀδυνατήσει
τὰ διαστάντα τὴν ἀρχαίαν ἀπολαβεῖν κατάστασιν, ὀνομάζεται

nia ſuppurantia quidam vomicas, nonnulli ſuppurationes
appellitant, ut et ipſum vomicas excitare et ſuppurare.
Aliqui vero non ſic, verum quum in viſcere ejusmodi quip-
piam factum eſt, illud ſolum appellant ſuppuratum, et hoc
ſic affectos, ſuppuratos et purulentos. Rurſum et alii qui-
dam medici illos ſolos empyos *purulentos* vocari cenſent,
quibus in media inter thoracem et pulmonem regione pus col-
lectum eſt. Itaque nominum, quod ſemper ego dixi, tanta
eſt habenda ratio, quanta rei manifeſto exponendae ſufficit.
Ipſas res, de quibus agitur, invenire ſic conandum eſt, ut
nulla ex eis ſubterfugiat. Haec enim omnia ad medendi
methodum praeparant, in qua affectibus, non vocabulis
ipſorum medemur. Horum igitur ſemper memores, ad re-
liqua rurſus veniemus.

Cap. IV. Quum corpora pus excoriat, et continen-
tia a ſubjectis ſeparat, ac diducit, dein eo quomodocunque
evacuato, ſeparata priſtinum ſtatum recuperare nequeunt,

Ed. Chart. VII. [316.]   Ed. Baf. III. (355.)

τὸ πάθος κόλπος. εἰ δὲ μὴ ταχέως τις αὐτὸν θεραπεύσῃ, τυλοῦται καὶ σκληρὸς γίνεται τῷ χρόνῳ, καὶ οὐχ οἷός τέ ἐστι κολλᾶσθαι τοῖς ὑποκειμένοις αὐτῷ. προστέλλεται μέντοι ξηρανθεὶς ὑπό τε φαρμάκων καὶ διαίτης, ὡς δοκεῖν ὑγιὲς ἀμέμπτως ὑπάρχειν τὸ μόριον. εἰ μὲν δὴ διὰ παντὸς ἀκριβῶς τις διαιτώμενος, ὑγιεινὸν ἀληθῶς ἔχει καὶ ἀπέριττον τὸ σῶμα, προσεσταλμένος ὁ κόλπος μένει· περιττώματος δέ τινος ὑποτραφέντος, αὖθις πληροῦται καὶ γίνεται πάλιν ὅ περ ἐξ ἀρχῆς ἦν ἀπόστημα· καὶ αὖθίς γε, δεόντως ἰωμένων, ἐκκενοῦται καὶ ξηραίνεται καὶ προστέλλεται, καὶ ἀεὶ πολὺ ῥᾴονα ἅπαντ᾽ αὐτῷ γίνεται ταῦτα τῶν ἐξ ἀρχῆς ἀποστάντων. οὔτε γὰρ ὀδυνᾶται διασπώμενα τὰ μόρια, διέστηκε γὰρ ἤδη· καὶ πληροῦται τάχιστα, ῥᾳδίως ὑποδεχομένου τοῦ κόλπου τὸ ῥεῦμα· καὶ δὴ καὶ κενοῦται ταχέως, ὡδοποιημένων αὐτῷ τῶν ἐκροῶν, ὡς ὅταν γε κολληθῶσιν αὐτά, πάλιν ὀδυνῶνται, ῥηγνυμένου τοῦ ἀποστήματος. οὐ μόνον δὲ ἐκ φλεγμονῆς ἡ γένεσις τοῖς ἀποστήμασιν, ἀλλὰ καὶ εὐθὺς ἐξ ἀρχῆς ἐνίοτε δι᾽

affectio finus appellatur. Nifi vero quis celeriter eum curet, callo obducitur, durusque temporis progreſſu efficitur, et fubjectis fibi partibus agglutinari non poteſt. Attamen tum medicamentis tum victus ratione exiccatus committitur ita, ut pars fana citra laefionem eſſe videatur. Si quidem accurato quis victu femper ufus, fanum vere corpus obtinet, et recrementorum expers, finus commiſſus conjunctusque manet. At ubi excrementum quoddam fuccreverit, mox repletur, et qui abfceſſus ab initio erat, rurfus efficitur; atque iterum, ut par eſt, medentibus, evacuatur ficcaturque et committitur; tum haec omnia multo faciliora femper ei contingunt, quam quae prius abfceſſerant. Neque enim divulfae partes dolent, diductae enim jam funt; et citiſſime replentur, finu fluxionem facile fufcipiente; quinetiam evacuatur celerius, effluxionibus feu viis ipfi patefactis; ut quum ipfae partes coierint, ubi abfceſſus rumpitur, rurfus doleant. At non folum ex inflammatione abfceſſibus ortus eſt, fed etiam protinus a principio interdum, ob alium

ἄλλον χυμὸν ὁντιναοῦν ἀποδέροντα τῷ χρόνῳ καὶ ἀφιστάντα
τῶν ὑποκειμένων τὰ περιέχοντα. καὶ τοίνυν καὶ τμηθέντων,
παντοίαν ἰδέαν ὑγρῶν τε καὶ στερεῶν σωμάτων ἐντὸς ἔχοντα
φαίνεται. καὶ γὰρ βορβόρῳ, καὶ οὔρῳ, καὶ θρόμβῳ καὶ
χυλῷ μελιτώδει, καὶ μυξώδει, καὶ ὀστοῖς, καὶ λίθοις, καὶ
πώροις, ὄνυξί τε καὶ θριξὶν, ἐν ἀποστήμασιν εὑρίσκεται
παραπλήσια σώματα, καὶ μὴν καὶ ζῶα πολλάκις εὕρηνται,
σχεδὸν ἅπασι τοῖς ἐκ σηπεδόνος ἔχουσι τὴν γένεσιν ὁμοιό-
τατα.

Κεφ. ε'. Ἔστι δὲ καὶ ἡ σύριγξ ὀνομαζομένη στενὸς
καὶ προμήκης κόλπος, ὁμοίως τοῖς ἄλλοις κόλποις προστελλο-
μένη τε καὶ αὖθις ἀφισταμένη δι' ἐπιῤῥοὴν περιττωμάτων,
ἅσπερ [317] ἐκεῖνοι. ἀθερώματα δὲ καὶ στεατώματα καὶ
μελικηρίδας, ὅσα τε ἄλλα τοιαῦτα, τινὲς μὲν ἐν τοῖς ἀποστή-
μασι τίθενται, τινὲς δὲ εἰς ἕτερον γένος. εὔδηλος δὲ καὶ ἡ
τούτων φύσις ἐκ τῶν ὀνομάτων. ἀθέρα μὲν γάρ τι παρα-
πλήσιον ἐν τοῖς ἀθερώμασιν εὑρίσκεται· μέλιτι δὲ ἐν τοῖς με-
λικηρίσι· στέατι δὲ ἐν τοῖς στεατώμασιν. ὡς τὸ πολὺ δὲ χιτών

quemcunque humorem fenfim excoriantem et a fubjectis
continentia diducentem. Ac proinde incifi univerfas, non
humorum modo, verum etiam folidorum quorundam cor-
porum fpecies intus continere confpiciuntur. Etenim coe-
no, urinae, grumo, melleo mucofoque fucco, offibus, la-
pidibus, callis obduratis, unguibus, et pilis fimilia corpora
in abfceffibus reperiuntur; quin et multoties inventa funt
animalcula, prope omnibus, quae ex putredine generatio-
nem habent, fimillima. Cap. V. At vero quae fiftula vocatur anguftus ob-
longusque finus eft, qui peraeque caeteris finibus contrahi-
tur, ac rurfus ob excrementorum influxum diducitur,
quemadmodum illi. Atheromata vero, et fteatomata, et
melicerides, et hujusmodi caeteras affectiones alii inter abs-
ceffus reponunt, quidam ad aliud genus referunt. Ipforum vero
natura ex nominibus conftat. Nam in atheromatis pulticulae
fimile quid invenitur; melli in meliceribus; fevo in fteato-
matis. Caeterum hujusmodi univerfa tunica quaedam mem-

τις ὑμενώδης ἅπαντα τὰ τοιαῦτα περιέχει. ταῦτά τε οὖν
ἅπαντα παρὰ φύσιν ὄγκοι, καὶ πρὸς τούτοις ἄνθρακες, καὶ
γάγγραιναι, καὶ ἕρπητες, ἐρυσιπέλατά τε καὶ σκίῤῥοι, καὶ
οἰδήματα, καὶ καρκῖνοι, καὶ πνευματώσεις, ὑπὲρ ὧν οὐδ᾽
αὐτῶν ἀγνοεῖν χρὴ τὸν ἰατρὸν, ἀλλ᾽ ἀκριβῶς ἐπισκέπτεσθαι
τήν τε γένεσιν ἑκάστου καὶ τὴν οὐσίαν.

Κεφ. στʹ. Αἱ μὲν δὴ γάγγραιναι καὶ οἱ ἄνθρακες,
ἐπειδὰν οἷον ζέσαν τὸ αἷμα ἐγγύς τε τῆς φλεγμονῆς διακαύσῃ
τὸ δέρμα. ταῦτ᾽ ἄρα καὶ σὺν ἐσχάρᾳ γίγνονται, καὶ φλύκται-
ναι προηγοῦνται τοῦ ἕλκους, ὥσπερ ἐν τοῖς πυρικαύστοις,
ὀξύτατόν τε πυρετὸν ἐπιφέρουσι, καὶ κίνδυνον ὑπόγυιον ἀμφὶ
τῇ ζωῇ. μέλαινα δὲ τοὐπίπαν καὶ τεφρώδης ἡ ἐσχάρα φαί-
νεται τοῦ τῶν ἀνθράκων ἕλκους, οὐ μὴν οὐδ᾽ ἡ χροιὰ τῆς
πέριξ φλεγμονῆς ὁμοίως ταῖς ἄλλαις ἐρυθρά ἐστιν, ἀλλ᾽ ἐπὶ
τὸ μελάντερον ῥέπει, τρόπον ἕτερον τῶν ἐκχυμωθέντων, ἢ
ὑπὸ κρύους καταψυχθέντων· οὐ σφοδρῶς γὰρ πελιδνὸς,
ὥσπερ ἐπ᾽ ἐκείνοις ὁ ὄγκος, ἀλλ᾽ ἔχει τι καὶ στίλβον, οἷον
ἡ ἄσφαλτός τε καὶ ἡ πίττα. τοιαύτη δέ ἐστι καὶ ἀκριβὴς

branofa faepe comprehendit.   Atque hi omnes tumores
praeter naturam funt.   Accedunt huc carbunculi, gangrae-
nae, herpetes, eryfipelata, fcirrhi, oedemata, cancri, et
inflationes; quae nec ipfa medicum ignorare oportet, fed
cujusque generationem et fubftantiam accurate perfcrutari.

Cap. VI.   Enimvero gangraena et carbunculi pro-
creantur, quum fanguis tanquam fervens atque inflamma-
tioni propinquus cutem peruſſerit. Quapropter et cum cru-
fta fiunt, et puftulae ulcus praecedunt, quemadmodum in
ambuftis, febremque acutiſſimam inferunt et imminens
vitae periculum.   Nigra vero prorfus ac cinerea carbuncu-
lorum ulceris apparet crufta;   non tamen color inflamma-
tionis circumpofitae fimiliter aliis ruber eft, fed ad nigrio-
rem propendent, alio modo quam ecchymofi laborantibus,
vel a gelu refrigeratis; quia non adeo livens, quemadmo-
dum in illis, tumor eft, fed etiam quid fplendidum habet,
veluti bitumen et pix.   Talis eft quoque fincera bilis atra.

720 *ΓΑΛΗΝΟΥ ΠΕΡΙ ΤΩΝ ΠΑΡΑ ΦΥΣΙΝ ΟΓΚΩΝ*

Ed. Chart. VII. [317.]   Ed. Baf. III. (355.)

μέλαινα χολή. καὶ τοίνυν καὶ ἡ κακοήθεια τῶν ἐν τοῖς ἄν-
θραξιν ἑλκῶν ἐντεῦθέν ἐστιν. ἔοικε γὰρ ἤτοι γε ἐξ ἀρχῆς
εὐθέως, ἢ ὑπεροπτώμενον ἐν τῇ ζέσει τὸ αἷμα μελαγχολικὸν
γίνεσθαι.

Κεφ. ζ'. Χωρὶς δὲ τοῦ ζεῖν ἡ μέλαινα χολὴ τοὺς καρ-
κίνους ἐργάζεται, καὶ ἢν δριμυτέρα τύχῃ, μεθ' ἕλκους. ταῦτ'
ἄρα καὶ μελάντεροι τῇ χροιᾷ τῶν φλεγμαινόντων εἰσὶ, καὶ
ἥκιστα θερμοί. πληροῦνται δὲ αἱ φλεβὲς ἐπ' αὐτῶν καὶ τεί-
νονται μᾶλλον ἢ ἐν ταῖς φλεγμοναῖς. ἧττον γὰρ ἐκπίπτει
τῶν ἀγγείων εἰς τὴν πέριξ σάρκα διὰ πάχος ὁ γεννῶν τοὺς
καρκίνους χυμός. οὐ μὴν οὐδὲ ἐρυθραὶ καθάπερ ἐν ταῖς
φλεγμοναῖς αἱ φλέβες εἰσὶν, ἀλλὰ καὶ αὐταὶ κατὰ τὸν λυ-
ποῦντα χυμόν.

Κεφ. η'. Ἕπεται δὲ ταῖς μεγάλαις φλεγμοναῖς ἡ
καλουμένη γάγγραινα, νέκρωσίς τε οὖσα τοῦ πάσχοντος
μορίου. κἂν μὴ διὰ ταχέων τις αὐτὴν ἰάσηται, νεκροῦ-
ται ῥᾳδίως τὸ παθὸν οὕτω μόριον, ἐπιλαμβάνει τε τὰ
συνεχῆ καὶ ἀποκτείνει τὸν ἄνθρωπον. ἐπειδὰν γὰρ ἰσχυ-
ρῶς φραχθῇ κατὰ τὰς μεγίστας φλεγμονὰς τά τε στόματα

Unde profecto ulcerum in carbunculis malignitas emergit.
Nam fanguis vel ftatim ab initio, vel in fervore aſſatus,
melancholicus fieri videtur.

Cap. VII. At bilis atra fine ebullitione cancros fa-
cit; et cum ulcere, fi acrior contigerit. Quamobrem et
nigriores colore inflammatis femper apparent minimeque
calidi; venae in ipfis replentur ac tenduntur magis quam
in inflammationibus. Humor enim cancros generans mi-
nus ob craſſitiem ex vafis in circumpofitam carnem excidit;
non tamen venae ficut in inflammationibus rubrae funt,
verum et hae pro humoris infeſlantis ratione.

Cap. VIII. Magnas inflammationes gangraena vocata
fequitur, quae partis affectae mortificatio eſt. Hanc nifi
quis cito fanaverit, pars fic laborans facile emoritur, nec
non alias continuas invadit ac hominem perimit. Quum
enim vehementer obſtructa funt in maximis inflammationi-

τῶν ἀγγείων, οἵ τε πόροι πάντες οἱ κατὰ τὸ δέρμα τῆς κατὰ
φύσιν ἀποστερούμενοι διαπνοῆς, τὰ οὕτω κάμνοντα σώματα
νεκροῦνται ῥᾳδίως. καὶ πρῶτον μὲν αὐτῶν ἀποσβέννυται τὸ
τῆς χρόας εὐανθὲς, ὃ συνῆν ταῖς φλεγμοναῖς· [318] ἔπειθ᾽
ἡ ὀδύνη καὶ ὁ σφυγμὸς οἴχονται, οὐ πεπαυμένης δή που τῆς
διαθέσεως, ἀλλὰ τῆς αἰσθήσεως νενεκρωμένης. ἀχώριστος
δὲ φλεγμονῆς μεγάλης ὁ σφυγμός. οὕτω δὲ ἐοίκασιν ὀνομά-
ζειν οἱ παλαιοὶ τὴν αἰσθητὴν κίνησιν αὐτῷ τῷ κάμνοντι τῶν
ἀρτηριῶν, εἴτε χωρὶς ὀδύνης, εἴτε καὶ σὺν ταύτῃ γίγνοιτο.
διὸ καὶ προστιθέασί τινες ἐν τοῖς συμπτώμασι τῆς φλεγμο-
νῆς τῷ σφυγμῷ τὸ σὺν ὀδύνῃ. ταυτὶ μὲν οὖν ἐν ὀνόματι
τὴν ἀμφισβήτησιν ἔχει, κάλλιον δὲ ἐπίστασθαι τὴν γένε-
σιν αὐτῶν καταφρονοῦντα τῆς προσηγορίας. ἐν μὲν δὴ
τῷ κατὰ φύσιν ἀναίσθητός ἐστιν ἡμῖν ἡ κίνησις τῶν ἀρ-
τηριῶν, ἐν δὲ ταῖς φλεγμοναῖς αἰσθητὴ σὺν ὀδύνῃ. πλήτ-
τει γὰρ ἡ ἀρτηρία διαστελλομένη τὰ πέριξ σώματα, καὶ
πρὸς τῆς πληγῆς ὀδυνώμεθα διὰ τὴν φλεγμονήν. ὅταν δὲ
καὶ αὐτὸς ὁ χιτὼν ἤδη φλεγμαίνῃ, πλήττουσά τε ἅμα καὶ

bus, tum vaforum orificia, tum omnes meatus naturali
perfpiratione deftituti, fic aegrotantia corpora prompte emo-
riuntur. Ac primum qui coloris flos inflammationibus ad-
fuerat, in ipfis extinguitur; deinde dolor et pulfus abeunt,
nequaquam fedato affectu, verum fenfu emortuo. Pulfus
autem ingentis inflammationis infeparabile fymptoma eft;
fic autem videntur veteres appellare motum arteriarum ipfi
aegrotanti fenfibilem, five citra dolorem five cum eo ac-
cidat. Quare nonulli in inflammationis fymptomatis pul-
fui hoc addunt, cum dolore. Haec illis de nomine difcep-
ptatio eft. Praeftat hoc neglecto originem eorum cogno-
fcere. Certe in naturali ftatu arteriarum motus nobis non
percipitur, in inflammationibus cum dolore fentitur. Per-
culit enim arteria, dum dilatatur, circumjacentes partes,
ex cujus ictu propter inflammationem dolemus. Ubi vero
ipfa quoque tunica inflammatione jam conflictatur, percu-

Ed. Chart. VII. [318.]   Ed. Baf. III. (355. 356.)
πληττομένη διπλασιάζει τὴν ὀδύνην. περὶ μὲν δὴ τούτων
αὐτάρκως εἴρηται.

Κεφ. θ'. Λεκτέον δὲ ἐφεξῆς τὰ χολώδη ῥεύματα·
νενίκηκε γὰρ οὐκ οἶδ᾽ ὅπως τὸ τῶν ἰατρῶν ἔθος, ἄν τε χο-
λὴν ὀνομάσωμεν ἁπλῶς ἄν τε χολώδη χυμὸν, ἀκούειν ἡμᾶς
(356) τὴν ὠχρὰν καὶ πικρὰν, οὐ τὴν ὀξεῖαν καὶ μέλαιναν.
ἐκείνην γὰρ ἀεὶ μετὰ προσθήκης ὀνομάζουσι, συνάπτοντες τῇ
προσηγορίᾳ τοῦ χυμοῦ τὴν χρόαν. ὅταν οὖν κατασκήψῃ χο-
λῶδες ῥεῦμα, τὸ μὲν ἀκριβὲς ἕλκοῖ τὸ δέρμα, τὸ δὲ ὑδατώ-
δεσιν ἰχῶρσιν ἢ αἵματι συμμιγὲς ἧττόν ἐστι δριμὺ καὶ μᾶλλον
εἰς ὄγκον αἴρει τὸ μέρος ἢ ἕλκοῖ. τουτὶ μὲν οὖν ἐρυσίπελας
ὀνομάζεται, θάτερος δὲ ἕρπης. ἐνδείκνυται δὲ τὸν ἐργασά-
μενον χυμὸν ἥ τε χρόα καὶ ἡ θερμότης τῶν παθῶν. ἐπεὶ δὲ
αὖ καὶ τοῦ δριμέος ὁ μὲν ἧττον, ὁ δὲ μᾶλλον ὑπάρχει τοιοῦ-
τος, ἰστέον ἐπὶ μὲν τοῦ δριμυτέρου τὸν ἐσθιόμενον ἕρπητα
συνίστασθαι, οὕτω γὰρ αὐτὸν ὠνόμασεν Ἱπποκράτης, ὑπὸ
δὲ θατέρου τὸν ἕτερον, ᾧ καὶ κεγχρίαν ἔνιοι τῶν μεθ᾽ Ἱππο-

tiens fimul et percuſſa dolorem congeminat. De his quidem
abunde ſatis dictum.

Cap. IX. De biliofis autem fluxionibus deinceps
differendum. Vicit enim haud fcio qua ratione medico-
rum confuetudo, five bilem fimpliciter five biliofum hu-
morem nominemus, inaudire nos pallidam et amaram, non
acidam et nigram; quandoquidem illam femper cum adje-
ctione nominant, humoris appellationi colorem adjungen-
tes. Quum igitur biliofus humor *aliquo* decubuerit, fin-
cerus quidem cutem exulcerat; qui vero aqueae faniei aut
fanguini mixtus, minus eft acris et magis partem in tumo-
rem attollit, quam exulcerat. Hoc itaque eryſipelas ap-
pellatur, alterum herpes. Procreantem vero humorem
affectuum tum color tum calor prodit. Quum autem et
rurfus acris fluoris hic minus, ille magis talis exiftit, fci-
endum, ex acriore herpetem efthiomenum i. e. *depafcentem*
conftitui, fic enim Hippocrates ipfum nominavit, ex altero
alterum, cui et nonnulli poft Hippocratem miliaris nomen

Ed. Chart. VII. [318.]   Ed. Baſ. III. (356.)

κράτην τοὔνομα ἔθεντο, διότι κέγχροις ὁμοίας ἐξοχὰς ἀποτελεῖ
κατὰ τὸ δέρμα. φλέγματι μὲν οὖν μοι δοκεῖ μεμῖχθαι τὸ
τοιοῦτον ῥεῦμα· τὸ δὲ ἕτερον ἀκριβοῦς εἶναι χολῆς. διὰ τοῦ-
το καὶ μετὰ ἀναβρώσεως γίγνεται, τὸ συνεχὲς ἀεὶ τοῦ δέρμα-
τος ἐπιλαμβάνοντος τοῦ πάθους, ὅθεν αὐτῷ καὶ τοὔνομα.
μιχθέντος δὲ αἵματος ἴσου τῇ χολῇ, τὸ πάθος ἀμφοῖν ἐν
μέσῳ τὴν ἰδέαν ἐστὶ καὶ τὴν φύσιν ἐρυσιπέλατός τε καὶ φλεγ-
μονῆς. εἰ δὲ πολὺ ἐπικρατοίη τὸ ἕτερον, ἀπὸ τοῦ κρατοῦν-
τος ἡ προσηγορία τῷ πάθει, κατηγορεῖται δὲ αὐτῷ τὸ μιχθέν.
ἐρυσίπελας μὲν οὖν φλεγμονῶδες ἐπὶ τῇ ξανθῇ κρατούσῃ,
φλεγμονὴ δὲ ἐρυσιπελατώδης ἐπὶ τῷ κρατοῦντι αἵματι λέγεται.
παραπλήσιος δὲ καὶ ἡ τῶν ἄλλων μίξεων ἑρμηνεία, φλεγμονὴ
σκιῤῥώδης, καὶ σκίῤῥος φλεγμονώδης, οἴδημά τε φλεγμονῶ-
δες καὶ οἰδηματώδης φλεγμονή. τέτταρα γὰρ ταῦτ᾽ ἔστι
συνεχῶς γινόμενα πάθη δι᾽ ἐπιῤῥοὴν ὑγρῶν, ἐρυσίπελας καὶ
οἴδημα καὶ φλεγμονὴ καὶ σκίῤῥος. ἐρυσίπελας μὲν οὖν,
ὡς εἴρηται, χολώδους ῥεύματος κρατήσαντος· φλεγμονὴ δὲ,
αἱματώδους· οἴδημα δὲ λεπτοῦ τὴν σύστασιν φλέγματος,

poſuerunt, quod miliis ſimiles eminentias in cute procreet.
Mihi vero talis fluor pituitae commixtus; alter vero exactae
bilis eſſe videtur, ideoque cum eroſione accidit, affectu cutis
continuitatem ſemper prehendente; unde nomen quoque
ſortitus eſt. Si vero ſanguis aequaliter bili ſit permixtus,
in utriusque medio, inflammationis et eryſipelatis, ſpecie
et natura hic affectus eſt. At ſi alter multum exuperet, ab
exuperante affectus nomen eſt; praedicatur vero quod ei
mixtum eſt. Eryſipelas quidem phlegmonodes ob flavam
bilem praepollentem; phlegmone vero eryſipelatodes ſan-
guine ſuperante dicitur. Jam vero aliarum mixtionum ſi-
milis eſt interpretatio, phlegmone ſcirrhodes et ſcirrhus
phlegmonodes, oedema phlegmonodes et phlegmone oede-
matodes. Etenim quatuor hi affectus aſſidue ex humorum
fluxione generantur, eryſipelas, oedema, phlegmone et
ſcirrhus. Eryſipelas igitur, bilioſa fluxione, ut dictum
eſt, exuperante; phlegmone, ſanguinea; oedema, pituita

ὥσπέρ γε παχέος καὶ γλίσχρου τὸ ἕτερον εἶδος τῶν σκίῤῥων·
τὸν γὰρ ἕτερον ἡ ἰλὺς τοῦ αἵματος ἀπεργάζεται. ἔστι δὲ
δήπου καὶ αὐτὴ διττή, τὸ μὲν ἕτερον εἶδος, ὅπερ Ἱππο-
[319]κράτης ὀνομάζει μέλαιναν· τὸ δ᾽ ἕτερόν ἐστι μὲν καὶ
τοῦτο μέλαν, ἰδίαν δὲ ἔχει τὴν προσηγορίαν· ὀνομάζεται γὰρ
μέλαινα χολή. ταύτης μὲν οἱ καρκῖνοι, θατέρου δὲ τοῦ μέ-
λανος ἔν τι τῶν σκίῤῥων εἶδος ἔγγονον ὑπάρχει. διορίζεται
δὲ ἀπὸ θατέρου τοῦ φλεγματικοῦ τῇ χρόᾳ. κοινὰ δ᾽ ἀμφοῖν
ὁ μείζων τοῦ κατὰ φύσιν ὄγκος ἀνώδυνός τε καὶ σκληρὸς, ἥ τε
γένεσις ἀμφοτέρων ἐνίοτε μὲν ἐξ ἀρχῆς, ἔστιν ὅτε δὲ ἐκ μετα-
πτώσεως ἤτοι φλεγμονῆς, ἢ ἐρυσιπελάτων, ἢ οἰδήματος,
ἐμψυχθέντων ἀμετρότερον.

Κεφ. ί. Ἐγγὺς δ᾽ ἐστὶ σκίῤῥου τά τε ἐκχυμώματα
καλούμενα καὶ τὰ μελάσματα, πρεσβύταις μάλιστα συμβαί-
νοντα θλασθεισῶν τῶν φλεβῶν. ἔστι δὲ καὶ τούτων
ἔνια μὲν, ὡς εἴρηται, μέλανα, καὶ μάλιστα γέρουσι γίγνε-
ται ταῦτα, διὰ σμικρὰς προφάσεις· ἔνιοι δὲ καὶ ἐρυ-
θροὶ καὶ μέλανες ἐν τῷ μεταξὺ, τὰ καλούμενα πελιδνά.

confiftentia tenui; quemadmodum ex craffa lentaque una
fcirrhorum fpecies; nam alteram limus fanguinis efficit.
Atque haec certe duplex eft; altera quidem fpecies, quam
atram Hippocrates nominat; altera vero fimiliter atra eft,
fed propriam appellationem obtinet, nominatur etenim atra
bilis. Hujus quidem cancri foboles funt; alterius vero ni-
grae una quaedam fcirrhorum fpecies. Verum pofterior
a pituitofa colore diftinguitur. Utrisque communia funt
major quam fecundum naturam deceat tumor, tum doloris
expers tum durus. Atque amborum generatio interdum
a principio, nonnunquam ex permutatione aut inflamma-
tionis, aut eryfipelatis, aut oedematis, quum immoderatius
refrigerata fint.

Cap. X. Vicina fcirrhis funt quae ecchymomata et
melasmata vocantur, maxime fenibus ex venis contufis ac-
cidentia. Sunt autem horum quaedam, ut diximus, nigra,
et haec fenibus potiffimum leves ob caufas oriuntur. Quae-
dam inter rubrum et nigrum confiftunt, quos livores voc'

γίγνεται δ' ἅπαντα τὰ τοιαῦτα ἐκ τῶν φλεβῶν αἵματος ἐκ-
χεομένου, ποτὲ μὲν διὰ τῶν χιτώνων θλασθέντων, ἔστι δ'
ὅτε ἀναστομωθέντων κατὰ τὸ πέρας.

Κεφ. ιά. Ἀρτηρίας δ' ἀναστομωθείσης τὸ πάθος
ἀνεύρυσμα καλεῖται. γίγνεται δὲ τρωθείσης αὐτῆς, ἐπειδὰν
εἰς οὐλὴν μὲν ἀφίκηται τὸ προσκείμενον αὐτῇ δέρμα, μένῃ
δὲ τῆς ἀρτηρίας ἕλκος μήτε συμφυθείσης μήτε συνουλωθεί-
σης μήτε σαρκὶ φραχθείσης. διαγινώσκεται δὲ τὰ τοιαῦτα
παθήματα τῶν σφυγμῶν τῶν ἐργασαμένων ἀρτηριῶν, ἀλλὰ
καὶ θλιβομένων ἀφανίζεται πᾶς ὁ ὄγκος, παλινδρομούσης εἰς
τὰς ἀρτηρίας τῆς ἐργαζομένης αὐτὸν οὐσίας, ἣν ἐδείξαμεν ἐν
ἄλλοις ἅμα λεπτὸν καὶ ξανθὸν εἶναι αἷμά τι πνεύματι λεπτῷ
καὶ πολλῷ συμμιγές. εὐθὺς δὲ καὶ θερμότερόν ἐστι τὸ αἷμα
τοῦτο τοῦ κατὰ τὰς φλέβας καὶ τρωθέντος τοῦ ἀνευρύσμα-
τος ἐξακοντίζεται δυσεπισχέτως. ὑποχωρεῖ μὲν οὖν κἂν
τοῖς οἰδήμασιν ἡ ὕλη θλιψάντων τῶν δακτύλων, καὶ βοθροῦ-
ται τὸ μέρος, ἀλλ' οὔτε σφυγμός ἐστιν ἐν τούτῳ τῷ πάθει,
καὶ ἡ χροιὰ λευκοτέρα, καὶ τὸ οἴδημα πολλῷ πλατύτερόν τε

tant. Sed hi omnes tumores fanguine ex venis effufo pro-
veniunt; interdum ob tunicas contufas, interdum in extre-
mis referatas. Cap. XI. At vero arteriae adapertae affectus aneu-
rysma vocatur; fit autem quum ipfius vulneratae circum-
pofita cutis ad cicatricem quidem pervenit, manet autem
vulnus, arteria nec coëunte, nec conglutinata, nec carne
obftructa. Dignofcuntur fane hujusmodi pathemata pulfi-
bus quos edunt arteriae, verum quum etiam comprimuntur,
tumor omnis delitefcit, fubftantia, quae ipfum efficit, in
arterias recurrente; quam alibi oftendimus tenuem et fla-
vum effe fanguinem quempiam, una cum fpiritu tenui et
copiofo permixtum; hic vero fanguis longe calidior eft eo,
qui in venis continetur, et vulnerato aneurysmate erumpit,
ut vix fifti poffit. Caeterum in oedematis materia premen-
tibus cedit digitis, et pars in foffulam cavatur; at nec pul-
fus in hac affectione eft, fed color albidior; et oedema multo

καὶ μεῖζον ἀνευρύσματος, πλὴν εἴποτε θρόμβος τις ἐγγενόμενος ἐξ ἀνευρύσματος σφάκελον ἐργάζοιτο. καλῶ δ᾽ οὕτω τὴν φθορὰν τῶν στερεῶν σωμάτων ἅπασαν, ὡς καὶ τοῖς ὀστοῖς ἐγγίνεσθαι, μήτοι γε δὴ σαρξὶν, ἢ ἀγγείοις. ἡ δὲ γάγγραινα νέκρωσις καὶ αὕτη τῶν στερεῶν σωμάτων, ἀλλ᾽ οὔτ᾽ ὀστοῖς ἐπιγίγνεται καὶ ταῖς μεγίσταις ἕπεται φλεγμοναῖς, εἶδος μέν τι τῶν σφακελῶν ὑπάρχουσα, προσηγορίαν δὲ ἰδίαν ἐξαίρετον ἐπὶ τῇ κοινῇ κεκτημένη. ταῦτ᾽ οὖν αὐτάρκως διώρισται, καὶ λέγειν ἤδη καιρὸς περὶ τῶν μελαγχολικῶν ῥευμάτων.

Κεφ. ιβ΄. Ὅταν δὲ εἰς σάρκα μέλαινα κατασκήψῃ χολὴ, δακνώδης μὲν οὖσα διαβιβρώσκει τὸ περικείμενον [320] δέρμα, καὶ ἕλκος ἐργάζεται· μετριωτέρα δὲ ὑπάρχουσα, τὸν χωρὶς ἑλκώσεως ἀποτελεῖ καρκῖνον. εἴρηται δὲ ἔμπροσθεν ὅτι καὶ τὰς φλέβας ἐξαίρει μειζόνως τῶν φλεγμονῶν, ὁποῖόν τε τὸ εἶδος αὐτῶν τῆς χρόας ἐστίν. οὐ μόνον δὲ τὸ καρκινῶδες ἕλκος, ἀλλὰ καὶ ἄλλα πολλὰ σὺν ὄγκοις τῶν περιεχόντων αὐτὰ συνίσταται σωμάτων, ἔγγονα σύμπαντα κακοχυμίας,

latius majusque eſt aneurysmate, niſi quum grumus quispiam innatus ex aneurysmate ſphacelum gignat. Voco ſic omnem ſolidarum partium corruptelam, ut etiam oſſibus incidat, nedum carnibus aut vaſis. Gangraena vero ſolidorum corporum mortificatio ipſa eſt, ſed neque oſſibus advenit, et magnas inflammationes comitatur, ſpecies una ſphaceli exiſtens, ſed proprium nomen et ſingulare praeter commune ſortita. Haec igitur ſatis diſtincta ſunt; reliquum jam tempus poſtulat, ut de melancholicis fluxionibus verba faciamus.

Cap. XII. Quum vero atra bilis in carnem decubuerit, mordax quidem cutem circumpoſitam erodit et ulcus efficit; moderatior autem cancrum ſine ulceratione molitur. Dictum eſt antea, venas ab eo magis quam ab inflammationibus in tumorem attolli, et qualis ſpecies ipſarum coloris ſit. Non ſolum autem cancroſum ulcus, verum etiam alia pleraque cum tumoribus corporum ea continentium conſti-

ἤτοι πικροχολίας τινὸς, ἢ μελαγχολικῆς, ἢ καί πως ἄλλως
ἰώδους τε καὶ μοχθηρᾶς ἐκ διαφθορᾶς μείζονος ὑποτραφείσης.
Κεφ. ιγ'. Ὅσα δὲ ἐν αὐτοῖς ἐπινέμεται καὶ τῶν πέριξ
ἅπτεται διαβιβρώσκοντα τὸ περιέχον ὑγιὲς σῶμα, ταῦτα σύμ-
παντα φαγεδαινικὰ προσαγορεύεται· τὰ δ' ἐξ ἀμφοῖν σύνθετα,
τοῦ τε ἕλκους αὐτοῦ καὶ τοῦ πέριξ ὄγκου, φαγέδαιναν ὀνο-
μάζουσιν. ἐπινέμεται μὲν οὖν καὶ ὁ ἕρπης ἀναβιβρώσκων τὰ
πέριξ, ἀλλ' ἔστι μόνον τοῦ δέρματος ἕλκωσις, ἡ φαγέδαινα
δὲ σὺν τῷ δέρματι καὶ τῶν ὑποκειμένων ἅπτεται. Χειρώνεια
δὲ καὶ Τηλέφεια καλεῖν ἕλκη περιττόν· ἀρκεῖ γὰρ ἅπαντα
κοινῇ κακοήθη προσαγορεύειν. ἔστι δὲ καὶ ἡ ψώρα καὶ ἡ λέ-
πρα μελαγχολικὰ πάθη μόνου τοῦ δέρματος, ὡς εἴγε κἂν ταῖς
φλεψὶ καὶ τῇ σαρκὶ γίγνοιτο, καρκῖνος ὀνομάζεται.
Κεφ. ιδ'. Μελαγχολικὸν δὲ πάθος καὶ ὁ ἐλέφας ἐστὶ,
τὴν μὲν πρώτην γένεσιν ἐξ αἵματος ἴσχων μελαγχολικοῦ, τῷ
χρόνῳ δὲ πλείων ἡ μέλαινα γίνεται τοῦ αἵματος, ἡνίκα δυσώ-
δεις εἰσὶ καὶ ἀπεχθεῖς ἰδεῖν, ἐνίοις δὲ αὐτῶν καὶ ἕλκη συμπί-

tuuntur, omnia pravi humoris foboles, aut biliofi cujus-
dam, aut melancholici, aut alias utcunque virulenti ac vi-
tiofi ex majore corruptela ortum adepti.

Cap. XIII.   Quae vero ex ipfis depafcuntur et cir-
cumpofitas laedunt partes, fanum corpus ambiens erodentia,
haec univerfa phagedaenica nominantur.   Quae in ambobus
confiftunt, ulcere et tumore ambiente, phagedaenam appel-
lant.   Depafcitur quidem et herpes vicina erodens, verum
folius cutis eft exulceratio; phagedaena vero cum cute etiam
fubjecta attingit.   Chironia vero et Telephia ulcera vocare
fupervacuum eft.   Sufficit enim omnia communi vocabulo
cacoëthe i. e. maligna nuncupare.   Ad haec pfora et lepra
melancholici cutis folius affectus funt; nam fi in venis et
carne proveniant, cancer appellatur.

Cap. XIV.   Elephas quoque melancholicus affectus
eft, ex fanguine melancholico primam ducens originem;
tempore vero bilis atra fanguine copiofior redditur, ac tum
tali morbo obnoxii graviter olent, et afpectu funt molefti.
Quibusdam ipforum ulcera quoque accedunt.   Hoc mali

πτει. τοῦτο τὸ πάθος ἀρχόμενον ὀνομάζουσι σατυριασμὸν,
ἐπειδὴ τοῖς σατύροις ὅμοιοι γίγνονται τὸ πρόσωπον. ἔνιοι δὲ
τὰς κατὰ τοὺς κροτάφους ἐξοχὰς ὀστώδεις οὕτω καλοῦσι.
γίγνονται δὲ καὶ κατ᾽ ἄλλα μόρια τοιαῦται τῶν ὀστῶν ἐξοχαὶ,
καὶ καλοῦσιν αὐτὰς ἐξοστώσεις ἔνιοι, καθάπερ καὶ τὰς κατὰ
φύσιν ἐντάσεις τῶν αἰδοίων μὴ καθισταμένας τινὲς ὀνομά-
ζουσι σατυριασμὸν, τινὲς δὲ πριαπισμόν.
    Κεφ. ιέ. Ἔστι δὲ καὶ ὁ ἀχὼρ ἕλκος μικρὸν ἐν τῷ
δέρματι τῆς κεφαλῆς, εἰκάσαις δὲ αὐτὸ φλέγματος ἁλμυροῦ
καὶ νιτρώδους ἔκγονον ὑπάρχειν. ἐκρεῖ γοῦν αὐτοῦ τις ἰχὼρ
οὔθ᾽ ὑδατώδης ἁπλῶς οὔτ᾽ ἤδη παχὺς ὥσπερ τὸ μέλι, καθά-
περ ἐν τοῖς κηρίοις ὀνομαζομένοις. καὶ γὰρ καὶ ταῦτα σὺν
ὄγκῳ τινὶ καὶ κατατρήσεσι πλείοσι (357) γίγνεται, μελιτώδους
ἐκρέοντος ὑγροῦ. μικρὸς δὲ καὶ τούτων ὁ ὄγκος, ἀλλ᾽ οὐκ
εἰς τοσοῦτον εἰς ὅσον ἀχῶρος. ἔτι δὲ καὶ τούτων ὄγκοι μι-
κρότεροι παρὰ φύσιν ἐπὶ τοῦ δέρματος γεννῶνται, μυρμηκίαι
τε καὶ ἀκροχορδόνες τε καὶ ψύδρακες, ἐπικνυκτίδες τε, ἅπασι
γνώριμα πάθη. γνώριμος δ᾽ [321] οὐχ ἥκιστα καὶ ὁ δοθιὴν

dum incipit, fatyriasmum vocant, quia fatyris fimiles fa-
cie redduntur. Nonnulli offeas in temporibus eminentias
fic nominant; fiunt quoque in caeteris partibus tales offium
eminentiae, quas nonnulli exoftofes vocitant, quemadmo-
dum et pudendorum tentiones praeter naturam non re-
mittentes quidam fatyriasmum, quidam priapismum ap-
pellant.   Cap. XV. Eft et achor parvum in cute capitis ul-
cus; conjeceris ipfum pituitae falfae et nitrofae fobolem effe.
Effluit igitur ex eo fanies quaedam, non omnino aquofa,
neque jam craffa, ut mel, quemadmodum in favis appella-
tis.   Nam et haec cum tumore quodam et foraminibus plu-
rimis eveniunt, humore melleo effluente. Parvus horum
quoque tumor eft, fed non adeo, ut achoris. Infuper his
minores praeter naturam tumores in cute nafcuntur, myr-
meciae, acrochordones, pfydraces et epinyctides, affectus
omnibus cogniti.   Notus non minime et furunculus eft,

ἐστιν, ἐπιεικὴς μὲν ὑπάρχων, ὅτε ἐν αὐτῷ μόνῳ συνίσταται
τῷ δέρματι, κακοήθης δὲ, ὅταν ἐκ πλείονος ἀνίσχηται βά-
θους. ἔοικε γὰρ οὕτως φύματι, καὶ τῇ σκληρότητι μόνον
διήνεγκε φύματος ὁ τοιοῦτος δοθιήν. ἔστι δ᾽ ἄμφω τὰ πάθη
φλεγμονώδη. καὶ τρίτον ἐπ᾽ αὐτοῖς ὁ βουβὼν, καὶ τέταρτον
ὅπερ ὀνομάζουσιν ἔνιοι φύγεθλον, θερμότητι ἅμα καὶ τάχει
γενέσεως ἀφορίζοντες τῶν ἄλλων φυμάτων. εἰσὶ δὲ καὶ οἱ
κατὰ βουβῶνας καὶ μασχάλας μόνας γίνεσθαι φύγεθλα λέ-
γοντες, φλεγμονὰς ὑπάρχοντα τῶν ἀδένων. τῶν τῇδε σκιρ-
ρωθέντων τὸ δὲ πάθος ὀνομάζεται χοιράς, ὥσπέρ γε καὶ
τῶν ὄρχεων σκιῤῥωθέντων ὄνομα τῷ νοσήματι σαρκοκήλην
ἔθεντο, καθάπερ ὅταν ὑγρὸν ὑδατῶδες ἐν τοῖς περὶ τὸν ὄρχιν
ἀθροίζηται χιτῶσιν, ὑδροκήλην καλοῦσιν, ἐπιπλοκήλην τε
καὶ ἐντεροκήλην, καὶ πρὸς τούτων ἔτι τὸ σύνθετον ἐξ ἀμφοῖν,
μᾶλλον τοῦ δέοντος πεπλεγμένον, ἐντεροεπιπλοκήλην, νεωτέ-
ρων ἰατρῶν ὄνομα, τῶν καὶ σύμπαντας τοὺς κατὰ τῶν ὄρ-
χεων ὄγκους ὀνομαζόντων κήλας διὰ τοῦ ή στοιχείου τῆς
πρώτης λεγομένης συλλαβῆς, οὐ διὰ τοῦ α', καθάπερ ὑπὸ
τῶν Ἀθηναίων. ὥσπερ δὲ τῶν εἰρημένων ὀνομάτων ἕκαστον

mitis fane, quum in ipfa cute fola confiſtit; malignus autem,
quum magis ab alto exurgit; nam fic tuberculo fimilis eſt,
differt tamen a tuberculo fola duritie ejusmodi dothien; am-
bo phlegmonodes affectus funt. Tertius his fuccedit bubo,
et quartus quem panum nonnulli vocant, calore fimul et
generationis celeritate ab aliis tuberculis diftinguentes. Sunt
quoque qui in inguinibus et alis duntaxat oriri phygethla di-
cant, quae funt glandularum inflammationes. Struma eſt,
ubi hae partes fcirrhum contraxerint, quemadmodum te-
ſtium fcirrhis morbi nomen farcocelen i. e. carneum rami-
cem impofuerunt; ut, quum humor aqueus in teſtium tu-
nicis acervatur, hydrocelen vocitant, et epiplocelen, et
enterocelen, ad haec compofitum ex ambabus vocabulum
magis quam convenit implexum, enteroepiplocelen, recen-
tiorum medicorum eſt, qui univerfos teſtium tumores κήλας
i. e. ramices appellant, per η elementum prima fyllaba,
non per α, ut ab Athenienfibus, prolata. Quemadmodum

ἐνδείκνυται τοῦ μέρους τὸ νόσημα καθ᾽ οὗ λέγεται, οὕτω καὶ
ἡ κιρσοκήλη νεώτερον ὄνομα δηλοῖ τὸ πάθος ἐφ᾽ οὗ λέλεκται.
Κεφ. ιστ᾽. Κιρσοὺς δὲ καὶ τὰς ἄλλας ἁπάσας φλέβας
εὐρυνομένας ὀνομάζουσιν οἱ παλαιοί. κιρσοὺς δὲ καὶ ταύτας
οἱ νεάτεροι καλοῦσιν ἰατροὶ, τὸ ί στοιχεῖον μετὰ τοῦ κ᾽
στοιχείου τιθέντες, οὐ καθάπερ οἱ Ἀθηναῖοι. γίνονται δὲ
καὶ κατὰ τὰ σκέλη κιρσοὶ διὰ ἀρρωστίαν τῶν τῇδε φλεβῶν,
καὶ μᾶλλον ὅταν αἷμα παχὺ πλεονάζῃ κατὰ τὸ σῶμα. περι-
τοναίου δὲ τρωθέντος, ἢ ῥαγέντος, εἶτα μὴ συμφύντος, ὄγκος
μαλακὸς γίνεται κατὰ τὸ χωρίον. εἰ δὲ καὶ κατὰ τὸν βουβῶνα
γένοιτο, καλοῦσι βουβωνοκήλην. εἰ δὲ κατὰ τὸν ὀμφαλὸν
συμβαίη τοῦτο, καλοῦσιν ἐξομφάλους ἔνιοι τῶν ἰατρῶν τοὺς
ᾧδε πάσχοντας. ἔστι δ᾽ οὐ τοῦ περιτοναίου μόνον οὐδὲν τῶν
παθῶν τούτων, ἀλλὰ χρὴ πάντως καὶ τὴν τοῦ μυὸς ἀπονεύ-
ρωσιν παθεῖν, ἣν ἐν ταῖς ἀνατομικαῖς ἐγχειρήσεσιν ὁποία τίς
ἐστιν ἐδήλωσα. ταυτὶ μὲν οὖν τὰ πάθη τῶν ἐγκαρσίων μυῶν
ἐστιν, αἱ δ᾽ ἐν τῷ βουβῶνι κῆλαι τῶν λοξῶν, ἤτοι ῥηγνυμέ-
νης, ἢ ἀνευρυσμένης αὐτῶν τῆς κατὰ τοῦτο τὸ χωρίον ἀπονευ-

vero unumquodque praedictorum nominum partis morbum
indicat, de qua dicitur; ita quoque cirfocele recentius no-
men morbum illius notat, de quo prolatum eft. Cap. XVI.
Atqui omnes reliquas venas, quae dila-
tantur, cirfos i. e. *varices* antiqui nominant; medici re-
centiores cirfos et has vocant, elementum *ι* poft *κ* literam
ponentes, non quemadmodum Athenienfes; proveniunt va-
rices et in cruribus ob imbecillitatem earum, quae illic funt,
venarum, et magis quum fanguis craffus in corpore exube-
rat. At peritonaeo vulnerato vel rupto, deinde non coa-
lefcente, mollis tumor fedem illam occupat; fi in inguine
fiat, bubonocelen vocant; fi in umbilico is accidat, eo af-
fectos medicorum nonnulli exomphalos appellant. At
nullus ex his affectibus folius peritonaei eft, verum aponeu-
rofin quoque mufculi affici oportet, quam in anatomicis ad-
miniftrationibus, qualisnam fit, indicavimus. Igitur hi af-
fectus transverforum mufculorum funt; in inguine vero
ramices obliquorum, vel rupta, vel dilatata ea in regione

ρώσεως ἅμα τῷ περιτοναίῳ χιτῶνι. γίγνονται δὲ καὶ ἄλλοι
τῶν ταύτῃ χωρίων ὄγκοι, διά τι τῶν ὑποκειμένων σπλάγχνων
ἐξαιρόμενον. εἴρηται δὲ καὶ τὰ πάθη τὰ τοὺς ὄγκους αὐτῶν
ἐργαζόμενα. φλεγμοναὶ γάρ εἰσι καὶ σκίῤῥοι καὶ ἀποστή-
ματα καὶ ὅσα τοιαῦτα. κατὰ δὲ τοὺς ὑδερικοὺς ἀθροίζεται
ταύτῃ πλῆθος, ὑδατῶδες μὲν ἐν τοῖς ἀσκίταις, πνευματῶδες
δὲ ἐν τοῖς τυμπανίταις, φλεγματῶδες δὲ ἐν τοῖς ἀνὰ σάρκα
καὶ λευκοφλεγματίαις ὀνομαζομένοις.

Κεφ. ιζ'. [322] Ἤδη δὲ καὶ ἄλλοι τινὲς ὄγκοι τετυ-
χήκασιν ἰδίων ὀνομάτων, οὐδὲν ἐξαίρετον ἔχοντες, οἷον ἐπου-
λίδες τε καὶ παρουλίδες, καὶ θύμοι, καὶ τἄλλα ὅσα τοιαῦτα
σαρκώδη βλαστήματα. καθάπερ γε πάλιν αἱ σταφυλαὶ καὶ
τὰ παρίσθμια καὶ αἱ ἀντιάδες οὐκ ἄλλό τι ἢ φλεγμοναί
εἰσιν, αἱ μὲν σταφυλαὶ τοῦ γαργαρεῶνος, αἱ δὲ ἀντιάδες τῶν
ἐν ἀρχῇ τῆς φάρυγγος ἀντικειμένων ἀλλήλοις ἀδένων, ὥσπερ
τὰ παρίσθμια τῶν κατ' αὐτὴν τὴν φάρυγγα σωμάτων. Ἱππο-
κράτης δ' ἔοικεν οὐχ ἅπασαν φλεγμονὴν τοῦ κίονος ὀνομάζειν
σταφυλὴν, ἀλλ' ἓν μόνον εἶδος, ἐν ᾧ τὸ πέρας τοῦ γαργα-

eorum aponeurofi fimul cum peritonaeo tunica. Fiunt et
alii harum fedium tumores propter fubjectum aliquod vifcus
in altum fefe attollens. Affectiones autem, quae ipforum
tumores concitant, dictae funt; inflammationes enim funt,
fcirrhi, abfceffus, atque his fimiles. In hydropicis autem
eo in loco copia coacervatur, aquofa in afcitis; flatulenta
in tympanitis; pituitofa in anafarca et leucophlegmatia.
Cap. XVII. Jam vero alii tumores propria nomina
adepti funt, nihil eximium obtinentes, cujusmodi epulides,
parulides, thymi et ejusmodi caeteri carnofi furculi funt;
velut rurfus uvae, parifthmia, tonfillae, aliud nihil prae-
terquam inflammationes exiftentes; uvae quidem gurgulio-
nis; tonfillae glandularum, quae in faucium principio fibi
invicem opponuntur; quemadmodum parifthmia corporum,
quae in ipfis faucibus confiftunt. Hippocrates autem vide-
tur non omnem inflammationem faucium uvam appellare,
fed unam folam fpeciem, in qua terminus gurgulionis acino

ρεᾶνος ὁμοιοῦται σταφυλῆς ῥαγί. ἀλλὰ καὶ οἱ πολύποδες,
ἤτοι φλεγμονῆς, ἢ φύματος, ἤ τινος βλαστήματος, ἢ ὅπως
ἂν ἐθελήσῃ τις ὀνομάζειν, ἐν μυκτῆρσι συνισταμένου ἀποτε-
λοῦνται, φλεγμονώδεις δ᾽ εἰσὶ καὶ ὑγροὶ διὰ τὸ χωρίον.
ἐγκανθὶς δὲ καὶ αὕτη παρὰ φύσιν μέν τις ὄγκος ἐν τοῖς μεγά-
λοις γίνεται κανθοῖς, ἔστι δ᾽ οὐ τῷ παντὶ γένει παρὰ φύσιν.
τὰ δὲ πτερύγια βλαστήματά ἐστι τοῦ ἐπιπεφυκότος ἔξωθεν
ὑμένος τοῖς ὀφθαλμοῖς, ὃς ἀπὸ τοῦ περιοστίου καταφερόμε-
νος ἐπὶ τὴν στεφάνην ἀφικνεῖται. τὰ δὲ σταφυλώματα κα-
λούμενα, τὰ μὲν τῇ θέσει μόνῃ, τὰ δὲ τῇ διαθέσει παρὰ
φύσιν ἐστὶν, εἴρηται δὲ περὶ τῶν τοιούτων ἁπάντων, ὅσα
κατὰ τοὺς ὀφθαλμοὺς συνίσταται πάθη, δι᾽ ἑτέρου. καιρὸς
οὖν ἤδη παύειν ἐν τῷδε τὸν λόγον, οὐδὲ μιᾶς ἔτι τῶν παρὰ
φύσιν ὄγκων ἰδέας ἀρρήτου καταλελειμμένης.

uvae fimilis exiftit. Verum et polypi vel ex inflammatio-
ne, vel tuberculo, vel excrefcentia quadam, vel quomodo-
cunque aliquis nominare voluerit, in naribus confiftente
generantur; phlegmonodes vero funt et humidi ob loci
naturam. Sic encanthis ipfa tumor aliquis praeter naturam
in magnis oculorum angulis oritur, non eft autem toto ge-
nere praeter naturam, fed fola magnitudine. Pterygion
membrana oculis extrinfecus adnata eft, quae a perioftio
ambiente delata, ad iridis coronam pervenit. Staphylomata
vero quae vocantur, alia folo fitu, alia affectione praeter
naturam funt. Dictum eft alibi de omnibus hujusmodi af-
fectibus, qui in oculis confiftunt. Opportunum itaque jam
eft hic fermonem finire, quum nulla fuperfit adhuc tumo-
rum praeter naturam fpecies, quae commemorata non
fuerit.

ΓΑΛΗΝΟΥ ΠΕΡΙ ΑΝΩΜΑΛΟΥ ΔΥΣΚΡΑ- ΣΙΑΣ ΒΙΒΛΙΟΝ.

Ed. Chart. VII. [170.]   Ed. Baf. I. (249.)

Κεφ. α'. Ἀνώμαλος δυσκρασία γίνεται μὲν καὶ καθ'
ὅλον τοῦ ζώου τὸ σῶμα ἐνίοτε, καθάπερ ἔν τε τοῖς ἀνὰ σάρκα
λεγομένοις ὑδέροις, καὶ τοῖς ἠπιάλοις καλουμένοις πυρετοῖς,
καὶ σχεδὸν ἅπασι τοῖς ἄλλοις, πλὴν τῶν ἑκτικῶν ὀνομαζομέ-
νων· γίνεται δὲ καὶ καθ' ἓν ὁτιοῦν μόριον, οἰδισκόμενον,
ἢ φλεγμαῖνον, ἢ γαγγραινόμενον, ἢ ἐρυσιπελατούμενον, ἢ
καρκινούμενον. τούτου δὲ τοῦ γένους καὶ ὁ καλούμενος ἐλέ-
φας καὶ ἡ φαγέδαινα καὶ ὁ ἕρπης. ἀλλὰ ταῦτα μὲν ἅπαντα
μετὰ ῥευμάτων· ἄνευ δ' ὕλης ἐπιῤῥύτου, μόναις ταῖς ποιό-
τησιν ἀλλοιουμένων τῶν μορίων, ἀνώμαλοι γίνονται δυσκρα-

GALENI DE INAEQVALI INTEMPERIE LIBER.

Cap. I. Inaequalis intemperies fit interdum et in
univerfo animalis corpore, ut in hydrope quem aquam in-
tercutem vocant, et febribus quas epialas appellant, et
prope caeteris omnibus, iis exceptis quas hecticas nominant.
Oboritur autem et in unaquaque parte, quum ea oedemate,
vel phlegmone, vel gangraena, vel eryfipelate, vel cancro
obfidetur; hujus autem generis eft et qui elephas vocatur
et phagedaena et herpes. Verum haec quidem omnia cum
fluxionibus confiftunt. Citra vero materiam affluentem,
quum partes folis qualitatibus alterantur, inaequales intem-

Ed. Chart. VII. [170.]   Ed. Baf. III. (249. 250.)

σίαι, ψυχθέντων, ἢ ἐκκαυθέντων, ἢ γυμνασαμένων ἐπὶ πλέον, ἢ ἀργησάντων, ἤ τι τοιοῦτον ἕτερον παθόντων. οὐ μὴν ἀλλὰ κᾳκ τῶν ἔξωθεν προσπιπτόντων ἀνώμαλοι δυσκρασίαι τοῖς σώμασιν ἡμῶν πλείονες ἐγγίνονται, θερμαινομένοις, ἢ ψυχομένοις, ἢ ξηραινομένοις, ἢ ὑγραινομένοις. ἁπλαῖ μὲν γὰρ αὗται, καθότι κᾀν τοῖς περὶ κράσεων ὑπομνήμασιν ἐδείκνυτο· σύνθετοι δὲ ἐξ αὐτῶν εἰσιν ἕτεραι τέσσαρες, ἢ θερμαινομένων ἅμα καὶ ξηραινομένων, ἢ ψυχομένων τε ἅμα καὶ ὑγραινομένων, ψυχομένων τε ἅμα καὶ ξηραινομένων, ἢ θερμαινομένων τε ἅμα καὶ ὑγραινομένων. ὅτι δ᾽ αἱ τοιαῦται δυσκρασίαι διαφέρουσι τῶν ὁμαλᾶν τῷ μὴ κατὰ πάντα τὰ μόρια τοῦ δυσκράτως διακειμένου σώματος ὡσαύτως ὑπάρχειν, ἄντικρυς δῆλον. ὅστις οὖν ὁ τρόπος τῆς γενέσεώς ἐστιν ἁπάσαις ταῖς ἀνωμάλοις δυσκρασίαις, ἐν τῇδε τῷ γράμματι πρόκειται διελθεῖν. ἵνα δὲ σαφὴς (250) ὁ λόγος γένηται, ἀναμνῆσαι χρὴ πάντων τοῦ σώματος μορίων, ἀρξάμενον ἀπὸ τῶν μεγίστων, ἃ δὴ καὶ τοῖς ἰδιώταις γινώσκεται. χεῖρας γάρ τοι καὶ πόδας καὶ γαστέρα καὶ θώρακα καὶ κεφαλὴν οὐκ ἔστιν ὃς ἀγνοεῖ.

peries fiunt, iis utique refrigeratis, aut deuftis, aut praeter modum exercitatis, aut feriatis, aut aliquid ejusmodi perpeſſis. Praeterea ex iis quae foris occurſant, inaequales intemperies noſtris corporibus oboriuntur, quum calefiunt, vel refrigerantur, vel ſiccantur, vel humectantur. Hae namque ſimplices intemperies ſunt, ut in commentariis de temperamentis demonſtratum eſt. Compoſitae vero ex iis aliae quatuor ſunt, quum corpora vel calefiunt ſimul et ſiccantur, vel calefiunt ſimul et humectantur, vel refrigerantur ſimul et ſiccantur, vel refrigerantur ſimul et humectantur. Quod autem ejusmodi intemperies ab aequalibus eo diſſideant, quod in omnibus intemperanter affecti corporis partibus aequaliter non inſint, id clare liquet. Ergo quis ſit omni inaequali intemperiei generationis modus, in hocce libello enarrare propoſitum eſt. Quo autem clarior evadat oratio, revocare in memoriam oportet omnes corporis partes, ſumpto a maximis exordio, quae ſane et idiotis innoteſcunt; manus enim et pedes et ventrem et thoracem et caput nemo eſt qui ignoret

Κεφ. β'. [171] Τεμνέσθω δὲ πάλιν ὑφ' ἡμῶν ἐν
ὁτιοῦν ἐξ αὐτῶν εἰς τὰ προσεχῆ καλούμενα μόρια, σκέλος μὲν
εἰ τύχῃ εἰς μηρὸν καὶ κνήμην καὶ πόδα, χεὶρ δ' αὖ εἰς βρα-
χίονά τε καὶ πῆχυν καὶ ἄκραν χεῖρα· καὶ μὲν δὴ καὶ ἄκρας
χειρὸς οἰκεῖα μόρια καρπὸς καὶ μετακάρπιον καὶ δάκτυλοι·
δακτύλων δ' αὖ πάλιν ὀστᾶ καὶ χόνδροι καὶ σύνδεσμοι καὶ
νεῦρα καὶ ἀρτηρίαι καὶ φλέβες, ὑμένες τε καὶ σάρκες καὶ τέ-
νοντες, ὄνυχές τε καὶ δέρμα καὶ πιμελή· ταῦτα δ' οὐκέτ' ἐγ-
χωρεῖ τέμνειν εἰς ἕτερον εἶδος, ἀλλ' ἔστιν ὁμοιομερῆ τε καὶ
πρῶτα, πλὴν ἀρτηριῶν τε καὶ φλεβῶν· αὗται γὰρ ἐξ ἰνῶν τε
καὶ ὑμένων σύγκεινται, καθ' ὃ κἂν ταῖς ἀνατομικαῖς ἐγχειρή-
σεσιν ἐλέγετο. καὶ μὲν δὴ καὶ ὡς χῶραι πολλαὶ μεταξὺ τῶν
εἰρημένων ὁμοιομερῶν τε καὶ πρώτων μορίων ὑπάρχουσι, καὶ
τούτων ἔτι πλείους τε καὶ μείζους ἐν τῷ μέσῳ τῶν ὀργανικῶν
τε καὶ συνθέτων, ἐνίοτε δὲ καὶ καθ' ἓν ὁτιοῦν ὁμοιομερὲς
μόριον, ὡς ἐν ὀστῷ καὶ δέρματι· καὶ περὶ τούτων ἁπάντων
ἐν ταῖς ἀνατομικαῖς ἐγχειρήσεσιν εἴρηται. τὰ μὲν οὖν μαλακὰ
τῶν σωμάτων ἀλλήλοις ἐπιπίπτοντα τὰς μεταξὺ χώρας ἀδή-
λους ἐργάζεται πρὸς τὴν αἴσθησιν· ὅσα δὲ σκληρὰ καὶ ξηρὰ,

Cap. II.　Secetur autem a nobis earum rurfus una-
quaeque in fibi continuas *integrantes* appellatas partes,
verbi gratia crus in femur, tibiam et pedem, manus in
brachium, cubitum et fummam manum. Et vero fummae
manus propriae partes funt carpus, metacarpium et digiti;
digitorum praeterea, offa, cartilagines, ligamenta, nervi,
arteriae, venae, membranae, carnes, tendones, ungues,
cutis, adeps. Has vero etiamnum in aliam fpeciem fecare
non conceditur, fed funt fimilares ac primae, exceptis ta-
men arteriis et venis; hae nanque ex fibris et membranis
funt conditae, ut in anatomicis adminiftrationibus traditum
eft. Quin etiam multa funt fpatia inter ipfas primas et fi-
milares partes appellatas, atque his etiam plura majora-
que inter ipfas organicas et compofitas; aliquando vero et
in unaquaque fimilari parte, ut in offe cuteque; atque de
his quoque omnibus in adminiftrationibus anatomicis di-
ctum eft. Etenim mollia corpora, quum fibi invicem in-
cumbunt, interpofitorum fpatiorum fenfum adimunt; fed

πάνυ φωράσαις αὐτῶν αἰσθήσει τὰ διαλείμματα, καθάπερ ἐν
ὀστοῖς τὰς σήραγγας. ἔχουσι δὲ αὗται κατὰ φύσιν ἐν ἑαυταῖς
ὑγρὸν παχὺ καὶ λευκὸν εἰς θρέψιν τοῖς ὀστοῖς παρεσκευασμέ-
νον. οἱ δὲ ἐν τῷ δέρματι πόροι καθ᾽ ὅν τινα γίγνονται τρό-
πον, ἐν τοῖς περὶ κράσεων εἴρηται. ταυτὶ μὲν νῦν ἀναγκαῖον
ἦν ἀναμνῆσαι σαφηνείας ἕνεκεν τῶν μελλόντων λεχθήσεσθαι.
περὶ δὲ τῆς ἀνωμάλου δυσκρασίας ἤδη ῥητέον, ὁποία τέ τις
ἡ φύσις αὐτῆς ἐστι καὶ ὅσοι τρόποι γενέσεως. ὅτι μὲν δὴ
μία κρᾶσις οὐκ ἔστιν ἐν ἅπασι τοῖς μέρεσι τοῦ πεπονθότος
οὕτω σώματος, ἔμπροσθεν εἴρηται. ἀλλὰ τοῦτο μὲν ἁπά-
σης ἀνωμάλου δυσκρασίας κοινόν· αἱ διαφοραὶ δὲ ταῖς τῶν
πεπονθότων σωμάτων ἕπονται φύσεσιν. ἄλλως μὲν γὰρ ἡ
ἁπλῆ σάρξ, ἄλλως δὲ ὁ σύμπας μῦς εἰς ἀνώμαλον ἀφικνεῖται
κρᾶσιν.

Κεφ. γ΄. Αὐτίκα γέ τοι ῥεύματος θερμοῦ κατασκήψαν-
τος εἰς μῦν, πρῶτον μὲν αἱ μείζους ἀρτηρίαι καὶ φλέβες ἐμ-
πίπλανταί τε καὶ διατείνονται, μετὰ ταῦτα δὲ αἱ μικρότεραι,
καὶ τοῦτο γίνεται μέχρι τῶν σμικροτάτων· ἐν αἷς ὅταν ἰσχυρῶς

quae dura ficcaque funt, in iis maxime deprehendere fpatia
licet, ficuti offium cavernulas. Continent hae ex natura
in fefe humorem craffum et album, ad id comparatum, ut
offa nutriat. Quae in cute foramina funt, ea qua ratione
fiant, in libris de temperamentis dictum eft. Atque haec
monuiffe neceffarium erat perfpicuitatis gratia eorum, quae
a nobis deinceps explicanda funt. De inaequali vero in-
temperie nunc agendum; tum quaenam ejus natura fit, tum
quot ejus generationis modi. Ergo quod in omnibus cor-
poris ita affecti partibus una temperies non fit, prius dictum
eft; verum id quidem omnis intemperiei inaequalis eft com-
mune; differentiae vero *ejus* ipfam corporum affectorum
naturam fequuntur. Aliter enim fimplex caro, aliter uni-
verfus mufculus ad inaequale temperamentum pervenit.

Cap. III. Quum enim fluxio *humoris* calida in mu-
fculum decubuit, primum majores arteriae venaeque im-
plentur ac diftenduntur; deinde minores; idque fit ad us-
que minimas; in quibus quum vehementer fluxio impacta

σφηνωθῇ καὶ μηκέτι στέγηται τὸ ῥεῦμα, τὸ μέν τι κατὰ τὸ
στόμα, τὸ δέ τι καὶ διὰ τῶν χιτώνων αὐτῶν διηθεῖται πρὸς
τὸ ἐκτός· κἂν τούτῳ πίμπλανται ῥεύματος αἱ μεταξὺ χῶραι
τῶν πρώτων σωμάτων, ὥστε καὶ θερμαίνεσθαι καὶ περικλύ-
ζεσθαι πανταχόθεν ὑπὸ τῆς ὑγρότητος ἅπαντα. τὰ νεῦρα
δέ ἐστι ταῦτα καὶ ὑμένες καὶ σύνδεσμοι καὶ σάρκες αὐταί.
πρὸ δὲ τούτων αἱ ἀρτηρίαι καὶ φλέβες, αἳ δὴ καὶ πρώτως
καὶ μάλιστα ποικίλως ὀδυνῶνται. καὶ γὰρ ἔνδοθεν ὑπὸ τοῦ
ῥεύματος θερμαίνονταί τε καὶ διατείνονται καὶ διασπῶνται,
κἀκ τῶν ἔξωθεν θερμαίνονται ἅμα καὶ θλίβονται καὶ βαρύ-
νονται· τὰ δ᾽ ἄλλα μόρια, τὰ [172] μὲν ἐν τῷ θερμαίνεσθαι
μόνον ἢ θλίβεσθαι, τὰ δὲ τῷ συναμφοτέρῳ κάμνει. καὶ κα-
λεῖται μὲν τὸ νόσημα φλεγμονή, δυσκρασία δέ ἐστιν ἀνώμα-
λος τοῦ μυός. τὸ μὲν γὰρ αἷμα τὸ κατ᾽ αὐτὸν ἤδη ζέει·
συνεκθερμαίνει δὲ αὐτῷ πρώτους μὲν καὶ μάλιστα τοὺς χι-
τῶνας τῶν ἀρτηριῶν καὶ φλεβῶν· ἤδη δὲ καὶ τὰ ἐκτὸς αὐτῶν,
οἷς περικέχυται, πάντα. καὶ δυοῖν γε θάτερον ἀναγκαῖον
ἀπαντῆσαι· νικήσαντος μὲν τοῦ ῥεύματος, φθορὰν γίνεσθαι

fit, neque amplius contineri queat, pars quaedam ejus per
ipfarum ora, pars quaedam etiam per tunicas colata foras
transmittitur; tum vero interjecta fpatia primorum corpo-
rum ita fluxione implentur, ut undique omnia ab humore
et incalefcant et perfundantur. Ea funt nervi, ligamenta,
membranae, caro ipfa, antéque haec arteriae et venae,
quae certe primae et praeter caetera vario dolore afficiun-
tur. Etenim interius a fluxione tum calefiunt tum diften-
duntur ac divelluntur; exterius non modo calefiunt, fed
etiam premuntur ac degravantur; reliquae partes aliae in-
calefcendo folum, vel comprimendo, aliae utroque genere
laborant; appellaturque morbus ipfe phlegmone; eft autem
inaequalis mufculi intemperies; fervet enim jam qui in eo
eft fanguis; is fecum calefacit primum quidem ac maxime
arteriarum et venarum tunicas; mox vero, quae extra has
funt, omnia, quibus circumfunditur. Ita duorum alterum
fequi necefle eft, ut, fi fluxio vicerit, corruptio fequatur

738 ΓΑΛΗΝΟΥ ΠΕΡΙ ΑΝΩΜΑΛΟΥ ΔΥΣΚΡΑΣ.

Ed. Chart. VII. [172.]   Ed. Baf. I. (250.)

τῶν νικηθέντων σωμάτων· νικηθέντος δὲ, τὴν εἰς τὸ κατὰ
φύσιν ἐπάνοδον τῷ μυΐ. καὶ δὴ νικάσθω πρότερον τὸ ῥεῦμα,
βέλτιον γὰρ ἀπὸ τῶν κρειττόνων ἄρχεσθαι, διττὸς ἐν τούτῳ
τρόπος ἔσται τῆς ἰάσεως, ἢ διαφορηθέντος ἅπαντος τοῦ κα-
τασκήψαντος ὑγροῦ, ἢ πεφθέντος. ἀλλ᾽ ἡ μὲν διαφόρησις
εὐκταιοτάτη τῶν ἰάσεών ἐστι· τῇ πέψει δὲ ἔπεται δύο ταῦτ᾽
ἐξ ἀνάγκης, πύου γένεσις καὶ ἀπόστασις. ἀφίσταται δὲ ποτὲ
μὲν εἰς τὴν μεγίστην καὶ ἀκυροτάτην τῶν παρακειμένων κοι-
λοτήτων, ἥπερ δὴ καὶ βελτίστη τῶν ἀποστάσεών ἐστιν·
ἐνίοτε δὲ εἰς τὴν μεγίστην μὲν οὐ μὴν ἄκυρον, ἢ εἰς ἄκυρον
μὲν οὐ μεγίστην δέ. τοῖς μὲν οὖν κατὰ γαστέρα καλλίστη
τῶν ἀποστάσεών ἐστιν ἡ εἰς τὴν ἐντὸς εὐρυχωρίαν, εἰς ἣν
καὶ συῤῥήγνυνται τὰ πολλά· μοχθηρὰ δὲ ἡ ὑπὸ τὸ περιτό-
ναιον. οὕτω δὲ καὶ τοῖς κατὰ τὸν ἐγκέφαλον ἡ μὲν εἰς
τὰς ἐμπροσθίους κοιλίας ἀγαθὴ, μοχθηρὰ δὲ ἡ ὑπὸ τὰς
μήνιγγας καὶ εἰς τὴν ὄπισθεν κοιλίαν. αἱ δὲ κατὰ τὰς πλευ-
ρὰς ἀποστάσεις εἰς τὰς τοῦ θώρακος εὐρυχωρίας ἐκρήγνυνται·
καὶ τῶν μὲν μυῶν ὑπὸ τὸ δέρμα, τῶν δὲ σπλάγχνων ἢ εἰς

victorum corporum; fin fluxio victa fit, ut mufculus ad
naturalem ftatum redeat. Vincatur igitur prius fluxio, tu-
tius enim eft a potentioribus *curationem* exordiri, duplex
hic erit medendi modus, quum vel difcuffus fuerit totus,
qui decubuit, humor, vel concoctus. Verum difcuffio
optanda maxime curatio eft; concoctionem autem haec duo
neceffario fequuntur, puris generatio et abfceffus. Abs-
cedit aliquando in cavitatum proxime accubantium tum ma-
ximam tum abjectiffimam, qui fane abfceffuum optimus
eft; interdum in maximam, non tamen abjectam; vel in
abjectam, fed non maximam. Quibus igitur in ventrem
fluxus abfcedit, abfceffuum is optimus eft, qui in internam
ejus amplitudinem abiit, in quam etiam plerumque erum-
punt; pravus vero, qui fub peritonaeum. Ita vero quibus
in cerebrum, bonus eft, qui in anteriores ejus ventriculos
abfcedit, pravus, fub meningas, et qui in pofticum ejus
ventriculum *fertur*. Coftarum vero abfceffus in thoracis
capacitates erumpunt; mufculorum, fub cutem; vifcerum

τὰς ἀρτηρίας καὶ τὰς φλέβας τὰς ἐν αὐτοῖς, ἢ ὑπὸ τὸν ὑμένα
τὸν περιέχοντα, καθάπερ τιβδέρμα καὶ αὐτὸν ὑπάρχοντα τοῖς
σπλάγχνοις. εἰ δὲ νικηθείη τὰ σώματα πρὸς τοῦ ῥεύματος, εἰς
τοσαύτην μὲν ἀφίξεται δηλονότι δυσκρασίαν, ὡς καὶ τὴν ἐνέρ-
γειαν αὐτῶν ἀπολέσθαι καὶ φθαρῆναι τῷ χρόνῳ· παύσεται δὲ
ὀδυνώμενα τότε πρῶτον, ὅταν ἐξομοιωθῇ τῷ μεταβάλλοντι.
οὐ γὰρ ἐν τῷ μεταβεβλῆσθαι τὴν κρᾶσιν, ἀλλ᾽ ἐν τῷ μετα-
βάλλεσθαι πονεῖ τὰ μόρια, καθότι καὶ ὁ θαυμαστὸς Ἱππο-
κράτης ἔλεγεν· τοῖσι γὰρ τὴν φύσιν διαλλαττομένοισι καὶ
διαφθειρομένοισιν αἱ ὀδύναι γίγνονται. διαλλάττεται δὲ καὶ
διαφθείρεται τὴν φύσιν ἕκαστον θερμαινόμενον, ἢ ψυχόμενον,
ἢ ξηραινόμενον, ἢ ὑγραινόμενον, ἢ τῆς συνεχείας λυόμενον· ἐπὶ
μὲν ταῖς ἀνωμάλοις δυσκρασίαις διὰ τὸ θερμαίνεσθαι ἢ ψύχε-
σθαι μάλιστα, δραστικώταται γὰρ αὗται αἱ ποιότητες, ἤδη δὲ
καὶ διὰ τὸ ὑγραίνεσθαί τε καὶ ξηραίνεσθαι· ἐν δὲ τῷ πεινῆν ἢ
διψῆν, ἐπιλειπούσης ἔνθα μὲν τῆς ὑγρᾶς οὐσίας, ἔνθα δὲ τῆς
ξηρᾶς· ἐν δὲ τῷ τιτρώσκεσθαι καὶ διαβιβρώσκεσθαι καὶ τείνε-
σθαι καὶ θλίβεσθαι καὶ ἀνασπᾶσθαι, τῆς συνεχείας λυομένης.

vel in arterias et venas, quas in fe continent, vel in
membranam ambientem, quae tanquam cutis quaedam vi-
fceribus ipfa eft. At fi victae a fluxione corporis partes
fuerint, in tantam nimirum intemperiem devenient, ut inde
tum earum pereat actio, tum ipfae temporis fpatio corrum-
pantur; definent autem tum primum dolore, quum muta-
trici qualitati fuerint affimilatae; non enim quum mutata eft
temperies, fed quum mutatur, partes dolent, quemadmo-
dum et praeclarus effatur Hippocrates: *Dum enim altera-
tur ac corrumpitur natura, dolores fiunt.* Alteratur au-
tem ac corrumpitur cujusque natura, quum vel calefit, vel
refrigeratur, vel ficcatur, vel humectatur, vel *ejus* con-
tinuum folvitur. In intemperiebus quidem inaequalibus a
calore et frigore potiffimum *contractis,* hae namque effica-
ciffimae funt qualitates, deinde vero a ficcitate et humidi-
tate; ab inedia vero vel fiti, quod hic humida, illic ficca
fubftantia deficiat; a vulnerantibus, erodentibus, tendentibus,
prementibus, et lacerantibus, quod continuitas folvatur.

Κεφ. δʹ. Εἰ μὲν οὖν ἥ τε θερμότης τοῦ αἵματος ἡ
κατὰ τὸ φλεγμαῖνον μόριον ἐπιεικὴς ὑπάρχει καὶ τὸ περιεχό-
μενον αἷμα καθ᾽ ὅλον τὸ τοῦ ζώου σῶμα μετρίως ἔχει κρά-
σεως, οὐ πάνυ τι ῥᾳδίως συνεκθερμαίνεται τῷ πεπονθότι·
εἰ δ᾽ ἤτοι ζέοι σφοδρότερον, ἢ εἰ καὶ τὸ καθ᾽ ὅλον τὸ τοῦ
ζώου σῶμα αἷμα χολωδέστερον ὑπάρχοι, παραχρῆμα σύμπαν
ἐκθερμαίνεται· [173] πολὺ δὲ μᾶλλον, ἐπειδὰν ἄμφω συνδρά-
μοι, καὶ τὸ κατὰ τὴν φλεγμονὴν αἷμα θερμὸν ἱκανῶς εἶναι,
καὶ τὸ καθ᾽ ὅλον τὸ ζῶον χολῶδες. ἐκθερμαίνεται δὲ πρό-
τερον μὲν τὸ κατὰ τὰς ἀρτηρίας, ὅτι καὶ φύσει θερμότερόν
ἐστι καὶ πνευματωδέστερον, ἐφεξῆς δὲ καὶ τὸ κατὰ τὰς
φλέβας. εἰ δ᾽ ἐγγὺς εἴη τῶν πολυαίμων σπλάγχνων τὸ φλεγ-
μαῖνον μόριον, ἔτι καὶ θᾶττον αὐτῷ συνεκθερμαίνεται τὸ
καθ᾽ ὅλον τὸ ζῶον αἷμα. συνελόντι δὲ εἰπεῖν, ἐπὶ παντὸς
τοῦ θερμαίνοντος ὅσον εὐαλλοίωτον ἦν, ἢ τῇ φύσει θερμὸν,
ἐκθερμαίνεται πρῶτον· ὥσπέρ γε κἀπὶ τοῦ ψύχοντος ὅσον
εὐαλλοίωτον ἦν, ἢ τῇ φύσει ψυχρὸν, ἐκεῖνο πρῶτον κατα-
(251)ψύχεται. εὐαλλοίωτον μὲν οὖν τὸ πνεῦμα, διότι καὶ

Cap. IV. Itaque fi calor fanguinis in parte phlegmo-
ne laborante mitis fit, et qui fanguis in univerfo animalis
corpore continetur, moderatam fortiatur temperiem, ne-
quaquam perfacile una cum affecta parte calefit; fi vero fer-
veat fanguis vehementius, vel fi per totum animalis corpus
biliofus fuerit, illico totus incalefcit; multo vero magis,
quum ambo concurrerint, ut et qui fanguis in phlegmone
continetur, admodum calidus fit, et qui in toto eft animan-
te, biliofus. Incalefcit autem prius qui in arteriis eft fan-
guis, quod is tum natura calidior, tum vero magis fpiritalis
fit; deinde vero etiam qui in venis eft. Quod fi pars affi-
nis vifceribus fanguine fcatentibus obfeffa phlegmone fuerit,
etiamnum celerius cum eo univerfus animalis fanguis inca-
lefcit; unoque verbo, a quocunque calefaciente quicquid fa-
cile alterari poteft, aut natura eft calidum, primum exca-
lefit; quemadmodum et ab eo quod refrigerat, quicquid fa-
cile alterabile eft, vel natura frigidum, id primum refrige-
ratur. Ac promptus quidem ad alterandum fpiritus eft,

λεπτομερέστατον· θερμότατον δὲ φύσει χολὴ ξανθὴ, ψυχρό-
τατον δὲ φλέγμα. τῶν δ' ἄλλων χυμῶν αἷμα μὲν ἐφεξῆς τῇ
ξανθῇ χολῇ θερμόν· ἡ μέλαινα δὲ ψυχρὸν μετὰ τὸ φλέγμα.
καὶ δὴ ἀλλοιοῦται μὲν ἡ ξανθὴ χολὴ ῥᾳδίως ὑπὸ παντὸς τοῦ
δρῶντος εἰς αὐτήν· ἡ μέλαινα δὲ δυσκόλως. ἐνὶ δὲ λόγῳ τὸ
μὲν λεπτομερὲς ἅπαν εὐαλλοίωτον, τὸ δὲ παχυμερὲς δυσ-
αλλοίωτον. ὥστ' ἀνάγκη πολυειδεῖς γίνεσθαι τὰς ἐπὶ ταῖς
φλεγμοναῖς ἀλλοιώσεις, ὅτι καὶ πολυειδῶς διάκεινται τὰ σώ-
ματα. πρῶτον μὲν γὰρ ὁ τὴν φλεγμονὴν ἐργαζόμενος χυμὸς
ἢ μᾶλλον ἢ ἧττόν ἐστι θερμός· ἐφεξῆς δὲ σῆψις αὐτοῦ κατὰ
τὴν οἰκείαν ἀπαντᾷ φύσιν· οὐχ ἥκιστα δὲ καὶ παρὰ τὸ μᾶλ-
λόν τε καὶ ἧττον ἐσφηνῶσθαι. τὰ γὰρ μὴ διαπνεόμενα θᾶτ-
τον σήπεται, ὥσπερ κἀπὶ τῶν ἐκτὸς ἁπάντων· ὅταν δὲ καὶ
θερμὰ καὶ ὑγρὰ τὴν κρᾶσίν ἐστι, τότε δὴ καὶ μάλιστα. καὶ
μὲν δὴ καὶ τὸ φλεγμαῖνον μόριον ἢ ἐγγὺς ἢ πόρρω τῶν
πολυαίμων σπλάγχνων ἐστὶ, καὶ τὸ πᾶν αἷμα πικρόχολον, ἢ
μελαγχολικὸν, ἢ φλεγματῶδες, ἢ πνευματῶδες, καὶ ταῦτα
πάντα μᾶλλόν τε καὶ ἧττον, ὥστ' ἀνάγκη πολυειδεῖς γίνεσθαι

quod ex tenuiffimis conftet partibus. Calidiffima natura eft
flava bilis, frigidiffima vero pituita. Reliquorum humo-
rum fanguis poft flavam bilem calidus eft, ficut atra bilis
poft pituitam frigida. Quin etiam alteratur flava bilis levi
momento a quovis in eam agente; nigra aegre alteratur.
Uno verbo, quicquid tenuium eft partium, id prompte al-
teratur; contra quod craffarum eft partium, difficilem fubit
alterationem. Quare multiplices in phlegmonis alterationes
oboriri neceffe eft, quod multifariam affecta fint corpora.
Primum namque humor, qui phlegmonem excitat, magis
minusve calidus eft; deinde ipfius putrefactio pro ipfius na-
tura incidit; non minime vero, prout is magis minusve
impactus eft. Quae namque non perflantur, celerius pu-
trescunt, ut et externis accidit omnibus; caeterum quum
calida temperamento funt et humida, tum utique potiffi-
mum putrent. Jam pars ipfa phlegmone laborans, vel pro-
pe, vel longe fita eft a multi fanguinis visceribus; totusque
fanguis vel biliofus eft, vel melancholicus, vel pituitofus,
vel flatulentus, atque haec omnia magis minusque; quare

τὰς ἀλλοιώσεις, ἑτέρου τε πρὸς ἕτερον παραβαλλομένου καὶ
αὐτοῦ τινος πρὸς ἑαυτό.

Κεφ. έ. Αὗται πᾶσαι δυσκρασίαι τοῦ σώματος ἀνώ-
μαλοι γίγνονται, μάλιστα μὲν ἐκπυρουμένου τοῦ κατὰ τὴν
φλεγμονὴν αἵματος, ἐφεξῆς δὲ τοῦ κατὰ τὰ σπλάγχνα καὶ
τοῦ κατὰ τὴν καρδίαν, καὶ ταύτης μάλιστα τοῦ κατὰ τὴν
ἀριστερὰν κοιλίαν, εἰς ἣν εἰ καὶ ζῶντος τοῦ ζώου καὶ μη-
δέπω πυρέττοντος ἐθελήσεις ἐμβαλεῖν τοὺς δακτύλους, ὡς
ἐν ταῖς ἀνατομικαῖς ἐγχειρήσεσι γέγραπται, σφοδροτάτης αἰ-
σθήσῃ θερμασίας. οὔκουν ἀπεικός ἐστιν οὐδ᾽ ὁπότε σύμπαν
ἐκθερμαίνεται τὸ σῶμα παρὰ φύσιν, εἰς ἄκρον ἥκειν τὴν
θερμότητα ἐκείνην μάλιστα. καὶ γὰρ λεπτομερέστατον αἷμα
καὶ πνευματωδέστατον ἔχει, καὶ κινεῖται διαπαντός. ἀλλ᾽
ἐν τοῖς τοιούτοις ἅπασι πυρετοῖς ἐκθερμαίνεται μὲν ἐνίοτε
σύμπαν ἤδη τὸ αἷμα, καὶ δέδεκται τὴν παρὰ φύσιν ἐκεί-
νην θερμασίαν, τὴν ἐκ τῆς σηπεδόνος τῶν χυμῶν ὁρμη-
θεῖσαν· οὐ μὴν οὔθ᾽ οἱ χιτῶνες τῶν ἀρτηριῶν ἢ τῶν
φλεβῶν οὔτ᾽ ἄλλό τι τῶν περικειμένων σωμάτων ἤδη πω
τελέως ἠλλοίωται τὴν κρᾶσιν, [174] ἀλλ᾽ ἔτι μεταβάλλεται

neceſſe eſt multiplices fieri alterationes, ſive alterum alteri
ſit collatum, ſive idem ſibi.

Cap. V. Hae omnes intemperies corporis inaequa-
les fiunt, maxime quidem inflammato eo qui in phlegmone
eſt ſanguine; deinde eo qui in viſceribus et corde contine-
tur, eoque potiſſimum qui in ſiniſtro eſt ejus ventriculo, in
quem, ut in adminiſtrationibus anatomicis ſcriptum eſt, ſi
vivo etiam animante, nec adhuc febricitante, digitos velis
conjicere, vehementiſſimum ſenties calorem. Non itaque
abſurdum eſt, ubi totum corpus praeter naturam incaleſcit,
hunc maxime ventriculum ad ſummum calorem pervenire;
etenim tenuiſſimum maximeque ſpirituoſum ſanguinem ha-
bet, perpetuoque movetur. Verum his in febribus omni-
bus caleſit quidem interdum univerſus jam ſanguis, qui ca-
lorem illum praeter naturam ex humorum putredine obor-
tum concepit; non tamen aut arteriarum, venarumve tuni-
cae, aut aliud ullum circumjacentium corporum prorſus
jam temperamentum ſuum mutavit, ſed adhuc mutatur, at-

καὶ ἀλλοιοῦται θερμαινόμενα. εἰ δ' ἐν χρόνῳ πλείονι τοῦ-
το πάσχοι, κἂν νικηθείη ποτὲ καὶ μεταβληθείη παντάπα-
σιν, ὡς μηκέτι θερμαίνεσθαι μόνον, ἀλλ' ἤδη τεθερμάν-
θαι παρὰ φύσιν. ὅρος δέ ἐστι τῆς ἀλλοιώσεως ἑκάστῳ
τῶν μορίων ἡ τῆς ἐνεργείας αὐτοῦ βλάβη· τὸ δ' ἄχρι
τοῦδε πλάτος ἐπάνοδός ἐστιν εἰς τὸ παρὰ φύσιν, οἷον
ἐπίμικτόν τε καὶ κοινὸν καὶ μέσον ἐξ ἀμφοῖν τῶν ἐναντίων
γεγονός, αὐτοῦ τε τοῦ κατὰ φύσιν ἀκριβῶς καὶ τοῦ τε-
λέως ἤδη παρὰ φύσιν. ἐν δὲ τούτῳ παντὶ τῷ χρόνῳ τὸ
θερμαινόμενον σῶμα τῷ ποσῷ τῆς ἀλλοιώσεως ἀνάλογον
ἔχει τὴν ὀδύνην. ὅταν δ' ἐκθερμανθῇ τελέως ἅπαντα τοῦ
σώματος τὰ στερεὰ μόρια, καλεῖται ὁ τοιοῦτος πυρετὸς
ἑκτικὸς, ὡς ἂν μηκέτι τοῖς ὑγροῖς τε καὶ τῷ πνεύματι
μόνον, ἀλλ' ἤδη καὶ τοῖς ἕξιν ἔχουσι σώμασι περιεχόμενος·
ἀνώδυνος δ' ἐστὶ καὶ νομίζουσιν οἱ πυρέττοντες οὕτως
ὡς μηδὲ πυρέττειν ὅλως. οὐ γὰρ αἰσθάνονται τῆς θερμα-
σίας, ἁπάντων ὁμοίως τεθερμασμένων αὐτοῖς τῶν μορίων.
καὶ δὴ καὶ ὁμολογεῖται ταῦτα τοῖς φυσικοῖς ἀνδράσιν ἐν τοῖς

que incalescens alteratur. Quod ſi longiori tempore hoc
patiatur, etiam vincetur aliquando, prorſusque mutabitur,
ita ut non amplius calefiat, ſed jam ſit praeter naturam
calefactum. Terminus autem alterationis cuique partium
eſt functionis ipſius laeſio; ad quem usque *terminum* latitu-
do reditus eſt in id quod praeter naturam eſt, veluti mix-
tum communeque ac medium quiddam ex contrariis utris-
que conflatum, ipſo, qui ſecundum naturam prorſus eſt,
affectu, et eo qui jam plane eſt praeter naturam. Hoc
toto tempore corpus incalescens, alterationis magnitudini
proportione reſpondentem habet dolorem. Quum vero
omnes corporis ſolidae partes abſolute incaluerint, ejusmodi
febris hectica vocatur, ceu quae non amplius in humoribus
et ſpiritibus ſolum, ſed jam et in corporibus habitum haben-
tibus contineatur; doloris autem eſt expers, et qui ea febri-
citant, omnino ſe non febricitare augurantur; non enim
ſentiunt calorem, omnibus eorum partibus aeque calefactis.
Sed et convenit de his inter naturalis ſcientiae profeſſores

περὶ τῶν αἰσθήσεων λογισμοῖς. οὔτε γὰρ χωρὶς ἀλλοιώσεως
ἡ αἴσθησις οὔτ᾽ ἐν τοῖς ἤδη τελείως ἠλλοιωμένοις ἡ ὀδύνη.
ταῦτ᾽ ἄρα καὶ οἱ ἑκτικοὶ πυρετοὶ πάντες ἄπονοί τε καὶ τε-
λέως εἰσὶν ἀναίσθητοι τοῖς κάμνουσιν. οὐ γὰρ ἔτι τῶν ἐν
αὐτοῖς μορίων τὸ μὲν ποιεῖ, τὸ δὲ πάσχει, πάντων ὁμοίων
ἀλλήλοις ἤδη γεγονότων, καὶ μίαν ἐχόντων ὁμόλογον κρᾶσιν.
Κεφ. στ᾽. Εἰ δὲ δὴ καὶ τὸ μὲν εἴη θερμότερον αὐ-
τῶν, τὸ δὲ ψυχρότερον, ἀλλὰ τοσούτῳ θερμότερον ἢ
ψυχρότερον, ὡς μὴ λυπεῖν τὸ πλησιάσαν· ἢ οὕτως ἂν ἦν
ἀλλήλοις λυπηρὰ καὶ κατὰ φύσιν ἔχοντα τὰ μόρια, ὡς
διαφέροντά γε καὶ αὐταῖς ταῖς κράσεσι. σὰρξ μὲν γὰρ
θερμὸν μόριον, ὀστοῦν δὲ ψυχρόν. ἀλλὰ καὶ τούτων καὶ
τῶν ἄλλων ἁπάντων ἀνώδυνος ἡ ἀνωμαλία τῷ μέτρῳ τῆς
ὑπεροχῆς. οὕτω γοῦν καὶ τὸ περιέχον ἡμᾶς οὐκ ἀνιᾷ, πρὶν
εἰς ἄμετρόν τε ψύξιν ἢ θερμασίαν ἐκτραπῆναι· τῶν δ᾽ ἐν τῷ
μέσῳ διαφορῶν αὐτοῦ, καίτοι παμπόλλων οὐσῶν καὶ σαφῆ
τὴν ὑπεροχὴν ἐχουσῶν, ἀλύπως αἰσθανόμεθα. κινδυνεύει
τοιγαροῦν ἐκ τῶνδε κἀκεῖνος ὁ λόγος ἔχειν ἐπιείκειαν, ὥς που

in iis, quae de fenfibus produnt. Neque enim citra alte-
rationem eft fenfus; neque in jam perfecte alteratis dolor.
Itaque etiam hecticae febres omnes tum doloris tum fenfus
ipfis laborantibus omnino expertes funt. Non enim etiam-
num ex eorum partibus haec agit, illa patitur, quum om-
nes inter fe jam fimiles fint redditae ac unicam habeant
confentientem temperiem. Cap. VI. Quod fi earum *partium* alia calidior fu-
erit, alia frigidior, fed eatenus calidior, vel frigidior, ut
vicinam non laedat; alioqui ita partes fecundum naturam
fe habentes mutuo fefe laederent, ut quae ipfis tempera-
mentis diffideant. Caro namque calida pars eft, os frigi-
dum. Verum tam harum *partium*, quam reliquarum om-
nium, exuperantiae metro doloris eft expers inaequalitas.
Sic itaque ambiens nos aër prius haud laedit, quam ad im-
moderatum calorem frigusque fuerit immutatus; cujus eas
quae in medio funt differentias, tametfi permultas ac ma-
nifeftum exceffum inter fe habentes, citra laefionem fenti-
mus. Unde ex his periclitatur et oratio illa habere aequi-

καὶ Ἱπποκράτης φησὶν, ὁ φάσκων ἕλκη πάντ᾽ εἶναι τὰ νοσή-
ματα. συνεχείας μὲν γὰρ λύσις τὸ ἕλκος, αἱ δ᾽ ἄμετροι θερ-
μασίαι καὶ ψύξεις πλησίον ἥκουσι τοῦ λύειν τὴν συνέχειαν.
ἡ μὲν γὰρ πολλὴ θερμασία τῷ διακρίνειν τε καὶ διατέμνειν τῆς
οὐσίας τὸ συνεχὲς, ἡ δ᾽ ἄκρα ψύξις τῷ πιλεῖν τε καὶ συνω-
θεῖν εἴσω τὰ μὲν ἐκπιέζει, τὰ δὲ θλᾷ. καὶ τοῦτόν γέ τις
ὅρον τιθέμενος ἀμετρίας θερμοῦ καὶ ψυχροῦ, τάχ᾽ ἂν οὐκ ἄπο
τρόπου γιγνώσκειν δόξειεν. εἴτε δὲ οὗτος εἴτε ἄλλός τις ὅρος
ἐστὶ τῆς ἀμετρίας, ἀλλὰ τό γ᾽ ἐν τῷ πρὸς τὶ πᾶσαν ἀμετρίαν
ὑπάρχειν ἤδη που πρόδηλον. οὐ γὰρ ὡσαύτως ὑπὸ τῶν θερ-
μῶν ἢ ψυχρῶν ἅπαν τὸ σῶμα διατίθεται. καὶ διὰ τοῦτο τινὰ
μὲν οἰκείους ἔχει τοὺς χυμοὺς ἀλλήλοις ζῶα, [175] τινὰ δ᾽ οὐ
μόνον οἰκείους ἔχει, ἀλλὰ καὶ φθαρτικοὺς, οἷον ἄνθρωπος καὶ
ἔχιδνα. τὸ γοῦν σίελον ὀλέθριόν ἐστιν ἑκατέρῳ τὸ τοῦ ἑτέρου.
οὕτω γοῦν καὶ σκορπίον ἀναιρήσεις ἐπιπτύων νῆστις, οὐ μὴν
ἄνθρωπός γε ἄνθρωπον ἀναιρήσει δάκνων, οὐδὲ ἔχις ἔχιν,
οὐδ᾽ ἀσπίδα ἀσπίς. τὸ μὲν γὰρ ὅμοιον οἰκεῖον εἶναι καὶ φί-

tatem, ut alicubi et Hippocrates ait, proferens *omnes mor-
bos effe ulcera;* continuitatis namque folutio ulcus eft.
Immoderatus vero calor ac frigus proxime accedunt, ut
unitatem folvant; multus quidem calor, dum fegregat ac
incidit fubftantiae continuitatem; fummum vero frigus, tum
cogendo, tum introrfum pariter trudendo quaedam expri-
mit, quaedam collidit. Atque hunc quispiam terminum
caloris ac frigoris immoderationem ftatuens, fortaffis non
ultra modum fe percipere duxerit. Seu vero is, feu alius
quidam immoderationis terminus fit, certe confiftere omnem
immoderationem in habitudine ad aliquid, jam liquet. Non
enim eodem modo a calidis frigidisve afficitur omne cor-
pus; ob idque animalium quaedam familiares fibi invicem
fuccos habent, quaedam non folum non familiares, fed
etiam exitiales; quemadmodum homo atque vipera, quorum
utriusque faliva alteri eft perniciofa; ita quoque et fcorpi-
um necaveris, fi jejunus *illi* infpueris. At non homo ho-
minem morfu interimet, nec vipera viperam, nec aspis
aspidem. Quod enim fimile eft, id familiare amicumque

746 ΓΑΛΗΝΟΥ ΠΕΡΙ ΑΝΩΜΑΛΟΥ ΔΥΣΚΡΑΣ.

Ed. Chart. VII. [175.]   Ed. Baf. I. (251.)

λιον, τὸ δ᾽ ἐναντίον ἐχθρὸν καὶ ἀνιαρόν. αὐξάνεται οὖν
ἅπαντα καὶ τρέφεται πρὸς τῶν ὁμοίων, ἀναιρεῖται δὲ καὶ
φθείρεται πρὸς τῶν ἐναντίων. καὶ διὰ τοῦτο ἡ μὲν τῆς ὑγείας
φυλακὴ διὰ τῶν ὁμοίων, ἡ δὲ τῶν νοσημάτων ἀναίρεσις διὰ
τῶν ἐναντίων. ἀλλὰ περὶ μὲν τούτων ἕτερος λόγος. ὁ δ᾽ ἑκ-
τικὸς ἐκεῖνος πυρετὸς ὁ τὴν ἕξιν ἤδη τοῦ ζώου κατειληφὼς
ἀναίσθητός ἐστι τῷ κάμνοντι. τῶν δ᾽ ἄλλων πυρετῶν οὐδεὶς
ἀναίσθητος, ἀλλ᾽ οἱ μὲν μᾶλλον, οἱ δὲ ἧττον ἀνιαροὶ τοῖς νοσοῦ-
σιν. ἔνιοι δ᾽ αὐτῶν καὶ ῥῖγος ἐπιφέρουσι. γίνεται γὰρ οὖν δὴ καὶ
τοῦτο τὸ σύμπτωμα, καθάπερ καὶ ἄλλα πολλὰ, πρὸς τῆς ἀνωμά-
λου δυσκρασίας. εἰπεῖν δ᾽ οὐκ ἐγχωρεῖ τὸν τρόπον αὐτῆς τῆς γε-
νέσεως ἐν τῷ ἐνεστῶτι λόγῳ, πρὶν ἀποδεῖξαι περὶ τῶν φυσικῶν
δυνάμεων, ὅσαι τέ εἰσι καὶ ὁποῖαι, καὶ ὅ τι δρᾷν ἑκάστη πέφυκεν.
ἀλλ᾽ ἐν ταῖς τῶν συμπτωμάτων αἰτίαις ὑπὲρ ἁπάντων εἰρήσεται.

Κεφ. ζ'. Ἐπάνειμι δὲ πάλιν ἐπὶ τὰς τῆς ἀνωμάλου
δυσκρασίας διαφοράς. ὅπως μὲν γὰρ ἐπὶ φλεγμονῇ γίγνεται πυ-
ρετὸς ἅπας, ὅτι τε καὶ πυρετὸς καὶ φλεγμονὴ πᾶσα, χωρὶς τῶν
ἑκτικῶν ὀνομαζομένων, ἐκ τῶν ἀνωμάλως κεκραμένων νοση-

eft· quod contrarium, id inimicum ac noxium.   Augentur
enim ac nutriuntur omnia a fimilibus; perimuntur vero ac
corrumpuntur a contrariis.   Itaque etiam fanitatis confer-
vatio fimilibus perficitur;   morborum everfio contrariis.
Verum de his alius eft fermo.   Hecticam vero illam febrem,
quae jam habitum animalis occupavit, minime fentit qui ea
laborat; reliquas febres nemo non fentit; fed aliae magis,
aliae minus aegrotantibus funt graves.   Ipfarum nonnullae
rigorem invehunt; fit enim id quoque fymptoma, quemad-
modum alia multa, ab inaequali intemperie.   Modum ta-
men ejus generationis in praefenti libro tradere non datur,
priusquam de naturalibus facultatibus demonftratum fuerit,
quot et quales fint, tum quid agere quaeque nata fit.   Ve-
rum in libris de fymptomatum caufis de omnibus agetur.
Cap. VII.   At rurfum ad inaequalis intemperiei dif-
ferentias revertor; nam quemadmodum ex phlegmone fe-
bris oriatur, tum quod phlegmone omnis ac febris omnis,
praeter hecticas appellatas, ex morbis fint, quibus inaequa-

BIBΛION. 747

Ed. Chart. VII. [175.]   Ed. Baf. I. (251. 252.)

μάτων, ἤδη μοι λέλεκται. γίνεται δὲ καὶ χωρὶς φλεγμονῆς ἐπὶ
σήψει χυμῶν πυρετός. οὐ γὰρ δὴ τά γε ἐσφηνωμένα καὶ μὴ δια-
πνεόμενα σήπεται μόνον, ἀλλὰ ταῦτα τάχιστα μὲν καὶ μάλιστα·
σήπεται δὲ καὶ ἄλλα πολλὰ τῶν ἐπιτηδείων εἰς σῆψιν. εἰρήσε-
ται δὲ καὶ περὶ τῆς τούτων ἐπιτηδειότητος ἑτέρωθι.
καὶ μὲν
δὴ καὶ κατ᾽ ἄλλον τρόπον ἀνώμαλος ἔσται δυσκρασία περὶ σύμ-
παν τὸ σῶμα, ποτὲ μὲν λιγνυώδους διαπνοῆς (252) ἐπισχεθεί-
σης, ποτὲ δὲ ἐκ γυμνασίων πλειόνων, ἢ πόνων αὐξηθέντων,
τὴν θερμασίαν ἐπιτεινόντων, ποτὲ δὲ ἐπὶ θυμῷ, ζέσαντος ἀμε-
τρότερον τοῦ αἵματος, ἢ δι᾽ ἔγκαυσίν τινα, ἔξωθεν ἐκθιρμαν-
θέντος. ὅτι δὲ κἂν τούτοις ἅπασι τοῖς πυρετοῖς, ὥσπερ κἂν
τοῖς ἐπὶ ταῖς φλεγμοναῖς ἔμπροσθεν ἐλέγετο, παρά τε τὴν ἰσχὺν
τοῦ δρῶντος αἰτίου καὶ παρὰ τὴν τοῦ σώματος διάθεσιν οἱ
μὲν μᾶλλον πυρέσσουσιν, οἱ δὲ ἧττον, οἱ δὲ οὐδ᾽ ὅλως, εὔδη-
λον εἶναι νομίζω. καὶ μὲν δὴ καὶ ὡς ποτὲ μὲν ταύτης τῆς
πνευματώδους μόνης οὐσίας, ἐνίοτε δὲ ἅπτεται καὶ τῶν χυμῶν
ἡ δυσκρασία, πρόδηλον καὶ τοῦτο οὐδὲν ἧττον, καὶ ὡς ἐπὶ πᾶσι
τοῖς τοιούτοις χρονίζουσιν ὁ καλούμενος ἑκτικὸς ἀκολουθήσει.

lis fit intemperies, jam dictum eft. Accenditur autem fe-
bris et citra phlegmonen, ex folis humoribus putrescenti-
bus. Non enim quae obftruuntur et quae non perflantur,
folum putrescunt, verum haec celerrime ac potiffimum;
fed etiam putrescunt alia multa, quae putredini funt ob-
noxia. Dicetur vero de horum opportunitate alio loco.
Jam alio quoque modo inaequalis erit intemperies in toto
corpore, interdum fuliginofa difflatione fuppreffa, inter-
dum ab exercitationibus majoribus vel laboribus calorem
adaugentibus, interdum ab ira, quum fanguis immodera-
tius fervet, vel quum ob deuftionem quamvis externam in-
calescit. Porro, quod etiam his in omnibus febribus, quem-
admodum et in phlegmonis prius dictum eft, tum pro effi-
cientis caufae viribus, tum pro corporis ipfius affectu, alii
magis, alii minus, alii haudquaquam febricitent, apertum
effe arbitror. Peraeque vero, et quod intemperies ipfa
nonnunquam folam fpirituum invadat fubftantiam, nonnun-
quam ipfos etiam humores, clarum id quoque non minus
effe reor, et quod omnibus hujusmodi febribus diuturnis

748 ΓΑΛΗΝΟΥ ΠΕΡΙ ΑΝΩΜΑΛΟΥ ΔΥΣΚΡΑΣ.

Ed. Chart. VII. [175. 176.]   Ed. Baf. I. (252.)

καί πως ὁ λόγος ἤδη δείκνυσιν, ὡς ἐνίοτε μὲν οὐσίας θερμῆς
ἢ ψυχρᾶς ἐπιῤῥυείσης μορίῳ τινὶ γίγνεσθαι συμβαίνει τὴν ἀνώ-
μαλον ταύτην δυσκρασίαν, ὥσπερ ἐπὶ τῶν φλεγμαινόντων ἐλέ-
γετο, πολλάκις δ᾽ οὐχ οὕτως, ἀλλ᾽ αὐτῆς τοῦ σώματος τῆς
κράσεως ἀλλοιωθείσης κατὰ ποιότητα· καὶ ὡς τῶν ἀλλοιούν-
των αὐτὴν τὰ μὲν ἐξ αὐτοῦ τοῦ σώματος ὁρμᾶται, τὰ δὲ
ἔξωθεν· ὅταν μὲν ἐπὶ σήψεσι μόναις, ἤ τισι φλεγμο[176]ναῖς
ἐγείρηται πυρετὸς, ἐξ αὐτοῦ τοῦ σώματος· ὅταν δὲ ἐπὶ ἐγκαύ-
σεσι καὶ γυμνασίοις, ἔξωθεν. εἰρήσεται δὲ καὶ περὶ τούτων
ἐπὶ πλέον αὖθις ἐν ταῖς τῶν νοσημάτων αἰτίαις. ὥσπερ δὲ ἐπὶ
ἐγκαύσει γίνεται πυρετὸς, ἀλλοιωθείσης τῆς τοῦ σώματος κρά-
σεως, οὕτως ἐν κρύει πολλάκις ἐψύγησαν ἰσχυρῶς ἔνιοι σύμ-
παν τὸ σῶμα, καί τινες ἐξ αὐτῶν ἀπέθανον· καὶ μὲν δὴ καὶ
ὡς ἀλγοῦσιν οὕτω πάντες, οὐδὲ τοῦτ᾽ ἄδηλον.

Κεφ. η΄. Ἀλγοῦσι δὲ καὶ ὅσοι καταψυχόμενοι σφοδρῶς
ὑπὸ κρύους καρτεροῦ προεθυμήθησαν ἐκθερμῆναι ταχέως
ἑαυτοὺς, καὶ πολλοί γε αὐτῶν ἐπενέγκαντες ἀθρόως τῷ πυρὶ
τὰς χεῖρας, ἀλγήματος αἰσθάνονται σφοδροῦ κατὰ τὰς ῥίζας

hectica vocata fuperveniet.   Jamque fermo nofter prope-
modum oftendit inaequalem hanc intemperiem aliquando ex
calida frigidave fubftantia, quae in partem aliquam influat,
accidere, quemadmodum in inflammatis dictum eft; faepe
vero non ita, fed ipfa corporis temperie in qualitate muta-
ta; tum quod alterantium eam quaedam ortum habent ab
ipfo corpore, quaedam extrinfecus; utique, quum ex pu-
tredine tantum aliqua vel phlegmone excitatur febris, ab
ipfo corpore; quum ab uftione vel exercitatione, extrinfe-
cus.   Dicetur autem et de his fufius rurfum in morborum
caufis.   Quemadmodum autem ex deuftione febris accendi-
tur, alterato corporis temperamento: ita nonnulli faepe ex
frigore refrigerati toto corpore vehementer funt, aliqui ve-
ro etiam interierunt.   Jam quod hi omnes etiam doleant,
nec id quidem latet.

Cap. VIII.   At vero dolent et qui ab arduo frigore
vehementer perfrigerati celeriter fefe excalefacere prope-
rarunt, multique eorum quum fubito ac fimul manus igni
admoverunt, ingentem circa unguium radicem dolorem fen-

τῶν ὀνύχων, εἶτά τις οὕτως ὁρῶν ἐναργῶς ὀδύνης αἰτίαν γι-
γνομένην τὴν ἀνώμαλον δυσκρασίαν, ἔτ᾽ ἀπιστεῖ περὶ τῶν ἐν-
τὸς ἀλγημάτων, ἢ θαυμάζει, πῶς χωρὶς φλεγμονῆς ὀδυνῶνται
πολλάκις, ἢ τὸ κῶλον, ἢ τοὺς ὀδόντας, ἢ τῶν ἄλλων τι μο-
ρίων; οὔτε γὰρ τῶν τοιούτων διαθέσεων οὐδὲν θαυμαστὸν,
οὐδὲ πῶς ἅμα ῥιγοῦσι καὶ πυρέττουσιν ἔνιοι τῶν νοσούντων.
καὶ γὰρ εἰ φλεγματώδης χυμὸς ψυχρὸς, ὃν ὁ Πραξαγόρας
ὑαλοειδῆ καλεῖ, καὶ πικρόχολος καὶ θερμὸς ἅμα πλεονάζοιέν τε
καὶ κινοῖντο διὰ τῶν αἰσθητικῶν σωμάτων, οὐδὲν θαυμαστὸν
ἀμφοτέρων ὁμοίως αἰσθάνεσθαι τὸν ἄῤῥωστον. οὐδὲ γὰρ εἰ
στήσαις ἄνθρωπον ἐν ἡλίῳ θερμῷ, καὶ προσβρέχοις ὕδωρ ψυ-
χρὸν, ἀδύνατον αὐτὸν μὴ οὐχ ἅμα καὶ τῆς ἀπὸ τοῦ ἡλίου θερ-
μότητος αἰσθάνεσθαι καὶ τῆς ἀπὸ τοῦ ὕδατος ψυχρότητος.
ἀλλ᾽ ἐνταῦθα μὲν ἔξωθέν ἐστιν ἀμφότερα καὶ κατὰ τὰ μεγάλα
προσπίπτει μόρια· κατὰ δὲ τοὺς ἠπιάλους πυρετοὺς ἔνδοθέν
τε καὶ κατὰ μικρὸν, καὶ διὰ τοῦτο σύμπαν ἀμφοτέρων αἰσθά-
νεσθαι τὸ σῶμα δοκεῖ. τῷ γὰρ δὴ ἐλαχίστῳ παρεσπάρθαι τό
τε θερμὸν καὶ ψυχρὸν οὐδέν ἐστιν αὐτῆς λαβεῖν μόριον αἰσθη-

tiunt. Deinde quisquam, quum tam luculenter videat in-
aequalem intemperiem doloris effe caufam, etiam de inter-
nis doloribus dubitat, aut miratur quo pacto citra phlegmo-
nem faepenumero, vel colo inteftino, vel dentibus, vel
alia quavis parte homines doleant? Nam nihil talium af-
fectuum mirabile eft, nec quemadmodum fimul rigeant et
febricitent aegrotantium aliqui. Etenim fi pituitofus hu-
mor frigidus, quem Praxagoras vitreum appellat, et bilis
amara et calida fimul abundent et per fenfibilia corpora
membra moveantur, nihil mirum eft utrumque ab aegroto
pari modo fentiri. Neque enim fi hominem fub fole cali-
do ftatuas et aquam illi frigidam infundas, fieri non poteft,
ut fimul et a fole calorem et ab aqua frigus fentiat. Ve-
rum hic ambo extrinfecus funt, et magnis portionibus inci-
dunt; in febribus vero epialis, tum internis, tum exiguis
portionibus, ob idque univerfum corpus ambo fentire vide-
tur. Quum enim tenuiffimis portiunculis afperfum per
corpus tum calidum fit tum frigidum, nullam fenfibilem
alterius portiunculam ita parvam defumis, in qua non alte-

τὸν, ἐν ᾧ θάτερον οὐχ ὑπάρχει. κατὰ μέντοι τὴν εἰσβολὴν τῶν
παροξυσμῶν ἔνιοι τῶν πυρεττόντων καὶ ῥιγοῦσι καὶ διψῶσι
καὶ ἀμφοτέρων αἰσθάνονται, ψύξεως ἀμέτρου καὶ θέρμης,
ἀλλ᾽ οὐ κατ᾽ αὐτὸν τὸν τόπον· ἐναργῶς γὰρ ἔχουσι διορίσαι τὰ
θερμαινόμενα μόρια τῶν ψυχομένων. ἔνδοθεν μὲν γὰρ καὶ κατ᾽
αὐτὰ τὰ σπλάγχνα θερμασίας, ἐν δὲ τοῖς ἔξωθεν μορίοις ἅπα-
σι τῆς ψύξεως αἰσθάνονται. ἔτι δὲ καὶ οἱ λειπυρίαι καλούμενοι
πυρετοὶ διὰ παντὸς τοιοῦτοι, καί τι γένος ὀλεθρίων καύσων.
ὅπερ οὖν ἐν τούτοις κατὰ τὰ μεγάλα μόρια, τοῦτ᾽ ἐν τοῖς
ἠπιάλοις κατὰ σμικρὰ συμπέπτωκεν. ἀνώμαλος μὲν γὰρ δυσ-
κρασία καὶ ἡ τούτων τῶν πυρετῶν· ἀνώμαλος δὲ καὶ ἡ τῶν
ἄλλων ἁπάντων, πλὴν τῶν ἑκτικῶν ὀνομαζομένων· ἀνώμαλος
δὲ καὶ τοῖς ῥιγοῦσι μὲν, οὐκ ἐπιπυρέττουσι δέ. σπάνιον μὲν
γὰρ τὸ σύμπτωμα, γίνεται μὴν ὅλως καὶ γυναιξὶ καί τισιν
ἀνδράσιν ἐνίοτε. χρὴ δὲ πάντως ἀργὸν προηγεῖσθαι βίον, ἤ τι
πλῆθος ἐδεσμάτων ἐν χρόνῳ πλείονι προσενηνέχθαι τὸν ἄν-
θρωπον, ἐξ οὗ χυμὸς ἀργὸς καὶ ψυχρὸς καὶ ὠμὸς καὶ φλεγμα-
τώδης γεννᾶται, ὁποῖόν τινα καὶ Πραξαγόρας ἡγήσατο τὸν

rum fit comprehenfum. In ipfa tamen acceffionis invafio-
ne nonnulli febricitantium tum rigent, tum fitiunt, tum
ambo fentiunt frigus immoderatum et calorem, verum non
eodem loco; nam poffunt excalefactas partes a refrigeratis
manifefte discernere; nam intus et in ipfis visceribus calo-
rem fentiunt, in externis partibus univerfis frigus. Tales
etiamnum perpetuo funt febres quae lipyriae vocantur, et
quoddam ardentium febrium perniciofum genus. Quod igi-
tur in his majoribus portionibus accidit, hoc in epialis
contingit minutis. Inaequalis namque eft et harum febrium
intemperies; fed inaequalis quoque reliquarum omnium,
exceptis appellatis hecticis. Quin etiam rigentibus, nec fe-
bricitantibus inaequalis intemperies eft; rarum enim eft id
fymptoma; incidit tamen prorfus tum mulieribus tum qui-
busdam aliquando viris. Debet autem omnino defes prae-
cefliffe vita, aut certe ciborum copiam longiore fpatio homo
fumpfiffe, ex quibus tardus, frigidus, crudus et pituito-
fus nascatur humor, qualem Praxagoras vitreum exiftimat.

ὑαλοειδῆ. πάλαι δὲ, ὡς ἔοικεν, οὐδεὶς οὕτως ἔπασχεν, ὅτι μηδεὶς
[177] τοσοῦτον ἀργῶς καὶ πλησμίως διῃτᾶτο, καὶ διὰ τοῦτο
γέγραπται παρὰ τοῖς παλαιοῖς ἰατροῖς ἕπεσθαι ῥίγει πυρετόν·
ἀλλὰ καὶ ἡμῖν αὐτοῖς καὶ ἄλλοις πολλοῖς τῶν νεωτέρων ἰατρῶν
ὦπται πολλάκις ῥῖγος ᾧ πυρετὸς οὐκ ἐπηκολούθησε. σύνθε-
τος δ᾽ ἐκ ταύτης ἐστὶ τῆς δυσκρασίας καὶ προσέτι τῆς τῶν
πυρεττόντων ὁ ἠπίαλος. οὕτω δ᾽ ὀνομάζω τὸν πυρετὸν ἐκεῖ-
νον, ᾧ διὰ παντὸς ἄμφω συμβέβηκεν· ᾧ δὲ ἡγεῖται μὲν ῥῖγος,
ἕπεται δ᾽ ὁ πυρετὸς, ὡς ἐν τριταίοις καὶ τεταρταίοις, οὐ
καλῶ τοῦτον ἠπίαλον. ὥστε διὰ τῶν ἀνωμάλων δυσκρασιῶν
ὁ ἠπίαλος συμπέπλεκται, καὶ οἱ λοιποὶ δὲ πυρετοὶ σχεδὸν
ἅπαντες, πλὴν τῶν ἑκτικῶν ὀνομαζομένων.

Κεφ. θ´. Ὡσαύτως καὶ ὅσα μορίου τινός ἐστι νοσή-
ματα μετ᾽ ὄγκου, καὶ ταῦτα σύμπαντα παραπλησίως τῇ φλεγ-
μονῇ κατὰ δυσκρασίαν ἀνώμαλον ἀποτελεῖται, καρκῖνος, ἐρυ-
σίπελας, ἄνθραξ, ἕρπης, οἴδημα, φλεγμονὴ, φαγέδαινα,
γάγγραινα. κοινὸν μὲν γὰρ αὐτοῖς ἅπασι τὸ ἐξ ἐπιῤῥοῆς ὑγρῶν
γεγονέναι· διαφέρει δὲ τῷ τὰ μὲν ἀπὸ τοῦ φλεγματικοῦ χυμοῦ,

Antiquitus autem nemo, ut videtur, ita eft affectus, ut qui nec
adeo ocioſi, nec in victus faturitate viverent; indeque fa-
ctum eſt, ut fcripferint antiqui medici *Rigori febrem fuper-
venire.* Verumtamen tum nos ipſi, tum alii juniorum me-
dicorum non pauci, faepenumero vidimus rigorem quem
nulla febris fequuta fit. Componitur autem ex hac intem-
perie et ea quae febricitantium eſt epiala; appello ita fe-
brem illam, cui ambo femper accidunt; at in qua rigor qui-
dem praecedit, febris vero fequitur, ut in tertianis et quar-
tanis, hanc epialam non voco. Proinde ex duplici inae-
quali intemperie epiala complicatur, et aliae febres, prae-
ter hecticas, prope omnes. Cap. IX. Eodem modo qui partis alicujus cum tu-
more funt morbi, hi quoque omnes peraeque ac phlegmone
cum inaequali intemperie confiſtunt, cancer, eryſipelas, car-
bunculus, herpes, oedema, phagedaena, gangraena. Nam
his omnibus eſt commune, ut ex humorum fluxione fint
orta; in eo diffident, quod alii ex pituitofo, alii ex biliofo,

τὰ δὲ ὑπὸ χολώδους, ἢ μελαγχολικοῦ χυμοῦ, τὰ δὲ ὑφ᾽ αἵμα-
τος ἤτοι θερμοῦ καὶ λεπτοῦ καὶ ζέοντος, ἢ ψυχροῦ καὶ παχέος,
ἢ πως ἄλλως διακειμένου γίγνεσθαι.   δηλωθήσεται γὰρ ἀκρι-
βῶς ὑπὲρ τῆς κατ᾽ εἶδος ἐν τούτοις διαφορᾶς ἑτέρωθι· πρὸς
δὲ τὸν ἐνεστῶτα λόγον ἀρκεῖ καὶ τοῦτ᾽ εἰρῆσθαι μόνον, ὡς
ὁποῖον ἂν ᾖ τὸ ῥεῦμα, κατὰ τὸν αὐτὸν λόγον ἕκαστον τῶν
εἰρημένων ἐργάσεται παθῶν, καθ᾽ οἷον ἔμπροσθεν ὑπὸ τοῦ
θερμοῦ καὶ αἱματώδους ἐδείκνυτο γενέσθαι φλεγμονή· καὶ ὡς
τῶν ὁμοιομερῶν τε καὶ ἁπλῶν σωμάτων ἕκαστον, ὑπὸ τοῦ
ῥεύματος διατεθειμένον, εἰς ἀνώμαλον ἀφίξεται καὶ αὐτὸ
δυσκρασίαν, ἔξωθεν μέντοι θερμαινόμενον, ἢ ψυχόμενον, ἢ
ξηραινόμενον, ἢ ὑγραινόμενον, ὁποῖον ἂν ᾖ τὸ ῥεῦμα, μέχρι
τοῦ βάθους μηδέπω διακείμενον ὁμοίως· εἰ δὲ πᾶν ὅλον δι᾽
ὅλου μεταβάλλοι καὶ ἀλλοιωθείη, γενήσεται μὲν εὐθέως ἀνώ-
δυνον, ἐν χαλεπωτέρᾳ δὲ ἂν οὕτω γε διαθέσει κατασταίη.
ταῦτα ἀρκεῖν μοι δοκεῖ προεγνῶσθαι τοῖς μέλλουσι τῇ τε περὶ
φαρμάκων ἀκολουθήσειν πραγματείᾳ καὶ μετ᾽ αὐτὴν τῇ τῆς
θεραπευτικῆς μεθόδου.

vel melancholico humore, alii ex fanguine, vel calido et
tenui et bulliente, vel frigido et craffo, vel alio modo affe-
cto fiant; de horum namque fpecialibus differentiis accurate
alibi declarabitur.   Quod ad praefentem disceptationem per-
tinet, hoc tantum dixiffe abunde eft, quod qualiscunque fit
fluxio, eadem ratione quemque praedictorum affectuum creet,
qua prius ex calida et fanguinea phlegmonem gigni monftra-
vimus; quodque etiam fimilarium ac fimplicium primo-
rumque corporum fingula, a fluxione affecta, ad inaequa-
lem intemperiem deveniant; caeterum extrinfecus pro rheu-
matis ratione, calefacta, refrigerata, ficcata, vel humecta-
ta, ad profundum usque nondum fimiliter affecta.   Quod fi
tota per tota mutata alterataque fint, fiunt quidem illico a
dolore libera; in difficiliori tamen fic conftituta funt ftatu.
Haec praenoviffe iis qui opus de medicamentis funt perce-
pturi et poft id medendi methodum, abunde mihi fatis
videtur.

ΓΑΛΗΝΟΥ ΠΕΡΙ ΔΥΣΠΝΟΙΑΣ
ΒΙΒΛΙΟΝ ΠΡΩΤΟΝ.

Κεφ. α΄. ῞Οτι μὲν ἡ δύσπνοια βλάβη τις τῆς ἀναπνοῆς ἐστιν, ὥσπερ ἡ δυσαισθησία τῆς αἰσθήσεως, καὶ ἡ δυσκινησία τῆς κινήσεως, ἱκανὸν ἐνδείξασθαι τοὔνομα· πόσαι δὲ τῆς βλάβης διαφοραὶ, καὶ διὰ τίνας αἰτίας γιγνόμεναι, καὶ πῶς ἑκάστην αὐτῶν χρὴ διαγινώσκειν, οὐκ ἐκ τῆς προσηγορίας διδαχθῆναι νῦν ἔστιν, ἀλλ᾽ ἡ φύσις αὐτὴ τῆς ἀναπνοῆς ἐνδείξεται. ταῦτά τοι καὶ διεσπούδασται τοῖς παλαιοῖς ἰατροῖς ἅπασιν ἡ τοῦ κατὰ φύσιν ἐπίγνωσις, ἄλλων τε πολλῶν

GALENI DE DIFFICVLTATE RESPIRATIONIS LIBER PRIMVS.

Cap. I. Quod refpirandi difficultas refpirationis quaedam laefio fit, quemadmodum fentiendi difficultas fenfus, et movendi difficultas motus, ipfum nomen fufficienter demonftrat. Quot vero fint laefionis differentiae, et ob quas caufas fiant, et quomodo ipfas fingulas dignoscere oporteat, non ex appellatione discere nunc datur, fed natura ipfa refpirationis indicabit. Ob id fane etiam cognitio ejus, quod fecundum naturam eft, a veteribus medicis omnibus ftudiofe inveftigata eft, cum ob alia multa tum

ἕνεκα καὶ τῆς ἐν τοῖς παρὰ φύσιν ἐνδείξεως οὐχ ἥκιστα.
ἐπειδὴ γὰρ ἕν μέν τι τὸ κατὰ φύσιν καὶ οἷον κανὼν καὶ μέ-
τρον καὶ ὅμοιον ἑαυτοῦ, ποικίλον δὲ καὶ ἀνόμοιον καὶ πο-
λυειδὲς τοῖς σφάλμασιν τὸ παρὰ φύσιν, ὡς κινδυνεύειν ἄπει-
ρον μὲν τῷ πλήθει, τῇ τέχνῃ δὲ ἀπεριόριστον ὑπάρχειν,
ἀδύνατον ἔδοξε περιλαβεῖν ὅροις τισὶ τὴν ἀπειρίαν αὐτοῦ,
χωρὶς τῆς τοῦ κατὰ φύσιν γνώσεως. ἐπειδὴ γὰρ ἕν ἐστι τοῦτο
καὶ χρηστὸν τῷ [220] ζώῳ, δῆλον ὡς καὶ σύμμετρον· εἰ σὲ
τοῦτο σύμμετρον, ἄμετρον ἂν εἴη τὸ παρὰ φύσιν· εἰ δὲ ἄμε-
τρον, διττὸν μὲν τῷ γένει πάντως· ἢ γὰρ ἐλλείπει τι τοῦ
κατὰ φύσιν, ἢ ὑπερβάλλει· τοσαύτας δὲ ἐν αὐτῷ διαφορὰς
ἕξει τὰς κατὰ μέρος, ὅσας περ ἂν οἷόν τε ᾖ δέξασθαι τὸ
πρᾶγμα κατὰ τάς θ᾽ ὑπερβολὰς τοῦ μετρίου καὶ τὰς ἐλλείψεις.
δέχεται δὲ τὸ μὲν ἁπλοῦν διττὰς, τὸ δ᾽ ἐκ πλειόνων σύνθε-
τον διπλασίας κατὰ τὸν ἀριθμὸν τῶν συνθέντων αὐτό. εἰ
μὲν οὖν ἕν τι καὶ ἁπλοῦν ἐστιν ἡ ἀναπνοὴ, διττὰς μὲν ἕξει

nihilo minus indicationis eorum quae praeter naturam funt
gratia. Quandoquidem enim unum eft id quod fecun-
dum naturam eft atque id velut regula et menfura et
fibi ipfi fimile exiftit, varium autem et diffimile et multi-
plici errore involutum eft quod praeter naturam, adeo ut
propemodum fequatur multitudine effe infinitum, arte vero
incomprehenfibile: vifum eft impoffibile effe, ejus immenli-
tatem certis terminis comprehendere, citra cognitionem ejus
quod fecundum naturam eft. Quum enim unum fit hoc et
animali commodum, palam eft etiam effe commoderatum.
Si vero hoc commoderatum eft, incommoderatum utique
fuerit id quod praeter naturam eft. Si vero incommodera-
tum, duplex quidem omnino genere eft; aut enim deficit
quodammodo ab eo quod fecundum naturam habet, aut ex-
cedit. Tot autem in feipfo particulares differentias habe-
bit, quot poteft ipfa res fufcipere circa commoderati exces-
fus et defectus. Sufcipit autem fimplex quidem duplices,
compofitum vero ex pluribus duplo plures numero quam
ea quae ipfum component. Si igitur unum quiddam et
fimplex fit refpiratio, duplices quidem habebit ametrias,

τὰς ἀμετρίας, διττὰς δὲ τῷ γένει τὰς δυσπνοίας· εἰ δ᾽ οὐχ
ἓν, τὰς διαφορὰς ἕξει διπλασίας τὸν ἀριθμὸν τῶν συνθέντων
αὐτό. εἰ μὲν οὖν αὕτη σαφής τε ἅμα καὶ σύντομός ἐστιν ἡ
διδασκαλία, μακρὰ δικαίως ἡ παρὰ ταῦτα.

Κεφ. β΄. Καὶ τοίνυν ἐπειδὴ δύο μέν ἐστι τὰ πρῶτα
καὶ κυριώτατα μόρια τῆς ὅλης ἀναπνοῆς, εἰσπνοή τε καὶ ἐκ-
πνοή, δύο δ᾽ ἄλλα κατὰ συμβεβηκὸς αἱ μεταξὺ τούτων ἡσυ-
χίαι, ἐν τέσσαρσιν ἂν οὕτω τοῖς πᾶσιν ἡ περὶ δυσπνοίας γί-
νεται σκέψις. ὥστε πάντως δεήσει τινὶ τῶν εἰρημένων, ἢ
τισιν, ἢ καὶ πᾶσιν ἅμα πλημμελεῖσθαί τε καὶ διαφθείρεσθαι
τῆς κατὰ φύσιν ἰδέας εἰς δυσπνοίας γένεσιν. ὀνομάζειν δὲ
σαφοῦς ἕνεκα διδασαλίας οὐδὲν ἂν εἴη χεῖρον ἁπλῆν μὲν δύσ-
πνοιαν, ἤ τις ἂν ἓν μόριον ἑκάστοτε τῆς ὅλης ἀναπνοῆς κα-
ταλαμβάνει, σύνθετον δὲ τὴν ἐν πλείοσι συνισταμένην. ἀλλ᾽
ἐπεὶ δεύτερόν ἐστιν ἀεὶ τὸ σύνθετον τῶν ἁπλῶν, κατὰ λόγον
ἂν εἴη πρότερον περὶ φύσει προτέρων ποιήσασθαι τὸν λόγον,
ὥστε καὶ ἀπὸ τῶν ἁπλῶν δυσπνοιῶν ἄρξασθαι. ἐπειδὰν δὲ

duplices etiam genere refpirandi difficultates. Si vero non
unum, differentias habebit duplo plures numero quam ea,
quae ipfum componunt. Itaque fi manifefta fimulque con-
cifa haec eft doctrina, merito longa cenfetur quae ab his
discedit. Cap. II. Itaque quum duae quidem fint primae et
praecipuae totius refpirationis partes, infpiratio et expira-
tio, duae vero aliae per accidens interjectae quietes, in
quatuor fane his univerfa confideratio de refpirandi diffi-
cultate confiftit. Quare oportebit omnino in praedictorum
aliquo aut pluribus, aut fimul omnibus aberrare et vitiari
ab ea, quae fecundum naturam eft, fpecie, ut fiat refpiran-
di difficultas. Verum manifeflioris doctrinae gratia non
deterius fuerit fimplicem appellare refpirandi difficultatem,
quae unam totius refpirationis partem fingulatim occupat;
compofitam vero, quae in pluribus confiftit. At quum po-
fterius fit femper compofitum fimplicibus, rationi confenta-
neum fuerit, de iis, quae natura priora funt, prius fermo-
nem facere; quare et a fimplicibus refpirationis difficultati-

ταύτας αὐτάρκως διέλθωμεν, μετὰ ταῦτα ἐπαλλάττοντες τάς
τε κινήσεις καὶ τὰς ἡσυχίας κατ᾽ ἀλλήλας τε καὶ καθ᾽ ἑαυτάς,
οὕτω τὰς συνθέτους ἐξευρήσομεν. τίνες οὖν εἰσιν αἱ κατὰ
φύσιν αἰτίαι τῆς ἔσω τε καὶ ἔξω φορᾶς τοῦ πνεύματος, καὶ
τίνες ἑκατέρας τῶν ἡσυχιῶν; ταυτὶ γὰρ ἦν τὰ πάντα μόρια
τῆς ἀναπνοῆς. ἐπειδὴ δύο μὲν ἐξ ὧν εἴπομεν μορίων κινή-
σεις εἰσὶν, ἡ ἔξω καὶ ἔσω φορὰ τοῦ πνεύματος, δύο δὲ διο-
ρίζουσαι ταύτας ἠρεμίαι, γένεσις δὲ ταῖς μὲν κινήσεσι σύνθε-
τος, ταῖς δ᾽ ἠρεμίαις ἁπλῆ, δῆλον ὡς τῶν μὲν πλείους ἀμε-
τρίαι, τῶν δ᾽ ἡσυχιῶν διτταὶ γενήσονται. αὗται μὲν γὰρ
οὖσαι ἁπλαῖ τοῦ χρόνου τῷ ποσῷ τὰς διαφορὰς ἴσχουσι
μόνῳ· αἱ κινήσεις δ᾽ οὐ ταύτῃ μόνον, ἀλλὰ καὶ τῷ ποσῷ τοῦ
διαστήματος καθ᾽ οὗ φέρονται διοίσουσιν. ὥστ᾽ ἔσονται διτ-
ταὶ μὲν ἀμετρίαι αὐτῶν, καθὰ καὶ τῶν ἡσυχιῶν ἑκάτεραι,
τοῦ χρόνου τῷ ποσῷ διαιρούμεναι, καθ᾽ ἃς ἤτοι ταχεῖαι ἢ
βραδεῖαι λεχθήσονται· διτταὶ δ᾽ ἄλλαι τῷ ποσῷ τῆς διαστο-
λῆς τῶν ἀναπνευστικῶν ὀργάνων διαφέρουσαι, καθ᾽ ἃς ἤτοι

bus initium fumere. Ubi vero has fufficienter explicaveri-
mus, poftea viciffim permutantes tum motus tum quietes
et mutuo et inter fe, ita et compofitas inveniemus. Quae
igitur funt naturales caufae lationis fpiritus foras et intro
meantis? quae etiam utriusque quietis? hae enim erant
omnes refpirationis partes. Quandoquidem duo ex his quas
diximus partibus, motus funt, latio fpiritus foras et intro
meantis, duae vero hos diftinguunt quietes; generatio au-
tem motibus quidem compofita, quietibus vero fimplex eft;
confpicuum plane eft illorum ametrias plures, quietum vero
geminas fieri. Hae namque fimplices exiftentes, fola tem-
poris quantitate differentias habent; motus vero non hac
folum, fed et quantitate fpatii localis per quod feruntur,
differunt. Itaque geminae quidem erunt ametriae ipforum,
quemadmodum etiam quietum, utraeque temporis quanti-
tate divifae, quibus aut celeres aut tardi appellabuntur;
duae autem aliae quantitate dilatationis fpirabilium organo-
rum differentes, quibus ipfos aut magnos aut parvos ap-

Ed. Chart. VII. [220. 221.]   Ed. Baf. III (166. 167.)

μεγάλας ἢ μικρὰς αὐτὰς ὀνομάζουσιν. εἴπερ γὰρ ἀχώριστα
πάσης ἐστὶ τῆς κατὰ τόπον κινήσεως ὅ τε χρόνος ἐν ᾧ κινεῖ-
ται τὸ κινούμενον καὶ τὸ διάστημα καθ᾽ οὗ φέρεται, διὰ
μὲν τὸν χρόνον ταχέως μὲν καὶ βραδέως ἐροῦμεν γίνεσθαι
[221] τὴν κίνησιν, διὰ δὲ τὸ διάστημα πολὺ καὶ ὀλίγον.
ἀλλὰ τήν γε διαστολὴν τῶν ἀναπνευστικῶν ὀργάνων οὐκ ὀλί-
γην καὶ πολλὴν, ἀλλὰ μικρὰν καὶ μεγάλην ὀνομάζειν ἔθος,
ὥσπέρ γε καὶ τὴν συστολήν· ὁ γὰρ αὐτὸς λόγος ἐπ᾽ ἀμφοτέ-
ρων τῶν κινήσεων. ὥσπερ (167) δὲ κινήσεως ἴδια τάχος καὶ
βραδύτης, οὕτω καὶ τοῦ ποσοῦ τῶν διαλειμμάτων ἀραιότης
καὶ πυκνότης. πυκνὰς γοῦν τὰς ἀμπέλους ἢ τὰς ἐλαίας ἢ
ὁτιοῦν ἄλλο τοιοῦτον φυτεύεσθαι λέγομεν, ὅταν τὸ βραχύτα-
τον διάστημα αὐτῶν δηλῶσαι βουληθῶμεν· οὕτω δὲ καὶ
ἀραιάς, ὅταν πολὺ τὸ ἐν μέσῳ τῶν πεφυτευμένων σωμάτων
ᾖ, καὶ καθόλου φάναι πάντα τὰ ἐκ πλειόνων διωρισμένων
συγκείμενα τούτοις χρῆται τοῖς ὀνόμασιν. ἐπεὶ οὖν καὶ ἡ
ἀναπνοὴ σύνθετός ἐστιν ἐξ ἐναντίων κινήσεων ἡσυχίαις διω-
ρισμένων, πυκνὴν αὐτὴν ἐργάζεται τὸ βραχὺ τῶν ἡσυχιῶν,

pellant. Siquidem enim inſeparabilia ſunt ab omni locali
motu, tum tempus in quo movetur id quod movetur, tum
ſpatium per quod movetur; ob tempus quidem celeriter
aut tarde motum fieri dicemus, ob ſpatium vero multum
et modice. Verum dilatationem ſpirabilium organorum
non modicam et multam, ſed parvam et magnam nominare
conſuevimus, veluti etiam contractionem; eadem enim ra-
tio utriusque motus exiſtit. Quemadmodum autem motui
propria ſunt celeritas et tarditas, ita et quantitati quietum
raritas et denſitas. Denſas namque vites et oleas aut
quodcunque tandem hujusmodi plantari dicimus, quum bre-
viſſimum ſpatium ipſorum diſtantiae indicare volumus: ſic
et raras, quum multus locus in medio plantatorum corpo-
rum fuerit relictus. Et ut in ſumma dicam, omnia ex plu-
ribus diſtinctis compoſita haec nomina uſurpant. Quum
igitur et ipſa reſpiratio ex contrariis motibus per quietes di-
ſtinctis compoſita ſit, denſam ipſam reddet brevitas quietum,

ἀραιὰν δὲ τὸ μακρόν. αὗται μὲν οὖν πᾶσαι δυσπνοίας ἁπλαῖ
διαφοραὶ καὶ ταῖτ᾽ αὐτῶν τὰ ὀνόματα, τοῖς τε ἄλλοις πα-
λαιοῖς συνήθη καὶ Ἱπποκράτει. εἰ δέ τις ἑτέρως ὀνομάζειν
ἐθέλει, καθάπερ ἤδη τινὲς τῶν νεωτέρων ἰατρῶν, οὐδὲν ἡμῖν
διαφέρει· πλὴν ἴστω γε οὗτος μήτε τοῖς Ἱπποκράτει συνή-
θεσι μήτε τοῖς ἄλλοις παλαιοῖς μήθ᾽ ὅλως τοῖς ἄλλοις Ἕλ-
λησιν ὀνόμασι χρησάμενος· ἀλλ᾽ εἰ καὶ τούτων καταφρονοίη,
μήτε κυρίως μήτε σαφῶς ἑρμηνεύων. εἰ μὲν γὰρ ἓν ὄνομα
κατ᾽ ἀμφοῖν φέρει, τῆς τε κινήσεως καὶ τῆς ἡσυχίας, ἤτοι τὸ
τάχος μόνον ἢ τὴν πυκνότητα, καὶ αὖθις ἐπὶ τῶν ἐναντίων ἢ
τὴν βραδυτῆτα μόνον ἢ τὴν ἀραιότητα, τοῖς ἑτέροις μηδόλως
χρώμενος, ἀσαφείας ἄντικρυς ὁ τοιοῦτος ἐπιθυμεῖ. πολὺ γὰρ,
οἶμαι, σαφέστερον, ἓν ἑκατέρῳ τῶν πραγμάτων ὄνομα θέ-
μενον ἴδιον, ἐκεῖνο καλεῖν διαπαντός, εἰδότα γε ὡς τὰ κοινὰ
τῶν ὀνομάτων οὐδὲν μᾶλλόν γε τὸ ἕτερον τούτων δηλοῦντα,
συγχεῖ καὶ ταράττει τὸν ἀκροατὴν, ὡς μὴ γνῶναι, τί ποτ᾽
ἐστὶ τὸ λεγόμενον, πρὶν διαστείλασθαι τὴν ὁμωνυμίαν·

raram vero longitudo. Hae igitur univerſae ſunt ſimplices
ſpirandi difficultatis differentiae et haec ipſarum nomina,
tum priscis aliis medicis tum Hippocrati in uſum recepta.
Si quis vero aliter appellare velit, quemadmodum jam qui-
dam ex recentioribus medicis ſolent, noſtra nihil intereſt.
Verum ſciat hic ſe neque Hippocrati familiaribus neque ali-
is veteribus, imo nec aliis omnino Graecis uſurpatis nomi-
nibus uti; quod ſi vero et hos contemnat, neque proprie
neque perſpicue res interpretari. Si namque unum nomen
ambobus tribuat, et motui et quieti, ſive celeritatem ſolam
ſive denſitatem et rurſum in contrariis ſive tarditatem ſo-
lam ſive raritatem, reliquis in totum non utatur, obſcuri-
tatem palam hic affectat. Multo enim clarius eſſe opinor,
utrique rei ſeorſim unum nomen ipſique proprium impone-
re, eoque perpetuo uti, ſcientem communia nomina, quae
alterum non magis quam alterum ſignificant, auditorem
confundere et perturbare, ut non cognoscat, quid ſit tan-
dem quod dicitur, priusquam aequivocatio diſtinguatur.

εἰ δὲ ἓν μὲν ἑκατέρῳ τῶν πραγμάτων ἐπιφέρει τις ὄνομα, μὴ
ὡς ἡμεῖς μέντοι διείλομεν, ἀλλ᾽ ὑπεναντίως, τάχος μὲν καὶ
βραδυτῆτα κατὰ τῶν ἡσυχιῶν, ἀραιότητα δὲ καὶ πυκνότητα
κατὰ τῶν κινήσεων, οὐκ οἶδ᾽ ὅ τι βούλοιτ᾽ αὐτῷ τοῖς ἀκύροις
τε καὶ ἀήθεσιν ὀνόμασι πρὸ τῶν κυρίων τε καὶ δι᾽ ἔθους χρῆ-
σθαι. ὅτι γὰρ καὶ οἱ νῦν ἅπαντες ἄνθρωποι καὶ οἱ παλαιοὶ
βραδυτῆτα καὶ τάχος οὐδενὸς ἄλλου κατηγοροῦσι, πλὴν τῶν
κινουμένων, οὐδεὶς ἀγνοεῖ. τί ποτ᾽ οὖν σοφὸν ἀπειργασμέ-
νον ἔσται τῷ μετατιθέντι τὴν τῶν ὀνομάτων χρῆσιν εἰς το-
σοῦτον, ὡς τὰς ἡσυχίας τοῖς τῶν κινήσεων προσαγορεύειν
ὀνόμασιν; τί δὲ σοφόν, εἰ τὰ τῶν διαλειμμάτων ὀνόματα ταῖς
ἐνεργείαις ἐπιφέρει; ὡς γὰρ καὶ τὰς ἀμπέλους πυκνὰς καὶ τὰς
ἐλαίας, ὅταν ὀλίγον ἔχωσι τὸ μεταξὺ διάστημα, λέγομεν,
ἀραιὰς ὀνομάζοντες, εἰ πλέον εἴη, οὕτω τὰς τῶν ζώων ἐνερ-
γείας τὰς μὲν δι᾽ ὀλίγου χρόνου γινομένας πυκνάς, ἀραιὰς
δὲ τὰς διὰ πολλοῦ καλοῦμεν. εἰ δέ τις, ὡς ἔφην, οὐχ οὕτως,
ἀλλ᾽ ἑτέρως ὀνομάζειν ἐθέλει, μήθ᾽ Ἱπποκράτει μήτε τοῖς᾽
ἄλλοις παλαιοῖς μήθ᾽ ὅλως τοῖς Ἕλλησιν ἑπόμενος, ἀλλὰ

Si vero unum quidem utrique rei quis imponat nomen, non
vero quo nos diftinximus modo; fed vice verfa celeritatem
quidem et tarditatem tribuat quietibus, raritatem vero et
denfitatem motibus, haud fcio quid fibi velit per impropri-
orum et inconfuetorum nominum ufum, quae pro propriis
et confuetis inducit. Quod enim omnes, qui nunc vivunt
homines atque etiam antiqui tarditatem et celeritatem de
nulla alia re praedicant, praeterquam de iis quae moventur,
nemo ignorat. Quid fapiens itaque fecerit, qui nominum
ufum adeo permutarit, ut quietes motuum nominibus ap-
pellet? quid fapienter factum, fi quietum nomina actioni-
bus imponat? Quemadmodum enim et vites et oleas den-
fas, ubi modicum interjectum eft intervallum, dicimus, ra-
ras nominantes, fi amplior interfit: fic animalium actiones,
quae modico tempore interjecto fiunt, denfas, quae multo,
raras appellamus. Quod fi quis, ut dixi, non ita, fed aliter
nominare velit, neque Hippocratem neque alios veteres
neque omnino Graecos fequi dignatus, imo nec manifeftae

μηδὲ τοῦ σαφοῦς τῆς ἑρμηνείας φροντίζων, ἐκείνῳ μὲν ἐπι-
τρεπτέον νικᾷν νίκην Καδμείαν.

Κεφ. γ΄. [222] Τοῖς δ᾽ ἄλλοις, ὅσοι τῶν μὲν ὀνο-
μάτων εἰς τοσοῦτον φροντίζουσιν, ὅσον αὐτῶν εἰς διδασκα-
λίαν χρηστὸν, ἅπασα δ᾽ αὐτοῖς ἡ σπουδὴ τὴν ἐν τοῖς πράγ-
μασιν ἐξευρεῖν ἀλήθειαν, ἤδη διαλεξώμεθα περὶ ὧν ἐξ ἀρχῆς
γράφειν προὐθέμεθα. τῆς ἀναπνοῆς τῷ μὲν γένει κινήσεως
οὔσης, συγκειμένης δὲ ἐκ δυοῖν μορίων ἐναντίων ἀλλήλοις,
ὧν τὸ μὲν εἰσπνοὴν, τὸ δὲ ἐκπνοὴν ὀνομάζομεν, ἀλλὰ καὶ
δύο ἄλλα κατά τι συμβεβηκὸς ἐχούσης οὐχ ὅμοια, τὰς καλού-
μένας ἠρεμίας τε καὶ ἡσυχίας, αἱ βλάβαι γίνονται, περὶ μὲν
τὰς κινήσεις εἰς τάχος καὶ βραδυτῆτα καὶ μέγεθος καὶ σμικρό-
τητα· περὶ δὲ τὰς ἡσυχίας εἰς ἀραιότητα καὶ πυκνότητα·
καὶ παρὰ ταύτας οὐκ ἂν εὕροις ἁπλῆν ἄλλην δυσπνοίας δια-
φοράν. ἡ γὰρ τῆς διαιρέσεως μέθοδος οὕτως ἐνδείκνυται.

Κεφ. δ΄. Λοιπὸν δ᾽ ἂν εἴη τὰς αἰτίας αὐτῶν ἐξευρόν-
τας ἐπὶ τὰς συνθέτους αὖθις τρέπεσθαι. τίς οὖν αἰτία

interpretationis curiofus, illi permittendum eft ut Cadme-
am victoriam vincat.

Cap. III. Cum caeteris vero, tantam nominum cu-
ram habentibus, quantum eorum ad doctrinam eft commo-
dum, et omne ftudium eo dirigentibus, ut in rebus inveni-
ant veritatem, jam differemus de iis quae a principio fcri-
bere inftituimus. Quum refpiratio genere quidem motus
fit, fed ex duabus partibus inter fe contrariis compofita,
quarum alteram infpirationem, alteram expirationem nomi-
namus; habeatque etiam duas alias per accidens partes non
fimiles, quae quietes et ceffationes appellantur; laefiones
fiunt circa motus quidem in celeritatem et tarditatem, ma-
gnitudinemque et parvitatem; circa quietes vero in rari-
tatem et denfitatem. Et praeter has non reperias fimpli-
cem aliam difficultatis refpirandi differentiam; methodus
enim divifionis ita demonftrat.

Cap. IV. Reliquum autem fuerit caufis earum in-
ventis, deinceps ad compofitas transire. Quae igitur eft

ταχείας ἀναπνοῆς καὶ βραδείας καὶ τῶν ἄλλων ἑκάστου; ἐμοὶ
μὲν δοκεῖ κἀνταῦθα μεθόδῳ χρῆναι ζητεῖν αὐτὰς, οὐχ ἁπλῶς
ἀποφαίνεσθαι. τίς οὖν ἡ μέθοδος; ἐπειδὴ πρὸς τῶν αὐτῶν
ἕκαστον ἢ χεῖρον ἢ βέλτιον γίνεται, πρὸς ὧνπερ ὅλως γίγνε-
σθαι πέφυκεν, ἐὰν εἰδῶμεν ὑπὸ τίνων αἰτίων ἀναπνοὴ γίγνε-
ται, γνωσόμεθα δηλονότι καὶ τὰς δυσπνοίας αἰτίας. τίνες
οὖν αἰτίαι τῆς ἀναπνοῆς; ἔχεις μὲν αὐτὰς ἑτέρωθι μετ᾽ ἀπο-
δείξεως γεγραμμένας· νῦν δ᾽ ἀρκεῖ τῶν κεφαλαίων ἀναμνη-
σθῆναι μόνον. ἡ μὲν δύναμις ἡ ψυχικὴ κινεῖ τὸν θώρακα, τῷ
δὲ ὁ πνεύμων συγκινεῖται, ταῖς τούτου δ᾽ ἕπεται κινήσεσι,
διαστελλομένου μὲν εἰσπνοὴ, συστελλομένου δὲ ἐκπνοή. δέ-
δεικται δ᾽ ἐν ἐκείνοις καὶ ὡς ἡ χρεία τῆς ἀναπνοῆς ἡ μεγίστη
μὲν καὶ κυριωτάτη φυλακὴ τῆς ἐμφύτου θερμασίας ἐστὶν,
ἤδη δὲ καὶ τοῦ ψυχικοῦ πνεύματος θρέψις. οὕτω δὲ τούτων
ἐχόντων, ἐπειδὰν μὲν ἡ δύναμίς τε καὶ ἡ χρεία καὶ τῶν ὀργά-
νων ἕκαστον εὐπραγῇ, νόμῳ φύσεως ἀναπνεῖ τὸ ζῶον· ἐπει-
δὰν δέ τι πάθῃ, κατ᾽ ἐκεῖνο καὶ τὴν ἀναπνοὴν ἀναγκαῖον

caufa celeris et tardae refpirationis et uniuscujusque reli-
quarum? Mihi quidem etiam hic methodo ad earum in-
quifitionem utendum videtur, et non fimpliciter enuncian-
dum. Quae eft igitur methodus? Quum unumquodque
ab iisdem pejus aut melius reddatur, per quae omnino fieri
folet, fi fciverimus a quibus caufis refpiratio fiat, fciemus
nimirum et refpirandi difficultatis caufas. Quae igitur funt
refpirationis caufae? Habes quidem ipfas alibi cum de-
monftratione confcriptas; nunc vero capitum tantum re-
cordari fuffecerit. Facultas quidem animalis movet thora-
cem; cum hoc fimul pulmo movetur; ad hujus vero motus,
ubi dilatatur, fequitur infpiratio; ubi contrahitur, expira-
tio. Demonftratum etiam ibidem eft, maximum quidem et
principaliffimum refpirationis ufum effe infiti caloris con-
fervationem, jam vero et animalis fpiritus nutritionem.
His itaque fic habentibus, quum et facultas et ufus et unum-
quodque organum recte ac profpere habuerint, naturae lege
animal refpirat; quum vero quid ex eis vitiatum fuerit, il-

ἐμποδίζεσθαι. καὶ τοίνυν, ὥσπερ ἐν ταῖς περὶ τῶν σφυγ-
μῶν πραγματείαις διττὴν ἐποιούμεθα διδασκαλίαν, ἢ καθ᾽
ἕκαστον αὐτῶν ζητοῦντες τὰς αἰτίας, ἢ καθ᾽ ἑκάστην ἐκείνων
τὰς ἀλλοιώσεις, οὕτω κἀνταῦθα χρὴ καθ᾽ ἑκάτερον γυμνάσα-
σθαι, ὥστε καὶ τῆς αἰτίας προβληθείσης, εὐθὺς ἔχειν εἰπεῖν
καὶ τὴν ἑπομένην δύσπνοιαν, καὶ τῆς δυσπνοίας ῥηθείσης,
ἀναμιμνήσκεσθαι ῥᾳδίως τῆς ποιούσης αἰτίας. ἀρκτέον οὖν
ἡμῖν κἀνταῦθα κατὰ τὸν αὐτὸν τρόπον ἀπὸ τῶν ἁπλῶν δυσ-
πνοιῶν, ὡς ἐν ἐκείνοις ἀπὸ τῶν σφυγμῶν, καὶ ζητητέον, τί-
νες αἰτίαι ταχεῖαν εἰσπνοὴν ἐργάζονται. ταχὺν μὲν γὰρ σφυγ-
μὸν [223] ἀπεδείξαμεν, ἐπειγούσης μὲν τῆς χρείας, ἐῤῥωμένης
δὲ τῆς δυνάμεως, εὐπειθῶν δ᾽ ὄντων γίγνεσθαι τῶν ὀργάνων.
ἐοίκαμεν δὲ κἀνταῦθα τὰς αὐτὰς ἐρεῖν αἰτίας, εἴ γε μὴ κακῶς
ἐν τῷ περὶ χρείας σφυγμῶν ἐδείξαμεν τὴν αὐτὴν ὠφέλειαν,
παρὰ μὲν τῆς ἀναπνοῆς τῷ κατὰ τὴν καρδίαν θερμῷ, παρὰ δὲ
τῶν σφυγμῶν τῷ καθ᾽ ὅλον γίγνεσθαι τὸ ζῶον. ἐν ἐκείνῳ
δ᾽ αὐτῷ λόγῳ τῷ περὶ τῶν ἐν τοῖς σφυγμοῖς αἰτίων αὐτάρκως

lius caufa etiam refpirationem impediri neceffe eft. Itaque
quemadmodum in libris de pulfibus duplicem fecimus doc-
trinam, aut fecundum unumquemque ipforum inquirentes
caufas, aut fecundum unamquamque ipfarum alterationes:
ita et hic in utramque partem exercitari oportet, ut propo-
fita caufa ftatim fequentem refpirationis difficultatem dice-
re poffimus, et viciffim nominata refpirationis difficultate
facile ejus caufam efficientem in memoriam revocare. In-
cipiendum itaque nobis etiam hic eodem modo a fimplicibus
refpirationis difficultatibus, quemadmodum illic a pulfi-
bus, et quaerendum quae caufae celerem infpirationem faci-
ant. Celerem enim pulfum demonftravimus urgente ufu,
integra facultate et obfequentibus organis fieri. Videor au-
tem mihi et hic easdem caufas recte referre poffe, fi utique
non male in libro de ufu pulfuum demonftravimus, eandem
utilitatem a refpiratione quidem ei qui in corde eft calori, a
pulfibus vero ei qui per totum animal difperfus eft, contin-
gere. In illis autem iisdem libris de caufis pulfuum, fuffi-

Ed. Chart. VII. [225.]   Ed. Baf. III. (167. 168.)

εἴρηται καὶ περὶ τῆς Ἀρχιγένους πρὸς Μάγνον ἀντιλογίας, ὡς
οὐχ ὑπὸ ῥώμης δυνάμεως ὁ ταχὺς γίνεται σφυγμὸς, ἀλλὰ μᾶλ-
λον ὑπὸ ἀῤῥωστίας, καὶ οὐ χρὴ δὶς περὶ τῶν αὐτῶν λέγειν,
ἑνὸς καὶ ταὐτοῦ τρόπου τῆς ἀποδείξεως ἐσομένου. καὶ εἴπερ
οὕτω περὶ δυσπνοίας, ὡς περὶ σφυγμῶν, οἱ νεώτεροι τῶν
ἰατρῶν ἐπραγματεύσαντο, καὶ μὴ τελέως αὐτῆς ὠλιγώρησαν,
οἰκειότερον ἂν ἦν ἐνταῦθα ζητεῖσθαι τὸν περὶ τῆς ταχείας κι-
νήσεως λόγον, ὡς ἂν καὶ σαφεστέρας τῆσδε τῆς πραγματείας
οὔσης, καὶ διὰ τοῦτο προτέρας ὀφειλούσης διδάσκεσθαι. ἀλλ᾽
οὐκ οἶδ᾽ ὅπως περὶ μὲν αὐτῆς τῆς ἀναπνοῆς ἐπὶ πλεῖστον ἐζή-
τησαν, οὔτε χρείαν ἧς ἕνεκα γίγνεται παραλιπόντες ἄσκεπτον
οὔτε δύναμιν ὑφ᾽ ἧς δημιουργεῖται, ἐπολυπραγμονήσαντο δὲ
καὶ περὶ τῶν ὀργάνων αὐτῶν ἐπιμελῶς, πόσα τε καὶ τίνα καὶ
ὅπως εἴη κινούμενα, περὶ δὲ τῆς δυσπνοίας, ὥσπερ οὐκ
ἀναγκαιότερον ὄντα τὸν λό(168)γον, ἢ οὐ ποικιλώτερον, ἢ
οὐ χαλεπώτερον εὑρεθῆναι, παντάπασιν ἀργῶς παρέδραμον,
οἱ μὲν μηδ᾽ ὅλως μηδὲ τοὐλάχιστον ὑπὲρ αὐτῆς εἰπόντες,
οἱ δὲ ἐπὶ βραχὺ κομιδῇ προσαψάμενοι, καί τοι γράψαν-

cienter dictum eſt de Archigenis adverſus Magnum diſpu-
tatione, quod non a facultatis robore celer pulſus fiat, ſed
magis ab imbecillitate, nec oportet bis de iisdem dicere,
quum unus et idem demonſtrationis modus eſſet futurus.
Et ſi ita circa reſpirationis difficultatem, ut circa pulſus, ju-
niores medici curioſi fuiſſent, et non penitus ipſam negle-
xiſſent, accommodatius utique hic celeris motus ratio inveſti-
gari poſſet, utpote quum manifeſtior res ipſa ſit et ob id prius
doceri debeat. Verum haud ſcio quomodo de ipſa quidem
reſpiratione plurimum inquiſierunt et neque uſum cujus gratia
fit, neque facultatem a qua efficitur, intactam reliquerunt, de
organis etiam ipſis curioſe, quot, qualia et quomodo movean-
tur, inveſtigaverunt, de reſpirationis vero difficultate ſermo-
nem tanquam non magis neceſſarium, aut non magis varium,
aut non multo difficiliorem inventu, omnino ſegniter praeter-
ierunt, quidam ne minimum quidem penitus de ipſa dicen-
tes, quidam vero paucis admodum rem attingentes. Quan-

τος Ἱπποκράτους ἐν τοῖς περὶ τῶν ἐπιδημιῶν, ὥσπέρ τινα
μύωπα, τὰς διαφορὰς τῶν δυσπνοιῶν, ὑφ᾽ οὗ νυττομένους
αὐτοὺς ἐχρῆν ἐξεγερθῆναί ποτε τοῦ βαθέος ὕπνου, καὶ ζητῆ-
σαι, τίς ἐφ᾽ ἑκάστης αὐτῆς ὁ πεπονθὼς τόπος ἐστὶν, καὶ τίς
ὁ τρόπος τῆς διαθέσεως, καὶ τίς ἡ αἰτία, καὶ εἰ παραλέλει-
πται ταῦτα τελέως ὑφ᾽ Ἱπποκράτους, ἢ τινὰ μὲν εἴρηται πρὸς
αὐτοῦ, τινὰ δ᾽ οὔ; καὶ ποῦ τῶν συγγραμμάτων καὶ πῶς;
ἆρά γε τελέως καὶ σαφῶς, ἢ ἐλλιπῶς τε καὶ οἱονεὶ σπερματι-
κῶς; οὐδὲν γὰρ τούτων ἐζήτησεν οὐδείς, οὔτ᾽ αὐτοῦ τοῦ
πράγματος ἀξίως τῶν θ᾽ Ἱπποκρατείους ἑαυτοὺς ὀνομαζόν-
των, ἐξηγητικά τε γραφόντων ὑπομνήματα τῶν συγγραμμά-
των αὐτοῦ, τὸν περὶ τῆς δυσπνοίας οὐδεὶς τελέως ἐπεξῆλθε
λόγον. ἀλλ᾽ ἡμεῖς τά τε καθ᾽ ἕκαστον εἰρημένα τῶν βιβλίων
εἰς ταὐτὸν ἀθροίσωμεν ἅπαντα, καὶ δείξωμεν, ὡς κἂν τού-
τοις ὁ ἀνὴρ πολὺ δή τι ὑπὲρ τοὺς ἄλλους ἐστίν. οὐ μὴν ἤδη
γε τοῦτο ποιητέον. οὐ γάρ μοι πρόκειται μόνον ἐξηγήσασθαι
τὴν Ἱπποκράτους γνώμην, ἀλλὰ καὶ τὰς οἰκείας ἀποδείξεις

quam Hippocrates in libris de morbis epidemicis, tanquam
oeſtrum quoddam, difficilium reſpirationum differentias ſcri-
pſerat, a quo punctos et ſtimulatos ipſos aliquando a pro-
fundo ſomno excitari oportebat et quaerere, quis in unaqua-
que ipſarum ſit affectus locus, et quis affectionis modus, et
quae cauſa, et an haec ab Hippocrate penitus praetermiſſa
ſint, an aliqua quidem ab ipſo relata, aliqua vero non, et
in quibus id factum ſit libris, aut quomodo; num perfecte
et manifeſte, an non integre et quaſi ſeminatorie. Nihil
enim horum ullus unquam inquiſivit, neque quisquam pro
rei dignitate, et eorum, qui ſe Hippocraticos appellant,
ejusque librorum commentarios enarratorios conſcribunt,
tractationem de reſpirationis difficultate perfecte explicavit.
Verum nos quae in ſingulis ipſius libris relata ſunt, in unum
coacervemus omnia, et demonſtremus, etiam in hac parte
longe reliquos omnes ipſum antecellere; non tamen jam
hoc faciendum eſt. Non enim ſolum Hippocratis ſenten-
tiam exponere propoſitum eſt, ſed etiam proprias dogma-

τῶν δογμάτων προσθεῖναι, καὶ τῆς ἐν αὐτοῖς ἀληθείας ἀκρί-
βειαν παρασχεῖν τοῖς ἐντυγχάνουσιν. εἰς δὲ τοῦτο πολὺ κάλ-
λιόν ἐστι μὴ προκαταλαμβάνειν τὸν καιρὸν τῇ δόξῃ τοῦ πα-
λαιοῦ. καὶ τοίνυν ὅδε μὲν ὁ πρότερός μοι λόγος διδασκαλία
μετὰ ἀποδείξεως ἔσται τῶν ἀληθῶν· ὁ δ᾽ ἑξῆς δεύτερος ἐξή-
γησις ὧν Ἱπποκράτης ἐγίγνωσκε περὶ δυσπνοίας.

Κεφ. ε'. Αὖθις οὖν ἀναλάβωμεν ὅθεν λέγοντες ἀπε-
λίπομεν, ὡς ἡ περὶ τάχους κινήσεως ζήτησις ἐν τοῖς
[224] περὶ σφυγμῶν ἡμῖν ἅπασα περαίνεται, διὰ τὸ σπου-
δασθῆναι μὲν ἐκείνην τὴν πραγματείαν τοῖς πλείστοις τῶν
νεωτέρων ἰατρῶν, ἀμεληθῆναι δὲ τὴν νῦν προκειμένην σχεδὸν
ἅπασι, καίτοι σαφεστέραν τε μακρῷ, καὶ οὐχ ἧττον ἐκείνης
χρησίμην ὑπάρχουσαν· ἀλλὰ καὶ αὐτὸς ταύτην τὴν αἰτίαν εἴ-
ποιμι ἂν ἐπὶ προήκοντι τῷ λόγῳ, νυνὶ δὲ τὸ συνεχὲς περαν-
τέον, ὡς ἅπασιν ἡ ταχεῖα κίνησις διά τε τὴν ἐπείγουσαν
χρείαν γίνεται καὶ προσέτι τὴν δύναμιν ὑπηρετεῖν αὐτῇ δυ-
ναμένην, ὅπερ ἐστὶν ἐῤῥωμένην, καὶ τῶν ὀργάνων οὐδενὸς

tum demonſtrationes apponere, atque veritatis; quae in eis
eſt, certitudinem iis, qui in haec inciderint, exhibere: ad
hoc autem multo melius eſt non praeoccupare tempus opi-
nione *venerandi* ſenis. Et ideo hic primus liber ea quae
vera ſunt cum demonſtratione docebit; qui deinde ſequitur
ſecundus ea, quae Hippocrates de reſpirationis difficultate
ſtatuit, exponet.

Cap. V. Rurſum igitur ad id redeamus, unde di-
greſſa eſt oratio, *nimirum,* quod quaeſtio de celeritate mo-
tus in libris de pulſibus nobis in totum abſoluta eſt, pro-
pterea quod circa illam tractationem plurimi juniorum me-
dicorum multum operae impenderint, circa eam vero, quam
nunc in manibus habemus, omnes negligentes fuerint, quan-
quam manifeſtior longe ſit, et non minus quam illa utilis
exiſtat. Verum et hujus rei cauſam ipſe *fortaſſe* referam
in ſermonis progreſſu; nunc vero quod conſequens eſt, ab-
ſolvamus; quod videlicet omnibus celer motus et ob ur-
gentem uſum fiat et amplius facultatem ei ſubſervire valen-
tem, hoc eſt robuſtam; et nullo organorum reluctante;

Ed. Chart. VII. [224.]   Ed. Baf. III. (168.)
ἀντιπράττοντος, ὧν τὰς ἀποδείξεις ἐν τοῖς περὶ σφυγμῶν
ἐλέγομεν εἰρῆσθαι. εἴρηται δ᾽ ἐν ἐκείνοις καὶ ὡς ἐνδέχεταί
ποτε τῆς χρείας ἱκανῶς ἐπειγούσης, κἂν ἡ δύναμις ἀῤῥωστο-
τέρα μετρίως ᾖ, τὴν κίνησιν γίνεσθαι ταχεῖαν· εἰ δ᾽ ἐπὶ πλέον
ἀσθενείας ἥκοι, μηκέτ᾽ ἐγχωρεῖν γενέσθαι ταχέως, ἀλλὰ τηνι-
καῦτα πυκνὴν μᾶλλον ἀντὶ ταχείας γίνεσθαι τὴν ἐνέργειαν.
ἁπάσης γὰρ πυκνότητος ἐνεργειῶν μίαν ὑπάρχειν αἰτίαν, τὸ
τῆς προτέρας ἐνεργείας ἐνδεές. ἀναγκάζονται γὰρ ἐπειγούσης
ἐκείνης μηκέθ᾽ ἡσυχάζειν ἐπὶ πλέον. ἅπαντα δὲ ταῦτα δι᾽
ἐκείνων μὲν ἀποδέδεικται, κοινὸς δ᾽ αὐτῶν ὁ λόγος ἐστὶ καὶ
πρὸς τὴν ἀναπνοήν· πρῶτον μὲν, ὅτι περὶ κινήσεως ἁπάσης
ἐν τῷ καθόλου λέλεκται· ἔπειτα καὶ ἡ ἀναπνοὴ ὀλίγου δεῖν
ἅπασα τῇ τῶν σφυγμῶν ἀναλογίᾳ ἀνάλογον ἔχει. σύνθετος
γάρ ἐστιν ἐξ ἐναντίων κινήσεων ἠρεμίαις διαιρουμένων, καὶ
χρείας ἕνεκα τῆς αὐτῆς γίνεται, καὶ τῶν μορίων δ᾽ αὐτῆς ἡ
μὲν εἰσπνοὴ παραπλήσιος οὖσα τῇ διαστολῇ τῶν σφυγμῶν
ἀναψύχει τὴν ἔμφυτον θερμασίαν· ἡ δ᾽ ἐκπνοή, καθάπερ ἡ
συστολὴ τῶν σφυγμῶν, ἐκκρίνει τὸ καπνῶδες τῆς συγκαύσεως.

quorum demonſtrationes in libris de pulſibus a nobis relatas
dicebamus. Dictum eſt etiam in illis, poſſibile eſſe quan-
doque, uſu multum urgente, etiamſi facultas paulo ſit debi-
lior, motum fieri celerem; ſi vero amplius debilitetur, non
amplius poſſe fieri celeriter, ſed tunc denſam magis pro ce-
leri fieri actionem. Omnis enim denſitatis actionum unam
exiſtere cauſam, prioris actionis defectum; coguntur enim
illa urgente, non amplius quiescere diutius. Omnia autem
haec in illis *libris de pulſibus* ſunt demonſtrata. Commu-
nis autem eſt eorum ratio et reſpirationi; primum quidem
quod de omni motu in univerſum dicta ſunt, deinde vero
non multum abeſt, quin omnis reſpiratio pulſuum proportio-
ni reſpondeat. Compoſita enim eſt ex contrariis motibus per
quietes diſtinctis, atque ejusdem uſus gratia fit; et ex par-
tibus ejus inſpiratio quidem conſimilis exiſtens pulſuum di-
aſtolae inſitum calorem refrigerat; expiratio vero velut
ſyſtole pulſuum, fumoſum aduſtionis *excrementum* excernit.

ἀλλὰ καὶ τὸ τῇ θρέψει τοῦ ψυχικοῦ πνεύματος ἀμφοτέρας τὰς
ἐνεργείας συντελεῖν, καὶ τὸ τῶν ἠρεμιῶν τὴν μὲν ἐπὶ τῇ δια-
στολῇ βραχυτέραν ὑπάρχειν, τὴν δὲ ἐπὶ συστολῇ μακροτέ-
ραν, ἀμφοτέρων κοινά. τάχος μὲν οὖν ταῖς ἀναπνευστικαῖς
κινήσεσιν ὅπως προσγίνεται, καὶ δὴ λέλεκται.
Κεφ. στ'. Περὶ τοῦ μεγέθους δὲ ἑξῆς δίειμι. χρὴ τοί-
νυν κἂν τούτῳ καλεῖν μὲν τὴν χρείαν εἰς τοὖργον, ὑπηρετεῖν
δ' αὐτῇ τὴν δύναμιν ἐρρωμένην, ἑτοιμότητα δὲ ὑπάρχειν τοῖς
ὀργάνοις. τῆς αὐτῆς γάρ τοι συνοδίας τῶν αἰτίων δεῖται μέ-
γεθος ἀναπνοῆς ἥσπερ καὶ τάχος. τά γε μὴν ἐναντία τού-
των βραδύτης τε καὶ μικρότης, οὐ πάντῃ γε δεῖται τῶν ἐναν-
τίων ἁπάντων ὁμοῦ, ἀλλ' ἓν μὲν ἐξ αὐτῶν χρὴ παρεῖναι πάν-
τως, πλείω δὲ οὐκ ἀναγκαῖον. ἄν τε γὰρ ἡ χρεία μεγάλως
ἐκλυθῇ, συνεκλύεται καὶ τὸ τάχος τῆς κινήσεως καὶ τὸ μέγεθος
τῆς διαστολῆς, κἂν ὅτι μάλιστα ῥώμης ἔχῃ καλῶς ἡ δύναμις
ἀργὴν γὰρ ἕξει ταύτην, ἔστ' ἂν μὴ δεήσεται τὸ ζῶον ἐνεργού-
σης αὐτῆς· ἄν τε μεγάλη μὲν ἡ χρεία, ἐκλύηται δέ πως ὁ τόνος
τῆς δυνάμεως, ἄν τε ταῦτα μὲν ὑπάρχῃ, βλάβη δέ τις συμβῇ

Quin et ad nutritionem animalis fpiritus ambas actiones
conferre, et in quietibus eam quae poft dilatationem fit,
breviorem effe, quae vero contractionem fequitur, longio-
rem, ambobus communia exiftunt. Itaque quomodo cele-
ritas motibus fpirabilibus accedat, dictum eft.
Cap. VI. De magnitudine autem deinceps agam.
Oportet igitur et in hac ufum ad opus provocare, eique fa-
cultatem robuftam fubfervire, et promptitudinem adeffe ipfis
inftrumentis. Eundem enim caufarum concurfum magni-
tudo refpirationis requirit, quem et celeritas. At contra-
ria eorum tarditas et parvitas non omnino opus habent
contrariis omnibus fimul, fed unum ex ipfis adeffe penitus
oportet, plura non eft neceffe. Si etenim ufus valde exfo-
lutus fit, folvitur fimul et celeritas motus et magnitudo dila-
tationis, etiamfi robore maxime valeat facultas ipfa; otio-
fam enim habebit hanc, quousque animal ejus actione non
indigebit; fi magnus quidem fit ufus, exfolvatur autem ali-
quo modo facultatis robur; fique adfint quidem haec, laefio

τοῖς ὀργάνοις, οἶαν ἐν τοῖς περὶ σφυγμῶν διήλθομεν· ὅ τι
γὰρ ἂν εἴη τούτων, κωλυθήσεται τὸ τάχος καὶ τὸ μέγεθος τῆς
ἀναπνοῆς.

Κεφ. ζ'.   [225] Κατὰ μὲν δὴ ταῦτα πάντως ἐοίκασιν
οἱ σφυγμοὶ ταῖς ἀναπνοαῖς, ὥστε εἰ καὶ τὰς αἰτίας πρῶτα
προχειριζόμενοι, τὰς ἀκολουθούσας αὐταῖς ἀλλοιώσεις τῆς
ἀναπνοῆς ἐπισκοποίμεθα, παραπλησίους εὑρήσομεν.   οἶον εἰ
καὶ τῆς θερμασίας αὐξηθείσης, τῶν ἄλλων αἰτίων τῆς ἀνα-
πνοῆς ἀτρέπτων μενόντων, ὁποῖόν τι τὸ τῆς δυσπνοίας εἶδος
ἔσται, ζητοῦμεν· εὑρήσομεν γὰρ, ὡςκἂν τῷ πρώτῳ δέδεικται
τῶν ἐν τοῖς σφυγμοῖς αἰτίων, ὅτι βραχὺ μὲν αὐξηθείσης αὐ-
τῆς, μείζων μὲν σαφῶς, οὐ μὴν καὶ θάττων· ἐπὶ πλεῖστον
δὲ καὶ μεγίστη καὶ ταχεῖα καὶ ἤδη πυκνὴ γίγνοιτ᾽ ἂν ἡ εἰσπνοί·
κατὰ ταὐτὰ δὲ καὶ εἰ μειωθείη τὸ κατὰ φύσιν θερμὸν, τῶν
ἄλλων αἰτίων ἀτρέπτων μενόντων, ὅτι μικρὰν οὕτω καὶ
βραδεῖαν καὶ ἀραιὰν ἀνάγκη γίνεσθαι τὴν εἰσπνοήν, ἀλλ᾽
ὀλίγῳ μέν τινι τοῦ κατὰ φύσιν μικροτέραν, πολὺ δὲ βραδυτέ-
ραν, πάμπολυ δ᾽ ἀραιοτέραν.   ἐῤῥωμένης γὰρ τῆς δυνάμεως

autem aliqua acciderit inſtrumentis, qualem in libris de pul-
ſibus indicavimus; quodcunque tandem ex his fuerit, im-
pedietur et celeritas et magnitudo reſpirationis.

Cap. VII.   Atque in his fane pulſus reſpirationibus
omnino ſimiles exiſtunt.   Quare etiamſi cauſas primum ex-
ponamus, et alterationes reſpirationis conſequentes per-
ſcrutemur, ipſas conſimiles reperiemus.   Velut ſi calore
aucto, reliquis reſpirationis cauſis immotis manentibus,
qualis ſit reſpirationis difficilis ſpecies, quaeramus; re-
periemus enim, ut etiam in primo de cauſis pulſuum eſt de-
monſtratum, quod parum quidem eo aucto, major mani-
feſte, non tamen celerior; plurimum vero aucto, et maxima
et celerior et jam etiam denſa inſpiratio reddetur.   Eodem
modo etiam ſi calor ſecundum naturam ſit imminutus, aliis
cauſis immotis manentibus, quod parvam ita et tardam ac
raram neceſſe eſt fieri inſpirationem, ſed paulo tamen, quam
ſecundum naturam, minorem, multo vero tardiorem, plu-
rimo autem rariorem.   Robuſta enim exiſtente facultate,

οὔσης οὐκ ἐνδέχεται πολλῷ μικροτέραν γίνεσθαι τὴν διαστο-
λήν. ἀλλ᾽ εἴπερ ἐκλυθείη τὰ τῆς χρείας ἱκανῶς, ἐπὶ πλεῖστον
ἡσυχάζειν εἰκὸς, οὐ μὴν οὐδὲ κινεῖσθαι διὰ ταῦτα παντάπασι
βραδέως, ἐῤῥωμένης τῆς δυνάμεως. ἃ δὲ ἐπὶ τῆς θερμασίας
αὐξανομένης, ταῦτα κἀπὶ τῆς τοῦ ψυχικοῦ πνεύματος ἐπει-
γούσης θρέψεως εἴδη δυσπνοιῶν ἔσται, δηλονότι τῶν περὶ
τὴν εἰσπνοὴν συνισταμένων. ὥσπέρ γε καὶ ἡ ἀμετρία τῆς
λιγνυώδους τῶν χυμῶν συγκαύσεως τὰς αὐτὰς τῆς ἐκπνοῆς
δυσπνοίας ἐργάσεται ταῖς ἐπὶ τῆς εἰσπνοῆς εἰρημέναις. τα-
χεῖαι μὲν γὰρ ἔσονται καὶ μεγάλαι καὶ πυκναὶ, πολλοῦ τοιού-
του περιττώματος ἠθροισμένου· βραδεῖαι δὲ καὶ μικραὶ καὶ
ἀραιαὶ κατὰ τὰς ἐναντίας διαθέσεις. ἆρ᾽ οὖν ὁ μὲν λόγος
οὕτως ἀξιοῖ, μάχεται δέ τι τῶν ἐναργῶς φαινομένων; ἐγὼ
μὲν ὁμολογοῦντα ταῦτα πάντα κατά τε τὰς ἡλικίας καὶ τὰς
χώρας καὶ ὅλως τὰς καταστάσεις ἁπάσας τοῦ περιέχον-
τος ἡμᾶς ἀέρος εὑρίσκω· μαρτυρεῖ δ᾽ οὐχ ἥκιστα καὶ τὰ
ἐν τοῖς ἐπιτηδεύμασιν ἅπασι καὶ τὰ ἐν ταῖς νοσήμασιν.

non eft poffibile multo minorem fieri dilatationem. Sed fi
ulus multum fit exolutus, plurimam quietem fieri verifimile
eft, non tamen propterea omnino tarde moveri, fi facultas
modo fit robufta Quae porro ex aucto calore, eaedem ex
animali fpiritu ad nutritionem urgente, fpecies erunt refpi-
rationis difficultatum, earum videlicet quae circa infpiratio-
nem confiftunt. Quemadmodum fane immoderatio fuligi-
nofae horum exuftionis, easdem refpirandi difficultates cir-
ca expirationem operabitur, quae circa infpirationem funt
relatae. Celeres enim erunt et magnae et denfae, ubi mul-
tum ejusmodi excrementum fuerit collectum; tardae autem
et parvae et rarae in contrariis affectionibus. Numquid
igitur ita quidem effe ratio ipfa pofcit, repugnat autem
quippiam eorum, quae evidenter apparent? Ego quidem
omnia haec confentientia tum in aetatibus tum in regionibus
tum prorfus in univerfis ambientis nos aëris conftitutioni-
bus reperio. Fidem autem maxime faciunt tum quae in
omnibus exercitationibus tum quae in morbis contingunt.

ἔνϑα μὲν γὰρ τὸ ϑερμὸν πλεονεκτεῖ, ταχείας καὶ μεγάλας
καὶ πυκνὰ; ἔστιν ἰδεῖν γιγνομένας εἰσπνοάς· ἔνϑα δ᾽ αὖ τὸ
ψυχρὸν, τὰς ἐναντίας, βραδεῖς τε καὶ μικρὰς καὶ ἀραιάς.
καὶ μὴν ὅσοις μὲν κενοῦται τὸ ψυχικὸν πνεῦμα, καὶ διὰ τοῦτο
τάχα δεῖται τῆς ἀναϑρέψεως, οὐ μόνον μέγα, (169) ἀλλὰ
καὶ ταχὺ καὶ πυκνὸν εἰσπνέουσιν· οἷς δ᾽ οὐδὲν κενοῦται,
τὸ ἐναντίον τούτοις εἶδος τῆς εἰσπνοῆς· εἰ δ᾽ ἄμφω συν-
δράμοι, καὶ ϑερμασίας αὔξησις καὶ πνεύματος ἀνάλωσις,
οὗτοι τὴν μεγίστην ἁπασῶν καὶ ταχίστην καὶ πυκνοτάτην
εἰσπνοὴν ἴσχουσι, καὶ μάλιστ᾽ εἰ σφοδρῶς ἑκάτερα αὐξη-
ϑείη, ὥσπέρ γε καὶ μειωϑέντων ἀμφοῖν ἰσχυρῶς, μικρό-
ταται καὶ βραδύταται καὶ ἀραιόταται γίνονται εἰσπνοαί.
καὶ μὲν δὴ καὶ τὸ τῶν ἐκπνοῶν εἶδος, εἰ μὲν ἀϑροι-
σϑείη πολλὰ καπνώδη περιττώματα, μέγιστόν τε καὶ τά-
χιστον καὶ πυκνότατον· εἰ δ᾽ ὀλίγιστα παντελῶς εἴη,
μικρότατόν τε καὶ βραδύτατον καὶ ἀραιότατον. ἡλικιῶν
μέν γε τὰς μὲν ἐν αὐξήσει πάσας καὶ μέγα καὶ ταχὺ
καὶ πυκνὸν εἰσπνεούσας ὁρῶμεν· τὰς δ᾽ ἐν παρακμῇ

Ubi enim calor abundat, et celeres et magnas et denſas vi-
dere eſt fieri inſpirationes; ubi rurſus frigus, contrarias,
et tardas et parvas et raras.　At vero quibus animalis ſpiri-
tus evacuatur, et ob id cita renutritione opus habet, hi non
ſolum valde, ſed et cito et denſe inſpirant; quibus vero ni-
hil evacuatur, hi contrariam illis habent inſpirationis ſpeci-
em; ſi vero ambo concurrant, et caloris incrementum et
ſpiritus conſumptio, hi omnium maximam et celerrimam et
denſiſſimam inſpirationem habent; et maxime ſi ambo vehe-
menter fuerint aucta; ut etiam ubi ambo vehementer fuerint
imminuta, minimae et tardiſſimae et rariſſimae fiunt inſpira-
tiones.　At vero et expirationum ſpecies, ſi multa quidem
fumoſa excrementa ſint collecta, et maxima et pelerrima et
denſiſſima erit; ſi vero paucſſima penitus fuerint excremen-
ta, minima et tardiſſima et rariſſima.　Ex aetatibus porro
omnes quae in augmento ſunt, magnam et celerem et den-
ſam inſpirationem facere videmus; quae vero decreſcunt,

[226] τοὐναντίον, ἀραιὸν μὲν καὶ μικρὸν καὶ βραδύ· ὅτι
ταῖς μὲν θερμὸν πλέον, ταῖς δ᾽ ἔλαττον· καὶ ταῖς μὲν
συναύξεσθαι τῷ σώματι τὴν οὐσίαν τοῦ ψυχικοῦ πνεύματος
ἀνάγκη, ταῖς δὲ συμμαραίνεσθαι. δι᾽ ἀμφοτέρας οὖν τὰς
αἰτίας πολὺ παραλλάττουσιν ἐν ταῖς τῆς εἰσπνοῆς ἰδέαις οἱ
νέοι τῶν πρεσβυτέρων· δι᾽ ἄλλας δ᾽ αὖ δύο αἰτίας ἐν ταῖς
ἐκπνοαῖς. ἐπεὶ γὰρ ταῖς αὐξανούσαις ἡλικίαις διά τε τὴν
τῆς ἐμφύτου θερμασίας ῥώμην καὶ δι᾽ αὐτὴν τὴν αὔξησιν
πάμπολύ τι πλῆθος ἀναλίσκεται χυμῶν, ταῖς δὲ παρακμαστι-
καῖς ὅσον εἰς αὐτὸ τὸ ζῆν μόνον, ὡς μήτε αὐξανομέναις ἔτι
καὶ ἀποψυχομέναις ἤδη, κατὰ λόγον ταῖς μὲν ταχεῖα καὶ με-
γάλη καὶ πυκνὴ, ταῖς δὲ ἐναντίως διακειμένη κατὰ πᾶν ἡ ἐκ-
πνοὴ φαίνεται. τὴν αὐτὴν δὲ ταύτην ἰδέαν καὶ οἱ σφυγμοὶ
κατὰ τὰς τῶν ἡλικιῶν διαφορὰς ἔχοντες εὑρίσκονται, καθάπερ
καὶ τοῦτ᾽ ἐν τρίτῳ τῶν ἐν αὐτοῖς αἰτίων διήλθομεν. ὡς δ᾽
ἐν ταῖς ἡλικίαις, οὕτω κἂν ταῖς ὥραις καὶ ταῖς χώραις καὶ
πάσαις ταῖς τοῦ περιέχοντος ἡμᾶς ἀέρος καταστάσεσιν οἵ τε
σφυγμοὶ ταῖς ἀναπνοαῖς αἵ τ᾽ ἀναπνοαὶ τοῖς σφυγμοῖς ἀνά-

contra, raram et parvam et tardam. Propterea quod illis
calor amplior, his paucior exiſtit; et illis quidem animalis
ſpiritus ſubſtantiam cum corpore ſimul augeri neceſſe eſt,
his vero contabeſcere. Ob utrasque igitur cauſas inſpira-
tionis ſpeciebus juvenes a ſenibus multum differunt, et pro-
pter alias duas cauſas in expirationibus. Quoniam enim
in aetatibus creſcentibus tum ob inſiti caloris robur tum
ob ipſum incrementum plurima copia humorum conſumi-
tur; in decreſcentibus vero, quantum ad ipſam vitam ſolum
neceſſe eſt, ut quae neque augeſcunt amplius, et jam per-
frigerantur; ratione ſane illis velox et magna et denſa; his
vice verſa per omnia contraria expiratio apparet. Hanc
vero eandem ſpeciem etiam pulſus ſecundum aetatum diffe-
rentias habere reperiuntur, quemadmodum et hoc in tertio de
cauſis ipſorum oſtendimus. Quemadmodum vero in aetatibus,
ita et in anni tempeſtatibus et regionibus et omnibus ambien ·
tis nos aëris conſtitutionibus tum pulſus cum reſpirationi-
bus tum reſpirationes cum pulſibus proportionem habent;

λογον ἔχουσιν, ἐν μὲν ταῖς θερμαῖς εἰς μέγεθος καὶ τάχος
καὶ πυκνότητα τρεπόμεναι, κατὰ δὲ τὰς ψυχρὰς εἰς τἀναν-
τία. καὶ εἴρηται περὶ τούτων ἁπάντων ἐν ἐκείνοις, ὥσπέρ
γε καὶ περὶ τῶν ἐπιτηδευμάτων. ἐν μὲν γὰρ τῷ τρέχειν καὶ
παλαίειν καὶ ὁπωσοῦν ἄλλως ἀνδρίζεσθαι μέγα καὶ ταχὺ καὶ
πυκνὸν ἀναπνέομεν, ἡσυχάζοντες δὲ μικρὸν καὶ βραδὺ καὶ
ἀραιόν· ὅτι ταῖς μὲν συντόνοις κινήσεσιν αὐξάνεται μὲν τὸ
θερμὸν, δαπανᾶται δὲ τὸ πνεῦμα τὸ ψυχικόν· ἠρεμούντων
δὲ καὶ ἀκινήτων μενόντων, τὸ μὲν θερμὸν μαραίνεται, πνεῦ-
μα δ' οὐδ' ὅλως ἢ παντελῶς ὀλίγον ἀναλίσκεται. καὶ τοίνυν
καὶ τῶν λουτρῶν τὰ μὲν θερμὰ ταχεῖάν τε καὶ μεγάλην καὶ
πυκνὴν ἐργάζεται τὴν ἀναπνοήν, τὰ δὲ ψυχρὰ τὴν ἐναντίαν.
ἐν τοῖς ὕπνοις δὲ καὶ πάνυ δεῖ προσέχειν τὸν νοῦν τῷ γινο-
μένῳ. πλεονεκτεῖ γὰρ καὶ κατὰ μέγεθος καὶ τάχος κινήσεως
ἡ ἐκπνοὴ τῆς εἰσπνοῆς, ὅτε τῶν σιτίων τε καὶ χυμῶν ἁπάν-
των αἱ κατεργασίαι, καὶ αἱ πέψεις μάλιστα γίνονται. πλεῖ-
στον οὖν εἰκὸς ἐν αὐτοῖς καὶ τὸ καπνῶδες ἀθροίζεσθαι περίτ-
τωμα.

in calidis quidem ad magnitudinem et celeritatem et denſita-
tem vergentes, in ſrigidis vero ad contraria. Et relatum
de his omnibus eſt etiam illic, quemadmodum et de exerci-
tiis; in currendo namque et luctando et quomodocunque
alias viriliter exercendo, valde et velociter et dense reſpi-
ramus; quiescentes vero, parum et tarde et rare; quod in
concitatis motibus calor quidem augeatur, conſumatur au-
tem ſpiritus animalis; ubi vero quiescimus et immoti mane-
mus, calor marcescit, ſpiritus autem aut nullo modo aut
omnino modice conſumitur. At vero et ex lavacris calida
quidem celerem et magnam et denſam ſaciunt reſpirationem;
frigida vero contrariam. In ſomnis porro etiam valde ani-
mum ad hoc quod contingit, advertere oportet. Nam et
magnitudine et celeritate motus expiratio inſpirationem ex-
cedit, quando ciborum et humorum omnium confectiones et
concoctiones maxime fiunt; plurimum igitur veriſimile eſt
in ipſis coacervari ſumoſum recrementum.

Κεφ. η´. Καὶ τῶν νοσημάτων δὲ, καὶ γὰρ καὶ περὶ
τούτων ἤδη λεκτέον, ἐν μὲν τοῖς πυρετώδεσιν ἅπασι, καὶ
μάλιστα ὅσοις περί τι τῶν ἀναπνευστικῶν ὀργάνων ἢ τὴν
καρδίαν ἤθροισταί τι πολὺ πλῆθος θερμότητος, ἡ ἀναπνοὴ
πᾶσα μεγάλη καὶ ταχεῖα καὶ πυκνὴ φαίνεται γιγνομένη· ἐν
οἷς δὲ ἀπέψυκται τὸ θερμὸν, ἡ ἐναντία, ὥστε καί τισιν ἤδη
τελέως ἔδοξεν ἀπολωλέναι, καὶ ἦν ὁ Ποντικὸς Ἡρακλείδης
ἄπνουν ἔγραψεν, ἤδέ ἐστιν. τὸ ἀνάλογον γὰρ ἔχειν ἔοικεν,
ὥσπερ ἐν τοῖς ἄλλοις ἅπασιν ἀναπνοή τε καὶ σφυγμὸς, οὕτω
κἂν τῷδε. παντελῶς γὰρ οὐδέτερον αὐτῶν ἀπολέσθαι δυνα-
τὸν, ἔστ´ ἂν περιείη τὸ ζῶον, ἀπολωλέναι μέντοι δόξαι διὰ
σμικρότητα, θαυμαστὸν οὐδέν. οὐδὲ γὰρ τούτοις γε δὴ μό-
νον, ἀλλὰ καὶ τοῖς ἄλλοις ἅπασι τοῖς ἐσχάτως μικροῖς τὸ
διαφεύγειν τὰς αἰσθήσεις κοινόν.

Κεφ. θ´. [227] Ἀλλ´ ἐπεὶ καὶ περὶ τῶν ὡσαύτως
ὑπαρχόντων ἀναπνοαῖς τε καὶ σφυγμοῖς αὐτάρκως εἴρηται,
ζητήσομεν ἤδη καὶ ὅσον ἐν αὐτοῖς οὐχ ὡσαύτως ἔχει. τὸ γὰρ
ἀπὸ τῆς τῶν δυνάμεων ἑτερότητος ἐν ἑκάστῳ τῶν ἐνεργειῶν

Cap. VIII.   Atque in morbis etiam, nam et de his
jam dicendum, in febrilibus quidem omnibus, et maxime
ubi circa aliquod refpirationis organum, aut circa cor aliqua
eaque multa caloris copia eft coacervata, omnis refpiratio
magna et velox et denfa fieri apparet.   In quibus vero per-
frigeratus eft calor, contraria; adeo ut et quibusdam jam
penitus periiffe putata fit; atque haec eft illa, quam Hera-
clides Ponticus ἄπνουν i. e. *fpiritu privatam* fcripfit.   Quem-
admodum enim in aliis omnibus, fic etiam hic proportionem
refpiratio et pulfus habere videntur.   Neutrum namque
ipforum in totum perire poteft, donec fuperfuerit animal;
attamen periiffe putari propter parvitatem, nihil mirum eft.
Neque enim his folum, fed et aliis omnibus extreme parvis
commune eft, quod fenfum effugiant.

Cap. IX.   At poftquam de iis quae refpirationibus
et pulfibus aequaliter adfunt, fufficienter dictum eft, quae-
remus jam et quantum in ipfis fit, quod non fimiliter habeat;
proprietatem enim, quae eft a facultatum diverfitate in fin-

ἴδιον εἰκός ἐστι πολλαχῶς καὶ τὰς ἰδέας αὐτῶν διαφερούσας
ἐργάσασθαι. τοῦτ᾽ οὖν χρὴ σκοπῆσαι καὶ ζητῆσαι καὶ ἀνευ-
ρίσκειν μεθόδῳ. δοκῶ δή μοι καθορᾶν εὐθὺς ἀπ᾽ αὐτῆς τῆς
οὐσίας τῶν πραγμάτων μεγίστην τινὰ διαφορὰν ἁπάντων τῶν
ψυχικῶν ἔργων πρὸς τὰ ζωτικά. τῶν μὲν γὰρ ἡ προαίρεσις
ἐξουσίαν ἔχει τῆς γενέσεως καὶ δύναταί ποτε, κἂν ἡ χρεία
καλῇ καὶ ἡ δύναμις εὐεκτῇ κἂν τῶν ὀργάνων ἕκαστον ἐπιτή-
δειον ᾖ πρὸς τὴν ἐνέργειαν, ὅμως ἴσχειν τε καὶ κωλύειν αὐτὰ
τῆς κινήσεως· ὅπου δ᾽ ἴσχειν μέγα οὕτως, ἥπού γε καὶ τὸ
βραδέως κινεῖν ἢ ταχέως, καὶ ἐπιπλέον ἢ ἐπ᾽ ἔλαττον ἐξαί-
ρειν, καὶ διὰ πλείονος ἢ ἐλάττονος χρόνου, ῥᾷστον αὐτῇ.
τοῖς ζωτικοῖς δ᾽ ἔργοις οὐχ οὕτως ἔχει, ἀλλ᾽ ὅταν ἡ χρεία
καλῇ, τῆς γε δυνάμεως ἐῤῥωμένης καὶ τῶν ὀργάνων ἐπιτη-
δείων ὑπαρχόντων εἰς τὰς κινήσεις, οὔτε βραδεῖαν οὔτε μικρὰν
γενέσθαι οἷόν τε τὴν ἐνέργειαν. ἐπὶ γοῦν τῶν κατὰ τὰ φλεγ-
μαίνοντα μόρια σφυγμῶν ἐναργέστατα φαίνεται διὰ τὴν τῶν
ἐν αὐτοῖς ἀρτηριῶν κίνησιν ὀδύνη μὲν σφοδρὰ προσγινομένη
διὰ τὸ μὴ ἐφ᾽ ἡμῶν εἶναι τὴν κίνησιν ἐλάττονα ποιῆσαι τῷ

gulis actionibus, verifimile eft etiam multipliciter differentes
ipfarum fpecies facere. Hanc igitur confiderare oportet
ac quaerere et invenire methodo. Videor autem mihi vi-
dere ftatim ab ipfa rerum fubftantia maximam quandam dif-
ferentiam omnium animalium functionum a vitalibus effe.
In illis enim voluntas poteftatem habet generationis; et pot-
eft aliquando, etiam fi ufus provocet et facultas fit integra
et fingula refpirationis inftrumenta ad actionem accommoda,
tamen prohibere et impedire ipfa a motu. Ubi vero ita po-
tenter cohibere poteft, certe longe facillimum ei fuerit, tarde
aut cito movere, et amplius aut minus attollere, et per lon-
gius aut brevius tempus. In vitalibus vero functionibus non
ita fe res habet, fed quum ufus provocat et facultas robufta
eft et organa apta exiftunt ad motus, neque tardam neque par-
vam poffibile eft fieri actionem. Itaque in pulfibus circa in-
flammatas partes evidentiffime apparet, ob motum arteria-
rum in ipfis dolorem accedere vehementem, propterea quod
non in nobis fit motum facere magnitudine minorem aut ce-

μεγέθει ἢ βραδυτέραν τῷ τάχει· καίτοι γε εἴπερ ἦν ἐφ᾽ ἡμῖν
ἐλάττονά τε καὶ βραδυτέραν αὐτὴν ἐργάσασθαι, οὐδὲν ἂν
προὐργιαίτερον ἐποιησάμεθα, μέλλοντές γε ἐκ τούτου παρη-
γορήσειν τὴν ὀδύνην. παντὶ μὲν γὰρ τῷ φλεγμαίνοντι τελέας
ἡσυχίας δεῖ· κινουμένων γὰρ καὶ τριβομένων πρὸς ἄλληλα
τῶν ἐν αὐτοῖς μορίων, θλίβεταί τε καὶ ῥευματίζεται καὶ παν-
τοίως ὀδυνᾶται. εἰ δ᾽ ἄρα ποτὲ καὶ διὰ τὴν τῆς χρείας ἔπει-
ξιν ἀναγκάζοιτο, τὴν μικροτέραν τε καὶ βραδυτέραν κίνησιν
ῥᾷον φέρει τῆς μείζονός τε καὶ ὠκυτέρας. οὕτω καὶ τὸ σκέ-
λος, ὅταν φλεγμαίνῃ τί μέρος ἐν αὐτῷ, μάλιστα μὲν ἀνα-
παύεσθαι ποθεῖ· εἰ δ᾽ ἀναγκαζοίμεθα κινεῖν αὐτὸ χρείας τινὸς
ἐπειγούσης, ἔλαττόν τε καὶ βραδύτερον βαδίζομεν· ἀλλ᾽ οἱχ
οἷόν τε τοῦτ᾽ ἐπὶ τῶν ἀρτηριῶν ἐργάσασθαι. οὐ γάρ ἐστιν
ἐφ᾽ ἡμῖν ἡ κίνησις αὐτῶν, οὐθ᾽ ὥστε καταπαύειν γιγνομένην,
ὥστε βραδυτέραν ἐξ ὠκυτέρας ἢ ἐκ μείζονος ἐλάττω ποιεῖν,
ἀλλ᾽ ἀνάγκη στέργειν τῇ παρούσῃ, κἂν ὠκεῖα κἂν μεγάλη
κἂν ὁπωσοῦν ᾖ βιαία. διὰ τοῦτο ἐν τοῖς φλεγμαίνουσι μο-
ρίοις τῶν ἀρτηριῶν κινουμένων ὀδυνώμεθα μὲν, ἀλλ᾽ οὔτε

leritate tardiorem. Atqui fi in noftra poteftate eſſet mino-
rem aut tardiorem ipfum reddere, nihil magis ex re facere
poſſemus, mitigaturi utique ex hoc dolorem. *Omne nam-*
que inflammatum integram quietem defiderat; fi enim mo-
veantur et invicem atterantur ipforum partes, premuntur,
fluxione infeftantur et univerfim dolore vexantur. Quod
fi quandoque ob urgentem ufum ad motum cogantur, mino-
rem plane et tardiorem motum facilius ferunt, quam majo-
rem et velociorem. Ita et crus, ubi pars aliqua in ipfo fu-
erit inflammata, maxime quidem quietem expetit; fi vero
urgente aliquo ufu ipfum movere cogamur minus et tardius
ambulamus. Verum hoc impoſſibile eſt in arteriis facere:
non enim in noftra poteftate eſt ipfarum motus, ut vel eum
qui fit, fedare, vel velociorem tardiorem, vel majorem mi-
norem facere poſſimus; fed neceſſe eſt eum, qui adeſt, boni
confulere, five celer five magnus five utcunque fit violen-
tus. Ideo ubi in inflammatis partibus arteriae moventur,
dolore affligimur quidem, fed neque obtufiorem neque mi-

ἀμυδροτέραν οὔτε ἐλάττω τὴν κίνησιν οὔτε βραδυτέραν ἐργά-
σασθαι δυνάμεθα, καίτοι τῶν γε κατὰ τὴν προαίρεσιν ἐνερ-
γειῶν ἢ παντελῶς ἀναπαύοντες τὸ σκέλος, ἢ μικρὰν κομιδῇ
καὶ βραδεῖαν ποιοῦντες. ὅταν δὲ λέγωμεν μικρὰν καὶ μεγάλην
κίνησιν, ὅτι μὴ κυρίως, ἀλλ᾽ ἀπὸ τῶν διαστημάτων φαμὲν,
καθ᾽ ὧν τὸ κινούμενον φέρεται, παντί που δῆλον. οὐκοῦν
ἐπειδὴ καὶ ὁ θώραξ ἕν τι τῶν τοῦ ζώου μορίων ἐστὶν ὄργα-
νον ἀναπνοῆς, ὡς ἡ μὲν (170) ἀρτηρία σφυγμῶν, τὸ δὲ σκέ-
λος βαδίσεως, εἰ μέν ἐστι τῶν ζωτικῶν ἔργων ἡ ἀναπνοὴ,
ταῖς ἀρτηρίαις ἀνάλογον, εἰ δὲ τῶν ψυχικῶν, τοῖς σκέλεσιν
ὁμοίως κινηθήσεται· ἀλ[228]λὰ μὴν τῶν ψυχικῶν, ὡς ἐν
ἄλλοις ἀποδέδεικται, δῆλον ἄρα ὡς τοῖς σκέλεσιν ὁμοίως κι-
νηθήσεται. εἰ τοίνυν φλεγμαίνων εἴη ἀναγκάζοιτό τε κινεῖ-
σθαι, βραδύτερόν τε καὶ πολὺ ἧττον τοῦ δέοντος διαστήσεται.
ἀλλ᾽ εἰ τοῦτο ποιήσει, ἐνδεῶς ἀναπνεύσει. εἰ δὲ καὶ δεύτε-
ρον ἔτι καὶ τρίτον ταὐτὸ τοῦτ᾽ ἐργάσεται, τὸ καθ᾽ ἑκάστην
ἐνδεὲς ἓν ἀξιόλογόν ποτε κεφάλαιον γενόμενον, ἐγγὺς ἄξει τοῦ

norem neque tardiorem motum facere poſſumus, quum ta-
men per actiones voluntarias, aut in totum quietem cruri
dare, aut valde parvum et tardum motum illi permittere
queamus.   Caeterum quando parvum et magnum motum
dicimus, quod non proprie, ſed a ſpaciis per quae fertur id,
quod movetur, appellamus, omnibus manifeſtum. Atqui
quum thorax una quaedam animalis pars organum ſit reſpi-
rationis, ut arteria pulſuum et crus ambulationis; ſi ſane
reſpiratio inter functiones vitales ſit, conſimilem habebit ar-
teriis motus proportionem; ſi vero inter animales, ad cru-
rum ſimilitudinem movebitur. Atqui inter animales cenſe-
tur, quemadmodum alibi demonſtratum eſt: manifeſtum igi-
tur, quod ad crurum ſimilitudinem movebitur. Si igitur
thorax inflammatus ſit et moveri cogatur, et tardius et
multo minus quam oporteat dilatabitur: verum ſi hoc ſece-
rit, non ſatis reſpirabit.   Si vero ſecundo etiamnum ac
tertio id ipſum effecerit, quod deeſt ſingulis reſpirationibus
in unam ſummam eamque notatu dignam collectum, animal

πνίγεσθαι τὸ ζῶον, ἵν' οὐ μὴ γένηται τοῦτο, πυκνοτέρας
ποιεῖται τὰς ἐνεργείας, μηκέτι ἡσυχάζων τοσοῦτον, ὅσον ὁπό-
τε εἶχε κατὰ φύσιν, ὅμοιόν τι ποιῶν τοῖς διὰ τὸ μὴ δύνα-
σθαι τὴν αὐτάρκη τροφὴν εἰς ἅπαξ προσενέγκασθαι, συνεχῶς
ὀλίγον τρεφομένοις. ἀλλ' ἐν τούτῳ ἀναγκαῖον τὴν ὅλην ἀνα-
πνοὴν γενέσθαι μικρὰν καὶ βραδεῖαν καὶ πυκνήν, καὶ πλέονί
γε μικροτέραν τοῦ προσήκοντος, ἢ βραδυτέραν. οὐχ οὕτω
γὰρ ἰσχυρὸς ὁ πόνος τῷ θώρακι διὰ τὸ τάχος τῆς κινήσεως,
ὡς διὰ τὸ μέγεθος τῆς διαστολῆς. τὸ μὲν γὰρ τάχος, εἰ καὶ
κατ' αὐτὴν τὴν ἐνέργειαν ὀδυνηρὸν, ἀλλὰ τῷ γε βραχυχρόνιον
ἐργάζεσθαι τὴν ὅλην κίνησιν ἧττον λυπεῖ τὸν θώρακα· συν-
τόμως γὰρ ἐφ' ὃ σπεύδει παραγίνεται· σπεύδει δὲ δήπουθεν
ἐπὶ τὴν ἡσυχίαν καὶ ταύτης ὅτι τάχιστα γλίχεται τυχεῖν, ὡς
ἂν μόνης αὐτῷ τὴν ἐκ φλεγμοιῆς ὀδύνην παραμυθουμένης.
τὸ δὲ μέγεθος τῆς διαστολῆς πάντως χαλεπὸν, αὐτῷ τε τῷ
βιαίῳ τῆς κινήσεως καὶ τῷ θλίβειν τε ἅμα καὶ τείνειν τὰ
φλεγμαίνοντα, καὶ παντοίως ὀδυνᾶν τὸν θώρακα. ταῦτ' ἄρα
καὶ πλέον ἀφαιρεῖ τοῦ μεγέθους ἢ τοῦ τάχους, καὶ ὅταν γε

prope fuffocationem adducet. Ut igitur id ne fiat, denfiores
actiones facit, non amplius tantum quiescens, quantum fo-
lebat, quum fecundum naturam habebat, finile quid faciens
iis, qui quod fufficientem cibum femel ingerere non poffint,
affidue modice aluntur. At in hoc neceffarium eft totam
refpirationem fieri parvam et tardam et denfam, et quam
par fit multo minorem, quam tardiorem. Etenim dolor
non ita graviter vexat thoracem ob motus celeritatem, ut ob
dilatationis magnitudinem. Celeritas enim quamvis circa
ipfam actionem dolorem excitet, tamen quia brevi tempore
omnem motum efficit, minus thoracem laedit; brevi fiqui-
dem tempore eo quo properat pervenit; properat autem
ad quietem, eamque quam celerrime affequi cupit, tanquam
quae fola dolorem ex inflammatione ipfi lenire poffit. At
vero dilatationis magnitudo penitus molefta eft, tum propter
violentiam motus, tum quod comprimat et diftendat inflam-
mata, et dolore omnimodo thoracem afficiat. Ob id igitur
plus de magnitudine quam de celeritate adimit. Et fane

τοῦτ᾽ αὐτὸ μόνον ᾖ τὸ πάθημα, πόνος τις τῶν κατὰ τὸν θώ-
ρακα μορίων, μὴ μέντοι τά γε τῆς χρείας ἐπείγει, μενούσης
δηλονότι τῆς ἐν τῇ καρδίᾳ θερμασίας ἐν τοῖς κατὰ φύσιν
ὅροις, ἐναργῶς ἡ κίνησις τοῦ θώρακος βραδυτέρα γίνεται·
πυρώσεως δέ τινος ἐν αὐτῇ γενομένης, τὸ μὲν τάχος οὐκ ἐκ-
λύεται δι᾽ ἃς ἔμπροσθεν εἴπομεν αἰτίας, καθαιρεῖται δὲ κἀν-
ταῦθα τὸ μέγεθος ἱκανῶς, ἀλλ᾽ ἀντ᾽ αὐτοῦ πυκνότης γεννᾶ-
ται, διὰ τὴν τῆς χρείας ἔπειξιν.

Κεφ. ί. Ὥστε κἀκ τῶν εἰρημένων ἤδη πρόδηλον
ὑπάρχει, ὡς αὐτὴ μὲν καθ᾽ ἑαυτὴν ὀδύνη περί τι τῶν ἀνα-
πνευστικῶν ὀργάνων γενομένη μικρὸν καὶ βραδὺ καὶ πυκνὸν
ἐργάσεται τὸ πνεῦμα· μετὰ φλογώσεως δὲ μικρὸν μὲν ἔτι καὶ
νῦν ὁμοίως, ἀλλὰ πυκνότερόν γε τοῦ διὰ μόνην τὴν ὀδύνην
καὶ ἤδη κατά τι ταχύτερον· ἡ δὲ διὰ μόνην τὴν πύρωσιν γι-
γνομένη δύσπνοια πρόσθεν ἐδείχθη μέγα καὶ ταχὺ καὶ πυκνὸν
ἐργαζομένη τὸ πνεῦμα. ὥστε σαφής ἐστι καὶ εὐδιόριστος τῶν
θ᾽ ἁπλῶν ἑκατέρα καὶ ἡ ἐξ ἀμφοῖν σύνθετος. ἡ μὲν γὰρ
ἐπὶ μόνῳ τῷ πλήθει τῆς θερμασίας, εἰ καὶ πυκνὸν ἐργάζεται

quum hic folus affectus eft, dolor quidam thoracis partium,
non vero urget ufus, manente videlicet calore cordis intra
naturales terminos, tunc motus thoracis manifefte tardior
redditur. Si vero ardor quidam in ipfo corde oboriatur,
celeritas quidem non exolvitur ob eas quas antea diximus
caufas, aufertur autem etiam hic multum de magnitudine,
verum pro ipfa denfitas generatur ob urgentem ufum.
Cap. X. Quare etiam ex jam dictis perfpicuum eft,
dolorem ipfum per fe circa aliquod refpirationis organum
confiftentem parvum et tardum et denfum fpiritum efficere;
cum ardore vero parvum quidem adhuc fimiliter, fed den-
fiorem eo, qui ob folum fit dolorem, et jam etiam aliquan-
to celeriorem; quae vero ob folum ardorem contingit refpi-
randi difficultas, eam antea oftenfum eft magnum et celerem
et denfum fpiritum efficere; ut perfpicua fit et facile difcer-
ni poffit et utraque fimplex et quae ex ambabus compofita
eft. Quae enim ob folam fit caloris copiam, quamvis den-

) τὸ πνεῦμα παραπλησίως τῇ διὰ μόνην τὴν ὀδύνην, ἀλλὰ τῷ
μεγέθει καὶ τῷ τάχει σαφῶς διορίζεται· ἡ δ᾽ ἐξ ἀμφοῖν τῶν
αἰτίων συνελθόντων τῆς μὲν διὰ τὴν φλόγωσιν μόνῃ τῇ
μικρότητι διαφέρει, τῆς δὲ διὰ τὴν ὀδύνην μεγέθει καὶ τάχει·
καὶ μὲν δὴ καὶ ἡ διὰ τὴν κατάψυξίν γε τῆς κατὰ φύσιν θερ-
μασίας δύσπνοια σαφέσι τισὶ γνωρίσμασιν ἁπασῶν τούτων
[229] διορίζεται. μικρὸν γὰρ αὕτη γε ὡς ἐδείκνυτο καὶ βραδὺ
καὶ ἀραιὸν ἐργάζεται τὸ πνεῦμα· τῶν δ᾽ ἄλλων οὐδεμιᾷ συμ-
βέβηκεν ἅμα βραδύτης καὶ ἀραιότης. ἀλλ᾽ ὅσον μὲν ἐπὶ ταῖς
ἐνδείαις τε καὶ πλεονεξίαις τῆς θερμασίας, ἡ τῆς ἀναπνοῆς
ἰδέα τοῦ κατὰ φύσιν ἐξίσταται ῥυθμοῦ, ταῦτα καὶ τοῖς σφυγ-
μοῖς ὡσαύτως ἔχει· τὰ δ᾽ ἐπὶ ταῖς ὀδυνηραῖς τῶν ὀργάνων
διαθέσεσιν οὐκέθ᾽ ὡσαύτως, ἀλλ᾽ ὅπη παραλλάττει σαφῶς,
οἶμαι, δέδεικται. αἱ λοιπαὶ μέντοι διαθέσεις τῶν ὀργάνων,
ὅσαι χωρὶς ἀλγήματος ἐπ᾽ ἐμφράξεσιν ἢ σκιῤῥώσεσιν ἢ θλίψε-
σιν ἢ ὅλως στενοχωρίαις τισὶ γίνονται, παραπλησίως ἐργά-
ζονται τὰς ἀλλοιώσεις ἑκατέραις ταῖς ἐνεργείαις ψυχικαῖς τε
καὶ ζωτικαῖς. μικρὸν γὰρ ἐπ᾽ αὐτοῖς καὶ ταχὺ καὶ πυκνὸν

fum reddat fpiritum, fimiliter ut ea quae ob folum fit dolo-
rem, tamen magnitudine et celeritate palam diftinguitur.
Quae vero ex ambabus caufis concurrentibus generatur, ab
ea quae ob ardorem fit, fola parvitate differt; ab
ea vero quae ob dolorem, magnitudine et celeritate. At
vero refpirationis difficultas ob perfrigerationem naturalis
caloris evidentibus notis ab omnibus his diftinguitur; par-
vum enim haec, ut demonftratum eft, et tardum et rarum
fpiritum efficit; nulli vero aliarum fimul accidit tarditas et
raritas. At quantum in defectibus et exceffibus caloris ipfa
refpirationis fpecies ab eo qui fecundum naturam eft rhythmo
decedit, in his eodem modo fe ac pulfus habet; quae vero in
dolorofis organorum affectibus contingunt, non amplius eodem
modo fe habent; verum quatenus evariant, manifefte, opinor,
demonftratum eft. Reliquae tamen organorum affectiones,
quae citra dolorem per obftructiones, aut durities, aut com-
preffiones, aut omnino coarctationes quasdam fiunt, confi-
miles alterationes in utrisque actionibus, animalibus et vita-
libus, efficiunt. Parvus enim in ipfis et celer et denfus fit

780   ΓΑΛΗΝΟΥ ΠΕΡΙ ΔΥΣΠΝΟΙΑΣ

Ed. Chart. VII. [229.]   Ed. Baf. III. (171.)

γίνεται τὸ πνεῦμα· μικρὸν μὲν, ὅτι διὰ τὴν στενοχωρίαν τῶν
ὑποδεχομένων ἔλαττον τοῦ δέοντος ἕλκεται· πυκνὸν δὲ, ὅτι
τὰ τῆς χρείας οὐ πληροῦται· διὰ δὲ τὴν αὐτὴν αἰτίαν καὶ
ταχύ. δέδεικται δὲ ἐν τοῖς περὶ σφυγμῶν ὑπομνήμασιν, ὅτι
τὸ μέγεθος τῆς διαστολῆς, ὅταν μὲν ἱκανῶς πληροῖ τὴν χρείαν,
οὐδὲν δεῖται τάχους, ὅταν δ᾽ ἀπολείπηται κατά τι, τηνικαῦτα
ἤδη καὶ εἰς τάχος ἡ τροπὴ γίνεται, τῆς δυνάμεως ἐῤῥωμένης,
καὶ ὅταν μηδὲ τοῦθ᾽ ἱκανὸν ᾖ, τότε καὶ εἰς πυκνότητα. διὰ
ταῦτα μὲν δὴ μικρὸν καὶ ταχὺ καὶ πυκνὸν γίνεται τὸ πνεῦμα
κατὰ τοὺς σφυγμοὺς καὶ τὰς ἀναπνοὰς ἐν ταῖς προειρημέναις
διαθέσεσιν, ἐῤῥέθη δ᾽ ἐν τοῖς περὶ σφυγμῶν, ὅτι καὶ ἀνώ-
μαλον, καὶ τοῦτ᾽ ἔστι μάλιστα τὸ ἴδιον αὐτῶν γνώρισμα, καὶ
ὁ τῆς αἰτίας λογισμὸς ἐν ἐκείνοις εἴρηται, καὶ ὅτι γε κατὰ μὲν
αὐτὰ τὰ τὰς ἐμφράξεις ἔχοντα μόρια, καὶ ὅσα τούτοις κοι-
νωνεῖ, τὰ τῆς ἀνωμαλίας μάλιστα εὔδηλα, καὶ ἡ μικρό-
της τῶν σφυγμῶν ἢ διὰ παντὸς ἢ ὡς τὸ πολὺ συνε-
δρεύει· κατὰ δὲ τἄλλα τὸ μέγεθος μᾶλλον. εἰ δὲ
πλησίον τῆς ἀρχῆς εἴη τὸ πάθημα, κοινὸν οὕτω γίνεται

ſpiritus; parvus quidem quod ab anguſtiam ſuſcipientium
organorum paucior, quam oporteat, attrahatur; denſus vero,
quod uſus non expleatur; et ob eandem cauſam etiam celer.
Oſtenſum eſt autem in commentariis de pulſibus, quod quan-
do magnitudo diaſtoles ſufficienter explet uſum, nihil indiget
celeritate; quando vero deficit aliquantulum, tunc jam
etiam ad celeritatem ſe convertit, ſi robuſta ſit facultas; ſi
vero neque haec ſufficiens fuerit, tunc et ad denſitatem.
Ob has itaque cauſas parvus et celer et denſus redditur ſpi-
ritus pulſuum et reſpirationum in praedictis affectionibus;
ſed dictum eſt in libris de pulſibus, quod etiam eſt inaequa-
lis, quae vel praecipua ipſarum eſt nota, et cauſae ratio in
illis enarrata eſt; et quod in ipſis partibus, in quibus ob-
ſtructio haeret et quae cum his communicant, inaequalitas
maxime fiat manifeſta, et parvitas pulſuum aut ſemper aut
ut plurimum cohaereat; in aliis vero magnitudo. Si vero
propinquus principio fuerit affectus, communis in hunc mo-

Ed. Chart. VII. [229.]   Ed. Baſ. III. (170.)

πάσαις ταῖς ἀρτηρίαις. ταῦτα μὲν οὖν ἐν ἐκείνοις εἴρηταί
τε καὶ δέδεικται.

Κεφ. ια΄. Τὰ δὲ τῶν ἀναπνευστικῶν ὀργάνων ἴδια
νῦν ἐπέξιμεν, ὡς μηδὲν ἐλλείπειν τῷ λόγῳ. ὅταν οὖν ἤτοι
φυμάτων ἀπέπτων ἐν αὐτοῖς συστάντων, ἢ γλίσχρων καὶ πα-
χέων χυμῶν καταλαβόντων τὰς ὁδοὺς τοῦ πνεύματος, ἢ τι-
νος ὄγκου σκιῤῥώδους ἐν αὐτοῖς ὑποτραφέντος, ἢ τῶν ὁμι-
λούντων αὐτοῖς σωμάτων ὅτου δὴ καθ᾽ ὁντιναοῦν τρόπον εἰς
ὄγκον ἀμετρότερον ἀρθέντος, ἔλαττον τοῦ δέοντος εἰσπνέηται
διὰ στενοχωρίαν τὸ πνεῦμα, προσγίνεται ἐξ ἀνάγκης αὐτῷ διὰ
τὰς εἰρημένας αἰτίας τάχος καὶ πυκνότης. ἰδέαι δέ τινες ἐν
τῷ γένει τῆς δυσπνοίας ταύτης πλείους συνίστανται, ἄλλων
ἄλλοτε μορίων στενοχωρουμένων ἐν τοῖς ἀναπνευστικοῖς ὀργά-
νοις. οἱ μὲν γὰρ κατὰ τὴν γαστέρα καὶ ἧπαρ, ἤδη δὲ καὶ
τὸν σπλῆνα καὶ τὸ κῶλον καὶ τὰ τούτοις συνάπτοντα, συνι-
στάμενοι παρὰ φύσιν ὄγκοι στενοχωρίᾳ τοῦ διαφράγματος
μικρὸν καὶ ταχὺν καὶ πυκνὸν ἐργάζονται τὸ πνεῦμα κατὰ δὲ
τὸν αὐτὸν τρόπον καὶ τοῖς ὑδερικοῖς καὶ ταῖς κυούσαις καὶ

dum fit omnibus arteriis.   Atque haec quidem illic relata
ſunt et monſtrata.

Cap. XI.   Verum, quae ſpirabilibus organis propria
ſunt, nunc commemorabimus, ut nihil deſit orationi. Quum
igitur aut propter tubercula cruda in ipſis conſiſtentia, aut
ob tenaces et craſſos humores, qui vias ſpiritus occuparint,
aut ob ſcirrhoſum aliquem tumorem in ipſis connutritum,
aut ob quodcunque tandem ipſis vicinum corpus quocunque
modo in tumorem immoderatiorem elevatum, paucior quam
oporteat ſpiritus propter locorum anguſtiam inſpiratur, ne-
ceſſario accedit ipſi celeritas et denſitas ob praedictas cauſas.
Species autem quaedam in genere hujus reſpirandi difficul-
tatis plures conſtituuntur, alias aliis partibus in reſpiratoriis
organis coarctatis. Tumores etenim praeter naturam circa
ventrem et hepar, ſplenem item et colon et his conjunctas
partes, conſiſtentes, ob ſepti transverſi coarctationem, par-
vum et velocem et denſum faciunt ſpiritum; eodem modo
et hydropicis et uterum geſtantibus et ſupra modum cibo ex-

τοῖς ὑπερεμπεπλησμένοις καὶ τοῖς προγάστορσι τοιοῦτον γί-
νεται τὸ τῆς ἀναπνοῆς εἶδος· ἐν δὲ ταῖς καλουμέναις ὀρθο-
πνοίαις, γλίσχρων καὶ •παχέων ὑγρῶν ἐν ταῖς κατὰ τὸν πνεύ-
μονα τραχείαις [230] ἀρτηρίαις ἀθροιζομένων. οὕτω δὲ καὶ
εἰ σκιῤῥωθείη τι κατ᾽ αὐτὸν, ἢ φῦμα γένοιτο, θλῖβον καὶ
στενοχωροῦν τὸ τῶν τραχειῶν ἀρτηριῶν γένος, αὗται γὰρ
ὑποδέχονται τὸν εἰσπνεόμενον ἀέρα, μικρὸν καὶ πυκνὸν καὶ
ταχὺ ἔσται τὸ πνεῦμα. κατὰ τὸν αὐτὸν δὲ τρόπον, εἰ κἂν
τῷ θώρακι τοιοῦτον συσταίη φῦμα, οἷς δὴ πολλάκις κυφοῦν-
ται καὶ λορδοῦνται καὶ σκολιοῦνται τὰ κατὰ (171) τὴν ῥάχιν,
μικρὸν καὶ πυκνὸν καὶ ταχὺ τὸ πνεῦμα γενήσεται, καταλαμ-
βάνοντος δηλονότι τοῦ παρὰ φύσιν ὄγκου τὴν χώραν τοῦ
πνεύμονος, εἰς ἣν διαστελλόμενον ἐξετείνετο. πολλάκις δὲ
καὶ αὐτὸν ὅλον τὸν θώρακα στενώτερον αἱ τοιαῦται διαθέ-
σεις ἀπέφηναν, ἢ κυουμέναις εὐθέως συμπεσοῦσαι, ἢ καὶ
μετὰ ταῦτα ὕστερον ἀπαντήσασαι. διαφέρει δ᾽ οὐδὲν πρός
γε τὸ στενοχωρούμενον τὸν πνεύμονα μὴ δύνασθαι τὸν ἱκανὸν
ἕλκειν ἀέρα, ἢ στενὸν ὅλον γενέσθαι τὸν θώρακα καθ᾽ ἥντι-

pletis et prominentem ventrem habentibus, hujusmodi fit re-
fpirationis fpecies; in orthopnoeis autem appellatis, lentis
et craffis humoribus in afperis pulmonis arteriis collectis.
Sic autem et fi aliquid circa ipfum induretur, aut tubercu-
lum nascatur premens et coarctans ipfum afperarum arteria-
rum genus (hae enim fuscipiunt aërem, qui infpiratur) par-
vus et denfus et celer erit fpiritus. Eodem autem modo et
fi in thorace tale conftiterit tuberculum, propter quod fane
faepe tum in pofteriorem tum in anteriorem partem luxa-
tur fpina, imo et in obliquum torquetur, parvus, denfus et
celer generabitur fpiritus, occupante nimirum tumore prae-
ter naturam pulmonis regionem, in quam dilatatus extende-
batur. Saepe vero et ipfum totum thoracem anguftiorem
hujusmodi affectiones reddiderunt, fi aut ftatim dum in ute-
ro adhuc funt foetus accidant, aut etiam poftea obveniant.
Nihil autem refert, quod attinet ad id quod coarctatus pul-
mo non poffit fufficientem aërem trahere, an thorax totus

) ναοῦν διάθεσιν, ἢ τὴν μεταξὺ χώραν ἀπολέσαι καταληφθεῖσαν ὑπό τινων παρὰ φύσιν ἐν αὐτῷ συστάντων σωμάτων, ἢ καὶ σκιῤῥωθέντος αὐτοῦ ἢ φραχθέντος ἢ ἀνοιδήσαντος, ὡς ἐν τοῖς καλουμένοις πνευμονώδεσί τε καὶ περιπνευμονικοῖς γίνεται πάθεσιν· ἓν γὰρ ἐπὶ πάντων ἐστὶ τοῦτο τὸ συνεκτικὸν αἴτιον τοῦ μικρὰν γίνεσθαι τὴν εἰσπνοήν, ἡ στενοχωρία τῶν τραχειῶν ἀρτηριῶν· διότι δ᾽ αὐτὴ μικρὰ, διὰ τοῦτο, ὡς πολλάκις εἴρηται, προσέρχεται πυκνότης καὶ τάχος. ἀλλ᾽ ὅταν μὲν κατ᾽ αὐτὸν τὸν πνεύμονα τὸ πάθημα συμπέσῃ, καίτοι διαστέλλειν δυναμένου μέχρι πλείστου τοῦ θώρακος, μικρὸν ὅμως εἰσπνέουσιν· οὕτω δὲ καὶ ὅταν αἱ μεταξὺ τῶν ὀργάνων χῶραι καταληφθῶσιν· ὅταν δ᾽ ὅλος ὁ θώραξ, ἤτοι κυουμένων ἢ καὶ ἄλλως, μικρὸς καὶ στενὸς γένηται, δῆλον ὡς καὶ τὴν διαστολὴν ἀνάλογον ἑαυτῷ μικρὰν ἐργαζόμενος αἰτία τῷ πνεύμονι τῆς περὶ τὴν εἰσπνοὴν ταχύτητος καθίσταται· οὕτως δὲ καὶ ὅταν αἱ φρένες ὑπό του θλίβωνται, κατ᾽ αὐτὸ τὸ κάτω πέρας ἰδίᾳ τοῦ θώρακος, ὡς ἐν τοῖς ἀνωδύνοις πα-

anguſtus reddatur quacunque tandem affectione, an inter·media regio amittatur ab aliquibus praeter naturam corporibus in ipfa confiſtentibus occupatá, an etiam ipfe pulmo induratus fit aut obturatus aut intumuerit, velut in pulmonicis et peripneumonicis appellatis affectibus contingit. Una haec enim in omnibus eſt conjuncta caufa, ob quam parva infpiratio redditur, coarctatio asperarum arteriarum; propterea vero quod parva ipfa eſt, ob id etiam, ut faepe dictum eſt, denfitas et celeritas accedit. Verum quum in ipfum pulmonem affectus incumbit, quamvis thorax fe plurimum diſtendere poffit, tamen parum infpirant: ita etiam ubi intermediae ipforum organorum regiones fuerint occupatae. Quum vero totus thorax, aut foetibus aut aliter, parvus et anguſtus redditur, manifeſtum eſt quod et dilatationem ad fui ipfius proportionem parvam efficiens, pulmoni caufa eſt velocis infpirationis. Sic vero etiam quum feptum transverfum ab aliquo comprimitur ad infernam thoracis extremitatem, velut in affectionibus dolorem non inferentibus

θήμασι. τούτου γὰρ χρὴ μεμνῆσθαι μάλισθ᾽, ὅτι ποτὲ μὲν
ἢ τοῦ θώρακος μόνου διάθεσις, ποτὲ δὲ ἡ τοῦ πνεύμονος,
ποτὲ δὲ ἡ τῆς μεταξὺ χώρας ἀμφοῖν, εἰς μικρότητα, καὶ διὰ
τοῦτο εἰς τάχος καὶ εἰς πυκνότητα τὴν τροπὴν τῆς ἀναπνοῆς
ἐργάζεται, τῆς γε δυνάμεως ἐρρωμένης. καὶ γὰρ καὶ τούτου
χρὴ μεμνῆσθαι πολλάκις ἤδη καὶ πρόσθεν εἰρημένου. μὴ τοί-
νυν ἔτι τῶν πλευριτικῶν, ἢ τῶν ἀποστάσεις τινὰς ἢ ὅλως
ὄγκους ὀδυνηροὺς ἐχόντων κατὰ τὸν θώρακα μνημονεύσωμεν
ἐν τῷδε τῷ λόγῳ, περὶ δὲ τῶν ἀνωδύνων παθημάτων, ὅσα
τῷ θλίβειν τε τὸν πνεύμονα καὶ στενοχωρεῖν τὰς ἐν αὐτῷ
τραχείας ἀρτηρίας μικροτέραν ἐργάζεται τὴν εἰσπνοήν, ὁ
προειρημένος ἅπας ἐπεραίνετο λόγος, ἀλλ᾽ ἐκεῖνα μὲν τοῖς
πρὸ τούτων γεγραμμένοις πάθεσι τοῦ θώρακος προσνείμω-
μεν, ἐφ᾽ ὧν ἐλέγομεν διὰ τὴν ὀδύνην ἧττον διιστάμενον
τὸν θώρακα, μικρὸν ἐργάζεσθαι τὸ πνεῦμα· τὴν δὲ τῶν
ἐμπύων καλουμένων διάθεσιν, κἂν ὅτι μάλιστα πολλάκις ἐκ
πλευρίτιδος ἡ γένεσις αὐτῆς συμπίπτῃ, τούτοις τοῖς νῦν εἰρη-
μένοις συγκαταριθμήσωμεν, ὅσα χωρὶς ἀλγήματος στενοχωρίαν

contingit. Hujus namque rei maxime memorem effe opor-
tet, quod aliquando folius thoracis affectus, aliquando folius
pulmonis, quandoque vero intermedio amborum regionis, ad
parvitatem, et ob id etiam celeritatem ac denfitatem refpi-
rationis mutationem facit, fi fane facultas fuerit robufta;
nam et hujus meminiffe oportet faepe jam etiam antea relati.
Ne igitur amplius pleuriticorum, aut abfceffus aliquos aut
omnino dolorofos tumores habentium in thorace, mentionem
faciamus in hoc fermone (de affectionibus autem dolorem
non inferentibus, quae comprimendo pulmonem et coarctan-
do afperas in ipfo arterias minorem faciunt infpirationem,
omnis praedictus habebatur fermo) fed illa quidem ad affe-
ctiones thoracis antea confcriptas referamus, in quibus dice-
bamus thoracem, propterea quod minus diftenderetur ob do-
lorem, fpiritum facere parvum; eorum vero, qui fuppurati
appellantur, affectionem, quamvis faepenumero ejus generatio
ex pleuritide contingat, his jam proxime relatis annumere-

ἐργαζόμενα κατὰ τὸν πνεύμονα, μικρὰν ἀποφαίνει τὴν ἀνα-
πνοήν. τὸ γάρ τοι περιεχόμενον ἐν αὐτῷ πύον κατὰ τὰς
τοιαύτας διαθέσεις αἴτιον γίγνεται τῆς περὶ τὴν διάστασιν
μικρότητος. ὡς οὖν μηκέτ᾽ αὐτὸς κατὰ φύσιν διαστελλόμε-
νος, οὐδὲ τὴν ὁλκὴν [231] ἴσην ποιεῖται τοῦ πνεύματος. πῇ
ποτ᾽ οὖν ταῦτα χωρὶς ἀλγήματος πάθη τῶν ἀναπνευστικῶν
ὀργάνων, τοῦτο γὰρ ἔτι λείπει τῷ παρόντι λόγῳ, διορισθή-
σεται τῶν μετ᾽ ἀλγήματος, εἴ γε καὶ μικρὸν ὡσαύτως ἀμφοτέ-
ροις καὶ πυκνὸν γίνεται τὸ πνεῦμα; ἢ τῷ τάχει τῆς κινήσεως;
ἐν γὰρ τοῖς μετ᾽ ὀδύνης ὀλίγον μὲν ἀναπνέουσι καὶ πυκνὸν,
οὐ μὴν ταχέως, ὅταν γε χωρὶς πυρετοῦ τὸ τοιοῦτον συμπίπτῃ
πάθημα· μετὰ μέντοι πυρετοῦ κἂν εἰ τῇ μικρότητι καὶ τῷ
τάχει παραπλήσιον ἀναπνέουσιν, ἀλλὰ τῇ γε πυκνότητι διο-
ρίζονται. οὐ μετρίως γὰρ αὐτοῖς πυκνοῦται τὸ πνεῦμα· τοῦ-
το δ᾽ οὐχ ὑπάρχει τοῖς διὰ στενοχωρίαν τῶν ἀναπνευστικῶν
δυσπνοοῦσιν, ἀλλ᾽ εἰ καὶ πυκνότερον αὐτοῖς γίγνοιτο τὸ
πνεῦμα, μετρίως τοῦτο πάσχει καὶ πολὺ κατωτέρω τῆς ἄκρας

mus, quae citra dolorem in pulmone coarctationem facientia,
parvam reddunt refpirationem. Pus enim quod in ipfo per
hujusmodi affectiones continetur, caufa fit ejus, quae circa
diftentionem fit, parvitatis. Itaque quod neque ipfe fecun-
dum naturam diftendatur, minime aequalem facit fpiritus at-
tractionem. Quomodo igitur hae fpirabilium organorum
affectiones citra dolorem confiftentes, id enim praefenti ad-
huc deeft fermoni, ab iis, quae cum dolore fiunt, diftin-
guentur, fi fane et parvus et denfus ambobus fimiliter red-
ditur fpiritus? An celeritate motus? In affectibus enim
cum dolore modice quidem refpirant et denfe, non tamen
celeriter, quum utique citra febrem ejusmodi acciderit affe-
ctus; quando vero cum febre, quamvis in parvitate et cele-
ritate fimiliter refpirent, tamen denfitate diftinguuntur.
Nam non modice ipfis fpiritus denfatur; quod non evenit
illis, qui ob coarctationem organorum refpirationis difficul-
ter refpirant: verum etiamfi denfior ipfis fpiritus reddatur,
moderate tamen hoc fit, et multo infra fummam denfitatem.

πυκνότητος. ἀλλὰ καὶ ἡ ἐκπνοὴ τοῖς πυρέττουσι μείζων τε
ἅμα καὶ θερμοτέρα, ὅπερ οὐχ ὑπῆρχε τοῖς διὰ στενοχωρίαν
μικρὸν καὶ πυκνὸν ἐκπνέουσιν. ὅπως δὲ χρὴ διαγινώσκειν
ἀκριβῶς μικρότητά τε καὶ μέγεθος ἑκατέρων τῶν μορίων τῆς
ὕλης ἀναπνοῆς, ὀλίγον ὕστερον εἰρήσεται, τελεσάντων πρότε-
ρον ἡμῶν ἅπαντα τὸν περὶ τῶν ὀργάνων λόγον. ὅτι μὲν γὰρ
διαφέρουσιν αἱ χωρὶς ὀδύνης αὐτῶν δύσπνοιαι τῶν μετ᾽ ὀδύ-
νης, καὶ δὴ λέλεκται.

Κεφ. ιβ´. Πότερον δὲ, ὥσπερ ἁπλῶς ἀπεφηνάμεθα
τὴν στενοχωρίαν δεῖν εἰς τὸν πνεύμονα διήκειν, καὶ τούτου
τὰς τραχείας μάλιστα ἀρτηρίας, ἵνα δυσπνοήσῃ τὸ ζῷον,
οὕτω καὶ τὴν ὀδύνην ἐν τοῖς ἀναπνευστικοῖς ὀργάνοις χρῆναι
γίγνεσθαι, καὶ μάλιστά γε τῷ θώρακι, λεκτέον, ὁ γὰρ πνεύμων
ὀλίγου δεῖν ἀναίσθητος, ἤ τινα ἑτέραν ἡμῖν ἐπὶ τῶν τοιούτων
δυσπνοιῶν ζητητέον ἀπόφανσιν; οὐδὲ γὰρ ἄν, οἶμαι, δόξειεν
ὅ γε τοῖς τῶν ἀναπνευστικῶν ὀργάνων ἀλγήμασι μόνοις τὸ
τοιοῦτον εἶδος ἕπεσθαι τῆς δυσπνοίας λέγων ἐγνωκέναι κα-
λῶς ὑπὲρ αὐτῶν τὸ σύμπαν, οὐδὲ μεμνῆσθαι τῶν ἔμπροσθεν

Quin et expiratio febricitantibus major fimulque calidior eſt,
quod non contingit iis, qui ob coarctationem parum et denſe
expirant. Quomodo autem cognoſcere oporteat exacte tum
parvitatem tum magnitudinem utriusque partis totius re-
ſpirationis, paulo poſt dicetur, ubi prius omnem de organis
ſermonem abſolverimus. Quod enim difficultates reſpi-
randi citra organorum dolorem ab eis quae cum dolore fi-
unt differant, jam relatum eſt.
Cap. XII. Utrum autem, ut ſimpliciter oſtendimus
coarctionem oportere ad pulmonem pervenire, ejusque
aſperas maxime arterias, ut animal difficultatem reſpiratio-
nis incurrat, ſic etiam dolorem in reſpiratoriis organis fieri
oportere, et praeſertim in thorace, dicendum eſt, (non mul-
tum enim abeſt, ut pulmo ſenſus ſit expers) an aliquam aliam
in ejusmodi reſpirandi difficultatibus inquirere nos oportet
enuntiationem? Nam qui dicit ad ſolos reſpiratoriorum orga-
norum dolores ejusmodi difficultatis reſpirandi ſpeciem ſe-
qui, cum non opinor videri poſſe omnem de his rem probe

λογισμῶν, ἐν οἷς οὐ διὰ τὸ πάθημα, διὰ δὲ τὴν τῆς ἐνεργείας
δύναμιν ψυχικὴν οὖσαν ἐδείκνυτο μικρὸν καὶ πυκνὸν γινόμε-
νον τὸ πνεῦμα. τὸ μέντοι ταῖς στενοχωρίαις τοῦ πνεύμονος
εἶδος τῆς δυσπνοίας ἑπόμενον οὐδὲν προσδεῖται τῆς δυνάμεως
εἰς τὴν γένεσιν, ὅθεν ἐπὶ μὲν τούτου καλῶς ἀπεφηνάμεθα
καθ᾽ ὅλου τοῦ πράγματος τὸν λόγον ποιησάμενοι· περὶ δὲ
τῶν ὀδυνηρῶν παθῶν οὐχ ἁπλῶς ἐχρῆν λέγειν, ὅταν γ᾽ ἐν
τοῖς ἀναπνευστικοῖς συνίσταται μορίοις. οὐ γὰρ δι᾽ αὐτὴν
τῶν μορίων τὴν φύσιν ἰδίως, ἀλλ᾽ ὅτι ψυχικὴ δύναμις ἐπε-
τρόπευεν αὐτῶν τῆς κινήσεως, εἰς μικρότητα τὴν ἀναπνοὴν
τρέπεσθαι συνέβαινεν, ὑπὲρ τοῦ μὴ μειζόνως ὀδυνᾶσθαι τὸ
ζῶον, ἔλαττον τοῦ προσήκοντος διϊστάσης αὐτῆς τὸν θώ-
ρακα. αὕτη δ᾽ ἡ τοῦ μειζόνως ὀδυνᾶσθαι πρόνοια καὶ
τοῖς ἄλλοις δήπου ἅπασίν ἐστι μορίοις, ὅσα κινουμένοις τοῖς
ἀναπνευστικοῖς συγκινεῖται, στομάχῳ καὶ γαστρὶ καὶ ἥπατι
καὶ σπληνὶ καὶ περιτοναίῳ καὶ τῷ κώλῳ τε καὶ τῶν λε-
πτῶν ἐντέρων τοῖς ἄνω καὶ τοῖς καθ᾽ ὑποχόνδριον μυσί.

cognoviſſe, aut meminiſſe ſuperiorum ratiocinationum, in
quibus non ob affectionem, ſed ob actionis facultatem, quae
animalis exiſtit, parvus et denſus ſpiritus fieri oſtendebatur.
At vero ſpecies difficultatis reſpirandi, quae ad coarctatio-
nem pulmonis conſequitur, nihil opus habent facultate ad
ſui generationem; quod de illo probe indicavimus, ubi to-
tius rei tractationem peregimus. Verum de doloroſis affe-
ctionibus non ſimpliciter id dicere convenit, quando ſane in
reſpiratoriis partibus confiſtunt. Non enim propter ipſam
partium naturam privatim, ſed quod animalis facultas ea-
rum motum moderetur, reſpirationem ad parvitatem mutari
contingit, ut ne amplius *videlicet* animal dolore affligeretur,
ipſa minus quam oportet thoracem diſtendente. Atque haec
ſane providentia, ut ne vehementius animal dolore afficia-
tur, etiam aliis omnibus ineſt partibus, quae ad reſpirabili-
um organorum motum ſimul moveutur, ſtomacho, ventri-
culo, hepati, ſpleni, peritonaeo, colo et ſuperioribus tenui-
bus inteſtinis, et musculis hypochondriorum; hae namque

Ed. Chart. VII. [232.]　　　　　　　Ed. Baf. III. (171. 172.)

[232] ταῦτα γὰρ ταῖς τοῦ θώρακος κινήσεσι, καὶ μάλιστ᾽ ἐὰν μείζους ὦσι, συγκινεῖται. πρόδηλον οὖν, ὅτι μειζόνως μὲν ἐπὶ ταῖς μεγάλαις τοῦ θώρακος ὀδυνῶνται κινήσεσιν, ἔλαττον δὲ ἐπὶ ταῖς μικραῖς· καὶ διὰ τοῦτο μικρὸν καὶ πυκνὸν οὐ τοῖς πλευριτικοῖς μόνον, ἀλλὰ καὶ τοῖς τὸν στόμαχον ἢ τὴν γαστέρα διακειμένοις ὀδυνωδῶς ἔσται τὸ πνεῦμα· ἧττον μὲν, ὅτι καὶ τὰ τῆς αἰσθήσεως ἐλάττω· παραπλησίως μέντοι δυσπνοοῦσιν, ὅσοι τὸ ἧπαρ ἢ τὸν σπλῆνα ἢ τῶν ἑτέρων τι τῶν προειρημένων ὀδυνᾶνται. ἅπαντα γὰρ τὰ τοιαῦτα, τὰ μὲν ἐξηρτημένα, τὰ δὲ συμπεφυκότα τοῖς ἀναπνευστικοῖς ὀργάνοις, συσσείεται κινουμένοις αὐτοῖς, καὶ διὰ τοῦτ᾽ ἀναπνεόντων ἄχθεται. καὶ οὕτως οὐχ ὡς ἔμπροσθεν ἐπὶ τῶν ἀναπνευστικῶν μορίων, ἀλλ᾽ ἐπὶ πάντων τῶν ἁπλῶς κινουμένων ἐν ταῖς ἀναπνοαῖς ὁ λόγος ἡμῖν γιγνέσθω, καὶ τολμήσωμεν ἀποφήνασθαι καθόλου, τὸ μικρὸν καὶ πυ(172)κνὸν πνεῦμα σημεῖον ὑπάρχειν ὀδύνης ἁπάντων τᾶν τοῦ ζώου μορίων, ὅσα κινεῖται κατὰ τὰς ἀναπνοάς. ἆρ᾽ οὖν ταύτῃ μόνον ἀνομοίως ἔχουσιν οἱ σφυγμοὶ ταῖς ἀναπνοαῖς, ἢ καὶ κατ᾽ αὐτὴν ἰδίᾳ τὴν

ad thoracis motus, et maxime fi fuerint majores, commoventur. Perfpicuum igitur eft, quod amplius in magnis thoracis motibus dolore vexantur, minus vero in parvis; et ob id parvus et denfus non folum in pleuriticis, fed et quibus ftomachum aut ventriculum dolor infeftat, fpiritus erit; minus quidem, quod etiam fenfus eis minor fit, at confimiliter fane difficulter refpirabunt qui hepar, aut fplenem, aut aliam quandam ex praedictis partibus dolore vexatam habent. Tales enim omnes partes, aliae quidem appenfae, aliae vero infitae refpiratoriis inftrumentis, ad horum motum commoventur; et ob id in refpirantibus offenduntur. Atque ita non ut antea de refpirabilibus partibus, fed de omnibus fimpliciter, quae in refpirationibus moventur, communis nobis fermo fiat; atque audeamus in univerfum pronunciare, parvum et denfum fpiritum fignum effe doloris omnium animalis partium, quae per refpirationes commoventur. Num haec folum inter pulfus et refpirationes diffimilitudo eft? an etiam fecundum ipfam privatim facultatis

ἀπὸ τῆς δυνάμεως αἰτίαν, ἄνευ τοῦ συμπεπλέχθαι τοῖς ὀργά-
νοις, ἔνεστιν εὑρεῖν τινὰ διαφοράν; αἱ μὲν γὰρ φυσικαὶ δυ-
νάμεις πᾶσαι διαπαντὸς σχολάζουσι τοῖς ἀναγκαίοις σφίσιν
ἔργοις, καὶ οὐδέποτε ῥᾳθυμοῦσιν οὐδ᾽ ἀμελοῦσιν· ὅσα δὲ
ὑπὸ τὴν τῆς προαιρέσεως ἐξουσίαν ἔρχεται, ταῦτα πολλάκις,
ἀσχολουμένης αὐτῆς περὶ πράξεις ἑτέρας, ἀμελέστερον ἀποτε-
λεῖται. βαδίζοντες γοῦν ἐνίοτε συντόνως ἐπί τινα πρᾶξιν,
εἶτα μεταξὺ κατὰ τὴν ὁδὸν ἐννοήσαντές τι, κᾄπειτα ἐπισκο-
πούμενοι τοῦτο καὶ φροντίζοντες ἀμφ᾽ αὐτοῦ, πολὺ τῆς κατὰ
τὸν περίπατον συντονίας ἐκλύομεν, οὐ μὴν συνίεμέν γε οὐδὲ
γινώσκομεν αὐτὸ τοῦτο, μέχρι περ ἂν τῷ φροντίσματι προσέ-
χωμεν τὸν νοῦν, ὁπόταν δὲ παυσώμεθα καὶ περὶ μηδὲν ἔτι
τὴν διάνοιαν ἔχωμεν ἀλλ᾽ ἢ περὶ τὸ βαδίζειν μόνον, τότε,
ὥσπερ ἐξ ὕπνου τινὸς ἐπεγερθέντες, ἐγνωρίσαμέν τε τὸ κατα-
δεέστερον τῆς παρούσης ἐνεργείας ὡς πρὸς τὴν ἐξ ἀρχῆς ὁρ-
μὴν, αὖθίς τε πρὸς τοὔργον ἐπηγείραμεν ἡμᾶς, οὕτω καὶ οἱ
παραπαίοντες, ὡς ἂν, οἶμαι, τὸν νοῦν ἐν τοῖς φαντάσμασιν

caufam, citra organorum complexum, aliquam differentiam
invenire licet? naturales enim facultates omnes femper ne-
ceffariis fibi operibus vacant, et nunquam torpent aut negli-
gentes funt; quae vero fub voluntatis poteftatem veniunt,
haec faepe, quum ipfa circa alias actiones occupatur, negli-
gentius perficiuntur. Ambulantes igitur aliquando concita-
tius ad opus aliquod moliendum, deinde inter eundum co-
gitantes quid, ac poftea id ipfum conhderantes et curiofe
de ipfo meditantes, multum ab illa ambulandi concitatione
remittimus, non tamen intelligimus id ipfum neque cogno-
fcimus, quousque fane mentem illi curae adhibemus; quum
vero quiefcimus ab illa cura, atque cogitationem circa nul-
lam rem amplius habemus quam circa folam ambulationem,
tunc velut ex fomno aliquo excitati cognofcimus circa infti-
tutam actionem nos fuiffe negligentiores quam pro primo
impetu oportebat, rurfumque ad ipfam actionem nosmet ex-
citamus; fic etiam infanientes mentem, ut arbitror, in vi-
fionibus, velut in quibusdam curis habentes, animales actio-

ἔχοντες, καθάπερ τισὶ φροντίσμασιν, ἀμελοῦσι τῶν ψυχικῶν
ἐνεργειῶν, καὶ οὔτε οὐροῦσιν, εἰ μὴ ὑπομνήσειέ τις, οὔτ᾽
ἀποπατοῦσιν, οὔτε πιεῖν οὔτε φαγεῖν αἰτοῦσιν, οὔτ᾽ ἄλλο
οὐδὲν τῶν τοιούτων· εἰ δὲ τύχοιεν αἰτήσαντές ποτε, μεταξὺ
προσενεχθέντος ἐπελάθοντο, καὶ αὖθις τῶν ὑπομνημάτων
δέονται. παμπόλλους γοῦν ἴσμεν αἰτήσαντας ἀμίδα, δοθεί-
σης δὲ μηκέτ᾽ οὐροῦντας, ἀλλ᾽ ἀργῶς ἐν ταῖν χεροῖν κατέ-
χοντας· ἑτέρους δὲ διαναστάντας μὲν ὡς ἀποπατήσοντας,
ἐπεὶ δ᾽ ἐκάθισαν, ἐπιλαθομένους τελέως καὶ μηδὲν ἐνεργοῦν-
τας, ἄχρις αὐτοὺς οἱ παρόντες ἀναμνήσωσιν. ὥσπερ δὲ διὰ
πολλοῦ χρόνου ποιοῦσι τὰς ἐνεργείας οὗτοι πάντες, οὕτω καὶ
μεγάλας· ἀθρόως γοῦν οὐροῦσι πάμπολυ, καὶ πίνουσιν εἰς
ἅπαξ ὑπὲρ τὸ σύμμετρον, ἕκαστόν τε τῶν ἄλλων ὡσαύτως
δρῶσιν. καὶ οὐδὲν, οἶμαι, θαυμαστόν· ὃ γὰρ ἐχρῆν πολλάκις
ἐν τοῖς προσήκουσι χρόνοις δρᾶν, ἀθρόως ἐπειξάσης τῆς χρείας
ἀναγκάζονται πληροῦν, καὶ μάλισθ᾽ ὅταν ἀναγκαῖον ᾖ πρὸς
τὴν ζωήν. ἧττον μὲν γάρ τις πιὼν τοῦ δέοντος οὐχ

nes omittunt, neque lotium excernunt, nifi quis eos monu-
erit, neque ventris ohus deponunt, neque potum neque ci-
bum petunt, neque quicquam aliud ejus generis; fi quid ve-
ro forfan aliquando petierint, id oblatum interea oblivioni
dederunt, ac rurfum monitis opus habent. Itaque novimus
plurimos, qui petita matula, eaque ipfis data, non jam lo-
tium effunderent, fed matulam ociofe in manibus detinerent.
Alios autem *novimus*, qui exurgerent quidem tanquam ven-
tris onus depofituri, poftquam vero defediffent, penitus ob-
liviscerentur, atque nihil efficerent, donec a praefentibus
admonerentur. Quemadmodum autem interjecto multo
tempore actiones faciunt hi omnes, fic etiam magnas. Acer-
vatim igitur plurimum mingunt, et una vice ultra menfu-
ram bibunt, et fingula alia eodem modo faciunt. Neo mi-
rum id effe opinor. Quod enim faepe decenti tempore fa-
cere oportebat, id ipfum acervatim urgente ufu explere co-
guntur, et praefertim ubi necefiarium id eft ad vitam   Et-
enim aliquis minus quam oportet bibens non ad dies tan-

[233] ἡμέραις μόνον, ἀλλὰ καὶ μησὶν ὅλοις ἱκανὸς ἐξαρκεῖν,
ἧττον δ᾽ ἀναπνέων οὐδ᾽ εἰς ἐλάχιστον μόριον τῆς ἡμέρας
ἐξίκοιτ᾽ ἄν. ὅθεν εἰ καὶ πλεῖστον εἰς ἅπαξ οἱ παραπαίοντες
πίνουσιν, ἀλλὰ τῷ γε διὰ πολλοῦ χρόνου προσφέρεσθαι τὸ
σύμπαν αὐτοῖς πόμα πολὺ τοῦ συμμέτρου ἀπολείπεται· ἡ δὲ
τῆς ἀναπνοῆς χρεία μὴ πληρουμένη τῷ τὸν κίνδυνον ὑπόγυόν
θ᾽ ἅμα καὶ ἀνιαρὸν ἔχειν ἐπεγείρει τε πρὸς τὴν ἐνέργειαν καὶ
οὐκ ἐᾷ ῥᾳθυμεῖν οὐδὲ εἰς πάνυ μικρὸν, ἀπολαμβάνει δὲ εὐθὺς
ἅπαν, ὅσον ἐκ τοῦ τῆς ἠρεμίας ἀπεστέρηται χρόνου, καὶ οὕτως
οὐκ ἀραιὸν μόνον, ἀλλὰ καὶ μέγα γίνεται, καὶ τοσοῦτόν γε
μεῖζον τοῦ προσήκοντος, ὅσῳ καὶ ἀραιότερον, ὅπερ ἐπὶ τοῦ
ποτοῦ οὐ γίνεται· πολλῷ μὲν γὰρ ἀραιότερον, ὀλίγῳ δὲ
πλέον πίνουσιν, ὅθεν Ἱπποκράτης βραχυπότας αὐτοὺς ἐκάλε-
σεν. ὁ μὲν δὴ λόγος οὗτος ἀποδεικνύει, τῶν παραπαιόντων
εἰς ἀραιότητα καὶ μέγεθος τρέπεσθαι τὴν ἀναπνοήν· μαρτυ-
ρεῖ δ᾽ οὐχ ἥκιστα καὶ ἡ αὐτοψία τοῖς γε βουλομένοις ἐπ᾽ αὐ-
τῶν τῶν ἔργων τῆς τέχνης ἐξετάζειν τὴν θεωρίαν. ὅσοι δὲ ἐν
ταῖς μετὰ τῶν νέων διατριβαῖς ἐφ᾽ ὑψηλῶν θρόνων ὑψηλοὶ

tum, fed ad integros menfes fufficere poteft; fi vero minus
quam oportet refpiret, is ne minimam quidem diei partem
duraverit. Quare tametfi plus uno hauftu mente capti bi-
bunt, tamen quod multo tempore interjecto affumant, uni-
verfus ipfis potus multum a commoderato deficit. Verum
fi refpirationis ufus non expleatur, quod imminens fimul-
que moleftum periculum habeat, excitat ad actionem, nec
finit torpere ne momentum quidem; recuperat autem ftatim
id totum, quo per quietis tempus fuit privata; atque ita non
rarus folum, fed et magnus fpiritus efficitur; et tanto fane
quam convenit major, quanto et rarior. Quod ipfum in
potu non contingit; multo enim rarius, paulo vero plus bi-
bunt; unde Hippocrates ipfos *paucibibos* appellavit. Atque
haec quidem ratio demonftrat defipientium refpirationem in
raritatem et magnitudinem mutari. Teftimonium autem
non minus rei confpectio praebet iis, qui in ipfis artis ope-
ribus fpeculationem exquirere volunt. Quicunque vero in
adolescentulorum gymnafiis in fublimibus foliis alti et un-

καὶ περίβλεπτοι καθεζόμενοι, τῶν μὲν ἔργων τῆς τέχνης ἠμελήκασιν, ὅ τι δ᾿ ἂν ἐπὶ γλῶτταν ἔλθῃ, τοῦτο ληροῦσιν, τούτοις οὐδὲν μᾶλλον πιστὰ τὰ μαρτυρούμενα πρὸς τῶν ἐναργῶς φαινομένων ἢ τοῖς μηδὲ τὴν ἀρχὴν οὐδ᾿ εἰ φαίνεται τόδέ τι γινώσκουσιν. ἀλλά τις ἐμοί ποτε τῶν τοιούτων σοφιστῶν ἠμφισβήτησε περὶ τοῦ γίγνεσθαι μέγα καὶ ἀραιὸν τὸ πνεῦμα τοῖς παραπαίουσι. ὑπετίθετο μὲν γὰρ ἕν τι τῶν ζωτικῶν ἔργων εἶναι τὴν ἀναπνοὴν, οὐχ ὡμολόγει δὲ πρὸς τὴν τοιαύτην ὑπόθεσιν τὸ φαινόμενον, ὅθεν ὁμόσε χωρεῖν αὐτῷ δεῖν ἔγνωκε. τὴν ἀρχὴν γὰρ ἔφη μὴ φαίνεσθαι τὸ τοιοῦτον εἶδος ἀναπνοῆς ἐν παραφροσύναις. ἃ γὰρ οὐδεπώποτε ἐπεχείρησαν ἐπ᾿ αὐτῶν τῶν νοσούντων οἱ σοφισταὶ παραφυλάξαι, περὶ τούτων ὡς μυριάκις ἑωρακότες ἀναιδῶς διατείνονται, καὶ μακρὰν ἔχειν ἐμπειρίαν οὐκ ὀκνοῦσιν ἐπαγγέλλεσθαι τῶν μηδ᾿ ὄναρ αὐτοῖς ἑωραμένων. ἀλλ᾿ ὅσοι γε παραφυλάττουσι τὰ φαινόμενα καὶ τὰ συμπίπτοντα τοῖς νοσοῦσιν, οὕτω γράφουσιν ὥσπερ καὶ Ἱπποκράτης. ἑωράκασι γὰρ, οἶμαι, πολλοὺς ἀῤῥώστους ὁμοίους οἷς ἐκεῖνος ἔγραψε, μαρτυροῦντας τῷ

diquaque conſpicui ſedentes, artis opera neglexerunt, quicquid vero in buccam venerit, id effutiunt, his non magis credibilia fiunt ea quae evidenter apparentibus confirmantur, quam iis, qui neque a principio, an appareat quicquam, cognoscunt. Caeterum ex hoc genere ſophiſtarum quispiam aliquando mecum contendit de eo quod rarus et magnus ſpiritus mente vacillantibus contingit. Supponebat enim reſpirationem unam quandam ex functionibus vitalibus effe; verum cum hujusmodi hypotheſi non confentiebat quod palam apparet; unde cum eo ſibi contendendum effe novit. Principio namque dixit, ejusmodi reſpirationis ſpeciem in deliriis non apparere. Nam quae nunquam conati ſunt ſophiſtae in ipſis aegrotis obſervare, de his, ac ſi ſexcenties viderint, impudenter contendunt; neque verentur ſe magnam habere experientiam jactare eorum, quae ne per ſomnium quidem viderunt. At vero quicunque obſervant apparentia et quae aegris accidunt, hi ita ut Hippocrates ſcribunt; viderunt enim, ut opinor, multos infirmos ſimiles

προειρημένῳ λόγῳ, καὶ παρεθέμην ἂν ἤδη τοὺς ἐν ταῖς ἐπι-
δημίαις ὑπ᾽ αὐτοῦ γεγραμμένους, εἰ μή μοι προὔκειτο τὸν
ἑξῆς μοι λόγον ἅπαντα τὸν δεύτερον εἰς τὴν τούτων ἐξήγησιν,
ὡς καὶ πρόσθεν εἶπον, ἀναβάλλεσθαι, τουτονὶ δὲ μόνον αὐ-
τὸν καθ᾽ ἑαυτὸν ἅμα ταῖς οἰκείαις ἀποδείξεσι συμπεραίνεσθαι,
καὶ τοίνυν ὁ μὲν τῶν παραπαιόντων λόγος ἐνταυθοῖ τελευ-
τάτω.

Κεφ. ιγ΄. Πῶς δ᾽ ἄν τις διαγινώσκοι κάλλιστα μεγάλην
τε καὶ μικρὰν ἀναπνοήν, οἶδα γὰρ καὶ τοῦτ᾽ ἀναβαλλόμενος
ἐν τοῖς ἔμπροσθεν, ἤδη λεγέσθω. πρόχειρον μὲν γὰρ ἦν,
οὐδὲν διαφέρειν, ἢ τῷ μεγέθει τῆς διαστάσεως τῶν ἀναπνευ-
στικῶν ὀργάνων, ἢ τῷ πλήθει τῆς εἰσπνεομένης οὐσίας δια-
γιγνώσκεσθαι τὴν μεγάλην εἰσπνοήν, ὥσπερ ἀμέλει καὶ λέγουσί
τινες, ἀνάλογον ἀεὶ δεῖν ἔχειν ἡγούμενοι [234] τῷ ποσῷ τῆς
ὀργάνων τὸ ποσὸν τῆς εἰσπνοῆς· οὐ μὴν ἔν γε τῷ καθόλου
τὸ τοιοῦτον ἀληθές ἐστιν, ἀλλὰ δεῖταί τινος διορισμοῦ. ἐχόν-
των γὰρ κατὰ φύσιν τῶν ὀργάνων, ἀνάλογος ἀεὶ ταῖς διαστο-

iis, quos ille defcripfit, qui fatis magnum teftimonium prae-
dicto fermoni praebent. Atque apponerem fane jam eos,
quos in epidemiorum libris confcripfit, nifi propofitum effet
mihi omnem feqentem fermonem fecundum in eorum enar-
rationem, velut etiam antea dixi, refervare; hunc vero fo-
lum per fe cum propriis et finceris demonftrationibus ab-
folvere. Itaque fermo de mente motis hic finiatur.

Cap. XIII. Quomodo vero quis magnam et parvam
refpirationem optime dignoscat (fcio enim et hoc me in pri-
oribus diftuliffe) jam referatur. Proclive equidem erat
opinari, nihil differre five magnitudine diftentionis refpira-
toriorum organorum, five fubftantiae, quae infpiratur, copia,
magna infpiratio judicetur; quemadmodum fane etiam aliqui
dicunt, putantes quantitatem infpirationis femper fe habere
oportere ad proportionem quantitatis dilatationis organo-
rum; atqui hoc minime in univerfum verum eft, fed diftin-
ctione quadam opus habet. Quum enim fecundum naturam
fe habent organa, quantitas fpiritus femper ipforum dilata-

λαῖς αὐτῶν ἡ ποσότης τοῦ πνεύματος· οὐ μὴν ὅταν γε καὶ
παρὰ φύσιν ᾖ διακείμενα, ἀλλ᾽ ἐνδέχεταί ποτε διΐστασθαι
μὲν ἐπὶ πλεῖστον τὸν θώρακα, βραχὺ δ᾽ εἰσπνεῖσθαι τὸν ἔξω-
θεν ἀέρα. πολλαὶ γάρ εἰσιν διαθέσεις, εἴ τι μεμνήμεθα τῶν
προειρημένων, ὑφ᾽ ὧν ὁ πνεύμων στενοχωρούμενος ἀδυνατεῖ
τὸν ἱκανὸν ἀέρα δέξασθαι· οὔκουν ἀνάλογον πάντων τῶν
ἀναπνευστικῶν ὀργάνων ταῖς διαθέσεσιν, ἀλλὰ μόνον τῶν
τραχειῶν ἀρτηριῶν αἱ εἰσπνοαὶ γίγνονται. ἀλλὰ τούτων οὐδὲ
μιᾷ τῶν αἰσθήσεων οἷόν τε διαγνῶναι τὴν διαστολήν· οὐκ
οὖν οὐδὲ προσέχειν χρὴ τὸν νοῦν τοῖς ἀναπνευστικοῖς ὀργά-
νοις, ὁπόταν τὸ ποσὸν τῆς εἰσπνοῆς διαγνῶναι βουλώμεθα.
ἀρκεῖ γὰρ μόνον αὐτὸν ἐπισκοπεῖσθαι τὸν ἀέρα, πόσος μὲν
εἰσπνέεται, πόσος δ᾽ αὖ ἐκπνέεται. οὐδὲ γὰρ τοῖς τῆς γα-
στρὸς ὄγκοις τεκμαιρόμεθά τι περὶ πλῆθους ἐδεσμάτων, ἀλλ᾽
ἀρκεῖ κἀνταῦθα τὸ ποσὸν μόνον ἐπισκοπεῖσθαι τῶν ἐσθιομέ-
νων. ἐπεὶ δ᾽ ἐν ταῖς ἐκπνοαῖς ποτὲ μὲν ἀργοῦσι παντελῶς
οἱ μύες, ἐπιτρέποντες τῷ θώρακι καταπίπτοντι τὴν οἰκείαν
ἀπολαμβάνειν κατάστασιν, ποτὲ δ᾽ ἐνεργοῦντες ἐπὶ πλέον

tionibus proportione refpondet; non tamen quum praeter
naturam fuerint dispofita, verum poffibile aliquando pluri-
mum diftendi thoracem et parum externi aëris infpirari;
multae enim funt affectiones, fi modo praedictorum memi-
nimus, in quibus pulmo coarctatus multum aërem fuscipere
non poteft. Nequaquam igitur ad affectionum omnium re-
fpirandi organorum proportionem, fed folum afperarum
arteriarum, infpirationes fiunt. At vero harum diftentio-
nem impoffibile eft per ullum fenfum dignofcere. Ergo non
eft adhibendus animus organis refpiratoriis, quum infpira-
tionis quantitatem volumus dignofcere; fufficit enim ipfum
folum aërem infpicere, quantus infpiretur et quantus rur-
fum expiretur. Neque enim ex ventris mole de ciborum
copia conjecturam facimus, fed fufficit etiam hic folam eo-
rum, quae eduntur, infpicere quantitatem. Quoniam vero
in expirationibus aliquando quidem omnes musculi in to-
tum otiofi funt, permittentes thoraci collabenti propriam re-
cuperare conftitutionem, aliquando vero operantes amplius

αὐ(173)τὸν συστέλλουσιν, ἀπεδείχθη γὰρ ἡμῖν πολλάκις περὶ
τούτων, αἱ μὲν χωρὶς τῆς τούτων συντονίας συστολαὶ τοῦ
θώρακος οὐκ ἄν ποτε μεγάλην ἐκπνοὴν ἐργάσαιντο, αἱ δὲ
μετὰ ταύτης, αἵπερ δὴ καὶ ἐκφυσήσεις εἰσὶ, ὡς καὶ τοῦτ'
ἐδείχθη, δημιουργοὶ τοῦ μεγέθους εἰσίν. ἀλλ' οὐδ' ἐπὶ τού-
των γυμνοῦντας τὸν ἄνθρωπον ὁρᾶν ἀξιῶ τὴν τάσιν τῶν
μυῶν, ἀλλ' ἀρκεῖ τὸ μετ' ἐκφυσήσεως εἶδος τῆς ἐκπνοῆς γνώ-
ρισμα τίθεσθαι μέγιστον. ἐπειγούσης γοῦν τῆς χρείας ἀθρόοι
ἐκπνεῖν ἀναγκαζόμεθα, ὥσπερ καὶ ὅταν ἡ τῆς εἰσπνοῆς ἐπείγῃ
χρεία, πολὺν καὶ ἀθρόον ἕλκομεν τὸν ἔξωθεν ἀέρα.

Κεφ. ιδ'. Ἐπειδὴ δὲ καὶ περὶ τούτων αὐτάρκως διήλ-
θομεν, τὰ κεφάλαια τῶν ἀπ' ἀρχῆς εἰρημένων ἀναλαβόντες,
ἐπὶ τὰ λείποντα τραπώμεθα. κεφάλαια δ' ἦν, ὡς οἶμαι,
ταῦτα, τὰς ἁπλᾶς δυσπνοίας ἐξευρόντας συνάψαι τοῖς συν-
εκτικοῖς αἰτίοις τῆς ἀναπνοῆς, καὶ δεῖξαι ἑκάστης αὐτῶν τὴν
ποιοῦσαν αἰτίαν, αὖθις δὲ καθ' ἑκάστην τῶν αἰτιῶν τὴν
ἀκολουθοῦσαν δύσπνοιαν, ἐν ᾧ δὴ καὶ συνθέτων ἠναγκάσθη-

ipfum contrahunt, id quod nobis de his faepe eft demon-
ftratum; contractiones fane thoracis citra horum concitatio-
nem nunquam magnam expirationem facere poffunt; quae
vero cum *musculorum concitatione fiunt*, quae fane etiam
efflationes exiftunt, ut et hoc eft demonftratum, hae opifices
funt magnitudinis. Verum neque in his denudato homine
infpicere jubeo musculorum tenfionem, fed fufficit eam
quae cum efflatu fit, fpeciem expirationis notam ftatuere
maximam. Urgente itaque ufu acervatim expirare cogimur,
ut etiam quum infpirationis urget ufus, multum et confer-
tum externum aërem attrahimus.

Cap. XIV. Quandoquidem autem de his abunde dif-
feruimus, repetitis capitibus eorum quae ab initio dicta funt,
ad reliqua progrediamur. Capita autem erant, ut opinor,
haec, quod fimplicibus refpirandi difficultatibus inventis,
connectere oporteat caufas conjunctas refpirationis, et de-
monftrare fingularum ipfarum efficientem caufam; et vice
verfa, quae refpirandi difficultates ad fingulas caufas confe-
quantur; in quo fane etiam compofitarum refpirandi diffi-

μὲν μνημονεῦσαι δυσπνοιῶν, ἀλλὰ πῆ μὲν ὁμολογεῖ τὰ κατὰ
τοὺς σφυγμοὺς ταῖς ἀναπνοαῖς, πῆ δὲ καὶ διαφέρεται, καὶ
τοῦτ᾽ ἦν οὐ μικρὸν ὧν διήλθομεν κεφάλαιον.

Κεφ. ιε΄. Ἐπεὶ δ᾽ ἅπαντα ταῦτα πεπέρανται, τὰς
συνθέτους ἑξῆς σκοπώμεθα δυσπνοίας, αὗται γὰρ ἔτι λεί-
[235]πουσιν εἴς γε τὸ πρότερον ὧν προὐθέμεθα ὑπομνημά-
των. εὑρημένων δὲ τῶν ἁπλῶν, οὐδὲν ἔτι χαλεπὸν οὐδὲ
ταύτας εὑρεῖν, ἐξ ἐκείνων συντεθείσας. μεγάλης γάρ τινος
οὔσης εἰσπνοῆς, ὡσαύτως δὲ καὶ ταχείας, καὶ τῶν ἐναντίων
αὐταῖς μικρᾶς καὶ βραδείας, ἀνάγκη τέτταρας γίγνεσθαι τὰς
ἁπάσας δυσπνοίας συνθέτους περὶ τὴν εἰσπνοήν, τήν τε με-
γάλην ἅμα καὶ βραδεῖαν, καὶ μεγάλην καὶ ταχεῖαν, καὶ μι-
κρὰν καὶ ταχεῖαν, καὶ τετάρτην μικρὰν καὶ βραδεῖαν. οὕτω
δὲ καὶ κατὰ τὴν ἐκπνοὴν τὰς αὐτὰς τέτταρας συζυγίας ἀναγ-
καῖον ὑπάρχειν, διττὰς μὲν τὰς μεγάλας, διττὰς δὲ τὰς μι-
κρὰς, τάχει καὶ βραδυτῆτι διαιρουμένας. ἐν μέντοι ταῖς
ἠρεμίαις οὐκ ἐνδέχεται σύνθετον ἰδέαν γενέσθαι δυσπνοίας.

cultatum mentionem facere coacti fumus. Verum qui tra-
ctatio pulfuum cum refpirationibus confentiat, et qui diffe-
rat, etiam hoc non erat exiguum eorum, quae explicavi-
mus, caput.

Cap. XV. Quoniam vero haec omnia abfoluta funt,
compofitas deinceps fpirandi difficultates contemplemur;
hae namque defunt adhuc priori eorum, quos propofuimus,
commentario. Inventis autem fimplicibus, non amplius
arduum eft etiam has invenire, quae ex illis componuntur.
Quum enim aliqua fit magna infpiratio, fimiliter et velox et
contrariae his parva et tarda, neceffe eft quatuor fieri omnes
refpirandi difficultates in infpiratione compofitas, magnam
fimulque tardam, magnam et celerem, parvam et celerem,
et quartam parvam ac tardam. Ita et in expiratione eas-
dem quatuor conjugationes neceffarium eft fieri, duas ma-
gnas, et duas parvas, quae velocitate et tarditate diftinguan-
tur. In quietibus vero impoffibile eft compofitam fpirandi

οὐδὲ γὰρ δύο ἀντιθέσεις αὐταῖς ὑπῆρχον, ὥσπερ ταῖς κινή-
σεσιν, ἀλλὰ μία μόνη, κατὰ πυκνότητα καὶ ἀραιότητα συνι-
σταμένη.

Κεφ. ιστʹ. Καὶ μὲν δὴ καὶ αὐτῶν τῶν κινήσεων ἀλ-
λήλαις παραβαλλομένων, τῆς εἰσπνοῆς λέγω πρὸς τὴν ἐκ-
πνοὴν, ὥσπερ ἐν τοῖς σφυγμοῖς τῆς διαστολῆς πρὸς τὴν συ-
στολὴν, ἰδέαι τινὲς ἔσονται ῥυθμῶν τῆς ὅλης ἀναπνοῆς. ἐν-
δέχεται γὰρ εἰσπνοὴν μὲν γενέσθαι μεγάλην, ἐκπνοὴν δὲ μι-
κρὰν· ἢ ἔμπαλιν εἰσπνοὴν μὲν μικρὰν, ἐκπνοὴν δὲ μεγάλην·
ἢ ἀμφοτέρας σμικρὰς, ἢ ἀμφοτέρας μεγάλας. οὕτω δὲ καὶ
ταχείας, ἢ βραδείας ἀμφοτέρας, ἢ τὴν μὲν ταχεῖαν, τὴν δὲ
βραδεῖαν.

Κεφ. ιζʹ. Καὶ μὲν δὴ καὶ ἀνώμαλός τίς ἐστιν ἀνα-
πνοὴ, καθάπερ καὶ σφυγμὸς, ἥ τʹ ἐν ἀθροίσματι τῶν κινή-
σεων καὶ κατὰ μίαν κίνησιν· ὡσαύτως δὲ καὶ τεταγμένη καὶ
ἄτακτος ἀναπνοὴ γίγνοιτʹ ἂν, ὥσπερ καὶ σφυγμὸς, ὅσαι τε
διαφοραὶ τῶν ἀνωμάλων σφυγμῶν τῶν τε κατὰ μίαν κίνησιν
καὶ τῶν ἐν πλείοσι συνισταμένων, τοσαῦται καὶ τῶν ἀνα-

difficultatis fpeciem fieri; neque enim duae oppofitiones in
eis exiftunt, ut in motibus, fed una fola in denfitate et ra-
ritate confiftens.

Cap. XVI. At vero ipfis motibus inter fe collatis,
infpiratione, inquam, cum expiratione, fpecies quaedam
erunt rhythmorum totius refpirationis, quemadmodum in
pulfibus dilatatione ad contractionem collata contingit. Pof-
fibile eft enim infpirationem fieri magnam, expirationem
vero parvam; aut vice verfa infpirationem parvam, expi-
rationem magnam; aut utrasque parvas, aut utrasque ma-
gnas; fic et velocem aut tardam utramque, aut alteram ve-
locem, alteram tardam.

Cap. XVII. Quin et inaequalis eft quaedam refpi-
ratio, quemadmodum et pulfus, tum in motuum collectione,
tum in motu uno. Similiter autem et ordinata ac inordi-
nata refpiratio fieri poteft, ut etiam pulfus; atque quot dif-
ferentiae inaequalium pulfuum tum in uno motu, tum in
pluribus confiftentium exiftunt, tot etiam funt refpiratio-

πνοῶν. ἀλλ᾽ ὅπερ ἔφην ἐν ἀρχῇ εὐθὺς τοῦ λόγου, παντά-
πασιν ὀλιγώρως ὑπὲρ ἀναπνοῆς ἐπραγματεύσαντο πάντες, καὶ
τὴν αἰτίαν τῆς περὶ ταύτην ῥαθυμίας αὐτῶν εἴποιμι ἂν ἐπὶ
προήκοντι τῷ λόγῳ. νυνὶ δὲ τὸ προκείμενον ἡμῖν περαντέον,
ἀπὸ τῆς κατὰ μίαν κίνησιν ἀνωμαλίας ἀρξαμένοις, ὅτι καὶ
κατὰ φύσιν δόξειεν ἂν ἥδε μεταξὺ τετάχθαι τῶν ἀκριβῶς
ἁπλῶν καὶ τῶν ὁμολογουμένως συνθέτων. ἠμφισβήτει γοῦν
ποτέ τις ὑπὲρ αὐτῆς πρὸς ἡμᾶς, ὡς οὐ σύνθετος, οὐκ ἂν ἄλ-
λως τοῦτο παθὼν, εἰ μὴ πλησίον ἦν τῶν ἁπλῶν. ἀλλ᾽ ὅτι
μὲν σύνθετός ἐστιν ἐνθένδε δῆλον, εἴτις ἀρχόμενος μὲν εἰσ-
πνεῖν ταχέως ἐπισπᾶται τὸν ἀέρα, τελευτῶν δὲ βραδέως, ἢ
ἔμπαλιν ἐκ βραδείας τῆς ἀρχῆς εἰς ταχὺ μεθίσταται τὸ τέλος,
οὐκ ἂν οὔτε ταχεῖαν οὔτε βραδεῖαν ἁπλῶς ταύτην φαίημεν
εἶναι τὴν εἰσπνοήν, ἀλλὰ σύνθετον δηλονότι, τὸ μέν τι μό-
ριον ἑαυτῆς ἔχουσαν ὠκὺ, τὸ δέ τι βραδύ. κατὰ ταὐτὸν δὲ
καὶ τὴν ἐκπνοὴν, εἰ παντοίως ἀλλοιοῦται, μεταπιπτούσης τῆς
κινήσεως ἢ ἐκ βραδυτῆτος εἰς τάχος, ἢ ἔμπαλιν ἐκ τάχους εἰς

num. Verum quod in principio ftatim hujus tractationis
dixi, omnes penitus negligenter refpirationem tractaverunt,
atque hujus negligentiae caufam fortaffe referam in progreffu
fermonis. Nunc quod propofitum eft nobis, abfolvendus,
ab inaequalitate in uno motu ducto exordio, quod ea et fe-
cundum naturam videri poffit in medio pofita effe earum
quae exacte fimplices et quae ex confeffo compofitae ex-
iftunt. Contendit itaque aliquando quispiam mecum de
ipfa, tanquam non effet compofita; quod certe non feciffet,
nifi fimplicibus propinqua effet; verum compofitam effe in-
de perfpicuum eft. Si quis incipiens infpirare, celeriter
attrahat aërem, circa finem vero tarde, aut viciffim ex tar-
do principio in celerem definat finem, hanc fane infpiratio-
nem neque celerem fimpliciter neque tardam effe dixeri-
mus, fed compofitam, utpote quae alteram fui partem habe-
at celerem, alteram tardam. Eodem modo etiam, fi expi-
ratio quomodocunque alteretur, five ex tarditate in celerita-
tem, five rurfus ex celeritate in tarditatem motu tranfeunte,

BIBΛION ΠΡΩΤΟΝ.

799

Ed. Chart. VII. [235. 236.]   Ed. Baf. III. (173.)

βραδυτῆτα, συγκεῖσθαι φήσομεν [236] ἐξ ἐναντίως ἐχόντων
πρὸς ἄλληλα τῶν μορίων, καὶ διὰ τοῦτο μηδ᾽ ἁπλῆν ἀλλὰ
σύνθετον ὑπάρχειν. ὡσαύτως δὲ καὶ ὅταν ἡσυχία τις σχίζῃ
τε καὶ διακόπτῃ τὴν ἑτέραν τῶν κινήσεων, ἤτοι τὴν εἰσπνοὴν
ἢ τὴν ἐκπνοὴν, σύνθετον καὶ τότε φήσομεν εἶναι τὴν διῃρη-
μένην, ἥ τις ἂν εἴη. ὦπται δέ ποτε σπανίως οὐ θάτερον
μόνον, ἀλλ᾽ ἀμφότερα τὰ μόρια τῆς ὅλης ἀναπνοῆς κατὰ τὸν
αὐτὸν ἄνθρωπον οὕτως ἔχοντα, καὶ γίγνεσθαι μάλιστα τὸ
τοιοῦτον, ὅταν ὑγρῶν πλῆθος ἠθροισμένον ἐν ταῖς τραχείαις
ἀρτηρίαις ἀποπνίγῃ τὸν ἄνθρωπον, ἐκ πλευρίτιδος ὀλεθρίας
ἢ περιπνευμονίας μὴ ἐκκαθαρθείσης ἢ ἐμπυήματος αὐτόθι
συστάντος, ὥστε κατὰ τοῦτο τὰς ἀναπνοὰς ὁμολογεῖν τοῖς
σφυγμοῖς. ἐδείκνυτο γὰρ οὖν καὶ ἐπ᾽ ἐκείνων ἐμφράξεσιν
ὀργάνων καὶ θλίψεσι καὶ ὅλως στενοχωρίαις ἢ ἀνωμαλία γι-
γνομένη. καὶ τοίνυν ὅσα περὶ τῶν ἄλλων ἀρτηριῶν τῶν
καθ᾽ ὅλον τὸ ζῷον ἐν τῷ δευτέρῳ περὶ τῶν ἐν σφυγμοῖς αἰ-
τίων εἴρηται μαθών τις εὐπορώτερος ἂν εἴη περὶ τῶν ἐν
πνεύμονι τραχειῶν καλουμένων λέγειν τὰ παραπλήσια. τὰς

conſtare dicemus ex partibus contrario modo inter ſe haben-
tibus, et ob id neque ſimplicem, ſed compoſitam exiſtere.
Similiter autem cum quies aliqua ſciderit et interpellaverit
alterum motum, ſive inſpirationem ſive expirationem, com-
poſitam eſſe etiam tunc dicemus eam, quae diviſa eſt, utra
tandem ea exiſtat. Viſum eſt autem aliquando, raro tamen,
non alteram tantum, ſed ambas totius reſpirationis partes,
in uno et eodem homine ita habere, et maxime hoc fieri,
quum humorum copia in aſperis arteriis coacervata homi-
nem ſuffocat, ex pleuritide pernicioſa, aut peripneumonia
non expurgata, aut ſuppuratione iſtic conſiſtente; ita ut in
hac parte reſpirationes cum pulſibus conveniant: demon-
ſtratum eſt enim et in illis propter obſtructiones organorum,
compreſſionesque et omnino coarctationes, inaequalitatem
fieri. Itaque ſi quis ea, quae de aliis arteriis per totum ani-
mal disperſis, in ſecundo de pulſuum cauſis dicta ſunt, pro-
be perdidicerit, majorem utique copiam ſimilia dicendi de
aſperis in pulmone appellatis arteriis habebit. Illas enim

μὲν γὰρ, ἵν' ἀνώμαλος ὁ σφυγμὸς γίνηται, στενοχωρεῖσθαι
χρὴ, τὰς τραχείας δὲ ἀρτηρίας, ἵν' ἡ ἀναπνοή. ἐῤῥέθη δ'
ἐν ἐκείνοις, ὅτι καὶ δι' ἀῤῥωστίαν δυνάμεως ἀνωμαλότης
σφυγμῶν γένοιτ' ἄν, ὅταν ἀδυνατῇ τελέως διαστέλλειν εἰς
ἅπαξ τὰς ἀρτηρίας. ἵστανται γὰρ ἐν τῷ μεταξὺ καὶ δια-
ναπαύονται, καθάπερ οἱ πρεσβῦται κατὰ τὰς ὁδοιπορίας.
γένοιτο δ' ἄν ποτε καὶ κατὰ τὴν ἀναπνοὴν ἀνωμαλία τις,
ἥ τε κατὰ μίαν μόνην ἐνέργειαν καὶ ἡ συστηματικὴ καλουμένη
δι' ἀσθένειάν τινα τῆς δημιουργούσης αὐτὴν δυνάμεως.

Κεφ. ιή. Οὔσης δὲ ταύτης μὲν ψυχικῆς, ζωτικῆς δὲ
τοὺς σφυγμοὺς ἐργαζομένης, γένοιτ' ἄν τις ἐπὶ τὰς προγνώ-
σεις ἐξ αὐτῶν διαφορὰ, τῶν μὲν σφυγμῶν ἀνάλογον ἀεὶ τῇ
καθ' ἑαυτοὺς βλάβῃ τὴν τῆς δυνάμεως ἀῤῥωστίαν ἐνδεικνυμέ-
νων, τῶν δ' ἀναπνοῶν οὐκέθ' ὡσαύτως, εἰ μὴ προσδιορί-
σοιτό τις τοῦ κάμνοντος τὴν προαίρεσιν. εἰ γὰρ ἐκ κοσμίου
καὶ τὴν ἀπόκρισιν τὴν θρασεῖαν κακὸν εἶναί φησιν ὁ Ἱππο-
κράτης, οὐ μέντοι ἐπὶ τῶν θρασέων φύσει μὴ ὅτι τὴν τοιαύ-
την ἀπόκρισιν, ἀλλὰ μηδ' αὐτὴν τὴν παραφροσύνην μέγα τι

ad inaequalis pulſus generationam coarctari oportet, asperas
vero arterias ad inaequalis reſpirationis. Relatum etiam in
illis, quod ob facultatis imbecillitatem pulſuum inaequalitas
fieri poſſit, quum prae impotentia arterias una vice perfecte
dilatare non poteſt; reſiſtunt enim interea et conquiescunt,
velut ſenes in via. Fieri autem poteſt aliquando et in re-
ſpiratione quaedam inaequalitas, tum quae in una actione,
tum quae in pluribus contingit et ſyſtematica appellatur, ob
quandam facultatis ipſam efficientis debilitatem.

Cap. XVIII. Quum vero haec animalis ſit, vitalis
vero ea, quae pulſus operatur, fieri poteſt quaedam ad prae-
notiones ex ipſis differentia, nimirum pulſibus debilitatem
facultatis ſemper ſuae ipſorum laeſioni proportione reſpon-
dentem indicantibus, reſpirationibus vero non eodem modo,
niſi quis etiam addat aegrotantis voluntatem. Nam ſi teme-
rariam reſponſionem a moderato homine factam malum
eſſe Hippocrates dicit, non tamen in temerariis natura ne-
dum talem reſponſionem, ſed ne ipſum quidem delirium,

δηλοῦν νόμιζε. οὕτως ἔχει καὶ ἐπὶ τῆς ἀναπνοῆς. οἱ μὲν
γὰρ ἀταλαίπωροι καὶ μαλακοὶ καθ᾽ ἅπαν ἔργον ἀνωμάλως
ἀναπνέουσι, κἂν μηδὲν αὐτοὺς μέγα βιάζοιτο· ὅσοι δὲ φιλό-
πονοι καὶ γενναῖοι τὴν γνώμην, οὐκ ἄν ποτε, πρὶν εἰς ἐσχά-
την ἀῤῥωστίαν ἀφικέσθαι τὴν δύναμιν, ἀνωμάλως ἀναπνεύ-
σειαν. ἐπὶ δὲ τῆς κατὰ τοὺς σφυγμοὺς ἀνωμαλίας ἡ αὐτὴ
πρόγνωσις τῆς διαθέσεως ἔν τε τοῖς (174) βελτίοσι τὴν γνώ-
μην καὶ τοῖς χείροσι. καθόλου γὰρ εἰπεῖν, ὅλως ὅπου μη-
δὲν συντελεῖ πρὸς τὴν ἐνέργειαν ἡ προαίρεσις, ἐνταῦθα τὸ
δηλούμενον ἴσον ἅπασιν· ἐν οἷς δ᾽ ἤτοι τὸ πᾶν ἢ τὸ πλεῖστον,
ἐπὶ τούτοις προσεπισκοπεῖσθαι χρὴ τὸ ἦθος τοῦ κάμνοντος.
ὥσπερ δὲ τῶν δημιουργουσῶν τὰς ἐνεργείας δυνάμεων διαφορὰ
[237] κατά τε τοὺς σφυγμοὺς καὶ τὰς ἀναπνοὰς διαφόρους
ἐργάζεται τὰς προγνώσεις, οὕτω καὶ παρ᾽ αὐτὴν τὴν τῶν
ὀργάνων φύσιν ἔσται τις ἐνδείξεως ἑτερότης. οἱ μὲν γὰρ
σφυγμοὶ διὰ τῶν λείων ἀρτηριῶν, ἀναπνοαὶ δὲ οὐ διὰ
μόνων γίγνονται τῶν τραχειῶν ἀρτηριῶν, ἀλλ᾽ οὐχ ἧττον
αὐτῶν, εἰ μὴ ἄρα καὶ μᾶλλον διὰ τοῦ μυώδους γένους.

quicquam magnum puta portendere. Ita etiam habet in re-
fpiratione; defides enim ac molles circa fingulas actiones
inaequaliter refpirabunt, etiamfi nihil magnum ipfos cogat;
qui vero laboriofi et generofa mente praediti funt, prius-
quam ad extremam debilitatem eorum facultas deducatur,
non unquam inaequaliter refpiraverint. At vero in pulfu-
um inaequalitate eadem praenotio affectionis eft in iis qui
generofa ac iis qui ignava mente praediti exiftunt. Ut
enim in univerfum dicam, ubi voluntas nihil confert ad
actionem, ibi quod fignificatur, aequale eft omnibus; ubi
vero aut totum aut plurimum, ibi amplius etiam infpicere
oportet mores ipfius aegri. Quemadmodum autem differen-
tia facultatum efficientium actiones tum circa pulfus tum
circa refpirationes differentes facit praenotiones, fic etiam
circa ipfam organorum naturam quaedam indicationis di-
verfitas erit. Pulfus enim per laeves arterias, refpirationes
vero non per folas afperas arterias fiunt, fed non minus
quam per ipfas, imo fortaffis magis, per musculofum genus.

Ed. Chart. VII. [237.]   Ed. Baf. III. (174.)

τοῦτο γάρ ἐστιν ὃ πρῶτον ἡ ψυχικὴ κινεῖ δύναμις εἰς γένεσιν
ἀναπνοῆς· ὑπὸ δὲ τοῦδε ὁ θώραξ ὅλως κινηθεὶς αὐτὸς πάλιν
τὸν πνεύμονα συγκινεῖ καθ᾽ ὃν ἐν τοῖς περὶ αὐτῶν ἐδείξαμεν
λογισμοῖς τρόπον. τοῦ πνεύμονος δ᾽ εἰσὶ μέρος αἱ τραχεῖαι
ἀρτηρίαι, εἰς ἃς πρώτας ὁ ἀναπνεόμενος ἀὴρ ἔρχεται. ὥσπερ
οὖν τὰ τούτων παθήματα τὴν ἀναπνοὴν ὅλην ἀνώμαλον ἐρ-
γάζεται πολλάκις, οὕτω καὶ τὰ τῶν μυῶν, αἱ μὲν ὅτι χῶραι
τοῦ πνεύματός εἰσιν, οἱ μύες δ᾽ ὅτι τὸ πρῶτον ὄργανον τῆς
κινήσεως. ἀλλ᾽ οὐ ταὐτὸ πάθος ἐν ἑκατέρῳ τῷ γένει τῶν
ὀργάνων ἀνώμαλον ἐργάζεται τὴν ἀναπνοήν, ὅτι μηδὲ τὰ
τῆς χρείας αὐτῶν ὅμοια. εἴπερ οὖν ἕκαστον τῶν ὀργάνων
εἰς ἅπερ ὑγιαῖνον ὠφελεῖ τὴν ἐνέργειαν, εἰς ταῦτα καὶ νοσῆ-
σαν βλάπτει, τῶν μὲν τραχειῶν ἀρτηριῶν ἡ βλάβη στενο-
χωρία τίς ἐστι, τῶν δὲ μυῶν πλημμελὴς καὶ ἄτακτος κίνησις·
τῶν μὲν γὰρ ὡς χωρίων τοῦ πνεύματος, τῶν δ᾽ ὡς ὀργάνων
κινήσεως ἡ βλάβη. τῆς μὲν οὖν ἐν ταῖς τραχείαις στενοχω-
ρίας τοὺς παρὰ φύσιν ὄγκους ᾐτιασάμην, τῶν δ᾽ ἐν τοῖς μυσὶ

Hoc enim eſt quod primum animalis facultas movet ad reſpi-
rationis generationem; ab eo vero totus thorax motus ipſe
rurſus pulmonem commovet eo quo diximus in horum tra-
ctatu modo; pulmonis autem partes ſunt asperae arteriae,
in quas primas aër qui inſpiratur pervenit. Quemadmo-
dum igitur harum affectiones totam reſpirationem ſaepe in-
aequalem reddunt, ſic et aſſectiones musculorum, propterea
ſane, quod illae ſpiritus ſunt loci, muſculi vero primum
motus inſtrumentum. Verum non eadem affectio in utro-
que organorum genere inaequalem reſpirationem facit, quum
neque uſus ipſorum ſimilis exiſtat. Siquidem igitur unum-
quodque organorum in eo ipſo, quo ſanum exiſtens actio-
nem juvit, eam aegrotans laedit, aſperarum utique arteria-
rum laeſio coarctatio quaedam eſt; musculorum vero depra-
vatus et inordinatus motus; atque illarum quidem ut ſpi-
ritus locorum, horum vero ut motus organorum laeſio eſt.
Et coarctationis quidem in asperis arteriis tumores praeter
naturam cauſas eſſe dixi; depravatorum vero in musculis

πλημμελῶν κινήσεων τὰς προφάσεις νῦν ἐροῦμεν. ἔστιν οὖν
ἴδια παθήματα μυῶν σπασμοὶ καὶ παλμοὶ καὶ τρόμοι, ὡς
δι᾽ ἑτέρων ἀποδέδεικται· ἀλλὰ καὶ ὅτι πλημμελεῖς κινήσεις εἰ-
σὶν, οὐ δεῖται λόγου. εἴπερ δ᾽ ἄμφω ταῦθ᾽ ὑπάρχοι τοῖς
παθήμασιν, ὥστε καὶ πλημμελέσι κινήσεσιν εἶναι καὶ μυῶν,
αὐτὰ δὲ ταῦτ᾽ εἴη τὰ ζητούμενα, ἤδη πέρας ἂν ἡμῖν ἔχοι καὶ
ὅδε ὁ λόγος· ἔσται γάρ ποτ᾽ ἀνώμαλος ἡ ἀναπνοὴ καὶ διά τι
τούτων. ἃς γὰρ καὶ ἡ βάδισις ἀνώμαλος γίνεται τῶν ἐν
τοῖς σκέλεσι μυῶν ἤτοι τρεμόντων ἢ παλλομένων ἢ σπωμένων,
οὕτω καὶ ἀναπνοὴ γίνοιτ᾽ ἄν ποτε ἀνώμαλος διὰ τοὺς κινοῦν-
τας τὸν θώρακα μῦς, ὡς εἴρηται, βεβλαμμένους. ὥστε καὶ
πασῶν τῶν ἀνωμαλιῶν, τῶν τε κατὰ μίαν ἐνέργειαν καὶ τῶν
κατὰ πολλὰς ἑξῆς συνισταμένων, ἤτοι στενοχωρία τῶν τρα-
χειῶν ἀρτηριῶν, ἢ τῶν τοῦ θώρακος μυῶν πλημμελὴς κίνη-
σις, ἢ ἀῤῥωστία τῆς δημιουργούσης αὐτὴν δυνάμεως αἴτιον
γενήσεται.

Κεφ. ιθ´. Γέγραπται δ᾽, ὡς ἔφην, ἐπὶ πλεῖστον ὑπὲρ

motuum cauſas nunc referemus. Sunt igitur propriae mus-
culorum affectiones, convulſiones palpitationes et tremores
quemadmodum in alio loco eſt demonſtratum. Verum quod
hae etiam depravati motus ſint, verbis non eget. Si vero
ambo haec inſunt his affectionibus, ut et depravati motus
ſint et musculorum, atque haec ipſa ſunt quae quaerimus,
finem jam nobis hic habebit inſtitutus ſermo; erit namque
aliquando inaequalis reſpiratio et propter aliquam harum
affectionum. Quemadmodum enim ambulatio inaequalis fit
crurum musculis aut trementibus aut palpitantibus aut
convulſis, ita et reſpiratio aliquando inaequalis erit
propter thoracis musculos, ut dictum eſt, oblaeſos. Quare
omnium inaequalitatum, tum quae ſecundum unam actio-
nem tum quae circa plures ex ordine conſiſtunt, aut aſpe-
rarum arteriarum coarctatio, aut thoracis musculorum de-
pravatus motus, aut facultatis ipſam efficientis debilitas
cauſa fiet.

C a p. XIX. Scriptum eſt autem, ut dixi, fuſiſſime de

ἀπασῶν ἀνωμαλιῶν ἐν τῷ δευτέρῳ τῶν ἐν σφυγμοῖς αἰτίων, καὶ διὰ τοῦτο μὲν ὅσα κοινὰ πρὸς ἐκεῖνον τὸν λόγον, ἅπαντα παραλείπομεν, ὑπομιμνήσκοντες αὐτῶν μόνον· ὅσα δὲ ἴδια τῆς ἀναπνοῆς, ἐπέξιμεν ἐν τῷδε τῷ γράμματι. τὰ μὲν οὖν τῆς χρείας, ὡς καὶ πρόσθεν εἴρηται, κοινὰ, καὶ τὰ τῶν ἀρτηριῶν δὲ τῶν τραχειῶν ταῖς λείαις ἀνάλογον· ἴδιον δὲ ἐξαίρετον ταῖς ἀναπνοαῖς παρὰ τοὺς σφυγμοὺς τὸ τᾶν μυῶν ὑπάρχει γένος. αἱ δημιουργοὶ δ' αὐτῶν δυνάμεις ἔστι μὲν ᾗ ἀναλόγως, ἔστι δὲ ᾗ καὶ οὐχ οὕτως ἔχουσιν. ᾗ μὲν γὰρ αἰτίαι δραστικαί εἰσι, ταύτῃ μὲν ἀνάλογον ἔχουσιν, [238] ᾗ δὲ τῆς ἀναπνευστικῆς δυνάμεως ἡ προαίρεσις ἐπιτροπεύει, τῆς ζωτικῆς δὲ οὐδεὶς ἀνώτερος κύριος, ἀλλ' ἐλευθέρα τελείως ἐστὶν, ταύτῃ διαφέρουσιν. καὶ τοίνυν περιττόν τι εἰς ἀνωμαλίας γένεσιν ἕξει ἡ ἀναπνοὴ πρὸς τοὺς σφυγμοὺς, ὃ μηδὲ τοῦτο παραλείπωμεν. ἔστι δὲ διττὸν, τὸ μὲν ἀπ' αὐτῆς τῆς ψυχικῆς δυνάμεως μόνης ὁρμώμενον, τὸ δ' ἀπὸ τῆς πρὸς τὰς ὀδύνας συμπλοκῆς· ὀλίγον μὲν καὶ δυσγνώριστον τὸ ἀπὸ τῆς

omnibus inaequalitatibus in fecundo de pulfuum caufis, et ob id, quae communia funt cum illo fermone, omnia relinquimus, folummodo mentione ipforum facta; quae vero propria funt refpirationi, in hoc libro explicamus.   Ufus itaque, ut jam antea dictum eft, communis utrisque eft; afperarum etiam arteriarum et laevium ratio confimilis eft; verum mufculorum genus proprium et privatim deftinatum refpirationibus eft, praeter pulfuum rationem.   Opifices autem ipforum facultates partim quidem fimiliter, partim vero non ita habent: quatenus enim caufae efficientes funt, eatenus fimiliter habent; quatenus vero voluntati permiffum eft arbitrium refpiratoriae facultatis, vitalis autem facultas nullum fuperiorem habet dominum, fed libera penitus exiftit, eatenus differunt.   Igitur et peculiare quid ad inaequalitatis generationem refpiratio habebit, fi cum pulfibus eam contuleris, quod non practermittamus.   Eft autem duplex, partim quidem ab ipfa animali facultate fola proficiscens, partim a complicatione ipfius cum doloribus.   Modicum enim quidem et cognitu difficile eft, quod a fola facultate proficis-

BIBΛΙΟΝ ΠΡΩΤΟΝ. 805

Ed. Chart. VII. [238.]   Ed. Baf. III. (174.)
δυνάμεως μόνον, πλεῖον δὲ καὶ σαφέστερον καὶ ποικιλώτερον
τὸ διὰ τὰς ὀδίνας. ἐν γὰρ ταῖς παραφροσύναις ἐπικρατεῖ
μὲν ἡ ἀραιότης καὶ τὸ μέγεθος, ἐμφαίνεται δέ τις ἀνωμαλία
καὶ ἀταξία κατά τε πλείους ἀναπνοὰς καὶ κατὰ μίαν ἐνίοτε
μόνην, ὡς ἄν, οἶμαι, καὶ τῶν φαντασμάτων ποτὲ μὲν μᾶλλον,
ποτὲ δ᾽ ἧττον ἐξιστάντων τοῦ κατὰ φύσιν τὸν λογισμόν. ἐν
γὰρ ταῖς τοιαύταις φαντασίαις εὔλογον καὶ τὴν ἀναπνοὴν
μεταβάλλεσθαί τι καὶ ποικίλλεσθαι πρὸς τὴν τῆς ἀνωμαλίας
τε καὶ ἀταξίας γένεσιν καὶ παρὰ τὸ τῆς χρείας ποσόν. ἕως
μὲν γὰρ ὀλίγον αὐτῆς ἑκάστη τῶν ἐνεργειῶν ἀπολείπεται, μι-
κρὰ τοῦ κατὰ φύσιν ἡ ἐναλλαγή· ἐπειδὰν δὲ τοῦ κατὰ φύσιν
ἔλλειμμά τι ἱκανῶς πολὺ γένηται, τότ᾽ ἀναγκαῖον ἤδη τῶν
μὲν ἡσυχιῶν τὸ ποσὸν, τῶν δὲ κινήσεων οὐ τὸ ποσὸν μόνον,
ἀλλ᾽ ἤδη καὶ τὸ ποιὸν ἀλλοιοῦσθαι, κἂν τούτῳ τὴν ὅλην ἀνα-
πνοὴν ἀνώμαλόν τε καὶ ἄτακτον γενέσθαι. ταυτὸν δὲ τοῦτο
καὶ ταῖς ὀδύναις συμπίπτειν ἀναγκαῖον. οὐδὲ γὰρ οὐδ᾽ ἐπ᾽
ἐκείνων ἡ χρεία πληροῦται καθ᾽ ἑκάστην ἐνέργειαν· οὔτε γὰρ

citur; amplius vero et manifeſtius ac magis varium, quod
propter dolores. In deliriis enim ſuperat quidem raritas
et magnitudo, apparet autem quaedam inaequalitas et ordi-
nis perturbatio, tum in pluribus reſpirationibus tum in una
aliquando ſola; nimirum, quod et phantasmata aliquando
plus, aliquando minus rationem ab eo, quod ſecundum na-
turam eſt, emoveant. In hujusmodi enim viſis rationi
conſentaneum eſt, etiam reſpirationem transmutari ac ali-
quatenus variari ad inaequalitatis et permutationis ipſius or-
dinis generationem, etiam ab uſu quantitate. Nam quam-
diu parum deficiunt ab ea ſingulae actiones, parva eſt ejus
quod ſecundum naturam eſt, immutatio; quando vero de-
fectus ab eo, quod ſecundum naturam habet, continget ſatis
multus, tunc neceſſarium jam quietum quidem quantitatem,
motum vero non ſolum quantitatem, ſed jam etiam quali-
tatem alterari atque ob id totam reſpirationem inaequalem
et inordinatam reddi. Idem hoc et doloribus accidere ne-
ceſſarium eſt. Neque enim etiam in illis uſus expletur in
ſingulis actionibus, nam neque celeriter, neque denſe, ne-

806 ΓΑΛΗΝΟΥ ΠΕΡΙ ΔΥΣΠΝΟΙΑΣ

Ed. Chart. VII. [258.]   Ed. BJa. III. (174.)

ταχέως οὔτε πυκνῶς οὔτ᾽ ἐπὶ πλεῖστον δύναται διαστέλλειν
τὸν θώρακα· πάντα γὰρ ταῦτ᾽ αὐτοῖς ἀνιαρὰ, μάλιστα μὲν
τὸ μέγεθος, δεύτερον δὲ τὸ τάχος, ἤδη δὲ καὶ πυκνότης·
ἀλυπότερον γὰρ τοῖς ἀλγοῦσι τὸ διὰ πλείονος χρόνου κινεῖ-
σθαι τοῦ δι᾽ ἐλάττονος. διὰ τοῦτ᾽ οὖν τοῦ μὲν μεγέθους
ἀφαιροῦσι πάμπολλα, τάχους δ᾽ ἐλάχιστα, πυκνότητος δὲ
ἀφαιροῦσι μὲν οὐδὲν, ἀλλα τι καὶ προστιθέασι, τὴν ἐκ τῶν
κατὰ ‸φύσιν τῆς σμικρότητος ἔνδειαν ἐπανορθούμενοι. οὐ
μέντοι γε τοσοῦτόν ἐστι τὸ προστιθέμενον, ὡς ἀναπληρῶσαι
τὸ λεῖπον ἅπαν. ὅσον οὖν ἀπλήρωτον τῆς χρείας ἀπολείπε-
ται, τοῦτ᾽ ἐν πολλαῖς ἑξῆς ἐνεργείαις ἀθροιζόμενον, ὅταν
ἐγγὺς ἤδη τοῦ πνίγεσθαι τὸ ζῶον ἀφίκηται, τότε καὶ τὴν
προαίρεσιν ἀναγκάζει, μέχρι γοῦν χρόνου τινὸς, μείζονά τε
ποιήσασθαι τὴν ἀναπνοὴν καὶ θάττονα πολὺ καὶ τῆς ἔμ-
προσθεν πυκνοτέραν. ἀλλ᾽ ἐν ταῖς ταύτης ἐνεργείαις, τῆς
μὲν χρείας πληρουμένης, ἀποκναιομένου δὲ τοῖς ἀλγήμασι τοῦ
ζώου, πάλιν ἡ προαίρεσις ἀφαιρεῖ καὶ τοῦ μεγέθους καὶ τοῦ
τάχους καὶ τῆς πυκνότητος, ἄλλοτε ἄλλου πλέον, ὡς ἂν ἀπο-

que plurimum diftendere thoracem poffunt; omnia enim
haec ipfis molefta funt, et praefertim magnitudo, deinde
celeritas, jam vero etiam denfitas: *dolentibus namque mi-*
nus moleftum eft per longius tempus, quam per brevius mo-
veri. Ob id igitur a magnitudine omnino multum detra-
hunt, a celeritate vero minimum, a denfitate autem aufe-
runt quidem nihil, fed addunt etiam quippiam, parvitatis ab
eo quod fecundum naturam habet, defectum per eam corri-
gentes. Non tamen adhuc tantum eft quod apponitur, ut
omnem expleat defectum. Quantum igitur deficit ad ufus
expletionem, hoc in multis deinceps actionibus coacerva-
tur; et quum parum abeft, ut animal fuffocetur, tunc volun-
tatem cogit, ad aliquod faltem tempus, majorem facere re-
fpirationem et multo velociorem et priore denfiorem. Ve-
rum quum in hujus actionibus ufus quidem expletur, ani-
mal vero doloribus crucietur, voluntas rurfus a magnitudi-
ne et celeritate ac denfitate aufert aliquando plus, aliquan-
do minus, utpote quae confilii inops fit, et neque fiftere

BIBΛION ΠΡΩTON. 807

Ed. Chart. VII. [238. 239.]   Ed. Baf. III. (174.)

ρουμένη τε καὶ μήτε στῆσαι τὴν ἐνέργειαν δυναμένη, φόβῳ
πνίξεως, μήθ᾽ εὑρίσκουσά τινα τῆς ὀδύνης ἴασιν. ἄλλοτε
γοῦν ἐπ᾽ ἄλλο μετέρχεται, τὸ μὲν, ὡς τὴν χρείαν πληρῶσον,
τὸ δ᾽ ὡς τὴν ὀδύνην παραμυθησόμενον. ἁπάντων δὲ, τῶν·
μὲν τὴν χρείαν πληρούντων παροξυνόντων τὰς ὀδύνας, τῶν
δὲ ταύτας παρηγορούντων αὐξανόντων τὴν χρείαν, οὐδενὸς
δ᾽ ἀμφοτέρων ἰάματος εὑρισκομένου κοινοῦ, πολυειδῶς ἐπὶ
πάντα μετέρχεται δι᾽ ἀπορίαν, ἀεὶ δυσαρεστουμένη τῷ πα-
ρόντι. κἀνθένδε τό τ᾽ ἀνώμαλον ἑκάστῳ τε καταμόνας καὶ
ἁπάσαις ἑξῆς ταῖς ἀναπνοαῖς, καὶ τὸ πολυει[239]δῶς ἄτα-
κτον ὑπάρχει. ἐν γὰρ τῇ τῆς ἰσότητος διαφθορᾷ τῶν τε
ἀνωμαλιῶν ἁπασῶν καὶ τῶν ἀταξιῶν ἡ γένεσις. ἐδείχθη γὰρ
καὶ τοῦτο ἐν τοῖς περὶ διαφορᾶς σφυγμῶν, ὡς ἡ μὲν ἐφεξῆς
ἰσότης ὁμαλότης ἐστὶν, ἡ δὲ κατὰ περιόδους τάξις· καὶ
ὡς τῆς μὲν ἐφεξῆς ἰσότητος διαφθειρομένης, ἡ ἀνωμαλία,
τῆς δὲ κατὰ περιόδους, ἡ ἀταξία γίγνεται. ἀλλ᾽ ὅμως πολ-
λῆς μὲν ἀνωμαλίας, πολλῆς δὲ ἀταξίας ταῖς τοιαύταις διαθέσεσι

actionem poffit ob fuffocationis timorem, neque aliquam re-
perire doloris medelam. Quare modo ad hoc, modo ad
aliud tranfit; illud quidem, ut ufum expleturum, hoc vero
ut dolorem mitigaturum. Quum vero omnia ufum explen-
tia exacerbent dolores, dolores vero mitigantia augeant
ufum, atque nulla communis utrisque medela reperiatur,
multiformiter ad omnia tranfit ob confilii inopiam, femper
aegre ferens quod praefens eft. Atque hinc tum inaequa-
litas circa fingulas et omnes etiam deinceps refpirationes,
tum multiformis illa ordinis perturbatio originem habet.
Ex corruptione enim aequalitatis inaequalitatum omnium
itemque ordinis perturbatio generatio oritur. Monftra-
tum namque et hoc in libris de pulfuum differentiis, aequa-
litatem continuam aequabilitatem effe, periodicam vero
ordinem; et continua aequalitate corrupta, inaequalitatem,
periodica vero, ordinis perturbationem generari. Attamen
quamvis multa inaequalitas et multa ordinis perturbatio in
ejusmodi affectionibus incidat, fuperat tamen id genus re-

συμπιπτούσης, ἐπικρατεῖ τὸ κατὰ μικρότητα (175) καὶ πυκνό-
τητα γένος τῆς δυσπνοίας. εἰ γὰρ καὶ μέγα ποτ᾽ ἀπαπνεύ-
σειαν εἰς ἅπαξ, οἷον ἀποπειρώμενοι τῆς τοιαύτης ἀναπνοῆς,
ἀφίστανται παραχρῆμα διὰ τὴν ὀδύνην, καὶ χρόνῳ γε παμ-
πόλλῳ μικρὸν πάνυ ἀναπνέουσιν, ἄχρι περ ἂν ὑπὸ τῆς χρείας
ἐπειγούσης ἀναγκασθέντες ἐφ᾽ ἑτέραν αὖθις πεῖραν τράπων-
ται μεγάλης ἀναπνοῆς. τὸ συνεχὲς οὖν τῆς ἀνωμαλίας καὶ
ἀτάκτου μεταβολῆς αὐτοῖς ἐν τάχει καὶ βραδυτῆτι καὶ ταῖς
τῆς πυκνότητος ἐξαλλαγαῖς μάλιστα συνίσταται, μηδέποτε
μὲν ἁπλῶς ἀραιᾶς γιγνομένης τῆς ἀναπνοῆς διὰ τὴν τῆς χρείας
ἔπειξιν, ἧττον μέντοι καὶ μᾶλλον πυκνῆς, κἂν τούτῳ τὴν
ἀνωμαλίαν κτωμένης. ὥστ᾽ ἔστι πυκνὸν μὲν ἀεὶ τοῖς οὕτω
διακειμένοις τὸ πνεῦμα, μέγα δὲ σπανίως, βραδὺ δ᾽ οὐδὲν
μᾶλλον ἢ ταχὺ, διὰ τὴν εἰς ἑκάτερον αὐτῶν ὀξύῤῥοπον μετά-
πτωσιν. ὀρθῶς οὖν ἔμπροσθεν ἐῤῥέθη πᾶσι τοῖς ὀργάνοις
ὀδυνωμένοις, ὅσα κινεῖται κατὰ τὰς ἀναπνοὰς, μικρὸν καὶ
πυκνὸν ἔπεσθαι τὸ πνεῦμα· κατὰ δὲ τὸν αὐτὸν λόγον ἐν ταῖς
παραφροσύναις μέγα τε γίγνεσθαι καὶ ἀραιὸν, εἰ καὶ ὅτι μά-

fpirandi difficultatis, quod in parvitate et denfitate confiftit.
Etenim fi magnam aliquando refpirationem una vice faciant,
veluti periculum facientes ejusmodi refpirationis, defiftunt
tamen e veftigio propter dolorem, ac per multum tempus
valde refpirant, donec urgente ufu coacti ad aliam rurfus
convertantur experientiam magnae refpirationis. Affiduitas
igitur inaequalitatis et inordinatae mutationis in celeritate
ac tarditate et in denfitatis permutationibus maxime con-
fiftit, quum nunquam quidem fimpliciter rara refpiratio fiat,
propter urgentem ufum; minus tamen et magis denfa, at-
que in hoc fane inaequalitatem acquirat. Quare denfus
femper hoc modo affectis eft fpiritus, magnus autem raro,
tardus vero nihil magis quam celer, propter repentinam
ipforum in utramque partem mutationem. Recte igitur
antea dictum eft, omnibus dolore vexatis organis, quae in
refpirationibus commoventur, parvum et denfum fpiritum
oboriri; et eadem ratione in deliriis magnum fieri et rarum
fpiritum; quamquam etiam his vel maxime inaequalitas co-

λιστα καὶ ταύταις ἀνωμαλία τις ἕπεται· πλεονεκτεῖ γὰρ ἐν
αὐταῖς ἥ τε ἀραιότης καὶ τὸ μέγεθος· μᾶλλον μὲν γὰρ καὶ ἧτ-
τον ἀραιὸν καὶ μᾶλλον καὶ ἧττον μέγα τοῖς παραφρονοῦσι
γίγνεται τὸ πνεῦμα, μικρὸν δὲ καὶ πυκνὸν οὐδέποτε. το-
σαῦτα ἀρκεῖν μοι δοκεῖ περὶ τῶν ἀνωμαλιῶν εἰδέναι τῶν τε
κατὰ μίαν ἐνέργειαν καὶ τῶν ἐν πλείοσι συνισταμένων. καὶ
γὰρ καὶ περὶ τούτων εἴρηται τὰ εἰκότα τῇ κοινωνίᾳ τοῦ λόγου.
καὶ μέντοι σαφῶς μὲν αὗται σύνθετοι, παμπόλλων ἐνεργειῶν
εἰς γένεσίν τε καὶ διάγνωσιν δεόμεναι· αἱ δὲ κατὰ μίαν, ὡς
καὶ πρόσθεν εἴρηται, τάχ᾽ ἄν τῳ δόξειαν ὑπάρχειν ἁπλαῖ.
οὐ μόνον δὲ περὶ τῶν συστηματικῶν ἀνωμαλιῶν, ἀλλὰ καὶ
περὶ τῶν ἀταξιῶν ἐν ταὐτῷ διήλθομεν. ἐν εἴδει γάρ τινι τῶν
ἀνωμαλιῶν εἰσιν, ὡς κἂν τοῖς περὶ σφυγμῶν ἐδείχθη.

Κεφ. κ΄. Ἐπὶ τὰς ἐπιλοίπους οὖν αὖθις ἐπανέλθω-
μεν δυσπνοίας συνθέτους, καὶ πρώτας γε αὐτῶν προχειρισώ-
μεθα τὰς κατὰ μίαν ἐνέργειαν ἡντιναοῦν συνισταμένας. ἡ
μὲν δὴ μεγάλη τε καὶ ἅμα ταχεῖα εἰσπνοὴ τῆς μὲν χρείας ἐπει-
γούσης γίνεται, τῶν δ᾽ ὀργάνων εὐπειθῶν ὑπαρχόντων, τῆς

mes fit. Exuperat enim in ipfis raritas et magnitudo; ma-
gis enim et minus rarus, et magis ac minus magnus fpiritus
in delirantibus redditur, parvus vero et denfus nunquam.
Atque haec quidem mihi fufficere videntur de inaequalitatum
cognitione, tum quae in una actione tum quae in pluribus
confiftunt: dicta funt enim et de iis quae ratio poftulat, ob
fermonis communitatem; et evidenter quidem hae compo-
fitae funt, multis omnino actionibus ad generationem et di-
gnotionem indigentes; quae vero circa unam actionem con-
fiftunt, ut etiam ante relatum eft, fere videri poffint alicui
fimplices effe. Porro non de fyftematicis tantum inaequali-
tatibus, fed etiam de ordinis perturbationibus hic differui-
mus; funt enim in fpecie quadam inaequalitatum, velut
etiam in libris de pulfibus demonftratum eft.

Cap. XX. Ad caeteras igitur compofitas fpirandi
difficultates redeamus, ac eas in primis explicemus, quae
in una actione quacunque tandem confiftunt. Equidem in-
fpir atio magna fimulque velox fit urgente ufu, obfequentibus

δυνάμεως δὲ ἤτοι τὴν ἰδίαν εὐρωστίαν εὐρωστούσης, ἢ μικρὸν
μεταβεβλημένης. ἀποδείξεως δὲ οὐ δεῖ τῷ λόγῳ πρὸς
τοὺς μεμνημένους τῶν ἔμπροσθεν. ἡ δ' αὖ μεγάλη μὲν,
[240] βραδεῖα δὲ μόνοις τοῖς παραπαίουσι γίνεται, καὶ τού-
τοις οὐκ ἀεί. καὶ πρόδηλος τῆς αἰτίας ὁ λογισμὸς κἀνταῦθα
ἐκ τῶν προειρημένων, ὥσπερ καὶ ὅταν μικρὸν εἰσπνέωσι καὶ
βραδέως, οἷς ἱκανῶς ἔψυκται τὸ ἔμφυτον θερμόν. ἡ δὲ λοι-
πὴ καὶ τετάρτη συζυγία μικρότης ἦν ἅμα τῷ τάχει καὶ γίγνε-
ται διὰ παντὸς μὲν ἐπ' οὐδεμιᾷ διαθέσει ἁπλῇ, καθάπερ οὐδὲ
ἡ μεγάλη τε ἅμα καὶ βραδεῖα, ἣν ἔσθ' ὅτε τοῖς παραπαίουσι
συμπίπτειν ἔφαμεν· ἕπεται μέντοι κἂν εἰ μὴ διηνεκῶς, ἀλλ'
ὡς τὸ πολύ γε, συνελθόντων εἰς ταὐτὸν ἀλγήματός τε καὶ
χρείας αὐξήσεως. μικρὸν μὲν γὰρ ἐν τοῖς ἀλγήμασιν ἐξ ἀνάγ-
κης ἀναπνέουσιν, ἀπληρώτου δὲ τῆς χρείας μενούσης, διά τε
τὴν αὐτὴν ταύτην μικρότητα καὶ ὅτι πλεονεκτεῖν ὑπέκειτο
καθ' ἑαυτήν, οὐκ ἀρκεῖ πυκνωθῆναι μόνον τὰς ἐνεργείας,
ἀλλ' ἀναγκάζονται πολλάκις ἐσπασμένως εἰσπνεῖν. ἀνάλογον

organis et facultate vel fuum robur integrum fervante, vel
parum immutata. Demonftratione autem hic fermo non
habet opus apud eos, qui fuperius dictorum meminerunt.
Rurfus vero magna et tarda folis mente motis contingit, at-
que his non femper; et confpicua utique etiam hic eft caufae
confideratio ex praedictis; quemadmodum etiam, cum par-
vam habent infpirationem et tardam, quibus infitus calor
multum eft perfrigeratus. Quae reftat autem adhuc conju-
gatio quarta, parvitas erat cum velocitate, et fit perpetuo
quidem in nulla affectione fimplici (quemadmodum neque
magna fimulque tarda, quam aliquando defipientibus acci-
dere diximus) fequitur tamen, quanquam non femper, fed
ut plurimum, ubi fimul dolor et ufus incrementum concur-
runt; parum enim neceffario in doloribus refpirant; inex-
pleto autem manente ufu, tum ob hanc ipfam parvitatem,
tum quod per fe ipfum exuperare fupponebatur, non fatis
eft folum denfari ipfas actiones, fed coguntur etiam faepe
convulforie infpirare. At eodem cum praedictis modo etiam

δὲ τοῖς εἰρημένοις κἀπὶ τῶν κατὰ τὰς ἐκπνοὰς συζυγιῶν
τὰς διαθέσεις ἐξευρίσκειν χρή. καὶ γὰρ οὖν κἀπὶ τούτων ἤτοι
τὴν δύναμιν, ἢ τῶν ὀργάνων τι πεπονθὸς εὑρήσομεν, ἢ τῆς
θερμασίας τὸ μέτρον ὑπηλλαγμένον. ἃ γὰρ οἷον αἰθαλώδη
τε καὶ λιγνυώδη καὶ καπνώδη περιττώματα καλοῦμεν ἐν τῷ
τῆς θερμασίας γένει, γεώδη εἰσὶ ταῦτα πάντα καὶ οἷον ἡμί-
πεπτα τῷ συμφύτῳ θερμῷ, καθάπερ καπνὸς τῷ πυρί. φαί-
νεται γὰρ ἐναργῶς ἐπὶ τούτου δριμέα πάντα καὶ θερμὰ τὰ
καπνώδη τῆς ὕλης περιττώματα, ἐνδεικνύμενα δεδέχθαι μὲν
εἰς ἑαυτὰ τὴν τοῦ πυρὸς δύναμιν, οὐ μὴν πάντα γε ὑπ᾽ αὐ-
τοῦ κεκρατῆσθαι· φλὸξ γὰρ ἂν οὕτως ἐγεγόνει καὶ οὐκέτι
καπνός. ὥστε εἴ τις θερμασίας καπνώδους ἐν τοῖς σώμασι
τῶν ζώων πλεονεκτούσης, τὴν ἐκπνοὴν λέγοι μεγάλην τε ἅμα
γίνεσθαι καὶ ταχεῖαν, οὐκ ἂν ἁμάρτοι· δῆλον δ᾽ ὅτι καὶ τὴν
δύναμιν ἐρρῶσθαι χρὴ τηνικαῦτα, καὶ τῶν ὀργάνων μηδὲν
πεπονθέναι· κατὰ ταὐτὰ δὲ καὶ τὴν μεγάλην τε ἅμα καὶ βρα-
δεῖαν ἐνίοις τῶν παραφρονούντων, ὥσπερ εἶχε κἀπὶ τῆς εἰσ-
πνοῆς· οὕτω δὲ καὶ τὴν μικρὰν ἅμα καὶ βραδεῖαν, οἷς μηδὲν

in expirationum conjugiis ipfas affectiones perfcrutari opor-
tet. Nam in his aut facultatem, aut aliquod organum af-
fectum, aut caloris modum immutatum inveniemus. Quae
enim velut fuliginofa ac favillofa et fumofa excrementa vo-
camus in caloris genere, ea omnia terrea funt et velut femi-
cocta ab innato calore, quemadmodum fumus ab igne; ap-
parent enim in hoc evidenter acria omnia et calida fumofa
materiae excrementa, indicantia fusceptam quidem effe in fe
ipfa ignis facultatem, non tamen adhuc penitus ab igne fe
fuperata; flamma enim ita effet et non amplius fumus.
Quare fi quis, fumofo calore in corporibus animantium re-
dundante, expirationem magnam fimulque velocem fieri
dicat, non utique errarit. Manifeftum eft autem quod et
facultatem integram effe tunc oportet, et nullum ex organis
affectum. Similiter autem et magnam fimulque tardam in
quibusdam delirantibus fieri, eodem modo quo contingit cir-
ca infpirationem: fio et parvam fimulque tardam fieri iis,

συνήθροιστο καπνῶδες περίττωμα, καὶ τὴν μικρὰν καὶ τα-
χεῖαν, οἷς ἤθροιστο, καὶ ὀδυνᾶται τῶν μορίων ὅσα δηλονότι
κινεῖται κατὰ τὰς ἀναπνοάς. ἀεὶ γὰρ χρὴ τούτων μεμνῆσθαι,
κἂν τῇ λέξει ποτὲ παραλειφθῇ.

Κεφ. κά. Αὗται μὲν οὖν αἱ τέτταρες συζυγίαι τῶν
δυσπνοιῶν καθ᾽ ἑκάτερον ἰδίᾳ τῆς ὅλης ἀναπνοῆς μόριον
συνίστανται· ἕτεραι δὲ κατὰ τὸν οἷον ῥυθμὸν αὐτῆς, οὐ
καθ᾽ ἑκάτερον, ὅταν δὲ παραβάλλωμεν εἰσπνοὴν ἐκπνοῇ,
καθάπερ ἐν τοῖς σφυγμοῖς διαστολὴν συστολῇ, ῥυθμὸν τὸ
τοιοῦτον ὀνομάζομεν. δῆλον δ᾽ ὅτι τὴν αὐτὴν θεωρίαν ὁ
τόπος ἐκδέξεται τῇ περὶ τῶν ἐν τοῖς σφυγμοῖς ῥυθμῶν
ὑφ᾽ Ἡροφίλου γεγραμμένῃ. εἴρηται μὲν οὖν ἡμῖν περὶ
αὐτῶν ὅσα χρὴ κἂν ταῖς περὶ τῶν σφυγμῶν πραγμα-
τείαις· εἰρήσεται δὲ καὶ νῦν ὅσον οἷόν τε διὰ βραχυτά-
των, οἷς χρὴ προσέχοντα τὸν νοῦν οἷον σκοποῖς τισιν
ἐξευρίσκειν τὰς αἰτίας ῥᾳδίως τῆς ἐν ταῖς ἀναπνοαῖς ἀῤ-
ῥυθμίας. τὰ γὰρ ἄρτι καθ᾽ ἑκάτερον τῆς ὅλης ἀναπνοῆς

quibus nullum fumofum excrementum eft coacervatum; et
parvam ac velocem, quibus eft collectum, et dolent fimul
aliquae partes, quae in refpirationibus moventur. Semper
enim hujus memorem effe oportet, etiamfi aliquando in fer-
mone omittatur.

Cap. XXI. Atque hae quidem funt quatuor fpirandi
difficultatis conjugationes, quae in utraque totius refpiratio-
nis parte feorfim confiftunt. Aliae vero in ipfius veluti
rhythmo *et confonantia*, non in utraque feorfim parte fiunt,
fed quum infpirationem expirationi conferimus, quemadmo-
dum in pulfibus diaftolen fyftolae, rhythmum hoc ipfum ap-
pellamus. Manifeftum autem, quod eandem fpeculationem
hic locus capiet, quam de pulfuum rhythmis Herophilus
confcripfit. Dicta quidem etiam nobis de ipfis, quae necef-
faria funt, in pulfuum tractationibus; dicetur autem et nunc
quam fieri poteft breviffime, quibusnam veluti fcopis qui-
busdam animum attendere oporteat, ut facile caufas diffo-
nantiae in refpirationibus inveniamus. Quae enim jam fe-

μό[241]ριον, τήν τε εἰσπνοὴν λέγω καὶ τὴν ἐκπνοὴν, ἅπερ
ἐν τῷ πρόσθεν λόγῳ φθάνομεν εἰρηκότες, αὐτὰ ταῦτα καὶ
νῦν ἀξιῶ σκοπεῖσθαι κατὰ τὰς ἀῤῥυθμίας αὐτῶν. οἶον,
οὐδὲν γὰρ χεῖρον ἐφ᾽ ἑνός τινος ὡς ἐπὶ παραδείγματος ἐπι-
δεῖξαι τὸ λεγόμενον, βραδυτέρα μὲν ἔστω καὶ μικροτέρα τοῦ
κατὰ φύσιν εἰσπνοὴ, θάττων δὲ καὶ μείζων ἡ ἐκπνοή· με-
μειῶσθαι φήσομεν τοῖς οὕτω διακειμένοις τὸ κατὰ φύσιν θερ-
μὸν, ηὐξῆσθαι δὲ τὸ καπνῶδες. ἐφ᾽ ἑτέρας δ᾽ αὖθις ἔμπα-
λιν ἀῤῥυθμίας ἐχούσης, ὡς τὴν μὲν εἰσπνοὴν εἶναι μεγάλην
καὶ ταχεῖαν, τὴν δ᾽ ἐκπνοὴν μικρὰν καὶ βραδεῖαν, ηὐξῆσθαι
μὲν τὸ κατὰ φύσιν θερμὸν, μηδὲν δ᾽ εἶναι καπνῶδες περίτ-
τωμα. διττὸν γὰρ ἀεὶ χρὴ νοεῖν τῷ γένει τὸ θερμὸν, τὸ μὲν
οἰκεῖον καὶ σύμφυτον σώματι, τὸ δ᾽ ἐπίκτητόν τε καὶ νόθον.
δῆλον οὖν ὡς οὐδὲν ἡ τοιαύτη σύζευξις ὑπαλλάττει τῶν ἑκα-
τέρᾳ κατὰ μόνας ὑπαρχόντων. εἰ γὰρ ἡ εἰσπνοὴ μικρὰ καὶ
βραδεῖα τύχοι γενομένη, κατάψυξιν δηλοῖ τῆς κατὰ φύσιν θερ-
μασίας, ὅπως ἂν ἔχῃ ἡ ἐκπνοή· εἰ δὲ ἡ ἐκπνοὴ κατὰ ταὐτὸ

cundum utramque totius refpirationis partem, infpirationem
dico et expirationem, in fuperiori fermone recenfuimus, ea
ipfa etiam nunc infpicere operae pretium exiftimo circa ipfo-
rum diffonantias. Velut verbi gratia (non enim deterius
fuerit in uno quodam tanquam exemplo demonftrare id quod
dicitur) fit quidem tardior et minor quam fecundum natu-
ram infpiratio; his fane ita affectis dicemus calorem fe-
cundum naturam imminutum effe, auctum vero fumofum.
Rurfus in altera diffonantia, contrario modo fe habente, ita
ut infpiratio quidem fit magna et velox, expiratio vero par-
va et tarda, auctum naturalem calorem dicemus et nullum
effe fumofum recrementum. Duplicem enim genere femper
intelligere oportet calorem, alterum genuinum et corpori
innatum, alterum vero acquifititium ac fpurium. Palam
igitur eft, quod hujusmodi conjugatio nihil evariat ab iis,
quae in utraque feorfim, hoc eft alterutra exiftunt. Si
enim infpiratio parva et tarda forte fuerit, perfrigerationem
fignificat caloris fecundum naturam, quomodocunque habeat
ipfa expiratio; fi vero expiratio eodem modo fuerit affecta,

ἦ διακειμένη, ἐνδείξεται ταὐτόν· καὶ γὰρ εἰ μεγάλη ποτὲ καὶ
ταχεῖα γένοιτο, πλεονεκτοῦσαν δηλώσει καὶ παρὰ φύσιν θερ-
μασίαν, ὅπως ἂν ἔχῃ τὰ τῆς εἰσπνοῆς· ὅθεν οὐδὲν πλέον εἰς
τὰς προγνώσεις ἡ τοιαύτη συμπλοκὴ διδάσκει τῶν ἤδη κατὰ
μόνας ὑπὲρ ἑκατέρας αὐτῶν ἐγνωσμένων.

Κεφ. κβ'. Μόναις γοῦν προσεκτέον ἡμῖν τὸν νοῦν
ἐκείναις τῶν συνθέτων δυσπνοιῶν, ἐν αἷς αἱ μὲν ἁπλαῖ κοι-
ναὶ πλειόνων εἰσὶ διαθέσεων, καὶ διὰ τοῦτο σαφὲς οὐδὲν ἐν-
δείκνυται· συνεζευγμέναι δ' ἑτέραις τισὶν εἰς διορισμὸν ἥκου-
(176)σιν ἀσφαλῆ. τὸ γὰρ μέγεθος τῆς ἀναπνοῆς αὐτὸ μὲν
καθ' ἑαυτὸ δύσπνοιά τίς ἐστιν ἁπλῆ· γνώρισμα δ' οὐδενὸς
ὑπάρχει βέβαιον, εἴ γε καὶ τῆς χρείας ἐπειγούσης γίνεται καὶ
τῆς διανοίας βεβλαμμένης· ἀλλ' εἰ μὲν ἅμα πυκνότητι συ-
σταίη, τῆς χρείας ἔπειξιν, εἰ δὲ σὺν ἀραιότητι, παραφροσύ-
νην ἐνδείκνυται. ὡσαύτως δὲ καὶ ἡ σμικρότης αὐτὴ μὲν καθ'
ἑαυτὴν ἢ ὀδυνᾶσθαί τι μόριον, ἢ τὴν χρείαν ἐκλύεσθαι δηλοῖ,
ὥστ' οὐδὲν οὐδ' αὐτὴ σαφὲς ἐνδείκνυται· σύνθετος δὲ γενο-
μένη, μετὰ μὲν πυκνότητος ἄλγημα, σὺν ἀραιότητι δὲ τῆς

idem indicabit; nam et fi magna aliquando ac velox fiat,
redundantem fignificabit calorem praeter naturam, quomo-
docunque habeat ipfa infpiratio. Quare nihil amplius ad
praenotiones hujusmodi complicatio docet, quam ea, quae
jam fingulatim de alterutra ipfarum funt cognita.

Cap. XXII. Itaque ad folas illas compofitas refpi-
randi difficultates animum attendere nos oportet, in quibus
fimplices quidem communes funt plurium affectionum, et
ob id nihil certi indicant; conjugatae vero aliis quibusdam,
ad certum ac minime fallax discrimen veniunt. Magnitudo
enim refpirationis ipfa per fe refpirandi difficultas quaedam
eft fimplex, verum nullius certae cognitionis fignum eft; fi-
quidem et urgente ufu et laefa mente fieri folet; at fi cum
denfitate confiftat, urgentem ufum; fi cum raritate, delirium
indicat. Similiter autem et parvitas ipfa quidem per fe ip-
fam, aut dolore affectam aliquam partem, aut ufum exolu-
tum oftendit; itaque neque ipfa aliquid certi indicat; quan-
do vero componitur, cum denfitate quidem dolorem, cum

χρείας ἔκλυσιν δηλοῖ· κἂν εἰ τὴν πυκνότητα δι᾽ αὐτὴν μόνην,
ἢ τὴν ἀραιότητα προχειρίσαιο, καὶ τούτων ἂν εὕροις οὐδετέ-
ραν οὐδὲν σαφὲς δηλοῦσαν ἄνευ τοῦ διορισθῆναι συμπλακεῖ-
σαν ἑτέρῳ τινὶ δυσπνοίας εἴδει. πυκνὴ γὰρ ἅμα καὶ μεγάλη,
τῆς δυνάμεως αὔξησιν ἐνδείκνυται· πυκνὴ δὲ ἅμα καὶ μικρὰ,
τινὸς τῶν ταῖς ἀναπνοαῖς συγκινουμένων ὀργάνων ἄλγημα·
καὶ ἡ ἀραιὰ δὲ παραφροσύναις ἑπομένη καὶ καταψύξεσιν, εἰ
μὲν μετὰ μεγέθους εἴη, τὸ πρότερον τῶν εἰρημένων· εἰ δὲ
μετὰ σμικρότητος, τὸ δεύτερον ἐνδείκνυται. καὶ διὰ τοῦτο
πασῶν τῶν συνθέτων δυσπνοιῶν αἱ τοιαῦται συζυγίαι χρη-
[242]σιμώταται, καὶ σαφῶς καὶ βεβαίως μίαν ἑκάστην διά-
θεσιν ἐνδεικνύμεναι, πυκνότης μὲν ἅμα μικρότητος, πόνον,
εἰ δὲ σὺν μεγέθει γένηται, τῆς χρείας αὔξησιν· ἀραιότης δὲ
μετὰ μὲν μεγέθους παραφροσύνην, μετὰ δὲ σμικρότητος
τῆς χρείας ἔκλυσιν. γίγνονται δὲ τέτταρες αὗται συζυγίαι,
τῶν ἐν ταῖς ἐνεργείαις κατὰ μέγεθος καὶ μικρότητα διαφορῶν
ταῖς τῶν ἠρεμιῶν διαφοραῖς μιγνυμένων δύο γὰρ ἀντιθέσεις

raritate vero ufus exolutionem portendit. Quinetiam fi
ipfam denfitatem per fe folam aut raritatem proponas, ipfa-
rum neutram per fe inveneris quicquam certi fignificantem,
nifi hoc discrimen accipiat cum altera quapiam refpirandi
difficultatis fpecie copulata; denfa enim fimulque magna,
facultatis augmentum indicat; denfa vero fimulque parva,
organi alicujus quod cum refpirationibus commovetur, do-
lorem. Ipfa etiam rara, quae deliria et perfrigerationes fe-
quitur, fi quidem cum magnitudine fuerit copulata, prius ex
praedictis; fi vero cum parvitate, pofterius indicat. Et ob
id fane omnium compofitarum refpirandi difficultatum hu-
jusmodi conjugationes utiliffimae funt, et manifefte et con-
ftanter unamquamque affectionem indicantes, denfitas qui-
dem cum parvitate dolorem; fi cum magnitudine fiat, ufus
augmentum; raritas autem cum magnitudine delirium,
cum parvitate ufus exolutionem. Fiunt autem quatuor hae
conjugationes differentiis actionum in magnitudine et par-
vitate, cum quietum differentiis permixtis. Duae enim op-

ἀλλήλαις ἐπαλλαττόμεναι, τέτταρας ποιοῦσι τὰς συζεύξεις.
ὥστε κἀνταῦθα δῆλον ἤδη γέγονεν, ὡς οὔτε πλείους οὔτ᾽
ἐλάττους ἐνδέχεται τὰς ἐκ τῶν ἀντιθέσεων τούτων συμπλοκὰς
γενέσθαι. ἀλλ᾽ ἐπὶ μὲν ταῖς ἠρεμίαις ἀντίθεσις μία μόνη
συμβέβηκεν ἡ κατὰ πυκνότητα καὶ ἀραιότητα, ταῖς δ᾽ ἐνερ-
γείαις οὐχ ἡ κατὰ μέγεθος καὶ μικρότητα μόνον, ἀλλὰ καὶ
ἡ κατὰ τάχος καὶ βραδυτῆτα. τέτταρες δὲ δηλονότι καὶ κατὰ
τὰς τούτων ἐπαλλάξεις γενήσονται αἱ συζυγίαι· πρώτη μὲν
πυκνὴ καὶ ταχεῖα, δευτέρα πυκνὴ ἅμα καὶ βραδεῖα, τρίτη
ἀραιὰ ἅμα καὶ ταχεῖα, καὶ τετάρτη βραδεῖά τε ἅμα καὶ ἀραιά.
γνωρίζουσι δ᾽ οὐδὲν ἁπλῶς ἐξ ἀνάγκης, ὡς αἱ πρότεραι τέτ-
ταρες, ἀλλ᾽ ὧδε χρὴ διορίζεσθαι· πολλῆς μὲν εἰς πυκνότητα
μεταπτώσεως γινομένης, ὀλίγης δὲ τῆς εἰς τάχος, ὀδύνης τε
ἅμα καὶ χρείας ἐστὶν αὔξησις· εἰ δ᾽ ἔμπαλιν εἰς τάχος μὲν
πλέον, εἰς πυκνότητα δὲ ἔλαττον ἐξίσταται τοῦ κατὰ φύ-
σιν, τὴν χρείαν μόνην ἐπιτετάσθαι δηλώσει. συνδραμεῖ-
ται δὲ τῇ μὲν τοιαύτῃ δυσπνοίᾳ πάντως καὶ μέγεθος,

politiones inter fe permutatae quatuor conftituunt conjugia.
Quare et hic perfpicuum jam fit, quod neque plures, neque
pauciores poffibile eft fieri ex his oppofitionibus conjugationes. Verum in quietibus quidem una fola contingit oppofitio circa denfitatem et raritatem; in actionibus vero non
folum oppofitio circa magnitudinem et parvitatem, fed etiam
circa velocitatem et tarditatem contingit. Quatuor itaque
etiam in harum permutationibus nascentur conjugationes;
prima quidem denfa et velox, fecunda denfa fimulque tarda, tertia rara fimul et velox, et quarta rara fimulque tarda. Caeterum nullum certae cognitionis fignum fimpliciter
et neceffario exhibent, quemadmodum priores quatuor; verum hoc modo diftinguere oportet; fi quidem multa ad denfitatem, pauca vero ad velocitatem, tranfitio fiat, tum doloris tum ufus augmentum fignificat; fi vero vice verfa ad
velocitatem plus, ad denfitatem minus ab eo quod fecundum
naturam eft excedit, ufum folum auctum demonftrabit.
Concurrit autem cum hac refpirandi difficultate omnino et

τῇ δὲ ἑτέρᾳ τῇ πρὸ αὐτῆς εἰρημένῃ σμικρότης, ὥστ᾽ οὐδὲν
δεησόμεθα τάχους μνημονεύειν. εἰ γὰρ ἡ ἀδιόριστος| μὲν κατὰ
τάχος καὶ πυκνότητα συζυγία μηδὲν ἡμῖν δηλοῖ σαφές, εἰς
διορισμὸν δ᾽ ἐλθοῦσα, τοῦ μὲν τάχους πλεονεκτοῦντος, εὐ-
θὺς καὶ μετὰ μεγέθους γίγνεται, τῆς δὲ πυκνότητος κρατού-
σης, ἐξ ἀνάγκης ἑπομένην ἔχει τὴν μικρότητα, πυκνὴ μὲν
ἅμα καὶ μεγάλη κατὰ τὸν ἕτερον ἔσται διορισμὸν, πυκνὴ δ᾽
ἅμα καὶ μικρὰ κατὰ τὸν ἕτερον. οὕτω δὲ καὶ πυκνὴ καὶ βρα-
δεῖα συζυγία δειχθήσεται· πλεονεκτούσης μὲν γὰρ τῆς πυκνό-
τητος, ἄλγημα μόνον ἐνδείξεται· τοσοῦτον δὲ ἐξισταμένη τοῦ
κατὰ φύσιν, ὅσον καὶ κατὰ βραδυτῆτα, συνθέτου διαθέσεως
ἔσται γνώρισμα. καὶ γὰρ τὴν δύναμιν μεμειῶσθαι δηλώσει
καὶ ὀδυνᾶσθαί τι μόριον. οὕτω δὲ καὶ εἰ πλεονεκτεῖ τῆς πυ-
κνότητος ἡ βραδυτὴς, ἔσται γνώρισμα διαθέσεως τῆς ἤδη λε-
λεγμένης, ἀλλ᾽ ἔλαττον μὲν ὀδυνᾶσθαι δηλώσει τοὺς οὕτως
ἔχοντας, μειζόνως δὲ τὴν δύναμιν μεμειῶσθαι. οὔκουν οὐδὲ
ταύτης εἰς τὰς προγνώσεις δεόμεθά τι τῆς συζυγίας. ἐν μὲν
γὰρ ταῖς πρώταις ῥηθείσαις τέτταρσιν, ἃς χρησιμωτάτας

magnitudo; ad alteram autem ante ipfam relatam parvitas:
quare neque omnino opus habebimus velocitatis meminiffe.
Si enim conjugatio in velocitate et denfitate indiftincta ni-
hil certi nobis indicat, ubi vero fub diftinctionem venerit,
velocitate quidem abundante, ftatim etiam cum magnitudine
fit; denfitate vero exuperante, neceffario confequentem par-
vitatem habet; denfa utique fimulque magna fecundum al-
teram diftinctionem erit, denfa vero fimulque parva fecun-
dum alteram. Sic autem etiam denfa ac tarda conjugatio
demonftrabitur. Abundante enim denfitate, folus dolor in-
dicabitur; ubi vero tantum ab eo, quod fecundum naturam
eft, excedit, quantum et fecundum tarditatem, compofitae
affectionis fignum erit; nam et ufum imminutum effe often-
det et partem aliquam dolore affici. Sic vero et quum tar-
ditas denfitatem fuperabit, fignum erit affectionis jam dictae,
fed minus tamen dolore affici oftendit ita habentes, magis
vero facultatem effe imminutam. Itaque neque hac conjuga-
tione indigemus ad praenotiones: in primis enim praedictis

ἐλέγομεν ὑπάρχειν, ἔχομεν γνωρίσματα καὶ πόνου καὶ χρείας
μειώσεως μεγάλα. καὶ ἡ τρίτη δὲ ῥηθεῖσα συζυγία, ἡ ἀραιά
τε ἅμα καὶ ταχεῖα, δηλώσει μὲν οὐδὲν ἐξ ἀνάγκης, συνεδρεύει
δ᾽ ἤτοι παραφροσύναις τισὶν, ἢ καὶ σὺν αὐταῖς ταῖς τῆς
χρείας αὐξήσεσιν. εἴρηται δὲ καὶ πρόσθεν, ὡς τῶν παρα-
παιόντων ἀραιὰ μὲν πάντως ἐστὶν ἡ ἀναπνοὴ καὶ μεγάλη,
ταχεῖα δὲ οὐ πάντως, ὥσπερ οὐδὲ βραδεῖα· γίγνεσθαι γὰρ
ἑκάτερον αὐτῶν ἀτάκτως τε καὶ ἀνωμάλως· ὅταν μέντοι
συνέλθῃ καὶ ἡ τῆς χρείας αὔξησις, ἀναγκάζονται τηνικαῦτα καὶ
πολὺ μεῖζον ἀναπνεῖν ἢ εἰ παρέπαιον μόνον, καὶ ἤδη τε καὶ
θᾶττον, ὥστε καὶ ταύτης τῆς συζυγίας οὐδὲν εἰς τὰς προγνώ-
σεις δεόμεθα, [243] τὰ δι᾽ αὐτῆς δηλούμενα μετὰ τοῦ διο-
ρισμοῦ φθάνοντες ἔχειν ἐν ταῖς πρώταις συζυγίαις τέτταρσι.
λοιπὸν δ᾽ ἦν ἡ τετάρτη τῶν κατὰ τοῦτο τὸ γένος συνθέτων
δυσπνοιῶν, ἡ βραδεῖά τε ἅμα καὶ ἀραιὰ, ἥ τις καὶ αὐτὴ παρα-
φροσύναις τέ τισι συνεδρεύει καὶ χρείας μειώσεσιν. οὐκοῦν οὐδὲ
ταύτης οὐκέτι προσδεόμεθα· καὶ γὰρ παραφροσύνην καὶ χρείαν
μειουμένην ἐγνωρίζομεν ἐκ τῶν πρώτων τεττάρων συζυγιῶν.

quatuor, quas utiliſſimas eſſe dicebamus, ſigna habemus et
doloris et uſus imminuti magna. Quin et tertia conjugatio
jam dicta, rara ſimulque velox, nihil neceſſario indicabit;
aſſidet autem vel deliriis quibusdam, vel cum ipſis etiam
uſus augmentis. Relatum autem antea eſt, quod mente ca-
ptorum rara penitus eſt et magna reſpiratio, velox autem
non omnino, quemadmodum neque tarda; fieri enim utrum-
que ipſorum inordinate et inaequaliter; quum tamen ſimul
inciderit et uſus augmentum, tunc coguntur et multo ampli-
us reſpirare quam ſi ſolum mente capti eſſent, et jam etiam
citius. Quare neque hac conjugatione ad praenotiones in-
digemus, ea, quae per ipſam indicantur cum diſtinctione,
jam in primis quatuor conjugationibus habentes. Reſtabat
autem adhuc quarta ſecundum hoc genus compoſita reſpi-
randi difficultas, tarda ſimulque rara, quae etiam ipſa et de-
liriis quibusdam aſſidet et uſus imminutionibus; itaque ne-
que hac opus habemus, nam et delirium et imminutum uſum
ex primis quatuor conjugationibus perſpectum tenemus.

Κεφ. κγ΄. Οὐ μόνον ἐκ τοῦ δεῖξαι τὴν κατὰ τάχος τε
καὶ βραδυτῆτα διαφορὰν οὐκ ἀναγκαίαν εἰς τὰς προγνώσεις,
οὔτ᾽ εἰ μόνην οὔτ᾽ εἰ συμπλέκοις ταῖς ἄλλαις, τὸ χρήσιμον
ἐκείνων γίνεται εὔδηλον, ἀλλὰ κἀξ αὐτῆς τῆς φύσεως τοῦ
πράγματος φαίνεται. ἐπεὶ γὰρ τρία τὰ πρῶτα γένη τῶν αἰ-
τίων ἐστὶ τῆς ἀναπνοῆς, ἡ χρεία καὶ ἡ δύναμις καὶ τὰ ὄρ-
γανα, δῆλον ὡς, ἂν εὕρωμεν ἐκ τίνων καὶ πόσων δυσπνοιῶν
τὰς ἐν αὐτοῖς διαθέσεις γνωριοῦμεν, αὗται μὲν ἡμῖν χρησιμώ-
ταται πρὸς τὰς προγνώσεις ἔσονται, τὰς δ᾽ ἄλλας ἁπάσας ἐκ
περιουσίας ἐπισκεψόμεθα. ἀλλ᾽ εὑρέθησαν αὔξησιν μὲν τῆς
χρείας ἡ μεγάλη καὶ πυκνὴ, μείωσιν δὲ ἡ ἐναντία, ἡ μικρὰ καὶ
ἀραιὰ, δηλοῦσαι, παραφροσύνης τε ἴδιος ἡ μεγάλη τε καὶ
ἀραιὰ, πόνου δ᾽ ἡ μικρὰ καὶ πυκνή. προσίεσαν δ᾽ ἔξωθεν
αἱ ἀνώμαλοι, ποτὲ μὲν τοῦ μυώδους γένους τὰς διαθέσεις,
ποτὲ δὲ καὶ τῶν τραχειῶν ἀρτηριῶν τὰς στενοχωρίας δηλοῦ-
σαι. δυνάμεως δ᾽ ἀῤῥωστούσης, πρῶτον μὲν ἐξ ἀνάγκης
οὐδὲν εὑρίσκεται γνώρισμα δυσπνοίας, ἑτέρως μὲν τῶν
ἀταλαιπώρων, ἑτέρως δὲ τῶν καρτερικῶν τυπούντων τὴν

Cap. XXIII. Non folum demonftrando differentiam
in velocitate et tarditate non necefſariam ad praenotiones
effe, neque ſi folam accipias neque ſi cum aliis copules, uti-
litas earum fit manifefta, fed etiam ex ipfa rei natura appa-
ret. Quum enim tria fint prima genera caufarum ipfius
refpirationis, ufus, facultas et inftrumenta, palam eft, quod
fi repererimus, ex quibus et quot refpirandi difficultatibus
affectiones in ipfis cognoſcantur, hae quidem nobis omnium
utiliffimae ad praenotiones erunt, reliquas vero omnes ex
abundanti confiderabimus. At repertae funt magna quidem
et denfa ufus augmentum, et contra parva ac rara imnú-
nutionem fignificantes; delirii autem propria magna ac ra-
ra, dolorum parva et denfa. Accefferunt his forinfecus
inaequales quandoque musculofi generis affectiones, quan-
doque etiam afperarum arteriarum coarctationes indicantes.
Facultatis autem aegrotantis primum quidem nullum ne-
cefſario reperitur cognitionis fignum ex ulla aliqua refpiran-
di difficultate, quum aliter defides, aliter laboris tolerantes,

ἀναπνοήν· εἰ δ᾽ ἄρα καί τι εἴη ἀνώμαλόν τε καὶ ἄτακτον,
ἀφανές ἐστι, καὶ τὰς ἀνωμαλίας τε καὶ τὰς ἀταξίας αὐτὰς αἱ
κατὰ πυκνότητα καὶ ἀραιότητα καὶ μικρότητα καὶ μέγεθος
ἀνισότητες γεννῶνται, πρὸς τῷ καὶ δι᾽ ἄλλων μυρίων ἀῤῥω-
στίαν δυνάμεως ψυχικῆς γνωρίζεσθαι, μηδέν τι ἡμῶν ἀνα-
πνοῆς δεομένων, ὧν τὰ μὲν ἐπικαιρότατα καὶ πλεῖστα διὰ τοῦ
προγνωστικοῦ γράμματος ἐδίδαξεν Ἱπποκράτης, εἰ δέ τι καὶ
παραλέλειπται, ῥᾷστον ἐκ τῶν εἰρημένων εὑρίσκειν. εἰ δέ τις
αὐτῆς τῆς ἀναπνευστικῆς δυνάμεως ἀῤῥωστούσης, καὶ κοινῶς
ἁπάσης τῆς ψυχικῆς, ἐθέλοι γ᾽ ἔχειν ἴδια γνωρίσματα, καὶ μά-
λιστα τῆς ἐψυγμένης, τήν τε τῶν πτερυγίων τῆς ῥινὸς κίνησιν
ἕξει καὶ τὴν ἀπάντων τῶν κατ᾽ ὠμοπλάτας μυῶν ἐνέργειαν,
καὶ τὴν ἀθρόαν κατάπτωσιν τοῦ θώρακος. ὁπόταν γὰρ οὗ-
τος ἀῤῥωστότερον τοῦ προσήκοντος κινῇ(177)ται, κατὰ μὲν
τὰς εἰσπνοὰς προστιμωρεῖ τῇ τοῦ πνεύματος ῥύμῃ τὰ τῆς ῥι-
νὸς πτερύγια, συνεπισπώμενά πως καὶ αὐτὰ τὸν ἔξωθεν ἀέρα,
καθ᾽ ὃν τρόπον καὶ διὰ τοῦ στόματος ἕλκειν τι προαιρούμε-
νοι τὰ χείλη συνάγομεν· κατὰ δ᾽ αὖ τὰς ἐκπνοὰς ἀθρόα

refpirationem forment: quod fi quippiam etiam fit inaequale
et inordinatum, minime confpicuum eft; et ipfas inaequali-
tates itemque ordinis perturbationes generant imparitates,
quae in denfitate et raritate et parvitate ac magnitudine
confiftunt; quibus accedit, quod per fexcenta alia animalis
facultatis debilitas cognoscatur ac innotescat, ut nihil nobis
hac in parte refpiratione opus fit, quorum opportuniffima et
plurima Hippocrates in praenotionum tradidit fcriptis, fi
quid autem etiam relictum eft, facillime ex praedictis inve-
niri poteft. Quod fi quis ipfius refpirandi facultatis infir-
mae, atque in communi omnis facultatis animalis propria
figna habere velit, et maxime perfrigeratae, is alarum nafi
motum habebit, et omnium musculorum circa fcapulas actio-
nem, et fubitam thoracis collapfionem. Quando enim hic
debilius quam conveniat, movetur, in infpirationibus qui-
dem fpiritus ductum juvant alae nafi, externum aërem etiam
ipfae fimul attrahentes eodem modo, quo per os aliquid at-
trahere volentes, labia contrahimus; rurfus vero in expi-

κατάπτωσις γίνεται τοῦ θώρακος, οὐ κατὰ βραχὺ σύμπτωσις.
εἴρηται δ᾽ ἐπὶ πλέον ἐν τοῖς περὶ μυῶν κινήσεως, ὅπῃ τε δια-
φέρει κατάπτωσις μορίου καθέσεώς τε καὶ χαλάσεως, ὅτι τὸ
μὲν ἀῤῥωστούσης δυνάμεως γίνεται, τὸ δ᾽ ἐῤῥωμένης. συμ-
βαίνει δ᾽ ἔτι κατὰ τὰς ἐκπνοὰς τοῖς ἀσθενέσι κατὰ τὴν ἀνα-
πνευστικὴν δύναμιν τοιόνδε. τὴν τάσιν, ἣν ἐκέκτητο τέως
κατὰ τὰς εἰσπνοὰς ὁ θώραξ ἅμα [244] τῷ διαφράγματι, πᾶ-
σαν ἀθρόως ἀποτίθεται, καθάπερ νεκρούμενος ἐξαίφνης.
ἐῤῥέθη δ᾽ ἐν τοῖς περὶ τῆς ἀναπνοῆς ὑπομνήμασιν, ὡς μόνον
ἐκλύουσιν αἱ φρένες τὴν τάσιν, ἐκπνεόντων· ἀλλ᾽ οὐ ταὐτὸν
ἐκλῦσαι κατὰ βραχὺ καὶ ἀθρόως ἀποθέσθαι πᾶσαν. ὀλίγον
δέ τι συνεργάζονται ταῖς τοιαύταις ἐκπνοαῖς οἱ κατὰ τὰ μεσο-
πλεύρια μύες, ὧν ἐνεργούντων τὰς ἐκφυσήσεις ἐδείξαμεν γί-
νεσθαι. τοιοῦτον μὲν δή τι καὶ διὰ ταύτας τὰς αἰτίας τὸ
τῆς ἀναπνοῆς εἶδος τοῖς ἀῤῥώστοις τὴν δύναμιν.
　　Κεφ. κδ'. Ὁ δέ μοι δοκεῖ λείπειν ἔτι πρὸς τὸ
συμπληρῶσαι τοῦτον τὸν πρῶτον λόγον, ἤδη λελέξεται.

rationibus fubita fit thoracis collapfio, non paulatim demiffio.
Dictum eft autem diffufius in libris de musculorum motu,
qui differat collapfio partis a demiffione et laxatione, nimi-
rum quod altera facultate infirma contingat, altera integra
eadem et valente. Contingit etiam amplius circa expiratio-
nes iis qui imbecillam habent refpiratoriam facultatem tale
quiddam. Thorax tenfionem, quam antea in infpirationi-
bus fimul cum fepto transverfo obtinuit, omnem acervatim
deponit, tanquam repente moriens. Relatum eft autem in
commentariis de refpiratione, quod folum feptum transver-
fum expirantibus tenfionem exolvit; fed non eft idem paula-
tim exolvere et acervatim omnem deponere. Caeterum
paucum quid hujusmodi expirationibus cooperantur inter-
coftales musculi, per quorum actiones efflatus fieri demon-
ftravimus. Talis fane et ob has caufas refpirationis fpecies
eft iis, qui aegram facultatem habent.
　　Cap. XXIV. Verum quod mihi adhuc deeffe vide-
tur ad expietionem hujus primi fermonis, jam dicetur

διττῆς οὔσης ἠρεμίας ἐν ταῖς ἀναπνοαῖς, πρὸ τῆς εἰσπνοῆς
μὲν μιᾶς, ἑτέρας δὲ πρὸ τῆς ἐκπνοῆς, ὁποτέρα ἂν τῶν κινή-
σεων βλάπτηται, καὶ τὴν πρὸ αὐτῆς ἠρεμίαν ἐξίστησι τοῦ
κατὰ φύσιν. διττῆς μὲν οὖν οὔσης ἐν ταῖς κινήσεσι βλάβης,
διττῆς δὲ κἂν ταῖς ἠρεμίαις, αἱ μὲν ἐλλείψεις τῆς χρείας ἀεὶ
πολυχρονίους ἐπιτελοῦσι τὰς ἡσυχίας, αἱ δὲ πλεονεξίαι βρα-
χυχρονίους. ὥσθ᾽ ὅταν εἴπωμεν πυκνὴν καὶ μεγάλην γίγνε-
σθαι τὴν ἀναπνοὴν ὑπὸ πλήθους θερμασίας, ἐφ᾽ ἑκατέρᾳ τῶν
κινήσεων ἀληθὴς ὁ λόγος. αἱ μὲν γὰρ τοῦ κατὰ φύσιν θερμοῦ
πλεονεξίαι, τὴν εἰσπνοὴν μεγάλην ἐργαζόμεναι, βραχυχρόνιον
εὐθέως καὶ τὴν προηγουμένην αὐτῆς ἠρεμίαν ἀποφαίνουσιν· αἱ
δὲ τοῦ παρὰ φύσιν τε καὶ καπνώδους ὥσπερ τὴν ἐκπνοὴν με-
γάλην, οὕτω καὶ τὴν πρὸ αὐτῆς ἡσυχίαν ὀλιγοχρόνιον ἐργά-
ζονται. ὥστε μέγα μὲν γίνεται καὶ πυκνὸν τὸ πνεῦμα πάν-
τως, ὁπόταν τῆς θερμασίας πλεονεκτῇ γένος· οὐ μὴν οὔτε
τὸ αὐτὸ μόριον τῆς ἀναπνοῆς εἰς μέγεθος οὔτε τὴν αὐτὴν
ἠρεμίαν εἰς πυκνότητα μεταβάλλει. οὕτω δὲ καὶ εἰ καθαιρε-
θείη τὰ τῆς χρείας, τοῦ θερμοῦ μειωθέντος, ἐπὶ μὲν τῷ συμ-

Quum duplex exiftat quies in refpirationibus, una ante in-
fpirationem, altera ante expirationem, uter fane motus lae-
datur, quietem etiam priorem ab eo quod fecundum natu-
ram habet, immutat. Duplici igitur exiftente in motibus
laefione, ac duplici item in quietibus, ufus quidem defectus
femper diuturnas efficiunt quietes, exuperantiae vero bre-
ves. Quare quum dicimus denfam et magnam fieri refpira-
tionem prae copia caloris, in utroque motu verus erit fermo.
Abundantia namque caloris fecundum naturam infpiratio-
nem magnam reddens, ftatim etiam praecedentem ipfam qui-
etem brevem efficit; abundantia vero caloris praeter natu-
ram et fumofi ut expirationem magnam, fic etiam quietem
praecedentem brevem reddit. Quare magnus et denfus pe-
nitus fit fpiritus, quando caloris redundarit genus; non ta-
men neque eandem refpirationis partem in magnitudinem,
neque eandem quietem in denfitatem transmutat. Sic etiam
fi ufus imminutus fit, ob caloris imminutionem, ubi quidem

φύτῳ θερμῷ βλαβέντι μικρᾶς τῆς εἰσπνοῆς γενομένης, ἠρεμία
μακρὰ προηγεῖται· τοῦ παρὰ φύσιν δ᾽ ἀπολλυμένου, μικρὰ
μὲν ἡ ἐκπνοὴ, μακρὰ δὲ πρὸ αὐτῆς ἡσυχία γίγνεται. πολλά-
κις δὲ τὸ μὲν παρὰ φύσιν θερμὸν ηὐξήθη, τὸ δὲ κατὰ φύσιν
ἐμειώθη· καὶ οὕτως ἡ μὲν πρὸ τῆς ἐκπνοῆς ἡσυχία πολυ-
χρόνιος γίνεται, βραχυχρόνιος δ᾽ ἑτέρα. ὁποτέραν γὰρ ἂν
τῶν κινήσεων ἡ χρεία κατεπείγῃ, τὴν προειρημένην ἡσυχίαν
οὐκ ἀνέχεται χρονίζειν.

Κεφ. κέ. Εἴρηται μὲν οὖν ἤδη περὶ αὐτῶν ὅσον εἰς
τὰ παρόντα χρήσιμον· εἰ δέ τις ἀπορεῖ περὶ τῆς ἐν ταῖς θερ-
μασίαις διαφορᾶς, οὐ καιρὸς νῦν ἂν εἴη διδάσκειν αὐτὸν,
ἀλλ᾽ εἰς τὰ περὶ τῆς ἐμφύτου θερμασίας ἀναπέμπειν ὑπομνή-
ματα· νομίζω γὰρ αὐτὸν, εἰ μὴ παντάπασιν ἐριστικὸς εἴη,
πασῶν τῶν ἀποριῶν εὑρήσειν ἐν ἐκείνοις ἰάματα. τί οὖν λοι-
πόν ἐστι; προσθεῖναι μὲν οὐδὲν, ὅ τι μὴ καὶ πρόσθεν εἴρηται,
τῶν εἰρημένων δ᾽ ὑπομνῆσαι πρὸς τὸ ῥᾳδίως ἀκολουθεῖν τοῖς
ἑξῆς εἰρησομένοις, ἐν ὀλίγῳ τὴν ἄπασαν αὐτῶν [245] σύνοψιν
ἔχοντας. ἔστι δὲ ἡ σύνοψις ἀπ᾽ αὐτῆς οὐσίας τοῦ πράγματος

innatus calor imminutus parvam inſpirationem reddit, etiam
longa quies praecedit; ubi vero calor praeter naturam le-
perditur, parva quidem expiratio, longa vero ante ipſam
quies contingit. Saepe vero calor praeter naturam auctus
eſt, calor vero ſecundum naturam imminutus; atque ita
quies ante expirationem diuturna redditur, altera vero bre-
vis. Utrum enim ex motibus ipſe uſus urgebit, is praedi-
ctam quietem cunctari non permittit. Cap. XXV. Dictum igitur jam de ipſis, quantum
ad praeſens inſtitutum utile erat; ſi quis vero adhuc haeret
circa differentiam calorum, hunc non eſt nunc tempeſtivum
de his edocere, ſed ad commentarios de innato calore remit-
tere, opinor enim ipſum, niſi penitus contentioſus exiſtat,
omnis haeſitationis ſuae iſtic remedia inventurum. Quid
igitur reſtat? addere quidem nihil, quod non etiam prius
ſit relatum; verum praedicta in memoriam revocare, ut quae
deinceps referentur facile aſſequamini, paucis totam eorum
ſummam habentes. Porro ſumma haec ab ipſius rei ſub-

824 ΓΑΛΗΝΟΥ ΠΕΡΙ ΔΥΣΠΝ. ΒΙΒΛ. ΠΡΩΤΟΝ.

Ed. Chart. VII. [245.]   Ed. Baf. III. (177.)

ὁρμωμένη. χρὴ γὰρ τάς τε τῆς δυνάμεως καὶ τὰς τῶν ὀργά-
νων καὶ τὰς τῆς χρείας διαθέσεις γνωρίζειν. ἐδείξαμεν δὲ,
πόσαι μὲν ἑκάστου τῶν εἰρημένων διαθέσεις, τίνες δ᾽ αὐτῶν
αἱ γνωριστικαὶ δύσπνοιαι, καὶ ὡς ἀναγκαῖαι μὲν αἱ τέτταρες
συζυγίαι, καὶ πρὸς ταύταις ἡ ἀνωμαλία πέμπτη· τὰ δ᾽ ἄλλα
πάντα τὰ ταῖς ἀναπνοαῖς συμπίπτοντα, τά τε ἁπλᾶ καὶ τὰ
σύνθετα, τίσιν αἰτίαις ἕπεται, ἀναγκαῖον ἀσκεῖν, οὐ προσῆκε
δὲ ἐξ ἀνάγκης τόδέ τι δηλοῦν νομίζειν, ἀλλ᾽ ὥστ᾽ ἐξ ἐπιμέ-
τρου μέν τι ἔχειν παρὰ τούτων εἰς πρόγνωσιν, ἐπιμελεστάτην
δὲ καὶ βεβαίαν εἶναι μόνην τὴν ἐπὶ ταῖς πολλάκις εἰρημέναις
τέτταρσι συζυγίαις, καὶ ἔτι τὴν κατὰ τὴν ἀνωμαλίαν διαφο-
ρὰν τῆς δυσπνοίας.

ftantia procedit. Oportet enim facultatis et organorum
et ufus affectiones perfpectas habere. Monftravimus autem
quot uniuscujusque dictorum fint affectiones, et quae refpi-
randi difficultates earum cognitionem exhibeant; et quod
neceffariae quidem fint quatuor conjugationes, et fupra has
inaequalitas quinta, reliqua vero omnia quae refpirationibus
accidunt, tum fimplicia tum compofita, ad quas caufas con-
fequantur, neceffarium effe monftrari; minime vero debere
exiftimari, neceffario ea aliquid indicare, fed ut ex illis ad
praenotionem aliquid ex abundanti habeatur; accuratiffimam
autem et conftantiffimam eam folam effe differentiam, quae
in jam faepe dictis quatuor conjugiis confiftit, atque adhuc
etiam eam, quae circa inaequalitatem fit, difficultatis refpi-
rationis differentiam.

ΓΑΛΗΝΟΤ ΠΕΡΙ ΔΥΣΠΝΟΙΑΣ
ΒΙΒΛΙΟΝ ΔΕΥΤΕΡΟΝ.

Ed. Chart. VII. [245.]   Ed. Baf. III. (177.)

Κεφ. α΄. Ὅδε μὲν ὁ λόγος ἐξήγησίς ἐστι τῶν ὑφ᾽
Ἱπποκράτους περὶ δυσπνοίας εἰρημένων. εἴρηται δὲ πολλὰ
πολλαχοῦ τὰ μὲν ἐν τοῖς συγγράμμασιν αὐτοῦ, τὰ δὲ κᾷν
τοῖς ὑπομνήμασι. τὰ πλεῖστα γάρ τοι τῶν ἐπιδημιῶν, εἰ
μὴ ἄρα καὶ πάντα, δικαίως ἄν τις ὑπομνήματα νομίζοι. ἔστι
μὲν οὖν ἡ ἐξήγησις, ὥς πού τις τῶν παλαιῶν εἶπεν, ἀσαφοῦς
ἑρμηνείας ἐξάπλωσις· ἡμεῖς δ᾽ οὐ τοῦτο μόνον ἐοίκαμεν δρά-
σειν, ἀλλ᾽ ὅτι καὶ ἀληθῶς ἔχει πάντα τὰ περὶ δυσπνοίας ὑπ᾽

GALENI DE DIFFICVLTATE RESPI-
RATIONIS LIBER SECVNDVS.

Cap. I. Hic quidem liber explicatio eſt eorum,
quae ab Hippocrate de reſpirandi difficultate pronunciata
ſunt. Dicta ſunt autem ab eo multa in multis locis, partim
quidem in libris ipſius, partim etiam in commentariis. Plu-
rimos enim ex libris epidemiorum, ſi non utique omnes,
merito quis commentarios eſſe cenſuerit. *Eſt igitur expo-*
ſitio, ut quidam veterum alicubi dixit, *explicatio obſcurae*
orationis. Verum nos non hoc ſolum praeſtituros nos eſſe
pollicemur, ſed etiam quod vera ſint omnia quae ab ipſo de

αὐτοῦ γεγραμμένα, μαρτυρήσειν, οὐ μὴν ἀποδείξειν οὐδὲν
αὐτῶν ἐν τῷδε τῷ γράμματι, ἀλλ᾽ εἰς τὸ προηγούμενον
τούτου βιβλίον ἀναπέμψειν, ἐν ᾧ χωρὶς ἀποδείξεως οὐδὲν
[246] εἴρηται. καὶ ἵνα γε μὴ δυσωποῖτό τις ὑπὸ τῆς Ἱππο-
κράτους δόξης, καὶ θᾶττον ἤδη τοῖς λεγομένοις πιστεύοι πρὶν
ὑπὸ τῶν ἀποδείξεων ἀναγκασθῆναι, τὸν πρῶτον λόγον ἰδίᾳ
τε καὶ καθ᾽ ἑαυτὸν ἐγράψαμεν· ἐπεὶ δ᾽ ἐκεῖνος ἐτελειώθη
μετὰ τῶν προσηκόντων συλλογισμῶν, ἐν τῷδε τῷ γράμματι
τὸν εὑρετήν τε καὶ οἷον πατέρα τῶν δογμάτων τιμήσομεν.
αὕτη καὶ δικαία τέ ἐστιν ἅμα καὶ πρέπουσα τοῖς ὁτιοῦν ἀγα-
θὸν ἐξευροῦσι τιμὴ, μήτε κατακεκρύφθαι τὰ εὑρέματα αὐτῶν
μήτ᾽ ἀγνοεῖσθαι τοῖς ἀνθρώποις, ἀλλ᾽ αὐτά τε φαίνεσθαι
τήν θ᾽ εὑροῦσαν αὐτὰ μέθοδον· γιγνώσκεσθαι. οὕτως γὰρ
αὐτοῖς καὶ τὸ θαυμάζεσθαι κατὰ τὴν ἀξίαν ὑπάρξει.

Κεφ. β'. Πρῶτον οὖν, ὅπερ ἀεὶ διαφυλάττειν ἀξιοῦ-
μεν οἷς ἂν ἀλήθεια σπουδάζηται, τὸ μηδὲν ἀποκρύπτεσθαι
τῶν ἐναργῶς φαινομένων, μηδ᾽ ἂν ὅτι μάλιστα τὸν τῆς αἰτίας

refpirationis difficultate fcripta funt, teftaturos effe, non
tamen demonftraturos quicquam eorum in hoc libro, fed in
praecedentem remifluros, in quo nihil citra demonftratio-
nem dictum eft. Et ut ne quis ab Hippocratica fententia
flectatur, ac citius jam dictis fidem praebeat prius quam
per demonftrationes cogatur, primum fermonem feorfim et
per fe confcripfimus; poftquam vero ille cum convenienti-
bus ratiocinationibus abfolutus eft, in hoc libro ipfum in-
ventorem ac veluti patrem dogmatum venerabimur. *Hoc
eft enim juftum fimulque decens praemium eorum, qui
quodcunque tandem in vita bonum invenerunt, ut inventa
ipforum non occultentur, neque hominibus fint ignota, fed
tum ipfa appareant, tum ratio et methodus, quae ipfa in-
venit, cognoscatur.* Sic enim et pro dignitate ipfos in ad-
miratione conftitui continget.

Cap. II. Primum igitur, quod femper obfervandum
veritatis cultoribus cenfemus, ut nihil eorum quae manifefte
apparent, occultetur, etiamfi caufae ratiocinationem quam

Ed. Chart. VII. [246.]   Ed. Baf. III. (178. 179.)

λογισμὸν ἀπορώτατον ἔχῃ, τοῦτ᾽ ἐπαινεῖν Ἱπποκράτην ἄξιον
ἔν τε τοῖς ἄλλοις ἅπασι καὶ τοῖς περὶ δυσπνοίας λόγοις οὐχ
ἥκιστα. τὸ γὰρ ἀραιὸν καὶ μέγα πνεῦμα μυρίοις μὲν τῶν
παραφρονούντων ὁσημέραι φαίνεται συμπίπτειν, ὅσοι δ᾽ οὐ
δύνανται τῶν σοφιστῶν εἰπεῖν αὐτοῦ τὴν αἰτίαν, οὗτοι
(178) δ᾽ εἰσὶν, ὡς ἔμπροσθεν ἐδείξαμεν, οἱ τὴν ἀναπνοὴν
ἀπροαίρετόν τε καὶ φυσικὸν ἔργον ὑπειληφότες, οὐδὲ γίγνε-
σθαί φασιν οὐδέποτε τοιοῦτον εἶδος δυσπνοίας, ἐξ ὧν περὶ
τῆς αἰτίας ἀποροῦσιν, ἐκ τούτων τὴν οὐσίαν τοῦ πράγματος
ἀνατρέπειν τολμῶντες, δέον οὐ ταύτην, ἀλλὰ τὴν αὐτῶν
μοχθηρὰν ὑπόληψιν ἀνατρέψαντας αὐτὰ τὰ συμπίπτοντα
τοῖς νοσοῦσι παραφυλάττειν, ὡς Ἱπποκράτης ἐποίει. τουτωῒ
γάρ, φησι, πνεῦμα διὰ τέλεος, ὥσπερ ἀνακαλουμένῳ, ἀραιὸν
καὶ μέγα. τουτωῒ, Φιλίσκῳ δηλονότι, τῷ πρώτῳ γεγραμ-
μένῳ μετὰ τὰς τρεῖς καταστάσεις ἐν τῷ πρώτῳ τῶν ἐπιδη-
μιῶν. ἆρ᾽ οὖν τούτῳ μόνῳ τὸ πνεῦμα μέγα καὶ ἀραιὸν, ἢ
καὶ ἄλλοις τισὶν Ἱπποκράτης ἐθεάσατο γιγνόμενον; οὐ τούτῳ
μόνον, ἀλλὰ καὶ ἄλλοις τε πολλοῖς καὶ τῷ μετὰ ταῦτα γε-

maxime incertam habeat, ob id ipfum fane Hippocrates cum
in aliis omnibus, tum vero in fermonibus de refpirandi dif-
ficultate vel maxime laude dignus. Rarus enim et magnus
fpiritus fexcentis quotidie delirantibus accidere videtur. Ve-
rum fophiftae, qui ejus caufam reddere non poffunt (funt
autem ii, ut antea monftravimus, qui refpirationem invo-
luntarium et naturale opus opinantur) neque fieri ajunt un-
quam talem difficilis refpirationis fpeciem; atque propterea
quod caufae ignari funt, inde ideo fubftantiam rei evertere
audent, quum non hac, fed prava fua opinione everfa, opor-
teret quae aegris accidunt, obfervare, ut Hippocrates facie-
bat. *Huic enim,* inquit, *perpetuo fpiritus, velut revocan-*
ti, rarus et magnus; huic, Philisco videlicet, qui primus
fcriptus eft poft tres conftitutiones in primo de morbis po-
pularibus. Num igitur huic foli fpiritum rarum et magnum,
an etiam aliis quibusdam Hippocrates faotum vidit? non
huic foli, fed et aliis multis et ei, qui deinceps fcriptus eft,

γραμμένῳ, Σιληνῷ τοὔνομα. διελθὼν γὰρ καὶ περὶ τούτου
πάνϑ' ὅσα συνέπεσεν αὐτῷ νοσοῦντι, κατ' αὐτὴν τοῦ λόγου
τὴν τελευτὴν ταῦτα γράφει. ἐξ ἀρχῆς τούτῳ καὶ διὰ τέ-
λεος πνεῦμα ἀραιὸν, μέγα. αὖϑις δ' ἐν τοῖς ἑξῆς ἀρ-
ρώστοις, τὴν Δρομάδεω, φησι, γυναῖκα τεκοῦσαν, καὶ τῶν
ἄλλων γενομένων πάντων κατὰ λόγον, δευτεραίην ἐοῦσαν
ῥῖγος ἔλαβεν. εἶτα μικρὸν προελθών φησι· πνεῦμα
ἀραιὸν, μέγα. τοῦτο μὲν οὖν εὐϑὺς ἐν τῇ πρώτῃ τῶν
ἡμερῶν ἔγραψεν οὕτως, αὖϑις δὲ περὶ τῆς στ´ διαλεγόμε-
νος ὡδὶ γράφει· ἕκτῃ πρωῒ ἐπερρίγωσε, ταχὺ διεϑερμάν-
ϑη, ἵδρωσεν διόλου. ἄκρεα ψυχρά. παρέκρουσε. πνεῦμα
ἀραιὸν, μέγα. ἐν μὲν τῷ πρώτῳ τῶν ἐπιδημιῶν ἑκκαί-
δεκα τοὺς πάντας ἀρρώστους Ἱπποκράτης γράψας, τετρά-
κις φαίνεται μνημονεύων ἀραιοῦ καὶ μεγάλου πνεύματος.
οἱ γενναῖοι δ' ἡμῖν οὗτοι σοφισταὶ τὴν ἀρχὴν οὐδὲ ἑωρα-
κέναι φασὶν οὐδένα μέγα καὶ ἀραιὸν ἀναπνέοντα. (ἢ) ἀλλ'
ἴσως μὲν τοῦτο αὐτοῖς πιστευτέον. οὐ γὰρ ἑωράκασιν οὔτε
ταύτης οὔτ' ἄλλης δυσπνοίας διαφορὰν οὐδεμίαν, ὅτι μηδὲ

Sileno nomine. Enumeratis enim et de hoc omnibus, quae
ipfi aegrotanti acciderunt, fub ipfum fermonis finem haec
fcribit: *Ab initio huic et perpetuo fpiritus rarus, magnus.*
Rursus autem in fequentibus aegris, *Dromadae*, inquit,
*uxorem a partu, et omnibus aliis ratione factis, fecunda
die rigor prehendit.* Deinde paululum progreffus ait, *Spi-
ritus rarus, magnus.* Hoc igitur ftatim in primo die ita
fcripfit, rurfus autem de fexta die differens, fic fcribit:
*Sexta mane fuperriguit, cito percaluit, fudavit univerfe,
extrema frigida, deliravit, fpiritus rarus, magnus.* Equi-
dem in primo epidemiorum fexdecim aegros Hippocrates
defcribens, quater rari et magni fpiritus mentionem facere
videtur. At vero praeclari illi fophiftae prorfus ne vidiffe
quidem fe ullum aliquem ajunt magnum et rarum fpiritum
ducentem. Verum hoc fortaffis ipfis credendum; neque
enim aut hanc, aut aliam ullam dyspnoeae differentiam vide-

Ed. Chart. VII. [246. 247.]　　　　Ed. Baf. III. (178.)

τοὺς ἀῤῥωστοῦντας αὐτοὺς δρῶσιν, ἀλλ' ἔνδον καθέζονται,
μοχθηρὰ σοφίσματα συντιθέντες.

Κεφ. γ'. [247] Ἆρ' οὖν ἔτι καὶ τῶν ἄλλων ἀῤῥώστων
μνημονευτέον ἡμῖν ἐστιν, οὓς ἐν τοῖς ἄλλοις βιβλίοις τῶν ἐπι-
δημιῶν ἔγραψεν μέγα καὶ ἀραιὸν ἀναπνέοντας; ἢ πρὸς μὲν
τὴν τοῦ νῦν προκειμένου πίστιν ἀρκεῖ μὲν ταῦτα; φαίνεται
γὰρ ὁ ὑπὸ πάντων ἰατρῶν Ἱπποκράτης ὡμολογημένος εἰς τὴν
τῶν συμβαινόντων τοῖς νοσοῦσι τήρησιν ἐπιμελέστατος γεγο-
νέναι, πολλοὺς ἑωρακὼς οὕτως ἀναπνέοντας. ἐν δὲ τῷ μετὰ
ταῦτα λόγῳ καὶ ἄλλων τινῶν ἀῤῥώστων ἀναγκαῖον ἡμῖν ἐστι
μνημονεῦσαι μέγα καὶ ἀραιὸν ἀναπνευσάντων, οὓς ἐν τοῖς ἑξῆς
βιβλίοις ἔγραψεν ὁ Ἱπποκράτης· ἀλλ' οὐκ εἰς πίστιν ἔσται τοῦ
νῦν προκειμένου, τοῦτο μὲν γὰρ ἤδη δῆλον, ἀλλ' εἰς ἑτέρων
τινῶν ἐν τῷ κατ' αὐτοὺς λόγῳ περιεχομένων ζητημάτων ἐξή-
γησιν, ἐν παρέργῳ δὲ καὶ ἡ πίστις τοῦ πολλοὺς οὕτως ἀνα-
πνεῖν αὐξηθήσεται. τίνος οὖν διαθέσεως ἡ τοιαύτη δύσ-
πνοια γνωριστική; οὐδεμιᾶς ἄλλης, ὅτι μὴ παραφροσύνης.

runt, quum neque ipfos aegros videant, fed intus defideant
prava fophismata componentes.

Cap. III. Num igitur amplius etiam alii nobis aegri
memorandi funt, quos in aliis epidemiorum libris fcripfit
magnum et rarum fpiritum ducere? an ad rei nunc propofi-
tae fidem haec fufficiunt? Apparet enim Hippocrates, qui
confeffione ac fuffragio omnium medicorum in eorum, quae
aegris accidunt, obfervatione diligentiffimus fuit, multos hoc
modo refpirantes vidiffe. Verum in fequenti libro etiam
aliorum quorundam aegrorum mentionem facere neceffarium
erit, qui magnum et rarum fpiritum duxerunt, de quibus
in fequentibus libris ipfe Hippocrates fcripfit; ad propofitam
autem nunc rem probandam hoc non erit, quum ipfa jam
fit manifefta, fed ad aliarum quarundam quaeftionum in ipfo
de aegris fermone contentarum expofitionem; fides autem
etiam ejus rei, quod videlicet multi fic refpirent, obiter au-
gebitur. Cujus igitur affectionis hujusmodi fpirandi diffi-
cultas fignificationem exhibet? nullius alterius, praeterquam

διὰ τίνα τὴν αἰτίαν, ἐν μὲν τῷ προτέρῳ λόγῳ σαφῶς δέδεικται,
ὑπομνήσεως δ᾽ ἕνεκα καὶ νῦν εἰρήσεται διὰ βραχέων. τῷ γὰρ
ὄντι παραφροσύνης ἴδιον σύμπτωμα μεγάλην τε καὶ ἀραιὰν,
ὅπερ ἐστὶ διὰ πολλοῦ τοῦ χρόνου, τὴν ἀναπνοὴν ποιεῖσθαι.
τί γὰρ ἔδει πλέον εἰσπνεῖν, μὴ δεόμενον πλέονος; ἢ τί διὰ
πολλοῦ χρόνου, παρὸν δι᾽ ἐλάττονος; ὅτι δ᾽ οὐ δέονται
πλέονος ἀέρος οἱ μέγα τε καὶ ἀραιὸν εἰσπνέοντες, ἡ ἀραιότης
κατηγορεῖ. πάντως γὰρ ἂν ἠπείγοντο συνεχέστερον εἰσπνεῖν,
εἴπερ ἐδέοντο πλέονος· τὸ δ᾽ ἡσυχάζειν εἰς μακρὸν σημεῖόν
ἐστι τοῦ μὴ δεῖσθαι πολλοῦ. ἀλλ᾽ ἔοικεν ἄμφω ταῦτα οἷον
ἐπιλανθανομένου τῆς ἐνεργείας εἶναι παθήματα. τὸ γὰρ ἄμε-
τρον μὲν ποιήσασθαι τὴν ὁλκὴν τοῦ πνεύματος, ἄμετρον δὲ
τὴν ἡσυχίαν, οὔθ᾽ ὅπου καταπαῦσαι χρὴ τὴν ἐνέργειαν εἰδό-
τος ἐστὶν οὔθ᾽ ὅτε πάλιν ἄρξασθαι, ἀλλ᾽ ἐν ἀμφοτέροις τὸ
μέτρον ὑπερβαίνοντος ἀγνοίᾳ τοῦ προσήκοντος. ὡς οὖν
ἀμίδα πολλάκις αἰτήσαντες, ἵν᾽ οὐρήσωσιν, οἱ παραφρονοῦν-
τες ἐπελάθοντο ἐν τῷ μεταξὺ, εἶτ᾽ οὐκ ἂν οὐρήσαιεν, εἰ μὴ

delirii; ob quam caufam in primo libro clare eft demonſtra-
tum; commemorationis autem gratia etiam nunc paucis re-
feretur. Revera enim proprium defipientiae fymptoma eft,
magnam et raram, hoc eft multo tempore interjecto, re-
fpirationem facere. Quid enim plus infpirare oportebat,
quum non copiofiore fpiritu opus effet? aut per multum
tempus, quum liceret per brevius? Quod vero non co-
piofiore aëre opus habeant qui magnum et rarum fpiritum
infpirant, ipfa raritas oftendit. Omnino enim frequentius
infpirare urgerentur, fi copiofiore indigerent; quod vero
per longum tempus quiefcant, fignum eft non multo opus
effe; fed videntur ambo hae tanquam oblivifcentis actionis
affectus effe. Etenim immoderatam facere fpiritus attra-
ctionem, rurfumque immoderatam quietem, ejus eft, qui
neque quando definere ab actione oporteat novit, neque
quando rurfus incipere, fed in utrisque menfuram egreditur
ob ignorantiam convenientis. Quemadmodum igitur defi-
pientes faepe poftulata matula, quo mejant, oblivifcuntur in-

ὑπομνήσει τις, οὕτως ἐπειδὴ καὶ τὸ ἀναπνεῖν ψυχικόν ἐστιν
ἔργον, βέβλαπται δ᾽ αὐτοῖς ὁ λογισμός, ἐπιλησμονέστεροι
περί τε τὰς ἐνεργείας αὐτὰς καὶ περὶ τὰ διαλείμματα αὐτῶν
γίγνονται. ἀμφότερα οὖν ἐν πολλῷ χρόνῳ ποιοῦντες, καὶ
τὰς ἐνεργείας καὶ τὰς ἡσυχίας, μέγεθος οὕτω καὶ ἀραιότητα
περὶ τὴν ὅλην ἀναπνοὴν ἐργάζονται. ἆρ᾽ οὖν ἡμεῖς μὲν οὕτω
φαμὲν, Ἱπποκράτης δ᾽ ἄλλως ἐγίγνωσκεν; ἢ κἀκεῖνος ἐν
προγνωστικῷ τόνδε τὸν τρόπον ἔγραψεν; μέγα δὲ ἀναπνεό-
μενον καὶ διὰ πολλοῦ χρόνου, παραφροσύνην σημαίνει. ὃ
γὰρ ἐν τῷ πρώτῳ τῶν ἐπιδημιῶν ἀραιὸν ὠνόμασε, τοῦτ᾽ ἐν
τῷ προγνωστικῷ διὰ πολλοῦ κέκληκε, εἰς λόγον μεταβαλὼν
τοὔνομα. καὶ γὰρ οὖν κἀπὶ τῶν ἀῤῥώστων ἐκείνων, οἷς
μέγα καὶ ἀραιόν φησι γίγνεσθαι τὸ πνεῦμα, πρὸς τοῖς ἄλλοις
συμπτώμασι καὶ παραφροσύνην γράφει, ἐπὶ μὲν τοῦ πρώτου
πάντων τοῦ Φιλίσκου τόνδε τὸν τρόπον. νύκτα δύσφο-
ρος, οὐκ ἐκοιμήθη, πάντα παρέκρουσε. οὕτως μὲν ἐν τῇ
τῆς τρίτης ἡμέρας διηγήσει. ἐν δὲ τῇ τῆς πέμπτης πάλιν·
[248] ὕπνοι σμικροὶ, λόγοι, λῆρος. ἐπὶ δὲ τοῦ δευτέρου

terea, neque mingunt, niſi quis monuerit, ſic quandoquidem
et reſpiratio animale opus eſt, ipſis autem ratio laeſa eſt, ob-
livioſiores tum circa actiones, tum circa ipſarum interſtitia
fiunt. Ambo itaque, et actiones et quietes, in multo tem-
pore facientes, hoc modo et magnitudinem et raritatem circa
totam reſpirationem faciunt. Num igitur nos quidem ſic
dicimus, Hippocrates vero aliter ſenſit? an etiam ille in
praenotionibus in hunc modum ſcripſit? *Spiritus magnus
et per multum tempus deſipientiam ſignificat.* Quam
enim in primo epidemiorum *rarum* nominavit, hunc in prae-
notionibus *per multum tempus* appellavit, mutans nomen
in orationem. At enim et in illis aegris, quibus magnum et
rarum ſpiritum fuiſſe ait, praeter alia ſymptomata etiam de-
ſipientiam ſcribit. Et in primo quidem omnium Philisco,
hoc modo: *Noctem inquietam tulit, non dormivit, penitus
deliravit.* Sic quidem in tertiae diei narratione. In quintae
vero rurſus: *Somni parvi, verba, deliramenta.* In ſecundo

τῶν ἀῤῥώστων, ᾧ Σιληνὸς ἦν ὄνομα, ἐν μὲν τῇ τῆς δευ-
τέρας ἡμέρας διηγήσει, σμικρὰ παρέκρουσέ, φησιν, ἐν δὲ
τῇ τῆς τρίτης, λόγοι πολλοὶ, γέλως, ᾠδὴ, κατέχειν οὐκ
ἠδύνατο. εἶτ᾽ ἐπιφέρων ἐρεῖ, τετάρτη διὰ τῶν αὐτῶν.
Φιλίσκος μὲν δὴ καὶ Σιληνὸς ὅτι παρεφρόνησαν, οὕτως
ἐμνημόνευσεν. ἐπὶ δὲ τῆς Δρομάδεω γυναικὸς, καὶ γὰρ
καὶ ταύτην ἀραιὸν καὶ μέγα ἀναπνεῦσαί φησι, τόνδε τὸν
τρόπον ἔγραψε. περὶ μέσης ἡμέρης πολλὰ παρέκρουσε,
καὶ πάλιν ταχὺ σμικρὰ κατενόει. οὕτως μὲν οὖν ἐν τῇ
πέμπτῃ τῶν ἡμερῶν. εἶτα ἐπιφέρει· νυκτὸς ἐπεκοιμήθη,
παρέκρουσε. κατὰ δὲ τὸν αὐτὸν τρόπον καὶ τὰ διὰ τῆς
ἕκτης ἡμέρας γενόμενα γράφων ὧδέ πώς φησι· ἄκρεα
ψυχρὰ, παρέκρουσεν. οὕτω μὲν οὖν ἐν τῷ πρώτῳ τῶν
ἐπιδημιῶν, ἔνθα μεγάλου καὶ ἀραιοῦ πνεύματος, ἐνταῦθα
καὶ παραφροσύνης μνημονεύει· κατὰ δὲ τὸν αὐτὸν τρό-
πον καὶ διὰ τῶν ἑξῆς βιβλίων ἡμᾶς ὑπομιμνήσκει, μηδα-
μοῦ μεγάλου καὶ ἀραιοῦ πνεύματος μνημονεύων, ὅπου μὴ
μεγάλης παραφροσύνης.

autem aegro, Sileno dicto, in fecundae diei enarratione,
Modice deliravit, inquit; in tertia vero: *Verba multa, ri-
fus, cantus, cohibere ſe non poterat.* Et deinde ſubjun-
gens ait, *Quarta per eadem.* Et ſane quod Philiscus et
Silenus deliraverint, ſic meminit. Verum in Dromadae
uxore, nam et hanc rarum et magnum ſpiritum habuiſſe di-
xit, hoc modo ſcripſit: *Sub meridiem multum deliravit, et
rurſus cito parum reſipuit.* Sic quidem in quinta die, de-
inde infert, *Nocte dormivit, deliravit.* Eodem modo
et quae ſexto die facta ſunt deſcribens, in haec verba in-
quit: *Summae partes frigidae, deliravit.* Sic quidem
igitur in primo epidemiorum, ubi magni et rari ſpiritus, ibi-
dem etiam deſipientiae mentionem facit. Eodem modo
etiam in ſequentibus libris nos monitos facit, nusquam ma-
gni et rari ſpiritus mentionem faciens, ubi non etiam ma-
gni delirii.

BIBΛION ΔΕΥΤΕΡΟΝ. 833

Ed. Chart. VII. [248.]   Ed. Baf. III. (178. 179.)

Κεφ. δ'. Ὅτι μὲν οὖν ἐπὶ τῶν νοσούντων ἐθεάσατο
πολλάκις Ἱπποκράτης τὴν τοιαύτην δύσπνοιαν ἐπὶ παραφρο-
σύνῃ γινομένην, καὶ ὅτι καθόλου περὶ αὐτοῦ ἀπεφήνατο διὰ
τοῦ προγνωστικοῦ, καὶ ταῦτα μὲν ἱκανῶς ἔχειν ἡγοῦμαι, βε-
βαιωθήσεται δ' οὐδὲν ἧττον ἔτι καὶ διὰ τῶν ἑξῆς εἰρησομέ-
νων. καὶ γάρ τοι καὶ δίκαιον ἦν μὴ πάνυ πολλὰ λέγεσθαι
περὶ αὐτῆς· ἀλλὰ διὰ τοὺς ἐν τοῖς περὶ φύσεως ἀναπνοῆς λο-
γισμοῖς σφαλέντας, εἶθ' ὑπὸ φιλονεικίας ἀναισχυντοῦντας,
ἠναγκάσθημεν καὶ ἡμεῖς πλείω τοῦ προσήκοντος εἰπεῖν, εἴ πως
αὐτοὺς δυνηθείημεν κἂν νῦν γοῦν μετάξαι πρὸς τὸ βέλτιον.
ἔστι δ', ὡς ἔοικεν, οὐδεμία βαφὴ δευσοποιὸς οὕτως ὡς τὸ τῶν
ἄνευ λογισμοῦ πρὸς τὰ μοχθηρὰ δόγματα πάθος. οὐ γὰρ
ἔστι μεταπεῖσαι τοὺς ἐν αὐτοῖς τραφέντας, ὡς ἂν μήτ' ἐν ταῖς
ἀποδεικτικαῖς μεθόδοις γεγυμνασμένους μήθ' ὅλως πεπορισ-
μένους τι κριτήριον ἀληθῶν καὶ ψευδῶν, (179) ἀλλὰ μηδ'
εἶναι βουλομένους τούς γε πλείστους αὐτῶν, καὶ ταύτην μι-
σοῦντας τὴν σοφίαν. τῶν δὴ τοιούτων ποτέ τις ἄῤῥωστον
ἡμῖν ἐπιδείξας παραφρονοῦντα μὲν, ἀλλὰ μήτε μέγα μήτ'

Cap. IV. Quod igitur hujusmodi dyspnoeam in de-
lirio factam Hippocrates faepe viderit in aegris, et quod uni-
verfe de ipfa in praenotionibus pronunciarit, fatis jam di-
ctum opinor; confirmabitur tamen nihilominus adhuc et per
ea, quae deinceps referentur. Nam et juftum fuerat non
valde multa de ipfa dicere; verum propter eos, qui in ra-
tiocinationibus de natura refpirationis errarunt, tum prae
contentionis ftudio impudenter jam altercantur, coacti fu-
mus et nos plura quam convenit dicere, fi quo modo que-
amus ipfos vel nunc tandem ad meliorem mentem revocare.
Nulla fcilicet eft tinctura, quae tam aegre eluatur quam eo-
rum, qui non ratiocinantur, in pravas opiniones affectus;
neque enim ullis perfuafionibus revocari poffunt ipfis innu-
triti, ut qui neque in demonftrativis methodis exercitati fint,
neque omnino aliquod veri et falfi dijudicandi adjumentum
fibi compararint, imo neque, plerique faltem ipforum, effe
velint, et hanc fapientiam odio habeant. Ex his aliquando
quispiam aegroto nobis demonftrato delirante quidem, fed

ἀραιὸν ἀναπνέοντα, καταγελῶν, μᾶλλον δὲ καγχάζων ἀναι-
σχύντως, καὶ διαπαίζων Ἱπποκράτην καὶ ἡμᾶς ἀπηλλάττετο,
μηδὲ λόγον μεταδοὺς ἡμῖν, μηδ᾽ ἀνασχόμενος μηδὲν ἐπακοῦ-
σαι, καίτοι διδάξειν ἐπαγγελλομένοις, ὡς οὐ μάχεται τὸ φαι-
νόμενον οὔτε τοῖς πρὸς ἡμῶν λεγομένοις οὔτε τοῖς Ἱππο-
κράτει γεγραμμένοις. ὁ μὲν γὰρ τὸ μέγα καὶ ἀραιὸν πνεῦμα
παραφροσύνης εἶναί φησι γνώρισμα, οὐ μὴν εἴ τις παραφρονεῖ,
πάντως τοῦτον ἀραιὸν ἀναπνεῖν καὶ μέγα, τά τε πρὸς ἡμῶν
λεγόμενα ταυτὸ τοῦτ᾽ ἐπαγγέλλεται, μηδὲν παραχαραττόντων
ἡμῶν μηδὲ μεταποιούντων ὧν ἐκεῖνος ἔγραψεν, ἀλλὰ τὰς ἐξη-
γήσεις καὶ τὰς ἀποδείξεις μόνας προστιθέντων. εἰ δέ σοι νῦν,
ἔφην, ὦ οὗτος, ἐξεύρηται τὸ πᾶσι τοῖς παραφρονοῦσιν ἀραιὸν
καὶ μέγα γίγνεσθαι τὸ πνεῦμα, σαφῶς ἐνδείκνυσαι μηδὲν τῶν
Ἱπποκράτους ἀνεγνωκὼς, καίτοι προσποιεῖς γε καταγιγνώσκειν
αὐτῶν, ὡς ἀνεγνωκὼς δή που πρότερον. ἀλλ᾽ ἐκεῖνος μὲν
ἀπηλλάγη [249] πρὶν μαθεῖν τι χρηστόν· σὺ δ᾽ ὁ τοῖσδε τοῖς
γράμμασιν ὁμιλῶν, εἴπερ ὄντως ἀληθείας ἐρᾷς, ἐπάκουσον
Ἱπποκράτους ἐν τῷ τρίτῳ τῶν ἐπιδημιῶν ἐπ᾽ ἀρρώστου τινὸς,

neque magnum neque rarum fpiritum ducente, deridens,
imo potius impudenter cachinnans, ac tum Hippocrati tum
nobis illudens abiit, neque rationem nobis reddens, neque
audire quicquam fuftinens, quamvis docturos nos promitte-
remus, non pugnare quod apparebat neque cum noftris di-
ctis neque cum Hippocratis fcriptis. Hic enim magnum e
rarum fpiritum defipientiae fignum effe ait, non tamen fi
quis deliret, hunc omnino rarum ac magnum fpiritum du-
cere; atque hoc ipfum etiam noftra dicta profitentur; quum
nihil adulteremus, neque mutemus ex iis, quae ille fcripfit,
fed expofitiones tantum ac demonftrationes apponamus. Si
vero tibi, bone vir, inquam, inventum eft, quod omnibus
delirantibus rarus et magnus fpiritus fiat, palam indicas te
nihil fcriptorum Hippocratis legiffe, quamvis te fimules ipfa
contemnere, tanquam fane prius legeris. Verum ille qui-
dem abiit priusquam aliquid utile didiciffet. Tu vero quis-
quis tandem hos libros verfas, fi veritatem revera amas,
Hippocratem audias in tertio epidemiorum in aegroto quo-

ὄνομα Πυθίωνος, ὡδὶ γράφοντος ἐν τῇ τῆς ζ ἡμέρας διηγή-
σει. νυκτὸς ταραχὴ πολλὴ, παρέλεγεν, οὐδὲν ἐκοιμήθη.
εἶθ᾿ ἑξῆς ἐπὶ τῆς ή ἡμέρας ὡδί· ὀψὲ πάλιν ἀνεθερμάνθη,
παρέκρουσε. καὶ μετὰ ταῦτα πάλιν ἐπὶ τῆς ἐννάτης· περὶ
δὲ ἡλίου δυσμὰς ἐδυσφόρει, παρέλεγεν. ὡς οὖν ταῦτα ἐπή-
κουσας, οὕτω πάλιν ἐπάκουσον, οἷόν τι τὸ τῆς δυσπνοίας
εἶδος ἐγένετο τούτῳ τῷ Πυθίωνι. γνώσει γὰρ ὅτι μήτε μέγα
μήτ᾿ ἀραιὸν ἀνέπνει, καίτοι παραφρονῶν. ἐμνημόνευσεν οὖν
τῆς γενομένης αὐτῷ δυσπνοίας ὁ Ἱπποκράτης δὶς τὸ σύμπαν
ἐν ὅλῃ τῇ διηγήσει, κατά τε τὴν δευτέραν ἡμέραν καὶ κατὰ
τὴν ὀγδόην. ἀλλ᾿ ἐγὼ τὸ κατὰ ή παραθήσομαι πρότερον,
ἐν ᾗ καὶ παραπαῖσαί φησι καὶ δυσπνοῆσαι τὸν ἄνθρωπον,
ὡδὶ γράφων· ὀγδόη, πρωῒ μὲν ἐκοιμήθη σμικρὸν, ἄφνω δὲ
ψύξις, ἀφωνίη, λεπτὸν πνεῦμα καὶ μινυθῶδες, ὀψὲ πάλιν
ἀνεθερμάνθη, παρέκρουσεν. ἑξῆς οὖν ἐνταῦθα γέγραφεν ἀλ-
λήλων, ὅτι λεπτὸν αὐτῷ καὶ μινυθῶδες ἦν τὸ πνεῦμα καὶ
ὅτι παρέκρουσεν ἐν μιᾷ καὶ αὐτῇ ἡμέρᾳ ταύτῃ τῇ ὀγδόῃ.
ἆρ᾿ ὦ πρὸς Διὸς οὐκ ἤδη σαφές ἐστιν, ὡς οὐκ ἐπὶ πάσης

dam, nomine Pythione, fic fcribentem in feptimi diei enarra-
tione: *Nocte turbatio multa, deliravit, nihil dormivit.*
Deinde in octavo die fic: *Sero rurfus incaluit, deliravit.*
Et poftea rurfus in nono: *Circa folis occafum inquietus
erat, delirabat.* Ut igitur haec audifti, fic rurfus audi, qua-
lisnam dyspnoeae fpecies huic Pythioni affuerit. Cognosces
enim eum neque rarum neque magnum fpiritum duxiffe,
quamvis delirus effet. Mentionem igitur fecit Hippocrates
difficilis refpirationis, quae ipfi accidit, bis per totam nar-
rationem, tum circa fecundum tum circa octavum diem.
Verum de octavo die prius apponam, in quo et deliraffe et
difficulter refpiraffe hominem ait, fic fcribens: *Octavo ma-
ne quidem parum dormivit, ftatim vero frigus, taciturni-
tas, fpiritus tenuis et imminutus; fero rurfus incaluit, de-
liravit.* Hic igitur eadem ferie fcripfit, et qued fpiritus ipfi
tenuis erat ac imminutus et quod uno et eodem octavo die
deliravit. Num igitur jam per Jovem manifeftum eft, quod

παραφροσύνης Ἱπποκράτης ἀραιὸν καὶ μέγα φησὶ γίγνεσθαι
τὸ πνεῦμα; εἰ μή τι νομίζεις ὦ οὗτος οὐδὲν διαφέρειν τοῦ με-
γάλου τὸ μινυθῶδες. εἰ γὰρ τοῦτο, δῆλον, ὡς οὐδὲ τὸ μι-
νύθειν οἷόν τί ἐστιν, οἶσθα, καὶ νομίζεις ταὐτὸν εἶναι τῷ
αὐξάνειν αὐτό. μὴ τοίνυν παρ᾽ ἡμῶν τά γε τοιαῦτα μάνθανε,
ἀλλ᾽ ἐπὶ τοὺς τὰ πρῶτα γράμματα διδάσκοντας ἴθι. ἀλλ᾽
ὥσπερ ταῦτα οὐκ ἔμαθεν ὁ τὸ μινύθειν ἀγνοῶν, οὕτως οὐδὲ
τὰ Ἱπποκράτους ἀνέγνω συγγράμματα. πάντως γὰρ ἂν ἐν
αὐτοῖς μυριάκις εὗρε καὶ τὸ μινύθειν καὶ τὸ μινυθῆναι καὶ
τὴν μινύθησιν κατὰ πάντας σχεδὸν ἀριθμοὺς καὶ γένη καὶ
πτώσεις ἐγκεκλιμένα πανταχοῦ, τοὐναντίον αὐξήσει τε καὶ
τῷ αὐξάνειν δηλοῦντα, ὥστε καὶ τὸ μινυθῶδες εἴη ἂν τὸ ἐναν-
τίον τῷ ηὐξημένῳ. εἴπερ οὖν τὸ ηὐξημένον μέγα, τὸ μινυ-
θῶδες μικρόν ἐστιν. οὕτως οὖν καὶ ὁπότε τὴν δευτέραν
ἡμέραν διηγεῖτο τοῦ Πυθίωνος, βραχύπνοον αὐτὸν ὠνόμασε.
ἡ γάρ τοι βραχύπνοια καὶ τὴν ἐνέργειαν αὐτὴν βραχεῖαν γίγνε-
σθαι δηλοῖ καὶ τὴν ἡσυχίαν· ὥσπερ ἡ μακρόπνοια κατὰ τοὐν-
αντίον ἄμφω μεμηκύνθαι. καί τοι κἂν εἰ θάτερον αὐτῶν

non in omni delirio Hippocrates rarum ac magnum fpiritum
fieri ait? Nifi fane putas, bone vir, imminutum nihil a
magno differre; fi enim hoc putas, manifeftum eft, quod ne-
que *imminuere* quid fit nofti, et idem effe putas quod au-
gere. Ne igitur a nobis talia discas, fed ad eos, qui primas
literas docent, eas. Ceterum velut elementa non didicerat
ille, fignificationis verbi *imminuere* ignarus, fic neque Hip-
pocratis fcripta legerat; omnino enim fexcenties reperiffet,
et *imminuere* et *imminui* et *imminutionem*, per omnes
fere numeros et genera et cafus ubique declinata, et con-
trarium verbo *augere* et *augmento* fignificantia. Quare
etiam imminutus *fpiritus* contrarius utique fuerit aucto. Sic
igitur auctus magnus, imminutus parvus eft. Sic igitur et
quum diem fecundam enarrat Pythionis, *brevifpirum* ipfum
appellat; brevis enim fpiratio et actionem et quietem ipfam
brevem fieri indicat; quemadmodum longa fpiratio contra,
ambo effe producta, quanqaam etiamfi alterum ipforum in-

BIBΛION ΔEYTEPON. 837

Ed. Chart. VII. [249. 250.]   Ed. Baf. III. (179.)

ἐδηλοῦτο, τό γε μὴ πᾶσι γίγνεσθαι τοῖς παραπαίουσι μέγα
τε καὶ ἀραιὸν τὸ πνεῦμα καὶ οὕτως ἂν ὡμολόγητο. τὸ μὲν
γὰρ ἀραιὸν καὶ μέγα κατ᾽ ἄμφω μακρόν ἐστι, καὶ κατὰ τὴν
ἐνέργειαν καὶ κατὰ τὴν ἡσυχίαν· ἡ βραχύπνοια δὲ πάντως
κατὰ τὸ ἕτερόν ᾽γε αὐτῶν βραχεῖα, ὥσπερ καὶ τὸ λεπτὸν καὶ
τὸ μινυθῶδες πνεῦμα βραχὺ πάντως ἐστίν.

Κεφ. έ. Ἱπποκράτης οὖν αὐτὸς οἶδε σαφῶς οὐκ ἐξ
ἀνάγκης ὑπάρχειν ἅπασι τοῖς παραπαίουσι τὸ μέγα καὶ ἀραιὸν
πνεῦμα, οὐ μὴν μάχεταί γε τοῦτο τῇ περὶ τῆς τοιαύτης δυσ-
πνοίας ἀποφάνσει. τὸ μὲν γὰρ ἀραιὸν καὶ μέγα παραφρο-
σύνης ἴδιον, καὶ διὰ τοῦτ᾽ ἐξ ἀνάγκης αὐτὴν δηλώσει· οὐ μὴν
εἰ παραφρονεῖ τις, μέγα καὶ ἀραιὸν ἐξ ἀνάγκης ἀναπνεῖ.
οὐ γὰρ ἀχώριστον, ἀλλὰ ἴδιον ἔφαμεν εἶναι παραφροσύνης
[250] τὸ ἀραιὸν καὶ μέγα πνεῦμα, καθάπερ τὸ γεωμετρεῖν,
τὸ τεκταίνεσθαι, τὸ φιλοσοφεῖν, τὸ ῥητορεύειν καὶ ἄλλα μυ-
ρία, ὧν ἕκαστον οὐδενὶ μὲν ὑπάρχει τῶν ἄλλων ζώων, ὅτι
μὴ ἀνθρώπῳ μόνῳ, καὶ διὰ τοῦτο ἴδιον αὐτοῦ λέγεται, οὐ

dicaretur, tamen etiam fio in confeffo effet, quod non omni-
bus delirantibus magnus et rarus fpiritus fieret. Rarus enim
et magnus juxta ambo longus eft, et actionem et quietem;
brevis vero fpiratio omnino juxta alterum ipforum brevis,
quemadmodum etiam tenuis et imminutus fpiritus brevis om-
nino exiftit.

C ap. V. Ipfe itaque Hippocrates manifefte novit non
omnibus delirantibus effe neceffario fpiritum magnum et ra-
rum; nec certe pugnat hoc cum pronunciato de ejufmodi
fpirandi difficultate. Rarus enim et magnus fpiritus propri-
us eft delirii, et propterea neceffario ipfum fignificabit; non
tamen fi quis delirat, neceffario magnum et rarum fpiritum
habet; non enim infeparabilem, fed proprium effe diximus
delirii rarum et magnum fpiritum; quemadmodum effe ge-
ometram, effe architectum, effe philofophum, effe rhetorem,
et alia innumera, quae fingula nulli alii adfunt animali, prae-
terquam homini foli, et ob id propria ipfius effe dicuntur,

μὴν ἀχώριστόν γέ τι, καθάπερ τὸ λογικόν. οὐ γὰρ πᾶν ἴδιον
εὐθὺς καὶ ἀχώριστον. ὥσπερ δὲ ταῦθ᾽ ἡμᾶς ἡ λοιδορουμένη
πρὸς αὐτῶν ἐδίδαξεν διαλεκτικὴ, οὕτως καὶ ὅτι τὸ τοιοῦτον
ἀξίωμα, εἰ μέγα καὶ ἀραιὸν ἀναπνεῖ, παραφρονεῖ, οὔτε ταὐ-
τόν ἐστι τῷ, εἰ παραφρονεῖ, μέγα καὶ ἀραιὸν ἀναπνεῖ, οὔτ᾽
ἀναγκαῖον αὐτὰ συναληθεύεσθαι. οὐ γὰρ ἀντιστρέφει πρὸς
ἄλληλα ταῦτα, ἀλλὰ μόνον ἀναστρέφει. ὡς οὖν οὐδεὶς Ὀλύμ-
πια νικῆσαι δύναται μὴ πολλῷ πρότερον γυμνασάμενος, οὕ-
τως οὐδὲ τῆς ἐν τοῖς λόγοις ἀληθείας ἐπιβοηθὸς γενέσθαι μὴ
μαθὼν τὰ κἂν τούτοις παλαίσματα. καὶ ὥσπερ οὐδὲ πεσεῖν
εὐσχημόνως ἴσασιν οἱ παντάπασιν ἀμαθεῖς παλαισμάτων, ἀλλ᾽
ἔσθ᾽ ὅτε κατὰ τῆς γῆς ὕπτιοι κείμενοι κρατοῦσι καὶ ἄγχουσι
καὶ οὐ μεθιᾶσι, τὸν αὐτὸν, οἶμαι, τρόπον οἱ ἀμαθεῖς τῆς ἐν
τοῖς λόγοις τέχνης, ἐναργῶς πεπτωκότες πολλάκις αἴσχιστον
πτῶμα, τοσαῦτα δέουσιν αἰδεῖσθαι, ὥστε καὶ νενικηκέναι νο-
μίζουσιν· ὥσπερ καὶ ὁ τὸν παραφρονοῦντα δεικνύων μικρὸν
ἀναπνέοντα, κἄπειτα νομίζων ἐξηλέγχθαι διὰ τούτου τοῦ

non tamen etiam infeparabilia, quemadmodum eſt rationale;
non enim quicquid proprium eſt, ſtatim etiam eſt infepara-
bile. Quemadmodum autem haec nos improbata ab ipſis
dialectica docuit, ſic etiam quod tale pronunciatum, *ſi ma-
gnum et rarum ſpiritum ducit, delirat,* neque idem eſt quod
hoc, *ſi delirat, magnum et rarum ſpiritum habet,* neque
neceſſarium eſt ambo ſimul eſſe vera; non enim reciprocant
haec inter ſe mutuo, ſed ſolum invertuntur. *Ut igitur ne-
mo Olympia vincere poteſt, niſi prius multo tempore ſit ex-
ercitatus: ſic neque veritati ſermonum praeſidium afferre,
qui non didicerit etiam horum luctas. Et quemadmodum
ne cadere quidem decenter ſciunt luctae penitus rudes, ſed
aliquando ſupini ad terram proſtrati, et tenent et ſtrangu-
lant et non dimittunt victorem: eodem modo artis ſermoci·
nandi rudes ſaepe manifeſte turpiſſimo caſu lapſi, tantum
abeſt ut verecundentur, ut etiam viciſſe ſe exiſtiment.*
Quemadmodum etiam hic, qui delirantem nobis demonſtra-
vit parvum ſpiritum ducentem, atque inde per hoc experi-

φαινομένου τὴν Ἱπποκράτους ἀπόφανσιν. οὗτος γοῦν αἴσχι-
στον πτῶμα πεσὼν, ᾤετο καταβεβληκέναι. πῶς γὰρ οὐκ αἴ-
σχιστα, ἅμα μὲν εὑρεθῆναι μηδὲν τῶν Ἱπποκράτους ἀνεγνω-
κότα, καὶ διὰ τοῦτο οἴεσθαι κενῶς εἰρῆσθαι τὰ πάλιν πρὸς
ἐκείνου γεγραμμένα· ἅμα δὲ μηδὲ συνιέναι τῶν λεγομένων,
ἀλλὰ παρακούειν τε καὶ ταὐτὸν εἶναι νομίζειν τὸ μέγα καὶ
ἀραιὸν πνεῦμα παραφροσύνης εἶναι γνώρισμα τῷ πάντως
ἔπεσθαι παραφροσύνῃ τὴν εἰρημένην δύσπνοιαν; εἶτα τί θαυ-
μαστόν ἐστιν, ἐν τοῖς τῶν ἰάσεων λογισμοῖς τυφλώττειν τοὺς
μηδὲ τὰ οὕτω σμικρὰ γιγνώσκοντας; ἀλλ᾽ ἤρτηται δηλονότι
τὰ σμικρὰ ταῦτα ἐξ ἑτέρων σμικρῶν μὲν καὶ αὐτῶν, ὀλιγωρη-
θέντων δ᾽ αὐτοῖς. τὸ γὰρ ἀγνοῆσαι, τίς δύναμις ἐπιτρο-
πεύει τὴν ἀναπνευστικὴν ἐνέργειαν, ἀρχὴ τῶν τοιούτων σφαλ-
μάτων· ἠγνοήθη δ᾽ ἐκεῖνο, διότι προηγνοήθη, πόθεν χρὴ
πορίζεσθαι ταῖς ἀποδείξεσι τὰς προτάσεις. τούτου γάρ τοι
τοῦ παλαίσματος οἱ μὲν ἀγύμναστοι γενηθέντες, οἱ δὲ τε-
λέως ἀμαθεῖς, τὰ τηλικαῦτα πίπτουσι πτώματα· καὶ ἡμῖν ἐν
ἑτέροις ἀποδέδεικται, καὶ μάλιστ᾽ ἐν τῷ δευτέρῳ περὶ μυῶν

mentum Hippocratis ſententiam redarguiſſe ſe exiſtimavit.
Hic itaque turpiſſimo caſu lapſus, putavit tamen ſe *nos* pro-
ſtraviſſe. Quomodo enim non turpiſſimus hic lapſus eſt ſi-
mul inveniri nihil ex ſcriptis Hippocratis legiſſe, et ob id
putaſſe fruſtra dicta, quae deinde ſcripta ſunt, ſimulque ni-
hil intelligere ex illius dictis, ſed obaudire, et idem eſſe pu-
tare magnum et rarum ſpiritum delirii eſſe ſignum et ad
delirium omnino dictam dyſpnoeam ſequi? Deinde quid
mirum eſt in curandi ratiocinationibus caecutire eos, qui tam
parva non cognoscunt? Verum parva ex aliis itidem par-
vis dependent, quorum nihil penſi habuerunt. Etenim igno-
rare, quae facultas reſpirationis actionem gubernet, princi-
pium eſt hujusmodi errorum; ignoratum eſt autem illud,
propterea quod ante ignoratum fuit, unde propoſitiones con-
quirere oporteat ad demonſtrationes. Circa hoc enim luctae
genus aut inexercitati, aut penitus rudes, ejusmodi caſus
incurrunt; demonſtratumque nobis in aliis eſt, et maxime
in ſecundo de motu musculorum, quod hi qui reſpirationem

.κινήσεως, ὅτι τοῖς ἀπροαίρετον εἰπούσιν ἔργον εἶναι τὴν ἀνα
πνοὴν, ἐκ τοῦ μὴ δυνηθῆναι παρὰ τῆς οὐσίας αὐτῆς τοῦ
πράγ(180)ματος πορίσασθαι τὰς εἰς τὴν ἀπόδειξιν προτάσεις,
ἀλλὰ τοῖς ἄλλοις ὡς συμβεβηκὸς ἀκολουθῆσαι, σφαλῆναι συνέ
πεσεν. ἀλλὰ καὶ Ἱπποκράτης γε ὁ τὴν φύσιν μὲν αὐτὴν ὁρῶν
τῶν πραγμάτων, ὑπερορῶν δὲ τῶν ἄλλων ὡς συμβεβηκότων,
ἐν μὲν τῷ καθόλου βεβαίως ἀπεφήνατο διὰ τοῦ προγνωστι
κοῦ· μέγα δὲ ἀναπνεόμενον καὶ διὰ πολλοῦ χρόνου, παρα
φροσύνην σημαίνει· κατὰ μέρος δὲ διὰ τῶν ἐν τοῖς νοσήμασι
φαινομένων ἐβασάνισε τὸν λόγον ἐσχάταις εἰς ἀκρίβειαν βασά
νοις, ἃς, οἶμαι, θαυμάσειεν, εἴ τις ἐθελήσειεν προσέχειν τὸν
νοῦν τοῖς λεγομένοις· μαθήσεται γὰρ, ὅτι παραφροσύναις
μὲν ἁπάσαις ἕπεται μέγα καὶ ἀραιὸν πνεῦμα κατὰ τὸν ἴδιον
αὐτῶν λόγον, οὐ μήν γε τοῖς παραφρονοῦσιν ἅπασιν, ἀλλὰ
μόνοις ἐκείνοις, ὅσοι μὴ δι᾽ ἄλλην τινὰ διάθεσιν μείζονα τῆς
παραφροσύνης ἑτέρως ἠλλοιωμένην ἔχουσι τὴν ἀναπνοήν.
συγχωρησάτω δέ μοι πρότερον μιᾶς ἀῤῥώστου γυναικὸς προσ
θεῖναι διήγησιν, ἐν τῷ τρίτῳ τῶν ἐπιδη[251]μιῶν γεγραμ
μένης, εἰς ἀπόδειξίν τε ἅμα τῶν ἤδη προειρημένων εὕρεσίν

involuntarium opus eſſe dicunt, ex eo quod non potuerint
a ſubſtantia ipſius rei propoſitiones ad demonſtrationem
quaerere, ſed alia prout occurrerunt, ſecuti ſint, in errorem inciderunt. Verum et Hippocrates ipſam rerum naturam contuitus, et caeteris ut contingentibus poſthabitis, in
univerſum conſtanter pronunciavit in praenotionibus: *Spi-
ritus magnus et per multum tempus delirium ſignificat.*
Particulatim vero per apparentia in morbis ſermonem extremis ad rei certitudinem experientiis factis probavit; quas,
opinor, admirabitur qui dictis animum advertere voluerit.
Diſcet enim quod omnibus deliriis magnus et rarus ſpiritus
ex propria ipſorum ratione comes eſt, non tamen omnibus
deliris, ſed illis ſolis, qui non per aliam quandam affectionem delirio majorem reſpirationem habent aliter alteratam.
Concedat autem mihi, ut prius unius aegrotae feminae apponam enarrationem, quae in tertio epidemiorum eſt concripta, ad jam relatorum demonſtrationem, et ad eorum,

τε τῶν νυνὶ προκειμένων, ἄρχεται μὲν οὖν τοῦ περὶ αὐτῆς
λόγου τόνδε τὸν τρόπον· ἐν Θάσῳ Δεάλκους γυναῖκα, ἣ
κατέκειτο ἐπὶ τοῦ Δηΐου, πυρετὸς φρικώδης, ὀξὺς, ἐκ λύπης
ἔλαβεν, ἐξ ἀρχῆς δὲ περιεστέλλετο, καὶ διὰ τέλεος ἀεὶ σιγῶσα,
ἐψηλάφα, ἔτιλλεν, ἔγλυφεν, ἐτριχολόγει, δάκρυα καὶ πάλιν
γέλως, οὐκ ἐκοιμᾶτο, ἀπὸ κοιλίης ἐρεθισμὸς, οὐδὲν διῄει,
σμικρὰ ὑπομιμνησκόντων ἔπινεν, οὖρα σμικρὰ, λεπτὰ, οὐκ
ἔχοντα ὑπόστασιν, πυρετοὶ πρὸς χεῖρα λεπτοὶ, ἀκρέων ψύξις·
ἐννάτῃ πολλὰ παρέλεγε, καὶ πάλιν ἐνιδρύνθη σιγῶσα. οὐκοῦν
ὅτι μὲν ἐξ ἀρχῆς τε καὶ διὰ τέλους αὕτη παρεφρόνει, μεμαθή-
καμεν· οὐδὲ γὰρ ἕν τι παραφροσύνης εἶδος αὐτῇ συνέπεσεν,
οὐδὲ τὸ τυχὸν, ἀλλὰ πολλά τε καὶ ἰσχυρὰ, τὰ μὲν σιωπώσῃ,
τὰ δὲ φθεγγομένῃ, καὶ τὰ μὲν μετὰ δακρύων, τὰ δέ γε μετὰ
γέλωτος. ἀκούσωμεν δ᾽ ἑξῆς καὶ τοῦ Ἱπποκράτους, οἷόν τι
δυσπνοίας εἶδος αὐτῇ γενέσθαι φησί. γράφει δὲ ὧδε· τεσσα-
ρεσκαιδεκάτῃ πνεῦμα ἀραιὸν, μέγα, διὰ χρόνου, καὶ πάλιν
βραχύπνοος. ἐνταῦθα μέν γε σαφῶς πάλιν κατ᾽ ἀντίθεσιν ἡ

quae nunc propoſita ſunt, inventionem. Auſpicatur itaque
de ipſa ſermonem hoc modo: *In Thaſo Dealcis uxorem,*
quae in Lejo decumbebat, febris cum horrore acuta ex
moerore corripuit; ab initio autem pannis contegebatur, et
ad finem ſemper ſilens palpabat, vellebat, ſcalpebat, pilos
legebat; lacrymae et rurſum riſus; non dormiebat, a
ventre irritatio, nihil prodibat; parum commonita bi-
bebat; urinae paucae, tenues, ſedimentum non habentes;
febres ad manum tenues, extremarum partium frigus; no-
no multum delirabat, et rurſus ſedata eſt ſilens. Quod
igitur et ab initio et perpetuo haec deſipuerit, didicimus;
neque enim una deſipientiae ſpecies ipſi accidit, neque vul-
garis, ſed multae et fortes, partim ſilenti, partim loquenti,
et partim cum lachrymis, partim cum riſu. Audiamus au-
tem deinceps ex Hippocrate qualis dyspnoeae ſpecies ipſi
oborta ſit. Scribit autem ſic: *Decimo quarto ſpiritus rarus,*
magnus, per tempus, et rurſus breviſpira. Hic equidem
rurſus maniteſte per oppoſitionem dicta eſt breviſpira ad

βραχύπνοος εἴρηται τῇ μέγα καὶ ἀραιὸν ἐχούσῃ πνεῦμα, καὶ
οὐδεὶς ἄν ἔτι, οὐδ᾽ εἰ παντάπασιν εἴη σκαιότατος, ἀπορή-
σειεν, ὅτι μὴ πᾶσι τοῖς παραφρονοῦσιν ὁ Ἱπποκράτης ἀραιὸν
καὶ μεγάλην γίγνεσθαί φησι τὴν ἀναπνοήν. ἐπὶ γοῦν μιᾶς
καὶ τῆς αὐτῆς γυναικὸς τῶν δυσπνοιῶν ἑκατέρων ἐφεξῆς μέμνη-
ται, καὶ μικρὸν ἔτι προελθὼν ὧδέ πως γράφει· εἰκοστῇ
λόγοι πολλοὶ, καὶ πάλιν ἱδρύνθη, ἄφωνος, βραχύπνοος.
εἶτα εἰπὼν, μιῇ καὶ εἰκοστῇ ἀπέθανεν, ἐπὶ τέλει τοῦ παντὸς
λόγου τάδε προσγέγραφεν· ταύτῃ διὰ τέλεος πνεῦμα ἀραιὸν,
μέγα, ἀναισθήτως πάντων εἶχεν, ἀεὶ περιεστέλλετο.
Κεφ. στ᾽. Δῆλος οὖν ἐστιν ὁ Ἱπποκράτης ἐξ ἁπάντων
ὧν παρεθέμεθα ποτὲ μὲν τὸ μέγα καὶ ἀραιὸν πνεῦμα τοῖς
παραφρονοῦσι γιγνόμενον εἰδὼς, ποτὲ δὲ τὸ ἐναντίον αὐτοῦ,
ποτὲ δ᾽ ἀμφότερα κατὰ τὸν αὐτὸν ἄνθρωπον ἐν μέρει συμ-
πίπτοντα. καί σοι νομίζω δείξειν, ἄν προσέχῃς τὸν νοῦν καὶ
μὴ παρέργως ἀκούῃς τῶν λεγομένων, ἐν αὐτοῖς οἷς ἔγραψεν
ἀῤῥώστοις, ἐνδεικνυμένην αὐτῷ ἑκάστης τῶν προειρημένων
διαφορῶν τὴν αἰτίαν. ἄρξομαι δ᾽ ἀπὸ τῆς ὑστάτης ἡμῖν

eam, quae magnum et rarum fpiritum habebat. Et nullus
fane amplius, etiamfi omnino imperitiffimus fit, dubitaverit
de eo, quod non omnibus delirantibus Hippocrates raram et
magnam refpirationem fieri dixerit. Itaque in una et ea-
dem foemina utriusque difficultatis fpirandi ex ordine memi-
nit, et paululum progreffus amplius fic fcribit: *Vigefimo
verba multa, et rurfus fedata eſt, obmutescens, brevifpira.*
Deinde ubi dixit: *Vigefimo primo mortua eſt*, ad finem to-
tius fermonis haec addit: *Huic ad finem fpiritus rarus ma-
gnus, nihil fentiebat; femper contegebatur.*
Cap. VI. Manifeftum igitur eſt ex omnibus, quae
retulimus, Hippocratem aliquando magnum et rarum fpiri-
tum delirantibus fieri noviffe, aliquando vero ipfius contra-
rium; aliquando utrumque in eodem homine fingulatim in-
cidere. Et fane me tibi demonftraturum effe confido, fi
modo mentem adhibueris, neque perfunctorie quae dicuntur
audiveris, in ipfis quos defcripfit aegris, fingularum praedi-
ctarum differentiarum caufam ab ipfo indicari. Initium au-

BIBΛION ΔEYTEPON. 843

Ed. Chart. VII. [251. 252.]   Ed. Baf. III. (180.)

παραγραφείσης ἀῤῥωστίας τῆς Δεάλκους γυναικὸς, ἐφ᾽ ἧς
ἅπαντα συμπληρώσας τὸν λόγον, εἶθ᾽ ὥσπερ εἴωθεν ἀναλαμ-
βάνων ἐν ὀλίγῳ τὰ συνέχοντα κεφάλαια ταυτὶ γράφει· ταύτῃ
διὰ τέλεος πνεῦμα ἀραιὸν, μέγα, ἀναισθήτως πάντων εἶχεν.
ἐν γὰρ τῶν πάντων καὶ ἡ τῆς ἀναπνοῆς χρεία, ἧς καὶ αὐτῆς
ὠλιγώρει μέχρι πλείονος, ὅτι μηδὲν ᾐσθάνετο, κἂν τούτῳ μα-
κρᾶς ἡσυχίας ἀποτελουμένης, ἀραιὸν ἐγένετο τὸ πνεῦμα, τότε
πρῶτον ἐπὶ τὴν ἐνέργειαν ἐξορμώσης τῆς προαιρέσεως, ἡνίκα
πλησίον ὀλέθρου καὶ πνίξεως ἀφικνῆται. ὥσπερ δὲ οὐκ ἔπι-
νεν αὐτάρκως ἡ ἄνθρωπος αὕτη· μικρὰ γάρ, φησι, ὑπομιμνη-
σκόντων ἔπινεν· οὕτως οὐδ᾽ ἀνέπνει πρὶν ὑπὸ τῆς κατὰ τὸ
πνίγεσθαι βίας ἀναμνησθῆναι, πολὺ σφοδρότερον νυττούσης
τε καὶ κεντριζούσης καὶ πρὸς τὴν ἐνέργειαν ἐπεγειρούσης τῶν
πίνειν ὑπομιμνησκόντων. ἀρξαμένη δ᾽ ἀναπνεῖν, ἀνεκαλεῖτο
μηδὲν ἧττον πᾶν τὸ πρόσθεν [252] λεῖμμα τῷ μεγέθει τῆς
ἐνεργείας, ὁμοίως τοῖς ἐν ταῖς λύπαις καὶ τῷ κλαίειν στενά-
ζουσιν. ἀλλ᾽ ἐκεῖνοι μὲν ὑπὸ διττῆς αἰτίας τοῦτο πάσχουσιν,
ὅτι τε περὶ τὸ φροντιζόμενον, ἐφ᾽ ᾧ λυποῦνται, καταγίγνον-

tem faciam a poftrema nobis afcripta aegrota Dealcis uxore,
in qua omni completo fermone, deinde ut confuevit, brevi-
ter contenta capita recolligens, haec fcribit: *Huic ad finem
fpiritus rarus, magnus, nihil omnium fentiebat.* Etenim
unum erat de omnibus et refpirationis ufus, cujus itidem
diutius negligens erat, propterea quod nihil fentiebat; et
quum per hoc longa quies efficeretur, rarus fpiritus redde-
batur, nimirum tunc primum ad actionem voluntate conci-
tata, quando prope perniciem et fuffocationem perveniebat.
Quemadmodum autem haec foemina non fufficienter bibebat
(*parum enim,* inquit, *admonita bibebat*), fic neque refpira-
bat, priusquam a violentia fuffocationis admoneretur, multo
vehementius pungente ac ftimulante et ad actionem excitan-
te, quam qui ad bibendum commonerent. Ubi vero jam
refpirare coepiffet, revocabat nihilominus omnem priorem
defectum per magnitudinem actionis, fimiliter iis, qui in
moerore et luctu fufpirant. Verum illi quidem ob duplicem
caufam hoc patiuntur, tum quod in curis fibi moleftis ver-

ται, καὶ διὰ τοῦτο ἀραιότερόν τε καὶ μικρότερον ἀναπνεύσαν-
τες ἐπὶ πολλαῖς ἐνεργείαις ἐφεξῆς, ἔπειτα βιασθέντες ὑπὸ τοῦ
λείποντος, ἅπαν εἰσάπαξ ἠναγκάσθησαν αὐτὸ πληρῶσαι· καὶ
προσέτι, διότι κατὰ τὰς λύπας ἔσω κινεῖται τό τε πνεῦμα καὶ
τὸ θερμὸν, ἐπὶ δὲ ταῖς τοιαύταις διαθέσεσι λεληθότως τε καὶ
κατὰ βραχὺ πολλὴ κατὰ τοῦ βάθους ἀθροιζομένη θερμότης
ὁπότε πρῶτον ἀνιάσῃ τὸν ἄνθρωπον, ἀνάγκη μεῖζον ἀνα-
πνεῦσαι. ἐν δὲ ταῖς κατὰ τοὺς παραφρονοῦντας διαθέσεσιν
ἡ μὲν ἀπὸ τῆς πρώτης αἰτίας ἀνάγκη παραπλήσιος, ἡ δ᾽ ἀπὸ
τῆς δευτέρας οὐκέθ᾽ ὑπάρχει. οὐ γὰρ δὴ ἔσω γε μᾶλλον ἢ
ἔξω κινεῖται τούτοις τὸ θερμὸν, εἰ μή τι ἄλλο κατὰ τύχην
προσγένηται σύμπτωμα. διαφέρουσι δὲ καὶ τῷ πυρέττειν οἱ
παραπαίοντες τῶν ἄλλως λυπουμένων. καὶ τοίνυν καὶ αὐτὸς
ὁ Ἱπποκράτης εὑρίσκεται χρώμενος τῷ τῆς ἀνακλήσεως ὀνό-
ματι, καθάπερ ἄλλοτε καὶ περὶ Φιλίσκου λέγων· τούτῳ τὸ
πνεῦμα διὰ τέλεος ὥσπερ ἀνακαλεομένῳ. τί ποτ᾽ οὖν ἐστι τὸ
διὰ χρόνου, καὶ δὴ τοῦτ᾽ ἐξηγήσασθαι δίκαιον. εἰ γὰρ ἐλλεί-
ποι τὸ πολλοῦ, ταὐτὸν δύναται τὸ διὰ χρόνου τῷ κατὰ
τὸ προγνωστικὸν εἰρημένῳ, μέγα δ᾽ ἀναπνεόμενον καὶ διὰ

fentur, et ob id rarius ac minus reſpirantes per multas ex
ordine actiones, deinde a defectu coacti, omnem ipſum ſemel
explere cogantur; tum amplius etiam propterea quod in
moeroribus et ſpiritus et calor intus movetur; in ejusmodi
vero affectionibus latenter et paulatim multus calor in alto
coacervatus ubi primum hominem preſſerit, neceſſe eſt am-
plius reſpirare. Verum in affectionibus delirantium neceſ-
ſitas quidem a prima cauſa conſimilis eſt; a ſecunda vero
non itidem exiſtit; non enim intro magis, quam foras his
calor movetur, niſi fortuito aliud quoddam ſymptoma fiat.
Differunt autem et quod febricitent delirantes ab iis, qui
alias moerore affecti ſunt. Atque ipſe Hippocrates reperitur
in ipſis *revocationis* vocabulo eſſe uſus, quemadmodum ali-
bi et de Philiſco loquens: *Huic ſpiritus perpetuo veluti re-
vocanti.* Quid igitur tandem *per tempus*, et hoc juſtum eſt
exponere. Si enim deeſt *multum*, idem eſt *per tempus* ac
id, quod in praenotionibus dictum eſt: *Spiritus magnus et*

πολλοῦ χρόνου, παραφροσύνην σημαίνει. ἀλλ᾽ εἰ τοῦτο, δὶς
ἂν ἐφεξῆς εἴη ταὐτὸ λεγόμενον ἐπί τε τῆς Δεάλκους γυναικὸς
καὶ τοῦ ἐν Μελιβοίῃ νεανίσκου. γράφει οὖν ἐπ᾽ ἀμφοῖν ὡσαύ-
τως· πνεῦμα ἀραιὸν, μέγα, διὰ χρόνου· εἰ τὸ πολλοῦ
προστεθείη, γένοιτ᾽ ἂν τὸ λεγόμενον τοιοῦτον· πνεῦμα
ἀραιὸν, μέγα, διὰ χρόνου πολλοῦ· καὶ δὶς ἂν εἴη λεγόμενον
τὸ ἀραιόν. οὐκ οὖν ἐλλείπειν ἡγητέον τὸ πολλοῦ, ἢ οὐχ
οὕτως ἐλλείπειν, ὡς καὶ νῦν εἴπομεν, ἀλλ᾽ ἑτέρως τε καὶ καθ᾽
ἕτερον τρόπον, ἵνα ᾖ τὸ λεγόμενον τοιοῦτον· πνεῦμα μέγα
καὶ ἀραιὸν, οὐ συνεχῶς οὐδ᾽ ἐφεξῆς, ἀλλὸ διὰ χρόνου πλείο-
νος; εἰ μὲν γὰρ συνεχῶς καὶ κατὰ τὸ ἑξῆς ἁπάσας τὰς
ἀναπνοὰς συμπέσοι γενέσθαι μεγάλας τε καὶ ἀραιὰς, μὴ
προστιθέναι ταῖς τοιαύταις αὐτὸν τὸ διὰ χρόνου, ἀλλ᾽
ἁπλῶς γράφειν, πνεῦμα μέγα καὶ ἀραιόν· εἰ δ᾽ αἱ μὲν
πλείους τῶν ἀναπνοῶν μὴ γίγνοιντο μεγάλαι καὶ ἀραιαὶ,
παρεμπίπτοιεν δέ τινες ὀλίγαι τοιαῦται, τότ᾽ οὐκέθ᾽
ἁπλῶς αὐτὸν ἀραιὸν καὶ μέγα λέγειν, ἀλλὰ τὸ διὰ χρόνου
προστιθέναι. ἢ καὶ τούτῳ μάχεται τὸ ἐπὶ τῆς Δεάλκους

per multum tempus defipientiam fignificat; verum fi hoc
eft, bis confequenter idem dictum fuerit tum in Dealcis
uxore tum in adolescente apud Meliboeam; fcribit enim in
utrisque confimiliter, *fpiritus rarus, magnus, per tempus;*
fi *multum* apponitur, quod dictum eft tale fiet: *fpiritus
rarus, magnus, per multum tempus;* et bis dicetur utique
rarus. An non igitur particulam *multum* deeffe putan-
dum eft; aut certe non fic deficere, ut nunc diximus, fed
aliter et alio modo, ut fit quod dictum eft tale: *fpiritus ma-
gnus et rarus* non continenter, neque confequenter, fed
per longus tempus? Si enim continenter et confequenter
omnes refpirationes contingat fieri magnas et raras, non ap-
ponere eum hujusmodi refpirationibus *per tempus,* fed fim-
pliciter fcribere, *fpiritus magnus et rarus.* Si vero plures
quidem refpirationes non fiant magnae et rarae, incidant
autem aliquae paucae hujuscemodi, tunc eum fane non fim-
pliciter *fpiritum rarum et magnum* dicere, fed *per tempus*
apponere. An etiam cum hoc pugnat, quod in Dealcis uxore

846 ΓΑΛΗΝΟΤ ΠΕΡΙ ΔΥΣΠΝΟΙΑΣ

Ed. Chart. VII. [252.]   Ed. Baf. III. (180. 181.)

γυναικὸς εἰρημένον ἐπὶ τῇ τελευτῇ τοῦ παντὸς λόγου; ταῦτα
γάρ φησιν· πνεῦμα διὰ τέλεος ἀραιὸν καὶ μέγα· καίτοι ἀνώ-
τερον εἶπεν ἐπὶ τῆς τεσσαρεσκαιδεκάτης ἡμέρας· πνεῦμα ἀραιὸν
καὶ μέγα, διὰ χρόνου. σαφῶς γὰρ ὅπερ νῦν διὰ χρόνου,
τοῦτ' ἐν τοῖς ἑξῆς διὰ τέλεος εἴρηκεν. τί οὖν ἐστι τὸ διὰ τέ-
λεος; τὸ μέχρι τέλους δηλονότι διὰ παν(181)τὸς τοῦ νοσήμα-
τος γινόμενον. ἀλλὰ τούτῳ δόξειεν ἂν μάχεσθαι τὸ ἐπὶ τῆς
τεσσαρεσκαιδεκάτης εἰρημένον· πνεῦμα ἀραιὸν καὶ μέγα διὰ
χρόνου καὶ πάλιν βραχύπνοος. πᾶς γὰρ εἰ διὰ παντὸς τοῦ
χρόνου μέγα καὶ ἀραιὸν ἦν τὸ πνεῦμα, τὸ καὶ πάλιν βραχύ-
πνοος προσγέγραπται; εἴπερ γὰρ ὅλος ἐγένετό τις χρόνος,
ὅταν βραχύπνους, οὐ διὰ παντὸς ἦν μακρόπνους. καὶ μὴν
ὅτι γε διὰ παντὸς ἤθελεν αὐτὴν γενέσθαι μακρόπνουν, εἰ καὶ
μὴ διὰ ταύτης τῆς λέξεως τῆς ἐν τῇ τεσσαρεσκαιδεκάτῃ ἡμέρᾳ,
ἀλλ' ἐπί γε τῆς τελευτῆς, ἡνίκ ἔφη διὰ τέλεος, ἐναργῶς δη-
λοῦται, καὶ πᾶσιν ὁμολογηθήσεται τοῖς εἰθισμένοις ἀκούειν
τῆς Ἱπποκράτους λέξεως. οὐ γὰρ ἅπαξ οὐδὲ δὶς, ἀλλὰ
πάνυ πολλάκις εὑρίσκεται παρ' αὐτῷ τὸ διὰ τέλεος, οὐδ' ἐφ'

dictum eſt in fine totius ſermonis? haec enim ait, *ſpiritus
perpetuo rarus et magnus;* quamvis ſuperius dixiſſet in de-
cimoquarto die, *ſpiritus rarus et magnus per tempus.* Ma-
nifeſte enim quod nunc per tempus, hoc in ſequentibus ad
finem dixit.   Quid eſt igitur *ad finem?* id videlicet quod
usque ad finem per omnem morbum contingit.   Verum cum
hoc pugnare videbitur quod in decimoquarto die eſt dictum:
ſpiritus rarus et magnus, per tempus, et rurſus brevſspira.
Quomodo enim ſi per omne tempus magnus et rarus erat
ſpiritus, *et rurſus brevſspira,* adſcriptum eſt?   Siquidem
enim omnino aliquod tempus fuit, in quo brevſspira erat,
non penitus longiſpira erat.   At vero quod perpetuo velit
ipſam longiſpiram factam eſſe, tametſi non per haec verba, in
decimo quarto die, at in fine utique, quum ait, *ad finem,*
manifeſtum redditur; ac omnes hoc ipſum concedent, qui
Hippocratis dictionem audire ſunt aſſueti.   Non enim ſemel
aut bis, ſed valde ſrequenter reperitur apud ipſum *ad finem,*
neque in alio ullo uſurpatum, quam ubi per omne tempus

[253] ἑνὸς ἄλλου ταττόμενον, ἢ ὅταν τὸ διὰ παντὸς τοῦ χρό-
νου δηλῶσαι βουληθῇ. ὥστε τοῦτ᾽ ἄπορον μένει πάντως,
εἴτε αὐτὸ τὸ διὰ τέλεος τὸ διὰ χρόνου δηλοῦν ὑπολαμβάνοιμεν,
εἴθ᾽ ἕτερόν τι. μήτε τοίνυν οὐδ᾽ ἄπυρόν ἐστιν, ἀλλ᾽ ἐπηρεά-
ζομεν ἡμᾶς αὐτοὺς μάτην. οὐ γὰρ διακόπτει τὸ σπανίως
παρεμπῖπτον ἐν οὐδενὶ τῶν οὕτως λεγομένων τὴν ἐν τῷ
καθόλου γιγνομένην ἀπόφανσιν, ὥσπερ εἰ καὶ οὕτως ἐλέγο-
μεν· ταύτῃ τῇ γυναικὶ διὰ παντὸς μὲν τοῦ χρόνου μέγα καὶ
ἀραιὸν ἦν τὸ πνεῦμα, παρενέπιπτε δέ ποτε κατὰ τὸ σπάνιον
ἢ βραχύπνοια. καὶ ὅτι γε αὐτῷ τῷ Ἱπποκράτει σύνηθές ἐστι
τὸ τοιοῦτον, ἔκ τε τῶν ἄλλων ἔστιν ἐπιδεῖξαι βιβλίων κἀξ
αὐτοῦ τοῦ τρίτου τῶν ἐπιδημιῶν, ἐν ᾧ καὶ ἥδε ἡ ἄῤῥωστος
γέγραπται. τὴν γὰρ λοιμώδη κατάστασιν ἐκδιηγούμενος ὧδέ
πως ἤρξατο· ἔτος νότιον, ἔπομβρον, ἄπνοια διὰ τέλεος. καί
τι βραχὺ προελθὼν φησιν· ἐτήσια σμικρὰ διεσπασμένα ἔπνευ-
σεν. ἀλλὰ δι᾽ αὐτὸ τοῦτ᾽ ἄπνουν εἶπε τὸ ἔτος, ὅτι μήτ᾽
ἄλλοι τινὲς ἄνεμοι μήθ᾽ οἱ ἐτήσιοι καλούμενοι συνεχῶς τε
καὶ ἀξιολόγως ἔπνευσαν, ἀλλὰ μικρά τε καὶ διεσπασμένως·

indicare velit. Quare hoc dubium prorfus manet, five hoc
ipfum, *ad finem*, per tempus fignificare fuspicemur, five
aliud quicquam. Imo fane neque dubium eft, fed fruftra
nos ipfos ludificamus. Non enim interrumpit, quod raro
incidit, in ullo aliquo eorum, quae fic dicuntur, univerfa-
lem enunciationem; quemadmodum, fi fic diceremus: huic
foeminae per omne quidem tempus magnus et rarus erat fpi-
ritus, incidebat tamen aliquando raro fpiratio brevis. Quod
vero hujusmodi fermo ipfi Hippocrati fit familiaris, cum ex
aliis libris oftendere licet, tum ex ipfo tertio popularium
morborum, in quo etiam haec aegrota confcripta eft. Pefti-
lentem enim conftitutionem enarrans, fic fane incepit: *annus
auftrinus, pluviofus, fine flatibus perpetuo.* Et paululum
progreffus ait: *Etefiae parvi disperfim fpirarunt.* Verum
ob hoc ipfum fine flatibus annum dixit, quod neque alii ulli
venti, neque qui etefiae appellantur, continenter et infigni-
ter fpiraverint, fed parvi et disperfim; tum Apollonium

Ἀπολλώνιόν τε τὸν ἐν Ἀβδήροις τρισκαιδέκατον ἀπὸ ταύτης
τῆς καταστάσεως γράφων, ὁπότε περὶ πασῶν τῶν αὐτοῦ διει-
λέχθη τῶν κατὰ τὴν νόσον ἡμερῶν, ἐπὶ τῇ τελευτῇ τοῦ παν-
τὸς λόγου προσέθηκε· παράληρος διὰ τέλεος· καίτοι μικρὸν
ἄνω περὶ αὐτοῦ γράψας αὐτοῖς ὀνόμασιν· περὶ δὲ τετάρτης
καὶ εἰκοστῆς, διὰ παρηγορίης· τὰ μὲν ἄλλα ἐπὶ τῶν αὐτῶν,
σμικρὰ δὲ κατενόησεν. ἀλλ᾽ οὐχ ἱκανόν γε ἦν τὸ σμικρὰ κα-
τανοῆσαι τὴν περὶ παντὸς τοῦ νοσοῦντος ἀπόφανσιν ἀνα-
τρέψαι, καὶ διὰ τοῦτ᾽ ὀρθῶς εἶπε, παράληρος διὰ τέλεος,
τουτέστιν ἕως τέλους, ὅπερ ταὐτὸν δύναται τῷ διὰ παντὸς
τοῦ νοσήματος.

Κεφ. ζ. Οὐκοῦν, ἤδη γὰρ ἐπιθεῖναι χρὴ κεφαλὴν τῷ
λόγῳ, τὸ (ὅτι) διὰ χρόνου τῷ διὰ τέλεος οὐ ταὐτόν ἐστι.
καὶ ἐπειδὴ τοῦτο δέδεικται, τὴν αἰτίαν ἐφεξῆς εἴπωμεν, δι᾽ ἣν
τισὶ μὲν τῶν παραφρονούντων ἀραιὸν καὶ μέγα διὰ παντὸς τοῦ
νοσήματος γίνεται τὸ πνεῦμα, τισὶ δὲ οὐδέποτε· καὶ τισὶ μὲν
ἐν τῷ πλείονι τοῦ χρόνου παρεμπίπτοντος ὀλιγάκις ἢ τοῦ δια-
φέροντος ἁπλῶς, ἢ καὶ τοῦ ἐναντίου, τισὶ δ᾽ ἔμπαλιν ὀλιγάκις

Abderitanum decimumtertium ab hac conftitutione fcribens,
poftquam de omnibus morbi ipfius diebus recenfuit, ad finem
totius fermonis appofuit: *Delirus perpetuo;* quamvis paulo
fupra de ipfo fcripfiffet his verbis: *Circa vigefimumquar-
tum per lenitudinem, alia quidem in eodem ftatu, parum
autem refipiebat.* Verum non fufficiens erat ipfum pa-
rum refipuiffe ad hoc, ut totam de aegroto prolatam fen-
tentiam fubverteret; et ob id recte dixit, delirus ad finem,
hoc eft, usque ad finem, quod idem valet, quod per totum
morbum.

Cap. VII. Jam igitur, tandem enim orationi finem
imponere oportet, *per tempus* non idem eft ac *ad finem.*
Et quandoquidem hoc monftratum eft, caufam deinceps refe-
ramus, ob quam aliquibus delirantibus rarus et magnus per
totum morbum fit fpiritus, aliquibus vero nunquam; et qui-
busdam per longius tempus raro intercidente aut fimpliciter
diverfo aut etiam contrario; quibusdam vero vice verfa ra-

BIBΛION ΔETTEPON.

Ed. Chart. VII. [253. 254.]   Ed. Baſ. III. (181.)

μὲν τὸ μέγα καὶ ἀραιὸν, πολλάκις δ' ἤτοι τὸ ἐναντίον ἢ τὸ
διαφέρον ὁπωσοῦν· τισὶ δὲ ἐπίσης ἑκάτερον. ἀναμνησθῶμεν
πάλιν κἀνταῦθα τῶν ἀποδεδειγμένων ἐν τῷ προτέρῳ λόγῳ
περὶ τῶν ἁπλῶν διαθέσεων. ἄλγημα μὲν γὰρ μόνον, ἔν τινι
τῶν κινουμένων κατὰ τὰς ἀναπνοὰς μορίων γιγνόμενον, μικρὰν
καὶ πυκνὴν ἐργαζόμενον ἐδείκνυτο τὴν ὅλην ἀναπνοήν· παρα-
φροσύνη δὲ μόνη τὴν ἐναντίαν αὐτοῦ τὴν ἀραιὰν καὶ μεγά-
λην, αὔξησις δὲ τοῦ θερμοῦ τὴν μεγάλην καὶ πυκνήν· ἡ δ'
ἐναντία αὐτῷ ψύξις τὴν μικρὰν καὶ ἀραιάν. εἰ μὲν οὖν ὑπὸ
παραφροσύνης μόνον ὁ τῆς ἀναπνοῆς κόσμος συγχέοιτο, μέγα
καὶ ἀραιὸν ἔσται τὸ πνεῦμα διὰ παντός· εἰ δ' ὑπὸ πόνου μό-
νον, σμικρὸν καὶ πυκνόν· εἰ δ' ἄμφω συνέλθῃ, κρατοῦντος
μὲν τοῦ πόνου σφοδρῶς, ἀφανὴς παντάπασιν ἡ ἐκ τῆς παρα-
φροσύνης ἀλλοίωσις· μετρίου δ' ὄντος, ἤτοι πλεῖον μὲν ἐκ
τοῦ πόνου, ἔλαττον δ' ἐκ τῆς παραφροσύνης τὴν ἀναπνοὴν
[254] ἀλλοιοῦσθαι συμβήσεται, ἢ ἔμπαλιν, ἢ ἐπ' ἀμφοῖν ἐπί-
σης. ἀφανίσαι μὲν γὰρ οὐ πάνυ τι τελέως ἡ παραφροσύνη
δύναται τὴν ἐκ τοῦ πόνου ἀλλοίωσιν, πλὴν εἰ αὐτὴ μὲν εἴη

ro quidem magnus et rarus, ſaepe vero aut contrarius aut
quoquo modo diverſus; quibusdam vero ex aequo uterque.
In memoriam itaque et hic revocemus ea, quae in primo li-
bro ſunt demonſtrata de ſimplicibus affectionibus. Dolorem
etenim ſolum in aliqua parte, quae in reſpirationibus mo-
vetur, factum parvam et denſam efficere univerſam reſpi-
rationem monſtrabatur; delirium vero ſolum contrariam illi
ipſi, raram et magnam; augmentum autem caloris, magnam
et denſam; et contrariam ipſi frigiditatem, parvam et ra-
ram. Si igitur a ſolo delirio reſpirationis et integritas con-
fundatur, magnus et rarus erit ſpiritus perpetuo; ſi vero a
ſolo dolore, parvus et denſus; ſi vero ambo concurrant, et
dolor vehementer ſuperet, obſcura omnino alteratio ex de-
lirio erit; ſi vero moderatus fuerit dolor, aut plus quidem
ex dolore, minus vero ex delirio, reſpirationem alterari
continget, aut vice verſa, aut aequaliter in utroque. Neque
enim delirium omnino demoliri poteſt alterationem, *quae fit*
ex dolore, niſi ipſum quidem valde ſit magnum et vehemens,

μεγάλη καὶ σφοδρά τις ἄγαν, ὁ δὲ πόνος μικρὸς καὶ ἀμυδρός·
ὁ μέντοι πόνος ἐκνικᾷ τελέως, ὅταν ἰσχυρὸς ᾖ, τὴν ἐκ τῆς
παραφροσύνης δύσπνοιαν, ὡς μηδ᾽ ὅλως ἐμφαίνεσθαι. οὕτω
δ᾽ εἰ καὶ πρός τινα τῶν ἑτέρων διαθέσεων ἡ παραφροσύνη
συμπλέκηται, τὴν ἰδέαν τῆς ἀναπνοῆς ἄλλοτ᾽ ἄλλην ἐργάσεται
παρὰ τὸ κρατεῖν, ἢ κρατεῖσθαι, ἢ ἰσοσθενῶς ἔχειν, ἢ νῦν μὲν,
εἰ τύχοι, κρατεῖν, αὖθις δ᾽ ἐν ἑτέρῳ καιρῷ τοῦ νοσήματος
κρατεῖσθαι. δείξομεν οὖν ὅτι καὶ κατὰ τὰ τῶν ἐπιδημιῶν βι-
βλία τοῦτ᾽ αὐτὸ διδάσκει διὰ τῶν ἐν αὐτοῖς γεγραμμένων ἀῤ-
ῥώστων. ἐναργῶς δὲ καὶ σαφῶς δειχθήσεται, προειπόντων
ἡμῶν ὀλίγον τι περὶ τῆς προαιρέσεως τοῦ Ἱπποκράτους. δο-
κοῦσι γὰρ οἱ παλαιοὶ πάντα τὰ τοῖς νοσοῦσι συμβαίνοντα
γράφειν αὐτὸν, ὥσπερ καὶ τὸν Θουκυδίδην· ἔχει δ᾽ οὐχ οὕτως,
ἀλλ᾽ αὐτὸ δὴ τοῦτο τὸ ἐναντιώτατον ὑπάρχει τοῖς Ἱπποκρά-
τους γράμμασι πρὸς τὰ Θουκυδίδου. ὁ μὲν γὰρ πάντα γρά-
φει τὰ καὶ τοῖς ἰδιώταις γνώριμα, μηδὲν ὅλως αὐτῶν παραλι-
πὼν, ὁ Θουκυδίδης, ὁ δ᾽ Ἱπποκράτης ὀλίγα μὲν τούτων, ὅσα
πρὸς τὴν ὅλην διάθεσιν, καθ᾽ ἣν ἐκινδύνευσεν ὁ κάμνων, δια-

dolor vero parvus et obfcurus; at dolor ubi vehemens fu-
erit, perfecte evincit refpirationis difficultatem, quae ex de-
lirio induceretur, ut ne prorfus compareat. Sic etiam fi
cum alia quadam affectione delirium complicetur, refpirationis
fpeciem alias aliam efficit, quatenus aut fuperat, aut fupe-
ratur, aut aequabilitate pollet, aut nunc quidem, fi ita con-
tingat, fuperat, rurfus vero in alio tempore morbi fuperatur.
Monftrabimus igitur, quod etiam hoc ipfum in libris epidemio-
rum docet, per confcriptos in ipfis aegrotos. Monftrabitur
autem evidenter et manifefte, ubi prius paucum quiddam de
Hippocratis propofito praefati fuerimus. Exiftimant enim
veteres omnia, quae aegris contingunt, ipfum confcribere,
velut Thucydidem; verum res non ita habet, fed hoc ipfum
eft, in quo vel maxime contraria funt Hippocratis et Thu-
cydidis fcripta. Thucydides enim omnia fcribit etiam idio-
tis nota, nihil ipforum penitus praetermittens; Hippocrates
vero pauca ex iis, quae ad totam affectionem pertinent, in

φέρει, πάμπολλα δ᾽ ἄλλα τοῖς ἰδιώταις μὲν παρεωραμένα,
τεχνικὴν δὲ πάνυ καὶ ἀκριβῆ τὴν διάγνωσιν παρεχόμενα, καὶ
δυνάμενα πολλάκις καὶ αὐτοὺς τοὺς ἀρίστους ἰατροὺς λαθεῖν.
οὗτος δ᾽ ὢν ταχὺς ἐν τῷ ἑρμηνεύειν, καὶ μηδὲν ὅ τι μὴ καὶ
μεγάλως ὀνήσει γράφειν ἀξιῶν, δόξει σοι πάλιν ἐξεστάναι τῶν
οἰκείων φρενῶν, ὅταν τὰ μηδ᾽ ὅλως γενόμενα τῷ νοσοῦντι
γράφῃ, τοῦτ᾽ αὐτὸ προσδηλῶν, ὅτι μὴ ἐγένετο. ὁ γὰρ καὶ
τῶν γενομένων τὰ πλεῖστα παραλείπων οὐκ ἂν δόξειε τοῖς μὴ
γενομένοις διατρίβων παραπαίειν; ἀλλ᾽ εἰ ἐνόεις ὅτι διὰ τὴν
αὐτὴν αἰτίαν κἀκεῖνα παραλείπει καὶ ταῦτα γράφει, τότ᾽ οἶ-
μαί σε θαυμάσειν αὐτόν. οὐδὲ γὰρ τὸ τυχὸν, οὐδ᾽ εἰς τὸν
τυχόντα δυνάμενον ἰατρὸν ἐλθεῖν ἐκεῖνος ἔγραψεν. ἀποδέ-
δεικται δὲ καὶ περὶ τούτων ἡμῖν ἐν ἄλλοις τε πολλοῖς καὶ δὴ
κἂν τοῖς περὶ τῆς Ἱπποκράτους ἀνατομῆς, οὐχ ἥκιστα δὲ κἂν
τοῖς περὶ τοῦ παρὰ τοῦ Θουκυδίδου λοιμοῦ. τούτων τοίνυν
μεμνημένος, οὐ χαλεπῶς αἰσθήσῃ τῶν λεγομένων. μέλλω γὰρ
δείξειν, εἰ καί τῳ παράδοξον εἶναι δόξει, πολλοὺς μὲν τῶν ἐν
ἐπιδημίαις γεγραμμένων δυσπνοήσαντας, μηδὲν δ᾽ ὑπὲρ τῆς

qua aegrotus eſt periclitatus; multa vero alia ab idiotis qui-
dem neglecta, artificiofam vero et exactam cognitionem ex·
hibentia, et quae etiam optimos medicos faepe latere poſſunt.
Hic celer in interpretando, et nihil, quod non magnopere
juvet, fcribendum fibi ducens, videbitur tibi rurfus propria
mente emoveri, quando etiam quae penitus non funt facta
aegro, fcribit, hoc ipfum infuper indicans, quod non fint
facta; qui enim etiam ex factis plurima omittit, non videa-
tur in non factis tempus terens delirare? Verum fi meditatu-
tus eſſes ob eandem caufam tum illa relinqui, tum haec fcri-
bi, tunc fane opinor te ipfum eſſe admiraturum; neque enim
vulgaria, neque quae quilibet medicus aſſequi queat, hic
fcripfit.   Demonſtratum eſt autem de his nobis tum in aliis
multis libris tum in iis, qui funt de Hippocratis diſſectione
fcripti, nec minus etiam in iis, qui de Thucydidis peſte.
Horum igitur memor, haud difficulter intelliges ea quae di-
centur; demonſtrabo enim, quamvis praeter opinionem hoc
eſſe videbitur, multos difficulter fpirantes eſſe in morbis po-

δυσπνοίας αὐτῶν εἰπεῖν τὸν Ἱπποκράτην, διότι σαφὴς ἦν καὶ
πρόδηλος ἅπασιν ἰατροῖς. εἰ γὰρ ἤτοι τὸ στέρνον, ἢ τὰς πλευ-
ρὰς, ἢ τὰ περὶ τὰς κλεῖς καὶ τὴν φάρυγγα συνέβαινέ τῳ
φλεγμᾶναι, καὶ διὰ τοῦτο μικρὸν καὶ πυκνὸν ἐξ ἀνάγκης ἀνα-
πνεῖν, ὡς ἐν τῷ πρόσθεν ἐπεδείκνυτο λόγῳ, γράφειν οὐκ ἂν
ἠξίωσεν Ἱπποκράτης οὔτε τὸ τῆς δυσπνοίας εἶδος οὔτε τὴν
ἀρχὴν ὅτι δύσπνους ἐγένετο. πολὺ γάρ ἐστι τὸ τοιοῦτον τῆς
δυσπνοίας εἶδος (182) ἑκάστης σχεδὸν ἡμέρας ὁρώμενον ἐπί τε
περιπνευμονικῶν καὶ πλευριτικῶν καὶ συναγχικῶν καὶ πάν-
των ἁπλῶς οἷς τι κατὰ τὸν θώρακα καὶ τὸν πνεύμονα φλεγ-
μαίνει. καὶ ταῖς ἥπατος δὲ φλεγμοναῖς, καὶ μάλιστα ταῖς
κατὰ τὰ κυρτὰ, καὶ ταῖς τοῦ σπληνὸς, καὶ ταῖς κατὰ τὴν κε-
φαλὴν αὐτοῦ, καὶ ταῖς τοῦ περιτοναίου, τὸ τοιοῦτον εἶδος
ἕπεται τῆς δυσπνοίας. ἀλλὰ καὶ οἷς ἡ γαστὴρ φλεγμαίνει, καὶ
μᾶλλον εἰ τὸ στόμα τε καὶ ὁ στόμαχος αὐτῆς, [255] καὶ οἷς
τῶν ὑμένων τις ἢ τῶν μυῶν τῶν καθ᾽ ὑποχόνδριον, ἢ αἱ φρέ-
νες αὐταὶ, τούτοις ἅπασι μικρὸν καὶ πυκνὸν γίνεται τὸ πνεῦμα,

pularibus conſcriptos, verum Hippocratem nihil de difficili
ipſorum reſpiratione dixiſſe, propterea quod manifeſta erat
et omnibus medicis perſpicua. Si enim aut pectus aut co-
ſtas aut partes circa claviculas aut fauces alicui inflammari
contigit, et ob id parvus ac denſus ſpiritus neceſſario ſequu-
tus eſt, ut in ſuperiore libro eſt demonſtratum; Hippocrates
neque difficilis reſpirationis ſpeciem, neque omnino, quod
difficulter ſpirans factus ſit, ſcribere dignatus eſt. Multam
enim et frequentem hujusmodi dyspnoeae ſpeciem quotidie
fere videre eſt et in peripneumonicis et pleuriticis et in an-
gina, ac ſimpliciter in omnibus quibus aliqua pars thoracis
ac pulmonis eſt inflammata. Quin et hepatis inflammatio-
nes, praeſertim gibbae ejus partis, et ſplenis, et maxime
ipſius capitis; itemque peritonaei; ejusmodi difficilis ſpira-
tionis ſpecies ſequitur. Imo etiam quibus ventriculus in-
flammatus eſt, et magis ſi os et ſtomachus ipſius, et quibus
membrana aliqua aut musculus circa praecordia, aut ipſum
adeo ſeptum transverſum, his omnibus parvus et denſus ſit

ΒΙΒΛΙΟΝ ΔΕΥΤΕΡΟΝ. 853

Ed. Chart. VII. [255.]   Ed. Baf. III. (182.)

πολλάκις δὲ καὶ τῶν ἐντέρων τι τῶν λεπτῶν, καὶ μάλιστα τῶν
κατὰ τὴν νῆστίν τε καὶ τοῦ κώλου τὰ ἄνω μειζόνως φλεγμή-
ναντα, δυσπνοεῖν οὕτως ἠνάγκασε τὸν ἄνθρωπον, φλεγμονῆς
νῦν ἀκονομένης τοῦ σκληροῦ καὶ θερμοῦ καὶ ὀδυνῶντος ὄγκου,
καθάπερ τῷ Ἐρασιστράτῳ καλεῖν ἔθος ἐστὶ καὶ τοῖς νεωτέροις
ἰατροῖς πᾶσιν, ἐπεὶ ὅτι γε τὴν φλόγωσιν οὕτως ὠνόμαζον οἱ
παλαιοὶ σχεδὸν οὐδεὶς ἀγνοεῖ. δέδεικται δ᾽ ἐν τῷ πρὸ τού-
του λόγῳ καὶ διότι τοῖς ὑδερικοῖς καὶ τοῖς ὑπερεμπεπλησμέ-
νοις ἢ πόματος ἢ σιτίων, καὶ ταῖς κυούσαις, καὶ τοῖς προγά-
στορσι μικρὰν καὶ πυκνὸν γίνεται τὸ πνεῦμα, καὶ καθόλου
φάναι πᾶσιν ὅσοις στενοχωρεῖταί τι τῶν ἀναπνευστικῶν ὀρ-
γάνων. οὕτω γὰρ καὶ τοῖς ἀσθματικοῖς καὶ τοῖς πνευμονώ-
δεσι καὶ τοῖς ἐμπύοις, καὶ οἷς ἡ ῥάχις διέστραπται μεγάλως,
καὶ οἷς ἀπέπτων φυμάτων σύστασις ἢ ἐν θώρακι ἢ ἐν πνεύ-
μονι, καὶ ὅλως ἅπασιν οἷς σκίῤῥος ἢ ἄλλος τις ὄγκος ἀξιόλο-
γος ὅτου δὴ τῶν προειρημένων μορίων ἐστὶν ἁπάντων, μικρὸν
καὶ πυκνὸν ἀναπνεῖν ἀνάγκη. οὔτ᾽ οὖν οὗτοι δύνανται λα-

ſpiritus. Saepe vero etiam inteſtinum aliquod tenue, et
maxime ex iis, quae ad jejunum ſunt et ſuperiores coli par-
tes, majori inflammatione correptum, ita hominem difficul-
ter coëgit ſpirare. Per inflammationem autem nunc intel-
ligendus eſt durus et calidus et dolens tumor, quemadmo-
dum et Eraſiſtrato vocare conſuetudo eſt, et recentioribus
medicis omnibus; quandoquidem veteres ita phlogoſin no-
minaſſe nemo fere ignorat. Demonſtratum eſt autem in li-
bro hunc praecedente ob quid et hydropicis et iis, qui ſe
aut potu aut cibis ſupra modum expleverunt, et praegnan-
tibus, et prominentem ventrem habentibus, parvus et den-
ſus fiat ſpiritus, et univerſim loquendo, omnibus quibus
aliquod reſpiratorium organum coarctatur. Sic enim et
aſthmaticis et pulmonariis et ſuppuratis, et quibus ſpina
dorſi magnopere diſtorta eſt, et quibus crudorum tuberculo-
rum collectio vel in thorace vel in pulmone, ac denique
omnibus, quibus ſcirrhus, aut alius quispiam tumor inſignis
in quibuscumque praedictis partibus exiſtit, neceſſarium eſt
parvum et denſum ſpiritum ducere. Hi igitur neque vul

Ed. Chart. VII. [255.]   Ed. Baf. III. (182.)

θεῖν οὐδὲ τὸν ἐπιτυχόντα τῶν ἰατρῶν, οὔτε αἱ διαθέσεις αὐτῶν, αἷς ἐξ ἀνάγκης ἕπεται δύσπνοια. καὶ γὰρ αἱ διαθέσεις σαφεῖς, καὶ τὸ τῆς δυσπνοίας εἶδος ἐναργές ἐστι, καὶ πολλοῖς μονονουχὶ καθ᾽ ἑκάστην ἡμέραν γιγνόμενον. ἀλλ᾽ ὅτι μηδὲν τῶν οὕτω σαφῶν Ἱπποκράτης γράφει, πολλάκις ἀποδέδεικται. Θουκυδίδης μὲν γὰρ τὰ συμβάντα τοῖς νοσοῦσιν ὡς ἰδιώτης ἰδιώταις ἔγραψεν, Ἱπποκράτης δὲ τεχνίτης τεχνίταις.

Κεφ. ή. Εἴπωμεν οὖν ἤδη καὶ αὐτοὺς δὴ τοὺς δυσπνοήσαντας ἀῤῥώστους, ἐφ᾽ ὧν οὐκ ἠξίωσεν οὐχ ὅπως τὸ τῆς δυσπνοίας εἶδος, ἀλλ᾽ οὐδ᾽ αὐτὸ τοῦτο μόνον ἁπλῶς εἰπεῖν, ὅτι ἐδυσπνόησαν. ἐπεὶ δ᾽ ἑπτὰ μέν ἐστιν ἅπαντα τὰ τῶν ἐπιδημιῶν βιβλία, τούτων δὲ τὸ μὲν ἕβδομον σαφῶς νόθον εἶναι πᾶσι δοκεῖ καὶ νεώτερον καὶ διεσκευασμένον, τὸ δὲ πέμπτον οὐ τοῦ μεγάλου Ἱπποκράτους τοῦ Ἡρακλείδου υἱέος, ἀλλὰ τοῦ νεωτέρου τοῦ Δράκοντος· τὸ δὲ δεύτερον καὶ τὸ τέταρτον καὶ τὰ ἕκτον ἔστι μὲν οἷς τοῦ Ἱπποκράτους υἱέος, ἔστι δὲ οἷς καὶ αὐτοῦ Ἱπποκράτους ἔδοξεν, οὐ μὴν συγγράμματά γε οὐδ᾽ ὥστε διαδοθῆναι τοῖς Ἕλλησι μέλλοντα, ἀλλ᾽ ὑπομνήματα

gares quidem medicos latere poſſunt, neque affectiones ipſorum, ad quas neceſſario ſequitur ſpirandi difficultas. Nam et affectus manifeſti ſunt, et ſpecies dyspnoeae evidens eſt, et plerisque tantum non quotidie contingit. Verum, quod Hippocrates nihil ex tam manifeſtis ſcribat, ſaepe demonſtratum eſt. Thucydides enim quae aegris contingunt velut idiota idiotis conſcripſit; Hippocrates vero ut artifex artificibus. Cap. VIII. Dicamus igitur jam etiam ipſos difficulter ſpirantes aegrotos, in quibus non dignatus eſt non ſolum ſpeciem difficilis reſpirationis, ſed neque ipſum hoc ſolum ſimpliciter dicere, quod difficulter ſpiraverint. Quoniam vero ſeptem ſunt in univerſum epidemiorum libri, et ex his ſeptimus manifeſte ſpurius eſſe omnibus videtur, imo et recentior ac interpolatus; quintus vero non magni Hippocratis Heraclidae filii, ſed junioris filii Draconis; ſecundus vero ac quartus et ſextus ab aliquibus Hippocratis filii, ab aliis vero ipſius Hippocratis eſſe putantur, non tamen opera, neque Graecis divulganda, ſed commentarii potius

BIBΛION ΔETTEPON. 855

Ed. Chart. VII. [255. 256.]   Ed. Baf. III. (182.)

μᾶλλον εἶναι· τισὶ δὲ οἵπερ καὶ ἀκριβέστερά μοι δοκοῦσι κατα-
μαθεῖν τῶν βιβλίων τὴν δύναμιν, ὑπὸ μὲν τοῦ Θεσσαλοῦ γε-
γράφθαι δοκεῖ τὰ έ, δύο δ᾽ εἶναι τοῦ μεγάλου Ἱπποκράτους,
καὶ ἐπιγεγράφθαι γέ που διὰ τοῦτο τὰ ἐκ τοῦ μικροῦ πινακι-
δίου, δηλονότι τοῦ Θεσσαλοῦ πάντα ὅσα περ ὁ πατὴρ αὐτοῦ
γεγραφὼς ἔτυχεν ἀθροῖσαι σπουδάσαντος ἐς ταὐτὸν, ὡς μη-
δὲν ἀπόλοιτο· μόνα δὲ καὶ λοιπὰ τῶν ζ τούτων βιβλίων
Ἱπποκράτους εἶναι τοῦ μεγάλου σχεδὸν ἅπασιν ὡμολόγηται,
τό τε πρῶτον καὶ τὸ τρίτον· εὔλογον ἔδοξέ μοι πρῶτον μὲν
τοὺς ἐν τούτοις τοῖς βιβλίοις γεγραμμένους ἀῤῥώστους προχει-
ρίσασθαι, μετὰ δὲ [256] τοῦτο καὶ τοὺς ἐν τοῖς ἄλλοις τῶν
ἐπιδημιῶν εὐθὺς αὐτοῖς συνάπτοντα κατὰ τὴν τῶν λόγων
οἰκειότητα καὶ ὅσα διὰ τῶν ἄλλων συγγραμμάτων αὐτῷ περὶ
δυσπνοίας εἴρηται. καὶ δὴ καὶ πρώτου πάντων μνημονεύσω-
μεν Ἀναξίωνος, ὅν τινα, ὡς φησιν αὐτός, πυρετὸς ὀξὺς ἔλα-
βεν, πλευροῦ δεξιοῦ ὀδύνη ξυνεχὴς, ἔβησσε ξηρὰ, οὐδ᾽ ἔπτυε
τὰς πρώτας ἡμέρας. καὶ πρῶτόν γε αὐτὸ τοῦτο δείξωμεν, τί
δή ποτε καίτοι βραχυλόγος ὢν ὁ Ἱπποκράτης, ἐνὸν εἰπεῖν αὐτὸ

eſſe; quibusdam vero, qui mihi accuratius librorum vim ex-
pendiſſe videntur, a Theſſalo conſcriptos eſſe quinque libros
conjectura eſt; duos autem eſſe magni Hippocratis, et ob id
ſane inſcriptos eſſe *Libros* ex parva tabella; Theſſalo vide-
licet omnia, quae pater ſuus ſcripſerat, in idem coacervare
ſtudente, quo nihil deperiret; ſolos autem reliquos ex his
ſeptem libris Hippocratis magni eſſe fere ab omnibus con-
ceſſum eſt, nempe primum et tertium; *proinde* rationi con-
ſentaneum mihi viſum eſt primum aegrotos his in libris
conſcriptos in manus ſumere; poſtea vero etiam eos, qui
in aliis epidemiorum libris proditi ſunt, ipſis ſtatim anne-
ctere, prout ſermonis conſortium poſtulaverit, etiam quae-
cunque in aliis ipſius ſcriptis de reſpirandi difficultate dicta
ſunt. Et ſane primi omnium Anaxionis mentionem faciâ-
mus, *quem,* velut ipſe ait, *febris acuta prehendit; lateris
dextri dolor continuus, tuſſivit aridas, neque primis die-
bus expuebat.* Ac primum hoc ipſum demonſtremus, cur
tandem, quum breviloquus ſit Hippocrates, licuiſſetque ipſi

δι' ἑνὸς ὀνόματος, ὅτι πλευριτικὸς ἦν ὁ Ἀναξίων, οὕτως εἰ-
πὼν τὰ συμπτώματα τὰ κατὰ τοῦτο τὸ νόσημα, δι' ἐκείνων
μᾶλλον ἠξίωσε τὴν ὑπὲρ αὐτοῦ ποιήσασθαι διήγησιν. οὔτε
γὰρ ἔθος αὐτῷ τὸ τοιοῦτον, ἀλλ' αὐτὸ τοὐναντίον ἐστὶν, εἰς
ἓν ὄνομα καὶ κεφάλαιον ἀνάγειν ἀεὶ τὰ κατὰ μέρος· οὔτε μὴν
κατὰ τὸ τυχὸν ἐνδέχεται νῦν οὕτω γράφειν τὸν μηδ' ἓν εἰκῇ
γράφοντα, τίς οὖν ἡ αἰτία; τῶν νοσημάτων ἑκάστῳ συμ-
πτώματα τὰ μὲν ἐξ ἀνάγκης ὑπάρχει, τὰ δ' ὡς τὸ πολύ.
αὐτῶν δὲ τῶν ἐξ ἀνάγκης ὑπαρχόντων πλείους εἰσὶ διαφοραὶ,
τινὲς μὲν πλειστάκις ὁρώμεναι, καὶ διὰ τοῦτ' οἰκεῖαι τῇ φύσει
τοῦ νοσήματος εἶναι πεπιστευμέναι· τινὲς δὲ σπανίως πάνυ,
καὶ διά τι συμπεσὸν ἰδίως ἐξαίρετον, ὁ τοίνυν Ἱπποκράτης,
ὅταν μὲν αἱ συνήθεις ἰδέαι τῶν συμπτωμάτων ὦσιν, ἀρκεῖται
τηνικαῦτα μόνῳ τῷ καθόλου τοῦ νοσήματος ὀνόματι ὅταν
δέ τι ἐμπίπτῃ τῶν σπανίων, μετὰ τὴν καθόλου τε καὶ κοινὴν
ἅπαντος τοῦ νοσήματος προσηγορίαν εὐθὺς ἐκεῖνο διορίζεται·
εἰ δὲ πλείους ποτὲ θεάσαιτο παθημάτων ἰδέας ὑπὲρ τὴν κοι-
νὴν καὶ συνήθη φύσιν, δεομένην ἑκάστην οἰκείου διορισμοῦ,

uno verbo, quod pleuriticus erat Anaxion, dicere, fic rela-
tis hujus morbi fymptomatis, per illa magis dignatus fit fa-
cere de ipfo enarrationem? Neque enim talis ipfi mos eft,
fed plane contrarius, ad unum nomen et caput particularia
femper reducere. Neque vero verifimile eft nunc eum for-
tuito fic fcribere, qui nihil quicquam temere fcribat. Quae-
nam eft igitur caufa? Singulis morbis infunt fymptomata
alia neceffario, alia ut plurimum. Eorum ipforum, quae
neceffario infunt, plures funt differentiae; quaedam faepiffi-
me videntur, et ob id naturae morbi propria effe creduntur;
quaedam raro admodum et ob rem aliquam praecipuam, pri-
vatim obortam. Hippocrates igitur quum confuetae fpecies
fymptomatum extiterint, tunc fane folo univerfali morbi
nomine contentus eft; quum vero aliquid ex raris incidit,
poft univerfalem et communem totius morbi appellationem
ftatim illud ipfum difcriminat; quod fi plures aliquando con-
fpiciat affectionum fpecies, quae fingulae fupra communem
et confuetam naturam propria diftinctione opus habeant

τηνικαῦτα ὑπερβαίνει μὲν τὸν καθόλου, διηγεῖται δ᾽ εὐθὺς
ἕκαστον τῶν κατὰ μέρος, ὡς ἂν ἐκ τούτων κἀκείνου δηλουμέ-
νου. πλευριτικοῖς οὖν ἐξ ἀνάγκης μὲν συμπίπτει τό τε τῆς
πλευρᾶς ἄλγημα, καὶ μετὰ τοῦ πυρετοῦ, καὶ ἡ δύσπνοια καὶ
ἡ βήξ· οὐκ ἐνδέχεται γὰρ πλευριτικὸν εἶναι μὲν, μὴ οὐ πάντα
δὲ ταῦθ᾽ ὑπάρχειν αὐτῷ· τὸ δὲ ἀνάγεσθαί τι τῶν ἀπὸ τῆς
φλεγμονῆς ἅμα ταῖς βηξὶν, οὐκ ἀναγκαῖον μὲν, ὡς τὸ πολὺ
μέντοι συμβαίνει. οὕτω δὲ καὶ ἡ τῶν ἀναγομένων ἰδέα ὑπέρυ-
θρος, ἢ ὑπόξανθος, ἢ ἀφρώδης ἐστίν. ὥσπερ δ᾽ ἐν τοῖς εἰ-
ρημένοις τὸ μέν ἐστι σύνηθες, τὸ δὲ ξένον, οὕτω καὶ ἐν αὐ-
τοῖς τοῖς ἐξ ἀνάγκης συμπίπτουσι τινὲς μὲν ἰδέαι πλειστάκις,
τινὲς δὲ σπανίως ὁρῶνται. καὶ τοίνυν ὁ Ἱπποκράτης, ἐπὶ
τοῦ προκειμένου νῦν ἀῤῥώστου τοῦ Ἀναξίωνος, ἐπειδὴ τὰ
κατὰ μέρος παθήματα διορισμοῦ ἐδεῖτο, τῆς σπανιωτέρας
ἰδέας ὄντα, διοριζομένων δ᾽ αὐτῶν ᾔδει γνωρισθησομένην σα-
φῶς τὴν πλευριτικὴν συνδρομὴν, περιττὸν ἡγήσατο γράφειν ὃ
πάντως ἔμελλεν καὶ χωρὶς τοῦ συγγραφῆναι νοηθήσεσθαι,
πυρετὸς γάρ, φησιν, ὀξὺς ἔλαβε, καὶ πλευροῦ δεξιοῦ ὀδύνη

tunc univerfale quidem transgreditur, enumerat autem fla-
tim fingula particularia, tanquam fane ex his etiam illud ma-
nifeftum fiat. Pleuriticis itaque neceffario accidit et lateris
dolor, et cum febre, et refpirandi difficultas et tuffis: non
enim datur pleuriticum effe, cui non omnia haec adfint;
verum educi quicquam ab inflammatione una cum tuffi, non
quidem neceffarium eft, ut plurimum tamen contingit. Sic
vero etiam eorum, quae educuntur, forma fubrubra, aut
fubflava, aut fpumofa exiftit. Quemadmodum autem in jam
dictis aliud confuetum, aliud peregrinum eft: fic etiam in
ipfis, quae neceffario accidunt, quaedam formae faepiffime,
quaedam raro videntur. Hippocrates itaque in propofito
nunc aegroto Anaxione, quum particulares affectiones di-
ftinctione indigerent, ut quae rarioris formae effent, iis au-
tem diftinctis pleuriticum concurfum manifefte cognitum
iri videret, fupervacaneum exiftimavit fcribere, quod om-
nino circa confcriptionem intelligi poterat. *Febris enim*,
inquit, *acuta corripuit, et dextri lateris dolor continuus*,

Ed. Chart. VII. [256. 257.]   Ed. Baſ. III. (181. 183.)

συνεχὴς, καὶ ἔβησσε ξηρὰ, δηλονότι βηχία. οὐκοῦν οὐ μόνον
ὅτι πυρετὸς, ἀλλὰ καὶ ὁποῖός τις, ἔμαθες· ὀξὺς γάρ, φησιν·
οὐδ᾽ ὅτι πλευρᾶς πόνος, ἀλλὰ καὶ ὁποῖος, ὅτι συνεχής· οὐδ᾽
ὅτι βῆχες μόνον, ἀλλὰ καὶ ὁποῖαι καὶ τίνες, ὅτι ξηραὶ καὶ
ἄπτυστοι· ἐν ταὐτῷ δὲ τούτῳ τῷ λόγῳ καὶ ὅτι πλευριτικὸς
ἦν οὗτος ὁ ἄνθρωπος, ἔμαθες· οὐδενὶ γὰρ τῶν πάντων νοση-
μάτων ἡ τῶν εἰρημένων παθῶν ὑπάρχει σύνοδος, ὅτι μὴ
πλευρίτιδι. δι᾽ ἑνὸς οὖν λόγου καὶ ὅτι πλευρίτιδι διεπάλαιεν
ὁ ἄνθρωπος, καὶ ὁποίᾳ τινὶ ταύτῃ, δεδήλωται. ἐπεὶ δ᾽ ἐξ
ἀνάγκης ἕπεται πλευρίτισιν ἡ δύσπνοια, παρέλειψε [257] γρά-
φειν, ὅτι καὶ δύσπνους ἦν. εἰ μὲν γὰρ καὶ περὶ ταύτης τι
ξένον εἶχεν εἰπεῖν καὶ σπά(183)νιον, οὐκ ἂν ἐσιώπησεν· ἐπεὶ
δ᾽, ὡς ἔοικεν, ἐφύλαττε τὴν εἰθισμένην ἰδέαν, εὐλόγως παρέ-
λιπεν. ὥσπερ δὲ ταῦτα παρῆκεν, οὕτως ἄλλα παρέγραψεν,
ἃ μήτε ἐξ ἀνάγκης ὑπάρχει πλευρίτισι μήθ᾽ ὡς πολὺ μήτ᾽ ἐκ
τῶν εἰρημένων νοηθῆναι δύναται. τὸ τί γάρ φησι; διψώδης,
ἄγρυπνος, οὖρα δὲ εὔχροα, πολλὰ, λεπτά. εἶτα ἐπιφέρων,

et tuſſivit aridas, tuſſiculas videlicet.   Non folum igitur,
quod febris fuit, fed etiam qualisnam, didiciſti; aouta enim,
inquit; et non folum quod lateris dolor, fed etiam qualis,
nempe continuus; et non folum quod tuſſes, fed etiam
quae et quales, nimirum aridae, neque quicquam expuentes.
In eodem autem hoc fermone didiciſti et quod pleuriticus
fuerit hic homo; nulli enim ex omnibus morbis praedicta-
rum affectionum concurfus adeſt, praeterquam pleuritidi.
Una itaque oratione et quod pleuritide conflictatus fit homo
et qualis haec ipfa fuerit oftenfum eſt.   Quando vero re-
fpirandi difficultas neceſſario pleuritidem fequitur, fcribere
omifit, quod difficile fpirarit.   Si namque et de hac quic-
quam peregrinum ac rarum, quod diceret, habuiſſet, non
utique tacuiſſet; quum vero fcilicet confuetam fpeciem fer-
varet, merito omiſit.   Quemadmodum autem haec reliquit,
fic alia afcripſit, quae neque neceſſario pleuriticis adfunt,
neque ut plurimum, neque ex dictis intelligi poſſunt.   In-
quit enim, fiticulofus, vigilans, urinae autem coloratae,
multae, tenues; deinde inferens, fexto delirus, ad calefa-

ἕκτη παράληρος, πρὸς δὲ τὰ θερμάσματα οὐδὲν ἐνεδίδου.
τούτων οὐδὲν οὔτ᾽ ἀναγκαίως ὑπάρχει πλευρίτισιν οὔθ᾽ ὡς
τὸ πολύ. εἰ δὲ καὶ κατὰ τὴν ἑβδόμην ἡμέραν ἀκούσῃς αὐτοῦ
διηγουμένου, σαφέστερον ἐπιγνώσῃ τὴν προαίρεσιν τἀνδρός.
ἔχει δ᾽ οὕτως· ἑβδόμῃ ἐπίπονος, ὅ τε γὰρ πυρετὸς ἐπέτεινεν,
οἵ τε πόνοι οὐ ξυνεδίδοσαν, αἵ τε βῆχες ἠνώχλεον, δύσπνοός
τε ἦν. ἐνταῦθα δυσπνοίας ἐμνημόνευσεν, ὁπότε τοῦ κακῶς
διακεῖσθαι τὸν ἄνθρωπον ἐποιεῖτο συλλογισμὸν, ἐν τοῖς ἄλ-
λοις καὶ αὐτὴν καταλέγων τοῖς ἐξ ἀρχῆς μὲν αὐτῷ συμπε-
σοῦσι, μήτε δὲ πεπαυμένοις μήτε ἐνδεδωκόσι. τοὺς μὲν γὰρ
πυρετοὺς καὶ προσεπιτεῖναί φησι, τὰ δὲ λοιπὰ τρία, τέτταρα
γὰρ εὑρέθη τὰ συμπληροῦντα τὴν πλευριτικὴν συνδρομὴν, ἐπὶ
τῶν αὐτῶν διαμεῖναί φησι, τοὺς πόνους, τὰς βῆχας, τὰς δυσ-
πνοίας, ἀπ᾽ αὐτῆς τῆς οὐσίας τοῦ νοσήματος συλλογιζόμενος
ἐπιπόνως ἔχειν τὸν ἄνθρωπον. εἰ γὰρ τῶν συμπληρωτικῶν
αὐτῷ παθημάτων τεττάρων ὄντων τὰ τρία μὲν ὡσαύτως
ἔχοντα διέμενε, τὸ τέταρτον δὲ χεῖρον ἐγένετο, παντὶ δῆλον,
ὅτι κακῶς ὁ ἄνθρωπος εἶχεν. ὁρᾷς οὖν ἐναργῶς, ὅτι διὰ τὸ

ctoria vero nihil remittebat.   Horum nihil neque neceſſa-
rio pleuriticis adeſt neque ut plurimum.   Si vero et ſepti-
mi diei audiveris enarrationem, adhuc manifeſtius cognosces
voluntatem viri.   Habet autem hoc modo: *Septimo die ma-
gis laboravit, febris enim increvit, et dolores non remiſe-
runt, tuſſesque infeſtabant, ac difficulter ſpirabat.*   Hic
ſane difficilis ſpirationis mentionem fecit, hominem male af-
fici concluſurus, inter alia etiam ipſam recenſens, quae a
principio quidem ipſi inciderant, non ceſſaverant tamen ne-
que remiſerant.   Febres enim etiam increviſſe affirmat; re-
liqua vero tria (quatuor enim ſunt comperta, quae pleuri-
ticum concurſum perficiunt) eadem permanſiſſe ait, dolores,
tuſſes ac difficilem ſpirationem, ab ipſa morbi ſubſtantia col-
ligens ratiocinando, hominem laborioſe affici.   Si enim ex
affectionibus ipſum morbum conſtituentibus, quae quatuor
erant, tres quidem eodem modo habentes permanebant,
quarta vero etiam deterior reddebatur, omnibus manifeſtum
eſt, quod homo male habebat.   Quare palam vides eum dif-

χρήζειν εἰς πρόγνωσιν τῆς τοῦ νοσήματος καταστάσεως, ἐμνη-
μόνευσε τῆς δυσπνοίας, οὐκ ἂν ἄλλως μνημονεύσας αὐτῆς.
καὶ διὰ τοῦτο πρῶτον τῶν ἄλλων τοῦτον προὐχειρισάμην τὸν
ἄῤῥωστον, ἵνα δείξω, ὑπὲρ ἧς μηδὲν εἶπεν καταρχὰς δυσ-
πνοίας, ὅτι μηδ' ἔχρηζεν ὅλως αὐτῆς, ὡς οὐ κακῶς μνημο-
νεύει νῦν. εἰ γὰρ προσέχεις τῇ λέξει τὸν νοῦν, εὑρήσεις αὐτὴν
τοῦτ' ἐνδεικνυμένην. ἑβδόμῃ, φησὶν, ἐπίπονος. ὅ τε γὰρ
πυρετὸς ἐπέτεινέ, φησιν, οἵ τε πόνοι οὐ ξυνεδίδοσαν, αἵ τε βῆ-
χες ἠνώχλεον, δύσπνοός τε ἦν. ἐνταῦθα μὲν γὰρ, ὡς ἔφην,
ἐν μὲν ἐπιτετάσθαι δηλοῖ, τὰ δ' ἄλλα μένειν ἐπὶ τῶν αὐτῶν.
ὃ γὰρ ἐδήλωσεν, οὐ ξυνεδίδοσαν, εἰπὼν τοῦτ' ἐπὶ τῶν λοιπῶν,
τῶν βηχῶν καὶ τῆς δυσπνοίας, ἀπὸ κοινοῦ χρὴ νοεῖν, συνη-
θεστάτης οὔσης τῆς τοιαύτης ἑρμηνείας οὐχ Ἱπποκράτει μό-
νον, ἀλλὰ καὶ τοῖς ἄλλοις παλαιοῖς σχεδὸν ἅπασι. ὡς γὰρ οἱ
πόνοι οὐδὲν ξυνεδίδοσαν, οὕτω καὶ αἱ βῆχες ἠνώχλεον, ὡσαύ-
τως δηλονότι μηδὲν ἐνδιδοῦσαι, δύσπνοός τε ἦν, ὡσαύτως
δηλονότι μηδὲν τῆς δυσπνοίας ἐνδιδούσης. ἐνδείκνυται δὲ καὶ

ficilis refpirationis mentionem propterea feciffe, quod ea
opus fuerit ad conftitutionis morbi praenotionem, alias ipfi-
us haud ullam mentionem facturus. Et ob id primum hunc
aegrum ex omnibus propofui, ut oftendam eum non male
nunc difficilis refpirationis mentionem facere, de qua per
initia nihil dixit, quod prorfus ea non opus effet. Si enim
mentem adhibueris dictioni, invenies ipfam hoc indicare.
Septimo, inquit, *magis laboravit*, nam *et febris increvit*,
inquit, *et dolores* non remiferunt, tuffesque infeftabant, ac
difficulter fpirabat. Hic enim, ut dixi, unum quidem *malum*
increviffe oftendit, reliqua vero manere in eodem ftatu.
Nam quod oftendit per hoc, *non remiferunt*, id ipfum etiam
in reliquis tuffibus, et difficili fpiratione, ex communi in-
telligere oportet, quum familiariffima fit ejusmodi loquendi
ratio non Hippocrati folum, fed et aliis veteribus fere omni-
bus. Ut enim dolores nihil remittebant, fic etiam tuffes in-
feftabant, eodem modo fcilicet, nihil remittentes: et diffi-
culter fpirans erat, eodem videlicet modo, nihil remittente
difficili fpiratione. Quin et ipfa vox *erat* idem ac *fimi-*

αὐτὸ τὸ ἦν ταὐτὸν τῷ ὡς πρώην. οὐ γὰρ δύσπνοος
ἐγένετο, εἶπε, καί τοι δυνάμενος εἰπεῖν, μᾶλλον δὲ παντὸς ἂν
εἰρηκώς, εἰ κατὰ τὴν ἑβδόμην προσεγεγόνει τοῦτο τὸ πάθημα,
πρότερον οὐκ ὄν· ἀλλ᾽ οὔτε προσεγένετο δηλονότι, πάντως γὰρ
ἐχρῆν ἐξ ἀρχῆς αὐτὸ συστῆναι τοῖς ἄλλοις, Ἱπποκράτης τε
δεόντως ἐδίδαξεν, ἐν ἀρχῇ μὲν τῆς διηγήσεως παραλιπὼν αὐτὸ,
μετὰ ταῦτα δὲ μνημονεύσας· ἐπ᾽ ἄλλων μέντοι παμπόλλων
ἀῤῥώστων, ὥσπερ ἐν ἀρχῇ παρέλιπεν, οὕτως οὐδ᾽ ἐπὶ προή-
κοντι τῷ λόγῳ φαίνεται μνημονεύων δυσπνοίας. ἅπαντας δ᾽
αὐτοὺς ἑξῆς παραγράψω τοὺς ἐν τῷ πρώτῳ τῶν ἐπιδημιῶν,
ὡς ἔφην, [258] καὶ τοὺς ἐν τῷ τρίτῳ γεγραμμένους, πρότε-
ρόν γε προσθεὶς τὰ λείποντα τῆς εἰς τὸν προγεγραμμένον ἄῤ-
ῥωστον ἐξηγήσεως. ὥσπερ οὖν ὅτι δύσπνους ἦν, ἐξ αὐτοῦ
τοῦ νοσήματος τῆς φύσεως ἂν ἔγνωμεν, εἰ καὶ μὴ πρὸς Ἱππο-
κράτους εἴρητο μετὰ ταῦτα, οὕτω καὶ ὅτι τὸ τῆς δυσπνοίας
ἦν εἶδος αὐτῷ μικρὸν καὶ πυκνὸν, οὐκ ἄδηλόν ἐστι, κἂν Ἱπ-
ποκράτης μὴ γράφῃ· ὡς γὰρ ὅτι δυσπνοοῦσιν οἱ πλευριτικοὶ,

liter ut prius. Non enim, difficulter fpirans factus eft, di-
xit, quamvis dicere potuiffet; et magis utique quam omnia
alia dixiffet, fi circa feptimum haec affectio infuper acceffif-
fet, cum non fuiffet prius; fed nec acceffit videlicet; omni-
no enim a principio ipfam cum aliis confiftere oportebat.
Recte itaque Hippocrates docuit, in principio quidem enar-
rationis ipfam omittens, poftea vero ejus mentionem faciens.
At vero in aliis multis aegrotis ut in principio omifit, fic
neque in progreffu fermonis difficilis fpirationis mentionem
facere videtur. Caeterum omnes ipfos deinceps afcribam,
tum qui in primo epidemiorum, ut dixi, tum qui in tertio
funt confcripti, ubi prius appofuero, quae defunt adhuc ex-
pofitioni in praefcriptum aegrotum. Quemadmodum igitur
eum difficulter fpiraffe ex ipfa morbi natura cognoviffemus,
etiamfi non poftea ab ipfo Hippocrate dictum effet; fic etiam
difficilis fpirationis fpeciem ipfi parvam ac denfam fuiffe
non obcurum eft, etiamfi Hippocrates non fcribat. Ut enim
quod pleuritici difficulter fpirent apparet, fic etiam quod

φαίνεται, ούτω καὶ ὅτι μικρὸν καὶ πυκνὸν ἀναπνέουσιν· εἴ-
πομεν δὲ ἔμπροσθεν, ὡς οὐδὲν τῶν καὶ τοῖς ἄλλοις σαφῶς
γιγνωσκομένων Ἱπποκράτης γράφει. καί τοι καὶ παρεφρόνη-
σεν οὗτος ὁ ἄνθρωπος· λέγει γοῦν οὕτω περὶ αὐτοῦ· ἕκτη
παράληρος· ἀλλὰ τοῦτο μὲν οὐχ ὡς νόσημα φύσει παρακοπτι-
κὸν, ἀλλ᾽ ὡς ἐπιγιγνόμενον πάθημα πλευρίτισιν ἰσχυραῖς, οὐκ
ἔμελλε δήπουθεν ἐκνικήσειν τὴν ἀπὸ τοῦ πόνου τροπὴν, οὐδὲ
καθ᾽ αὐτὸ τυπώσειν τὴν τῆς δυσπνοίας ἰδέαν· ὁ δ᾽ ἐν τῇ πλευρᾷ
πόνος ἰσχυρὸς ὢν, καθ᾽ ἑαυτὸν πάντως ἔμελλεν ἀλλοιώσειν
τὴν ἀναπνοήν· εἰ δέ γε καθ᾽ ὑπόθεσιν ὁ μὲν πόνος ἦν ἀμυ-
δρὸς, σφοδρὰ δὲ ἡ παραφροσύνη, πάντως ἂν ἢ τελέως ἐνίκη-
σεν ἡ παραφροσύνη τὸν πόνον, ἢ ὡς τὸ πολύ· καὶ οὕτως ἂν
ἤτοι διὰ παντὸς τοῦ νοσήματος ἀνέπνεεν ὁ τοιοῦτος ἄῤῥωστος
μέγα καὶ ἀραιὸν, ἢ πλεῖστα μὲν οὕτως, σπανιάκις δὲ σμικρὸν
καὶ πυκνόν· καὶ τοῦτο πάντως ὁ Ἱπποκράτης προεσημήνατο,
καθάπερ ἐπὶ τοῦ ἐν Μελιβοίῃ νεανίσκου. τούτῳ γὰρ ἦν μέν
τις καὶ καθ᾽ ὑποχόνδριον ἔντασις ὑπολάπαρος, ἀλλὰ καὶ παρε-
φρόνησε μεγάλως. γράφει γοῦν ἐπὶ μὲν τῆς ἐντάσεως οὕτως·

parvam ac denfam fpirationem habeant. Diximus autem
antea Hippocratem nihil eorum, quae etiam aliis manifefte
cognoscuntur, fcribere. At etiam deliravit hic homo; dicit
igitur fic de ipfo: *Sexto delirus.* Sed hoc quidem non
ut morbum natura fua mentem percellentem, fed ut affectum
validarum pleuritidum confectarium, non fane commutatio-
nem ex dolore fuperaturum erat, neque per fe ipfum diffi-
cilis refpirationis fpeciem formaturum; verum quum dolor
lateris vehemens exifteret, per fe ipfum omnino refpiratio-
nem alteraturus erat. Si autem ex hypothefi dolor obfcu-
rus fuiffet, delirium vero vehemens, omnino fane aut per-
fecte delirium dolorem fuperaffet, aut certe plurimum; at-
que ita per totum morbum talis aegrotus magnum et rarum
fpiritum duxiffet; aut ut plurimum quidem fic, raro autem
parvum et denfum; et hoc prius Hippocrates prorfus figni-
ficaffet, ut in adolescente Meliboeo; huic enim et hypo-
chondrii tenfio quaedam fubmollis erat, fed et magno-
pere defipiebat. Scribit itaque de tenfione quidem fic:

BIBΛΙΟΝ ΔΕΥΤΕΡΟΝ. 863

Ed. Chart. VII. [258.]   Ed. Baf. III. (183.)

ὑποχονδρίου ἔντασις ὑπολάπαρος, παραμήκης ἒξ ἀμφοτέρων·
περὶ δὲ τῆς παραφροσύνης οὕτως· ἐν μὲν τῇ δεκάτῃ τῶν ἡμε-
ρῶν παρέκρουσεν ἀτρεμέως, ἐπὶ δὲ τῆς τεσσαρεσκαιδεκάτης
πολλὰ παρέλεγεν, ἐπὶ δὲ τῆς εἰκοστῆς ἐξεμάνη, φησίν. ἢν
μὲν οὖν καὶ μόνον αὐτῷ τοὔνομα τὸ ἐξεμάνη μέγεθος παρα-
φροσύνης ἱκανὸν ἐνδείξασθαι, ἀλλὰ καὶ τὸ κόσμιον εἶναι καὶ
σιωπηλὸν τὸν νεανίσκον αὐξητικόν ἐστιν οὐ σμικρὸν τοῦ με-
γέθους αὐτῆς, εἴ γε δὴ κἂν τῷ προῤῥητικῷ καὶ τὰς ἀποκρίσεις
τὰς θρασείας, μήτοι γε τὰς παραφροσύνας αὐτὰς, κακάς φησιν
εἶναι τοῖς κοσμίοις. οὐ γὰρ δὴ οὐδ᾽ ἄλλου τινὸς ἕνεκεν ἐν τῇ
τῆς δεκάτης ἡμέρας διηγήσει προσέγραψεν τὰ περὶ τοῦ ἤθους
τοῦ νεανίσκου. ἵνα δὲ μὴ δόξωμεν, ἐπειδὴ γέγραπται, παρέ-
κρουσεν ἀτρεμέως, ἁπλῆν τινα εἶναι καὶ τὴν τυχοῦσαν παρα-
φροσύνην, διὰ τοῦτο ἐπιφέρει, ἢν δὲ κόσμιος καὶ σιγῶν, ἐξ
ὧν πάντων μὲν δὴ τούτων τὸ σφοδρὸν τῆς παραφροσύνης
ἐνεδείξατο. τὴν δὲ καθ᾽ ὑποχόνδριον ἔντασιν ἐξ ἀμφοτέρων
τῶν μερῶν τάχ᾽ ἄν τις δόξειεν μικρὸν καὶ πυκνὸν ἐργάσασθαι
τὸ πνεῦμα· δι᾽ αὐτῶν γὰρ ὧν ὑπὲρ αὐτῆς ἔγραψεν, ἐνεδείξατο
νενικημένην εὐλόγως ὑπὸ τῆς παραφροσύνης. οὐ γὰρ ἁπλῶς

hypochondrii tenſio ſubmollis, oblonga ex utrisque. De de-
ſipientia vero ſic: *decimo die ſenſim deliravit, decimo quarto
multum delirabat, vigeſimo furebat,* inquit. Sola itaque
vox ἐξεμάνη i. e. *furebat,* ſufficiebat ad delirii magnitudinem
indicandam; ſed et quod moderatus eſſet ac taciturnus ado-
lescens, non parum magnitudinem delirii auget; ſiquidem
ſane et in praedictionum libro, *reſponſiones temerarias,* ne-
dum deliria ipſa, *malas eſſe ait in modeſtis;* neque enim
alterius rei gratia in decimi diei enarratione, ea quae ad mo-
res adolescentis pertinent, adſcripſit. Ut vero ne putare-
mus, propterea quod ſcriptum eſt, *deliravit ſenſim,* ſim-
plex quoddam et vulgare eſſe delirium, ob id ſane infert,
erat autem moderatus et taciturnus, per quae omnia vehe-
mentiam delirii indicavit. At vero tenſionem hypochon-
drii ex utraque parte, fortaſſis putaverit aliquis parvum ac
denſum ſpiritum effecturam; verum per ea quae de ipſa ſcri-
pſit, ratione oſtendit ipſam a delirio victam eſſe; neque enim

Ed. Chart. VII. [258. 259.]　　　　Ed. Baf. III. (183. 184.)

εἶπεν· ἦν δὲ καθ᾽ ὑποχόνδριον ἔντασις, ἀλλὰ προσέθηκεν
ὑπολάπαρος, δηλῶν ὡς οὐκ ἦν σὺν ὄγκῳ μεγάλῳ. λαπαρὸν
γὰρ τὸ κενόν. ἐκ δὲ τοῦ παραμήκης τοὐναντίον ἐμφαίνει
ᾧ πολλάκις αὐτὸς λέγει τῷ ἀνεσπασμένῳ ὑποχονδρίῳ. ὅταν
μὲν γὰρ ὑπὸ τῶν φρενῶν τείνηται, τότε μὲν ἀνασπᾶταί τε καὶ
κατακρύπτεται πᾶν, ἑλκόμενον εἰς τὸν θώρακα· ὅταν δ᾽ ὑπό
τινος τῶν κάτω, παραμήκης τηνικαῦθ᾽ ἡ τάσις φαίνεται, οὐ-
δὲν γάρ ἐστιν ἐπίπροσθεν τὸ κατακρύψον αὐτήν, ὥσπερ ἐπὶ
τοῦ θώρακος αἵ τε νόθοι πλευραὶ καὶ τὸ στέρνον. οὐ μόνον
οὖν ἐκ τούτων δῆλον, ἃς σμικρὰ παντάπασιν ἡ κατὰ τὸ ὑπο-
χόνδριον ἦν διάθεσις εἰς δυσπνοίας γένεσιν, ἀλλὰ κἀξ αὐτοῦ
τοῦ προσγράψαι τὸν Ἱπποκράτην περὶ τῆς ὀδύνης αὐτοῦ μη-
δέν. οὐ γὰρ ἂν ἐσιώπησεν, εἴπερ ἦν ὀδυνηρὸν, ἔθος ὂν αὐτῷ
[259] μηδὲν τῶν τοιούτων ἀργῶς παρέρχεσθαι. εἴπερ οὖν
ταῦτα μὲν ἦν πάντως σμικρὰ, οὔτε γὰρ ὄγκος τις ἐν αὐτῷ
μέγας οὔτε πόνος, οὔτε τὰς φρένας ἔθλιβεν, ἀλλὰ κατὰ
(184) τῆς γαστρὸς ὅλης ἐξετέτατο, τῇ παραφροσύνῃ δ᾽ οὐδὲν

fimpliciter dixit, *erat autem hypochondrii tenſio,* ſed appo-
fuit, *fubmollis,* oftendens, quod non fuerit cum magno tu-
more. Molle enim eft vacuum. Ex verbo autem *oblonga*
contrarium oftendit ei, quod ipfe faepe dicit, *hypochondrio
revulſo.* Quum enim a fepto transverfo tenditur, tunc
quidem revellitur ac totum occultatur; ad thoracem tra-
ctum; quum vero ab aliqua infra fita parte, tunc fane ob-
longa ipfa tenfio apparet; non eft enim quicquam ante fitum,
quod ipfam occultet, ut in thorace funt tum coftae fpuriae,
tum ipfum pectus. Non folum igitur ex his palam eft, par-
vam omnino fuiffe affectionem circa hypochondrium ad dif-
ficilis refpirationis generationem, fed et ex eo quod Hippo-
crates de ipfius dolore nihil afcripferit, non taciturnus, fi
cum dolore fuiffet, quum ipfi mos fit, ut nihil ejusmodi re-
rum negligenter praetereat. Si igitur haec ipfa omnino
erant parva (neque enim tumor aliquis magnus erat in ipfo,
neque dolor, neque feptum transverfum premebat, fed per
cotum extendebatur ventrem) delirio vero contra nihil de-

ἐνέδει πρὸς τὸ μεγίστην εἶναι καὶ χαλεπωτάτην, κατὰ λόγον
ἐνικήθη τελέως ὑπ᾽ αὐτοῦ ἡ κατὰ τὸ ὑποχόνδριον διάθεσις,
ὥστε γενέσθαι δι᾽ ὅλου τοῦ νοσήματος τὴν ἀναπνοὴν ἀραιὰν
καὶ μεγάλην. διὰ τοῦτ᾽ οὖν καὶ ὁ Ἱπποκράτης ἀμφοτέρων
ὁμοῦ μνημονεύει, τοῦ τε τῆς δυσπνοίας εἴδους καὶ τῆς κατὰ τὸ
ὑποχόνδριον διαθέσεως. ἔχει δ᾽ ἡ λέξις ὧδε· πνεῦμα ἀραιὸν,
μέγα, διὰ χρόνου, ὑποχονδρίου ἔντασις ὑπολάπαρος· ἵνα μή
τις ἀργῶς παρέλθοι τὸν λόγον, ἀλλ᾽ ἑξῆς ἀλλήλων ἀναγνοὺς
δύο διαθέσεις, ἐναντίον εἶδος δυσπνοίας ἐργάζεσθαι πεφυκυίας,
ἐπισκέπτηται τὴν αἰτίαν τοῦ κρατῆσαι μὲν τελέως τὴν παρα-
φροσύνην, νικηθῆναι δὲ τὴν καθ᾽ ὑποχόνδριον ἔντασιν. ἀλλ᾽
ἡμεῖς γε καὶ τὴν αἰτίαν εἰρήκαμεν καὶ τὴν γνάμην τἀνδρὸς
ἐξηγησάμεθα, καὶ χρὴ μεταβάντας ἤδη τὸ λοιπὸν μέρος τοῦ
προτεθέντος λόγου διελθεῖν. ὅταν μὲν γὰρ ἡ παραφροσύνη
τελέως νικήσῃ τὴν ἐναντίαν διάθεσιν, αὕτη μόνη κατὰ τὴν
ἑαυτῆς δύναμιν ἀλλοιοῖ τὴν ἀναπνοὴν, ὡς ἐπὶ τοῦ προγεγραμ-
μένου γέγραπται νεανίσκου, τοῦ κατὰ τὸ τρίτον τῶν ἐπιδη-
μιῶν ὑστάτου γεγραμμένου· ἀλλὰ μὴν καὶ ὅτι τοῦ πόνου τε-

erat, quo minus maximum et graviffimum effet; pro ratione
utique ab ipfo penitus evicta eft hypochondrii affectio, ut
ob id per totum morbum refpiratio rara et magna fit facta.
Et propterea Hippocrates utriusque fimul meminit, tum fpe-
ciei difficilis fpirationis tum hypochondrii affectionis. Ha-
bet autem ita textus: *Spiritus rarus, magnus, per tempus,
hypochondrii tenfio fubmollis:* ut ne quis negligenter prae-
tereat fermonem, fed duas deinceps legens affectiones, con-
trariam difficilis refpirationis fpeciem efficere folitas, confi-
deret caufam, cur omnino quidem fuperet delirium, vinca-
tur autem hypochondrii tenfio. Verum nos fane et caufam
diximus et mentem viri expofuimus, et oportet nos jam
alio digreffos reliquam propofiti fermonis partem explicare.
Quum enim delirium perfecte vicerit contrariam affectionem,
ipfum folum per propriam vim refpirationem alterat, velut
in praefcripto dictum eft adolefcentulo, qui in tertio epide-
miorum ultimus recenfetur. At vero quod etiam dolore

Ed. Chart. VII. [259.]   Ed. Baf. III. (184.)

λέως κρατοῦντος, οὐδὲν παρεμφαίνεται τῆς κατὰ τὴν παρα-
φροσύνην δυσπνοίας, ἐπ᾽ Ἀναξίωνος ἐδείξαμεν, ὃς ἐν τῷ τρίτῳ
καὶ αὐτὸς γέγραπται τῶν ἐπιδημιῶν, ὄγδοος ἀπὸ τῆς λοιμώ-
δους καταστάσεως· ἐπὶ δ᾽ αὖ τῆς Δεάλκους γυναικὸς, ἧς καὶ
πρόσθεν ἐμνημονεύσαμεν, ὀγδόης μὲν ἀπὸ τούτου, πεντεκαι-
δεκάτης δὲ μετὰ τὴν λοιμώδη κατάστασιν γεγραμμένης, ὡς τὰ
πολλὰ μὲν ἡ παραφροσύνη κρατεῖ, σπανιάκις δὲ καὶ κρατεῖται.
ἀλλὰ τὰς μὲν ῥήσεις ὀλίγον ἔμπροσθεν, ἡνίκ᾽ ἐξηγούμην οἷόν
τι δηλοῖ τὸ διὰ χρόνου, παρέγραψα, νυνὶ δὲ καὶ τὰς διαθέσεις
αὐτὰς τὰς μαχομένας ἐρῶ, ἑπόμενος κἀνταῦθα ταῖς ὑφ᾽ Ἱππο-
κράτους εἰρημέναις λέξεσιν. ἐπώδυνος μὲν οὖν διάθεσις οὐδε-
μία ταύτῃ τῇ ἀνθρώπῳ συμβῆναι φαίνεται, κατάψυξις δὲ ἐπε-
κράτησε, μαραινομένης τῆς ἐμφύτου θερμασίας. ἐκ γὰρ τοῦ
γεγράφθαι περὶ αὐτῆς, πυρετοὶ πρὸς χεῖρα λεπτοὶ, ἀκρέων
ψύξις, τοῦτο δηλοῦται, κἀκ τοῦ περιστέλλεσθαι δι᾽ ὅλου τοῦ
νοσήματος. εἰπὼν γὰρ, ἐξ ἀρχῆς δὲ περιεστέλλετο, μετὰ ταῦτα
ἐπὶ τέλει τῆς ὅλης διηγήσεως, ἀεὶ περιεστέλλετό, φησι. ἀλλὰ
καὶ τὸ ἀπὸ λύπης ἄρξασθαι, τούτοις ὁμολογεῖ. τί γάρ φησι;

perfecte exuperante, nihil appareat difficultatis fpirandi de-
lirii confectariae, in Anaxione demonſtravimus, qui et ipfe
in tertio epidemiorum fcriptus eſt octavus a peſtilenti con-
ſtitutione. In Dealcis autem rurfus uxore, cujus etiam an-
tea mentionem fecimus, octava ab hoc, decimaquinta poſt
peſtilentem conſtitutionem fcripta, ut plurimum quidem de-
lirium exuperat, raro vero exuperatur; verum verba paulo
ante, quum exponerem quid fignificet, *per tempus,* afcripfi;
nunc vero affectiones ipfas pugnantes referam, fequuturus
et hic fermones ab Hippocrate prolatos. Nulla itaque do-
loris affectio huic mulierculae accidiffe videtur, praevaluit
autem perfrigeratio, marcescente infito calore; ex eo enim
quod fcriptum eſt de ipfa: *Febres ad manum tenues, extre-
marum partium frigus,* hoc oſtenditur et ex eo, quod *per
totum morbum contegebatur;* quum enim dixiffet, *ab initio
autem contegebatur,* poſtea in fine totius narrationis
femper contegebatur ait. Quin et ex moerore initium
fumpfiffe, his conſentit. Quid enim inquit? *Febris cum*

πυρετὸς φρικώδης ἐκ λύπης ἔλαβε. ἀλλὰ καὶ αὐτὸς ὁ φρικώ-
δης πυρετὸς κατὰ τὴν αὐτὴν αἰτίαν ἐγένετο. καὶ μὲν δὴ καὶ
τὸ τὰ πινόμενα διεξέρχεσθαι τὴν γαστέρα, μηδ᾽ ἐπὶ βραχὺ
συνιστάμενα, μέγιστον τεκμήριον τοῦ τὴν ἔμφυτον θερμασίαν
ἀποσβέννυσθαι. καὶ τὸ δέρμα δὲ τὸ καρφαλέον, τὸ ἀπεξηραμ-
μένον ἐστί. συναπόλλυται δὲ ταῖς τοιαύταις ξηρότησι τὸ ἔμ-
φυτον θερμόν. ἀλλὰ μὴν ὅτι γε ταῦτ᾽ ἐπ᾽ αὐτῆς ἐγένετο, δη-
λοῦσιν αἱ λέξεις αὗται. ἑπτακαιδεκάτη γάρ, φησιν, ἐρεθισμοὶ
ἀπὸ κοιλίης ταραχώδεες, ἔπειτα δ᾽ αὐτὰ τὰ ποτὰ διῄει, οὐδὲ
συνίστατο· ἀναισθήτως εἶχε πάντων· δέρματος περίτασις καρ-
φαλέα. εὐλόγως οὖν δι᾽ ὅλου τοῦ νοσήματος ἐπεκράτησε τὸ
μέγα καὶ ἀραιὸν πνεῦμα, παρενέπιπτε δέ ποτε καὶ τὸ βραχὺ τὸ
ταῖς καταψύξεσιν ἑπόμενον. ἀναμνήσω δὲ καὶ νῦν τῶν ῥήσεων,
ὡς ἔμπροσθεν ἤδη παρέγραψα· τεσσαρεσκαιδεκάτη πνεῦμα
ἀραιὸν, μέγα, διὰ χρόνου, καὶ πάλιν βραχύπνοος. εἰκοστῇ
λόγοι πολλοὶ, πάλιν ἱδρύνθη, ἄφωνος, βραχύπνοος. μιῇ καὶ
εἰκοστῇ ἀπέθανε. ταύτῃ διὰ τέλεος πνεῦ[260]μα ἀραιὸν, μέγα.
ἐνταῦθα μὲν οὖν ἡ παραφροσύνη τῆς καταψύξεως ἐπεκράτει,

horrore ex moerore corripuit. Sed et ipfa febris horrifica
eandem ob caufam facta eft. Et fane etiam hoc, quod po-
tulenta ventrem pertransirent, neque parvo tempore con-
fiftentia, maximum fignum eft innatum calorem extingui.
Quin et cutis arida nihil aliud eft quam reficcata. Deperit
autem una cum ejusmodi ficcitatibus innatus calor. At ve-
ro, quod haec omnia in ipfa facta fint, docent haec verba.
Decimo feptimo enim, inquit, *irritationes a ventre turbu-
lentae, poftea vero ipfi potus pertranfibant, neque confifte-
bant, omnino nihil fentiebat, cutis aridae circumtenfio.*
Jure igitur per totum morbum magnus et rarus fpiritus prae-
valuit; intercedebat autem aliquando etiam brevis, perfri-
gerationes fequens. In memoriam autem revocabo etiam
nunc ipfos textus, ut antea jam afcripfi: *Decimo quarto fpi-
ritus rarus, magnus, per tempus, et rurfus brevifpira.
Vigefimo verba multa, rurfus fedata eft, taciturna, brevi-
fpira. Vigefimo primo mortua eft. Huic perpetuo fpiri-
tus rarus, magnus.* Hic igitur delirium perfrigerationem

καὶ διὰ τοῦτο σπανίως μὲν βραχύπνους, δι᾽ ὅλου δὲ τοῦ νοσή-
ματος μακρόπνους ἐτηρήθη. ἔμπαλιν δὲ ἐπὶ τοῦ Πυθίωνος,
οὗ καὶ πρόσθεν ἐμνημόνευσα, βραχύπνοια μὲν ἦν δι᾽ ὅλου τοῦ
νοσήματος, ὀλιγάκις δέ ποτε συνέβαινεν ἡ μακρόπνοια, κατὰ
λόγον, δύο γὰρ ἀντέκειντο τῇ παραφροσύνῃ διαθέσεις βρα-
χυπνοίας αἰτίαι, πόνος καὶ κατάψυξις, ἄμφω μὲν μικρὰν πε-
φυκότα ποιεῖν τὴν ἀναπνοήν, ἀλλ᾽ ὁ μὲν πόνος μετὰ πυκνό-
τητος, ἡ δὲ κατάψυξις μετὰ ἀραιότητος. ὅτι μὲν οὖν παρε-
φρόνησε, γέγραπται πολλάκις αὐτοῖς ὀνόμασιν ὑπ᾽ αὐτοῦ τοῦ
Ἱπποκράτους, ὥστε τοῦτο μὲν οὐκ ἄν τινα λάθοι· ἀλλ᾽ οὐδὲ
τὸ τοῦ πόνου τοῦ κατὰ τὴν κοιλίαν, καὶ γὰρ καὶ τοῦτο σα-
φῶς ὧδε γέγραπται· κατὰ δὲ κοιλίην, βάρος μετὰ πόνου· ὅτι
δὲ κατέψυκτο, καὶ ἡ ἔμφυτος θερμασία ἐμαραίνετο, δῆλον ἐκ
τῶνδε· δευτέρῃ περὶ μέσον ἡμέρης ψύξις ἀκρέων, τὰ δὲ περὶ
χεῖρας καὶ κεφαλὴν μᾶλλον· εἶθ᾽ ἑξῆς ἐν τῇ τῆς τρίτης ἡμέρας
διηγήσει, ὀψὲ δὲ περὶ ἡλίου δυσμὰς ὑπεψύχθη μικρά· ἐπὶ δέ
γε τῆς τετάρτης ἡμέρας, οὐ μόνον ὅτι ψύξις, ἀλλὰ καὶ ὅτι
ἀνεθερμάνθη μετὰ χρόνον, προσγέγραπται. σαφέστερον δὲ

ſuperabat, et propterea raro quidem breviſpira, per omnem
vero morbum longiſpira obſervata eſt. Vice verſa inPythione,
cujus jam antea memini, brevis ſpiratio per totum quidem mor-
bum erat, raro autem quandoque longa ſpiratio contingebat;
atque id ratione; duae enim oppenebantur delirio affectiones
brevis ſpirationis cauſae, dolor et perfrigeratio, quae ambae
parvam reſpirationem facere ſolent; verum dolor cum denſi-
tate, perfrigeratio vero cum raritate. Eum itaque deliraſſe,
ſaepe ſcriptum eſt apertis verbis ab ipſo Hippocrate, ut hoc
quidem neminem latere poſſit; ſed neque dolor in alvo, nam
et hic aperte ſic ſcriptus eſt: *In alvo gravitas cum dolore;*
quod vero perfrigeratus fuiſſet, et inſitus calor contabesce-
ret, clarum ex his ſit: *Secundo circa medium diem frigus
extremarum partium, verum magis circa manus et caput.*
Deinde conſequenter in tertii diei enarratione: *ſero circa
ſolis occaſum ſubfrigefactus eſt parum.* In quarto autem
die non ſolum frigus, ſed etiam quod recalefactus ſit poſt
tempus, aſcriptum eſt. Clarius autem adhuc de octavo die
narrans : *mane quidem dormivit,* inquit, *parum, ſtatim au-*

περὶ τῆς ὀγδόης ἡμέρας διηγούμενος, πρωΐ μὲν ἐκοιμήθη, φησί,
μικρὰ, ταχὺ δὲ ψύξις, ὀψὲ δὲ πάλιν ἀνεθερμάνθη. αὖθις δ᾽
ἐπὶ τῆς δεκάτης ἡμέρας, πολλὴ ψύξις, φησί. ἐκ τῶνδε μὲν οὖν
δῆλον ὅτι καὶ ψύξις ἦν, οὐ μόνον πόνος καὶ παραφροσύνη
τῷ Πυθίωνι. ὅτι δὲ ἐπεκράτει μὲν ἡ βραχύπνοια, ἦν δέ τις καὶ
μακρόπνοια, γένοιτ᾽ ἂν σαφὲς ἐν τῇ τῆς δευτέρας ἡμέρας διη-
γήσει. γέγραπται γὰρ ὡδὶ, βραχύπνοος ἐπὶ χρόνον πολύν.
τοῦτο γὰρ τὸ, χρόνον πολὺν, ἐνδεικτικόν ἐστι τοῦ γε μὴ μόνην
εἶναι τὴν βραχύπνοιαν, ἀλλὰ καὶ τοῦ πλεονεκτεῖν αὐτὴν τῆς
(ἐπὶ) μακροπνοίας. γέγραπται δὲ καὶ οὗτος ὁ Πυθίων ἐν τῷ
τρίτῳ τῶν ἐπιδημιῶν, τρίτος μετὰ τὴν λοιμώδη κατάστασιν,
ὥστ᾽ ἔνεστιν ἑκάστῳ καθ᾽ ἑαυτὴν ἐπὶ πλέον ἐνδιατρίβειν ταῖς
τοῦ παλαιοῦ ῥήσεσιν, ἵνα μὴ πάσας αὐτὰς ἡμεῖς παραγρά-
φοντες μακρὸν ποιῶμεν τὸν λόγον.

Κεφ. θ'. Ἀλλὰ καὶ ὅτι μηδεμίαν λέξιν ἐναντίαν τοῖς
ὑφ᾽ ἡμῶν λεγομένοις ἑκόντες εἶναι παραλείπομεν, εἴ τις ἐπ᾽
αὐτὰ τὰ βιβλία παραγένηται, μάλιστ᾽ ἂν πεισθείη. καὶ διὰ
τοῦτο μηνύομεν ἡμεῖς, ἐν τίνι τε τῶν βιβλίων ὁ ἄῤῥωστος,
ὑπὲρ οὗ ποτ᾽ ἂν ἑκάστοτε διαλεγόμενοι τύχωμεν, γέγραπται

tem frigus; fero excalefactus eft; rurfus item in decimo
die, multum frigus, ait. Ex his igitur manifeftum eft, fri-
gus etiam, non folum dolorem et delirium fuiffe Pythioni.
Quod vero praevaluerit quidem brevis fpiratio, fuerit autem
et quaedam longa fpiratio, perfpicuum ex fecundi diei enar-
ratione redditur. Sic enim fcriptum eft: Brevifpirus ad
tempus multum. Hoc enim quod ait, ad tempus multum,
indicat non folum fuiffe brevem fpirationem, fed et ipfam
longam fpirationem ab illa fuperatam. Porro hic Pythion
in tertio epidemiorum fcriptus eft tertius poft peftilentem
conftitutionem. Quare licet unicuique per fe diutius in ip-
fius fenis fermonibus immorari, ne nos omnes ipfos afcri-
bendo longum fermonem faciamus.

Cap. IX. Enimvero, quod nullam dictionem his a
nobis prolatis contrariam volentes praetermittamus, maxi-
me is crediderit, qui ad ipfos libros legendos accefferit. Ob
idque indicamus nos, tum in quo libro aeger, de quocunque
tandem nobis fubinde fermo fit, fcriptus fit, tum quotus

καὶ πόστος ἐστὶν ἢ ἀπὸ τῆς ἀρχῆς, ἢ ἀπὸ καταστάσεως ἀριθ-
μοῦντι, πρὸς τὸ μὴ καταμέλλειν διὰ ταῦτά τινα, καὶ περὶ τὴν
ἀνεύρεσιν ὀκνοῦντα ἢ ἀβασανίστως ἡμῖν πιστεύειν, ὅπερ οὐ
βουλόμεθα, ἢ ὑποπτεύειν, ὥστε καὶ παραγράφοντας ἡμᾶς, ὃ
δὴ πολλοὶ τῶν ἐξηγησαμένων ἐποίησαν. ἀλλ' ἐκεῖνοι μὲν διὰ
τοῦτο σιγῶσι τὰ βιβλία, καὶ κατακρύπτουσιν ἑκόντες, ἐξ ὧν
ἂν ἑκάστοτε παραγράφωσι τὰς λέξεις, ἡμεῖς δὲ οὐκ αὐτὰ μόνον,
ἀλλὰ καὶ τοὺς τόπους αὐτοὺς καὶ τὰ κεφάλαια μηνύομεν, ὑπὲρ
τοῦ ῥᾷον εὑρίσκειν τὰ βουλόμενα· ἴσμεν γὰρ ὅτι βεβαιοτέραν
πίστιν ὧν λέγομεν ἕξουσιν οἱ πᾶν ἀναγνόντες τοῦ βιβλίου τὸ
χωρίον, ἐξ οὗ τὴν ῥῆσιν παραγράφομεν. τῶν μὲν δὴ προειρη-
μένων ἀῤῥώστων ἠνάγκασεν ἡμᾶς ἡ ἀκολουθία τοῦ λόγου μνη-
μονεῦσαι, βουληθέντας [261] δηλῶσαι, καθ' ὅντινα τρόπον
ἐνίοτε μὲν ἡ παραφροσύνη μόνη τὴν δύσπνοιαν ἐργάζεται, νι-
κᾷσα τὴν ἐναντίαν διάθεσιν, ἐνίοτε δὲ νικηθεῖσα τελέως ἐξί-
τηλος γίνεται· καὶ ποτὲ μὲν ὡς τὸ πολὺ κρατεῖ, σπανίως ἐμ-
πιπτούσης τῆς διαφερούσης (185) δυσπνοίας, ποτὲ δὲ κρατεῖται
κατὰ τὸ σπάνιον αὐτή που παρεμφαινομένη. καὶ ἤδη δῆλον

aut a principio, aut a conſtitutione numerandi exordio fa-
cto, ut ne quis cunctetur ob haec, et circa inventionem pigri-
tetur aut citra experimentum nobis credat, quod minime
expetimus, aut nos ſuspectos habeat tanquam qui ſcripta de-
pravemus, quod multi interpretes fecerunt.   Verum illi
propterea libros ſilent ac volentes celant, ex quibus fre-
quenter adſcribunt dictiones; nos vero non ipſos ſolum, ſed
et locos ipſos ac capita indicamus, quo quae volumus facili-
us reperiri queant; ſcimus enim firmiorem fidem habituros
illos eorum, quae dicimus, qui totum libri locum legerint,
ex quo textum aſcribimus.   Caeterum praedictorum aegro-
rum mentionem nos facere ſermonis ſequela coëgit, quum
vellemus oſtendere, quonam modo interdum ſolum deliri-
um ſpirandi difficultatem efficiat, contrariam evincens affe-
ctionem; interdum vero penitus ſuperatum etiam ipſum eva-
nescat, atque interdum quidem, ut plurimum exuperet, ra-
ro intercidente diverſa ſpirandi difficultate; aliquando vero
exuperetur, raro ipſum apparens.   Et jam ſane perſpicuum

ὅπερ ἐν ἀρχῇ ἐλέγομεν, ὡς ᾧ μὲν τὸ μέγα καὶ ἀραιὸν πνεῦμα,
πάντως καὶ παραφροσύνη, ᾧ δὲ παραφροσύνη, οὐ πάντως
τούτῳ μέγα καὶ ἀραιὸν τὸ πνεῦμα. Κεφ. ί. Ὅπερ δ᾽ ἔτι λείπει τῶν προτεθέντων, προσ-
θῶμεν τῷ λόγῳ, πάντας ἐπελθόντες τοὺς ἔν τε τῷ πρώτῳ
καὶ τῷ τρίτῳ τῶν ἐπιδημιῶν ἀῤῥώστους γεγραμμένους ἀπὸ
τοῦ πρώτου μέχρι τοῦ πάντων ὑστάτου, τὴν τάξιν τῷ λόγῳ
τὴν αὐτὴν ἐντιθέντες ἥπερ δὴ καὶ τῆς γραφῆς ἐστιν αὐτῷ.
ὁ μὲν δὴ πρῶτος ἁπάντων Φιλίσκος, ὅτι μὲν καὶ παρεφρό-
νησε, καὶ μέγα καὶ ἀραιὸν ἔσχε τὸ πνεῦμα, διὰ τῶν ἔμπροσθεν
λόγων ἐδείξαμεν, αὐτοῦ τοῦ Ἱπποκράτους παραθέμενοι τὴν
ῥῆσιν· ὅτι δὲ οὐδὲ ἦν τις πόνος αὐτῷ κατ᾽ οὐδὲν μορίων, ὧν
πασχόντων ἐλέγομεν μικρὰν καὶ πυκνὴν γίγνεσθαι τὴν ἀνα-
πνοὴν, νυνὶ δείξομεν, αὐτῆς κἀνταῦθα τῆς τοῦ παλαιοῦ λέξεως
ὑπομνήσαντες, ἐχούσης ὧδε· σπλὴν ἐπήρθη περιφερεῖ κυρτώ-
ματι. οὔκουν οὔτ᾽ ἄλλως ὀδυνηρὸν τὸ σπλάγχνον ὁ σπλὴν, οὔτε
θλίβει τὰς φρένας ὁμοίως ἥπατι καὶ γαστρὶ, πλὴν εἰ μὴ μέγι-
στόν ποτε ὄγκον σχοίη κατὰ τὴν κεφαλὴν, ὅπερ οὐκ ἦν τῷ
Φιλίσκῳ, καὶ διὰ τοῦτο οὐχ ἱκανὸς ἐγένετο νικῆσαι τὴν ἐκ τῆς

eft id, quod a principio dicebamus, nempe cui magnus et
rarus eft fpiritus, huic omnino effe etiam delirium; cui vero
delirium, huic non omnino magnum et rarum effe fpiritum.
Cap. X. Quod autem propofitis deeft, id orationi
addamus, omnes aegrotos tum in primo tum in tertio epi-
demiorum fcriptos percurrentes, a primo usque ad ultimum
omnium eundem orationi ordinem ponentes, quem ipfe in
fcribendo obfervavit. Primus itaque omnium Philiscus,
quod quidem delirarit ac magnum et rarum fpiritum habu-
erit, fuperioribus fermonibus Hippocratis dictionem inferen-
tes demonftravimus; quod vero nullus dolor ipfi fuerit in
ulla partium, quibus affectis parvam ac denfam fieri refpi-
rationem dicebamus, nunc oftendemus, ipfa etiam hic fenis
dictione in memoriam revocata, quae fic habet: *Splen intu-
muit orbiculari gibbo.* Neque igitur alias dolori obnoxium
viscus fplen, neque feptum transverfum premit, ficut hepar
et venter, nifi maximum fane habeat tumorem circa caput,
quod in Philisco non erat, et ob id fplen ipfe fufficiens mi-

παραφροσύνης δύσπνοιαν ὁ σπλὴν, μήτ᾽ ἐπώδυνος ὢν μήτε
θλίβων τὰς φρένας. ὁ δ᾽ ἐφεξῆς τούτῳ γεγραμμένος Σιληνὸς,
οὗ καὶ αὐτοῦ ἐν τοῖς ἔμπροσθεν λόγοις μετὰ τὸν Φιλίσκον
ἐμνημονεύσαμεν, ὅτι μὲν ἀραιὸν καὶ μέγα καὶ αὐτὸς ἔσχε τὸ
πνεῦμα, καὶ ὅτι παρεφρόνησεν, ἐν ἐκείνοις ἐδείξαμεν· ὅτι δὲ
οὐδεμία διάθεσις ἦν αὐτῷ νικῆσαι δυναμένη παραφροσύνην, ἐν
τῷδε δειχθήσεται. ἡ γάρ τοι τῆς τρίτης τοῦ νοσήματος ἡμέρας
διήγησις ἔχει καὶ τοῦτο γεγραμμένον· ὑποχονδρίου ξύντασις,
ἐξ ἀμφοτέρων παραμήκης, πρὸς ὀμφαλὸν ὑπολάπαρος. οὐκοῦν
καὶ πρὸς ὀμφαλὸν ἀπεχώρει ἡ σύντασις, οὔτ᾽ ὀδύνη τις οὔτ᾽
ὄγκος ἀξιόλογος. ἀλλὰ καὶ τὸ ἐπὶ τῆς τελευτῆς εἰρημένον, ὑπο-
χονδρίου παλμὸς, οὐχ ἱκανὸν οὐδ᾽ αὐτὸ τὴν ἐκ τῆς παραφρο-
σύνης ἀλλοιῶσαι δύσπνοιαν. ἐῤῥέθη γὰρ ἤδη μυριάκις, ἤτοι
πόνον δεῖν εἶναι περί τι τῶν κατὰ τὰς ἀναπνοὰς κινουμένων
μορίων, ἢ στενοχωρεῖσθαί τι τῶν ἀναπνευστικῶν ὀργάνων,
ἵνα μικρὸν καὶ πυκνὸν γένηται τὸ πνεῦμα. οὐκ οὖν οὐδ᾽ οὗτος
ὁ Σιληνὸς, ὥσπερ οὐδ᾽ ὁ πρότερος ὁ Φιλίσκος, εἶχέ τινα διά-
θεσιν ἑτέραν, ἀλλοιοῦν δυναμένην τὴν ἀναπνοὴν, ὅτι μὴ παρα-

nime erat, ut ſpirandi difficultatem ex delirio inductam ſu-
peraret, quum neque dolorem, neque ſeptum tranſverſum
premeret. At vero Silenus, qui deinceps ſcriptus eſt, cujus
item in ſuperioribus ſermonibus poſt Philiscum mentionem
fecimus, quod rarum et magnum etiam ipſe habuerit ſpiri-
tum, et quod delirarit, illic oſtendimus; quod vero nullam
affectionem habuerit, quae delirium ſuperare poſſet, hoc lo-
co demonſtrabitur. Etenim tertii diei ipſius morbi enarratio
et hoc ſcriptum habet: *hypochondrii diſtentio, ex utraque
parte oblonga, ad umbilicum ſubmollis.* Igitur et ad umbi-
licum ſecedebat diſtentio, neque dolor quispiam neque tu-
mor memorabilis *erat.* Quin et quod in fine dictum eſt,
hypochondrii palpitatio, neque ipſum ſuffieiens eſt difficilem
ex delirio reſpirationem alterare. Dictum enim ſexcenties
jam eſt, aut dolorem eſſe oportere in aliqua parte, quae per
reſpirationes moveatur, aut aliquod ex reſpiratoriis organis
coarotari, ut parvus et denſus ſpiritus fiat. Igitur neque
Silenus hic, ut neque prior Philiscus, aliquam aliam affe-
ctionem habuit, quae reſpirationem alterare poſſet, praeter-

Ed. Chart. VII. [261. 262.]   Ed. Baf. III. (185.)

φροσύνην. οὔτε γὰρ πόνος οὔτε θλῖψις τῶν ἀναπνευστικῶν ὀργάνων, ἀλλ᾽ οὐδὲ κατάψυξίς τις ἦν, οἵαν ἐν τῷ τρίτῳ τῶν ἐπιδημιῶν ἐδείξαμεν Πυθίωνί τε καὶ τῇ Δεάλκους γυναικὶ γινομένην. τοὺς μέντοι τρεῖς τοὺς ἑξῆς τούτων γεγραμμένους, Ἡροφῶντα καὶ τὴν Φιλίνου γυναῖκα καὶ τὴν Ἐπικράτους, εὕροις ἂν ἀκριβῶς ἀναλεγόμενος τὰς ὑπὲρ αὐτῶν διηγήσεις ἐλάττονα τὴν [262] παραφροσύνην ἔχοντας, ἢ ὥστε κατὰ ταύτην ἀλλοιωθῆναι ἀναπνοήν. ἀλλ᾽ Ἡροφῶντι μὲν ὅ τε σπλὴν ἐπῄρθη, καὶ ὑποχονδρίου, φησὶ, ξύντασις, οὐκέτι προσθεὶς, ὑπολάπαρος, οὐδὲ, παραμήκης, οὐδὲ, πρὸς ὀμφαλὸν, ὥστε τούτῳ τὰ κατὰ τὰς φρένας ἐφλέγμηνεν, αἵπερ ἐδείχθησαν ἡμῖν ἐν τοῖς περὶ τῶν τῆς ἀναπνοῆς αἰτίων τὸ πρῶτόν τε καὶ κυριώτατον αὐτῶν ὄργανον. ἡ δὲ τοῦ Φιλίνου γυνὴ ἤλγεέ, φησι, καρδίην καὶ ὑποχόνδριον δεξιόν· ἡ δέ γε τοῦ Ἐπικράτους, οὐ τὴν καρδίαν μόνην, ἀλλὰ καὶ πλευροῦ, φησιν, ἀριστεροῦ βάρος μετ᾽ ὀδύνης εἶχε. διὰ τοῦτ᾽ οὖν οὐδὲ προσέγραψεν οὐδενὶ τούτων πνεῦμα μικρὸν καὶ πυκνὸν, ἀλλ᾽ ὅλως ἐσιώπησεν, ἔθος ἔχων, ὡς καὶ πρόσθεν ἐδείξαμεν, τὰ σαφῶς

quam delirium. Neque enim dolor, neque compreſſio organorum reſpirabilium, imo neque perfrigeratio aliqua aderat, qualem in tertio epidemiorum Pythioni et Dealcis uxori factam eſſe oſtendimus. Caeterum tres deinceps ab his ſcriptos, Herophontem et Philini et Epicratis uxorem, reperias, ſi diligenter enarrationes de ipſis perlegeris, minus delirium habere, quam ut ex hoc reſpiratio alterari poſſit. Sed *Herophonti ſplen elatus eſt, et hypochondrii*, ait, *diſtentio*, neque apponens, *ſubmollis*, neque *oblonga*, neque *ad umbilicum;* quare huic partes circa ſeptum transverſum inflammatae fuerunt, quod primum et principaliſſimum reſpirationum organum eſſe, a nobis in commentariis de cauſis reſpirationis eſt monſtratum. At vero, *Philini uxor dolebat*, inquit, *cor et hypochondrium dextrum*. *Epicratis vero uxor* non ſolum *cor dolebat*, ſed et *lateris*, ait, *ſiniſtri gravitatem cum dolore habuit*. Ob id igitur neque afcripſit ulli horum parvum et denſum ſpiritum, ſed penitus obticuit, morem hunc habens, ut etiam antea indicavimus, ut quae

ἅπασι γινωσκόμενα παραλείπειν. σαφεστάτη δὲ καὶ πᾶσι γνώ-
ριμος ἦν, ὡς καὶ τοῦτ᾽ ἐδείξαμεν, ἡ κατὰ μικρότητα καὶ πυκνό-
τητα δύσπνοια, ἣν ἐδυσπνόουν ἐξ ἀνάγκης οἱ προγεγραμμένοι
τρεῖς ἄῤῥωστοι. καὶ μέντοι καὶ ὁ μετ᾽ αὐτοὺς γεγραμμένος
Κλεανακτίδης, ἐξ ἀνάγκης μὲν καὶ αὐτὸς ὁμοίως ἐδυσπνόει διὰ
τὴν ὀδύνην τῆς ἀριστερᾶς πλευρᾶς, ἀλλ᾽ οὐδ᾽ ἐπὶ τούτου γέ-
γραπταί τι περὶ δυσπνοίας, ὡς ἂν καὶ χωρὶς τοῦ γραφῆναι
νοηθῆναι δυναμένης. οὐ μὴν παρεφρόνησέ γε οὗτος ὁ Κλεα-
νακτίδης· ὁ δέ γε μετ᾽ αὐτὸν γεγραμμένος Μέτων οὔτ᾽ ὀδυ-
νῆσαι δυναμένην διάθεσιν οὔτε στενοχωρῆσαί τι τῶν ἀνα-
πνευστικῶν ὀργάνων ἔσχεν, ἀλλ᾽ οὐδὲ παραφροσύνης ὑπό-
θεσιν οὐδεμίαν νοσώδη, παράδοξον δέ τι καὶ οὐκ εἰθισμένον
ἀπαντᾷν συνέπεσεν αὐτῷ. τῇ γὰρ ε τῶν ἡμερῶν αἱμοῤῥαγή-
σας τε καὶ ἱδρώσας ἐκρίθη τελέως. ἡμοῤῥάγει οὖν ἔτι καὶ
μετὰ κρίσιν ἄγρυπνος ὢν, ἀλλὰ καὶ παρέλεγέ, φησι, καίτοι
πρὶν κριθῆναι μηδ᾽ ὅλως παραφρονήσας. διὰ τοῦτο οὖν καὶ
ἡμεῖς ἔφαμεν αὐτῷ μηδεμίαν γενέσθαι νοσώδη διάθεσιν παρα-

omnibus manifefte cognoscuntur, relinquat. Manifeſtiſſima
autem et omnibus nota erat, ut item oſtendimus, reſpirandi
difficultas in parvitate ac denſitate, quam neceſſario prae-
ſcripti tres aegri habebant. Quin et Cleanactides, qui poſt
ipſos ſcriptus eſt, itidem neceſſario ſimiliter difficulter ſpira-
bat ob ſiniſtri lateris dolorem; verum neque in hoc quic-
quam ſcriptum eſt de difficilis ſpirationis ſpecie, ut quae ci-
tra ſcriptionem intelligi poſſit, neque vero deliravit hic Cle-
anactides. Qui vero poſt eum ſcriptus eſt Meton, neque
quae dolorem inferre poſſet, neque quae aliquod reſpirandi
organum coarctare valeret, affectionem habuit, imo neque
delirii ullum morboſum argumentum; verum quid praeter
opinionem et quod occurrere non valde ſolet, ipſi accidit.
Quinto enim die ſanguine ex naribus effuſo cum ſudore, per-
fecte judicatus eſt. Sanguinem igitur effundebat adhuc etiam
poſt judicationem, vigil exiſtens; imo et *praeterloquebatur*,
inquit, quamvis ante judicationem penitus non deliraret; et
ob id etiam nos diximus nullam morboſam affectionem deli-

φροσύνης. ἀλλ' οὕτως παρέλεγεν, ὡς τοῖς μεθύουσι συμβαίνει,
πληρώσει τῆς κεφαλῆς. δι' αὐτὸ δὲ τοῦτο καὶ τὸ, παρέλεγεν,
ὄνομα γέγραπται πρὸς Ἱπποκράτους, ἐνδεικνυμένου τὴν πρὸς
μέθην ὁμοιότητα γενομένην αὐτῷ ἐκ τῆς περὶ τὴν κεφαλὴν
πληρώσεως. ἧκε γὰρ ἐπ' αὐτὴν, ὡς ἐκ τῶν συμβάντων ἐστὶ
τεκμήρασθαι, πλῆθος οὐκ ὀλίγον αἵματος, ἐφ' ᾧ δὴ καὶ τὸ
σύμπαν ἐκρίθη νόσημα, δεξαμένης τῆς κεφαλῆς ἅπασαν αὐτοῦ
τὴν διάθεσιν. ἀλλὰ τοιούτου τοῦ αἵματος οὐκ ὀλίγον μὲν
εὐθὺς ἐν τῇ ε' τῶν ἡμερῶν λάβρως ἐξεκρίθη σὺν ἱδρῶτι, πολὺ
δέ τι πλέον τοῦ κενωθέντος ὑπέμεινεν ἐν τῇ κεφαλῇ, βαρῦνόν
τε αὐτὴν καὶ παραλέγειν τὸν ἄνθρωπον ἀναγκάζον· ὅθεν
Ἱπποκράτης λουτροῖς ἐχρήσατο κατὰ κεφαλῆς εἰπὼν, ἡμορϱά-
γει πολλάκις μετὰ κρίσιν. ὥστ' ἐπί γε τούτου οὐ μόνον οὐκ
ἔγραψεν οὐδένα τρόπον δυσπνοίας, ἀλλ' οὐδὲ εἰ γεγένηται τὴν
ἀρχὴν δύσπνοος. οὐ γὰρ τοῖς παραλέγουσιν ὁπωσοῦν, ἢ τοῖς
μεθύουσιν, ἀλλὰ τοῖς παραφρονοῦσι μόνοις μέγα γίνεται καὶ
ἀραιὸν τὸ πνεῦμα. καὶ διὰ τοῦτ' ἐν τῷ προγνωστικῷ φησιν·
μέγα δ' ἀναπνεόμενον, καὶ διὰ πολλοῦ χρόνου παραφροσύνην

rii ipfi affuiffe. Verum fic delirabat hic, ut ebriis contingit,
ex capitis repletione; ob hoc autem et vocem *praeterloque-*
batur Hippocrates fcripfit, ut oftenderet fimilitudinem ebri-
etatis ipfi factam ex capitis repletione. Pervenit enim non
pauca fanguinis copia ad ipfum, ut ex his, quae contigerunt,
conjectare licet, ob quam fane totus morbus eft judicatus,
fuscipiente nimirum capite omnem ipfius affectionem. Ve-
rum ex hoc fanguine non parum ftatim quinto die impetuofe
excretum eft cum fudore; multo vero plus quam evacuatum
eft, in capite remanfit, quod ipfum gravavit, et hominem
delirare coëgit. Unde Hippocrates balneis capitis ufus eft,
inquiens, *fanguinem e naribus faepe poft crifin fundebat.*
Quare in hoc non folum nullum difficilis refpirationis mo-
dum fcripfit, fed neque an principio difficulter fpiraverit.
Non enim quomodocunque deliria loquentibus, aut temulen-
tis, fed folis defipientibus magnus et rarus fit fpiritus; ob
idque in praenotionibus ait: *Spiritus magnus et per longum*

876 ΓΑΛΗ ΝΟΤ ΠΕΡΙ ΔΥΣΠΝΟΙΑΣ

Ed. Chart. VII. [262. 263.]   Ed. Baf. III. (185.)

σημαίνει. ἀλλ᾽ ὅ γε μετ᾽ αὐτὸν ἄῤῥωστος Ἐρασῖνος ἐξ ἀνάγ-
κης μὲν ἐδυσπνόει, παραλέλειπται δ᾽ ἡ δύσπνοια διὰ τὴν πολ-
λάκις εἰρημένην αἰτίαν. ὅλως γὰρ οὐδαμοῦ φαίνεται προειπὼν
οὐδεμίαν διάθεσιν ὀδυνηρὰν ἢ θλίβουσάν τι τῶν ἀναπνευστι-
κῶν ὀργάνων, εἶθ᾽ ἑξῆς ταύτης παραγράφων τὴν ἑπομένην
δύσπνοιαν, ἀλλὰ πανταχοῦ παραλείπων, ὡς ἅπασι γνώριμον.
ὅτι δ᾽ ἦν τοιαύτη διάθεσις τῷ Ἐρασίνῳ, [263] σαφὲς ἐποίη-
σεν εἰπών· ὑποχόνδρια μετέωρα, σύντασις μετ᾽ ὀδύνης· μέ-
γεθος γάρ τοι φλεγμονῆς ἐμφαίνεται, δι᾽ ἣν καί τοι παρα-
φρονήσας ὁ ἄνθρωπος οὐκ ἐδυσπνόησε τὴν τῆς παραφροσύνης
ἰδίαν δύσπνοιαν., ἢ πάντως ἂν καὶ ταύτης ἐμνημόνευσεν Ἱπ-
ποκράτης. ὥσπερ γὰρ τὴν ἐπὶ ταῖς ὀδύναις, τὴν μικρὰν καὶ
πυκνὴν, ἀεὶ παραλείπων ὅδε εὑρίσκεται, διότι σαφής ἐστιν,
οὕτω τὴν ἐπὶ ταῖς παραφροσύναις εἰδὼς ἀμφισβητουμένην,
οὐδαμοῦ παρέλιπεν, οὐδὲ παρῆλθεν ἀόριστον. τὰ γὰρ ἐπὶ
Κρίτωνος τοῦ μετ᾽ αὐτὸν ἑξῆς γεγραμμένου σαφῆ τὴν αἰτίαν
ἔχει. δευτεραίου γὰρ ἀποθανόντος αὐτοῦ παραδοξοτάτως,

tempus, deſipientiam ſignificat. At aegrotus, qui poſt ip-
ſum ſcriptus eſt, Eraſinus, neceſſario difficulter ſpirabat;
at praetermiſſa eſt ſpirandi difficultas ob ſaepe dictam cau-
ſam Nusquam enim prorſus ullam moleſtam affectionem,
aut reſpirandi organa prementem praedixiſſe apparet, atque
deinceps ſequentem difficilem ſpirationem aſcripſiſſe, ſed ubi-
que velut omnibus notam reliquiſſe. Quod vero fuerit ejus-
modi affectio ipſi Eraſino, clarum fecit quum dixit: hypo-
chondria ſublimia, diſtentio cum dolore. Magnitudinem enim
inflammationis declarat, ob quam, tametſi homo delirabat,
non tamen difficilem ſpirationem delirio propriam paſſus eſt,
aut certe hujus omnino mentionem Hippocrates feciſſet.
Quemadmodum enim parvam et denſam in doloribus contin-
gentem ſemper omittere reperitur, propterea quod eſt mani-
feſta; ita quum eam, quae in deliriis contingit, norit ambi-
guam, nusquam reliquit neque indefinitam praeteriit. Nam
quae in Critone poſt eum deinceps ſcripto acciderunt, mani-
feſtam cauſam habent. Quum enim ſecundo die mortuus

Ed. Chart. VII. [263.]　　　　　　Ed. Baf. III. (185. 186.)

ὡς ἐξ αὐτῆς τῆς διηγήσεως ἔνεστι μαθεῖν, εἰκότως παρέλιπεν
εἰπεῖν τι περὶ δυσπνοίας (186) ὁ Ἱπποκράτης, ἢ οὐ παραφυ-
λάξας τὴν γενομένην δύσπνοιαν, ἢ οὐκ ἀξιώσας μνημονεύειν.
ἔστι γὰρ ἑκάτερον αὐτῶν εὔλογον, τὸ μὲν μὴ παραφυλάξαι,
διά τε τὸ τάχος τοῦ θανάτου καὶ τὸ τῶν συμπτωμάτων ἐκ-
πληκτικόν· οὐ γὰρ δὴ μικρόν γε θαῦμα περιερχόμενον ἄνθρω-
πον, καὶ τὰ συνήθη πράττοντα, κᾄπειτα τὸν μέγαν ἐν τῷ
ποδὶ δάκτυλον ἀλγήσαντα σφοδρῶς, τῇ πρώτῃ μὲν ἡμέρᾳ μι-
κρὸν ὑποθερμανθῆναι, τῇ δ᾽ ἑξῆς ἀποθανεῖν. οὔτ᾽ οὖν δια-
τριβῆς ἐν τῷ μεταξὺ γενομένης, ἀλλ᾽ ἐν τάχει μὲν ἀποθανόν-
τος τἀνθρώπου, παραφρονήσαντος δ᾽ οὐχ ἁπλῶς, ἀλλ᾽ ἐκ-
μανέντος, ὥς φησιν, οὐχ οἷόν τε ἦν παραφυλάττειν, ὅπως
ἀνέπνει. τοῖς μὲν γὰρ ἐκμανεῖσιν οὐδ᾽ ἐγγὺς ἐλθεῖν ὑπομέ-
νομεν, ἀλλ᾽ ἐξιστάμεθα παντὶ τρόπῳ δεδιότες, μή τι κακὸν
ἡμῖν προστρίψωνται. ἢ οὖν οὐ παρεφύλαξεν, ὡς εἴπομεν, ἢ
οὐκ ἠξίωσε μνημονεῦσαι τοῦ τῆς δυσπνοίας εἴδους διὰ τὸ
παράδοξον τῆς ὅλης συνδρομῆς, ᾗ μόνῃ προσέχειν τὸν νοῦν

fit inopinatiffime, ut ex ipfa narratione difcere licet, merito
de refpirationis difficultate quicquam dicere omifit Hippo-
crates, aut quod qualis ea fuerit non obfervarit, aut quod
mentionem ejus facere non fit dignatus; utrumque enim ip-
forum rationi confentaneum exiftit: quod non obfervaverit
quidem, tum ob mortis celeritatem, tum propter fymptoma-
tum admirabilitatem; non enim mediocriter mirum, homi-
nem obambulantem, et confueta vitae munia obeuntem, de-
inde magno pedis digito vehementer dolorem, primo die
paululum fubcaluiffe, fequenti deinde mortuum effe. Quum
igitur nulla mora interea facta fit, fed repentinae homo morti
conceffterit, defipuerit autem non fimpliciter, fed, ut ait, *fu-*
rens infanierit, non potuit obfervari quomodo refpiraverit.
Etenim furiofos ne prope quidem accedere fuftinemus, ve-
rum omnibus modis ab illis recedimus, metuentes ne quid
mali etiam nobis affricent. Aut igitur non obfervavit, ut
diximus, aut non dignatus eft fpeciei difficilis refpirationis
mentionem facere, propter inopinatum omnium fymptoma-
tum concurfum, ad quem folum nos mentem adhibere con-

ἡμᾶς ἄξιον, καὶ μὴ περιέλκεσθαι πρὸς τὰ δι' ἄλλων ἀρρώστων
εὑρεθῆναι δυνάμενα. ἑξῆς δὲ γράφει τὸν Κλαζομένιον, ὃς
ἤλγει, φησὶ, κεφαλὴν καὶ τράχηλον καὶ ὀσφὺν ἐξ ἀρχῆς·
ἀλλὰ ταῦτα μὲν οὐχ ἱκανὰ μικρὸν καὶ πυκνὸν ἐργάσασθαι τὸ
πνεῦμα, πλὴν εἴπερ ἄρα ὁ τράχηλος. ἔστι δὲ καὶ ὅτι τοῦτο
προϊόντος τοῦ λόγου διορισθήσεται· τὸ δὲ ὑποχόνδριον τὸ
μετ' ὄγκου ἐπηρμένον ἱκανὸν, ὥστ' εἰ καὶ παρεφρόνησεν οὗ-
τος, οὐκ ἐδυσπνόησε τὴν οἰκείαν τῇ παραφροσύνῃ δύσπνοιαν,
κρατησάντων τῶν εἰρημένων ἐπωδύνων παθημάτων. ἡ μέν-
τοι μετὰ αὐτὸν Δρομάδεω γυνὴ, ἣν καὶ κατ' ἀρχὰς εὐθὺς
τοῦδε τοῦ λόγου παρεθέμην, οὐ μόνον παρεφρόνησεν, ἀλλὰ
καὶ μέγα καὶ ἀραιὸν ἔσχε τὸ πνεῦμα, μηδενὸς μήτε περὶ θώ-
ρακα, μήτε καθ' ὑποχόνδριον γενομένου παθήματος, ὃ μι-
κρὰν καὶ πυκνὴν ἐπεφύκει τὴν ἀναπνοὴν ἐργάσασθαι. ταῦτ'
ἄρα καὶ ὁ Ἱπποκράτης ἀκριβῶς πάντα τὰ καταλαβόντα τὴν
ἄνθρωπον γράφων, ἤρξατο πονέειν τὴν πρώτην περὶ ὑποχόν-
δριον, ἔφη, ἀσώδης, ἀλύουσα· μοχθηρῶν δηλονότι χυμῶν

venit, et non diftrahi ad ea, quae per alios aegrotos inveniri
poffunt. At deinceps Clazomenium defcribit, qui *caput et
collum ac lumbos,* inquit, *a principio dolebat;* verum haec
non fufficiebant ad fpiritum parvum ac denfum efficiendum,
nifi de collo fane hoc dicere velimus; verum de hoc in pro-
greffu fermonis determinabimus; at vero hypochondrium
cum tumore elatum fufficiens erat. Quare tametfi hic de-
fipuit, non tamen propriam defipientiae refpirationis fpeciem
habuit, quum praedictae dolorificae affectiones exuperarent.
Caeterum Dromadae uxor, quae poft hunc fequitur, quam
etiam ftatim a principio hujus fermonis appofui, non folum
defipuit, fed et magnum et rarum fpiritum habuit, quum
neque thoraci neque hypochondrio ulla affectio ineffet,
quae parvam et denfam fpirationem efficere ex natura fua
poffet. Ob id igitur et Hippocrates omnia, quae mulierem
ipfam invaferant, accurate defcribens, *primo die circa hy-
pochondrium,* inquit, *dolere coepit, naufeabunda, anxia;*
pravis videlicet humoribus iftic os ventriculi mordentibus,

BIBΛION ΔΕΥΤΕΡΟΝ. 879

Ed. Chart. VII. [263. 264.]   Ed. Baf. III. (186.)

αὐτόθι δακνόντων τὸ στόμα τῆς γαστρὸς, οὐ μὴν φλεγμονῆς
γε οὐδεμιᾶς ὑπαρχούσης, οὐδ᾽ ἄλλου παθήματος οὐδενὸς, ὑφ᾽
οὗ μικρὸν καὶ πυκνὸν γίνεται τὸ πνεῦμα· καὶ μὲν δὴ καὶ βρα-
χὺ προελθὼν κατὰ τὴν διήγησιν ὁ Ἱπποκράτης, εἶτα γράψας,
ὑποχονδρίου πόνος, τὸ ἀσώδης προσέθηκεν, εἶθ᾽ ἑξῆς
πάλιν, διψώδης· οὔτ᾽ οὖν τῶν καθ᾽ ὑποχόνδριον ἢ θώρακά τι
γινομένων ἱκανὸν ἦν κρατῆσαι τῆς παραφροσύνης, [264] ἀλλ᾽
οὐδὲ τὸ ἔμφυτον θερμὸν ἐσβέννυτο, καθάπερ ἐδείξαμεν ἑτέ-
ροις οὕτω συμβὰν, ὥστ᾽ εὐλόγως μηδεμιᾶς διαθέσεως τῶν ἀν-
τιτεταγμένων τῇ παραφροσύνῃ, τὴν ἀναπνοὴν ἀλλοιῶσαι δυ-
νηθείσης, μέγα ταύτῃ καὶ ἀραιὸν τὸ πνεῦμα ἐγένετο. ἐπεὶ
δὲ προςγέγραπται τὸ, αὐτίκα ἀνεσπασμένον, τοῦτο ἐπισημή-
νασθαί με χρὴ νῦν, ἵνα μή τις ὑπολάβοι μέλλειν ἡμᾶς αὐτὸ
ῥᾳθύμως παρέρχεσθαι. ἐξηγεῖσθαι δὲ οὐ νῦν καιρὸς, ἀλλ᾽
ἐν τῷ μετὰ ταῦτα λόγῳ σὺν τοῖς ἄλλοις ὁμοίως εἰρημένοις
ἐξετασθήσεται· ἐν δέ γε τῷ παρόντι τοὺς ὑπολοίπους ἔτι
τρεῖς ἀῤῥώστους προχειρισόμεθα, παραφρονήσαντας μὲν καὶ
αὐτοὺς, οὐ μὴν δυσπνοήσαντάς γε τὴν ἰδίαν τῆς παραφροσύνης

non tamen ulla inflammatione exiftente, neque etiam ulla
alia affectione, a qua parvus et denfus fpiritus produci fole-
at. Et fane in hac narratione paululum progreffus Hippo-
crates, ubi fcripfit hypochondrii dolor, vocem *anxia* ap-
pofuit, ac deinde rurfus, *fiticulofa*. Neque igitur quicquam
eorum, quae circa hypochondrium aut thoracem fiebant,
fufficiens erat delirium exuperare; fed neque calor innatus
extinguebatur, quemadmodum aliis fic contigiffe oftendimus.
Quare merito, quum nulla affectio ex delirio oppofitis refpi-
rationem alterare poffet, magnus et rarus fpiritus huic foe-
minae fiebat. Quando vero afcriptum eft et hoc, *ftatim re-
vulfus*, hoc ipfum adhuc me annotare nunc oportet, ne quis
fufpicetur nos id fegniter praeterituros. Verum nunc fane
id exponere non eft tempeftivum, explicabitur autem fe-
quenti libro una cum aliis fimiliter dictis. Caeterum praes-
enti libro reliquos adhuc tres aegros in manus fumemus,
qui quidem et ipfi defipuerunt, non tamen propriam delirio

δύσπνοιαν. διὰ τοῦτ᾽ ἐπὶ μὲν τοῦ πρώτου γέγραπται, ὑπο-
χονδρίου δεξιοῦ πόνος, φλεγμονὴ ὑπολάπαρος ἐκ τοῦ εἴσω
μέρεος, τοῦ πρὸς τὰς φρένας δηλονότι. ἐπὶ δὲ τοῦ δευτέρου,
κατὰ τὸ ὑποχόνδριον ἔπαρμα σὺν ὀδύνῃ, καὶ μετ᾽ ὀλίγον,
ὑποχονδρίου πόνος, καὶ αὖθις ἑξῆς, περὶ δὲ κληῖδα ἀριστε-
ρὰν πόνος παρέμενεν. ἐπὶ δὲ τοῦ τρίτου τῶν ἀῤῥώστων,
γυνὴ δὲ ἦν αὕτη, ὥσπερ καὶ ἡ πρὸ αὐτῆς, κεφαλῆς, φησι,
καὶ τραχήλου καὶ στήθεος πόνος ἰσχυρὸς, καὶ μετ᾽ ὀλίγον, οἱ
πόνοι παρέμενον. Κεφ. ιά. Οὗτοι μὲν δὴ οἱ τεσσαρεσκαίδεκα ἄῤῥωστοι
ἐκ τοῦ πρώτου τῶν ἐπιδημιῶν εἰσιν, ἐφεξῆς οὕτως ὑφ᾽ Ἱπ-
ποκράτους, ὥσπερ καὶ ἡμεῖς αὐτῶν ἐμνημονεύσαμεν, γεγραμ-
μένοι· ἐν δὲ τῷ τρίτῳ τῶν ἐπιδημιῶν δώδεκα μέν εἰσιν οἱ
πρὸ τῆς λοιμώδους καταστάσεως, ἑκκαίδεκα δὲ οἱ μετ᾽ αὐτὴν,
ὁμολογοῦντες ἅπαντες οἷς ἐξ ἀρχῆς ὑπεθέμεθα. καὶ οἶδα
σαφῶς, ὅτι παραλιπὼν μὲν αὐτοὺς, καὶ τοῖς βουλομένοις
ἐπισκοπεῖσθαι τὴν ἐν ἅπασιν ὁμολογίαν ἐπιτρέψας ἰδίᾳ καὶ
καθ᾽ ἑαυτοὺς ἀναλέγεσθαι τὰς ὑπὸ τοῦ παλαιοῦ γεγραμμένας

difficilis refpirationis fpeciem habuerunt. Ob id in primo
quidem fcriptum eft: *hypochondrii dextri dolor, inflamma-
matio fubmollis ex interna parte*, ex ea videlicet, quae ad
feptum transverfum vergit. In fecundo vero: *In hypochon-
drio tumor elatus cum dolore;* et paulo poft: *hypochondrii
dolor;* et rurfus deinceps: *Circa claviculam finiftram dolor
permanebat.* In tertio autem aegroto, mulier vero erat haec,
velut etiam praecedens, *Capitis*, inquit, *et colli et pectoris
dolor fortis;* et paulo poft: *Dolores permanebant.*
Cap. XI. Atque hi quidem quatuordecim aegroti
funt ex primo libro epidemiorum, eo ordine ab Hippocrate,
quo etiam nos ipforum mentionem fecimus, confcripti; libro
autem tertio epidemiorum duodecim funt ante peftilentem
conftitutionem aegroti; fexdecim vero poft eam, qui omnes
confentiunt cum iis quae initio fuppofuimus. Pro comperto
autem habeo, me, fi omittam ipfos, et committam iis, qui
volunt in omnibus confenfum intueri, ut privatim et per fc
ipfos narrationes a fene confcriptas legant, non propterea,

BIBΛION ΔΕΤΤΕΡΟΝ. 881

Ed. Chart. VII. [264.]   Ed. Baf. III. (186.)

διηγήσεις, οὐ διὰ τὸ φυλάττεσθαι μακρολογεῖν δόξω τοῦτο
δρᾷν, ἀλλὰ διὰ τὸ μὴ δύνασθαι τὰς ἐξ ἀρχῆς ὑποθέσεις ἐν
ὅλῳ τῷ λόγῳ διασώζειν· εἰ δὲ πάντας ἑξῆς ἐπίοιμι, φλύαρός
τις εἶναι δόξω καὶ ληρώδης, ἃ καὶ καθ᾽ ἑαυτὸν ἕκαστος ἱκανὸς
ἦν ἐξετάζειν, αὐτὸς ταῦτα μάτην παραγράφων. οὐ μὴν δὲ
ἀλλ᾽ εἰ πάντως με χρὴ θάτερον ὑπομεῖναι τῶν ἀτόπων, ἤτοι
τὴν ὑποψίαν τῆς μοχθηρίας τῶν δογμάτων, ἢ τὴν μακρολο-
γίαν, εὑρίσκω δὲ τῆς μὲν μακρολογίας παραμυθίας τινὰς, τῆς
δ᾽ ὑποψίας οὐδεμίαν, εὐλογώτερον τὸ περὶ πάντων εἰπεῖν.
τίνες οὖν αἱ τῆς μακρολογίας παραμυθίαι; πρώτη μὲν τὸ διὰ
ταχέων ἐπιδραμεῖν τῷ λόγῳ τοὺς ἀῤῥώστους, μηκέθ᾽ ὁμοίως
ἐγχρονίσαντα καθ᾽ ἕκαστον, ἀλλ᾽ ἢ μόνον ὑπομιμνήσκοντα·
δευτέρα δὲ, τοὺς μηδὲ τῶν οὕτω βραχέων ὑπακούειν ἀνεχο-
μένους ὑπερβαίνειν αὐτὰ παρακαλέσαι, μηδὲ γεγράφθαι νο-
μίζοντας. ὡς γὰρ ἐν ἑστιάσει λαμπρᾷ, πολλῶν παρασκευα-
σθέντων, ἄλλος ἄλλο προαιρεῖται, τὸ μὲν ὡς ἡδὺ, τὸ δ᾽ ὡς
ὠφελῆσον, οὕτω χρὴ καὶ τῶν λόγων τὴν μὲν παρασκευὴν εἶναι
δαψιλῆ, τὴν δ᾽ αἵρεσιν ἐπὶ τοῖς χρωμένοις.

ut longiores vitem fermones, hoc facere vifum iri, fed quod
non poffim pronunciata a principio fuppofita per totum fer-
monem tueri. Si vero omnes deinceps recenfeam, nuga-
tor et loquaculus effe videbor, ut qui ea quae quisque per
fefe expendere poterat, ipfe fruftra afcribam. At vero fi
penitus me alterum abfurdum incurrere oportet, aut videli-
cet fuspicionem falfi dogmatis, aut loquacitatem, reperio au-
tem loquacitatis aliqua folatia, fuspicionis vero nulla, fatius
eft de omnibus dicere. Quae igitur funt loquacitatis folatia?
Primum ut paucis percurram ipfos aegros, neque amplius
fimiliter immorer fingulis, fed eorum folum memoriam re-
fricem; alterum vero, ut adhorter eos, qui ne tam pauca
quidem fuftinent audire, ea transgrediantur et ne fcripta
quidem effe putent. Quemadmodum enim in fplendida epu-
latione quum multa fint apparata, alius aliud eligit, hoc
quidem ut fuave, aliud vero ut profuturum, fic etiam
fermonum apparatum opiparum effe oportet, electionem au-
tem in utentibus.

Κεφ. ιβ'. [265] Ὁ μὲν δὴ πρῶτος ἁπάντων ἄῤῥωστος,
ᾧ Πυθίων ὄνομα, δῆλός ἐστιν ἐξ αὐτῆς τῆς διηγήσεως οὐδε-
μίαν ὑπόθεσιν ἔχων δυσπνοίας. ὁ δὲ δεύτερος, Ἑρμοκράτης,
ἤρξατό, φησιν, ἀλγέειν κεφαλὴν, ὀσφῦν· ὑποχονδρίου ἔντα-
σις ὑπολάπαρος. οὐ μὴν ὅτι κάτω καὶ πρὸς ὀμφαλὸν ἔῤῥεπεν
ἡ τάσις, ἢ ὅτι προμήκης ἦν, ἔτι προσέγραψεν, ᾧ δῆλον, ὅτι
πρὸς τῶν φρενῶν φλεγμαινουσῶν ἀνεσπᾶτο τὸ ὑποχόνδριον,
καὶ διὰ τοῦτο καὶ ὑπολάπαρον ἐφαίνετο, ὡς ἂν μηδεμίαν οἰ-
κείαν ἔχον φλεγμονήν. οὗτος οὖν εἰ καὶ παρέπαιεν, ἀλλ' ὑφ'
ἑτέρου γε μείζονος ἐνικᾶτο ἡ παραφροσύνη, ὥσπερ οὖν καὶ
ἐπὶ τοῦ τρίτου καὶ τετάρτου καὶ πέμπτου καὶ ἕκτου. ἐπὶ
μὲν γὰρ τοῦ τρίτου ὑποχονδρίου δεξιοῦ ξύντασις ὑπολάπαρος
γέγραπται· ἐπὶ δὲ τοῦ τετάρτου ὑποχόνδριον δεξιὸν συνετάθη,
ἔῤῥεπεν εἰς τὰ εἴσω· ἐπὶ δὲ τοῦ πέμπτου τράχηλον ἐπωδύνως
εἶχεν· ἐπὶ δὲ τοῦ ἕκτου τῶν ἀῤῥώστων, γυνὴ δὲ ἦν αὕτη,
προειπὼν ὁ Ἱπποκράτης, αὕτη ἀρχομένη τοῦ νοσήματος
ἤλγει φάρυγγα, καὶ διὰ τέλεος ἔρευθος εἶχεν, γαργαρεὼν

Cap. XII.   Primus itaque omnium aegrotus, nomine
Pythion, ex ipfa narratione manifeftum eft, quod nullum
difficilis refpirationis argumentum habuerit. Secundus vero,
Hermocrates, *Caput*, inquit, *dolere incepit et lumbos; hy-
pochondrii diftentio fubmollis;* non tamen quod infra ad
umbilicam ipfa tenfio procefferit, aut quod oblonga fuerit,
adfcripfit; ex quo clarum fit, quod a fepto transverfo in-
flammato hypochondrium revellebatur, et ob id etiam fub-
molle apparebat, ut quod nullam propriam haberet inflam-
mationem. Hic igitur etiamfi delirabat, tamen ipfum deli-
rium ab alio majore affectu fuperabatur; quemadmodum
etiam in tertio et quarto quintoque ac fexto. Etenim
in tertio *hypochondrii dextri diftentio fubmollis* fcripta
eft. In quarto vero *hypochondrium dextrum diftentum
fuit, ad interna procubuit.* In quinto autem, *collum do-
lebat.* Verum in fexto aegroto, erat autem haec mulier,
praefatus Hippocrates: *Haec incipiente morbo dolebat fau-
ces, et perpetuo ruborem habebat, gurgulio revulfus,*

ἀνεσπασμένος, ῥεύματα πολλὰ, λεπτὰ, σμικρὰ, δριμέα·
ἔβησσε, πέπον δ᾽ οὐδὲν ἀνῆγε· μετ᾽ ὀλίγον ἐρεῖ, ἥν δέ τι καὶ
ξυγγενικὸν φθινῶδες· ὥστε δήλη κἀπὶ ταύτης ἡ ἐπικρατοῦσα
διάθεσις ἐν τοῖς ἀναπνευστικοῖς ὀργάνοις συστᾶσα. τὴν μέν-
τοι μετὰ ταύτην ἄῤῥωστον διηγούμενος, ἄρχεται τόνδε τὸν
τρόπον· ἡ κυναγχικὴ ἡ παρὰ τὰ Ἀριστίωνος· προελθὼν δέ
φησι· πνεῦμα μετέωρον· ὃ καὶ αὐτὸ προϊόντος ἐξηγησόμεθα
τοῦ λόγου, νυνὶ δὲ τὸ προκείμενον περαντέον. ἐπὶ μὲν τοῦ
ὀγδόου ἀῤῥώστου γέγραπται· ὑποχονδρίου ἔντασις ὑπολάπα-
ρος ἐξ ἀμφοτέρων· ἐπὶ δὲ τοῦ ἐννάτου, πόνοι περὶ ὑποχόν-
δριον. ἀλλ᾽ αὕτη γε οὐ παρεφρόνησε, τὰς δ᾽ ἑξῆς δύο γυ-
ναῖκας ἐξ ἀποφθορᾶς μέν φησι σχεῖν κακῶς, αἱ διαθέσεις δ᾽
αὐτῶν, ἃς διηγεῖται, τὸ μὲν καθόλου ἀποφάναι φλεγμοναὶ τῶν
ὑστερῶν εἰσι, κατὰ μέρος δὲ, ὅσα ταύταις ἕπεται παθήματα.
μίαν δ᾽ ἔτι τὴν λοιπὴν καρδίαν ἀλγῆσαί φησι, μὴ προσθεὶς,
ἀσώδης, ἀλλὰ καὶ ἱδρῶσαι ψυχρὸν, καὶ δι᾽ ὅλου τοῦ νοσή-
ματος φρικώδη γενέσθαι, καὶ καταψυχομένην μεγάλως, καὶ

fluxiones multae, tenues, parvae, acres; tuſſiebat, ma-
turum autem nihil educebat; paulo poft ait: Erat autem
et quid congenitum tabidum. Quare manifefta etiam in
hac fit affectio praedominans, in fpirabilibus organis confi-
ftens. At vero eam quae inde fequitur enarrans aegrotam,
hoc modo aufpicatur: Mulier anginofa apud Ariftionis;
progreffus autem inquit, Spiritus fublimis; quod ipfum
etiam in progreffu fermonis exponemus, nunc vero quod
propofitum eft abfolvamus. In octavo deinceps aegroto
fcriptum eft: hypochondrii tenfio fubmollis utrinque. In
nono vero: Dolores circa hypochondrium. Verum haec
fane mulier non defipuit. Quae vero fequuntur duae mu-
lierculae, eas ex corruptione foetuum male habuiffe ait;
affectiones vero, quas recenfet de ipfis, ut univerfim pro-
nunciemus, uterorum inflammationes funt; particulatim
vero, quae ad ejusmodi affectiones etiam alias confequuntur.
Poftremam vero, quae adhuc reftat, cor doluiffe ait, non
opponens vocem, anxia. Quin et frigidum fudaffe, et
per totum morbum horrore laboraffe, ut magnopere perfri-

μόγις ἀναθερμαινομένην, ἢ οὐδ᾽ ὅλως. ὥστε δῆλον ὅτι καὶ
αὐτὴ βραχύπνους μὲν ἦν πάντως κατ᾽ ἀμφοτέρας τὰς διαθέ-
σεις, τήν τε τῆς ὀδύνης καὶ τὴν τῆς καταψύξεως, οὐ μὴν
ἠξίωσέ γε οὐδ᾽ ἐπὶ ταύτης (187) εἰπεῖν περὶ δυσπνοίας ὁ
Ἱπποκράτης, ὡς πάνυ σαφοῦς.

Κεφ. ιγ'.

Ἑξῆς δ᾽ ἐστὶν ἡ λοιμώδης κατάστασις, μεθ᾽
ἣν πάλιν πρῶτον μὲν ἄῤῥωστον γράφει τὸν Πάριον, ἐφ᾽ ᾧ
κατὰ τὴν τελευτὴν τοῦ λόγου, ἔνθα τὰ ἐν ὅλῳ τῷ σώματι
διηνεκῶς παραμείναντα γράφει, πρόσκειται καὶ τοῦτο· μετὰ
πόνων ἄγρυπνος· δεύτερον δὲ τὸν ἐν Θάσῳ, περὶ οὗ φησι,
βῆχες δὲ [266] συνεχέες, ὑγραὶ, πολλαί· τρίτος δέ ἐστι Πυ-
θίων, ὃν ἐξηγήσασθαι φθάνομεν, καὶ τέταρτος ὁ φρενιτικὸς,
καὶ πέμπτος ὁ ἀρξάμενος ἐξαίφνης τὸν δεξιὸν μηρὸν ἀλγεῖν,
τοῦ ῥεύματος δ᾽ εἰς τὰ κατὰ τὴν κεφαλὴν ἐπανελθόντος, εὐ-
θὺς μὲν παραφρονήσας, εὐθὺς δὲ καὶ ἀποθανὼν, ὁμοίως τῷ
κατὰ τὸ πρῶτον τῶν ἐπιδημιῶν, ἀρξαμένῳ μὲν ἀπὸ τοῦ κατὰ
τὸν μέγαν δάκτυλον πόνου, δευτεραίῳ δὲ ἀποθανόντι· ὥστε
οὐδ᾽ ἐπὶ τούτοις περὶ δυσπνοίας ὅλως οὐδὲν ἔγραψε, δι᾽ ἃς

geraretur et vix recalefceret, aut nullo modo. Quare ma-
nifeltum eft etiam hanc omnino fecundum utrasque affectio-
nes, tum doloris tum perfrigerationis, brevifpiram fuifle;
non tamen dignatus eft in hac Hippocrates difficilis fpiratio-
nis mentionem facere, ut quae valde eflet manifefta.

Cap. XIII. Subfequitur autem peftilens conftitutio,
a qua rurfus primum quidem aegrum Parium defcribit, in
quo circa finem fermonis, ubi quae in toto corpore conti-
nenter permanferunt, fcribit, hoc adjicitur: Cum dolori-
bus vigilans. Secundum vero in Thafo, de quo ait: Tuffes
autem continuae, humidae, multae. Tertius eft Pythion,
quem jam antea explicavimus. Et quartus phreniticus.
Et quintus, cui repente dextrum femur dolere incepit, et
quum fluxio in caput confcendiflet, ftatim quidem deliravit,
et ftatim item mortuus eft, fimiliter ut is, qui in primo epi-
demiorum, dolore ad magnum pedis digitum oborto, fe-
cundo die mortuus eft. Quare in his de difficili refpiratione
penitus nihil fcripfit, ob caufas quas in illo ipfo jam ante

ἐπ' ἐκείνου φϑάνομεν αἰτίας εἰρηκέναι. ὁ δ' ἕκτος οὔτε παρε-
φρόνησεν οὔτ' ἄλλην τινὰ ἔσχε διάϑεσιν δυσπνοίας ποιητικήν.
ὁ δ' ἕβδομος ἄῤῥωστος ἡ παρϑένος ἐστὶν, ἡ διὰ τὸ πλῆϑος
τοῦ αἵματος ἐνοχληϑεῖσα τὴν κεφαλὴν οὕτως, ὡς ἐν τῷ πρώτῳ
τῶν ἐπιδημιῶν ὁ ἕβδομος γεγραμμένος, αἱμοῤῥαγήσας ἐκ ῥι-
νῶν· ὥσϑ' ὅσα φϑάνομεν εἰρηκότες ὑπὲρ ἐκείνου, ταῦτα κἀν-
ταῦϑα μεταφερέσϑω. ὁ δ' ὄγδοος ἄῤῥωστος Ἀναξίων ἐστὶν,
ὃν διὰ τὸν ἔμπροσϑεν ἐξηγησάμεϑα. ὁ δ' ἔννατος, τῇ τε
παρϑένῳ καὶ τῷ αἱμοῤῥαγήσαντι ἐκείνῳ τῷ ἐκ τοῦ πρώτου
τῶν ἐπιδημιῶν παραπλήσιον ἔσχε τῆς ὅλης νόσου τὴν ὑπόϑε-
σιν. ὁ δὲ δέκατος,, ὅσπέρ ἐστιν ὁ ἐν Ἀβδήροις Νικόδημος,
παρέπαισε μὲν ἅπαξ ἐν τῇ ἕκτῃ τῶν ἡμερῶν, εἶτα εἰκοσταῖος
κριϑεὶς ἱδρῶτι, καὶ δόξας ἀπύρετος γενέσϑαι, αὖϑις ἀνεπύρεξε
καὶ αὖϑις μικρὰ παρέκρουσε. γράφει δ' ἐπ' αὐτοῦ καὶ τάδε·
οἱ δὲ παροξυσμοὶ καὶ οἱ πόνοι τούτῳ διὰ τέλεος· τίνων
πόνοι; τάχ' ἄν τις ἔροιτο. καρδιαλγικὸν μὲν εὐϑὺς κατ'
ἀρχὰς ἔφησεν αὐτὸν γενέσϑαι, μικρὸν δὲ προελϑὼν, πόνοι
πάντων ἔγραψε. ταῦτ' ἄρα καὶ ἡ παραφροσύνη μικρὰ

retulimus. Sextus deinceps neque defipuit neque aliam
ullam affectionem difficilis refpirationis effectricem habuit.
Septimus autem aegrotus virgo eft, quae ob fanguinis co-
piam ita caput vexata eft, ut in primo epidemiorum fepti-
mus item fcriptus aeger, cui fanguis ex naribus profluxit;
quae iam de illo diximus, ea etiam huc transferantur.
Octavus vero aegrotus Anaxion eft, de quo in fuperioribus
egimus. Nonus autem tum virgini tum illi primi libri epi-
demiorum, cui ex naribus fanguis profluxit, confimilem to-
tius morbi hypothefim habuit. Decimus vero, qui eft Abde-
ritanus Nicodemus, deliravit quidem femel fexto die, tum
vigefimo per fudorem judicatus, quum vifus effet fine febre
effe, rurfus febricitavit et rurfus paululum deliravit.
Scribit de ipfo etiam haec: *Exacerbationes autem et do-
lores huic ad finem.* Verum quarum partium dolores?
quaefierit fortaffis aliquis. Cordis equidem dolore ipfum ftatim
tim in principio impetitum fuiffe dixit, paululum autem in-
de progreffus, *dolores omnium,* fcriplit. Ob id igitur et

886   ΓΑΛΗΝΟΤ ΠΕΡΙ ΔΤΣΠΝΟΙΑΣ

Ed. Chart. VII. [266.]   Ed. Baf. III. (187.)
καὶ ὀλιγοχρόνιος γενομένη, τὴν ἀναπνοὴν οὐκ ἠλλοίωσε. εἶθ᾽
ἑξῆς ἐστι τὸ γύναιον τὸ ἐκ τῆς λύπης ἀρξάμενον, ἐφ᾽ ᾧ γρά-
φει· πόνοι μεγάλοι συνεχεῖς, ἀλλὰ καὶ σπασμοὶ πολλοί, φησι.
γράφει δ᾽ ἐν ἀφορισμοῖς περὶ σπασμῶν ὧδε· ἐν τοῖσι πυρε-
τοῖσι τὸ πνεῦμα προσκόπτον, κακὸν, σπασμὸν γὰρ σημαίνει·
καὶ τοίνυν καὶ τὸ τῆς δυσπνοίας εἶδος τῇ γυναικὶ ταύτῃ, τὸ
μέν τι κατὰ τὰς ὀδύνας, τὸ δέ τι κατὰ τοὺς σπασμοὺς ἐγένετο·
διὰ τοῦτ᾽ οὖν καίτοι παραφρονήσασα, μέγα καὶ ἀραιὸν οὐκ
ἔσχεν, οἷα νικηθὲν ὑφ᾽ ἑτέρων δυοῖν ἰσχυροτέρων διαθέσεων.
μετὰ ταῦτα δὲ ἡ ἐν Λαρίσσῃ παρθένος, ἡ δωδεκάτη μετὰ τὴν
λοιμώδη κατάστασιν γεγραμμένη, διὰ πλῆθος αἵματος νοσή-
σασα, καὶ κριθεῖσα τῇ τε διὰ ῥινῶν αἱμορραγίᾳ καὶ ἱδρῶτι
καὶ γυναικείοις τότε πρῶτον ἐπιφανεῖσιν, οὐδεμίαν ἔσχε κατα-
σκευὴν δυσπνοίας οὐδεμιᾶς. τῷ δὲ μετὰ ταῦτα Ἀπολλωνίῳ
τῷ ἐν Ἀβδήροις ὑποχονδρίου δεξιοῦ, φησιν, ἔπαρμα σὺν
ὀδύνῃ· ἀλλὰ καὶ ὅτι διὰ παντὸς ἦν μεγαλόσπλαγχνος καὶ
συνήθης αὐτῷ περὶ τὸ ὑποχόνδριον ὑπῆρχεν ὀδύνη, καὶ τοῦτ᾽

delirium, quod exiguum et breve fuerit, refpirationem
non alteravit. Deinceps confequitur muliercula, quae ex
moerore in morbum incidit, in qua fcribit: *Dolores magni,
continui; quin et convulfiones multae,* ait. At in apho-
rismis de convulfionibus hoc modo fcribit: *In febribus fpi-
ritus intercifus, malum, convulfionem enim fignificat.* Ita-
que fpecies difficilis refpirationis huic mulierculae partim
ob dolores, partim ob convulfiones fiebant; ob id igitur
quamvis delira effet, tamen magnum ac rarum fpiritum non
habebat, ut qui ab aliis duabus fortioribus affectionibus fu-
peratus effet. Poftea vero virgo Lariffaea duodecima poft
peftilentem conftitutionem ab Hippocrate confcripta, quae
ob fanguinis multitudinem aegrotavit, et per fluxum fangui-
nis ex naribus judicata eft, itemque per fudores et fluxum
menftruorum tunc primum eonfpectorum, nullam ullius
difficilis refpirationis difpofitionem habuit. At vero Apol-
lonio Abderitano, qui inde fequitur, *hypochondrii dextri,*
inquit, *elatio cum dolore.* Quin et quod femper fuerit ma-
gnis vifceribus praeditus, et quod dolor in hypochondrio ipfi

ἐν ἀρχῇ γέγραπται τῆς διηγήσεως. οὐδὲν οὖν θαυμαστὸν, εἰ
καὶ παρεφρόνησε, μὴ δυσπνοῆσαι κατὰ τὸ τῆς παραφροσύνης
εἶδος αὐτὸν, οὕτως μεγάλην διάθεσιν ὀδυνηρὰν ἐν ὑποχονδρίῳ
κεκτημένον. ἑξῆς δὲ τούτου ἡ ἐν Κυζίκῳ τὰς διδύμους θυγα-
τέρας τεκοῦσά ἐστιν, ὑπὲρ ἧς ὡδί πως ἔγραψε· κεφαλῆς καὶ
τραχήλου βάρος μετ᾽ ὀδύνης, ὥστε καὶ ἡ δύσπνοια κατὰ τοῦτο.
λοιποὶ δ᾽ ἐπὶ ταύτῃ δύο εἰσὶν ἄῤῥωστοι κατὰ τὸ τρίτον τῶν
ἐπιδημιῶν, ἡ Δεάλκους γυνὴ καὶ ὁ ἐν Μελιβοίῃ [267] νεα-
νίσκος, ἀμφότεροι παραφρονήσαντές τε καὶ μέγα καὶ ἀραιὸν
ἔχοντες τὸ πνεῦμα, περὶ ὧν ἔμπροσθεν αὐτάρκως διελέχθη.
ἀλλ᾽ ἐπεὶ καὶ τουθ᾽ ἡμῖν τὸ βιβλίον ἱκανὸν ἤδη μέγεθος ἔχει,
περὶ τῶν λοιπῶν ἁπάντων, ὅσα περὶ δυσπνοίας εἴρηται τῷ
παλαιῷ, διὰ τοῦ μετὰ ταῦτα σκεψόμεθα.

extiterit familiaris, hoc ipfum in principio narrationis fcri-
ptum eft. Nihil igitur miri eft ipfum, quamvis deliraverit,
non tamen refpirationis fpeciem delirio propriam habuiffe,
quum videlicet affectionem moleftam tantam in hypochon-
drio haberet. Deinceps ab hoc fequitur mulier, quae Cyzi-
ci gemellas puellas peperit, de qua fic fcripfit: *Capitis et
colli gravitas cum dolore;* quare etiam fpirandi difficultas
fecundum hanc affuit. Reftant poft hanc duo adhuc aegroti
in tertio epidemiorum libro, uxor videlicet Dealcis et ado-
lescens Meliboeus, qui ambo et deliraverunt et magnum ac
rarum fpiritum habuerunt; de quibus in fuperioribus fuffi-
cienter diximus. Caeterum quum hic liber jam ad juftam
magnitudinem pervenerit, de reliquis omnibus, quae de dif-
ficili fpiratione a fene tradita funt, fequenti libro fpecula-
bimur.

ΓΑΛΗΝΟΤ ΠΕΡΙ ΔΤΣΠΝΟΙΑΣ
ΒΙΒΛΙΟΝ ΤΡΙΤΟΝ.

Κεφ. α΄. Τὸν περὶ τῆς δυσπνοίας λόγον εἰς δύο διδασκαλίας τεμόντες, ἐν μὲν τῷ πρώτῳ τῶν ὑπομνημάτων, ὅσα χρὴ γινώσκειν ὑπὲρ αὐτοῦ τὸν ἰατρὸν, ἅμα ταῖς οἰκείαις ἀποδείξεσιν ἐδηλώσαμεν· ἐν δὲ τῷ πρὸ τούτου δευτέρῳ καὶ αὐτῷ δὲ τούτῳ τῷ τρίτῳ τῶν Ἱπποκράτει περὶ δυσπνοίας εἰρημένων ἐν ἅπασι τοῖς συγγράμμασιν ἐξήγησιν ποιούμεθα· ὥστε τοὺς μὲν αὐτῶν τῶν ἔργων τῆς τέχνης μόνων ἐφιεμένους, μηδὲν δ᾽, ὡς αὐτοί φασιν, πολυπραγμονεῖν ἀξιοῦντας ὑπὲρ τῶν τοῖς παλαιοῖς εἰρημένων, ἔχειν ἅπαν ἱκανῶς, ὃ σπουδάζουσιν, ἐκ τοῦ πρώτου λόγου· τοὺς δὲ καὶ τὴν Ἱπποκράτους γνώμην ἐπιμαθεῖν ὀρεγομένους τε ἅμα καὶ δυναμένους, ἐκ τῶνδε τῶν

GALENI DE DIFFICVLTATE RESPIRATIONIS LIBER TERTIVS.

Cap. I. Univerſo de difficultate ſpirandi ſermone in duplicem doctrinam a nobis diviſo, in primo quidem libro, quae medicum de ipſo cognoscere oportet, una cum propriis demonſtrationibus oſtendimus; in secundo vero, qui hunc praecedit, et hoc ipſo tertio omnium, quae ab Hippocrate de ſpirandi difficultate dicta ſunt in omnibus ipſius ſcriptis, expoſitionem facimus. Quare qui ipſorum tantum artis operum ſtudioſi ſunt, nihilque de veterum dictis curioſius inveſtigandum, velut ipſi ajunt, cenſent, omnia quae cupiunt, ex primo libro ſufficienter habebunt: qui vero etiam Hippocratis ſententiam discere expetunt ſimulque poſſunt,

γραμμάτων ἀναλέγεσθαι. τὸ μὲν οὖν ὀρέγεσθαι γνῶναι τὰ τοῖς ἀρίστοις εἰρημένα, κοινὸν ἁπάντων ἐστὶ τῶν φύσει φιλοκάλων· τὸ δὲ καὶ δυνηθῆναι μαθεῖν αὐτὰ, μακροτέρου χρόνου δεόμενον, οὐκέθ' ὁμοίως πᾶσιν ὑπάρχει· πολλοὶ γὰρ ὑπὸ πολλῆς περιστάσεως πραγμάτων ἀποστεροῦνται τῆς περὶ τὰ κάλλιστα σχολῆς. ταῦτ' ἄρα καὶ ἡμεῖς οἴδαμεν καὶ τὸ κατεπεῖγον εἰς τὰ τῆς τέχνης ἔργα διήλθομεν ἐν τῷ πρώτῳ τῶνδε τῶν ὑπομνημάτων, ἰδίᾳ δ' ἑξῆς τὴν Ἱπποκράτους γνώμην [268] ἐξηγούμεθα διὰ τῶν ὑπολοίπων δυοῖν γραμμάτων, ὧν τὸ μὲν δεύτερόν ἐστι, τὸ δὲ τρίτον γινόμενον κατὰ τὴν ἐξ ἀρχῆς τάξιν. καὶ χρὴ τὸν μέλλοντα τοῖς ἐν αὐτῷ λεγομένοις ἀκολουθήσειν ὡμιληκέναι τῷ δευτέρῳ πρότερον ἐπιμελῶς, ἐν ᾧ πρῶτον μὲν τὴν ὅλην γνώμην ἐδείξαμεν τοῦ Ἱπποκράτους, ὅτι μηδὲν τῶν ἐπιτυχόντων, μηδ' ὧν οἱ πολλοὶ τῶν ἰατρῶν ἴσασι, γράφειν ἀξιοῖ, δεύτερον δὲ καὶ κατὰ μέρος ἅπαντας ἐπήλθομεν τοὺς ἐν τῷ πρώτῳ τε καὶ τρίτῳ τῶν ἐπιδημιῶν ἀῤῥώστους, ἐπιδεικνύντες ἐπὶ πολλῶν μὲν, ὅτι εἰ καὶ δυσπνοεῖν ἀναγκαῖον ὂν τοῖς κάμνουσιν, ὅμως οὐκ ἔγραψε, καθάπερ οὐδ' ἄλλα

ex his fane libris eam affequentur. Appetere itaque cognofcere ea, quae ab optimis dicta funt, commune eft omnium natura honeftatis ftudioforum; verum poffe etiam ipfa difcere, longiore tempore indiget, neque fimiliter omnibus licet; plerique enim prae multitudine negociorum ocio ad optima profequenda privantur. Haec fane quum nos non laterent, ea quae maxime ad artis opera pertinent, in primo horum commentariorum explicavimus; verum feorfum Hippocratis fententiam per reliquos duos libros exponimus, quorum alter fecundus eft, alter tertius ex ordine a principio conftituto. Et oportet eum, qui quae in ipfo dicuntur, affequuturus fit, prius diligenter fecundum librum verfaffe, in quo primum totam mentem Hippocratis oftendimus, quod nihil vulgare, neque eorum quae vulgus medicorum novit, fcribere dignetur; deinde vero et particulatim omnes ex primo et tertio epidemiorum aegrotos recenfuimus, demonftrantes, quod in multis, quanquam difficulter fpirare neceffe erat ipfos aegros, tamen non afcripfit; quemadmodum neque

πολλὰ τῶν ἐξ ἀνάγκης τοῖς γεγραμμένοις ἑπομένων, ἃ γὰρ ἔστι
καὶ χωρὶς τοῦ παρ᾽ ἐκείνου μαθεῖν, ἐξ ὧν εἶπεν ὁρμώμενον
αὐτόν τινα ἐξευρεῖν, ταῦτ᾽ οὐκ ᾤετο χρῆναι γράφειν, ἐπὶ πολ-
λῶν δὲ καὶ τὸ τῆς δυσπνοίας εἶδος αὐταῖς παραγράφει ταῖς
τῶν νοσούντων διηγήσεσιν, ἐπειδὰν ἤτοι μὴ κατ᾽ ἀνάγκην ἔπη-
ται τοῖς νοσοῦσιν, ἢ μὴ πρόχειρον ᾖ γνωσθῆναι τοῖς ἀναλεγο-
μένοις αὐτοῦ τὰ γράμματα. τούτων οὖν ἐχόμενοι καὶ νῦν τῶν
σκοπῶν, ἐπειδὴ τὸ πρῶτόν τε καὶ τὸ τρίτον τῶν ἐπιδημιῶν
διὰ τῶν ἔμπροσθεν ἐξηγησάμεθα, πάλιν ἀπὸ τοῦ δευτέρου τὴν
ἀρχὴν ποιησόμεθα, συνάπτοντες αὐτῷ καὶ τὰ λοιπὰ τῶν Ἱπ-
ποκράτους συγγραμμάτων. ὥσπερ δὲ τὸ πρῶτον καὶ τὸ τρί-
τον οὐ μόνον ὑφ᾽ Ἱπποκράτους συγκεῖσθαι δοκεῖ τοῖς ἄριστα
περὶ τούτων ἐγνωκόσιν, ἀλλὰ καὶ τῇ τῆς θεωρίας οἰκειότητι
συνῆφθαι πρὸς ἄλληλα, τὸν αὐτὸν οἶμαι τρόπον ἔχειν καὶ τὰ
κατὰ τὸ δεύτερον καὶ τὸ δ᾽ καὶ τὸ ἕκτον. ὡμολόγηται γὰρ
οὖν ἤδη καὶ ταῦτα συνθεῖναι Θεσσαλὸν τὸν Ἱπποκράτους υἱόν,
τὰ μὲν αὐτοῦ τοῦ πατρὸς ἐν διφθέραις τισὶν ἢ δέλτοις εὑρόντα
ὑπομνήματα, προσθέντα δέ τινα καὶ αὐτὸν οὐκ ὀλίγα. τό γε

aliamulta, quae fcriptis neceffario fuccedunt (quae enim quis-
piam ab iis, quae Hippocrates dixit, incitatus, citra hoc quod
ab ipfo ea discat, invenire poteft, haec non putavit fcriben-
da). In multis vero etiam ipfam difficilis refpirationis fpe-
ciem ipfis narrationibus de aegrotis afcribit, quando aut
non neceffario fequitur aegrotos, aut non prompta eft co-
gnosci ab iis, qui ipfius fcripta legunt. His igitur fcopis
etiam nunc intenti, poftquam primum et tertium epidemio-
rum in fuperioribus expofuimus, rurfus a fecundo initium
faciemus, ipfique etiam reliqua Hippocratis fcripta connecte-
mus. Quemadmodum autem primus et tertius non folum
ab Hippocrate compofiti effe videntur iis qui optime de his
judicant, fed etiam ob fpeculationis affinitatem mutuo inter
fe connexi, eodem modo, opinor, habent ea, quae in fecun-
do, quarto ac fexto habentur. Concedunt enim jam etiam
hoc Theffalum Hippocratis filium compofuiffe, tum in paren-
tis membranis quibusdam aut tabulis commentarios nactum,
tum etiam aliqua eaque non pauca de fuo addentem. At

μὴν πέμπτον τε καὶ ἕβδομον τῶν ἐπιδημιῶν οὐκ ἄν τίς μοι
δοκεῖ τῆς Ἱπποκράτους γνώμης οἰκείας ἀξιῶσαι, κατ᾽ ἐμὴν δὲ
γνώμην οὐδὲ τὸ τέταρτον, εἰ καί τισιν ἔδοξε καὶ τοῦθ᾽ ὑπὸ
Θεσσαλοῦ συντεθῆναι· (188) τὸ δὲ προγνωστικὸν καὶ τοὺς
ἀφορισμοὺς καὶ τὸ περὶ ὑδάτων καὶ τόπων καὶ ἀέρων, ἔτι τε
τὸ περὶ διαίτης ὀξέων, ὅ τινες ἐπιγράφουσι πρὸς τὰς Κνιδίας
γνώμας, οὐκ ἀλόγως Ἱπποκράτους αὐτοῦ πεπίστευται γράμ-
ματα εἶναι. τούτων τε οὖν τῶν βιβλίων ἔνθ᾽ ἄν ἡ χρεία καλῇ
μνημονεύσομεν, ὅσα τ᾽ ἄλλα τὰ μὲν εἰς αὐτὸν Ἱπποκράτην, τὰ
δὲ εἰς Εὐρυφῶντα καὶ Θεσσαλὸν καὶ Πόλυβον ἀναφέρουσιν.
Κεφ. β'. Ἀρκτέον οὖν ἤδη τῆς ἐξηγήσεως ἀπὸ τῆς ἐν
τῷ δευτέρῳ τῶν ἐπιδημιῶν γεγραμμένης ῥήσεως, ἐχούσης ὧδε·
πνεῦμα σμικρὸν, πυκνόν· μέγα, ἀραιόν· σμικρὸν, ἀραιόν·
ἔξω μέγα, εἴσω μικρόν· τὸ μὲν ἐκτεῖνον, τὸ δὲ κατεπεῖγον.
διπλῆ ἔσω ἐπανάκλησις, οἷον ἐπεισπνέουσιν· θερμὸν, ψυχρόν.
ἡ δ᾽ αὐτὴ ῥῆσις ἥδε ἐν τῷ ἔκτῳ γέγραπται τελεώτερον. ἐπὶ γὰρ
ταῖς τρίταις συζυγίαις αὐτῆς δυσπνοίας ἡ τετάρτη πρόσκειται,

quintum et feptimum epidemiorum non videtur mihi quis-
piam genuina Hippocratis doctrina dignos cenfurus, nec, ut
ego fentio, quartum, quamvis quidam etiam hunc a Theffalo
compofitum effe putent. Caeterum praenotionum liber et
aphorismi et liber de aquis, locis et aëre, ac praeterea de
victu in morbis acutis, quem aliqui in Cnidias fententias in-
fcribunt, non praeter rationem Hippocratis fcripta effe cre-
dita funt. Horum igitur librorum, ubi ufus poftularit, men-
tionem faciemus; itemque aliorum, qui partim ipfi Hippo-
crati, partim Euryphonti et Theffalo ac Polybo auctori-
bus tribuuntur.

Cap. II. Exordienda itaque jam expofitio eft a textu
in fecundo epidemiorum fcripto, qui hoc modo habet: *Spi-
ritus parvus, denfus; magnus, rarus; parvus, rarus; ex-
tra magnus, intro parvus; alius quidem extendens, alius
vero urgens; dupla intro revocatio velut fuperinfpiranti-
bus; calidus, frigidus.* Idem vero textus fexto libro per-
fectius fcriptus eft. Supra tres enim conjugationes ipfius
difficilis fpirationis, quarta item adjecta eft, quae manifefte

παραλελειμμένη σαφῶς ἐν τῷ δευτέρῳ τῶν ἐπιδημιῶν, οὐχ ὑπὸ
τοῦ γράψαντος, ἐμοὶ δοκεῖν, αὐτοῦ· δῆλος γάρ ἐστιν οὐκ ἐξ
ἐμπειρίας τινὸς καὶ μνήμης ἀθροίζων τὸ πλῆθος τῶν δυσπνοιῶν,
[269] ἀλλ᾽ ἐκ λογικῆς διαιρέσεως· οὐκ οὖν ἔμελλε παραλείψειν
τινὰ δύσπνοιαν· ἀλλά τις τῶν παλαιῶν βιβλιογράφων ἥμαρ-
τεν, ἔπειθ᾽ οὕτως ἔχον ἔφθασεν ἐκδοθῆναι τὸ βιβλίον, ἐφυ-
λάχθη τε εἰκότως μέχρι δεῦρο τοῦτ᾽ αὐτὸ τὸ σφάλμα, τινῶν
μὲν ὀλιγώρως ὁμιλούντων τοῖς τῶν παλαιῶν βιβλίοις, ὡς μήτ᾽
εἰ λείπει τι, μήτ᾽ εἰ δι᾽ ἑτέρου γράμματος εἴρηται, γνωρίζειν,
ἐνίων δὲ γνωριζόντων μὲν, ἀλλὰ προσθεῖναι τὸ λεῖπον οὐ τολ-
μώντων. οὐ γὰρ δὴ ὁμοίως τοῖς νῦν οἱ πρόσθεν εὐχερεῖς ἦσαν
οὐδ᾽ ἕτοιμοι παραγράφειν παλαιὰν λέξιν ὡσαύτως γεγραμμένην
ἐν ἅπασι τοῖς ἀντιγράφοις, ἀλλ᾽ ἐπισημήνασθαι μόνον αὐτοῖς
ἱκανὸν ἦν, ὡς ἐνταῦθα μὲν ἐλλιπῶς, ἐν τῷ ἕκτῳ δὲ τῶν ἐπι-
δημιῶν τελέως ἡ διαίρεσις γέγραπται τῶν δυσπνοιῶν, ἥ τε κατὰ
μέγεθος καὶ μικρότητα καὶ πυκνότητα καὶ ἀραιότητα. δύο
γὰρ οὖν δὴ ταύτας ἀντιθέσεις ὁ Ἱπποκράτης, τήν τε κατὰ μέ-

ſecundo epidemiorum omiſſa eſt, non ab ipſo auctore, ut
mihi videtur, quum perſpicuum fit ipſum non ab experi-
mento quopiam et memoria multitudinem ſpirationum dif-
ficilium coacervaſſe, ſed ex rationali diviſione. Nequaquam
igitur relicturus erat aliquam difficilis ſpirationis ſpeciem,
verum in hoc quispiam ex veteribus deſcriptoribus librorum
peccavit; atque ita poſtea ſe habens liber divulgatus eſt, ſer-
vatusque eſt hic error huc usque; merito ſane, quum aliqui
negligenter plane veterum libros verſent, ut neque an defi-
ciat quippiam, neque an in alio libro dictum fit, ſciant;
quidam vero etiamſi ſciant, tamen quod deeſt apponere non
audent. Neque enim ſimiliter noſtri aevi hominibus priores
faciles erant, neque prompti ad mutandam veterem dictionem
eodem modo in omnibus exemplaribus ſcriptam; ſed ſigni-
ficare ſolum contenti erant, quod hic quidem imperfecte, in
ſexto vero epidemiorum perfecte diviſio difficilium reſpira-
tionum ſcripta eſſet, tum quae ſecundum magnitudinem ac
parvitatem fit, tum quae juxta raritatem ac denſitatem. Has
enim duas oppoſitiones, eam videlicet quae ſecundum magni-

γεϑος καὶ μικρότητα καὶ τὴν ἀραιότητα καὶ πυκνότητα, δῆλός
ἐστιν ἐπιπλέκων ἀλλήλαις, καὶ ποιῶν συζυγίας δυσπνοίας δ'·
μίαν μὲν ἐν ᾗ μικροτέρα τε ἅμα καὶ πυκνοτέρα τῆς κατὰ φύ-
σιν ἡ ἀναπνοὴ γίγνεται, ἑτέραν δ' ὅταν μείζων τε ἅμα καὶ
ἀραιοτέρα, καὶ πρὸς ταύταις ἄλλην τρίτην ἐν ᾗ μικροτέρα τε
καὶ ἀραιοτέρα, καὶ πρὸς ταύταις τετάρτην, ἣν ἐν τῷ δευτέρῳ
τῶν ἐπιδημιῶν παραλελεῖφθαί φαμεν, ἐν ᾗ μείζων τε ἅμα καὶ
πυκνοτέρα γίγνεται. δέδεικται γάρ μοι πολλάκις, εἰ καὶ ἄρα
χωρὶς τοῦ δειχϑῆναι πρόδηλον ὑπάρχει πᾶσιν, ὡς δύο ἀντιϑέ-
σεις ἀλλήλαις ἐπιπλεκόμεναι, τέσσαρας ἀπεργάζονται συζυγίας.
οὐ μόνον δὲ κατ' αὐτὸ διενήνοχεν ἡ ἐν τῷ ἕκτῳ τῶν ἐπιδημιῶν
ῥῆσις τῆς ἐν τῷ δευτέρῳ, ἀλλὰ καὶ καϑ' ὅσον ἐν τοῖς ἐφεξῆς,
ὁπότε παραβάλλει τὸ τῆς εἰσπνοῆς μέγεϑος τῷ τῆς ἐκπνοῆς,
ἡ ἑτέρα συζυγία παραλέλειπται παντάπασιν ἐν τῷ δευτέρῳ,
ἐνδεικνυμένου κἀνταῦϑα σαφῶς τοῦ γραφέως ἤτοι ῥᾳϑυμίαν
ἐσχάτην, ἢ ῥᾳδιουργίαν. εἰ μὲν γὰρ ὅλας ὑπερέβαινε λέξεις,
ἐσχάτως ἦν ῥᾴϑυμος· εἰ δὲ τὰς ὁμοίας ἀλλήλαις, ἀγνοῶν ὅπῃ
διαφέρουσιν, ἐν καὶ ταὐτὸν ἀμφοτέρας δηλοῦν ἐνόμιζεν, εἶτ'

tudinem ac parvitatem fit, et eam quae fecundum raritatem
et denfitatem, Hippocrates manifefte inter fefe complicat, et
conjugationes difficilis fpirationis quatuor facit; unam in
qua minor fimulque denfior, quam quae fecundum naturam
refpiratio fit; alteram, quum major fimul et rarior; et prae-
ter has aliam tertiam, in qua minor et rarior; et fupra has
quartam, quam in fecundo epidemiorum defiderari diximus,
in qua major fimulque denfior fit. Oftenfum enim mihi
faepe eft, etiamfi hoc citra demonftrationem omnibus mani-
feftum fit, duas oppofitiones inter fefe complicatas quatuor
conjugationes facere. Sed dictio Hippocratis in fexto epi-
demiorum non folum in hoc differt ab ea, quae in fecundo
habetur, fed et in eo, quod in fequentibus, quando infpira-
tionis magnitudinem confert cum magnitudine expirationis,
altera conjugatio penitus relicta eft in fecundo libro, indican-
te et hic ipfo librorum defcriptore extremam focordiam, aut
temeritatem. Si enim integras dictiones transgreffus eft,
extreme focors erat; fi vero fimiles inter fe, nescius quate-
nus differrent, unum et idem utrasque fignificare putavit,

ἐξῄρει τὴν ἑτέραν, εἰς ἄκρον ἀφῖκτο περιεργίας, ἐπανορθωτὴν
αὐτὸν τῶν Ἱπποκράτους συγγραμμάτων, οὐχ ὑπηρέτην, ἀπο-
φαίνων. τοῦτο μὲν δὴ χρήσιμόν ἐστι μεμνῆσθαι πρὸς πολλὰς
τῶν ἀσαφῶν ῥήσεων, ἐν αἷς ἤτοι παραλελεῖφθαί τι πιθανόν
ἐστιν, ἢ παραγεγράφθαι. οὐδὲν γὰρ κωλύει κατ᾽ ἐκείνας, ἤτοι
τὸ λεῖπον προστιθέντας, ἢ τὸ ἡμαρτημένον ἐπανορθοῦντας,
ἀπεργάζεσθαι τέλεόν τε καὶ ἀληθῆ τὸν λόγον. ὥσπερ γὰρ τὸ με-
ταγράφειν τὰς παλαιὰς ῥήσεις προπετές, οὕτω καὶ φυλάττοντας,
ὡς γέγραπται, βραχείαις τέ τισιν ἢ προσθέσεσιν, ἢ ὑπαλλάξεσι
διαλύεσθαι τὰς ἀπορίας, ἀγαθῶν ἐξηγητῶν ἐστιν ἔργον. ἀλλὰ
περὶ τούτων μὲν οἶμαι δι᾽ αὐτῶν τῶν ἔργων ἐπιδείξειν ὀλίγον
ὕστερον ἅπερ χρὴ δρᾷν. οὐ γὰρ ἁπλῶς, οὐδ᾽ ὡς ἔτυχεν, αὐτὸ ποι-
ητέον, ἀλλὰ μετὰ τοῦ δεικνύναι τήν τε τῶν πραγμάτων ἀλήθειαν,
ἔτι τε πρότερον αὐτὴν τοῦ παλαιοῦ τὴν γνώμην οὕτως ἔχουσαν,
ὁμολογεῖν τε ἀμφοτέρας κατὰ τὴν λέξιν μετακοσμηθεῖσαν.
Κεφ. γ΄. [270] Ἐπὶ δὲ τὸ προκείμενον ἤδη χωρήσαντες,
καὶ παραθέμενοι τὴν τελεωτέραν λέξιν, τὴν ἐν τῷ ἕκτῳ τῶν
ἐπιδημιῶν, ἴδωμεν ὁποῖός τις ὁ νοῦς αὐτός ἐστιν. ὅτι μὲν γὰρ

deinde alteram fuftulit, ad ineptiffimam fedulitatem progref-
fus eft, emendatorem fcriptorum Hippocratis non miniftrum
fe ipfum ftatuens. Hoc equidem utile eft ad plerasque ob-
fcuras dictiones meminiffe, in quibus aut relictum quid effe
credibile eft, aut mutatum. Nihil enim vetat in illis, aut
quod deeft apponendo, aut quod delictum eft corrigendo, per-
fectum ac verum reddere fermonem. Quemadmodum enim
mutare veteres dictiones temerarium eft, fic ut fcriptum eft
fervare, et paucis quibusdam appofitis aut immutatis dubi-
tationes diffolvere, bonorum expofitorum opus eft. Verum
de his opinor me paulo poft per ipfa opera monftraturum
effe quae facere oporteat: non enim fimpliciter, neque pro-
ut contingit, hoc faciendum eft, fed oftendendo veritatem
rerum, adhucque prius ipfam fenis fententiam fic fe habere,
et utramque confentire juxta dictionis mutationem.
   Cap. III. Sed ad propofitum jam progreffi, et per-
fectiori dictione appofita, quae fexto epidemiorum habetur,
videamus qualisnam fententia ipfa fit. Quod enim ex ratio-

*) ἐκ διαιρέσεως λογικῆς εὑρίσκειν ἐπιχειρεῖ τὰς διαφορὰς ἁπάσας
τῶν δυσπνοιῶν, τοῦτο μὲν καὶ τοῖς ἐξηγησαμένοις αὐτοῦ τὰ
βιβλία δοκεῖ, καὶ πάντῃ ῥᾴδιον εἶναι νομίζω συμβαλεῖν· εἰ
δ᾿ ὀρθῶς διαιρεῖται, καὶ εἰ μηδὲν παραλείπει δυσπνοίας εἶδος,
οὐκ ἔτι τοῦτο ῥᾴδιον ἅπασιν ἐξευρεῖν, ἀλλὰ καὶ τῆς διαιρετι-
κῆς μεθόδου χρεὼν ἔμπειρον εἶναι τὸν περὶ τούτων κρινοῦντα,
καὶ τῶν Ἱπποκράτους δογμάτων οὐκ ἀμελέτητον. ἡ μὲν δὴ
μέθοδος ἀποβλέπειν φησὶ χρῆναι πρὸς τὸ διαιρούμενον, ὁποῖον
τὴν φύσιν ἐστίν. εἰ μὲν γὰρ ἁπλοῦν εἴη, τὰ κατὰ τὸν τῆς
οὐσίας αὐτοῦ λόγον ὑπάρχοντα, πόσα τ᾿ ἐστὶ καὶ τίνα καὶ
ὁποῖα, σκοπεῖσθαι, κἀκ τούτων διαιρεῖσθαι· συνθέτου δ᾿ ὄν-
τος, ἑκάτερον μὲν, ἢ ἕκαστον τῶν μερῶν, ὡς εἴρηται, διαι-
ρεῖν, τὸ δ᾿ ὅλον ἐκ τοῦ τρόπου τῆς συνθέσεως. ἡ δ᾿ Ἱππο-
κράτους γνώμη περὶ τῆς συνθέσεως, ἥ τίς ποτέ ἐστιν, εἴρηται
μὲν ἡμῖν ἐν ἑτέροις ἐπιπλεῖστον, εἴρηται δὲ καὶ ἐν τοῖς ἔμ-
προσθεν, ὥστ᾿ οὐδὲν κωλύει πρὸς τούτους τοὺς σκοποὺς ἀπο-
βλέποντας ἐπισκέψασθαι τὴν τῶν ἐπιδημιῶν ῥῆσιν, ὡδί πως
ἔχουσαν· πνεύματα μικρὰ πυκνὰ, μεγάλα ἀραιά· μικρὰ ἀραιά,

nali divifione invenire conetur omnes difficilis fpirationis
differentias, hoc ipfum etiam iis, qui libros ipfius expofu-
erunt, videtur, et conjectare omnibus facile effe opinor. An
vero recte dividat, et an nulla relicta fit difficilis fpirationis
fpecies, hoc non etiam omnibus invenire facile eft; fed qui
de his judicaturus eft, eum et dividendi methodi peritum effe
oportet, et circa Hippocratis dogmata non inexercitatum.
Et methodus fane ad id quod dividitur refpicere oportere ait,
qualis naturae exiftat. Si enim fimplex fuerit, ea quae fe-
cundum fubftantiae ipfius rationem funt, quot fint, et quae,
ac qualia, confiderare oportet, atque ex his dividere; fi ve-
ro compofitum, utramque aut fingulas partes dividere, ut
dictum eft, totum vero ex modo compofitionis. Verum quae
fit Hippocratis fententia de compofitione, nobis alibi fufiffime
dictum eft; relatum eft etiam in fuperioribus. Quare nihil
vetat ad hos fcopos refpicientes ipfam epidemiorum dietio-
nem contemplari, quae fic habet: *Spiritus parvi denfi;*
magni rari; parvi rari; magni denfi; extra magnus,

μεγάλα πυκνά· ἔξω μέγα, εἴσω μικρόν· εἴσω μέγα, ἔξω μι-
κρόν· τὸ μὲν ἐκτεῖνον, τὸ δὲ κατεπεῖγον. διπλῆ ἔσω ἐπανά-
κλησις, οἷον ἐπεισπνέουσιν· θερμὸν, ψυχρόν. ὅτι μὲν οὖν οὐχ
ἡ τετάρτη μόνη κατὰ τὸ πυκνὸν καὶ μέγα συζυγία παραλέλει-
πται κατὰ τὸ δεύτερον τῶν ἐπιδημιῶν, ἀλλὰ καὶ τῶν ἐφεξῆς
δυοῖν, ἐν οἷς παραβάλλει τὴν ἐκπνοὴν τῇ εἰσπνοῇ, καὶ τού-
των ἡ δευτέρα γέγραπται μὲν ἐν τῇ νυνὶ προχειρισθείσῃ, πα-
ραλέλειπται δ᾽ ἐν τῷ δευτέρῳ τῶν ἐπιδημιῶν, πρόχειρον συν-
ιδεῖν. οὐκέτι γὰρ ἐκείνῳ βιβλίῳ πρόσκειται τὸ, εἴσω μέγα, ἔξω
μικρὸν, ἀλλὰ περὶ θατέρου μόνον εἴδους τῆς δυσπνοίας δη-
λοῦται, καθ᾽ ὃ μέγα μὲν ἐκπνεῖται πνεῦμα, μικρὸν δὲ εἰς-
πνεῖται. πολλαχόθι μὲν οὖν εὑρίσκειν ἔστι καὶ προσγεγραμ-
μένον τοῦτο τὸ λεῖπον, ἀλλ᾽ ἐν τοῖς πλείστοις καὶ ἀξιοπιστο-
τάτοις τῶν ἀντιγράφων παραλέλειπται, καὶ οὐδὲν τοῦτό γε
πρὸς τὸ παρὸν διαφέρει. πρόκειται γὰρ ἡμῖν τὴν τελεωτέραν
ῥῆσιν ἐπισκοπεῖσθαι, τὴν νῦν γεγραμμένην. ὅτι μὲν οὖν ἐκ
τῆς ἔσω τε καὶ ἔξω φορᾶς τοῦ πνεύματος ἢ τῆς ὅλης ἀνα-
πνοῆς ἐνέργεια σύνθετος ὑπάρχει, καὶ ὅτι τὸ μὲν ἕτερον αὐτῆς
τῶν μερῶν εἰσπνοὴ, τὸ δ᾽ ἕτερον ἐκπνοὴ προσαγορεύεται,

*intro parvus; intro magnus, extra parvus; alius extendens,
alius urgens; dupla intro revocatio, veluti superinspiran-
tibus; calidus, frigidus.*   Quod igitur non quarta folum
conjugatio in denfo et magno confiftens fecundo epidemio-
rum relicta eft, fed et ex fequentibus duabus, in quibus ex-
pirationrm cum infpiratione confert, altera fcripta quidem
eft in praefenti jam propofito fermone, relicta autem fecun-
do epidemiorum, promptum videre eft; neque enim in illo
libro fcriptum eft, *Intro magnus, extra parvus;* fed altera
fola difficilis fpirationis fpecies oftenditur, in qua magnus
fpiritus expiratur, parvus vero infpiratur.   In multis tamen
codicibus reperire licet hunc defectum afcriptum; verum in
plurimis et fide digniffimis exemplaribus relictus eft; atque
hoc fane nihil ad praefens refert: propofitum eft enim nobis
perfectiorem loqutionem confiderare nunc afcriptam.   Quod
itaque ex fpiritus intro et extra meatu totius refpirationis
actio compofita eft, et quod alteru ejus pars infpiratio, alte-

λέλεκται μὲν καὶ διὰ τοῦ πρώτου γράμματος εὐθὺς κατ᾽ ἀρχὰς,
ἀλλὰ κᾂν εἰ μὴ πρὸς ἡμῶν εἴρηται, σχεδὸν οὐδεὶς ἀγνοεῖ. ὅτι
δ᾽ οὐδενὸς ἄλλου τῶν πάντων ἢ κινήσεως ἴδια τάχος τ᾽ ἐστὶ
καὶ βραδύτης, εἴρηται μὲν ἤδη καὶ τοῦτ᾽ ἔμπροσθεν, ἀλλὰ καὶ
νῦν εἰς ἀνάμνησιν ἡκέτω. μέγεθος μέντοι καὶ σμικρότης ὥσ-
περ οὐκ (189) ἴδια κινήσεως, οὕτως ἀχώριστα παντὸς τοῦ
κατὰ διαστήματος φερομένου. καὶ διὰ τοῦτο καθ᾽ ἑκάτερον
τῶν μερῶν τῆς ἀναπνοῆς ἀντιθέσεις διαφορῶν διτταὶ γενή-
σονται, μία μὲν ἡ κατὰ τάχος καὶ βραδυτῆτα, δευτέρα δὲ ἡ
κατὰ μέγεθος καὶ μικρότητα. τῆς δ᾽ ὅλης ἀναπνοῆς, ὅτι ἑτέρα
ἀντίθεσίς τίς ἐστι κατὰ [271] πυκνότητά τε καὶ ἀραιότητα
συνισταμένη, καὶ τοῦτ᾽ ἔμπροσθεν εἴρηται, καὶ ὡς ἥδε ἀντί-
θεσις οὐχ ὡς κινήσεως τῆς ἀναπνοῆς, ἀλλ᾽ ὡς συνθέτου πράγ-
ματος, ἐκ διαστάσεών ἐστι συγκειμένη. ὥστ᾽ ἐν τρισὶ τούτοις
γένεσιν ἀνάγκη πάσας εἶναι τὰς τῆς ἀναπνοῆς διαφοράς· ἐν
τάχει μὲν καὶ βραδυτῆτι, διότι κινήσεως ἁπάσης ἴδιά τε καὶ
ἀχώριστα ταῦτ᾽ ἐστίν· ἐν μεγέθει δὲ καὶ μικρότητι, διότι κατὰ
διαστήματος ἢ τῶν ἀναπνευστικῶν ὀργάνων κίνησις· πυκνότης

ra expiratio appellatur, dictum quidem eft primo libro fta-
tim in principio; verum etiamfi a nobis dictum non effet,
nemo fere ignorat. Quod vero nullius alterius rei quam
motus propria fint celeritas et tarditas, dictum quidem et
hoc jam eft, fed etiamnunc in memoriam revocetur. Ma-
gnitudo autem et parvitas ut non funt motui propria, fic
omnino infeparabilia funt ab eo, quod per fpatium fertur.
Et ob id fecundum utramque refpirationis partem duae dif-
ferentiarum oppofitiones fient, altera fecundum celeritatem
ac tarditatem, altera fecundum magnitudinem et parvita-
tem. Quod vero totius refpirationis adhuc alia fit oppofitio
fecundum denfitatem ac raritatem confiftens, id etiam antea
relatum eft; et quod haec oppofitio non refpirationis ut mo-
tus, fed ut compofitae rei, ex intervallis fit conflata. Quare
in his tribus generibus omnes refpirationis differentias effe
neceffe eft; in celeritate quidem et tarditate, propterea quod
haec propria et ab omni motu infeparabilia funt; in magni-
tudine vero et parvitate, propterea quod motus organorum

δὲ καὶ ἀραιότης, τὸ τρίτον τῶν εἰρημένων γενῶν, οὐδετέρου μέν
ἐστι τῶν οἰκείων τε καὶ πρώτων μερῶν τῆς ἀναπνοῆς οὔτ' ἴδιον
οὔτ' ἀχώριστον, ὅλης δὲ μέρος γίνεται κατά τι συμβεβηκός, ἐπειδὴ
σύνθετον πρᾶγμά ἐστιν ἐκ δυοῖν ἐναντίων κινήσεων ἡσυχίᾳ
διαιρουμένων. αὗται μὲν οὖν αἱ πρῶται διαφοραὶ τῆς ὅλης
ἀναπνοῆς. τῷ δ' εἶναι ποιεῖν τι καὶ πάσχειν πεφυκὸς τὴν ἀνα-
πνοήν, εἴη ἄν τι καὶ ἄλλο γένος ἐν αὐτῷ διαφορῶν, ἑκατέρου
τῶν μορίων ὁμαλῶς ἢ ἀνωμάλως ἐπιτελουμένου· καὶ μὴν καὶ
ἄλλο πάλιν ὅλης αὐτῆς ὡς συνθέτου, παραβαλλομένων ἀλλή-
λοις τῶν μορίων. τούτων οὕτως ἐχόντων, ἰστέον τὰς μὲν
πρώτας γεγραμμένας ἐν τῇ προκειμένῃ ῥήσει δυσπνοιῶν διαφο-
ρὰς τέτταρας ὅλης ἀναπνοῆς ὑπάρχειν· οὐδετέρου γὰρ τῶν
μερῶν ἐστι πυκνόσης καὶ ἀραιότης, εἴγε δὴ μεμνήμεθα τῶν εὐ-
θὺς κατ' ἀρχὰς τοῦ πρώτου τῶνδε τῶν ὑπομνημάτων εἰρημέ-
νων. οὕτως δὲ καὶ τὰς ἐφεξῆς αὐτῶν τὰς δύο, καὶ γὰρ ἐν ταύ-
ταις παραβάλλεται τὰ δύο μόρια τῆς ὅλης ἀναπνοῆς, καὶ διὰ
τοῦθ' οὕτως γέγραπται, ἔξω μέγα, εἴσω μικρὸν, εἴσω μέγα,
ἔξω μικρὸν, δηλονότι πνεῦμα· τὰς δ' ἐφεξῆς δύο διαφοράς,

refpirationis per diſtantiam ſit, denſitas autem et raritas, ter-
tium ex praedictis genus, neutrius propriarum ac primarum
refpirationis partium proprium aut inſeparabile eſt, verum
totius reſpirationis pars ſit per accidens quoddam, quia com-
poſita res eſt ex duobus contrariis motibus quiete diſtinctis.
Hae igitur ſunt primae differentiae totius reſpirationis. Cae-
terum quum reſpiratio res ſit, quae et facere aliquid et pati
poſſit, aliud etiam erit differentiarum genus in ipſa, utraque
videlicet parte aequaliter aut inaequaliter perfecta; at vero
et rurſus aliud, ipſius totius ut compoſitae partibus inter
ſe collatis. Haec quum ita habeant, ſciendum primas qua-
tuor difficilis reſpirationis differentias in propoſita Hippocra-
tis dictione ſcriptas totius reſpirationis eſſe; neutrius enim
partis eſt denſitas et raritas, ſi ſane meminimus eorum, quae
ſtatim a principio primi libri dicta ſunt; ſic etiam ſequentes
duas, nam et in his duae totius reſpirationis partes confe-
runtur, et ob id ſic ſcriptum eſt: *Extra magnus, intro par-
vus; intro magnus, extra parvus, videlicet ſpiritus;* ſequen-

ἐν αἷς λέγεται τὸ μὲν ἐκτεῖνον, τὸ δὲ κατεπεῖγον, τῶν μερῶν
τῆς ἀναπνοῆς θατέρου νομιστέον ἰδίας ὑπάρχειν, ὃ δὴ κατὰ
τὴν οὐσίαν εἶναι μάλιστα τῆς ἀναπνοῆς ἔφαμεν· ἐκτεῖνον μὲν
γὰρ τὸ βραδὺ, κατεπεῖγον δὲ τὸ ταχύ. βραδύτης δὲ καὶ ταχύ-
της ἁπάσης κινήσεως ἀχώριστα. τὸ δ' ἐφεξῆς λεγόμενον, τὸ,
διπλῆ ἔσω ἐπανάκλησις, οἷον ἐπεισπνέουσιν, ἔστι μὲν εἰσ-
πνοῆς ἀνωμάλου δηλωτικὸν, ἐπιζητεῖ δὲ τὴν αὐτὴν ἀντίθεσιν
ἐπὶ τῆς ἐκπνοῆς, ἣν ἐγὼ πέπεισμαι παραλελεῖφθαι πρὸς τῶν
μεταγραφόντων μᾶλλον ἢ πρὸς Ἱπποκράτους αὐτοῦ, εἴγε δὴ
φαίνεται μεμνημένος ἐν ἑτέροις σιγγράμμασι καὶ τοῦ τοιούτου
τῆς δυσπνοίας εἴδους, ὡς ἐπιδείξω σαφῶς ἐν τοῖς ἐφεξῆς· εἰ
δέ τῳ δοκεῖ πρὸς Ἱπποκράτους αὐτοῦ παραλελεῖφθαι, οὗτος
αἱρεῖται τὰ χείρω πρὸ τῶν βελτιόνων· τὸ μὲν γὰρ μηδ' ὅλως
ἀνωμαλίας μνημονεῦσαι κατὰ μηδ' ἕτερον τῶν τῆς ἀναπνοῆς
μερῶν, ἀλλὰ τελέως ἐπιλαθέσθαι τε καὶ παραλιπεῖν, ἣν μὲν
οὐδὲ τοῦτο κατὰ τὴν Ἱπποκράτους ἐπιμέλειαν, ἀλλ' ἔγωγ' ἄν εἰ
καὶ τὸ νῦν γεγραμμένον ἐπὶ τῆς εἰσπνοῆς οὐδ' ὅλως ἐγέγραπτο,

tes autem deinceps duas differentias, in quibus dicitur: *Ali-
us extendens, alius urgens*, alterius partis ipfius refpiratio-
nis proprias effe putandum eft, quam fane in fubftantia effe
maxime ipfius refpirationis diximus. Extendens enim tar-
dus eft, urgens autem velox; tarditas autem et velocitas ab
omni motu infeparabilia funt. Quod vero deinceps dicitur:
Duplex intro revocatio velut fuperinfpirantibus, inaequa-
lem infpirationem oftendit. Inquirenda eft autem eadem
oppofitio in expiratione, quam ego relictam effe credo a tran ·
fcribentibus potius quam ab ipfo Hippocrate, quandoqui-
dem in aliis fcriptis etiam ejusmodi fpeciei difficilis fpiratio-
nis mentionem facere apparet, ut in fequentibus palam often-
dam. Quod fi cui ab ipfo Hippocrate relicta effe videatur,
hic pejora pro melioribus eligit. Equidem penitus nullam
inaequalitatis mentionem feciffe in neutra refpirationis parte,
fed penitus oblitum effe ac omififfe, minime conveniebat
Hippocraticae diligentiae: verum ego fane, etiamfi id quod
nunc de infpiratione fcriptum eft omnino fcriptum non ef-

900 ΓΑΛΗΝΟΥ ΠΕΡΙ ΔΥΣΠΝΟΙΑΣ

Ed. Chart. VII. [271. 272.]　　　Ed. Baf. III. (189.)

τοῦ γραφέως ἁμάρτημα ὑπάρχειν αὐτὸ μᾶλλον ἢ Ἱπποκράτους
εἰπεῖν ἐτόλμησα, λόγον δ᾽ ἂν οὖν εἶχεν οὕτω τινὰ τοῖς τὰ χείρω
νοοῦσιν· ἐπεὶ δὲ καὶ τὸ τῆς εἰσπνοῆς εἶδος ἐμήνυσε σαφῶς οὕ-
τως, ὡς μὴ μόνον εἰπεῖν διπλῆν εἴσω γίγνεσθαι τοῦ πνεύματος
τὴν ἐπανάκλησιν, ἀλλὰ καὶ, τὸ οἷον ἐπεισπνέουσι προσθεῖναι,
πῶς ἄν τις ἔθ᾽ ὑπολάβοι τῆς ἐκπνοῆς αὐτὸν ἐπιλαθέσθαι; περὶ
μὲν οὖν τούτων καὶ αὖθις, ἐφεξῆς δὲ πρόσκειταί τις ἀντίθεσις
ἄλλη δυσπνοιῶν, ἐπὶ τελευτῇ τοῦ λόγου παντὸς ὡδί πως γε-
γραμμένη· θερμὸν, ψυχρόν· ἵνα δηλονότι κἀνταῦθα προσυ-
πακούωμεν τὸ πνεῦμα. καθάπερ γὰρ μέγα καὶ μικρὸν, καὶ
πυκνὸν καὶ ἀραιὸν, [272] οὕτω καὶ θερμὸν καὶ ψυχρὸν ἐκ-
πνεῖται τὸ πνεῦμα. καίτοι κἀνταῦθα παρακούοντές τινες ἐξ
ὧν αὐτοὶ μὴ συνίασιν, ἐπανορθοῦνται καὶ μεταγράφειν τὴν
λέξιν τολμῶσιν, οὐ ψυχρὸν καὶ θερμὸν, ὡς νῦν εἴρηται, γρά-
φοντες, ἀλλὰ συνάπτοντες αὐτὰ τῷ προειρημένῳ, καὶ οὕτως
ἀναγινώσκοντες, οἷον ἐπεισπνέουσι θερμῷ ψυχρόν. οὗτοι μὲν
οὖν πρὸς τὸ μηδένα νοῦν ἔχουσαν ἐργάζεσθαι τὴν λέξιν, ὅτι

fet, exfcribentis magis peccatum effe quam ipfius Hippocra-
tis dicere aufus effem, rationem tamen utique aliquam fic
haberent hi, quibus ad pejora animus inclinat; at vero quum
et infpirationis fpeciem adeo manifefte indicaverit, ut non
folum dixerit, duplicem intro fieri fpiritus revocationem,
fed etiam *velut fuperinfpirantibus* appofuerit, quomodo tan-
dem aliquis adhuc fufpicari queat ipfum expirationis effe
oblitum? De his igitur etiam rurfus *agemus;* deinceps
autem alia adhuc difficilis refpirationis fpecierum oppofitio
addita eft in fine totius fermonis fic habens: *Calidus, frigi-
dus;* ut videlicet et hic fubaudiamus, *fpiritus.* Quemad-
modum enim magnus et parvus et denfus ac rarus, fic etiam
calidus et frigidus fpiritus expiratur. Quanquam et hic de-
cepti quidam ex iis, quae non intelligunt, corrigunt et tex-
tum mutare audent, non frigidus et calidus, ut nunc di-
ctum eft, fcribentes, fed ipfa cum praedicto connectentes,
atque hoc modo legentes, *velut fuperinfpirantibus calido
frigidum.* Hi quidem igitur praeterquam quod textum nul-

Ed. Chart. VII. [272.]   Ed. Baf. III. (189.)

μηδ' ἀνεγνώκασι τὰ τοῦ παλαιοῦ βιβλία, κατάδηλοι γίνονται·
πάντως γὰρ ἂν ἐμέμνηντο τῶν ἐν ἑτέροις ὑπ' αὐτοῦ γεγραμμέ-
νων περί τε θερμῆς καὶ ψυχρᾶς ἐκπνοῆς, ἃ τίνα λόγον εἶχεν
ἢ ἐν ἐκείνοις αὐτὸν γράφειν, ἢ ἐνταῦθα παραλιπεῖν, οὐκ ἂν εἰ-
πεῖν ἔχοιεν. εἰ μὲν γὰρ οὐκ ἐνόμιζεν ἐκ τῶν δυσπνοιῶν εἶναι
τὴν θερμὴν καὶ ψυχρὰν ἐκπνοήν, οὐ καλῶς ἐν ἑτέροις ὡς δυσ-
πνοιῶν ἐμνημόνευσεν· εἰ δ' ὀρθῶς ἐν ἐκείνοις ἔπραξεν, οὐκ
ὀρθῶς νῦν παρέλιπεν. ἀλλ' οὐχ ὧδ' ἔχει ταῦτα· καὶ γὰρ ἐν-
ταῦθά τε καλῶς ἐν τῇ διαιρέσει τῶν δυσπνοιῶν περιέχονται
καὶ τί ποτ' οὖν δηλοῦν πεφύκασιν, ὀρθῶς ἐν ἑτέροις εἴρηται.

Κεφ. δ'. Καταλιπόντες οὖν ἤδη τοὺς οὕτω παρακούον-
τας τοῦ παλαιοῦ καὶ παντὸς μᾶλλον ἢ τῆς γνώμης αὐτοῦ
συνιέντας, αὐτοὶ καθ' ἡμᾶς αὐτοὺς ἐπισκεψώμεθα, τί δή ποτε
κατὰ τὸ προγνωστικὸν γράμμα περὶ δυσπνοίας ὧδέ πως γρά-
φει· πνεῦμα πυκνὸν μὲν ἐὸν πόνον σημαίνει ἢ φλεγμονὴν ἐν
τοῖσιν ὑπὲρ τῶν φρενῶν χωρίοισι, μέγα δὲ ἀναπνεόμενον καὶ
διὰ πολλοῦ χρόνου παραφροσύνην σημαίνει, ψυχρὸν δὲ ἐκ-

lius fenfus efficiunt, etiam palam produut, fe neque fenis
libros legiffe; omnino enim meminiffent eorum, quae aliis
locis ab ipfo funt fcripta de calida et frigida expiratione,
quae quanam ratione aut illic ab ipfo fcripta fint, aut hic
relicta, non habent qui dicant. Si enim non putavit ex
difficilium fpirationum genere effe calidam et frigidam expir-
rationem, non recte in aliis locis ipfarum veluti difficilium
refpirationum meminit; fi vero in illis recte fecit, non recte
nunc praetermifit. Verum haec non ita habent; nam et hic
recte in difficilium refpirationum divifione continentur et
quid indicent, aliis locis recte dictum eft.

Cap. IV Relictis igitur jam his, qui fic a fenis
mente aberrant et omnia magis quam fententiam ipfius intel-
ligunt, ipfi per nos ipfos infpiciamus, quidnam in prae-
notionum libro de difficili refpiratione in hunc fere modum
fcribat: *Spiritus denfus exiftens dolorem aut inflamma-*
tionem fignificat in locis fuper feptum transverfum fitis;
magnus autem et per multum tempus defipientiam prodit,

πνεόμενον ἐκ τῶν ῥινῶν καὶ τοῦ στόματος ὀλέθριον κάρτα
ἤδη γίγνεται· φαίνεται γὰρ ἐν τούτῳ τῷ βιβλίῳ τριῶν τού-
των μόνον δυσπνοιῶν μνημονεύων, καίτοι γ᾽ εἰ μὲν τοσαῦται
μόνον εἰσὶν, τί δή ποτε πολὺ πλείους ἐν τοῖς τῶν ἐπιδημιῶν
αὐτὸς ἔγραψε; εἰ δὲ οὕτως εἰσὶ πολλαὶ, τί δή ποτε ὀλιγίστων
ἐμνημόνευσεν ἐν τῷ προγνωστικῷ; ἢ τὸν μὲν ἀριθμὸν αὐτῶν
ἐπίστασθαι ἐνόμιζε χρηστὸν, ὁποῖον δέ τι δηλοῦν ἑκάστη πέ-
φυκεν, οὐκ εἶναι χρηστόν; ἢ μόναις ταῖς εἰρημέναις δηλοῦν
ὑπάρχει τι, ταῖς δ᾽ ἄλλαις οὐδὲν, ἀλλ᾽ ἐνδέχεταί ποτ᾽ ἀναπνεῖν
μὲν παρὰ φύσιν, οὐδεμίαν δ᾽ εἶναι διάθεσιν ἐν τῷ ζώῳ παρὰ
φύσιν; ἢ τοσοῦτον δεῖ τοῦτ᾽ ἀληθὲς ὑπάρχειν, ὥστ᾽ ἀνάγκη
πᾶσα τὴν παρὰ φύσιν ἐν τῷ ζώῳ διάθεσιν αὐτὴν γίγνεσθαι
τῆς δυσπνοίας αἰτίαν; εἴπερ οὖν λόγον αἰτίας ἡ διάθεσις ἔχει
πρὸς τὴν δύσπνοιαν, εἴη ἂν οὕτω καὶ χρόνῳ καὶ τάξει καὶ
δυνάμει πρότερον. πῶς οὖν φαίνεται παραλιπὼν ὁ Ἱπποκρά-
της ἐν τῷ προγνωστικῷ τοσοῦτον ἀριθμὸν δυσπνοιῶν; ἐγὼ
μὲν διὰ ταῦτ᾽ ἐβουλόμην καὶ παραβάλλειν τοὺς ἐξηγητὰς ἀλλή-

frigidus vero ex naribus et ore prodiens valde iam perni-
cioſus eſt. Apparet enim in hoc libro harum trium tan-
tum difficilium ſpirationum ipſum mentionem feciſſe. Atqui
ſi tot ſolum ſunt, quid tandem multo plures ipſe in epide-
miorum libris ſcripſit? ſi vero adeo multae ſunt, cur pau-
ciſſimarum in praenotionum libro mentionem fecit? An nu-
merum quidem ipſarum noſſe, commodum exiſtimavit: quid
vero ſingulae indicent, non utile eſſe putavit? An hae ſo-
lae aliquid indicant, reliquae vero nihil; ſed poſſibile eſt
quandoque praeter naturam quidem reſpirare, nullam tamen
affectionem in animali praeter naturam eſſe? An verum hoc
ut ſit tantum abeſt, ut penitus neceſſarium ſit in animali
ipſam affectionem praeter naturam fieri difficilis reſpiratio-
nis cauſam? Si igitur cauſae rationem habet affectio ad dif-
ficilem reſpirationem, erit utique hoc modo et tempore et
ordine et facultate prior. Quomodo igitur Hippocrates in
praenotionum libro tantum difficilium reſpirationum nu-
merum relinquit? Equidem ea gratia volebam ipſos ex-
poſitores inter ſe conferre, et quaerere ac ſolvere; verum

Ed. Chart. VII. [272. 273.]　　　　Ed. Baf. III. (189. 190.)

λοις καὶ ζητεῖν καὶ λύειν· ἔχει δ᾽ οὐχ ὧδε· τῶν μὲν γὰρ ἐξη-
γουμένων τίς ἂν τις καὶ μνημονεύοι; τῶν δ᾽ ἔμπροσθεν, ὧν
γε καὶ πρὸς ἡμᾶς ὑπομνήματα διασώζεται, πολλοὺς μὲν καὶ
μακροὺς λήρους καταγεγραμμένους εὑρεῖν ἔστι, τὰ δ᾽ οὕτως
ἐπίκαιρα παραλέλειπται τελέως. ἀλλ᾽ ἡμεῖς γε ζητῶμεν αὐτά,
κἂν μηδεμίαν ὁδὸν εἰς τὴν εὕρεσιν ὑπ᾽ ἐκείνων ἔχωμεν παραδε-
δομένην. εἴρηται μὲν δὴ κἂν τοῖς περὶ τῆς ἀρίστης αἱρέσεως
[273] κἂν τοῖς τῆς θεραπευτικῆς μεθόδου γράμμασιν, ὅπως
χρὴ τὰ τοιαῦτα πάντα καὶ ζητεῖν καὶ ἀνευρίσκειν· ἀλλὰ κἂν
τῷ πρώτῳ τῶνδε τῶν ὑπομνημάτων διττὴν ὁδὸν ἔδειξα τῆς
τῶν τοιούτων εὑρέσεως, ἑτέραν μὲν ἐκ τῶν ἐν τῇ δυσπνοίᾳ
διαφορῶν ὁρμωμένην, ἑτέραν δ᾽ ἀπὸ τῶν ἐν τοῖς ἀναπνευ-
στικοῖς ὀργάνοις διαθέσεων, ἣν καὶ ῥᾴω τε καὶ (190) σαφε-
στέραν ὑπάρχειν ἔλεγον· καὶ ὅστις ἐκείνοις ἐπιμελῶς ἐνέτυχε
τοῖς γράμμασιν, οὐ δεήσεται λόγων πολλῶν εἰς τὴν τῶν παρ-
όντων λύσιν· εἰ δ᾽ ἤτοι ῥᾳθύμως ἐκείνοις ὡμίλησεν, ἢ ἄλλως
ἔστι δυσμαθής, ὁ μὲν ῥᾴθυμος αὖθις (ἢ) ἀναλεξάμενος αὐτὰ
πάλιν ἐπὶ ταῦθ᾽ ἡκέτω· ὁ σκαιὸς δ᾽ ἄλλό τι πραττέτω, γι-

non ita res habet? nam expofitorum *omnium* quis vel me-
miniſſe poſſit? Eorum vero qui ante *nos vixerunt,* et quo-
rum commentaria ad noſtram aetatem ſervantur, multas et
longas nugas confcriptas invenire eſt; quae vero tanti mo-
menti ſunt, penitus ab ipſis relicta ſunt. Verum nos ſane
inquiramus ipſa, etiamſi nullam viam habeamus ad inventio-
nem ab illis praemonſtratam. Dictum quidem a nobis eſt
et in iis quae de optima ſecta ſunt et in medendi me-
thodi ſcriptis, quomodo talia omnia inquirere et invenire
oporteat. Imo et in primo horum commentariorum dupli-
cem viam oſtendi ad eiusmodi inventionem, alteram ex dif-
ferentiis difficilis ſpirationis procedentem, alteram ex affe-
ctionibus in organis refpirationis, quam etiam faciliorem et
manifeſtiorem eſſe dicebam; et quisquis illa ſcripta diligenter
verfaverit, haud indigebit multis verbis ad praeſentium ſo-
lutionem. Si vero vel negligenter illa tractaverit, vel alias
ad difcendum hebes ſit, qui quidem negligenter tractavit,

νώσκων ὡς οὐχ οἷά τε μεγάλου γνώμην ἀνδρὸς ἐκμαθεῖν φύ-
σις μικρὰ, ὁποῖος ἦν ὁ Ἱπποκράτης. ἃ γοῦν οὐδεὶς ἔμ-
προσθεν οὔτε προὔβαλεν οὔτ᾽ ἠπόρησεν οὔτ᾽ ἐζήτησεν οὔθ᾽
εὗρεν, ἐγὼ καὶ προβαλῶ καὶ ἀπορήσω καὶ ὅπως χρὴ ζητεῖν
ἐρῶ καὶ σὺν θεοῖς εὑρίσκειν ἐλπίζω. τὸ μὲν δὴ πρόβλημα
καὶ μικρῷ πρόσθεν εἴρηταί μοι, τί δή ποτε τοσαῦτα δυσ-
πνοιῶν εἴδη παρέλιπεν ὁ Ἱπποκράτης ἐν τῷ προγνωστικῷ·
τὸ δ᾽ ἀπόρημα νῦν εἰρήσεται τῶν ἐν τῷ πρώτῳ λόγῳ γε-
γραμμένων ἀναμνήσαντι πρότερον. ἁπάσας γὰρ τῶν δυσ-
πνοιῶν τὰς διαφορὰς ἐν ἐκείνοις τοῖς λόγοις εἰς πέντε τὰ πάν-
τα γένη διαθέσεών τε καὶ δυσπνοιῶν ἀνήγαγον, ὥστ᾽ ἀπορώ-
τερον ἔτι τὸ πρόβλημα καθίσταται, τῆς μόνης ἔθ᾽ ὑπολειπο-
μένης ἐλπίδος ἀνῃρημένης. ἐν γὰρ τοῖς τοιούτοις ἅπασιν,
ἐν οἷς ὅτου δή ποτε τῶν ὄντων διαφοραὶ πλείους μὲν ὑφ᾽ ἑτέ-
ρου τινὸς ἢ ἀνδρὸς ἢ γράμματος, ἥττους δ᾽ ὑφ᾽ ἑτέρου λέ-
γονται, μία μόνη τῆς συμφωνίας ἐλπὶς, εἴ τις ἐπιδεῖξαι δύ-
ναιτο τὸν μὲν ἐν τοῖς πρώτοις μέρεσι τῆς διαιρέσεως μεμενη-

rurſus ipſis relectis huc revertatur; qui vero hebes eſt,
aliud quid agat ac ſciat parvo ingenio magni viri mentem
aſſequi non licere, qualis erat Hippocrates. Quae igitur
nemo priorum aut propoſuit, aut in dubium vocavit, aut
quaeſivit, aut invenit, ego et proponam et in dubium vo-
cabo et quomodo quaerere oporteat dicam et cum diis
inventurum me ſpero. Ac problema quidem etiam paulo
ante a me relatum eſt, cur tot difficilium reſpirationum ſpe-
cies Hippocrates in praenotionum libro praetermiſerit; du-
bitatio vero nunc dicetur, ubi quae in primo ſermone ſcri-
pta ſunt, prius in memoriam revocavero. Omnes enim dif-
ficilium reſpirationum differentias in illis ſermonibus ad
quinque omnino tum affectionum tum difficilium reſpira-
tionum genera reduxi. Quare adhuc magis dubium conſti-
tuitur problema, ſpe etiam quae ſola reſtabat ſublata. In
ejusmodi enim omnibus, in quibus cujuscunque tandem rei
differentiae plures quidem ab altero quopiam ſive viro ſive
ſcripto, pauciores vero rurſus ab altero dicuntur, una ſola
ſupereſt conſenſus ſpes, ſi quis monſtrare queat alterum in

κότα, τὸν δὲ καὶ κατατέμνοντὰ. ταύτης τοίνυν ἡμῶν ἀφη-
ρημένης τῆς ἐλπίδος (ἐδείχθη γὰρ ἐν τῷ πρώτῳ λόγῳ, μήτε
τῶν διαθέσεων μήτε τῶν δυσπνοιῶν εἰς ἀριθμὸν ἐλάττονα
δύνασθαι ἀναχθῆναι τὰ γένη) τίς ἂν ἔτι μηχανὴ τῆς λύσεως
τῶν νῦν ζητουμένων εὑρεθείη; τά τε γὰρ ἄλλα καὶ πρὸς τῷ
παραλελεῖφθαί τινα τῶν πρώτων γενῶν ἔτι καὶ τὸ διεσπά-
σθαί τε καὶ κακῶς ἀντιδιῃρῆσθαι πρὸς ἄλληλα καὶ ἀσαφῶς
ἡρμηνεῦσθαι μέμψαιτ᾽ ἄν τις ἐν τῷ προγνωστικῷ, καίτοι γ᾽
εἴπέρ τῳ καὶ ἄλλῳ τῶν Ἱπποκράτους βιβλίων ὑπάρχοντι
σαφεῖ. καὶ μὴν ἀσαφές τε ἅμα καὶ ἀδιόριστόν ἐστι τὸ κατὰ
τὴν ἀρχὴν εὐθὺς εἰρημένον τῆς λέξεως· πνεῦμα δὲ πυκνὸν
μὲν ἐὸν πόνον σημαίνει ἢ φλεγμονὴν ἐν τοῖσιν ὑπὲρ τῶν φρε-
νῶν χωρίοισιν. εἰ μὲν γὰρ μὴ διττὸν ἦν τὸ πυκνὸν πνεῦμα,
θάτερον μὲν μετὰ μεγέθους, θάτερον δὲ μετὰ σμικρότητος,
ἢ εἰ μὴ διαφόρου δαθέσεως ἑκάτερον αὐτῶν ἔκγονον ὑπῆρχεν,
εὐλόγως ἂν ὁ Ἱπποκράτης ἢ ἄτμητον αὐτὸ κατέλιπε, ἢ τοῦ
δηλουμένου καθ᾽ ἑκάτερον τὴν διαφορὰν οὐκ ἐμήνυσεν· ἐπεὶ
δ᾽ αὐτός τε σαφῶς ἐν τοῖς τῶν ἐπιδημιῶν βιβλίοις ἕτερον μὲν

primis divifionis membris ftetiffe, alterum *haec etiam* fubdi-
videre. Hac igitur fpe nobis fublata (monftratum eft enim
in primo libro neque affectionum neque difficilium refpira-
tionum genera in minorem numerum redigi poffe) quaenam
amplius ars folutionis eorum, quae nunc quaeruntur, inve-
niri poffit? nam tum alia, tum praeterquam quod quaedam
prima genera relicta funt, etiam divulfa effe et male in divi-
fione oppofita ac obfcure enarrata in praenotionum libro,
arguere quis poffit, quamvis fi quis alius Hippocratis liber
is perfpicuus fit. Atqui obfcurum fimulque indeterminatum
eft quod ftatim in principio dictionis dictum eft: *Spiritus
denfus exiftens dolorem aut inflammationem fignificat in
locis fuper feptum transverfum fitis.* Si enim non duplex
effet fpiritus denfus, alter quidem cum magnitudine alter
vero cum parvitate, aut non ex diverfa affectione uterque
ipforum generaretur, recte utique Hippocrates indivifum
ipfum reliquiffet, aut differentiam ejus, quod per utrumque
fignificatur, non indicaffet. Quando vero ipfe manifefte in

906 ΓΑΛΗΝΟΥ ΠΕΡΙ ΔΥΣΠΝΟΙΑΣ

Ed. Chart. VII. [273. 274.] Ed. Baf. III. (190.)

τὸ πυκνὸν ἅμα καὶ σμικρὸν, ἕτερον δὲ τὸ πυκνὸν καὶ μέγα
γινώσκει, καὶ ἡμεῖς ἀπεδείξαμεν ἐκ τῶν πρώτων εἶναι διαφο-
ρῶν αὐτὰ, κακῶς ἄτμητον ἐάσας τὸ πυκνὸν, ἁπλῶς οὕτως
εἰπὼν ἠρκέσθη· πνεῦμα δὲ πυκνὸν μὲν ἐὸν πόνον σημαίνει
ἢ φλεγμονὴν ἐν τοῖσιν ὑπὲρ τῶν φρενῶν χωρίοισιν. ἐν μὲν
δὴ τοῦτ᾽ ἄπορον. ἐφεξῆς δὲ τῆς τρίτης διαφορᾶς μνημονεύ-
σας ὡδί· μέγα δὲ ἀναπνεόμενον καὶ διὰ πολλοῦ χρόνου, πα-
ραφροσύνην σημαίνει· καὶ ταύτην εἰπὼν μόνην σαφῶς [274]
τῶν πρώτων διαφορῶν, οὐδ᾽ ὁτιοῦν τῆς παρακειμένης αὐτῇ
τῆς ἀραιόν τε καὶ μικρὸν ἀποδεικνυούσης τὸ πνεῦμα δυσπνοίας
ἐμνημόνευσε, καίτοι γε ὥσπερ τὸ πυκνὸν πνεῦμα διττὸν ἦν,
μεγέθει καὶ σμικρότητι διαιρούμενον, οὕτω καὶ τὸ ἀραιὸν
διττὸν ἐξ ἀνάγκης ἐστὶ, μεγέθει καὶ σμικρότητι διαιρούμενον.
θατέρου δὲ μόνου κατὰ τὸ προγνωστικὸν ἐμνημόνευσεν εἰπών·
μέγα δὲ ἀναπνεόμενον καὶ διὰ πολλοῦ χρόνου, παραφροσύ-
νην σημαίνει· ἕτερον δὲ τὸ ἀραιὸν ἅμα καὶ σμικρὸν παρα-
λελεῖφθαι φαίνεται. ὥστ᾽ ἐκ τῶν τεσσάρων συζυγιῶν, ἃς ἐν
τῇ ἐπιδημίᾳ ἔγραψε, τὰς μὲν δύο τὰς πρώτας ἀδιορίστως τε

epidemiorum libris alterum denfum fimulque parvum, alte-
rum denfum et magnum ftatuit, et nos monftravimus hos ex
prima ipforum differentia effe, male utique indivifo relicto
denfo, fimpliciter fic dicere contentus fuit: *Spiritus denfus
exiftens dolorem aut inflammationem fignificat in locis fu-
per feptum transverfum fitis.* Atque hoc fane unum dubi-
um exiftit. Tertiae vero deinceps differentiae mentionem
faciens fic: *Magnus autem et per multum tempus delirium
fignificat;* et hanc folam ex primis differentiis manifefte pro-
loquutus, proximae ipfi fpirandi difficultatis, quae rarum et
parvum fpiritum oftendit, nullam omnino mentionem fecit;
quanquam fane ut denfus fpiritus duplex erat, magnitudine
et parvitate diftinctus, fic etiam rarus neceffario duplex eft,
magnitudine ac parvitate diftinctus. Verum alterius folius
in praenotionibus meminit, ubi ait: *Magnus autem et per
multum tempus delirium fignificat;* alterum vero, rarum
fimul et parvum, praetermiffum effe apparet. Quare ex
quatuor conjugationibus, quas in epidemia fcripfit, primae

Ed. Chart. VII. [274.]   Ed. Baf. III. (190.)

καὶ ἀσαφῶς καὶ συγκεχυμένως εἰρῆσθαι, μόνην δ᾽, ὡς ἔφαμεν,
τὴν τρίτην, αὐτήν τε καὶ τὸ δηλούμενον ὑπ᾽ αὐτῆς, ἄμφω γε-
γράφθαι σαφῶς. οὐ μόνον δ᾽ ἐν τούτοις ἀσαφής τε ἅμα καὶ
ἀδιόριστος και παραλιπὼν τὰ πλείω δόξειεν ὑπάρχειν ὁ λό-
γος, ἀλλὰ καξ ὧν ἐπιφέρων φησί· ψυχρὸν δ᾽ ἐκπνεόμενον
ἔκ τε τῶν ῥινῶν καὶ τοῦ στόματος ὀλέθριον κάρτα ἤδη γίγνε-
ται. τί δήποτε γὰρ, εἰ τὰς κατὰ τὸ θερμόν τε καὶ ψυχρὸν
διαφορὰς ἐπελθεῖν ἐγνώκει, τῆς ψυχρᾶς ἐμνημόνευσε μόνης;
ἔτι τε τί δή ποτε μὲν τῶν ἄλλων δύο, ἥν τε ἀδιορίστως ὀνο-
μάζει πυκνὸν πνεῦμα καὶ ἣν διοριζόμενος ἀραιὸν καὶ μέγα,
τὰς διαθέσεις αὐτὰς μόνας παρέγραψεν, οὐ μὴν εἰς ὅ τι τε-
λευτήσουσιν ἐμήνυσε, πόνον μὲν καὶ φλεγμονὴν ὑπὸ τῆς πυ-
κνῆς, παραφροσύνην δ᾽ ὑπὸ τῆς ἀραιᾶς τε ἅμα καὶ μεγάλης
δυσπνοίας δηλοῦσθαι φάμενος; ἐπὶ δὲ τῆς κατὰ τὸ ψυχρὸν
διαφορᾶς ἐς ὅ τι μὲν τελευτήσει λέγει· φησὶ γὰρ ὀλέθριον
εἶναι κάρτα τὸ τοιοῦτον πνεῦμα· τὴν διάθεσιν δ᾽ ἀφ᾽ ἧς οὕ-
τω δυσπνοοῦσιν, ἀσαφεστέραν οὖσαν, οὐκέτι λέγει, βέλτιον
ὂν ἐπὶ πασῶν τῶν δυσπνοιῶν καὶ τὰς διαθέσεις αὐτὰς εἰπεῖν,

duae indiftincte et obfcure ac confufe dictae funt, fola vero
tertia, ut diximus, tum ipfa tum quod per eam fignificatur,
ambo manifefte fcripta funt. Caeterum non in his folum
obfcurus et indiftinctus et plura praetermittens fermo videri
poteft, fed et ex eis, quae deinceps inferens ait: *Frigidus
vero ex naribus et ore prodiens, valde jam perniciofus eft.*
Cur enim tandem, fi eas quae in calido et frigido funt, diffe
rentias recenfere ftatuerat, eam folam, quae in frigido eft,
memoravit? Praeterea cur aliarum duarum, tum ejus, quam
indiftincte fpiritum denfum nominat, tum quam diftincte ra-
rum et magnum, affectiones ipfas folas afcripfit, non tamen
in quid definant fignificavit, dolorem quidem et inflammatio-
nem a denfa, delirium autem a rara et magna fpirationis dif-
ficultate indicari afferens? in differentia vero quae in frigido
eft, in quid definat dicit; inquit enim perniciofum valde effe
hujusmodi fpiritum; affectionem vero, ob quam ita difficul-
ter fpirant, obfcuriorem exiftentem, non etiam dicit, quum
tamen praeftaret in omnibus difficilibus refpirationibus tum

αἵ τινές ποθ᾽ ὑπάρχουσι, καὶ τὸν τρόπον αὐτῶν προσγράψαι,
διορίζοντα τὰς ἐπιεικεῖς ἀπὸ τῶν κακοηθῶν. οὐ τοίνυν οὕτως
ἐποίησεν, ἀλλ᾽ ἐπὶ μὲν τῶν προτέρων δυσπνοιῶν τὰς διαθέ-
σεις, ἐπὶ δὲ τῆς ἐσχάτης τὸν τρόπον μόνον ἐδήλωσεν. ὃ δὴ
πάντων ἀφυκτότατόν ἐστι τῶν ἐγκλημάτων, τὸ μηδὲν ὅλως
εἰρῆσθαι περὶ τῆς ἀνωμάλου δυσπνοίας, ἤδη δὴ καὶ αὐτὸ
προσκείσθω ͺτῷ λόγῳ. τὸ μὲν γὰρ ἐκτεῖνον καὶ κατεπεῖγον
πνεῦμα καὶ τὸ ἔξω μέγα καὶ εἴσω μικρὸν, οὐκ εἴρηται μὲν
οὐδ᾽ αὐτὰ διὰ τοῦ προγνωστικοῦ γράμματος, ἐξ ὧν δὲ ἡμεῖς
ἐν τῷ πρώτῳ λόγῳ διήλθομεν, ἐν ταῖς τέσσαρσι τῶν δυσ-
πνοιῶν συζυγίαις εὑρίσκεται περιεχόμενα· τὴν δέ γε πέμπτην
ἀνώμαλον, ἧς τὸ μὲν ἥμισυ μέρος ἐν τοῖς τῶν ἐπιδημιῶν
ἔγραψε, διπλῆν εἴσω φάμενος ἐπανάκλησιν, ἐν δὲ τῷ προ-
γνωστικῷ τελέως παρέλιπεν, οὐκ ἔστιν ὑπ᾽ οὐδεμιᾶς τῶν τετ-
τάρων συζυγιῶν κατ᾽ οὐδένα τρόπον εὑρεῖν περιεχομένην. αἱ
μὲν οὖν ἀπορίαι τοσαῦταί τε καὶ τοιαῦται.

Κεφ. έ.   Χρὴ δὲ τοὐντεῦθεν μὴ τοῖς πολλοῖς τῶν
ἀντιλεγόντων ῾Ιπποκράτους παραπλησίως. καὶ ἡμᾶς τὰς μὲν

ipſas affectiones dicere, quaecunque tandem hae ſint, tum
alterationis ipſarum modum aſcribere, mitiores a malignis
diſtinguendo.   At non ita fecit, verum in prioribus ſpirandi
difficultatibus affectiones, in ultima alterationis modum ſo-
lum oſtendit.   Et quod crimen omnium minime vitari pot-
eſt, quod videlicet nihil penitus de inaequali ſpirationis dif-
ficultate dixerit, id ipſum ſane etiam jam ſermoni addatur.
Extenſus enim et coactus ſpiritus et extra magnus, intro
parvus, et intro magnus, extra parvus, nec ipſi etiam in
praenotionum libro relati ſunt, verum ex his, quae nos in
primo libro explicavimus, in quatuor difficilium ſpirationum
conjugationibus comprehenſi reperiuntur.   At vero quintam
inaequalem, cujus dimidiam partem in libris epidemiorum
ſcripſit, duplicem intro revocationem afferens, in praeno-
tionum vero libro penitus omiſit, ſub aliqua quatuor conju-
gationum nullo modo comprehenſam invenire licet.   Atque
tot quidem ac tales ſunt dubitationes.

Cap. V   Oportet autem jam inde nos non ſimiliter,
ut multi faciunt eorum, qui Hippocrati contradicunt, difficul-

ἀπορίας εὐπόρως ἐξευρίσκειν, ἐν δὲ ταῖς λύσεσιν αὐτῶν ἀπορεῖν, ἀλλὰ πρῶτον μὲν ὁδόν τινα τῆς εὐπορίας εὑρεῖν, ἐφεξῆς δ᾽ ἀποδείξει πιστώσασθαι τὰ δι᾽ αὐτὴν εὑρεθέντα. τίς οὖν ὁδὸς τῆς εὐπορίας; χρὴ γὰρ ἐντεῦθεν ἄρξασθαι· [275] μία μὲν ἡ κοινὴ πάντων τῶν παλαιῶν συνήθης βραχυλογία· δευτέρα δὲ Ἱπποκράτους αὐτοῦ μεγαλοφροσύνη. δέδεικται γὰρ ἡμῖν δεινὸς πολλάκις ὁ ἀνὴρ οὗτος, ὅσα μὲν καὶ τοῖς ἄλλοις ἰατροῖς ἐστι γνώριμα παρατρέχων, ἅ ᾿ς ὑπὸ μηδενὸς τῶν γνησίως ἀσκούντων τὴν τέχνην ἀγνοηθῆναι δυνάμενα, τὰ δὲ τοῖς τοιούτοις ἀγνοούμενα πάντ᾽ ἐπιμελῶς τε ἅμα καὶ σαφῶς ἐξηγούμενος. εἰ δὴ τοῦτ᾽ ἐστὶν ἔθος αὐτῷ, τί θαυμαστὸν ἀμφισβητουμένην τε καὶ ἀσαφῆ τοῖς πολλοῖς δυσπνοίας διαφορὰν τὴν κατὰ μέγεθός τε καὶ ἀραιότητα διά τε τῶν ἄλλων συγγραμμάτων ἐπιδεῖξαι πειραθῆναι παραφροσύνης ἰδίαν οὖσαν ἔν τε τῷ προγνωστικῷ σαφοῦς ἀξιῶσαι διδασκαλίας, τὰς δὲ τῆς πυκνότητος, ὡς ἂν μηδὲ ταύτας ἀγνοηθῆναι τοῖς ἰατροῖς δυναμένας, ἑνὶ κεφαλαίῳ περιλαβόντα, διὰ ταχέων δηλῶσαι; ἔν τε γὰρ πλευρίτισι καὶ περιπνευμονίαις καὶ συνάγχαις καὶ

tates quidem facile reperire, in folutionibus vero ipfarum haerere, verum primum quidem viam quandam facilitatis invenire, deinceps vero demonftratione, quae per ipfam inventa erunt, confirmare. Quae eft igitur via facilitatis? oportet enim inde initium fumere. Una quidem commune illud omnibus veteribus familiare breviloquium; altera vero ipfius Hippocratis animi magnitudo. Demonftratum enim nobis eft quam gravis fit faepenumero hic vir in iis, quae aliis medicis nota funt, praetereundis, ut quae a nemine eorum, qui artem ferio exercent, ignorari queant; quae vero his ignota funt, omnibus diligenter fimul et perfpicue exponendis. Si vero hic ipfi mos eft, quid mirum ambiguam ac obfcuram apud plerasque differentiam difficilis refpirationis, eam videlicet quae in magnitudine et raritate eft, tum per alia fcripta demonftrare conatum eum effe defipientiae propriam tum in praenotionum libro manifefta doctrina dignam cenfuiffe, differentias autem denfitatis, ut quae medicis ignotae effe non queant, una fumma comprehenfas breviter indicaffe? In pleuritide enim et peripneumoniis, anginis et

ὀρθοπνοίαις πυκνὸν καὶ μικρὸν γίνεται (191) τὸ πνεῦμα· καὶ
εἰ μὴ πλευρῖτις δ᾽ εἴη, μόνη δ᾽ ὀδύνη κατὰ τὰς πλευρὰς ὑπάρ-
χοι, πυκνὸν καὶ μικρὸν ἔσται τὸ πνεῦμα, καθάπερ εἰ καὶ περὶ
τὸ στόμα τῆς κοιλίας, ἢ τὸν στόμαχον, ἢ τοῦ σπληνὸς τὴν κε-
φαλὴν, ἢ τοῦ ἥπατος τὰ κυρτά. καὶ γὰρ οὖν κἀνταῦθα πόνου
τινὸς ὑπάρχοντος, ἀνάγκη μικρὸν καὶ πυκνὸν γενέσθαι τὸ πνεῦ-
μα, καὶ πολύ γε μᾶλλον, εἰ περὶ τὸ διάφραγμα γένοιτο καὶ τὸ
συνάπτον αὐτοῦ τῷ περιτοναίῳ καὶ τοὺς μῦς τοὺς περικειμέ-
νους αὐτόθι. καίτοι κἂν εἰ μὴ τῇδε μόνον, ἀλλὰ καὶ κατωτέρω
μειζόνως πεπονθὸς τὸ περιτόναιον, αἰσθάνεταί τε τῆς βλάβης
αὐτοῦ τὸ διάφραγμα καὶ οὕτω μικρὸν καὶ πυκνὸν ἐργάζεται τὸ
πνεῦμα. καὶ τῆς γαστρὸς αὐτῆς αἱ μείζους διαθέσεις, αἱ σὺν
ὀδύνῃ τε καὶ ὄγκῳ, καὶ τοῦ σπληνὸς τὰ κάτω καὶ τοῦ ἥπατος,
οὐδὲν ἧττον καὶ αὐταὶ πυκνὸν καὶ μικρὸν ἐργάζονται τὸ πνεῦμα·
καὶ ὅλως, εἴτ᾽ ὄγκος τις εἴη, θλίβων τε καὶ στενοχωρῶν ὁτιοῦν
τῶν ἀναπνευστικῶν ὀργάνων, εἴτ᾽ ὀδύνη περί τι μόριον οὕτω
πλησιάζον τοῖς ἀναπνευστικοῖς, ὡς κινουμένοις αὐτοῖς συγκινεῖ-
σθαι, πυκνὸν καὶ μικρὸν ἔσται τὸ πνεῦμα. τὰς δ᾽ ἄλλας αἰτίας

orthopnoeis denſus et parvus fit ſpiritus.   Quod ſi pleuritis
non ſit, ſed tantum dolor circa coſtas, denſus et parvus fit
ſpiritus; quemadmodum etiam, ſi circa os ventriculi, aut
ſtomachum, aut ſplenis caput, aut hepatis gibbam partem.
Nam et in his locis ſi quis fit dolor, neceſſarium eſt parvum
et denſum fieri ſpiritum; et multo magis, ſi cira ſeptum trans-
verſum et partem ejus peritonaeo cohaerentem itemque
musculos illic circumſitos.   Atqui etiamſi non iſtic ſolum,
ſed longe inferius peritonaeum fuerit affectum, et laeſionem
ipſius percipiat ſeptum transverſum, itidem parvum ac den-
ſum ſpiritum efficit.   Quin et ventriculi ipſius majores affe-
ctiones, quae cum dolore fiunt et tumore, ſplenis item ac
hepatis infernae partes, non minus denſum ac parvum effi-
ciunt ſpiritum.   Et in univerſum, ſive tumor quis ſit pre-
mens ac coarctans quodcunque tandem ſpirabile organum,
ſive dolor circa quamcunque partem ita vicinam reſpiratoriis
organis, ut ipſis motis ſimul moveatur, denſus ac parvus
erit ſpiritus.   Reliquas autem horum cauſas in primo libro

BIBΛΙΟΝ ΤΡΙΤΟΝ. 911

Ed. Chart. VII, [275.]   Ed. Baf, III, (191.)

τούτων ἐν τῷ πρώτῳ γράμματι διήλθομεν, ὥσπέρ γε καὶ ὅτι
θερμασίας πολλῆς ἐν τοῖς ἀναπνευστικοῖς ὀργάνοις ἠθροισμέ-
νης, πυκνὸν καὶ μέγα γενήσεται τὸ πνεῦμα. φαίνεται δὲ καὶ
τοῦτο σχεδὸν ἁπάσης ἡμέρας ἐπὶ τῶν διακαῶν πάντων
πυρετῶν, ὥστ᾽ οὐδ᾽ αὐτὸ διαλάθοι τινά. καὶ μέν τοι καὶ ὡς
τὴν παρὰ φύσιν φλόγωσιν οὐχ Ἱπποκράτης μόνον, ἀλλὰ καὶ
οἱ ἄλλοι σχεδὸν ἅπαντες οἱ πρὸ Ἐρασιστράτου φλεγμονὴν
ὠνόμαζον, οὐχ ἡμῖν μόνοις, ἀλλὰ καὶ σύμπασιν ὡς εἰπεῖν τοῖς
Ἱπποκράτους ἐξηγηταῖς ἀποδέδεικται. τούτων οὖν ὑποκειμένων,
οὐδὲν ἔτι θαυμαστὸν ἑνὶ κεφαλαίῳ τὰς εἰρημένας ἀμφοτέρας δια-
φορὰς δηλῶσαι τὸν Ἱπποκράτην, πνεῦμα δὲ πυκνὸν μὲν ἐὸν,
εἰπόντα, πόνον σημαίνει ἢ φλεγμονὴν ἐν τοῖσιν ὑπὲρ τῶν φρε-
νῶν χωρίοισιν, ὡς ἂν καὶ ἡμῶν νοῆσαι δυναμένων, ὅτι τὸ μὲν
μετὰ μικρότητος πόνον σημαίνει, τὸ δὲ μετὰ μεγέθους φλεγμο-
νὴν, ὅ πέρ ἐστι φλόγωσιν, δηλοῖ· προσθέντα δ᾽ εὐλόγως, ἐν
τοῖσιν ὑπὲρ τῶν φρενῶν χωρίοισιν, ἤτοι τοῖς ἀναπνευστικοῖς,
ὡς ἂν τῶν κάτω τοῦ διαφράγματος ἀμέτρων θερμασιῶν εἰς μέ-
γεθός τε καὶ πυκνότητα τὴν ἀναπνοὴν ἐξᾶραι μὴ δυναμένων.

recenfuimus. Quemadmodum fane et quod calore multo in
fpirabilibus organis coacervato, denfus et magnus fpiritus
fiet; id quod ferme quotidie in omnibus fervidis febribus
apparet, ut neminem latere poffit. Etenim quod phlogofin
praeter naturam non Hippocrates folum, fed omnes fere
alii, qui ante Erafiflratum fuerunt, phlegmonen nomina-
rint, non a nobis tantum, fed ab omnibus Hippocratis ex-
pofitoribus efl oftenfum. His itaque pofitis, nihil amplius
mirum efl, praedictas ambas differentias Hippocratem uno
capite declaralle, ubi ait: *Spiritus denfus exiflens dolorem*
aut inflammationem fignificat in locis fupra feptum trans-
verfum fitis, tanquam fane nos intelligere poffimus eum
cum parvitate dolorem fignificare, cum magnitudine inflam-
mationem, hoc efl phlogofin, declarare. Apponit autem
merito, *in locis fupra feptum transverfum fitis,* five re-
fpiratoriis; tanquam immodico calore partium infra fe-
ptum transverfum fitarum refpirationem in magnitudinem
ac denfitatem attollere nequeunte.

Κεφ. στ΄. [276] Ἡ μὲν ὁδὸς τῆς εὑρέσεως τῶν ζητουμέ-
νων κατά γε τὰς πρώτας διαφορὰς ἥδε· προσθεῖναι δ᾽ ἀνάγκη
τινὰ καὶ ἀπόδειξιν τῷ λόγῳ. νυνὶ μὲν γὰρ, ὡς οὐκ ἀδύνατόν
ἐστι, ταύτῃ τῇ γνώμῃ κεχρῆσθαι τὸν Ἱπποκράτην, δεδήλωται·
δειχθήσεται δ᾽ ἐφεξῆς, ὅτι πάντως οὕτως ἔχει. τί δή ποτε γὰρ
ἐν μὲν τοῖς τῶν ἐπιδημιῶν βιβλίοις ἀμφοτέροις, ἔν τε τῷ δευ-
τέρῳ καὶ τῷ ἕκτῳ, πρώτας ἁπασῶν δύο ταύτας εὑρίσκεται δια-
φορὰς δυσπνοίας διαιρούμενος, προτέραν μὲν τὸ μικρὸν καὶ
πυκνὸν πνεῦμα, δευτέραν δὲ τὸ πυκνὸν καὶ μέγα, κατὰ δὲ τὸ
προκείμενον ἀγνοεῖν αὐτὰς νομίζεται, πρὸς τῷ καὶ μετὰ ταῦτ᾽
εὐθὺς ἐν τῷ προγνωστικῷ γράφειν, ἀραιὸν καὶ μέγα; ἀραιὸν
μὲν οὖν καὶ μέγα πνεῦμα γινώσκει, πυκνὸν δὲ καὶ μικρὸν ἀγνοεῖ;
κἄν φαίη τις τῶν τὰ χείρω σπουδαζόντων, ὡς αὐτὸ μὲν τί ποτ᾽
ἐστὶ πυκνὸν καὶ μικρὸν πνεῦμα γινώσκειν ἠδύνατο, τίς δ᾽ ἐστὶν
ἡ ἀπεργαζομένη διάθεσις αὐτὸ, μὴ γινώσκειν ἠδύνατο, ἀλλ᾽ ὅταν
εἴποι, τὸ πυκνὸν πνεῦμα πόνον σημαίνει ἢ φλεγμονὴν ἐν τοῖς
ὑπὲρ τῶν φρενῶν χωρίοις, δῆλός ἐστι καὶ τὰς διαθέσεις γράφων

Cap. VI. Ac via quidem inventionis quaefitorum in
primis differentiis haec eſt   Verum demonſtrationem etiam
quandam ſermoni addere neceſſarium eſt.   Nunc enim poſſe
fieri ut hanc ſententiam Hippocrates uſurparit, oſtenſum
eſt; monſtrabitur autem deinceps penitus rem ſic habere.
Cur enim tandem in utroque epidemiorum libro, ſecundo
ac ſexto, has duas ſpirandi difficultatis differentias primas
omnium diſtinguere reperitur, priorem quidem parvum
et denſum ſpiritum, alteram vero denſum et magnum, in
propoſito autem praenotionum libro ipſas ignorare videtur,
praeterquam quod poſtea ſtatim ſcribit, rarum et magnum?
Rarum igitur et magnum ſpiritum novit, denſum vero et
parvum ignorat?   Et ſane etiamſi quispiam eorum, quibus
animus in pejorem partem inclinat, dixerit, quinam ſit den-
ſus ac parvus ſpiritus, cognoſcere quidem *Hippocratem*
potuiſſe, quae vero ſit affectio ipſum efficiens, non potuiſſe
cognoscere; imo quum dicat: *denſus ſpiritus dolorem ſigni-
ficat, aut inflammationem in locis ſupra ſeptum transver-
ſum ſitis*, conſtat eum et affectiones ſcribere et neutram

Ed. Chart. VII. [276.]   Ed. Baf. III. (191.)

καὶ οὐδετέραν παραλιπὼν, ἀλλὰ κατὰ τὴν αὐτὴν τάξιν ἐδήλωσεν,
ἣν κἂν τοῖς δύο τῶν ἐπιδημιῶν βιβλίοις ἐποιήσατο. δῆλον
οὖν ἐστι τῷ μὲν πυκνῷ καὶ σμικρῷ τὸν πόνον, τῷ δὲ πυκνῷ
καὶ μεγάλῳ τὴν φλόγωσιν συνάπτων. οὐδὲ γὰρ τοῦτ᾽ ἔστιν
εἰπεῖν, ὡς ἐν μὲν τοῖς τῶν ἐπιδημιῶν δύο ἐμνημόνευσε μικροῦ
καὶ πυκνοῦ καὶ μεγάλου καὶ πυκνοῦ πνεύματος, ἑτέρωθι δ᾽ οὐ-
δαμόθι. καὶ γὰρ ἐν αὐτοῖς ἐκείνοις πολλάκις κἂν τῷ περὶ διαί-
της ὀξέων, ὃν ἐπιγράφουσι περὶ πτισάνης, εὐθὺς ἐν ἀρχῇ τοῦ
συγγράμματος οὐ μόνον διαῤῥήδην ὀνομάζει τὸ τῆς δυσπνοίας
ταύτης εἶδος, ἀλλὰ καὶ τὴν διάθεσιν ἐφ᾽ ᾗ γίγνεται καὶ τὸν
τρόπον αὐτῆς καθ᾽ ὃν βλάπτειν πέφυκε, καίτοι τῶν ὑπὸ φιλονει-
κίας πολλὰ παρακοπτόντων ὡς οὐ γνήσια τοῦ Ἱπποκράτους βι-
βλία οὐδεὶς ἐτόλμησεν ἀφελέσθαι τὸν ἄνδρα τουτὶ τὸ σύγγραμμα.
τὰ μὲν γὰρ ἐπὶ τέλει τὰ μετὰ τὴν τοῦ λουτροῦ χρῆσιν ἀφαιροῦσι
πολλοί, τὰ δὲ ἕως τοῦδε φυλάττουσιν ἅπαντες. ἂν οὖν μὴ μόνον
ἐν τούτῳ τῷ βιβλίῳ δείξωμεν, ἀλλὰ καὶ δι᾽ ἄλλων πολλῶν ὁμοίως
εὑρεθῇ τάς τε διαφορὰς τοῦ πυκνοῦ πνεύματος γινώσκων καὶ τὰς
διαθέσεις, ἐνδεῖν τι δόξει πρὸς τὴν ἀπόδειξιν; εἰ δὲ καὶ κατ᾽ αὐτὸ

praetermittere. Imo eodem expofuit ordine, quem etiam in
duobus epidemiorum libris fecit. Perfpicuum itaque eft eum
denfo et parvo dolorem, denfo et magno inflammationem
tribuere. Neque enim dici poteft in epidemiorum quidem
libris duobus parvi et denfi et magni ac denfi fpiritus men-
tionem feciffe, in aliis vero nusquam. Nam et in illis ipfis
faepe et in libro de victu in morbis acutis, quem etiam de
ptifana infcribunt, ftatim in principio libri non tantum hu-
jusmodi difficilis fpirationis fpeciem palam nominat, fed et
ipfam affectionem, ex qua fit, et modum ipfius, juxta quem
laedere folet. Atqui nullus eorum, qui contentionis ftudio
multos Hippocratis libros tanquam non genuinos refcindunt,
hunc librum viro adimere aufus eft. Equidem quae in fine
funt poft balnei ufum, plerique tollunt; quae vero eousque
habentur, omnes confervant. Si igitur non folum in hoc
libro monftraverimus, fed etiam in aliis fimiliter inveniatur
tum differentias tum affectiones denfi fpiritus cognoscere,
adhuc quicquam deeffe videbitur ad demonftrationem? Si

τὸ προγνωστικὸν εὑρεθείη κατωτέρω μήτε τὰς διαφορὰς ἀγνοῶν
καὶ τὰς διαθέσεις ἐπιστάμενος, οὐκ ἂν ἔτι μᾶλλον πιστεύσαις
ἀποδεδεῖχθαι τὸ προκείμενον; καὶ μὴν ὅτι ταῦθ᾽ οὕτως ἔχει καὶ
μηδὲν ψευδόμεθα, πάρεστι σκοπεῖν ἐξ αὐτῶν τῶν ῥήσεων. ἄρ-
ξομαι δ᾽ ἀπὸ τοῦ περὶ διαίτης ὀξέων. ἐν τούτῳ τῷ βιβλίῳ κατ᾽
ἀρχὰς εὐθὺς περὶ τῶν κατὰ πνεύμονα καὶ θώρακα νοσημάτων
τὸν λόγον ποιούμενος ὡδί πως φησίν· οἷσί τε γὰρ σῖτος αὐ-
τίκα ἐγκατακέκλεισται, ἢν μή τις ὑποκενώσας τὸ ῥόφημα δοίη,
τὴν ὀδύνην ἐνεοῦσαν προσπαροξύνειεν ἄν, καὶ μὴ ἐνεοῦσαν εὐ-
θὺς ἐμποιήσειεν ἄν, καὶ πνεῦμα πυκνότερον γένοιτ᾽ ἄν· κακὸν
δὲ τοῦτο· ξηραντικὸν γὰρ πνεύμονος καὶ κοπῶδες ὑποχονδρίων
καὶ ἤτρου καὶ φρενῶν. ἐν τούτῳ τῷ λόγῳ πρῶτον μὲν ὅτι καὶ
διὰ πόνον τὸ πυκνὸν γίνεται [277] πνεῦμα δεδήλωκεν, ἡμῖν, οἶ-
μαι, καταλιπὸ ν ἐπινοεῖν τὸν τρόπον τῆς γενέσεως, ὃν ἐν τῷ
πρώτῳ τῶνδε τῶν ὑπομνημάτων σαφῶς μοι δοκῶ διεληλυθέ-
ναι. καθ᾽ ὃν γὰρ τρόπον ὀδυνώμενοι τὰ σκέλη μέγα προβαί-
νειν οὐ δυνάμεθα, κατὰ τὸν αὐτὸν τρόπον, ὅταν πονῇ τι τῶν
κινουμένων ἐν ταῖς ἀναπνοαῖς ὀργάνων, μικρὸν ἀναπνεῖν ἀναγ-

vero etiam in ipfo praenotionum libro paulo inferius inve-
niatur et differentias non ignorare et affectiones ipfas fcire,
nonne credas adhuc amplius id quod propofitum eft fatis effe
demonftratum? At vero quod haec ita habeant, neque men-
tiamur, ex ipfis verbis videre licet. Incipiam autem a libro
de victu in morbis acutis. In hoc libro ftatim in principio
de morbis pulmonis ac thoracis verba faciens hoc modo
ait: *Quibus etenim cibus ftatim conclufus eft, fi quis eo non
fubevacuato forbitionem dederit, dolorem praefentem exa-
cerbaverit, et non praefentem ftatim induxerit, et fpiritus
denfior reddetur.* Malus autem hic eft, reficcat enim pul-
monem et hypochondria, imumque ventrem et feptum
transverfum dolore vexat. In hoc fermone primum quidem
quod et propter dolorem denfus fit fpiritus, oftendit, nobis,
opinor, relinquens meditandum generationis modum, quem
in primo horum commentariorum me manifefte expofuiffe
puto. Quemadmodum enim dolentibus cruribus multum
progredi nequimus, eodem modo, ubi quoddam organum ex
iis, quae in refpirationibus moventur, doluerit, parum re-

καζόμεθα καὶ θᾶττον παύσασθαι γλιχόμεθα. ἐπεὶ γὰρ συμ-
παρεκτείνεται τῷ μήκει τοῦ χρόνου τῆς ἀναπνοῆς ὁ πόνος, ὁ
θᾶττον ἂν ἐπισχὼν τὴν κίνησιν τῶν ἀναπνευστικῶν θᾶττον
ὀδυνώμενος παύσεται. ἀλλ' ὅσον πρωϊαίτερον τοῦ δέοντος ἐπαύ-
σατο, τοσοῦτον τὸ ζῶον ἐλλιπέστερον ἀπήλαυσε τῆς εἰσπνοῆς.
ὥσπερ οὖν εἴ τις ἐλάττω τῆς χρείας σιτία προσάρηται, ταχέως
οὗτος ἑτέρων δεήσεται σιτίων, οὕτως εἴ τις εἰσπνεύσειεν ἔλατ-
τον τῆς χρείας, θᾶττρν οὗτος εἰσπνοῆς προσδεήσεται, κἀν τῷδε
συμβήσεται πυκνοῦσθαι τὸ πνεῦμα. ὃν γὰρ ἡσύχαζε χρόνον ἐν
τῷ μεταξὺ τῶν ἐνεργειῶν ἀναπαυόμενα τὰ τῆς ἀναπνοῆς ὄρ-
γανα, τοῦτον νῦν αὐτοῖς οὐκ ἐπιτρέπει ἡσυχάζειν τὸ ζῶον.
ἅτε γὰρ ἐλλιπῶς ἀναπνέον ἑκάστην ἀναπνοὴν, ἀεὶ καὶ μᾶλλον
ἐγγυτέρω πελάζει πνίξεως· δέει δὲ αὐτοῦ τοῦδε τοῦ παθήμα-
τος ἀναπνεῦσαι θᾶττον ἐπείγεται, καὶ κινεῖ τὰ τῆς ἀναπνοῆς
ὄργανα πρωϊαίτερον τοῦ δέοντος, οὐκ ἐπιτρέπον αὐτοῖς ἡσυ-
χάζειν ἐς ὅσον ἡσύχαζεν, ὅτ' εἶχε κατὰ φύσιν. ὅταν οὖν διὰ
τὴν ὀδύνην ὁ Ἱπποκράτης πυκνότερον τὸ πνεῦμα γενέσθαι
λέγῃ, φαίνηται δὲ διὰ μέσης τῆς μικρότητος ἡ πυκνότης γεν-

fpirare cogimur et citius defiftere cupimus. Quum enim
fimul cum temporis refpirationis longitudine extendatur do-
lor, qui citius cohibet motum fpirâbilium organorum, citius
dolore liberatur. At quanto citius quam oportuit cohibe-
tur, tanto minus ipfum animal infpiratione fruitur. Quem-
admodum igitur fi quis pauciores cibos quam ex ufu fit ac-
cipiat, hic cito aliorum ciborum opus habebit, fic fi quis mi-
nus quam ex ufu eft infpiraverit, hic citius infpiratione in-
digebit, atque ita fpiritum denfari continget. Quo enim
tempore inter actiones medio organa refpirationis ceffantia
quiescebant, eo ipfo nunc quiescere animal ipfis non per-
mittit; tanquam enim fingulas refpirationes imperfecte re-
fpirans, femper etiam propius ad fuffocationem accedit. Hu-
jus autem ipfius affectionis metu citius refpirare urgetur, et
refpirationis organa citius quam oporteat movet, non per-
mittens ipfis quiescere, quantum quiescebant, quando fecun-
dum naturam habebant. Quum igitur Hippocrates ob dolo-
rem fpiritum denfiorem fieri dicat, videatur autem per me-

νᾶσϑαι, παντί που δῆλον, ὡς καὶ τὴν σμικρότητα γινώσκει.
τίς γὰρ ἂν τὸ τρίτον ἀπὸ τοῦ πρώτου δύναιτο γνῶναι τὸ μέ-
σον ἀγνοῶν, καὶ μάλισϑ᾽ ὅταν αὐτὸ τῷ τρίτῳ τῆς γενέσεως
αἴτιον ὑπάρχῃ; καὶ μέν γε καὶ προ(192)ελϑὼν ὀλίγον αὐτοῖς
τοῖς ἰδίοις ῥήμασιν ἄντικρυς αἰτιᾶται τὴν μικρότητα τῆς πυκνό-
τητος, γράφων ὡδί· καὶ γὰρ αὐτὸ τὸ πτύελον ἐνεχόμενον κω-
λύει μὲν τὸ πνεῦμα εἴσω φέρεσϑαι, ἀναγκάζει δὲ ταχέως ἔξω
φέρεσϑαι. τὴν ἑτέραν ἐνταῦϑα πάλιν αἰτίαν διδάσκει τῆς τοῦ
πυκνοῦ πνεύματος γενέσεως, ὠνόμαζε δ᾽ αὐτὴν ἐν τοῖς ἔμπρο-
σϑεν λόγοις στενοχωρίαν τῶν ἀναπνευστικῶν ὀργάνων. ὅπερ
οὖν ἐπὶ τοῦ πόνου παρέλιπεν ἡμῖν ἐπινοῆσαι, τοῦτ᾽ ἐνταῦϑα
αὐτὸς ἐξηγήσατο. τί δ᾽ ἐστὶ τοῦτο; πολλοῦ, φησι, τοῦ πτυέ-
λου περιεχομένου κατὰ τὰς ἀρτηρίας, τοῦ πνεύμονος δηλονότι,
καὶ τὴν χώραν τοῦ πνεύματος αὐτοῦ φϑάνοντος κατειληφέναι,
κωλύεται κατὰ τὴν τῆς εἰσπνοῆς ἐνέργειαν εἴσω παραγενέσϑαι
τὸ πνεῦμα. ἆρ᾽ οὖν ἕτερόν τι τῆς μικρᾶς εἰσπνοῆς ἐστι τὸ νῦν
λεγόμενον; οὐ μήν, εἴγε τῷ πλήϑει τῆς εἰσπνεομένης οὐσίας
παραμετρεῖν χρὴ τὸ μέγεθος τῆς ἀναπνοῆς, ὡς ἐν τῷ πρώτῳ

diam parvitatem denfitas ipfa generari, omnibus fane mani-
feltum eft, eum parvitatem etiam noviffe. Quis enim ter-
tium a primo noffe queat, fi medium ignoret, et praefertim
fi ipfum tertio generationis caufa exiftat? Et fane paulu-
lum progreffus, propriis ipfis verbis aperte parvitatem den-
fitatis caufam effe tradit fic fcribens: *Etenim ipfum fpu-*
tum intus retentum, prohibet quidem fpiritum intro ferri,
cogit autem cito extra ferri. Hic alteram rurfus caufam do-
cet generationis denfi fpiritus; appellavit autem ipfam in
fuperioribus fermonibus refpirabilium organorum coarcta-
tionem. Quod igitur in dolore nobis intelligendum relin-
quebat, hoc ipfum hic ipfe expofuit. Quid eft autem hoc?
Multo, inquit, *fputo in arteriis,* pulmonis videlicet, *conten-*
to et fpiritus ipfius regionem occupante, fpiritus ad infpi-
rationis actionem intro accedere prohibetur. Num igitur
aliud quid eft quam parva infpiratio id quod nunc dicitur?
Non certe, fiquidem copia fubftantiae quae infpiratur, ma-
gnitudinem refpirationis metiri oportet, ut in primo libro

BIBΛION TPITON. 917

Ed. Chart. VII. [277. 278.] Ed. Baf. III. (192.)

δέδεικται λόγῳ· ἀλλὰ εἰ δι' ἄλλην τινὰ αἰτίαν ἀναγκάζεσθαι
ταχέως ἔξω φέρεσθαι τὸ πνεῦμά φησι ἢ διὰ τὴν μικρότητα τῆς
εἰσπνοῆς, οὐκ ἔστιν οὐδὲ τοῦτ' εἰπεῖν, ἐχούσης οὕτω τῆς λέξεως·
καὶ γὰρ αὐτὸ τὸ πτύελον ἐνεχόμενον, κωλύει μὲν τὸ πνεῦμα εἴσω
φέρεσθαι, ἀναγκάζει δὲ ταχέως φέρεσθαι ἔξω. διότι γὰρ ἐστε-
ρήθη τῆς εἴσω φορᾶς, ἡσυχάζειν οὐκ ἐπιτρέπει τὸ ζῶον, πνιγῆ-
ναι κινδυνεῦον, κἂν τῷδε πυκνὸν γίνεται. τὸ γὰρ ἐπὶ τὴν ἐκ-
πνοὴν ἰέναι ταχέως ἀπὸ τῆς εἰσπνοῆς οὐδὲν ἕτερόν ἐστι τοῦ
πυκνῶς ἀναπνεῖν. οὐ γὰρ δὴ τάς γε συλλαβὰς τῶν ὀνομάτων
αὐτὰς ἐθέλειν ἀκούειν προσήκει, τῶν λόγων ὅλων σαφῶς λεγομέ-
νων, οὐδ' ἄλλο μέν τι νομίζειν εἶναι τὸ ταχέως ἐπὶ τὴν ἐκπνοὴν
ὁρμᾶν τοῦ πυκνῶς ἀναπνεῖν, ἄλλο δέ τι τὸ κωλύεσθαι τὴν εἰσ-
πνοὴν αὐτάρκως γίγνεσθαι τοῦ μικρὰν εἶναι τὴν ἀναπνοήν.
[278] ἀλλ' ἐνταῦθα μὲν αὐτὸς ὁ Ἱπποκράτης ἐξηγήσατο σαφῶς,
ὅπως ἐπὶ τῷ πτυέλῳ κατεχομένῳ πυκνὸν γίνεται τὸ πνεῦμα
διὰ μέσης τῆς μικρότητος· ἐπὶ δὲ τῆς ὀδύνης παρέλιπεν, ὡς ἄν,
οἶμαι, πολλαχοῦ μὲν αὐτὸς εἰρηκὼς κωλύεσθαι τὰς ἐνεργείας

demonſtratum eſt; verum ſi ob aliam quandam cauſam cogi
ſpiritum celeriter extra ferri dicat quam ob inſpiiationis
parvitatem, id etiam dici non poteſt, quum dictionis ſeries
ſic habeat: *Etenim ipſum ſputum intus retentum prohibet
quidem ſpiritum intro ferri, cogit autem cito extra ferri.*
Propterea enim quod latione ſpiritus ad interna privatum eſt
animal, quieſcere non permittit, ut quod de ſuffocatione pe-
riclitetur; et in hoc denſus ſpiritus generatur. Nam ab in-
ſpiratione ad expirationem celeriter progredi nihil aliud eſt
quam denſe reſpirare. Non enim convenit ipſas nominum
ſyllabas audire velle, quum integri ſermones perſpicue di-
cantur, neque aliud quiddam eſſe putare cito ad expiratio-
nem concitari quam denſe reſpirare, aliud prohiberi inſpi-
rationem ſufficienter fieri quam parvam eſſe reſpirationem.
Verum hic quidem ipſe Hippocrates manifeſte expoſuit, quo-
modo in detento ſputo denſus fiat ſpiritus per mediam par-
vitatem; in dolore vero reliquit, opinor, propterea quod mul-
tis locis ipſe dixerit actiones organorum a dolore impediri,

918 ΓΑΛΗΝΟΤ ΠΕΡΙ ΔΥΣΠΝΟΙΑΣ

Ed. Chart. VII. [278.]   Ed. Baf. III. (192.)

τῶν ὀργάνων ὑπὸ τοῦ πόνου, δυναμένων δὲ καὶ ἡμῶν, κἂν εἰ
μὴ παρ᾽ ἐκείνου προσηκούσαμεν, ἐκ τῶν ἐναργῶς φαινομένων
εὑρεῖν αὐτό. πρὸς τῷ τοίνυν ἄμφω ταῦθ᾽ ἡμᾶς ἐν τῷδε τῷ λόγῳ
διδάξαι σαφῶς, ὡς καὶ πόνος καὶ στενοχωρία μικρὰν ἐργαζόμενα
τὴν ἀναπνοὴν, εὐθὺς καὶ πυκνὴν δείκνυσιν, ἔτι καὶ τοῦτ᾽ ἐκ-
διδάσκει, τὸ μὴ ταῦτ᾽ εἶναι μόνον πυκνοῦ πνεύματος αἴτια.
πρῶτον μὲν γὰρ ἐν τῷ φάναι, εἴρηται δ᾽ οὕτως ἐπὶ τῆς ὀδύνης,
αὐτὸ δῆλον ποιεῖται πυκνὸν ἤδη διὰ τὴν ἑτέραν αἰτίαν ὑπάρχον
τὸ πνεῦμα, πυκνότερον γίγνεσθαι λέγων διὰ τὸν πόνον, ὡς ἄν,
οἶμαι, κἀνταῦθ᾽ ἡμῶν λογίσασθαι δυναμένων, τὴν πυρεκτικὴν
θερμασίαν πάντως αὐτὸ πυκνὸν ἀπεργάσασθαι· δεύτερον δ᾽ ἐν
τῷ λέγειν, ὅτι ὑπὸ τοῦ πυκνοῦ καὶ πολλοῦ πνεύματος, ὡς ἤδη
εἴρηται, γλισχραινόμενον τὸ πτύελον ἀπέπτως κωλύει τὴν ἐπά-
νοδον γίνεσθαι. τοῦ μὲν γὰρ πυκνοῦ πνεύματος ὁ πόνος αἴ-
τιον, τοῦ πολλοῦ δὲ οὐχ οὗτος, ἀλλ᾽ ἡ πυρεκτικὴ θερμασία.
πάνυ δὲ κἀνταῦθα σαφῶς, οὐ μεγάλου πνεύματος εἶπεν, ἀλλὰ
πολλοῦ. τὸ μὲν γὰρ μέγα τῷ καθ᾽ ἑκάστην ἀναπνοὴν ποσῷ
κρίνεται, τὸ δὲ πολὺ δυνατόν ἐστιν ἐκ μικρῶν ἐνίοτε πολλῶν

quam poſſimus et nos, etiamſi ex illo non audiamus, ex ma-
nifeſte apparentibus invenire. Supra hoc igitur quod ambo
haec nos manifeſte in hoc ſermone docet, quod et dolor et
locorum coarctatio parvam efficientia reſpirationem, ſtatim
etiam denſam reddant, amplius et hoc edocet, quod non hae
ſolum ſint denſi ſpiritus cauſae. Primum quidem in eo,
quod dicit, *dictum eſt autem ſic in dolore;* hoc ipſum mani-
feſtum facit, quod ob aliam cauſam ſpiritus jam denſus exi-
ſtat, denſiorem fieri dicens ob dolorem, tanquam, opinor, et
sic nos ratiocinari poſſimus, febrilem calorem ipſum omni-
no denſum efficere. Secundo vero quum dicit, quod a den-
ſo et multo ſpiritu, ut jam dictum eſt, ſputum crude len-
tescens regreſſum fieri prohibet; denſi enim ſpiritus dolor
cauſa eſt; multi autem non hic, ſed calor febrilis. Caeterum
hic valde ſapienter non magni ſpiritus dixit, ſed multi.
Magnus enim quantitate in ſingulis reſpirationibus judicatur;
multum vero poteſt aliquando ex multis parvis coacervari.

ἀθροίζεσθαι. καὶ φαίνεταί γε σαφῶς τοῦτο γιγνόμενον ἐπὶ τῶν
πλευριτικῶν, μέγα μὲν εἰσάπαξ ἀναπνεῖν μὴ δυναμένων διὰ τὸν
πόνον, καίτοι γε δέονται πλέονος ἀέρος διὰ τὸν πυρετὸν, τῇ
συνεχείᾳ δὲ τῆς ἐνεργείας ἴσον ταῖς μεγάλαις ἀναπνοαῖς τὸ
πλῆθος τοῦ πνεύματος ἀθροιζόντων. ὃ γὰρ ὀλίγαι μεγάλαι,
τοῦτο πολλαὶ σμικραὶ δύνανται. κατὰ δὲ ταὐτὰ κἀπὶ τῶν
περιπνευμονικῶν πολλοῦ μὲν τοῦ πνεύματος ἡ χρεία, διὰ δὲ
τὴν στενοχωρίαν ὀλίγον εἰσπνεῖται· κἀνταῦθ᾽ οὖν ἡ πυκνότης
πολλὰς ἐργαζομένη τὰς μικρὰς ἀναπνοὰς, εἰς ἴσον ἄγει ταῖς
ὀλίγαις τε καὶ μεγάλαις.

Κεφ. ζ'. Ἆρ οὖν ἔτι δεησόμεθα τὰς συλλαβὰς εὑ-
ρίσκειν τῶν ὀνομάτων ἐν τῷδε τῷ βιβλίῳ γεγραμμένας ἐφεξῆς
οὕτω, μικρᾶς τε καὶ μεγάλης ἀναπνοῆς, οὐκ ἀρκούμενοι τοῖς
πράγμασιν αὐτοῖς οὕτω σαφῶς δηδηλωμένοις; καὶ μὴν οὐ
τοῦτ᾽ ἦν τὸ ζητούμενον, εἰ τοὔνομα γινώσκει τὸ τῆς μικρᾶς
καὶ μεγάλης ἀναπνοῆς Ἱπποκράτης· εὑρίσκεται γὰρ ἔν τε τοῖς
τῶν ἐπιδημιῶν βιβλίοις γεγραμμένον κἂν τῷ προγνωστικῷ
πάλιν ἐν οἷς ἔλεγε· μέγα δὲ ἀναπνεύμενον καὶ διὰ πολλοῦ

Et apparet fane hoc manifefte fieri in pleuriticis, qui ma-
gnum quidem fpiritum femel ducere ob dolorem non pof-
funt, quamvis pluri aöre ob febrem opus habeant; ob con-
tinuitatem vero actionis multitudinem fpiritus magnis re-
fpirationibus aequalem coacervant: quod enim paucae ma-
gnae, hoc multae parvae poffunt. Eodem modo et in peri-
pneumonicis multo quidem fpiritu opus eft, verum ob loco-
rum coarctationem parvum infpiratur. Etiam hic igitur
denfitas, multas parvas refpirationes efficiens, tantum prae-
ftat quantum paucae et magnae. Cap. VII. Num igitur indigebimus adhuc inquifitione
fyllabarum ipforum nominum, in hoc libro confcriptarum
fic deinceps, parvae et magnae refpirationis, non contenti
rebus iplis adeo manifefte oftenfis? Atqui non id quaere-
batur, an Hippocrates parvae ac magnae refpirationis nomen
noverit; reperitur enim tum in epidemiorum libris fcriptum
tum rurfus in praenotionum libro, ubi inquit: Magnus fpi-

χρόνου παραφροσύνην σημαίνει· ἀλλ᾽ εἰ διττὸν οἶδε τὸ πυ-
κνὸν πνεῦμα καὶ τὸ μὲν αὐτῶν ὑπὸ πόνου γίγνεσθαί φησι,
τὸ δὲ ὑπὸ θερμασίας πολλῆς ἐν τοῖς ἀνπνευστικοῖς ὀργάνοις
ἀθροιζομένης. ὅπου τοίνυν ἐπιδέδεικται ταῦτα, περιττὸν ἔτι
ποθεῖν ἀκούειν τὰς τῶν ὀνομάτων συλλαβὰς, ἐπεὶ καὶ κατ᾽
αὐτὸν τοῦτον τὸν ἐν τῷ προγνωστικῷ λόγον, ὃν ἐπὶ τῆς πα-
ραφροσύνης ἔγραψεν, ἔξεσται τινὶ λέγειν οὐκ ἀραιὸν μὲν καὶ
μέγα τὸ δηλοῦν αὐτὴν εἰρῆσθαι πνεῦμα, καὶ τὴν λέξιν προ-
τείνεσθαι τόνδε τὸν τρόπον ἔχουσαν, μέγα δὲ ἀναπνεόμενον
καὶ διὰ πολλοῦ χρόνου παραφροσύνην σημαίνει, ὥσπερ οὐ
ταὐτὸν μόνον ἢ ἀραιὸν εἰπεῖν, ἢ διὰ πολλοῦ χρόνου, ἢ νῦν
ἡμῶν ὀνόματα θηρευόντων, καὶ οὐ τὰ πράγματα ζητούντων.
ἀλλ᾽ ἐπειδή τινες [279] εἰς τοσοῦτον ἥκουσι σκαιότητος, ὡς καὶ
τῶν ὀνομάτων ἀκούειν ἐθέλειν αὐτῶν, ἀναμνήσωμεν καὶ αὐ-
τοὺς ἐξ αὐτοῦ τοῦ περὶ διαίτης ὀξέων βιβλίου δυοῖν τινων
ῥήσεων ὡδί πως ἐχουσῶν· πνεῦμα προσπταῖον ἐν τῇ ἄνω φο-
ρᾷ πυκνὸν ἢ μέγα. ἐνταῦθα μὲν ἔχεις, εἴπερ ἐπιθυμεῖς, τοῦ-
νομα τὸ μέγα· τὸ δ᾽ αὖ μικρὸν, ἐπειδάν φησι· καὶ πνεῦμα

ritus et per multum tempus defipientiam fignificat; verum
an duplicem fciat deufum fpiritum et alterum ipforum a
dolore fieri dicat, alterum a calore multo in fpirabilibus or-
ganis coacervato. Quando igitur haec demonftrata funt,
fupervacaneum eft adhuc audire defiderare nominum fylla-
bas, quandoquidem et ex hoc ipfo praenotionum loco de
defipientia cuipiam dicere licet, non rarum et magnum di-
ctum effe fpiritum, qui defipientiam indicet, et dictionem
proferre hoc modo habentem: *fpiritus magnus et per mul-
tum tempus defipientiam fignificat;* tanquam fane non
idem fit aut rarum dicere, aut per multum tempus, aut
nos nunc nomina venemur, non res ipfas quaeramus. Sed
quum quidam eo ftupiditatis venerint, ut etiam ipfa nomina
velint audire, revocemus etiam ipfis in memoriam duas
quasdam dictiones ex ipfo de victu in morbis acutis libro
fic habentes: *Spiritus illidens quum furfum fertur, den-
fus aut magnus.* Hic quidem habes, fi defideras, nomen
ipfum, *magnus;* rurfus autem etiam *parvus*, ubi ait:

σμικρὸν καὶ ἀντίσπασις τοῦ πνεύματος πυκνὴ καὶ βιαίη παρα-
γίνεται. κατὰ δ᾽ αὖ τὸ προγνωστικὸν αὐτὸ δυσπετέως
φέρειν τὴν νοῦσόν φησι καὶ πνεῦμα μέγα καὶ πυκνὸν εἶναι.
τοῦτο μὲν οὖν ἄντικρυς αὐτοῖς τοῖς ὀνόμασιν ἔγραψε, μέγα
καὶ πυκνὸν, τὸ δ᾽ αὖ μικρὸν καὶ πυκνὸν ἐν τῷ περὶ συνάγχης
λόγῳ, πλεῖστόν τε πόνον παρέχουσι καὶ ὀρθόπνοιαν, εἰπών.
ὅτι γὰρ ἐν ταῖς ὀρθοπνοίαις μικρὸν καὶ πυκνὸν γίνεται τὸ
πνεῦμα διὰ τὴν στενοχωρίαν τῶν ἀναπνευστικῶν ὀργάνων, οὐκ
οἶδ᾽ εἴ τις ἀγνοεῖ. καίτοι κἂν εἰ τὰ τοιαῦτα παρ᾽ Ἱπποκρά-
τους αὐτοῦ μαθεῖν ἐθέλομεν, ἐν μὲν τῷ περὶ διαίτης ὀξέων
ἐν αἷς ὀλίγον ἔμπροσθεν ἔγραψα λέξεσιν ἐδίδαξεν ἡμᾶς, ὅπως
γίγνεται μικρὸν καὶ πυκνὸν πνεῦμα κατὰ τὴν τῶν πτυέλων
ἐπίσχεσιν. ἐν δὲ τῷ περὶ ἄρθρων εὐθὺς ἐν ἀρχῇ τοῦ περὶ
τῆς ῥάχεως αὐτοῦ, τὰς ὑπὸ τῶν ὄγκων ἢ νοσημάτων γιγνο-
μένας κυφώσεις ἐν τοῖς ἀνωτέρω τῶν φρενῶν χωρίοις διηγού-
μενος, ὡδί πως φησὶν, (ὅλην γὰρ, οἶμαι, κάλλιον εἶναι δο-
κεῖ παραγράψαι τὴν ῥῆσιν) οἷσι μὲν ἄνω τῶν φρενῶν τὸ κυ-
φὸν, τουτέοισι μὲν αἱ πλευραὶ οὐκ ἐθέλουσιν εἰς τὸ εὐρὺ αὔ-

Et ſpiritus parvus, et revulſio ſpiritus denſa ac violenta
accidit. Rurſum autem in ipſo praenotionum libro, diffi-
culter ferre morbum ait, et ſpiritum magnum ac denſum
eſſe. Hunc quidem igitur palam ipſo nomine prolato ma-
gnum et denſum ſcripſit; parvum vero et denſum rurſus
in ſermone de angina, ubi ait: Plurimumque dolorem ex-
hibent et orthopnoeam. Quod enim in orthopnoeis parvus
et denſus fiat ſpiritus ob coarctationem reſpirationis organo-
rum, haud ſcio an quisquam ignoret. Quanquam, ſi talia
ab ipſo Hippocrate diſcere velimus, libro de victu in mor-
bis acutis verbis, quae paulo ante aſcripſi, docuit nos,
quomodo parvus et denſus ſpiritus fiat in ſputorum ſup-
preſſione. Libro vero de articulis ſtatim in principio ſer-
monis de ſpina dorſi, enarrans luxationes in poſteriorem
partem, quae ſupra ſeptum transverſum ex tumoribus aut
morbis fiunt; hoo modo ait (opinor enim praeſtabilius eſſe,
totum ſermonem ipſius aſcribere): Quibus ſupra ſeptum
transverſum fuerit in poſteriorem partem luxatio, hia et

ξεσθαι, ἀλλ᾽ ἐς τοὔμπροσθεν, τό τε στῆθος ὀξὺ γίγνεται,
ἀλλ᾽ οὐ πλατὺ, αὐτοί τε δύσπνοοι γίγνονται καὶ κερχνώδεες·
ἧσσον γὰρ ἰθυωρίην ἔχουσιν αἱ κοιλίαι τὸ πνεῦμα δεχόμεναι
καὶ προπέμπουσαι. καὶ γὰρ δὴ καὶ ἀναγκάζονται κατὰ τὸν
μέγαν σπόνδυλον λορδὸν τὸν αὐχένα ἔχειν, ὡς μὴ προπετὴς
ᾖ αὐτέοισιν ἡ κεφαλή. στενοχωρίην οὖν πολλὴν τῇ φάρυγγι
παρέχουσι· καὶ τοῦτο συμβάλλεται εἰς (193) τὸ εἴσω ῥέπον.
καὶ γὰρ αὐτοῖσιν ὀρθοῖσι φύσει δύσπνοιαν παρέχει τοῦτο τὸ
ὀστέον, ἂν ἔσω ῥέπει, ἔστ᾽ ἂν ἀναπιεσθῇ. διὰ οὖν τὸ τοι-
οῦτον πρῆγμα ἐξεχέμβροχοι οἱ τοιοῦτοι τῶν ἀνθρώπων μᾶλ-
λον φαίνονται ἢ ὑγιέες, φυματίαι τε ὡς ἐπὶ πολὺ τὸν πνεύ-
μονά εἰσιν οἱ τοιοῦτοι, σκληρῶν φυμάτων καὶ ἀπέπτων. καὶ
γὰρ ἡ πρόφασις τοῦ κυφώματος καὶ ἡ ξύντασις τοῖσι πλεί-
στοισι διὰ τοιαύτας συστροφὰς γίγνεται, οἷσιν ἂν κοινωνή-
σωσιν οἱ ξύντονοι. ἐν τούτῳ τῷ λόγῳ παντὶ τὴν μὲν κύφω-
σιν ἐπὶ τοῖς ἐν πνεύμονι φύμασιν ἀπέπτοις τε καὶ σκληροῖς
γίγνεσθαι λέγει, τὴν δὲ δύσπνοιαν ἐπὶ τῇ στενοχωρίᾳ· κερ-
χνώδη δὲ κέκληκε τὴν τοιαύτην διαφορὰν αὐτοῦ. ἐν δέ γε τῷ

*coſtae nequeunt in latitudinem augeri, ſed in anteriorem
partem; et pectus acutum fit, ſed non latum; ipſique dif-
ficulter et cum ſtertore ſpirant; minorem enim amplitudi-
nem habent cavitates ſpiritum ſuſcipientes et emittentes.
Nam et coguntur in magna vertebra cervicem habere in
anteriorem partem luxatam, ut ne pronum fit ipſis ca-
put. Anguſtiam igitur multam faucibus exhibent; atque
hoc etiam facit intro repens; nam et rectis natura diffici-
lem reſpirationem hoc os exhibet, ſi intro repat, donec re-
preſſum fuerit. Ob hanc igitur rem huiusmodi homines
eminentis gutturis magis apparent quam ſani; tubercu-
loſique ut plurimum tales in pulmone ſunt, duris crudis-
que tuberculis. Etenim occaſio gibbi poſterioris et con-
tentio plurimis ob eiusmodi collectiones fiunt, quibus ſane
vicini nervi communicaverint. In hoc toto ſermone gib-
bum poſteriorem ob tubercula in pulmone cruda et dura
fieri dicit, difficultatem vero reſpirationis ob anguſtiam lo-
corum; appellavit autem huiusmodi ipſius differentiam ſter-*

περὶ διαίτης ὀξέων, ἡνίκα τῶν εἰς μικρότητά τε καὶ πυκνότη-
τα τὴν ἀναπνοὴν τρεπομένων ἐμέμνητο, καὶ αὐτὸ μὲν τοῦτο
τὸ τῆς ὀρθοπνοίας ὄνομα προσέθηκε, καὶ ῥέγχειν αὐτοὺς
ἔφησεν, ὥστε κἀπειδὰν ἐν προγνωστικῷ περὶ συνάγχης διη-
γούμενος εἶπε· πλεῖστόν τε πόνον παρέχουσι καὶ ὀρθόπνοιαν,
οὐκ ἄλλο τι δυσπνοίας εἶδος ἢ τὸ σμικροῦ καὶ πυκνοῦ πνεύ-
ματος οὕτως ὀνομάζει. πάντες γὰρ οἳ διὰ στενοχωρίαν αὐ-
τάρκως εἰσπνεῖν μὴ δυνάμενοι πνίγεσθαι κινδυνεύουσιν, ἢν
κατάκαιωνται. καὶ διὰ τοῦτ᾽ ὀρθὸν ἔχειν δέονται τόν τε θώ-
ρακα σύμπαντα καὶ τὸν τράχηλον, ὡς ἂν οὐ σμικρᾶς αὐτοῖς
βοηθείας ἐκ τοῦ τοιούτου σχήματος προσερχομένης. εὐρύτε-
ρά τε γὰρ ἅμα καὶ μακρότερα σύμπαντα τὰ τῆς ἀναπνοῆς ὄρ-
γανα γίνονται, τοῦτο μὲν ἐξευθυνόμενα πρὸς τῶν ὀρθίων
σχημάτων, τοῦτο δ᾽ ἧττον εἰς ἑαυτὰ καταπίπτειν κωλυόμενα.
δῆλος δὲ καὶ αὐτὸς ὁ Ἱπποκράτης οὕτω γινώσκων ὑπὲρ αὐ-
τῶν, ὡς ἡμεῖς νῦν λέγομεν, ἐξ ὧν φησιν ἐν τοῖς περὶ ἄρθρων·
αὐτοί τε δύσπνοοι γίνονται καὶ κερχνώδεες, ἧσσον γὰρ ἰθυω-
ρίην ἔχουσιν αἱ κοιλίαι αἱ τὸ πνεῦμα δεχόμεναι καὶ προ-

torofam. At vero in libro de victu in morbis acutis, quan-
do eorum, quibus in parvitatem et denfitatem refpiratio ver-
titur, meminit, etiam hoc ipfum orthopnoeae nomen ap-
pofuit et ftertere ipfos dixit. Quare etiam quum in libro
praenotionum de angina narrans dixit: *Plurimumque do-
lorem exhibent et orthopnoeam;* non aliam quandam diffici-
lis refpirationis fpeciem quam parvam et denfam fic ap-
pellavit. Omnes enim, qui ob anguftiam non fufficienter in-
fpirare poffunt, de fuffocatione periclitantur, fi decumbant;
et ob hoc tum thoracem totum tum collum rectum habere
eos oportet, quod non parvum auxilium ipfis ex huiusmodi
figura accedat. Latiora enim fimulque longiora omnia re-
fpirationis organa fiunt, partim quidem quod per rectam
figuram dirigantur, partim vero quod minus in fefe conci-
dere prohibeantur. Manifeftum eft autem etiam ipfum Hip-
pocratem fic ut nos nunc dicimus de ipfis ftatuere, ex iis,
quae dicit libro de articulis: *Ipfique difficulter fpirantes
fiunt et ftertorofi; minorem enim amplitudinem habent ven-*

[280] πέμπουσαι· πᾶσιν οὖν τοῖς διὰ στενοχωρίαν δυσπνοοῦ-
σιν καὶ μικρὸν γίνεται τὸ πνεῦμα καὶ δύο ἐξ ἀνάγκης ἕπεται
συμπτώματα, τό τε κερχνῶδες εἶδος τῆς ἀναπνοῆς, ὃ δὴ καὶ
ῥέγχειν ὀνομάζεται, καὶ τὸ μικρῷ πρόσθεν εἰρημένον, ἡ ὀρ-
θόπνοια. καὶ δὴ ὥσπερ ἐξεπίτηδες διατέμνων αὐτὰ τὸ μὲν
ἕτερον ἐν προγνωστικῷ γράφει ταῖς ὀλεθρίαις συνάγχαις προσ-
εῖναι λέγων, τὸ δὲ δεύτερον ἐν τῷ περὶ ἄρθρων, ἐν μὲν τῷ
προγνωστικῷ τὴν ὀρθόπνοιαν, ἐν δὲ τῷ περὶ ἄρθρων τὸ
κερχνῶδες· ἄμφω δὲ ἐν τῷ περὶ διαίτης ὀξέων ἐς ταὐτὸν ἤγα-
γεν, οὕτως γράψας ὁ Ἱπποκράτης· οἱ δ᾽ ὑπὸ τῆς ὀρθοπνοίας
καὶ τοῦ ῥέγχους ἀποπνιγέντες. ὃ γὰρ ἐν τῷ περὶ ἄρθρων
κέρχνον, τοῦτ᾽ ἐνταῦθα ῥέγχος ὠνόμασε. χρῆται δὲ καὶ ἀλ-
λαχόθι τῶν συγγραμμάτων ἀμφοτέροις τοῖς ὀνόμασιν, ὡς
ταὐτὸν δυναμένοις δηλοῦν. ἐπειδὴ οὖν οὕτως ἐπιμελῶς αὐ-
τὸς ἐν τῷ περὶ διαίτης περὶ πάσης γενέσεως πυκνοῦ πνεύμα-
τος διεξῆλθε, θαυμαστὸν οὐδὲν, εἰ μόνον τὸ κεφάλαιον αὐτὸ
τοῦ παντὸς λόγου γέγραφεν ἐν τῷ προγνωστικῷ. ὅτι δ᾽ ἐπι-

triculi *ſpiritum excipientes et emittentes,* Omnibus igitur
ob angultiam difficulter ſpirantibus el parvus ſit ſpiritus, et
ex neceſſitate ſequuntur duo ſymptomata, ſtertoroſa videli-
cet reſpirationis ſpecies, quae ſane et ſtertere appellatur, et
paulo ante dicta orthopnoea. Et ſane velut de induſtria
ipſa dividens, alterum in praenotionum libro ſcribit, perni-
cioſis anginis ipſum adeſſe dicens, alterum vero in libro de
articulis; in praenotionum quidem libro orthopnoeam, in
libro vero de articulis ſtertoroſam reſpirationem. Porro
in libro de victu in morbis acutis ambo in idem coëgit Hip-
pocrates ſic ſcribens: *alii vero ab orthopnoea et ſtertore
ſuffocati.* Quod enim libro de articulis *κέρχνον,* illud hoc
loco *ῥέγχος,* i. e. ſtertorem, nominavit. Utitur autem et alibi
in ſuis ſcriptis utrisque nominibus, ut quae idem ſignificent.
Quandoquidem igitur adeo diligenter libro de victu in acu-
tis morbis de omni denſi ſpiritus generatione enarravit, ni-
hil mirum eſt, ſi caput tantum et ſummam totius ſermonis in
praenotionum libro conſcripſit. Quod vero omnia exact

μελῶς διῆλθε πάντα περὶ πυκνοῦ πνεύματος λόγον, οὐδὲν ἔτι
δέομαι πλεῖον λέγειν, ἀλλ' ἀναμνήσας τοῦτο μόνον, ὡς ἤτοι
διὰ πόνον, ἢ στενοχωρίαν, ἢ πλῆθος θερμασίας, πυκνὸν γί-
νεται τὸ πνεῦμα, τὴν ὅλην ῥῆσιν ἐφεξῆς παραγράψω τόνδε
τὸν τρόπον ἔχουσαν· οἷσί τε γὰρ σιτία αὐτίκα ἐγκατακέκλει-
σται, ἢν μή τις ὑποκενώσας τὸ ῥόφημα δοίη, τὴν ὀδύνην
ἐνεοῦσαν προσπαροξύνειεν ἄν, καὶ μὴ ἐνεοῦσαν εὐθὺς ἐμποιή-
σειεν ἄν, καὶ πυκνότερον γένοιτ' ἂν τὸ πνεῦμα· κακὸν δὲ τοῦ-
το· ξηραντικὸν γὰρ πνεύμονος, καὶ κοπῶδες ὑποχονδρίου καὶ
ἤτρου καὶ φρενῶν. ἢν δέ τι τῆς ὀδύνης τοῦ πλευροῦ ξυν-
εχέος ἐούσης καὶ πρὸς τὰ θερμάσματα μὴ χαλάσῃς καὶ τοῦ
πτυέλου μὴ ἀπιόντος, ἀλλὰ καὶ καταγλισχραινομένου ἀσα-
πέως, ἢν μὴ λύσῃ τις τὴν ὀδύνην, ἢ κοιλίην μαλθάξας, ἢ
φλέβα τεμὼν, ὁπότερον ἂν τουτέων σημαίνῃ, τὰς δὲ πτι-
σάνας ἢν οὕτως ἔχουσι διδῷ, ταχέες οἱ θάνατοι τῶν τοιουτ-
τέων γίνονται. διὰ ταύτας οὖν τὰς προφάσιας καὶ ἑτέρας
τοιαύτας ἔτι μᾶλλον οἱ ὅλῃσι χρεώμενοι πτισάνῃσιν ἑβδο-
μαῖοι καὶ ὀλιγημερώτεροι θνήσκουσιν, οἱ μέν τι καὶ τὴν γνώ-

tradiderit de fpiritu denfo, nihil amplius opus habeo pluri-
bus oftendere; verum ubi hoc folum in memoriam reduxero,
quod aut ob dolorem, aut ob anguftiam, aut ob caloris mul-
titudinem, denfus fit fpiritus, deinceps totum fermonem ip-
fius Hippocratis afcribam, hoc modo habentem: *Quibuscun-
que enim cibus ftatim conclufus eft, fiquis eo non fubeva-
cuato forbitionem dederit, dolorem, fi adeft, exacerbaverit;
fi non adeft, ftatim induxerit, et fpiritus denfior reddetur.
Malus autem hic eft; reficcat enim pulmonem, et hypo-
chondrium et imum ventrem ac feptum transverfum do-
lore fatigat. At vero fi dolor lateris affiduus exiftat, ca-
lidisque fomentis non remittatur, ac fputum non exeat, fed
crudum ac lentum permaneat; fi quis dolorem folvat, aut
alvum emolliendo, aut venam fecando, utrumvis horum in-
dicaverit, verum ptifanas fic habentibus exhibeat, his re-
pentina mors continget. Has igitur ob caufas atque alias
hujusmodi adhuc magis ii, qui tota ptifana utuntur, fepti-
mo die ante aut citius moriuntur, partim quidem mente*

μὴν βλαβέντες, οἱ δ᾽ ὑπὸ τῆς ὀρθοπνοίης τε καὶ τοῦ ῥέγχους
ἀποπνιγέντες· μάλα δὲ τοὺς τοιουτέους οἱ ἀρχαῖοι βλητοὺς
ὠνόμαζον εἶναι, διὰ τόδε μάλιστα, οὐχ ἥκιστα δὲ ὅτι ἀπο-
θανόντων ἡ πλευρὴ πελιὴ εὑρίσκεται ἴκελόν τι πληγῇ. αἴτιον
δὲ τούτου ἐστὶ, ὅτι πρὶν λυθῆναι τὴν ὀδύνην θνήσκουσι.
ταχέως γὰρ πνευματίαι γίνονται, ὑπὸ δὲ τοῦ πυκνοῦ καὶ πολ-
λοῦ πνεύματος, ὡς ἤδη εἴρηται, γλισχραινόμενον τὸ πτύελον
ἀπέπτως κωλύει τὴν ἐπάνοδον γίγνεσθαι, ἀλλὰ τὴν ῥέγξιν
ποιέει ἰσχόμενον ἐν τοῖσι βρόγχοισι τοῦ πνεύμονος. ὁκόταν ἐς
τοῦτο ἔλθῃ, θανατῶδές ὡς ἐπὶ τὸ πολύ ἐστι. καὶ γὰρ αὐτὸ
τὸ πτύελον ἐνεχόμενον κωλύει μὲν τὸ πνεῦμα ἔσω φέρεσθαι,
ἀναγκάζει δὲ ταχέως ἔξω φέρεσθαι, καὶ οὕτως ἐς τὸ κακὸν ἀλ-
λήλοισι ξυντιμωρέουσι. τό τε γὰρ πτύελον ἐνεχόμενον πυκνὸν
τὸ πνεῦμα ποιέει, τό τε πνεῦμα πυκνὸν ἐὸν, ἐπιγλισχραίνει τὸ
πτύελον, καὶ κωλύει ἀπολισθαίνειν. εἴ τις ταύτῃ τῇ ῥήσει τὸν
νοῦν ἐπιμελῶς προσχοίη, καὶ πολλάκις αὐτὴν ἀναλέξαιτο, τοῦ-
τον ἐλπίζω ῥᾳδίως πεισθήσεσθαι τοῖς εἰρημένοις. ὅτι γὰρ οὐ
μεγάλης ἐδεῖτο σοφίας ἡ τοῦ πυκνοῦ πνεύματος εἰς τὰς ἐν αὐτῷ

laeſi, partim vero ab orthopnoea ac ſtertore ſuffocati. Tales
vero veteres ſideratos eſſe putabant, ob hoc maxime, non
minus autem quod et mortuorum latus lividum reperiatur,
ut plaga. Cujus rei cauſa eſt, quod ante ſolutum dolorem
moriantur; cito enim anheloſi fiunt; a denſo vero ac multo
ſpiritu, ut jam dictum eſt, ſputum citra coctionem glutino-
ſum factum, reditum fieri prohibet, ſed ſtertorem facit, in
bronchiis pulmonis detentum; et quum ad hoc res ipſa per-
venerit, lethale ut plurimum eſt. Etenim ipſum ſputum
intus retentum prohibet quidem ſpiritum introferri, cogit
autem cito extra ferri, atque ſic ad perniciem mutuas ſibi
operas conferunt. Sputum enim retentum ſpiritum den-
ſum facit, ſpiritus vero denſus glutinoſum ſputum reddit
et elabi prohibet. Si quis huic dictioni mentem diligenter
attenderit ipſamque ſaepe relegerit, ſpero equidem facile
eum perſuaſum iri ex his, quae dicta ſunt. Quod enim non
magna ſapientia indigeat denſi ſpiritus in ſuas differentias ſe-

διαφορὰς τομὴ, καὶ ὅτι τελέως αὐτὴν ἔφθασεν ἐν τούτῳ τῷ
βιβλίῳ γεγραφέναι, διὰ τοῦτο ἐν τῷ προγνωστικῷ ταχέως
πάνυ περιέδραμε, ὡς πρὸς εἰδότας ἤδη τὸ σύμπαν οἷον ἐπι-
τομήν τινα τοῦ λόγου ποιησάμενος.

Κεφ. η'. [281] Τρεῖς μὲν οὖν ἡμῖν ἤδη συζυγίαι δυσ-
πνοιῶν ἐξεύρηνται, λείπεται δ' ἡ τετάρτη, ἐν ᾗ σμικρὸν καὶ
ἀραιὸν τὸ πνεῦμα. τί δή ποτ' οὖν αὐτὴν παραλιπὼν τὴν ψυχρὰν
ἐκπνοὴν ἔγραψε; ἢ ὅτι οὐκ ἄλλη μέν τίς ἐστιν ἡ μικρά τε ἅμα
καὶ ἀραιὰ, ἄλλη δὲ ἡ ψυχρά; δῆλον δὲ τοῦτο. τὴν γὰρ ἐναν-
τίαν αὐτῇ, τὴν μεγάλην τε ἅμα καὶ πυκνὴν ἀμέτρου θερμασίας
ἐν τοῖς ἀναπνευστικοῖς ὀργάνοις ἠθροισμένης ἔκγονον ὑπάρχειν
ἐδείκνυμεν. ἐξ ἀνάγκης οὖν ἡ μικρὰ καὶ ἀραιὰ τούτων αὐτῶν
τῶν ὀργάνων κατεψυγμένων ἔσται, καὶ δύο ἡμῖν ἀπορήματα
λελυμένα, τῷ μήτε τὴν τετάρτην συζυγίαν τῆς δυσπνοίας, τὴν
μικρὰν καὶ ἀραιὰν, παραλελεῖφθαι μήτε τὴν θερμήν. ἐκείνην
γὰρ ἐν θατέρῳ μέρει τοῦ πυκνοῦ πνεύματος τοῦ κατ' ἀρχὰς εἰ-
ρημένου περιειλημμένην ἕξομεν· ἡ αὐτὴ γάρ ἐστι τῇ πυκνῇ καὶ

ctio, et quod ipfam perfecte in hoc libro antea confcripfiffet,
ob id fane in praenotionibus celeriter admodum pertranfivit,
tanquam qui ad fcientes jam rem omnem velut compendium
quoddam fermonis faceret.

Cap. VIII. Tres igitur jam a nobis conjugationes
difficilium refpirationum inventae funt, deeft autem adhuc
quarta, in qua parvus et rarus fit fpiritus. Cur igitur tan-
dem ipfa praetermiffa frigidam expirationem fcripfit? An
quod non alia quaedam fit parva fimulque rara, alia vero
frigida? Manifeftum autem hoc eft. Contrariam enim ipfi,
magnam et denfam, ex immoderato calore in fpirabilibus or-
ganis coacervato generari demonftravimus; neceffario igitur
parva et rara his ipfis organis perfrigeratis erit. Atque duo
nobis dubia foluta funt, quod neque quarta difficilis refpira-
tionis conjugatio, parva videlicet et rara, omiffa fit neque
calida. Calidam enim in altera denfi fpiritus parte, quae a
principio relata eft, comprehenfam habebimus, eadem eft

μεγάλη· τὴν ἀραιὰν δ᾽ αὖ καὶ μικρὰν ἐν τῇ ψυχρᾷ, καὶ γὰρ
ἥδε τῆς ψυχρᾶς οὐ διαφέρει. τί δή ποτ᾽ οὖν οὐκ ἀραιὰν καὶ μι-
κρὰν, ἀλλὰ ψυχρὰν αὐτὴν ἔγραψεν; ὅτι πρῶτον μὲν ἀπὸ τοῦ
προχειροτέρου συμπτώματος ἠβουλήθη αὐτὴν δηλῶσαι· δεύτε-
ρον δὲ ἐνδείξασθαι τὴν αἰτίαν δι᾽ ἣν ὀλεθρίαν αὐτὴν λέγει·
καὶ τρίτον, ὅτι τάχιστα οὕτω νοήσειν ἡμᾶς ὑπενόησεν, αὐτήν τε
ταύτην μηδὲν διαφέρειν τῆς ἀραιᾶς καὶ μικρᾶς τήν τ᾽ ἐναντίαν
αὐτῇ, τὴν θερμὴν, τῆς πυκνῆς καὶ μεγάλης· τὸ γὰρ ψυχρὸν
πνεῦμα πάντως ἀραιόν τ᾽ ἐστὶ καὶ μικρὸν, ὡς κἂν τῷ δευτέρῳ
δεδήλωται λόγῳ· τὸ δὲ πυκνὸν καὶ μέγα, τὸ τῆς φλογώσεως
τῶν ἀναπνευστι(194)κῶν ὀργάνων ἐνδεικτικὸν, οὐδ᾽ ἂν ὀρθῶς
τις λέγοι, εἰ μὴ καὶ θερμὸν ἐκπνέοιτο. καὶ μὲν δὴ κἂν τῷ προσ-
θεῖναι τῷ ψυχρῷ πνεύματι μόνῳ, ὡς ὀλέθριον κάρτα ἤδη
γίγνεται, δηλοῖ σαφῶς ἣν ἔχει γνώμην περὶ τῶν ἔμπροσθεν εἰ-
ρημένων τριῶν δυσπνοιῶν. εἴπερ γάρ τινα κἀκείνων ὀλεθρίαν
ἡγεῖτο, πάντως ἄν που προσέγραψεν. ἆρ᾽ οὖν ἀκινδύνους αὐ-
τὰς ὑπελάμβανεν ὑπάρχειν; οὐδαμῶς, ἀλλ᾽ οὐκ ὀλεθρίας μὲν,
οὐκ ἀκινδύνους δὲ ἔτι. τὸ μὲν γὰρ καταψύχεσθαι τοῖς ἀνα-

enim cum denfa et magna; raram vero et parvam in frigida;
nam rara et parva a frigida nihil differt. Cur igitur tandem
non raram et parvam, fed frigidam ipfam fcripfit? primum
quidem quod ab evidentiore fymptomate ipfam oftendere vo-
luerit; deinde ut oftenderet caufam, ob quam ipfam perni-
ciofam dicit; et tertio, quod fic quam celerrime nos intelle-
cturos effe fufpicatus fit, eandem hanc nihil a rara et parva
differre et contrariam ipfi calidam nihil a denfa et magna.
Frigidus enim fpiritus omnino rarus eft et parvus, ut etiam
in fecundo oftenfum eft libro; denfum autem et magnum
eum, qui inflammationem fpirabilium organorum indicat,
haudquaquam quis recte dixerit, nifi etiam calidus effletur.
At vero addendo foli frigido fpiritui *valde jam perniciofum
effe*, manifefte oftendit, quid de prioribus tribus refpirandi
difficultatibus fentiat; nam fi et ex illis aliquam perniciofam
putaffet, omnino utique afcripfiffet. Num igitur extra pe-
riculum ipfas effe opinatus eft? nequaquam, fed non perni-
ciofas quidem, non tamen extra periculum.   Perfrigerari

πνευστικοῖς ὀργάνοις ἄντικρυς ὀλέθριον, ἐνταυθοῖ γε τῆς καρ-
δίας τεταγμένης, ἣν ἀρχὴν καὶ πηγὴν ἐπιστάμεθα τῆς ἐμφύτου
θερμασίας· τὸ δ᾽ ἤτοι φλόγωσιν εἶναι πολλὴν ἐν αὐτοῖς, ἢ
ὀδύνην, ἢ παραφροσύνην, οὐ πάντως ὀλέθριον· ἥ τε γὰρ τοι-
αύτη θερμασία πολλοῖς τῶν ὀξέων συνεδρεύει πυρετῶν, ἥ τ᾽
ὀδύνη πόσοις καὶ τίσι νοσήμασιν ὑπάρχει, προείρηται. καὶ
μέντοι καὶ ἡ παραφροσύνη τῶν οὐκ ἐξ ἀνάγκης ὀλεθρίων ἐστί.
ὅτι δ᾽ οὕτως ὑπὲρ αὐτῶν γινώσκει, σαφῶς ἐνεδείξατο διὰ τῆς
ἐπιφερομένης λέξεως, εἰπών· εὔπνοιαν δὲ χρὴ νομίζειν κάρτα
μεγάλην δύναμιν ἔχειν ἐς σωτηρίην ἐν πᾶσι τοῖσιν ὀξέσι νοσή-
μασιν, ὁκόσα σὺν πυρετοῖσίν ἐστι καὶ ἐν τεσσαράκοντα ἡμέ-
ρῃσι κρίνεται. εἰ γὰρ δὴ μεγάλην δύναμιν ἐς σωτηρίαν ἔχειν
ἐνόμιζε τὴν εὔπνοιαν, οὐκ ἀκινδύνους ἀεὶ δηλονότι τὰς δυσ-
πνοίας ὑπελάμβανεν· ὥστε αἱ μὲν ἄλλαι δύσπνοιαι τοῦτ᾽
αὐτὸ μόνον, οὐκ ἀκίνδυνοί τινές εἰσιν, ἡ δ᾽ ὑστάτη πασῶν
εἰρημένη, πρὸς τῷ κινδυνώδης τ᾽ εἶναι καὶ ὀλέθριος, οὐκ εἰς
μακρὰν τεθνήξεσθαι τὸν ἄνθρωπον ὑπαγορεύει. διὰ τοῦτ᾽

enim refpirabilibus organis palam perniciofum eft, quum
iftic fane cor fitum fit, quod principium et fontem infiti ca-
loris effe fcimus; at vel inflammationem multam effe in ipfis,
vel dolorem, vel defipientiam, non omnino perniciofum eft.
Ejusmodi enim calor multis acutis febribus affidet. Quot
autem et quibus morbis dolor adfit, praedictum eft. At ve-
ro et ipfa defipientia non neceffario perniciofa eft. Quod
vero ita de ipfis fentiat, manifefte oftendit per confequentem
dictionem, ubi inquit: *Facilem vero fpirationem valde ma-
gnam vim ad falutem habere putandum eft in omnibus acu-
tis morbis, qui cum febribus funt et intra quadraginta dies
judicantur.* Si enim magnam vim ad falutem habere puta-
vit facilem fpirationem, certe extra periculum femper diffi-
ciles fpirationes non opinatus eft; quare aliae quidem om-
nes refpirandi difficultates hoc folum habent, quod non ex-
tra periculum fint; poftrema autem omnium relata, fupra
hoc quod et periculofa fit et perniciofa, non procul a morte
hominem effe nunciat: ob id igitur non fimpliciter pernicio

οὖν οὐχ ἁπλῶς ὀλέθριον εἶναι αὐτὴν ἔφη, ἀλλὰ καὶ τὸ
κάρτα προσέφερεν, καὶ οὐδὲ τούτῳ πάλιν ἀρκεσθεὶς ἐπή-
νεγκε [282] τὸ ἤδη, ὡσὰν ὑπόγυιον τὸν θάνατον μόνης
ταύτης τῆς δυσπνοίας ὑπαγορευούσης. οὕτως γὰρ ὀλέθριός
ἐστιν, ὥστέ μοι δοκεῖ, ὅτι οὐδ᾽ ἂν ἔγραψέ τι περὶ αὐτῆς
ὁ Ἱπποκράτης, εἰ μὴ τὸν τρόπον ὅλον ὑπεξῄει, εἰπὼν περὶ
τῶν δυσπνοιῶν. ἃ γὰρ ἀποθνήσκουσιν ἤδη γίγνεται, ταῦτ᾽
οὐδεμίαν ἔχει μεγάλην ἐν προγνώσεσιν ἀξίαν· ἀγαθῶν δ᾽
ἰατρῶν ἔργον, οὐ τὰ τοῖς ἰδιώταις ἤδη φαινόμενα προγι-
νώσκειν, ἀλλ᾽ ὅσα τε τούτους λανθάνει καὶ μηδὲν φαῦλον
ἔχειν δοκοῦντος τοῦ κάμνοντος φαίνεται. ἀλλὰ διὰ τὸ τὰ
πάντ᾽ ἐφεξῆς ἐθελῆσαι γράψαι τὰ τῆς δυσπνοίας εἴδη δο-
κεῖ μοι καὶ ταύτης ἐπιμνησθῆναι, καὶ προσέτι διὰ τὴν τῆς
μεγάλης τε καὶ πυκνῆς ἀντίθεσιν. ταυτὶ μὲν οὖν ἐνταῦθα
τελευτάτω.

Κεφ. θ'. Διὰ τί δ᾽ οὐδὲν ἔγραψεν ἐν τῷ προγνω-
στικῷ περὶ τῆς ἀνωμάλου δυσπνοίας, καί τοι γιγνώσκων
αὐτὴν οὐκ ἐν τῷ δευτέρῳ καὶ τῷ ἕκτῳ τῶν ἐπιδημιῶν μό-

fam ipfam effe dixit, fed etiam *valde* appofuit; et neque
hoc rurfus contentus *jam* adjecit, tanquam propinquam
mortem fola haec fpirandi difficultas nunciet. Adeo enim
perniciofa eft, ut mihi videatur neque quicquam de ipfa fu-
iffe fcripturus Hippocrates, nifi omnem modum, de refpi-
randi difficultatibus differens, recenfere voluiffet. Quae
enim jam morientibus fiunt, ea nullam magnam dignitatem
in praenotionibus habent; fed bonorum medicorum eft opus,
non quae idiotis jam apparent, praefagire, fed quae ipfos la-
tent, et quum nihil mali aeger habere putatur, apparent.
Verum quum omnes ex ordine difficilis fpirationis fpecies
fcribere vellet, videtur mihi etiam hujus meminiffe, et prae-
terea propter magnae et denfae oppofitionem. Haec igitur
tandem hic finem habeant.

Cap. IX. Cur igitur nihil in praenotionum libro de
inaequali refpirationis difficultate fcripfit, quamvis agnoscat
ipfam non folum in fecundo et fexto epidemiorum, fed etiam

νον, ἀλλὰ κἀν τῷ πρώτῳ καὶ τρίτῳ, καὶ προσέτι κἀν τῷ
περὶ διαίτης ὀξέων καὶ τοῖς ἀφορισμοῖς, καὶ ἀλλαχόθι πολ-
λαχόθι τῶν συγγραμμάτων; ἐν μὲν γὰρ τῷ δευτέρῳ καὶ τῷ
ἕκτῳ κατὰ τὴν προγεγραμμένην ῥῆσιν ἐμνημόνευσεν, εἰπών·
διπλῆ ἔσω ἐπανάκλησις, οἷον ἐπεισπνέουσι. καὶ προσέτι
κατὰ μὲν τὸ δεύτερον τῶν ἐπιδημιῶν, ἐν τῷ διηγεῖσθαι τὰ
τῇ Λυκίῃ συμβάντα, πνεῦμα δὲ ἐδιπλασιάζετο, προσέγραψε.
τοῦτο γὰρ οὐδὲν διαφέρει τοῦ, διπλῆ εἴσω ἐπανάκλησις, οἷον
ἐπεισπνέουσιν. ἐν δὲ τῷ ἕκτῳ, ἢν πνεῦμα ἐγκαταλείπηταί,
φησι. καὶ γὰρ καὶ τοῦτο ταὐτόν ἐστι τῷ κατὰ τὸ περὶ διαί-
της εἰρημένῳ· πνεῦμα προσπταῖον ἐν τῇ ἄνω φορῇ. ὡς γὰρ
εἰσπνέοντές τινες οὐχ ἅπαξ τοῦτο δρῶσιν, ἀλλ' ἡσυχίᾳ δια-
κόπτουσι τὴν ἐνέργειαν ὁμοίως τοῖς κλαυθμυριζομένοις παι-
δίοις, οὕτω καὶ ἐκπνέοντες. ἀλλὰ κἀν τοῖς μετὰ τὸν περὶ
τῶν λουτρῶν λόγον πνευμάτων προτάσεις εἴρηκε, τὴν δια-
κεκομμένην ἐνέργειαν ἐνδεικνύμενος. ἐν δὲ τῷ πρώτῳ τῶν
ἐπιδημιῶν ἐπὶ Φιλίσκου τόνδε τὸν τρόπον ἔφη· τούτῳ

in primo ac tertio, et amplius in libro de victu in morbis
acutis et aphorismis, et aliis multis fcriptorum fuorum lo-
cis? In fecundo enim et fexto epidemiorum juxta prae-
fcriptam dictionem meminit ipfius, ubi ait: *duplex intro re-*
vocatio, velut fuperinfpirantibus. Et amplius in fecundo
epidemiorum, ubi enarrat quae Lyciae acciderunt, *Spiri-*
tus intro duplicabatur, afcripfit. Hoc enim nihil differt ab
eo, quod dixit, *duplex intro revocatio, velut fuperinfpi-*
rantibus. In fexto vero: *Si fpiritus intus relinquatur,*
ait. Nam et hoc idem eft cum eo, quod in libro de victu
in acutis dixit: *Spiritus illidens, quum furfum fertur.*
Quemadmodum enim quidam infpirantes non femel hoc fa-
ciunt, fed quiete ipfam actionem intercidunt, fimiliter ut
pueri ejulantes, fic etiam expirantes. Quin et in his, quae
in eodem libro poft fermonem de balneis habentur, *fpiri-*
tuum protenfiones dixit, actionem interruptam oftendens.
nI primo vero epidemiorum in Philifco hoc modo ait:

πνεῦμα διὰ τέλεος, ὥσπερ ἀνακαλεομένῳ· ὁμοίως γὰρ τῷ,
διπλῆ εἴσω ἐπανάκλησις, εἴρηται κἀνταῦθα τὸ ἀνακαλου-
μένῳ. πάλιν δ᾽ ἐπὶ τῆς Δρομάδεω γυναικὸς, πνεῦμα ἀραιὸν,
μέγα, αὐτίκα ἀνεσπασμένον, ἔφη. καὶ γὰρ καὶ τοῦθ᾽ ὡσαύ-
τως εἴρηται· ἐν δὲ τοῖς ἀφορισμοῖς, καί τί ποτε σημαίνει
τὸ τοιοῦτον πνεῦμα, ἐκδιδάσκει γράφων ὧδε· ἐν τοῖσι πυ-
ρετοῖσι τὸ πνεῦμα προσκόπτον κακὸν, σπασμὸν γὰρ σημαί-
νει. κατὰ λόγον οὖν κἂν τοῖς τῶν ἐπιδημιῶν τὴν Δρομά-
δεω γυναῖκα σπασθεῖσαν ἀποθανεῖν φησιν, ἐφ᾽ ἧς προειρή-
κει, πνεῦμα ἀραιὸν, μέγα, αὐτίκα ἀνεσπασμένον. ἔνθα
δὴ καὶ θαυμάσαι μάλιστα ἔστιν, ὅπως ἑκατέρα τῶν δυσ-
πνοιῶν τὴν οἰκείαν αὐτῆς ἐδήλωσε διάθεσιν. οὐ γὰρ ἐσπά-
σθη μόνον ἥδε ἡ ἄνθρωπος, ἀλλὰ καὶ παρέπαισεν, ὡς ἂν
μὴ μόνον τὴν ἰδίαν τῶν σπασμῶν ἐσχηκυῖα δύσπνοιαν, ἀλλὰ
καὶ τὴν τῆς παραφροσύνης. ὥσθ᾽ ὅτι μὲν ἐγίγνωσκε τὴν
ἀνώμαλον ταύτην δύσπνοιαν ὁ Ἱπποκράτης, ἀποδέδεικται
σαφῶς· ὅτι δὲ κἂν προγνωστικῷ παρέλιπεν εὐλόγως, ὥσπερ

Huic fpiritus ad finem velut revocanti. Similiter enim ac
duplex intro revocatio, etiam hic dictum eſt, *revocanti.*
Rurſus autem in Dromadae uxore: *Spiritus rarus, magnus,
ſtatim revulfus,* inquit. Nam et hoc fimiliter dictum eſt.
In aphorifmis vero etiam quid fignificet hujusmodi fpiritus
edocet, fic fcribens: *In febribus fpiritus illifus malus,
convulfionem enim fignificat.* Secundum rationem igitur
in epidemiorum loco paulo ante citato Dromadae uxorem
convulfam mortuam eſſe dicit, in qua prius dixerat: *Spiri-
tus magnus, rarus, ſtatim revulfus.* Ubi fane et maxime
mirari licet, quomodo utraque difficilis fpirationis fpecies
propriam ipfius affectionem indicarit. Non enim folum con-
vulfa eſt haec mulier, fed etiam deliravit, ut quae non fo-
lum propriam convulfionibus fpirandi difficultatem haberet,
fed etiam eam, quae eſt defipientiae. Quare quod hanc in-
aequalem refpirationis difficultatem Hippocrates noverit, ma-
nifeſte eſt demonſtratum. Quod vero etiam in praenotio-

καὶ τὰ πολλὰ τῶν προγνωστικῶν γνωρισμάτων, [283] ἐφεξῆς
ἂν εἴη λεκτέον αὐτῷ, πρότερον ἀναμνήσαντας διὰ κεφαλαίων,
ὡς οὔτε περὶ τῶν κατὰ τὰς ἡλικίας, ἢ χώρας, ἢ ὥρας, ἢ τὰς
ἐπιδήμους καταστάσεις, ἐν τῷ προγνωστικῷ γέγραφέ τι, καὶ
βιβλίου μὲν ὅλου τοῦ περὶ ἀέρων, τόπων καὶ ὑδάτων ὑπ᾽
αὐτοῦ γεγραμμένου, κατὰ δὲ τοὺς ἀφορισμοὺς ἐν ἐπιτομῇ
πάντων τούτων εἰρημένων, ἀλλ᾽ οὐδὲ περὶ τῶν οὔρων τῆς
διαγνώσεως, ὅσα τοῖς ἀφορισμοῖς ἐνέγραψε, ταῦτα κἂν τῷ
προγνωστικῷ διῆλθεν, οὐδὲ δὴ τῶν ἀμφὶ τὰς γυναῖκας, ὅσα
κατὰ τοὺς ἀφορισμοὺς ἔγραψεν, εἰς τὸ προγνωστικὸν μετέ-
θηκε· καίτοι καὶ ταῦτα καὶ ἄλλα πολλὰ τῶν ἐν ἀφορισμοῖς
εἰρημένων ἐκ τοῦ προγνωστικοῦ μέρους τῆς ἰατρικῆς ἐστιν,
ὡς αὐτὸς ἐνδείκνυται διὰ τῶν αὐτοῦ ῥημάτων· ἔν τε γὰρ
τῷ λέγειν· ἢν δὲ βόρειος ᾖ, βῆχες, φάρυγγες, κοιλίαι ξη-
ραὶ, δυσουρίαι φρικώδεις, ὀδύναι πλευρέων, στηθέων·
ὅταν οὗτος δυναστεύῃ, τοιαῦτα προσδέχεσθαι ἐν τῇσιν ἀρ-
ῥωστίῃσιν. ἐν δὲ τῷ φάσκειν· ὅταν θέρος γένηται ἦρι
ὅμοιον, ἱδρῶτας ἐν τοῖσι πυρετοῖσι πολλοὺς προσδέχεσθαι·

num libro eam merito praetermiferit, velut etiam multa
praenotionis figna, confequenter fuerit dicendum, ubi prius
fummatim mentionem fecerimus, quod neque de fignis fe-
cundum aetates, aut regiones, aut horas, aut epidemicas con-
ftitutiones, in praenotionum libro quicquam fcripfit; et qui-
dem integro libro de aëre, locis et aquis ab ipfo fcripto, et
in aphorismis his omnibus compendio relatis. Imo neque de
urinarum dignotione, quaecunque in aphorismis fcripfit, in
praenotionibus recenfuit; neque quaecunque ad mulieres
pertinent in aphorismis fcripta, in librum praenotionum trans
tulit; quanquam et haec et alia multa in aphorismis relata
prognofticae medicinae partis exiftant, ut ipfe fuis ipfius ver-
bis indicat. Quum enim dicit: *Si vero borealis fuerit, tuf-
fes, fauces, alvi durae, urinae difficultates cum horrore,
laterum dolores et pectoris; quando hic praevaluerit, ta-
lia in morbis expectare oportet.* Dum item ait: *Quum aeftas
fit veri fimilis, fudores in febribus multos expectare opor-*

δῆλός ἐστιν ἐπισημαινόμενος ὡς τοῦ προγνωστικοῦ μέρους τῆς
τέχνης ἐστὶ τὰ τοιαῦτα. τὸ γὰρ προσδέχεσθαι καὶ προσ-
δοκᾶν καὶ ἐλπίζειν, καὶ πάνθ᾽ ὅσα τοιαῦτα ῥήματα, προ-
γνώσεως ἴδια. καὶ μὲν δὴ κἂν τῷ φάσκειν ἢν μὲν ὁ χει-
μὼν αὐχμηρὸς καὶ βόρειος γένηται, τὸ δ᾽ ἔαρ ἔπομβρον καὶ
νότιον, ἀνάγκη τοῦ θέρεος πυρετοὺς ὀξέας καὶ ὀφθαλμίας
καὶ δυσεντερίας γενέσθαι· σαφῶς ἐνδείκνυται ταυτὸ τοῦτο,
καὶ πολύ γε μᾶλλον, ὅταν ὡδί πως γράφῃ περὶ τῶν οὔρων·
οἷσιν οὖρα παχέα, θρομβώδεα, ὀλίγα, οὐκ ἀπυρέτοισι,
πλῆθος ἐλθὸν ἐκ τούτων λεπτὸν ὠφελεῖ· μάλιστα δὲ τὰ
τοιαῦτα ἔρχεται, ἐν οἷσιν ἂν ἐξ ἀρχῆς διὰ ταχέων ὑπόστα-
σιν ἴσχῃ. καὶ πάλιν οἷσιν οὖρα ἀνατεταραγμένα οἷον
ὑποζυγίου, τουτέοισι κεφαλαλγίαι ἢ πάρεισιν, ἢ παρέσον-
ται. καὶ πάλιν· οἷσιν ἑβδομαῖα κρίνονται, ἐπινέφελον ἴσχει
τῇ τετάρτῃ τὸ οὖρον ἐρυθρὸν, καὶ τἄλλα κατὰ λόγον.
ὁμοίως δὲ τούτοις καὶ τὰ τῆς κύστεως καὶ τῶν νεφρῶν τὰς
διαθέσεις δηλοῦντα κατὰ τοὺς ἀφορισμοὺς γέγραπται, πα-
ραλέλειπται δὲ ἐν τῷ προγνωστικῷ καὶ ἄλλα πάμπολλα,

tet; manifeſte notat talia prognoſticae in arte partis eſſe.
Expectare enim et ſperare ac timere, et omnia hujuscemodi
verba, praenotionis propria ſunt. Et ſane etiam quum di-
cit: Si hiems ſqualiida et borealis fuerit, ver autem pluvi-
oſum et auſtrinum, neceſſe eſt aeſtate febres acutas et lip-
pitudines et dyſenterias fieri; manifeſte hoc idem indicat;
et multo ſane magis, quum de urinis ſcribit in hunc modum:
Quibus urinae craſſae, grumoſae, paucae, non ſine febre,
multitudo veniens ex his tenuis prodeſt; maxime vero tales
veniunt, quibus a principio brevi ſedimentum ineſt. Et
rurſus: Quibus urinae conturbatae velut jumentis, his ca-
pitis dolores aut adſunt, aut aderunt. Et rurſus: Qui ſe-
ptimo die judicantur, his nubeculam habet urina quarto die
rubram, et alia ſecundum rationem. Similiter vero et quae
veſicae ac renum affectiones produnt in aphorismis ſcripta
ſunt, in praenotionum vero libro relicta, itemque alia om-

Ed. Chart. VII. [283.]   Ed. Baf. III. (194. 195.)

καθάπερ καὶ τὰ τοιαῦτα· τῶν (195) νοσημάτων ὁκόσοισιν
ἀρχομένων χολὴ μέλαινα ἢ ἄνω ἢ κάτω ὑπέλθοι, θανά-
σιμον· δυσεντερίη ἢν ἀπὸ χολῆς μελαίνης ἄρξηται, θανάσι-
μον· οἷσιν ἐν πυρετοῖσιν αἱμοῤῥαγεῖ πλῆθος ὁκοθενοῦν, ἐν
τοῖσιν ἀναλήψεσι τοῖσι τοιουτέοισιν αἱ κοιλίαι καθυγραίνον-
ται. τοιαῦτά τε πάμπολλα κατὰ τοὺς ἀφορισμοὺς ἔστιν εὑ-
ρεῖν γεγραμμένα τοῦ προγνωστικοῦ μέρους τέχνης. τί δή
ποτ᾽ οὖν οὐδὲν τούτων ἐν τῷ προγνωστικῷ γράμματι διῆλ-
θεν; ὅτι περὶ τῶν ὀξέων νοσημάτων ἐν ἐκείνῳ προὔθετο δι-
δάσκειν, ὡς ἀρχόμενός τε ἅμα καὶ συντελέσας τὸ βιβλίον,
αὐτὸς ἡρμήνευσεν, ἐν ἀρχῇ μὲν εἰπών· σκέπτεσθαι δὲ χρὴ
ὧδε ἐν τοῖσιν ὀξέσι νοσήμασιν· ἐπὶ δὲ τῆς τελευτῆς προσ-
γράψας ὡδί· ταῦτα δὲ λέγω περὶ τῶν ὀξέων νοσημάτων, καὶ
ὅσα ἐκ τούτων γίγνεται. τίνα δέ ἐστιν ἐκ τούτων γιγνό-
μενα, πάλιν αὐτὸς ὁ Ἱπποκράτης ἐν ταὐτῷ βιβλίῳ διέρχε-
ται· οἱ δὲ ὕδρωπες οἱ ἐκ τῶν ὀξέων νοσημάτων πάντες
κακοί. τοῦτο δὲ πάλιν· εὔπνοιαν δὲ χρὴ νομίζειν κάρτα
μεγάλην δύναμιν ἐς σωτηρίαν ἔχειν ἐν πᾶσι τοῖσιν ὀξέσι

nino multa, quemadinodum et haec: *Morbis quibuscunque
incipientibus bilis atra, aut furfum, aut deorfum fubierit,
lethale. Dyfenteria fi a bile atra incipiat, mortiferum.
Quibus per febres fanguinis copia undecunque eruperit, his
in refectibus alvi humectantur.* Taliaque multa in apho-
rismis fcripta invenire licet, ad artis prognofticam partem
pertinentia. Cur igitur nihil horum in praenotionum libro
recenfuit? Propterea quod de acutis morbis in illo docere
propofuerat, ut ipfe tum in principio tum in fine libri
enunciavit; in principio quidem, ubi ait: *Confiderare au-
tem fic oportet in acutis morbis;* in fine vero, ubi haec ver-
ba afcripfit: *haec vero de acutis morbis dico, et his, qui ex
ipfis nascuntur.* Qui vero funt, qui ex ipfis nascuntur?
ipfe Hippocrates rurfus in eodem libro recenfet: *Hydropes
ex acutis morbis nati omnes mali.* Et rurfus: *Facilem ve -
ro fpirationem valde magnam vim ad falutem habere pu-*

936   ΓΑΛΗΝΟΥ ΠΕΡΙ ΔΥΣΠΝΟΙΑΣ

Ed. Chart. VII. [283, 284.]   Ed. Baf. III. (195.)

νοσήμασιν, ὁκόσα σὺν πυρετοῖσι καὶ ἐν τεσσαράκοντα ἡμέ-
ρῃσι κρίνεται. κἀνταῦθα τῶν ἐκ μεταπτώσεως ὀξέων μνη-
μονεύει, καθάπερ κἀν τοῖς περὶ κρισίμων ἀπεδείξαμεν. ἐπε-
σημήνατο δὲ καὶ ἄλλοθεν πολλαχόθεν τοῦ συγγράμματος, ὡς
ἤτοι περὶ τῶν ὀξέων νοσημάτων, ἢ περὶ τῶν γινομένων ἐκ
τούτων ὁ λόγος ἐστὶν αὐτῷ, καθάπερ κἀν τοῖσδε· οἱ δὲ
ἱδρῶτες ἄριστοι μέν εἰσιν ἐν πᾶσι τοῖσιν ὀξέσι νοσήμασι, οἳ
ἂν ἐν ἡμέρῃσι κρισίμοισι γένωνται. καὶ τί δεῖ πολλὰ λέ-
γειν; αὐτὸς γὰρ, ὡς ἐκὼν παραλείπει πολλὰ τῶν προγνω-
στικῶν σημείων ἐν [284] ἐκείνῳ τῷ βιβλίῳ, σαφῶς ἐνδείκνυ-
ται, ποτὲ μὲν ὡδί πως λέγων· μὴ ἐξαπατάτω δέ σε, ἤν τι
αὐτέη ἡ κύστις νόσημα ἔχουσα, τῶν οὔρων τι ἀποδιδοῖ
τουτέων, οὐ γὰρ τοῦ ὅλου σημεῖον, ἀλλ᾽ αὐτῆς καθ᾽ ἑαυ-
τήν. οὐ μὴν προστίθησί γε τὰ γνωρίσματα κατὰ τὸ προ-
γνωστικὸν, ἀλλ᾽ ἐν τοῖς ἀφορισμοῖς γράφει. αὖθις δ᾽ αὖ
λέγει· χρὴ δὲ καὶ τὰς διαφορὰς τῶν νοσημάτων τῶν ἐπιδη-
μεόντων ταχέως ἐνθυμέεσθαι καὶ μὴ λανθάνειν τῆς ὥρας τὴν
κατάστασιν· οὐ μὴν οὐδὲ περὶ τούτου τι διδάσκων ἡμᾶς ἐν

tandum eſt in omnibus acutis morbis, qui cum febribus ſunt,
et intra quadraginta dies judicantur. Atque hic acutorum
ex transmutatione mentionem facit, velut in libris de judi-
catoriis diebus demonſtravimus. Quin et ex aliis multis locis
ejus libri ſigııificavit, quod aut de acutis morbis, aut de his,
qui ex ipſis nascuntur, ſermonem faciat. Ut et hoc loco:
Sudores optimi quidem ſunt in acutis morbis omnibus, qui
in diebus judicatoriis oboriuntur. Et quid multis verbis
opus eſt? ipſe enim manifeſte in illo libro oſtendit, ſe multa
prognoſtica ſigna volentem relinquere, alicubi quidem ſic di-
cens: Ne decipiat autem te, ſi ipſa veſica aliquem mor-
bum habens, ejusmodi quandam urinam reddat; non enim
totius, ſed ſui ipſius ſignum eſt; nec tamen apponit ſigna
ejusmodi caſus in praenotionum libro, ſed in aphorismis
ipſa ſcribit. Rurſus autem ſic ait: Oportet autem et diffe-
rentias morborum epidemiorum cito animadvertere, tempo-
risque ſtatum non ignorare; neque tameu de hoc quicquam

προγνωστικῷ. προύθετο γὰρ, ὡς ἔφην, τὰ τῶν ὀξέων νο-
σημάτων ἴδια διελθεῖν μόνα, τὰ δέ γε τῶν χρονίων ἴδια
σύμπαντα παραλιπεῖν, ὥστ᾽ εὐλόγως καὶ τὴν ἀνώμαλον δύσ-
πνοιαν, ἐξ ἑτέρου γένους ὑπάρχουσαν νοσήματος, ἐνταῦθα
παρέλιπεν. εἰ γὰρ δὴ σπωμένων γίγνεται τῶν ἀναπνευστι-
κῶν ὀργάνων, εἴη μὲν ἂν καὶ τοῖς χρονίοις νοσήμασι συνε-
δρεῦον τὸ πάθημα, καὶ ταύτῃ γε μηδὲν δὴ τῶν ὀξέων ἢ χρο-
νίων ἴδιον· εἴη δ᾽ ἂν καὶ χωρὶς πυρετοῦ γιγνόμενον, ὥς γε
καὶ οἱ σπασμοί· πρόκειται δ᾽ αὐτῷ κατὰ τὸ προγνωστικὸν
ὑπὲρ τῶν ἰδίως ὀξέων ὀνομαζομένων ποιήσασθαι τὸν λόγον.
ἔστι δὲ ταῦτα τὰ σὺν πυρετοῖς γιγνόμενα συνεχέσι τοὐπί-
παν, ὡς αὐτὸς ἐν τῷ περὶ διαίτης ὀξέων ἐδήλωσεν ὡδί πως
γράψας· ἔστι δὲ ἄρα ταῦτα ὀξέα, ὁποῖα ὠνόμασαν οἱ ἀρ-
χαῖοι πλευρῖτίν καὶ περιπνευμονίαν καὶ φρενῖτιν καὶ καῦ-
σον καὶ τἆλλα ὅσα τούτων ἐχόμενα, ὧν οἱ πυρετοὶ τοὐπί-
παν ξυνεχέες. οὐκουν οἱ σπασμοὶ τούτου τοῦ γένους εἰσὶ
τῶν νοσημάτων, ὅθεν οὐδὲ τὴν ἴδιον αὐτῶν δύσπνοιαν ἅμα

in praenotionum libro nos docet. Propofitum enim erat
ipfi, ut dixi, folum ea, quae acutorum morborum propria
funt, recenfere; quae vero diuturnis propria funt, omnia
relinquere. Quare merito etiam inaequalem refpirationis
difficultatem, ex alio morborum genere exiftentem, hic prae-
termifit. Si etenim convulfis fpirabilibus organis fiat, affi-
debit et diuturnis morbis hic affectus, proindeque fane non
magis acutorum quam diuturnorum proprius; oborietur
quoque et citra febrem, ut etiam convulfiones. At ipfi pro-
pofitum eft in praenotionibus, de his qui proprie acuti no-
minantur, facere fermonem. Sunt autem tales, qui omni-
no cum febribus continuis fiunt, ut ipfe in libro de victu
acutorum oftendit, hc fcribens: *Sunt itaque hi acuti, qua-*
les veteres nominaverunt pleuritidem, et peripneumoniam,
et phrenitidem, et febrem ardentem, et alios quoscunque
his confimiles, quorum febres omnino funt continuae. Ne-
quaquam igitur convulfiones hujus morborum generis funt,
unde neque propriam ipforum refpirationis difficultatem fi-

τούτοις διῆλθε, καθάπερ οὐδὲ περὶ τῶν οὔρων, ἢ τῶν
διαχωρημάτων, ἢ τῶν ἄλλων ἁπάντων, ὅσα κατὰ τοὺς
ἀφορισμοὺς ἔγραψε, διότι τῶν ὀξέων νοσημάτων οὐκ ἦν
ἴδια. διὰ τί δ᾽ οὐδὲν οὐδὲ περὶ τᾶν τοιούτων δυσπνοιῶν
ἐδίδαξεν ἐν τῷ προγνωστικῷ, ἐν αἷς ἤτοι μόνον τὸ εἰσ-
πνεόμενον, ἢ μόνον τὸ ἐκπνεόμενόν ἐστι μέγα, περιττὸν
ἡγοῦμαι νῦν ἐπεξιέναι, δείξας γε σαφῶς ἐν τῷ πρώτῳ τῶν-
δε τῶν ὑπομνημάτων, ὡς εἰς πέντε ταύτας τὰς δυσπνοίας,
ὑπὲρ ὧν νῦν πέπαυμαι λέγων, αὔταρκες ἀνάγειν τὰς ἄλλας
διαφοράς· οὐδὲ γὰρ ἢ ταχείας, ἢ βραδείας ἀναπνοῆς ἐμνημό-
νευσεν ἐν προγνωστικῷ. κατὰ τὸν αὐτὸν δὲ λόγον ἐδείξαμεν,
ὡς πάσας τὰς ἄλλας διαφορὰς ἐν ταῖς προειρημέναις περιέχε-
σθαι συμβέβηκε, ὥσθ᾽ ἑκάτερον αὐτῶν ὀρθῶς ὁ Ἱπποκρά-
της φαίνεται ποιήσας, ἐν μὲν τοῖς τῶν ἐπιδημιῶν τὴν εἰς
ἁπάσας τὰς κατὰ μέρος δυσπνοίας διαίρεσιν τιθέμενος, ἐκ
δὲ τῷ. προγνωστικῷ καὶ τοῖς ἀφορισμοῖς τὸ πρὸς τὴν
χρείαν ἐπεῖγον.

mul cum his recenfuit, quemadmodum neque de urinis, aut
dejectionibus, aut aliis omnibus, quae in aphorismis fcri-
pfit, propterea quod acutorum morborum propria non erant.
Cur vero neque de talibus difficilis refpirationis fpeciebus in
praenotionibus docuerit, in quibus aut fola infpiratio, aut
fola expiratio eft magna, fupervacaneum puto nunc expli-
care, ut qui manifefte in primo horum commentariorum de-
monftraverim, ad has quinque difficilis refpirationis diffe-
rentias, de quibus nunc dicere defii, omnes reliquas commo-
de reduci poffe.   Neque enim aut celeris, aut tardae refpi-
rationis in praenotionum libro mentionem fecit, ob eandem
rationem; oftendimus enim omnes alias differentias in prae-
dictis contineri.   Quare Hippocrates utrumque ipforum re-
cte feciffe videtur, in libris quidem epidemiorum divi-
fione in omnes particulares fpirandi difficultates pofita; in
praenotionibus vero et aphorismis, quantum ufui erat
neceffarium.

Κεφ. ί. Ὁπότ᾽ οὖν ταῦθ᾽ ἡμῖν ἱκανῶς ἀποδέδεικται,
λείποιτ᾽ ἂν ἔτι τὰς ὑπολοίπους ἐξ ἁπάντων αὐτῶν τῶν συγ-
γραμμάτων ἐξηγήσασθαι ῥήσεις, ἀρξαμένους αὖθις ἀπὸ τοῦ
δευτέρου τε καὶ ἕκτου τῶν ἐπιδημιῶν. ἐν ἀμφοτέροις γὰρ τού-
τοις τοῖς βιβλίοις, ἐφεξῆς τῇ πρώτῃ πασῶν εἰρημένῃ ῥήσει
τῇ διδασκούσῃ τὰς διαφορὰς ἁπάσης τῆς δυσπνοίας, ὡδί πως
γέγραπται· ἰητήριον συνεχέων χασμέων μακρόπνους· ἐν τοῖ-
σιν ἀπότοισι καὶ μόγις πίνουσι, βραχύπνους. ἐνταῦθ᾽ εἴτε τὸν
ἄνθρωπον μακρόπνουν, εἴτε τὴν δύσπνοιαν αὐτὴν οὕτως ὠνό-
μασεν, ὅτι τὸ διὰ μακροῦ χρόνου γινόμενον, τουτέστι τὸ ἀραιὸν
[285] πνεῦμα καὶ προσέτι τὸ πολύ, δηλοῦται διὰ τῆς προση-
γορίας ταύτης, ἐν τῷ δευτέρῳ δέδεικται λόγῳ, καθάπερ γε καὶ
ὡς τὸ δι᾽ ὀλίγου, τοῦτ᾽ ἔστι τὸ πυκνόν, καὶ προσέτι τὸ μικρόν,
ἐκ τοῦ, βραχύπνους. ἰητήριον οὖν ἤτοι σημεῖον ἢ αἴτιον, ἑκά-
τερον γὰρ ἔστι δείξασθαι, τῶν συνεχῶν χασμῶν, τὸ μέγα καὶ
ἀραιὸν γίγνεται (τὸ) πνεῦμα· σημεῖον μὲν, ὡς εἰς τἀναντία
τῆς διαθέσεως μεθισταμένης, αἴτιον δὲ, ὅτι ἐναντίων ἐναντία

Cap. X. Quum igitur haec a nobis jam abunde de-
monſtrata ſint, reliquum fuerit etiamnum reliquas omnium
librorum dictiones exponere, initio rurſus a ſecundo et ſexto
epidemiorum ſumpto. In utrisque enim his libris, poſt pri-
mam omnium relatam dictionem, in qua omnes difficilis re-
ſpirationis differentias docet, hoc modo ſcriptum eſt: *Sanat
continuas oscitationes fpiratio longa, abhorrentes a potu
et vix bibentes fpiratio brevis.* Sive hic hominem longa
ſpiratione reſpirantem, ſive difficultatem ipſam ſpirandi ita
appellavit, quod ſpiritus longo tempore interjecto diſtinctus,
hoc eſt rarus, inſuperque multus, ea appellatione indicetur,
ſecundo libro eſt demonſtratum; quemadmodum etiam per
brevem ſpirationem is qui per modicum tempus fit, hoc eſt
denſus, inſuperque parvus. Sanat igitur aut ut ſignum,
aut ut cauſa, utrumque enim oſtendere licet, continuas os-
citationes magnus et rarus ſpiritus; ut ſignum quidem, tan-
quam affectione in contrarium mutata; ut cauſa vero, quod

τὰ ἰάματα· χασμῶνται γὰρ καὶ σκορδινῶνται συνεχῶς, ἀτμώ-
δους τινὸς καὶ παχέος πνεύματος ἐν τῷ μυώδει γένει κατειλημ-
μένου, καθότι δέδεικται δι᾽ ἑτέρων· εὐθὺς δ᾽ οἷς τοῦτο συμ-
βέβηκε καὶ συνεχῶς ἐκπνέουσιν, ὡς ἂν ἐκκαθαιρομένου τε καὶ
κενουμένου τοῦ τοιούτου πνεύματος ἐν ταῖς ἐκπνοαῖς· εἰ δέ
τις μηκέτι συνεχῶς, ἀλλ᾽ ἤδη διὰ μακροῦ χρόνου τὰς ἐκπνοὰς
ποιεῖται, δῆλον ὡς αἱ προϋπάρχουσαι διαθέσεις αὐτῷ πέπαυν-
ται καὶ σημεῖον οὕτως ἰητήριον ἡ μακρόπνοια τῆς χάσμης ἔσται.
καὶ μὲν δὴ καὶ ὡς αἰτίαν ἰωμένην τὴν μακρόπνοιαν τὰς χάσμας
τὰς συνεχεῖς ἀκούειν ἐγχωρεῖ, δοκεῖ μοι καὶ αὐτὸ μηκέτι
δεῖσθαι μακροῦ λόγου. τὸ γὰρ ἕως πλείστου τὴν ἀναπνοὴν
ἐπισχεῖν, ὅπερ ὀνομάζεται κατάληψις πνεύματος, ᾧ λόγῳ τοὺς
λυγμοὺς ἰᾶται, τούτῳ καὶ τὰς χάσμας ἰάσεται. καὶ γὰρ οὖν
καὶ ποιοῦσιν ἐπὶ τοῖς γυμνασίοις αὐτὸ σύμπαντες οἱ ἀθληταὶ,
διώσασθαι τῇ βίᾳ σπεύδοντες ἅπαν ὅσον ἐν τοῖς κατὰ δέρμα
λεπτοῖς πόροις, ἢ ὑγρῶν ἢ ἀτμῶν ἴσχεται. διὰ ταῦτα μὲν οὖν
ἡ μακρόπνοια τῶν συνεχῶν χασμῶν σημεῖόν ἐστιν, ἢ αἴτιον

contrariorum contraria fint remedia. Oscitant enim et pan-
diculautur eontinenter, ob vaporofum quendam et craſſum
ſpiritum in musculofo genere contentum, ut aliis in locis
oftenfum eſt. Quibus vero hoc contingit, ſtatim etiam con-
tinenter expirant, utpote quum in expirationibus ejusmodi
ſpiritus expurgetur et evacuetur. Si vero quis non ita cou-
tinue, ſed jam per longum tempus expirationes faciat, ma-
nifeſtum eſt, praecedentes in ipfo affectiones ceſſaſſe; atque
ita ut fignum fanabit ofcitationem longa fpiratio. At lon-
gam fpirationem etiam ut caufam fanare continuas ofci-
tationes intelligere licet, atque hoc ipfum non longo fermo-
ne mihi indigere videtur. Refpirationem enim ad pluri-
mum tempus continere, qucd fpiritus cohibitio nominatur,
qua ratione fingultus fanat, eadem etiam ofcitationes fana-
bit. Et vero faciunt hoc in exercitiis omnes athletae, per
vim expellere conantes quicquid five humorum five vapo-
rum tenuibus circa cutem meatibus detinetur. Ob haec
igitur fpiratio longa continuas ofcitationes fanat, aut ut

Ed. Chart. VII. [285.]   Ed. Baf. III. (195. 196.)

ἰατρικόν· ἐν δ᾽ αὖ τοῖσιν ἀπότοισι καὶ μόγις πίνουσιν ἢ βρα-
χύπνοια· τοῦτο δ᾽ οὐκέτι σαφῶς, ἀλλ᾽ ἤδη συμβολικώτερον
εἴρηται. πότερον γὰρ τοὺς φρενιτικοὺς ἡγητέον ὑπ᾽ αὐτοῦ δη-
λοῦσθαι νῦν, ὅτι καὶ δι᾽ ἄλλων εἶπεν, οἱ φρενιτικοὶ βραχυπό-
ται, ψόφου καθαπτόμενοι, τρομώδεες; ἢ μᾶλλον οἷς κατέψυ-
κται τὰ περὶ τὸν πνεύμονα καὶ τὴν καρδίαν, ὡς ἀναπνεῖν τε
ἅμα διὰ μακροῦ καὶ ψυχρὸν ἐκπνεῖν; εἰσαγομένη γὰρ ἐξ ἀμ-
φοῖν ἡ βραχύπνοια, σημεῖον ἰητήριον· ἐπὶ δὲ τῶν κατεψυγμέ-
νων οὐ σημεῖον μόνον, ἀλλὰ καὶ αἴτιον. ὡς γὰρ ἡ κατάληψις
τοῦ πνεύματος ἐκκενοῦν ἠδύνατο τὰ πε (196) ριττὰ καὶ διὰ
τοῦτο ταύτην ἐπὶ τῶν λυζόντων τε καὶ χασμωμένων πολλὰ
καὶ σκορδινωμένων καὶ συντόνως γεγυμνασμένων παρελαμβά-
νομεν, οὕτως ἡ συνεχὴς ἀναπνοὴ ῥιπίσαι τε ἅμα καὶ ἐκ-
θερμᾶναι τὰ κατεψυγμένα δυνήσεται. κατὰ τοῦτον οὖν τὸν
λόγον κἂν τῷ δευτέρῳ τῶν ἐπιδημιῶν συνεβούλευσεν ἐπιτη-
δεύειν ὀξυθυμίην ἐμποιέειν, καὶ χροιῆς ἀναλήψιος ἕνεκα καὶ
ἐκχυμώσιος, ὡς καὶ τῆς ὀξυθυμίας ἐπεγείρειν τὴν ἔμφυτον

fignum aut ut caufa: *Abhorrentes vero a potu et vix biben-
tes, fpiratio brevis;* hoc vero non amplius manifefte, fed
jam aenigmati propius dictum eft. An videlicet phreniticos
ab ipfo nunc indicari putandum eft, quod alio loco dixerit:
Phrenitici paucibibi, ftrepitu percelluntur facile, tremuli?
An potius eos, quibus partes circa pulmonem et cor perfri-
geratae funt, ut fimul et per longum tempus refpirent et
frigidum expirent? Brevis enim fpiratio ex utrisque indu-
cta fanitatis fignum eft; in perfrigeratis vero non folum
fignum, fed etiam caufa. Quemadmodum enim fpiritus
cohibitio fuperflua evacuare poterat et ob id hanc in fingul-
tientibus et multum ofcitantibus et pandiculantibus et vehe-
menter exercitatis affumebamus, fic continua refpiratio
ventilare fimul et excalefacere perfrigerata poterit. Hac igi-
tur ratione etiam in fecundo epidemiorum fuafit excande-
fcentiam inducere ftudere, et coloris reparandi et fanguinis
fub cutem diffundendi gratia, tanquam et excandefcentia in-

θερμασίαν δυναμένης. ἀλλ᾽ ὅτι γε πυκνοτέραν ἐργάζεται πάν-
τως ἡ ὀξυθυμία τὴν ἀναπνοὴν, οὐδεὶς ἀγνοεῖ. παραληψό-
μεθα οὖν αὐτὴν ἐπὶ τῶν κατεψυγμένων τε καὶ ἀχροούντων
καὶ ἰσχνῶν, ἐκ διαλειμμάτων τέ τινων καὶ προσηκόντων και-
ρῶν· οὐ γὰρ δὴ συνεχῶς γε οὕτως, ὡς ἄγαν βλάψαι τὴν δύ-
ναμιν, ἀλλ᾽ ὥσπερ τὰ γυμνάσια τὰ ῥωννύντα τὴν ἔμφυτον
θερμασίαν, οὐκ ἄμετρα ποιεῖσθαι κελεύομεν, ἀλλ᾽ ἐν καιρῷ
τε καὶ μέτρῳ παραλαμβάνομεν, οὕτω καὶ βραχύπνοιαν, εἴ τε
κατὰ μόνας εἴ τε καὶ μετὰ τῆς ὀξυθυμίας ἐπιτηδεύσομεν, οὐκ
ἄνευ καιροῦ καὶ μέτρου παραληψόμεθα· προσέχειν δ᾽ ἐνταῦ-
θα χρὴ τῷ λόγῳ καὶ μὴ νομίζειν τὴν αὐτὴν εἶναι διάθεσιν τῇ
νῦν ὑφ᾽ ἡμῶν δηλουμένῃ τὴν κατὰ τὸ [286] προγνωστικὸν,
ἐφ᾽ ἧς ἔλεγε· ψυχρὸν δ᾽ ἐκπνεόμενον ἐκ τῶν ῥινῶν καὶ τοῦ
στόματος, ὀλέθριον κάρτα ἤδη γίγνεται. ἐπὶ γὰρ τῶν ἐν
ὀξέσι νοσήμασι, περὶ ὧν ἐν ἐκείνῳ τῷ βιβλίῳ ποιεῖται τὸν
λόγον, ἡ τοιαύτη δύσπνοια θάνατον δηλοῖ· τοῖς δ᾽ ἄλλοις
νοσήμασιν, ὅσα χωρὶς πυρετοῦ, ψυχρότης τὴν ὅλην ἕξιν τοῦ

natum calorem excitare queat. At vero quod denfiorem
omnino reddat refpirationem animi excandefcentia, nemo
ignorat. Affumemus igitur ipfam in perfrigeratis et decolo-
ratis ac gracilibus, ex quibusdam intervallis et temporibus
opportunis; non fane ita continenter, ut valde facultatem
laedat; fed ut exercitationes innatum calorem corroboran-
tes non immoderatas facere jubemus, fed tum opportune
tum moderate affumimus, fic etiam brevem fpirationem five
per fe five cum excandefcentia ufurpabimus, non fine op-
portunitate et modo affumemus. Hic autem fermoni men-
tem advertere oportet, et non putare eandem affectionem
effe cum ea, quae nunc a nobis oftenditur, eam quam in
praenotionum libro recenfuit, de qua dixit: *Spiritus frigi-
dus ex naribus et ore prodiens valde jam perniciofus eft.*
In acutis enim morbis, de quibus in illo libro fermonem fa-
cit, hujusmodi fpirandi difficultas mortem portendit; in aliis
vero morbis, qui citra febrem confiftunt, frigus totum ani-

ζώου καταλαμβάνει· συμπίπτει μὲν οὐδὲ τούτοις ἀκινδύνως,
οὐ μὴν ἐξ ἅπαντός γε ὀλεθρίως. ἐκ τούτων δ᾽ ἐστὶ καὶ ἡ
καλουμένη ὑστερικὴ πνὶξ καὶ ὅλως αἱ ἄπνοιαι πᾶσαι, γυναιξὶ
μὲν συνεχῶς καὶ μάλιστα ταῖς στειρευούσαις συμπίπτουσαι,
σπανίως δέ ποτε καὶ ἀνδράσι. ἐπὶ γὰρ τῶν τοιούτων ἁπα-
σῶν διαθέσεων ὑπὸ πλήθους ὕλης ψυχρᾶς ἡ ἔμφυτος θερ-
μασία βαρύνεται, δίκην φλογὸς ὑπὸ πολλῶν ὑγρῶν ξύλων
καταπνιγομένης, ὥστε καὶ ἀνάψαι ποτὲ δυνατὸν ταύτην κρα-
τήσαντα τῆς ὕλης· ἐφ᾽ ὧν μέντοι δαπανηθείσης τῆς ὕλης ἐξ
ἀνάγκης αὐτὴ συναποσβέννυται, καθάπερ ἐπὶ τῶν ἐν τοῖς
ὀξέσι νοσήμασιν οὕτως ἐκπνεόντων, οὐδεμία σωτηρίας ἐλπὶς
ὑπολείπεται. τούτων δὲ οὖν μεμνῆσθαι χρὴ, καὶ ὡς ἐν ταῖς
ἀπνοίαις ἀπολωλέναι μὲν τελέως ἅπασαν τὴν ἀναπνοὴν, οὔθ᾽
ὑπονοῆσαι δυνατὸν, οὔθ᾽ οὕτως ἔχον φαίνεται τοῖς ἐπιμε-
λῶς κατασκεπτομένοις· τὸ συμβαῖνον· ἐλάχιστον δ᾽ αὐτοῖς
ἅμα καὶ διὰ μακροτάτου χρόνου γίνεται τὸ πνεῦμα καὶ ταύτῃ
λανθάνει τοὺς πολλούς· ἀλλ᾽ εἰ προσέχοι τις ἐπιμελῶς τὸν

malis habitum apprehendit; et accidit quidem neque his ex-
tra periculum, non tamen penitus perniciofe. Ex his autem
eft et fuffocatio uteri appellata, et omnino omnes apnoeae,
i. e. *fpiritus interceptiones*, quae mulieribus quidem affidue et
praefertim fterilibus accidunt, raro autem aliquando et viris.
In hujusmodi enim omnibus affectionibus prae multitudine
materiae frigidae innatus calor gravatur, ad fimilitudinem
flammae, quae multis humidis lignis fuffocatur. Quare etiam
accendi quandoque poteft haec iterum, exuperata materia,
at in quibus confumta materia, neceffario etiam ipfa fimul
extinguitur, quemadmodum in iis, qui in acutis morbis fic
expirant, nulla fpes falutis relinquitur. Horum itaque me-
miniffe oportet et quod in apnoeis omnem refpirationem pla-
ne periiffe, neque fufpicari licet, neque ita effe apparet,
quod contingit diligenter confiderantibus. Minimus autem
fimulque per longiffimum tempus ipfis fit fpiritus, atque hac
ratione plerosque latet ac fallit; verum fi quis diligenter ad-

νοῦν, ἢ καὶ προσθείη τινὰ τῶν δακτύλων πρὸ τῆς τοῦ κάμ-
νοντος ῥινὸς, αἰσθήσεται τῆς ἀναπνοῆς. εἰ δὲ καὶ τρίχα κα-
τακρεμάσει πρὸ αὐτῆς, ἢ ἔριον λεπτὸν, ἀκριβῶς διεξεσμένον,
ὄψεται καὶ ταῦτα σειόμενα. κατὰ μὲν δὴ τὰς τοιαύτας δια-
θέσεις βραχύπνοια, τουτέστιν ἡ διὰ βραχέος χρόνου κίνησις
τῶν ἀναπνευστικῶν ὀργάνων, ἥνπερ δὴ καὶ πυκνὸν πνεῦμα
καλοῦμεν, αἴτιόν τε ἅμα καὶ σημεῖον ἰητήριον ὑπάρχει· κατὰ
δὲ ταὐτὸ τῶν συνεχῶν χασμῶν οὐ μόνον ἡ διὰ μακροῦ, του-
τέστιν ἡ ἀραιὰ, σημεῖόν τε ἅμα καὶ αἴτιόν ἐστιν ἰητήριον,
ἀλλὰ καὶ ἡ μεγάλη. καλεῖται γὰρ καὶ ἥδε κατὰ δεύτερον λό-
γον μακρόπνοια. πρώτως μὲν γὰρ ἡ διὰ μακροῦ χρόνου γι-
νομένη, τουτέστιν ἡ ἀραιὰ, τοῦτο κέκτηται τοὔνομα, δευτέ-
ρως δὲ καὶ ἡ μεγάλη. περὶ μὲν δὴ τούτων ὧδε ἔχει.

Κεφ. ιά. Παραθώμεθα δὲ δὴ καὶ τἄλλα σύμπαντα
τὰ περὶ τῆς δυσπνοίας αὐτῷ γεγραμμένα. κατὰ μὲν δὴ τὸ
δεύτερον τῶν ἐπιδημιῶν, ἐπὶ μὲν τῆς Ἀντιγένους, προειπὼν
ὡς ἀσθμώδης ἐγένετο πρὸ τόκου, μετὰ ταῦτ' ἐπιφέρει· ἔπειθ'

vertat, aut etiam digitorum quempiam naribus aegri admo-
veat, percipiet utique refpirationem. Quod fi quis etiam
prae naribus pilum fufpendat aut tenuem lanam probe con-
cerptam, videbit etiam haec moveri. In hujusmodi fane
affectionibus fpiratio brevis, hoc eft motus fpirabilium or-
ganorum per breve tempus, quem videlicet etiam denfum
fpiritum appellamus, caufa fimulque fignum fanationis exi-
ftit. Eadem vero ratione continuarum oscitationum, non
folum refpiratio per longum tempus, hoc eft rara, fignum
fimulque caufa fanationis exiftit, fed etiam magna. Vocatur
enim et haec fecundario fpiratio longa. Primario etenim
ea, quae per longum tempus fit, hoc eft rara, hoc nomen
poffidet; fecundario vero etiam magna. Atque de his qui-
dem fic fe res habet.

Cap. XI. Apponamus autem et alia univerfa ab ipfo
de fpirandi difficultate conferipta. In fecundo itaque epi-
demiorum, in Antigenis conjuge, praefatus anhelam fuiffe
ante partum, poft haec infert: *Poftea fimul cum partu pus*

ἅμα τόκῳ πύον ἀνήμεσεν. ὥσϑ' ὁμολογεῖ καὶ τοῦτο τοῖς ὑφ'
ἡμῶν ἀποδεδειγμένοις· ἀσϑμαίνουσι μὲν γὰρ οἱ πυκνὸν ἀνα-
πνέοντες ἅμα καὶ τὸν θώρακα μέχρι πολλοῦ διαστέλλοντες.
γίγνεται δὲ τοῦτο ποτὲ μὲν ἐν διαθέσεσι πολλῆς εἰσπνοῆς
δεομέναις. ἀμέλει καὶ τοῖς δραμοῦσιν ἢ ὁπωσοῦν ἄλλως ὀξέως
γυμνασαμένοις τὸ τοιοῦτον συμπίπτει καὶ πᾶσι τοῖς περικαέσι
πυρετοῖς· γίγνεται δ', ὡς ἐδείχθη, κἀπειδὰν ἔμφραξις, ἢ
θλίψις, ἢ στενοχωρία τις ἐν τοῖς ἀναπνευστικοῖς ὀργάνοις
ὑπάρχῃ· τοιοῦτον δέ τι φαίνεται συμβῆναι καὶ τῇ τοῦ Ἀντιγέ-
νους, ὡς ἐδήλωσε τὸ πύον. [287] ταύτης μὲν δὴ πρώτης ἐν
τῷ δευτέρῳ τῶν ἐπιδημιῶν δυσπνοίας μέμνηται· μετὰ δὲ ταύ-
την τῆς συμβάσης τῇ Λυκίη, περὶ ἧς, ὡς καὶ πρόσθεν ἔλεγον,
ἔγραψε· πνεῦμα ἐδιπλασιάζετο, οὐ μὴν μέγα κατὰ λόγον.
ἐπεπόνθει γὰρ αὐτῆς τὸ νευρῶδες γένος τῶν ὀργάνων, ὥστε
καὶ τῶν οὔρων ἐπίσχεσιν παντελῆ γενέσθαι. διὰ τοῦτο μὲν
δὴ τὸ διπλασιαζόμενον ἐγίνετο πνεῦμα· διά τί δὲ οὐ μέγα;
ἢ διότι κατέψυκτο; περιέσταλτο γοῦν, φησι· τούτῳ δ' ἐδεί-

evomuit. Quare et hoc cum his, quae a nobis demonftrata
funt, confentit; anheli enim funt, qui denfum fpiritum ha-
bent, et fimul thoracem multum diftendunt. Contingit au-
tem hoc aliquando quidem affectiontbus multa infpiratione
indigentibus, ut a curfu, aut alia quacunque vehementi exer-
citatione ejusmodi fpiritus accidit, et omnibus ardentibus fe-
bribus; fit etiam, ut monftratum eft, quando obftructio, aut
compreffio, aut anguftia quaedam in refpirabilibus organis
exiftit. Tale vero quiddam apparet accidiffe etiam Antige-
nis uxori, quemadmodum pus indicavit. Hujus quidem
primae in fecundo epidemiorum fpirandi difficultatis memi-
nit; poft hanc vero ejus quae Lyciae accidit, de qua velut
antea dixi, fcripfit: *Spiritus intro duplicabatur; non ta-
men magnus fecundum rationem.* Affectum enim erat ipfi
nervofum organorum genus, ut etiam abfoluta urinarum fup-
preffio fieret, et ob hoc fane duplicatus fpiritus fiebat. Cur
autem non magnus? An quod effet perfrigerata? *Conte-*
gebatur itaque, inquit. Monftratum eft autem, quod hac

946 ΓΑΛΗΝΟΤ ΠΕΡΙ ΔΥΣΠΝΟΙΑΣ

Ed. Chart. VII. [287.]　　　　　　　　　Ed. Baf. III. (196.)

χϑη χρώμενος τῷ ὀνόματι κατὰ τῶν ἀποψυχομένων τὴν ἔμ-
φυτον θερμασίαν. ἐφεξῆς δὲ καὶ περὶ τῶν γενομένων τότε
κυναγχικῶν διαλεγόμενος, ὡδὶ γράφει· πνεῦμα δὲ τούτοισιν
οὐ πάνυ μετέωρον· ὡς δηλονότι μετεώρου τὰ πολλὰ τοῖς κυ-
ναγχικοῖς γιγνομένου τοῦ πνεύματος. οὕτως δὲ καλεῖν ἔϑος
αὐτῷ τὸ μικρὸν πνεῦμα, καὶ ὡς δόξειέ τινι, αὐτόϑι που μέ-
χρι τῆς φάρυγγος εἰσιὸν, οὐκ εἰς τὸ βάϑος τοῦ ϑώρακος κα-
τερχόμενον. ὅτι δὲ τοιοῦτον ἀνάγκη ὑπάρχειν τὸ πνεῦμα
τοῖς ὁτιοῦν ὀδυνωμένοις τῶν ἀναπνευστικῶν ὀργάνων, ἔμ-
προσϑεν εἴρηται. τίς οὖν ἡ αἰτία δι᾽ ἣν τοῖς κυναγχικοῖς οὐ
πάνυ τὸ πνεῦμα μετέωρον; ἢ διότι μηδὲ τὸ τῆς κυνάγχης εἶ-
δος αὐτοῖς εἰϑισμένως ἐγένετο; πρῶτον μὲν γὰρ ἐρεῖ· φά-
ρυγξ οὐ φλεγμαίνουσα, κειμένη δέ· εἶϑ᾽ οὕτω φησίν· οὐ πνι-
γόμενοι οἱ πλεῖστοι, εἰ μὴ καταπίνειν προϑυμοῖντο· καὶ ὅλως
ἡ διήγησις ἅπασα τῆς τότε γενομένης κυνάγχης, ἀπαϑῆ μὲν
ἐδείκνυτο μεῖναι τὴν φάρυγγα, τὰ δὲ ἐπιγειτνιῶντα ταύτῃ
μέρη, τὰ συνεχῆ τοις σπονδύλοις τοῦ τραχήλου, παϑεῖν.
καὶ γὰρ οὖν καὶ μεταστῆναί φησι καὶ αὐτοὺς τοὺς σπονδύ-

voce utatur in iis quibus calor innatus perfrigeratus eſt.
Deinceps vero et de anginoſis tunc factis differens ſic ſcribit:
Spiritus his non valde ſublimis; tanquam videlicet ut plu-
rimum ſublimis ſpiritus anginoſis fiat. Sic autem vocare
ipſi mos eſt parvum ſpiritum, et ut alicui videatur, ad fau-
ces usque circiter ingredientem, non autem in thoracis pro-
funditatem deſcendentem. Quod vero ejusmodi ſpiritus
neceſſario exiſtat in his, qui quodcunque tandem ſpirabile
organum dolent, antea dictum eſt. Quae fuit igitur cauſa,
ob quam anginoſis ſpiritus non valde ſublimis erat? An
quod neque anginae ſpecies ipſis confueto more facta erat?
Primum enim, inquit, *fauces non inflammatae, ſed jacen-
tes.* Deinde ſic ait: *Non ſuffocabantur plurimi, niſi quum
deglutire cupiebant;* et omnino tota narratio de angina
tunc facta illaeſas permanſiſſe oſtendit ipſis fauces, verum
vicinas his partes vertebris colli continuas affectas fuiſſe.
Nam et ipſas vertebras luxatas fuiſſe ait, partim intro ſolum,

λους, τοὺς μὲν εἴσω μόνον, τοὺς δὲ καὶ εἰς τὰ πλάγια. μήτ᾿
οὖν ἄλλου τινὸς τῶν ἀναπνευστικῶν ὀργάνων πεπονθότος,
ἀλλὰ μηδὲ τῆς φάρυγγος αὐτῆς κατὰ τὸν ἴδιον λόγον, ὅτι μὴ
τῇ κοινωνίᾳ τῆς θέσεως συναπολανούσης τῶν παθημάτων,
δεόντως οὐ πάνυ μετέωρον ἦν αὐτοῖς τὸ πνεῦμα· μηδ᾿ ὅλως
μὲν γὰρ ἐνοχλουμένης τῆς φάρυγγος, οὐδ᾿ ἂν μετέωρον ἦν
μηδαμῶς· ἐπεὶ δ᾿ ἐκ τοῦ συμπάσχειν τοῖς παρακειμένοις ἠνω-
χλεῖτο, τὴν μέσην τῶν εἰρημένων κατάστασιν ἐκτήσατο, με-
τρίως πυκνωθέν. ἐφεξῆς δὲ τῇσδε τῆς καταστάσεως ἑτέρας
μνημονεύει γενομένης ἐν Περίνθῳ, τόνδε τὸν τρόπον ἀρχόμε-
νος τῆς διηγήσεως· ἐς Πέρινθον περὶ ἡλίου τροπὰς ὀλίγον
τὰς θερινὰς ἤλθομεν· ἔπειτα διηγεῖται τὴν ὅλην τῶν νοση-
μάτων ἰδέαν, ἀπὸ καύσου μὲν ἀρξαμένην, ἐμετώδη δὲ γενο-
μένην καὶ μέχρι πλείστου χρονίσασαν. ἀλλὰ καὶ ὡς χωρὶς
ἐμέτων οἱ καῦσοι τούτοις ἐγίγνοντο, καὶ ὡς ἡ γαστὴρ αὐτοῖς
διεχώρει πολλὰ, καὶ τοῦτο προσέθηκεν. ὥστ᾿ ἐκ τούτων καὶ
τῶν ἄλλων ἁπάντων εὔδηλον εἶναι, τῆς καταστάσεως τὴν
ὑπόθεσιν ἐν φλέγ(197)μασι διασηπομένοις γεγενημένην, ἀπα-

partim etiam in obliqua. Quum igitur neque aliud aliquod
fpirabilium organorum ipfis fuerit affectum, neque fauces
ipfae ex propria ratione, nifi ob communitatem fitus, affectio-
nis participes effent, merito non valde fublimis ipfis erat
fpiritus. Etenim fi penitus non fuiffent fauces affectae, ne-
quaquam fane fpiritus fublimis fuiffet; quum vero per con-
fenfum vicinorum laederentur, mediam praedictorum con-
ftitutionem accepit, moderate denfatus. Deinceps vero ab
hac conflitutione alterius meminit Perinthi factae, hoc mo-
do narrationem incipiens: *Perinthum circa folflitium fere
aeflivum venimus.* Deinde recenfet totam morborum fpe-
ciem a caufo exorfam, verum vomitoriam factam, et ad plu-
rimum tempus inveteratam. Quin et quod citra vomitus
ardentes febres his factae fint, et quod venter ipfis multa de-
jecerit, appofuit; ut tum ex his tum ex aliis omnibus ma-
nifeftum fit, ejus conflitutionis caufam in pituita putrefcente

948 ΓΑΛΗΝΟΥ ΠΕΡΙ ΔΥΣΠΝΟΙΑΣ

Ed. Chart. VII. [287. 288.] Ed. Baf. III. (197.)

θῶν μὲν τῶν ἀναπνευστικῶν μεινάντων, καὶ τοῦ στόματος
τῆς κοιλίας, ἐκ δὲ τῶν κατωτέρω μερῶν αὖθις ὁρμωμένου
τοῦ καύσου· εἰκότως οὖν αὐτοῖς οὔθ' ὥσπερ οἷς ἐν πνεύ-
μονί τε καὶ καρδίᾳ πλῆθος ἤθροιστο θερμασίας πυρώδους,
ἐγένετο μέγα τὸ πνεῦμα, μικρόν τ' οὐκ ἦν παντάπασιν, ὡς
μήτ' ὀδυνωμένοις μήτε κατεψυγμένοις. εἴπερ οὖν τὸ με-
τέωρον οὐδὲν τοῦ μικροῦ διαφέρον δηλοῖ, κατὰ λόγον αὐτοῖς
φησι τὰ πνεύματα μετέωρα γίγνεσθαι, οὐ μὴν πάνυ γε.
μετὰ δὲ ταύτην τὴν κατάστασιν οὐδεμιᾶς ἐν τοῖς ἐφεξῆς
δυσπνοίας ἐμνημόνευσεν ὁ Ἱπποκράτης, ἄχρι τῆς ῥήσεως;
ἐκείνης ἣν πρώτην παρεθέμην ἁπάντων ἐν ἀρχῇ τοῦδε τοῦ
γράμματος, ἢ ἄρχεται τόνδε τὸν τρόπον· πνεύματα πυκνὰ
σμικρὰ, μεγάλα ἀραιά. ταύτην δὲ σύμπασαν ἐξηγήσασθαι
φθάνω. τῆς οὖν ἐφεξῆς αὐτῷ γεγραμμένης δυσ[288]πνοίας;
ἐπὶ ἀῤῥώστου τινὸς, οὗ τὸ ὄνομα Σκόπος, εἴη ἂν ἤδη μνη-
μονεύειν καιρός· ἔχει δ' ἡ τοῦ παλαιοῦ λέξις ὧδε· πνεῦμα
δὲ ὑπόπυκνον, ὑποχόνδρια ἤλγει, καὶ ἀναπνέων, καὶ στρε-

fuiſſe, ita ut ſpirabilia organa illaeſa permanſerint, itemque
ipſum os ventriculi, ſed ex inferioribus partibus initium im-
petus ſui ſumpſerit ardens ſebris. Merito igitur ipſis neque
magnus ſpiritus factus eſt, quemadmodum his ſit, quibus in
pulmone et corde febrilis caloris multitudo collecta eſt; ne-
que parvus omnino ſuit, ut qui nec dolerent, nec perfrige-
rati eſſent. Si parvus igitur et ſublimis nihil diverſum ſi-
gnificant, jure utique ſublimes ſpiritus ipſis ſactos eſſe dicit,
non tamen valde. Poſt hanc vero conſtitutionem nullius
deinceps difficilis reſpirationis Hippocrates mentionem ſecit,
usque ad illam dictionem, quam primam omnium principio
hujus libri appoſui, cujus initium hoc eſt: *Spiritus parvi
denſi, magni rari.* Hanc vero totam jam antea expoſui.
Tempeſtivum igitur jam fuerit mentionem facere difficilis re-
ſpirationis in aegroto quodam, cujus nomen Scopus, ab ipſo
deinceps conſcriptae. Habet autem ita ſenis dictio: *Spiri-
tus ſubdenſus, hypochondria dolebat, et reſpirans, et cum*

φόμενος. φαίνεται δὴ καὶ οὗτος ὁ ἄῤῥωστος μαρτυρῶν τοῖς
πολλάκις ὑφ᾽ ἡμῶν προειρημένοις· ἐπεὶ γὰρ τὰ ὑποχόνδρια
τοῖς ἀναπνευστικοῖς ὀργάνοις συνῆπται, διὰ τοῦτο ὀδυνωμέ-
νων αὐτῶν ὑπόπυκνον ἦν τὸ πνεῦμα. ταυτὶ μὲν οὖν ἐν
τῷ δευτέρῳ τῶν ἐπιδημιῶν εἴδη δυσπνοίας ἔγραψεν. ἐν δὲ
τῷ τετάρτῳ πρῶτον μὲν μέμνηται τῆς Νικοστράτου γυναι-
κὸς, τῆς ἐν Κρανῶνι, μικρὸν καὶ πυκνὸν ἐχούσης τὸ πνεῦμα·
δεύτερον δὲ τῆς Ἀντιγένους, ἀσθματώδους οὐχ ὑπόγυιον
τότε γενομένης, ἀλλ᾽ ἐξ ἀρχῆς οὔσης, ὥστε καὶ βήττειν ἀεί·
περὶ μὲν δὴ ταύτης οὐδ᾽ ἐν ἂν εἴη ζήτημα· περὶ δὲ τῆς
ἐν Κρανῶνι, τῆς Νικοστράτου γυναικὸς, διὰ τοῦτό μοι δο-
κεῖ προσθεῖναι τὸ μικρὸν καὶ πυκνὸν πνεῦμα, διότι παρε-
φρόνησεν. εἴρηται γὰρ ἤδη πολλάκις, ὡς τοὐναντίον τὸ
ἀραιὸν καὶ μέγα πνεῦμα παραφροσύνης ἐστὶν ἴδιον· ὥστε
ἄξιον ζητῆσαι, διὰ τί τουτὶ μὲν οὐκ ἐγένετο, τὸ δ᾽ ἐναν-
τίον αὐτῷ τὸ τῶν ἀλγημάτων ἴδιον, τὸ μικρὸν καὶ πυκνόν.
οὐδὲ γὰρ προσέθηκεν ἐν τῇ διηγήσει τῆς ἀῤῥωστίας, γενέ-
σθαι τινὰ ὀδύνην οὐδενὸς τῶν μορίων, ἀλλ᾽ οὐδ᾽ ὄγκον

vertebatur. Apparet autem et hic aeger teſtimonium prae-
bere iis, quae multoties a nobis ſunt dicta. Quum enim
hypochondria cum ſpirabilibus organis conjuncta ſint, ob id
ipſum ſane dolentibus ipſis ſubdenſus ſpiritus erat. Atque
haec quidem difficilis reſpirationis genera in ſecundo epide-
miorum ſcripſit. In quarto vero primum meminit uxoris
Nicoſtrati in Cranone, quae parvum et denſum ſpiritum
habuit; deinde uxoris Antigenis, anhelae non nuper factae,
ſed a principio exiſtentis, ut et tuſſiret ſemper; et de hac
ſane nulla quaeſtio fuerit. Verum de uxore Nicoſtrati in
Cranone ob id mihi videtur parvum et denſum ſpiritum
appoſuiſſe, quod deliraverit. Dictum enim jam ſaepe eſt,
quod contrarius, hoc eſt rarus et magnus ſpiritus, delirii
proprius exiſtat. Quare quaeſtione omnino dignum eſt, cur
hic quidem non fieret, verum ipſi contrarius, qui dolorum
proprius eſt, parvus videlicet et denſus. Neque enim in
narratione morbi, ullius partis dolorem ullum factum eſſe

ἐπίσημον οὔτε καθ᾽ ὑποχόνδριον οὔτε κατὰ θώρακα. τί
δὴ οὖν ἐστι τὸ γινόμενον; ἐμοὶ μὲν δοκεῖ διττή τις ἰδέα νο-
σήματος συστῆναι περὶ τὸ γύναιον ἀπὸ διττῆς ἀρχῆς· ἐν μὲν
γὰρ τῷ παραφρονῆσαι καὶ τὸν τράχηλον καὶ τὸ στόμα
καὶ τὴν ῥῖνα παρασπασθῆναι δῆλον ὡς ἐν τῇ κεφαλῇ τις
ὑπόθεσις αὐτῇ νοσήματος ὑπῆρχεν· ἐκ δὲ τοῦ τὸν σῖτόν τε
ἐγκατακλεισθῆναι μέχρι δεκάτης ἡμέρας καὶ τοῖς οὔροις ὀρο-
βοειδῆ γενέσθαι τὴν ὑπόστασιν, οὐ μικρὰν ἐν ἥπατι νομίζω
γενέσθαι φλεγμονήν, ἐφ᾽ ἧς τὴν ἄνωθεν διάθεσιν νικηθεῖσαν
οὐ δυνηθῆναι καθ᾽ ἑαυτὴν τυπῶσαι τὴν ἀναπνοήν. εἴρηται
γὰρ οὖν καὶ πρόσθεν ἤδη πολλάκις, ὡς κατὰ τὴν ἐπικρα-
τοῦσαν διάθεσιν ἡ τῆς δυσπνοίας ἰδέα σχηματίζεται. δηλοῖ
δ᾽ οὐχ ἥκιστα τῆς παραφροσύνης τὸ βραχὺ καὶ ἡ λέξις
αὐτὴ τοῦ παλαιοῦ. παραλέγειν γοῦν αὐτὴν εἶπεν· εἴωθεν
δὲ τῷ τοιούτῳ ῥήματι χρῆσθαι μικρὰν ἐνδείξασθαι βλά-
βην βουλόμενος, ὡς καὶ τοῦτ᾽ ἀποδέδεικται πολλάκις.
οὐδὲν οὖν θαυμαστὸν, ἐπὶ βραχὺ μὲν αὐτῆς παραφρο-
νούσης, ἰσχυρῶς δὲ φλεγμανθείσης κατὰ τὸ ἧπαρ, οὐ

addidit, fed neque tumorem notabilem circa hypochondrium
aut thoracem. Quid igitur eft factum? Mihi equidem vi-
detur duplex morbi fpecies huic mulierculae a duplici prin-
cipio conftitiffe. In eo enim, quod defipuit et collum et
os et nafum convulfa habuit, manifeftum fit, quod in capite
caufa aliqua ipfius morbi extiterit; ex eo vero, quod cibus
intus conclufus usque ad decimum diem fuerit et in urinis
orobea fedimenta, non parvam in hepate factam effe inflam-
mationem exiftimo, per quam fuperna affectio victa non
potuerit fecundum feipfam refpirationis fpeciem effingere.
Dictum enim eft et jam antea faepe, ex vincente affectione
ipfam fpirandi difficultatis fpeciem formari. Indicat autem
non minime ipfius delirii parvitatem et ipfa fenis dictio;
aliena enim loqui ipfam dixit. Solet autem hujusmodi ver-
bo uti, ubi parvam laefionem vult indicare; quemadmodum
et hoc faepe demonftratum eft. Nil igitur mirum, parum
quidem illa defipiente, forti vero inflammatione hepar oc-

Ed. Chart. VII. [288. 289.]　　　　　Ed. Baf. III. (197.)

τὴν τῆς παραφροσύνης, ἀλλὰ τὴν τῆς φλεγμονῆς οἰκείαν
ἀπαντῆσαι δύσπνοιαν. οὕτω μὲν δὴ καὶ περὶ τούτων
ἔχει.

Κεφ. ιβ'. Τί δ' ὅταν εἴπῃ, πνευματώδη τινὰ γενέ-
σθαι, χρὴ δέχεσθαι; πότερον ὃν ἐν τῷ περὶ διαίτης ὀξέων
πνευματίαν ἐκάλεσεν; ἢ τὸν πεπνευματωμένον τὴν γαστέρα;
τί δέ ἐστιν ὁ πνευματίας, ἐν τῷ περὶ διαίτης ὀξέων αὐτὸς
ἐξηγήσατο σαφέστατα. προειπὼν γὰρ, ὡς ταχέως πνευμα-
τίαι γίνονται, συνάπτων εὐθὺς ἐπιφέρει· ὑπὸ δὲ πολλοῦ
καὶ πυκνοῦ πνεύματος. τοῦτο μὲν δὴ καὶ κατ' ἀρχὰς εὐθὺς
ἐξηγησάμην ἐν τῷδε τῷ βιβλίῳ· τὸ δ' ἐν τῷ τετάρτῳ τῶν
ἐπιδημιῶν ἐπισκεπτέον, αὐτὴν ὑπογράψαντας τὴν ῥῆσιν
ἔχουσαν ὧδε· ὁ ἐκ τῶν μετάλλων· ὑποχόνδριον δεξιὸν ἐν-
τεταμένον, σπλὴν μέ[289]γας, κοιλίη ἐντεταμένη, ὑπόσκληρος, πνευματώδης, ἄχροος. ἐγχωρεῖ γὰρ ἑκάτερον, καὶ
δύσπνουν αὐτὸν γεγονέναι, διὰ (τε) τὰς ἐν τοῖς ὑπο-
χονδρίοις διαθέσεις, καὶ πνευματωθῆναι τὴν γαστέρα.

cupante, non delipientiae, fed inflammationi propriam re-
fpirandi difficultatem eveniffe. Atque ita fane de his
habet.

Cap. XII. Quid vero quum *pneumatodem* aliquem
factum effe dicit, intelligere oportet? Num eum quem in
libro de victu acutorum pneumatiam vocavit? An eum,
qui ventrem inflatus eft? At vero quis fit pneumatias, in
libro de victu acutorum ipfe manifelliffime expofuit; quum
praedixiffet enim, *cito pneumatiae fiunt;* ftatim fubjun-
gens infert: *A denfo vero ac multo fpiritu.* Atque hoc
fane etiam ftatim in principio hujus libri expofui. Caete-
rum quod in quarto epidemiorum habetur, confiderandum
eft, ipfa dictione fubfcripta, quae hoc modo habet: *me-
tallicus; hypochondrium dextrum intentum, fplen magnus,
alvus intenta, fubdura, pneumatodes, decolor.* Poffibile
eft enim utrumque, et difficulter fpirantem ipfum factum
effe ob hypochondriorum affectiones, et ventrem item in-

πολὺ δ᾽ ἔτι μᾶλλον ἀσαφὴς ὁ ἐφεξῆς ἄῤῥωστος, ἔχων ὡδί·,
ὁ Τιμαίνεω εἶχέ τι πνεύματος, ὡς ὠχρῶδες εἶναι. καὶ
γὰρ καὶ τούτῳ πάνυ τις ἦν ἥπατος κακοπραγία, δι᾽ ἣν
ἐνεχώρει δυσπνοεῖν αὐτὸν, καὶ πνευματοῦσθαι τὴν γαστέ-
ρα· τὸ γὰρ ὠχρῶδες χρῶμα κακοπραγοῦντος ἥπατος γνώ-
ρισμα. τὸ δ᾽ ἐφεξῆς λεγόμενον ὡδί· ὁ τῆς λεχοῦς. ἀνὴρ,
ὁ παρὰ Σιτοδόκῳ, ἰκτεριώδης, πρὸς ὃν ἑβδομαῖον εἰσῆλ-
θον, ὀγδόῃ ἀπώλετο, οὔτε οὐρέων οὔτε διαχωρέων·
ὑποχόνδρια μεγάλα καὶ σκληρὰ, καὶ πνεῦμα πυκνόν· οὐδὲ
ζήτημ᾽ ἔχει. σκληρῶν γὰρ οὐ μετρίως καὶ μεγάλων τῶν
ὑποχονδρίων γενομένων, εὔλογον πυκνὸν εἶναι αὐτῷ τὸ
πνεῦμα. ἀσαφὲς δὲ τελέως ἐστὶ τὸ τούτου συνεχὲς ἐπὶ
τῆς λεχοῦς εἰρημένον ὡδε· διαίροντος δὲ τοῦ πυρετοῦ,
πνεῦμα οὐκ ἐλύθη. τί γὰρ εἶδος εἶχε δυσπνοίας, 'οὔτ᾽
αὐτὸς ἐδήλωσε σαφῶς οὔτέ τι σύμπτωμα ἄλλο τοιοῦτον
ἔγραψεν, ἐξ οὗ τεκμαίροιτ᾽ ἄν τις τὴν γενομένην αὐτῇ
διάθεσιν. καὶ μέντοι καὶ μετὰ ταύτην οὐκ ὀλίγον προελ-

flatum fuiſſe. Multo vero obſcurior eſt, qui deinceps ſe-
quitur aegrotus, ſic habens: *Timaenei filius habuit quid
ſpiritus, ut viridantis palloris eſſet.* Nam et huic quae-
dam valde mala hepatis affectio aderat, ob quam et difficul-
ter ſpirare ipſum poſſibile erat, et ventrem item inflari.
Color enim viridantis palloris male affecti hepatis ſignum
eſt. At quod deinceps ab eo dicitur hoc modo: *Maritus
puerperae apud Sitodocum ictericus, ad quem ſeptimo die
ingreſſus ſum, octavo moriebatur, neque mingens neque
deiiciens; hypochondria magna et dura et ſpiritus denſus;
nihil quaeſtione dignum habet.* Duris enim non moderate,
et magnis hypochondriis factis, cum ratione denſus ipſi ſpi-
ritus erat. Verum penitus obſcurum eſt, quod deinceps
in ipſius puerperae morbo dictum eſt, hoc modo: *Deſinente
autem febre, ſpiritus non eſt ſolutus.* Quam enim difficilis
reſpirationis ſpeciem habuerit, neque ipſe manifeſte indica-
vit, neque aliud quodquam ejusmodi ſymptoma ſcripſit, ex
quo quis coniiciat de affectione ipſi facta. Atqui et poſt

Ed. Chart. VII. [289.] Ed. Baf. III. (197.)

θῶν ἄρχεται διηγεῖσθαι τόνδε τὸν τρόπον· ἡ Τιμαίνεω
πνευματώδης. δύναται μὲν γὰρ δύσπνους ἀκούεσθαι, δύ-
ναται δὲ καὶ ὥσπερ οἱ πλεῖστοι τῶν ἐξηγησαμένων οἴον-
ται λέγεσθαι, ἐμπεπνευματωμένη τὰ ὑποχόνδρια· βέλτιον
δὲ δοκεῖ μοι, καὶ ἴσως ἀναγκαῖον, τὴν πεπνευματωμένην
τὰ ὑποχόνδρια λέγεσθαι μᾶλλόν περ ἢ δύσπνουν. ὀλί-
γον οὖν ἐν τῇ διηγήσει προελθών, καί τινι εὐπνοωτέρη,
φησὶν, ὡς ἂν ἤδη προειρηκὼς ὑπὲρ αὐτῆς δύσπνουν εἶναι.
ὅτι δὲ πνευματώδεις, οἷς πυκνόν ἐστι τὸ πνεῦμα, προσα-
γορεύειν εἴωθεν, εἴρηται μὲν κἂν τοῖς πρόσθεν, ἀλλὰ καὶ
νῦν δῆλον· ἐπὶ τὸ χεῖρον γὰρ αὖθις ἐτέτραπτο τὰ τῇσδε
τῆς ἀνθρώπου συμπτώματα, καὶ κατὰ τὴν ἑξκαιδεκάτην
ἡμέραν ἀποθανεῖν αὐτήν φησι, πυκνὸν ἔχουσαν τὸ πνεῦμα.
καὶ ὁ μετὰ ταύτην δὲ γεγραμμένος, ὅτι καὶ αὐτὸς ἀνέ-
πνευσε πυκνὸν ἐπὶ τῇ τῶν ὑποχονδρίων διαθέσει, δῆλον ἡ
ῥῆσις αὐτὴ ποιήσει, τόνδε τὸν τρόπον ἔχουσα· ὁ παῖς,
ὃς ἦν τῆς γυναικὸς τῆς τοῦ Ἀποιμάντου ἀδελφῆς, ὑπο-

hanc paululum progreſſus, in hunc modum narrare incipit:
Timaeni foror pneumatodes. Poteſt enim difficulter fpi-
rans intelligi, poteſt etiam quemadmodum interpretum plu-
rimi arbitrantur, inflatis hypochondriis dici. Verum mihi
videtur melius eſſe, et fortaſſis neceſſarium, inflatam ad
hypochondria dici potius, quam difficulter fpirantem; pau-
lulum itaque in narratione progreſſus, *et quodammodo fa-
cilius fpirans,* inquit, tanquam qui jam praedixiſſet de
ipfa, quod difficulter fpiraſſet. Quod vero pneumatodes ap-
pellare foleat eos, quibus denfus eſt fpiritus, dictum quidem
in fuperioribus eſt, fed et nunc manifeſtum. Rurfus enim
in deterius mutata funt hujus mulieris fymptomata, et circa
decimum fextum diem ipfam mortuam eſſe ait, *denfum fpi-
ritum* habentem. Quin et quod poſt hanc conferiptus ae-
ger etiam ipfe denfum fpiritum habuerit ob hypochondrio-
rum affectionem, ipfa dictio manifeſtum facit, hoc modo ha-
bens: *Puer qui mulieris erat Apoemanti fororis, ilia ma-*

χόνδρια μεγάλα, καὶ σπλὴν, πνεῦμα, διαχώρησις πικρόχο-
λος. ὥσπερ γὰρ πνευματώδεις ἐνίοτε καλεῖ τοὺς πυκνὸν
ἀναπνέοντας, οὕτω ποτὲ καὶ ἁπλῶς γράφει, πνεῦμα.
θαυμαστὸν δ᾽ οὐδὲν εἰ μεγάλων ὄντων ὑποχονδρίων, ἐγί-
γνετο πυκνὸν τὸ πνεῦμα. καὶ γὰρ αὖ καὶ προελθὼν ἐπ᾽
αὐτοῦ πάλιν ἐρεῖ· τὰ ὑποχόνδρια δὲ ἐντεταμένα ἦν, καὶ
δὴ καὶ ἦν τι βηχίον ξηρὸν ἡσυχῇ. καθόλου γὰρ, ὡς ἔφα-
μεν, ἐπειδὰν ἢ ὄγκος, ἢ ὀδύνη τις ἐν τοῖς καθ᾽ ὑποχόν-
δρια συσταίη, μικρὸν καὶ πυκνὸν ἐξ ἀνάγκης ἀναπνέου-
σιν. ὥστ᾽ οὐδὲν θαυμαστὸν οὐδ᾽ ἐπειδὰν ἐν τοῖς μετὰ
ταῦτα, προειπὼν, ὑποχόνδριον ὑπολάπαρον, προσθῇ,
πνευματῶδες δὲ οὐ κάρτα. εἰ γὰρ δὴ (198) τὸ μὲν λαπα-
ρὸν κενὸν, τὸ δὲ ὑπολάπαρον ὑπόκενον, ἐπὶ τοσοῦτον
δυσπνοήσουσιν, ἐφ᾽ ὅσον αὐτοῖς ἔχει κακῶς τὰ καθ᾽ ὑπο-
χόνδριον. μετρίως οὖν αὐτῶν πεπονθότων, μετρίως δυσ-
πνοήσουσιν· ὥσπερ πάλιν ἐν τοῖς κατωτέρω τοῦ βιβλίου,
ὧδέ πως γράφει· τῇ οἰκέτιδι, ἣν νεώνητον ἐοῦσαν κατεῖδον,

gna, et *splen*, *spiritus*, *dejectio amarae bilis*. Quemad-
modum enim pneumatodes aliquando vocat denfum fpiri-
tum habentes, fic quandoque etiam fimpliciter, *spiritus*,
fcribit. Nihil vero mirum eft, fi magnis exiftentibus hy-
pochondriis fpiritus denfus fiebat. Nam etiam rurfus pro-
greffus de ipfo denuo inquit: *Hypochondria vero intenta
erant, et fane erat etiam tufficula modice ficca.* In uni-
verfum enim ut diximus, quum aut tumor, aut dolor quis-
piam in partibus hypochondriorum conftiterit, parvus et
denfus neceffario fit fpiritus. Quare neque hoc mirum,
quod etiam in his, quae poft haec fequuntur, cum antea di-
xiffet, *hypochondrium fubmolle*, apponat, *pneumatodes au-
tem non valde.* Si enim molle vacuum, fubmolle autem
fubvacuum fignificat, tantum fane difficulter fpirabunt,
quantum partes hypochondriorum ipfis male habuerint. Mo-
derate itaque ipfis affectis moderate difficulter fpirabunt.
Quemadmodum rurfus inferius eodem libro, ubi in hunc
modum fcribit: *Servulae, quam recens emptam vidi, duri-*

ἢ τὸ σκλήρυσμα ἐν τοῖσι δεξιοῖσιν ἐνῆν μέγα, [290] οὐ
κάρτα ὀδυνῶδες· εὐλόγως ἐπάγει, καὶ οὐ πάνυ δύσπνοος.
εἴπερ γὰρ τὸ σκλήρυσμα μὴ κάρτα ὀδυνῶδες ἦν, οὐδὲ
πάνυ δύσπνουν εἶναι τὴν ἄνθρωπον εἰκὸς ἦν. οὕτω δὲ
καὶ κατὰ τὴν τελευτὴν ἤδη τοῦ βιβλίου περὶ τοῦ πρεσβυ-
τέρου διηγούμενος, εἶτα προειπὼν, παρηνέχθη κοσμίως,
ἐπήνεγκεν, οὐ πάνυ δύσπνοος. ἀεὶ γὰρ κατὰ τὸ μέγεθος
τῆς ἐργαζομένης τὴν δύσπνοιαν αἰτίας καὶ τὸ τῆς δυσ-
πνοίας γίνεται μέγεθος. ἀλλὰ καὶ ταῦτα μὲν ἐν τῷ τε-
τάρτῳ τῶν ἐπιδημιῶν γέγραπται, ὁμολογοῦντα τοῖς περὶ
δυσπνοίας ὑφ᾽ ἡμῶν ἀποδεδειγμένοις. ἐν δ᾽ αὖ τῷ ε τῶν
ἐπιδημιῶν ιδ᾽ μὲν ἄῤῥωστος γέγραπται τόνδε τὸν τρόπον·
ἐν Λαρίσσῃ Ἱπποσθένης, περιπνευμονίῃ ἐδόκει τοῖς ἰητροῖσι
συνέχεσθαι· ἦν δὲ οὐδαμῶς· ἀρχὴν δὲ παλαίων, ἔπεσεν
ἐν σκληρῷ χωρίῳ ὕπτιος, καὶ ἐπέπεσεν αὐτῷ· καὶ ἐλού-
σατο ψυχρῷ, καὶ ἔμεινε, καὶ ἔδοξε βαρύτερος γενέσθαι·
τῇ δ᾽ ὑστεραίῃ ἐπύρεσσε, καὶ βὴξ ἔσχε ξηροτέρη, καὶ τὸ

ties in dextris erat magna, haud vehementi cum dolore; be-
ne fubjungit, neque valde difficulter fpirans. Si namque
durities fine magno dolore fuit, certe neque valde difficulter
fpirare ipfam par erat. Sic vero etiam in fine jam libri de
feniore narrans, atque praefatus: defipuit moderate; fub-
junxit, non valde difficulter fpirabat. Semper enim pro
magnitudine caufae difficilem refpirationem facientis etiam
ipfa difficilis refpirationis magnitudo fit. Verum haec qui-
dem in quarto epidemiorum fcripta funt, quae omnia iis
quae a nobis de difficili refpiratione demonftrata funt, abun-
de confentiunt. At in quinto epidemiorum decimusquar-
tus aegrotus hoc modo fcriptus eft: In Lariffa Hippofthe-
nes peripneumonia correptus effe medicis videbatur; erat
autem nequaquam; verum principio luctans, in duro loco
cecidit fupinus, adverfario ipfi illapfo, et lavatus eft fri-
gida, et coenavit, et gravior factus effe fibi videbatur. Se-
quenti autem febricitavit, et tuffis prehendit ficcior et fpi-

πνεῦμα πυκνόν. εετα μικρῷ προελθὼν, ὁπότε δὲ βήσσοι,
φησὶν, ὠδυνᾶτο τὰ στήθεα καὶ τὰ νῶτα. οὐδὲν οὖν θαυ-
μαστὸν, οὕτω διακειμένων τῶν κατὰ θώρακα, πυκνὸν γε-
νέσθαι τὸ πνεῦμα· τὸ δ᾽ ἐπὶ τῇ τελευτῇ τοῦ λόγου προσ-
κείμενον, οὐδὲ ῥέγχος εἶχεν, εἰς ἀπόδειξιν μὲν εἴρηται τοῦ
μὴ γενέσθαι περιπνευμονικὸν τὸν ἄνθρωπον, ὁμολογεῖ δὲ
καὶ αὐτὸ τοῖς κατ᾽ ἀρχὴν εὐθὺς ἐν τῷδε τῷ λόγῳ πρὸς
ἡμῶν εἰρημένοις, ὁπότ᾽ ἐν τῷ περὶ διαίτης ὀξέων ἐξηγού-
μεθα τὴν λέξιν ταύτην· οἱ δ᾽ ἀπὸ τῆς ὀρθοπνοίας τε καὶ
τοῦ ῥέγχους ἀποπνιγέντες. ἔννατός τε καὶ τριακοστὸς ἄρ-
ρωστος ἐν τῷ πέμπτῳ τῶν ἐπιδημιῶν γέγραπται, πυκνὸν
ἔχων καὶ αὐτὸς τὸ πνεῦμα. παραγράψω δὲ κἀνταῦθα τὴν
ῥῆσιν αὐτὴν, ὧδέ πως ἔχουσαν· παιδίον ὑπὸ ὀρέος ἐπλή-
γη τὴν γαστέρα καὶ τὸ ἧπαρ, ἀπέθανε τεταρταῖον· τὸ
πνεῦμα πυκνὸν εἶχε, καὶ οὐ κατενόει, καὶ πυρετὸς εἶχεν.
οὐκ ἄδηλον ἐπὶ τούτου, τὸ περιτόναιον καὶ τὸ διάφραγμα
συμφλεγμῆναι γαστρὶ καὶ ἥπατι, καὶ διὰ τοῦτο καὶ παρα-
φρονῆσαι τὸ παιδίον· ἀλλ᾽ οὐ κατὰ τὴν παραφροσύνην

ritus denfus. Deinde paululum progreſſus: *Quoties vero
tuſſiebat,* inquit, *dolebat pectus et dorfum.* Nihil itaque
mirum eſt, ſic affectis partibus thoracis, denſum ſpiritum
factum eſſe. Quod autem in fine ſermonis habetur: *Neque
ſtertorem habuit,* dictum eſt, ut demonſtraretur non fuiſſe
peripneumonicus hic homo. Confentit autem et ipſum iis,
quae ſtatim a principio hoc in libro a nobis dicta funt,
quando hanc dictionem ex libro de victu acutorum expoſui-
mus: *alii vero orthopnoea et ſtertore ſuffocati.* Nouus de-
inceps et tricefimus aègrotus in quinto epidemiorum ſcriptus
eſt, itidem et ipfe denfum ſpiritum habens; afcribam autem
et hic ipfam dictionem hoc modo habentem: *Puer a muto
percuſſus ventrem et hepar, mortuus eſt quarto die; ſpiri-
tum denfum habuit, et non intelligebat, et febris corripuit.*
Non obfcurum eſt in hoc et peritonaeum et ſeptum trans-
verfum una cum ventre et hepate inflammata fuiſſe, et ob id
etiam puerum deliraſſe. Verum ex delirio non habebat dif-

ἐδυσπνόησεν, ἡ γὰρ μείζων διάθεσις ἡ καθ᾽ ὑποχόνδριον,
καθ᾽ ἑαυτὴν ἐτύπωσε τὴν ἰδέαν τῆς ἀναπνοῆς, ἡ δ᾽ ἥττων
ἡττήθη. ἐν δὲ τῷ εʹ ταῦτα.

Κεφ. ιγʹ. Πάλιν δὲ μεταβάντες ἐπὶ τὸ ἕκτον, οὗ
καὶ πρόσθεν ἤδη τὴν κοινὴν πρὸς τὸ δεύτερον ἐξηγησάμεθα
ῥῆσιν, ἐπὶ τὰς ὑπολοίπους ἔλθωμεν. εἰσὶ δὲ ὀλίγου δεῖν
ἅπασαι σαφεῖς ἤδη διὰ τὰ προειρημένα. τὸ γὰρ πνεῦμα
μόνον ἁπλῶς οὕτω γράφων ἐν ταῖς τῶν νοσημάτων ἐδείχθη
συνδρομαῖς ἀντὶ τῆς δυσπνοίας, ἀφ᾽ ἧς πυκνὸν γίνεται τὸ
πνεῦμα· τὸ δ᾽ αὐτὸ τοῦτ᾽ ἐπὶ πλέον πυκνούμενον ἔθος
αὐτῷ ἄσθμα καλεῖν. ὥστε κατὰ τὸ ἕκτον τῶν ἐπιδημιῶν
ἐπειδὰν εἴπῃ, πνεῦμα ἐγκαταλείπηται, τὴν μετὰ πυκνότητος
ἀκουσόμεθα δύσπνοιαν. ὡσαύτως δὲ κἀπὶ τῆς ἐν Κρανῶνι
γυναικὸς, ἐφ᾽ ἧς οὕτω γράφει· σπλὴν φύσει μέγας, πυρε-
τὸς καυσώδης, ἐξέρυθρος, πνεῦμα, τὴν προειρημένην δύσ-
πνοιαν ἀκουστέον, ἐφ᾽ ἧς πυκνοῦται τὸ πνεῦμα, ὡς καὶ
ἐπὶ τῆς Ἀγίσιος κόρης. ὅτι δὲ διαφέρει τὸ πυκνὸν πνεῦμα

ficilis fpirationis fpeciem; major enim affectio in hypochon-
drio per fe refpirationis fpeciem formavit, minor vero peni-
tus eft victa. Haec vero in quinto libro.

Cap. XIII. Ad fextum autem iterum tranſgreſſi, cu-
jus etiam jam antea communem fecundo libro dictionem ex-
pofuimus, reliquas recenfeamus. Sunt autem fere omnes
ex jam praedictis manifeftae. Eum enim, *fpiritum,* folum
fimpliciter ita fcribere in morborum concurfibus monftratum
elt, pro difficili refpiratione, qua denfus fpiritus redditur;
eundem vero amplius denfatum, afthma folet appellare
Quare in fexto epidemiorum, quum inquit, *fpiritus intus
relinquatur,* refpirandi difficultatem cum denfitate intelligi-
mus. Similiter autem et in muliere apud Cranonem, in qua
fic fcribit: *Splen natura magnus, febris ardens, rubi-
cunda, fpiritus;* praedicta difficilis fpirationis fpecies acci-
pienda eft; in qua fpiritus denfatur. Quemadmodum etiam
in filia Agifis. Quod vero differat denfus fpiritus ab afth-

Ed. Chart. VII. [290. 291.]   Ed. Baf. III. (198.)

τοῦ ἄσθματος, ἐδήλωσε σαφῶς. ἔχει δὲ ἡ ῥῆσις ὧδε· ἡ
[291] Ἀγίσιος κόρη μὲν ἐοῦσα πυκνοπνεύματος ἦν· γυνὴ δὲ
γενομένη, ἐκ τόκου οὐ πάλαι ἐπίπονος ἐοῦσα, ἐπιπολαίως
ἦρεν ἄχθος μέγα καὶ αὐτίκα ψοφῆσαι μὲν ἐδόκει κατὰ τὸ στῆ-
θος· τῇ δ᾽ ὑστεραίῃ ἄσθμά τε εἶχε καὶ ἤλγεε ἰσχίον τὸ δεξιόν.
εἶτ᾽ ἐφεξῆς ἔπτυσεν ἀφρῶδές, φησιν, ἀρχομένη δ᾽ ἦν ἀνθη-
ρά. καὶ δῆλός ἐστιν ἐξ ὅλης τῆς συνδρομῆς, ὡς φύματος ἐν
τοῖς ἀναπνευστικοῖς ὀργάνοις παλαιοῦ καὶ δυσπέπτου ῥαγέν-
τος ἔπτυσε ταῦτα καὶ ὡς διὰ ταῦτα τὰ φύματα πυκνοπνεύ-
ματος ἦν. ἐν δ᾽ αὖ τοῖς κατωτέρω τοῦ βιβλίου, κατὰ μὲν
τὴν κατάστασιν, ἧς ὑπήρξατο τόνδε τὸν τρόπον· βῆχες ἤρ-
ξαντο περὶ ἡλίου τροπὰς τὰς χειμερινάς· οἷσι δὲ καὶ πνεῦμα
ξυνεμετεωρίζετό, φησι, (καὶ ὅτι μετέωρόν ἐστι πνεῦμα τὸ
σμικρὸν καὶ πυκνὸν, διήλθομεν ἐν τοῖς ἔμπροσθεν) ἀμέλει
καὶ συνάγχας γενέσθαι κατ᾽ ἐκείνην τὴν κατάστασιν ἔφη.
μοχθηροὶ γοῦν οἱ τὸ μετέωρον ἀντὶ τοῦ μεγάλου νομίζοντες
εἰρῆσθαι, διότι μετεωρίζει τὸν θώρακα, διαῖρον ἐπὶ πλεῖστον·

mate, manifeſte indicavit, habet autem ipſa dictio hoc mo-
do: *Filia Agiſis virgo exiſtens, denſi ſpiritus erat; mulier
vero facta, a partu recenti aegra magnum onus non alte
ſuſtulit; et ſtatim quidem ſtrepuiſſe circa pectus videbatur;
poſtridie vero aſthma habuit, et dextrum coxendicem doluit.*
Deinceps vero: *Spuit ſpumoſum,* inquit, *per initia autem
erat florida.* Equidem ex toto ſymptomatum concurſu ma
nifeſtum fit, eam tuberculo in ſpirabilibus organis invetera-
to, et coctu difficili rupto, haec expuiſſe; et quod ob haec
ubercula denſi ſpiritus fuerit. At in inferiori libri parte,
circa conſtitutionem, quam hoc modo incepit: *Tuſſes coepe-
runt circa ſolſtitium hibernum: quibusdam vero et ſpiritus
ſimul ſublimis fiebat,* inquit, (ſublimem ſpiritum parvum eſſe
et denſum, in ſuperioribus explicavimus) anginas nempe ſub
illam conſtitutionem faetas eſſe ait. Male itaque ſentiunt,
qui ſublimem pro magno dictum eſſe putant, quod thoracem
ſublimem plurimum diducendo attollat. Progreſſus autem

ΒΙΒΛΙΟΝ ΤΡΙΤΟΝ. 959

Ed. Chart. VII. [291.]   Ed. Baf. III. (198.)

ὀλίγον δὲ προελθὼν, πνευματίας ὀνομάζει τινάς· καὶ εἴρηται
καὶ περὶ τοῦδε πρόσθεν, ὡς ἤτοι τοὺς ἐμπεπνευματωμένους,
ἢ τοὺς ἀσθματώδεις, οὕτως καλεῖ. τὸ δ᾽ ἐν τοῖς ἐφεξῆς λε-
γόμενον, ἄσημον πνεῦμα, σμικρόν ἐστι καὶ διὰ τοῦτ᾽ ἀφα-
νὲς, οἷον καὶ ταῖς καλουμέναις ἀπνοίαις καὶ ταῖς ὑστερικαῖς
πνιξὶ συνεδρεύει. τοιοῦτον δέ τι βούλεται δηλοῦν ἐξ αὐτῆς
τῆς λέξεως ἐχοίσης ὧδε· καὶ τὰ πνεύματα τοῖσι φθινώδεσι τὰ
ἄσημα, κακὰ, καὶ τοῖσιν ἀτόκοισι· καὶ ὅσα ἄλλα τοιαῦτα ἀπὸ
τῆς αὐτῆς καταστάσεως. αἱ γὰρ δὴ ἄτοκοι γυναῖκες, αὗται
δὲ τοὐπίπαν εἰσὶν αἱ μὴ καθαιρόμεναι καλῶς, ἁλίσκονται μά-
λιστα ταῖς ἀπνοίαις, ὥσπερ ἀμέλει καὶ ὅσαι χηρεύουσιν ἐπὶ
πλεῖστον. ὥσθ᾽ ὅσα μὴ διάσημα σαφῶς πνεύματα, μηδ᾽ ἐστὶν
ἡμῖν κατάδηλα, ταῦτ᾽ ἄσημα κέκληκεν. ἐκ τούτων ὁρμώμε-
νος ἄν τις εὑρίσκοι καὶ χωρὶς ἐμοῦ τἆλλα πάντα τὰ περὶ
δυσπνοίας εἰρημένα κατά τε τὰ γνήσια καὶ τὰ νόθα τῶν βι-
βλίων, καίτοι σχεδὸν ἡμεῖς πάντα διήλθομεν ἐν τῷδε τῷ λόγῳ
τὰ γνήσια. ἀλλ᾽ ἐπεὶ καὶ τὰ Θεσσαλοῦ τοῦ υἱέος αὐτοῦ καὶ

paululum, *pneumatias* nominat quosdam, et dictum etiam
de hoc eſt antea, quod aut flatulentos aut aſthmaticos ſic vo-
cat. At vero qui deinceps legitur *Spiritus obſcurus*, par ;
vus eſt et propterea non apparens, qualis et apnoeas et ſuf-
focationes uteri comitatur; atque hujusmodi quiddam vult
etiam ex ipſa dictione indicare, quae ſic habet: *Et ſpiritus
tabidis obſcuri, mali, et non parientibus;* et quaecunque
alia talia ab eadem conſtitutione. Mulieres etenim non pa-
rientes (ſunt autem hae omnino, quae non probe purgantur)
apnoeis maxime prehenduntur, quemadmodum ſane etiam,
quae diutius ſunt viduae. Quare ſpiritus, qui non manifeſti
ſunt, neque nobis patentes, eos obſcuros appellavit. Ex
his igitur progreſſus quispiam inveniet et citra meam opem,
omnia alia de difficili ſpiratione dicta tum in genuinis tum
in ſpuriis Hippocratis libris; quamquam nos ferme omnes
genuinos in hoc ſermone recenſuimus. At vero quandoqui-
dem et hi, qui ad Theſſalum filium ipſius referuntur, et qui

960 ΓΑΛΗΝΟΥ ΠΕΡΙ ΔΥΣΠΝ. ΒΙΒΛ. ΤΡΙΤΟΝ.

Ed. Chart. VII. [291.]   Ed. Baf. III. (198.)

τὰ Πολύβου τοῦ γαμβροῦ, τῆς Ἱπποκράτους ἐστὶ τέχνης,
οὐ πόῤῥω δ᾽ αὐτῶν οὐδ᾽ ὅσα δοκεῖ μὲν Εὐρυφῶντος εἶναι,
φέρεται δ᾽ ἐν τοῖς Ἱπποκράτους, ἐάν μοι σχολὴ γένηταί ποτε
πλείων, ἄλλο τέταρτον προσθήσω βιβλίον, ἐξηγούμενον ἃ
κατὰ τὰ λοιπὰ τῶν ἐπιγεγραμμένων Ἱπποκράτους εἴρηται
περὶ δυσπνοίας. νυνὶ δ᾽ ἑτέρων κατεπειγόντων, οὐκ ἐπ᾽ ἐκεῖ-
να μεταβήσομαι.

ad Polybum generum, itidem artis Hippocraticae funt; et
non procul ab his abfunt ea, quae Euryphontis effe viden-
tur, feruntur autem inter Hippocratica fcripta; fi mihi otium
contigerit aliquando majus, alium adhuc quartum adjiciam
librum, in quo exponam ea, quae in reliquis Hippocrati in-
fcriptis libris continentur de refpirationis difficultate. Nunc
vero aliis rebus urgentibus, ad illa non tranfibo.

Printed in the United States
By Bookmasters